神 经 系 统 肿 瘤

Nervous System Tumors

神经系统肿瘤

Nervous System Tumors

中国肿瘤医师临床实践参考书

神 经 系 统 肿 瘤
Nervous System Tumors

（第 2 版）

主　编　陈忠平

编写助理　胡远军

北京大学医学出版社

SHENJING XITONG ZHONGLIU

图书在版编目（CIP）数据

神经系统肿瘤 / 陈忠平主编 . —2 版 . —北京：
北京大学医学出版社，2023.4
ISBN 978-7-5659-2794-2

Ⅰ . ①神… Ⅱ . ①陈… Ⅲ . ①神经组织肿瘤 - 诊疗
Ⅳ . ① R739.4

中国版本图书馆 CIP 数据核字（2022）第 244253 号

神经系统肿瘤（第 2 版）

主　　编：陈忠平
出版发行：北京大学医学出版社
地　　址：（100191）北京市海淀区学院路 38 号　北京大学医学部院内
电　　话：发行部 010-82802230；图书邮购 010-82802495
网　　址：http ://www.pumpress.com.cn
E-mail：booksale@bjmu.edu.cn
印　　刷：北京信彩瑞禾印刷厂
经　　销：新华书店
策划编辑：陈　奋
责任编辑：张李娜　何渼波　　责任校对：靳新强　　责任印制：李　啸
开　　本：889 mm×1194 mm　1/16　印张：56.75　字数：1775 千字
版　　次：2023 年 4 月第 2 版　2023 年 4 月第 1 次印刷
书　　号：ISBN 978-7-5659-2794-2
定　　价：480.00 元

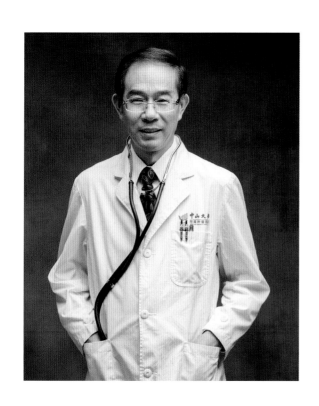

陈忠平，江苏江阴人。1982年本科毕业于苏州医学院，1993年获神经外科学博士学位。在苏州医学院附属第一医院接受神经外科专科医生培训，并在加拿大McGill大学神经外科和肿瘤科做博士后研究/Research Associate(1993—1999年)。1999年回国后，在中山大学附属肿瘤医院筹建神经外科，任主任、教授、博士生导师、胶质瘤单病种首席专家。

陈忠平教授长期从事神经外科医疗、教学和科研工作。擅长显微神经外科手术，对脑（神经系统）肿瘤，特别是胶质瘤的个体化综合治疗具有丰富的经验。对胶质瘤耐药/放射抗拒分子机制有较深入的研究。在恶性脑肿瘤免疫治疗的基础和临床应用方面也有探索。2005年，在国际上首先报道了胶质瘤也存在血管生成拟态现象（vasculogenic mimicry），并进行了深入的系列研究。发表学术论文300多篇，其中100多篇被SCI杂志收录。获得WHO中国青年（神经科学）优秀论著奖（1993年）、加拿大神经科学学会奖（1998年）、王忠诚神经外科医师学术奖（2006年）等多项国内外学术荣誉，也是中国名医百强榜"脑胶质瘤手术Top 10医生"。

陈忠平教授还为中国神经肿瘤学科发展做出许多积极工作。2001年组织成立广州抗癌协会神经肿瘤专业委员会，任主任委员；2003年创办《中国神经肿瘤杂志》并担任主编；2018年创办英文版杂志Glioma并担任主编；2004年筹建成立中国抗癌协会神经肿瘤专业委员会，任第1、2、5届主任委员。

编者名单
（按姓名汉语拼音排序）

卞修武	陆军军医大学西南医院病理科	胡超苏	复旦大学附属肿瘤医院放射治疗科
蔡洪庆	中国医学科学院肿瘤医院神经外科	胡远军	中山大学附属第三医院神经外科
曹依群	复旦大学附属肿瘤医院神经外科	黄　强	苏州大学附属第二医院神经外科
常　青	北京天坛医院北京市神经外科研究所	黄煜伦	苏州大学附属独墅湖医院神经外科
陈　松	重庆医科大学附属第一医院神经外科	霍　真	北京协和医院病理科
陈凡帆	深圳市第二人民医院神经外科	姜雪松	中国医学科学院肿瘤医院放射治疗科
陈谦学	武汉大学人民医院神经外科	蒋天伟	苏州大学附属第三医院神经外科
陈晓雷	中国人民解放军总医院神经外科	蒋小兵	中山大学肿瘤防治中心神经外科
陈忠平	中山大学肿瘤防治中心神经外科	金　鑫	广东三九脑科医院神经外科
邓向阳	复旦大学附属华山医院神经外科	柯　超	中山大学肿瘤防治中心神经外科
刁鑫伟	陆军军医大学第二附属医院神经外科	柯昌庶	华中科技大学同济医学院附属同济医院病理科
董　军	苏州大学附属第二医院神经外科		
杜尊国	复旦大学附属华山医院病理科	孔　琳	复旦大学附属肿瘤医院放射治疗科
樊　星	北京市神经外科研究所神经电生理室	雷　鹏	兰州军区总医院神经外科
范建中	南方医科大学南方医院康复科	雷　霆	华中科技大学同济医学院附属同济医院神经外科
冯　华	陆军军医大学西南医院神经外科		
符　荣	华中科技大学同济医学院附属协和医院神经外科	李　飞	陆军军医大学西南医院神经外科
		李　刚	空军军医大学唐都医院神经外科
付　军	长沙医学院	李　健	中南大学湘雅医院神经外科
高献书	北京大学第一医院放射治疗科	李　朋	首都医科大学附属北京天坛医院神经外科
郭琤琤	中山大学肿瘤防治中心神经外科/神经肿瘤科	李春德	首都医科大学附属北京天坛医院神经外科
		李德亭	复旦大学附属肿瘤医院神经外科
郭付有	郑州大学第一附属医院神经外科	李济宾	中山大学肿瘤防治中心临床研究部
何　巧	中山大学附属第一医院核医学科	李路莹	四川大学华西医院神经外科
何正文	湖南省肿瘤医院神经外科	李铭孝	首都医科大学附属北京天坛医院神经外科
贺晓生	西京医院神经外科	李世亭	上海交通大学医学院附属新华医院神经外科
赫振炎	河南省肿瘤医院神经外科	李文良	天津医科大学肿瘤医院神经外科
洪明晃	中山大学肿瘤防治中心临床研究部	李玉洁	中国科学技术大学附属第一医院病理科

李志铭　中山大学肿瘤防治中心内科

李志强　武汉大学中南医院神经外科

李宗阳　深圳市第二人民医院神经外科重点实验室

梁碧玲　中山大学孙逸仙纪念医院影像科

林　松　首都医科大学附属北京天坛医院神经外科

林　勇　陆军军医大学西南医院病理科

林富华　中山大学肿瘤防治中心神经外科

林志雄　首都医科大学三博脑科医院神经外科

刘景平　中南大学湘雅医院神经外科

刘丕楠　首都医科大学附属北京天坛医院神经外科

刘巧丹　中山大学肿瘤防治中心放射治疗科

刘艳辉　四川大学华西医院神经外科

刘耀华　上海交通大学附属第一人民医院神经外科

陆嘉德　广东和佑国际医院（筹）肿瘤医学中心

路俊锋　复旦大学附属华山医院神经外科

吕胜青　陆军军医大学第二附属医院神经外科

罗　林　云南省肿瘤医院神经外科

马　杰　上海交通大学医学院附属新华医院小儿
　　　　　神经外科

马　军　首都医科大学附属北京天坛医院影像科

马茗微　北京大学第一医院放射治疗科

马木提江·木尔提扎　新疆医科大学第一附属医院
　　　　　　　　　　神经外科

马玉超　中国医学科学院肿瘤医院放射治疗科

牟永告　中山大学肿瘤防治中心神经外科

牛朝诗　安徽省立医院神经外科

朴浩哲　辽宁省肿瘤医院神经外科

朴月善　首都医科大学宣武医院病理科

齐　琳　中山大学医学院

綦仰之　武汉大学人民医院神经外科

乔　慧　北京市神经外科研究所神经电生理室

任　铭　首都医科大学三博脑科医院神经外科

任晓辉　首都医科大学附属北京天坛医院神经外科

赛　克　中山大学肿瘤防治中心神经外科

邵耐远　苏州大学附属第三医院神经外科

邵新宇　苏州大学附属第一医院内分泌科

佘春华　天津医科大学肿瘤医院神经外科

石松生　福建医科大学附属协和医院神经外科

舒　凯　华中科技大学同济医学院附属同济医院
　　　　　神经外科

苏　君　哈尔滨医科大学附属肿瘤医院神经外科

孙才兴　浙江省肿瘤医院神经外科

孙翠云　天津医科大学总医院病理科

孙晓川　重庆医科大学附属第一医院神经外科

汤海亮　复旦大学附属华山医院神经外科

唐寅达　上海交通大学医学院附属新华医院神经外科

滕梁红　首都医科大学宣武医院病理科

田春雨　解放军总医院第三医学中心眼科医学部

田增民　解放军总医院第六医学中心神经外科

万经海　中国医学科学院肿瘤医院神经外科

汪　洋　复旦大学附属华山医院放射治疗科

汪　寅　复旦大学附属华山医院病理科

汪永新　新疆医科大学第一附属医院神经外科

王　博　首都医科大学附属北京天坛医院神经外科

王　翦　中山大学肿瘤防治中心神经外科

王　磊　湖南省肿瘤医院神经外科

王　旭　上海交通大学附属第一人民医院神经外科

王　征　北京协和医院病理科

王保成　上海交通大学医学院附属新华医院小儿
　　　　　神经外科

王辅林　解放军总医院第一医学中心病理科

王贵怀　清华大学附属北京清华长庚医院神经外科

王国良　广东三九脑科医院神经外科

王海军　中山大学附属第一医院神经外科

王杭州	上海交通大学医学院附属苏州九龙医院神经外科	姚小红	陆军军医大学西南医院病理科
		叶玉勤	西京医院神经外科
王金环	中南大学湘雅医院神经外科	游 潮	四川大学华西医院神经外科
王俊华	首都医科大学附属玉泉医院神经外科	于春江	首都医科大学三博脑科医院神经外科
王雷明	首都医科大学宣武医院病理科	于圣平	天津医科大学总医院神经外科
王孝深	复旦大学附属肿瘤医院放射治疗科	于士柱	天津医科大学总医院病理科
王行富	福建医科大学附属第一医院病理科	俞苏寰	武汉大学中南医院神经外科
王月娥	中国科学技术大学附属第一医院病理科	袁贤瑞	中南大学湘雅医院神经外科
王之敏	苏州大学附属独墅湖医院神经外科	张 继	中山大学肿瘤防治中心神经外科
温 源	哈尔滨医科大学附属肿瘤医院神经外科	张 凯	首都医科大学附属北京天坛医院神经外科
吴安华	中国医科大学附属第一医院神经外科	张 荣	复旦大学附属华山医院神经外科
吴海波	中国科学技术大学附属第一医院病理科	张 烨	中国医学科学院肿瘤医院放射治疗科
吴佳宁	哈尔滨医科大学附属第一医院神经外科	张安莉	中国科学技术大学附属第一医院病理科
吴劲松	复旦大学附属华山医院神经外科	张俊平	首都医科大学三博脑科医院神经肿瘤化疗中心
吴君心	福建省肿瘤医院放射治疗科		
奚少彦	中山大学肿瘤防治中心病理科	张旺明	南方医科大学珠江医院神经外科
夏云飞	中山大学肿瘤防治中心放射治疗科	张祥松	中山大学附属第一医院核医学科
向永军	上海交通大学医学院附属苏州九龙医院神经外科	张幸鼎	中山大学医学院
		张玉琪	首都医科大学附属玉泉医院神经外科
肖建平	中国医学科学院肿瘤医院放射治疗科	章 翔	西京医院神经外科
谢明伟	中山大学孙逸仙纪念医院影像科	赵 明	河南省肿瘤医院神经外科
熊 佶	复旦大学附属华山医院病理科	赵洪洋	华中科技大学同济医学院附属协和医院神经外科
徐 欣	河南省肿瘤医院神经外科		
徐建国	四川大学华西医院神经外科	赵世光	哈尔滨医科大学附属第一医院神经外科
阎晓玲	天津市环湖医院病理科	赵耀东	上海交通大学附属第一人民医院神经外科
杨 光	哈尔滨医科大学附属第一医院神经外科	甄海宁	西京医院神经外科
杨绮华	中山大学孙逸仙纪念医院影像科	周 刚	云南省肿瘤医院神经外科
杨群英	中山大学肿瘤防治中心神经外科 / 神经肿瘤科	周 晗	福建省肿瘤医院放射治疗科
		周 洲	南方医科大学南方医院康复科
杨卫忠	福建医科大学附属协和医院神经外科	周幽心	苏州大学附属第一医院神经外科
杨学军	清华大学附属北京清华长庚医院神经外科	朱剑虹	复旦大学附属华山医院神经外科
杨伊林	苏州大学附属第三医院神经外科	朱晓江	上海交通大学附属第一人民医院神经外科

　　《神经系统肿瘤》作为中国抗癌协会继续教育教材和中国肿瘤医师临床实践指南丛书之一，自 2009 年出版以来，深受广大同行青睐，对促进中国神经肿瘤学科发展起到了十分积极的作用。作为一本权威且实用的专著，该书是临床一线医生的好伙伴，也是基础研究人员的重要参考工具。然而，第 1 版出版已超过 10 年，这期间，神经肿瘤学科理论和实践都在飞速发展。为适应现代神经肿瘤学的实际需要，经中国抗癌协会神经肿瘤专业委员会讨论决定，对全书进行修订再版。

　　本次再版是在第 1 版的基础上，综合近年来神经肿瘤领域的新进展，特别是肿瘤分类参照了 2021 年第 5 版 WHO 中枢神经系统肿瘤分类，对中枢神经系统肿瘤予以重新梳理，更新补充，纳入新的知识点。从肿瘤学的角度，更为详细地阐述了神经系统肿瘤各个方面的基础知识、理论和技术，同时也兼顾了领域内的前沿和发展动态。相信本书会让读者对神经肿瘤学有一个更为全面的认识和了解。基础与临床、理论与实践、传统与创新的有机结合是本书一贯的特点。本书不仅可以作为临床工作的实践指导，规范临床诊疗，同时有助于拓宽视野，启发科研思维。本书适用于神经肿瘤领域的临床医生、科研人员和研究生使用参考。

　　在本书再版过程中，中国抗癌协会神经肿瘤专业委员会全体委员以及这一领域的专家学者付出了辛勤劳动，在此衷心表示感谢。尽管我们在撰写、整理、编辑过程中进行了非常细致的工作，但仍难免存在疏漏和不妥之处，希望读者不吝指正。

陈忠平

2022 年 10 月

虽然神经系统原发性肿瘤相对其他部位发生率低，然而据美国统计，在 20～39 岁人群肿瘤死亡病因中，脑肿瘤在男性是第一位的死亡病因，在女性排第五位，可见脑肿瘤对社会的危害之大。虽然近年来对各种肿瘤的治疗都获得了长足进步，但在恶性脑肿瘤治疗方面还没有取得令人满意的效果，特别是最常见的胶质瘤临床预后还很差。因此，在神经肿瘤领域，不仅需要在外科手术等临床治疗方面进行探索，还需要在肿瘤的发生发展、分子遗传学等基础方面进行深入的研究，需要神经肿瘤相关学科的密切协作和共同努力。

神经系统肿瘤，特别是恶性肿瘤的治疗，需要包括神经外科、神经影像、神经病理、放射治疗、肿瘤化疗以及生物治疗等多学科的参与，需要团队协同作战。作为神经肿瘤学团队的一员，除了精通本专业外，对相关学科的了解也同样十分重要。一名合格的神经肿瘤外科医生，高超的神经外科手术技术无疑是必需的，但这只是基础，还要掌握肿瘤学方面的基本知识，这是规范化系统综合治疗和提高治疗效果的有效保证。随着医学日新月异的发展，近年来在肿瘤的基础和临床研究方面已经取得了巨大的进展。在肿瘤的认识上：肿瘤发生机制的认知不断深入，肿瘤生物学行为的分子基础越发明朗；在肿瘤的治疗手段上：除外科手术技术改进外，新的影像检查方法不断涌现，放射治疗技术不断改进，新的化疗药物出现，生物治疗正逐渐从实验室走向临床，靶向治疗药物的开发如火如荼；在肿瘤治疗理念上：现代肿瘤治疗正向着循证医学、个体化治疗、微创治疗的方向发展。这些先进的理论、技术和理念都是肿瘤学领域最活跃的前沿。令人振奋的新进展同样渗透到神经肿瘤学的各个领域，已经或正在影响着这一学科的发展。作为这个领域的研究人员和临床医生，不断更新知识和观念显得格外迫切。

中国抗癌协会神经肿瘤专业委员会成立于 2004 年，虽然她还很年轻，但我们已经拥有一大批在神经肿瘤领域具有丰富经验的专家学者，通过举办学术会议、论坛、培训，在广泛交流合作的基础上促进了神经肿瘤学在中国的良好发展，积累了一定的经验和体会。在此基础上，我们组织这一领域的专家学者，通过总结自己的经验和参考近年来国内外进展，编写了这本参考书，希望有助于推动神经肿瘤这一学科在中国的进一步发展。

本书从肿瘤学的角度详细阐述了神经肿瘤学各个方面的基础知识、基本理论和技术，同时也兼顾介绍各方面的最新动态，相信读者读后对现代神经肿瘤学会有一个全新的认识。基础与临床、理论与实践、传统与创新的有机结合是本书的特点，这样不仅可以作为临床工作的参考，规范临床治疗，而且有助于拓宽视野，启发科研思维。本书适用于这一领域的临床医生、科研人员、研究生和进修人员等参考。

在本书的编写过程中，中国抗癌协会神经肿瘤专业委员会全体委员以及这一领域的有关专家付出了辛勤的劳动，在此深表衷心感谢。尽管我们已经在撰写、整理、编辑中进行了非常细致的工作，但仍难免存在疏漏和不妥之处，尚希同行专家不吝指正。

陈忠平

中国抗癌协会神经肿瘤专业委员会主任委员

2008 年 10 月

本书是在中国抗癌协会继续教育系列参考书之一《神经系统肿瘤》2009年第1版基础上，由中国抗癌协会神经肿瘤专业委员会组织国内神经肿瘤相关领域的专家进行修订再版，是一本从肿瘤学的角度详细阐述神经系统肿瘤的基础和临床的专业参考书。

本书第2版包括第1～16章的总论部分和第17～57章的各论部分。总论部分介绍了神经系统肿瘤的流行病学、分子生物学、病理学、神经内分泌学、细胞培养、动物模型等基础内容，同时系统阐述了影像诊断、手术治疗、放射治疗、化学治疗、电场治疗、免疫治疗和临床试验设计等一般临床知识。各论部分则根据神经系统肿瘤的常见病理类型，具体阐述各类肿瘤的特点、诊断和治疗，同时还对最新的研究进展和发展动态予以介绍。

本书第2版内容更为丰富，注重细节，具有规范性和可操作性。书中提供了丰富的病理和影像学图片，有助于读者更加直观地理解知识。本书兼顾了实用性和研究性，是神经系统肿瘤相关学科临床和基础研究者的工具书。

目　录

总 论

第1章

流行病学

脑肿瘤的流行病学主要研究脑肿瘤在人群中的分布，探索与脑肿瘤相关的危险因素和保护因素，对脑肿瘤的预防和控制显然具有重要意义。除少数描述性流行病学资料外，我国脑肿瘤流行病学研究开展极少，因此，本章数据主要参考西方国家的流行病学资料。

一、描述性流行病学

在我国，原发性脑肿瘤是常见致死肿瘤之一，其发病率较肺癌、乳腺癌、前列腺癌及大肠癌等常见恶性肿瘤为低，占所有肿瘤死因的2.19%，发病率位居第11位[1]。美国每年约有13 000人死于原发性脑肿瘤及脊髓肿瘤。在小于20岁人群及20～39岁男性癌症死亡率排名中，原发性脑肿瘤位列第1位，在20～39岁女性中，位列第4位。在儿童患者中，脑肿瘤是仅次于白血病的第二大常见恶性肿瘤，也是儿童期最常见的实体肿瘤。继发性脑肿瘤（即脑转移瘤）发病率更高，据统计，至少是原发性脑肿瘤的4倍。

2015年，中国原发性脑肿瘤患病率为101.6/10万，美国为130.8/10万。虽然我国原发性脑肿瘤的患病率较欧美略低，但由于我国人口基数较大，因此我国年病例数常年位于世界第1位。全国肿瘤登记地区的脑及神经系统肿瘤数据显示，2008—2012年我国脑肿瘤发病率为6.21/10万，人口标准化发病率（简称"标化发病率"）为3.93/10万。2013—2017年，美国原发性脑肿瘤的发病率为23.79/10万，原发恶性脑肿瘤的发病率为7.08/10万，儿童原发性脑肿瘤的发病率为6.14/10万。胶质瘤约占所有

原发性脑肿瘤的40%，脑膜瘤、垂体瘤、神经鞘瘤、原发性中枢神经系统淋巴瘤分别占原发性脑肿瘤的30.1%、6.3%、8%及3.1%（图1-1）。胶质母细胞瘤及星形细胞瘤约占胶质瘤的75%（图1-2）。

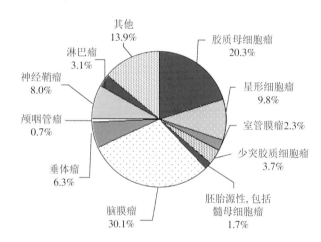

图1-1 原发性脑肿瘤的构成

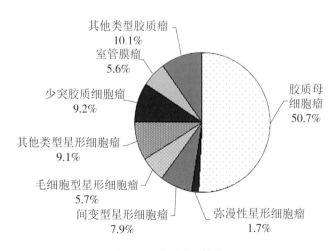

图1-2 胶质瘤的构成

（一）年龄与性别

原发性脑肿瘤的平均发病年龄为 57 岁，发病年龄与肿瘤部位及病理类型有关。例如，髓母细胞瘤等胚胎性肿瘤好发于儿童；胶质母细胞瘤及弥漫性星形细胞瘤在 55 ~ 74 岁有一发病高峰（表 1-1），而脑膜瘤的发病率则随年龄的增长而逐渐增加（图 1-3）。在性别方面，女性原发性脑肿瘤的发病率（15.1/10万）略高于男性（14.5/10 万）（图 1-4）。女性脑膜瘤的发病率是男性的 2.1 倍，而男性胶质瘤的发病率

表 1-1	各年龄组最常见的原发性脑肿瘤		
年龄（岁）	最常见的原发性脑肿瘤	年龄（岁）	最常见的原发性脑肿瘤
0 ~ 4	原始神经外胚层肿瘤，胚胎源性肿瘤，髓母细胞瘤	25 ~ 54	脑膜瘤
5 ~ 19	毛细胞型星形细胞瘤	55 ~ 74	胶质母细胞瘤
20 ~ 34	垂体瘤	> 75	脑膜瘤

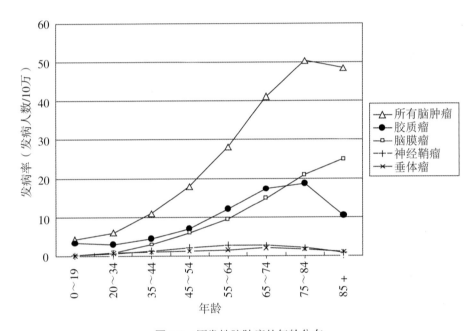

图 1-3　原发性脑肿瘤的年龄分布

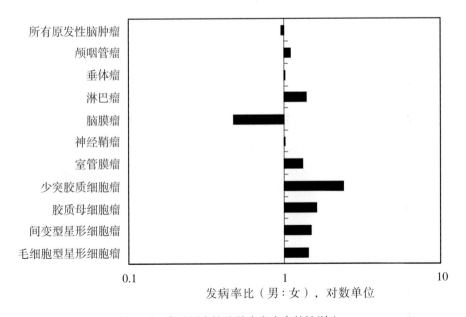

图 1-4　常见原发性脑肿瘤发病率的性别比

（7.1/10 万）是女性（4.9/10 万）的 1.4 倍。

我国上海市区积累了较长时间脑肿瘤的发病率和死亡率数据[2]。根据该市肿瘤登记报告制度规定，脑肿瘤包括良性和恶性肿瘤。由表 1-2 可见，1998—2000 年期间，上海市区共登记脑肿瘤男性 481 例，女性 456 例，各占该时期男、女恶性肿瘤登记总数的 1.51% 和 1.73%。男、女性脑肿瘤粗发病率分别为 5.02/10 万和 4.89/10 万，世界人口标化发病率分别为 3.66/10 万和 3.50/10 万，男、女性相当接近。不论男、女性，各年龄段发病率曲线中均出现两个高峰，第一个高峰是未成年期，成年后发病率随年龄增长而上升，60 岁以后出现另一个高峰。

（二）发病率及死亡率的时间趋势

在 1990 年之前的 30 年中，发展中国家脑肿瘤的发病率增加了约 300%。1973—1994 年，美国儿童原发恶性脑肿瘤的发病率增长约 35%。CT 及 MRI 等先进诊疗技术的出现及现代人口寿命延长可能是脑肿瘤发病率大幅增长的原因。上海市区在 1973—2000 年，脑肿瘤粗发病率和粗死亡率不断上升[2]。年龄调整后的世界人口标化发病率也显示出上升趋势。男性标化发病率由 1973—1977 年的 2.58/10 万上升至 1998—2000 年的 3.66/10 万，女性则由 2.11/10 万上升至 3.50/10 万。男性标化死亡率由 1973—1977 年的 2.12/10 万上升至 1998—2000 年的 3.17/10 万，女性则由 1.79/10 万上升至 2.58/10 万（表 1-3）。

（三）人种及地区差异

脑肿瘤的发病率在不同人种及地域上有较大差

表 1-2 上海市区 1998—2000 年男、女性脑肿瘤△各年龄段发病率（1/10⁵）

年龄组	男性	女性
0 ~ 4	0.44	1.40
5 ~ 9	0.87	1.51
10 ~ 14	2.30	1.87
15 ~ 19	1.43	1.46
20 ~ 24	0.28	0.94
25 ~ 29	0.92	1.05
30 ~ 34	1.01	1.66
35 ~ 39	2.06	2.37
40 ~ 44	3.78	4.18
45 ~ 49	5.56	4.50
50 ~ 54	5.61	5.81
55 ~ 59	6.39	5.48
60 ~ 64	11.25	13.70
65 ~ 69	17.45	11.64
70 ~ 74	18.82	13.55
75 ~ 79	20.32	14.63
80 ~ 84	22.61	14.91
> 85	27.42	12.32
粗发病率（1/10⁵）	5.02	4.89
标准化发病率*（1/10⁵）	3.66	3.50
总例数	481	456
占恶性肿瘤总数的比例（%）	1.51	1.73

△ 包括良、恶性脑肿瘤
* 世界人口年龄标准化

表 1-3 上海市区 1973—2000 年脑肿瘤△发病率和死亡率的时间趋势

时期	发病率（1/10⁵）				死亡率（1/10⁵）			
	男性		女性		男性		女性	
	粗率	标化率*	粗率	标化率*	粗率	标化率*	粗率	标化率*
1973—1977 年	2.59	2.58	2.08	2.11	2.23	2.12	1.82	1.79
1978—1982 年	3.00	2.82	2.12	2.00	2.68	2.48	1.96	1.79
1983—1987 年	4.00	3.48	3.03	2.62	3.42	2.98	2.45	2.05
1988—1992 年	4.76	4.10	3.78	3.13	4.48	3.84	3.21	2.51
1993—1997 年	4.98	4.05	4.50	3.29	4.52	3.47	3.92	2.67
1998—2000 年	5.02	3.66	4.89	3.50	4.47	3.17	3.83	2.58

△ 包括良、恶性脑肿瘤
* 世界人口年龄标准化

别。日本恶性脑肿瘤的发病率不到北欧国家的一半。在西方国家，颅内生殖细胞肿瘤（germ cell tumor，GCT）仅占所有颅内肿瘤的0.5%，占儿童脑肿瘤的0.3%～3.4%。而在亚洲地区，GCT占所有颅内肿瘤的2%～5%，在儿童脑肿瘤中，占5%～15%。在美国，白种人胶质瘤的发病率较非洲裔高，而两者脑膜瘤的发病率相仿。在我国，脑肿瘤的发病率存在城市高于农村，发病人数东部地区高于西部地区的特点，这主要与诊疗条件及人口数量有关。

（四）预后特点

统计数据表明，所有脑肿瘤患者（包括各个年龄

段）的5年相对生存率为29.1%。年龄及病理类型是原发性脑肿瘤患者预后最直接的相关因素（图1-5）。青壮年患者预后较中老年患者好。Grovas等的研究显示，0～14岁脑肿瘤患儿的5年生存率为72%，年龄小于3岁的患儿较年龄大于3岁患儿的预后差。在原发恶性脑肿瘤中，少突胶质细胞瘤患者预后相对较佳，青壮年患者的2年生存率超过80%。20世纪70—80年代，髓母细胞瘤患者5年生存率提高了20%，而生存率近年来保持稳定。胶质母细胞瘤患者不管年龄如何，预后都最差，1年生存率约为30%，近20年来亦无明显改善（图1-6）。

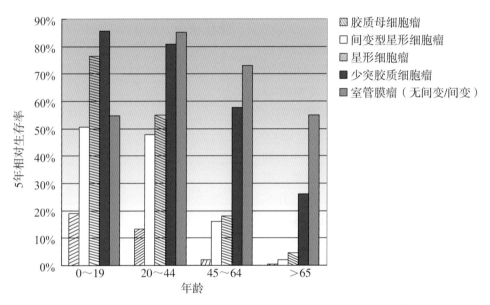

图 1-5 1973—2002 年美国常见胶质瘤预后与病理类型及年龄的关系

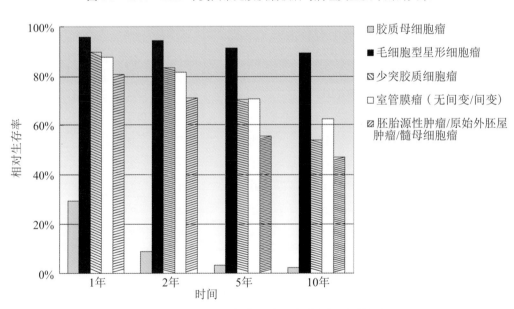

图 1-6 1973—2002 年美国常见胶质瘤的预后情况

二、危险因素

从 20 世纪 80 年代至今，有关脑肿瘤流行病学方面的文献数量已经翻倍，但脑肿瘤危险因素性质及强度仍无一致结论，这主要是由于脑肿瘤种类繁多及方法学上存在差异等 [3-4]。

（一）基因及遗传方面

癌症的发生与发展是遗传改变累积的过程。正常细胞发生增殖失控、免疫逃逸等改变，最终转化为具有永生能力的肿瘤细胞。基因突变在原发脑肿瘤的发生及发展过程中具有重要作用 [5]。近来，细胞遗传学及分子生物学等方面的研究显示，即使病理学诊断相同的脑肿瘤仍可分成若干亚型。根据分子特征，能够对脑肿瘤进行比常规病理学更加准确的分型、分级，有利于指导临床治疗。

有研究表明，某些遗传综合征，如结节性脑硬化，神经纤维瘤病 Ⅰ、Ⅱ 型，痣样基底细胞癌综合征的患者，具有脑肿瘤的遗传易感性 [6]。但是，遗传易感性所致脑肿瘤仅占所有原发脑肿瘤的一小部分（5% ~ 10%）。Narod 估计，在英国仅有 2% 的儿童脑肿瘤与遗传易感性有关。一项在旧金山人群中进行的研究显示，在 500 例成人脑胶质瘤中，仅有 4 例患者有已知的遗传综合征，其中 3 例为神经纤维瘤病，1 例为结节性硬化。家族性癌症综合征（如 Li-Fraumeni 综合征）家系中的个体发生肿瘤（包括脑肿瘤）的风险增加。研究表明，Li-Fraumeni 综合征与胚胎细胞 p53 基因的突变有关。在脑肿瘤中，p53 基因突变在胶质瘤中有较高的发生率。Li 等的一项人群研究显示，在恶性胶质瘤患者中，若本人或一级亲属有癌症病史，则其 p53 基因突变率较高。

正如上文所述，遗传易感性所致脑肿瘤仅占原发脑肿瘤的一小部分，而多数脑肿瘤为散发性，为基因 - 环境相互作用所致。不同个体在基因序列上存在极小的遗传差异，即单核苷酸多态性（single nucleotide polymorphisms，SNPs），其可影响对致癌因素的应对能力，从而产生肿瘤易感性。这也就解释了，为什么同样暴露于特定致癌物质，有些个体罹患肿瘤，而另外一些个体则不发病。Elexpuru-Camiruaga 最先报道了 SNPs 与脑肿瘤易感性之间的关系。研究表明，由 SNPs 造成细胞色素 P-450（CYP2D6）及谷胱甘肽 S 转移酶（GSTT1 及 GSTM1）代谢功能减退的个体患胶质瘤及脑膜瘤的风险增加 [7]。当然，目前尚无法通过某个单一的 SNPs 来预测大部分个体患脑肿瘤的风险，目前研究的热点是将一系列的 SNPs 与流行病学资料整合，从而阐明 SNPs 在脑肿瘤发病中的意义。

（二）电离辐射与非电离辐射

电离辐射与非电离辐射是最主要的物理性致癌因素。医学治疗中产生的高剂量电离辐射能增加脑肿瘤的发病风险 [8]。用于治疗婴幼儿头癣及皮肤血管瘤的相对低剂量的电离辐射也能增加脑肿瘤的发病风险。放射治疗头癣时，当平均剂量为 1.5 Gy，患者发生神经鞘瘤、脑膜瘤及胶质瘤的相对危险度（relative risk，RR）分别为 18、10 及 3。Karlsson 的研究显示，当采用平均剂量为 70 Gy 的射线治疗皮肤血管瘤时，患者罹患脑肿瘤的 RR 增加 40%。另外，儿童肿瘤患者在接受放射治疗后，患脑肿瘤的风险增加。到目前为止，尚无证据显示医学诊断产生的射线与胶质瘤的发病相关，但有研究显示暴露于牙科 X 线的个体，其患脑膜瘤的 RR 较正常人群高出约 2 倍。

生活环境中的电磁辐射与脑肿瘤发病的关系是大众及学术界比较关注的问题，但目前尚无肯定的结论。有荟萃分析表明，电磁辐射暴露较多环境中的儿童患脑肿瘤的 RR 较暴露较少环境中的儿童高 50%，但无显著性差异。电器工人患脑肿瘤的 RR 较正常人群高出 10% ~ 20%。20 世纪 80 年代移动电话问世，90 年代被广泛使用，移动电话与脑肿瘤之间的关系受到广泛关注。一项对手机使用及胶质瘤发病率关系的荟萃分析表明，长期使用手机与低级别胶质瘤患病相关，而与恶性胶质瘤的发生无相关性。而 Hepworth 等在 BMJ 发表的文章显示，中短期使用移动电话并不会增加脑胶质瘤的危险度。Muscat 等分析了 1973—2002 年美国恶性脑肿瘤的标化发病率后发现，虽然 1984 年后美国移动电话的使用率逐渐升高，但恶性脑肿瘤的发病率基本保持稳定，因而认为移动电话的使用与恶性脑肿瘤的 RR 无关 [9]。

（三）职业暴露

个体在工作环境中可能暴露于各种物理、化学及生物等潜在致癌物质。虽然大量的动物实验显示某些化学物质能够诱发脑肿瘤，但在人群研究中尚未发现特定化学物质的职业暴露与脑肿瘤的发生之间存在肯定关系。例如，虽然某些化学农药（如有机氯）被认为与肿瘤发生有关，但在务农者中进行的病例对照及队列研究中，其与脑肿瘤的患病风险之间存在联系的阴性与阳性的文献报道数量相当。Thomas及Waxweiler认为，这主要是由于个体在工作环境中通常不可能只接触一种化学物质，多种化学物质之间可能存在相互作用，从而增加或减少脑肿瘤的患病风险，因此导致文献报道不一致。

（四）饮食、吸烟及饮酒等生活习惯

开展关于饮食、吸烟及饮酒等生活习惯与脑肿瘤发病关系的流行病学研究亦存在相当大的困难，主要是目前无法准确测量暴露强度以及无法确定各种暴露因素之间的相互作用对脑肿瘤发病风险的影响。

亚硝基化合物在实验室中能够诱发动物脑肿瘤。因此，有研究推测，出生前后暴露于亚硝基化合物可能导致儿童发生脑肿瘤[10]。Berleur的研究显示，饮食中的亚硝基与儿童及成人脑肿瘤的发生相关。但亦有研究得出阴性结论。蔬菜及水果中的维生素被认为能够对抗氧化剂对DNA的破坏，从而具有预防癌症的作用[11]。Preston-Martin调查了2970名孕妇孕期服用维生素的情况，结果显示，孕期服用维生素的妇女，其后代患胚胎性肿瘤、星形胶质细胞瘤及其他脑肿瘤的RR下降[12-14]。

香烟烟雾中含有大量的化学致癌物，包括多环芳烃、亚硝基化合物及二恶英等。大量的流行病学调查表明，吸烟与多种肿瘤，特别是肺、食管、口腔、咽喉等癌症的发生相关，但对于脑肿瘤而言，尚无足够的证据表明吸烟与其患病危险度之间有重要的联系[15-17]。但有两项研究显示，抽无过滤嘴的香烟可能导致脑肿瘤的患病风险增加[18-19]。

孕期妇女饮酒可影响其子代中枢神经系统的发育，导致认知障碍，但与子代脑肿瘤患病风险之间的关系不显著[20]。有两项研究显示，孕期妇女饮酒导致后代脑肿瘤的RR平均增加40%，但仅有一项研究的结果存在显著性差异。就成人而言，有研究表明，适度饮用啤酒及红酒能够降低胶质瘤的发病风险[21]。

（五）既往病史

由于某些病毒，如反转录病毒、乳头瘤病毒、腺病毒等，能够诱发实验动物产生脑肿瘤，因此也被认为可能与人类脑肿瘤的发生相关，但尚缺乏足够的研究。有研究表明，星形细胞瘤的发生与弓形体感染有关，而另有研究显示脑膜瘤（而非胶质瘤）的发生与弓形体感染有关[22-23]。

严重的脑外伤被认为与某些脑肿瘤（尤其是脑膜瘤及听神经瘤）的发生有一定关系，而与胶质瘤关系不大[24-27]。Inskip的一项队列研究跟踪调查了1977—1992年丹麦共228 055名脑外伤住院患者的脑肿瘤患病情况，研究显示，除了第1年患者患脑肿瘤的RR增加外，在随后平均约8年的随访中，患者脑肿瘤的患病风险无显著增加。

有文献报道，脑肿瘤的发生与患者的癫痫病史有关。然而，是由于癫痫导致了脑肿瘤的发生，还是继发性癫痫导致脑肿瘤的检出率增高，或者是所服用的抗癫痫药导致脑肿瘤的患病风险增加，其中的因果关系仍不明确[28-30]。

（赛　克　陈忠平）

参考文献

1. 查震球，刘志荣，郑荣寿，等. 2008—2012年中国肿瘤登记地区脑及神经系统肿瘤发病与死亡分析. 中华疾病控制杂志，2018，22（11）：1101-1105.

2. 高玉堂，卢伟. 上海市区恶性肿瘤发病率、死亡率和生存率（1973—2000）. 上海：第二军医大学出版社，2007.

3. 龚秀，吴劲松，毛颖，等. 手机使用与胶质瘤发病率关系的荟萃分析. 中华医学杂志，2014，94（39）：3102-3106.

4. Berleur MP, Cordier S. The role of chemical, physical, or viral exposures and health factors in neurocarcinogenesis: implications for epidemiologic studies of brain tumors. Cancer Causes Control, 1995, 6 (3): 240-256.

5. Bondy M, Wiencke J, Wrensch M, et al. Genetics of primary brain tumors: a review. J Neurooncol, 1994, 18 (1): 69-81.

6. Chen W, Zheng R, Baade PD, et al. Cancer statistics in China, 2015. CA Cancer J Clin, 2016, 66 (2): 115-132.

7. Elexpuru-Camiruaga J, Buxton N, Kandula V, et al. Susceptibility to astrocytoma and meningioma: influence of allelism at glutathione S-transferase (GSTT1

and GSTM1）and cytochrome P-450（CYP2D6）loci. Cancer Res，1995，55（19）：4237-4239.

8. Grovas A，Fremgen A，Rauck A，et al. The National Cancer Data Base report on patterns of childhood cancers in the United States. Cancer，1997，80（12）：2321-2332.

9. Hepworth SJ，Schoemaker MJ，Muir KR，et al. Mobile phone use and risk of glioma in adults：case-control study. BMJ，2006，332（7546）：883-887.

10. Hoffman HJ，Otsubo H，Hendrick EB，et al. Intracranial germ cell tumors in children. J Neurosurg，1991，74（4）：545-551.

11. Ibrahim MO，Abuhijleh H，Tayyem R. What dietary patterns and nutrients are associated with pancreatic cancer? Literature review. Cancer Manag Res，2023，15：17-30.

12. Inskip PD，Mellemkjaer L，Gridley G，et al. Incidence of intracranial tumors following hospitalization for head injuries（Denmark）. Cancer Causes Control，1998，9（1）：109-116.

13. Karlsson P，Holmberg E，Lundell M，et al. Intracranial tumors after exposure to ionizing radiation during infancy：a pooled analysis of two Swedish cohorts of 28 008 infants with skin hemangioma. Radiat Res，1998，150（3）：357-364.

14. Kheifets LI，Afifi AA，Buffler PA，et al. Occupational electric and magnetic fieldexposure and brain cancer：a meta-analysis. J Occup Environ Med，1995，37（12）：1327-1341.

15. Li Y，Millikan RC，Carozza S，et al. p53 mutations in malignant gliomas. Cancer Epidemiol Biomarkers Prev，1998，7（4）：303-308.

16. Meinert R，Michaelis J. Meta-analyses of studies on the association between electromagnetic fields and childhood cancer. Radiat Environ Biophys，1996，35：11-18.

17. Muscat JE，Hinsvark M，Malkin M. Mobile telephones and rates of brain cancer. Neuroepidemiology，2006，27（1）：55-56.

18. Narod SA，Stiller C，Lenoir GM. An estimate of the heritable fraction of childhood cancer. Br J Cancer，1991，63（6）：993-999.

19. Norman MA，Holly EA，Preston-Martin S. Childhood brain tumors and exposure to tobacco smoke. Cancer Epidemiol Biomarkers Prev，1996，5（2）：85-91.

20. Ostrom QT，Patil N，Cioffi G，Waite K，et al. CBTRUS statistical report：primary brain and other central nervous system tumors diagnosed in the United States in 2013-2017. Neuro Oncol，2020，22（12 Suppl 2）：iv1-iv96.

21. Preston-Martin S，Mack WJ. Neoplasms of the nervous system//Schottenfeld D，Fraumeni JF. Cancer epidemiology and prevention. 2nd ed. New York：Oxford University Press，1996.

22. Preston-Martin S，Pogoda JM，Mueller BA，et al. Results from an international case-control study of childhood brain tumors：the role of prenatal vitamin supplementation. Environ Health Perspect，1998，106（Suppl 3）：887-892.

23. National Cancer Institute. SEER Cancer Statistics Review，1975-2002.

24. Ryan P，Lee MW，North JB，et al. Risk factors for tumors of the brain and meninges：results from the Adelaide Adult Brain Tumor Study. Int J Cancer，1992，51（1）：20-27.

25. Siegel RL，Miller KD，Jemal A. Cancer statistics，2019. CA Cancer J Clin，2019，69（1）：7-34.

26. Smith MA，Friedlin B，Gloeckler LA，et al. Trends in reported incidence of primary malignant brain tumors in children in the United States. J Natl Cancer Inst，1998，90（17）：1269-1277.

27. Thomas TL，Waxweiler RJ. Brain tumors and occupational risk factors. Scand J Work Environ Health，1986，12（2）：1-15.

28. Wrensch M，Bondy ML，Wiencke J，et al. Environmental risk factors for primary malignant brain tumors：a review. J Neurooncol，1993，17（1）：47-64.

29. Wrensch M，Lee M，Miike R，et al. Familial and personal medical history of cancer and nervous system conditions among adults with glioma and controls. Am J Epidemiol，1997，145（7）：581-593.

30. Wrensch M，Minn Y，Bondy ML. Epidemiology//Bernstein M，Berger M. Essential neuro-oncology. New York：Thieme，2000.

第 2 章

分子遗传机制

脑肿瘤有许多不同的种类和亚型，脑肿瘤的分子遗传机制相当复杂，因此有必要将其分解为基本原理进行阐述以更全面地认识这一复杂的疾病。脑肿瘤分子遗传机制变化主要体现在细胞生物学方面的八项基本改变：细胞发育的偏倚、生长因子信号通路的紊乱、细胞周期的失控、凋亡的逃逸、无限的复制潜能、持续的血管发生、向正常组织的浸润以及肿瘤内异质性。这些改变共同决定了脑肿瘤生长的生物学特性。神经肿瘤学家根据这些原理，将分子和基因的研究成果应用于脑肿瘤基因学分类、预后评估以及指导治疗的临床实践中。成人脑内神经干细胞的发现及其与脑肿瘤细胞的相似性，使人们开始重新思考脑肿瘤的起源，其中有些肿瘤可能来源于神经祖细胞。为了证实这个假设，已经建立脑肿瘤基因模型，这为研究脑肿瘤的病因、维持和治疗提供了前所未有的机会。近年来，有效的方法包括使用肿瘤细胞作为运输溶瘤病毒的载体，使用表达自杀基因的工程肿瘤细胞将死亡信号传递给邻近的肿瘤细胞，以及通过工程肿瘤细胞表达影响肿瘤血管内皮的治疗因子以靶向肿瘤微环境。虽然这些疗法的临床应用还有很长的路要走，但其显示出巨大的治疗潜力，让我们对应用脑肿瘤分子治疗充满了期待。

一、脑肿瘤细胞生物学的基本改变

从目的论的角度来看，肿瘤细胞的发育障碍体现在控制细胞正常增生和维持稳态的调控环路上存在缺陷。总体来说，细胞发育的偏倚、生长因子信号通路的紊乱、细胞周期的失控、凋亡的逃逸、无限的复制潜能、持续的血管发生、向正常组织的浸润以及肿瘤内异质性等八种改变在正常细胞转变为恶性肿瘤细胞的过程中起着至关重要的作用。

（一）细胞发育的偏倚

在过去的几年中，研究发现肿瘤发生和正常发育之间存在惊人的相似性。最初在肿瘤研究中发现的致癌基因和抑癌基因，现在认为也是发育过程中调节细胞生长和分化的基本因子。同样，调节脊椎动物和无脊椎动物发育模式的基因也参与多种人类肿瘤的形成。基于这些发现，原先认为互不相关的发育生物学和肿瘤生物学开始出现交叉并相互整合。对于神经系统而言，发育和肿瘤的交叉点就是脑肿瘤所要研究的内容。脑肿瘤的发生体现了某种基因筛选的自然过程，它提供了有关神经系统增生、分化和死亡调节基因的有价值信息。另一方面，探索神经系统发育过程中控制细胞命运的机制，可以使我们深入理解肿瘤发生并发现新的治疗靶位。

Wnt 和音猥因子（sonic hedgehog，SHH）信号通路在脑发育和脑肿瘤形成中起着重要作用。*Wnt* 是果蝇体节极性基因 *wingless* 的同源基因，*wingless* 基因最早在果蝇中被发现，并作用于胚胎发育以及成年动物的肢体形成。*Int* 基因最早在脊椎动物中被发现，位于小鼠乳腺肿瘤病毒整合位点附近。*Int* 基因与 *wingless* 基因具有同源性。Wnt 蛋白是一类信号分子大家族，与 Frizzled 受体结合后激活下游通路，在调控神经系统细胞生长和细胞命运决定过程中起重要作用。许多 Wnt 蛋白都是通过 β-catenin 调控的通路激活基因转录。在缺少该通路刺激时，β-catenin 蛋白被胞浆复合体（含蛋白质 Axin、APC、GSK-3β）降解而失活。Dishevelled 蛋白可拮抗此复合体的作用。因此，Wnt 信号稳定 β-catenin，后者与转录因子 TCF/LEF 家族一起形成转录共激活因子（图 2-1A）。激活的 TCF/LEF 转录因子诱导 *c-myc* 和 *cyclin D1* 转录，两者可加速细胞周期，从而促进肿瘤发生[1]。

在 Turcot 综合征亚型患者中发现 *APC* 是突变靶基因后，研究首次发现 Wnt 信号通路参与髓母细胞瘤的发生。这种表现异质的家族性肿瘤综合征的特征是同时发生结肠癌和恶性脑肿瘤，*APC* 突变患者常患有髓母细胞瘤。虽然在散发肿瘤中并未发现存在 *APC* 突变或染色体 5q 上 *APC* 位点的杂合性丢失（loss of heterozygosity，LOH），但最近分析已确定 Wnt 信号通路存在改变。对髓母细胞瘤中 β-catenin 突变的研究表明，在第 3 外显子中含有 4 个潜在的 GSK-3β 磷酸化位点。编码丝氨酸残基的密码子 33 和 37 是髓母细胞瘤的突变热点。约有 7/113（6%）的散发髓母细胞瘤中存在此突变，而 *APC* 突变只有 2/46（4%）。由于 β-catenin 和 *APC* 突变在散发髓母细胞瘤中似乎是相互排斥的，这得使髓母细胞瘤中 Wnt 信号通路的突变率总体达 13%。有趣的是，与 Turcot 综合征的髓母细胞瘤患者中常见的截短突变相反，这些突变都是错义突变[1]。

SHH 蛋白是一种分泌性糖蛋白，它通过激活由 PTCH 和 Smo 构成的膜受体复合物从而激活 Gli 锌指转录因子。正常情况下，SHH 抑制 PTCH，而 PTCH 又抑制 Smo。SHH 抑制 PTCH 可激活 SHH 通路，从而激活 Gli。因此，PTCH 的功能就是在缺乏活性 SHH 配体时使此通路失活（图 2-1B）[2-3]。

SHH 控制小脑的生长并协调几种不同类型细胞的位置和分化。浦肯野细胞表达 SHH，而在外生发层的颗粒前体细胞中发现 SHH 信号通路的组成部分（膜蛋白 Ptc1、Ptc2、Smo 和转录因子 Gli1、Gli2）。因此，认为浦肯野细胞源性的 SHH 信号控制颗粒前体细胞增生。目前有几项研究支持此观点，研究发现切除浦肯野细胞将导致局部颗粒前体细胞无法增生，而可溶性 SHH 蛋白能诱导颗粒前体细胞增生并抑制其分化和向内颗粒层迁移。正常情况下，这一信号通路和结构信息受 Bergman 胶质细胞分泌内源性因子的严格控制，如果调控不当，前体细胞则会异常增生并产生肿瘤[3-5]。

正常小脑皮质浦肯野神经元表达 SHH 的发现为研究大脑发育和肿瘤发生开辟了新途径。10%～20% 的散发髓母细胞瘤存在 *Ptch* 位点突变。有 10%～25% 的 *Ptch1* 杂合子鼠发生髓母细胞瘤。而且，SHH 通路的拮抗物环杷明（cyclopamine）可阻止髓母细胞瘤的增生，并诱导基因表达的变化，表现为启动神经元分化和神经干细胞样特征的消失[4-7]。

SHH-Gli 通路也可能参与胶质瘤的发生。除调节小脑皮质发育，SHH-Gli 通路也调节大脑皮质生长。在胚胎发育晚期及生后发育中，皮质中板层的细胞以层特异性方式表达 SHH。它可调节脑室和脑室

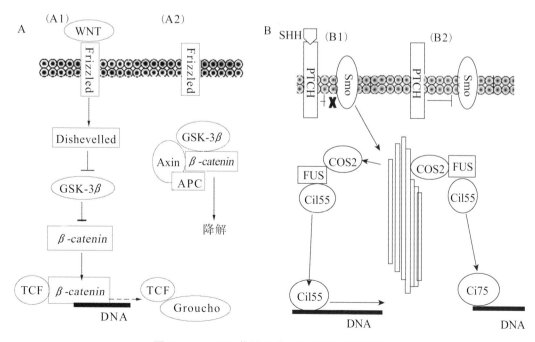

图 2-1　A．Wnt 信号通路；B．SHH 信号通路

下区晚期发育的、表达 Gli1 前体的细胞增殖。因此，SHH-Gli 通路调控背侧大脑的生长，这与其在早期腹侧神经管的细胞命运决定中的作用相反。因为大脑中所有神经元和胶质前体细胞群都表达 Gli1 基因，对各种原发中枢神经系统（central nervous system，CNS）肿瘤和肿瘤细胞系的分析表明，几乎所有的肿瘤（星形胶质细胞瘤、少突胶质细胞瘤、胶质母细胞瘤和原始神经外胚层肿瘤）都持续表达 Gli1 和 Ptc 基因。因此，Gli1 的表达不仅是这些多样性脑肿瘤起源的标志物，而且很可能提示肿瘤细胞中存在激活的 SHH-Gli 通路 [2,8]。

对于启动肿瘤发生，Gli1 在不恰当的时空表达比基因扩增更重要。发育期蝌蚪 CNS 中暂时性错误表达人类 Gli1 能启动肿瘤发生，这表明 Gli1 参与启动脑肿瘤发生，其中可能包括胶质瘤的形成。这些肿瘤表达人胶质瘤和少突胶质前体细胞的标志物 PDGFR，且在注入的 RNA 及其蛋白降解后肿瘤仍能生长，这提示某些内源性成分携带有注射物作用的印迹。进一步分析表明，这些肿瘤持续表达内源性 Gli1。用能抑制内源性 Gli1 蛋白合成的反义寡核苷酸与 Gli1 mRNA 共同注射入 CNS 后能抑制肿瘤发生，这些结果揭示由 Gli1 启动的肿瘤需要内源性 Gli1 通路的维持。SHH-Gli 信号激活有助于维持胶质瘤和其他脑肿瘤的直接证据来源于以下实验：环杷明（一种选择性抑制 SHH 受体复合物活性的植物碱）在 Smo 水平发挥作用，抑制多种原发性人胶质瘤、髓母细胞瘤和胶质瘤细胞系的生长 [2]。

由于神经干细胞（neural stem cell，NSC）和肿瘤细胞都有自我更新的能力，因此有理由认为新生肿瘤所使用的自我更新式的细胞分裂机制与正常 NSC 中的一致。对 Wnt 和 SHH 通路的研究明确提供了关于肿瘤细胞起源和 NSC 发育关系的新认识。

（二）生长因子信号通路的紊乱

很明显，正常细胞的扩增依赖于生长信号，在培养液中加入合适的可溶性丝裂原及适当的整合素基质后，细胞才能扩增。这与肿瘤细胞形成鲜明对比，后者表现为对外源性生长刺激的依赖减少。肿瘤细胞能产生许多自身生长信号，从而减少了对来源于正常微环境刺激的依赖。

脑肿瘤获得自主性生长方式至少涉及三种分子方式。第一种方式是生长因子的自分泌刺激，许多肿瘤细胞能合成自身反应性的生长因子，从而产生正反馈信号环。第二种方式是生长因子受体的过度表达使肿瘤细胞对周围生长因子（正常情况不诱发增殖）的反应性增高。第三种方式是通过生长因子受体的过度表达和结构改变可获得不依赖于配体的生长信号。事实上，有许多生长因子及其受体都以这三种方式参与脑肿瘤的形成。这些受体包括血小板衍生生长因子（platelet derived growth factor，PDGF）A 和 B、表皮细胞生长因子（epidermal growth factor，EGF）、转化生长因子（transforming growth factor alpha，TGF-α）、成纤维细胞生长因子（fibroblast growth factor，FGF）、胰岛素样生长因子（insulin-like growth factor，IGF）Ⅰ 和 Ⅱ 及其同源受体。

PDGF A 和 B 分别与其受体 PDGF-α 和 PDGF-β 结合诱导受体形成二聚体 α-α、α-β 或 β-β。胶质瘤、脑膜瘤、室管膜瘤和神经母细胞瘤都表达这些因子及受体。大多数情况下，基因的重新激活是生长因子过度表达的主要原因，因为只有 10%～20% 的胶质瘤存在基因扩增和重组，但这似乎存在细胞类型特异性，因为 PDGF-α 的扩增似乎限于有间变的少突胶质细胞瘤。对于肿瘤发生而言，PDGF 的过度表达足以引发肿瘤，且是肿瘤发生过程中的早期事件。将编码 PDGF B 链的反转录病毒注入鼠脑可诱发肿瘤，其特征与多形性胶质母细胞瘤（glioblastoma multiforme，GBM）和原发性神经外胚层肿瘤类似。这些肿瘤细胞不仅表达 PDGF B 链，也表达 PDGF-α 受体，在体外实验中可特异性抑制这些自分泌形式的刺激。这些实验表明单一生长因子表达的改变即可显著促进肿瘤形成 [9-10]。

酸性成纤维生长因子（acidic fibroblast growth factor，aFGF）和碱性成纤维生长因子（basic fibroblast growth factor，bFGF）属于一类肝素结合因子，它们能与同源异构体受体 FGFR1 和 FGFR2 结合。有研究发现星形胶质细胞瘤、脑膜瘤、施万细胞瘤和神经母细胞瘤中 aFGF、bFGF 及 FGFR 表达增加。FGF 及其受体的共同表达有助于自分泌刺激的形成。丝裂原效应可能是正常蛋白过度表达的结果。然而对胶质母细胞瘤的研究表明，FGFR1 的 α 外显子被剪切从而产生高亲和力受体，这被认为加速了胶质瘤的恶性进程 [11]。因此，无论是生长因子表达水平的改变还是其受体的变化均可显著影响肿瘤生长。

内分泌因子 IGF Ⅰ 和 Ⅱ 循环入血后，与其同源受体 IGFR I（酪氨酸激酶受体）和 IGFR II（甘露糖 6- 磷酸受体）结合。IGF 也与 IGF 结合蛋白（insulin-like growth factor-binding protein，IGFBP）结合从而调节 IGF 功能。在胶质瘤、脑膜瘤、施万细胞瘤、神经母细胞瘤、室管膜瘤和髓母细胞瘤中 IGF I 和 II 及 IGFR 表达增加。IGFBP1 和 IGFBP2 在胶质瘤和脑膜瘤中表达增加，且 IGFBP2 的表达随胶质瘤级别升高而增加。对髓母细胞瘤的研究表明，缺失 Ptc 将导致 IGF II 表达增加，并且这种过度表达对于肿瘤形成不可或缺。

EGF 生长因子家族（EGF、TGF-α、HB-EGF、NRG）成员与 EGF 受体（EGFR/c-ErbB1-4）的结合导致受体二聚化。各受体与各配体间结合特异性、亲和力使 EGFR 激活后产生多向性效应。在脑肿瘤中，配体 TGF-α 和 EGF 能明显促进 EGFR 的自分泌刺激。胶质瘤、脑膜瘤和神经母细胞瘤中 TGF-α 表达增加。EGF 和 EGFR 在胶质瘤和脑膜瘤中表达增加，但在近 40% ～ 50% 的 GBM（主要是原发性 GBM）和低、高级别少突胶质细胞瘤中 EGFR 的扩增伴有基因重组或突变。研究发现 44 例 GBM 中，17 例有 EGFR 扩增并伴有基因改变。最常见的突变是外显子 2-7 的丢失，所产生的截短受体缺少第 6 ～ 273 位氨基酸残基（称作 EGFRvIII）。EGFRvIII 尽管缺少与配体结合的胞外结构域，但能组成性地进行酪氨酸磷酸化（图 2-2）。在 60%GBM 和 20% 间变星形胶质细胞瘤中可检测到 EGFRvIII 蛋白。EGFR 基因扩增与 GBM 患者预后不良有关，表达 EGFRvIII 的 GBM 患者生存期明显缩短。在体内实验中，EGFRvIII 具有增加肿瘤发生的能力，这不仅是通过组成性激活 Ras-MAPK 通路来实现，而且还可通过上调抗凋亡蛋白 Bcl-XL（由 PLC-JAK 通路激活）的表达从而逃避细胞死亡来完成。在胶质瘤中也存在其他类型的 EGFR 突变。因此，多种功能性 EGFR 突变可能有助于这些胶质瘤逃避各种治疗方法，从而增加了针对 EGFR 突变靶向治疗的复杂性[10,12]。

除生长因子及其受体的改变外，信号转导通路也参与脑肿瘤的形成。当生长因子与其受体结合诱导受体形成二聚体后，受体激酶区被激活，导致受体几个部位发生自身磷酸化。此磷酸化产生入坞位点，以招募信号转导蛋白 Shc 和接头蛋白生长因子受体结合蛋白 -2（growth factor receptor-bound protein 2，Grb2）。Grb2 与 SOS 蛋白结合而参与 Ras 蛋白磷酸

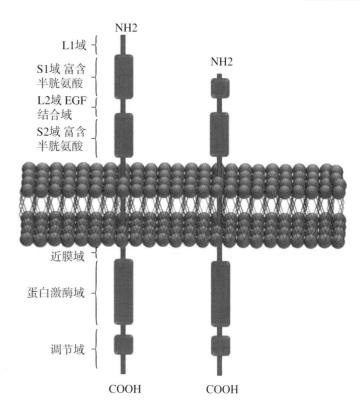

图 2-2　EGFR 和 EGFRvIII 结构模式图

化，后者激活两个主要的信号通路。在通路 1 中，Ras 激活 Raf，Raf 激活 MEK，MEK 激活 MAPK/ERK。磷酸化 MAPK 转位至核内，上调前致癌基因 c-myc 和 c-fos 的表达。c-myc 和 c-fos 调节增殖相关基因的转录而促进细胞分裂。在通路二中，Ras 激活 PI-3K，然后诱导一系列事件：Akt/PKB 磷酸化并诱导 IKK 复合体磷酸化，此复合体通过磷酸化 NF-κB 抑制物 IκB 诱导 NF-κB 释放，NF-κB 转位至核内调节抗凋亡基因的表达并促进细胞分裂（图 2-3）[13]。

一项研究表明，EGF 酪氨酸激酶受体家族成员 ErbB-4 能以更直接的方式激活基因表达。ErbB-4 受体在其胞浆区进行蛋白裂解（此过程称为受控膜内蛋白裂解），然后胞内区移入核内，影响靶基因的转录。ErbB-4 的蛋白裂解分为两个步骤。首先，受体胞外区的大部分被膜相关金属蛋白酶（如 TACE）截去；然后，受体剩余部分的跨膜区被第二种蛋白酶水解。这种新的信号转导通路可能参与胶质母细胞瘤的进展。

还未有研究表明脑肿瘤的信号转导通路存在分子突变。生长因子活性升高而引起的酶活性反应性增加足以诱导星形胶质细胞瘤和脑膜瘤的增生。与正常脑组织相比，胶质母细胞瘤中激活的 Ras 水平增高。用药物洛伐他汀（lovastatin）阻断胶质母细胞瘤细胞

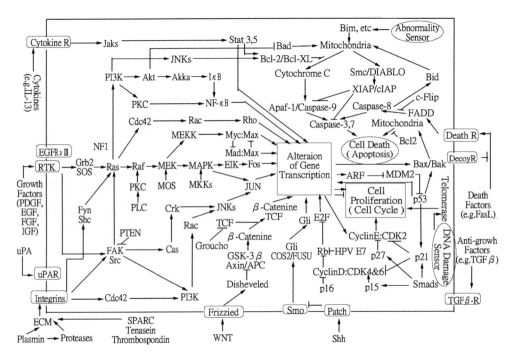

图 2-3 脑肿瘤发生发展中涉及的信号转导通路

中 Ras 法尼基化可抑制其增生，用腺病毒将负性结构域 H-Ras 转染脑膜瘤细胞后能抑制 Ras 所致的细胞增生，这说明，Ras 在此信号级联中发挥重要作用。这些抑制 Ras 所致的抗肿瘤效应以及 Ras 在调控信号转导通路中的关键作用提示，Ras 可作为重要的治疗靶位。然而，Ras 的激活也可由非生长因子依赖性机制介导，因为 1 型神经纤维瘤（neurofibromatosis type 1，NF-1）中鸟苷三磷酸激活蛋白（神经纤维瘤蛋白）的丢失也可激活 Ras[14]。

脑肿瘤中其他表达升高的丝裂原刺激信号分子包括：磷脂酶 C 蛋白家族和 Ras 信号通路的其他成员（如 Shc2、Grb2/SOS、Raf-MAPK 和 PI3K/Akt）。一项研究表明，JNK 在肿瘤发生中也起重要的作用，在原发性脑肿瘤中常见 JNK 活性增高。负性结构域 JNK 的表达能显著抑制 EGF 所介导的细胞转化和凋亡保护作用。这些结果进一步强调了信号通路对 CNS 肿瘤生长的重要性，同时也表明选择性靶向抑制信号通路中的某些成分可能有助于抑制肿瘤的生长[15]。

细胞因子受体缺乏内在酪氨酸激酶活性。当被特定配体激活后，招募一种胞浆蛋白酪氨酸激酶 JAK，包括 Tyk2 和 JAK1 ~ 3。其下游的效应物是称为 STAT 的蛋白家族（信号转导因子和转录激活因子）。JAK 受体酪氨酸磷酸化后，STAT 形成同源或异源二聚体并向核内转位，与特异 DNA 组件结合从而调节细胞因子诱导的基因转录（图 2-3）。已在胶质瘤、髓母细胞瘤、脑膜瘤和室管膜瘤中发现 JAK1、JAK2 和 STAT 表达水平增高。在所有级别胶质瘤中，特别是高级别胶质瘤，都发现 IL-13 受体表达增高[16]。

（三）细胞周期的失控

许多能使正常细胞对抗生长信号的反应环路都与细胞周期生物钟有关，特别是和控制细胞生长周期 G1 期转归的成分有关。细胞在此期感受所处外部环境信号的刺激，以决定是增生、静止还是进入有丝分裂后状态。细胞具有一系列受正性或负性调控因子控制的复杂的监测和平衡机制，正性调控因子包括 CDK/cyclin 复合体（CDK4、6/cyclinD1、2、3）、原癌基因 *MDM2* 及其相关的 *MDM4* 和 *PAX5*，负性调控因子包括 CDK 抑制因子（p16[INK4A]、p15、p18[INK4C]、p19[ARF]、p21 和 p27）和关键性肿瘤抑制基因 *Rb* 和 *p53*。目前为止，CNS 肿瘤中所观察到的许多突变或基因改变都发生在细胞周期调控基因中。这些基因突变或改变促使失控的细胞增生，这是所有级别肿瘤的一个基本生物学特征。细胞周期失控主要涉及两个轴，且集中于肿瘤抑制基因 *Rb* 和 *p53* 上[17]。

1. p16[INK4A]-CDK4、6/cyclinD-Rb1 轴 目前发现 p16[INK4A]-CDK4、6/cyclinD-Rb1 轴中所有成分都存在野生型等位基因缺失，并伴有剩余等位基因的突变或纯合子的丢失（图 2-3）。星形胶质细胞瘤和少突胶质细胞瘤中普遍存在这些基因的缺失或突变，并且与胶质瘤进展的特定阶段有关。

尽管认为 $p16^{INK4A}$ 丢失仅限于胶质源性肿瘤，但也有报道在恶性脑膜瘤和恶性外周神经髓鞘肿瘤中发现 $p16^{INK4A}$ 突变。有报道称胶质瘤中存在 $CDK4$ 和 $CDK6$ 扩增。尽管 $cyclinD1$ 和 $D3$ 的扩增和过度表达不常见，但也有这方面的报道。现已明确胶质瘤中 Rb 的丢失是由于基因突变、缺失或重组造成的。

2. p21-p53-MDM2/MDM4/PAX5-p14^{ARF} 轴　p21-p53-MDM2/MDM4/PAX5-p14^{ARF} 轴涉及 $p53$ 基因（图 2-3），其在近 60% ~ 65% 星形胶质细胞瘤中存在突变。此基因的突变是星形胶质细胞瘤中观察到的最早期变化之一，DNA 损伤监测的缺失使肿瘤复发时间缩短并增加其恶性进程。尽管其发生率较低，但在不典型脑膜瘤、高级别室管膜瘤和神经纤维瘤中也发现 $p53$ 突变。$p53$ 突变影响 $p21$，后者调节 $p16$ 通路中的 cyclinD/CDK 复合体，从而间接调控 Rb 磷酸化。尽管脑肿瘤标本中 $p21$ 基因的突变或缺失很少见，但在 7 个恶性胶质瘤细胞系中发现 $p21$ 表达减少，其表达下降与 $p53$ 突变状态无关，这说明 $p21$ 调控很复杂且存在其他未知的 p21 调节因子。最近研究发现 $p53$ 信号通路的下游蛋白（如 p53^{RDL1}、p53^{AIP1} 和 IRF-5）通过抑制凋亡和促进致癌基因转录参与胶质瘤发生，在体内将 p53^{RDL1} 基因转染胶质瘤可抑制胶质细胞增生并诱导这些肿瘤细胞凋亡[18-21]。

p53 抑制因子包括 PAX5、MDM2 和 MDM4。PAX5 通过与 5'调节区（这一区域对 p53 启动子活性是必需的）结合而抑制 $p53$ 基因的转录活性。研究发现，不仅在星形胶质细胞瘤中存在 PAX5 表达增加，在 EGFR 表达增加的部位也存在 PAX5 过度表达增加的现象，说明两者与原发性胶质母细胞瘤有复杂的联系。MDM2 通过 p53 来抑制 p21 的转录，即通过结合 p53 和隐藏 p53 DNA 结合区以及加速 p53 蛋白降解来发挥作用。与继发性胶质母细胞瘤相比，MDM2 过度表达和扩增在原发性胶质母细胞瘤中具有更高的发生比例，这说明 MDM2 过度表达可能也是一个逃避 p53 生长调控的替代机制。在室管膜瘤中也有 MDM2 过度表达和扩增。MDM4 在某些恶性胶质瘤（不含 p53 和 MDM2 突变）中过度表达和扩增，表明它在某些肿瘤中也起一定的抑制 p53 功能的作用[21]。

此通路上的另一个重要的调节子是 p14^{ARF}（图 2-3）。此蛋白来源于 CDKN2A 位点（也编码 p16^{ARF} 蛋白）剪切的不同方式，p14^{ARF} 与 p53/MDM2 复合体结合并抑制 MDM2 介导的 p53 降解。研究发现在 190 例星形胶质细胞瘤中约有 40% GBM 和 5% 间变星形胶质细胞瘤存在 p14^{ARF} 的突变或缺失。FoxO Forkhead 转录因子位于 Smad、P13K 和 FoxG1 通路的汇合处。Smad 蛋白被 TGF-β 激活后和 FoxO 蛋白形成复合体从而启动生长抑制基因 p21^{Cip1}。此过程受 P13K 通路和端脑发育因子 FoxG1 负调控，FoxG1 结合 Smad/FoxO 复合体后阻断 p21^{Cip1} 的表达。此网络的激活可拮抗神经上皮发育和胶质母细胞瘤中 TGF-β 介导的细胞生长抑制[22]。

研究表明上述两轴中任一成分的突变都足以促进细胞分裂，这支持肿瘤恶性进程中存在多种激活通路的观点。这些通路中基因的任何一个突变都足以破坏细胞周期调控，胶质瘤细胞中 p16^{INK4A}、p15、Rb 和 p53 的重表达能抑制其生长的报道支持此观点。

（四）凋亡的逃逸

肿瘤细胞群数量上的扩增不仅由细胞增生速度决定，而且受细胞消耗速率决定。细胞消耗大多数来自程序性死亡（凋亡）。越来越多的证据表明，获得抵制凋亡的能力是大多数肿瘤细胞的特点。

凋亡机制大体上由两类组分构成：感受器和效应器。感受器负责监测细胞内外环境中正常或异常的信号，以决定细胞是存活还是死亡。这些信号调节第二类组分即凋亡的效应器。效应器包括细胞表面受体（与生存或死亡因子结合）。胞内感受器监测细胞的健康状态，并根据异常情况（包括 DNA 损伤、致癌基因激活引发的信号失衡和生存因子缺乏）启动凋亡途径。大部分细胞的寿命在一定程度上是由细胞 - 胞外基质和细胞 - 细胞黏附生存信号（其消除可诱发凋亡）维持的。可溶性和固有的凋亡调节信号反映了组织的构成需要，以维持其组成细胞处于适当的组织架构状态（图 2-3）。

许多诱发凋亡的信号都聚集于线粒体上，促凋亡信号诱导线粒体释放细胞色素 C，后者是强大的凋亡催化剂。Bcl-2 蛋白家族成员，既有促凋亡作用的 Bax、Bak、Bid 和 Bim，也有抑制凋亡功能的 Bcl-2、Bcl-XL 和 Bcl-W，它们通过调节细胞色素 C 的释放而调控线粒体死亡信号发挥作用。p53

肿瘤抑制蛋白也诱发凋亡，即在感受 DNA 损伤后上调促凋亡信号 Bax 的表达，然后 Bax 刺激线粒体释放细胞色素 C 来实现。凋亡的最终效应包括激活一系列称为 caspase 的胞内蛋白酶。死亡受体或线粒体释放的细胞色素 C 分别激活两个"门控"蛋白酶——caspase-8 和 9。这两个 caspase 触发更多的效应 caspase 激活，从而通过选择性摧毁亚细胞器和基因组来执行死亡程序 [23-24]。

凋亡是肿瘤必须克服的一道障碍。凋亡信号组成部分的改变能显著影响肿瘤的进展，这为肿瘤发展中此机制的失活提供了基本原理。肿瘤细胞可通过多种策略抵制凋亡。当然，最常见的机制是促凋亡调节因子突变后通过改变 p53 肿瘤抑制基因而逃避凋亡。在大多数脑肿瘤中可见促凋亡因子改变导致的 p53 蛋白功能性失活，从而引起 DNA 损伤感受器（可诱导凋亡效应事件）中关键成分丢失。另外，PI3K-Akt/PKB 通路（传导抗凋亡的生存信号）很可能在相当一部分肿瘤中也参与抵抗凋亡。此生存信号环路可因胞外因素（如 IGF Ⅰ / Ⅱ 或 IL-13），以及 Ras 胞内信号、PTEN 肿瘤抑制因子的丢失而激活。而且，Bcl-2 家族也参与凋亡逃逸。有些研究表明，胶质瘤表达高水平的 Bcl-2，这可能是胶质瘤发生中的早期事件。Baxpsi（促凋亡分子 Bax 的新变异株）的表达与 GBM 患者的生存期延长有关。其他机制，如 caspase 家族基因甲基化、新抗凋亡基因 survivin 的过度表达，都被认为在肿瘤发生中起重要作用。有研究在恶性胶质瘤中发现一种可抑制 FAS 死亡信号的机制，即 FAS 配体的非信号假受体上调，从而使 FAS 死亡受体偏离死亡诱导信号（图 2-3）[25]。

充分研究凋亡信号通路后发现大多数调节和效应组分都以冗余的形式存在。这种冗余性对发展新的抗肿瘤治疗有重要意义，因为丢失某种促凋亡成分的肿瘤细胞很可能保留其他类似的组分。

（五）无限的复制潜能

大多数细胞的复制能力有限，这被认为是存在一种能够跟踪细胞分裂的分子"生物钟"的结果。端粒是线性染色体的末端部分，是重复、静止的 DNA 片段，对维持染色体完整性发挥重要功能。由于细胞分裂过程中 DNA 的半保留复制是不完全的复制，这将导致每次分裂后端粒逐渐缩短。当细胞完成一定数量的周期分裂后，端粒缩短到相当短的长度从而促发增生危机，即称为衰老。端粒缩短一般发生在正常体细胞，可认为是生物钟中的一个监测点，标志着细胞走向其复制寿命的终点。大部分细胞在达到"衰老域值"时都停止分裂，但有些细胞尽管端粒相当短却不顾停止分裂的警告继续分裂。连续细胞分裂引起端粒消耗最终废除了端粒的保护作用，从而使染色体变得不稳定、发生融合或丢失（图 2-4A）。

有此缺陷的细胞不仅不能分裂，而且可能难以存活。永生细胞利用称作端粒酶的 RNA 和蛋白质复合体解决端粒缩短的问题。现已发现人端粒酶含两个基本组分，一个是 RNA 亚单位，称为 hTR（端粒酶 RNA），含有合成端粒重复片段的模板序列；另一个是蛋白质 hTERT（端粒酶反转录酶），其结构和功能与病毒反转录酶相似。RNA 组分普遍表达，而 hTERT 的表达与端粒酶活性有关，且其表达对确保复合体的酶活性是必需的。激活此酶复合体可使恶性克隆细胞系逃避衰老并进行无限分裂[26]。

在神经上皮肿瘤中，端粒酶活性的检出率与肿瘤恶性程度有关。有些研究证明胶质母细胞瘤和间变星形胶质细胞瘤中的端粒酶表达模式不同，80%～100% 的胶质母细胞瘤表达端粒酶，与之相反，在间变星形胶质细胞瘤中只有一小部分（20%～30%）表达端粒酶。在间变星形胶质细胞瘤发展为胶质母细胞瘤的过程中有端粒酶的激活，而且继发性胶质母细胞瘤比原发性胶质母细胞瘤表达端粒酶的比例更高。分析胶质母细胞瘤样本中的端粒长度发现，端粒长度正常或延长，这支持胶质母细胞瘤中端粒酶被激活的观点。而且，胶质母细胞瘤中 hTERT 的表达程度、端粒酶活性以及增生速率间似乎存在联系。一项研究表明，将 hTERT 导入正常星形胶质细胞足以启动肿瘤发生程序，通过克服 p53 和 Rb 激活时的细胞衰老而实现肿瘤的生长，这证明端粒酶的表达在恶性胶质瘤形成中发挥一定作用。现已发现含有很短端粒的细胞可能会因 p53 检验点通路的激活而死亡（图 2-4B）。在缺乏监测点的细胞中，端粒丢失导致染色体不稳定，从而促使细胞获得转化所需的某些突变。因此，胶质瘤中早期 p53 失活可能为产生和筛选端粒酶阳性细胞提供了条件。有研究证明，存在 p53 基因突变的继发性胶质母细胞瘤比无 p53 突变的肿瘤明显具有更高的端粒酶活性 [27]。

原位杂交方法证明了胶质母细胞瘤中 hTERT mRNA 有两种不同的表达模式。在 56% 的肿瘤中发

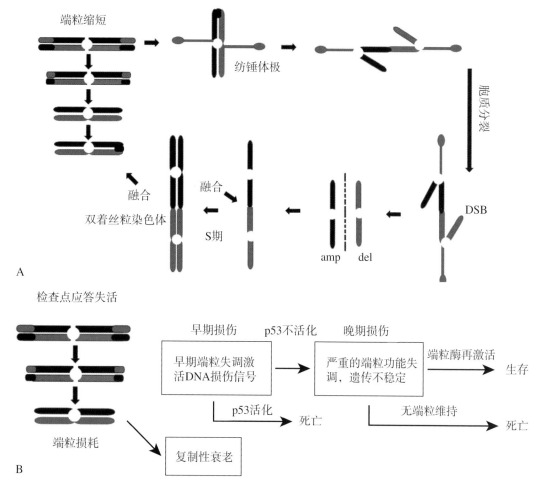

图 2-4　A. 失去端粒的保护作用，染色体发生融合或丢失；B. 含有很短端粒的细胞因 p53 检验点通路的激活而死亡

现 hTERT 以一种弥散的模式表达，而另外 44% 的肿瘤则表现出局灶分布的模式，即 hTERT 阳性肿瘤细胞分散在 hTERT 阴性细胞或肿瘤坏死区中。有趣的是，hTERT 弥散表达模式的肿瘤比局灶模式的肿瘤小且增生速率更高，而且后者的生存期极短。这表明在肿瘤进展的早期阶段，在具有高增生速率和局限坏死现象的肿瘤中弥散表达 hTERT。而在较晚阶段，胶质母细胞瘤开始坏死，增生速率下降，一部分细胞丧失 hTERT 的表达从而端粒酶活性消失。从临床角度看，这些关于 hTERT mRNA 表达的数据似乎为胶质母细胞瘤提供了预后参数，因为预后较差与局灶性 hTERT 表达有关[26]。

在神经母细胞瘤中，端粒酶活性和预后存在明确的关系。94% 的神经母细胞瘤表达端粒酶，而良性神经节细胞瘤和邻近的肾上腺组织中则无。在未治疗的神经母细胞瘤中，75% 的含高活性端粒酶的患者预后较差，而 97% 的低活性端粒酶的患者预后较好，检测不到端粒酶活性的患者 100% 见肿瘤缩小。最近，研究者开始关注 p53 缺失肿瘤细胞的纺锤体监测点的功能紊乱，这是阻止丝裂原灾难发生的重要因子，后者是诱导肿瘤细胞死亡的重要机制。DNA 损伤的细胞进入有丝分裂阶段可短暂停留于分裂中期而无染色体聚集，随后直接在中期死亡。在这些停留于分裂中期、处于灾难前期的细胞中，进入分裂后期就可促进复合体失活且 RubR1 持续定位于着丝点，表明 DNA 损伤后纺锤体监测点被激活。而且，用 RubR1 或 Mad2 mRNA 干扰 DNA 损伤细胞可抑制纺锤体监测点功能，导致细胞逃避死亡并进行异常分裂增生。

（六）持续的血管发生

若没有血管发生，则肿瘤生长将难以维持，血管发生是指从已有血管诱导形成新的血管。形成新血管需要血管形成因子和抗血管形成因子协调作用，这些因素调节血管分支的诱导、内皮细胞增生、内皮细迁移以及新血管的结构重建。

VEGF 是内皮细胞特异性丝裂原。肿瘤组织灌注不足和血管受压可导致缺氧，缺氧是诱导 VEGF 表达的最强因素之一。VEGF 被认为是胶质瘤中新生血管最重要的调节因子，且随胶质瘤进展而表达增加。在脑膜瘤、室管膜瘤、成血管细胞瘤和神经母细胞瘤中都发现 VEGF 过度表达。VEGF 的三个受体选择性表达于内皮细胞上，即 VEGFR-1（flt-1）、VEGFR-2（flt-2）和 VEGFR-3（flt-4），他们属于酪氨酸激酶受体家族（启动二聚体的信号事件）。在恶性星形胶质细胞瘤、间变少突胶质细胞瘤和室管膜瘤的内皮细胞中这些受体表达水平都增高。flt-1 受体在早期胶质瘤发生过程中表达，而在胶质瘤进展过程中 flt-1 基因上调。在体内研究中，用重组腺病毒（AD-sflk1-FC）将可溶性 sflk1 基因转染脑胶质瘤，能抑制鼠脑胶质母细胞瘤的生长。无胸腺裸鼠脑内注射 U87MG 人胶质母细胞瘤细胞，肿瘤接种 7 天后再注射 AD-sflk1-FC。与对照组相比，注射 AD-sflk1-FC 实验组肿瘤体积显著缩小（$P < 0.01$）。其他几个生长因子及其酪氨酸激酶受体，如分散因子及受体 c-met、bFGF 及其受体（FGFR1 和 FGFR2）、SDF1 及其受体 CXCR4，也在星形胶质细胞瘤、少突胶质细胞瘤、室管膜瘤和施万细胞瘤的血管形成中发挥作用[28-31]。

血栓收缩蛋白 -1、血管紧张素、内皮紧张素是有效的血管抑制剂。我们构建了编码内皮紧张素基因的重组腺病毒相关载体。肌内注射此载体后产生的血管紧张素能持续释放入血达 90 多天，并抑制裸鼠脑内中人 U87MG 胶质母细胞瘤的生长。而且肌内和瘤内联合注射此载体导致 91% 的脑肿瘤发生生长抑制，显著延长了荷瘤小鼠的生存期（$P < 0.01$）。肿瘤血管密度显示，治疗后肿瘤血管化程度显著减少。因此，抗血管形成将是一种可行的胶质瘤治疗策略。

多种生长因子或分泌蛋白的不适当表达使平衡向有利于肿瘤新血管形成的方向倾斜，这表明抑制血管形成可能是一个重要治疗策略。最近发现新的候补肿瘤抑制基因 ING4 也参与调节血管形成和脑肿瘤生长，与正常脑组织相比，胶质瘤中 ING4 的表达显著减少，且减低程度与肿瘤从低级别向高级别进展相关。与对照组相比，将异种 ING4 低表达的 U87MG 胶质母细胞瘤移植于裸鼠后，其生长速度明显加快且具有更多的血管成分。

（七）向正常组织的浸润

脑肿瘤浸润和侵袭的特点使其难以被治愈。浸润是一种复杂的生物学过程，胞外蛋白酶的激活、钙黏合素结合特异性改变、细胞黏附分子以及整合素对肿瘤细胞获得浸润能力至关重要。

对于被肿瘤细胞浸润的脑组织而言，邻近基质必须被降解，为肿瘤细胞留出空间（图 2-3）。有许多基质降解蛋白酶参与脑肿瘤浸润。基质金属蛋白酶（matrix metalloproteinase，MMP）能降解几乎所有已知的细胞外基质（extracellular matrix，ECM）组分。胶质瘤中表达 MMP-2 和 MMP-9，且在高分级的胶质瘤中 MMP-9 表达增加。而且用反义基因转移抑制 MMP-9 表达可阻止体内胶质母细胞瘤浸润，在体外 MMP 抑制因子能减少胶质瘤细胞的浸润。半胱氨酸组织蛋白酶 B 有内肽酶和外肽酶的功能，且作用底物广泛。它在人胶质瘤中表达增加，而且在侵袭性肿瘤细胞中表达，这说明它可能促进胶质瘤浸润性生长。尿激酶型血纤维蛋白溶酶原激活物（urokinase-type plasminogen activator，uPA）的平衡倾斜可激发级联事件从而促进细胞周围基质降解和细胞迁移。在恶性星形胶质细胞瘤中存在 uPA 及受体 uPAR 的共同表达，且发现 uPA 主要在肿瘤的边缘表达，这说明他们可能有助于脑肿瘤浸润正常组织。用腺病毒介导的反义 uPAR 感染胶质瘤细胞后，肿瘤浸润和生长均受到抑制[32]。

整合素是跨膜受体，由 α、β 亚单位形成的异源二聚体组成，介导细胞与周围 ECM 的黏附（图 2-3）。整合素和 ECM 组分的改变及其随后的相互作用对肿瘤细胞黏附和迁移有深远影响。目前为止在胶质瘤中显著表达的整合素包括：α2、α3、α4、α5、α6、β1、β4，αv、αvβ3、αvβ5。他们具有调节胶质瘤细胞黏附和迁移的能力。肿瘤细胞自身也具有调节 ECM 环境的作用，即肿瘤细胞分泌基质分子为黏附和迁移提供合适的基质。研究发现，浸润至邻近大脑的 GBM 细胞可合成玻连蛋白，而且，胶质瘤细胞系（如 U87MG、U251MG、AN1/lac 和 ZHF66）都不同程度的表达纤维粘连蛋白、层粘连蛋白、生腱蛋白、胶原Ⅳ和软骨素。uPA/uPAR 复合物在肿瘤细胞迁移中也发挥作用。uPAR 是玻连蛋白的黏附受体，且 uPA/uPAR 复合体能与整合素 β1、β2 结合。用反义 uPAR 感染人胶质母细胞瘤细胞后，其浸润和迁移均减弱，说明胶质瘤中观察到的 uPAR 上调可提高其侵袭性。其可能机制是由于 uPAR 能与整合素结合，uPAR 表达提高竞争性抑制整合素功能，这样细胞与基质的相互作用减少从而导致肿瘤细胞浸润性增加 [33]。

（八）肿瘤内异质性

癌细胞在分裂增殖过程中会不断积累体细胞突变，其中一些变异给癌细胞带来更强的适应性优势，可能导致在基因上存在差异的肿瘤细胞群产生，不同癌细胞亚群之间存在不同的亚克隆突变，从而造成肿瘤内异质性。肿瘤内异质性是肿瘤产生耐药的机制之一，目前仍是肿瘤治疗的重大难题。

有研究通过泛癌的全基因组测序数据注释肿瘤内异质性发现几乎所有癌症都含有明显的亚克隆扩展（subclonal expansion），亚克隆之间存在频繁的分支关系，但亚克隆 SNV、Indel、SV 和 CNA 的比例在不同癌症类型中变化很大。大多数癌症类型中都观察到了亚克隆驱动基因突变的阳性选择，并识别出癌症类型特异性的驱动基因突变、融合、结构变异和拷贝数改变的亚克隆模式，以及亚克隆之间突变过程的动态变化。另外，研究人员发现 60.1% 的肿瘤至少有一个临床活性位点，其中，9.7% 包含至少一个亚克隆活性驱动因子，4.7% 仅显示亚克隆活性位点，由此推断亚克隆突变可能是导致治疗失败的原因 [34]。

目前，尽管通对胶质母细胞瘤（GBM）的分子分型来解决肿瘤异质性的问题，但最新的单细胞测序分析显示，即使同一肿瘤也包含了不同的 GBM 分子分型代表性的细胞。Reinartz 等研究表明，单细胞来源的 GBM 亚克隆具有不同的遗传特性，并保持不同的耐药性特征。GBM 肿瘤内异质性的研究报道证实了多种受体酪氨酸激酶（receptor tyrosine kinase，RTK）（如 EGFR、Met 和 PDGFR）的共同激活，这需要针对 RTK 的多靶点方法来沉默下游信号。同样，Szerlip 等在 GBM 细胞亚群中发现了 EGFR 和 PDGFRA 的异质性扩增，这两种 RTK 都被抑制才能减弱下游靶 PI3K 的活性，并抑制肿瘤生长。此外，通过单细胞基因组测序鉴定发现，EGFR 中的多个错配在 GBM 中共存，另外，一些 EGFR 变体（EGFRvⅢ和 EGFR 羧基末端缺失）往往存在于相互排斥的亚克隆群体中。因此，广泛存在的 GBM 肿瘤内异质性表明需要多靶点联合治疗才能有效解决治疗失败的问题 [35]。

由于肿瘤细胞群体的动态进化，肿瘤内异质性对 GBM 治疗具有重要意义。在疾病发展过程中，特别是在治疗开始后，对细胞群体的不断选择表明，有必要在整个疾病过程中研究不断演变的肿瘤生物学变化。在 GBM 复发时增加的新突变和不断演变的肿瘤图景可能需要靶向多克隆突变以达到持久的治疗效果。

二、脑肿瘤的基因学分类方法

目前，广泛采用的是 WHO 脑肿瘤分类法，它主要反映了组织学和部位特征，在大多数情况下是一种实用而有效的脑肿瘤分类方法。但是，仅基于肉眼标准的分类方案带有主观性，不同的观察者之间可能存在差异。另外，传统的分类只是病理分析，而不足以预测肿瘤和患者的个体行为、治疗反应和生存期长短。因此，基于脑肿瘤发生机制中特定基因事件的脑肿瘤分类方法，将更有可能与临床治疗相联系。

（一）弥漫性星形胶质细胞瘤

弥漫性星形胶质细胞瘤是最常见的成年原发性脑肿瘤。在组织病理上按恶性程度分为 3 个级别：星形细胞瘤、间变性星形细胞瘤以及 GBM。星形细胞瘤是弥漫性星形胶质细胞瘤中生长最缓慢的一类，但是它具有恶性进展的潜能。GBM 的形成至少涉及两种不同的发生途径，每种途径都涉及不同的基因事件。

1．进展性途径

（1）星形细胞瘤的形成：此途径是一个从低级别弥漫性星形细胞瘤向间变性星形细胞瘤和 GBM 逐步演化的过程。弥漫性星形细胞瘤生长缓慢，但因其具有侵袭性和所处部位特殊，所以仍认为它是恶性的。确诊患者大多是中年人（平均年龄为 39 岁），而且，通常在诊断时有恶性程度较低胶质瘤的病史 [36-37]。

最常见的发现是染色体 17p 突变或等位基因缺失，靶基因是野生型 P53（TP53）（17p13.1）。最常见的基因改变是使 TP53 基因失活的错义突变。近 65% 的患者（年龄在 18 ～ 45 岁）存在 TP53 基因突变，而老年患者（平均年龄为 60 岁）只有 9% 的突变率。免疫组织化学分析 p53 蛋白也观察到类似结果。这些研究表明近 3/4 的胶质瘤存在 p53 蛋白的异常积聚。这种 p53 蛋白的异常积聚是由于 TP53 突

变以及其他控制 *TP53* 基因表达的基因异常所造成的结果。

PDGF 基因家族对评价星形细胞瘤很重要。在星形细胞瘤中，PDGF A 链和 α 受体过度表达。星形细胞瘤中最常见的染色体异常是染色体 7 的非整倍型，而 PDGF A 链位于 7 号染色体，而且 7 号染色体的获得与星形细胞瘤患者的生存期有显著相关性[9,38]。

有几项研究发现，在 11% 星形细胞瘤患者中发现存在 22q12.3-13.1、22q13.2 和 22q13.3 区域的共同缺失，并与星形细胞瘤的进展相关。在 22q13.2 上新发现 *SCN6* 基因可能是胶质瘤中 22q 缺失位点的肿瘤抑制基因[39-40]。

（2）向间变性星形细胞瘤进展：间变性星形细胞瘤好发于中年和老年患者，55 岁左右是发病高峰。在年轻患者中，*TP53* 基因的突变率、PDGF 和 PDGF 受体的过度表达以及 22q 等位基因的缺失与弥散性星形细胞瘤有相似的频率。这种相似性支持弥散性星形细胞瘤向更恶性阶段（退行性星形细胞瘤）进展的观点。

这种转变涉及其染色体 9p、13q 和 19q 的等位基因缺失，以及染色体 12 上某区域（12q13-14）的扩增。这些基因改变汇聚于一个重要的细胞周期调控复合物，即 p16^INK4A、CDK4、cyclinD1 和成视网膜细胞瘤蛋白（Rb）。p16^INK4A 抑制 CDK4/cyclinD1 复合物，阻止 CDK4 磷酸化 pRb 从而确保 pRb 维持调控细胞周期。

近 50% 的间变性星形细胞瘤和 GBM 存在染色体 9p 缺失，而 9p 缺失主要发生在 *CDKN2/p16^INK4A*（或 *MTS1*）基因区，它编码 p16^INK4A 蛋白。在星形细胞瘤向退行性星形细胞瘤过渡以及退行性星形细胞瘤向 GBM 转变中都有 9p 缺失频率的增加，暗示 9p 上存在肿瘤抑制因子，该因子在星形细胞瘤进展的不同阶段发挥作用。

1/3 ～ 1/2 的高级别星形细胞瘤发生染色体 13q 缺失，说明此染色体上存在与进展相关的星形细胞瘤抑制基因。含 *Rb* 基因的 13q14 区域是这些缺失的易发靶点，而且原发性星形细胞瘤中有 *Rb* 基因突变失活。对染色体 13q 缺失、*Rb* 基因突变以及 Rb 蛋白表达的分析表明，约 20% 退行性星形细胞瘤和 35%GBM 中有 *Rb* 基因失活。有趣的是，原发性星形细胞瘤中 Rb 和 CDKN2/p16^INK4A 的改变呈负相关，很少在同一肿瘤中同时发生。

导致间变性星形细胞瘤形成的一个重要等位缺失点发生在 19q13.2 ～ 13.3 上。已从该区域分离和定位出许多候补基因，其中包括 *Bax* 基因，其产物负性调控 Bcl-2 参与的凋亡，但还未鉴定出肿瘤抑制基因。这一结果暗示肿瘤抑制基因可能是胶质瘤特有的，并主要限于进展性胶质瘤中，因为继发性胶质瘤中等位基因缺失概率是 54%，而只有 6% 原发性胶质瘤有等位基因缺失。

一个常见的染色体扩增区发生在染色体 12（12q13 ～ 14）上，而 *MDM2* 和 *CDK4* 基因定位于此染色体区。因为 *CDK4* 基因的扩增和 *cyclinD1* 的过度表达与 *p16^INK4A* 或 *pRb* 失活效应类似，这些机制可能提供了潜在的方法以破坏细胞周期调控，并利于向 GBM 进展。约 15% 的恶性胶质瘤中存在 *CDK4* 扩增，在无 *CDKN2/p16^INK4A* 缺失的病例中，*CDK4* 扩增的发生率可能更高。*CDK4* 扩增和 *CDKN2/p16^INK4A* 缺失并不同时在 GBM 细胞系中发生，有些 GBM 细胞系过度表达 cyclinD1。另一方面，在某些 GBM 和 GBM 细胞系中，*CDK4* 扩增和 cyclinD1 过度表达体现了 *CDKN2/p16^INK4A* 缺失的择备事件，因为这些基因改变极少在同一肿瘤中发生。综合以上研究，很可能高达 50% 的间变性星形细胞瘤和几乎所有的 GBM 都至少有此关键细胞周期调控通路中一个成分的突变[41]。

（3）向 GBM 进展（继发性胶质母细胞瘤）：GBM 被认为是恶性程度最高的胶质瘤。此肿瘤的基因不稳定性导致基因改变多种多样，这反映在有不同数量的细胞类型以及染色体和分子畸变上。核型改变可为二倍体到每细胞中有几百个染色体。结构重组很常见并高度变异，这些结构重组通常很复杂，使用对照基因组杂交、荧光技术或光谱核型，在确定这些衍生物或标记染色体的起源中很有帮助。

TP53 基因突变或等位基因缺失或两者都有的发生率在 GBM 和弥散性星形细胞瘤、间变性星形细胞瘤中近乎相同，且与 *MGMT* 启动子甲基化相关，而 *MGMT* 启动子甲基化与继发性 GBM 的预后高度相关。除染色体 10 整个拷贝的缺失外，也存在 10p、10q23.3、10q25.3 ～ 26.1 的杂合子缺失（LOH）。在染色体 10q23.3 上发现肿瘤抑制基因 *PTEN*。*PTEN* 基因编码双重特异性磷酸酶，在调控细胞生长、凋亡、细胞迁移以及与 ECM 相互作用中发挥作用。最初认为 *PTEN* 杂合子缺失是启动退行性星形细胞瘤向

GBM 进展的晚期事件，但目前已证实，只有部分继发性胶质瘤存在此基因突变，并且等位缺失主要限于10q[4]。

位于染色体臂 10q 上的第二个基因 DMBT1 也可能在继发性胶质瘤的进展中发挥重要作用。此基因异常被认为会引起基因不稳定。位于 10q25.3 ~ 26 的 DMBT1 被认为是候补的肿瘤抑制基因，在约 38% 继发性 GBM 中发现其缺失。但有些研究表明，DMBT1 多态性很可能不是恶性胶质瘤中 10q 缺失的主要靶位，因此认为 DMBT1 并不在胶质瘤发生中发挥主要作用 [42-43]。

研究还发现 GBM 中存在其他促进其恶性和侵袭性表型的异常基因。高级别胶质染色体 18 异常，近 50%GBM 中有其缺失。染色体 19（携带可能的肿瘤抑制基因）等位基因缺失的发生率与间变性星形细胞瘤相似 [44-45]。

2．原发性途径（原发性胶质母细胞瘤）　尽管他们在组织病理上与继发性胶质母细胞瘤没有区别，但 GBM 发生的第二种途径起源于原发或已存在的肿瘤。这种 GBM 没有逐步演变的过程。这种肿瘤通常发生在老年人（平均年龄 55 岁）中，以往没有低级别肿瘤的病史。

尽管 TP53 突变或等位基因缺失是继发性 GBM 最常见的基因突变，但原发性 GBM 中最常见的是 EGFR 扩增，这些肿瘤一半以上有此基因的重组。此 EGFR 突变形式在无 EGF 配体时即具有高水平的酪氨酸激酶活性，正常情况下 EGF 配体对保持 EGF 受体的自分泌模式是必需的。EGFR 扩增抑制了正常 PTEN 基因产物的负调控作用。EGFR 位于染色体 7p13 ~ 11 区，尽管其 DNA 拷贝数可能正常，但此基因仍可过度表达，60% 以上的 GBM 表现出这一特征 [4]。

染色体 10p 和 10q 上两个区域的等位基因缺失几乎全部限于原发性胶质瘤中，现已表明 10 号染色体整条丢失是高度恶性 GBM 演变的主要因素之一。在某些肿瘤中，两种不同级别的肿瘤成分相邻存在于同一肿瘤中，10 号染色体的缺失并不是弥散性星形细胞瘤的特征。据推测，10 号染色体的缺失确证了肿瘤从低级别向高级别进展的剧变。与继发性 GBM 不同，原发性 GBM 更倾向于缺失整条 10 号染色体，这与继发性 GBM 中 10q 缺失是相反的。

位于 12q14.3 ~ 15 的 MDM2 基因扩增也限于原发性 GBM，扩增的 MDM2 基因通过与 p53 结合而使其失活，这种择备机制允许肿瘤细胞脱离正常 TP53 基因的控制。过度表达 MDM2 的肿瘤通常没有 TP53 的突变或等位基因缺失。MDM2 扩增作为 p53 的功能抑制因子可补偿无 p53 等位基因缺失而引起肿瘤细胞扩增。

细胞周期中重要的基因与原发性 GBM 高度相关。这些基因包括编码 p16INK4A 和 p14ARF 的 CDKN2 位点、CDK 扩增和等位基因缺失以及 Rb1 突变。这些基因中任何一个表达异常都会导致无法控制的 GBM 增殖，随着根据临床标准选择肿瘤的研究进展，这些基因改变仅限于原发性 GBM[10,44]。

根据 2021 年 CNS 肿瘤 WHO 分类（WHO CNS5），IDH 野生型弥漫性星形细胞瘤，即使在组织形态上为低级别，但如果存在以下 3 个遗传学特征的 1 项或多项 [TERT 启动子突变、EGFR 基因扩增、7 号染色体增益和 10 号染色体丢失（+7/-10）]，均诊断为最高级别的 GBM。所以，以前观察到的弥漫性星形细胞瘤向 GBM 演进，用分子遗传学特征检测，可以早于组织形态学诊断 GBM；而以前诊断为具有 IDH 突变的继发性 GBM，现在诊断为 IDH 突变型星形细胞瘤（CNS WHO 4 级），而不再称为 GBM。

（二）少突胶质细胞瘤

少突胶质细胞瘤主要发生在成年，发病高峰在 40 ~ 50 岁。组织学上，少突胶质细胞瘤包括分化良好的肿瘤到恶性浸润性肿瘤。但是与星形细胞瘤相比，其组织病理类型不一定与生存期有关。因此需要寻找预后标记。

对少突胶质细胞瘤的基因分析表明，存在 1p 和 19q 的等位基因缺失，这种缺失主要发生于少突胶质细胞瘤。最常见的等位基因缺失发生在 19q 上。已在 50% ~ 80% 的肿瘤中观察到 19q 等位基因缺失，尽管 19 号染色体数量和结构异常的证据很少。肿瘤中许多基因缺失或突变都位于 19q（如 DNA 修复基因，ERCC1、ERCC2、XRCC 和 DNA 连接酶；前凋亡基因，Bax；TGF-β1 基因），但是这些基因的重要性还有待阐明 [46]。

在 1p 上还未明确鉴定出潜在的肿瘤抑制基因。CDKN2C（p18INK4C，细胞周期的负调节子）和 p73（p53 同源物）分别位于 1p32 和 1p36 上，但并不是此缺失的重要基因。此位点的候选基因需要进一步研究。

已报道在 9p 和 10q 上存在其他的基因改变。这些基因改变与分化良好的少突胶质细胞瘤向退行性少突胶质细胞瘤转变有关。9p21 上一个潜在的靶基因是细胞周期抑制子 CDKN2A（p16^{INK4A}）。分化良好的少突胶质细胞瘤中未发现有 CDKN2A 基因的等位基因缺失或突变。这与退行性少突胶质细胞瘤中的发现相反，其有 42% 的病例有等位基因缺失或突变。对于 10 号染色体而言，一些分化良好的少突胶质细胞瘤和退行性少突胶质细胞瘤中存在 10p、10p23 和 10p25 等位基因缺失，但这些肿瘤都没有 PTEN 突变，说明它不是靶基因。存在 LOH 的其他染色体包括 4q、22q、11p 以及染色体 14、15 和 18 号，但还需要更多的病例以确定这些发现的重要性。

少突胶质细胞瘤也存在 TP53 基因突变，但比星形胶质细胞瘤的频率低得多，这一点与 p53 蛋白免疫组织化学的研究结果相反。有更高比例的少突胶质细胞瘤表达 p53 蛋白，但只有少数肿瘤有 TP53 基因突变。这个观察结果与星形胶质细胞瘤相似，部分原因是其他基因异常表达的结果，这些能直接影响 TP53 的表达，如 MDM2 基因。

就像在星形细胞瘤中的作用一样，生长因子及其受体很可能在少突胶质细胞瘤起重要作用。少突胶质细胞瘤中表达 PDGF A 和 PDGF B 及其受体 PDGFR-α 和 PDGFR-β。尽管存在这些生长因子和受体的异常表达，但仅在退行性少突胶质细胞瘤和少突 - 星形胶质细胞瘤中检测到基因扩增。已在少突胶质细胞瘤和退行性少突胶质细胞瘤中检测到 EGFR 的异常表达，但这并不是基因扩增的结果[10]。

染色体 1p 的等位基因缺失已经成为少突胶质细胞瘤和某些退行性少突胶质细胞瘤化疗敏感度和生存期的标记。通常具有 1p 缺失的肿瘤也有 19q 等位基因缺失，而且这些患者比单有 1p 等位基因缺失的患者预后要好得多。1p 和 19q 等位基因缺失的少突胶质细胞瘤患者几乎 100% 对化疗药物敏感且具有较长的生存期。但对于退行性星形细胞瘤这一结果却存在争议。对更多样本的同质患者开展研究以确定 1p 是否是药物敏感性和生存期的标记后，发现退行性少突胶质细胞瘤在基因上可分为四个与治疗和预后相关的亚组。同时具有 1p 和 19q 独立缺失的患者对化疗有明显的反应性，尽管术后未予放疗，但具有更长的生存期。第二组肿瘤患者只有 1p 改变，对治疗有反应但持续时间较短。第三组患者无 1p 丢失但存在

有 TP53 突变。这些肿瘤对治疗有反应性，但持续时间短且复发迅速。而最后一组患者无 1p 缺失和 TP53 突变。这些肿瘤对化疗的反应很小或无反应，它们是最具侵袭性的退行性少突胶质细胞瘤，且具有与胶质母细胞瘤类似的临床行为。这组肿瘤含有的基因异常与原发性胶质母细胞瘤中发生的突变相似，如 PTEN 突变、10q 缺失、EGFR 扩增、染色体 7q34 ~ 36 的出现和 CDKN2A 缺失。最近，用基因芯片检测少突胶质细胞瘤中基因表达谱后发现，1p LOH 肿瘤与正常大脑中差别表达基因有类似的表达谱。此项研究为阐明少突胶质细胞瘤化疗敏感性的机制提供了基本信息[47-49]。

（三）室管膜瘤

室管膜瘤由脑室和脊髓中央管的衬里纤毛上皮发展而来。室管膜瘤常发生在 20 岁以前，黏液乳头状室管膜瘤仅位于脊髓中央管。室管膜瘤可能起源于脑室或脊髓中央管。尽管有些肿瘤也表现出某种程度的退行性变，但与其他胶质瘤相比，室管膜瘤具有更清晰的边界。退行性室管膜是恶性肿瘤，具有更高的有丝分裂指数和微血管增殖。

室管膜瘤中最常见（约 30%）的细胞异常是染色体 22 整条缺失。许多结构重排都有此染色体参与，大多数断点位于 22q12。分子研究揭示 22q12 上最常见的是等位基因缺失，即编码蛋白 merlin 的 NF2 基因位点。最近，有报道揭示 NF2 突变主要发生在脊髓室管膜瘤中，而与颅内室管膜瘤无关。除染色体 22q 缺失和 NF2 基因突变外，还有 11q 的等位基因缺失。与 22q 的等位基因缺失不同，11q 的缺失在脊髓和颅内肿瘤中都存在，而且 LOH 11 与 LOH 22q 呈明显的高度负相关性。多种内分泌肿瘤 -1 基因（MEN1）位于此区，且此研究发现 MEN1 突变与室管膜瘤向退行性室管膜瘤转变有关[40,50]。

脊髓和颅内室管膜瘤的区别除染色体 22q 缺失外，还包括染色体 7 的获得。有些研究表明，颅内室管膜瘤常见的染色体异常是 1q 的获得和 6q、9、13 的缺失。1q 的获得和 9 号染色体的缺失则与退行性室管膜瘤有关。1q 的获得和 13q、9 缺失则与成年室管膜瘤有关，而小于 3 岁儿童的常染色体改变是 9p 和 22q 的缺失。对于这些特定染色体的基因分析表明，在恶性肿瘤中 cyclineD/CDK4 通路下调，因为 Rb1 基因位于 13q、INK4A 基因位于 9p。室管膜瘤中

TP53 突变很少见，但是通过 p14^{ARF} 改变 p53 蛋白是可能的，p14^{ARF} 来源于 *INK4A* 基因或 *MDM2* 基因，后者在少数室管膜瘤亚型中发现有扩增。另外，儿童颅内室管膜瘤中最常见的是染色体 22 和 6q 缺失。这两种染色体失衡互不相关。这说明了室管膜瘤至少有两种不同的进展通路，一条涉及染色体 22 缺失，另一条则涉及 6q 缺失。尽管 20%～25% 室管膜瘤患者存在 6q 缺失，但未鉴定出候补肿瘤抑制基因 [40,50-51]。

随着有关研究的深入，越来越清楚地发现室管膜瘤存在与其他胶质瘤不同的基因异常。Scheil 等鉴定出黏液乳头状室管膜瘤和室管膜瘤在 13q14～31 上存在杂合性缺失以及 17p、9q 和 20q 的获得。超过 70% 的幕上室管膜瘤以 *C11ORF95* 和 *RELA* 基因的融合为特征，另外一部分幕上室管膜瘤则存在 *YAP1* 基因的反复融合。幕下室管膜瘤分为颅后窝类 A（posterior fossa group A，PFA）和颅后窝类 B（posterior fossa group B，PFB），分析区分 PFA 和 PFB 的信号通路发现许多与癌症相关的分子通路上调（例如血管新生、*PDGFR*、*EGFR* 和 *TGFb* 信号通路）。LAMA-2 和 NELL-2 被证实分别为 PFA 和 PFB 的生物标志物。另外，*NF2* 基因突变、染色体 22 缺失及 *HOX* 家族基因的表达增加则与脊髓室管膜瘤相关 [52-53]。

（四）髓母细胞瘤

髓母细胞瘤中最常见的基因异常是染色体 17p 缺失，在原发性肿瘤中发生率为 40%～50%。尽管许多研究表明有 17p 缺失的肿瘤患者预后不佳，但这并不是普遍现象。髓母细胞瘤中 17q 缺失所致的分子事件已经确立。高分辨图谱发现 17q13.3 是 LOH 共同区域。此区域不含 *TP53*，后者在髓母细胞瘤中很少突变，但包括许多其他候补肿瘤抑制基因位点，其中包括 *HIC-1* 的过度甲基化 [54-56]。

最近对髓母细胞瘤的研究集中于 *Ptc* 基因上，它编码 SHH 膜受体，即跨膜胆固醇转运蛋白（图 2-1B）。研究发现 10%～20% 的散发髓母细胞瘤有 *Ptc* 基因突变，而且与热塑性表型有潜在（但不是绝对）的联系。有趣的是，研究发现许多髓母细胞瘤病例中 *Ptc* 位点（9q22.3～31）存在 LOH，但剩余的野生型等位基因仍保持完整。对 *Ptc* 杂合子鼠的研究提示单一 *Ptc* 不足以产生髓母细胞瘤，其他基因改变很可能会产生发育完全的肿瘤。这一点已被证实，表明缺少 p53 的 *Ptc* 杂合鼠肿瘤发生率增加并加速髓母细胞瘤的形成 [57]。

在近 10% 的髓母细胞瘤中发现基因扩增区域。这些研究并未发现共同的扩增区域，而是发现存在扩增位点的多样性，包括 *ErbB1*（7p12）、*myc*（8q24）和 *n-myc*（2p24.1）原癌基因和许多其他扩增位点，如 11q22.3 和 5p15.3，它们在成胶质细胞瘤中也有扩增。尽管这些异常的临床意义还不清楚，但有证据表明 *myc* 扩增与病变侵袭性相关。两项大样本研究发现，在有 *myc* 扩增证据的 17 个病例中未观察到长期生存者。而且 Scheurlen 等报道高危患者中 *myc* 扩增率达 17%，这是其他研究者报道的 3 倍 [58]。

髓母细胞瘤中其他常见的染色体异常包括：7 号染色体的获得、1q 的获得与缺失以及 22 号染色体的缺失。1 号染色体经常参与髓母细胞瘤的染色体异常。尽管还未在其改变中发现存在持续的断点，但是大范围基因重排通常导致 1q 部分或完全获得。实际上，1q31～32 是乳腺癌中缺失的热点片段，可能含有肿瘤抑制基因。然而最近的微卫星分析未能在原发性髓母细胞瘤中发现 1q31 的缺失。7 号染色体获得在髓母细胞瘤中的发生频率也很高且可能与 i（17q）的存在有关。最近，从髓母细胞瘤中辨别出不典型畸胎瘤（杆状肿瘤），其预后非常差。大多数不典型畸胎瘤（杆状肿瘤）存在单倍体的 22 号染色体或 22q11 缺失（伴 *Hsnf/INI1* 基因突变），但是 *Hsnf/INI1* 功能丢失的分子事件还不清楚 [40,59-60]。

随着高通量测序发展，髓母细胞瘤被分为四个分子亚型，分别为 WNT 活化型、SHH 活化型、group 3 型和 group 4 型。WNT 组是以 Wnt 信号通路的异常激活为特征，通常伴有 *CTNNB1* 基因的外显子 3 的突变。SHH 髓母细胞瘤则以 SHH 信号通路相关基因（包括 *PTCH1*、*SMO* 和 *SUFU*）的异常沉默及突变，*GLI1*、*GLI2* 和 *MYCN* 的扩增，以及 *TP53* 突变为特征。Group 3 主要特点为反复的 *MYC* 扩增，而 Gourp 4 患者的特点是 17q 等位染色体异常，*MYCN* 和 *CDK6* 扩增，*SNCAIP* 基因重复以及 11q 染色体缺失 [61]。

（五）脉络膜丛肿瘤

脉络膜丛肿瘤是罕见的脑室内乳头状肿瘤，来源于脉络膜丛上皮，仅占所有颅内肿瘤的 0.4%～0.6%，占儿童颅内肿瘤的 2%～3%。脉络膜丛肿瘤发生率超过脉络膜丛癌，比例约为 5∶1，但儿童脉络膜丛肿瘤中约 80% 为脉络膜丛癌。

在脉络膜丛肿瘤中，染色体的获得比缺失更常见。脉络膜丛肿瘤一般表现出超二倍体性，表现为第7、9、12、15、17和18号染色体的获得，其中最常见的异常是7和12号染色体的获得。脉络膜丛癌与9号染色体短臂的组成性复制存在关联性表明9q异常和脉络膜丛异常生长有联系。目前发现有肿瘤性质和患者年龄与染色体失衡存在差异。在脉络膜丛肿瘤中，5q、6q、7q、9q、15q和18q的获得和21q的缺失明显更常见，而脉络膜丛癌的特征是1、4q、10、14q、20q和21的获得以及5q、9p、11、15q和18q的缺失。在脉络膜丛肿瘤中，儿童更常见8q、14q、12和20q的获得，成人主要表现出5q、6q、15q和18q的获得以及22q的缺失。尽管总体上突变数目以及其自身的获得或缺失对脉络膜丛肿瘤患者的生存期没有任何意义，但是脉络膜丛癌患者生存期延长与9p获得和10q缺失相关。这表明脉络膜丛肿瘤和脉络膜丛癌存在差异，而且成人和儿童脉络膜丛肿瘤间也存在不同，这提示可能两者存在不同的基因改变通路。

（六）脑膜瘤

脑膜瘤是常见的脑肿瘤，它起源于脑膜并压迫脑组织。脑膜瘤通常是良性的，但有些不典型的脑膜瘤会局部复发。某些脑膜瘤实际上是恶性的，且可能侵犯脑组织或转移。脑膜瘤中常见单倍体22，提示22q上可能存在脑膜瘤抑制基因。实际上，脑膜瘤中经常有22q上NF2基因突变，说明其在脑膜瘤发生中起作用。在散发脑膜瘤中，22q等位基因缺失和NF2基因突变在过渡亚型和成纤维细胞亚型中比在脑膜上皮型中更常见。和施万细胞瘤一样，截短突变、拼接异常或阅读框架改变所导致的NF2基因产生截短蛋白。有趣的是，脑膜瘤中NF2基因突变丛集在编码序列前半部分的moesin-ezrin-radixin同源区。此外，染色体1p缺失是第二种常见的拷贝数变异，主要与较高的脑膜瘤WHO分级有关。在脑膜瘤中，其他反复出现的染色体突变包括4p、6q、7p、9p、10q、11p、14q和18q的缺失[51]。

近40%的脑膜瘤既无NF2基因突变也无22q等位基因缺失。对于这些肿瘤，很可能存在另一个脑膜瘤肿瘤抑制基因的缺失，这一抑制基因可能不在22q上，因为脑膜瘤中NF2基因突变与染色体22q丢失的关系相当紧密。然而有些脑膜瘤中22q缺失部分不包括NF2基因，这表明22q上可能有第二个脑膜瘤致病位点。来至此区来的一个候补基因是BAM22，它是β-adaptin基因家族的一员，在某些散发脑膜瘤中可能失活。另一个候补基因MN1在脑膜瘤中存在转位现象。而且，无前庭施万细胞瘤的家族性多发脑膜瘤中并无22q上NF2位点的改变，提示还存在另一个脑膜瘤发病基因。另外，脑膜瘤还存在多种其他染色体的等位基因缺失，包括1p3、3p、5p、5q、11、13和17p。

不典型和恶性脑膜瘤很少见。恶性脑膜瘤的基因分析表明存在染色体1p、10和14q的优先缺失。在退行性脑膜瘤中，对三个形态不同区域的分子遗传分析发现所有区域都有染色体1p和22q的LOH，但染色体17p和9q只存在于恶性区。染色体10缺失只与有恶性形态特征的脑膜瘤有关，而与其侵袭程度无关。不典型和退行性脑膜瘤中常见染色体18q的缺失，而在良性脑膜瘤中则罕见。然而位于18q21上的4个肿瘤抑制基因（MADH2、MADH4、APM-1和DDC）在脑膜瘤发病机制中并不起重要作用[62]。

至少在不远的将来，分子谱系分析还不会完全取代组织学类型。超微结构和免疫组织化学分析为肿瘤分类提供了有价值的补充信息，但并不能取代标准的光学显微镜评价。组织学检查简单有效，因此仍将成为主要诊断手段之一。然而分子生物学方法，如mRNA表达谱及蛋白通路活性的分析，无疑将使肿瘤分类更加精确。新的分类方法也可能来自其他学科，如神经放射学。一个完美的分类体系（既基于表型特征又基于分子生物学特征）应当对治疗的有效性和毒性提供准确预测。

三、肿瘤细胞起源：干细胞和肿瘤干细胞

尽管脑肿瘤的基因和分子机制研究已取得重大进展，但仍不清楚其起源是分化细胞还是祖细胞。倘若有些脑肿瘤来源于祖细胞，但也不清楚这些肿瘤在祖细胞发育的哪个阶段启动。因此，更好理解脑肿瘤和干细胞的关系将使我们洞察脑肿瘤生物学并提供潜在的治疗策略。

（一）干细胞

神经干细胞（neural stem cell，NSC）具有增殖潜能、高度迁移性以及利用多种通路进行分化的能

力，这些都是胶质瘤细胞内在特征并很可能是肿瘤细胞起源的特征。而且，许多脑肿瘤细胞在基因表达和表型特征方面与未分化细胞类似。确定细胞起源对理解胶质瘤发生很关键。

将某些致癌基因转染处于特定分化阶段的细胞后，能确定可以形成胶质瘤的候选细胞类型。我们在实验中阐明细胞分化状态对 myc 和 EGFR 致癌效应具有不同的反应性。从人胚胎前脑分离并克隆多能性 NSC，建立两个人 NSC 系。这些具有自我更新能力的克隆细胞在培养基中和移植到新生鼠脑后，能产生神经元、星形胶质细胞和少突胶质细胞。用两个携带全长 v-myc cDNA 和缺失 2 ~ 7 外显子序列的 EGFR（EGFRvⅢ）反转录病毒来转染人 NSC 和星形胶质细胞。在软琼脂中，myc 感染的 NSC 和星形细胞有低水平的不依赖锚定的生长能力（NSC 和星形胶质细胞的克隆形成效率分别为 5.2% 和 2.1%），这与未感染的对照组细胞或表达 EGFRvⅢ 的细胞相比无统计学差别。然而 EGFRvⅢ 与 myc 过度表达具有协同作用能促进 NSC 不依赖锚定的生长（NSC-myc/EGFRvⅢ 细胞的克隆形成效率为 27.8%，$P < 0.01$）。myc/EGFRvⅢ 感染 NSC 后观察到具有不依赖锚定的生长倾向，而在星形胶质细胞中观察不到此现象（星形胶质细胞中克隆形成效率为 3.8%，$P > 0.05$）。

将 NSC-myc/EGFRvⅢ 转染的细胞接种于 BALB/c 裸鼠，8 周后 NSC-myc/EGFRvⅢ 产生可触及的肿瘤。而接受星形胶质细胞 -myc/EGFRvⅢ 细胞的动物则无肿瘤。为了确定这种生长优势是否具有位点特异性，将 NSC-myc/EGFRvⅢ、星形胶质细胞 -myc/EGFRvⅢ、NSC-myc、NSC-EGFRvⅢ 和 NSC 细胞立体定向移植到裸鼠大脑。11 周后，15 个接受 NSC-myc/EGFRvⅢ 细胞的动物中有 10 个产生肿瘤，而 15 个移植 NSC-myc 细胞的鼠中仅 1 个产生肿瘤。接受星形胶质细胞 -myc/EGFRvⅢ 或 NSC-EGFRvⅢ 的动物无肿瘤。这些结果支持上述一假设，即 NSC 或早期祖细胞可以是胶质瘤发生中的转化靶位。

Holland 等也证明转染 Akt 和 Ras 的巢蛋白（+）CNS 祖细胞（Ntv-α）能产生胶质母细胞瘤，而 GFAP（+）星形胶质细胞（Gtv-α）则不能。与之相反，EGFR 的激活形式在 Gtv-α 和 Ntv-α 鼠中都能产生与胶质瘤类似的病灶，但在 Ntv-α 鼠中更常见，表明胶质瘤可能起源于 NSC 特定发育阶段。而且在一项研究中表明转染 PDGFB 到表达巢蛋白的神经祖细胞或

表达 GFAP 的星形胶质细胞中，PDGF 基因转染的星形胶质细胞逆分化为形态和基因表达特征与胶质前体细胞相同的细胞，而且将 PDGF 基因转染神经祖细胞比转染星形胶质细胞能更有效的诱导少突胶质细胞瘤形成。最高比例的 PDGF 诱导恶性胶质瘤来自 INK4A/ARF null 祖细胞。这些数据表明长期的自分泌 PDGF 信号能促进胶质前体细胞的增殖，并且有能力诱导胶质瘤发生。INK4A/ARF 缺失不是 PDGF 诱导的胶质瘤形成所必需的，但可促进肿瘤向恶性表型进展 [63]。

从细胞发育的角度来看，干细胞是某些脑肿瘤中脆弱的转化靶位，因为干细胞自我更新的体系已被激活，维持此激活状态可能比从分化的细胞中重新激活自我更新机制更简单。而且与大多数成熟细胞类型相比，干细胞通常持续较长时间，这为在单个干细胞中突变（如 PDGFR 和 EGFR）的积累提供了更大的机会。PDGF 在正常胶质细胞发生中很关键，而且 EGF 对 NSC 增殖和存活至关重要。在胚胎发生中，神经元和星形胶质细胞表达 PDGF，而胶质祖细胞和神经元表达 PDGF-α 受体。低级别星形胶质细胞瘤中除 TP53 突变外，还表现出 PDGF 配基和受体过度表达。少突胶质细胞瘤也表现出 PDGF-α 受体表达及其扩增。类似的，EGF 是脑室区干细胞存活和增殖所必需的。通过反转录病毒载体转染 EGFR 将导致干细胞增殖以及未成熟星形胶质细胞分化，而且脑室和脑室下区 EGF 反应性干细胞在体外可保持产生三个主要细胞类型的能力。移植到侧脑室的 NSC 在同步注入 EGF 时保持未分化，但无 EGF 同步注入时分化为星形胶质细胞。如前所述，在高级别胶质瘤中通常有 EGFR 扩增和突变。约 40% 的胶质母细胞瘤表达 EGFR 活性形式，即 EGFRvⅢ，其缺少胞外配基结合区从而能组成性自身磷酸化。这种 EGFR 突变形式增加了肿瘤的发生概率。而且，转移与迁移分子机制之间有许多相似之处，参与发育过程（如神经嵴形成）的基因也参与肿瘤浸润。这些关于胶质瘤来源于 NSC 的线索提供了胶质瘤生物学的新见解，可能有助于分类和治疗胶质瘤。

尽管此肿瘤干细胞能迁移至不同部位形成肿瘤，我们可以想象有些成年胶质瘤起源于寄居在几个区域（如侧脑室的脑室下区）的成年神经干细胞。由于并不是所有的胶质瘤都来源于干细胞，胶质瘤也可起源于去分化的胶质细胞。已有实验证实了这一点，此实

验表明组成性激活的 EGFR 转导 INK4A/ARF（-/-）NSC 或星形胶质细胞都具有高级别胶质瘤表型，从而证明 NSC 和星形胶质细胞同样是 INK4A/ARF 敲除鼠中胶质瘤发生的必要条件 [64]。

（二）肿瘤干细胞

许多研究表明正常干细胞和肿瘤发生细胞间的类比是合适的。正常干细胞和肿瘤细胞都有广泛的增殖潜能以及产生新组织结构（正常或异常）的能力。有些肿瘤由异源细胞组成，这些细胞具有不同的表型特征和增殖潜能。因为大多数肿瘤都有克隆源性，肿瘤发生细胞能产生表型多样的后代，包括增殖潜能无限的癌细胞，以及增殖潜能有限或无增殖潜能的癌细胞。这表明肿瘤发生细胞与正常干细胞有相似的自我更新和分化潜能。因此，与正常干细胞行为相比，肿瘤发生细胞可被认为是肿瘤干细胞，它们参与异常和失控的器官发生过程 [65]。

人白血病和乳腺癌细胞的研究表明，只有一小部分肿瘤细胞移植后能特异性形成肿瘤。在脑肿瘤中，NSC 样细胞的存在表明这些肿瘤含有对其扩增很关键的肿瘤干细胞。我们从原代培养的人肿瘤细胞（1 例来自室管膜瘤，1 例来自成胶质细胞瘤）中分离出侧群（side population，SP）细胞，这些 SP 细胞表达用作神经干细胞标记的巢蛋白和波形蛋白。在单细胞克隆检测中，25%SP 细胞形成克隆，而非 SP 细胞只有 2% 形成克隆。脑内移植 SP 细胞 8 周后发现 12 个基因敲除鼠中有 6 只产生脑肿瘤，而非 SP 组只有 1/12（$P < 0.01$）。SP 细胞对化疗药替尼泊苷（Vm26）、依托泊苷（Vp）和顺铂（cisplatin）耐受，而非 SP 细胞却对 Vm26 和 Vp 敏感。肿瘤干细胞在细胞培养基中具有更高的形成克隆和在脑内形成肿瘤的能力 [65]。

目前，多种技术利用细胞粒度、大小及细胞表面已被明确定义标志物的表达来表征胶质母细胞瘤干细胞。CD133、CD44 和 CD24 是作为肿瘤干性鉴定工具的最常见的标记，由于胶质母细胞瘤干细胞的遗传异质性，研究还没有证实它们的重复性和准确性。在体内或在体外分离和培养过程中的微环境信号会造成表观遗传变化，胶质母细胞瘤干细胞表型存在潜在的变化可能。此外，胶质母细胞瘤的瘤内异质性和治疗耐药性被认为是由胶质母细胞瘤干细胞促进的。胶质母细胞瘤干细胞体现了亲本肿瘤的异质性，它们在肿瘤生长和复发中的功能作用证明了它们的生物学相关性。胶质母细胞瘤干细胞驱动了对化疗、放射和手术的治疗抗性，因此是一个关键的治疗靶点。

强调神经干细胞和肿瘤干细胞间的区别很重要。神经干细胞表现出广泛的自我更新和分化为多种细胞类型（如神经元、星形胶质细胞和少突胶质细胞）的能力。肿瘤干细胞也可能有广泛的自我更新和多能性。但最重要的是肿瘤干细胞是根据其维持体内肿瘤长期生长的能力来确定的。移植肿瘤干细胞到新宿主的实验已经证明了肿瘤扩增的这种能力，并表明他们能重现肿瘤生长。为了发展更有效的恶性脑肿瘤的治疗手段，我们需要更深入地理解其分子和细胞基础。这一点可能来自对脑肿瘤和干细胞关系的理解。

四、胶质瘤的基因工程鼠模型

除了从组织学特征定义胶质瘤外，通常在这些肿瘤中还能发现基因表达和信号转导的突变以及其他改变。有些改变很可能是肿瘤表型的结果，而其他改变则可能是致病因素（是肿瘤病因起源必需的）。确定特定基因改变（单个或联合）是否是胶质瘤的病因需要符合 Koch's 定律的动物模型。动物模型研究不仅提供了潜在的胶质瘤形成原因和起源的信息，而且为治疗提供了新的候选靶位，并且为临床前期研究提供了荷瘤动物模型。最近，在发展弥漫性胶质瘤鼠模型上取得的显著进步为加速我们对胶质瘤病因、维持和治疗的了解提供了前所未有的机遇 [66]。

（一）基因修饰策略

目前主要采用两种基因修饰策略建立胶质瘤基因工程鼠模型。

1. 胚胎基因修饰策略 这种策略包括功能获得性转基因方法和靶基因缺失方法。通过能驱动目标基因构成性表达的启动子，转基因鼠在所有细胞中都表达感兴趣基因，而基因敲除鼠则丧失在所有正常细胞中表达的靶基因。在两种情况中，特定类型细胞的大部分细胞都可以被这一策略修饰。在胚胎基因修饰模型中，基因表达改变的组织通常能正常发育。肿瘤在此细胞群中被未知的继发基因事件启动而形成。这一策略对证明促进肿瘤形成和进展的因素非常理想。而且，通过杂交可使功能获得转基因和靶基因缺失相结合。目前大部分鼠肿瘤模型研究都采用这一胚胎基因修饰策略。由于需要大量杂交过程来使多种突变结合，因此进行大量前突变基因分析非常昂贵和费时。

2. 体细胞基因转染策略 在此策略中，用反转录病毒感染细胞，将突变基因联合转染到特定类型的体细胞中。对此系统进行多种突变的前突变分析比胚胎基因修饰策略快速且省力。然而，由于这一方式感染的细胞数量有限，因此肿瘤启动所需的继发事件很可能不会发生于感染细胞中。但是对于某些肿瘤而言，这种方式引入的改变足以诱导肿瘤形成。这一点在某些单基因异常高表达所致的表现中明显，如只要在几百个星形胶质细胞中表达编码多瘤病毒的中 T 抗原（肿瘤抗原）就能高频率诱导胶质瘤形成。

胚胎基因修饰策略和体细胞基因转染策略都有各自的优点和缺点，比较两者的结果是有价值的。在胚胎基因修饰策略中，有利于但不足以促使肿瘤形成的突变通过联合其他突变从而产生肿瘤，在这一过程中可以确定能诱发肿瘤的联合突变。在体细胞基因转染策略中，我们可能会忽略那些不足以诱发肿瘤的突变组合。而且直接注射反转录病毒到大脑引起的损伤和炎症反应破坏了局部环境，可能会改变潜在靶细胞的基因表达。相比较而言，胚胎基因修饰策略则不会产生局部损伤。在肿瘤进展过程中也会发生其他与肿瘤诱导策略无关的基因突变和改变。然而，在有些情况下，肿瘤细胞的演化依赖于启动突变基因。研究发现小鼠肿瘤模型形成的肿瘤可以被逆转，即用四环素诱导 H-Ras 和 myc 表达可以分别产生黑色素瘤、淋巴瘤和皮肤肿瘤，尽管这些肿瘤存在基因组不稳定性，但这些肿瘤在去除启动基因改变后便完全消失了。目前还不明确胶质瘤是由单一事件还是多因素共同作用而启动的，但确定有潜力诱导肿瘤形成的通路是迈向合理胶质瘤治疗方法的重要一步。

（二）具有明确基因改变的胶质瘤鼠模型

最近建立的一些动物模型能准确复制不同种类人胶质瘤的许多重要形态特征。已建立的模型几乎能完美再现所有弥散性胶质瘤特定亚型的形态特征，包括弥散性星形细胞瘤、低级别和退行性少突胶质细胞瘤以及混合胶质瘤。这些用来在鼠中产生肿瘤的模型体系能确定促进或导致胶质瘤形成的共同生物学通路。

1. 弥散性星形细胞瘤 目前已经建立了几个能形成低级别弥散性星形细胞瘤的转基因鼠系。在其中一个体系中，将含有胶质纤维酸性蛋白（glial

fibrillary acidic protein，GFAP）启动子/增强子的 v12H-Ras 基因转染到小鼠胚胎后，当转基因鼠处于杂合子状态时，80% 的转基因鼠形成类似低级别星形细胞瘤的实体肿瘤，而 20% 的转基因鼠则形成类似退行性星形细胞瘤的多个肿瘤。当转基因鼠是纯合子时，转基因鼠形成有多个病灶且类似退行性星形细胞瘤的肿瘤。与纯合子鼠中高级别肿瘤一致，其生存时间与杂合鼠相比明显缩短，杂合鼠的平均生存期为 3 个月，而纯合子鼠仅为 4 周。

在另一个模型中，在 GFAP 调节元件控制下，用 v-src 激酶产生转基因鼠。14.4% 的鼠大脑和脊髓中形成小的星形细胞瘤样增殖病灶。早期病灶与低级别星形细胞瘤类似，而晚期则表现出胶质母细胞瘤和退行性星形细胞瘤的组织学特征。

2. 胶质母细胞瘤 在 GFAP/v-src 和 GFAP/v12H-Ras 转基因鼠中都观察到胶质母细胞瘤形成。在 GFAP/v12H-Ras 转基因鼠中，高级别星形细胞瘤细胞系具有明显的核型异常，表达参与凋亡和细胞周期更替的蛋白，包括 MDM2、p16^{INK4A}、PTEN 和 EGFR。这些实验还不明确这些基因中哪一个联合 v12H-Ras 能诱发胶质瘤。目前还未在基因或核型水平对 GFAP/v-src 诱导的胶质母细胞瘤进行研究。在 NF1 和 TP53 杂交的基因敲除鼠中发现存在低级别到高级别谱型的星形细胞瘤。因为 NF1 的基因产物神经纤维瘤素是 Ras 的负调节因子，这进一步说明了 Ras 在胶质瘤发生中的中心作用。

将 K-Ras 和 Akt 联合激活的 G12D 突变形式引入到 Ntv-α 转基因鼠中能诱导胶质母细胞瘤形成。小鼠在 9 周内形成肿瘤。单用致癌基因或将此联合注射到 Gtv-α 鼠中都未观察到肿瘤形成。因此在某些胶质母细胞瘤鼠模型中需要有前体细胞参与。转染 K-Ras 和 Akt 到 Ntv-α 鼠（携带一个失活的 INK4A-ARF 等位基因）能加速胶质母细胞瘤的形成。有趣的是，K-Ras 转染到携带 INK4A-ARF 缺失的 Ntv-α 鼠后，其 30% 的子代发生胶质肉瘤。单独转染 K-Ras 或 Akt 到 Gtv-α 鼠中则无此现象。但是，联合转染 K-Ras 和 Akt 到 Gtv-α 鼠中时，则形成纺锤细胞胶质瘤和饲肥星形细胞瘤。转染 K-Ras/Akt 的 Gtv-α 鼠产生肿瘤的前提是 p16^{INK4A}/p19^{ARF} 缺乏。体细胞转移 K-Ras 和 Akt 入 Ntv-α 转基因鼠诱导的胶质母细胞瘤核型分析并不表现出异常。几项独立研究已证明，v12H-Ras、hTERT 和乳头状瘤病毒致癌基因 E6/7（抑制 p53/Rb

通路）异位表达能逆转人星形胶质细胞为与退行性星形细胞瘤类似的细胞，再转染 Akt 后细胞获得胶质母细胞瘤特征。这些数据支持 Ras 能与 Akt 信号协同而产生高度恶性的胶质瘤[67-69]。

3. 少突胶质细胞瘤　将编码 PDGF B 的基因转染 Ntv-α 鼠（携带一个失活的 INK4A-ARF 等位基因）将产生高级别的少突胶质细胞瘤。在通过 MoMULV 转染 PDGFB 基因到新生鼠诱导的肿瘤中也发现其具有少突胶质细胞瘤的特征[70]。第二个利用转基因鼠产生类似的少突胶质细胞瘤的实验是转染具有 S-100b 启动子（在星形胶质细胞和胶质前体细胞中有活性）的病毒致癌基因 v-ErbB（EGFR 的活性同源物）。因此，激活 RTK 生长因子的异位表达可能导致少突胶质细胞瘤形成。携带 $p19^{ARF}$ 缺失的小鼠有时也能形成少突胶质细胞瘤，而 $p16^{INK4A}/p19^{ARF}$ 缺失鼠则不发生胶质瘤，但产生这种差异的原因还不清楚。最后用表达 PDGF B 链的、有复制能力的病毒感染新生鼠脑能导致多种高级别胶质瘤，除了与原始神经外胚层类似的肿瘤外，还包括胶质母细胞瘤和少突胶质细胞瘤。

4. 混合性星形 - 少突胶质细胞瘤　多瘤病毒中 T 抗原能激活 Shc（激活 Ras）、PI3 激酶（激活 Akt）以及 Src。通过 RCAS 载体将多瘤病毒中 T 抗原转染到 Gtv-α 鼠中能诱导产生混合性星形 - 少突胶质细胞瘤。9 周后，在 9/33 个鼠中见到肿瘤，这些肿瘤的组织学特征与人退行性星形细胞瘤、退行性少突细胞瘤和退行性混合性星形 - 少突细胞瘤类似。在这些病灶中都未见其他原发性脑肿瘤的特征，如原始神经外胚层肿瘤或室管膜瘤。多瘤病毒中 T 抗原不需要其他基因改变参与诱导肿瘤，就像 EGFR 能单独诱导胶质瘤和 K-Ras/Akt 诱导成胶质细胞瘤一样，这与单用多瘤病毒中 T 抗原诱导肿瘤能激活多种通路是一致的。第二种产生混合胶质瘤的方法是将 PDGF 转移至 Gtv-α 鼠中，这些肿瘤与用多瘤病毒中 T 抗原产生的肿瘤相具有非常相似的组织学表型。

5. 未分类的胶质瘤　当鼠在 INK4A-ARF 位点（编码 $p16^{INK4A}/p19^{ARF}$）也有缺失时，将编码具有组成性活性的 EGFR 基因转染 Ntv-α 或 Gtv-α 鼠能产生胶质瘤，Ntv-α 鼠的肿瘤产生效率比 Gtv-α 鼠更高。体细胞转染活性 EGFR 入携带野生型 INK4A-ARF 位点等位基因的鼠脑内则不产生肿瘤。缺少 INK4A-ARF 位点的鼠还能形成淋巴瘤和肉瘤，平均潜伏期

为 34 周。因此，激活的 EGFR 受体需要 INK4A-ARF 位点失活以产生胶质瘤。确定两种基因产物（由 INK4A-ARF 位点 p16INK4A 和 p19ARF 编码）中哪一个或两者同时失活与 EGFR 联合产生胶质瘤的关系仍需进一步研究。

建立弥散性胶质瘤鼠模型能更深入地洞察胶质瘤发生的复杂过程，这为进行精确基因操作和研究基因改变效应提供了前所未有的方法。通过确定参与胶质瘤发生的关键事件，新的胶质瘤鼠模型为改善胶质瘤治疗提供了机会。

五、脑肿瘤相关治疗的进展

胶质母细胞瘤是成人最常见的原发性脑肿瘤，其中位生存期小于 21 个月，应用手术切除、靶向放射治疗、大剂量化疗和肿瘤电磁场治疗等多种治疗手段仍无法明显改善其预后。尽管早期研究发现了这些肿瘤的遗传驱动因素，但它们包含的编码突变相对较少，肿瘤内异质性以及肿瘤和中枢神经系统的独特免疫特征都阻碍了免疫治疗的开展。

免疫检查点抑制剂（immune checkpoint inhibitor，ICI）治疗已经在多种实体肿瘤中取得成功，但由于胶质母细胞瘤较低的肿瘤突变负荷以及广泛的肿瘤内异质性，最近的临床试验仍未取得令人欣喜的结果。目前，细胞治疗作为一种脑肿瘤治疗手段具有光明前景，近年来最大的进展主要是 CAR-T 治疗。对于胶质母细胞瘤的治疗，目前有针对三种抗原的 CAR-T 细胞的临床试验结果：EGFR Ⅲ、人表皮生长因子受体 2（HER2）和 IL-13 受体 α_2（IL-13Rα_2）。这些试验已经证明，使用 CAR-T 细胞治疗脑肿瘤是可行的、安全的，并具有潜在的疗效。但不可避免的是，该疗法仍面临几个重大问题，包括靶抗原在肿瘤细胞中的异质性表达、抗原丢失和肿瘤复发等，这表明，成功的 CAR-T 细胞治疗需要靶向多种抗原，或者开发能够诱导显著表位扩散的 CAR-T 细胞[71]。

CAR-T 需要从癌症患者外周血分离和纯化自身 T 细胞，经过基因工程修饰后再回输治疗，整个疗法工程量巨大且修饰后的 T 细胞具有患者特异性，而目前最新研究提出的双特异性抗体疗法可用以募集 T 细胞和搭配其他基因突变抗原，具有一定的普适性。双特异性抗体疗法通过设计连接两个特异性抗原的抗体，以此一边招募 T 细胞，一边可以带着 T 细胞找

到那些具有基因突变并呈递到癌细胞表面的抗原，从而杀死癌细胞。最新研究通过设计针对突变 p53 蛋白分解的多肽随人类白细胞抗原（human leukocyte antigen，HLA）呈递到细胞表面的抗原的抗体，招募 T 细胞使其激活，介导靶细胞凋亡，并在人多发骨髓瘤（KMS26）小鼠中取得成功[72]。同样的，RAS 突变蛋白分解的多肽片段也会与 HLA 呈递到细胞表面，这些呈递的片段可通过设计双特异性抗体进行识别捕获，从而通过高度靶向性杀死癌细胞，而不会影响正常细胞生存[73]。另外有研究也成功测试了该疗法在血液肿瘤中的治疗作用。

另外，晚期癌症的主要治疗障碍就是肿瘤细胞由于血管浸润或穿越解剖边界而扩散，越来越多的研究表明晚期癌症通过循环肿瘤细胞的"自我播种"能力促进肿瘤进展，而在体内扩散的癌细胞可以找到回到原发肿瘤部位的途径，这种肿瘤自我归巢的特性正促使研究者们改造患者自身的肿瘤细胞，赋予它们杀死癌症的特性，一旦这些细胞被输送回体内，它们就可以利用归巢特性来治疗原发性肿瘤[74]。近年来，最有效的方法包括使用肿瘤细胞作为运输溶瘤病毒的载体，使用表达自杀基因的工程肿瘤细胞将死亡信号传递给邻近的肿瘤细胞，以及通过工程肿瘤细胞表达影响肿瘤血管内皮的治疗因子来靶向肿瘤微环境[75]。当然，设计肿瘤细胞进行靶向抗癌治疗是一把双刃剑，由于导入的外源基因的自毒作用而导致细胞过早死亡可能会限制它们的抗肿瘤效果，而治疗细胞的长期存活可能会导致继发性肿瘤形成。虽然这些疗法的临床应用还有很长的路要走，但其显示出的巨大治疗潜力，让我们对其在脑肿瘤治疗中的应用充满了期待。

六、总结

与大多数其他肿瘤一样，脑肿瘤细胞生物学也存在七种基本改变（一起决定其恶性生长特征）：细胞发育的偏倚、生长因子信号通路的紊乱、细胞周期的失控、凋亡的逃逸、无限的复制潜能、持续的血管发生和向正常组织的浸润。这些内在和外在的机制导致产生多样化的脑肿瘤，从传统的病理学角度看，这主要代表了其形态差别。因此，有必要探索分子遗传方法来精细化目前的分类方案，这将为脑肿瘤的治疗和预后提供更有价值的信息。对 NSC 的研究使我们有

必要重新考虑脑肿瘤的起源。对干细胞生物学和脑肿瘤细胞的研究表明，至少有些脑肿瘤可能来自神经干细胞。转染致癌基因至不同的祖细胞可确定能产生胶质瘤的候选细胞类型，这证实了以上假设。比较干细胞和肿瘤细胞之间的共同特征后发现，肿瘤中可能存在肿瘤干细胞，这可能导致肿瘤的某些异质性以及治疗上的顽固性。动物模型研究不仅提供了关于胶质瘤形成的潜在病因信息，而且发现了新的候补治疗靶位，并为临床前期研究提供了荷瘤鼠。近年来，新型肿瘤治疗方法不断涌现，包括使用肿瘤细胞作为运输溶瘤病毒的载体，使用表达自杀基因的工程肿瘤细胞将死亡信号传递给邻近的肿瘤细胞，以及通过工程肿瘤细胞表达影响肿瘤血管内皮的治疗因子来靶向肿瘤微环境等。虽然这些研究尚处于早期阶段，仍有许多重大问题和挑战有待解决，但其显示出的巨大治疗潜力值得更多的关注和进一步的探索。脑肿瘤的分子遗传学机制的研究为深入理解脑肿瘤病因、发展和治疗提供了前所未有的机会。

（朱剑虹　邓向阳　汤海亮）

参考文献

1. Koch A，Waha A，Tonn JC，et al. Somatic mutations of WNT/wingless signaling pathway components in primitive neuroectodermal tumors. Int J Cancer，2001，93（3）：445-449.

2. Goodrich LV，Milenković L，Higgins KM，et al. Altered neural cell fates and medulloblastoma in mouse patched mutants. Science，1997，277（5329）：1109-1113.

3. Zurawel RH，Allen C，Chiappa S，et al. Analysis of PTCH/SMO/SHH pathway genes in medulloblastoma. Genes Chromosomes Cancer，2000，27（1）：44-51.

4. Taipale J，Chen JK，Cooper MK，et al. Effects of oncogenic mutations in Smoothened and Patched can be reversed by cyclopamine. Nature，2000，406（6799）：1005-1009.

5. Wechsler-Reya R，Scott MP. The developmental biology of brain tumors. Annu Rev Neurosci，2001，24：385-428.

6. Berman DM, Karhadkar SS, Hallahan AR, et al. Medulloblastoma growth inhibition by hedgehog pathway blockade. Science, 2002, 297 (5586): 1559-1561.

7. Vortmeyer AO, Stavrou T, Selby D, et al. Deletion analysis of the adenomatous polyposis coli and PTCH gene loci in patients with sporadic and nevoid basal cell carcinoma syndrome-associated medulloblastoma. Cancer, 1999, 85 (12): 2662-2667.

8. Fults DW. Modeling medulloblastoma with genetically engineered mice. Neurosurg Focus, 2005, 19 (5): E7.

9. Dai C, Celestino JC, Okada Y, et al. PDGF autocrine stimulation dedifferentiates cultured astrocytes and induces oligodendrogliomas and oligoastrocytomas from neural progenitors and astrocytes in vivo. Genes Dev, 2001, 15 (15): 1913-1925.

10. Maher EA, Furnari FB, Bachoo RM, et al. Malignant glioma: genetics and biology of a grave matter. Genes Dev, 2001, 15 (11): 1311-1333.

11. Jin W, McCutcheon IE, Fuller GN, et al. Fibroblast growth factor receptor-1 alpha-exon exclusion and polypyrimidine tract-binding protein in glioblastoma multiforme tumors. Cancer Res, 2000, 60 (5): 1221-1224.

12. Hamel W, Westphal M. Growth factors in gliomas revisited. Acta Neurochir (Wien), 2000, 142 (2): 113-138.

13. Kapoor GS, O'Rourke DM. Receptor tyrosine kinase signaling in gliomagenesis: pathobiology and therapeutic approaches. Cancer Biol Ther, 2003, 2 (4): 330-342.

14. Shu J, Lee JH, Harwalkar JA, et al. Adenovirus-mediated gene transfer of dominant negative Ha-Ras inhibits proliferation of primary meningioma cells. Neurosurgery, 1999, 44 (3): 579-588.

15. Antonyak MA, Kenyon LC, Godwin AK, et al. Elevated JNK activation contributes to the pathogenesis of human brain tumors. Oncogene, 2002, 21 (33): 5038-5046.

16. Joshi BH, Plautz GE, Puri RK. Interleukin-13 receptor alpha chain: a novel tumor-associated transmembrane protein in primary explants of human malignant gliomas. Cancer Res, 2000, 60 (5): 1168-1172.

17. Hulleman E, Helin K. Molecular mechanisms in gliomagenesis. Adv Cancer Res, 2005, 94: 1-27.

18. Matsuda K, Yoshida K, Taya Y, et al. p53AIP1 regulates the mitochondrial apoptotic pathway. Cancer Res, 2002, 62 (10): 2883-2889.

19. Mori T, Anazawa Y, Iiizumi M, et al. Identification of the interferon regulatory factor 5 gene (IRF-5) as a direct target for p53. Oncogene, 2002, 21 (18): 2914-2918.

20. Riemenschneider MJ, Büschges R, Wolter M, et al. Amplification and overexpression of the MDM4 (MDMX) gene from 1q32 in a subset of malignant gliomas without TP53 mutation or MDM2 amplification. Cancer Res, 1999, 59 (24): 6091-6096.

21. Fulci G, Ishii N, Maurici D, et al. Initiation of human astrocytoma by clonal evolution of cells with progressive loss of p53 functions in a patient with a 283H TP53 germ-line mutation: evidence for a precursor lesion. Cancer Res, 2002, 62 (10): 2897-2905.

22. Ichimura K, Bolin MB, Goike HM, et al. Deregulation of the p14ARF/MDM2/p53 pathway is a prerequisite for human astrocytic gliomas with G1-S transition control gene abnormalities. Cancer Res, 2000, 60 (2): 417-424.

23. Martin S, Toquet C, Oliver L, et al. Expression of bcl-2, bax and bcl-xl in human gliomas: a re-appraisal. J Neurooncol, 2001, 52 (2): 129-139.

24. Zuzak TJ, Steinhoff DF, Sutton LN, et al. Loss of caspase-8 mRNA expression is common in childhood primitive neuroectodermal brain tumour/medulloblastoma. Eur J Cancer, 2002, 38 (1): 83-91.

25. Chakravarti A, Noll E, Black PM, et al. Quantitatively determined survivin expression levels are of prognostic value in human gliomas. J

Clin Oncol, 2002, 20 (4): 1063-1068.

26. Falchetti ML, Pallini R, D'Ambrosio E, et al. In situ detection of telomerase catalytic subunit mRNA in glioblastoma multiforme. Int J Cancer, 2000, 88 (6): 895-901.

27. Harada K, Kurisu K, Tahara H, et al. Telomerase activity in primary and secondary glioblastomas multiforme as a novel molecular tumor marker. J Neurosurg, 2000, 93 (4): 618-625.

28. Carroll RS, Zhang J, Bello L, et al. KDR activation in astrocytic neoplasms. Cancer, 1999, 86 (7): 1335-1341.

29. Eggert A, Ikegaki N, Kwiatkowski J, et al. High-level expression of angiogenic factors is associated with advanced tumor stage in human neuroblastomas. Clin Cancer Res, 2000, 6 (5): 1900-1908.

30. Rempel SA, Dudas S, Ge S, et al. Identification and localization of the cytokine SDF1 and its receptor, CXC chemokine receptor 4, to regions of necrosis and angiogenesis in human glioblastoma. Clin Cancer Res, 2000, 6 (1): 102-111.

31. Chintala SK, Tonn JC, Rao JS. Matrix metalloproteinases and their biological function in human gliomas. Int J Dev Neurosci, 1999, 17 (5-6): 495-502.

32. Kondraganti S, Mohanam S, Chintala SK, et al. Selective suppression of matrix metalloproteinase-9 in human glioblastoma cells by antisense gene transfer impairs glioblastoma cell invasion. Cancer Res, 2000, 60 (24): 6851-6855.

33. Bu X, Khankaldyyan V, Gonzales-Gomez I, et al. Species-specific urokinase receptor ligands reduce glioma growth and increase survival primarily by an antiangiogenesis mechanism. Lab Invest, 2004, 84 (6): 667-678.

34. Dentro SC, Leshchiner I, Haase K, et al. Characterizing genetic intra-tumor heterogeneity across 2, 658 human cancer genomes. Cell, 2021, 184 (8): 2239-2254.e2239.

35. Qazi MA, Vora P, Venugopal C, et al. Intratumoral heterogeneity: pathways to treatment resistance and relapse in human glioblastoma. Ann Oncol, 2017, 28 (7): 1448-1456.

36. Kleihues P, Louis DN, Scheithauer BW, et al. The WHO classification of tumors of the nervous system. J Neuropathol Exp Neurol, 2002, 61 (3): 215-229.

37. Brown PD. Low-grade gliomas: the debate continues. Curr Oncol Rep. 2006, 8 (1): 71-77.

38. Wessels PH, Twijnstra A, Kessels AG, et al. Gain of chromosome 7, as detected by in situ hybridization, strongly correlates with shorter survival in astrocytoma grade 2. Genes Chromosomes Cancer, 2002, 33 (3): 279-284.

39. Oskam NT, Bijleveld EH, Hulsebos TJ. A region of common deletion in 22q13.3 in human glioma associated with astrocytoma progression. Int J Cancer, 2000, 85 (3): 336-339.

40. Bayani J, Pandita A, Squire JA. Molecular cytogenetic analysis in the study of brain tumors: findings and applications. Neurosurg Focus, 2005, 19 (5): E1.

41. Reifenberger G, Reifenberger J, Ichimura K, et al. Amplification of multiple genes from chromosomal region 12q13-14 in human malignant gliomas: preliminary mapping of the amplicons shows preferential involvement of CDK4, SAS, and MDM2. Cancer Res, 1994, 54 (16): 4299-4303.

42. Mueller W, Mollenhauer J, Stockhammer F, et al. Rare mutations of the DMBT1 gene in human astrocytic gliomas. Oncogene, 2002, 21 (38): 5956-5959.

43. Sasaki II, Betensky RA, Cairncross JG, et al. DMBT1 polymorphisms: relationship to malignant glioma tumorigenesis. Cancer Res, 2002, 62 (6): 1790-1796.

44. Kleihues P, Ohgaki H. Primary and secondary glioblastomas: from concept to clinical diagnosis. Neuro Oncol, 1999, 1 (1): 44-51.

45. Nakamura M, Yang F, Fujisawa H, et al. Loss of heterozygosity on chromosome 19 in secondary glioblastomas. J Neuropathol Exp Neurol, 2000,

59（6）：539-543.

46. Smith JS, Perry A, Borell TJ, et al. Alterations of chromosome arms 1p and 19q as predictors of survival in oligodendrogliomas, astrocytomas, and mixed oligoastrocytomas. J Clin Oncol, 2000, 18（3）：636-645.

47. Ino Y, Betensky RA, Zlatescu MC, et al. Molecular subtypes of anaplastic oligodendroglioma：implications for patient management at diagnosis. Clin Cancer Res, 2001, 7（4）：839-845.

48. Ino Y, Zlatescu MC, Sasaki H, et al. Long survival and therapeutic responses in patients with histologically disparate high-grade gliomas demonstrating chromosome 1p loss. J Neurosurg, 2000, 92（6）：983-990.

49. Mukasa A, Ueki K, Matsumoto S, et al. Distinction in gene expression profiles of oligodendrogliomas with and without allelic loss of 1p. Oncogene, 2002, 21（25）：3961-3968.

50. Hirose Y, Aldape K, Bollen A, et al. Chromosomal abnormalities subdivide ependymal tumors into clinically relevant groups. Am J Pathol, 2001, 158（3）：1137-1143.

51. Grill J, Avet-Loiseau H, Lellouch-Tubiana A, et al. Comparative genomic hybridization detects specific cytogenetic abnormalities in pediatric ependymomas and choroid plexus papillomas. Cancer Genet Cytogenet, 2002, 136（2）：121-125.

52. Scheil S, Brüderlein S, Eicker M, et al. Low frequency of chromosomal imbalances in anaplastic ependymomas as detected by comparative genomic hybridization. Brain Pathol, 2001, 11（2）：133-143.

53. Wu J, Armstrong TS, Gilbert MR. Biology and management of ependymomas. Neuro Oncol, 2016, 18（7）：902-913.

54. Avet-Loiseau H, Vénuat AM, Terrier-Lacombe MJ, et al. Comparative genomic hybridization detects many recurrent imbalances in central nervous system primitive neuroectodermal tumours in children. Br J Cancer, 1999, 79（11-12）：1843-1847.

55. Nicholson J, Wickramasinghe C, Ross F, et al. Imbalances of chromosome 17 in medulloblastomas determined by comparative genomic hybridisation and fluorescence in situ hybridisation. Mol Pathol, 2000, 53（6）：313-319.

56. Rood BR, Zhang H, Weitman DM, et al. Hypermethylation of HIC-1 and 17p allelic loss in medulloblastoma. Cancer Res, 2002, 62（13）：3794-3797.

57. Wetmore C, Eberhart DE, Curran T. Loss of p53 but not ARF accelerates medulloblastoma in mice heterozygous for patched. Cancer Res, 2001, 61（2）：513-516.

58. Herms J, Neidt I, Lüscher B, et al. C-MYC expression in medulloblastoma and its prognostic value. Int J Cancer, 2000, 89（5）：395-402.

59. Li MH, Bouffet E, Hawkins CE, et al. Molecular genetics of supratentorial primitive neuroectodermal tumors and pineoblastoma. Neurosurg Focus, 2005, 19（5）：E3.

60. Packer RJ, Biegel JA, Blaney S, et al. Atypical teratoid/rhabdoid tumor of the central nervous system：report on workshop. J Pediatr Hematol Oncol, 2002, 24（5）：337-342.

61. Liu X, Ding C, Tan W, et al. Medulloblastoma：molecular understanding, treatment evolution, and new developments. Pharmacol Ther, 2020, 210：107516.

62. Büschges R, Boström J, Wolter M, et al. Analysis of human meningiomas for aberrations of the MADH2, MADH4, APM-1 and DCC tumor suppressor genes on the long arm of chromosome 18. Int J Cancer, 2001, 92（4）：551-554.

63. Holland EC, Celestino J, Dai C, et al. Combined activation of Ras and Akt in neural progenitors induces glioblastoma formation in mice. Nat Genet, 2000, 25（1）：55-57.

64. Bachoo RM, Maher EA, Ligon KL, et al. Epidermal growth factor receptor and Ink4a/Arf：convergent mechanisms governing terminal differentiation and transformation along the neural

stem cell to astrocyte axis. Cancer cell,2002,1（3）：269-277.

65. Reya T，Morrison SJ，Clarke MF，et al. Stem cells，cancer，and cancer stem cells. Nature，2001，414（6859）：105-111.

66. Begemann M，Fuller GN，Holland EC. Genetic modeling of glioma formation in mice. Brain Pathol，2002，12（1）：117-132.

67. Sonoda Y，Ozawa T，Aldape KD，et al. Akt pathway activation converts anaplastic astrocytoma to glioblastoma multiforme in a human astrocyte model of glioma. Cancer Res，2001，61（18）：6674-6678.

68. Sonoda Y，Ozawa T，Hirose Y，et al. Formation of intracranial tumors by genetically modified human astrocytes defines four pathways critical in the development of human anaplastic astrocytoma. Cancer Res，2001，61（13）：4956-4960.

69. Ding H，Roncari L，Shannon P，et al. Astrocyte-specific expression of activated p21-ras results in malignant astrocytoma formation in a transgenic mouse model of human gliomas. Cancer Res，2001，61（9）：3826-3836.

70. Uhrbom L，Hesselager G，Nistér M，et al. Induction of brain tumors in mice using a recombinant platelet-derived growth factor B-chain retrovirus. Cancer Res，1998，58（23）：5275-5279.

71. Karschnia P，Teske N，Thon N，et al. Chimeric antigen receptor T cells for glioblastoma：current concepts，challenges，and future perspectives. Neurology，2021，97（5）：218-230.

72. Hsiue EH，Wright KM，Douglass J，et al. Targeting a neoantigen derived from a common TP53 mutation. Science，2021，371（6533）：eabc8697.

73. Douglass J，Hsiue EH，Mog BJ，et al. Bispecific antibodies targeting mutant RAS neoantigens. Sci Immunol，2021，6（57）：eabd5515.

74. Norton L，Massagué J. Is cancer a disease of self-seeding? Nat Med，2006，12（8）：875-878.

75. Reinshagen C，Bhere D，Choi SH，et al. CRISPR-enhanced engineering of therapy-sensitive cancer cells for self-targeting of primary and metastatic tumors. Sci Transl Med,2018,10（449）：eaao3240.

第 3 章

影像诊断

第一节　CT

一、简介

开颅手术曾经是盲目的，这种状态一直持续到19世纪，随着麻醉、消毒两项主要技术的出现，开颅手术只剩下一个主要障碍，那就是病灶的定位。1895 年，50 岁的德国物理学教授伦琴发现了 X 线，之后 X 线平片便被用于脑肿瘤的定位诊断上，直接或间接显示在蝶鞍附近的肿瘤、显示对伴有钙化的肿瘤得到令人兴奋的结果。此后，气脑造影和脑室造影术（1918 年）、脑动脉造影（1927 年）等两大发明，使得活体大脑得以显示，并为脑肿瘤的定位诊断提供了重要信息，奠定了神经影像诊断的基础。

在 X 线出现 70 多年后的 1971 年，第一台头颅 CT 仪在英国伦敦安装，这台基于 X 线的成像设备使颅内病变（包括脑肿瘤）得到前所未有的清晰显示，不仅给放射科医生带来全新的解读体验，还使得它成为相当长时间以来神经外科医生术前、术中、术后的重要帮手。从此开启以 CT 为先导的平面断层影像纪元。CT 先于 MRI 出现，医生认识大脑的断层解剖结构也是从 CT 开始。在医学影像走入分子水平的今天，CT 仍起着不可替代的作用。

CT 的基本工作原理是 X 线的发射器围绕患者旋转，并通过放置在对侧的探测器获得 X 线束穿过组织、器官的衰减系数，这些数据经计算机数学算法进行图像重建。

脑肿瘤的基本 CT 检查方式包括非增强成像（noncontrast CT，NCCT）和对比增强成像，前者又简称为"平扫"，无需注射对比剂，而后者需要静脉注射对比剂。先后出现的 CT 对比剂有无机碘和有机碘，无机碘的不良反应很大。后来又研发了离子型碘和非离子型碘，离子型碘具有高渗性，对人体影响较大。现在最好的 CT 对比剂是非离子型碘，由于其渗透压低，因而引起的过敏反应较少。

二、CT 在脑肿瘤诊断中的应用

（一）CT 的特点与优势

CT 因其具有较高的密度分辨力和空间分辨力，不但可以确定有无肿瘤，而且可以清晰显示肿瘤的位置、大小、外形、密度及其与周围结构的关系。使用静脉注射对比剂的方法（即增强扫描）可以不同程度地强化颅内病变（图 3-1-1A、B），增加了影像信息，有助于鉴别诊断，并对肿瘤侵犯的范围及鉴别其良性恶性有帮助。CT 动脉血管造影（CT angiography，CTA）（图 3-1-1C）和 CT 静脉血管造影（CT venography，CTV）能清晰显示脑动脉或静脉（窦）与肿瘤的关系，并可显示血供丰富的肿瘤供血血管。CT 灌注成像是从静脉团注对比剂后，对选定层面（一层或多层）进行同层动态扫描，获得该层面内每一像素的时间 - 密度曲线，并据此计算脑血流量（cerebral blood flow，CBF）、脑血容量（cerebral blood volume，CBV）、对比剂平均通过时间（mean transmit time，MTT）、峰值时间（time to peak，TTP）和毛细血管表面通透性 PS 图（capillary permeability surface area product，PS）等参数，通过伪彩处理得到组织灌注功能图（图 3-1-1D ～ G），用来表现并评

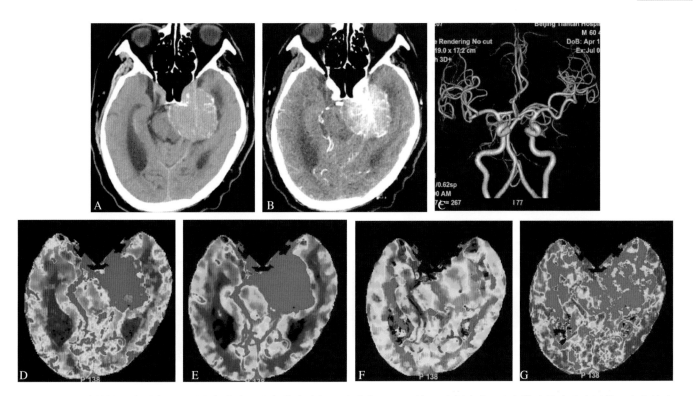

图 3-1-1　60 岁男性，术后病理显示左侧岩尖、左侧鞍旁移行型脑膜瘤。A. 平扫，左侧岩尖、左侧鞍旁等高密度团块，占位效应明显，可见团块边缘钙化；B. 增强扫描，团块呈不均匀强化；C. CTA 显示左侧大脑中动脉、基底动脉受压移位；D ～ G. 分别为 CBF、CBV、TTP 和 MTT，显示团块呈高灌注状态

价组织器官的灌注状态。在少数情况下，还可应用 CT 引导立体定向技术对病灶进行活检，具有微创性和准确率高的特点。

与 MRI 相比，CT 往往是病人颅内病变筛查时的首选方法，多数筛查时怀疑脑肿瘤患者仍需做 MRI 检查以获得更多信息。但 CT 在脑肿瘤钙化、观察肿瘤与相邻骨质的关系和骨质异常方面较 MRI 更具优势。而对 MRI 有禁忌证的患者而言，CT 可能是唯一的检查手段。

在脑肿瘤的术前诊断中，有些时候 CT 比 MRI 更具特异性。例如，生殖细胞瘤和髓母细胞瘤（图 3-1-2）常是等密度或高密度的，而儿童期的星形细胞瘤几乎总是低密度的，据此，CT 可以鉴别鞍上生殖细胞瘤与鞍上星形细胞瘤。同样，鞍上伴有钙化的囊性病变可以让医生准确诊断颅咽管瘤。

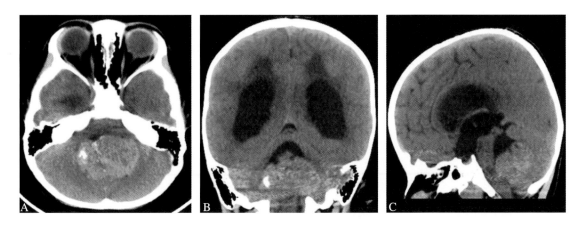

图 3-1-2　3 岁女童，髓母细胞瘤。A ～ C. 轴位、冠状位和矢状位 CT 平扫图像，显示小脑蚓部团块状稍高密度影，密度不均，其右侧部分见钙化，第四脑室受压变形，第三脑室扩张并凸向鞍上池，双侧脑室扩张并见室旁水肿影

（二）脑肿瘤的基本 CT 征象

1. 占位效应　占位效应通常表现为病变周围脑组织受压、脑室受压、移位和中线结构移位，或可见因脑室受压、梗阻而引起的脑室扩大、积水（图3-1-2）。大部分脑肿瘤具有占位效应（图3-1-3），而许多非肿瘤性病变也可有占位表现（图3-1-4）。因此，对于每个颅内占位效应的病变，在诊断肿瘤之前，应把可能产生占位效应的感染性或血管性疾病加以区别，如脑脓肿、亚急性出血、静脉梗死、动静脉畸形、脱髓鞘假瘤等，需要结合临床病史、神经系统症状等信息，而在大多数情况下，MRI 检查十分必要。

因此，看到 CT 上具有占位效应的病变时，首先要回答"是肿瘤吗？"第二个要回答的问题就是"在哪里？"

2. 定位征象　CT 显示有占位效应的病变时，第二个要回答的问题就是"在哪里？"也就是病变

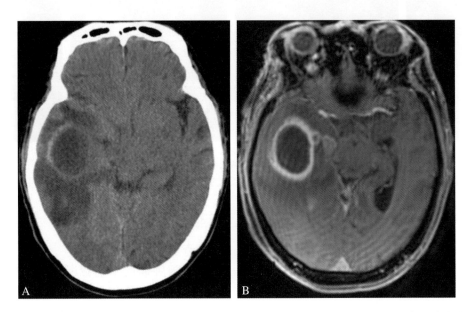

图 3-1-3　66 岁女性，右侧颞叶脑脓肿。A. CT 平扫轴位像，示右侧颞叶类圆形病变，无钙化，周围伴低密度水肿，占位效应明显；B. MRI 增强扫描，示注射对比剂后病变呈环形强化，内侧见子灶

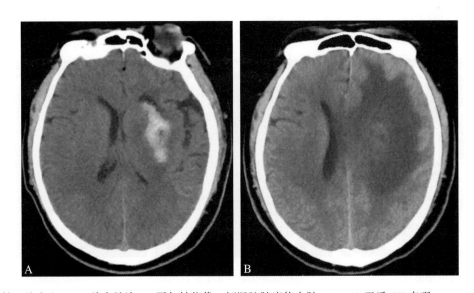

图 3-1-4　50 岁男性，脑出血。A. 首次就诊 CT 平扫轴位像，怀疑脑肿瘤伴水肿；B. 20 天后 CT 表现

的定位。CT 轴位图像可以确定肿瘤病变的部位，重建的矢状位、冠状位图像有助于评估颅后窝肿瘤与小脑幕和枕骨大孔的关系，亦有助于评估中线结构（如鞍区、三脑室）的肿瘤。很多占位性病变需要被判断是在脑内还是脑外、幕上还是幕下、脑室内还是脑室外。相当大一部分颅内肿瘤的发生部位可提示其性质。

（1）脑内与脑外肿瘤的鉴别：肿瘤位于脑实质内者称为脑内肿瘤，反之则称为脑外肿瘤。脑的表面被软脑膜、蛛网膜和硬脑膜包绕，所以当肿瘤位于脑外时，肿瘤与脑实质之间有脑膜相隔，故 CT 影像上见肿瘤境界清楚、锐利。邻近的蛛网膜下腔或脑池增宽，有的可以形成典型的"裂隙征"。皮质内移或白质"塌陷征"都提示脑外占位。虽然上述征象在 MRI 图像看得更为清楚，但脑外肿瘤的"脑膜尾征"（图 3-1-5）在 CT 上常能看到，"脑膜尾征"是肿瘤

相邻脑膜强化的征象，特异性较高。此外，脑外肿瘤引起骨改变明显多于脑内肿瘤。肿瘤位于脑内、外的鉴别见表 3-1-1。

表 3-1-1　脑内与脑外肿瘤的鉴别

	脑内	脑外
肿瘤边缘	欠清楚或边界不清	清楚、锐利
蛛网膜下腔/脑池	受压变窄或闭塞	脑脊液"裂隙征"，相邻的蛛网膜下腔扩大
脑皮质位置	正常	受压内移，白质"塌陷征"
骨与脑膜	罕见	"脑膜尾征"，骨质可增生或受侵蚀

（2）脑室内与脑室外肿瘤的鉴别：当肿瘤较小并完全位于脑室内时，定位诊断多不成问题（图 3-1-6），但当肿瘤较大时，则在 CT 图像上很难确定

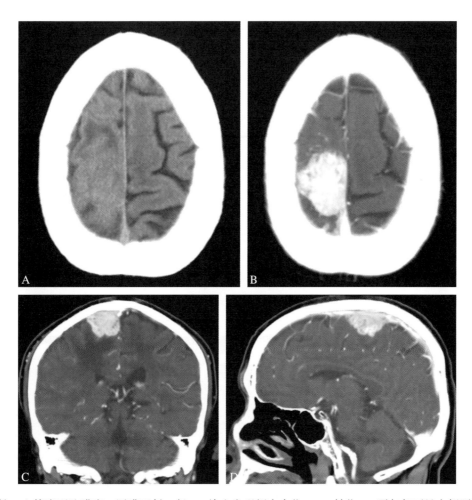

图 3-1-5　61 岁男性，血管瘤型脑膜瘤，因嘴歪斜，行 CT 检查发现颅内占位。A. 轴位 CT 平扫仅可见右侧顶额部凸面脑沟裂变浅，右侧额叶可见低密度水肿影；B ～ D. 轴位、冠状位和矢状位增强扫描，可见右侧顶额部凸面骨板下团块状强化影，以颅骨面为广基底（C、D），矢状位可见相邻脑膜强化，未见明显颅骨破坏或增生征象

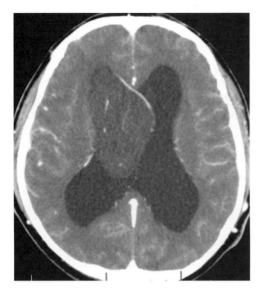

图 3-1-6 42 岁男性，轴位 CT 像见一位于右侧脑室的未明显强化占位性病变，病变跨中线生长，术后病理诊断为室管膜下瘤

表 3-1-2	不同解剖部位脑室内与脑室外肿瘤的鉴别	
	脑室内	脑室外
四脑室与小脑蚓部	移位不明显、肿瘤周边可见残存脑室	四脑室多呈"一"形前移
三脑室前部及鞍上	三脑室前部扩张，无移位	三脑室前部及中线结构移位，三脑室前部多闭塞
三脑室后部与松果体区	三脑室前部扩张，多无移位	脑室无移位，三脑室后部多呈"杯口"状扩张
侧脑室与脑实质	局部脑室可见扩张	受压变形成闭塞

其原发部位。一般来讲，当肿瘤较大并同时骑跨脑室内、外时，肿瘤邻近脑室呈"杯口"状扩张，多提示为脑室内病变。表 3-1-2 为不同解剖部位脑室内与脑室外肿瘤的鉴别。

　　肿瘤的定位诊断往往决定病变的性质，对定性诊断起到重要作用。在鞍区，鞍内肿瘤常为垂体瘤，而位于鞍上的肿瘤常为颅咽管瘤（图 3-1-7），在鞍旁的肿瘤则以神经鞘瘤和脑膜瘤常见，其次为脊索瘤、硬膜外转移瘤和海绵状血管瘤。在桥小脑角区，占位性病变发生率从高到低依次为神经鞘瘤、脑膜瘤和表皮样囊肿（图 3-1-8）等。在松果体区，生殖细胞肿瘤最常见，其次为胶质瘤、脑膜瘤和松果体细胞瘤，偶见畸胎瘤和表皮样囊肿。在脑室内，室管膜瘤最多

见，脑室内脑膜瘤、脉络丛乳头状瘤、室管膜下巨细胞星形细胞瘤、中枢神经细胞瘤和室管膜下瘤等亦可见。

　　3. 密度特征　脑肿瘤的密度可以是均匀的，也可以是不均匀的。脑肿瘤的实性部分可以是低密度、等密度或高密度的，其中，CT 密度从高到低的成分依次为钙化、新鲜出血、富血管组织、瘤组织、胆固醇、囊液、液化坏死和脂肪等。

　　是否伴有钙化是 CT 评价颅内肿瘤的一个重要描述性语言，常见伴有钙化的颅内肿瘤大约有 20 余种，表 3-1-3 列举了其中一部分不同钙化特征的肿瘤，并归纳出血、囊变、强化等特征。

　　总之，CT 可能是脑肿瘤患者筛查的首选成像方法，CT 在占位效应、定位、密度特征等方面具有一定优势，并在脑肿瘤术后常规复查方面有作用，而 MRI 则是主要成像方法。逐一描述各种脑肿瘤的 CT 征象是不现实的，本节以 CT 征象作为线索进行梳理

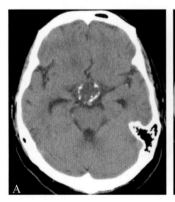 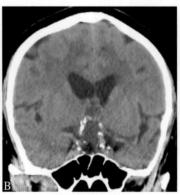 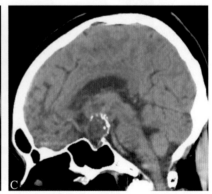

图 3-1-7　52 岁男性，颅咽管瘤

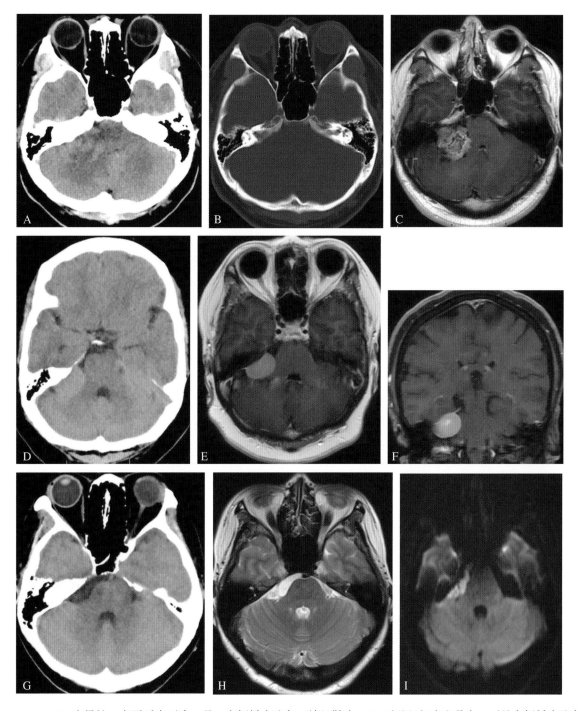

图 3-1-8 A ~ C. 31 岁男性，右耳听力下降 1 月，右侧桥小脑角区神经鞘瘤；CT 示脑组织窗和骨窗，可见右侧桥小脑角区等密度影，右侧内听道扩大（A、B）；增强 MRI 示病变呈不均匀强化（C）；D ~ F. 53 岁女性，右侧面部抽搐 2 月余，脑膜瘤；CT 平扫示右侧桥小脑角区等高密度病变（D）；MRI 轴位和冠状位增强扫描表现为均匀强化，伴"脑膜尾征"（E、F）；G ~ I. 39 岁女性，右侧面部疼痛 2 年，表皮样囊肿；CT 平扫示右侧桥小脑区低密度病变（G），MRI T₂WI 像表现为高信号（H），MRI DWI 像表现为特异性高信号（I）

表 3-1-3　颅内常见伴有钙化的肿瘤或肿瘤样病变

	钙化	出血	囊变	强化	其他特征
脑膜瘤	20%～30%，钙化多种多样		±	均匀、明显强化，少数不均匀强化	
颅咽管瘤	造釉型 90% 见钙化，乳头型罕见钙化		囊较大	实性部分强化	
颅底脊索瘤	环形和弧状	+	+	中度～显著强化	斜坡骨质破坏和周围骨质受累
室管膜瘤	50%，粗大、斑块状、斑点状	+	+	异质性强化	60% 位于幕下四脑室，脑实质型均位于幕上
室管膜下瘤	当病变较大时可见钙化		当病变较大时可见囊变	不强化	无水肿
中枢神经细胞瘤	＞50%，点状	+	可见	轻到中度不均匀强化	高密度肿瘤，脑室扩张
神经节胶质瘤	常钙化（35%）		+	囊+壁结节强化（50%）	
神经节细胞瘤	+		+		高密度肿瘤，占位效应轻
少突胶质细胞瘤	70%～90% 可钙化，呈中央或周边带状钙化	少见		50% 可强化	幕上肿瘤，幕下少见
松果体母细胞瘤	外周散状或"爆炸样"钙化			不均匀强化	高密度肿瘤
松果体细胞瘤	外周散状钙化			实性部分明显强化	等密度肿瘤
松果体生殖细胞瘤	中心钙化		45%	明显强化	高密度肿瘤
胚胎发育不良神经上皮肿瘤	肿瘤深部细微的钙化				主要位于皮质；重塑颅骨内板
颅内皮样囊肿	囊壁可见钙化		囊性		低密度病变，高密度者少见
颅内畸胎瘤	团块状钙化		囊实性	实性部分可强化	
纤维增生性婴儿星形细胞瘤和神经节胶质瘤	±		囊实性	实质部分明显增强，可见"尾征"	异常大的大脑半球团块
海绵状血管瘤	斑点状钙化				较大者 CT 可能发现
非典型畸胎瘤/横纹肌瘤	常见	+		不均匀强化	大的、异质性团块，等密度肿瘤
脂肪瘤	可有边缘钙化			不强化	脂肪样极低密度
脉络丛乳头状瘤	1/4 病例见点状钙化			显著强化	等、高密度肿瘤，脑积水
毛细胞星形细胞瘤	20% 病例见点状钙化	罕见	可见	不均匀环形强化，伴壁结节强化	大囊伴或不伴强化结节

和归纳，以期给专业读者提供一种基于 CT 征象的诊断思路[1-3]。

（马 军）

参考文献

1. Osborn AG, Salzman KL, Barkovich AJ. Diagnostic Imaging：Brain. 2nd Edition Amirsys, 2010.
2. 鱼博浪. 中枢神经系统 CT 和 MR 鉴别诊断（第三版）. 山西：山西科学技术出版社, 2014.
3. 马军, 卢洁, 彭芸. 儿童神经影像诊断学（第 2 版）. 江苏：江苏科学技术出版社, 2019.

第二节　MRI

一、概述

（一）成像原理

MRI 是利用含奇数电荷的原子核在磁场内共振所产生的信号经计算机重建成像的一种影像学技术[1]。自 80 年代初投入临床使用以来，随着技术不断发展和改进，MRI 为临床诊断提供了大量重要的疾病诊断信息，显示出很大的优越性和广阔的应用前景。磁共振检查包括 MRI 和磁共振波谱分析（magnetic resonance spectroscopy，MRS）。MRI 以图像为诊断依据，对形态学和功能学进行研究，是应用最广和发展较快的部分，而 MRS 是分析某一部分组织的化学成分含量的磁共振方法。无论是 MRI 还是 MRS，其成像原理基本是一样的。

磁共振的成像原理基于核磁共振（nuclear magnetic resonance）这种核物理现象，即含奇数质子或中子的原子核自身可产生自旋运动，自旋的运动产生磁矩（magnetic moment），并在其周围形成一个小磁场。1946 年两个美国科学家 Block 和 Purcell 分别发现该现象，他们因此获得了 1952 年的诺贝尔物理学奖。人体内广泛存在的氢质子是最简单和稳定的含奇数电荷的原子，目前的 MRI 图像都是氢质子图像[2]。因此，早年的 MRI 检查称为核磁共振成像（nuclear magnetic resonance imaging，NMRI）。后来

为了准确反映成像原理，避免与核素成像混淆，目前统称为磁共振成像（MRI）。

MRI 的成像过程包括将被检查组织置于磁场中，组织中的氢原子受到射频脉冲（radiofrequency，RF）激励（excitation），在弛豫（relaxation）过程中释放的能量以无线电磁波信号发射，并由射频线圈接收采集（acquisition），经计算机重建成像和显示。在该过程中，需要高精度的 RF 发射、接收线圈和功能强大的计算机系统等高科技技术的支持。

在 MRI 成像过程中，由射频线圈发射不同频率的 RF 序列激励被检查体的氢质子，使氢质子产生核磁共振。当停止发射射频脉冲后，受激励的氢质子释放出它们吸收的能量，重新回到原来排列的位置上去，该过程称为弛豫（relaxation），而恢复到原来状态所需的时间称为弛豫时间（relaxation time）。表示弛豫时间的值有两种，一种是 T_1，表示自旋 - 晶格弛豫时间（spin-lattice relaxation time），又称纵向弛豫时间（longitudinal relaxation time）；另一种是 T_2，表示自旋 - 自旋弛豫时间（spin-spin relaxation time），又称为横向弛豫时间（transverse relaxation time）。人体不同器官的正常组织和病理组织的 T_1 值和 T_2 值相对固定，而且彼此之间有一定的差别（表 3-2-1）。因此，在 MRI 图像上就有不一的黑白灰度，我们就可以识别不同的组织和病变。弛豫过程中氢质子释放的能量以电磁波的形式发射出来，被信号接受器采集，这就是 MRI 的成像基础。接收到的信号经

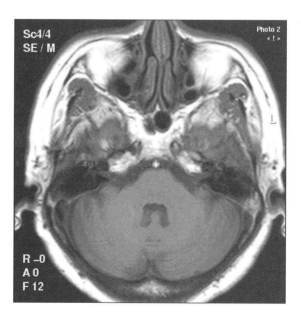

图 3-2-1　正常脑组织 T_1WI，脂肪呈高信号

计算机处理重建成像。1972 年，Lauterbur 成功获得 MRI 图像，使得 MRI 在近年得到了长足的发展，他于 2003 年获得诺贝尔生物学和医学奖[1-3]。

表 3-2-1 　人体正常组织的 T_1、T_2 值（ms）								
	脑白质	脑灰质	肝	肾	肌肉	脂肪	血液	水
T_1WI	390	520	270	360	600	180	800	2500
T_2WI	90	100	50	70	40	90	180	2500

（二）成像技术

MRI 扫描常用的 RF 序列有自旋回波（spin echo，SE）序列、梯度回波（gradient echo，GRE）序列和反转回波（inversion recovery，IR）序列。

SE 序列是 MRI 扫描最基本、最常用的射频脉冲序列，SE 序列的扫描时间参数有回波时间（echo time，TE）和脉冲重复间隔时间（repetition time，TR）。不同的 TE 和 TR 可以得到不同的图像。短 TE 短 TR 可得到 T_1 加权成像（T_1-weighted imaging，T_1WI），长 TE 长 TR 得到 T_2 加权成像（T_2-weighted imaging，T_2WI）（图 3-2-1，图 3-2-2），短 TE 长 TR 得到质子密度（proton density，PD）成像。T_1WI 图像强调 T_1 特性的组织，脂肪组织的信号强度（signal intensity）最强，即图像最亮、最白，长于显示解剖结构；T_2WI 图像强调 T_2 特性的组织，液体的信号强度最强，大部分病变组织因含水量增多呈高信号强度影。

GRE 序列的特点是扫描速度快，图像类似 SE 序列，但空间分辨率和信噪比（signal/noise rate，S/N）无明显下降。

除了 TR 和 TE 外，IR 序列的扫描参数还有反转时间（inversion time，TI）。IR 序列的图像可以压制脂肪信号，获得脂肪、水分离图像和水抑制图像（图 3-2-3，图 3-2-4）。近来，由于快速扫描技术的发展，IR 序列的扫描速度大大加快，注射对比剂做增强扫描应用压脂（fat suppression，FS）技术，可以增加对比剂强化程度的显示（图 3-2-5）。

MRI 参与成像的因素多，至少有四个成像"组织参数"，即 T_1、T_2、质子密度 [N（H）] 和流速 [f（V）]，并有扫描参数 TR、TE、TI 和激励角等参与成像。因此，MRI 的软组织对比度明显高于其他影像学技术，可直接显示各种组织结构和区分脑的灰、白质和神经核团。利用流动的液体不产生信号的流空效应（flow avoid effect）还能在不用对比剂的情况下显示心脏大血管结构，进行心脏动态和血流速度分析。在患者体位不变的情况下，MRI 扫描通过变换层面选择梯度磁场，获得横、矢、冠、斜和任意层面的图像。由于上述特点，MRI 检查对显示病变和诊断定性有很大优势。但 MRI 也有其不足之处，如检查时间较长、对钙化不敏感和有一定的检查禁忌证。由于磁场的作用，装有心脏起搏器、神经刺激器、动脉瘤银夹结扎术后的患者不宜做 MRI 检查，有幽闭恐惧症（claustrophobia）的患者也不耐受检查。

MRI 扫描方法分为平扫和增强扫描，检查时常

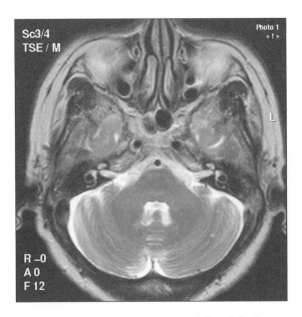

图 3-2-2　正常脑组织 T_2WI，液体呈高信号

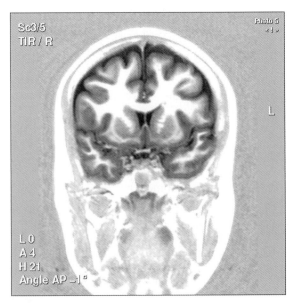

图 3-2-3　正常脑组织重 T_1WI，清楚显示脑灰白质图

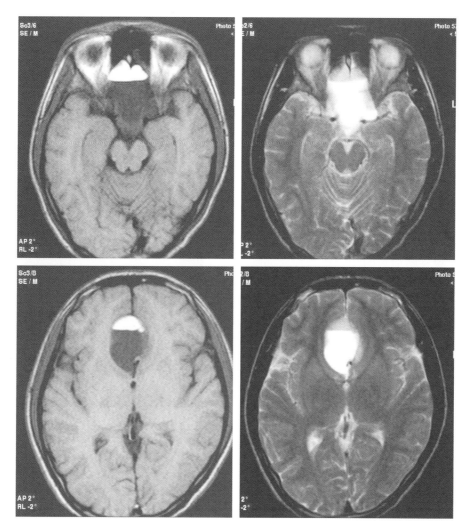

图 3-2-4　颅前窝底皮样囊肿的脂肪，T_1W 为高信号，T_2-FS 为低信号（箭头所示）

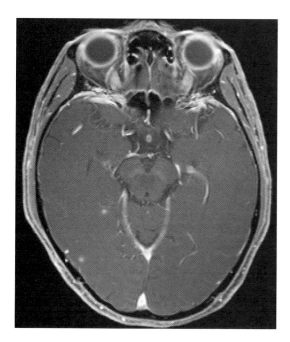

图 3-2-5　增强扫描后 T_1-FS 可增加对比剂强化程度的显示

规平扫后，为进一步提高影像对比度和了解病变的血供情况，可根据病情需要决定是否要做增强扫描或增强动态扫描。目前临床上应用的对比剂是含钆（gadolium）化合物。

（三）MR 血管成像与功能成像

MRI 近年来在图像方面有了很多发展，其常规扫描序列在显示组织特异性、精细解剖结构和检出病变的敏感性等方面发展出丰富的扫描技术。除了 MRI 的常规序列图像外，MR 血管成像（MR angiography，MRA）、MR 水成像（MR liquid imaging）、MR 神经成像（MR neurography，MRN）和功能性 MRI（function MRI，fMRI）等成像技术已常规临床应用。

MRA 利用血流与静止组织存在着固有的对比度，在 GRE 序列和相位成像序列的激励下，使血管中的流动血液与静止组织的信号产生高对比进行成像

的（图 3-2-6）。常用的 MRA 成像技术有二维、三维
（2D、3D）的时间飞越法（time of flight，TOF）、相
位对比法（phase contrast，PC）和增强 MRA。其中，
PC 技术除了用于 MRA 成像外，还可用于动态观察
脑脊液（cerebrospinal fluid，CSF）流动情况，并获
取 CSF 流动曲线及参数（图 3-2-7）。

MR 水成像是利用水在 T_2WI 呈高信号强度影
像的特点，应用重 T_2WI 序列，使含液体的管腔器
官成像。一般扫描所获得的原始图像要经重建才能
得到三维立体图像，常用的有 MR 脊髓造影（MR
myeography，MRM）（图 3-2-8）。

fMRI 主要用于观察脑细胞的功能状态和局部脑
组织的血流动力学改变，为脑组织病变的早期诊断
和鉴别诊断提供依据，以及为脑部手术设计提供各部
分脑组织的功能区分布情况。目前，临床上常用的
fMRI 技术主要有弥散加权成像（diffusion weighted
imaging，DWI）、灌注加权成像（perfusion weighted
imaging，PWI）、磁敏感加权成像（susceptibility
weight imaging，SWI）、血氧水平依赖（blood oxygen
level-dependent，BOLD）皮质激发成像[4] 和酰胺质
子转移（amide proton transfer，APT）成像。

DWI 是依据水分子在组织细胞中的运动状态提
供细胞功能情况，目前用于临床诊断的 DWI 序列
有 DWI、弥散张量成像（diffusion tensor imaging，
DTI）、体素内不相干运动（introvoxel incoherent motion，
IVIM）和弥散峰度成像（diffusion kurtosis imaging，

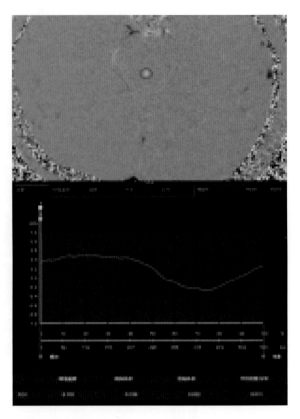

图 3-2-7 正常中脑导水管区 CSF 流动曲线及参数

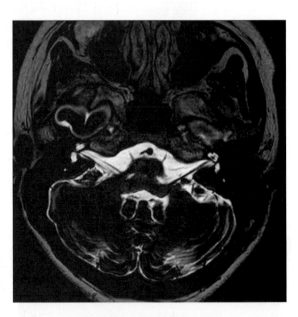

图 3-2-8 正常桥小脑角 MRM

DKI）。

PWI 是一种反映微血管分布和血流灌注情况
的 fMRI，常用的方法包括基于 T_1WI 的动态增强
（dynamic contrast enhancement，DCE）、基于准 T_2WI
（T_2^*WI）的磁敏感动态增强（dynamic susceptibility

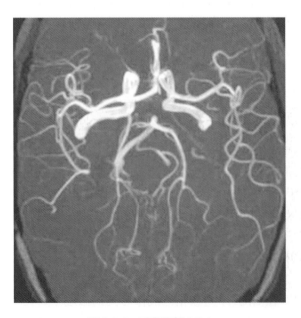

图 3-2-6 正常脑部 MRA

imaging，DSC）和动脉自旋标记成像（arterial spin labeling，ASL）。

SWI 对发现组织中的铁和含铁血红素沉积十分敏感，并能显示脑组织中的小静脉（图 3-2-9）。

磁共振波谱（magnetic resonance spectroscopy，MRS）是一种无创性测定体内组织生化成分和研究人体能量代谢的病生理改变的技术。目前用于人体临床研究的原子核有 ^{1}H、^{31}P、^{23}Na、^{19}F、^{13}C 等。临床应用于癫痫、脑肿瘤放化疗前后的改变及检测是否有肿瘤残留，以及脑退行性病变和脑白质病的诊断等方面（图 3-2-10）。

酰胺质子转移（amide proton transfer，APT）技术是一种新型化学交换饱和转移（chemical exchange saturation transfer，CEST）MRI 成像技术，以磁化传递和化学交换理论为基础，通过探测人体内游离蛋白质和多肽链上的酰胺质子与水中氢离子的交换速率来评估细胞内蛋白质浓度和 pH 值的变化情况。2003 年由 Zhou 等首次提出[5]。组织细胞中游离蛋白质和多肽的增加通常伴有异常疾病状态的出现，如肿瘤及部分神经退行性疾病常伴有异常蛋白质增多。常规的 CT 或 MRI 等影像技术难以显示这些早期改变，而 APT 技术通过对水中氢质子进行成像，可以间接反映游离蛋白质及多肽浓度的改变。APT 成像目前较多应用于高级别胶质瘤的临床评估和疗效评价，以及帮助鉴别中枢神经系统淋巴瘤等脑肿瘤。由于 APT

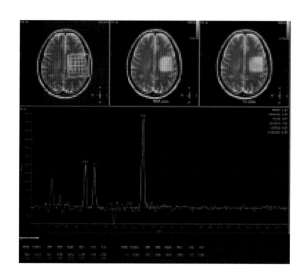

图 3-2-10　正常脑组织 MRS

技术易受诸多因素的影响，技术尚需优化，有望在肿瘤诊断中发挥作用[6-10]（图 3-2-11，该病例由广州珠江医院温志波教授惠赠，致谢）。

MRI 是一种正在迅速发展的影像技术，研究和开发重点主要是在提高诊断的特异性和敏感性、缩短检查时间和提供功能信息等方面。此外，随着现代科技的发展，MRI 设备的硬件也在改进，除提高磁场的均匀性和稳定性外，为介入放射检查而设计的开放式或分裂式磁体已投入临床应用。MRI 专用的非磁性介入器械亦已商品化。近年来颅脑手术的精细化和影像导航技术的广泛应用，需要在手术过程中了解病灶与邻近脑结构，特别是功能区的关系，临床需求的术中 CT、术中 DSA 和术中 MRI 促进了杂交手术室的建立和应用，目前国内各大医院都配备了杂交手术室。可以预期 MRI 近年内会不断有所突破，为临床提供更多的重要诊断信息。

二、脑神经系统常用的 MRI 技术

MRI 具有良好的软组织分辨力和没有骨性伪影干扰的优越性，能够非常准确地显示神经系统的正常解剖结构和病变形态，成为目前检查神经系统的首选影像技术。

脑神经系统的 MRI 扫描常规应用头部正交线圈或多通道相控阵线圈，扫描序列除常用的 SE 序列的 T_1WI 和 T_2WI 外，水压抑序列（T_2-Flair）和弥散加权序列（DWI）对发现脑细胞水肿是很敏感的（图 3-2-12，图 3-2-13）。磁敏感加权成像（susceptibility

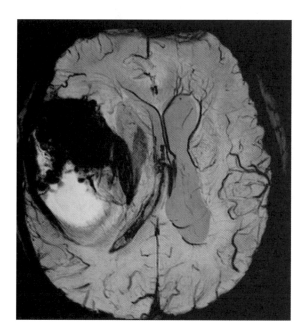

图 3-2-9　SWI 显示右颞叶海绵状血管瘤周的含铁血红素沉积

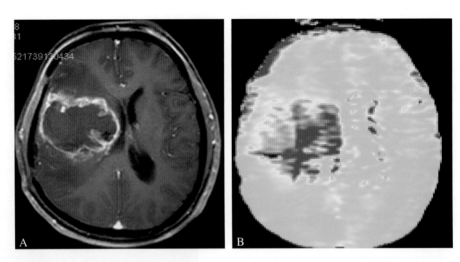

图 3-2-11　室管膜瘤Ⅲ级。A．T₁W 增强扫描病灶呈环状强化；B．APT 图示病灶信号增高，提示蛋白质含量增加

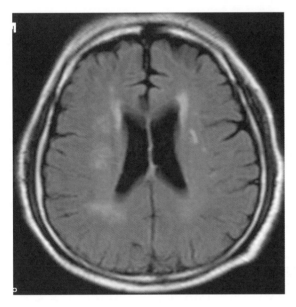

图 3-2-12　T₂-Flair，右侧基底节区急性脑梗死，病灶呈稍高信号改变

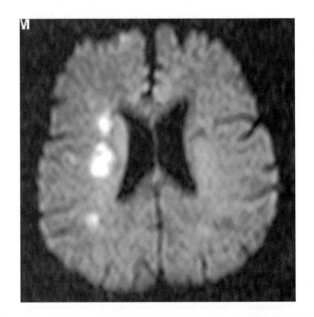

图 3-2-13　DWI，同上病例的病灶呈高信号，表明局部脑组织细胞弥散减慢

weighted imaging，SWI）对发现组织中的铁和含铁血红素沉积十分敏感，并能显示脑组织中的小静脉（图 3-2-9）。

MRI 在中枢神经系统的临床应用近年来有了很大发展，各种 fMRI 技术的敏感性和特异性序列被不断改进和开发出来。

（一）DWI

弥散是自然界中最基本的物理现象，自然界中物质的分子不停地进行着一种随机的、相互碰撞又相互超越的运动，即布朗运动。在体外无限均匀的流体中，水分子的弥散运动完全是随机的，即向各个方向

运动的概率几乎是相同的，这称为"弥散的各向同性"。同样，人体组织内的水分子也在不断进行着弥散运动，但与体外水分子弥散现象不同的是，它不仅受组织细胞本身特征的影响，而且还受细胞内部结构（如细胞膜、线粒体等结构）的影响。如在具有固定排列顺序的组织结构中，如神经纤维束，水分子在各个方向的弥散是不同的，水分子通常更倾向于沿着神经纤维束走行的方向弥散，而很少沿垂直于神经纤维束走行的方向弥散，这种具有方向依赖性的弥散称为"弥散的各向异性"。在 MR 成像中，组织的对比度不仅取决于每个像素内组织的 T₁、T₂ 弛豫时间和质子密度有关，还同受检组织每个像素内水分子的弥散

现象有关。在 DWI 图像中，弥散系数不同的组织其信号强度也不同，随弥散敏感梯度强度和持续时间的变化（即弥散敏感梯度因子 b 值的改变），图像的信号强度将根据组织内每个像素弥散系数的不同而发生不同程度的变化，弥散速度快慢差异在高 b 值时显示最佳[11]。

DWI 序列的信号改变反映了细胞内外水分子运动的情况，在 DWI 图像上随着 b 值的增高，弥散速度较快的组织信号下降明显，表现为低信号；而弥散速度较慢的组织信号下降幅度较低，与弥散速度较快的部分比较，表现为相对的高信号。通过两个以上不同 b 值的 DWI，可计算出弥散敏感梯度方向上水分子的表观扩散系数（apparent diffusion coefficient，ADC）。由 DWI 图像计算得到弥散系数图（ADCmap），在 ADCmap 上水分子运动减慢区呈信号减低，与 DWI 上的高信号正好相反（图 3-2-14）。然而，ADC 只代表弥散梯度磁场施加方向上水分子的弥散特点，而不能完全、正确地评价不同组织各向异性的特点。Higano 等在进行测定中风和脑肿瘤患者内囊和放射冠的弥散各向异性特点的研究时，将弥散梯度磁场分别施加在 X、Y、Z 轴上，但是研究结果表明，三个方向弥散加权成像计算出的组织各向异性程度往往被低估，测得的数值往往是旋转变量（即值随弥散方向及磁场内被检查患者的体位和方向而改变），因为大部分的白质纤维通路常常倾斜于磁场坐标方向，所以单从一个或三个方向施加弥散梯度磁场不能正确评价具有不对称组织结构的各向异性特

点，准确地沿着纤维方向进行弥散各向异性评价需要弥散张量成像（DTI）。DTI 对检查所用的磁共振机要求较高，需要机器提供一个可迅速变化的强梯度磁场（梯度切换率不小于 30 mT・m^{-1}・ms^{-1}）及在至少六个方向采取数据，也可在 256 个方向上施加弥散梯度磁场采取信息[11]。

对于 DWI，只有弥散系数一个标量值用来描述弥散，而 DTI 则完全描述了每一个方向上水分子的移动及在这些方向上水分子移动的相关性。张量本质上是一幅三维空间的方向矢量图，显示了有方向性的白质纤维束内水分子移动的选择性。弥散张量的三个主弥散系数（特征值）是最基本的旋转不变量（即值不随弥散方向及磁场内被检查患者的体位和方向而改变），它们是沿着三个坐标轴方向测量的主弥散系数，这三个坐标是组织固有的，并构建了每个像素的局部参照纤维框架，每个特征值代表一个主方向的特征向量，这个特征向量也是组织固有的。弥散张量的三个特征向量相互垂直，并且决定了局部的纤维框架，因此弥散描述变得简单和自然。在每个体素中，这个特征值可参照值的大小，从大到小排列（λ_1 = 最大弥散系数，λ_2 = 中级弥散系数，λ_3 = 最低弥散系数）。按平行排列组成的各向异性组织，λ_1 代表平行于纤维方向的弥散系数，λ_2 和 λ_3 代表横向弥散系数[11]。

通过 DTI 的数据处理及表达指标研究发现，测量弥散张量对角线外的元素，对于精确地确定白质纤维束的方向性、弥散各向异性的程度以及弥散张量的轨迹至关重要。使用弥散张量对角线及对角线外的元

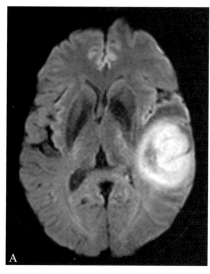
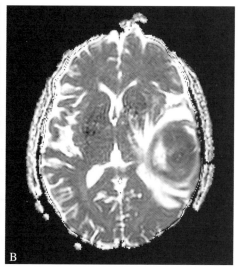

图 3-2-14　左侧颞叶淋巴瘤。A. 病灶 DWI 弥散受限呈高信号改变；B. 局部脑组织细胞弥散减慢，ADC 呈低信号

素，一个新的局部矩形坐标系统（其主要坐标轴为特征向量）被建立，并且可确定弥散椭圆体的方向。弥散椭圆体的体积及形态可以被特征向量（特征值）的长度赋予特征，而这种特征没有方向依赖性。作为特征值的功能，可测定一些其他描述组织各向异性特点的指数，如部分各向异性指数（factional anisotropy，FA）、相对各向异性指数（relative anisotropy，RA）和容积比指数（volume ratio，VR）以及弥散张量的轨迹［trace of diffuse tensor，Trace（D）］（图 3-2-15）[11]。

Wieshmann 等将一个右额叶肿瘤的患者与 20 个健康志愿者对照发现，肿瘤邻近的白质纤维偏离正常方向约 30°，这是由远处的占位效应引起，而非纤维束受到破坏[12,13]。DTI 能显示脑白质结构的细微变化，并逐渐成为临床 MRI 常规检查的一部分，如中风、脑肿瘤（图 3-2-16）、精神分裂症以及其他一些有可能引起脑白质病变的疾病（艾滋病、癫痫、慢性酒精中毒）。在评价脑白质发育、髓鞘病变、肿瘤的生长及变性类疾病方面有独特的优势，比常规 T_2 更敏感。

IVIM 理论由 Le Bihan 等于 20 世纪 80 年代首先提出，最先应用于中枢神经系统，近年来由于 MRI 软硬件技术飞速发展而重新得到关注，在多个部位都展现出良好的应用前景。IVIM 同时对水分子弥散运动以及毛细血管的流动具有敏感性，可以得到纯／实际弥散相关系数（D）、灌注分数（f）及灌注系数／假性弥散相关系数（D^*）三个参数。由于可以同时获得弥散和灌注信息，IVIM 又称为"双指数"DWI 技术[14,15]。目前在头颈部临床应用方面，IVIM 主要用于脑胶质瘤、脑梗死等疾病的诊断，以及鼻咽癌疗效的追踪。

DWI 及 DTI 的理论前提为水分子扩散是布朗运动，该理论认为水分子弥散是随机过程，给定时间内弥散位移服从概率分布，水分子自由弥散，位移服从高斯分布[16,17]。然而，实际上由于细胞膜、细胞器等微观结构对水分子弥散的限制，弥散位移偏离高斯分布，而这一偏离程度则表示为弥散峰度，DKI 便是基于这一理论所建立的弥散模型。峰度又称峰态系数，表示概率密度分布曲线在平均值处峰值高低的特征数。平均峰度（mean kurtosis，MK）是一个复杂的微观指标，其大小取决于感兴趣区内组织的结构复杂程度，结构越复杂，非正态分布水分子扩散受限越显著，MK 也就越大。如肿瘤组织内细胞异型性、细胞核的多形性越明显，间质中血管增生越丰富，则 MK 越大。目前在中枢神经系统临床应用方面，DKI 主要用于脑缺血、脑梗死、脑创伤、神经退行性疾病的早期诊断和疗效追踪，以及高、低级别胶质瘤的鉴别诊断。

（二）PWI

灌注是指富氧血通过组织的速率，常被定义为单位组织和时间内通过组织的血流量，单位为 ml·$100g^{-1}$·min^{-1}。磁共振 PWI 基于团注外源性对比剂（示踪剂）或动脉自旋标记内源性示踪剂追踪技术，当这些顺磁性示踪剂进入毛细血管床时，组织血管腔内的磁敏感性增加，引起局部微磁场均匀性下降，导致 T_1 和 T_2^* 的值缩短，反映在磁共振影像上则是在 T_1WI 上信号强度增加，而在 T_2^*WI 上信号强度降低。血脑屏障完整存在时，对比剂首过期间，对比剂不能透过毛细血管管壁进入周围组织中，主要存在于血管内，血管内外对比剂浓度梯度最大，信号变化受弥散因素的影响很小，因此磁共振 PWI 能反映组织血流灌注的情况，提供组织微循环和血流动力学信息，临床上常用于评价脑组织供血情况。由于脑肿瘤有灌注增高的特点，而脑淋巴瘤具有增强明显强化但低灌注的特点，对鉴别困难的脑部占位性病变有一定的诊断价值。

DCE 是一种基于 T_1WI 的动态增强扫描，采用外

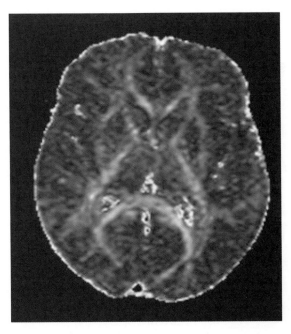

图 3-2-15　正常脑组织 DTI 的 RA 图，白质纤维束呈高信号

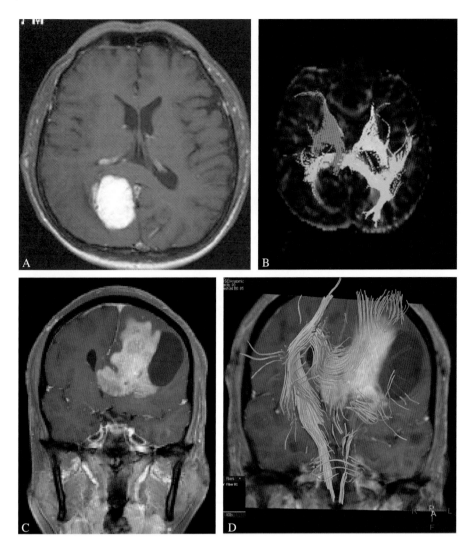

图 3-2-16　脑肿瘤的脑白质纤维束成像。A、B. 脑实质外肿瘤 - 脑膜瘤，纤维束推压；C、D. 脑实质内肿瘤 - 胶质瘤，纤维束破坏

源性对比剂（钆对比剂）作为示踪剂，是一种用于评价组织微循环功能状态的 MRI 技术，通过不同的药物代谢动力学模型计算出组织灌注（T_1 灌注）、渗透性相关的生理学及病理学参数，包括半定量参数（时间信号曲线、峰值浓度、最大斜率和 60 s 曲线下面积）和定量参数（转运常数、流率常数、血管外细胞外间隙容积比和血浆容量百分比）[18]。DCE 能够反映靶器官的结构特征、强化方式及病理状态下血管生成、肿瘤基质的特征性变化，是一种用于肿瘤早期诊断及疗效评价的无创性检查方法。

DSC 基于 T_2^*WI 磁敏感动态增强扫描，同样采用外源性示踪剂（钆对比剂）作为示踪剂，是目前临床上最常用的灌注 MRI 技术，可计算对比剂首次通过的平均通过时间（mean transit time，MTT）、达峰时间（time to peak，TTP）、脑血容量（cerebral blood volume，CBV）和脑血流量（cerebral blood flow，CBF）等脑组织微循环灌注的半定量血流动力学参数，是测量 CBV 和 CBF 的标准方法，常用于急性脑梗死的诊断和脑胶质瘤的分级[18]（图 3-2-17）。

近年新开发的 ASL，是利用射频脉冲激励标记流入血液的质子作为内源性示踪剂，检测这些 ASL 的质子随血流通过组织时产生的信号改变，计算并获得上述 DSC 所提及的半定量血流动力学指标。

（三）BOLD

1990 年 Ogawa 等首次应用血氧水平依赖（BOLD）皮质激发成像技术进行研究以来，BOLD 技术由于无须引入外源性对比剂可重复多次而成为应用最广泛的

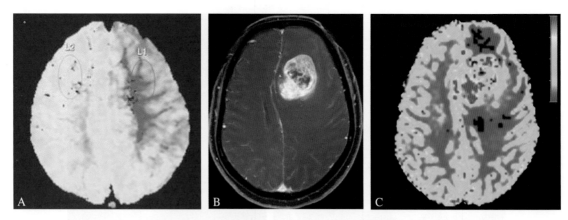

图 3-2-17　A. 脑梗死的 PWI 显示，左侧额叶脑灌注下降；B. 高级别胶质母细胞瘤 T_1W 增强病灶明显强化；C. PWI 的 r-CBV 显示病灶高灌注

技术 [4,19]。BOLD 效应即血氧水平依赖效应。在 MR 成像中，血氧水平状态差异可改变信号强度而产生信号对比差，这是因为氧合血红蛋白和去氧血红蛋白对磁场的作用不同，氧合血红蛋白具有抗磁性，而去氧血红蛋白具有顺磁性。顺磁性的去氧血红蛋白可导致局部磁场不均匀，使自旋磁矩加速去相位，从而降低了标准 T_2WI 或准 T_2WI（T_2^*WI）的信号强度。反过来，当含氧血红蛋白量增加时，将会增加 T_2 或 T_2^*WI 的信号强度。

　　BOLD 成像活动性脑组织信号强度的增高，主要反映了微血管内脱氧血红蛋白含量的细微改变，还受到一些不可控制的生理因素（血细胞比容、血氧饱和度、氧耗量等）影响。研究显示大翻转角 GRE 序列 BOLD 图像上信号强度变化还可由于流入效应（inflow effect）和引流小静脉（draining venule）引起，导致信号解释具有更大的复杂性。

　　BOLD 对研究正常中枢神经系统的解剖和生理活动是非常有用的技术（图 3-2-18），包括任务态功能磁共振成像（event-related functional MRI，er-fMRI）和静息态功能磁共振成像（resting-state functional MRI，rs-fMRI）。任务态 BOLD 是让受试者在磁共振扫描仪里完成设计好的任务（如手掌对指运动），同时采集受试者的脑功能活动影像，然后将得到的脑活动图像数据与设计的任务序列进行比对，可以找到与任务设计一致的活动脑区，从而定位出与该任务对应的脑功能激活区域（即手掌对指运动任务对应脑的感觉运动区）。而静息态 BOLD 则是指受试者在清醒状态下躺在磁共振扫描仪中，全身放松，不做任何任务或系统思考进行扫描。在临床神经外科中应用较多

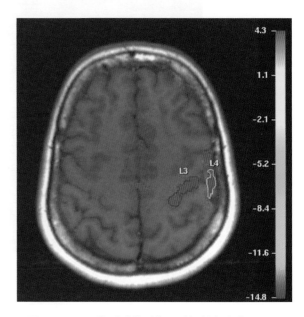

图 3-2-18　正常（手掌对指运动）的任务态 BOLD

的是任务态 BOLD，主要包括：确定运动皮质功能区的位置及其与肿瘤的关系（图 3-2-19），术前评价肿瘤是否能在不损害功能的前提下完全切除；帮助选择手术入路；了解肿瘤对主要功能区的影响及非主要功能区的代偿状况，术后评估功能区是否受损及受损程度，评估患者完全恢复的可能性。

三、MRI 在脑肿瘤诊治中的应用价值

　　如上所述，常规 MRI 即可以多序列成像，而且可以行任意平面成像，故可以较 CT 更敏感地发现脑肿瘤，而且其软组织分辨力远较 CT 好，故更有利于肿瘤的定位、定性。肿瘤在多个序列上显示的影像信

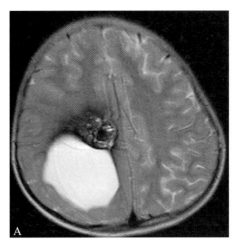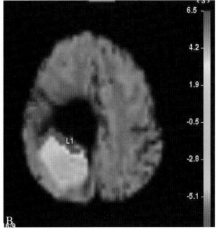

图 3-2-19 右顶叶海绵状血管瘤。A．T2WI；B．手掌对指运动的任务态 BOLD

号特征加上钆（Gd）对比剂的应用更有利于肿瘤的定性，准确率也高于单一成像方法的 CT。近来逐渐在临床广泛应用的特殊序列，如 DWI、PWI、SWI、BOLD、MRS、APT，无论在术前判断肿瘤的性质、评价肿瘤与大脑重要功能区的关系、指导手术方案的选择及术后评价、追踪及发现肿瘤复发、转移方面都有较大价值。

（一）胶质瘤

胶质瘤是最常见的发生于脑实质内的脑肿瘤，约占原发性脑肿瘤的 50%。胶质瘤的分类一般按胶质细胞的组织学类型分为星形细胞瘤、少突胶质瘤、室管膜瘤和脉络丛乳头状瘤 / 癌。据统计，约 3/4 胶质瘤是星形细胞瘤，根据细胞分化程度不同，影像学表现也不一样。

低级别（即 I ～ II 级）星形细胞瘤生长缓慢，血管较少，边缘常为模糊浸润状，部分可为边界清楚的实质性肿块。肿块在 T_1WI 与周围脑组织比呈等、低信号强度，T_2WI 呈均匀的高信号强度改变。肿块周围没有或少量脑水肿，DWI 弥散轻度受限，二乙三胺五醋酸钆（Gd-DTPA）增强后强化不明显，肿瘤内极少出血。

高级别（即 III ～ IV 级）星形细胞瘤生长快，占位效应明显，边缘呈浸润性生长，边界模糊不清，可越过中线向对侧蔓延。肿瘤内坏死囊变多见，有时可见出血，T_1WI 呈不均匀的低信号，T_2WI 呈不均匀高信号强度，DWI 弥散明显受限改变，Gd-DTPA 增强后边缘呈不规则的环状明显强化。肿块周围有明显较大范围的指状脑白质水肿，^1H-MRS 可见胆碱（choline，Cho）水平升高，N- 乙酰天门冬氨酸（N-acetyl aspartate，NAA）水平下降，Cho/NAA 及 Cho/Cr 比值增加（图 3-2-20）。

少突胶质瘤少见，生长缓慢，好发在大脑半球靠近灰质的部位。局部表现为不均匀的或蜂窝状的 T_1WI 等、低信号，T_2WI 高信号强度的肿块影，DWI 可见弥散轻度受限，Gd-DTPA 增强后强化不明显。肿瘤内有钙化是其特点，CT 显示清楚的小点状高密度影，MRI 表现为 T_1WI、T_2WI 点状低信号影。肿瘤周围水肿不明显。

室管膜瘤在儿童中以第三和第四脑室多见，成年人则以侧脑室多见，也可发生于大脑半球。室管膜瘤为实质性肿瘤，T_1WI 呈等、低信号，T_2WI 呈高信号，增强后明显强化。由于肿瘤生长在侧脑室内，较少引起周围脑组织水肿。肿瘤阻塞脑室或导水管易引起脑积水。室管膜瘤的细胞脱落可造成脑室内或蛛网膜下腔的肿瘤播散转移。

（二）脑膜瘤

脑膜瘤好发于 40 ～ 70 岁的成年人，大脑突面、矢状窦旁、大脑镰旁最多见，多呈球形或半球性实质性肿块，边界清楚，往往可见流空的增粗血管影包绕。瘤内多有钙化，T_1WI 呈等、偏低信号，T_2WI 呈偏低或偏高信号。增强扫描肿块明显均匀强化，多与脑膜、颅骨或大脑镰宽基底相贴，边缘部分脑膜增厚呈"尾征"改变。少数脑膜瘤内可有囊变，增强扫描囊变部分没有强化。周围组织结构和脑回受挤压移

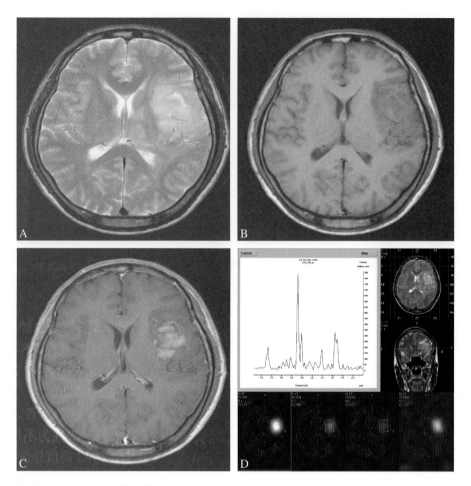

图 3-2-20　左侧额叶胶质瘤。A. T_2WI 呈较高信号；B. T_1WI 呈等、稍低信号；C. 增强后可见不均匀强化，周围可见无强化脑组织水肿区；D. 同一病例 1H-MRS 可见 Cho 水平升高，NAA 水平下降，Cho/NAA 及 Cho/Cr 比值增加，符合较高级别的胶质瘤表现

位，可见"脑回挤压征"，邻近的蛛网膜下腔增宽。一般周围脑组织水肿不明显，但受压严重时也可出现脑水肿。少数脑膜瘤可为恶性，当脑膜瘤内信号不均匀，边界不清欠规整，周围脑组织水肿明显时，提示恶性可能。

（三）转移瘤

　　恶性肿瘤常发生颅内转移，尤其是脑转移，以幕上多见，绝大多数见于皮髓质交界处，常为多发，多为边界清楚的实质性结节、肿块，其内可有出血或坏死，部分转移瘤可为囊性，大部分转移瘤周围都有明显水肿，增强后结节可有明显强化，且常为环形强化（图 3-2-21）。发生于脑膜（特别是柔脑膜）的肿瘤转移，在 Flair 序列平扫图像上可见沿脑沟分布的条带状高信号影，增强扫描的 T_1WI、Flair 可以清楚显示增厚的柔脑膜及小结节。

（四）常见的桥小脑角肿瘤

　　发生于桥小脑角的肿瘤可来自脑组织、岩骨、蛛网膜腔，大部分位于桥小脑角池内，部分来自内听道，还有一些来自邻近脑或颅底组织突入或蔓延至桥小脑角。桥小脑角脑实质外的肿瘤在 MRI 上表现为：①肿块局部桥小脑角池增宽；②肿块与脑组织之间有脑脊液填充的缝隙；③脑干受压移位变形；④小脑半球受压变形。常见听神经瘤（75%）（图 3-2-22）、脑膜瘤（8%～10%），其次是胆脂瘤（上皮样囊肿）、血管性病变和其他神经鞘瘤，少见转移癌、副神经节细胞瘤、室管膜瘤和乳头状瘤等。桥小脑角常见发生于脑实质的肿瘤有转移癌和脑干或小脑的胶质瘤，少见血管母细胞瘤和来自第四脑室的室管膜瘤或乳头状瘤。

（五）常见的鞍区肿瘤

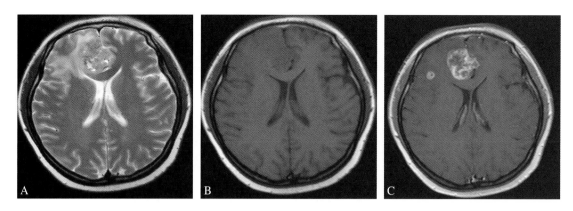

图 3-2-21　卵巢癌患者，右侧额叶可见两个转移瘤。A. T_2WI 呈不均匀高、稍高信号；B. T_1WI 呈稍低信号；C. 增强后可见环形强化，结节周围可见片状水肿区，增强后水肿区无强化

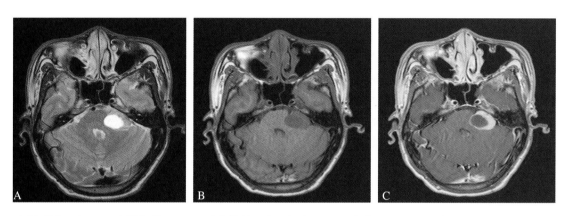

图 3-2-22　左侧听神经瘤。A. 实性部分 T_2WI 呈稍高信号，囊性部分 T_2WI 呈高信号；B. 实性部分 T_1WI 呈稍低信号，囊性部分 T_1WI 呈低信号；C. 实性部分增强后明显强化，囊性部分增强后无强化

　　鞍区常见肿瘤分为鞍内、鞍上和海绵窦区肿瘤三类。鞍内肿瘤主要有垂体瘤、垂体微腺瘤、垂体增生、囊肿和颅内动脉瘤；鞍上肿瘤有垂体大腺瘤、颅咽管瘤、脑膜瘤、动脉瘤和胶质瘤；海绵窦区肿瘤主要有转移瘤、脑膜瘤和神经鞘瘤等。

　　鞍内垂体瘤在 MRI 上表现为：①垂体窝增大；②垂体高度＞9 mm；③肿瘤在 T_1WI 和 T_2WI 呈等信号肿块，Gd-DTPA 增强后肿瘤的强化程度稍低于垂体组织，尤以动态扫描为明显；④肿瘤可合并卒中出血或囊变；⑤垂体漏斗部抬高、偏移。如垂体瘤增大明显，则可穿过鞍隔突入鞍上池，也可包绕颈内动脉（图 3-2-23）。

　　发生于鞍上的颅咽管瘤多为囊性或囊实性，而发

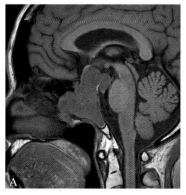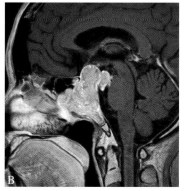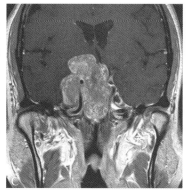

图 3-2-23　垂体侵袭性大腺瘤

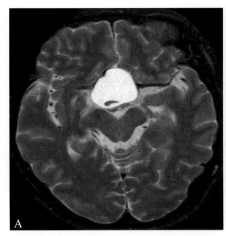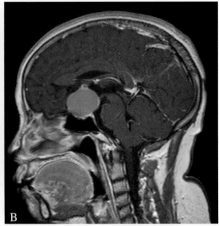

图 3-2-24　鞍上颅咽管瘤。A. T$_2$WI 呈明显高信号；B. 增强后矢状位 T$_1$WI 呈均匀高信号，正常垂体受压显示不清

生于鞍内的颅咽管瘤则多为实质性。MRI 诊断颅咽管瘤的征象有：①鞍上池囊性或囊实性肿块，边界清楚呈类圆形或分叶状，T$_1$WI 以低信号为主，T$_2$WI 呈高信号改变，增强扫描囊壁环形强化，肿瘤实质部分有明显强化（图 3-2-24）；大的颅咽管瘤向上生长压迫第三脑室前部引起梗阻性脑积水，向后生长压迫脑干。②多可见到垂体。③瘤体内多有钙化，以 CT 显示效果最好。

（杨绮华　谢明伟　梁碧玲）

参考文献

1. 高元桂，蔡幼铨，蔡祖龙. 磁共振成像诊断学. 第一版. 北京：人民军医出版社，1993.

2. 彭文伟. 现代感染性疾病与传染病学. 北京：北京科学技术出版社，2000.

3. 沈君，梁碧玲，陈健宇，等. 经治重型 β 地中海贫血的股骨骨髓 MR 成像分析. 中华放射学杂志，2006，40（9）：937-940

4. 黄穗乔，梁碧玲，张嵘，等. 运用功能磁共振成像探讨中央沟区肿瘤对运动皮层功能的影响. 中山大学学报（医学科学版），2007，28（4）：452-457

5. Zhou J, Payen JF, Wilson DA, et al. Using the amide proton signals of intracellular proteins and peptides to detect pH effects in MRI. Nat Med, 2003, 9（8）：1085-1090.

6. Park JE, Kim HS, Park KJ, et al. Pre-and post-treatment glioma：comparison od amide proton transfer imaging with MR spectroscopy for biomarkers of tumor proliferation. Radiology, 2016, 278（2）：514-523.

7. 宋国栋，陈敏. 酰胺质子转移成像原理及研究应用进展. 医学影像杂志，2017，27（8）：1576-1578.

8. Wen Z, Hu S, Huang F, et al. MR imaging of high-grade brain tumors using endogenous protein and peptide-based contrast. Neuroimage, 2010, 51（2）：616-622.

9. 张思雨，孙洪赞. 酰胺质子转移加权成像在肿瘤中的应用进展. 磁共振成像，2019，10（8）：629-632.

10. 王茹茹，李启霖，田卫卫，等. 酰胺质子转移成像在中枢神经系统中的应用现状及进展. 磁共振成像，2020，11（12）：1194-1196.

11. 谭湘萍，梁碧玲，钟镜联，等. 正常人脑组织磁共振扩散张量成像. 中山大学学报（医学科学版），2003，24（35）：74-76.

12. 张卫东，梁碧玲，陈建宇，等. 颅脑肿瘤瘤周水肿的弥散张量成像评价. 中山大学学报（医学科学版），2006，27（6）：694-698.

13. 张卫东，梁碧玲，黄穗乔，等. 脑星形细胞瘤弥散张量成像的初步研究. 癌症，2004，23（3）：317-321.

14. Le Bihan D, Turoer R, Douek P, et al. Diffusion MR imaging：clinical application. Am J Roentgenol, 1992, 159（3）：591-599.

15. Le Bihan D, Breton E, Lallemand D, et al. MR imaging of intravoxel incoherent motions：application to diffusion and perfusion in neurologic

disorders. Radiology，1986，161（2）：401-407.

16． Higano S，Zhong J，Shrier DA，et al. Diffusion anisotropy of the internal and the coron radiata in association with stroke and tumors as measured by diffusion-weighted MR imaging. Am J Neuroradiol，2001，22（2）：456-463.

17． Wieshmann UC，Symms MR，Parker GJ，et al. Diffusion tensor imaging demonstrates deviation of fibers in normal appearing white matter adjacent to a brain tumour. J Neurol Neurosurg Psychiatry，2000，68（4）：501-503.

18． 黄杰，李晓光，康厚艺，等. DSC-MRI 和 DCE-MRI 定量分析在脑胶质瘤分级诊断中的应用. 第三军医大学学报，2015，37（7）：672-677.

19． Ogawa S，Lee TM，Nagak AS，et al. Oxggenation-sensitive contrast in MRI of rodent brain of high magnetic field. Magn Reson Med，1990，14（1）：68-78.

第三节　PET-CT

一、简介

（一）PET

PET 全称为正电子发射断层显像（positron emission tomography），是利用正电子发射体标记的葡萄糖、氨基酸、胆碱、胸腺嘧啶、受体的配体及血流显像剂等药物为示踪剂，以解剖图像方式、从分子水平显示机体及病灶组织细胞的代谢、功能、血流、细胞增殖和受体分布状况，为临床提供更多生理和病理方面的诊断信息，因此称之为分子显像或生物化学显像。PET 的应用使核医学迈入分子核医学的新纪元。

PET 是目前最先进的医学影像诊断设备，是唯一能以解剖形态方式进行功能、代谢及受体显像的新型高科技影像设备。其成功解决了病灶的清晰显示问题，使肿瘤诊断从单纯的解剖形态影像迈进了功能代谢影像时代，是肿瘤诊疗进入现代化的标志。但是，随着科学技术的发展及患者对治疗水平要求的提高，出现了适形放疗、γ- 刀、射频消融、超声聚焦刀等新型治疗方法，这些治疗方法对病灶的准确定位提出了更高要求。大量的临床研究结果证实，PET 对病灶的显示比 CT、MR 优势明显，但对于病灶的准确定位及与比邻结构的关系却远不如 CT、MR，难以满足临床精准治疗的要求[1-3]。因此，PET 检查发现病灶后，必须再进行 CT 或 MR 定位检查才能进行治疗，而且一些 PET 发现的小病灶及一些位于解剖结构复杂部位的较小病灶，在 CT 或 MR 定位检查时却难以发现，临床医生无法根据 PET 结果进行精准治疗，PET 的应用价值受到限制。PET-CT、PET-MR 则充分利用了 PET 及 CT、MR 的图像优势，取长补短，有效解决了病灶的显示和准确定位问题，满足了临床精准治疗的要求。

（二）PET-CT

PET-CT 是将 PET（功能代谢显像）、CT（解剖结构显像）两个已经相当成熟的技术相融合，实现了 PET、CT 图像的同机融合。PET-CT 使 PET 的功能显像与螺旋 CT 的精细结构显像两种高档显像技术的优点融于一体，形成优势互补，一次成像既可获得 PET 图像，又可获得相应部位的 CT 图像，既可准确地对病灶定性，又能准确定位。其诊断性能及临床实用价值更高，被称之为近 20 年来在肿瘤诊断领域最重要的发展。

举个例子说明，PET-CT 所产生的影像就像是电视气象预报中所显示的卫星云图与地图相结合一样。PET 图像可清晰显示癌症病灶，就像卫星云图显示不同的降雨量；而 CT 所显示的精细解剖影像就像地图，告诉医生癌症病灶的准确位置及病灶与周围组织结构的比邻关系。PET 与 CT 有机结合而成的 PET-CT 就如同卫星云图与地图相结合，准确获得不同区域的天气状况或降雨量；精确地将 PET 显示的癌症病灶与 CT 显示的病灶精确位置及病灶与周围组织结构的比邻关系融合在一张影像资料中。最大限度地满足了临床各种精确治疗的需要，也架起了临床医生与 PET 之间的桥梁。

（三）PET-MR

PET-MR 是将正电子发射断层显像（PET）和核磁共振（MR）成像术两者结合一体化组合成的大型功能代谢与分子影像诊断设备，同时具有 PET 和 MR 的检查功能，是在 PET 及 PET 与 CT 融合一体化的基础上发展而来的新技术。相较于 PET-CT，PET-MR 最大的优势在于其无辐射，这一点对于儿童尤其重要。另外 MR 成像不仅在软组织结构显示方面表现出色，还可提供多序列成像及多种衍生功能 MR 成像技术，这大大方便了病灶内复杂成分的鉴别。因此，PET-MR 可谓是"强强联合"，在大幅降低 PET-CT 辐射的同时，提供了高质量的解剖、组织分子结构以及功能代谢相关影像。近 10 年来，PET-MR 设备技术发展迅猛，国内外多家公司相继推出了一体化成像系统。作为目前高端医学影像诊断设备尖端技术的代表，PET-MR 在多种复杂疾病（尤其是肿瘤、神经系统及心血管系统等）领域的精准诊断和研究方面具有重要意义[4]。

二、示踪剂

（一）^{18}F-FDG

^{18}F- 氟代脱氧葡萄糖（^{18}F-FDG）是葡萄糖的类似物，是临床最常用的显像剂。^{18}F-FDG 经静脉注射后，在葡萄糖转运蛋白的帮助下通过细胞膜进入细胞内，细胞内的 ^{18}F-FDG 在己糖激酶（hexokinase）的作用下磷酸化，生成 6-PO$_4$-^{18}F-FDG，由于 6-PO$_4$-^{18}F-FDG 与葡萄糖的结构不同（2- 位碳原子上的羟基被 ^{18}F 取代），不能进一步代谢，而且 6-PO$_4$-^{18}F-FDG 不能通过细胞膜，因此，可被滞留在细胞内达几个小时。在葡萄糖代谢平衡状态下，6-PO$_4$-^{18}F-FDG 的滞留量大体上与组织细胞葡萄糖消耗量一致，因此，^{18}F-FDG 能反映体内葡萄糖的利用状况。

绝大多数恶性肿瘤细胞具有高代谢特点，由于恶性肿瘤细胞的分裂、增殖比正常细胞快，能量消耗相应增加，而葡萄糖为组织细胞能量的主要来源之一，因此，恶性肿瘤细胞的异常增殖需要过度利用葡萄糖，其途径是增加葡萄糖膜转运能力和糖代谢通路中的主要调控酶活性。恶性肿瘤细胞糖酵解的增加与糖酵解酶的活性增加有关，与之有关的酶有己糖磷酸激酶、6- 磷酸果糖激酶、丙酮酸脱氢酶等[5]。目前，已明确恶性肿瘤细胞中的葡萄糖 mRNA 表达增高，导致葡萄糖转运蛋白增加。因此，肿瘤细胞内可积聚大量 ^{18}F-FDG，经 PET 显像可显示肿瘤的部位、形态、大小、数量及肿瘤内的放射性分布情况。同时肿瘤细胞的原发灶和转移灶具有相似的代谢特性，一次注射

^{18}F-FDG 就能全身显像，^{18}F-FDG PET 全身显像对于了解肿瘤的全身累及范围具有独特价值。临床上 ^{18}F-FDG 主要用于恶性肿瘤的诊断及良、恶性肿瘤的鉴别诊断、临床分期、评价疗效及监测复发等[6]。根据大脑葡萄糖的代谢特点，^{18}F-FDG 主要用于癫痫灶的定位、早老性痴呆、脑血管疾病、抑郁症等的诊断及研究[7]，也可用于大脑局部生理功能与糖代谢关系的研究，如视觉、听觉刺激、情感活动、记忆活动等引起相应的大脑皮质区域的葡萄糖代谢改变。对于心肌，^{18}F-FDG 的主要用途是估测心肌存活[8]。^{18}F-FDG 在脑肿瘤应用中的局限性主要在于：一方面，正常脑组织的高葡萄糖代谢使得病灶 - 背景对比度降低，糖代谢轻至中度增高的肿瘤难以被检出，导致其诊断灵敏度较低；另一方面，许多非肿瘤性病变，如炎症、脱髓鞘病变、脑梗死以及放疗后的放射性损伤等，都可能出现糖代谢的明显增高，从而使脑肿瘤与部分良性病变有时难以鉴别。

（二）氨基酸

氨基酸是人体必需的营养物质，在体内的主要代谢途径为：①合成蛋白质；②转化为具有重要生物活性的酶、激素等；③经转运、脱氨、脱羧变成二氧化碳、尿素等，被其他组织利用或排出体外。其中合成蛋白质是其主要代谢途径。疾病或生理、生化改变可出现蛋白质合成的异常，而标记氨基酸可动态显示该异常变化。

目前，用于人体 PET 显像的标记氨基酸有 L- 甲基 -^{11}C- 蛋氨酸（^{11}C-MET）、L-1-^{11}C- 亮氨酸、L-^{11}C- 酪氨酸、L-^{11}C- 苯丙氨酸、L-2-^{18}F- 酪氨酸、O- （2-^{18}F- 氟代乙基）-L- 酪氨酸（FET）、L-6-^{18}F- 氟代多巴（^{18}F-FDOPA）、L-4-^{18}F- 苯丙氨酸、^{11}C- 氨基异丙氨酸及 ^{13}N- 谷氨酸等。大部分氨基酸类似物示踪剂通过氨基酸转运系统进入细胞，而恶性肿瘤中的氨基酸转运和蛋白质合成速率异常增高。^{11}C 和 ^{18}F 标记氨基酸在肿瘤组织中的摄取率明显增高，而在正常脑组织中的本底摄取较低，使得脑肿瘤组织与正常组织的放射性比值高、图像清晰，有助于鉴别肿瘤组织与炎症或其他糖代谢旺盛的病灶。与 ^{18}F-FDG 联合应用可弥补 ^{18}F-FDG 的不足，提高对肿瘤的鉴别能力，同时还可用于鉴别肿瘤的复发与放疗后改变，以及早期预测治疗效果[9-11]。

（三）胆碱

甲基 -[11]C- 胆碱是较常用的胆碱代谢显像剂，主要用于脑肿瘤、前列腺癌、膀胱癌、肺癌、食管癌、结肠癌等显像。甲基 -[11]C- 胆碱在胆碱激酶的催化下被磷酸化生成磷酸胆碱，参与细胞膜的合成。胆碱被磷酸化后将停留在细胞中，即出现"化学滞留"。肿瘤细胞分裂、增殖旺盛，细胞膜生物合成活跃，且胆碱激酶活性增高，使得对底物胆碱的需求增加。目前也有使用 [18]F 标记的胆碱，如 [18]F- 氟代甲基胆碱、[18]F- 氟代乙基胆碱及 [18]F- 氟代丙基胆碱等，其中 [18]F- 氟代甲基胆碱与甲基 -[11]C- 胆碱显像效果相类似。胆碱代谢显像剂的优点是肿瘤 / 非肿瘤放射性比值高，肿瘤显像清晰，静脉注射后短时间即可显像检查[12]。

（四）[13]N-NH₃·H₂O

$^{13}N\text{-}NH_3 \cdot H_2O$ 能通过自由扩散进入组织细胞，不受 $Na^+\text{-}K^+$ ATP 酶的影响，首次通过摄取率接近 100%。$^{13}N\text{-}NH_3 \cdot H_2O$ 与谷氨酸可在谷氨酰胺合成酶的催化下，转变为谷氨酰胺，但并不影响首次通过摄取率。在恶性脑肿瘤中，局部脑血流量高、新生血管活跃以及血脑屏障通透性增高等因素使更多 $^{13}N\text{-}NH_3 \cdot H_2O$ 得以进入细胞内。另外，谷氨酰胺合成酶作为氨代谢的关键酶，在恶性肿瘤中的表达水平也明显升高。其主要用于脑及心肌血流灌注显像，与 ^{18}F-FDG 联合应用估测存活心肌，也可用于脑肿瘤的诊断与鉴别诊断[13]。

三、PET-CT 在脑肿瘤中的应用

脑肿瘤分为原发性和继发性肿瘤两大类。原发性脑肿瘤发生于脑组织、脑膜、脑神经、垂体、血管及残余胚胎组织等；继发性脑肿瘤是指机体其他部位的恶性肿瘤转移或侵入颅内的肿瘤。PET 显像主要用于脑肿瘤的定性、生物学特性的评估、治疗后复发与纤维瘢痕形成或治疗后改变（包括假性进展、放射性坏死与假性反应）的鉴别、疗效评价及预后预测等。

（一）胶质瘤

胶质瘤的早期诊断及良、恶性鉴别是临床确定治疗方案的依据，且直接影响患者的治疗效果和预后。[18]F-FDG PET-CT 显像对胶质瘤的恶性程度评估具有重要的临床应用价值[14-15]。星形细胞瘤 I、II 级 ^{18}F-FDG PET 显像常表现为低代谢影像，病灶的放射性摄取程度低于正常脑组织（图 3-3-1），阅片时需注意与 CT、MRI 对照。III、IV 级星形细胞瘤 ^{18}F-FDG PET 显像多表现为高代谢影像，病灶放射性摄取程度接近、甚至高于相邻的脑皮质（图 3-3-2），当肿瘤内部发生出血、坏死时，相应部位可表现为放射性缺损区（图 3-3-3）。因此，根据胶质瘤病灶对 ^{18}F-FDG 的摄取程度可以鉴别其恶性度。

肿瘤细胞对 ^{18}F-FDG 摄取程度的降低是放、化疗有效的标志，在肿瘤治疗过程中，应用 ^{18}F-FDG PET 显像进行连续动态观察，根据病灶对 ^{18}F-FDG 摄取程度的变化判断肿瘤细胞对治疗的反应，可用于评价疗效。对于手术治疗的患者，[18]F-FDG PET 显像可以早期发现残余病灶，为进一步治疗提供依据。胶质瘤具有很强的复发性，CT、MR 对胶质瘤手术或放疗后复发与治疗后瘢痕形成的鉴别有一定困难，而 ^{18}F-FDG PET 显像则具有明显优势，因为治疗后形成的瘢痕糖代谢水平远远低于复发的肿瘤组织。在 ^{18}F-FDG PET 显像图像上，治疗后形成的瘢痕组织表现

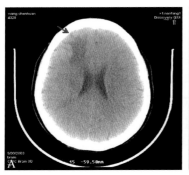
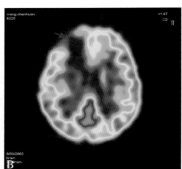
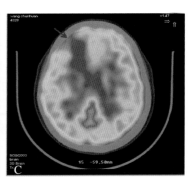

图 3-3-1　胶质瘤 I 级 ^{18}F-FDG PET-CT 显像

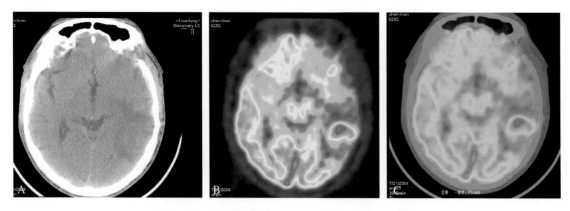

图 3-3-2 胶质瘤Ⅲ级术后复发 ^{18}F-FDG PET-CT 显像

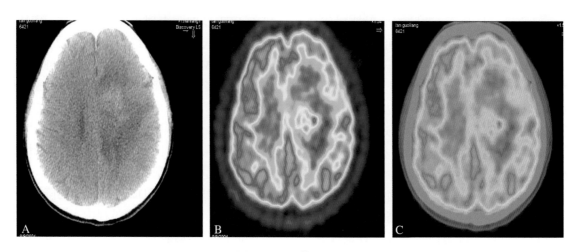

图 3-3-3 胶质瘤Ⅱ～Ⅲ级 ^{18}F-FDG PET-CT 显像

为放射性减低影（即低代谢灶），而复发的肿瘤组织表现为放射性浓聚影（即高代谢灶）。大量临床研究结果证明，^{18}F-FDG PET 显像是鉴别胶质瘤手术或放疗后复发或治疗后瘢痕形成的有效手段[16-18]。

正常情况下，氨基酸类 PET 显像，如 ^{11}C- 蛋氨酸（^{11}C-MET）PET，在正常脑组织中表现为低摄取，而在多数脑胶质瘤中表现为高摄取。其主要原因是肿瘤细胞氨基酸代谢明显高于正常脑组织，这与 L 型氨基酸载体转运增加、细胞增殖、Ki-67 表达以及微血管密度等有关，大多数低分级的胶质瘤在血脑屏障破坏后也可见氨基酸高摄取[19]。临床初步研究表明，^{11}C-MET PET 扫描能为脑胶质瘤的分级、肿瘤范围的确定、预后估测、疗效监测、复发与坏死的鉴别等方面提供重要信息[10-11]。^{11}C-MET PET 对于脑胶质瘤的诊断及治疗后残余或复发的检出具有明显优势，其脑肿瘤组织与正常组织的放射性比值高，图像清晰，对

病灶边缘显示清楚，特别是对于低分级的胶质瘤更有意义（图 3-3-4）。现有研究显示，另一种氨基酸显像剂 ^{18}F-FDOPA 在脑胶质瘤的诊断与评价中也具有与 ^{11}C-MET 相似的应用价值[20]，且 ^{18}F 更长的半衰期使得其具有更广阔的临床应用潜力（图 3-3-5）。此外，近期研究结果显示，氨基酸显像剂 ^{18}F-FET 可提高目前鉴别胶质瘤治疗后复发 / 进展与瘢痕形成的水平，并可作为胶质瘤的独立预后因素[21]。

^{13}N-NH$_3$·H$_2$O PET 是一种被广泛用于脑及心肌血流灌注显像的 PET 示踪剂，它是谷氨酰胺合成的关键底物，可以用于脑肿瘤显像。现有研究表明，^{13}N-NH$_3$·H$_2$O PET 在胶质瘤诊断及分级评估中具有一定价值，且在非肿瘤性病变（如颅内出血、多发性硬化和脑脓肿等）中不摄取或摄取非常低，对于脑胶质瘤与非肿瘤性病变的鉴别优于 ^{11}C-MET[22-23]（图 3-3-6）。

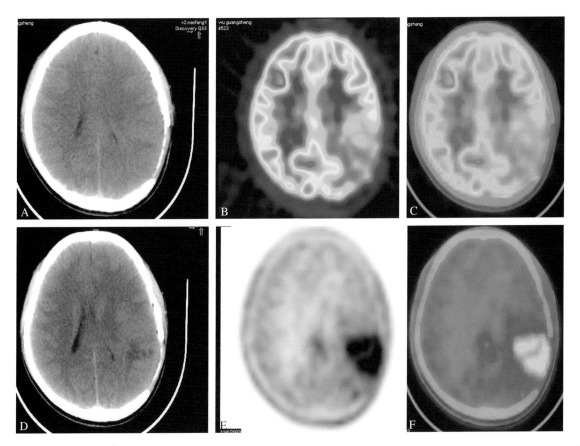

图 3-3-4　左顶叶星形细胞瘤 Ⅱ ～ Ⅲ 级术后。A ～ C．^{18}F-FDG PET-CT 显像局部代谢轻度增高，边界欠清楚；D ～ F．^{11}C-MET PET-CT 显示复发高代谢灶

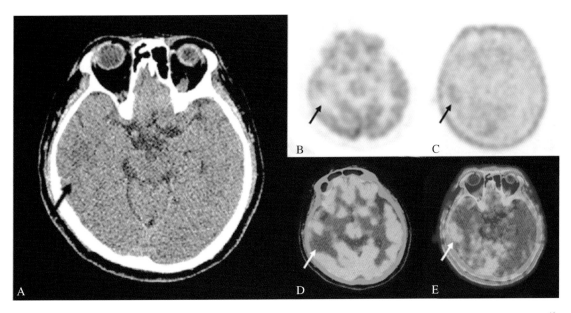

图 3-3-5　右颞叶 Ⅱ 级弥漫性星形细胞瘤患者 PET-CT 图像。A．CT 示右侧颞叶稍低密度病灶（箭头所示）；B、D．^{18}F-FDG PET 及 PET-CT 示局部放射性摄取减低；C、E．^{18}F-DOPA PET 及 PET/CT 示放射性摄取增高

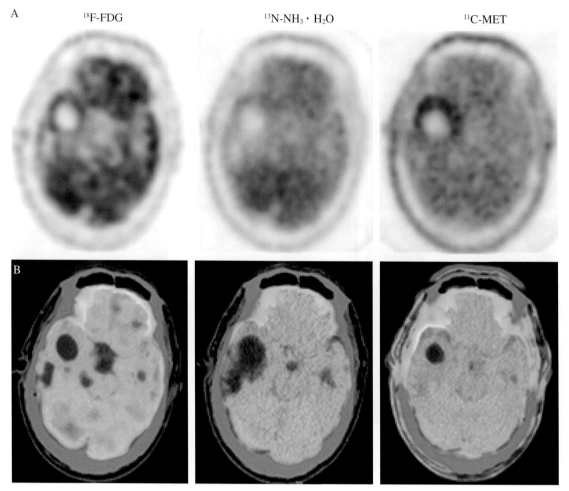

图 3-3-6 右颞叶脑脓肿患者 PET-CT 图像。A. PET 图像；B. PET-CT 图像示右侧颞叶病灶实性部分，^{18}F-FDG 及 ^{11}C-MET 摄取均增高（^{11}C-MET 更明显），^{13}N-NH$_3$·H$_2$O 摄取未见增高

（二）脑膜瘤

脑膜瘤大多起源于埋在上矢状窦两侧的蛛网膜绒毛的细胞巢，也可起源于脑膜的成纤维细胞。肿瘤常见于上矢状窦两侧、蝶骨嵴、嗅沟、小脑脑桥角等处。发生率仅次于胶质瘤，是常见的脑肿瘤之一。脑膜瘤多为良性，生长缓慢，易于手术切除，预后较好。但是，脑膜瘤手术切除后约有 15% 的复发率，且少数脑膜瘤可发生恶变，即细胞出现明显的异型性或浸润性生长，称为恶性脑膜瘤，有时也可以出现肺及淋巴结等颅外转移。^{18}F-FDG PET 显像可用于脑膜瘤的良、恶性鉴别及复发监测[24]。另外，^{11}C-MET 及 ^{13}N-NH$_3$·H$_2$O 也可用于脑膜瘤的诊断与鉴别诊断[25-26]（图 3-3-7）。

（三）原发颅内恶性淋巴瘤

原发颅内恶性淋巴瘤（primary intracranial malignant lymphoma，PIML）对 ^{18}F-FDG 的摄取率很高，一般标准化摄取值（standardized uptake value，SUV）在 5 以上，^{18}F-FDG PET 显像表现为高代谢病灶（图 3-3-8）。颅内恶性淋巴瘤对 ^{18}F-FDG 摄取率的降低是治疗有效的标志，根据肿瘤对 ^{18}F-FDG 摄取率的变化，可以早期评价治疗效果，监测复发[27]。另外，部分氨基酸示踪剂被证明在 PIML 中摄取增高，但其病灶放射性摄取程度通常低于 ^{18}F-FDG[28]（图 3-3-9）。

（四）垂体腺瘤

垂体腺瘤是鞍内最常见的肿瘤，占颅内肿瘤的第二位，多发于 40～60 岁。男、女发病率无明显差别。临床观察证明正常脑垂体 ^{18}F-FDG PET 显像无明

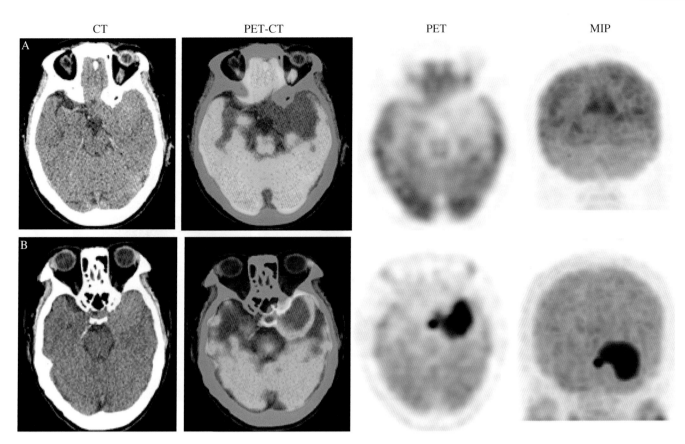

图 3-3-7　左侧鞍旁脑膜瘤患者 PET-CT 显像。A. ^{18}F-FDG PET-CT 显像示左侧鞍旁肿块 FDG 摄取明显低于脑实质；B. ^{13}N-NH$_3$·H$_2$O PET-CT 显像示肿块 ^{13}N-NH$_3$·H$_2$O 摄取显著增高

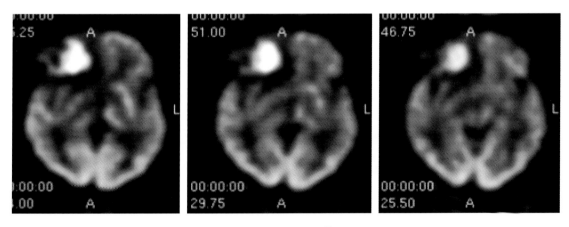

图 3-3-8　颅内恶性淋巴瘤术后复发 ^{18}F-FDG PET-CT 显像

显放射性集聚，而垂体腺瘤对 ^{18}F-FDG 的摄取明显增加，尤其是无功能性细胞腺瘤，^{18}F-FDG PET 显像为高代谢灶（图 3-3-10）。^{18}F-FDG PET 结合其他氨基酸类（如 ^{18}F-FDOPA、^{11}C-MET）或 ^{68}Ga-DOTATATE PET 显像可提高对功能性垂体腺瘤的检测，也可以用于观察垂体腺瘤对治疗的反应及监测复发[29-31]。

（五）脑转移瘤

脑转移瘤约占全部脑肿瘤的 20%。恶性肿瘤死亡病例中 10%～15% 发生脑转移，其较常发生脑转

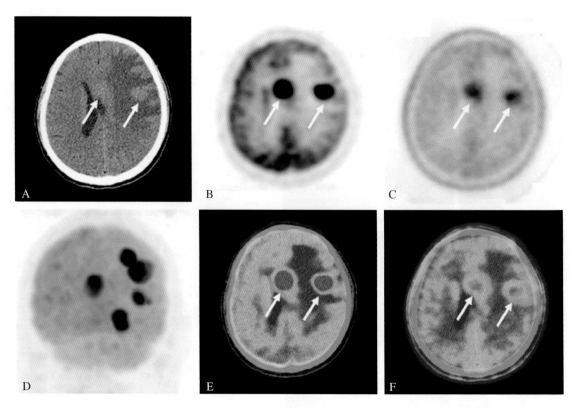

图 3-3-9 颅内原发弥漫性大 B 淋巴瘤 ¹⁸F-FDG 及 ¹⁸F-FDOPA PET-CT 显像。A. CT 平扫；B、E. ¹⁸F-FDG PET 及 PET-CT；C、F. ¹⁸F-FDOPA PET 及 PET-CT；D. ¹⁸F-FDG PET 最大密度投影图

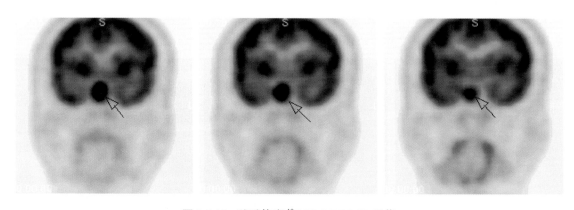

图 3-3-10 脑垂体瘤 ¹⁸F-FDG PET-CT 显像

移的肿瘤有支气管肺癌、乳腺癌、黑色素瘤、胃癌、结肠癌、肾癌、绒毛膜上皮癌等。60% ~ 70% 的脑转移瘤病例为多发，大病灶常伴有出血、坏死、囊性变及液化。

脑转移瘤与其原发灶一样是恶性肿瘤，具有较强的 ¹⁸F-FDG 摄取能力，¹⁸F-FDG PET 显像表现为高代谢病灶（图 3-3-11）。如果病灶内有出血、坏死、囊性变及液化，相应部位可表现为放射性缺损。但在临床工作中，也常遇到一部分脑转移瘤 ¹⁸F-FDG 摄取并

不高，¹⁸F-FDG PET 显像病灶部位的放射性摄取仅略高于相邻的脑白质，因此，阅片时要十分注意。对于先发现脑转移瘤，而原发病灶未明的肿瘤患者，进行 PET-CT 全身显像，有助于检出肿瘤原发灶[32]。另外，对于明确诊断，了解肿瘤全身累及范围及选择治疗方案也具有重要意义。此外，还可以选用 ¹⁸F-FDG PET 显像判断放、化疗效果，检测手术后残余病灶，鉴别肿瘤治疗后复发和瘢痕形成。¹¹C- 胆碱对于脑肿瘤的诊断优点是正常脑组织摄取很少，而脑转移瘤摄

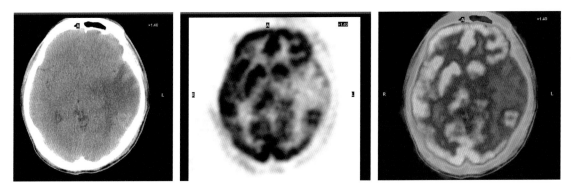

图 3-3-11 肺癌脑转移瘤 ^{18}F-FDG PET-CT 显像

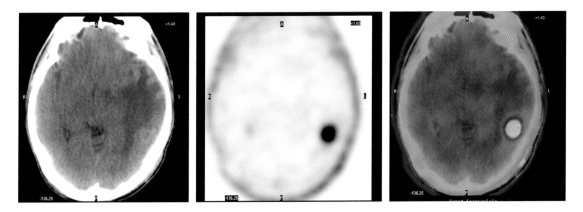

图 3-3-12 肺癌脑转移 ^{11}C- 胆碱 PET-CT 显像

取程度很高，因而肿瘤 / 非肿瘤放射性比值高，肿瘤显像清晰，这有利于临床进行精准治疗（图 3-3-12）。

（何 巧 张祥松）

参考文献

1. Niekel MC, Bipat S, Stoker J. Diagnostic imaging of colorectal liver metastases with CT, MR imaging, FDG PET, and/or FDG PET/CT: a meta-analysis of prospective studies including patients who have not previously undergone treatment. Radiology, 2010, 257（3）: 674-684.

2. Lee JR, Kim JS, Roh JL, et al. Detection of occult primary tumors in patients with cervical metastases of unknown primary tumors: comparison of 18F FDG PET/CT with contrast-enhanced CT or CT/MR imaging-prospective study. Radiology, 2015, 274（3）: 764-771.

3. 沈晓磊，阮丽萍. 新型显像技术 PET/CT 优势与存在的问题. 中国辐射卫生，2012，21（1）: 56-57.

4. 杨真露，张龙江. PET/MRI 及其临床应用新进展. 中华医学杂志，2016，96（1）: 75-78.

5. 翟士桢，杨志，杜进. ^{18}F-FDG 的放射性标记、显像原理与临床研究进展. 同位素，2011，24（S1）: 59-67.

6. Dominique D. Oncological application of FDG PET imaging: brain tumors, colorectal cancer lymphoma and melanoma. Nucl Med, 1999, 40: 591-603.

7. Zuzana W, Federica G, Stefania O, et al. Clinical utility of FDG PET in Parkinson's disease and atypical parkinsonism associated with dementia. Eur J Nucl Med Mol Imaging, 2018, 45（9）: 1534-1545.

8. Knuuti J, Schelbert HR, Bax JJ, et al. The need for standardisation of cardiac FDG PET imaging in the evaluation of myocardial viability in patients with chronic ischaemic left ventricular dysfunction. Eur J Nucl Med Mol Imaging, 2002, 29（9）: 1257-1266.

9. 王全师，吴湖炳，王明芳，等. [11]C- 蛋氨酸 PET/CT 显像在脑胶质瘤中的初步应用. 中华核医学杂志，2005，25（5）：286-287.

10. Li DL，Xu YK，Wang QS，et al. 11C-methionine and 18F fluorodeoxyglucose positron emission tomography/CT in the evaluation of patients with suspected primary and residual/recurrent gliomas. Chin Med J，2012，125（1）：91-96.

11. Ogawa T，Inugami A，Hatazawa J，et al. Clinical positron emission tomography for brain tumors：comparison of fludeoxyglucose 18F and L-methyl-11C-methionine. AJNR Am J Neuroradiol，1996，17（2）：345-353.

12. Hara T，Kosaka N，Shinoura N，et al. PET imaging of brain tumor with [methyl-11C]choline. J Nucl Med，1997，38（6）：842-847.

13. Zhang XS，Chen WA，Yue DC，et al. Usefulness of 13N-NH3 PET in the evaluation of brain lesions that are hypometabolic on 18F-FDG PET. J Neuro-Oncol，2011，105：103-107.

14. Delbeke D，Meyerowitz C，Lapidus R，et al. Optimal cutoff levels of F-18 fluorodeoxyglucose uptake in the differentiation of low-grade from high-grade brain tumors with PET. Acta Radiol，1995，195：47-52.

15. De Witte O，Levivie M，Violon P，et al. Prognostic value positron emission tomography with [18F] fluoro-2-deoxy-D-glucose in the low-grade glioma. Neurosurgery，1996，39（3）：470-476.

16. Bares R，Althehoefer C，Cremerius U，et al. FDG-PET for metabolic classification of residual after chemotherapy. Nucl Med，1994，35：131.

17. Barker FG，Chang SM，Valk PE，et al. 18-Fluorodeoxyglucose uptake and survival of patients with suspected recurrent malignant glioma. Cancer，1997，79（1）：115-126.

18. Paronas NJ，Di Chiro G，Brooks RA，et al. Work in progress：[18F]-fluorodeoxyglucose and positron emission tomography in the evaluation of radiation necrosis of the brain. Radiology，1982，144：885-889.

19. Chung JK，Kim YK，Kim SK，et al. Usefulness of ^{11}C-methionine PET in the evaluation of brain lesions that are hypo-or isometabolic on ^{18}F-FDG PET. Eur J Nucl Med Mol Imaging，2002，29（2）：176-82.

20. Lapa C，Linsenmann T，Monoranu CM，et al. Comparison of the amino acid tracers ^{18}F-FET and ^{18}F-DOPA in high-grade glioma patients. J Nucl Med，2014，55（10）：1611-1616.

21. Gabriele DM，Daniel PB，Gabriele S，et al. ^{18}F-FET PET Imaging in differentiating glioma progression from treatment-related changes：a single-center experience. J Nucl Med，2020，61（4）：505-511.

22. Xiangsong Z，Weian C. Differentiation of recurrent astrocytoma from radiation necrosis：a pilot study with ^{13}N-NH$_3$ PET. J Neuro-Oncol，2007，82（3）：305-311.

23. He Q，Zhang L，Zhang B，et al. Diagnostic accuracy of N-ammonia PET，C-methionine PET and F-fluorodeoxyglucose PET：a comparative study in patients with suspected cerebral glioma. BMC Cancer，2019，19（1）：332.

24. Lee JW，Kang KW，Park SH，et al. ^{18}F-FDG PET in the assessment of tumor grade and prediction of tumor recurrence in intracranial meningioma. Eur J Nucl Med Mol Imaging，2009，36（10）：1574-1582

25. Gudjonsson O，Blomquist E，Lilja A，et al. Evaluation of the effect of high-energy proton irradiation treatment on meningiomas by means of ^{11}C-L-methionine PET. Eur J Nucl Med，2000，27（12）：1793-1799

26. Zhang XS，Shi XC，Yi C，et al. 13N-NH3 versus F-18 FDG in detection of intracranial meningioma：initial report. Clin Nucl Med，2011，36（11）：1003-1006.

27. Rosenfeld SS，Hoffman JM，Coleman RE，et al. Studies of primary central nervous system lymphoma with fluorine-18-fluorodeoxyglucose positron emission tomography. Nucl Med，1992，33：532-536.

28. Shi X，Zhang X，Yi C，et al. The combination of ^{13}N-ammonia and ^{18}F-FDG in predicting primary central nervous system lymphomas in immunocompetent

patients. Clin Nucl Med，2013，38（2）：98-102.

29．Bergström M，Muhr C，Lundberg PO，et al. PET as a tool in the clinical evaluation of pituitary adenomas. J Nucl Med，1991，32（4）：610-615.

30．李建南，解敬慧，杜雪梅，等. ^{18}F-FDG PET/CT 对偶发垂体大腺瘤的诊断价值. 国际放射医学核医学杂志，2013（3）：172-176.

31．Zhang F，He Q，Luo G，et al. The combination of ^{13}N-ammonia and ^{11}C-methionine in differentiation of residual/recurrent pituitary adenoma from the pituitary gland remnant after trans-sphenoidal adenomectomy. BMC Cancer，2021，21（1）：837.

32．王全师，王欣璐，吴湖炳，等. 全身 ^{18}F-FDG PET/PET-CT 在脑转移瘤寻找原发灶中的诊断价值. 中国神经肿瘤杂志，2004，2（3）：171-175.

第 4 章

病 理 学

第一节 发展历史、现状和未来

一、发展历史

中枢神经系统（central nervous system，CNS）肿瘤病理学与其他病理学分支一样，随着观察手段和检测技术不断进步，经历了解剖病理学、组织病理学、超微病理学及免疫病理学的发展阶段。在此过程中，建立了 CNS 肿瘤命名分类系统及病理诊断和生物学行为评价标准，并随着对 CNS 肿瘤认识的逐步深入使其分类被不断补充完善。包括世界卫生组织（World Health Organization，WHO）分类在内，2016 年以前的 CNS 肿瘤分类均以传统细胞起源学说及组织形态特征作为主要分类和分级依据，并一直被用作 CNS 肿瘤病理诊断、指导治疗、评估预后和预测复发风险的金标准。

分子流行病学研究揭示，因分子遗传学和（或）表观遗传学变异背景不同，一些组织表现相同的 CNS 肿瘤中存在对治疗反应及预后可明显不同的分子分型或亚型，故单纯靠组织病理学分类和分型不能精确判断一个 CNS 肿瘤的实际生物学行为。为了精准指导治疗、评估预后及预测复发风险，对 CNS 肿瘤进行分子分型势在必行，分子标志物的不断发现为实现该目标提供了重要依据。因此，2016 年 CNS 肿瘤 WHO 分类（2016 年）打破了近百年来按组织学分类的传统，首次尝试在原有组织学分类的基础上，按分子遗传学特征相似性原则对 CNS 肿瘤重新分类。对胶质瘤和 CNS 胚胎性肿瘤引入分子分型有助于了解其本质，弥补了以往单纯组织学分类、分型及分级

的不足，显著提高了对这两类肿瘤诊治及预后评估的精确度，开启了 CNS 肿瘤分类和诊断由组织病理学向分子病理学过渡的新阶段。

二、目前状况

随着细胞遗传学、分子遗传学、表观遗传学和各种分子组学的高速发展，以及相应高通量分子检测技术和大数据分析软件日臻完善，使人类具备了从组织→细胞→分子水平认识肿瘤发生、发展分子机制及其遗传学和表观遗传学变异与表型异常之间关系的能力，因此 CNS 肿瘤分子病理学的研究突飞猛进。CNS 肿瘤分类分子与实用方法告知联盟（the Consortium to Inform Molecular and Practical Approaches to CNS Tumor Taxonomy，cIMPACT）依据爆发式增长的新发现对 WHO 分类（2016 年）做了 7 次补充更新，旨在能更客观地以生物学同质性精确定义 CNS 肿瘤类型。

在此基础上更新的 2021 年 CNS 肿瘤 WHO 分类（简称 2021 年新分类），仍遵循组织学与分子特征相结合的分层整合诊断原则。但基于精准医学理念，纳入大量新分子遗传学和表观遗传学（DNA 甲基化组）诊断指标及更详细的临床和分子流行病学随访数据，据此制定了 CNS 肿瘤分类、亚分类、分型、亚分型及分级的新方案。对一些原有 CNS 肿瘤重新归类、分型和（或）重新命名，新增了许多 CNS 肿瘤实体和分子亚型。每一 CNS 肿瘤实体均设有必须和理想的分层整合诊断标准，显著提升了 CNS 肿瘤病理诊断的精确度、可重复性和一致性，更有利于发病易感性和预后评估、个体化治疗、流调及同行交流。CNS 肿瘤分类和诊断真正进入分子病理学新时

代，分子病理检测（简称分子检测）也就成为临床诊治的迫切需求。

然而，现有分子检测指标及分子分型尚不能涵盖所有 CNS 肿瘤类型，即使是已有分子分型或分子亚型的 CNS 肿瘤类型，仍存在不能精确定义和严格界定的灰区。如 DNA 甲基化组相同的筛状神经上皮肿瘤和非典型性畸胎样 / 横纹肌样肿瘤 -TYR 亚型，为何前者预后明显优于后者？携带 *C13MC* 变异的有多层菊形团的胚胎性肿瘤是否为其独立分子亚型？有 *BCOR* 基因内部串联重复的 CNS 肿瘤是间叶性还是神经上皮肿瘤？故 2021 年新分类仍是一项正在进行中的工作。

三、未来发展趋势

从历史的大背景看，在 CNS 肿瘤病理学发展的各个阶段，其诊断标准在当时就是最精确的金标准。鉴于 CNS 肿瘤病理学的发展是随新技术出现而被不断完善的过程，故现有 CNS 肿瘤分子病理诊断标准，也会随着新技术出现及研究的逐步深入而被不断更新。因此，我们需要用动态和发展的眼光看待当前 CNS 肿瘤分子检测在精准诊断中的作用和意义。

CNS 肿瘤的治疗已向更精准的个体化模式转变，而以免疫及分子靶向治疗为代表的多种新兴疗法为改善患者预后带来希望，精准诊断是精准治疗的前提，分子检测则是精准诊断的重要基础。然而，目前 CNS 肿瘤的分子检测指标多用于分子分型或亚分型及预后评估，真正能指导临床治疗者还很少，故迫切需要探索和发现与其治疗密切相关的新分子检测指标。因决定 CNS 肿瘤异质性的分子遗传学及表观遗传学改变极其复杂，检测单一基因或几个基因已不能满足精准诊断的需求。只有不断拓展检测范围和提高检测精确度，才能使 CNS 肿瘤的分子病理诊断日益精准，以满足精准诊断和精准治疗的实际需要。

随着高通量、高灵敏度、高度自动化分子检测技术的飞速发展，相信将会发现更多 CNS 肿瘤分子遗传学、表观遗传学及多组学异常。大数据分析平台的建立可为高通量分子检测技术获得的海量数据提供信息分析及临床意义发掘的有效手段。深入了解各 CNS 肿瘤类型的分子生物学异常与其组织学表现、临床治疗及预后的相关性，在组织学诊断（即使在将来也是不可或缺的）基础上进行包含分子检测信息的

分层整合诊断，将为 CNS 肿瘤精准治疗及预后评估提供更为客观、精确的科学依据。因为人类对自然界事物的认识永无止境，故精准永远是相对的，而发展则是永恒的。

（于士柱）

第二节　CNS 原发性肿瘤的细胞起源与发生机制

一、细胞起源

（一）传统细胞起源学说

在 2016 年以前，所有 CNS 原发性肿瘤的命名和分类系统都是依据肿瘤的细胞起源学说。关于神经上皮起源肿瘤的细胞起源主要有两种传统观点，即以 Cushing 和 Bailey 为代表的胚胎残留学说和以 Kernohan 为代表的去分化间变学说。Cushing 和 Bailey（1926 年）认为神经上皮起源肿瘤分别由 CNS 不同分化阶段的胚胎残留性神经上皮细胞转化而来，以此解释其细胞发生，并据此将神经上皮起源肿瘤分为 16 个类型（图 4-2-1）。Kernohan 等则认为所有神经上皮起源肿瘤均由 CNS 对应的分化成熟细胞去分化间变而来。这两个学说为后续 CNS 原发性肿瘤的细胞起源研究及分类提供了重要线索，Cushing 和 Bailey 分类的多数肿瘤命名沿用至今，并被历次 CNS 肿瘤 WHO 分类采用。

（二）肿瘤干细胞起源学说

随着肿瘤干细胞（cancer stem cell，CSC）的发现及研究不断深入，提示 CNS 原发性肿瘤也是起源于 CSC。其中最具代表性者为胶质瘤干细胞（glioma stem cell，GSC），但 GSC 衍生于何种细胞及其生成机制仍是未解之谜。从生物学特征近似性推测，由 CNS 正常干 / 祖细胞向 GSC 转化的可能性更大，这和传统的胚胎残留学说一致。从肿瘤发生的复杂性看，现有证据尚不能排除 GSC 来自 CNS 分化成熟细胞去分化的可能性，这和传统的去分化间变学说一致。而实际情况很可能是这两种方式均存在，但以前者为主（图 4-2-2）。GSC 具有自我更新的能力，

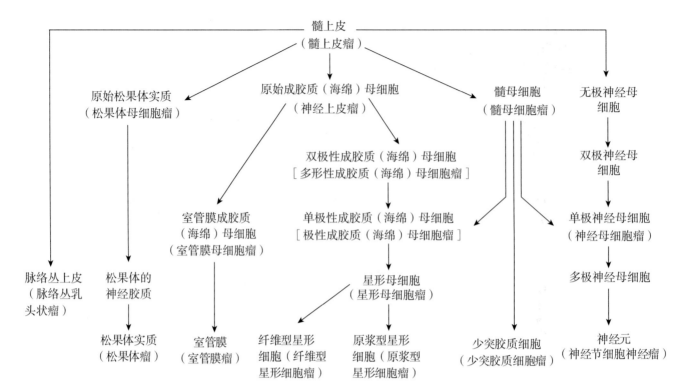

图 4-2-1 Cushing 和 Bailey 的神经上皮起源肿瘤分类及其细胞发生学设想

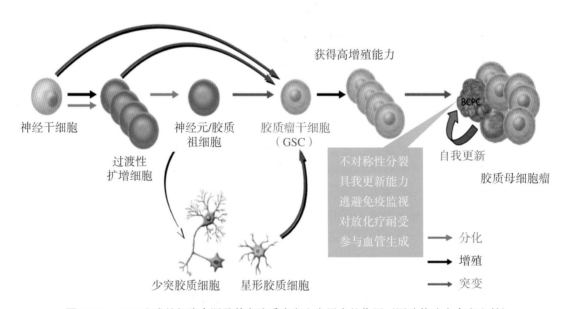

图 4-2-2 GSC 生成的细胞来源及其在胶质瘤发生发展中的作用（图片修改自参考文献）

可通过不对称分裂形成与自身相同的子代 GSC 及非 GSC 性肿瘤细胞，目前认为 GSC 是胶质瘤发生、发展、治疗失败和复发的根源。

二、发生机制

（一）基因组结构异常与肿瘤形成

人类基因组包括染色体基因组 DNA 及线粒体基因组 DNA，前者结构异常是导致 CNS 原发性肿瘤发生发展的主要原因，其主要异常形式包括：① DNA

大片段和小片段丢失（loss）或获得（gain），丢失可导致抑癌基因和（或）抑癌非编码 RNA（non-coding RNA，ncRNA）基因缺失及不表达，获得源于癌基因和（或）致癌 ncRNA 基因的扩增并引起它们过表达；② DNA 大片段和小片段杂合性缺失（loss of heterozygosity，LOH），引起多个或单个基因的功能异常；③ DNA 大片段及小片段异位和重排，可引起基因融合（产生致癌融合蛋白）及串联重复等，还可导致插入位点特定抑癌基因失活或癌基因激活；④ 基因突变引起的抑癌基因失活、癌基因激活或其编码蛋白功能异常等。基因突变又分为种系突变（germline mutation）、新突变（de novo mutation）和体细胞突变（somatic mutation）。种系突变是引发家族遗传性 CNS 原发性肿瘤的关键因素，如家族性髓母细胞瘤、家族性血管母细胞瘤。新突变是指患者父母本无基因异常，而在其精子或卵子减数分裂过程中发生基因突变，导致患者患病，但患者携带的致瘤性基因突变可传递给子代，并形成特定肿瘤的新易患家族，如某些神经纤维瘤。体细胞突变仅发生在肿瘤细胞内，且不遗传给子代。

（二）表观遗传学调控异常与肿瘤形成

表观遗传学是指在基因结构（DNA 碱基序列）不发生改变的情况下，通过 DNA 甲基化/去甲基化（主要是启动子区 CpG 岛）、核小体组蛋白甲基化/去甲基化和乙酰化/去乙酰化、染色质拓扑构象改变等基因转录水平的调控，以及通过小干扰 RNA（small interfering RNA，siRNA）、微小 RNA（microRNA）、长链非编码 RNA（long non-coding RNA，lncRNA）等 ncRNA 及 mRNA 选择性剪接等转录后水平调控引起的细胞表型变化。越来越多的证据表明，表观遗传学调控异常也是导致 CNS 原发性肿瘤发生发展的重要因素。

（三）宿主免疫监视异常与肿瘤形成

在 CNS 原发性肿瘤发生的起始阶段，机体可通过固有免疫及获得性免疫将初始肿瘤细胞清除。随着遗传学和表观遗传学异常的积累，部分肿瘤细胞获得干性并表达免疫抑制蛋白而不被免疫细胞杀伤。当宿主免疫系统只能选择性杀伤部分肿瘤细胞，但不能彻底清除 CSC 时，则宿主免疫系统与 CSC 暂时处于相互抑制的共生性平衡状态。因 CSC 对宿主免疫系统的耐受和抑制不断增强，最终逃逸宿主免疫监视形成肿瘤。已知胶质瘤细胞通过表达 PD-L1 和 FASL 捕获并诱导抗肿瘤杀伤性 T 细胞（表达 PD-1 和 FAS）凋亡，为胶质瘤分子靶向治疗带来了希望。

（四）微环境异常与肿瘤形成

CNS 原发性肿瘤的形成是微环境因素（基质细胞、免疫细胞、各种分泌因子）失调、表观遗传学调控异常及种系细胞和体细胞（干细胞、祖细胞、成熟分化体细胞）基因组结构异常的综合结果，发生肿瘤性转化的初始细胞经过分子遗传学异常事件的逐步积累衍化为 CSC（图 4-2-3A）。CSC 具有自我更新和无限增殖的能力，通过不对称分裂产生子代 CSC 及无再成瘤能力的肿瘤细胞（占肿瘤细胞大部分）；CSC 直接参与和间接促进间质血管生成，并可逃避免疫监视（图 4-2-3B）。虽然 CSC 是 CNS 原发性肿瘤发生发展的种子细胞及治疗失败（对放化疗耐受）和复发的根源，但 CSC 所在微环境是维持其生物学特性及肿瘤形成和发展不可或缺的先决条件（图 4-2-3A ～ C）。例如，即使恶性胶质瘤细胞进入血循环也很难形成转移瘤，说明微环境在 CNS 原发性肿瘤的发生发展过程中起重要作用。

（五）代谢异常与肿瘤形成

肿瘤细胞代谢重编程是恶性肿瘤发生发展必需的特有改变，而产能与合成代谢关键酶及相关调控基因和信号通路异常是其分子基础。1923 年，德国诺贝尔奖得主 Otto Warburg 发现，不缺氧的癌细胞仍以大量摄取和消耗葡萄糖产生乳酸为主要获能途径（即有氧糖酵解或称 Warburg 效应）。随研究深入逐步揭示：在多数恶性肿瘤细胞线粒体中三羧酸循环（tricarboxylic acid cycle，TCAC）与其下游电子传递链衔接受阻，使其大部分供能作用被 Warburg 效应替代，TCAC 则由主要供能途径变为肿瘤细胞内合成代谢的关键枢纽。且 Warburg 效应和异常 TCAC 均通过为肿瘤细胞增殖所需核苷酸、脂类、蛋白质合成提供中间代谢物促进肿瘤生长，其中一些合成用代谢物还是调控基因表达的信号分子（致癌代谢物），其异常蓄积可直接促进肿瘤发生发展。代谢重编程也是导致 CNS 肿瘤（尤其是恶性胶质瘤）发生发展的重要因素，并有可能成为未来 CNS 肿瘤治疗的有效新靶点。

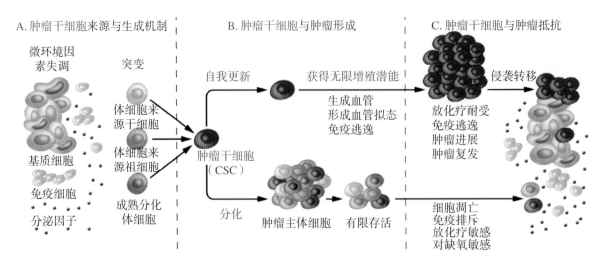

图 4-2-3 微环境异常在 CSC 生成、肿瘤形成和进展及治疗耐受和复发中的作用（图片修改自参考文献）

(于士柱)

第三节 CNS 肿瘤命名分类、分型和分级

一、CNS 肿瘤 WHO 分类建立的意义及历史沿革

自 1926 年 Cushig 和 Bailey 分类公布以来，CNS 肿瘤分类经历了一个漫长的发展完善历程。在 1979 年第一版 CNS 肿瘤 WHO 分类出版之前，历代神经病理学家基于自己从细胞起源、形态学特征及生物学行为等方面对 CNS 肿瘤认识和理解的不同，提出了多种 CNS 肿瘤的命名和分类标准，致使一个肿瘤可有多个名称及同一名称在不同分类系统中代表不同的肿瘤。由于不同国家和地区采用不同的 CNS 肿瘤命名和分类标准，从而导致病例统计的混乱和科研结果的不一，给文献阅读和学术交流造成极大的困难。为了流行病学调查中病例统计的准确性，以及便于会诊、科研和学术交流，WHO 国际神经病理学家委员会经过长达 15 年的病理学研究和大宗病例的临床随访工作后，于 1977 年在扎依尔首都金沙萨召开 CNS 肿瘤分类会议，在 Zülch 和 Rubinstein 主持下集体制定了第一个全世界公认和通用的 CNS 肿瘤 WHO 命名与分类方案（1979 年公布）。此后，CNS 肿瘤 WHO 分类委员会在 1993 年、2000 年、2007 年、2016 及 2021 年，先后对该分类做了五次调整和补充修改，每次都以蓝皮书形式公布修改后的新分类及详细说明。CNS 肿瘤 WHO 分类在全世界范围的广泛应用，对推动现代神经肿瘤病理学的迅速发展起了决定性作用。2021 年 CNS 肿瘤最新 WHO 分类蓝皮书及分类方案（表 4-3-1）已正式出版发行，本章将按该分类顺序对 CNS 主要肿瘤的病理学与分子病理学做简要介绍。

二、CNS 肿瘤分子分型的意义及分子检测与应用注意事项

（一）CNS 肿瘤分子分型的意义

如前所述，2021 年新分类以全新的面貌出现，采用了多种先进的分子检测技术、大量新分子标志物及系统的随赠资料。按分子遗传学和（或）表观遗传学（DNA 甲基化组）的相似性，对已有的 CNS 肿瘤重新分类、分型和（或）亚分型，并划分出成人型和儿童型弥漫性胶质瘤，确定了一些新肿瘤分子分型和（或）分子亚型（表 4-3-1）。使大部分 CNS 肿瘤有了用于分子分型和（或）亚分型诊断的分子标志（表 4-3-2）；显著提高了对 CNS 肿瘤分型和分级诊断、预后评估及指导治疗的精准性，具有划时代的意义。

（二）CNS 原发性肿瘤常用诊断性分子检测指标

2021 年新分类列出了主要 CNS 原发性肿瘤的常用诊断性分子检测指标（表 4-3-2）。随着该分类的推广应用，CNS 肿瘤分子标志物的检测会得到广泛应用。

（三）CNS 肿瘤分子检测应用的注意事项

1. 脑膜梭形细胞血管瘤（70%）、软骨肉瘤

表 4-3-1　2021 年中枢神经系统肿瘤的 WHO 新分类方案

肿瘤分类	ICD-O	分级
一、胶质瘤、胶质神经元肿瘤及神经元肿瘤		
（一）成人型弥漫性胶质瘤		
1. 星形细胞瘤，IDH 突变型		
(1) 星形细胞瘤，IDH 突变型	9400/3	2
(2) 星形细胞瘤，IDH 突变型	9401/3	3
(3) 星形细胞瘤，IDH 突变型	9445/3	4
2. 少突胶质细胞瘤，IDH 突变伴 1p/19q 共缺失型		
(1) 少突胶质细胞瘤，IDH 突变伴 1p/19q 共缺失型	9450/3	2
(2) 少突胶质细胞瘤，IDH 突变伴 1p/19q 共缺失型	9451/3	3
3. 胶质母细胞瘤，IDH 野生型，还包括以下三个特殊亚型		
(1) 巨细胞型胶质母细胞瘤	9440/3	4
(2) 胶质肉瘤　均为 IDH 野生型	9440/3	4
(3) 上皮样型胶质母细胞瘤	9440/3	4
（二）儿童型弥漫性低级别胶质瘤		
1. 弥漫性星形细胞瘤，MYB 或 MYBL1 变异型▲	9421/1	1
2. 血管中心型胶质瘤	9431/1	1
3. 青少年多形性低级别神经上皮肿瘤▲	9413/0	1
4. 弥漫性低级别胶质瘤，MAPK 通路变异型，分为四个亚型▲	9421/1	待定级；预后优于星形细胞瘤，IDH 突变型，2 级
(1) FGFR1 受体酪氨酸激酶结构域编码区串联重复亚型	9421/1	
(2) FGFR1 单碱基或双碱基突变亚型	9421/1	
(3) 形成 FGFR1 融合基因亚型	9421/1	
(4) BRAF^{V600E} 突变亚型	9421/1	
（三）儿童型弥漫性高级别胶质瘤		
1. 弥漫性中线胶质瘤，H3 K27 变异型，分为四个亚型▲	9385/3	4
(1) H3.3 K27 突变亚型	9385/3	4
(2) H3.1 或 H3.2 K27 突变亚型	9385/3	4
(3) H3 野生型有 EZHIP 过表达亚型	9385/3	4
(4) EGFR 突变亚型	9385/3	4
2. 弥漫性大脑半球胶质瘤，H3 G34 突变型▲	9385/3	4
3. 弥漫性儿童型高级别胶质瘤，H3/IDH 野生型，分为三个亚型▲	9385/3	4
(1) RTK1 亚型（预后居中，总中位生存期 21 个月）	9385/3	4
(2) RTK2 亚型（预后最好，总中位生存期 44 个月）	9385/3	4
(3) MYCN 亚型（预后最差，总中位生存期 14 个月）	9385/3	4
4. 婴儿型大脑半球胶质瘤▲，分为四个亚型	9385/3	待定级；5 年生存率 5% ~ 54%，ALK 亚型预后最好，ROS1 亚型预后最差
(1) NTRK1/2/3 变异亚型▲	9385/3	均以它们的 3' 端受体氨基酸激酶结构域编码区与多种伴侣基因的 5' 端片段形成重排性融合基因
(2) ROS1 变异亚型	9385/3	
(3) ALK 变异亚型	9385/3	
(4) MET 变异亚型	9385/3	
（四）局限性星形细胞胶质瘤		
1. 毛细胞型星形细胞瘤，还包括以下两个特殊亚型	9421/1	1
(1) 毛细胞黏液样型星形细胞瘤	9421/1	待定
(2) 有组织学间变特征的毛细胞型星形细胞瘤	9421/1	待定
2. 有毛细胞样特征的高级别星形细胞瘤	9421/3*	≈ 3
3. 多形性黄色瘤型星形细胞瘤		
(1) 多形性黄色瘤型星形细胞瘤	9424/3	2
(2) 多形性黄色瘤型星形细胞瘤	9424/3	3
4. 室管膜下巨细胞型星形细胞瘤	9384/1	1
5. 脊索样胶质瘤	9444/1	2
6. 星形母细胞瘤，MN1 变异型▲	9430/3	待定
（五）胶质神经元及神经元肿瘤		

续表

表 4-3-1　2021 年中枢神经系统肿瘤的 WHO 新分类方案

肿瘤分类	ICD-O	分级
1. 神经节细胞胶质瘤	9505/1	1
2. 神经节细胞瘤	9492/0	1
3. 婴儿促纤维增生性神经节细胞胶质瘤	9412/1	1
4. 婴儿促纤维增生性星形细胞瘤	9412/1	1
5. 胚胎发育不良性神经上皮瘤	9413/0	1
6. 有少突胶质细胞瘤样特征及核簇的弥漫性胶质神经元肿瘤	n/a	待定
7. 乳头状胶质神经元肿瘤	9509/1	1
8. 形成菊形团的胶质神经元肿瘤	9509/1	1
9. 黏液样胶质神经元肿瘤▲	9509/1	1
10. 弥漫性软脑膜胶质神经元肿瘤 (DLGNT), 分为三个亚型	9509/3*	≈ 2 或 3
(1) 染色体 1q 获得亚型	9509/3*	≈ 3
(2) 甲基化分类 1 型 (DLGNT-MC-1)	9509/3*	≈ 2
(3) 甲基化分类 2 型 (DLGNT-MC-2)	9509/3*	≈ 3
11. 多结节空泡状神经元肿瘤	9509/0*	1
12. 小脑发育不良性神经节细胞瘤 (Lhermitte-Duclos 病)	9493/0	1
13. 中枢神经细胞瘤	9506/1	2
14. 脑室外神经细胞瘤	9506/1	2
15. 小脑脂肪神经细胞瘤	9506/1	2
(六) 室管膜肿瘤		
1. 幕上室管膜瘤, NEC 或 NOS▲	9391/3	2 或 3
2. 幕上室管膜瘤, ZFTA 融合阳性型▲	9396/3	2 或 3
3. 幕上室管膜瘤, YAP1 融合阳性型▲	9396/3	待定
4. 后颅窝室管膜瘤, NEC 或 NOS▲	9391/3	2 或 3
5. 后颅窝 A 组 (PFA) 室管膜瘤▲	9396/3	2 或 3
6. 后颅窝 B 组 (PFB) 室管膜瘤▲	9396/3	2 或 3
7. 脊髓室管膜瘤, NOS▲	9391/3	2 > 3

肿瘤分类	ICD-O	分级
8. 脊髓室管膜瘤, MYCN 扩增型▲	9396/3	待定
9. 黏液乳头状型室管膜瘤	9394/1	2
10. 室管膜下室管膜瘤	9383/1	1
二、脉络丛肿瘤		
(一) 脉络丛乳头状瘤	9390/0	1
(二) 非典型性脉络丛乳头状瘤	9390/1	2
(三) 脉络丛癌	9390/3	3
三、胚胎性肿瘤		
(一) 髓母细胞瘤		
1. 髓母细胞瘤分子分型, 括号内为各分子分型所含分子亚型		
(1) 髓母细胞瘤, WNT 活化型	9475/3	4
(2) 髓母细胞瘤, SHH 活化及 TP53 野生型 (含 SHH-1 ~ -4 亚型)	9471/3	4
(3) 髓母细胞瘤, SHH 活化及 TP53 突变型 (仅含 SHH-3 亚型)	9476/3	4
(4) 髓母细胞瘤, 非 WNT/ 非 SHH 活化型 (含第 1 ~ 8 亚型)	9477/3	4
2. 髓母细胞瘤组织学分型		
(1) 髓母细胞瘤, 分为四个组织学亚型	9470/3	4
① 经典型髓母细胞瘤	9470/3	4
② 促纤维增生/结节型髓母细胞瘤	9471/3	4
③ 广泛结节型髓母细胞瘤	9471/3	4
④ 大细胞/间变性髓母细胞瘤	9474/3	4
(二) 其他中枢神经系统胚胎性肿瘤		
1. 非典型性畸胎样/横纹肌样肿瘤 (AT/RT), 分为三个亚型	9508/3	4
(1) AT/RT-TYR 亚型	9508/3	4
(2) AT/RT-SHH 亚型	9508/3	4
(3) AT/RT-MYC 亚型	9508/3	4
2. 筛状神经上皮瘤	n/a	待定

续表

表 4-3-1　2021 年中枢神经系统肿瘤的 WHO 新分类方案

肿瘤分类	ICD-O	分级
3. 有多层菊形团的胚胎性肿瘤（ETMR），分为三个亚型		
（1）ETMR, C19MC 变异亚型	9478/3	4
（2）ETMR, DICER1 突变亚型	9478/3	4
（3）ETMR, NEC 亚型	9478/3	4
4. 中枢神经系统神经母细胞瘤，FOXR2 活化型▲	9500/3	4
5. 有 BCOR 内部串联重复的中枢神经系统肿瘤▲	9500/3	待定
6. 中枢神经系统胚胎性肿瘤，NEC 或 NOS	9473/3	3～4
四、松果体肿瘤		
（一）松果体细胞瘤	9361/1	1
（二）中等分化的松果体实质肿瘤	9362/3	2 或 3
（三）松果体母细胞瘤，分为四个亚型	9362/3	4
1. 松果体母细胞瘤，microRNA 加工变异 1 亚型	9362/3	4
2. 松果体母细胞瘤，microRNA 加工变异 2 亚型	9362/3	4
3. 松果体母细胞瘤，RB1 变异亚型（松果体视网膜母细胞瘤）	9362/3	4
4. 松果体母细胞瘤，MYC/FOXR2 活化亚型	9362/3	4
（四）松果体区乳头状肿瘤	9395/3	2 或 3
（五）松果体区促纤维增生性黏液样肿瘤，SMARCB1 突变型	n/a	待定
五、颅神经及椎旁神经肿瘤		
（一）神经鞘瘤，分为六个亚型	9560/0	1
1. 普通型神经鞘瘤	9560/0	1
2. 陈旧性神经鞘瘤	9560/0	1
3. 富于细胞性神经鞘瘤	9560/0	1
4. 丛状神经鞘瘤	9560/0	1
5. 上皮样神经鞘瘤	9560/0	1
6. 微囊性/网状神经鞘瘤	9560/0	1
（二）神经纤维瘤，分为七个亚型		
1. 普通型神经纤维瘤	9540/0	1
2. 富于细胞性神经纤维瘤	9540/0	1
3. 非典型性神经纤维瘤/生物学行为未确定的非典型性神经纤维瘤性肿瘤	9540/0	待定
4. 丛状神经纤维瘤	9550/0	1
5. 弥漫性神经纤维瘤	9540/0	1
6. 结节状神经纤维瘤	9540/0	1
7. 巨大软组织神经纤维瘤	9540/0	1
（三）神经束膜瘤，分为四个亚型	9571/0	1
1. 软组织神经束膜瘤	9571/0	1
2. 神经内神经束膜瘤	9571/0	1
3. 网状神经束膜瘤	9571/0	1
4. 硬化性神经束膜瘤	9571/0	1
（四）混合性神经鞘膜肿瘤，分为三个亚型	9563/0	1
1. 混合性神经鞘瘤/神经束膜瘤	9563/0	1
2. 混合性神经纤维瘤/神经束膜瘤	9563/0	1
3. 混合性神经纤维瘤/神经束膜瘤	9563/0	1
（五）恶性黑色素性神经鞘膜肿瘤	9540/3	待定
（六）恶性周围神经鞘膜肿瘤（MPNST），分为三个亚型	9540/3	均分为：低级别 或 高级别
1. 普通型 MPNST（可见同叶性和（或）上皮性歧义分化）	9540/3	
2. 上皮样 MPNST	9540/3	
3. 神经束膜性 MPNST	9540/3	
（七）马尾神经的神经内分泌肿瘤（即原先的副节瘤）	8693/3	1
六、脑膜瘤		
（一）脑膜瘤，分为十五个亚型	9530/0	1

表 4-3-1　2021 年中枢神经系统肿瘤的 WHO 新分类方案

肿瘤分类	ICD-O	分级
1. 脑膜皮型脑膜瘤	9530/0	1
2. 纤维型脑膜瘤	9530/0	1
3. 过渡型脑膜瘤	9530/0	1
4. 砂粒体型脑膜瘤	9530/0	1
5. 血管瘤型脑膜瘤	9530/0	1
6. 微囊型脑膜瘤	9530/0	1
7. 分泌型脑膜瘤	9530/0	1
8. 富于淋巴细胞 - 浆细胞型脑膜瘤	9530/0	1
9. 化生型脑膜瘤	9530/0	1
10. 脊索瘤样型脑膜瘤	9530/0	2
11. 透明细胞型脑膜瘤	9530/0	2
12. 横纹肌样型脑膜瘤	9530/0	1～3
13. 乳头状型脑膜瘤	9530/0	2 或 3
14. 非典型性脑膜瘤	9530/0	2
15. 间变性（恶性）脑膜瘤	9530/0	3
七、累及中枢神经系统的间叶性非脑膜皮肿瘤		
（一）软组织肿瘤		
1. 纤维母细胞及肌纤维母细胞肿瘤		
(1) 孤立性纤维性肿瘤	8815/1	1～3
2. 血管肿瘤		
(1) 血管瘤及血管畸形，包括以下三种病变		
① 海绵状血管瘤	9121/0	良性
② 毛细血管瘤	9131/0	良性
③ 动静脉畸形	9123/0	良性
(2) 血管母细胞瘤	9161/1	1
3. 骨骼肌肿瘤		
(1) 横纹肌肉瘤，分为四个组织学亚型		均为高度恶
① 胚胎性横纹肌肉瘤	8910/3	
② 腺泡状横纹肌肉瘤	8920/3	性
③ 多形性横纹肌肉瘤	8901/3	
④ 梭型细胞横纹肌肉瘤	8912/3	
4. 未确定分化的肿瘤		
(1) 颅内间叶性肿瘤，FET-CREB 融合阳性型	n/a	待定
(2) CIC 重排肉瘤	9367/3	4
(3) 原发性颅内肉瘤，DICER1 突变型▲	9480/3	待定
(4) 尤因肉瘤	9364/3	4
（二）软骨及骨肿瘤		
1. 软骨源性肿瘤		
(1) 间叶性软骨肉瘤	9240/3	恶性
(2) 软骨肉瘤	9220/3	1～3
(3) 去分化软骨肉瘤	9243/3	高度恶性
（三）脊索肿瘤		
1. 脊索瘤，分为四型	9370/3	恶性
(1) 普通型脊索瘤	9370/3	低度恶性
(2) 软骨样脊索瘤	9370/3	低度恶性
(3) 去分化脊索瘤	9370/3	高度恶性

表 4-3-1　2021 年中枢神经系统肿瘤的 WHO 新分类方案

肿瘤分类	ICD-O	分级
(4) 低分化脊索瘤	9370/3	高度恶性
八、黑色素细胞肿瘤		
(一) 弥漫性脑膜黑色素细胞增生症		
1. 脑膜黑色素细胞瘤	8728/0	≈ 2
2. 脑膜黑色素瘤病	8728/3	≈ 4
(二) 局限性脑膜黑色素细胞肿瘤		
1. 脑膜黑色素细胞瘤	8728/1	≈ 2
2. 脑膜黑色素瘤	8720/3	≈ 4
九、累及中枢神经系统的血液和淋巴肿瘤		
(一) 淋巴系统淋巴瘤		
1. 中枢神经系统淋巴瘤		
(1) 中枢神经系统原发性弥漫性大 B 细胞淋巴瘤	9680/3	≈ 4
(2) 免疫缺陷相关的中枢神经系统淋巴瘤	n/a	≈ 4
(3) 淋巴瘤样肉芽肿		
① 淋巴瘤样肉芽肿 1 级	9766/1	1
② 淋巴瘤样肉芽肿 2 级	9766/1	2
③ 淋巴瘤样肉芽肿 3 级	9766/3	3
(4) 血管内大 B 细胞淋巴瘤	9712/3	≈ 4
2. 中枢神经系统其他罕见淋巴瘤		
(1) 硬脑膜的黏膜相关淋巴组织 (MALT) 淋巴瘤	9699/3	低度恶性
(2) 中枢神经系统其他低级别 B 细胞淋巴瘤		
① 淋巴浆细胞性淋巴瘤	9671/3	低度恶性
② 滤泡性淋巴瘤	9690/3	低度恶性
(3) 间变性大细胞淋巴瘤, ALK+/ALK-	9714/3	≈ 2 ~ 3
(4) T 细胞淋巴瘤	9702/3	≈ 3 ~ 4
(5) NK/T 细胞淋巴瘤 (鼻型)	9719/3	≈ 4
(二) 组织细胞肿瘤		
1. Erdheim-Chester 病	9749/3	靶向药敏感者预后较好
2. Rosai-Dorfman 病▲	9749/3	≈ 1 ~ 2
3. 幼年性黄色肉芽肿▲	9749/1	局限性预后好,播散性预后差
4. 朗格汉斯细胞组织细胞增生症		
(1) 朗格汉斯细胞组织细胞增生症, NOS	9751/1	预后取决于其累及部位
(2) 朗格汉斯细胞组织细胞增生症, 播散性	9751/3	多器官受累预后普遍差
5. 组织细胞肉瘤	9755/3	≈ 4
十、中枢神经系统生殖细胞肿瘤		
(一) 成熟性畸胎瘤	9080/0	良性
(二) 不成熟性畸胎瘤	9080/3	恶性
(三) 有体细胞型恶变的畸胎瘤	9084/3	恶性
(四) 胚生殖细胞瘤	9064/3	低度恶性
(五) 胚胎癌	9070/3	高度恶性
(六) 卵黄囊瘤	9071/3	高度恶性
(七) 绒毛膜癌	9100/3	高度恶性
(八) 混合性生殖细胞肿瘤	9085/3	所含成分决定恶性程度
十一、鞍区肿瘤		
(一) 造釉细胞瘤型颅咽管瘤	9351/1	1
(二) 乳头状型颅咽管瘤	9352/1	1
(三) 后垂体细胞和漏斗的垂体细胞瘤		
1. 垂体细胞瘤	9432/1	良性

表 4-3-1　2021 年中枢神经系统肿瘤的 WHO 新分类方案

肿瘤分类	ICD-O	分级
2. 散在颗粒细胞瘤	9582/0	良性
3. 核形细胞嗜酸细胞瘤	8290/0	良性
（四）垂体腺瘤/垂体神经内分泌肿瘤（PitNET）▲		●
1. PIT1 谱系细胞腺瘤		
（1）生长激素细胞腺瘤 /PitNET（GH 腺瘤）	8272/3	无分级
（2）泌乳素细胞腺瘤 /PitNET（PRL 腺瘤）	8271/3	无分级
（3）PRL-GH 共分泌细胞腺瘤 /PitNET（同一细胞分泌两种激素）	8272/3	无分级
（4）促甲状腺激素细胞腺瘤 /PitNET（TSH 腺瘤）	8272/3	无分级
（5）成熟性 PIT1 谱系多激素细胞腺瘤 /PitNET	8272/3	无分级
（6）嗜酸性干细胞腺瘤 /PitNET	8280/3	无分级
（7）不成熟性 PIT1 谱系细胞腺瘤 /PitNET	8272/3	无分级
（8）混合性 GH 细胞 -PRL 细胞腺瘤 /PitNET（两种独立细胞）	8281/3	无分级
2. TPIT 谱系细胞腺瘤		
（1）促肾上腺皮质激素细胞腺瘤 /PitNET（ACTH 腺瘤）	8272/3	无分级
3. SF1 谱系细胞腺瘤		无分级
（1）促性腺激素细胞腺瘤 /PitNET（FSH 和（或）LH 腺瘤）	8272/3	无分级
4. 非特定谱系细胞的垂体腺瘤 /PitNET		
（1）不能归类的多谱系细胞腺瘤 /PitNET	8272/3	无分级
（2）零细胞腺瘤 /PitNET	8272/3	无分级
5. 多发性垂体神经内分泌肿瘤		
（1）同步多发性不同谱系细胞瘤 /PitNET	8272/3	无分级
6. 垂体腺癌 / 转移性 PitNET	8272/3	播散转移
（五）垂体母细胞瘤	8273/3	待定
十二、中枢神经系统的转移性肿瘤		
（一）脑及脊髓实质的转移性肿瘤	见原发瘤	见原发瘤
（二）脑膜的转移性肿瘤	见原发瘤	见原发瘤

注:

ICD-O　为肿瘤性疾病国际分类的形态学编码（引自 2021 年更新版 ICD-O-3.2），"/0"代表良性肿瘤，"/1"代表交界性或生物学行为不确定的肿瘤，"/3"代表恶性肿瘤，但以上编码代表的肿瘤生物学行为尚不完全适用于中枢神经系统（CNS）肿瘤，所以与本次 CNS 肿瘤 WHO 分级的分级不完全一致。

*　为该国际癌症研究机构和世界卫生组织（IARC/WHO）委员会批准，在 2021 年 CNS 肿瘤 WHO 分类中新增的 ICD-O 编码。

n/a　该栏每行中所列阿拉伯数字为同一行中对应 CNS 肿瘤实体，因 WHO 分类委员会认为将其作为独立疾病的证据尚不够充分，故暂不为其设置 ICD-O 编码。

分级　2021 年 CNS 肿瘤 WHO 分类未给出明确分级的肿瘤或亚型。

≈　2021 年 CNS 肿瘤 WHO 分类给出同一行中阿拉伯数字为 CNS 肿瘤和（或）其亚型相当于某一 WHO 级别，用 ≈ 和阿拉伯数字表示。

●　稀疏颗粒型 GH 腺瘤、嗜酸性干细胞腺瘤，不成熟性 PIT1 谱系细胞腺瘤，ACTH 腺瘤中的稀疏颗粒型、Crooke 细胞腺瘤、沉默性 ACTH 腺瘤，以及零细胞腺瘤为高风险腺瘤（侵袭性强、对治疗不敏感、常早期复发）；其余均为低风险腺瘤。

分级待定　因现有资料有限，2021 年 CNS 肿瘤 WHO 分类未对这些病变分级，需在对它们的生物学行为有足够了解时再确定其分级。

斜体缩写　肿瘤或其亚型名称中的大写英文字母缩写或英文字母缩写 + 阿拉伯数字，凡是用斜体标出者代表发生 DNA 结构或异常序列异常之特定基因的名称。

NEC（Not elsewhere classified，不能归类）主要指在一个 ICD-O 编码对应的肿瘤命名中，但与现有 WHO 分子分型诊断标准均不相配，用于描述肿瘤"组织学分型 + 分级 + 分子 .NOS"的整合诊断。

NOS　NOS（Not otherwise specified，非特指）主要指因未做分子检测或检测失败，而不能做出特异性 WHO 分子分型和亚分型诊断，只能做出"组织学分型 + 分级 .NOS"的整合诊断。
NEC"。
（表中数据来自参考文献）

表 4-3-2　主要中枢神经系统原发性肿瘤常用的诊断性分子检测指标

肿瘤类型	最常用的诊断性分子检测指标 ▲
成人型弥漫性胶质瘤	
星形细胞瘤，IDH 突变型	*IDH1*、*IDH2*
少突胶质细胞瘤，IDH 突变伴 1p/19q 共缺失型	*IDH1*、*IDH2*、1p/19q
胶质母细胞瘤，IDH 野生型	IDH 野生型、染色体 7 和 10、*TERT* 启动子、*EGFR*、其他
儿童型弥漫性低级别胶质瘤	
弥漫性星形细胞瘤，*MYB* 或 *MYBL1* 变异型	*MYB*、*MYBL1*
血管中心型胶质瘤	*MYB*
青少年多形性低级别神经上皮肿瘤	*BRAF*、*FGFR2/3*
弥漫性低级别胶质瘤，MAPK 通路变异型	MAPK 通路基因
儿童型弥漫性高级别胶质瘤	
弥漫性中线胶质瘤，H3 K27 变异型	H3 p.K28（K27）、*EGFR*、*EZHIP*
弥漫性大脑半球胶质瘤，H3 G34 突变型	H3 p.G34（G34V/R）
弥漫性儿童型高级别胶质瘤，H3 野生型/IDH 野生型	IDH 野生型、H3 野生型、DNA 甲基化组
婴儿型大脑半球胶质瘤	*ALK*、*NTRK*1/2/3、*ROS1*、*MET*（六者均为 RTK 家族基因）
局限性星形细胞胶质瘤	
毛细胞型星形细胞瘤	*KIAA1549-BRAF*、*BRAF*
有毛细胞样特征的高级别星形细胞瘤	DNA 甲基化组
多形性黄色瘤型星形细胞瘤	*BRAF*、*CDKN2A*
室管膜下巨细胞型星形细胞瘤	*TSC1*、*TSC2*
脊索瘤样胶质瘤	*PRKCA*
星形母细胞瘤，*MN1* 变异型	*MN1*、*BEND2*
胶质神经元及神经元肿瘤	
神经节细胞胶质瘤	*BRAF*
婴儿促纤维增生性神经节细胞胶质瘤	*BRAF*
婴儿促纤维增生性星形细胞瘤	*BRAF*
胚胎发育不良性神经上皮肿瘤	*FGFR1*
有少突胶质细胞瘤样特征及核簇的弥漫性胶质神经元肿瘤	DNA 甲基化组
乳头状胶质神经元肿瘤	*PRKCA*
形成菊形团的胶质神经元肿瘤	*FGFR1*、*PIK3CA*、*NF1*
黏液样胶质神经元肿瘤	*PDGFRA*
弥漫性软脑膜胶质神经元肿瘤	*KIAA1549-BRAF*、1p、DNA 甲基化组
多结节空泡状神经元肿瘤	MAPK 通路基因
小脑发育不良性神经节细胞瘤（Lhermitte-Duclos 病）	*PTEN*
脑室外神经细胞瘤	*FGFR1*（多数为 *FGFR1-TACC1*）、IDH 野生型
室管膜肿瘤	
幕上室管膜瘤	*ZFTA*（*C11orf95*）、*YAP1*

续表

表 4-3-2　主要中枢神经系统原发性肿瘤常用的诊断性分子检测指标

肿瘤类型	最常用的诊断性分子检测指标 ▲
后颅窝室管膜瘤	PFA 分子谱、PFB 分子谱、DNA 甲基化组
脊髓室管膜瘤	*NF2*、*MYCN*
胚胎性肿瘤	
髓母细胞瘤，WNT 活化型	WNT 信号通路基因
髓母细胞瘤，SHH 活化组	SHH 信号通路基因、*TP53*
髓母细胞瘤，非 WNT/ 非 SHH 活化型	DNA 甲基化组
非典型性畸胎样 / 横纹肌样肿瘤	*SMARCB1*、*SMARCA4*
有多层菊形团的胚胎性肿瘤	C19MC、*DICER1*
中枢神经系统神经母细胞瘤，*FOXR2* 活化型	*FOXR2*
有 *BCOR* 内部串联重复的中枢神经系统肿瘤	*BCOR*
松果体区促纤维增生性黏液样肿瘤，*SMARCB1* 突变型	*SMARCB1*
脑膜瘤	共有：*NF2*、*AKT1*、*TRAF7*、*SMO*、*PIK3CA*；在特定亚型：*KLF4*、*SMARCE1*、*BAP1*
孤立性纤维性肿瘤	NAB2-STAT6
脑膜黑色素细胞肿瘤	*NRAS*（呈弥漫性）；*GNAQ*、*GNA11*、*PLCB4*、*CYSLTR2*（呈局限性）
鞍区肿瘤	
造釉细胞瘤型颅咽管瘤	*CTNNB1*
乳头状型颅咽管瘤	*BRAF*

注：C19MC，染色体 19 microRNA 基因簇；PFA，后颅窝 A 组；PFB，后颅窝 B 组；RTK，受体酪氨酸激酶；SHH，音猬因子
▲ 确切分子改变详见各肿瘤章节

（50% ～ 70%）以及可蔓延或转移至 CNS 的鼻窦未分化癌（55%）、胆管癌（10% ～ 20%）和急性髓性白血病（20%）等，均可发生 *IDH1* 或 *IDH2* 基因突变，故二者不是 IDH 突变型星形细胞瘤的特异性分子标志。

2．2016 年 WHO 分类认为，H3 K27M 突变是弥散性中线胶质瘤的特异性分子标志。后来发现多种其他肿瘤也可出现该分子变异，但后者的意义尚未确定。

3．即使目前认为解析度最高的 DNA 甲基化组分析，也在一定程度上出现灰区病例，所以任何 CNS 肿瘤都没有绝对特异的分子标志，只是相对特异。

4．鉴于以上原因，单靠分子检测进行诊断，有导致误读、误诊的巨大风险。故 CNS 肿瘤诊断必须坚持组织学特征与分子检测结果相结合的原则，才能为临床提供精准可靠的整合诊断结果及最佳预后和疗效预测信息。

5．对于可见于遗传性肿瘤易患综合征的 CNS 肿瘤或患者有相关家族史，要检测相关基因种系突变

（肿瘤细胞 + 有核血细胞）。为早防早治要确定种系突变者是否共患其他肿瘤，并监测其家系成员。

6．未做分子检测或检测失败的病例，用"组织学分型 + 分级，NOS（非特指）"的整合诊断。对于分子检测结果可信，但与现有 WHO 分子分型诊断标准均不匹配的病例，用"组织学分型 + 分级 + 分子检查结果，NEC（不能归类）"的描述性诊断整合诊断。

7．如何针对特定肿瘤正确选用分子检测技术和检测指标，以及正确解读分子检测结果至关重要。神经病理及其他神经肿瘤相关学科医生必须深入了解相关知识，才能有效避免误读、误诊、误治。

三、CNS 肿瘤的 WHO 分级与标准

（一）传统 WHO 临床病理分级标准的建立

在 1979 年 CNS 肿瘤 WHO 分类中，首次制定了

能较客观反映肿瘤临床生物学行为和预后相关性的 WHO 临床病理分级标准，并涵盖了绝大多数 CNS 肿瘤。该标准的制定主要参考了 Kernohan 和 Zülch 的 CNS 肿瘤临床病理分级法，并采纳了以往其他分级系统的合理部分；统一了 CNS 肿瘤（尤其是胶质瘤和脑膜瘤）的诊断和治疗标准，其广泛应用极大促进了 CNS 肿瘤诊疗的规范化。在 1993 年 CNS 肿瘤 WHO 分类中，又参考 Ringertz 和 St.Anna/Mayo 的 CNS 肿瘤临床病理分级法，对 1979 年 WHO 临床病理分级标准进行了修订。2000 年、2007 年及 2016 年 CNS 肿瘤 WHO 分类，基本沿用了 1993 年 WHO 分类的临床病理分级标准，仅对个别内容稍作修改（表 4-3-3），并一直沿用至 2021 年新分类出现。

表 4-3-3　中枢神经系统肿瘤生物学行为和预后的传统 WHO 临床病理分级标准

WHO 分级	分级标准
Ⅰ级	细胞核无异型性、细胞增生不活跃、无核分裂、无血管内皮细胞增生、无坏死。边界清楚易分离全切，单纯外科手术切除后有被治愈的可能性，预后良好。
Ⅱ级	细胞核异型性较明显、细胞增生较活跃、偶见核分裂、无血管内皮细胞增生、无坏死，Ki-67 增殖指数 < 5%。呈浸润性生长、境界不清、不易全切，单纯外科手术切除后易复发，部分病例有向更高级别恶性进展的倾向，预后介于Ⅰ级和Ⅲ级之间。
Ⅲ级	细胞密度增高、细胞核异型性明显、细胞增生活跃、可见较多核分裂、无血管内皮细胞增生、无坏死，Ki-67 增殖指数在 5% ~ 10%。呈浸润性生长、可侵犯邻近脑组织、无法全切，单纯外科手术切除后复发间隔期比Ⅱ级者更短，部分病例有向更高级别恶性进展的倾向，一旦确诊需接受适当的放疗和（或）化疗，并常死于所患肿瘤，肿瘤为恶性。
Ⅳ级	细胞密度显著增高、细胞核异型性比Ⅲ级者更突出、细胞增生极度活跃、可见较多核分裂和病理性核分裂，有明确的微血管内皮细胞增生和（或）伴周边肿瘤细胞假栅栏样排列的小灶性坏死，Ki-67 增殖指数 > 10%。浸润性生长能力强、常侵犯邻近脑组织、无法全切。术前病史短，病程进展迅速。外科手术切除后即使辅以放疗和化疗，复发间隔期也很少超过 1 年，易在 CNS 中播散，几乎所有病例均死于所患肿瘤，肿瘤为高度恶性。

注：少突胶质细胞瘤和室管膜瘤最高级别为Ⅲ级，在前述Ⅲ级的基础上可出现微血管内皮细胞增生和（或）假栅栏样小灶性坏死，Ki-67 增殖指数可 > 10%；脉络丛起源肿瘤另有独立的分级标准

（二）传统 WHO 临床病理分级的特征

几十年来，传统的 CNS 肿瘤临床病理分级一直采用可跨越类型的分级系统（即只给每个实体划分一个级别，相同级别也可用于不同肿瘤实体）。如间变性星形细胞瘤只能被定为 CNS WHO Ⅲ级（没有将其定为Ⅰ级、Ⅱ级或Ⅳ级的选择），间变性脑膜瘤也被定为 CNS WHO Ⅲ级，尽管两者同属Ⅲ级并有大致相似的生存期，但它们的生物学行为常截然不同。该分级系统将分级与理想化的临床生物学行为相对应，在分级谱一端的Ⅰ级肿瘤手术全切可治愈，在分级谱另一端的Ⅳ级肿瘤高度恶性导致患者在相对较短的时间内死亡。这种用于 CNS 肿瘤分级的实体特异性和临床方法与非 CNS 肿瘤不同，后者大多采用肿瘤类型内分级。

（三）2021 年 CNS 肿瘤 WHO 新分级

1．由跨类型分级变为类型内分级　在 2016 年 CNS 肿瘤 WHO 分类中，仅孤立性纤维性肿瘤 / 血管外皮细胞瘤采用类型内分级，即在单一名称下有三个级别可供选择。而在 2021 年新分类中，转向肿瘤类型内分级者已拓展到大部分 CNS 肿瘤类别。其主要目的是：①给肿瘤类型相关性分级的使用提供更大的灵活性；②强调肿瘤类型内生物学的相似性，而不是近似的临床行为；③使之与非 CNS 肿瘤类型的 WHO 分级保持一致。

2．采用组织学与分子指标相结合的分级标准　以往病理医生确定 CNS 肿瘤的 WHO 分级完全基于组织学指标，但现在许多分子标志可提供强大的预后信息。因此，在 2021 年新分类中，大量分子指标已被用于多种 CNS 肿瘤类型的 WHO 分级和预后评估。如 CDKN2A 和（或）CDKN2B 纯合性缺失，是确定 CNS WHO 4 级 IDH 突变型星形细胞瘤的分子标志；再如 TERT 启动子突变、EGFR 扩增、染色体 7 获得 /10 丢失，三条具其一或以上者，是确定 CNS WHO 4 级 IDH 野生型胶质母细胞瘤的分子标志。在两种情形中，分子指标在确定 CNS 肿瘤 WHO 分级时常优于组织学发现，但切记组织学发现是不可或缺的。具体实例将于相关肿瘤类型中讨论。

3．新分级改用阿拉伯数字　传统 CNS 肿瘤 WHO 分级是用罗马数字表示的四级分级法，最低Ⅰ级，最高Ⅳ级。由于 2021 年新分类改用类型内分级系统，该

分级使用罗马数字的一项风险是 Ⅱ 和 Ⅲ、Ⅲ 和 Ⅳ 易被相互误认，而且一个未被发现的打字错误可能会产生严重的临床后果（当肿瘤类型有不同名称时，这种情况不太可能发生，如除了 Ⅲ 级还存在间变性可互证）。为减少出错的可能性及与其他系统肿瘤 WHO 分级保持一致，2021 年 CNS 肿瘤 WHO 新分级改用阿拉伯数字"1～4"替代罗马数字"Ⅰ～Ⅳ"表示肿瘤级别。因 CNS 肿瘤 WHO 新分级仍与其他肿瘤不同，为加以区别要在定级诊断前加"CNS WHO"，如"CNS WHO 1 级"。

4. WHO 新分级是一个折中方案 长期应用使传统 WHO 分级与 CNS 肿瘤类型及其临床生物学行为间形成高度契合，故 2021 年 WHO 新分级普遍保留了相应 CNS 肿瘤类型传统分级的关键指标及分级范围。如由弥漫性星形细胞瘤（WHO Ⅱ 级）、间变性星形细胞瘤（WHO Ⅲ 级）及 *IDH* 突变型胶质母细胞瘤（WHO Ⅳ 级）合并而成的 IDH 突变型星形细胞瘤，仍按前三者的分级标准被分为 CNS WHO 2、3、4 级；脑膜瘤也仍分为 CNS WHO 1～3 级。也即目前既无 CNS WHO 1 级的 *IDH* 突变型星形细胞瘤，也无 CNS WHO 4 级的脑膜瘤。此外，考虑肿瘤是根据其预期自然史进行分级，故 2021 年 WHO 新分级仍将那些经治疗可显著改善其生物学行为的高度恶性肿瘤（如 WNT 活化型髓母细胞瘤）定为 CNS WHO 4 级。

5. WHO 新分级尚未涵盖所有 CNS 肿瘤 尽管 2021 年 CNS 肿瘤 WHO 新分级系统涵盖了大部分原有和新增的 CNS 肿瘤类型，但因一些罕见和新发现的肿瘤类型受例数少的限制，还需经病例积累和长期随访才能为其确定级别（表 4-3-1）。

四、WHO 分级对 CNS 肿瘤预后评估的意义

CNS 肿瘤 WHO 分级是评估肿瘤生物学行为及患者预后的主要手段，也是临床确定最佳治疗方案，尤其是选择适当放疗剂量、特定化疗方案及优选分子靶向药物的关键参考指标。CNS 肿瘤 WHO 分级是将一组用于预测肿瘤对治疗反应及患者预后的评价指标综合起来的评价体系。该评价体系中除组织学评价指标外，还包括以下评价指标：临床发现（如患者的体质状况及肿瘤部位）、影像学特征（如有无强化、强化形式及强化程度）、手术切除的程度，以及免疫

组织化学（如 Ki-67 增殖指数、β-catenin 细胞内定位、H3K27me^3 是否缺失）、细胞遗传学（如染色体拷贝数和结构改变）、基因组学（如基因缺失、扩增及结构和序列改变）、转录组学（如 mRNA 序列、转录水平）和表观遗传学（如 DNA 甲基化组改变）等。对于每个肿瘤而言，在全面评估其预后方面各指标所占的权重常有一定的差异。尽管受这些差异的影响，但典型 CNS WHO 2 级肿瘤患者的中位总生存期（OS）一般 ≥ 10 年；CNS WHO 3 级肿瘤患者的中位 OS 为 5～10 年；CNS WHO 4 级肿瘤患者的预后，在很大程度上取决于肿瘤的类型及是否采用了有效的治疗措施。CNS WHO 4 级的 IDH 突变型星形细胞瘤与 IDH 野生型胶质母细胞瘤级别相同，前者中位 OS 为 3 年，后者中位 OS 仅为 15～18 个月；而同为 CNS WHO 4 级的 WNT 活化型髓母细胞瘤患者，经适当放、化疗可长期生存，甚至治愈。

（于士柱）

第四节 中枢神经系统肿瘤的病理学

一、胶质瘤、胶质神经元肿瘤及神经元肿瘤

（一）成人型弥漫性胶质瘤

1. 星形细胞瘤，IDH 突变型

（1）定义：星形细胞瘤，IDH 突变型（astrocytoma, IDH-mutant）是一种弥漫性浸润性 IDH1 或 IDH2 突变的胶质瘤，频繁发生 ATRX 缺失和（或）TP53 突变，无 1p/19q 共缺失（CNS WHO 2、3 或 4 级）。

（2）流行病学及临床特征：大多数 WHO 2 级或 3 级患者发病年龄在 30 岁左右（中位年龄 38 岁），WHO 4 级患者年龄往往偏大，但通常小于 55 岁。*IDH* 突变在儿童胶质瘤中并不常见，即使出现也通常为青少年。

IDH 突变型星形细胞瘤可发生于中枢神经系统的任何部位，包括脑干和脊髓，但最常发生于幕上，通常位于额叶附近。

组织学定义的 WHO 分级与预后相关，CNS WHO 2 级患者的中位 OS 通常大于 10 年，CNS WHO 3 级患者的中位 OS 通常在 5～10 年，而 CNS WHO 4 级

患者的中位 OS 约为 3 年。

（3）病因及发病机制：大多数 IDH 突变型星形细胞瘤是偶发的，没有家族性或遗传性易感综合征。IDH 突变型星形细胞瘤风险的增加与 8q24.21（CCDC26 位点）以及 PHLDB1、AKT3、IDH1 和 D2HGDH 位点的变异相关。罕见的遗传综合征（如 Li-Fraumeni 综合征、胚系 TP53 突变）可发生 IDH 突变型星形细胞瘤。儿童和年轻人的 IDH 突变型星形细胞瘤富集错配修复基因的种系突变。

（4）大体表现：低级别 IDH 突变型星形细胞瘤病变位于灰质或白质 - 白质交界区域，边界不清，可见大小不等的囊腔，广泛的微囊可使肿瘤切面呈胶冻状。灶性钙化可存在，呈砂砾状。高级别 IDH 突变型星形细胞瘤可出现坏死。

（5）组织学表现：IDH 突变型星形细胞瘤形态上从分化良好、低细胞密度、生长缓慢的 CNS WHO 2 级肿瘤向高度间变性、高细胞密度和快速进展的 CNS WHO 4 级肿瘤逐渐过渡。

CNS WHO 2 级 IDH 突变型星形细胞瘤由分化良好的纤维胶质细胞组成，弥漫性浸润皮质、白质，通常没有细胞粘连，结构松散，可出现微囊变（图 4-4-1A）。与正常胶质细胞相比，细胞数量轻至中度增加，核轻度异型，核轮廓不规则，染色质不均匀，核仁通常不清楚。有丝分裂活性在 WHO 2 级中缺失或不常见；切除标本内的单个有丝分裂允许诊断为 WHO 2 级。

WHO 3 级星形细胞瘤与 WHO 2 级星形细胞瘤之间的主要区别是有丝分裂活性增加和组织学间变性（图 4-4-1B）。然而，在 IDH 突变型星形细胞瘤中，尚未确定 WHO 3 级有丝分裂活性的阈值。在一个非常小的立体定向活检标本中，一个有丝分裂可能足以诊断为 WHO 3 级，而在手术切除标本中，通常需要更多的有丝分裂活性。WHO 3 级 IDH 突变型星形细胞瘤也经常表现出细胞密度增加和明显的核异型性，包括核增大、染色质粗糙，但没有血管内皮细胞增生和坏死。

WHO 4 级 IDH 突变型星形细胞瘤通常表现出坏死和（或）微血管增生（图 4-4-1C），但如果肿瘤出现 CDKN2A 和（或）CDKN2B 纯合性缺失，即使没有坏死或微血管增生，也需要诊断为 WHO 4 级。"胶质母细胞瘤"一词不再适用于 WHO 4 级 IDH 突变型星形细胞瘤。虽然从形态学上看，WHO 4 级 IDH 突变型星形细胞瘤的组织学与 IDH 野生型胶质母细胞瘤有很大重叠，但是有些特征却有所不同。例如，在 50% 的 WHO 4 级 IDH 突变型星形细胞瘤中，缺血区和（或）栅栏状坏死明显低于 IDH 野生型胶质母细胞瘤；另外局灶性少突胶质细胞瘤样成分在 WHO 4 级 IDH 突变型星形细胞瘤中比 IDH 野生型胶质母细胞瘤更常见。

（6）免疫组织化学：IDH 突变型星形细胞瘤表达 GFAP 和 OLIG2，其中 OLIG2 在高级别 IDH 突变型星形细胞瘤中的表达率低于低级别 IDH 突变型星形细胞瘤。成人型弥漫性胶质瘤常规免疫组化标志物建议使用 IDH1 p.R132H、p53 和 ATRX。IDH1 p.R132H 对 IDH1 突变具有高度的敏感性和特异性，p.R132H 免疫组化阳性是 IDH 突变型星形细胞瘤的有力证据（图 4-4-1D），也有助于区分真正的肿瘤和反应性胶质细胞增生。其中 p.R132H 突变约占幕上 IDH 突变型星形细胞瘤的 90%。值得注意的是，罕见的原发性幕下 IDH 突变型星形细胞瘤显示明显不同的 IDH 突变谱系，约 80% 是非 p.R132H 型突变。如果免疫组化 IDH1 p.R132H 的检测结果为阴性或不确定，则建议对 IDH1 密码子 132 和 IDH2 密码子 172 进行基因测序。考虑到年龄大于 55 岁患者中 WHO 4 级胶质瘤中 IDH1 和 IDH2 突变的频率较低，该患者群体中的 p.R132H 免疫组化结果阴性时，不需要进一步测序。

在 IDH 突变型星形细胞瘤中，检测到强而弥漫性 p53 免疫组化阳性可作为 TP53 突变的替代物（图 4-4-1E），并支持 IDH 突变型星形细胞瘤的诊断。然而，并不是所有的 TP53 突变都表现为强的免疫组化核阳性，特别是无义突变时。p53 免疫组化示核强阳性 > 10% 提示 TP53 突变，大多数 IDH 突变型星形细胞瘤 p53 表达率更高（> 50%），但最好结合组织形态学及 ATRX 表达情况综合判断。在 IDH 突变型星形细胞瘤中，ATRX 失活通常与 TP53 突变同时发生。肿瘤细胞中 ATRX 核表达缺失强烈支持 IDH 突变型星形细胞瘤的诊断（图 4-4-1F），但不能代替 IDH 水平评估。幕上 IDH 突变型星形细胞瘤的 ATRX 缺失率通常大于 90%，而幕下仅为 50%。

Ki-67 增殖指数在 WHO 2 级 IDH 突变型星形细胞瘤中通常 < 4%。在 WHO 3 级中，通常在 4% ~ 10% 之间。WHO 4 级中 Ki-67 增殖指数差异很大，似乎与生存期无关。

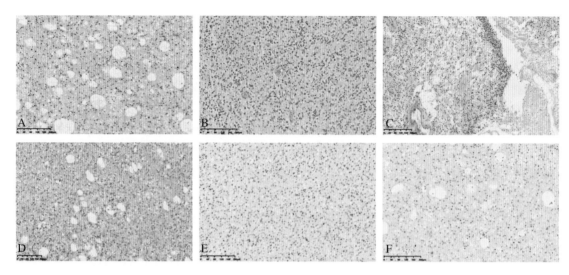

图 4-4-1 *IDH* 突变型星形细胞瘤。A. *IDH* 突变型星形细胞瘤（CNS WHO 2 级）（×200 倍）；B. *IDH* 突变型星形细胞瘤（CNS WHO 3 级）（×200 倍）；C. *IDH* 突变型星形细胞瘤（CNS WHO 4 级）（×200 倍）；D. *IDH* 1 p.R132H 弥漫阳性（×200 倍）；E. p53 弥漫阳性（×200 倍）；F. ATRX 核表达缺失（×200 倍）

（7）诊断分子病理学：*IDH1* 突变通常位于密码子 132 的第一或第二碱基。最常见的是 IDH1 p.R132H，其次为 p.R132C、p.R132G、p.R132S、p.R132L 和 IDH2 p.R172K。IDH 突变型星形细胞瘤中与不良预后密切相关的分子标志物是 CDKN2A 和（或）CDKN2B 的纯合子性缺失。这促使将伴有 CDKN2A 和（或）CDKN2B 纯合性缺失的 IDH 突变型星形细胞瘤分级为 WHO 4 级，而不管有无其他高级别形态（如坏死或微血管增生）。

（8）诊断条件：必要条件，伴有 *IDH1* 或 *IDH2* 突变的弥漫性胶质瘤，无 1p/19q 共缺失。次要条件，发生 ATRX 缺失和（或）*TP53* 突变。

2. 少突胶质细胞瘤，IDH 突变伴 1p/19q 共缺失型

（1）定义：少突胶质细胞瘤，IDH 突变伴 1p/19q 共缺失型（oligodendroglioma, IDH-mutant and 1p/19q-codeleted）是一种弥漫性浸润性胶质瘤，伴有 *IDH1* 或 *IDH2* 突变，同时有染色体臂 1p/19q 共缺失（CNS WHO 2 或 3 级）。

（2）流行病学及临床特征：少突胶质细胞瘤，IDH 突变伴 1p/19 共缺失型好发于中老年人，儿童少见，男性略多。大部分位于额叶，其次是颞叶、顶叶、枕叶。后颅窝、基底神经节和脑干少见，脊髓罕见。

大约 2/3 的 *IDH* 突变和 1p/19q 共缺失的少突胶质细胞瘤患者出现癫痫发作，其他常见的初始症状包括头痛、颅内压升高、局灶性神经功能障碍和认知能力改变等。总体来说，*IDH* 突变和 1p/19q 共缺失的少突胶质细胞瘤对治疗反应良好，中位生存时间＞10 年。

（3）病因及发病机制：目前病因尚不清楚。大多数肿瘤为偶发性，没有家族聚集性或遗传性易感综合征。

（4）大体表现：位于皮质或白质的一个界限相对清楚、质软呈灰白或灰红色的肿块，可见软脑膜浸润。经常发生钙化，偶尔钙化密集区域可能会出现肿瘤内结石形成。常见囊变和肿瘤内出血。少见的情况下可见广泛黏液样变性使切面呈胶冻状。在 WHO 3 级中可见坏死。

（5）组织学表现：瘤细胞中等密度，细胞核比正常的少突胶质细胞略大，形态单一，核圆，核周有空晕（图 4-4-2A）。可见反应性星形胶质细胞。常见肿瘤内微钙化和致密分枝状毛细血管。罕见栅栏状排列的肿瘤细胞，或瘤细胞围绕血管形成假菊形团。WHO 3 级少突胶质细胞瘤可见微血管增生和有丝分裂活性增加（≥ 2.5 个有丝分裂/平方毫米）（图 4-4-2B）。肿瘤内可出现栅栏状或非栅栏状坏死，偶见多核巨细胞或肉瘤样区域。

（6）免疫组织化学：大多数少突胶质细胞瘤 IDH1 p.R132H 阳性表达（图 4-4-2C），便于与其他透明细胞肿瘤以及非肿瘤性和反应性病变鉴别。肿瘤保留了 ATRX 的核表达（图 4-4-2D），通常缺乏

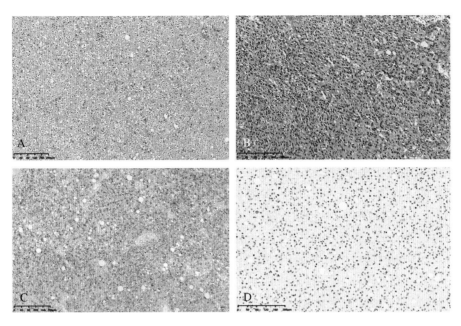

图 4-4-2　少突胶质细胞瘤，*IDH* 突变伴 1p/19q 共缺失型。A．少突胶质细胞瘤，IDH 突变伴 1p/19q 共缺失型（CNS WHO 2 级）（×200 倍）；B．少突胶质细胞瘤，IDH 突变伴 1p/19q 共缺失型（CNS WHO 3 级）（×200 倍）；C．IDH1 p.R132H 弥漫阳性（×200 倍）；D．ATRX 核表达未缺失（×200 倍）

弥漫性 TP53 核染色。少突胶质细胞瘤对 OLIG1、OLIG2、SOX10、MAP2、S100 和 CD57（LEU7）呈阳性表达。一项纳入 220 例 WHO 3 级 *IDH* 突变和 1p/19q 共缺失少突胶质细胞瘤患者的研究显示，Ki-67 ≥ 15% 与较短的 OS 相关。

（7）诊断分子病理学：少突胶质细胞瘤的分子定义为 *IDH1* 或 *IDH2* 突变和 1p/19q 共缺失。几乎所有的肿瘤均有 TERT 启动子突变，缺乏 *ATRX* 和 *TP53* 突变。少突胶质细胞瘤的诊断需要通过免疫组化染色 IDH1 p.R132H 或 *IDH1/IDH2* 基因测序，同时通过 FISH、显色原位杂交或分子遗传学检测 1p/19q 共缺失情况。在免疫组化 IDH1 p.R132H 阴性时，应对 *IDH1*（密码子 132）和 *IDH2*（密码子 172）进行测序。

此外只有 1p、19q 两个染色体臂的完全缺失才能诊断为少突胶质细胞瘤，因为部分或单独的 1p 或 19q 缺失可能存在一些 IDH 野生型胶质母细胞瘤和 IDH 突变型星形细胞瘤中。

在一小部分 WHO 3 级 *IDH* 突变和 1p/19q 共缺失的少突胶质细胞瘤中检测到 CDKN2A/CDKN2B 纯合性缺失，这与不良预后相关。

不能完全检测 IDH 突变型和 1p/19q 共缺失情况，但具有少突胶质细胞瘤的典型组织学特征的肿瘤被归类为少突胶质细胞瘤。即该肿瘤组织学上为经典的少突胶质细胞瘤，可能表现出类似于 *IDH* 突变和 1p/19q 共缺失的少突胶质细胞瘤的临床生物学行为，但不能进行分子分析或其检测结果不确定或信息不足。显示少突胶质细胞组织学特征但缺乏 *IDH* 突变和 1p/19q 共缺失的肿瘤不应归类为少突胶质细胞瘤，但必须进一步评估以排除形态学类似的肿瘤，如胚胎发育不良性神经上皮肿瘤、透明细胞室管膜瘤、中枢神经细胞瘤、年轻人多形性低级别神经上皮肿瘤和毛细胞型星形细胞瘤，以及以 BRAF、FGFR1、MYB 或 MYBL1 为分子特征的弥漫性胶质瘤。

（8）诊断条件：必要条件，伴有 *IDH1* 或 *IDH2* 突变，同时具有 1p/19q 共缺失的弥漫性胶质瘤。次要条件，伴有 TERT 启动子突变，无 *ATRX* 缺失和（或）*TP53* 突变。

3．胶质母细胞瘤，IDH 野生型

（1）定义：胶质母细胞瘤，IDH 野生型（glioblastoma, IDH-wildtype），是一种弥漫性星形胶质细胞瘤，属于 IDH 野生型和 H3 野生型，具有以下一种或多种组织学特征或遗传学特征：微血管增生、坏死、*TERT* 启动子突变、*EGFR* 基因扩增和 +7/−10 染色体拷贝数变化（CNS WHO 4 级）。该肿瘤有三种组织学亚型，巨细胞胶质母细胞瘤、胶质肉瘤和上皮样胶质母细胞瘤。

（2）流行病学及临床特征

1）年龄和性别分布：IDH 野生型胶质母细胞瘤是成人最常见的恶性脑肿瘤，约占所有颅内肿瘤的 15% 和所有原发性恶性脑肿瘤的 45%～50%。胶质母细胞瘤可发生于任何年龄，但多见于老年人，在 55～85 岁的患者中发病率最高，在儿童中约占所有 CNS 肿瘤的 3%。

2）发病部位和临床表现：IDH 野生型胶质母细胞瘤好发于大脑半球的皮质下白质，可见于大脑各叶，也可以发生于脑干、小脑和脊髓。临床表现很大程度上取决于肿瘤的位置，多为局灶性神经功能缺损（例如偏瘫、失语、视野缺损）和（或）癫痫发作（多达 50% 的患者），以及颅内压升高的症状，如头痛、恶心和呕吐。行为和神经认知改变很常见，尤其是在老年患者中。神经系统症状通常是进行性的，但在少数患者中，可能由于颅内出血而发生急性发作。

3）预后：IDH 野生型胶质母细胞瘤患者的生存时间比具有相似组织学特征的 CNS WHO 4 级 IDH 突变型星形细胞瘤患者的生存时间短。大多数胶质母细胞瘤患者在放化疗后 15～18 个月内死亡，而年轻患者（< 50 岁）的生存时间较长。在各亚型里，巨细胞胶质母细胞瘤比其他类型的胶质母细胞瘤预后要好，大多数上皮样胶质母细胞瘤显示预后不良。具有原始神经元成分的肿瘤，特别是具有 MYC 或 MYCN 扩增的肿瘤，可能易出现脑脊液扩散。

MGMT 启动子甲基化是胶质母细胞瘤患者有较长总生存期的独立预后标志物，也是对烷基化和甲基化化疗反应的强预测标志物。超过 90% 的长期存活的胶质母细胞瘤患者存在 MGMT 启动子甲基化。在接受替莫唑胺治疗的老年患者中，MGMT 启动子甲基化与较长的无进展生存期和总生存期相关。

TERT 启动子突变与肿瘤侵袭性行为有关，胶质母细胞瘤 TERT 启动子突变往往发生于年轻患者，并且具有更频繁的 PI3K 通路突变。EGFR 扩增和过表达，被认为是胶质母细胞瘤的不良预后因素，尤其是在 EGFR 高度扩增的肿瘤中。在一份报告中，10q 的等位基因缺失与较短的生存期有关。

（3）病因及发病机制：大多数胶质母细胞瘤的病因不明。极少数胶质母细胞瘤发生在一个以上的家庭成员中或者作为遗传性肿瘤综合征的一部分，后者包括 Lynch 综合征、结构性错配修复缺陷综合征、Li-Fraumeni 综合征和 1 型神经纤维瘤病。全基因组关联分析研究发现，TERT、EGFR、CCDC26、CDKN2B、PHLDB1、TP53 和 RTEL1 的基因组变异与肿瘤高风险相关。有研究表明，某些 SNP 与胶质母细胞瘤的风险增加有关，并且这些 SNP 与其他脑肿瘤患者的 SNP 不同。此外，尽管许多环境因素已被认为是潜在的风险因素，但对包括非电离辐射在内的大多数研究结果尚无定论。

研究表明，多种类型的中枢神经系统细胞均可以转化为恶性细胞，重现胶质母细胞瘤的特征，这些细胞包括少突胶质前体细胞、神经前体细胞、星形胶质细胞和神经元，其转化敏感性随谱系限制而下降。人类胶质母细胞瘤的深度基因测序研究表明，脑室下区的神经前体细胞可能是其起源细胞。然而，胶质母细胞瘤中的干细胞样细胞是神经前体细胞转化的结果，还是由一种谱系限制性细胞类型去分化产生的问题仍未解决。

（4）大体表现：胶质母细胞瘤界限不清，切面颜色多变，呈灰白色至粉红色，中心伴有黄色坏死。坏死组织可与周围脑组织毗邻，而中间不见肿瘤组织，坏死区可占整个肿瘤的 80%。新鲜或陈旧性出血时呈红色或棕色。肿瘤组织坏死时常含浑浊液体的大囊腔，与低级别弥漫性星形细胞瘤中清亮的囊腔形成鲜明的对比。

（5）组织学表现：肿瘤弥漫浸润性生长，细胞密度高且分化差，通常显示明显的多形性、核异型性和活跃的有丝分裂活性。明显的微血管增生和坏死，伴或不伴有栅栏状坏死，后者是典型的诊断特征（图 4-4-3）。在 IDH 野生型和 H3 野生型的弥漫性胶质瘤中，这些特征中的至少一种（如微血管增生或坏死）足以诊断胶质母细胞瘤。治疗引起的坏死，特别是放射性坏死，必须与肿瘤性坏死区分开来。

正如既往术语"多形性胶质母细胞瘤"所描述的一样，胶质母细胞瘤的组织病理学变化很大，因此通过立体定向穿刺活检获得的标本通常很难进行组织病理学诊断。一些病例表现出高细胞密度和明显的核异型性，可见大量的多核巨细胞；而有些病例则显示高度一致的细胞，形态相对单一。在某些肿瘤中，分化较好的肿瘤性星形细胞很容易识别（至少是局灶性），但在低分化的病变中可能难以识别。

胶质母细胞瘤大的坏死区域通常占据肿瘤中心，而存活的肿瘤细胞往往位于肿瘤外周。高细胞密度和异常血管的周边区域对应于影像学上看到的对比增强

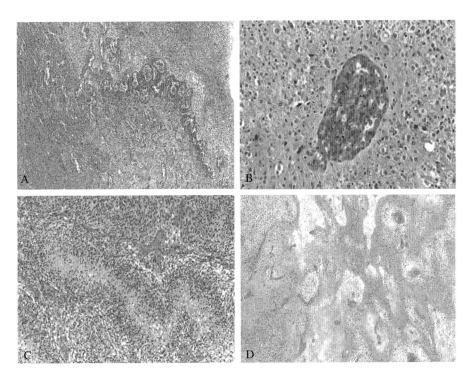

图 4-4-3 胶质母细胞瘤的微血管增生和坏死特点。A. 微血管呈线状增生（×100 倍）；B. 肾小球样微血管增生（×400 倍）；C. 栅栏状坏死（×200 倍）；D. 地图状坏死（×40 倍）

环，因此是活检的合适目标。微血管增生可见于整个病灶，但在坏死周围和浸润的周边区域更为明显。

1) 肿瘤细胞异质性和胶质母细胞瘤的形态：胶质母细胞瘤具有形态的高度异质性，肿瘤细胞可以呈梭形、圆形、多形性或原始神经元样。可识别的星形胶质细胞分化区域和高度间变性（小、圆形、原始的）的区域之间的过渡可以是连续的或突然的（图 4-4-4A）。在肥胖型星形细胞瘤样的区域中，间变性肿瘤细胞可能与肥胖型星形细胞样的细胞弥漫性混合。

细胞多形性包括小细胞、未分化细胞、梭形细胞、脂化细胞、颗粒细胞、上皮样细胞和巨细胞。在某些肿瘤中，这些形态可能占主导地位，例如在双极梭形细胞区域中，这些细胞交叉束状排列类似于梭形细胞肉瘤（图 4-4-4B）；在上皮样胶质母细胞瘤中（见下文），上皮样肿瘤细胞具有清晰的胞膜并缺乏细胞突起，类似于转移性癌或黑色素瘤。

一些胶质母细胞瘤具有公认的形态学特点，如果特定的细胞形态占主导地位，则可以建立相应的组织学亚型。

2) 巨细胞和巨细胞胶质母细胞瘤：并非所有胶质母细胞瘤中都有多核巨细胞，多核巨细胞的存在与侵袭性的临床症状无关。巨细胞胶质母细胞瘤为一种长期存在并已确立的胶质母细胞瘤组织病理学亚型，是指以奇异的多核巨细胞为主要成分的肿瘤。由结构性错配修复缺陷引起的胶质母细胞瘤通常表现出严重的核异型性和多核性。

巨细胞胶质母细胞瘤少见，占所有胶质母细胞瘤的＜1%。在儿童中更常见，男女比为 1.1∶1～1.5∶1。通常位于颞叶和顶叶的皮层下。

巨细胞胶质母细胞瘤通常富含网状纤维，质地坚硬且界限清楚，可能被误认为是转移瘤或脑膜瘤。在组织学上以较多的多核巨细胞为特征（图 4-4-4C），背景通常为较小的梭形细胞。巨细胞形态常极其怪异，直径可达到 0.5 mm，细胞核可多至 20 个以上。有丝分裂象很常见，见于巨细胞和较小的肿瘤细胞。肿瘤细胞经常在血管周围聚集并形成假菊形团样结构。偶尔会观察到血管周围淋巴细胞套。可见假栅栏状坏死或大的缺血性坏死区，而微血管增生并不常见。

3) 间充质化生和胶质肉瘤：胶质母细胞瘤的化生可以是间充质化生或上皮化生。间充质化生可能对应于不同谱系的分化，最常见的是相似于成纤维细胞样分化的梭形细胞，相似于骨样、软骨样、脂肪细胞

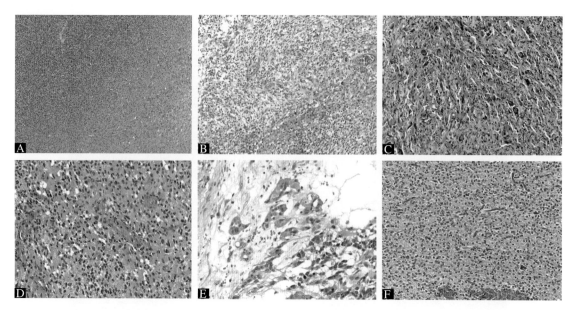

图 4-4-4　胶质母细胞瘤不同的组织学形态。A. 高度间变性区域（左上）和可识别的星形胶质细胞分化区域（右下）（×100 倍）；B. 肿瘤以短梭形细胞为主，类似于梭形细胞肉瘤（×200 倍）；C. 巨细胞胶质母细胞瘤，可见大量瘤巨细胞（×200 倍）；D. 肿瘤以肥胖型星形细胞样细胞为主（×400 倍）；E. 腺样结构特征（×400 倍）；F 少突胶质细胞样细胞，见分枝状毛细血管网（×400 倍）

或肌源性分化很少见。肉瘤化生最常见于 *IDH* 野生型胶质母细胞瘤，很少见于 IDH 突变型星形细胞瘤、H3 突变型胶质瘤、*IDH* 突变和 1p/19q 共缺失少突胶质细胞瘤和室管膜瘤。胶质肉瘤作为胶质母细胞瘤组织学亚型，其特征在于具有明显的胶质瘤和肉瘤成分的双相模式。

　　胶质肉瘤很少见，约占胶质母细胞瘤的 2%。其年龄分布总体上与胶质母细胞瘤相似，好发于 40 ～ 60 岁，儿童罕见，男女比为 1.4：1 ～ 1.8：1。胶质肉瘤通常发生在幕上，后颅窝、侧脑室和脊髓少见。由于其结缔组织含量高，胶质肉瘤大体上呈坚硬且界限清楚的肿块，可被误认为是转移瘤或脑膜瘤。

　　组织学上，其特征是胶质瘤和肉瘤成分的混合，显示出高度间变性特征，包括活跃的有丝分裂象、微血管增生和（或）坏死。肉瘤成分通常表现出梭形细胞肉瘤的形态，致密的长梭形细胞呈束状排列，被网状纤维包围（图 4-4-5）。肉瘤成分偶尔也显示明显的多形性。胶质瘤成分多数为经典的胶质母细胞瘤的特征，无网状纤维包绕，表达胶质标志物（如 GFAP 和 OLIG2），而肉瘤成分则阴性或局灶阳性。一部分病例显示其他的间充质分化，如软骨、骨、平滑肌和横纹肌，甚至脂肪瘤形态。原始神经元成分很少出现。

　　4）上皮样胶质母细胞瘤：上皮样胶质母细胞瘤

是胶质母细胞瘤的一种组织学亚型，其特征是大片的上皮样和（或）横纹肌样细胞松散地聚集在一起，胞浆丰富，细胞核呈大泡状，有明显的大核仁，有时类似于转移性癌或恶性黑色素瘤（图 4-4-6）。特殊情况下出现巨细胞、脂化细胞、促纤维增生反应或细胞质空泡，也可显示具有多形性黄色星形细胞瘤样的组织学形态。罗森塔尔纤维和嗜酸性颗粒小体不常见。坏死通常存在，但常呈带状而非栅栏状，微血管增生相对较少。

　　最近的研究表明，上皮样形态在以下三个不同的分子亚型中最常见：① 好发于儿童和年轻人，预后较好，在遗传学上（*BRAF* p.V600E 突变和纯合 *CDKN2A* 缺失）和表观遗传学上（DNA 甲基化谱）与多形性黄色星形细胞瘤有较大的重叠；② 发生于老年人，预后不良，具有传统的 IDH 野生型胶质母细胞瘤的组织学特征，*BRAF* p.V600E 突变较为常见；③ 具有 RTK1 型儿童高级别胶质瘤的特征，中等预后，常与 *PDGFRA* 扩增和染色体碎裂有关。罕见的伴 H3 K27 改变的弥漫性中线胶质瘤以及其他类型的胶质瘤也可以显示上皮样特征（图 4-4-6）。

　　5）肥胖型星形细胞和肥胖型星形细胞肿瘤：肥胖型星形细胞具有非常丰富的毛玻璃状的胞浆，将深染细胞核挤压到细胞周边（图 4-4-4D）。细胞突起呈放射状，粗而短，GFAP 染色一般呈阳性。血管周

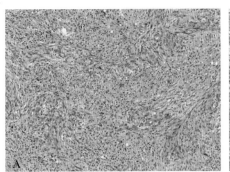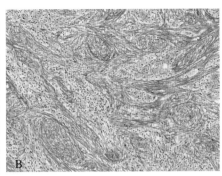

图 4-4-5 胶质肉瘤。A. 梭形细胞肉瘤成分和胶质瘤成分混合存在（×100 倍）；B. 网状纤维包绕肉瘤细胞，在胶质瘤成分无网状纤维包绕（×400 倍）

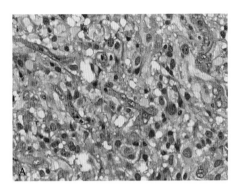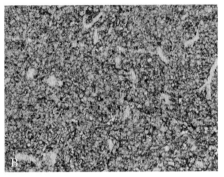

图 4-4-6 上皮样胶质母细胞瘤。A. 较一致的上皮样细胞，胞浆丰富，细胞核呈空泡状，核仁明显（×400 倍）；B. *BRAF* V600E 弥漫阳性（×200 倍）

围淋巴细胞常分布在肥胖型星形细胞区域，在同一肿瘤中的其他区域不明显。肥胖型星形细胞可存在于 IDH 野生型胶质母细胞瘤以及 IDH 突变型星形细胞瘤中。术语"肥胖型星形细胞瘤"描述了一种特殊亚型的 IDH 突变型星形细胞瘤，其特征是含有大量的肥胖型星形细胞（肿瘤细胞＞ 20%）。

6）上皮化生：胶质母细胞瘤中的上皮化生很少见，常包括鳞状上皮化生或腺样化生。肿瘤细胞可以表现出鳞状上皮细胞的特征，包括伴有角化珠的上皮细胞旋涡和表达鳞状细胞标志物（如 CK5/6）。有些胶质母细胞瘤含有较多的腺样化生（图 4-4-4E），因此被称为腺样胶质母细胞瘤（只表达胶质标志物）或具有上皮化生的胶质母细胞瘤（表达上皮标志物）。腺样特征和真正的上皮化生在胶质肉瘤中比在经典型胶质母细胞瘤中更常见。

7）少突胶质细胞样细胞：胶质母细胞瘤偶尔包含具有圆形核的透明细胞，类似于少突胶质细胞瘤，甚至也有鸡丝状毛细血管网和微钙化（图 4-4-4F）。少突胶质细胞瘤样病灶可以是局灶性或弥漫性。值得

注意的是，*FGFR3* 和 *TACC3* 基因融合阳性的胶质母细胞瘤经常表现出这种形态学模式。此类肿瘤以前也被归类为具有少突胶质细胞成分的胶质母细胞瘤，据报道其预后优于经典型胶质母细胞瘤。自 2016 年以来，WHO 分类并未将具有少突胶质细胞瘤成分的胶质母细胞瘤视为一个独特的诊断实体；相反，这些肿瘤在基因上对应于① IDH 野生型胶质母细胞瘤（特别是小细胞模式，与少突胶质细胞的形态有重叠），② IDH 突变型弥漫性星形细胞瘤（CNS WHO 3 级或 4 级），或③ *IDH* 突变和 1p/19q 共缺失的 CNS WHO 3 级少突胶质细胞瘤。

8）小细胞和小细胞胶质母细胞瘤：一些 *IDH* 野生型胶质母细胞瘤的特点是，细胞高度一致，小而圆，略微拉长，核深染且胞浆少，核异型性小和有丝分裂活跃。在浸润区域，肿瘤细胞可能难以识别，因为它们体积小且细胞温和。GFAP 免疫反应程度不一，Ki-67 增殖指数通常很高。由于它们细胞核小，有核周空晕，可出现微钙化和鸡爪样毛细血管网，这些肿瘤可能类似于间变性少突胶质细胞瘤。但与少突胶质

细胞瘤不同的是，小细胞胶质母细胞瘤是 IDH 野生型，经常显示 *EGFR* 扩增和 10 号染色体缺失。

9）原始神经元细胞和具有原始神经元成分的胶质母细胞瘤：罕见情况下胶质母细胞瘤会出现一个或多个原始结节，显示具有神经元分化的未成熟细胞，通常与相邻的胶质瘤区域分界明显，细胞密度明显增加，核浆比高，核分裂指数高。有时可见 Homer-Wright 菊形团，类似于髓母细胞瘤或其他 CNS 胚胎性肿瘤。这些肿瘤显示出较高的脑脊液传播率和 *MYCN* 或 *MYC* 基因扩增率，也有报道肿瘤可扩散到肺部。在 IDH 突变型高级别星形细胞胶质瘤中也有原始神经元成分的报道，大约一半的病例被误认为幕上原始神经外胚层肿瘤。同样，伴 H3 K27 改变的弥漫性中线神经胶质瘤也可以显示类似于胚胎性肿瘤的形态。

10）颗粒细胞和颗粒细胞星形细胞瘤 / 胶质母细胞瘤：在 IDH 野生型胶质母细胞瘤中，具有颗粒状和 PAS 阳性细胞质的大细胞可见到散在分布。罕见情况下，这些细胞为主要成分，类似于其他部位的颗粒细胞瘤。在某些情况下可以观察到颗粒细胞和肿瘤性胶质细胞之间的过渡，但有时很难识别传统的星形细胞瘤成分。由于肿瘤细胞体积较大且颗粒较粗，与巨噬细胞容易混淆，特别是在慢性炎症的情况下，该类肿瘤可能被误认为富含巨噬细胞的病变，如脱髓鞘疾病。鉴于它们的溶酶体含量较多，颗粒状肿瘤细胞有时表达巨噬细胞标志物（如 CD68），但对巨噬细胞较特异性标志物（如 CD163）则为阴性。当颗粒状肿瘤细胞广泛存在时，肿瘤被称为颗粒细胞星形细胞瘤或颗粒细胞胶质母细胞瘤，这些病变通常侵袭性较高。

11）脂化细胞和重度脂化的胶质母细胞瘤：具有泡沫样胞质的细胞在胶质母细胞瘤中偶见。罕见情况下这些细胞较多，被称为"富于脂化（泡沫）瘤细胞的恶性胶质瘤"。脂化细胞体积可明显增大，并且完全脂化的脂肪细胞样细胞可呈小叶状，相似于脂肪组织。此类病变应与多形性黄色星形细胞瘤相鉴别。

（6）免疫组织化学：根据定义，IDH 野生型胶质母细胞瘤缺乏 IDH1 p.R132H 的表达，并且针对 H3 p.K28M（K27M）、H3.3 p.G35R（G34R）或 H3.3 p.G35V（G34V）突变的特异性抗体也为阴性。绝大多数肿瘤 ATRX 阳性，约 25% ~ 30% 的肿瘤 p53 呈弥漫性强阳性，p53 表达在巨细胞型胶质母细胞瘤中尤为常见。

胶质母细胞瘤常表达 GFAP，但不同病例的阳性程度存在差异。如肥胖型星形细胞瘤样的区域通常呈强阳性，而较为原始的细胞成分通常呈阴性。S100 表达也很常见。OLIG2 是一种高度特异性的胶质瘤标志物，在星形细胞瘤和少突胶质细胞瘤中强阳性表达，比在室管膜瘤和非胶质瘤中更为常见。细胞角蛋白阳性表达可能与 GFAP 有交叉反应，使用 AE1/AE3 进行免疫组化染色通常呈阳性，而其他大多数角蛋白未检测到表达。然而，具有上皮化生的胶质母细胞瘤可表达上皮标志物，包括细胞角蛋白。

胶质肉瘤中的肉瘤成分通常缺乏胶质标志物的表达，但对波形蛋白有阳性反应。极少数情况下可能会表达肌源性或其他间充质谱系分化的标志物。肿瘤干细胞标志物（如 CD133、CD44、SOX2、OCT4 和巢蛋白）也可以在胶质母细胞瘤中表达，但在临床诊断工作中价值有限。值得注意的是，肿瘤内免疫组化阳性反应的异质性在胶质母细胞瘤中很常见，在同一肿瘤的不同区域内，巢蛋白、MAP2 和 GFAP 等标志物的表达差异很大。EGFR 的表达在 IDH 野生型胶质母细胞瘤中很常见，在 EGFR 扩增的肿瘤中的表达尤其明显，其中大约一半还显示出对 EGFRvIII 的阳性免疫反应。

（7）诊断分子病理学

1）IDH 野生型胶质母细胞瘤缺乏 *IDH1* 密码子 132 和 *IDH2* 密码子 172 突变，并且不携带 H3 p.K28（K27）或 H3 p.G35（G34）突变。当患者年龄 ≥ 55 岁、肿瘤不位于中线位置并且既往无低级别胶质瘤的病史，组织学表现为经典的胶质母细胞瘤的形态，免疫组化检测 IDH1 p.R132H 阴性足以诊断 *IDH* 野生型胶质母细胞瘤，无需进一步检测 *IDH* 突变情况。但是对于患者年龄 < 55 岁，或具有低级别胶质瘤病史和（或）免疫组化显示 ATRX 核表达缺失时，若 IDH1 p.R132H 免疫染色阴性，应进一步进行 DNA 测序，以检测罕见的 *IDH1* 或 *IDH2* 突变位点。当测序未检测到 *IDH* 突变时，此类肿瘤被分类为胶质母细胞瘤，IDH 野生型。然而，位于中线部位的肿瘤应评估 H3 p.K28M（K27M）突变，以排除伴 H3 K27 改变的弥漫性中线胶质瘤。位于大脑半球的肿瘤，特别是年轻患者，应通过免疫组织化学检测 H3.3 p.G35R（G34R）或 H3.3 p.G35V（G34V）突变或 H3-3A（H3F3A）测序排除伴 H3 G34 突变的弥

漫性半球胶质瘤。

2）IDH 野生型胶质母细胞瘤中频繁出现且与诊断相关的分子改变包括 *TERT* 启动子突变、*EGFR* 基因扩增和 +7/−10 基因型。即使在缺乏微血管增生和（或）坏死的情况下，IDH 野生型和 H3 野生型的弥漫性胶质瘤存在以上一种或多种分子改变，也可以诊断为 *IDH* 野生型胶质母细胞瘤。

3）此外，IDH 野生型胶质母细胞瘤的 DNA 甲基化谱也足以用于诊断。DNA 甲基化谱可进一步对分子亚组进行分层，其中 RTK1、RTK2/ 经典和间充质亚组在成人患者中最常见。但在这个年龄组中，甲基化亚组的临床相关性仍然有限。相比之下，儿童和青少年的高级别胶质瘤可能表现出不常见的 DNA 甲基化谱，这与更长的生存期有关。DNA 甲基化分析还有助于区分与胶质母细胞瘤在组织学上相似的肿瘤类型。

4）*BRAF* p.V600E 突变在 IDH 野生型胶质母细胞瘤中很少见，但在多达 50% 的具有上皮样组织学形态的胶质母细胞瘤中可检测到。*BRAF* p.V600E 在多形性黄色星形细胞瘤样肿瘤中的突变率为 79%，在成人 IDH 野生型胶质母细胞瘤中的突变率为 35%，但儿童 RTK1 肿瘤中无此突变。*TP53* 突变在大约 1/4 的 IDH 野生型胶质母细胞瘤中可检测到，且存在于 > 80% 的巨细胞胶质母细胞瘤。巨细胞胶质母细胞瘤较少携带 *EGFR* 扩增和 *TERT* 启动子突变。*EGFR* 扩增在小细胞胶质母细胞瘤中可能更常见，而 *MYC* 或 *MYCN* 扩增与原始神经元成分有关。胶质肉瘤很少表现出 *EGFR* 扩增，缺乏特异性的基因改变。

5）*MGMT* 启动子甲基化状态提供了有关接受替莫唑胺治疗或替莫唑胺加洛莫司汀治疗患者对化疗的反应和生存率的临床相关信息。在老年患者中，*MGMT* 启动子甲基化状态可能会指导化疗或放疗的决策。

（8）诊断条件：必要条件，IDH 野生型和 H3 野生型的弥漫性星形细胞胶质瘤和以下一项或多项，微血管增生、坏死、*TERT* 启动子突变、*EGFR* 基因扩增、+7/−10 染色体拷贝数改变。

（二）儿童型弥漫性低级别胶质瘤

1. MYB 或 MYBL1 变异型弥漫性星形细胞瘤（diffuse astrocytoma，MYB-or MYBL1-altered）

（1）定义：这是一类少见的、呈均一形态和弥漫性生长方式的星形细胞肿瘤，同时伴有 *MYB* 或 *MYBL1* 基因改变的独特分子遗传学特征的儿童型低级别弥漫性胶质瘤。ICD-O 编码为 9421/1，CNS WHO 1 级。

（2）流行病学及临床特征：尚无大样本或群体研究的报道。临床上罕见，约占儿童低级别胶质瘤的 2%，在所有脑肿瘤中不足 0.5%。主要发生于儿童和青年人，几乎只发生于大脑皮层与皮层下的浅表部位，以颞叶多见。临床主要表现为儿童起病的慢性长期难治性 / 顽固性癫痫发作。

（3）病因及发病机制：具体致病原因尚不明确。*MYB*（位于 C6q23.3）和其家族成员 *MYBL1*（位于 C8q13.1）编码的蛋白是一种重要细胞分化相关的转录反式激活因子，*MYB* 和 *MYBL1* 的变异引起其蛋白结构的改变，具有致瘤性。

（4）大体表现：病变组织呈灰白色，质软易碎，无包膜。

（5）组织学表现：肿瘤细胞低或低～中等密度分布于大脑浅表皮层，无间变特征。具有单形性星形胶质样细胞弥漫浸润于皮层神经基质中，有时与正常脑组织难以鉴别，类似反应性病变。局部可见肿瘤细胞可围绕血管周围分布，与血管中心性胶质瘤在形态上可有重叠。偶见黏液微囊变和陷入其中的正常神经元成分，类似混合性胶质神经元肿瘤（DNET 样）。瘤细胞核呈卵圆或短梭形，相对均一，异型性小，核仁不明显，染色质呈细颗粒状，缺乏典型核分裂象，肿瘤无微血管增生和坏死。

（6）免疫组织化学染色：显示肿瘤细胞弥漫表达 GFAP 和 S100，基本不表达 MAP2 和 NeuN 等神经元标志物，亦不表达 OLIG2、CD34、IDH、和 SOX10 等。ATRX 染色无缺失性表达，P53 罕有强表达，Ki-67 增殖指数较低（1% 左右）。EMA 染色情况尚无文献报道。

（7）诊断分子病理学：其分子遗传学特征是存在 *MYB* 和其家族成员 *MYBL1* 基因的改变（*MYBL1* 最常见），以基因重排为主，少数为拷贝数改变。融合伴侣基因众多，包括 *MMP16*、*PCDHGA1*、*RAD51B*、*MAML2*、*ZFHX4* 以及 *TOX* 等，但通常缺乏血管中心性胶质瘤 *MYB-QKI* 的融合形式，同时也缺乏儿童型弥漫性高级别胶质瘤或成人型弥漫性胶质瘤常见的分子遗传学改变。DNA 甲基化谱聚类分析显示该类肿瘤与 IDH 突变型胶质瘤、*IDH* 野生型高级别胶质瘤以及胶质神经元肿瘤完全不同，更接近于血管中心型胶质瘤谱系。该类肿瘤与第四种类型（见下文）难以从组织形态学上界定，采用常规病理检测方法几乎不可能做到精准诊断，必须借助高通量全外显子二代测序技术或 DNA 甲基化聚类分析方能做出整合诊断。

（8）诊断条件：必要条件，弥漫性星形细胞瘤不伴间变的组织学特征，IDH 和 H3 野生型，*MYB* 或 *MYBL1* 基因变异或 DNA 甲基化谱显示为 *MYB* 或 *MYBL1* 变异型弥漫性星形细胞瘤。次要条件，缺乏 OLIG2 和 MAP2 的表达。

2. 血管中心型胶质瘤（angiocentric glioma，AG）

（1）定义：一种主要由温和的双极性细胞，富有纤细的细胞突起绕血管周间隙排列的胶质瘤，新版 WHO 将 AG 由特殊类型的胶质瘤归入儿童型弥漫性低级别胶质瘤。几乎所有 AG 都伴有 *MYB-QKI* 基因融合（少数为 *MYB* 其他改变），ICD-O 编码为 9431/1，CNS WHO 1 级。

（2）流行病学及临床特征：尚无明确流行病学统计数据，但临床上相对少见，通常发生于儿童和青少年（中位年龄 13 岁），性别差异不显著。通常发生于大脑半球皮层部位（颞叶和额叶为主），陆续有脑干部位的报道。以慢性难治性局限癫痫发作、头痛、视野缺损等为主要表现。

（3）病因及发病机制：绝大多数 AG 都是散发病例，尚未发现相关高风险因素。*MYB-QKI* 基因融合是一种致瘤性改变，一方面剔除了 *MYB* 的负性调控域，另一方面也剔除了抑癌基因 *QKI* 的功能区，并组成性激活 *MYB-QKI* 表达；同时驱动了 *MAPK* 通路。

（4）大体表现：病变区灰白质边界模糊，暗灰色，质地软或韧。

（5）组织学表现：AG 典型形态学改变，由纤细的双极梭形细胞围绕血管周围，即以血管为中心，放射状排列成菊形团样，抑或是单或多层的套袖样，似室管膜瘤样。密度不均一的梭形肿瘤细胞浸润生长，可局部形成束状或席纹状结节，似神经鞘瘤样；或在软脑膜下聚集平行或垂直栅栏排列；可见黏液变性、钙化或微囊变。肿瘤细胞部分可呈上皮样，亦可见正常的神经元陷入其中。通常细胞多形性不明显，几无坏死和微血管增生，核分裂一般少见；罕见情况下可出现核分裂明显增多等间变的形态特点，但意义不明确。

（6）免疫组织化学：AG 的肿瘤细胞一般表达

GFAP 和 S100，不表达 OLIG2 和 SOX10 等，EMA 呈现胞浆点或环状阳性，免疫表型类似室管膜瘤。通常不表达神经元标志物。Ki-67 增殖指数偏低，不足 5%（常 < 1%）。

（7）诊断分子病理学：分子遗传学研究显示几乎所有 AG 均涉及 *MYB* 基因的改变，以易位重排为主，其中约 87% 的伴侣基因为 *QKI*，其他罕见基因包括 *ESR1*、*PCDHGA1* 等。少数存在 *MYB* 拷贝数的改变。AG 同样也缺乏儿童型弥漫性高级别胶质瘤或成人型弥漫性胶质瘤常见的分子遗传学改变，如 *IDH*、*H3*、*ATRX* 和 *TP53* 等基因。DNA 甲基化聚类分析显示 AG 与伴 *MYB* 或 *MYBL1* 变异的弥漫性星形细胞瘤具有相近的矩阵分布，因此从临床病理学的角度推测二者可能属同一谱系的肿瘤。具体病理特征见图 4-4-7。

（8）诊断条件：必要条件，弥漫性生长模式的胶质瘤，至少具备局灶血管中心性模式；单形性梭形细胞具有星形和室管膜分化的免疫表型或超微结构证据。次要条件，缺乏间变的组织学特征、*MYB* 基因的改变、DNA 甲基化谱显示与 *MYB* 或 *MYBL1* 变异型弥漫性星形细胞瘤一致。

3. 青少年多形性低级别神经上皮肿瘤（polymorphous low-grade neuroepithelial tumor of the young，PLNTY）

（1）定义：一种好发于年轻人，与癫痫密切相关的惰性神经上皮肿瘤，呈弥漫性生长模式，以少突胶质细胞瘤样形态特征为主，伴有钙化、CD34 弥漫表达和 MAPK 通路上的分子异常。ICD-O 编码为 9413/0，CNS WHO 1 级。

（2）流行病学及临床特征：PLNTY 发生于大脑半球皮层和皮层下区域，约 80% 累及颞叶，常发生在右侧颞叶内侧或后下结构。在临床上主要表现为难治性 / 顽固性癫痫发作，偶尔会引起头痛、头晕。PLNTY 具有惰性的生物学行为，经手术全切后患者的临床症状明显改善或缓解，预后良好无需后续辅助放疗和化疗。

（3）病因及发病机制：体细胞 MAPK 通路激活异常，*BRAF* 基因突变和 *FGFR* 基因融合在 PLNTY 发生中起到关键作用。此外，肿瘤组织异常表达 CD34 提示瘤细胞可能来源发育异常的神经元前体细胞。

（4）大体表现：肿瘤组织呈灰白色，质软，易碎，无包膜，与周围正常脑组织边界不清。

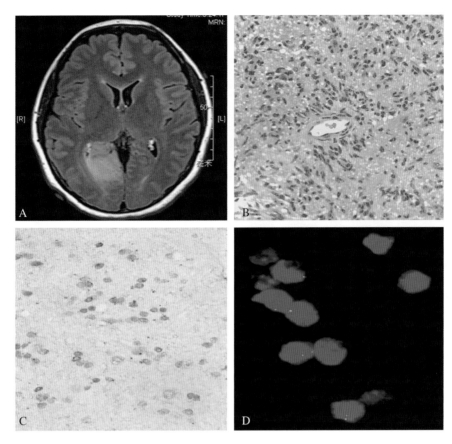

图 4-4-7 血管中心型胶质瘤，患者女，28 岁，阵发性头晕数月。A. 头颅磁共振成像（MRI）FLAIR 像显示右枕叶皮层弥漫性高信号病灶；B. 分化良好的梭形瘤细胞呈弥漫性生长或绕血管周围排列（HE，中倍放大）；C. 肿瘤细胞呈 EMA 核旁点状阳性（EnVision 法，高倍放大）；D.*MYB-QKI* 融合基因阳性（FISH 法，高倍放大）

（5）组织学表现：在组织病理学上瘤细胞呈浸润性生长模式，通常具有少突胶质细胞瘤样形态特征，但也呈现出多形性或多态性，部分瘤细胞核有异形，呈梭形、有核皱缩、核沟或核内假包涵体等改变。部分区域瘤细胞表现为纤维样、纺锤形和多形性的星形细胞瘤或室管膜瘤样的假菊形团结构。大部分病例伴有片状钙化，但无坏死、微血管增生、核分裂象罕见，通常缺乏肥胖细胞成分、黏液微囊变、神经元性菊形团或罗森塔尔纤维。偶见嗜酸性颗粒小体，明显的肿瘤性神经元成分通常不明显。形态上需要与少突胶质细胞瘤或弥漫性星形细胞瘤进行鉴别。

（6）免疫组织化学：免疫组化显示肿瘤细胞弥漫表达 OLIG2 或局部表达 GFAP，最具特征性的免疫表型是肿瘤细胞对 CD34 呈弥漫强阳性表达以及在肿瘤细胞周边的大脑皮层组织内也呈斑片状阳性表达。肿瘤细胞不表达 IDH1R132H，ATRX 呈阳性表达，但 EMA、突触素、嗜铬粒素 A、NeuN、HuC/HuD 等标志物均呈阴性，Ki-67 增殖指数通常很低。

当 BRAF p.V600E（VE1）免疫标志物阳性时，提示可能存在 *BRAF* 基因突变。

（7）诊断分子病理学：分子遗传学研究显示存在 MAPK 通路激活异常，包括 *BRAF* 基因突变、*FGFR2* 或 *FGFR3* 基因融合改变是诊断 PLNTY 的基本要素，其中 *FGFR2-CTNNA3* 基因融合仅见于 PLNTY，而 *FGFR2-SHTN1*（*KIAA1598*）、*FGFR2-INA* 以及 *FGFR3-TACC3* 基因融合也可见于其他各种实体肿瘤。PLNTY 没有 *IDH1/2*、*ATRX* 突变和染色体 1p/19q 共缺失。DNA 甲基化聚类分析显示具有与节细胞胶质瘤相似的表观遗传学特征。具体病理特征见图 4-4-8。

（8）诊断条件：必要条件，具有弥漫性胶质瘤的生长模式；通常具有少突胶质细胞瘤样形态特征；核分裂象罕见；CD34 呈斑片状弥漫阳性表达；IDH 野生型；通常具有 *BRAF* p.V600E 突变，*FGFR2* 或 *FGFR3* 基因融合或 MAPK 通路上罕见的分子异常。次要条件，伴有钙化；无染色体 1p/19q 共缺失。

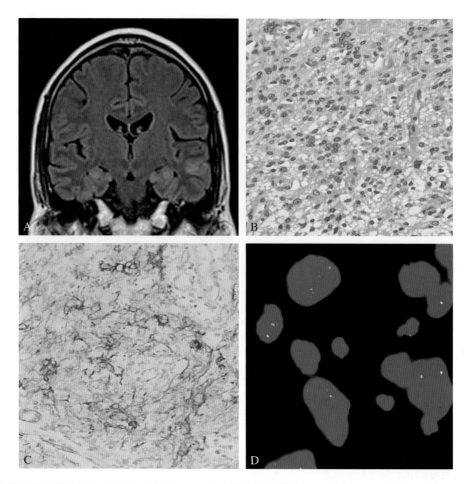

图 4-4-8　青少年多形性低级别神经上皮肿瘤，患者男，47 岁，顽固性癫痫发作 30 余年。A. 头颅 MRI FLAIR 像显示左颞叶皮层弥漫性等、高信号病灶；B. 具有少突胶质细胞瘤样细胞呈弥漫浸润性生长（HE，中倍放大）；C. 肿瘤细胞及间质内呈 CD34 弥漫强阳性表达（EnVision 法，中倍放大）；D.FGFR3 断裂阳性（FISH 法，高倍放大）

4. MAPK 通路变异型弥漫性低级别胶质瘤（diffuse low-grade glioma，MAPK pathway-altered）

（1）定义：一种具有弥漫性星形或少突胶质细胞形态的 IDH/H3 野生型和缺乏 *CDKN2A/B* 纯合性缺失的低级别胶质瘤。通常发生在儿童期，其特征是编码 MAPK 通路蛋白的基因发生致病性改变，包括 *FGFR1* 酪氨酸激酶结构域重复的弥漫性低级别胶质瘤、*FGFR1* 突变的弥漫性低级别胶质瘤、*BRAF* p.V600E 突变的弥漫性低级别胶质瘤三大亚类。ICD-O 编码为 9421/1，CNS WHO 级别待定。

（2）流行病学及临床特征：肿瘤好发于大脑半球，临床表现主要取决于肿瘤的发生部位，但通常有癫痫发作，也可有颅内压升高引起的非特异性症状。虽然 WHO CNS5 尚未设定该肿瘤类型的 WHO 级别，但其生物学行为及预后似乎略好于 CNS WHO 2 级的 IDH 突变型弥漫性胶质瘤。

（3）病因及发病机制：神经纤维瘤病 1 型（NF1 型）可能与该肿瘤相关。此外，MAPK 通路激活异常，主要是 *BRAF* 基因突变或 *FGFR* 基因改变在该肿瘤发生中发挥作用。

（4）大体表现：不详。可能与 IDH 突变型弥漫性低级别胶质瘤相似。

（5）组织学表现：组织病理学上 MAPK 通路改变的弥漫性低级别胶质瘤通常具有星形或少突胶质细胞瘤的形态，呈浸润性生长模式，但瘤细胞异形性不明显，核分裂象罕见，无血管内皮增生或坏死。

1）*FGFR1* 基因变异的弥漫性低级别胶质瘤（diffuse low-grade glioma，*FGFR1*-mutant）：通常具有少突胶质细胞瘤样形态特征，偶见结节状结构，需要与胚胎发育不良性神经上皮肿瘤、PLNTY 以及 *IDH* 突变和 1p/19q 共缺失型少突胶质细胞瘤进行鉴别。

2）*BRAF* p.V600E 突变的弥漫性低级别胶质瘤

（diffuse low-grade glioma，*BRAF* p.V600E-mutant）：通常具有星形细胞瘤样形态特征，但缺乏罗森塔尔纤维和嗜酸性颗粒小体等退行性改变，瘤细胞向软脑膜下聚集，呈现弥漫性胶质瘤典型的继发性结构的弥漫性生长模式，需要与毛细胞型星形细胞瘤、IDH 突变型星形细胞瘤、H3 K27 改变的弥漫性中线胶质瘤进行鉴别。

（6）免疫组织化学：免疫组化显示肿瘤细胞表达 OLIG2 和 GFAP。CD34 偶尔在单个肿瘤细胞上表达，Ki-67 增殖指数通常很低。当 BRAF p.V600E（VE1）免疫标志物阳性时，提示可能存在 *BRAF* 基因突变。

（7）诊断分子病理学：分子遗传学研究显示存在 MAPK 通路激活异常，包括 *FGFR1* 酪氨酸激酶结构域重复、*FGFR1* 突变和 *BRAF* p.V600E 突变。没有 *IDH1/2*、*ATRX* 突变，H3 K27 改变，CDKN2A 缺失和染色体 1p/19q 共缺失。DNA 甲基化聚类分析并没有发现这类弥漫性低级别胶质瘤具有独特的甲基化表达谱，通常与其他类型神经上皮性肿瘤的甲基化表达谱有重叠现象。具体病理特征见图 4-4-9。

（8）诊断条件：必要条件，具有弥漫性胶质瘤的生长模式，核分裂象罕见，无血管内皮增生和坏死；具有 MAPK 通路上的分子异常；IDH/H3 野生型；无 *CDKN2A/B* 纯合性缺失。次要条件，好发于儿童、青少年和年轻成人；缺乏形态学特征或 DNA 甲基化谱提示是伴有 *FGFR* 或 *BRAF* 异常的其他肿瘤类型。

（三）儿童型弥漫性高级别胶质瘤

1. 儿童型弥漫性中线胶质瘤（DMG），伴 H3 K27 改变（diffuse midline glioma，H3 K27-altered，DMG）

（1）定义：这是一种浸润性中线胶质瘤，伴

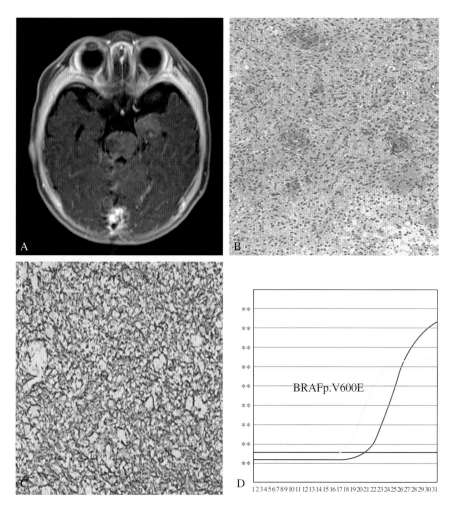

图 4-4-9　MAPK 通路变异型弥漫性低级别胶质瘤，患儿女，4 个月，阵发性抽搐 1 天。A. 头颅 MRI FLAIR 像显示左颞叶皮层弥漫性等、高信号病灶；B. 具有弥漫性星形细胞瘤的形态特征（HE，低倍放大）；C. 免疫组织化学染色，肿瘤细胞呈 GFAP 弥漫强阳性表达（EnVision 法，低倍放大）；D. *BRAF* p.V600E 突变阳性（AmoyDx-ARMS 法）

有 H3 c. 83A ＞ T p. K28M（K27M）突变，或伴有 EZHIP 异常过表达，或 *EGFR* 突变的发生。该肿瘤的 WHO 分级为 4 级。目前该型肿瘤共包含以下四个亚型，弥漫性中线胶质瘤，H3.3 K27 突变型；弥漫性中线胶质瘤，H3.1 或 H3.2 K27 突变；弥漫性中线胶质瘤，H3 野生型，EZHIP 过表达；弥漫性中线胶质瘤，*EGFR* 突变。

（2）流行病学及临床特征：该肿瘤常见于脑干、脑桥、丘脑、脊髓，也可发生于松果体区、下丘脑和小脑。好发年龄为 20 岁以下人群，无性别差异。对于 H3.3 p.K28M（K27M）突变型和 H3 野生型伴 EZHIP 过表达的 DMG，7 ～ 8 岁是其发病高峰。而 H3.1 或 H3.2 p.K28M（K27M）突变型 DMG 则更早发病（患者年龄中位数约 5 岁）。*EGFR* 突变型 DMG 常累及双侧丘脑，患者中位年龄为 7 ～ 8 岁。大多数 DMG 患者的病史通常很短（＜ 2 个月），具有典型的三联征——颅神经麻痹（82%）、锥体束损伤（51%）和共济失调（62%）。丘脑 DMG 的常见初始症状包括颅内高压和运动或感觉缺陷。

（3）病因及发病机制：目前 DMG 尚未发现特异遗传易感性，但可发生在癌症易感综合征人群中，如 Li-Fraumeni 综合征或错配修复缺陷。

（4）大体表现：瘤细胞弥漫性浸润脑实质引起水肿，导致局部解剖结构的扩大和畸变，常伴出血或坏死，造成脑组织的软化和变色。

（5）组织学表现：DMG 呈弥漫性生长模式并浸润中枢神经系统脑实质，通常无特殊的血管周肿瘤细胞聚集或嗜神经现象（图 4-4-10）。大多数肿瘤细胞胞体较小且异型性较低，但也可表现为多形性，出现

星形细胞样、毛细胞样、少突胶质细胞样、巨细胞样、未分化细胞样或上皮样的细胞形态学表现。虽然多数病例出现核分裂象增多伴微血管增生和（或）坏死，但这些高级别的特征既不是诊断所必需的标准，也不与患者的生存预后相关。罗森塔尔纤维和嗜酸性颗粒体并不常见。在 *EGFR* 突变的 DMG 中，可见明显的核分裂象，但坏死或微血管增生较为罕见。无论是否存在微血管增生或坏死，DMG 都被认定为 WHO 4 级。

（6）免疫组织化学：DMG 通常表达 OLIG2、MAP2 和 S100，GFAP 的表达多变，而在 EGFR 变的 DMG 中表现为 GFAP 阳性，但可能缺乏 OLIG2 和 SOX10 的表达。神经丝蛋白（neurofilament）和突触素染色（synaptophysin）在神经纤维网基质中呈阳性反应，但肿瘤细胞呈阴性。H3K27M 和 H3K27me3 抗体的组合应用是十分有效的辅助诊断的方法。H3K27M 核染色阳性（H3 k27 改变亚型）结合 H3K27me3 细胞核染色阴性能够鉴别出浸润区的单个肿瘤细胞（图 4-4-11）。在 H3 p.K28I（K27I）突变或 EZHIP 过表达的 DMG 中，虽然 H3K27M 染色为阴性，但这些病例可以通过细胞核 H3K27me3 免疫染色缺失来进行初筛，并通过分子病理检测进一步确诊。此外，EZHIP/CXorf67 染色显示核阳性在 H3K27M 改变的 DMG 中通常是不存在的。大约 50% 病例 p53 胞核阳性，提示潜在的 *TP53* 突变，15% 的病例出现 ATRX 胞核阴性。

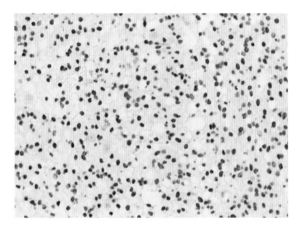

图 4-4-11 肿瘤细胞 H3K27M 核染色阳性（图片来源于第五版 WHO 中枢神经系统肿瘤）

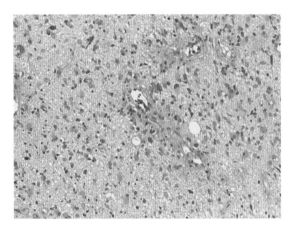

图 4-4-10 肿瘤细胞呈浸润性生长，可见血管增生（图片来源于第五版 WHO 中枢神经系统肿瘤）

（7）诊断分子病理学

1）H3 K27M 突变型（H3.3 K27 突变型和 H3.1

或 H3.2 K27 突变）：当编码组蛋白 H3 的基因出现杂合突变，导致第 27 位赖氨酸（K）被蛋氨酸（M）[H3 p.K28M（K27M）]／异亮氨酸（I）[H3 p.K28I（K27I）] 所取代时，DMG 肿瘤便会出现。K27M 组蛋白的突变会导致 H3K27me3 甲基化修饰显著降低，而 H3K27me3 控制着大量与细胞分化和个体发育相关的转录因子的准确表达。因此，H3 p.K28M（K27M）突变可增强细胞复制并破坏细胞分化，将神经干细胞锁定在不成熟的表观遗传基因组的状态，从而驱动肿瘤的发生。在人类细胞中，组蛋白 H3 包含标准组蛋白 H3（H3.1/3.2）和它的变体 H3.3。H3.1/3.2 由 13 个不同的编码基因，其中 H3K27M 突变主要发生在 *HIST1H3B*。H3.3 有两个编码基因分别为 *H3F3A* 和 *H3F3B*，其中 H3K27M 突变主要发生在 *H3F3A*。H3 p.K28M（K27M）或 H3 p.K28I（K27I）突变同时与 IDH1、IDH2、H3.3 p.G35R（G34R）或 H3.3 p.G35V（G34V）的突变共存的情况则较为罕见。同样，*CDKN2A* 和（或）*CDKN2B* 的缺失、*TERT* 启动子突变和 *MGMT* 启动子甲基化在 DMG 中较为罕见。

2）H3 野生型伴 EZHIP 过表达型：有研究发现一个缺乏 H3K27M 突变的 DMG 新亚群，该亚群由 H3K27me3 缺失和 EZHIP 过表达定义，可以通过免疫组织化学进行诊断。CXorf67 又称 EZH 抑制性蛋白（EZH inhibitory protein，EZHIP），C 端区域的一个小、高度保守的肽序列模仿 K27M 突变组蛋白的序列，与多梳抑制复合物 2（PRC2）组成蛋白 EZH2 的 SET 结构域结合。这种结合阻断了 EZH2 甲基转移酶活性，导致 PRC2 靶基因（包括参与神经发育的基因）的去抑制，从而促进肿瘤的发生。

3）*EGFR* 突变：*EGFR* 突变型 DMG 是由染色体 7p11.2 上的致癌基因 *EGFR* 异常所定义的。多数为编码细胞内酪氨酸激酶结构域（TKD）的第 20 外显子中有小的框内插入／复制，少数肿瘤为 7 号外显子（编码细胞外结构域部分）的错义突变，多见于 p.A289T 或 p.A289V。常不伴随基因扩增。该亚型具有独特的全基因组 DNA 甲基化特征。

4）伴随的基因突变：常伴随的突变可能代表其亚克隆群体。这些典型的癌症相关通路具有特异性亚型相关的聚集：p53（TP53、PPM1D、ATM）改变主要发生在 H3.3 p.K28M（K27M）突变和 EGFR 突变病例中；PI3K 或 MAPK（PIK3CA、PIK3R1、PTEN）改变主要发生于 H3.1 或 H3.2 p.K28M（K27M）突变

亚型中。H3.3 p.K28M（K27M）突变也可能与 BRAF p.V600E 突变共存。在 H3 p.K28M（K27M）突变亚型中，参与大脑发育的生长因子受体获得性突变和基因扩增较为常见，尤其是 PDGFRA（后脑、间脑、端脑）、FGFR1（间脑）和 ACVR1（后脑）。

（8）诊断条件：必要条件，弥漫性生长的胶质瘤；H3 p.K28me3（K27me3）的表达缺失（免疫组化）；中线解剖学位置；分子病理学结果鉴别 H3.1 或 H3.2 p.K28（K27）突变亚型与 H3.3 p.K28（K27）突变亚型。次要条件，存在 H3 p.K28M（K27M）或 p.K28I（K27I）突变（H3 k27 突变亚型）；EZHIP 过表达（H3 野生型伴 EZHIP 过表达亚型）；弥漫性中线胶质瘤亚型之一的甲基化特征。

2. 弥漫性半球胶质瘤，H3 G34 突变型（diffuse hemispheric glioma，H3 G34-mutant）

（1）定义：弥漫性半球胶质瘤，H3 G34 突变型是一种侵犯大脑半球的浸润性胶质瘤。其伴随的 H3F 3A 基因的错义突变最终导致 H3 组蛋白发生下列替换之一：① c.103G ＞ A p.G35R（G34R），② c.103G ＞ C p.G35R（G34R），③ c.104G ＞ T p.G35V（G34V）。

（2）流行病学及临床特征：多见于大脑半球，偶扩散至中线结构和软脑膜。好发于少年和青壮年（中位年龄 15 ～ 19 岁）。有研究表明该类型肿瘤占所有儿童型半球高级别胶质瘤的 16%。好发于男性，男女比例为 1.4∶1。根据肿瘤所侵犯的解剖结构出现相应临床症状，包括癫痫发作和运动或感觉障碍。影像学上，该肿瘤的 MRI 特征与其他高级别非中线胶质瘤相似。MRI 通常显示出皮质层肿瘤区域的对比增强并出现占位效应，常累及顶叶或颞叶，偶表现为多灶性，甚至软脑膜扩散。也可见坏死、囊性变、出血及钙化。

（3）病因及发病机制：该肿瘤没有已知的特异性遗传易感性。迄今尚未报告任何危险因素。该肿瘤中 H3-3A（H3F3A）基因中的获得性错义突变导致组蛋白变体 H3.3 尾部 p.G35（G34）位置的取代，在该实体的发病机制中起着关键的致癌作用。

（4）大体表现：肿瘤弥漫性浸润脑实质导致脑组织结构的增大和畸变，并伴有出血和（或）坏死区的软化和变色。

（5）组织学表现：H3 G34 突变型弥漫性半球胶质瘤具有典型的胶质母细胞瘤样改变，通常表现为高细胞密度、浸润性生长的星形细胞肿瘤形态学特点并

伴有明显核分裂象（图 4-4-12）。此外，通常可见微血管增生和（或）坏死，但这些高级别的特征并不是诊断所必需的。有时也可观察到多核和多形性细胞。另外，形态学也可表现为中枢神经系统胚胎性肿瘤，肿瘤细胞小且异型性低，细胞核深染，胞浆稀少。偶见 Homer Wright 玫瑰花结，但微血管增生和坏死不明显。

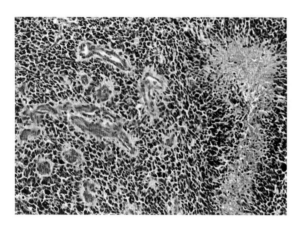

图 4-4-12　肿瘤细胞深染、密度增高、可见坏死及血管增生（图片来源于第五版 WHO 中枢神经系统肿瘤）

（6）免疫组织化学：典型免疫组化染色结果包括 MAP2 阳性、FOXG1 阳性、ATRX 表达缺失和多数肿瘤细胞 p53 的核阳性（图 4-4-13）。值得关注的是 OLIG2 表达为阴性。GFAP 的表达较多变，特别是在具有原始胚胎样形态的肿瘤中不表达。Ki-67 增殖指数通常较高。目前已有突变特异性蛋白抗体 H3.3 p.G35R（G34R）和 p.G35V（G34V）。

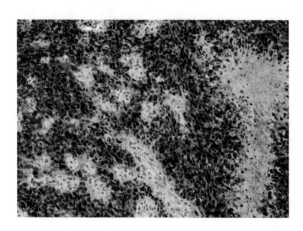

图 4-4-13　肿瘤细胞 p53 染色阳性（图片来源于第五版 WHO 中枢神经系统肿瘤）

（7）诊断分子病理学：*H3F3A* 基因获得性错义突变导致组蛋白变体 H3.3 尾部 p.G35（G34）位置的替代，该替代效应在该类型肿瘤的发病机制中起到关键性的致癌作用。研究表明，精氨酸（R）或缬氨酸（V）替代甘氨酸（G）会导致空间位阻，阻断 SETD2 和 KDM2A 结合到突变的组蛋白 H3.3 尾部。另一方面，H3 p.K37（K36）甲基化调节酶的缺陷性结合，导致突变组蛋白 H3.3 尾部的 H3 p.K37me2（K36me2）和 H3 p.K37me3（p.K36me3）表达水平下降。H3.3 p.G35V（G34）突变细胞的相关研究表明，H3 p.K37me3（K36me3）的差异性结合诱导转录的重编程，模拟了前脑的发育过程，并导致原癌基因 MYCN 的显著上调。可作为明确诊断的分子病理学特征的是在被 H3-3A（H3F3A）基因编码的 p.G35（G34）组蛋白 H3.3 变体中，由错义突变导致的甘氨酸（G）被精氨酸（R）（＞94% 的情况下）或缬氨酸（V）（＜6%）所取代，变体类型包括：c.103G ＞ A p.G35R（G34R）、c.103G ＞ C p.G35R（G34R）或 c.104G ＞ T p.G35V（G34V）。目前来讲，在弥漫性半球胶质瘤中，p.G35R（G34R）或 p.G35V（G34V）的氨基酸替代仅在 H3-3A 中被发现，而在其他组蛋白基因中没有发现。大约 90% 的肿瘤有 *TP53* 突变，大约 95% 的肿瘤有 *ATRX* 基因的改变。H3.3 p.G35（G34）突变与 *IDH1* 或 *IDH2*、H3 p.K28M（K27M）或 p.K28I（K27I）突变相互排斥。DNA 甲基化谱特征可用于鉴别 H3 G34 突变型弥漫性半球胶质瘤与其他类型肿瘤。H3 G34 突变型弥漫性半球胶质瘤显示出广泛的 DNA 低甲基化水平，但 MGMT 位点通常是甲基化的。目前尚未报道过 p.G35R（G34R）和 p.G35V（G34V）突变的差异性。

（8）诊断条件：必要条件，高细胞密度，弥漫性生长胶质瘤伴明显核分裂象；H3.3 p.G35R（G34R）或 p.G35V（G34V）突变 [H3-3A（H3F3A）c.103G ＞ A、c.103G ＞ C 或 c.104G ＞ T]；大脑半球解剖学位置；符合 H3 G34 突变型弥漫性半球胶质瘤的甲基化谱（针对诊断不明确的病灶）。次要条件，OLIG2 免疫反应阴性；ATRX 免疫表达缺失；P53 弥漫阳性反应。

3. 弥漫性儿童型高级别胶质瘤，H3 和 IDH 野生型

（1）定义：弥漫性儿童型高级别胶质瘤（pHGG），H3 和 IDH 野生型，是一种具有恶性组织学特征的弥漫性胶质瘤，常发生于儿童、青少年或年轻人。CNS

WHO 分级 4 级。分子亚型包括弥漫性儿童型高级别胶质瘤 RTK2 型、弥漫性儿童型高级别胶质瘤 RTK1 型、弥漫性儿童型高级别胶质瘤 MYCN 型。

(2) 流行病学及临床特征：该肿瘤可累及整个大脑、脑干和小脑。pHGG RTK2 型肿瘤主要累及幕上（96% 的病例）；pHGG RTK1 型肿瘤好发于幕上（82% 的病例）和幕下 / 脑干（18% 的病例）；pHGG MYCN 型肿瘤好发于幕上（86% 的病例）和幕下 / 脑干（14% 的病例）。由于相关研究的群体倾向性，目前尚不清楚患者的中位年龄。临床表型类似于其他高级别胶质瘤，患者根据所涉及的解剖结构出现相应的临床症状。主要包括癫痫发作、运动或感觉障碍。影像学上 MRI 特征与其他高级别胶质瘤相似；通常显示肿瘤区域对比增强与占位效应。pHGG MYCN 型肿瘤的边界可能很清晰，只显示出轻微的病灶周围水肿和均匀对比增强。其他亚型的影像学特征尚未报道。

(3) 病因及发病机制：目前尚无弥漫性儿童型高级别胶质瘤 H3 和 IDH 野生型的流行病学数据。pHGG（H3 野生型和 IDH 野生型）包含已知致癌驱动基因的体细胞改变，预计这些改变在发病机制中发挥核心作用。

(4) 大体表现：肿瘤弥漫性浸润脑实质导致脑结构的增大和畸变，并伴有出血和（或）坏死区的软化和变色。

(5) 组织学表现：典型的组织病理学表现为胶质母细胞瘤样恶性肿瘤（有丝分裂活跃、微血管增生和坏死）或原始未分化的形态学改变。胶质分化样和原始未分化样形态学改变常在同一标本中出现。有时微血管增生和坏死可能并不存在。对于 pHGG MYCN 亚型，有时可同时表现为两种生长模式——弥漫性浸润模式和分界清楚、高细胞密度结节样模式。肿瘤细胞通常较大并可见明显核仁，梭形细胞和上皮样细胞均可见。

(6) 免疫组织化学：该肿瘤免疫表型尚无报道。参考类似肿瘤的免疫表型而言，pHGG 可表现为局灶性 GFAP 和（或）OLIG2 阳性。然而，pHGG MYCN 亚型的肿瘤可能大部分表现为胶质标志物阴性，而表达神经元分化相应标志物。所有 pHGG 均保留 H3 p.K28me3（K27me3）的表达。

(7) 诊断分子病理学：首先需排除组蛋白 H3 和 IDH1 或 IDH2 的改变。在该类肿瘤中经常遇到

的分子改变包括 PDGFRA 扩增或突变、TP53 突变、NF1 突变、EGFR 扩增或突变或 MYCN 扩增。DNA 甲基化谱分析可用于鉴定该类肿瘤，且有助于为其他分子检测提供方向。三个分子亚群可以通过其不同的 DNA 甲基化特征或分子改变去识别：pHGG RTK1 型、pHGG RTK2 型和 pHGG MYCN 型。pHGG RTK1 型多见 PDGFRA 扩增（33%），pHGG RTK2 多见 EGFR 扩增（50%）和 TERT 启动子突变（64%），pHGG MYCN 多见 MYCN 扩增（50%）。与结构性错配修复缺陷综合征（CMMRD）或 Lynch 综合征相关的肿瘤是典型的 pHGG RTK1 亚型。放疗后引起的胶质瘤，或因种系错配修复缺陷引起的胶质瘤，通常具有与 H3 IDH 野生型 pHGG 相似的分子特征，且主要为 pHGG RTK1 分子亚型。由 CMMRD、Lynch 综合征或 Li-Fraumeni 综合征引起的胶质瘤应区别于自发产生的弥漫性儿童型高级别胶质瘤。

(8) 诊断条件：必要条件，儿童或青年患者；弥漫性胶质瘤伴增殖指数增高；微血管增生；坏死，尤其是栅栏样坏死；H3 p.K28me3（K27me3）表达；关键分子病理学特征包括 PDGFRA 突变、EGFR 突变或 MYCN 扩增。次要条件，甲基化谱特征符合 pHGG RTK1 型、pHGG RTK2 型或 pHGG MYCN 型；无 IDH1 或 IDH2 突变；无 H3 基因突变。

4. 婴儿型半球胶质瘤

(1) 定义：婴儿型半球胶质瘤是一种发生于儿童早期的脑半球高级别星形细胞瘤，其分子特征为伴有受体酪氨酸激酶（RTK）相关基因融合，典型包括 NTRK 家族或 ROS1、ALK 或 MET 基因融合。目前该型肿瘤共包含以下四个亚型：婴儿型半球胶质瘤，伴 NTRK 改变；婴儿型半球胶质瘤，伴 ROS1 改变；婴儿型半球胶质瘤，伴 ALK 改变；婴儿型半球胶质瘤，伴 MET 改变。

(2) 流行病学及临床特征：所有报告的病例都发生在儿童早期，大多数发生在 1 岁以内。中位年龄为 2.8 个月（范围：0 ～ 12 个月）。肿瘤通常较早被发现。在婴儿期，患有婴儿型半球胶质瘤的儿童可能表现出情绪激动或嗜睡的非特异性体征和症状。头围可能很大。有些甚至可以在产前诊断出来。常出现在幕上隔室，通常为大肿块。通常有包括软脑膜在内的体表受累。

(3) 病因及发病机制：病因未知。基因组变异通常由基因内 DNA 拷贝数变化驱动，导致融合基因

的获得，涉及许多 5'端伴侣和 3'端受体酪氨酸激酶 NTRK1、NTRK2、NTRK3、ALK、ROS1 或 MET。

（4）大体表现：肿瘤通常很大，有些呈囊实性。可见坏死或出血。

（5）组织学表现：组织学描述来自两个大型研究和一些病例报告。最初的诊断通常为胶质母细胞瘤或其他高级别胶质瘤（84%），但也包括间变性神经节胶质瘤、促纤维增生型婴儿型神经节胶质瘤/星形细胞瘤、室管膜瘤和中枢神经系统原始神经外胚层肿瘤。肿瘤通常呈高细胞密度，与邻近的脑实质界限分明，并累及软脑膜（图 4-4-14）。轻至中度异型性的纺锤样星形细胞排列成束状或栅栏样。常见栅栏状坏死、有丝分裂象和微血管增生。在一些罕见病例中也可见肥胖细胞型形态学改变。部分肿瘤（包括一些伴有 ALK 融合的肿瘤）异质性可能更高，表现为室管膜细胞分化，或兼具低级别和高级别双相成分，或偶有神经节细胞。这类肿瘤类型目前还没有明确分级。

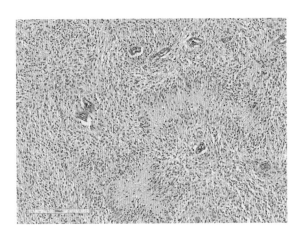

图 4-4-14 肿瘤细胞密度增高、可见坏死及血管增生（图片来源于第五版 WHO 中枢神经系统肿瘤）

（6）免疫组织化学：胶质成分 GFAP 阳性，但通常不表达神经元标志物。ALK 免疫染色至少可以在有些 ALK 融合的病例中起作用。由于正常大脑中 NTRK 表达水平较高，因此 NTRK 染色无诊断意义。

（7）诊断分子病理学：60% ~ 80% 的病例中存在 RTK 融合，可作为靶点进行靶向治疗。对婴儿胶质瘤患者应进行该类基因融合的常规检测，既可以明确诊断，也可以提供靶向治疗选择。无论肿瘤分级或 RTK 相关融合类型，该类肿瘤均可通过甲基化谱分析形成其独特的亚群，从而辅助诊断。但靶向治疗则需要进行基因检测以确定治疗靶点。

（8）诊断条件：必要条件，高细胞密度星形细胞瘤；儿童早期发现；大脑半球肿瘤位置；存在典型的受体酪氨酸激酶异常（如 NTRK 家族基因或 ROS1、MET1 或 ALK 融合）。次要条件，存在典型的受体酪氨酸激酶异常（如 NTRK 家族基因或 ROS1、MET1 或 ALK 融合）。

（四）局限性星形细胞胶质瘤

1. 毛细胞型星形细胞瘤（pilocytic astrocytoma）

（1）定义：毛细胞型星形细胞瘤是一种具有双相组织学特征的星形细胞瘤，由不同比例的含有罗森塔尔纤维的致密双极细胞、疏松的含微囊及嗜酸性颗粒小体的多极细胞组成，WHO 分级为 1 级，毛细胞型星形细胞瘤与 MAPK 通路基因改变有关，最常见的分子特点为 KIAA1549-BRAF 基因融合。

（2）流行病学及临床特征：毛细胞型星形细胞瘤占所有原发性脑肿瘤的 5%，毛细胞型星形细胞瘤占所有儿童原发性脑肿瘤的 17.6%，是儿童最常见的胶质瘤。发病率在幼儿中最高，随着年龄的增长而降低。毛细胞型星形细胞瘤在老年人中很少见。临床表现主要依据肿瘤的发病部位引起相应的改变，常见的临床表现有头痛、颅内压增高、大头畸形等情况，癫痫在该肿瘤中不常见，肿瘤发生在视神经通路区域可引起视力丧失，脑干肿瘤可引起脑积水或脑干功能障碍等情况，在下丘脑垂体区域可引起肥胖及尿崩症。

（3）病因及发病机制：毛细胞型星形细胞瘤的发生与 MAPK 信号通路有关，常见的分子改变为 *KIAA1549* 和 *BRAF* 的基因融合，也可见 *NF1* 突变、*BRAF* p.V600E 突变、*FGFR1* 突变或融合等，而毛细胞型星形细胞瘤 *FGFR1* 改变与其他儿童型低级别神经胶质瘤和神经胶质神经元肿瘤中 *FGFR1* 的改变存在重叠。

（4）大体表现：肿瘤生长呈局限性，大多数瘤质地柔软，呈灰白色，可见瘤内囊肿或瘤旁囊肿。

（5）组织学表现：该肿瘤由低至中等密度的星形细胞构成。毛细胞型星形细胞瘤具有双相模式，由具有不同比例的罗森塔尔纤维的致密双极细胞和微囊松散结构的多级细胞构成，该模式在小脑肿瘤中常见。双极细胞细胞核通常细长，细胞温和，可见长的毛发状突起，微囊样结构常伴有黏液样背景，可见嗜酸性小体。退行性改变也很常见，包括钙化、透明的退变血管和出血。微血管增生可见薄的肾小球样微血管常呈线性排列，并伴有囊性结构，或可见厚壁、透明的退变血管。肾小球样微血管增生的形态多见于肿瘤囊肿壁内，这种情况不应认为是更高的分级。梗死也可发生，但栅栏状坏死除外。有时可见富含少突胶质细胞样的细胞，类似于少突胶质细胞瘤，特别在小脑区域（图 4-4-15 ～图 4-4-18）。

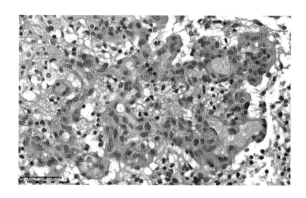

图 4-4-18　毛细胞型星形细胞瘤内可见血管内皮细胞增生

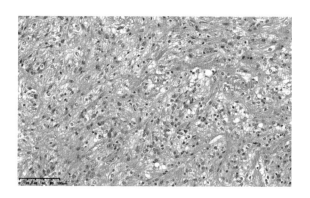

图 4-4-15　毛细胞型星形细胞瘤内可见嗜酸性的罗森塔尔纤维

Syn、NeuN 和 CgA 阴性。CD34 通常为阴性，IDH1 p.R132H 阴性，H3 p.K28M（K27M）染色阴性，罕见阳性表达。SOX10 和 p16 染色呈弥漫性强阳性表达，SOX10 和 OLIG2 阳性有助于区分毛细胞星形细胞瘤和室管膜瘤。Ki-67 增殖指数通常较低（＜ 5%）（图 4-4-19 ～图 4-4-22）。

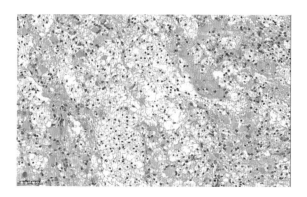

图 4-4-16　毛细胞型星形细胞瘤多为双相型，有疏松的黏液区域和嗜酸性的致密区域，图中所示为疏松的黏液区域

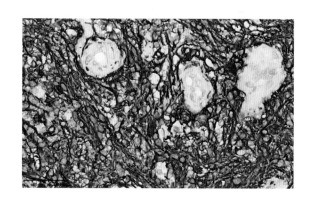

图 4-4-19　GFAP 在毛细胞型星形细胞瘤中弥漫表达

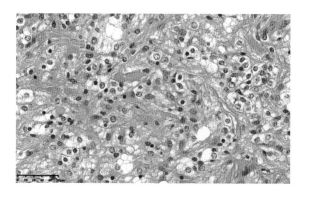

图 4-4-17　毛细胞型星形细胞瘤中可见少突样细胞和嗜酸性的罗森塔尔纤维

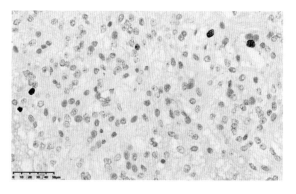

图 4-4-20　Ki-67 在毛细胞型星形细胞瘤中低表达

（6）免疫组织化学：免疫组织化学显示 GFAP、S100、OLIG2 呈弥漫阳性表达，大多数病例表达

（7）诊断分子病理学：毛细胞型星形细胞瘤中最常见的遗传改变是染色体 7q34 重排，导致

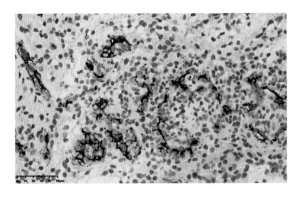

图 4-4-21　CD34 在毛细胞型星形细胞瘤中阴性表达

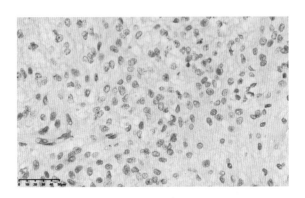

图 4-4-22　IDH1 在毛细胞型星形细胞瘤中阴性表达

KIAA1549-BRAF 串联复制和融合，这种异常最常见于小脑肿瘤，在其他部位不太常见。在典型的形态学背景下，KIAA1549-BRAF 融合支持毛细胞型星形细胞瘤的诊断。然而，KIAA1549-BRAF 融合也发生在弥漫性软脑膜胶质神经元肿瘤。其他 MAPK 通路的基因改变也会发生，如 *NF1* 突变、*BRAF* 突变（通常被称为 V600E 突变）、*KRAS* 突变等（图 4-4-23）。

（8）诊断条件：必要条件，儿童、青少年发病；局限性肿瘤，可见囊性改变；双相生长模式，细胞低

增殖活性；微血管增生；罗森塔尔纤维；KIAA1549-BRAF 基因融合。次要条件，嗜酸性小体；BRAF V600E；GFAP、S100、OLIG2、p16、SOX10 阳性。

2. 有毛细胞样特征的高级别星形细胞瘤（high-grade astrocytoma with piloid features，HGAP）

（1）定义：有毛细胞样特征的高级别星形细胞瘤是指一类在组织学可见高级别毛细胞样特征和（或）胶质母细胞瘤样组织学特征的星形细胞瘤，该肿瘤具有典型的 DNA 甲基化谱，常伴 MAPK 通路的基因改变，以及 CDKN2A/B 纯合性缺失和 ATRX 表达缺失。

（2）流行病学及临床特征：尚无全面的流行病学数据。但部分研究表明 HGAP 罕见，约占脑肿瘤的 1% ～ 3%，甚至更低，患者中位发病年龄约为 40 岁（范围：4 ～ 88 岁），男女比例 1：1，肿瘤好发于小脑，也可发生在中枢神经系统的其他部位，体征和症状取决于发病部位和肿块大小。

（3）病因及发病机制：大多数病例为原发性，部分病例从既往存在的低级别星形细胞肿瘤发展而来。据文献报道，在 1 型神经纤维瘤病（NF1）患者中，HGAP 可以发生。分子检测发现，HGAP 发生涉及 3 种途径：MAPK 通路因突变而被激活；视网膜母细胞瘤肿瘤抑制蛋白细胞周期通路由于 CDKN2A 和（或）CDKN2B 的纯合性缺失而失调；*ATRX* 突变和（或）ATRX 表达的丧失。约一半的病例三种途径同时存在，但三种途径发生顺序未知。HGAP 还可见染色体的改变，如 12q 和 17q 染色体部分获得、1p 和 8p 的缺失以及 14 号和 19q 染色体的部分缺失。

（4）大体表现：无明显特征性表现，但是可以见到出血和坏死。

对照　　　　　　　　　　　　BRAF-KIAA1549融合

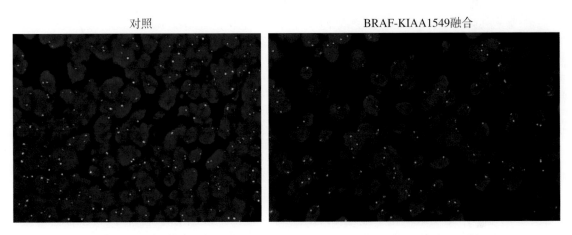

图 4-4-23　毛细胞型星形细胞瘤中常见的分子改变为 BRAF-KIAA1549 融合

（5）组织学表现：毛细胞样特征在该肿瘤中经常出现，如罗森塔尔纤维及嗜酸性小体，核分裂及坏死很常见，肿瘤细胞密度较高，生长模式类似胶质母细胞瘤形态或多形性黄色星形细胞瘤，部分病例可见肾小球样微血管增生（图 4-4-24，图 4-4-25）。

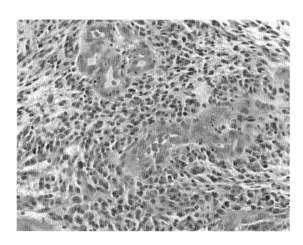

图 4-4-24　有毛细胞样特征的高级别星形细胞瘤可见胶质母细胞瘤的形态学特点（图片来源于第五版 WHO 中枢神经系统肿瘤）

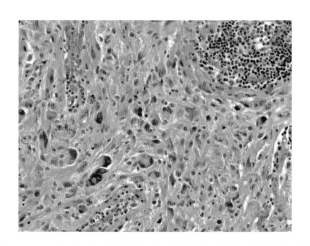

图 4-4-25　有毛细胞样特征的高级别星形细胞瘤可见具有多形性黄色星形细胞瘤的特征（图片来源于第五版 WHO 中枢神经系统肿瘤）

（6）免疫组织化学：40% 的 HGAP 中 ATRX 表达丧失，IDH1R132H 染色为阴性，OLIG2 及 GFAP 阳性表达，Ki-67 增殖指数高。

（7）诊断分子病理学：目前，DNA 甲基化图谱是唯一确定诊断的方法，但其他分子特征可能有提示意义。如多种 MAPK 通路基因的改变，最常见的是 *NF1* 改变、KIAA1549-BRAF 融合和 *FGFR1* 突变。*BRAF* p.V600E 的突变发生率明显较低。可检测到

CDKN2A 和（或）CDKN2B 的纯合子缺失（或极少数突变）及 *ATRX* 突变和（或）ATRX 表达的丧失。

（8）诊断条件：必要条件，具有毛状特征的高级星形细胞瘤的 DNA 甲基化图谱。次要条件，MAPK 信号通路基因改变；CDKN2A 和（或）CDKN2B 的纯合子缺失或突变，或 CDK4 的扩增；*ATRX* 突变和（或）ATRX 表达的丧失；间变性的组织学特征。

3．多形性黄色瘤型星形细胞瘤（pleomorphic xanthoastrocytoma，PXA）

（1）定义：多形性黄色瘤型星形细胞瘤是一种星形细胞瘤，有大的多形性细胞（常为多核）、梭形细胞和脂质细胞，通常有大量嗜酸性小体和网状蛋白沉积，特征为 *BRAF* p.V600E 突变（或其他 MAPK 途径基因改变）以及 CDKN2A 和（或）CDKN2B 纯合性缺失，WHO 分级为 2 级或 3 级。

（2）流行病学及临床特征：PXA 占原发性中枢神经系统肿瘤不足 0.3%，通常发生在儿童和年轻人，诊断时的平均年龄为 26.3 岁，老年人也可发生。肿瘤累及软脑膜和大脑皮质的浅表部位是这种肿瘤的特征。大约 98% 的病例发生在幕上，最常见于颞叶。由于病灶位于大脑表面，许多患者有相当长的癫痫发作史。

（3）病因及发病机制：目前无特异性致病原因。在 1 型神经纤维瘤病患者中 PXA 可以发生，这与 PXA 中 MAPK 通路基因改变的频繁出现一致。目前有人提出 PAX 起源于软膜下星形胶质细胞，这一假设可以解释肿瘤见于大脑表浅部位。PXA 可见 MAPK 信号通路改变（最常见的是 *BRAF* p.V600E 突变）、CDKN2A 和（或）CDKN2B 的纯合缺失以及 *TERT* 启动子突变或扩增（较少见），*TP53* 突变在 PXA 中很少见。

（4）大体表现：PXA 常为黄色，多见于脑皮质浅层，可见囊性改变，有时在囊肿壁内形成结节，肿瘤可侵及临近的软脑膜组织。

（5）组织学表现：该肿瘤由梭形细胞、单核细胞、多核细胞及大的脂化细胞混合组成，其细胞核大小差异较大，可见核内包涵体，核仁明显。可见嗜酸性小体及淋巴细胞灶性聚集，肿瘤内存在丰富的网织蛋白纤维，该纤维将单个肿瘤细胞或小灶的细胞团包绕，镀银染色可将该纤维显示。中枢神经系统中，WHO 2 级的定义为核分裂象 < 5/10HPF，WHO 3 级的定义为核分裂象 ≥ 5/10HPF。坏死多见于核分裂象

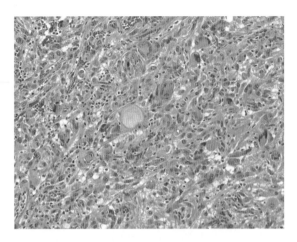

图 4-4-26 多形性黄色瘤型星形细胞瘤中肿瘤细胞形态多样（图片来源于第五版 WHO 中枢神经系统肿瘤）

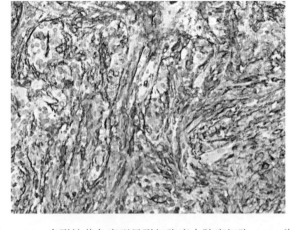

图 4-4-28 多形性黄色瘤型星形细胞瘤中肿瘤细胞 CD34 染色阳性（图片来源于第五版 WHO 中枢神经系统肿瘤）

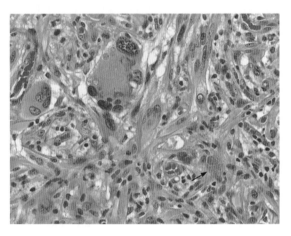

图 4-4-27 多形性黄色瘤型星形细胞瘤中肿瘤细胞可见明显的异型性，常见嗜酸性小体（箭头所示）（图片来源于第五版 WHO 中枢神经系统肿瘤）

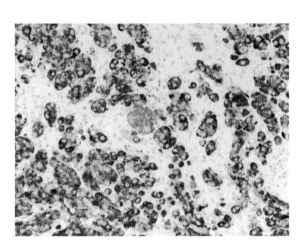

图 4-4-29 多形性黄色瘤型星形细胞瘤中肿瘤细胞 BRAF p.V600E 染色阳性（图片来源于第五版 WHO 中枢神经系统肿瘤）

高的区域，血管增生少见（图 4-4-26，图 4-4-27）。

（6）免疫组织化学：GFAP 和 S100 弥漫表达，CD34 常阳性表达，局灶性表达的神经元标志物（包括 Syn、NF、Ⅲ 类 β- 微管蛋白和 MAP2），60% ～ 80% 的病例表达 BRAF p.V600E，少数病例局灶性 SMARCB1（INI1）丢失。在中枢神经系统 WHO 3 级肿瘤中，Ki-67 的增殖指数平均为 15%；而在中枢神经系统 WHO 2 级肿瘤中，Ki-67 增殖指数通常 ＜ 1%（图 4-4-28 ～图 4-4-30）。

（7）诊断分子病理学：80% 的病例中可见 *BRAF* p.V600E 的突变，也可见其他 MAPK 信号通路的改变，如 *NTRK1*、*NTRK2*、*NTRK3*、*RAF1* 和 *NF1*。94% 的病例中可见 *CDKN2A* 和（或）*CDKN2B* 的纯合性缺失。*TERT* 启动子突变较少见。目前已经报道了 PXA 的

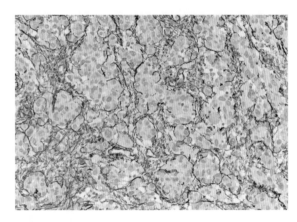

图 4-4-30 镀银染色可以显示在多形性黄色瘤型星形细胞瘤中肿瘤细胞被丰富的网织蛋白纤维包绕（图片来源于第五版 WHO 中枢神经系统肿瘤）

DNA 甲基化图谱，对于形态学不能明确的肿瘤有一定的诊断意义，但是该种 DNA 甲基化图谱可与上皮样胶质母细胞瘤、星形细胞瘤等重叠。

（8）诊断条件：必要条件，有多形性肿瘤细胞的星形细胞瘤（大的多核细胞、梭形细胞、脂质化细胞和嗜酸性小体）；多形性黄色瘤型星形细胞瘤的 DNA 甲基化图谱；*BRAF* 突变或其他 MAPK 通路基因改变，*CDKN2A* 和（或）*CDKN2B* 的纯合子缺失。次要条件，网织蛋白沉积。

4. 室管膜下巨细胞型星形细胞瘤（subependymal giant cell astrocytoma，SEGA）

（1）定义：室管膜下巨细胞型星形细胞瘤是一种脑室周围发生的肿瘤，由大的神经节样星形胶质细胞组成，通常发生在侧脑室壁。与结节性硬化症（tuberous sclerosis，TS）密切相关（CNS WHO 1 级）。

（2）流行病学及临床特征：SEGA 是 TS 患者最常见的中枢神经系统肿瘤，SEGA 在确诊的结节性硬化症患者中的发病率为 5% ~ 15%，该肿瘤是 TS 的主要诊断标准之一。研究发现，SEGA 的年发病率约为 0.027 例 /10 万人。该肿瘤发病年龄 < 20 岁，SEGA 可见于婴儿。目前还不确定该肿瘤是否也发生在 TS 之外的患者。大多数患者表现为颅内压增高，也可见梗阻性脑积水，自发性大量脑出血为其急性表现。目前，通过对 TS 患者进行早期筛查可以将 SEGA 诊断出来。

（3）病因及发病机制：室管膜下巨细胞型星形细胞瘤与结节性硬化症（TS）密切相关，SEGA 中可见 *TSC1* 或 *TSC2* 基因的失活，并且可以见到 mTOR 信号通路的激活。

（4）大体表现：SEGA 是边界清楚的多结节性肿瘤，常见大小不等的囊肿形成，可见有出血区，钙化常见，坏死很少见到。该肿瘤多见于侧脑室壁。

（5）组织学表现：该肿瘤主要由肥胖的多边形大细胞构成，呈片状、巢状、束状排列，肿瘤细胞常围绕血管生长，类似于室管膜瘤的血管周围假菊形团样排列。肿瘤细胞形态丰富，可见胞质丰富的多边形大细胞及较小的梭形细胞。大细胞类似于神经节样，可见偏心的空泡状细胞核，核仁明显，可见核内假包涵体，细胞核多形性及多核细胞常见。间质内血管丰富，常见血管玻璃样变性，以及肥大细胞和淋巴细胞浸润。SEGA 实质或血管内钙化常见，可见核分裂象，偶尔也可见到血管增生和坏死，但并不代表间变性发展（图 4-4-31，图 4-4-32）。

（6）免疫组织化学：肿瘤细胞 S100 强阳性表达，TTF1 核表达，磷酸化 S6 显示强阳性表达，对 GFAP 表达不定，局灶表达 NeuN 和神经肽，也可表达巢蛋白、SOX2，CD34 阴性表达。Ki-67 增殖指数表达通常较低（平均 3.0%）。TOP2A 标记指数表达也很低（平均 2.9%）。

（7）诊断分子病理学：通常不需要分子病理学来确定 SEGA 的诊断。在组织学上不明确的病例中，DNA 甲基组分析和 *TSC1* 或 *TSC2* 突变的分析可能有助于诊断。部分病理可见 *BRAF* p.V600E 的突变。

（8）诊断条件：必要条件，典型的组织学特征（多边形大细胞、梭形细胞、神经节样细胞）；神经胶质标志物的阳性（GFAP 和 S100）及 TTF1 的阳性；神经元标志物（Syn 和 NeuN 等）可变表达。次要条件，结节性硬化症病史；室管膜下巨细胞星形细

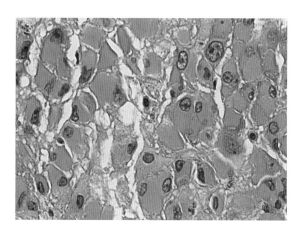

图 4-4-31　肿瘤细胞边界清楚，胞浆丰富，核仁明显（图片来源于第五版 WHO 中枢神经系统肿瘤）

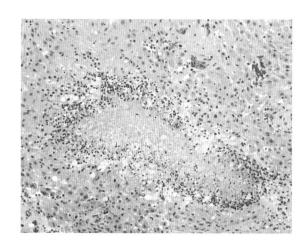

图 4-4-32　室管膜下巨细胞型星形细胞瘤内可见坏死，但不影响组织学分级（图片来源于第五版 WHO 中枢神经系统肿瘤）

胞瘤的 DNA 甲基组谱。磷酸化 S6 免疫表达 *TSC1* 或 *TSC2* 的突变。

5. 脊索样胶质瘤（chordoid glioma）

（1）定义：脊索样胶质瘤是一种边界清楚的神经胶质肿瘤，该肿瘤起源于第三脑室，组织学特征可见表达 GFAP 的上皮样细胞，肿瘤细胞成簇状或条索状排列。并在 *PRKCA* 基因中表现为反复出现 p.D463H 错义突变。

（2）流行病学及临床特征：脊索样胶质瘤占原发性脑肿瘤不足 0.1%，发生于成人，中位发病年龄约 45 岁，但诊断年龄差异较大（5～71 岁），女性多见。临床表现多为梗阻性脑积水，伴有头痛、恶心、呕吐和共济失调，可见下丘脑压迫导致内分泌异常。脊索样胶质瘤的典型位置在第三脑室的前部，肿瘤较大时向中间和后部生长。神经影像学提示起源于第三脑室腹侧壁终板区域。

（3）病因及发病机制：病因不清，目前发现 *PRKCA* 基因密码子 463 的新型错义突变为该肿瘤的分子标志性改变。虽然 *PRKCA* 偶尔在其他癌症中发生突变，但迄今为止，这种特定的 p.D463H 突变尚未在其他人类肿瘤中有报道。研究表明，*PRKCA* p.D463H 突变可能部分地通过激活 MAPK 信号通路起作用。

（4）大体表现：肿瘤边界清楚，非浸润性生长，呈推挤样生长，与第三脑室紧密相连。

（5）组织学表现：脊索样胶质瘤是一种实体肿瘤，通常由上皮样细胞簇状和条索状生长，间质呈黏液性改变。有三种少见的组织学类型：实性型，由多角形上皮样细胞组成，无明显的黏液基质；梭形型，由大量梭形细胞混杂在疏松的胶原中；纤维化型在老年患者中更常见。肿瘤细胞有丰富的嗜酸性细胞质。细胞核中等大小，卵圆形，相对均匀。核分裂罕见。常见的是间质淋巴浆细胞浸润，常含有大量拉塞尔小体。该肿瘤局限性生长，无浸润倾向。邻近的非肿瘤组织可见反应性星形胶质细胞、罗森塔尔纤维和慢性炎症细胞（图 4-4-33）。

（6）免疫组织化学：GFAP 和 TTF-1 在脊索样胶质瘤中弥漫强阳性表达，脊索样胶质瘤也表达波形蛋白和 CD34，S100 及 EMA，神经元和神经内分泌标志物（Syn、CgA）阴性表达，Ki-67 增殖指数一般＜2%。

（7）诊断分子病理学：在脊索样胶质瘤中，*PRKCA* 基因的 p.D463H 错义突变常见，因此 *PRKCA*

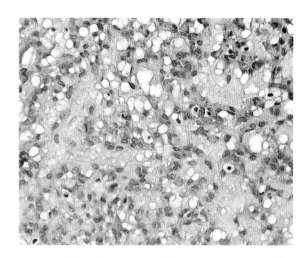

图 4-4-33 肿瘤细胞形态类似脊索瘤样结构，可在黏液样间质内见上皮样细胞（图片来源于第五版 WHO 中枢神经系统肿瘤）

p.D463H 突变可作为该肿瘤的诊断指标。脊索样胶质瘤的独特表观遗传学特征也已被确定，因此 DNA 甲基化分析能辅助诊断。

（8）诊断条件：必要条件，发生于第三脑室；肿瘤伴有脊索样特征；*PRKCA* p.D463H 突变；TTF-1 阳性。次要条件，DNA 甲基化谱。

6. 星形母细胞瘤，MN1 变异型（astroblastoma，MN1-altered）

（1）定义：*MN1* 变异型星形母细胞瘤是一种具有 *MN1* 改变的局限性神经胶质肿瘤，由圆形、立方形或柱状细胞组成，并伴有不同程度的假乳头状或血管周围生长，周围血管可见无核区，血管和肿瘤细胞间质胶原变性。

（2）流行病学及临床特征：患者的年龄范围从 3 个月到 40 岁（中位年龄 15 岁），以女性多见。临床症状包括头痛、癫痫发作、瘫痪、恶心和呕吐。该肿瘤主要发生于大脑半球，多于额叶和顶叶，也可发生于颞叶，脑室内、脑干及脊髓也见报道。

（3）病因及发病机制：涉及 *MN1* 基因的获得性融合在该肿瘤类型中发挥了关键的致病作用，但 *MN1* 融合驱动肿瘤发展的具体机制仍不清楚。

（4）大体表现：该肿瘤为实性或囊性改变，肿块可见出血坏死，与临近组织边界清楚。

（5）组织学表现：该肿瘤组织学特征是星形母细胞呈放射状排列在血管周围，横切面上常形成乳头状、假乳头状或假菊形团状结构，纵切面上呈带状或小梁状排列。在经典模式中，肿瘤细胞的胞浆丰富嗜酸性，边界清楚，呈柱状或立方状，围绕血管生长，部分区域可见丰富的圆形细胞，需要与原始胚胎性肿瘤鉴别，肿瘤细胞也可呈横纹肌样细胞。该肿瘤血管和基质可出现明显的硬化，并伴有广泛的玻璃样变区域，其内仅见少量残余细胞索，也可见钙化形成。部分病例中可见坏死和微血管增生。目前该肿瘤的WHO 分级尚未明确（图 4-4-34 ～图 4-4-36）。

（6）免疫组织化学：GFAP 常呈弥漫性表达，有时灶性表达，局灶性表达 OLIG2，通常可见 EMA 阳性表达，但是表达模式不一，常见的表达模式为弥漫性或灶性表达，D2-40 常呈阳性表达。Ki-67 增殖指数不确定，范围较大（图 4-4-37）。

（7）诊断分子病理学：该肿瘤以染色体 22q12.1 区 *MN1* 基因的结构重排为特征。*MN1* 融合最常发生在染色体 Xp22.13 带的 BEND2 框内。部分 *MN1* 改变的星形细胞瘤可见 *CDKN2A* 纯合缺失，*MN1* 改变的星形母细胞瘤显示出独特的 DNA 甲基化模式，可

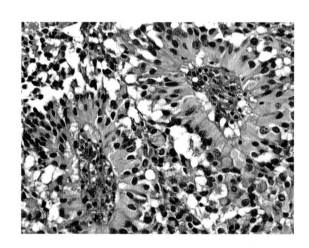

图 4-4-34 肿瘤细胞呈放射状围绕血管轴心，核位于血管轴心远端（图片来源于第五版 WHO 中枢神经系统肿瘤）

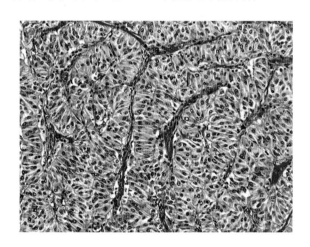

图 4-4-35 肿瘤细胞可成带状或小梁状排列（图片来源于第五版 WHO 中枢神经系统肿瘤）

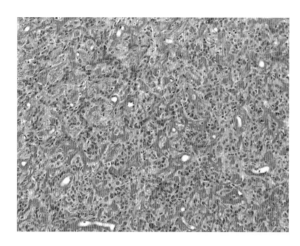

图 4-4-36 肿瘤间质内可见明显的玻璃样变性（图片来源于第五版 WHO 中枢神经系统肿瘤）

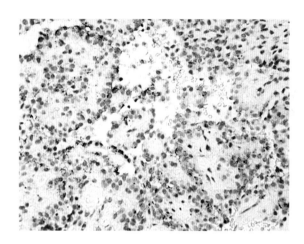

图 4-4-37 EMA 在肿瘤细胞胞质呈点状阳性（图片来源于第五版 WHO 中枢神经系统肿瘤）

以可靠地与其他肿瘤类型区分开来。

（8）诊断条件：必要条件，星形母细胞围绕血管周围形成假菊形团；*MN1* 改变；星形母细胞瘤，*MN1* 改变的 DNA 甲基化谱。次要条件，GFAP 及 EMA 阳性表达。

（五）胶质神经元及神经元肿瘤

1. 神经节细胞胶质瘤（ganglioglioma，GG）

（1）定义：是一种由肿瘤性神经元和胶质细胞组成的分化良好、生长缓慢的胶质神经元肿瘤，其分子特征是 MAPK 通路激活相关的基因变异，CNS WHO 分级为 1 级。

（2）流行病学及临床特征：GG 是最常见的癫痫相关肿瘤，多见于儿童和年轻人，发病年龄范围为 2 个月至 70 岁，中位发病年龄为 12 岁，男女比为

1.25：1。可发生于大脑、脑干、小脑、脊髓、松果体、视神经和垂体，主要见于颞叶（＞70%）。影像学常表现为囊状，病灶多累及皮质。

（3）病因及发病机制：主要与激活 MAPK 信号通路相关。

（4）大体表现：肿瘤大体上呈囊性和实性混合存在。部分病例为一个大的囊腔，在囊壁内侧附有一个由实性肿瘤组织构成的结节，肿瘤实性部分切面呈灰白色至褐色。

（5）组织学表现：组织学上神经元成分通常为分化成熟的神经节细胞，胞质内有丰富的 Nissl 物质，可出现双核或多核的神经节细胞。肿瘤中的胶质成分通常为星形胶质细胞。肿瘤组织内可见嗜酸性颗粒小体和罗森塔尔（Rosenthal）纤维，血管周围可见淋巴细胞浸润、淋巴套袖形成。当肿瘤细胞生长活跃、核分裂象增多、出现坏死或微血管增生等间变特征时，称之为间变性神经节细胞胶质瘤（图 4-4-38）。

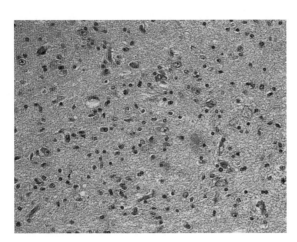

图 4-4-38　神经节细胞胶质瘤，HE 染色

（6）免疫组织化学：胶质成分表达 GFAP、OLIG2，神经元成分表达 MAP2、NF、Syn 等，此外 CD34 在神经节细胞胶质瘤及其周边皮质中呈弥漫性或簇状阳性（图 4-4-39）。Ki-67 增殖指数常低于 3%。

（7）诊断分子病理学：神经节细胞胶质瘤常见的分子变异是 BRAF p.V600E 突变，此外还存在 BRAF 其他位点突变或基因融合，以及 RAF1 基因融合、KRAS 突变、NF1 基因突变等 MAPK 信号通路相关基因改变。个别病例同时存在 BRAF p.V600E 突变和 CDKN2A 纯合性缺失提示预后不良。

（8）诊断条件：必要条件，低级别胶质神经元肿瘤；肿瘤性的胶质和神经元细胞；BRAF p.V600E

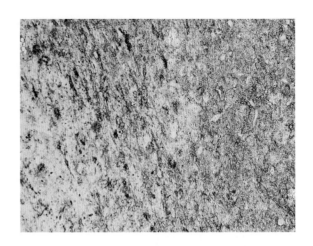

图 4-4-39　神经节细胞胶质瘤 CD34 染色

或其他 MAPK 通路改变或 DNA 甲基化谱符合 GG。次要条件，无 IDH 突变。

2．神经节细胞瘤（gangliocytoma，GC）　神经节细胞瘤是单纯由肿瘤性神经元组成的神经上皮起源肿瘤，预后较好，CNS WHO 分级为 1 级。神经节细胞瘤的临床特征、影像学特点及分子改变与神经节细胞胶质瘤相似。组织学主要由排列不规则的大的多极神经细胞组成。神经细胞大多结构不良和形态变异，可见非肿瘤性星形细胞和胶质纤维背景。血管周围淋巴细胞浸润，核分裂很少，有时在间质内可见圆形的嗜酸性颗粒小体、微囊形成、钙化和促纤维增生反应。免疫组化显示肿瘤性的神经细胞 Syn、NF、NeuN 标志物阳性，间质内星形细胞 GFAP 标志物阳性。神经节细胞瘤的分子改变与神经节细胞胶质瘤相似。

3．婴儿促纤维增生性神经节细胞胶质瘤 / 星形细胞瘤（desmoplastic infantile ganglioglioma，DIG；desmoplastic infantile astrocytoma，DIA）

（1）定义：婴儿促纤维增生性星形细胞瘤 / 神经节细胞胶质瘤主要发生在婴儿大脑半球的胶质神经元或胶质细胞肿瘤，形态学表现为星形细胞和神经元混合性成分（DIG）或仅有星形细胞成分（DIA）伴有促纤维增生性的间质及灶状分化幼稚的胚胎样肿瘤细胞，伴有 MAPK 信号通路激活。CNS WHO 分级为 1 级。

（2）流行病学及临床特征：DIG/DIA 的总发病率约占全部 CNS 肿瘤的 0.4%，占婴儿脑肿瘤的 1.3%～15.8%。绝大多数病例在出生后 1～24 个月内发病，男女比为 1.8：1。DIA 和 DIG 均位于幕上，额顶叶最常见，其次是颞叶。多数 DIA 和 DIG 肉眼全切后可长期生存。

（3）病因及发病机制：主要与激活 MAPK 信号通路相关。

（4）大体表现：DIA 和 DIG 常为横跨 1 个以上脑叶的巨大囊性肿瘤，原发于脑表面进而侵犯硬脑膜、软脑膜和浅皮层。它们均由位置表浅的肿瘤实质部分和位于其深部的囊腔共同组成，实质部分常附着于硬脑膜，质地硬韧似橡胶，切面灰色或白色，无出血坏死。囊腔可为单房或多房性，其内充满清亮或黄色液体。

（5）组织学表现：该类肿瘤主要由促纤维增生性软脑膜成分、分化幼稚的神经上皮细胞成分及肿瘤性皮层成分组成。①促纤维增生性软脑膜成分：由纤维母细胞样梭形细胞与胞浆嗜伊红、形态多样的肿瘤性星形细胞和（或）肿瘤性神经细胞混合组成，它们均呈走向一致的束状、席纹样或漩涡状排列。网状纤维染色与间叶组织肿瘤相似，显示肿瘤细胞间有几乎围绕每个肿瘤细胞的丰富网状纤维网。星形细胞是 DIA 促纤维增生性软脑膜成分中唯一的肿瘤性细胞，DIA 的该成分中不含肿瘤性神经细胞。虽然 DIG 的促纤维增生性软脑膜成分中主要含肿瘤性星形细胞，但也含一定量的肿瘤性神经细胞，后者的形态差异较大，可呈不典型神经节细胞至多角形小细胞的多种形态表现。②分化幼稚的神经上皮细胞成分：DIA 和 DIG 组织中均可见一种体积小、分化幼稚的神经上皮细胞成分，该种细胞含强嗜碱性小圆细胞核，核周仅有少量胞浆。DIA 和 DIG 中，一些区域无促纤维增生性改变，主要由这种不成熟的神经上皮细胞聚集而成。③肿瘤性皮层成分：在 DIG 中还可见无促纤维增生性改变的皮层成分，这种肿瘤性皮层成分常呈多结节性，且其中一些结节有微囊变。尽管皮层下血管周围间隙内常充满肿瘤细胞，但皮层表面与促纤维增生性肿瘤之间界限非常清晰。肿瘤中常见钙化，无单个核细胞浸润。很少有核分裂及坏死，但出现时主要限于分化差的神经上皮细胞群中。部分病例可见血管瘤样血管，但微血管增生不明显（图 4-4-40，图 4-4-41）。

（6）免疫组织化学：胶质细胞成分表达 GFAP；肿瘤性神经细胞和一些无神经元分化表现的肿瘤细胞表达神经元标志物（Syn、NF、NeuN）。分化幼稚的神经上皮细胞成分表达 GFAP 和波形蛋白，也表达

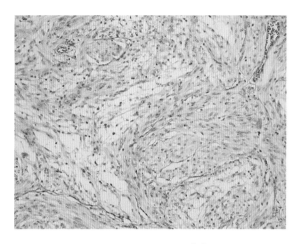

图 4-4-40 DIA HE 染色

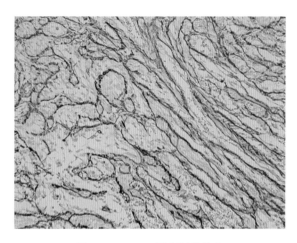

图 4-4-41 DIA 网织纤维染色

上述神经元标志物和微管相关蛋白 2（MAP2）。DIA 和 DIG 的增殖指数为 0.5% ～ 5%，绝大多数病例不足 2%。

（7）诊断分子病理学：DIG/DIA 常存在 *BRAF* 基因改变（*BRAF* 突变或重排），但一般缺乏 *CDKN2A/B* 纯合性缺失；此外也有个别报道的 DIG/DIA 病例中存在 *ALK* 或 *NTRK* 融合。

（8）诊断条件：必要条件，双向组织学形态，显著的促纤维增生性软脑膜成分，混合有神经上皮成分，包括仅有星形细胞（DIA）或星形细胞及神经元细胞（DIG）；DNA 甲基化谱符合 DIG/DIA 或 *BRAF* 或 *RAF1* 突变或融合，并缺乏 *CDKN2A/B* 纯合性缺失。次要条件，肿瘤呈囊实性，波及软脑膜并与硬膜粘连；婴儿起病（通常小于 24 个月）。

4. 胚胎发育不良性神经上皮肿瘤（dysembrioplastic neuroepithelial tumor，DNT）

（1）定义：胚胎发育不良性神经上皮肿瘤是发

生在儿童或年轻患者大脑皮质的胶质神经元肿瘤，形态表现为胶质结节相关的特异性胶质神经元成分，常伴有 *FGFR1* 激活突变。CNS WHO 分级为 1 级。

（2）流行病学及临床特征：分别占 < 20 岁人群和 ≥ 20 岁人群中全部神经上皮起源肿瘤的 1.2% 和 0.2%。约 90% 的 DNT 患者首次癫痫发作出现在 20 岁以前，男性略多于女性。DNT 突出临床特征是首发症状为药物难以控制的癫痫。DNT 可以发生于幕上大脑皮层的任何部位，50% 位于颞叶。DNT 预后良好。

（3）大体表现：DNT 病灶常在皮质浅层，切面可见到由胶质神经元成分组成的胶冻样区，并可见质地较韧的多发或单发结节，受累皮层常明显膨胀。

（4）组织学表现：特异性胶质神经元成分（specific glioneuronal element）是对 DNT 有确诊价值的组织学表现。其特征包括：由表面被覆少突胶质细胞样小细胞的轴索束，聚集成长轴与皮层表面相垂直的柱状结构；在柱状结构之间有多少不等的小囊腔，其内含不着色或淡染的基质，可见形态正常的神经元呈"浮蛙状"漂浮于小囊腔的基质中；特异性胶质神经元成分中可见散在分布的多突起星形细胞。DNT 被分为单纯型（simple form）和复合型（complex form）。单纯型仅由特异性胶质神经元成分组成。复合型除含特异性胶质神经元成分外，还含有呈弥漫性或结节状分布的星形细胞、少突胶质细胞和（或）神经元。复合型的星形细胞和少突胶质细胞区常呈相应低级别胶质瘤的表现，虽然部分病例可出现核异型、微血管增生及缺血性坏死，但核分裂罕见；部分病例的这些区域微血管密度很高，甚至出现肾小球样血管增生，后者的内皮细胞肥胖并可见核分裂。复合型中位于特异性胶质神经元成分以外的神经元分化成熟，无神经元起源肿瘤的表现。尽管两型的组织学表现不同，但临床表现和生物学行为相同。此外，80% 的 DNT 可见邻近脑组织的皮质发育不良（图 4-4-42）。

（5）免疫组织化学：特异性胶质神经元成分中的"浮蛙状"神经元 NeuN 阳性（图 4-4-43），被覆在轴索表面的少突胶质细胞样小细胞呈 S100、OLIG2、PDGFRA 阳性、GFAP 阴性，其中的多突起星形细胞 GFAP 阳性。复合型中特异性胶质神经元成分以外的少突胶质细胞 S100 阳性，星形细胞 GFAP 阳性，其神经元表达的蛋白标志物与"浮蛙状"神经元相同。

（6）诊断分子病理学：DNT 主要存在 *FGFR1*

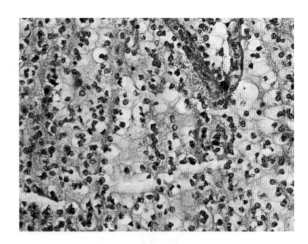

图 4-4-42　胚胎发育不良性神经上皮肿瘤

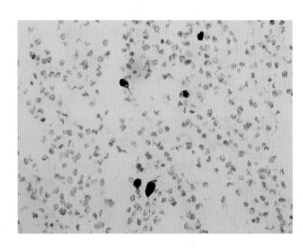

图 4-4-43　胚胎发育不良性神经上皮肿瘤 NeuN 染色

基因改变（包括 *FGFR1* 内部串联重复及 *FGFR1* 点突变等）、*BRAF* V600E 突变，个别病例出现 *NF1* 和 *PDGFRA* 突变。

（7）诊断条件：必要条件，皮质内胶质神经元肿瘤；特异性胶质神经元成分；*FGFR1* 基因改变（包括 *FGFR1* 内部串联重复、融合及错义突变等）或 DNA 甲基化谱符合 DNT。次要条件，早发性局灶性癫痫。

5. 有少突胶质细胞瘤样特征和核簇的弥漫性胶质神经元肿瘤（diffuse glioneuronal tumor with oligodendroglioma-like features and nuclear clusters，DGONC）

（1）定义：DGONC 是一种组织学常表现为核周空晕、散在多核细胞和核簇集的具有不同分化的神经上皮肿瘤，其特征是具有独特的 DNA 甲基化谱和常伴有 14 号染色体单体。第五版 WHO 中枢神经系统肿瘤分类将该肿瘤列为暂定类型。

（2）流行病学及临床特征：DGONC 主要发生于儿童，发病年龄在 2 ~ 75 岁、中位年龄 9 岁，病变以颞叶最为多见。影像学 T_2WI 和 FLAIR 成像呈高信号，增强扫描无明显强化。尽管个别病例报道可复发和进展，但大多数患者经手术切除并术后辅助治疗后预后良好，5 年无进展生存率（PFS）达 81%、总生存率（OS）达 89%。

（3）组织学表现：DGONC 主要表现为由少突胶质细胞瘤样的小圆形肿瘤细胞构成，并可见特征性的核簇集细胞。此外还可见瘤巨细胞、神经毡样岛和假菊形团结构，伴有淋巴细胞和泡沫细胞浸润，可见核分裂象及钙化，也可见到微血管增生和灶状坏死。

（4）免疫组织化学：肿瘤细胞弥漫性表达 OLIG2，部分表达 MAP2 和 NeuN，Syn 显示神经毡背景。肿瘤细胞不表达 GFAP。据报道，Ki-67 增殖指数为 6% ~ 30%。

（5）诊断分子病理学：DGONC 具有独特的甲基化谱，约 97%（30/31）的病例存在第 14 号染色体单体，部分病例可同时伴有 1q 和 17q 获得以及 19q 缺失（35%）等。DGONC 无其他弥漫性胶质瘤或胶质神经元肿瘤常见的特征性分子遗传学改变。

（6）诊断条件：必要条件，DNA 甲基化谱符合 DGONC；小至中等大小的核簇细胞及少突胶质细胞瘤样形态；强表达 OLIG2 及 Syn；GFAP 阴性表达。次要条件，14 号染色体单体。

6. 乳头状胶质神经元肿瘤（papillary glioneuronal tumor，PGNT）

（1）定义：乳头状胶质神经元肿瘤是形态学表现为具有假乳头的胶质结构和乳头间神经元成分双相组织特征的胶质神经元肿瘤，伴有 PRKCA 基因融合（主要为 SLC44A1-PRKCA 融合）。CNS WHO 分级为 1 级。

（2）流行病学及临床特征：该肿瘤好发于年轻患者额叶、颞叶部位，临床上以癫痫为主要症状。影像学检查可见囊性占位伴强化的壁结节。在预后方面，PGNT 是一种非侵袭性、生物学行为良好的肿瘤；一般无复发，手术切除范围是影响预后的主要因素。个别 PGNT 病例呈高增殖活性，具有向恶性发展的生物学行为。

（3）大体表现：PGNT 常与周围界限清楚，呈囊实性，可见到钙化和出血。

（4）组织学表现：组织学主要由胶质细胞和向神经元方向分化的细胞构成，表现为扁平和立方状的星形胶质细胞围绕玻璃样变性的血管周围排列构成的假乳头结构，乳头间片状或灶状聚集分布的神经元和中等大小的神经节样细胞构成，肿瘤周围可见罗森塔尔纤维、嗜酸性颗粒小体和微小钙化灶。

（5）免疫组织化学：乳头表面的肿瘤细胞 GFAP 和 S100 多呈阳性表达；乳头间少突样肿瘤细胞 OLIG2 阳性表达、GFAP 阴性；神经元和中等大小神经节样细胞表达神经元标志物，如 Syn、NF、NeuN。

（6）诊断分子病理学：PGNT 具有独特的甲基化谱，其特征性的分子遗传学表现为 PRKCA 基因融合，主要为 SLC44A1-PRKCA 融合，个别病例报道为 NOTCH1-PRKCA 融合；PGNT 通常无 IDH1/2 或 BRAF V600E 突变。

（7）诊断条件：必要条件，具有假乳头胶质结构和乳头间神经元成分的双相组织学和免疫表型；PRKCA 基因融合（主要为 SLC44A1-PRKCA 融合）；DNA 甲基化谱符合 PGNT。次要条件，边界清楚、囊实性肿瘤。

7. 形成菊形团的胶质神经元肿瘤（rosette-forming glioneuronal tumor，RGNT）

（1）定义：形成菊形团的胶质神经元肿瘤是一种具有神经细胞和毛细胞样星形胶质细胞成分双相结构的生长缓慢的胶质神经元肿瘤，常具有 FGFR1 突变、并伴有 PIK3CA 突变和（或）NF1 突变。CNS WHO 分级为 1 级。

（2）流行病学及临床特征：该肿瘤多见于青少年及儿童，主要发生在第四脑室和（或）中脑导水管，并可影响邻近的脑干、小脑蚓部、松果体或丘脑。此外，脊髓、视交叉、透明隔等部位也有报道。患者最常表现为头痛，并可出现视力下降和（或）共济失调等。MRI 表现为四脑室界限清楚的实性或囊实性占位性病变，增强扫描呈局灶性线样或环形强化。RGNT 临床进程缓慢，大多数患者手术切除后预后较好。

（3）病因及发病机制：部分 RGNT 患者有神经纤维瘤病 1 型或努南综合征（Noonan syndrome）。此外 MAPK 和 PI3K 信号通路在 RGNT 发生的过程中发挥了作用。

（4）大体表现：肿瘤与周围组织边界清楚，质软、胶冻状。

（5）组织学表现：组织学表现肿瘤呈双相结构，表现为神经细胞和毛细胞样星形胶质细胞成分。其中神经细胞围绕神经毡结构形成菊形团样结构和（或）围绕血管形成假菊形团样结构，胞核染色质均匀、细腻，部分区域可因黏液样变而形成微囊或筛状结构。毛细胞样星形胶质细胞成分中，细长的细胞突起形成神经纤维背景，可见罗森塔尔纤维及嗜酸性颗粒小体等。上述两种成分中均可见增生的血管结构，既可呈薄壁结构、也可出现血管墙样增生或厚壁扩张的血管。

（6）免疫组织化学：肿瘤细胞表达 OLIG2 和 MAP2；胶质细胞成分则表达 GFAP 和 S100；神经细胞菊形团中心和神经毡样结构表达 Syn，但不表达 GFAP（图 4-4-44～图 4-4-46）。

（7）诊断分子病理学：形成菊形团的胶质神经元肿瘤以 *FGFR1* 突变最常见（包括 *N546K* 和 *K656E* 突变），伴 *PIK3CA* 突变、*NF1* 突变，偶见 *PTPN11* 突变；但无 *BRAF* V600E、*IDH1/2* 突变或 1p/19q 共缺失。

（8）诊断条件：必要条件，具有神经细胞和胶质成分双向组织学特征；神经细胞围绕神经毡结构形

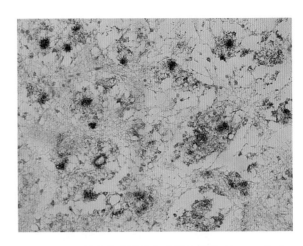

图 4-4-46　形成菊形团的胶质神经元肿瘤，Syn 染色

成菊形团样结构和（或）围绕血管形成假菊形团样结构且 Syn 阳性表达；DNA 甲基化谱符合 RGNT。次要条件，*FGFR1* 突变伴有 *PIK3CA* 和（或）*NF1* 突变。

8. 黏液样胶质神经元肿瘤（myxoid glioneuronal tumor）

（1）定义：黏液样胶质神经元肿瘤是第五版 WHO 分类中一种新定义的低级别胶质神经元肿瘤类型。肿瘤通常位于脑隔核和透明隔，偶见于胼胝体膝部或脑室周围白质。组织学表现为少突胶质细胞样肿瘤细胞分布于黏液样基质背景中，其间可见"浮蛙样"神经元、"菊形团"神经细胞。在分子遗传学方面，通常存在 *PDGFRA* 基因 p.K385 突变。临床进程缓慢，CNS WHO 分级为 1 级。

（2）流行病学及临床特征：黏液样胶质神经元肿瘤主要发生在儿童和年轻人中，临床主要表现为头痛、呕吐、癫痫发作和行为障碍。

（3）大体表现：肿瘤质软、胶冻状、色灰白。

（4）组织学表现：黏液样胶质神经元肿瘤的组织学可见黏液样基质背景中的少突胶质细胞样细胞增生，细胞核呈圆形或卵圆形，核仁小，胞质空亮或轻度嗜酸性。局部可见"浮蛙样"神经元；部分病例可见神经细胞"菊形团"结构或神经毡结构。个别病例还可见毛细胞样特征、罗森塔尔纤维和嗜酸性颗粒小体。肿瘤细胞形态温和，核分裂象罕见或缺乏，通常缺乏微血管增生、钙化和出血坏死灶（图 4-4-47）。

（5）免疫组织化学：少突胶质细胞样肿瘤细胞表达 GFAP、OLIG2、MAP2 和 SOX-10，不表达 NeuN、Syn 和 CD34；"浮蛙样"神经元、神经毡表达 NF 和 Syn。

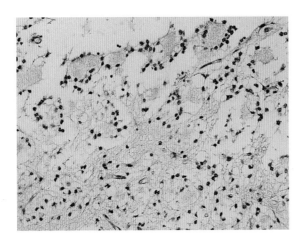

图 4-4-44　形成菊形团的胶质神经元肿瘤，HE 染色

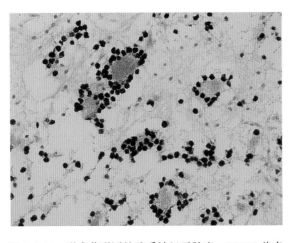

图 4-4-45　形成菊形团的胶质神经元肿瘤，OLIG2 染色

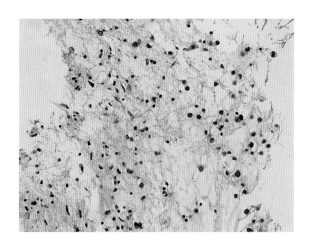

图 4-4-47　黏液样胶质神经元肿瘤，黏液样基质背景中肿瘤细胞核呈圆形或卵圆形，胞质空亮，偶见"浮蛙样"神经元（NGS 检测到 *PDGFRA* p.K385L 突变）。

（6）诊断分子病理学：该肿瘤存在特征性的 *PDGFRA* 基因突变（主要为 *PDGFRA* p.K385L/I 突变），但缺乏其他胶质神经元肿瘤和毛细胞星形细胞瘤具有的特征性的基因改变（如 *BRAF*、*FGFR1*、*PIK3CA*、*PIK3R1*、*NF1*、*PTPN11* 或 *MAP2K1* 变异）。DNA 甲基化谱系分析显示黏液样胶质神经元肿瘤具有独特的甲基化谱，但与胚胎发育不良性神经上皮肿瘤相近。

（7）诊断条件：必要条件，黏液样基质中见到少突样肿瘤细胞；位于脑隔核、透明隔、胼胝体膝部或脑室周围白质。次要条件，*PDGFRA* p.K385L/I 突变或 *PDGFRA* 其他胞外区突变；DNA 甲基化谱符合黏液样胶质神经元肿瘤。

9. 弥漫性软脑膜胶质神经元肿瘤（diffuse leptomeningeal glioneuronal tumor，DLGNT）

（1）定义：弥漫性软脑膜胶质神经元肿瘤是一种由少突胶质细胞样肿瘤细胞沿着软脑膜弥漫生长的胶质神经元肿瘤，分子特征上表现为 1p 缺失和 MAPK 信号通路基因改变（主要为 KIAA1549-BRAF 基因融合）。

（2）流行病学及临床特征：该肿瘤多见于儿童和青少年，发病年龄为 5 个月至 46 岁（中位发病年龄 5 岁），男性多见。研究显示，多数 DLGNT 患者进展相对缓慢；但部分可表现为侵袭性病程，有一定的致死性，中位随访时间为 5 年，有 9 例（37.5%）于随访 3 个月至 21 年后死亡。

（3）病因及发病机制：该肿瘤在 2010 年首次被描述为一个独立的肿瘤类型，并在 2016 年 WHO

CNS 肿瘤分类中作为一种新增的混合性胶质神经元肿瘤类型。新版 WHO 分类将该肿瘤进一步分为以下亚型：弥漫性软脑膜 DLGNT 伴 1q 获得、DLGNT-甲基化类别 1 及 DLGNT-甲基化类别 2。

（4）大体表现：肿瘤在脑实质、软脑膜及脑室内呈胶冻状，有时囊腔形成。

（5）组织学表现：DLGNT 组织学特征主要是分化好的、胞质透亮的少突胶质细胞样肿瘤细胞在软脑膜/脊膜内呈弥漫性或巢团状生长，可沿蛛网膜下腔播散并累及脑或脊髓实质。肿瘤细胞密度低到中等，细胞核仁不明显，可伴有促纤维增生和黏液样背景；部分病例可出现"菊形团"、"假菊形团"或神经毡样岛结构（图 4-4-48）。

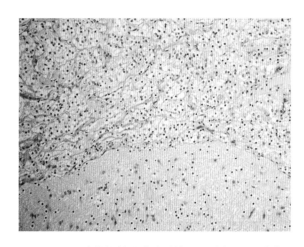

图 4-4-48　弥漫性软脑膜胶质神经元肿瘤，HE 染色

（6）免疫组织化学：肿瘤细胞具有胶质和神经元分化，肿瘤细胞表达 OLIG2、MAP2 和 Syn，GFAP 呈灶状阳性。

（7）诊断分子病理学：分子遗传学显示超过 70% 的病例存在 *BRAF* 基因融合（KIAA1549-BRAF 融合），并常伴有 1p 缺失（包括约 20% 的病例存在 1p/19q 共缺失）。少数病例出现 *BRAF* V600E 突变、*NTRK1/2/3* 融合、*FGFR1* 突变或 *RAF1* 重排等 MAPK 信号通路相关基因改变。有研究基于基因组 DNA 甲基化谱分析，将 DLGNT 分为 2 个甲基化类别，DLGNT-甲基化类别 1 和 DLGNT-甲基化类别 2 的 5 年总生存率分别为 100% 和 43%。

（8）诊断条件：必要条件，少突胶质细胞瘤样形态；Syn 和 OLIG2 阳性表达；1p 缺失；MAPK 通路改变（主要为 KIAA1549-BRAF 融合）；DNA 甲基化谱符合 DLGNT。次要条件，儿童起病；软脑膜弥漫播散。

10．多结节和空泡状神经元肿瘤（multinodular and vacuolating neuronal tumor，MVNT）

（1）定义：多结节和空泡状神经元肿瘤是一种在深部皮质、皮白质交界处和皮质下白质内可见离散或融合的结节中散在单一形态的神经元成分，并伴有肿瘤细胞或基质的空泡样变的肿瘤。该肿瘤2013年由Huse等首次提出，第五版WHO分类中将其作为胶质神经元和神经元肿瘤的一种独立类型。WHO分级为1级。

（2）流行病学及临床特征：MVNT好发于成人（22～71岁，平均发病年龄40岁），男性多见。主要位于颞叶和额叶，顶叶、枕叶和基底节区等部位也偶有报道。临床上多表现为癫痫发作，偶伴有头痛、眩晕或感觉异常。MRI显示皮质深部和白质浅层散在多灶状异常信号，T2WI和FLAIR呈高信号，通常无占位效应、瘤周水肿、弥散受限或强化。多结节和空泡状神经元肿瘤多为偶然发现、预后较好，通常不危及患者生命，如无明显临床症状，可予以观察。

（3）大体表现：大脑皮质深部、皮白质交界处和皮质下白质内可见多个离散或合并的灰色结节。

（4）组织学表现：组织学显示皮质深部和白质浅层多个大小不等的散在和融合的结节，髓鞘染色显示结节区髓鞘脱失或淡染，结节内体积中等或偏大的神经元样细胞散在分布，部分细胞沿毛细血管分布，背景或细胞质内呈空泡状。肿瘤细胞核圆形和泡状，核仁明显，胞浆嗜酸性，部分呈少突胶质细胞样形态。该肿瘤通常缺乏形态异常的神经元、嗜酸性颗粒小体及炎性细胞浸润，且不伴有核分裂象、微血管增生或坏死等（图4-4-49）。

（5）免疫组织化学：免疫组化染色肿瘤细胞表达OLIG2、HuC/HuD、非磷酸化的NF和MAP2，Syn呈弱阳性，肿瘤细胞不表达GFAP、NeuN及磷酸化的NF。病灶邻近区域可见CD34呈灶状簇状阳性（图4-4-50）。

（6）诊断分子病理学：MVNT常存在MAPK信号转导通路相关基因变异（包括*MAP2K1*突变、非V600E位点的*BRAF*基因突变及*FGFR2*基因融合等），目前尚无KIAA1549-BRAF融合、*BRAF* V600E突变、*IDH1/2*突变、*CDKN2A*或*FGFR1*等基因突变的报道。

（7）诊断条件：必要条件，多结节；神经元形

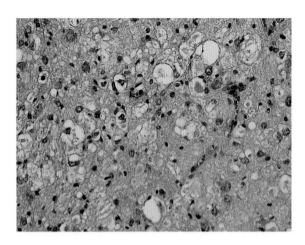

图4-4-49　多结节和空泡状神经元肿瘤，HE染色

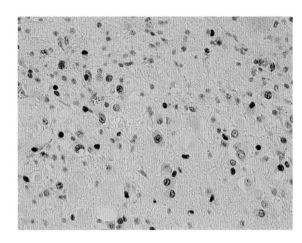

图4-4-50　多结节和空泡状神经元肿瘤，OLIG2染色

态或肿瘤细胞表达Syn、HuC/HuD或非磷酸化的NF；缺乏核分裂活性；肿瘤细胞和基质空泡变。次要条件，OLIG2和internexin A阳性表达，NeuN或CgA阴性表达；MAPK通路活化异常。

11．小脑发育不良性神经节细胞瘤（dysplastic gangliocytoma of the cerebellum，DGC）

（1）流行病学及临床特征：小脑发育不良性神经节细胞瘤又名Lhermitte Duclos病，其发病年龄为3～70岁，但绝大多数病例是成年人。成人DGC几乎都伴发于Cowden综合征，DGC是诊断该综合征的特征性病变，并可作为Cowden综合征的首发病变出现，故一旦确诊DGC应对患者进行监控，以便及早发现上述恶性肿瘤。该肿瘤手术切除或预后良好。CNS WHO分级为1级。

（2）大体表现：DGC的大体表现为小脑受累部位呈现不连续的脑回粗糙肥大区，病变可延伸到脑回的深层。通常DGC病变局限于一侧小脑半球，但偶

尔为多灶性，部分病例可有囊性变。

（3）组织学表现：病变区小脑分子层和内颗粒层增厚，其内充满体积大小不等的神经节细胞，使小脑叶增大、扭曲，但原有组织结构仍被保留，这是 DGC 的重要组织学特征。在分子层外侧部常可见一层呈平行排列的异常有髓轴索束，有时在软脑膜下或分子层内还可见到形态与颗粒神经元相似的散在细胞。以上小脑叶结构的形态异常是发育不良导致小脑皮层翻转的结果。此外，病变区浦肯野细胞数目减少或完全缺失，在病变中常可见钙化和位于周边的血管，有时在分子层和白质中内还可见到一些空泡（图 4-4-51）。

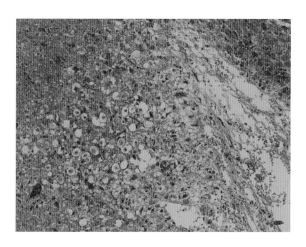

图 4-4-51　小脑发育不良性神经节细胞瘤，HE

（4）免疫组织化学：Syn、NF、CD3（Leu-4）、pS6 标志物阳性（图 4-4-52）。

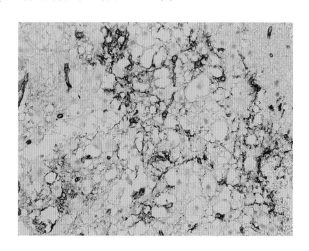

图 4-4-52　小脑发育不良性神经节细胞瘤 CD34

（5）诊断分子病理学：分子上主要为 *PTEN* 基因突变，无 *PTEN* 突变的病例可存在 SDHB 或 SDHD 种系突变。

12．中枢神经细胞瘤（central neurocytoma，CN）

（1）流行病学及临床特征：中枢神经细胞瘤占全部颅内肿瘤的 0.25 ～ 0.5%，占颅内肿瘤的 0.25% ～ 0.5%。大多数病例出现在 20 ～ 40 岁。肿瘤位于侧脑室和（或）三脑室，最常见于一侧侧脑室的前部（占 50%，左侧脑室多于右侧脑室）；其次是位于侧脑室并扩展到三脑室；少数病例两个侧脑室均有 CN；附着于透明隔是 CN 的特征。不侵犯脑实质的 CN 易手术全切，预后较好；因侵犯脑实质而不能全切或 MIB-1 标记指数 ＞ 2% 者，常局部复发，预后较差；偶有沿脑脊液播散的报道。主要症状是颅内压增高，少数病例会出现视觉障碍、精神症状和内分泌功能障碍。随访资料表明中枢神经细胞瘤预后相对较好，CNS WHO 分级为 2 级。

（2）大体表现：CN 的大体表现为灰白色，质脆易碎，可有不同程度的钙化，偶有出血。

（3）组织学表现：CN 的肿瘤细胞与少突胶质细胞瘤细胞非常相似，形态一致、圆形、中等大小，核圆形至椭圆形，染色质均匀细腻呈椒盐状，胞浆透明形成核周环状空晕，在细胞密集区可呈蜂巢样表现，无核分裂，偶见分化成熟的神经节细胞。肿瘤细胞呈片状生长，其间可见纤细粉染的丝状神经毡岛，并可见肿瘤细胞被分枝状毛细血管分隔包绕成小叶状，使之呈现内分泌肿瘤的细胞排列方式。肿瘤细胞还可形成类似松果体细胞瘤的不规则大纤维轴心菊形团及室管膜瘤样血管轴心菊形团，部分肿瘤细胞呈线性排列，偶见典型纤维轴心菊形团（Homer-Wright 菊形团）。约 1/2 病例有弥漫分布的钙化。偶有 CN 出现较多核分裂、微血管增生和（或）小灶性坏死等间变特征的病例报道（图 4-4-53）。

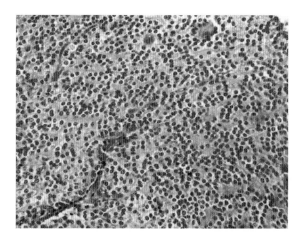

图 4-4-53　中枢神经细胞瘤，HE 染色

（4）免疫组织化学：肿瘤细胞 Syn、NSE、TTF1、CR、SOX9、NeuN 和 MAP2 标记阳性。电镜下可以见到发育好的突触结构和微管，中间丝，致密核心小泡。Ki-67 增殖指数均低于 2%。有一部分中枢神经细胞瘤，在瘤组织内出现细胞非典型性、微血管增殖和坏死灶，Ki-67 增殖指数高于 2%，称非典型性中枢神经细胞瘤（图 4-4-54，图 4-4-55）。

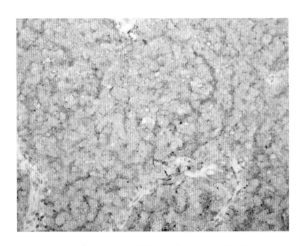

图 4-4-54 中枢神经细胞瘤，Syn 染色

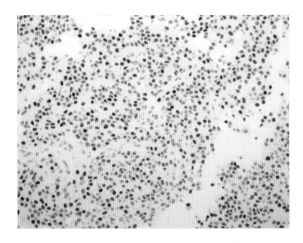

图 4-4-55 中枢神经细胞瘤，TTF1 染色

（5）诊断分子病理学：据报道，CN 存在 DNA 拷贝数改变，包括 *MYCN* 获得等，另外也有报道 CN 存在 WNT 信号通路改变。

（6）诊断条件：必要条件，位于脑室内；少突样形态细胞；Syn 阳性表达；DNA 甲基化谱符合中枢神经细胞瘤。次要条件，年轻成年患者，通常无恶性表现。

13．脑室外神经细胞瘤（extraventricular neurocytoma，EVN） 发生于脑室系统外的神经细胞瘤称为脑室外神经细胞瘤，2007 年 CNS 肿瘤分类将 EVN

作为独立类型。临床上多表现为癫痫、头痛、视觉障碍和认知障碍。EVN 组织学和免疫表型和中枢神经细胞瘤相似。在分子学方面，EVN 具有独特的甲基化谱，部分存在 FGFR1-TACC1 融合。该肿瘤发生在脑室外，需要与室管膜瘤、少突胶质细胞瘤及垂体腺瘤等鉴别。手术全切后患者预后较好。CNS WHO 分级为 2 级。

14．小脑脂肪神经细胞瘤（cerebellar liponeurocytoma，CLN）

（1）定义：小脑脂肪神经细胞瘤是由神经元或神经细胞分化、胶质分化和灶状脂肪样改变细胞组成的肿瘤。CNS WHO 分级为 2 级。

（2）流行病学及临床特征：与 70% 以上发生于儿童的小脑髓母细胞瘤截然相反，CLN 的平均发病年龄为 50 岁（24 ～ 77 岁），无性别差异。CLN 主要发生于小脑半球，其次为小脑蚓部，偶见于小脑脑桥角。已有幕上脑室内发生脂肪神经细胞瘤的报道，但其与 CLN 及中枢神经细胞瘤的确切关系还不清楚。CLN 患者术后 5 年无进展生存率约 60.8%，5 年总生存率 71.3%，平均生存期 16.3 年。

（3）组织学表现：肿瘤呈双相表现，即肿瘤主要由形态、大小较一致的肿瘤性神经细胞及呈灶性分布、形态类似成熟脂肪组织的脂肪细胞组成。CLN 的多数肿瘤细胞与肿瘤性少突胶质细胞相似，核圆形或卵圆形，胞浆透明形成核周空晕。也可见形态类似髓母细胞瘤和透明细胞型室管膜瘤的肿瘤细胞，无或罕见核分裂。即使肿瘤复发也不出现恶性进展的组织学和细胞学现象，相反，早期复发病例还会出现脂肪组织成分增加。

（4）免疫组织化学：NSE、Syn 和 MAP2 标志物阳性，GFAP 灶状阳性提示有星形细胞分化，肿瘤细胞增殖指数低（图 4-4-56）。

（5）诊断条件：必要条件，位于小脑；少突样细胞伴灶状脂肪瘤样改变；Syn 阳性表达；DNA 甲基化谱符合小脑脂肪神经细胞瘤。次要条件，成人患者，GFAP 局灶阳性，缺乏恶性组织学表现。

（六）室管膜肿瘤

室管膜肿瘤是一组具有室管膜分化特征的界限清楚的大脑或脊髓局限性胶质瘤。室管膜瘤占神经上皮起源肿瘤的 2% ～ 9%。室管膜瘤可发生在任何年龄组，幕下室管膜瘤的好发年龄为 2 个月至 16 岁（平

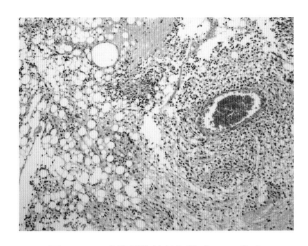

图 4-4-56 小脑脂肪神经细胞瘤，HE 染色

均 6.4 岁），脊髓室管膜瘤的好发年龄为 30 ～ 40 岁，幕上室管膜瘤在儿童和成人均可发生。总体而言，男女比约 1 ：1。室管膜瘤好发于四脑室和脊髓，其次为侧脑室和三脑室，偶见于幕上脑室系统外的脑实质内。随着 DNA 甲基化谱系和基因组分析研究进展，2021 年第 5 版 WHO 中枢神经系统肿瘤分类建立了基于组织病理学、分子特征和解剖部位的室管膜肿瘤分类，包括：两种分子定义的幕上室管膜瘤，即 ZFTA 融合阳性的室管膜瘤（supratentorial ependymoma，ZFTA fusion-positive，ST-ZFTA）和 YAP1 融合阳性的室管膜瘤（supratentorial ependymoma，YAP1 fusion-positive，ST-YAP1）；两种后颅窝甲基化亚组，即后颅窝室管膜瘤 A 组（posterior fossa group A ependymoma，PFA）和后颅窝室管膜瘤 B 组（posterior fossa group B ependymoma，PFB）；以及 *MYCN* 扩增的脊髓室管膜瘤（spinal ependymoma，MYCN-amplified，SP-MYCN）（表 4-4-1）。当分子分析显示与特定室管膜瘤的分子类型不同（not elsewhere classified，NEC）或分子分析不能实现或失败（not otherwise specified，NOS）时，直接使用部位名称的室管膜瘤（示例，幕上室管膜瘤，NEC 或 NOS）。另外，还定义了无分子改变的基于解剖位置的 SP 室管膜瘤。第 5 版 WHO 分类仍根据组织学特征分级。黏液乳头型室管膜瘤和室管膜下室管膜瘤仍被列为独立的类型，但黏液乳头型在第 5 版 WHO 分类中被修订为 2 级。由于缺乏临床意义，不再定义室管膜瘤的组织学变异亚型，如乳头型、透明细胞型和伸长细胞型。

1. 幕上室管膜瘤，NOS/NEC

（1）定义：幕上室管膜瘤是一种局限性幕上胶质瘤，局部可见假菊形团或室管膜菊形团，由均匀一致的小细胞组成，细胞核圆形，嵌于纤维基质中。遗传分析未检测到 ZFTA（C11orf95）或 YAP1 的致病性融合基因时即为 NEC，当分子遗传学分析不成功或不可行时称为 NOS。CNS WHO 分级 2 级或 3 级。

（2）流行病学及临床特征：幕上室管膜瘤位于大脑半球，与脑室系统的关系可有可无。好发于额叶或顶叶，其次为颞叶或枕叶。幕上室管膜瘤儿童和成人均可发生，约占颅内室管膜肿瘤的 1/3。幕上室管膜瘤的比例随着年龄的增长而降低：儿童 41%，青少年 27%，青年 12%，45 岁以上的成人 11%。男女比约为 1.3 ：1。常见的临床表现包括局部神经功能缺损或癫痫发作。颅内压升高和脑积水可能导致头痛、恶心和呕吐。此外，还可引起婴儿头颅明显增大或颅缝分离。初始症状与诊断之间的病程常小于 6 个月。MRI 显示幕上室管膜瘤通常为不均匀强化的肿块，常可见囊性变和钙化，出血或坏死也可见。磁共振弥散加权成像常显示由于细胞丰富导致信号减弱。

（3）病因及发病机制：一般认为，幕上室管膜瘤的组织发生与放射状胶质细胞有关。幕上室管膜瘤的遗传易感性尚未见报道。ZFTA 或 YAP1 基因融合阴性的幕上室管膜瘤发病机制尚不清楚。

（4）大体表现：幕上室管膜瘤通常呈棕褐色，质软，伴有钙化时可有砂砾感。

（5）组织学表现：幕上室管膜瘤组织学特征异质性明显。大多数肿瘤与周围脑组织界限清楚，弥漫浸润正常脑组织十分少见，见于多次复发后的病例。血管周围假菊形团通常可见，但在部分病例中可能较少甚至不明显。真正的室管膜菊形团少见。血管玻璃变和钙化常见。幕上室管膜瘤多伴有毛细血管分支网状排列。透明细胞形态在幕上室管膜瘤中相对于后颅窝或脊髓室管膜瘤更常见。肿瘤细胞胞核呈圆形或椭圆形，通常有椒盐样染色质。超微结构显示具有室管膜特征，包括胞质内绒毛、纤毛和复合型细胞间连接等。部分病例可表现为高级别的组织学特征，包括活跃的核分裂活性和微血管增生，这些特征比核多形性或肿瘤坏死更具预后提示意义。伴有明显高级别特征者被认为是 CNS WHO 3 级（图 4-4-57A ～ D）。

（6）免疫组织化学：大多数幕上室管膜瘤显示 S100、GFAP 阳性，尤其是在血管和假菊形团周围表

表 4-4-1 2021 年第 5 版 WHO 室管膜肿瘤分类型、临床病理特征及诊断标准

部位	分型	年龄（中位数，岁）	男：女	CNS WHO 分级	分子特征	预后	诊断必要标准	诊断次要标准
幕上	室管膜下室管膜瘤	25~70 (40)	2.5：1	1	/	极好	致密的纤维样基质中散在或成小簇状形态温和的肿瘤细胞组成的局限性胶质瘤；无或罕见核分裂象，无明显异型性；(疑难病例）甲基化分型 ST-SE	/
	ZFTA 融合阳性室管膜瘤	0~69 (8)	0.3：1	2/3	ZFTA 基因融合，CDKN2A/B 缺失	差	幕上定位；ZFTA 基因融合	甲基化分型 ST-ZFTA；p65 (RELA) 或 L1CAM 免疫组化阳性
	YAP1 融合阳性室管膜瘤	0~51 (1.4)	1.8：1	2/3	YAP1 基因融合	好	幕上定位；YAP1 基因融合	甲基化分型 ST-YAP1；无 p65 (RELA) 或 L1CAM 免疫组化阳性；PAS- 阳性嗜酸性颗粒小体
后颅窝	室管膜下室管膜瘤	39~76 (59)	3：1	1	TERT 启动子突变和（或）6 号染色体缺失	好	组织学同 ST-SE；(疑难病例）甲基化分型 PF-SE	/
	后颅窝 A 组室管膜瘤	0~51 (3)	1.8：1	2/3	EZHIP 突变，H3p.K28M (K27M) 突变；染色体 1q 获得	极差	后颅窝定位；肿瘤细胞 H3K27me3 完全缺失表达或甲基化分型 PFA	CNP 基因组拷贝数稳定
	后颅窝 B 组室管膜瘤	10~65 (30)	0.7：1	2/3	染色体不稳定	好	后颅窝定位；甲基化分型 PFB	CNP 染色体不稳定性和非整倍体
脊髓	室管膜瘤	11~59 (41)	1.7：1	2/3	NF2 突变	好	脊髓定位；无 MPE 或 SE 的组织学特征	甲基化分型 SP-EPN；染色体 22q 缺失；无 MYCN 扩增
	MYCN 扩增的室管膜瘤	12~56 (31)	1：1.7	/	MYCN 基因扩增	极差	脊髓定位；MYCN 基因扩增	甲基化分型 SP-MYCN；高级别组织学特征
	室管膜下室管膜瘤	22~68 (49)	1：1	1	染色体 6q 缺失	极好	组织学同 ST-SE；(疑难病例）甲基化分型 SP-SE	/
	黏液乳头型室管膜瘤	9~66 (32)	1：1	2	染色体不稳定	好	乳头状结构样血管周围黏液沉积或局灶黏液微囊；GFAP 阳性；(疑难病例）甲基化分型为 MPE	肿瘤细胞围绕纤维黏液样血管轴心呈乳头状排列；马尾终丝定位

达的模式。EMA 核旁点状阳性模式具有重要的诊断特异性，其他具有重要意义的表达模式还包括菊形团管腔表面、胞浆内小环状阳性等（图 4-4-57E、F）；D2-40 常可具有 EMA 相似的表达模式。OLIG2 通常不表达或局灶表达。

（7）诊断分子病理学：幕上室管膜瘤 NOS/NEC 的分子分析旨在确定无 *ZFTA* 和 *YAP1* 基因融合，并排除具有类似组织病理学特征的肿瘤，如 *BCOR* 变异的肿瘤和 *MN1* 突变的星形母细胞瘤。幕上室管膜瘤中 17% ~ 30% 的病例无 *ZFTA* 和 *YAP1* 基因的融合。

（8）诊断条件：形态学和免疫表型符合室管膜瘤特征的幕上胶质瘤，检测到 *ZFTA* 或 *YAP1* 以外的基因变异，为 NEC；基因分析不成功或未能检测者，则为 NOS。

2. 幕上室管膜瘤，ZFTA 融合阳性型

（1）定义：ZFTA 融合阳性型幕上室管膜瘤，是一种伴有 *ZFTA* 融合基因的局限性幕上胶质瘤，局部可见假菊形团或室管膜菊形团，由均匀一致的小细胞组成，细胞核圆形。大多数病例为 ZFTA-RELA 基因融合。

（2）流行病学及临床特征：ZFTA 融合阳性型室管膜瘤占幕上室管膜瘤的大多数，可发生在儿童和成人中。ZFTA 融合的幕上室管膜瘤发生比例在不同年龄段有所不同：成人 20% ~ 58%，儿童 66% ~ 84%。ZFTA 融合阳性的幕上室管膜瘤好发部位为额叶或顶叶，丘脑或下丘脑 / 第三脑室区域少见，颅内轴外 ZFTA 融合阳性幕上室管膜瘤也有个别报道。临床症状和体征包括局部神经功能缺损或癫痫发作，以及颅内压升高。影像学上，瘤内出血、囊性变和瘤周水肿很常见。磁共振弥散加权成像呈高信号，T$_2$ 加权常呈低信号。大多数肿瘤增强后表现为不均匀明显强化。

（3）病因及发病机制：研究表明 ZFTA 融合阳性型幕上室管膜瘤起源自放射状胶质细胞。与该分子亚型相关的遗传易感性未见报道。*ZFTA* 基因与伴侣基因（主要是 *RELA*）的融合被认为是该疾病的主要致癌驱动因素。*ZFTA* 基因重排被证实由 11 号染色体发生染色体碎裂（chromothripsis）导致，异常激活 NF-κB 信号通路。*CDKN2A* 纯合缺失提示可能与细胞周期调控受阻有关。

（4）大体表现：ZFTA 融合阳性型幕上室管膜瘤通常与周围脑组织界限清楚，质软。常见钙化和坏死区。

（5）组织学表现：低倍镜下见肿瘤与邻近脑组织分界清楚，由大小一致的小细胞组成，核圆形，染色质细腻，胞浆稀少。假菊形团在大多数情况下并不明显，真正的室管膜菊形团更为少见。这种类型的肿瘤常伴有分支毛细血管网，细胞多呈透明细胞形态。

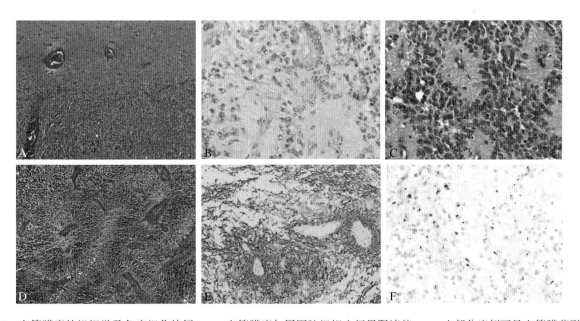

图 4-4-57 室管膜瘤的组织学及免疫组化特征。A. 室管膜瘤与周围脑组织之间界限清楚；B. 少部分病例可见室管膜菊形团；C. 常可见血管为中心的假菊形团；D. 间变性特征包括坏死、微血管增生及核分裂活跃；E.GFAP 阳性表达；F.EMA 核旁点状或小环状阳性表达具有特异性

ZFTA 融合阳性型幕上室管膜瘤表现出不同程度的间变性特征（图 4-4-58A）。

（6）免疫组织化学：ZFTA 融合阳性型幕上室管膜瘤的免疫表型与其他室管膜肿瘤相似。具有 ZFTA-RELA 融合的室管膜瘤显示 p65 蛋白（由 RELA 基因编码）核表达和 L1CAM 胞浆表达，p65 的相对特异性略高于 L1CAM（图 4-4-58B、C）。

（7）诊断分子病理学：该类型的诊断分子特征为 ZFTA 基因融合，最多见的融合类型为 ZFTA-RELA 融合。

（8）诊断条件：必要条件包括符合室管膜瘤的形态学和免疫表型的幕上胶质瘤，以及 ZFTA 基因融合。次要条件为 DNA 甲基化谱符合 ZFTA 融合阳性型室管膜瘤，p65（RELA）或 L1CAM 免疫阳性表达。

3. 幕上室管膜瘤，YAP1 融合阳性型

（1）定义：YAP1 融合阳性型幕上室管膜瘤，是一种伴有 YAP1 基因融合的局限性幕上胶质瘤，局部可见假菊形团或室管膜菊形团，由均匀一致的小细胞组成，细胞核圆形。大多数病例为 YAP1 与 MAMLD1 基因融合。

（2）流行病学及临床特征：YAP1 融合阳性型室管膜瘤相对少见，几乎只发生于幼儿，占幕上儿童室管膜的 6%～7.4%。女性多见，男女比为 0.3∶1。大多数 YAP1 融合阳性型室管膜瘤好发于侧脑室内或脑室旁。YAP1 融合阳性幕上室管膜瘤在发现时通常较大，临床特征主要为颅内压升高的症状和体征，以及局部神经功能缺损或癫痫发作。神经影像显示肿瘤边界清楚，囊性变常见。T_1 和 T_2 加权图像大多为等信号。实体肿瘤成分不均匀强化。伴有不同程度的瘤周水肿。

（3）病因及发病机制：研究提示 YAP1 融合阳性型室管膜瘤起源于 PAX6 阳性的放射状胶质神经干细胞。YAP1 基因与 MAMLD1 或其他伴侣基因的融合可能是主要的致瘤驱动因素。功能基因组分析表明，YAP1-MAMLD1 融合通过招募核因子 I（nuclear factor I，NFI）和 TEA 结构域（TEA domain，TEAD）家族成员而发挥致瘤驱动因素的作用。

（4）大体表现：大体上，与其他幕上室管膜肿瘤相似，界限清楚，局部常有出血，质软。

（5）组织学表现：与其他室管膜肿瘤一样，YAP1 融合的幕上室管膜瘤与邻近脑组织界限清楚。肿瘤由相对均匀的细胞组成，细胞核小到中等大小，呈圆形或多角形。部分肿瘤具有室管膜菊形团。一般没有透明细胞、乳头状或伸长细胞形态。不同程度核分裂活性。纤维性基质中常可见 PAS 阳性的嗜酸性颗粒小体。微血管增生、营养不良性钙化和坏死也较常见。部分肿瘤可表现为不同程度的间变特征。

（6）免疫组织化学：伴有 YAP1 融合的幕上室管膜瘤 EMA 弥漫强阳性表达，L1CAM 和 p65（RELA）阴性。

（7）诊断分子病理学：诊断性分子特征是 YAP1 基因融合。

（8）诊断条件：必要条件包括符合室管膜瘤的形态学和免疫表型的幕上胶质瘤，以及 YAP1 基因融合。次要条件为甲基化谱分析符合 YAP1 融合阳性型室管膜瘤，p65（RELA）或 L1CAM 免疫组化阴性，PAS 阳性嗜酸性颗粒小体。

4. 后颅窝室管膜瘤，NOS/NEC

（1）定义：后颅窝室管膜瘤是一种位于后颅窝的局限性胶质瘤，局部可见假菊形团或室管膜菊形团形成，由均匀一致的小细胞组成，细胞核圆形，嵌于纤维基质中。当分子分析不符合指定分子组（NEC）或未行分子分析（NOS）时，应使用后颅窝室管膜瘤的诊断（CNS WHO 2/3 级）。

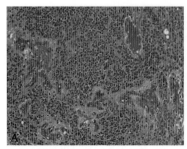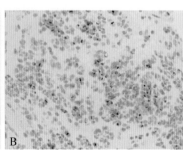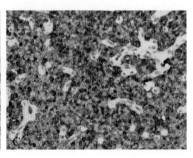

图 4-4-58 ZFTA 融合阳性型幕上室管膜瘤。A. 组织学多伴有透明细胞形态；B. EMA 弥漫性核旁点状阳性；C. L1CAM 阳性表达

（2）流行病学及临床特征：后颅窝室管膜瘤可发生于任何年龄，但儿童最常见，中位数 6 岁。男女比为 1.04：1 ～ 1.24：1。后颅窝室管膜瘤主要发生在第四脑室区域，包括底部、侧面（小脑脚）和顶部，也可发生在桥小脑角。常见的临床表现与后颅窝周围结构的占位效应有关，包括继发性脑积水。临床表现因年龄而异，通常无特异性（如头痛、呕吐和嗜睡）。在婴儿中则常表现为头围迅速增大。MRI 通常显示填充第四脑室的匀质状肿块，可见出血和钙化。肿瘤内囊性变和坏死可导致对比增强。肿瘤可通过 Luschka 孔侧向延伸，通过 Magendie 孔延伸至大脑池。

（3）病因及发病机制：病因尚不清楚，遗传易感性相关的研究尚未见报道。导致基因表达改变的拷贝数改变被认为在发病机制中起着重要作用，表观遗传改变也一样，包括异常的 DNA 甲基化模式、EZHIP 过表达和 H3 p.K28me3（K27me3）的缺失表达。

（4）大体表现：后颅窝室管膜瘤通常呈棕褐色，质软，如果伴有钙化则有砂砾感。肿瘤通过 Luschka 孔生长，可包绕低位的颅神经和小脑后下动脉。

（5）组织学表现：后颅窝室管膜瘤通常为一种局限性肿瘤，由均匀的小细胞组成，细胞边界不清，细胞核圆形。明显高于周围肿瘤密度的肿瘤细胞结节常见。血管周围假菊形团几乎总是可见，真性室管膜菊形团少见。可以观察到核多形性、高密度结节中核分裂活性增强、微囊变、钙化和血管玻璃样变。极罕见的情况是可出现软骨或骨化生。部分后颅窝室管膜瘤可具有局灶乳头状或假乳头状结构，包括由单层立方细胞排列的指状突起，或由多层肿瘤细胞围绕血管的乳头状突起。也可见少突胶质细胞瘤样的透明细胞形态，也可呈现伸长细胞型模式。

（6）免疫组织化学：大多数后颅窝室管膜瘤表达 S100 和 GFAP，血管周围假菊形团强表达。EMA 核旁点状或环状结构，OLIG2 通常不表达，部分肿瘤局灶表达角蛋白，包括 CK7 和 CK20 等。

（7）诊断分子病理学：后颅窝室管膜瘤分子分型包括 PFA、PFB。肿瘤细胞核 H3 p.K28me3（K27me3）表达缺失为 PFA 室管膜瘤的替代标志物，DNA 甲基化分析分类被认为是标准方法，H3 p.K28me3 的核表达在 PFB 中保留。

（8）必要诊断条件及次要诊断条件：形态学和免疫表型符合室管膜瘤特征的后颅窝胶质瘤，缺乏室管膜下室管膜瘤的形态学特征，未行分子检测或检测无明确结果。

5. 后颅窝室管膜瘤 A 组（posterior fossa group A ependymoma，PFA）

（1）定义：后颅窝室管膜瘤 A 组是一种后颅窝局限性胶质瘤，伴有假菊形团或室管膜菊形团，由均匀一致的小细胞组成，细胞核圆形，嵌于纤维基质中。通过肿瘤细胞核 H3 p.K28me3（K27me3）表达缺失或 DNA 甲基化分析诊断。

（2）流行病学及临床特征：PFA 主要发生于婴儿和儿童，中位年龄为 3 岁。6 岁以下儿童中，95% 以上的后颅窝室管膜肿瘤为 PFA，青少年后颅窝室管膜瘤归类为 PFA 的比例为 45% ～ 50%，而成人仅为 5% ～ 11%。男性（59% ～ 62%）发病率略高于女性。PFA 室管膜瘤的临床特征与后颅窝室管膜肿瘤相似。PFA 更常见于第四脑室顶部或侧面，而底部较少。手术切除的范围与预后相关。与 PFB 相比，PFA 预后较差。

（3）病因及发病机制：PFA 的确切病因尚不清楚，推测异常的表观遗传学改变可能是核心的驱动因素。与特定遗传易感性相关的研究尚未见报道。PFA 被认为起源于发育过程的后脑中未分化的胶质干细胞或祖细胞。PFA 具有典型的 DNA 甲基化模式，包括 CpG 岛的高甲基化和全局 DNA 低甲基化。PFA 显示组蛋白标志物 H3 p.K28me3（K27me3）为代表的甲基化降低，这影响了几种信号通路，包括通过 EZHIP 过表达引起的神经胶质分化和细胞周期调节。EZHIP 通过与 H3 p.K28（K27）甲基转移酶 EZH2 结合并抑制 PRC2 的功能，在表型上与肿瘤组蛋白 H3 p.K28M（K27M）相似。

（4）大体表现：PFA 的大体特征与后颅窝室管膜肿瘤相似。

（5）组织学表现：PFA 一般表现为后颅窝室管膜肿瘤的组织病理学特征。约 64% 的 PFA 具有高级别特征，包括显著的核分裂活性和微血管增生。透明细胞、乳头状和伸长细胞模式局部可见（图 4-4-59A）。

（6）免疫组织化学：在大多数 PFA 中，免疫组化显示肿瘤细胞 H3 p.K28me3 表达缺失（图 4-4-59B），但免疫阴性细胞比例存在差异。WHO 建议采用 80% 免疫阳性细胞作为临界值，高于此值的室管膜瘤属于 PFB 的可能性更大。其他免疫组化特征与其他类型室管膜瘤相似。

（7）诊断分子病理学：PFA 的诊断可以通过免疫组化证实 H3 p.K28me3 的缺失表达，或通过 DNA 甲基化分析确定为 PFA。

（8）诊断条件：必要条件包括符合室管膜瘤的形态学和免疫表型的后颅窝胶质瘤，以及肿瘤细胞 H3 p.K28me3 全部缺失或 DNA 甲基化谱系符合 PFA。次要条件为稳定的全基因组拷贝数。

6. 后颅窝室管膜瘤 B 组（posterior fossa group B ependymoma，PFB）

（1）定义：后颅窝室管膜瘤 B 组是一种后颅窝局限性胶质瘤，伴有假菊形团或室管膜菊形团，由均匀一致的小细胞组成，细胞核圆形，嵌于纤维基质中。通过 DNA 甲基化分析诊断 PFB。免疫组化显示核 H3 p.K28me3（K27me3）表达保留，但对于 PFB 没有特异性。

（2）流行病学及临床特征：PFB 多发生于成人和青少年，儿童和婴儿罕见，中位年龄为 30 岁。后颅窝室管膜瘤中，PFB 的发病率在成人为 90%，青少年为 20% ~ 50%，而小于 5 岁的婴儿和儿童小于 5%。女性患者发病率略高（55% ~ 59%）。PFB 可发生在第四脑室及其出口孔的任何部位，但常发生于第四脑室底部。临床表现与后颅窝室管膜瘤大体相似。研究提示，手术切除不完全和 13q 丢失与预后不良相关。

（3）病因及发病机制：PFB 的病因尚待阐明。尚未报告与特定遗传易感性相关。发病机制不清楚。

（4）大体表现：PFB 与后颅窝室管膜肿瘤的大体特征相似。

（5）组织学表现：PFB 与后颅窝室管膜肿瘤的组织病理学特征相同。研究发现约 41% 的 PFB 具有高级别特征，包括显著的核分裂活性和微血管增生。

（6）免疫组织化学：PFB 显示 H3 p.K28me3 保留。其他免疫表型与其他室管膜瘤相似。

（7）诊断分子病理学：诊断 PFB 需要通过免疫组织化学证明 H3 p.K28me3 未缺失，或通过 DNA 甲基化分析确定为 PFB。PFB 中保留 H3 p.K28me3 的核表达，但这一发现并不特异。PFB 表现出广泛的细胞遗传学异常，有许多染色体畸变，其中最常见的包括染色体 22q 缺失、6 号染色体单体和 18 号染色体三体。

（8）诊断条件：必要条件包括符合室管膜瘤的形态学和免疫表型的后颅窝胶质瘤，以及 DNA 甲基化谱系符合 PFB。次要条件包括全基因组拷贝数分析显示染色体不稳定和非整倍体，肿瘤细胞核 H3 p.K28me3 保留。

7. 脊髓室管膜瘤

（1）定义：脊髓室管膜瘤是一种界限清楚的脊髓胶质瘤，伴有假菊形团或室管膜菊形团，由均匀一致的小细胞组成，细胞核圆形，嵌于纤维性基质中，核分裂活性通常较低，无明显黏液乳头状室管膜瘤或室管膜下瘤的组织学特征，无 MYCN 扩增。

（2）流行病学及临床特征：在儿童和青少年原发性脊柱肿瘤中，室管膜肿瘤约占 20%，成年人约占 17.6%。脊髓室管膜瘤患者的诊断年龄为 25 ~ 45 岁，男女比为 1∶1.3 ~ 2.16∶1。脊髓室管膜瘤的临床特征不具有特异性，与其他类型难以区分。患者常表现为背痛和脊髓功能障碍相关的运动和感觉障碍。MRI 显示脊髓室管膜瘤为髓内肿瘤，T_1WI 主要为低信号，T_2WI 主要为高信号，对比增强。常可见囊性变、出血、坏死和（或）钙化。60% 的室管膜瘤瘤体上或下端伴有脊髓空洞。脊髓室管膜瘤预后良好，5 ~ 10 年内无进展生存率和总生存率分别为 70% ~ 90% 和 90% ~ 100%。切除范围是一个预后因素，全切患者无进展生存率良好。

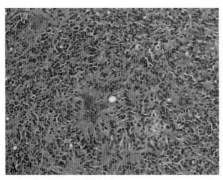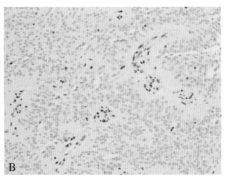

图 4-4-59　PFA 室管膜瘤。A. 组织学特征；B. H3K27me3 表达缺失

（3）病因及发病机制：18%～53% 的 2 型神经纤维瘤病患者可出现脊髓室管膜瘤，多为 *NF2* 基因胚系无义突变和移码突变。大多数病例出现染色体改变是 22 号染色体丢失。脊髓室管膜瘤被认为起源于放射状胶质干细胞或祖细胞。小鼠实验性 NF2 失活导致胚胎脊髓神经前体细胞的生长增加和凋亡减少，表明 NF2 激活在脊髓室管膜瘤发病机制中具有重要作用。

（4）大体表现：脊髓室管膜瘤通常为局限性肿块，大多数灰白色，质软。可见囊性变、钙化和出血改变。

（5）组织学表现：经典的脊髓室管膜瘤组织学特征是由均匀一致的细胞组成，细胞核为圆形至椭圆形，细胞质膜不明显。这些细胞嵌入纤维胶质基质中，细胞密度为中等至较高。多数病例可见的特征性血管周假菊形团，少数病例存在真性室管膜菊形团。核分裂活性通常较低。脊柱室管膜瘤中可见乳头状结构；罕见的组织学特征为伸长细胞型，瘤细胞为双极突起的长梭形细胞，突起终止于小血管壁形成不规则的假菊形团，该组织变异特征需与毛细胞性星形细胞瘤和神经鞘瘤相区别（图 4-4-60）。其他特征（如钙化、出血、坏死、囊性变）可见，罕有报道软骨或骨化生和黏液样变性特征。大多数脊髓室管膜瘤为组织学 2 级，3 级极少见。CNS WHO 3 级者表现为明显的核分裂活性，通常在高细胞密度的区域，易于侵犯邻近的脊髓结构。

（6）免疫组织化学：免疫组化显示 GFAP、S100 和波形蛋白阳性，EMA 核旁胞浆内点样或小环状的表达；OLIG2 一般为阴性，SOX10 一般也不表达。

（7）诊断分子病理学：DNA 甲基化谱分析是鉴别黏液乳头状室管膜瘤、室管膜下瘤和 *MYCN* 扩增的脊髓室管膜肿瘤的重要方法。脊髓室管膜瘤的特征是染色体 22q 丢失和 *NF2* 突变，*MYCN* 基因无扩增。

（8）诊断条件：必要诊断条件为形态学和免疫组化符合室管膜瘤特征的脊髓肿瘤，无黏液乳头型室管膜瘤或室管膜下瘤的组织学特征。次要诊断条件包括 DNA 甲基化谱归属于脊髓室管膜瘤，染色体 22q 缺失，无 *MYCN* 基因扩增。

8. 脊髓室管膜瘤，MYCN 扩增型

（1）定义：MYCN 扩增型脊髓室管膜瘤，是一种伴有 *MYCN* 基因扩增的边界清楚的脊髓胶质瘤，伴有假菊形团或室管膜菊形团，由密集的、均匀一致的小细胞组成，细胞核圆形，嵌入纤维性基质中。几乎所有肿瘤都可见微血管增生、坏死和高核分裂活性。

（2）流行病学及临床特征：MYCN 扩增型脊髓室管膜瘤罕见，目前仅有 27 例报道（女性 17 例，男性 10 例；男女比为 1∶1.7），中位年龄为 31 岁（12～56 岁）。肿瘤局限于脊髓，主要位于颈部或胸部水平（78%），较少发生在腰椎水平（7%）。肿瘤多发生在髓内，也可能发生于髓外。体积通常较大，累及多个脊柱节段。软脑膜播散在诊断时常见。临床表现取决于肿瘤发生的位置，通常包括颈部或背部疼痛以及四肢逐渐麻木和无力。MYCN 扩增型脊髓室管膜瘤预后差，无进展和总生存率低。

（3）病因及发病机制：病因尚不明确。*MYCN* 是原癌基因 *MYC* 家族的一员，编码一种转录因子，调节细胞生长相关基因的表达。目前尚不清楚 *MYCN* 扩增如何促进室管膜瘤发生。

（4）大体表现：大体特征尚未明确描述，可能与其他高级别室管膜瘤相似。

（5）组织学表现：MYCN 扩增型脊髓室管膜瘤可见血管周围无核区（假菊形团），偶可见乳头状或假乳头状结构。尽管几乎所有 MYCN 扩增型脊髓室

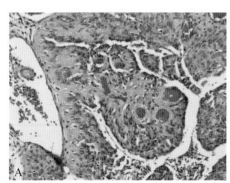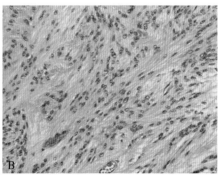

图 4-4-60　脊髓室管膜瘤。A. 乳头状室管膜瘤形态；B. 伸长细胞型室管膜瘤形态

管膜瘤均表现出高级别的组织病理学特征，包括高核浆比、高核分裂活性、微血管增生和坏死（图 4-4-61A）。

（6）免疫组织化学：肿瘤细胞表达 GFAP，EMA 局灶核旁胞质点状阳性表达。MYCN 蛋白表达阳性。OLIG2 一般呈阴性。

（7）诊断分子病理学：高拷贝数的 *MYCN* 扩增是该类型肿瘤的特征性分子改变（图 4-4-61B）。其他的染色体拷贝数变化发生频率不定，包括 10 号染色体丢失（32%）和染色体 11q 片段性丢失（26%）。DNA 甲基化特征可以鉴别 MYCN 扩增型脊髓室管膜瘤以外的其他室管膜肿瘤类型，以及神经母细胞瘤和 MYCN 扩增的儿童型高级别胶质瘤。

（8）诊断条件：必要条件为形态学和免疫组化符合室管膜瘤特征的脊髓肿瘤和 *MYCN* 扩增。次要条件包括 DNA 甲基化谱归属于 MYCN 扩增型脊髓室管膜瘤，高级别组织学特征。

9. 黏液乳头型室管膜瘤（myxopapillary epen-dymoma，MPE）

（1）定义：黏液乳头型室管膜瘤是一种起源于脊髓圆锥/马尾终丝的独特的低级别室管膜源性肿瘤。组织学以肿瘤细胞围绕血管黏液间质轴心形成乳头状结构为特征。CNS WHO 2 级。

（2）流行病学及临床特征：统计研究发现黏液乳头型室管膜瘤约占所有室管膜起源肿瘤的 13%，在马尾部肿瘤中排第二位，约占马尾部肿瘤的 34%。黏液乳头型室管膜瘤好发于青年和成人，平均年龄 36.4 岁（6～82 岁），男女比 1.7∶1。MPE 几乎都位于脊髓圆锥-马尾-终丝区，起源于终丝的室管膜累及马尾神经根，偶尔侵犯骶骨，多灶性 MPE 有个别报道。MPE 偶见于颈胸段脊髓、四脑室、侧脑室

或脑实质内。临床表现主要为运动或感觉障碍，下背疼痛最常见，由于圆锥或骶尾部神经根压迫引起的括约肌障碍、性功能障碍和神经功能紊乱也可见。MRI 显示为境界清楚的结节，T_1WI 多为等信号，T_2WI 中-高信号，增强明显强化，偶尔可见局灶囊性变和出血。MPE 预后较好，手术全切或部分切除后生存期超过 10 年，不全切除病例晚期可复发和远隔转移，整体预后与脊髓室管膜瘤一致，故而 2021 年第五版 WHO CNS 肿瘤分类将原定义的 1 级改为 2 级。

（3）病因及发病机制：发病机制不清楚。全为散发性病例，目前尚未见家族性病例报道。骶尾部皮下或骶骨前的 MPE 与中枢 MPE 的起源不同，它们是来自胚胎残留的异位室管膜，骶骨内 MPE 的临床表现类似脊索瘤。

（4）大体表现：边界清楚的结节，部分病例可见包膜。灰白色，质软，切面呈现明显黏液感。

（5）组织学表现：肿瘤细胞围绕血管黏液间质轴心呈乳头状排列，部分可呈假乳头状、条索状甚至假腺样结构排列；肿瘤细胞多为上皮样形态。黏液主要聚集在血管周围、细胞之间，部分可形成微囊或黏液湖。血管常伴玻璃样变性，部分病例可见胶原蛋白小球，可用网状纤维和 PAS 等染色显示（图 4-4-62）。少部分病例可见局灶梗死。偶尔可见退变的多形核细胞。核分裂罕见，无明显坏死及血管内皮增生。罕见情况下 MPE 可发生间变。伴有巨细胞变异的 MPE 也见于个别报道。

（6）免疫组织化学：GFAP 阳性，S100 局灶阳性，EMA 和 D2-40 阳性，少数病例也可见到核旁点状阳性。Ki-67 增殖指数低，常低于 2%。

（7）诊断分子病理学：MPE 具有独特的 DNA 甲基化谱，但目前尚无特征性分子病理标志物。

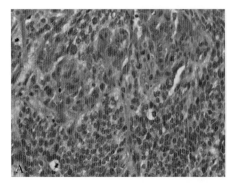
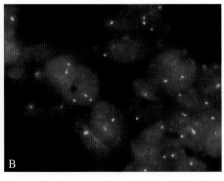

图 4-4-61　MYCN 扩增型脊髓室管膜瘤。A. 组织学具有微血管增生和核分裂象增多等间变性特征；B. *MYCN* 扩增

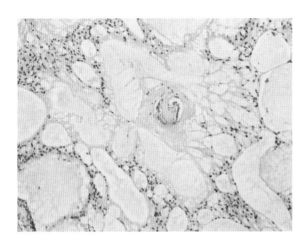

图 4-4-62 黏液乳头型室管膜瘤，肿瘤细胞围绕血管黏液间质轴心呈乳头状排列

（8）诊断条件：必要条件包括组织学为乳头状结构及血管周黏液变性或者局灶黏液性微囊形成，GFAP 呈阳性表达。疑难病例符合 DNA 甲基化谱系。次要条件包括肿瘤细胞围绕黏液样变性的血管轴心呈乳头状排列，发生部位为马尾终丝或圆锥。

10 . 室管膜下室管膜瘤（subependymoma，SE）

（1）定义：室管膜下室管膜瘤是一种缓慢生长的良性脑室内或脊髓内肿瘤，由簇状小圆形至卵圆形核的、具有室管膜分化的胶质源性肿瘤细胞组成，常形成微囊结构，具有致密的纤维性间质背景，CNS WHO 分级为 1 级。

（2）流行病学及临床特征：室管膜下室管膜瘤常无症状，部分在尸体解剖时发现，具体发病率难以估计。一项大样本回顾性研究发现该类肿瘤占室管膜起源肿瘤的 8.3%，约占中枢神经系统肿瘤的 0.5%。男女比约为 2.3∶1，所有年龄均可发生，好发于中老年人。SE 主要位于四脑室（50% ~ 60%）和侧脑室（30% ~ 40%），少数位于三脑室、透明隔和脊髓。脊髓的 SE 都发生在颈段和颈胸段，绝大多数位于脊髓内，极少数位于脊髓外。SE 是生长缓慢、预后良好的良性肿瘤，手术全切可以治愈，有因手术切除不全而复发的报道。MRI 显示肿瘤境界清楚，T_1WI 呈低 - 等信号，T_2WI 和 FLAIR 常为高信号，对比增强常可有轻度强化。有时可见钙化和局部出血灶。

（3）病因及发病机制：SE 病因及发病机制尚不清楚。大部分病例为散发性，少数可有家族性病例。

（4）大体表现：SE 为境界清楚的实性分叶状结节，绝大多数病例的肿瘤直径不超过 1 ~ 2 cm，灰白色、质地中等，伴有明显钙化时可较硬并有砂砾感。

（5）组织学表现：SE 的组织形态学特征是肿瘤组织中细胞较少，在胶质细胞突起形成的致密胶质纤维基质中，可见散在分布、聚集成簇状、核大小形态一致的肿瘤细胞团（图 4-4-63）。肿瘤细胞体积小，类似于室管膜下胶质，核染色质稀疏，无核分裂或核分裂罕见，偶见多形性细胞核。偶见肿瘤细胞突起围绕小血管排列，形成类似室管膜瘤的血管中心假菊形团。胶质纤维基质中可见微囊变、出血和钙化，部分 SE 可见丰富的间质微血管。当 SE 中出现富于细胞的室管膜瘤成分时，被归入混合性室管膜瘤 - 室管膜下室管膜瘤，其生物学行为与室管膜瘤相同，为 CNS WHO 2 级。已有 SE 出现黑色素形成、横纹肌肉瘤样分化及血管基质成分发生肉瘤转化的报道。

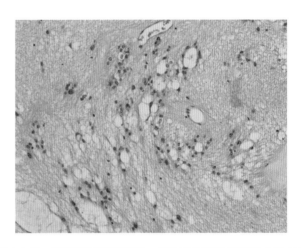

图 4-4-63 室管膜下室管膜瘤，在致密胶质纤维基质中散在分布、簇状的形态一致的肿瘤细胞团

（6）免疫组织化学：免疫组织化学染色，多数肿瘤细胞的胞浆 GFAP 阳性，部分病例可见 EMA 核旁点状阳性，NF、NeuN 阴性。Ki-67 增殖指数常低于 1%，少数病例可较高，但意义不明。

（7）诊断分子病理学：目前无特征性分子病理特征，研究发现第四脑室和脊髓的室管膜下室管膜瘤可有 6 号染色体拷贝数异常，幕上者无此特征。绝大多数 SE 为散发病例，仅极少数病例有家族遗传倾向，有文献报道了一对同卵双生子同时患幕下 SE 的病例。

（8）诊断条件：必要条件为肿瘤细胞核簇状分布于广泛纤维性间质的局限性胶质瘤，局灶伴微囊形成，无明显细胞核异型，核分裂无或罕见，难以鉴别时 DNA 甲基化谱分析符合室管膜下室管膜瘤。

二、脉络丛肿瘤

（一）脉络丛乳头状瘤（choroid plexus papilloma，CPP）

（1）定义：脉络丛乳头状瘤是一种源自脉络丛上皮的脑室内乳头状肿瘤，有丝分裂活性非常低或不存在。CNS WHO 1 级。

（2）流行病学及临床特征：脉络丛肿瘤占所有脑肿瘤的 0.3% ~ 0.8%，占 15 岁以下儿童脑肿瘤的 2% ~ 4%，占 10 岁以下儿童脑肿瘤的 10% ~ 20%。该肿瘤多见于脑室系统，特别是侧脑室。

（3）病因及发病机制：脉络丛乳头状瘤病因及发病机制仍有待研究。

（4）大体表现：该肿瘤大体是一种局限性的花菜样肿块，可附着在脑室壁上，可以发生囊肿和出血。

（5）组织学表现：CPP 的肿瘤细胞形态和组织结构与正常脉络丛相似，由形态一致的单层立方形或柱状上皮性肿瘤细胞，围绕小血管和疏松结缔组织构成的纤细轴心呈乳头状生长，仅个别乳头表面被覆的肿瘤细胞呈假复层或复层，肿瘤细胞基底面有基底膜（与室管膜瘤不同）。肿瘤细胞核圆形或卵圆形，大小一致，位于基底部，无或罕见核分裂。在极少数 CPP 中，可见嗜酸性瘤细胞、间质黏液变性、黑色素沉着、肿瘤细胞形成腺管状结构、血管瘤样血管增生，以及间叶组织（组织细胞、骨、软骨、脂肪）化生等罕见组织学表现（图 4-4-64）。

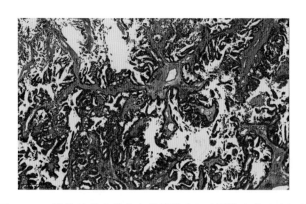

图 4-4-64　脉络丛乳头状瘤中单层肿瘤细胞围绕血管及疏松结缔组织呈乳头状生长，可见微乳头结构

（6）免疫组织化学：几乎所有脉络丛肿瘤都表达细胞角蛋白和波形蛋白。大多数病例表达 CK7，而 CK20 少见阳性表达。S100 呈不同程度的阳性表达（图 4-4-65，图 4-4-66）。

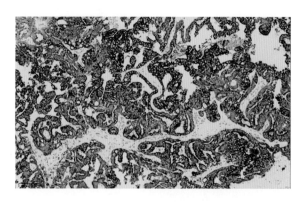

图 4-4-65　脉络丛乳头状瘤中 CK 弥漫强阳性表达

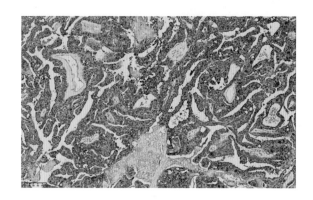

图 4-4-66　脉络丛乳头状瘤中 S100 阳性表达

（7）诊断分子病理学：*TP53* 突变在脉络丛乳头状瘤中很少见（＜ 10% 病例存在）。

（8）诊断条件：必要条件，通过组织病理学和免疫表型特征证明脉络丛分化；有丝分裂活性缺乏或低；脑室内或小脑脑桥角定位。

（二）非典型性脉络丛乳头状瘤（atypical choroid plexus papillom，ACPP）

（1）定义：该肿瘤为一种脉络丛肿瘤，该肿瘤核分裂象增多，但是不符合脉络丛癌诊断标准的脉络丛乳头状瘤。CNS WHO 2 级。

（2）流行病学及临床特征：非典型脉络丛乳头状瘤（Ⅱ级）占脉络丛肿瘤的 7.4%。该肿瘤常发生在正常脉络丛的部位，特别是侧脑室，该肿瘤多见于 3 岁以上儿童和成年人，比典型的乳头状脉络丛肿瘤更易复发。

（3）病因及发病机制：非典型脉络丛状瘤的病因与脉络丛乳头状瘤的病因没有差异。

（4）大体表现：尚无明显大体特点，但该肿瘤富于血管，并有出血倾向。

（5）组织学表现：当 CPP 的核分裂象 ≥ 2 个 /10 个高倍视野（每高倍视野相当于 0.23 mm²）时，仅这一项指标即可确定其为 ACPP，故 ACPP 被定义为核分裂象增加的 CPP。此外，当 CPP 中出现细胞密度增加、细胞核呈多形性、部分乳头结构模糊不清、肿瘤细胞呈实性生长及小灶性坏死这 4 项指标中的 2 项或 2 项以上时，也可将其诊断为 ACPP（图4-4-67）。

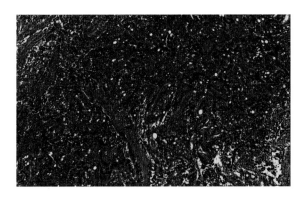

图 4-4-67　非典脉络丛乳头状瘤中肿瘤细胞密度增大，乳头状结构不清，部分区域呈实性片状生长

（6）免疫组织化学：表达模式上与脉络丛乳头状瘤相似，表达 S100，该肿瘤也表达 CD44。Ki-67 增殖指数表达中位数约为 9%。

（7）诊断分子病理学：非典型脉络丛乳头状瘤在遗传学上似乎更类似于脉络丛乳头状瘤，而不是脉络丛癌，全基因组染色体拷贝数分析显示多倍体。

（8）诊断条件：必要条件，脑室内或小脑脑桥角定位；通过组织病理学和免疫表型特征显示脉络丛分化；2.3 mm² 高倍视野中 ≥ 1 个有丝分裂；缺乏诊断脉络丛癌的合格标准。次要条件，在特定的病例中通过全基因组染色体拷贝数分析显示多倍体。

（三）脉络丛癌（choroid plexus carcinoma，CPC）

（1）定义：是脉络膜丛的一种恶性上皮肿瘤，至少表现出以下 5 种组织学特征中的 4 种。有丝分裂多见；细胞密度增加；细胞核多形性；肿瘤细胞结构不良，乳头状结构模糊；出现坏死区域。CNS WHO 分级为 3 级。

（2）流行病学及临床特征：脉络丛肿瘤占所有脑肿瘤的 0.77% 和 1 岁以内儿童脑肿瘤的 14%，其中脉络丛癌占脉络丛肿瘤的 34.4%。大约 80% 的脉络丛癌发生于儿童。该肿瘤最常见于儿童侧脑室。

（3）病因及发病机制：大多数脉络丛癌是散发性的，但也可与遗传综合征（如 Aicardi 综合征或 Li-Fraumeni 综合征）相关。

（4）大体表现：脉络丛癌是一种侵袭性肿瘤，表现为实性、可见出血和坏死。

（5）组织学表现：CPC 有明显的恶性组织学特征，主要表现在以下 5 个方面。①核分裂常见（> 5 个 /10 个高倍视野）；②细胞密度显著增加；③细胞核呈多形性明显；④乳头结构模糊不清，部分区域肿瘤细胞呈弥漫性大片生长；⑤出现坏死区。在 CPP 的组织学背景上，出现上述 5 条中的 4 条即可诊断 CPC。CPC 常向邻近脑组织弥漫浸润性生长。

（6）免疫组织化学：脉络丛癌表达细胞角蛋白，但 S100 蛋白和转甲状腺素的阳性率较低。EMA 通常无膜阳性。据报道，在存在 TP53 突变的脉络丛癌中，p53 蛋白呈阳性。几乎所有脉络丛癌的 SMARCB1 和 SMARCA4 均保持核阳性。

（7）诊断分子病理学：全基因组染色体拷贝数分析显示复杂的染色体改变，通过测序，大约 50% 的病例可以发现 TP53 突变。

（8）诊断条件：必要条件，脉络膜丛分化的组织病理学和免疫表型特征；至少有以下五种组织学特征中的四种，①有丝分裂多见（> 5 个有丝分裂 /10 个高倍视野），②细胞密度增加，③细胞核多形性，④肿瘤细胞结构不良，乳头状结构模糊，⑤坏死；位于脑室。次要条件，TP53 突变；脉络丛癌的甲基化谱。

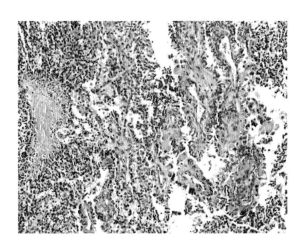

图 4-4-68　脉络丛癌中细胞数量明显增加，可见坏死（图片来源于第五版 WHO 中枢神经系统肿瘤）

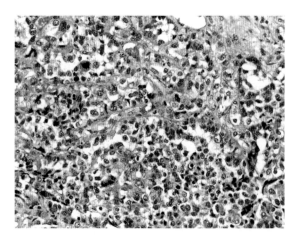

图 4-4-69 脉络丛癌中可见明显的核分裂象（图片来源于第五版 WHO 中枢神经系统肿瘤）

三、胚胎性肿瘤

中枢神经系统胚胎性肿瘤是一类高度异质性肿瘤，可发生于任何年龄，多发于婴幼儿和儿童群体。基于组织学形态、免疫组化表型和分子遗传学特征，可对其进行分类和分型，有助于指导治疗和预测预后。WHO CNS 第 5 版将胚胎性肿瘤分为髓母细胞瘤和其他中枢神经系统胚胎性肿瘤两大类（表 4-4-2）。

（一）髓母细胞瘤

髓母细胞瘤（medulloblastoma，MB）是一种常见于儿童小脑的胚胎性肿瘤。MB 可发生在所有年龄段，但最常发生在儿童，是儿童中第二常见的 CNS 恶性肿瘤，仅次于高级别胶质瘤，约占该年龄段所有颅内肿瘤的 20%。MB 均位于小脑，75% 儿童 MB 位于小脑蚓部，并突入四脑室；随患者年龄增长，位于小脑半球的 MB 比例也相应增加。基于基因表达谱和 DNA 甲基化谱分析，MB 主要分为预后最好同时也是发病率最低的 WNT 活化型、预后较好的 SHH 活化和 TP53 野生型、预后较差的 SHH 活化和 TP53 突变型，以及非 WNT/ 非 SHH 活化型，后者又被分为第 3 组（GRP3 MB）和第 4 组（GRP4 MB）两个临时类型。MB 有四种组织学类型：经典型（classic）、促纤维组织增生 / 结节型（desmoplastic/nodular，DN）、广泛结节型（medulloblastoma with extensive nodularity，MBEN）和大细胞 / 间变性（large cell/ anaplastic，LC/A）。这些分型在 MB 的整合诊断和预后预测中可以提供必要的信息。

目前，全基因组表达谱和全基因组甲基化谱分析被认为是 MB 分子分型的金标准。随着研究的深入和新研究方法的应用，MB 的精细化分子分型将 WNT 活化型分为 WNT-α 和 WNT-β，将 SHH 活化型分为 SHH-1、SHH-2、SHH-3 和 SHH-4，将非 WNT/ SHH 活化型分为 8 种亚组，各亚组之间预后存在一定差异，每种亚组各有其分子特征，但也存在部分重叠。

表 4-4-2　胚胎性肿瘤的分类、分型及分子亚分型

肿瘤分类及分型	分子亚型	肿瘤分类及分型	分子亚型
髓母细胞瘤（MB）		**其他 CNS 胚胎性肿瘤**	
MB 分子分型			AT/ RT-TYR
MB，WNT 活化型		非典型性畸胎样 / 横纹肌样肿瘤（AT/RT）	AT/ RT-SHH
MB，SHH 活化 /*TP53* 野生型	SHH-1 ～ -4 型		AT/ RT-MYC
MB，SHH 活化 /*TP53* 突变型	SHH-3 型	筛状神经上皮肿瘤 #	
MB，非 WNT/ 非 SHH 活化型	第 1 ～ 8 型	有多层菊形团的胚胎性肿瘤（ETMR）	C19MC 变异型
MB 组织学分型			*DICER1* 突变型
MB，经典型		CNS 神经母细胞瘤，*FOXR2* 活化型	
MB，促纤维增生 / 结节型		有 *BCOR* 内部串联重复的 CNS 肿瘤	
MB，广泛结节型		CNS 胚胎性肿瘤，NEC/NOS	
MB，大细胞 / 间变性			

筛状神经上皮肿瘤为暂定肿瘤实体，将其作为独立疾病的证据尚不够充分

1．髓母细胞瘤分子分型

（1）髓母细胞瘤，WNT 活化型

1）定义：WNT 活化型髓母细胞瘤（medulloblastoma，WNT-activated；WNT-MB）是一种发生于脑干背部的胚胎性肿瘤，伴有 WNT 信号通路激活。CNS WHO 4 级。

2）流行病学及临床特征：WNT-MB 约占所有 MB 的 10%，多发生在 7 ~ 14 岁的儿童群体，成人少见，女性略多于男性。WNT-MB 分为两个分子亚群：WNT-α 和 WNT-β。WNT-α 亚群发生在儿童中，呈 6 号染色体单体；WNT-β 发生在较大的儿童和青年人中，呈 6 号染色体二倍体。由于肿瘤阻塞第四脑室，引起非交通性脑积水，患者表现为颅内压升高的症状和体征。发生在儿童的 WNT-MB 预后好，采用目前的手术方法和辅助治疗方案，5 年总生存率接近 100%。分子改变上，具有胚系 APC 突变或具有 CTNNB1 突变的患者预后好。患者的 TP53 突变常为体细胞杂合性突变，对预后影响不大。

3）病因及发病机制：WNT-MB 的 DNA 甲基化特征和转录特征类似于来自下菱唇衍生的神经祖细胞，与背侧脑干的起源一致。CTNNB1 基因的外显子 3 活化突变是 WNT-MB 最显著的标志，CTNNB1 基因编码的蛋白是 WNT 信号通路重要的效应因子，使 β-catenin 蛋白在细胞核内不断聚集，通过与 TCF-LEF 家族转录因子的共同作用，进一步激活下游靶基因，引起 WNT-MB 的发生。缺乏 CTNNB1 体细胞突变的 WNT-MB，常发生肿瘤抑制基因 APC 突变。其他在 WNT-MB 中出现体细胞突变的基因包括编码 SWI/SNF 核糖体重塑复合物的亚单位 SMARCA4、ARID1A、ARID2、DDX3X、CSNK2B、TP53、KMT2D 和 PIK3CA。

4）大体表现：WNT-MB 肿瘤多呈易碎的粉红色肿块，瘤内出血多见。

5）组织学表现：几乎所有 WNT-MB 病例都是经典型 MB，偶尔为 LC/A 型。

6）免疫组织化学：WNT-MB 肿瘤细胞呈广泛性或斑点状分布的细胞核 β-catenin 阳性表达，表达 YAP1，不表达 GAB1。Ki-67 增殖指数普遍 > 20%。

7）诊断分子病理学：约有 85% ~ 90%WNT-MB 中存在 CTNNB1 基因外显子 3 突变，可作为该亚型最显著的标志。6 号染色体单倍体存在于 > 80% 的 WNT-MB，是 WNT 亚型在细胞遗传学上的较为显著的特征，同时常伴有 CTNNB1 基因突变。

8）诊断条件：必要条件，①髓母细胞瘤，②WNT 通路活化或符合 WNT-MB 的 DNA 甲基化谱。

（2）髓母细胞瘤，SHH 活化及 TP53 野生型

1）定义：SHH 活化及 TP53 野生型髓母细胞瘤（medulloblastoma，SHH-activated and TP53-wildtype，SHH-TP53wt-MB）是一种位于小脑的胚胎性肿瘤，以其发病机制中起重要作用的 SHH 信号通路活化伴 TP53 基因野生型而得名。CNS WHO 4 级。

2）流行病学及临床特征：SHH 活化型髓母细胞瘤（medulloblastoma，SHH-activated，SHH-MB）约占所有分子类型的 30%，一般呈双峰年龄分布，常见于 < 3 岁或者 > 16 岁患者，男女比约为 1.5 : 1。SHH-MB 发生位置与年龄有关，婴儿常累及蚓部，在较大的儿童和年轻人中主要发生在小脑半球，其预后介于 WNT-MB 和 GRP3 MB 之间。由于肿瘤阻塞第四脑室，造成非交通性脑积水，导致颅内压力升高，引起相应的症状和体征。SHH-MB 包括 4 个分子亚组（SHH-1、SHH-2、SHH-3、SHH-4）（表 4-4-3），均可见于 SHH-TP53wt-MB。其中 SHH-1 和 SHH-2 主要发生在婴儿，SHH-1 特点是体细胞和生殖细胞 SUFU 突变和 2 号染色体扩增，SHH-2 的特点是 9q 缺失，组织学类型为 MBEN。SHH-3 与 ELP1 突变有关。SHH-4 主要发生在成年人，与 U1 和 TERT 突变以及频繁的体细胞 PTCH1 和 SMO 变异有关。

3）病因及发病机制：目前研究表明，SHH-MB 肿瘤细胞起源于小脑的颗粒神经元前体细胞（granule neuron precursor，GNP），大多数肿瘤包含 SHH 信号通路相关基因胚系突变、体细胞突变或拷贝数改变，导致 SHH 信号激活，促进肿瘤的发生和发展。常见突变或缺失的基因包括 PTCH1（40%）、SMO（10%）和 SUFU（10%）突变，GLI1 和 GLI2 扩增（约 10%）。影响端粒维持的 TERT 启动子突变在非婴儿 SHH-MB 中很常见，U1 突变几乎在所有成人 SHH-MB 和青少年 SHH-3 中发现，但在儿童或婴儿中很少。在 SHH-MB 中常见的细胞遗传学改变是 9q 和 10q 染色体的丢失，这两条染色体分别有 PTCH1（9q22）和 SUFU（10q24）肿瘤抑制基因位点。

与 SHH-TP53wt-MB 相关的典型的遗传性综合征是痣样基底细胞癌综合征（nevoid basal cell carcinoma syndrome，NBCCS），多由 PTCH1 基因的胚系突变引起。SUFU 基因胚系突变主要限于婴儿，

表 4-4-3　SHH 活化组髓母细胞瘤各分子亚型的人口统计学、临床病理及分子遗传学特征

分子亚型		SHH-1	SHH-2	SHH-3		SHH-4
同义词		SHH-β 亚型，SHH 婴儿型	SHH-γ 亚型，SHH 婴儿型	SHH-α 亚型，SHH 儿童型 TP53 野生型	SHH 儿童型 TP53 突变型	SHH-δ 亚型，SHH 成人型
人口统计学	构成比（%）	15～20	15～20	20～25	10～15	30～35
	发病人群	婴幼儿，多 < 3 岁	婴幼儿，多 < 3 岁	儿童，青年偶见，多 3～10 岁	儿童，青年偶见，多 3～10 岁	青年和成人，多 > 17 岁
	男：女	1：1	2：3	1：1	4：1	4：3
临床特征	组织分型	促纤维增生/结节型 > 经典型	促纤维增生/结节型/广泛结节型 > 经典型	经典型 > 大细胞间变性	大细胞间变性 > 经典型	促纤维增生/结节型 > 经典型
	患者预后	个体差异显著	好	好	差	中等
分子遗传学特征	染色体异常	2 号染色体获得	9q 丢失，10q 丢失	9p 获得，9q 丢失	3q 获得，3p 丢失、17p 丢失、10q 丢失、14q 丢失	3q 获得，9q 丢失、10q 丢失、14q 丢失
	驱动性基因异常	PTCH1 突变/缺失，UFU 突变，SMO 突变，KMT2D 突变	PTCH1 突变/缺失，SUFU 突变/缺失，SMO 突变	PTCH1 突变，ELP1 突变，DDX3X 突变，KMT2D 突变，PPM1D 突变	TP53 突变，DDX3X 突变，U1 snRNA 突变，TERT 启动子突变，MYCN 扩增，GLI2 扩增	U1 snRNA 突变，PTCH1 突变，DDX3X 突变，CREBBP 突变，TERT 启动子突变，SMO 突变，GSEI 突变，FBXW7 突变

注：> 50% 的 TP53 突变为种系突变

表现出发育异常和肿瘤易感性。在 SHH-MB 中也有 *ELP1* 基因胚系突变的报道，*ELP1* 基因与 9q 染色体上的 *PTCH1* 接近。

4）大体表现：一般为易碎的粉红色肿块。

5）组织学表现：组织形态上，可以表现为四种组织类型中的任何一种，但几乎所有的 MBEN 都属于 SHH-TP53wt-MB。

6）免疫组织化学：SHH-MB 肿瘤细胞表达 GAB1 和 YAP1，无 β-catenin 细胞核阳性表达。在少数散在的肿瘤细胞中，SHH-TP53wt-MB 有 p53 弱至中度的细胞核阳性表达。

7）诊断分子病理学：检测 SHH 通路相关基因 *PTCH1*、*SMO* 和 *SUFU* 等可以帮助诊断 SHH-MB，同时检测 *TP53* 基因为野生型即可诊断 SHH-TP53wt-MB。

8）诊断条件：必要条件，①髓母细胞瘤，② *TP53* 野生型，③ SHH 通路活化或符合 SHH-MB 的 DNA 甲基化谱。

（3）髓母细胞瘤，SHH 活化及 TP53 突变型

1）定义：SHH 活化及 TP53 突变型髓母细胞瘤（medulloblastoma, SHH-activated and TP53-mutant, SHH-TP53mut-MB）是一种位于小脑的胚胎性肿瘤，表现为 SHH 信号通路的激活和 *TP53* 基因突变。CNS WHO 4 级。

2）流行病学及临床特征：SHH-TP53mut-MB 往往发生在 5 ~ 14 岁的儿童中，大多发生在小脑半球。SHH-TP53mut-MB 均属于 SHH-3 亚组，以 *TP53* 突变、*MYCN* 扩增和（或）大细胞/间变性形态为主要特点，无 *ELP1* 基因突变。大多数患者都有症状和体征，因为肿瘤阻塞第四脑室，造成非交通性脑积水，引起颅内压力升高。

3）病因及发病机制：与 SHH-TP53mut-MB 相关的典型的遗传性综合征是 Li-Fraumeni 综合征，由 *TP53* 基因胚系突变引起。超过 50% 的 SHH-TP53mut-MB 有胚系 *TP53* 突变，突变位置最常见于外显子 4 ~ 8 编码的 DNA 结合区。17p 缺失和 *TP53* 基因突变位点的杂合性缺失是 SHH-TP53mut-MB 的特征。

4）大体表现：一般为易碎的粉红色肿块。

5）组织学表现：约 70% 的 SHH-TP53mut-MB 呈 LC/A 形态，少数表现为 DN 伴局部间变。

6）免疫组织化学：SHH-TP53mut-MB 表达 GAB1 和 YAP1，肿瘤细胞核 p53 蛋白强阳性表达，不伴 β-catenin 蛋白细胞核阳性表达。

7）诊断分子病理学：SHH-TP53mut-MB 几乎都属于 SHH-3 亚组。检测 SHH 通路相关基因 *PTCH1*、*SMO* 和 *SUFU* 等可以帮助诊断 SHH-MB，同时检测到 *TP53* 基因突变和 *MYCN* 扩增即可诊断 SHH-TP53mut-MB。LC/A 细胞形态和染色体重排也有助于 SHH-TP53mut-MB 诊断。鉴于 SHH-TP53mut-MB 与 Li-Fraumeni 综合征有关，建议对所有 SHH-MB 患者进行肿瘤和血液样本 *PTCH1*、*SUFU*、*TP53*、*ELP1* 和 *GPR161* 突变分析，并进行遗传咨询。

8）诊断条件：必要条件，①髓母细胞瘤，② *TP53* 基因突变，③ SHH 通路活化或符合 SHH-MB 的 DNA 甲基化谱。

（4）髓母细胞瘤，非 WNT/ 非 SHH 活化型

1）定义：非 WNT/ 非 SHH 活化型髓母细胞瘤（medulloblastoma, non-WNT/non-SHH；non-WNT/SHH-MB）是一种没有与 WNT 或 SHH 信号通路相关的分子特征的小脑胚胎性肿瘤。CNS WHO 4 级。

2）流行病学及临床特征：non-WNT/SHH-MB 只发生在小脑（通常在中线位置），GRP3 MB 约占所有 MB 的 25%，在婴儿中占较高比例（约 40%）。GRP4 MB 是最大的分子组，约占所有 MB 的 35% ~ 40%，发病高峰为 5 ~ 15 岁，婴儿和成人的发病率较低。男女比接近 2∶1。non-WNT/SHH-MB 被分为第 3 组（GRP3 MB）和第 4 组（GRP4 MB）两个临时类型，DNA 甲基化谱分析将其分为 8 个分子亚组。由于原发肿瘤闭塞第四脑室，造成非交通性脑积水，引起颅内压力升高，使大多数患者都有相应的症状和体征。

3）病因及发病机制：non-WNT/SHH-MB 病因尚不明确，与目前已知的遗传性肿瘤综合征无关。GRP3 MB 可能来源于神经干细胞群，GRP4 MB 疑似起源于胚胎上菱唇前体细胞。

MYC 扩增（17%）是 GRP3 MB 最显著的特征，常伴有 PVT-MYC 融合。复发性体细胞突变在该型 MB 中很少见，只有几种基因存在于超过 5% 的病例中，包括 *SMARCA4*（9%）、*CTDNEP1*（5%）、*KMT2D*（5%）突变，以及 *MYCN*（5%）和 *OTX2*（3%）扩增。GRP3 MB 和 GRP4 MB 中的两个致癌基因是同源的 *GFI1* 和 *GFI1B*，它们分别在 GRP3 MB 和 GRP4 MB 中通过"增强子劫持"事件过度表达。non-WNT/SHH-MB 中最常见的细胞遗传学畸变（发生在 55% ~ 58% 的 GRP3 MB 和 80% ~ 85% 的 GRP4 MB）是 17 号染色体拷贝数的改变，包括 17p 缺失、17q 扩增或等臂双

着丝粒染色体 17q（i17q）。*SNCAIP* 基因位点的"增强子劫持"导致 *PRDM6* 的异常过表达是 GRP4 MB 所特有的，见于约 17% 的肿瘤中。

4）大体表现：non-WNT/SHH-MB 表现为易碎的粉红色肿块，偶尔会出现大面积的坏死，比其他类型 MB 更常出现脑干浸润。GRP3 MB 更有可能发生囊性变，并且通常肿瘤体积比 GRP4 MB 小。

5）组织学表现：non-WNT/SHH-MB 组织病理类型以经典型为主，LC/A 在 GRP3 MB 中出现的频率较高。

6）免疫组织化学：non-WNT/SHH-MB 可见灶性分布的突触素、β- 微管蛋白 III、MAP2、NSE 和 N-CAM 阳性肿瘤细胞，偶见 GFAP 阳性肿瘤细胞，还可表达波形蛋白、巢蛋白、神经细胞黏附分子、神经生长因子等，以及视网膜 S 抗原和视紫红质（rhodopsin）等光感受器相关蛋白。non-WNT/SHH-

MB 不表达 GAB1 和 YAP1，也不伴 β-catenin 蛋白细胞核阳性表达。MIB-1 标记指数＞ 20%。

7）诊断分子病理学：通过 DNA 甲基化表达谱分析，在 non-WNT/SHH-MB 中发现了分子异质性的 8 个亚组（表 4-4-4）。第 2、3 和 4 亚组由 GRP3 MB 组成，而第 6、7 和 8 亚组主要由 GRP4 MB 组成。第 1 组和第 5 组是中间亚组，表现出 GRP3 MB 和 GRP4 MB 的分子和细胞属性。大多数 non-WNT/SHH-MB 具有典型的形态，但 LC/A 在第 2 亚组中更为常见。肿瘤转移在第 2 ~ 5 亚组中比较常见。第 2 和第 3 亚组肿瘤的预后相对较差。

8）诊断条件：必要条件，①髓母细胞瘤，②无 WNT 或 SHH 通路活化或符合 GRP3 MB 或 GRP4 MB 髓母细胞瘤的 DNA 甲基化谱。

2. 髓母细胞瘤组织学分型 MB 的组织学分型是必不可少的临床预后预测指标，其中 LC/A 预后最

表 4-4-4 非 WNT/ 非 SHH 活化型髓母细胞瘤各分子亚型的人口统计学、临床病理及分子遗传学特征

分组	第3组							第4组
分子亚型	1	2	3	4	5	6	7	8
人口统计学 构成比（%）	3 ~ 5	10 ~ 15	10 ~ 15	8 ~ 10	8 ~ 10	8 ~ 10	15 ~ 20	25 ~ 28
人口统计学 发病人群 男：女	均为儿童（3 ~ 10岁）3:2	婴幼儿：儿童：青年为1:3:1 3:1	婴幼儿：儿童为1:1 3:1	婴幼儿：儿童为1:1 2:1	儿童：青年为2:1 3:1	儿童：青年为3:1 2:1	婴幼儿：儿童：青年为1:3:1 2:1	儿童：青年：成人为2:2:1 3:1
临床特征 组织分型	经典型	大细胞间变性与经典型大致相等	经典型＞大细胞间变性	经典型	经典型	经典型＞大细胞间变性	经典型	经典型
临床特征 转移率（%）	35	57	56	58	62	45	45	50
临床特征 5年总生存率（%）	75	55	45	85	60	80	85	75
分子遗传学特征 染色体异常	无	8+、1q+、i17q	7+、i17q、10q-、16q-	7+、14+、8-、10-、11-、16-	7+、i17q、16q-	7+、i17q、8-、11-	7+、i17q、8-	i17q
分子遗传学特征 驱动性基因异常	*GFI1* eha，*GFI1B* eha，*OTX2* 扩增	*MYC* 扩增，*GFI1* eha，*GFI1B* eha，*KBTBD4* 突变，*SMARCA4* 突变，*CTDNEP1* 突变，*KMT2D* 突变	*MYC* 扩增，*MYCN* 扩增	未知	*MYC* 扩增，*MYCN* 扩增	*PRDM6* eha，*MYCN* 扩增	*KBTBD4* 突变	*PRDM6* eha，*KDM6A* 突变，*ZMYM3* 突变，*KMT2C* 突变

注：+，染色体获得；–，染色体丢失；i，等臂染色体；eha，增强子劫持活化

差、MBEN 预后最好，因此临床病理诊断需确认肿瘤的组织学类型。新版肿瘤分类建议，MB 的整合诊断应包括组织病理学分类、CNS WHO 分级和分子信息。从组织学层面，将 MB 分为经典型（classic）、促纤维组织增生 / 结节型（desmoplastic/nodular，DN）、广泛结节型（medulloblastoma with extensive nodularity，MBEN）和大细胞型 / 间变型（large cell/anaplastic，LC/A）共 4 种类型。经典型：最常见，预后居中，具有细胞密度高和增值指数高的特点。肿瘤主要由密集排列的小蓝细胞组成，其胞浆很少、呈裸核状，核染色质丰富、呈圆形、卵圆形及胡萝卜状；约 40% 病例有显著核多形性及核分裂的纤维芯菊形团（Homer-Wright 菊形团）；部分区域可见成排的细胞核与由细胞突起组成的无核区相互间隔交替存在，呈现浪峰与浪谷样的节律性栅栏状排列。促纤维增生 / 结节型：预后较好，其镜下特征为肿瘤组织中可见染色浅的肿瘤细胞稀疏区被染色深的肿瘤细胞密集区包绕形成结节状苍白岛；网状纤维染色显示，苍白岛的肿瘤细胞间无网状纤维，而其周围细胞密集区的肿瘤细胞间则形成致密的网状纤维网。广泛结节型：预后较好，主要发生在婴儿，肿瘤组织中可见广泛的结节状结构形成，结节区明显变长，且富含神经毡；其中可见核圆形的小细胞群，这些小细胞的形态与中枢神经细胞瘤相似，并呈溪流样排列，形成绣毯样图案。大细胞型 / 间变型：预后差，镜下特点是肿瘤细胞异型性特别显著，且分布广泛，并见大量核分裂及病理性核分裂，肿瘤细胞凋亡也很显著。

（二）其他中枢神经系统胚胎性肿瘤

除 MB 外的所有 CNS 胚胎性肿瘤都归入这一类。

1. 非典型性畸胎样 / 横纹肌样肿瘤（atypical teratoid/rhabdoid tumor，AT/RT）

（1）定义：非典型性畸胎样 / 横纹肌样肿瘤是一种由未分化细胞和数量不等的横纹肌样细胞组成的中枢神经系统胚胎性肿瘤，可向上皮、间质、神经元或神经胶质等多向分化，伴有 SMARCB1（INI1）基因或很少的病例中 SMARCA4（BRG1）基因失活。CNS WHO 4 级。

（2）流行病学及临床特征：AT/RT 好发于婴幼儿，是 < 12 个月的婴幼儿中最为常见的中枢神经系统胚胎性肿瘤。幕上和幕下均可以发生。位于幕上者多在大脑半球，少数在脑室系统、蝶鞍上区或松果

体；位于幕下者可在小脑半球、小脑脑桥角和脑干，偶见于脊髓。临床表现多样，取决于患者的年龄和肿瘤的位置和大小。婴儿常表现为嗜睡、呕吐或生长缓慢。头痛和偏瘫在 3 岁以上的儿童中更为常见。AT/RT 易沿脑脊液循环播散，预后差。

（3）病因及发病机制：位于 22q11.2 的 SMARCB1 基因的突变或缺失是 AT/RT 的一个遗传特征。全基因组和全外显子组测序显示 AT/RT 的基因改变非常简单，平均突变率为 0.19/Mb。编码 INI1 蛋白的 SMARCB1 基因丢失是主要的复发性改变（> 95%），罕见的 AT/RT（< 5%）表现为编码 BRG1 蛋白的 SMARCA4 基因丢失。根据全基因组甲基化分析和转录组学研究结果，AT/RT 主要分为 3 种分子亚型：AT/RT-SHH、AT/RT-TYR 和 AT/RT-MYC。AT/RT-SHH（约占 44%）过表达 SHH 和 Notch 信号通路中的蛋白以及参与轴突引导或神经元发育的基因。定位最常见的是幕下（约 67%）或幕上。患者中位生存期为 20 个月。本组中经常出现 SMARCB1 点突变。AT/RT-TYR（约占 34%）表现为黑色素相关的信号通路的蛋白表达上调，包括酪氨酸酶、BMP 途径的蛋白和包括 OTX2 在内的发育相关转录因子。定位主要在幕下。本组患者发病时年龄最小（中位年龄约 12 个月）。其 SMARCB1 的失活主要是由于一个等位基因的突变和 22 号染色体的全部或部分缺失而丢失第二个等位基因。AT/RT-MYC（约占 22%）的特点是表达 MYC 基因和 HOXC 基因簇。常见于幕上，偶见于脊髓。本组患者年龄明显较大（中位年龄约 27 个月）。最近的研究发现，AT/RT-SHH 起源于神经祖细胞，AT/RT-TYR 和 AT/RT-MYC 起源于神经外胚层外周的细胞。

（4）大体表现：AT/RT 通常为界限较清晰的实性肿块，灰粉色，质地较软，可侵犯周围组织，部分可见出血及坏死的区域。

（5）组织学表现：AT/RT 是一种异质性肿瘤，由横纹肌细胞和具有原始神经外胚层、中胚层和上皮特征的多种细胞成分组成。横纹肌细胞形态多样，从细胞质稀少的小细胞到细胞核偏位、核仁明显嗜酸性、胞浆丰富含球形嗜酸性胞浆内包涵体、细胞边界清晰的典型的横纹肌细胞。可见低分化的小细胞，但很少出现 Homer-Wright 或 Flexner-Wintersteiner 菊形团。典型的间质分化表现为梭形细胞分散在嗜碱性或富含粘多糖的基质中。上皮样分化少见，可以形成

乳头状结构、腺瘤区或低分化的细胞条索。核分裂象丰富，在肿瘤中可见大片地图样坏死和出血。

（6）免疫组织化学：AT/RT 免疫表型很复杂，主要是因为肿瘤细胞成分多样。横纹肌样细胞常表达 EMA、SMA 和波形蛋白，GFAP、NFP、突触素和细胞角蛋白表达常见。INI1 蛋白的表达丢失是 AT/RT 诊断的一个高度敏感的指标。少数病例 BRG1 表达缺失，而 INI1 表达正常。

（7）诊断分子病理学：AT/RT 患儿基因胚系突变的风险很高，应进行 *SMARCB1* 和 *SMARCA4* 分子检测，建议进行遗传咨询和胚系分析。*SMARCB1* 的改变包括双侧结构变异、结构变异与突变相结合或复合性杂合突变。三种 AT/RT 亚型可以通过基因表达或 DNA 甲基化谱分析来区分，ASCL1 和酪氨酸酶的免疫组化染色是 AT/RT-SHH 和 AT/RT-TYR 可能的诊断标志物，尚需进一步验证。

（8）诊断条件：必要条件，①多种免疫表型阳性的 CNS 胚胎性肿瘤，②瘤细胞 INI1 或 BRG1 蛋白表达缺失，③符合 AT/RT 的 DNA 甲基化谱。次要诊断条件为镜下可见到横纹肌样细胞。

2．筛状神经上皮肿瘤（cribriform neuroepithelial tumor，CRINET）

（1）定义：筛状神经上皮肿瘤被暂时定义为一种非横纹肌的胚胎性肿瘤（暂未定级），其特征是肿瘤细胞形成筛状生长模式，伴有核 *SMARCB1* 表达丢失。

（2）流行病学及临床特征：CRINET 好发于婴幼儿，中位年龄 20 个月，男女比例为 1.5∶1，多位于第四、第三或侧脑室附近。临床特征与肿瘤位置有关。许多患者对治疗反应良好，预后较好。

（3）病因及发病机制：22 号染色体上 *SMARCB1* 基因的区域缺失是迄今为止描述的唯一反复出现的染色体改变。第二种情况是 *SMARCB1* 基因点突变，以及第 7 和第 8 外显子的缺失或第 6 外显子的重复。

（4）大体表现：CRINET 报道较少，均为灰白或灰红色肿块，没有特异性的形态表现。

（5）组织学表现：CRINET 肿瘤细胞密度高，形成筛状、小梁或条索。在细胞更密集的区域，也可形成小的腔隙或真菊形团，但未见嗜酸性细胞质和具有突出核仁的偏位核的横纹肌样细胞。

（6）免疫组织化学：肿瘤细胞 INI1 表达缺失，EMA 强阳性表达，酪氨酸、MAP2 和突触素蛋白以及波形蛋白也经常表达，S100、GFAP 和角蛋白的表达不确定。许多 CRINET 最初被诊断为脉络丛癌，但其标志物 Kir7.1 染色阴性。Ki-67 增殖指数在 15% ～ 35% 之间，中位数为 29%。

（7）诊断分子病理学：检测是否存在 *SMARCB1* 变异。目前尚不确定 CRINET 是独立的肿瘤类型还是 AT/RT 的亚型。有学者认为，CRINET 与 AT/RT-TYR 亚型的分子特征相似，但具有不同的组织病理学特征和良好的长期生存。

（8）诊断条件：必要条件，①形成筛状或条索状的富于细胞的肿瘤，②肿瘤细胞 INI1 蛋白表达缺失。次要诊断条件为肿瘤细胞 EMA 强阳性表达。

3．有多层菊形团的胚胎性肿瘤（embryonal tumor with multilayered rosettes，ETMR）

（1）定义：有多层菊形团的胚胎性肿瘤是包括以下三种形态模式之一的胚胎性肿瘤：具有丰富的神经毡和真菊形团的胚胎性肿瘤（ETANTR）、室管膜母细胞瘤（EBL）或髓上皮瘤（MEPL），并且通常具有 *C19MC* 改变或 *DICER1* 突变。CNS WHO 4 级。

（2）流行病学及临床特征：大多数 ETMR 发生在颅内，少数发生在脊髓。最常见的部位是大脑半球，45% 发生在非大脑半球的位置。偶尔可以非常大，累及多个脑叶，甚至是两个大脑半球。ETMR 发病年龄 < 4 岁，绝大多数病例 < 2 岁。男女发病率相当。临床表现通常有颅内压升高的症状和体征，如头痛、恶心、呕吐和视觉障碍，少数患者可出现癫痫或局部神经系统体征。在积极的综合治疗后，生存时间平均为 12 个月。全部切除、放疗和大剂量化疗可能会延长总生存期，发病时转移与脑干肿瘤和不良预后明显相关。

（3）病因及发病机制：大约 90% 的 ETMR 都有 19q13.42（*C19MC*）上一个 microRNA 簇的特定结构改变，包括局灶性高水平扩增，与 *TTYH1* 融合，以及其他罕见的基因重排（如与 *MYO9B* 或 *MIRLET7BHG* 融合），使 microRNA 簇强烈上调。约 5% 的 ETMR 患者发生 *DICER1* 胚系突变，突变位点多为 *RNase IIIb* 结构域。其他约 5% 的 ETMR 可见 13 号染色体上 miR-17-92 microRNA 簇的扩增。细胞遗传学改变为 6q 丢失，1q 或 17q 扩增和伴随染色体不稳定而出现的多倍体，体细胞单核苷酸变异大量增加。

（4）大体表现：ETMR 常表现为灰色至粉红色、圆形的肿物，可见坏死和出血的区域，有时还有微小钙化灶或囊性变。晚期常出现广泛的脑膜播散和硬膜外转移。

（5）组织学表现：ETMR包括富含神经毡和真菊形团的胚胎性肿瘤、室管膜母细胞瘤和髓上皮瘤，可发生于幕上或幕下，组织学具有高度异质性。多层细胞菊形团是ETMR的一个组织学特征，由多层神经上皮胚胎细胞组成，中央有一个圆形或狭长的腔体。面向管腔的细胞表面形成内界膜，细胞核往往远离管腔位于细胞外缘。ETMR有三种组织学模式，现在认为是单一肿瘤内不同分化的形态学谱系的不同特点，而不是不同的肿瘤类型。①有丰富神经毡和真菊形团的胚胎性肿瘤：呈双相结构，特点是密集的胚胎性小细胞，具有圆形或多角形的细胞核和稀少的细胞质，以及大的神经毡，有少量的肿瘤性神经细胞和神经节细胞，常可见多层细胞菊形团。②室管膜母细胞瘤：这种ETMR模式的特点是胚胎细胞的片状结构，包括许多多层细胞菊形团，但通常缺乏神经毡和神经节细胞分化。③髓上皮瘤：肿瘤细胞呈假乳头状、管状或小梁状排列，具有PAS阳性的外界膜，类似于原始神经管。

（6）免疫组织化学：ETMR肿瘤细胞免疫组化染色LIN28A均呈阳性，大部分肿瘤细胞巢蛋白和波形蛋白阳性，也可见CK、EMA和CD99局灶性表达，但神经元和神经胶质标志物通常不表达。增殖指数为20%～80%。

（7）诊断分子病理学：由于ETMR组织学形态的多样性，目前诊断依赖分子特点的识别。其中C19MC扩增是最常见的分子变异，约90%的ETMR存在与致癌性microRNA簇C19MC上调，相关染色体19q13.42的局灶性扩增，也可发生融合，一般与TTYH1融合。第2位最常见的分子变异是DICER1双等位基因变异，见于约5%的ETMR，与C19MC和MIR17HG扩增相互排斥。编码DICER1蛋白的基因变异通常发生于RNase III结构域，导致microRNA合成和表达障碍而诱发肿瘤。对于缺乏C19MC的ETMR患者，应进行DICER1突变的胚系检测。没有C19MC或DICER1突变的罕见ETMR应归类为NEC。

（8）诊断条件：必要条件，①形态和免疫组化特征符合含丰富神经毡和真菊形团的胚胎性肿瘤、室管膜母细胞瘤或髓上皮瘤；②根据基因改变（C19MC改变或DICER1突变）来定义ETMR两个分子亚型；③符合ETMR的DNA甲基化谱。

4．中枢神经系统神经母细胞瘤，FOXR2活化型（CNS neuroblastoma，FOXR2-activated）

（1）定义：FOXR2活化型中枢神经系统神经母细胞瘤是一种胚胎性肿瘤（CNS WHO 4级），表现为不同程度的神经母细胞和（或）神经元分化，包括神经节细胞和富含神经毡的基质，伴有转录因子FOXR2结构重排被激活。

（2）流行病学及临床特征：通常好发于儿童，女性略多见，主要位于大脑半球，偶见于脑室内。肿瘤生长迅速，易沿脑脊液循环播散，预后欠佳。

（3）病因及发病机制：CNS神经母细胞瘤的确切细胞来源仍然未知。最常见的基因改变是转录因子FOXR2在染色体间或染色体内基因重排，产生FOXR2基因和不同基因伴侣之间的融合，使FOXR2蛋白表达水平升高。

（4）大体表现：肿瘤通常为圆形粉红色肿块，呈分叶状，界限清楚，质硬韧，富有弹性；切面均匀一致，灰白色实性，可有囊腔形成。

（5）组织学表现：肿瘤细胞密度高，体积小，核浆比高，细胞核呈圆形、短梭形，有丰富的核分裂，坏死常见，常可见到Homer-Wright菊形团，有时可见分化成熟的肿瘤性大神经节细胞。

（6）免疫组织化学：大部分肿瘤细胞共表达少突胶质细胞转录因子（OLIG2）和突触素（Syn），而不表达胶质纤维酸性蛋白（GFAP）和波形蛋白。Ki-67增殖指数较高。

（7）诊断分子病理学：常见染色体1q获得和转录因子FOXR2不同程度的结构重排激活，大多数肿瘤存在FOXR2和NKX21扩增。

（8）诊断条件：必要条件，①局部有神经母细胞或神经元分化的胚胎性肿瘤；②因基因结构重排或基因融合使FOXR2活化；③符合神经母细胞瘤，FOXR2活化的DNA甲基化谱。

5．有BCOR内部串联重复的中枢神经系统肿瘤（CNS tumor with BCOR internal tandem duplication）

（1）定义：有BCOR内部串联重复的中枢神经系统肿瘤是一种恶性中枢神经系统肿瘤（CNS WHO 4级），由均匀的椭圆形或梭形细胞组成，细胞核呈圆形至椭圆形，局部可见假菊形团形成，间质可见丰富和树枝状毛细血管网，伴有BCOR基因外显子15中的内部串联重复（internal tandem duplication，ITD）。

（2）流行病学及临床特征：好发于儿童和少年，

中位年龄 3.5 岁（0～22 岁），男女比例均等。最常发生于大脑或小脑半球，少数可发生在基底神经节、小脑脑桥角、脑干或脊髓。肿瘤复发时，可发生脑膜转移，以及骨转移或沿神经外科手术通道的接种转移，预后较差。

（3）病因及发病机制：没有已知的特定风险因素或遗传易感性。大多数肿瘤都有一个 BCOR ITD 作为单独的致病性改变，但具体机制仍不清楚。

（4）大体表现：肿瘤通常界限清楚，常发生囊性变。有时可累及多个脑叶和两个大脑半球。

（5）组织学表现：组织学形态多样，肿瘤细胞多呈均匀的椭圆形或梭形，细胞核呈圆形或卵圆形，染色质细腻，细胞质弱红染，部分可见围血管的假菊形团。可见丰富的树枝状毛细血管网，可见小灶性坏死，但肾小球样微血管增生不常见。

（6）免疫组织化学：波形蛋白和 CD56 普遍表达，可不同程度表达 OLIG2、GFAP、S100 和 NeuN。血管周围的无核区 GFAP 阴性。BCOR 在肿瘤细胞核强阳性表达是一个敏感的标志物，但特异性差。Ki-67 增殖指数为 15%～60%。

（7）诊断分子病理学：BCOR 基因外显子 15 内部串联重复。

（8）诊断条件：必要条件：①由椭圆形或梭形细胞组成，伴密集的毛细血管网的恶性原发性中枢神经系统肿瘤；② BCOR 外显子 15 内部串联重复；③符合有 BCOR 内部串联重复的中枢神经系统肿瘤的 DNA 甲基化谱。

6. 中枢神经系统胚胎性肿瘤，NEC/NOS（CNS embryonal tumor，NEC/NOS）

（1）定义：中枢神经系统胚胎性肿瘤（NEC/NOS）是一种发生于中枢神经系统的具有胚胎性肿瘤形态和免疫表型的肿瘤，但是无法行分子检测或不符合现有类型定义者，可标注 NOS 或 NEC 后缀。CNS WHO 4 级。

（2）流行病学及临床特征：多见于婴儿和儿童，也可见于成人。整个神经轴上都可以发生，但大多数发生在幕上。一般在急性期出现颅内压升高、癫痫或局灶性神经功能障碍的症状和体征。25%～35% 的中枢神经系统胚胎性肿瘤在发病时有明显的转移性传播。肿瘤多为实性，部分含有囊性或坏死区。

（3）病因及发病机制：不明确。迄今为止，还没有相关风险因素的报道。

（4）大体表现：肿瘤通常为实性，部分包含囊性区域、出血和坏死。

（5）组织学表现：肿瘤由密集的分化不成熟的细胞组成，具有较高的核浆比，细胞核深染，呈圆形、椭圆形，局灶可以有神经细胞或神经节细胞分化。细胞分裂活性通常很高。

（6）免疫组织化学：部分肿瘤细胞呈突触素、OLIG2 阳性，Ki-67 细胞增殖指数较高。GFAP、波形蛋白一般不表达。

（7）诊断分子病理学：中枢神经系统胚胎性肿瘤（NEC/NOS）是一种排除性诊断，本组异质性肿瘤的分子改变还有待进一步研究。

（8）诊断条件：必要条件，①一种起源于中枢神经系统的胚胎性肿瘤；②缺乏可将其归类为分子定义的 CNS 胚胎性肿瘤以上所述任何类型的改变。次要诊断条件为肿瘤细胞局灶表达神经元标志物，同时不表达神经胶质标志物。

四、松果体肿瘤

（一）松果体细胞瘤（pineocytoma）

（1）定义：松果体细胞瘤是一种分化良好的松果体主质细胞肿瘤，由大小较一致、常形成大的松果体细胞瘤菊形团的细胞和（或）显示神经节细胞分化的多形性细胞组成。CNS WHO 1 级。

（2）流行病学及临床特征：松果体区肿瘤较少见，占所有颅内肿瘤的 < 1%，其中约 25% 是松果体细胞瘤。松果体细胞瘤可发生于任何年龄，但多见于成年人，患者中位年龄 44 岁（1.1～85 岁），男女比为 0.6：1。松果体细胞瘤主要位于松果体区域，常压迫邻近结构及长入第三脑室后部。松果体细胞瘤患者常出现由于导水管阻塞引起的颅内压升高相关的症状和体征、Parinaud 综合征以及脑干或小脑功能障碍。患者 5 年生存率为 86%～91%，一些研究示 5 年无病生存率高达 100%。手术切除范围被认为是主要的预后因素。

（3）病因及发病机制：松果体主质细胞肿瘤的组织发生与松果体细胞有关，松果体细胞是一种具有光感应和神经内分泌功能的细胞。微阵列分析显示松果体细胞瘤中编码褪黑激素合成相关酶的基因和参与视网膜光转导的基因高水平表达。

（4）大体表现：肿瘤边界清楚，切面灰褐色，均匀或颗粒状。可发生灶性出血和囊性变等退行性改变。

（5）组织学表现：松果体细胞瘤分化良好，肿瘤细胞中等密度，大小较一致，类似成熟的松果体细胞。瘤细胞胞质中等，均匀红染，核圆形至椭圆形，染色质细腻，核仁不明显，核分裂象罕见（图4-4-70A）。瘤细胞突起明显且短，末端棒状，可通过神经纤维免疫组化染色或银浸染法很好地显示出来。部分松果体细胞瘤中可见多形性的肿瘤细胞，即大的神经节样的细胞和（或）具有奇异细胞核的多核瘤巨细胞。肿瘤细胞主要呈片状排列，常形成大的松果体细胞瘤性菊形团，菊形团中心由纤细的细胞突起构成，似神经毡，周围细胞核无极向。这种菊形团不存在于正常的松果体。在松果体细胞瘤中，可以看到边界不清的分叶状结构，但明显的分叶状结构是正常松果体的特征。松果体细胞瘤基质含纤细血管网，内衬单层内皮细胞，并由少量网状基质围绕。偶见微钙化，通常见于残存的正常松果体内。

（6）免疫组织化学：Syn、NSE和NFP通常呈强阳性反应（图4-4-70B）。其他神经元标志物反应不一，包括Ⅲ型β-微管蛋白、微管相关蛋白tau、嗜铬粒蛋白A和神经肽血清素（5-HT）。在含有多形性肿瘤细胞的病例中，神经节样的肿瘤细胞通常表达多种神经元标志物，尤其是NFP。CRX（一种参与松果体细胞谱系发育和分化的转录因子）的表达，支持该肿瘤与松果体细胞有生物学相关性。Ki-67平均增殖指数＜1%。

（7）诊断分子病理学：松果体细胞瘤不存在重复性遗传学异常，但具有独特的DNA甲基化谱，与正常松果体组织十分接近。

（8）诊断条件：必要条件，通过组织病理学和免疫表型特征（如Syn阳性）证明松果体主质细胞分化；缺乏中分化松果体实质肿瘤或松果体母细胞瘤的诊断标准；低增殖/有丝分裂活性；位于松果体区。

（二）松果体中分化实质肿瘤（pineal parenchymal tumor of intermediate differentiation，PPITD）

（1）定义：松果体中分化实质肿瘤是一种中度恶性的松果体主质细胞肿瘤，瘤细胞大小一致，呈弥漫片状或较大的分叶状排列，其分化程度优于松果体母细胞瘤。CNS WHO分级为2级或3级。

（2）流行病学及临床特征：PPTID发生在松果体区，约占所有松果体主质细胞肿瘤的45%，患者中位年龄33岁（范围3.5～64岁），女性略多见（男女比0.8∶1）。临床表现与松果体细胞瘤相似，由脑积水引起的颅内压升高（如头痛、恶心、呕吐或视盘水肿）是最常见的症状。在一项纳入127名PPTID患者的研究中，患者中位生存期为14年，中位无进展生存期为5.2年，5年无进展生存率为52%，5年总生存率为84%。复发病例常累及脊髓或出现软脑膜播散。

（3）病因及发病机制：PPTID发生与松果体细胞有关，松果体细胞是一种具有光感应和神经内分泌功能的细胞，目前尚不清楚其发病机制。

（4）大体表现：PPTID的大体类似于松果体细胞瘤，肿瘤边界清楚，切面灰褐色，均匀或颗粒状。可发生灶性出血和囊性变等退行性变。

（5）组织学表现：PPTID呈现两种组织学结构模式。一是弥漫片状排列（类似中枢神经细胞瘤或少突胶质细胞瘤）（图4-4-71A），二是分叶状排列

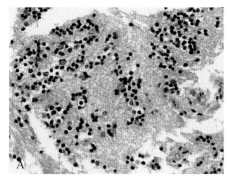
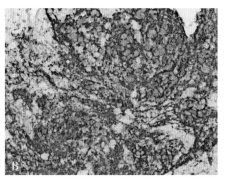

图4-4-70 松果体细胞瘤。A. 肿瘤细胞大小较一致，胞质均匀红染，核染色质细腻，核仁不明显，背景为细网状的细胞突起（×400倍）；B. Syn呈弥漫阳性（×200倍）

（由纤维血管分割形成的模糊小叶状结构）（图 4-4-71B）。PPTID 是一种潜在的侵袭性肿瘤，肿瘤细胞中等至高密度，细胞核圆形，轻至中度异型性，染色质呈胡椒盐状，核分裂活性低至中度（图 4-4-71C）。肿瘤细胞胞浆比松果体母细胞瘤更容易识别。PPTID 的生物学行为是可变的，大多数为 CNS WHO 2 级，但更具侵袭性的病例可能为 3 级，不过目前没有明确的组织学分级标准。在一项国际多中心的回顾性研究中，研究者根据 NFP 染色和有丝分裂指数将 PPTID 分为 2 和 3 级，其中 2 级 PPTID 被定义为低有丝分裂计数和 NFP 强表达；而 3 级 PPTID 被定义为低有丝分裂计数但 NFP 不表达或高有丝分裂计数但 NFP 表达的肿瘤。

（6）免疫组织化学：Syn 和 NSE 阳性（图 4-4-72A），NFP 和嗜铬粒蛋白 A 的阳性反应不一（图 4-4-72B）。PPTID 通常显示 CRX 弥漫性（＞50% 的细胞）核表达，CRX 是一种与视网膜和松果体分化相关的转录因子。Ki-67 增殖指数为 3.5% ～ 16.1%。

（7）诊断分子病理学：PPITD 特征性的分子改变是重复出现 *KBTBD4* 基因小的框内插入。PPTID 具有相对一致的拷贝数分布，但在某些病例出现广泛的获得或缺失。在 DNA 甲基化图谱上，PPTID 作为一个明确的分子亚群，可以进一步分为 PPTID-A 和 PPTID-B 两个亚型，这些分子亚群的预后意义需要进一步的评估。

（8）诊断条件：必要条件，通过组织病理学和免疫表型特征（如 Syn 阳性）证明松果体实质分化；增殖 / 有丝分裂活性增加；缺乏诊断松果体母细胞瘤的标准；位于松果体区。次要条件，*KBTBD4* 基因小的框内插入。

（三）松果体母细胞瘤（pineoblastoma，PB）

（1）定义：松果体母细胞瘤是一种起源于松果体主质细胞的高度恶性胚胎性肿瘤。CNS WHO 4 级。

（2）流行病学及临床特征：PB 约占所有松果体实质起源肿瘤的 35%。可发生于任何年龄，但绝大多数为儿童，患者的中位年龄 6 岁，范围为 0 ～ 41.5 岁，女性略占优势，男女比为 0.7：1。PB 位于松果

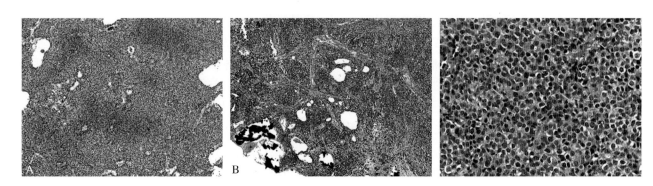

图 4-4-71 松果体中分化实质肿瘤（CNS WHO 3 级）的组织学特点。A. 肿瘤细胞呈弥漫片状排列，密度较高（×100 倍）；B. 肿瘤细胞呈分叶状排列，局灶钙化（×40 倍）；C. 高倍镜下细胞大小较一致，中度异型性，核分裂象易见（×400 倍）

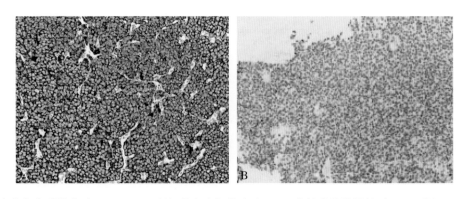

图 4-4-72 松果体中分化实质肿瘤（CNS WHO 3 级）的免疫组化表达。A. 突触素弥漫阳性（×200 倍）；B. 少数肿瘤细胞表达 NFP（×200 倍）

体区，常侵犯邻近结构并导致梗阻性脑积水。PB 是浸润生长的高度恶性胚胎性肿瘤，生长迅速，手术不易完全切除。部分病例可侵入脑室系统，并随脑脊液循环在蛛网膜下腔广泛播散。CNS 内和脊柱转移是最常见的致死原因，但颅外转移少见。PB 总生存期较短，中位生存期为 4.1 ～ 8.7 年，5 年生存率为 10% ～ 81%。不利的预后因素包括诊断时已发生肿瘤播散、年轻患者以及肿瘤的部分切除。放疗可能会改善患者的预后。在过去的几十年里，视网膜母细胞瘤三联征患者 5 年生存率有所提高，这可能得益于更好的化疗方案以及疾病的早期诊断。

（3）病因及发病机制：尚不清楚。PB 与人体发育中的松果体和视网膜细胞具有相同的形态和免疫学特点。在家族性（双侧）视网膜母细胞瘤患者同时发生 PB 时又称为视网膜母细胞瘤三联征，此时多有 *DICER1* 基因胚系突变。部分家族性腺瘤性息肉病患者也可发生 PB。遗传学上发现 1 号染色体结构的改变和 9、13、16 号染色体的丢失。

（4）大体表现：灰白灰红色，质软稍脆，可见出血和（或）坏死。

（5）组织学表现

1）PB 呈不定形片状排列，瘤细胞小而密集，核浆比高（图 4-4-73A）。细胞边界不清，胞浆少，核型不规则，深染，偶见小核仁，常见坏死（图 4-4-73B）。不见松果体细胞菊形团，偶见 Homer Wright 菊形团和 Flexner–Wintersteiner 菊形团，后者提示具有视网膜母细胞分化。此外小花状结构也提示视网膜母细胞分化。肿瘤内常见坏死，核分裂活性普遍较高，Ki-67 指数为 23.5% ～ 50.1%。

2）混合性松果体细胞瘤 - 松果体母细胞瘤：这是一种颇具争议的肿瘤，呈双相分化，具有明确

的松果体细胞瘤和松果体母细胞瘤区域。类似松果体细胞瘤的区域必须与内陷的正常松果体实质细胞相区别。

3）松果体原基瘤：罕见，通常被认为是 PB 的一个亚型，因为它们均发生于松果体区，含有 PB 样细胞成分，具有侵袭性的临床进程。组织学特征是由神经外胚层成分和异源性外胚层间充质成分的混合组成。神经上皮成分为 PB 样小蓝圆细胞呈片状或巢状排列，部分见神经节 / 神经胶质细胞分化和（或）出现含黑色素的上皮样细胞。外胚层间充质成分包括横纹肌母细胞、横纹肌和（或）软骨岛。通过 DNA 甲基化分析，两例先前诊断为松果体原基瘤的病例被重新分类为"松果体母细胞瘤，MYC/FOX2 激活组"。

（6）免疫组织化学：PB 呈突触素（synaptophysin，Syn）（图 4-4-73C）和神经特异性烯醇化酶（neurospecific enolase，NSE）染色阳性，神经丝蛋白（neurofilament protein，NFP）和嗜铬素 A（chromogranin A，CgA）的阳性率低于松果体细胞瘤。SMARCB1 的染色无表达缺失。

（7）诊断分子病理学：通过 DNA 甲基化分析，PB 被分成以下四个亚型。

1）PB-miRNA1（pineoblastoma，microRNA processing-altered_1）发生于儿童，特征性伴有 *DICER1*、*DROSHA* 和 *DGCR8* 的拷贝数改变和（或）互斥突变，导致 microRNA 异常，具有中等程度的预后。

2）PB-miRNA2（pineoblastoma，microRNA processing-altered_2）主要发生于年龄稍大的儿童，也以 *DICER1*、*DROSHA* 和 *DGCR8* 的拷贝数改变和（或）互斥突变导致 microRNA 异常为特征，预后较好。

3）PB-MYC/FOXR2 激活组（pineoblastoma，MYC/

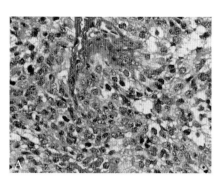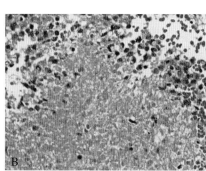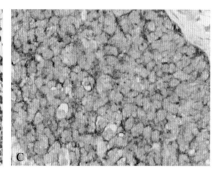

图 4-4-73 松果体母细胞瘤（CNS WHO4 级）：A. 高细胞密度伴大量核分裂象（×400 倍）；B. 常见肿瘤坏死区域（×400 倍）；C. Syn 弥漫阳性（×400 倍）

FOXR2-activated）发生于婴儿，特征是 MYC 激活以及 FOXR2 过表达，通常预后不良。

4）PB-RB1（pineoblastoma，RB1-altered）主要发生于婴儿，与视网膜母细胞瘤相似，包括三侧性视网膜母细胞瘤以及散发性伴有 RB1 改变的松果体肿瘤，常见转移播散，预后较差。最近有报道提到松果体区 WNT 激活型胚胎性肿瘤，这类肿瘤是 PB 的新亚型还是异位的 WNT 激活型髓母细胞瘤仍有待确定。

（8）诊断标准：必要条件，胚胎性肿瘤的组织病理学特征；较高的增殖活性 / 核分裂活性；肿瘤位于松果体区。次要条件，DNA 甲基化分析显示松果体母细胞瘤亚型。

（四）松果体区乳头状肿瘤（papillary tumor of the pineal region，PTPR）

（1）定义：松果体区乳头状肿瘤是一种神经上皮性肿瘤，瘤细胞具有乳头状结构和上皮样细胞，伴有细胞角蛋白的免疫反应阳性。大多数病例对应于 CNS WHO 2 级，但侵袭性病例可对应于 CNS WHO 3 级，明确的组织学分级标准仍有待确定。

（2）流行病学及临床特征：这类较罕见的肿瘤尚没有发病率的相关数据，仅见于松果体区，因压迫周围结构和（或）阻塞脑脊液循环而出现相应症状和体征。PTPR 可发生于儿童和成人，发病年龄 1 岁 ~ 71 岁（中位年龄 35 岁），无明显性别差异。

临床上常见局部复发，复发病例常有较高的增殖活性。肿瘤可发生脊柱播散，但很少通过脑脊液播散到软脑膜。PTPR 是有侵袭潜能的肿瘤，手术不易全切，72% 术后原位复发，5 年总生存率和无进展生存率分别为 73% 和 27%。总生存率与肿瘤是否完整切除以及患者年龄密切相关，放化疗对总存活率无显著影响。较高的核分裂活性和增殖活性预示着更短的无进展生存期。在 Ki-67 ≥ 10% 的病例，中位无进展生存期是 29 个月（0 ~ 64 个月）；而在 Ki-67 < 10% 的病例，中位无进展生存期是 67 个月（44 ~ 90 个月）。但核分裂计数和增殖指数增高是否意味着 PTPR 侵袭性更强尚有待进一步的研究。

（3）病因及发病机制：病因不明，表达细胞角蛋白和具有室管膜、分泌和神经内分泌细胞器的超微结构提示 PTPR 可能起源于连合下器（subcommissural organ，SCO）残余的特化室管膜细胞。PTPR 反复出现的染色体失衡包括 10 号染色体的缺失及 4 和 9 号染色体的获得。在 DNA 甲基化图谱上，PTPR 作为一个独立的分子亚组，可进一步分为 PTPR-A 和 PTPR-B 两个亚型。

（4）大体表现：PTPR 与周围组织境界清楚，其余大体表现与松果体细胞瘤相同，仅凭肉眼观察无法对两者做出鉴别。

（5）组织学表现：PTPR 与周围松果体组织有清晰的界限，其组织学特征是肿瘤细胞呈上皮样，可表现为明显的乳头状结构，或者乳头状结构不明显的细胞密集区（图 4-4-74A）。乳头被覆数层体积大、胞浆淡染至嗜酸的柱状上皮样细胞，呈重叠放射状围绕中央小血管形成室管膜瘤样菊形团结构（图 4-4-74B）。在细胞密集区，上皮样细胞胞浆呈透明或空泡状，偶见 PAS 染色阳性的嗜酸性团块。多数肿瘤细胞的核呈圆形或卵圆形，染色质呈斑点状，可见多形性核。坏死可见，核分裂指数中等。在一项系列研究中，Ki-67 增殖指数为 1.0% ~ 29.7%（中位数 7.5%），其中 39% 的病例显示 Ki-67 增殖指数 ≥ 10%。在另一项研究中，40% 的病例 Ki-67 增殖指数 ≥ 10%，且年轻患者的该指数较高。肿瘤间质常见血管壁透明变性以及含有多个管腔的假血管瘤样形态。

（6）免疫组织化学：PTPR 肿瘤细胞强表达细胞角蛋白（尤其 CK18）（图 4-4-74C），在乳头状结构的肿瘤细胞表达最强。肿瘤细胞常表达 SPDEF，可作为诊断性的标志物。此外，PTPR 还表达波形蛋白、S100、NSE、MAP2、Syn、CgA、CD56（图 4-4-74D）和甲状腺素转运蛋白（transthyretin）等。仅有少量肿瘤细胞呈局灶性 GFAP 阳性，罕见 EMA 表达。PTPR 均不表达 NF，绝大多数不表达 Kir7.1、上皮钙黏素和密封蛋白 -2（claudin-2），这三者均为脉络丛肿瘤的标志物，对鉴别诊断有参考价值。

（7）诊断分子病理学：DNA 甲基化分析可鉴别 PTPR 与室管膜瘤以及松果体实质肿瘤等。

（8）诊断条件：必要条件，乳头状生长方式的上皮样肿瘤细胞；特征性的免疫组织化学染色模式（如细胞角蛋白、SPDEF、CD56 阳性）；肿瘤位于松果体区；经 DNA 甲基化证实（对于疑难病例）。

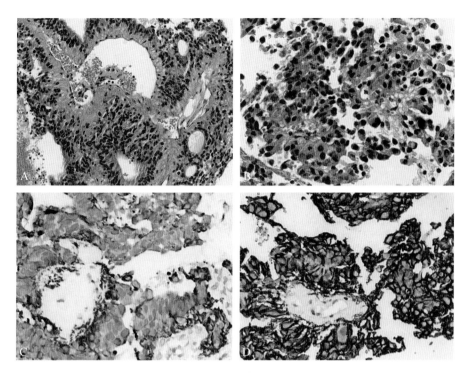

图 4-4-74 松果体区乳头状肿瘤（CNS WHO 2 级）。A. 肿瘤具有乳头状结构和上皮样细胞，在乳头状区肿瘤细胞大且呈柱状或立方状（×200 倍）；B. 肿瘤内见乳头状结构（×400 倍）；C. 特征性（尤其是乳头状区域）的 CK18 弥漫阳性表达（×400 倍）；D. CD56 弥漫阳性表达（×400 倍）

（五）松果体区促纤维增生性黏液样肿瘤（desmoplastic myxoid tumor of the pineal region，DMT）SMARCB1 突变型

（1）定义：SMARCB1 突变型 DMT 是一种以间质促纤维增生和黏液样改变为特点，缺乏恶性的组织学形态的肿瘤。该肿瘤伴有染色体 22q11 上 SMARCB1 区域的改变。其生物学行为似乎比非典型畸胎样/横纹肌样肿瘤（AT/RT）的侵袭性弱，但分级仍有待确定。

（2）流行病学及临床特征：迄今所有文献报道仅 10 例，均位于松果体区。6 例女性和 4 例男性，平均年龄 36.6 岁（15 岁～61 岁）。外科治疗包括次全切除（4/10）和全切除（6/10），部分病例接受术后辅助化疗（1/10）和放疗（4/10）。其中一例出现了脑脊液播散，在选择全切除及治疗性的颅脑脊髓放疗后，该例患者临床状况良好，未见复发。中位随访 29.5 个月（0～7 年），30%（3/10）的患者死亡，其余均存活，且病情稳定无复发。

（3）病因及发病机制：病因未知。除了染色体 22q11 上 SMARCB1 区域的改变外，罕见其他染色体的异常。SMARCB1 突变型 DMT 在 DNA 甲基化图谱上，形成了一个独特的群体，位于 AT/RT-MYC 和低分化脊索瘤的分子亚型附近。

（4）大体表现：因病例数较少，目前尚缺乏足够的大体数据。

（5）组织学表现：SMARCB1 突变型 DMT 的组织学特征是密度不等的小至中等大小的卵圆形、梭形和上皮样细胞穿插在高度胶原化的基质中，肿瘤细胞不同程度地散布在疏松淡嗜碱性黏液样的背景中（图 4-4-75A、B）。瘤细胞可呈束状、旋涡状的生长，间质易见不规则形和细长伴有明显纤维化的血管。该肿瘤一般不见横纹肌样细胞，且核分裂活性低（< 1/mm²）。

（6）免疫组织化学：SMARCB1 突变型 DMT 瘤细胞 SMARCB1（INI1）核表达缺失（图 4-4-75C），波形蛋白、CD34（图 4-4-75D）和 EMA 通常阳性，部分表达 S100，不表达 GFAP、CK、SMA、Syn、brachyury、SOX10 和 STAT6。Ki-67 增殖指数多 < 3%，个别病例达 15%。

（7）诊断分子病理学：SMARCB1 突变型 DMT 表现为肿瘤细胞的 SMARCB1 表达缺失。

（8）诊断条件：必要条件，促纤维增生性和黏

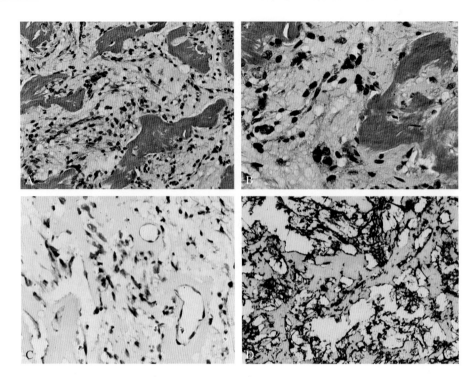

图 4-4-75 松果体区促纤维增生性黏液样肿瘤，SMARCB1 突变型。A. 肿瘤细胞位于疏松嗜碱性黏液样背景中，穿插在高度胶原化的基质中（×200 倍）；B. 肿瘤细胞为小至中等大小的梭形或上皮样细胞（×400 倍）；C. 肿瘤细胞呈 SMARCB1（INI1）核表达缺失，肿瘤内血管内皮细胞呈核阳性表达（×400 倍）；D. CD34 弥漫阳性表达（×400 倍）

液样改变的背景；缺乏恶性的组织病理学特征；肿瘤细胞缺乏 SMARCB1 的表达；经 DNA 甲基化证实（对于疑难病例）。

五、颅神经和椎旁神经肿瘤（tumors of cranial and paraspinal nerves）

（一）神经鞘瘤（schwannoma）

1. 概述 神经鞘瘤是一种良性神经鞘肿瘤，完全或几乎完全由分化的肿瘤性施万细胞构成（CNS WHO 1 级）。其包括普通型神经鞘瘤、古老型神经鞘瘤、富于细胞型神经鞘瘤、丛状神经鞘瘤、上皮样神经鞘瘤和微囊/网状神经鞘瘤等亚型。神经鞘瘤占颅内肿瘤的 8%，占小脑脑桥角肿瘤的 85%，占脊神经根肿瘤的 29%，发病率居椎管内肿瘤的第一位。约 90% 为孤立性散发病例，5% 为多发性的散发病例，仅 4% 发生于 2 型神经纤维瘤病（neurofibromatosis type 2，NF2）或神经鞘瘤病（schwannomatosis）患者。任何年龄均可发病，主要发生于 40～60 岁，无明显性别差异。位于颅内者多数发生在小脑脑桥角的

听神经，其次为三叉神经，其他部位罕见；位于椎管内者绝大多数发生在脊髓外、硬脊膜内的感觉神经根。双侧神经受累是判断 NF2 的标准之一。该类肿瘤生长缓慢，多数手术全切后不复发，富于细胞型术后较易复发（30%～40%），仅少数黑色素型可发生恶变。

2. 大体及组织学表现

（1）普通型神经鞘瘤（conventional schwannoma）：普通型神经鞘瘤最常见，CNS WHO 1 级。大体表现为有完整包膜的球形肿块，略有弹性，将其起源神经推向一侧；切面呈灰白色，有光泽，半透明；大的肿瘤呈不规则分叶状，有陈旧性出血灶者切面可呈黄色部和棕色。在镜下，肿瘤性神经鞘细胞与纤维母细胞相似呈长梭形，具有长椭圆形的细胞核，核的两端有细长的细胞质突起，其核呈横行的栅栏状排列，两行核之间为胞浆突起形成的无核区。部分肿瘤性神经鞘细胞模拟触觉小体呈漩涡状排列；以此种图像为主者被称为 Antoni A 型（图 4-4-76）。部分区域可见多突起的星芒状肿瘤细胞稀疏分布于黏液状间质中，以此种图像为主者被称为 Antoni B 型。常见囊腔形成、血管壁透明变性、血栓形成等。部分病例可见量多少

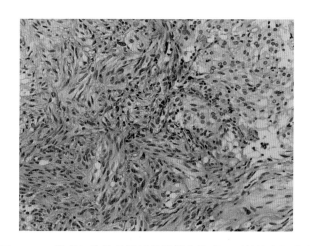

图 4-4-76 肿瘤细胞核呈横行的栅栏状排列，两行核之间为胞浆突起形成的无核区；部分肿瘤性神经鞘细胞模拟触觉小体呈漩涡状排列，被称为 Antoni A 型（左下）；部分区域可见多突起的星芒状肿瘤细胞稀疏分布于黏液状间质中，被称为 Antoni B 型（右上）

不等的泡沫细胞和（或）显著的间质血管增生，以及陈旧性出血和含铁血黄素沉积。有时可见核大、含丰富染色质的肿瘤细胞，但这并不意味着肿瘤恶变。

（2）特殊型神经鞘瘤（CNS WHO 1 级）

①古老型神经鞘瘤（ancient schwannoma）：该亚型与普通型神经鞘瘤的区别仅在于存在分散的非典型至奇异型核，这一特征通常被认为是退行性改变。这类病例可表现为广泛玻璃样变或中央缺血性改变。

②富于细胞型神经鞘瘤（cellular schwannoma）：好发于椎管内骶尾部、腹膜后及纵隔内，颅内主要在三叉神经。大体表现与普通型神经鞘瘤相似。在镜下，肿瘤细胞丰富，几乎完全由 Antoni A 型区构成，无典型的触觉小体样结构。虽然该型神经鞘瘤常有核异型、染色质增加及可见核分裂（＜ 4/10HPF）和（或）坏死灶，这些特征可能引起人们怀疑其为恶性外周神经鞘膜瘤（MPNST）。然而，神经鞘瘤的常规特征（包膜完整、包膜下淋巴细胞、玻璃样变血管和施旺细胞）有助于鉴别。细胞型神经鞘瘤表现为热点区 Ki-67 标记增高（而不是弥漫性增加），通常指数＜ 20%（但＞ 20% 不能排除诊断），p16 和 H3 p.K28me3（K27me3）阳性保留。

③丛状神经鞘瘤（plexiform schwannoma）：是由多个神经束的神经鞘细胞发生肿瘤性增生而形成的神经鞘瘤，大体上呈互相之间复杂交错的葡萄串样多结节性肿瘤。主要发生于皮肤和皮下，偶发于深部

软组织，在 CNS 中极为罕见。组织学表现与普通型神经鞘瘤或富于细胞型神经鞘瘤相似，但不同于普通型神经鞘瘤之处在于它们通常缺乏完整的包膜和厚壁血管。

上皮样神经鞘瘤（epithelioid schwannoma）：大多数上皮样神经鞘瘤为散发肿瘤，尽管有些可能是多发性和（或）在神经鞘瘤病的背景下发生的。肿瘤细胞显示为上皮样分叶状生长方式，在含有不等量的黏液样或玻璃样变的间质中呈单个或巢状排列。肿瘤细胞胞浆呈嫌色性或嗜酸性，细胞核均匀，圆形，核仁小或不明显，偶见核内假包涵体。一些肿瘤可见普通型的梭形细胞形态，Antoni A 或 Antoni B 区和玻璃样变血管。约 40% 的病例伴有 SMARCB1（INI1）表达缺失。一些病例显示细胞异型性增加，极少数病例恶性转化为上皮样恶性外周神经鞘膜瘤（malignant peripheral nerve sheath tumor，MPNST）。

微囊/网状神经鞘瘤（microcystic/reticular schwannoma）：这是神经鞘瘤最罕见的亚型，这些肿瘤似乎优先发生在内脏，最常见的是胃肠道。在内脏部位，病变常无包膜。显微镜下，肿瘤富含微囊，由具有嗜酸性胞浆的梭形细胞连接而成网络结构，基质由黏液样、纤维状和（或）玻璃样变的胶原组成。Antoni A 区常见肿瘤细胞 S100 弥漫强阳性表达。然而，普通型常见的玻璃样变血管、泡沫样组织细胞和触觉样小体通常不易见。

3. 免疫组织化学与分子遗传学 普通型、富于细胞型、丛状和黑色素型神经鞘瘤的肿瘤细胞均高表达 S100，且细胞核与细胞质均阳性；并常表达 Leu-7、钙网膜蛋白（calretinin）、层粘连蛋白（Laminin）和Ⅳ型胶原；富于细胞型可表达少量 p53 蛋白。原发性富于细胞型神经鞘瘤的 MIB-1 标记指数为 6%。神经鞘瘤多数为散发性，少数发生于 2 型神经纤维瘤病患者（有 NF2 基因突变，常表现为双侧听神经的神经鞘瘤）。

4. 预后和预测 神经鞘瘤是良性的，如果完整切除通常不会复发。富于细胞型和丛状神经鞘瘤的病例通常不能完整切除，有时只能剥除。普通型神经鞘瘤的恶性转化极为罕见。在迄今报道的少数病例中，最常见的是恶变为上皮样 MPNST。极罕见的病例恶变为普通型 MPNST、原始神经外胚层肿瘤、横纹肌肉瘤和（或）血管肉瘤。

（二）恶性黑色素性神经鞘瘤（malignant melanotic nerve sheath tumor，MMNST）

1．概述　恶性黑色素性神经鞘瘤（MMNST）是一种周围神经鞘肿瘤，由具有施旺细胞和黑色素细胞分化特征的肿瘤细胞均匀组成，通常发生于脊髓或自主神经。它与Carney综合征相关，并经常表现出具有侵袭性的生长方式。在绝大多数病例中可见PRKAR1A突变和PRKAR1A蛋白表达缺失。

2．大体及组织学表现　大多数MMNST是单发的，而Carney综合征患者可以为多发和多中心的肿瘤。肿瘤表现呈局限性生长或部分有包膜，常呈深色素性干焦油样外观。

肿瘤细胞呈短束状或片状生长，形状从多边形到梭形不等，常呈合体样。可出现模糊的栅栏状或漩涡状结构。大量的色素沉积往往使细胞的结构难以辨别。黑色素可能是粗块状或细颗粒状，分布不均（图4-4-77）。在色素较少的区域，肿瘤细胞胞质嗜酸性及嗜双色性，细胞核圆形及卵圆形（常带有核沟和假包涵体），核仁通常较小。偶有肿瘤细胞表现出明显的核异型性，并有明显的大核仁。有丝分裂和坏死可能存在，但它们与预后无明显相关性。约50%的病例中可见沙砾体存在。

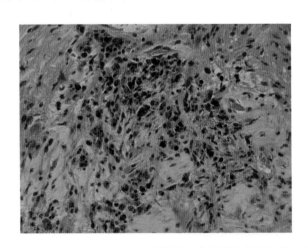

图4-4-77　肿瘤细胞呈多边形或梭形，大量的色素沉积使细胞的结构欠清，黑色素呈粗块状或细颗粒状，分布不均

3．免疫组织化学与分子遗传学　MMNST强烈表达S100和SOX10，以及各种黑色素细胞标志物，包括HMB45，黑色素A和酪氨酸酶。与恶性黑色素瘤相比，细胞间基底膜标志物（IV型胶原和层粘连蛋白）沉积通常增多。PRKAR1A表达的缺失具有

特征性。没有GNAQ或GNA11突变，有助于与原发性中枢神经系统黑色素细胞瘤和恶性黑色素瘤区分。MMNST也不携带BRAF、NRAS或TERT启动子突变，这有助于将其与转移性皮肤黑色素瘤区分开来。超微结构上，该细胞类似于施旺细胞，胞浆交错或螺旋状；然而，也存在黑色素小体前体和黑色素小体。

4．预后和预测　MMNST患者局部复发和转移率为26%～44%。随访患者5年，无疾病生存率仅为53%，表明患者需要长期随访。尽管有研究表明有丝分裂活跃的肿瘤具有更强的侵袭性行为，但总体上仅凭组织病理学特征不能判断患者预后。

（三）神经纤维瘤（neurofibroma）

1．概述　神经纤维瘤是一种良性周围神经鞘肿瘤，由成熟的肿瘤性施旺细胞和非肿瘤性细胞混合而成。除了生物学潜能不确定的非典型神经纤维瘤（atypical neurofibromatous neoplasm of uncertain biological potential，ANNUBP），所有亚型都被认为是CNS WHO 1级。神经纤维瘤可发生于任何年龄，主要见于成人，无明显性别差异。好发于皮肤神经、深部神经、内脏神经或脊神经根，发生于颅内神经根者极为罕见。发生在脊神经根者多位于椎管内硬脊膜外或经椎间孔横跨椎管内外。多数神经纤维瘤为孤立性散发病例。少见的多发性和丛状神经纤维瘤（plexiform neurofibroma）或巨大软组织神经纤维瘤常发生于1型神经纤维瘤病患者。

2．大体及组织学表现　皮下和软组织的孤立性神经纤维瘤呈球形，位于大神经干者常包绕神经呈梭形生长，并穿插于神经之内，质软，切面灰白色、实质、胶冻状；丛状神经纤维瘤沿受累神经形成多个串珠状节结，使受累神经束呈蚯蚓状。在镜下，肿瘤由神经鞘细胞及量多少不等的神经束膜样细胞和纤维母细胞组成。因细胞密度及胶原纤维或黏液性基质含量不同而呈多样性组织学表现。通常可见细胞核呈弯曲棒状或弯曲梭形的细长肿瘤细胞排列成波纹状。肿瘤组织内可见被包裹的神经束。部分区域可见肥胖的梭形神经鞘细胞呈栅栏状排列或模拟触觉小体呈漩涡状排列。富含黏液性基质的间质内有散在的肥胖细胞。神经纤维瘤通常缺乏包膜，倾向于浸润邻近的软组织和神经，这与神经鞘瘤局限性生长相反。丛状神经纤维瘤的细胞密度高，可见细胞异型性和（或）核分裂增加，提示其有恶变为MPNST的倾向。ANNUBP

瘤为恶性病变，手术切除后 50% ～ 94% 复发，复发间隔期为 2 年。已有恶性脑膜瘤发生肺、胸膜、骨和肝转移的报道。

3．病因及发病机制　暴露于电离辐射是脑膜瘤的主要环境风险因素。儿童时期暴露于电离辐射的人群，其风险高于成年时期的暴露者，暴露于高水平电离辐射的人群，如原子弹爆炸后的幸存者和接受头部放射性治疗的患者，同样具有更高的风险。研究结果表明，激素与脑膜瘤风险之间存在关联，包括女性发病率高于男性，脑膜瘤中存在激素受体，以及与内源性 / 外源性激素使用相关的患病风险增加。其他因素（如化学物质、饮食、职业、头部创伤和手机使用）与脑膜瘤的关联尚无明确的定论。部分综合征会增加脑膜瘤发生的风险，最常见的是 2 型神经纤维瘤病，罕见情况与 Gorlin 综合征有关。

22 号染色体单体是脑膜瘤最常见的遗传学异常，超过 50% 的肿瘤在编码 *NF2* 基因的 22q12.2 区域的等位基因丢失。高级别脑膜瘤表现出更复杂的遗传变化，1p、6p/q、10q、14q 和 18p/q 丢失，2p/q、3p、4p/q、7p 和 8p/q 缺失（频率较低），以及 *CDKN2A* 和（或）*CDKN2B* 的杂合或纯合缺失。染色体获得少见，主要见于血管瘤型、化生型和微囊型脑膜瘤。

脑膜瘤的第一个亚组由 *NF2* 突变和 22 号染色体缺失定义。第二个亚组缺乏 *NF2* 突变，其特征是 *AKT1* 突变，以及 *TRAF7*、*KLF4* 或 *SMO* 的改变。拷贝数丢失、基因组不稳定和 *TERT* 启动子突变主要局限于 *NF2* 突变和（或）染色体 22q 丢失的病例，而 *AKT1*、*KLF4*、*SMO*、*PIK3CA* 和（或）*TRAF7* 突变的病例拷贝数分布无显著异常。*YAP1* 变异可发生在非 *NF2* 突变的儿童脑膜瘤中，可能导致 Hippo 通路的激活。NF2 驱动的脑膜瘤的发生和发展在基因工程小鼠模型中得到证实，证明 NF2 失活是脑膜瘤发展的重要初始步骤。

目前非 NF2 相关的脑膜瘤的发生尚未清楚，但实验研究表明 AKT1 p.E17K 突变是致癌驱动因素；SMO 热点突变 p.L412F 和 p.W535L 与 SMO 反式激活活性增加和基底细胞癌发生有关；KLF4 可能在脑膜瘤发生中起肿瘤抑制作用，在功能上，KLF4 p.K409Q 突变触发 HIF-1α 的诱导；TRAF7 与 MAP3K3（MEKK3）相互作用，并参与调节 TNF-α/NF-κB。具有 *TRAF7* 突变的非 NF2 脑膜瘤显示抑制性免疫检查点分子 PD-L1、IDO 和 TDO（TDO2）的上调，将此突变与脑膜瘤中的抑制性免疫反应联系起来。*POLR2A* 突变可通过改变转录机制和必需的脑膜基因来驱动脑膜瘤进展。

4．大体表现　脑膜瘤通常为质地硬韧的实性、半球状的边界清楚的肿块，以广基附着于硬脑膜，硬脑膜下或硬脑膜静脉窦受侵犯相当常见。部分呈分叶状，少部分（如沿着蝶骨硬脑膜生长者）可呈扁平的、斑块状。砂粒型脑膜瘤亚型由于砂粒体丰富，可能具有砂砾状结构；纤维型脑膜瘤表面通常光滑。个别病例穿透硬脑膜累及颅骨，导致局部特征性颅骨肥厚，甚至可透过颅骨浸润邻近头皮。脑膜瘤也可能附着或包围脑动脉和（或）颅神经，但很少浸润这些结构。该肿瘤还可通过颅骨开放通道扩展到眼眶等颅外部位。多数脑膜瘤呈膨胀性生长挤压邻近脑组织，但侵犯脑实质者相对少见。非典型和间变性脑膜瘤通常比良性脑膜瘤体积更大，并常有坏死。

5．组织学表现及亚型特征

（1）脑膜上皮细胞型脑膜瘤（meningothelial meningioma）：脑膜上皮细胞型脑膜瘤是组织学表现最典型和最常见的脑膜瘤亚型。其肿瘤细胞呈大小不等的分叶状排列，一些相邻的小叶间有不连续的薄层胶原纤维间隔。肿瘤细胞形态与正常蛛网膜帽细胞非常相似，体积较大，有丰富粉染的胞浆，细胞间边界不清呈合体状，故曾被称做合体细胞型脑膜瘤。细胞核卵圆形、染色质细腻，部分核内可见椭圆形、边缘光滑、中心透明的核内窗（胞浆成分挤压核膜共同陷入核内形成的核内胞浆包涵体），核内窗是所有类型脑膜瘤共有的组织学特征（图 4-4-78）。部分病例中可见少量核多型性明显的肿瘤细胞（不影响生物学行为），但无或罕见核分裂。偶见砂粒体和呈漩涡状排

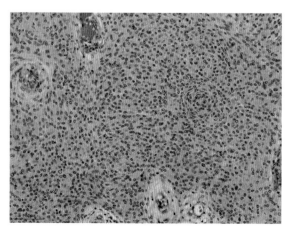

图 4-4-78　脑膜上皮细胞型脑膜瘤，组织学特征合体状

列的肿瘤细胞团，但砂粒体明显少于过渡型、纤维型及砂粒体型，而漩涡数量明显少于过渡型。少数病例可合并视神经胶质瘤，或与其他肿瘤毗邻生长。

脑膜上皮细胞型脑膜瘤常含有 AKT1 p.E17K 突变，常同时伴有 TRAF7 突变或 SMO 和 PIK3CA 突变。AKT1、SMO 和 PIK3CA 突变在其他亚型中几乎不存在。脑膜上皮细胞型脑膜瘤的 DNA 甲基化谱与分泌型脑膜瘤相似。

（2）纤维型脑膜瘤（fibrous meningioma）：纤维型脑膜瘤的发病率仅次于脑膜上皮细胞型，是第二好发的脑膜瘤亚型。多数肿瘤细胞呈梭形、胞浆粉染、核为短梭形，细胞异型性不明显，无或罕见核分裂。梭形肿瘤细胞主要呈宽束状排列，肿瘤细胞间有多少不等的胶原纤维，形成与肿瘤细胞平行排列的间隔带。也可见梭形肿瘤细胞呈平行和席纹样排列，部分病例的间质胶原成分非常丰富。在纤维型脑膜瘤中能见到或多或少的脑膜上皮细胞型脑膜瘤细胞及核内窗，但漩涡结构和砂粒体少见。纤维型脑膜瘤的典型表现为 22q 缺失和 NF2 基因突变，类似于过渡型和砂粒体型脑膜瘤。DNA 甲基化谱系与过渡型脑膜瘤和砂粒体型脑膜瘤重叠。

（3）过渡型脑膜瘤（transitional meningioma）：过渡型脑膜瘤也称混合型脑膜瘤（mixed meningioma），是常见的脑膜瘤亚型，易见砂粒体。组织学表现介于脑膜上皮细胞型和纤维型之间，可见呈弥散片状分布的脑膜上皮细胞型脑膜瘤细胞区以及呈束状排列的梭形肿瘤细胞区，两区相互移行、交错排列，其间可见漩涡结构（图 4-4-79）。过渡型脑膜瘤是含漩涡结构最多的脑膜瘤亚型，而且形成漩涡的肿瘤细胞为梭形、呈环形层状排列，使漩涡结构颇似洋葱切面，漩涡中心有时可见砂粒体。过渡型脑膜瘤与纤维型和砂粒体型脑膜瘤具有频繁的 22q 缺失和 NF2 突变的特征，它们具有相似的 DNA 甲基化特征。

（4）砂粒体型脑膜瘤（psammomatous meningioma）：砂粒体型脑膜瘤也是较常见的脑膜瘤亚型。特点是肿瘤组织中含大量砂粒体，即一种同心圆层状钙化颗粒（图 4-4-80），其肿瘤细胞可呈现上述任何一型脑膜瘤的形态学表现，但以有漩涡结构形成的过渡型最为常见，同一肿瘤内不同部位的组织学形态可明显不同。肿瘤中的砂粒体常相互融合形成不规则钙化灶，偶尔伴骨形成。一些病例的肿瘤组织几乎完全被砂粒体替代，仅在其间有少量不易发现的肿瘤性脑膜皮细胞。该型脑膜瘤最好发于中年女性的胸段椎管内。砂粒体型脑膜瘤与纤维型和过渡型脑膜瘤具有相同的分子特征，尤其是 22q 缺失、NF2 突变和表观遗传特征。

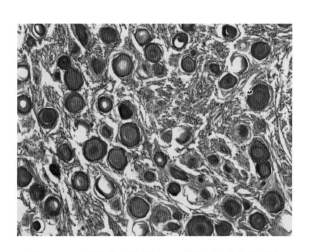

图 4-4-80 砂粒体型脑膜瘤，可见大量砂粒体形成

（5）血管瘤型脑膜瘤（angiomatous meningioma）：血管瘤型脑膜瘤的基本组织学背景为典型脑膜瘤（多数为脑膜上皮细胞型脑膜瘤），其突出特征是肿瘤间质中富含血管。肿瘤内的血管从小血管到中等大小的血管均能见到，血管壁厚薄不均，绝大多数为管壁增厚伴透明变性的小血管（图 4-4-81）。部分病例血管极度丰富，颇似血管畸形或血管母细胞瘤，但在血管之间仍可见到散在或成团分布的典型脑膜上皮细胞型脑膜瘤细胞，这是该型脑膜瘤与血管畸形或血管母细胞瘤的鉴别依据。部分病例的肿瘤细胞因退行性变而

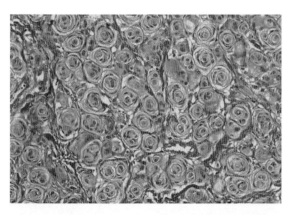

图 4-4-79 过渡型脑膜瘤组织学形态介于脑膜上皮细胞型和纤维型之间，可见明显的漩涡结构

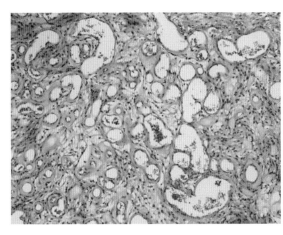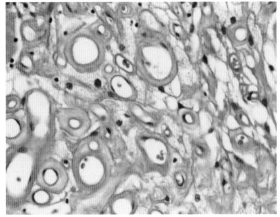

图 4-4-81　血管瘤型脑膜瘤间质小血管丰富，部分区域显著玻璃样变

出现明显的核非典型性，但仍为良性。血管瘤型脑膜瘤、微囊型脑膜瘤和化生型脑膜瘤的 5 号染色体获得频率均较高。与分泌型和微囊型脑膜瘤一样，血管瘤型脑膜瘤通常具有明显的脑水肿。

（6）微囊型脑膜瘤（microcystic meningioma）：微囊型脑膜瘤大部分区域由核圆形、具有细长胞浆突起的肿瘤细胞构成，这些肿瘤细胞的突起互相连接，围成位于细胞间、含淡染或嗜伊红黏液的微囊腔，微囊腔密集区呈蛛网状背景（图 4-4-82）。所有病例的肿瘤组织中，除上述微囊区之外，都含有一定量的典型脑膜上皮细胞型脑膜瘤成分；肿瘤间质血管的管壁明显增厚并伴透明变性。在微囊区中可见量多少不等的多形性肿瘤细胞，但仍为良性。常见 5 号染色体的获得和脑水肿。

（7）分泌型脑膜瘤（secretory meningioma）：分泌型脑膜瘤的组织学特征是在脑膜上皮细胞型脑膜瘤的组织背景中，出现上皮细胞分化。其上皮细胞内和细胞间均可见呈 HE 嗜伊红染色、PAS 染色阳性、边界清晰、大小不等（平均直径 100 μm）的圆形包涵体样分泌小体，Kepes 称其为假砂粒体（pseudopsammoma body）。肿瘤中还可见肥大细胞浸润。免疫组织化学染色显示，分泌小体呈癌胚抗原（CEA）及其他上皮和分泌细胞标志物阳性，位于该小体周围的肿瘤细胞呈 CEA 和细胞角蛋白阳性，所有病例均表达孕激素受体（图 4-4-83）。分泌型脑膜瘤可伴有血中 CEA 水平升高，肿瘤切除后下降，复发时可再升高。分泌型脑膜瘤还可以出现明显的肿瘤周围脑水肿。KLF4 p.K409Q 伴有 TRAF7 突变是分

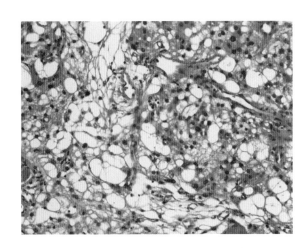

图 4-4-82　微囊型脑膜瘤，可见大量微囊形成

泌型脑膜瘤的分子特征，少数情况下，也可单独出现 KLF4 基因突变。

（8）富于淋巴细胞-浆细胞型脑膜瘤（lymphoplasmacyte-rich meningioma）：富于淋巴细胞-浆细胞型脑膜瘤是一个罕见脑膜瘤亚型。其特点是在脑膜瘤（多数为脑膜上皮细胞型）组织中，有大量广泛分布的淋巴细胞和浆细胞浸润，并可有组织细胞增生和（或）淋巴滤泡形成，部分病例的脑膜瘤成分被大量浸润的炎细胞遮盖而不易辨认。浸润的淋巴细胞以 B 细胞为主，浆细胞中可见拉塞尔小体（Russell body）。免疫组织化学染色显示，免疫球蛋白 κ 链和 λ 链均阳性，说明浸润的淋巴细胞和浆细胞均为反应性多克隆增生。该肿瘤可伴发多克隆性高免疫球蛋白血症及难治性缺铁性贫血等全身性造血系统异常。在某些情况下，与伴有斑片状或结节状脑膜上皮细胞增

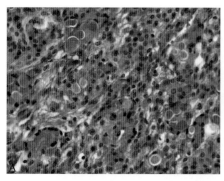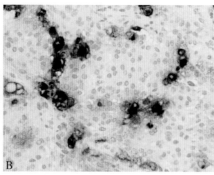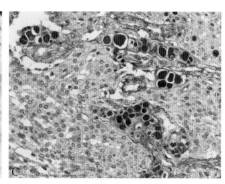

图 4-4-83　分泌型脑膜瘤。A. 分泌型脑膜瘤特征性的分泌小体；B. 分泌小体及周围肿瘤细胞 CEA 免疫组化阳性表达；C. 分泌小体 PAS 阳性

生的炎症性病变鉴别诊断较为困难。

（9）化生型脑膜瘤（metaplastic meningioma）：化生型脑膜瘤是指肿瘤组织中出现了典型灶性或大面积的骨、软骨、脂肪组织、黄色瘤细胞（泡沫状组织细胞）及黏液样组织化生的脑膜瘤。这些化生的间叶组织成分可单独出现，也可是两种或两种以上同时存在。这些化生性变化可见于脑膜上皮细胞型、过渡型和纤维型中的任何一型，但并不代表肿瘤恶变。然而，为了避免将该肿瘤误诊为脂肪肉瘤、骨或软骨肉瘤等恶性肿瘤，必须认识到它的存在。化生型脑膜瘤的骨化很难与砂粒体型脑膜瘤中砂粒体的营养不良骨化或骨侵袭区分开来，砂粒体同心结构的保留或相邻骨的影像学检查有助于鉴别。在手术中也要注意脑膜瘤骨化生与脑膜瘤侵犯邻近骨的鉴别。化生型脑膜瘤的形态学特征可以与血管瘤型和微囊型脑膜瘤重叠，并且这三种亚型均常见 5 号染色体的获得。

（10）脊索瘤样型脑膜瘤（chordoid meningioma）：脊索瘤样型脑膜瘤是指肿瘤组织中部分区域的形态颇似脊索瘤的脑膜瘤。该肿瘤的特征是在丰富的黏液样基质背景中，有核类圆形、胞体呈多边形、胞浆红染常呈空泡状的上皮样肿瘤细胞排列成条索状或小梁状，其胞浆呈空泡状的肿瘤细胞很像脊索瘤中见到的囊泡状细胞（图 4-4-84）。脊索瘤样区之间常可见典型脑膜上皮细胞型脑膜瘤成分，纯粹由脊索瘤样组织构成的脊索瘤样型脑膜瘤非常罕见。多数的肿瘤组织中可见斑点状淋巴细胞和浆细胞浸润，部分病例的淋巴细胞和浆细胞浸润非常显著。该型脑膜瘤体积大、多位于幕上、次全切后复发率很高。少数病例可伴发造血系统疾病，如 Castleman 病（肝脾肿大、缺铁性低色素性贫血、骨髓浆细胞增生、γ 球蛋白异常血症、

发育迟缓、性征发育迟缓等）。常见染色体 2p 丢失，但 DNA 甲基化谱与其他脑膜瘤亚型重叠。

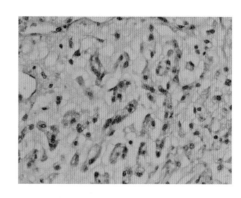

图 4-4-84　脊索样脑膜瘤，部分区域呈脊索样形态

（11）透明细胞型脑膜瘤（clear cell meningioma）：透明细胞型脑膜瘤为罕见的特殊脑膜瘤亚型，以青年人多见，也可见于儿童和成年人，好发于小脑脑桥角和脊髓马尾部。肿瘤由胞浆富含糖原呈透明状的多角形细胞组成，由于糖原蓄积其胞浆呈淀粉酶消化敏感的 PAS 染色阳性。肿瘤细胞间和血管周围可见大量斑点状、短粗的胶原纤维束。血管周围和间质玻璃样变显著时偶尔合并成大的无细胞胶原带，或形成明亮的嗜酸性胶原硬化区域。肿瘤细胞无特定排列方式，很少见到漩涡形成等典型脑膜瘤的组织学特征，无砂粒体。该亚型具有侵袭性的生物学行为，包括复发及脑脊液播散，因此被定义为 CNS WHO 2 级，具有特征性的分子改变是 SMARCE1 胚系或体细胞突变，免疫组化检测显示肿瘤细胞核 SMARCE1 表达缺失（图 4-4-85）。

（12）非典型脑膜瘤（atypical meningioma）：非

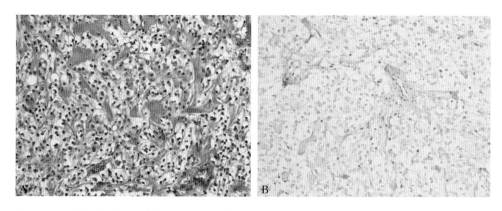

图 4-4-85　透明细胞型脑膜瘤。A．组织学呈透明细胞形态；B．SMARCE1 肿瘤细胞缺失表达

典型脑膜瘤的组织病理学诊断标准为核分裂增加 [≥ 2.5/mm², 相当于 4 ≥ 10 HPF（0.16 mm²/HPF）]，或脑组织浸润，或出现下列组织学特征中的三项或三项以上者。①细胞密度明显增加；②具有高核浆比的小细胞；③有突出的核仁；④肿瘤细胞呈片状生长；⑤自发性小灶性坏死。多数病例的肿瘤组织中仍可见到一些与脑膜上皮细胞型、过渡型或纤维型脑膜瘤相似的区域。已证实符合上述诊断标准的脑膜瘤比 CNS WHO 1 级脑膜瘤的复发率高 8 倍。脑膜瘤浸润脑组织的特征性表现是肿瘤细胞不规则的舌状突入 GFAP 阳性的脑实质，而无软脑膜间隔（图 4-4-86）。肿瘤沿血管周围 Virchow-Robin 间隙延伸而不浸润脑组织。非典型脑膜瘤根据临床病理和分子遗传特征可以进一步进行风险分层。部分基因改变（包括 TERT 启动子突变或 CDKN2A/B 纯合缺失）是诊断 CNS WHO 3 级脑膜瘤的依据，因此对非典型脑膜瘤或介于 CNS WHO 2/3 级之间特征的脑膜瘤应进行 TERT、CDKN2A/B 分析。

（13）乳头型脑膜瘤（papillary meningioma）：乳头型脑膜瘤罕见，好发于儿童和青少年。其组织学特征是以脑膜上皮细胞型脑膜瘤的组织结构为背景，在肿瘤的大部分区域出现肿瘤细胞围绕血管生长形成的假乳头状结构。该肿瘤为低度恶性，75% 的病例有局部浸润，55% 浸润邻近脑组织，20% 发生远隔转移，主要是肺转移，其病死率约为 50%。在没有任何其他高级别特征的情况下，局灶乳头状结构不足以诊断为 CNS WHO 2 级或 3 级。部分病例乳头状结构可见横纹肌样细胞，与偶尔观察到的形态学重叠一致。乳头状型脑膜瘤和横纹肌样型脑膜瘤具有相同的遗传改变：乳头状脑膜瘤 PBRM1 突变或缺失，横纹肌样脑膜瘤也可见此变异；同样，BAP1 突变或缺失通常在横纹肌样脑膜瘤中发现，也在乳头型脑膜瘤或具有部分乳头状特征的横纹肌脑膜瘤中出现。

（14）横纹肌样型脑膜瘤（rhabdoid meningioma）：横纹肌样型脑膜瘤罕见，其组织学特征是肿瘤中可见斑片状或大片的横纹肌样肿瘤细胞。该细胞体积大，胞体呈肥胖的圆形、卵圆形或短梭形，细胞核偏位、呈空泡状（染色质聚集于核膜下）、核仁明显、胞浆丰富，核旁可见球状或由漩涡状纤维构成的嗜伊红包涵体样结构，与在肾恶性横纹肌样瘤以及脑非典型畸胎样/横纹肌样肿瘤中见到的横纹肌样细胞相似。该肿瘤为低度恶性，常呈侵袭性生长，复发率高。绝大多数 CNS WHO 3 级的横纹肌样型脑膜瘤，具有间变性脑膜瘤的组织学特征。若仅有横纹肌样细胞特征而无其他间变特征的脑膜瘤，50% 表现为 CNS WHO 1 级的生物学行为，50% 表现为 CNS WHO 2 级的生物学行为。横纹肌样型脑膜瘤部分具有 BAP1 基因的

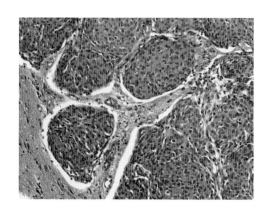

图 4-4-86　脑膜瘤浸润脑组织，肿瘤呈不规则舌状推挤性浸润脑实质

胚系或体细胞突变，免疫组化显示 BAP1 缺失表达。WHO 第 5 版分类建议将出现横纹肌样细胞的脑膜瘤与不伴横纹肌样细胞特征的脑膜瘤进行类似的分级，但要注意部分病例可能表现出侵袭性的生物学行为，建议密切随访。横纹肌样型脑膜瘤和乳头型脑膜瘤的组织学及分子遗传学特征可有重叠，提示两者之间可能存在某些内在联系。伴有 *BAP1* 肿瘤易感综合征的乳头型和（或）横纹肌样型脑膜瘤患者，其家庭成员可能患有葡萄膜和皮肤黑色素瘤、间皮瘤和肾细胞癌等肿瘤。

（15）间变性脑膜瘤（anaplastic meningioma）：间变性脑膜瘤也称恶性脑膜瘤（malignant meningioma），绝大部分组织学表现为具有显著间变特征的高级别脑膜瘤（图 4-4-87），约占脑膜瘤总数的 1% ～ 3%。无论其组织学特征有无间变，核分裂象计数可作为恶性生物学行为的独立危险因素。最近研究证实 *TERT* 启动子突变及 *CDKN2A* 和（或）*CDKN2B* 的纯合缺失也是脑膜瘤预后差的独立因素。WHO 第 5 版分类采纳了这一研究结果，只要满足以下 4 个特征中任一特征，即可作出间变性脑膜瘤的诊断。组织学表现为癌样、高级别肉瘤样或恶黑样特征；核分裂象显著增多，$\geq 12.5/mm^2$（$\geq$ 20/10HPF）；*TERT* 启动子突变；*CDKN2A* 和（或）*CDKN2B* 纯合缺失。10% ～ 20% 的间变性脑膜瘤中可伴有 H3 p.K28me3（K27me3）的表达缺失，并与较短的总存活率相关。

6. 免疫组织化学染色 所有组织学类型的脑膜瘤均高表达波形蛋白，但特异性低。脑膜瘤通常不同程度表达 EMA，可呈弱的、局灶性表达，甚至在部分纤维型和高级别脑膜瘤中表达缺失。SSTR2A 在几乎所有病例中都有弥漫强阳性表达，但它也可以在神经内分泌肿瘤中表达（图 4-4-88）。个别脑膜瘤可呈 S100 弱阳性，微囊型脑膜瘤可表达谷胱苷肽 -S- 转移酶 π。分泌型脑膜瘤的分泌小体及其周围的细胞角蛋白阳性细胞特征性表达 CEA。CNS WHO 1 级脑膜瘤均表达孕激素受体，但非典型和间变性脑膜瘤常呈阴性，故孕激素受体是对脑膜瘤预后评估有参考意义的免疫组化标志物。MIB-1 平均标记指数：CNS WHO1 级脑膜瘤 3.8%，CNS WHO2 级脑膜瘤 7.2%，CNS WHO 3 级脑膜瘤 14.7%。研究表明，增殖指数 > 4% 的病例，其复发率与 CNS WHO 2 级（非典型）脑膜瘤相似，增殖指数 > 20% 的病例与 CNS WHO 3 级（间变性）脑膜瘤的死亡率相似。

7. 诊断分子病理学 脑膜瘤约 60% 患者可以伴有 *NF2* 基因变异，包括移码突变、等位基因失活、错义突变等。其他非 *NF2* 基因变异包括 Hedgehog 信号转导通路变异（*SMO*、*SUFU*、*PRKAR1A*、*PTCH1/2*）、磷脂酰肌醇 3- 激酶（PI3K）信号转导通路变异（*PTEN*、*AKT1*、*PIK3CA*、*PIK3R1*）、染色体重塑复合物变异（*SMARCB1*、*SMARCE1*、*ARID1A*、*PBRM1*）及其他基因变异（*KLF4*、*BAP1*、*POLR2A*、*DMD* 等）。脑膜上皮细胞型脑膜瘤常伴 *AKT1*、*KLF4*、*TRAF7*、*SMO*、*PIK3CA* 和 *POLR2A* 基因突变，其中 *SMO* 突变者的肿瘤常发生于前颅底，*POLR2A* 突变者的肿瘤常发生于鞍结节。分泌型脑膜瘤常见 *KLF4* 及 *TRAF7* 突变，其中 *KLF4* 突变为分泌型脑膜瘤的特异性基因改变；*PIK3CA* 突变可见于脑膜上皮细胞型及过渡型脑膜瘤。透明细胞型脑膜瘤常发生于椎管内，具有特征性的 *SMARCE1* 突变；*BAP1* 突变是横纹肌样脑膜瘤特异的遗传学改变，BAP1 的表达与否可作为区分真正的横纹肌样脑膜瘤及具有横纹肌样细胞脑膜瘤的重要指标。

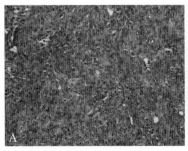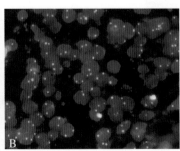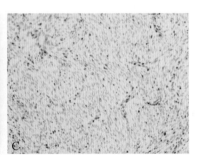

图 4-4-87 恶性脑膜瘤。A. 恶性脑膜瘤组织学异型性显著，核分裂象多见；B. *CDKN2A* 纯合缺失也是恶性脑膜瘤的诊断标准之一；C. H3K27me3 表达缺失

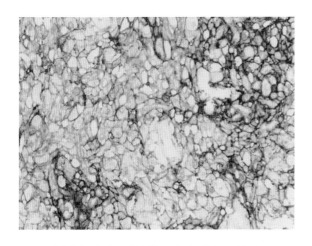

图 4-4-88 脑膜瘤 SSTR2a 通常阳性表达

组织学表现为 2 级和 3 级的脑膜瘤常伴 *TERT* 启动子突变，其为脑膜瘤进展和预后差的独立危险因素。同样，*CDKN2A/B* 纯合缺失在高级别脑膜瘤中常见，并且与脑膜瘤进展及生存期缩短相关。WHO 第 5 版分类定义，存在 *TERT* 启动子突变和（或）纯合 *CDKN2A/B* 缺失的情况下，即使没有间变性组织学特征的脑膜瘤也需判定为 CNS WHO 3 级。10% ~ 20% 的间变性脑膜瘤中可出现 H3p.K28me3（K27me3）表达缺失，与更短的生存期相关，但目前尚缺乏足够的循证医学依据。值得注意的是，少数 1 级和 2 级的脑膜瘤中也可出现 H3K27me3 的表达缺失，其具体生物学意义尚需进一步研究。此外，其他与预后密切相关的部分分子遗传学特征（如核型改变、1p 缺失），尚缺乏足够的研究性证据，目前未被 WHO 分级采纳。

基于 DNA 甲基化或拷贝数变异分组均可显著提高对脑膜瘤复发风险预测的准确性。DNA 甲基化谱分析可在组织学诊断具有困难的病例中提供有关肿瘤类型的信息，并定义表观遗传学亚组，识别复发风险较高的亚组。

8. 诊断条件 必要条件包括具有经典的脑膜瘤亚型的组织病理学特征；或具有提示性的脑膜瘤组织学特征伴有 *NF2* 双等位基因失活或其他经典的脑膜瘤驱动基因突变（*TRAF7*、*AKT1*、*KLF4*、*SMO*、*PIK3CA*）或透明细胞脑膜瘤相关基因突变（*SMARCE1*）或横纹肌样脑膜瘤相关基因突变（*BAP1*）；或具有提示性的脑膜瘤组织学特征并符合脑膜瘤的 DNA 甲基化类型，则可作出脑膜瘤诊断。次要条件还包括脑膜部位；EMA 阳性；SSTR2A 弥漫强阳性；NF2 突变型脑膜瘤经典的拷贝数变异，如低级别脑膜瘤中 22/22q 单体，高级别脑膜瘤还伴有染色体 1p、6、10q、14q 和（或）18 丢失。

七、累及中枢神经系统的间叶性非脑膜皮肿瘤

（一）软组织肿瘤

中枢神经系统发生的间叶性非脑膜皮肿瘤较为少见，多发生于幕上，较少发生于幕下和脊髓等部位，其命名和组织学特征均比照相应的 WHO 软组织和骨肿瘤分类进行。肿瘤好发于脑膜，而在脑实质和脉络丛较少发生。此类肿瘤临床表现、影像学和神经科症状等都不具特异性。有些中枢神经系统少见的间叶性肿瘤，由于组织学特征和诊断指标与颅外软组织发生的肿瘤完全相同，则未包括在第 5 版 WHO 分类中，而新增一些伴有特殊分子遗传异常的软组织肿瘤，包括：颅内间叶性肿瘤，FET-CREB 融合阳性型；CIC 重排肉瘤；原发性颅内肉瘤，DICER1 突变型等。在诊断中更加凸显分子病理检测的重要意义，而且 WHO 也不推荐使用梭形细胞肉瘤、多形性肉瘤、黏液肉瘤、血管外皮瘤等诊断名词。本节也介绍了两类中枢神经系统好发的血管病变，如动静脉畸形和海绵状血管瘤，尽管目前对于动静脉畸形是否为真性的血管性肿瘤仍有争议。

1. 孤立性纤维性肿瘤（solitary fibrous tumor，SFT）

（1）定义：孤立性纤维性肿瘤是一种纤维母细胞性肿瘤，伴有染色体 12q13 的倒位异常，主要表现为 NAB2-STAT6 融合基因异常，同时也出现 STAT6 蛋白的瘤细胞核内阳性表达。ICD-O 编码为 8815/1。无其他亚型。CNS WHO 分级为 1 ~ 3 级。

（2）流行病学及临床特征：由于此肿瘤相对少见且分类不一致性，准确发病率较难统计，根据美国流行病学调查资料（CBTRUS）显示，SFT 被分类于其他间叶来源肿瘤，发病率大约为 0.12/100 000，现有大宗病例研究提示此癌约占中枢神经系统肿瘤 1% 以下。瘤体基底多位于硬脑膜，通常发生于幕上，大约有 10% 病例发生于脊髓。颅底、矢状窦旁以及大脑镰等是好发部位，而其他少见部位包括小脑脑桥角、松果体区及鞍区等。临床症状和体征都病变发生部位以及占位效应相关联，通常伴有颅内压增高

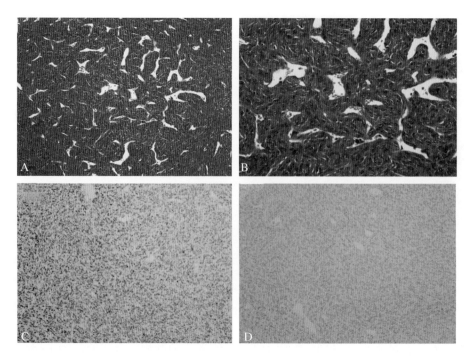

图 4-4-89　孤立性纤维性肿瘤的组织病理学特征。A. 肿瘤细胞梭形及卵圆形，密集排列，细胞轻度异型，未见坏死灶；B. 肿瘤细胞核梭形，轻度异型，混有薄壁分支的"鹿角样"血管成分；C. 免疫组化显示，肿瘤细胞核 STAT6 阳性表达；D. 免疫组化显示，肿瘤细胞 EMA 为阴性表达

症状。偶见较大颅内出血灶及低血糖表现，因为肿瘤偶可分泌胰岛素样生长因子。发病的高峰年龄范围是 50～70 岁。低于 40 岁的只占 18%，男女比为 1.08∶1。虽有儿童发生的病例报告，但是极为罕见。

（3）病因及发病机制：病因学无遗传易感性，目前没有证据表明此肿瘤有家族性聚集。在发病机制方面，尽管中枢神经系统发生的 SFT 组织发生是否源于纤维母细胞还有争议。但由于具备相同的 DNA 倒位重排所致基因融合异常（NAB2-STAT6），支持将之与胸膜发生的及外周其他部位软组织发生的 SFT 归为一个大类。目前发现，如有 *NAB2* 的 4 号外显子与 *STAT6* 的 2/3 号外显子融合则会表现为较低细胞密度的肿瘤，对应较低组织学分级。同时，脑膜 SFT 也出现 *TERT* 启动子突变（10%～30%）。此外，*TP53* 突变以及过表达 P16 多提示肿瘤更具侵袭性。

（4）大体表现：肿瘤通常以硬脑膜为基底，边界清楚，质地坚实，切面灰白到红棕色的肿块，其颜色与肿瘤的胶原间质成分、细胞密度等有关。偶可有侵袭性生长方式，也偶尔见到局部的黏液变性或者出血性改变。

（5）组织学表现：肿瘤组织由随机无规则排列的梭形或卵圆形细胞构成，其中混有透明变性的扩张的薄壁血管，血管分支较多，即所谓鹿角样血管。组织学形态变化范围较大，可从细胞稀疏的低细胞密度表现，到高细胞密度表现，在细胞密度较高的区域，可以没有任何明显的间质成分，而且血管结构也不明显。同时亦有局灶坏死。低细胞密度区间质出现丰富的小片状胶原纤维沉积，似瘢痕疙瘩中的粗大而排列紊乱的胶原纤维。肿瘤细胞核异型性不明显，圆形或卵圆形，而且无类似脑膜瘤假包涵体的细胞核结构，偶见侵犯脑实质、血管或神经组织。可有钙化，但无砂粒体出现。有时可见黏液样间质、巨细胞或不同比例的脂肪细胞成分出现。与颅外软组织发生的 SFT 相似。对于脑膜 SFT，乳头和假乳头状结构偶可见到，也可有去分化 SFT，即间变性 SFT，出现局灶高级别多形性肉瘤成分，甚至可形成嗜酸的无定型骨样组织——骨肉瘤分化成分。近期有报道在复发肿瘤中可出现 SFT。目前组织学分级标准如下。计数瘤组织内细胞增生活性高的区域，评价 10 个相邻的 400 倍视野：CNS WHO 1 级，＜ 2.5 个核分裂象 /mm²（即 ＜ 5 个核分裂象 /10HPF）；CNS WHO 2 级，≥ 2.5 个核分裂象 /mm²（即 ≥ 5 个核分裂象 /10HPF）；CNS WHO 3 级，≥ 2.5 个核分裂象 /mm²（即 ≥ 5 个核分裂象 /10HPF）同时伴坏死。

（6）免疫组织化学及鉴别诊断：由于特定融合基因异常，免疫组化 STAT6 在瘤细胞核广泛而较强阳性表达是一个特异性和敏感性均较可靠的病理诊断指标。STAT6 的核阳性表达，CD34 也往往在典型的 SFT（WHO 1 级）阳性表达，同时 ALDH1 也是一个明确和特异的 SFT 标志物，在脑膜 SFT 阳性率约 84%，而脑膜瘤仅 1% 阳性率不到，偶有局灶 desmin、SMA、cytokeration 和 PR 等弱表达模式。虽然肿瘤如出现去分化，这些标志物可为阴性表达，这时分子检测有必要进行。相应鉴别诊断包括：纤维性脑膜瘤，EMA 阳性，CD34 和 STAT6 均为阴性；脑膜发生尤因肉瘤，与 SFT 相同都有 CD99 阳性表达，但尤因肉瘤 NKX2.2、FLI-1 免疫组化阳性，CD34、STAT6 均为阴性，分子检测时 EWSR1 重排阳性；转移性或原发性单相型滑膜肉瘤，免疫组化 TLE-1，EMA 阳性，CD34 和 STAT6 均为阴性，分子检测 SS18 FISH 阳性；间叶性软骨肉瘤，由成片或成巢的低分化小圆细胞间杂少量小岛状分化好的透明软骨区，伴分支血管形成，由于软骨岛的成分极少，如果取材不充分容易误诊为恶性 SFT；恶性外周神经鞘膜肿瘤（MPNST），此肿瘤极少发生于脑膜，其组织学特征可以类似于 SFT，但它免疫组化 CD34 和 STAT6 均为阴性，同时可有局灶 S100 和 SOX-10 的阳性表达。

（7）诊断分子病理学：分子遗传特征为 NAB2-STAT6 融合基因异常，可应用序列分析测序、RT-PCR 或邻位连接技术（proximity ligation assay）检测。所有脑膜 SFT 有复发和转移的倾向，建议长期随访观察。

（8）诊断条件：必要条件，不同细胞密度的梭形 - 圆形肿瘤细胞，围绕分枝状血管分布，部分血管管壁可有透明变性。次要条件，不同程度的间质胶原纤维沉积，STAT6 蛋白瘤细胞核阳性表达。理想诊断条件为 NAB2-STAT6 基因融合异常。

2. 血管肿瘤

（1）血管瘤及血管畸形

1）定义：血管瘤是良性血管肿瘤伴多发紧密排列小血管或海绵状扩张的小血管结构。可单发或多发，甚至是 PIK3CA 相关的遗传性增生综合征（Klippel-Trenaunay syndrome）的一部分。海绵状血管畸形（cavernous malformation，CM）是一种血管造影时偶然发现、隐匿性单发或极少数多发性血管异常，出现多发紧密排列的窦索样血管样间隙构成，纤维性管壁结构，无动脉或静脉组织结构，且病变内无神经组织成分。某些家族性和散发 CM 与 KRIT1（CCM1）、CCM2 或 PDCD10（CCM3）基因突变相关。脑动静脉畸形（arterio-venous malformation，AVM）伴有快速血流的血管异常，输入动脉和引流静脉之间毛细血管床缺如，而异常动脉和静脉分支通过瘘管直接连通，在动静脉畸形血管之间可见残留少量脑神经组织，伴胶质细胞反应性增生。通常出现体细胞 KRAS 或 BRAF 基因突变。毛细血管扩张症（capillary telangectasia）是单个散在分布的扩张毛细血管型的小血管聚集而成，其间也可有散在的正常脑神经组织。

2）发病部位：血管瘤无组织学亚型。血管瘤好发于脊髓，其次见于颅骨，极少见于中枢神经系统的实质、神经根等部位。脊髓血管瘤好发于胸椎和腰椎水平，通常多发，而且可累及椎弓及棘突等部位。AVM 则一般幕上发生，包括视神经交叉、松果体以及海绵窦等。少数见于小脑脑桥角、脑桥、小脑以及脊髓等。而脊髓 AVM 常髓内发生，而脑 AVM 常累及脑膜、皮质以及深部脑区，如岛叶、基底节、丘脑、胼胝体、脑干和小脑。脊髓 AVM 通常发生于硬膜内、外，或者髓内，当然它也可发生于圆锥。毛细血管扩张症通常好发于小脑，也可累及小脑脚中部、基底节、大脑半球和脊髓等。

3）临床特征：椎体血管瘤好发于男性，通常没有症状，但也可导致椎体压缩性骨折，怀孕女性有时会出现恶化。脑 AVM 患者常表现为抽搐而非急性出血，发病年龄范围较广，常见于 20 ～ 30 岁男性，和 40 ～ 60 岁女性。病灶内出血灶可引起局部神经系统症状。海绵状血管畸形（CM）大部分无症状，可偶然核磁检查或尸检时发现。AVM 好发于任何年龄，且无性别差异。患者通常表现为急性颅内出血、脑室内出血或蛛网膜下腔出血，于 30 ～ 40 岁发病。可有慢性抽搐性头痛以及进行性神经系统症状加剧。也有隐匿性发病，影像学检查时偶然发现而就诊。

4）流行病学：椎体血管瘤的发病率为 10% ～ 12%。海绵状血管畸形的发病率是 0.16% ～ 0.9%。据估计，家族性的海绵状血管畸形发病率为 0.01% ～ 0.03%。AVM 的基础发病率约 1/100 000 人 / 年。毛细血管扩张症的人群发病率为 0.4% ～ 0.7%。

5）发病机制：CM 被认为是一种静脉性高压导

致红细胞外渗，而且释放血管源性生长因子所致，与静脉发育异常有关的家族性 CM，通常与 *KRIT1*（*CCM1*）、*CCM2* 或 *PDCD10*（*CCM3*）基因突变有关，主要是信号通路调节，包括细胞增生网络以及内皮细胞生长信号通路的异常。AVM 主要是血管发生失调以及炎症反应，可能与脑血管自我调控机制失调有关，也可能与某些遗传性综合征相关，例如遗传性出血性毛细血管扩张症，由于毛细血管发育异常、内皮内折失败，以及后天获得性由于创伤后（静脉高压或电离辐射等）导致毛细血管扩张导致。

6）大体表现：血管瘤质地软，切面红色，小叶状。海绵状血管畸形，大体边界清楚，分叶状，伴有红紫色草莓状外观，周围脑组织含铁血红素沉积。AVM 大体一般是见有扩张的输出静脉以及病灶内深部输入动脉结构。脑毛细血管扩张症无明显占位性病变效应，范围较小，一般直径在数毫米到 20 毫米之间。

7）组织病理学

①海绵状血管瘤 / 海绵状血管畸形（CM）：CM 组织学表现是一个边界清楚的病变，扩张的血窦索样结构，而没有互相交织的动脉、毛细血管以及静脉分支等。血管腔主要为单层扁平内皮细胞和纤维性管壁构成，而没有动脉或者是静脉的组织学特征，同时无平滑肌层出现，电子显微镜显示内皮细胞发育缺陷，紧密连接缺如。由于脑微血管的通透性增加，红细胞外渗进入 CNS 间质，病变内几无残余脑神经组织。间质区域有透明变性及局灶钙化，还有胆固醇结晶形成以及微出血灶，如有少量陷入的脑组织，可有少量含铁血黄素沉积、泡沫细胞及慢性炎细胞浸润。

②毛细血管瘤：毛细血管瘤分叶状，纤维间隔分隔，小叶内有小动脉和多发毛细血管管腔，有单层扁平分化好的内皮细胞被覆，小血管排列紧密，也有比较肥厚内皮细胞，可类似高细胞密度，实性外观，也可偶有扩张的小血管管腔的出现。间质有明显的出血灶，可有含铁血黄素沉积，纤维母细胞增生以及病灶水肿，但无泡沫巨噬细胞出现，网状染色显示网状纤维网完好。

③动静脉畸形（AVM）：AVM 是由不同大小的异常动脉和静脉构成，而动脉和静脉之间由瘘管直接连接，没有正常毛细血管床结构，血管之间也有残留的脑组织和增生的胶质细胞。

④毛细血管扩张症：毛细血管扩张症是一个局限

性的血管聚集的病变，由薄壁扩张的毛细血管聚集而成，而且管壁无弹力纤维或平滑肌细胞出现，主要发生于脑实质。但是，无邻近胶质细胞增生，也无钙化灶、含铁血黄素沉积或泡沫细胞的浸润。

8）诊断条件：如下。

血管瘤。必要条件，①紧密排列的毛细血管大小或扩张的小血管，被覆单层良性内皮细胞；②间叶性基质伴纤维母细胞；③无泡沫细胞出现。期望诊断条件为典型的神经影像学发现。

海绵状血管畸形（CM）。必要条件，①紧密排列的窦索样血管，单层扁平内皮被覆，血管壁纤维性，无动、静脉特征；②缺乏明显的输入动脉和引流静脉血管。理想诊断条件，①邻近神经组织出现含铁血黄素的沉积；②典型的神经影像学的发现。

动静脉畸形（AVM）。必要条件，不同大小直径的静脉和动脉血管聚集，病变内或通过动静脉瘘直接连接，其间无毛细血管床。理想诊断条件为典型的神经影像学发现。

毛细血管扩张症。必要条件，a. 扩张的毛细血管结构聚集分布，血管腔内被覆单层良性内皮细胞；b. 病变内混杂分布的脑神经组织无明显继发性改变。理想诊断条件为典型的神经影像学发现。

（2）血管母细胞瘤

1）定义：血管母细胞瘤是血管成分丰富的肿瘤，增生的肿瘤性间质细胞具有透明胞浆和微囊泡出现，免疫组化 α-inhibin 阳性表达，分子病理检测 *VHL* 基因异常。分级为 WHO 1 级。ICD-O 编码为 9161/1。

2）发病部位：典型者常发生于小脑，散在或多发。也见于脑干、脊髓、大脑、视网膜以及外周神经，偶尔也有少数肿瘤可见 CNS 以外器官，如骨及软组织、肝、肺、胰腺、肾、肠道和皮肤。血管母细胞瘤约占 CNS 肿瘤的 2% 以下。散发最常见，也可与 VHL 综合征相关，即遗传性疾病。临床可有颅内占位效应，CSF 回流障碍，眩晕等症状。血管母细胞瘤也会产促红细胞生成素，引起外周血的继发性红细胞增多症。血管母细胞瘤是常见 VHL 综合征表现，因此遗传学分析对于 VHL 基因胚系突变患者有重要临床意义。

3）流行病学：颅内血管母细胞瘤发病率为 0.15/100 000 人年。男女比约为 1：1。VHL 相关肿瘤通常发生于较年轻患者，出现症状年龄通常是 18 ~ 30 岁。

4）病因学及发病机制：常染色体显性遗传的 *VHL* 等位基因丢失或突变是重要发病机制，也有胚系失活性突变机制。在染色体 3P25.3 继发失活改变。除 CNS 系统病变以外，只要患者有家族史或出现其他系统表现即可诊断 VHL 综合征。在散发性患者人群中深度测序 DNA 以及甲基化研究都发现，有78% 出现 *VHL* 失活或丢失。提示 *VHL* 基因功能丧失可能在血管母细胞瘤发生发展当中发挥重要作用。脂质丰富的间质细胞会释放血管源性生长因子，包括 VEGF、HIF1 等。血管母细胞瘤 VHL 失活，导致 HIF-1a 积累于基质细胞中，且触发 HIF-1a 调节基因转录水平，包括那些编码红细胞生成素、葡萄糖转运蛋白以及葡萄糖分解的酶等。除此之外，还有 1000 余种独特的 *VHL* 突变，包括碱基代换、丢失、插入及重复排列等。其中，25% 的突变与发病相关。中枢神经系统血管母细胞瘤上调信号通路包括 EGFR、TNFα、FGFR3、PDGFRa 以及 Notch 信号通路。拷贝数页发生改变，在染色体 6q 和 6 都可出现。全外显子测序也证实多发性体细胞单核苷酸改变以及拷贝数改变与血管增生相关，*BRCA2* 基因突变也有报道。

5）大体表现：血管母细胞瘤大体表现是边界清楚的伴假包膜形成的肿瘤，可为囊性病变，出现附壁实性小结节，或表现为实性肿瘤结节。切面淡黄色，由于脂质含量较丰富。肿瘤直径最大可大于 12.5 cm，在小脑的肿瘤直径一般小于 3 cm。

6）组织病理学：血管母细胞瘤有两种主要细胞成分。一是肿瘤性基质细胞，细胞胞体比较大，而且细胞胞浆疏松空泡状，细胞学有一定改变；二是丰富反应性增生的血管性细胞成分，甚至很多情况下血管细胞的成分占比高于基质细胞成分。局部可有上皮样的排列方式，与髓外造血有关。最具特征性是基质细胞胞浆内出现大量脂质空泡，细胞核可有大小不等，边界一般清楚，但也有局灶突入脑组织，偶尔在邻近囊壁组织内见到胶质细胞反应增生和罗森塔尔纤维。

7）免疫组织化学：肿瘤细胞表达 α-inhibin、D2-40 和 brachyury（胞浆表达）多为阳性表达。可与转移性肾透明细胞癌鉴别，尤其是 VHL 综合征患者。基质细胞还表达 NSE、NCAM1、S100、ezrin、CXCR4、aquaporin-1、某些碳酸酐酶、GFAP 和 EGFR 等。RCCm、EMA、CD10 和 CAM5.2 等标志物为阴性表达时，有助于与肾透明细胞癌鉴别。

8）诊断分子病理学：无。

9）诊断条件：必要条件，肿瘤有大的、多空泡变和脂质化的基质细胞偶有深染细胞核，有丰富的毛细血管床；基质细胞免疫组化显示标志物阳性表达（至少局灶 +），或 *VHL* 基因的丢失或失活，或在希佩尔 - 林道病（von Hippel-Lindau disease）的患者中发现。理想诊断条件，见于 VHL 综合征患者，肾肿瘤相关免疫组化标志物均为阴性。

3．骨骼肌肿瘤

（1）横纹肌肉瘤

1）定义：横纹肌肉瘤是分化幼稚的恶性肿瘤，至少局部或大部区域出现骨骼肌分化，是极少见于原发性 CNS 的恶性肿瘤，主要组织学类型包括胚胎性横纹肌肉瘤、腺泡状横纹肌肉瘤、多形性横纹肌肉瘤以及梭形细胞横纹肌肉瘤。

2）流行病学及临床特征：流行病学大部分横纹肌肉瘤发生于小儿，也有少数见于成人。无特定好发部位。可发生于小脑脑桥角、脑膜、第三脑室后部、松果体区和鞍区等部位。幕上发生者约占66%，幕下约34%。临床发病症状与肿瘤部位相关。患者可有头痛、恶心和呕吐等症状。幕上可导致偏瘫，肢体乏力。幕下肿瘤容易出现颅神经麻痹等症状，而鞍区肿瘤则会出现类似于垂体腺瘤的表现。

3）病因及发病机制：病因学目前未明。虽然全身胚胎性横纹肌肉瘤同时发生痣样基底细胞癌（Gorlin 综合征），虽然颅内原发未有报道，但个别颅内病例伴 I 型神经纤维瘤病见诸报道，发生横纹肌肉瘤的危险度小于 1%。散发的胚胎性横纹肌肉瘤一般是染色体非整倍体，而且包括有第 8 号染色体的多倍体，2 号、11 号、12 号、13 号及 20 号染色体的拷贝数增多。在大部分的胚胎性横纹肌肉瘤，一个或者两个等位基因缺失多发生于 11 号染色体的位点。多为累及多个生长因子相关位点，如 IGF2、生长抑制因子 H19 和 CDKNEC 等。体细胞驱动的基因相关突变主要累及 RAS 通路（包括 NRAS、KRAS、HRAS、NF1 及 FGFR4 等）、PI3K 以及细胞周期的调控通路（包括 FBXW7、CTNNB1 等）。腺泡状横纹肌肉瘤大部分具有 t（2；13）（p36；q14）转位，同时少部分具有 t（1；13）（p36；q14）转位。可导致 PAX3-FOXO1 及 PAX7-FOXO1 融合基因异常。

4）大体表现：送检肿瘤组织中等血管供血，质地坚实。一般神经外科切除肿瘤很难做到完整切除。

5）组织学表现：最常见组织学类型是胚胎性横

纹肌肉瘤和腺泡状横纹肌肉瘤，多形性横纹肌肉瘤较少见，目前颅内未见有梭形细胞/硬化性横纹肌肉瘤报道。有不同比例未分化小细胞成分及少量出现有横纹的带状细胞成分，瘤细胞有丝分裂活性通常比较高。胚胎性横纹肌肉瘤的瘤细胞有不同比例的分化的横纹肌细胞出现，间质疏松、黏液样变性，可以出现间质胶原化区域，呈疏密相间的双相结构排列。但黏液基质与梭形细胞的比例，在不同病例中变化颇大。肿瘤细胞可以是胞体小到无定形胞浆成分，也可出现胞浆丰富的体积较大的细胞，甚至胞浆内出现嗜酸小体以及拉长的胞浆结构，同时偶见终末分化，如出现横纹或嗜酸性小体。腺泡状横纹肌肉瘤细胞密度也较高，由幼稚小圆细胞构成肿瘤。瘤细胞胞浆极少，细胞核深染，细胞黏附性较差，出现不规则腺泡状或小囊结构，也有实性区域。瘤细胞异型性明显，可见多核瘤巨细胞，细胞核排成花环状，但无明显横纹肌母细胞分化。梭形细胞性/硬化性横纹肌肉瘤异质性明显，梭形细胞束状排列，旋涡样或有鱼骨样结构，硬化性主要指圆形或卵圆形的肿瘤细胞，间质出现明显透明变性胶原纤维。多形性横纹肌肉瘤则显示成片排列的多形性明显的体积大的肿瘤细胞，亦可见多核瘤巨细胞或者多角性细胞。

6）免疫组化和鉴别诊断：瘤细胞 desmin 阳性，虽然阳性程度有所差异。骨骼肌特异性调节蛋白（myogenin、MYF4）和 MyoD1 也有阳性表达。腺泡状横纹肌肉瘤 mygonin 通常弥漫阳性。但是，胚胎性横纹肌肉瘤和梭形细胞横纹肌肉瘤可能只有点灶状阳性。MSA 和 SMA 免疫组化通常阳性。但有时异常表达标志物，包括细胞角蛋白、S100、NF 的局灶阳性表达。Ki-67 增殖指数较高。此外，PAX3-FOXO1 和 PAX7-FOXO1 融合基因异常的中枢神经系统原发的腺泡状横纹肌肉瘤，可出现 OLIG2 的异常阳性表达，此时不应误诊为 CNS 的胶质来源肿瘤。鉴别诊断首先需排除转移性横纹肌肉瘤，由外周部位继发转移至 CNS。其次，需排除原发性颅内梭形细胞肉瘤，如出现横纹肌样肉瘤组织学特征的 DICER1 突变的肉瘤。第三，需与颅内其他偶尔出现局灶骨骼肌分化的肿瘤鉴别，如髓母细胞瘤伴横纹肌样分化成分、胶质母细胞瘤伴横纹肌样分化肉瘤成分、恶性外周神经鞘膜肿瘤伴局灶横纹肌样分化成分（恶性 Triton 瘤）。还有横纹肌样脑膜瘤，松果体区好发生殖细胞肿瘤中出现横纹肌样分化成分等。

7）诊断分子病理学：大部分腺泡状横纹肌肉瘤以出现 PAX3-FOXO1 和 PAX7-FOXO1 融合基因异常为特征，一般提示预后比较差。还有其他分子学异常见于梭形细胞/硬化性横纹肌肉瘤，提示肿瘤可能具有多个亚型。遗传性和婴儿发生的硬化性横纹肌肉瘤通常具有 NCOA2 重排和 VGLL2 重排。在小儿或者是成年人发生，也出现 MyoD1 基因突变。胚胎性以及多形性横纹肌肉瘤成分并不显示特定基因重排或突变，尽管胚胎性横纹肌肉瘤通常会显示 8 号染色体重复。

8）诊断条件：必要条件，恶性幼稚细胞增生形成肿瘤，至少局灶出现免疫组化横纹肌标志物阳性表达；无非横纹肌肉瘤成分。理想诊断条件为，疑难病例应分子检测以证实 FOXO1 相关融合基因异常，但对于腺泡状横纹肌肉瘤，此融合基因异常是诊断的必须条件。

4. 未确定分化的肿瘤

（1）颅内间叶性肿瘤，FET-CREB 融合阳性型

1）定义：FET-CREB 融合阳性型颅内间叶性肿瘤是一个间叶源性肿瘤，起源于颅内表现为不同组织形态学特征，同时出现特征性的 FET RNA 结合蛋白家族基因（通常是 EWSR1，极少为 FUS 等）与 CREB 家族转录因子基因融合异常（CREB1、ATF1 或 CREM3 等）。ICD-O 编码未定，WHO 分级未定。可接受的近义诊断名词为颅内间叶性肿瘤/血管瘤样纤维组织细胞瘤。

2）流行病学及临床特征：部位多位于颅内幕上发生，幕下比较少见。大部分轴外病变与脑膜或硬脑膜联系紧密，而且也有脑室内发生可能，尽管数量较小。流行病学结果显示，大部分肿瘤发生于小儿或年轻人，但是也有 50～60 岁成人发病的报道。

3）病因及发病机制：准确病因尚未阐明，目前尚未见此肿瘤有家族性或遗传性的聚集发生。发病机制、细胞来源未知，肿瘤以出现异常融合基因（FET-CREB）为特征。这个肿瘤从分子学上与颅外血管瘤样纤维组织细胞瘤是相同的，而且与许多不同组织类型的颅外肿瘤有相同的融合基因异常，包括软组织透明细胞肉瘤、血管瘤样纤维组织细胞瘤、原发性肺黏液样肉瘤、涎腺发生透明变性的透明细胞癌，还有胃肠道发生的透明细胞肉瘤等，虽然它们之间的联系尚未明确。

4）大体表现：送检样本一般有部分包膜形成，

伴局灶出血，切面显示棕褐色，局部可有黏液胶样外观。

5）组织学表现：组织形态学特征改变较广泛，包括胶原丰富间质伴致密的细胞间质，有较多的网质纤维存在，那么瘤细胞呈合体性或是成片生长，可有网状、条索样结构，可出现纤维性间隔，肿瘤细胞形成巢团样结构。伴特殊融合基因的病变通常以星状或者梭形细胞形态为主。黏液区域丰富以及出现血管瘤样结构。部分区域可见成片上皮样细胞组成，有时黏液变性区域少，而是以增生的胶原纤维为主。

6）免疫组化：瘤细胞 CD99、EMA、desmin 通常有弥漫或局灶阳性。但少数 CD99 和 desmin 是阴性表达。CD68、CD163、波形蛋白等呈阳性，而 Syn、S100 和 MUC4 等有不同程度的阳性反应。还有 SSTR2、胶质细胞标志物、黑色素细胞和肌源性标志物，以及 CD34 和 STAT6 都是阴性表达。SMARCB1（INI1）和 SMARCA4（BRG1）均为阳性表达。瘤细胞增生活性（Ki-67）增殖指数很低。主要的鉴别诊断包括肉瘤和脊索样/微囊性/横纹肌样脑膜瘤。

7）诊断分子病理学：诊断性的 FET-CREB 基因融合异常可以应用 FISH 或者 DNA/RNA 测序技术。

8）诊断条件：必要条件，原发性颅内肿瘤；多样的组织学表现，梭形肿瘤细胞、黏液丰富间质、血管瘤样结构、或胶原丰富黏液较少区域内见上皮样细胞分布；证实异常融合基因（FET-CREB）。理想诊断条件为 CD99、EMA、desmin 的免疫组化阳性表达。

（2）CIC 重排肉瘤

1）定义：CIC 重排肉瘤一般位于神经轴内，是高级别低分化肉瘤，遗传特征是出现 CIC 的融合基因重排。此肿瘤诊断一般利用 DNA 甲基化芯片检测。ICD-O 编码为 9367/3。

2）流行病学及临床特征：发病部位一般发生于深部软组织，10% 病例累及内脏，包括颅内、脊髓内以及神经轴内、外等。中枢神经系统的转移性病变也有发生。患者一般表现为神经系统症状，也有颅内压增高特征，包块占位效应也可出现。约占中枢神经系统肿瘤的 0.44%。患者主要是年轻人和青春期儿童，但是老年患者偶尔也有报道。

3）病因及发病机制：病因学不清。所有 CIC 重排肉瘤，无论解剖部位都会出现肿瘤性基因融合异常，即 CIC 转录抑制基因与下述基因的融合

异常。最常见 DUX4，其他还有 FOXO4、LEUTX、NUTM1、或 NUTM2A 等基因异常融合。大部分外周此肿瘤由于 t（4；19）（q35；q13）、t（10；19）（q26；q13）转位，导致 CIC-DUX4 融合基因异常，即 CIC 的 C 端与 DUX4 的 N 端融合，促使 CIC 抑制转录的功能变为活化促转录的功能。CIC-DUX4 的融合基因异常导致下述基因病理性上调，如 PEA3 家族基因（ETV1、ETV4、ETV5）、CCND2 和 MUC5AC。大多数中枢神经系统原发此肿瘤多见 CIC 与 NUTM1 的基因融合。

4）大体表现：肿瘤边界清楚，切面为灰白色或灰黑色，质地较软，通常有出血或坏死出现。

5）组织学表现：中枢神经系统 CIC 重排肉瘤与中枢神经系统以外发生的组织学特征相似。可见成片高度未分化小圆细胞成分，间杂局灶坏死。也有分叶状生长伴间质粗大胶原纤维增生以及较多小圆肿瘤细胞成分。同时有散在上皮样或梭形肿瘤细胞出现。黏液变性间质常见。肿瘤细胞核仁清楚以及嗜酸性的胞浆出现。即使 CIC 基因与非 DUX4 融合，也有类似组织学特征，组织学分级是 WHO 4 级。

6）免疫组织化学：CD99 可以出现斑片状或者是较弱的阳性表达。WT1 和 ETV4 常为阳性表达，而且 NKX2.2 阴性表达，以上均有助于区分 CIC 重排肉瘤与尤因肉瘤的鉴别诊断。偶尔也有不典型的表达特征，如散在的较弱的细胞角蛋白、钙网蛋白、α-SMA 以及神经丝蛋白的表达等。伴有 CIC-NUTM1 融合的肿瘤，则 NUT 为阳性表达。同时瘤细胞和保持有核的 INI1 和 BRG1 阳性表达，据此可与不典型畸胎样/横纹肌样瘤区别。

7）诊断分子病理学：当有疑问病例时，需进行分子检测，以证实 CIC 基因融合。分离 FISH 探针可提供相关分子检测。此外，RNA 序列分析和甲基化芯片分析也是相应的检测技术。

8）诊断条件：必要条件，CIC 基因融合的证据；瘤细胞主要是小圆细胞为主；轻度瘤细胞核异型性；混合上皮样瘤细胞和梭形肿瘤细胞成分；不同比例的黏液样间质；部分 CD99 阳性及常见的 ETV4 和 WT1 阳性表达。理想诊断条件，DNA 甲基化模式与 CIC 重排肉瘤相匹配。

（3）原发性颅内肉瘤，DICER1 突变型

1）定义：DICER1 突变型原发性颅内肉瘤是一种颅内原发肉瘤，伴 DICER1 基因突变。组织学显示

梭形细胞或多形性肿瘤细胞。可有胞浆内嗜酸性小球，免疫组化显示肌源性分化，偶可有局灶软骨样分化。此肿瘤遗传学出现 DICER1 基因突变，可能为体细胞突变，也可能为胚系突变（DICER1 综合征在 CNS 的表现）。ICD-O 编码为 9480/3。

2）流行病学及临床特征：男女比是 1 : 1，中位发病年龄为 6 岁，年龄范围是 2 ~ 76 岁。由于病例罕见，目前准确的人群发病率尚未报道。临床症状包括头痛、抽搐以及局灶肿瘤部位相关的神经系统症状。

3）病因及发病机制：这一肿瘤发生是由于承担 microRNA 处理酶的 DICER1 基因遗传功能的破坏而驱动的。主要是一个等位基因出现功能丧失，同时合并另一等位基因错义突变，累及位于 RNaseIIIb 的金属离子结合残基。由于对 microRNA 处理功能影响，大部分肿瘤 p53 信号通路失活，通过 TP53 基因突变、ATRX 突变或丢失，同时由于通过 KRAS、NF1、PDGFRA 的突变上调相关的 MAPK 通路活化水平，促进肿瘤发生和发展。目前已知的其他间叶性脑肿瘤融合基因异常在此肿瘤中均未发现，而与外周发生的 DICER1 突变阳性的肉瘤（如肾、宫颈）均具有相同遗传学改变。肿瘤细胞组织学起源不明。

4）大体表现：此肿瘤一般单发，边界相对清楚，质地较紧密，可有局灶出血改变。

5）组织学表现：肿瘤细胞紧密排列，通常累及软脑膜、硬脑膜、及浸润邻近脑组织。瘤细胞具有明显多形性，而且大部分为梭形细胞，呈束状排列或弥漫性生长方式，局部有肌源性分化成分，小灶区的软骨样分化亦可见。而瘤细胞胞浆内嗜酸性小球通常可见。

6）免疫组织化学和特殊染色：与其他肉瘤类似，肿瘤的间质有丰富基底膜物质以及 IV 型胶原，网织纤维染色阳性。细胞质内嗜酸性小球 PAS 阳性。免疫组化表型包括肌源性标志物阳性，如 desmin、SMA、偶有 myogenin 的阳性表达多为局灶和斑片状表达；p53 部分阳性表达；而 ATRX 阴性表达。其他的标志物包括 GFAP、OLIG2、细胞角蛋白、EMA、S100、SOX10 以及 SOX2 等均阴性，TLE-1 核阳性，而 H3K27Me3 缺失表达。鉴别诊断首先需要排除胸膜肺母细胞瘤 CNS 转移。其他包括间变性 / 恶性脑膜瘤、恶性孤立性纤维性肿瘤、胶质肉瘤以及其他亚型肉瘤，包括横纹肌肉瘤、纤维肉瘤以及滑膜肉瘤等。

7）诊断分子病理学：DICER1 突变是最常见于一个等位基因热点区 RNA 酶 IIIb 功能簇的错义突变，伴有另一等位基因的截断突变。某些肿瘤为单个 DICER1 基因突变伴杂合性消失。此肿瘤的 DNA 甲基化检测具有独特甲基化谱，有助确诊，虽然此种表遗传学的检测结果与颅外发生的肉瘤是否有部分重叠尚不得而知。

8）诊断条件：必要条件，原发性颅内肉瘤；病因性的 DICER1 基因突变（体细胞 / 胚系突变）；DNA 甲基化检测结果支持 DICER1 突变型原发性颅内肉瘤的诊断。

（4）尤因肉瘤

1）定义：中枢神经系统发生的尤因肉瘤是骨外小圆细胞肉瘤，其分子特征为 FET 家族基因（通常为 EWSR1）与另一 ETS 家族（多为 FLI1）的异常融合基因。ICD-O 编码为 9364/3。

2）流行病学及临床特征：骨外发生的尤因肉瘤约占 12%，其中少部分是发生于颅内或脊柱，包括脑膜、椎旁以及神经根相关部位，也可累及圆锥部。骨内原发肿瘤也可穿透骨组织侵及 CMS。临床症状与病变部位有关，可产生头痛、骨折以及发烧等。在转移性病变中，发热更为明显。流行病学研究证实尤因肉瘤是最常见的小儿和年轻人发生的肿瘤，在老年人中偶见，50 岁以上的患者非常罕见。此肿瘤绝大部分散发，虽然也有少数病例出现胚系突变，TP53、PMS2、RET 等突变，那么这些突变是否为致病因素或伴发现象尚不得而知。

3）病因及发病机制：肿瘤出现特征性基因融合，即 FET 家族的成员（大多为 EWSR1，少见 FUS 基因）与 ETS 转录因子家族成员异常融合（FLI1 > ERG > > ETV1、ETV4 及 FEV）。染色体转位 t（11；22）（q24；q12）则导致 EWSR1 与 FLI1 基因融合，这一分子异常约占 85%，其他还有与 STAG2（15% ~ 22%）、CDKN2A（12%）等融合，以及少数有 TP53 突变。这些分子生物学异常均提示较差预后。

4）大体表现：尤因肉瘤组织灰白色，质软，切面鱼肉状，伴有局灶坏死及出血，有时神经组织侵犯亦可见。

5）组织学表现：经典尤因肉瘤主要由单形性原始的小圆细胞构成，有时细胞增生活性很高的，肿瘤细胞可以片状排列，核染色质比较细腻，有少量的透明或无定形胞浆，糖原含量丰富的，PAS 染色阳性。间质网织纤维丰富。局部可有神经元分化，常见于 Homer-Wright 菊形团中央神经胶质成分。这一肿瘤曾被认为是"外周原始神经外胚叶肿瘤"，目前已不推荐使用此名词。除了节样细胞分化偶可见到，化疗后标本通常有广泛坏死。此肿瘤分级是 WHO 4 级。

6）免疫组织化学：如表 4-4-5 所述，三个重要的标志物（CD99、PAX7、NKX 2.2）有助于鉴别诊断。神经元标志物可阳性，尤其是对于菊形团中央可有节细胞样的免化标志物的阳性表达。鉴别诊断包括：外周发生的神经母细胞瘤，一般 CD99 阴性；间叶性软骨肉瘤，CD99 可以有弥漫阳性表达，但瘤组织出现透明软骨细胞成分。有特征性的分子遗传学异常 HEY1-NCOA2 基因融合异常。除此之外，CD99 表达还可见于孤立性纤维性肿瘤或不典型横纹肌样胚胎性肿瘤（AT/RT），还有其他胚胎性肿瘤需要区分。

表 4-4-5　尤因肉瘤的免疫组化标志物应用		
免疫染色	敏感性	特异性
CD99（弥漫膜阳性）	近 100%	87%
PAX7（核染色）	近 100%	88%
NKX2.2（核染色）	93% ～ 100%	85% ～ 88%

7）诊断分子病理学：绝大部分中枢神经系统原发的尤因肉瘤需要分子检测，已证实存在 FET-ETS 的融合基因。在典型的组织病理学特征基础上，分离的 FISH 检测技术可应用。但其他伴有 EWSR1 融合的肿瘤需要区分，如促纤维增生性小圆细胞肿瘤、颅内间叶性肿瘤伴 FET-CREB 融合基因异常、肌上皮肿瘤和某些中枢神经系统原发的轴内的肿瘤（节细胞胶质瘤和室管膜瘤等）。若诊断有疑问时，应用二代测序技术将是更精准、效率更高的检测选择。

8）诊断条件：必要条件，小圆细胞的形态学特征；弥漫 CD99 的膜阳性表达；FET-ETS 融合基因。理想诊断条件为 NKX2.2 阳性表达和 PAX7 阳性表达。

（二）软骨及骨肿瘤

1．软骨源性肿瘤　软骨源性肿瘤包括良性肿瘤和恶性肿瘤，颅内及脊椎发生的软骨源性肿瘤大多为恶性，CNS 常见的恶性软骨源性肿瘤组织学类型包括间叶性软骨肉瘤、软骨肉瘤、去分化软骨肉瘤。

（1）间叶性软骨肉瘤

1）定义：此肿瘤是一种少见的具有双相组织结构的恶性肿瘤，主要由未分化小圆、卵圆形或梭形细胞组成，同时有小灶分化好的透明软骨岛成分。其分子遗传学特征是 HEY1-NCOA2 基因融合异常。ICD-O 编码为 9240/3。无组织学亚型。

2）流行病学及临床特征：颅内发生部位较为常见，其次就是额顶叶以及胸椎部位。大约有 60% 的病例与硬脑膜粘连。临床症状由于颅内肿瘤占位效应，及脊髓压迫导致的症状。流行病学此瘤主要发生于 20 ～ 30 岁，但是也有超出此年龄范围的病例。

3）病因及发病机制：病因学不明，发病机制所有间叶性软骨肉瘤都有这种高度特异的分子遗传学异常，即 HEY1-NCOA2 融合基因形成。

4）大体表现：肿瘤分叶状结构，切面棕灰色，质地紧实，伴有不同程度钙化灶出现，

5）组织学表现：间叶性软骨肉瘤由原始小圆细胞成分混有小岛样分化好的透明软骨灶构成。对于取材范围局限的粗针穿刺活检标本，由于肿瘤成分不完整，有可能漏诊 / 误诊。此外，与外周软组织发生的相比较，中枢神经系统原发间叶性软骨肉瘤的瘤细胞更接近梭形，若坏死不明显，可见到密集排列的瘤细胞区域出现鹿角样血管结构，类似于孤立性纤维性肿瘤，需进一步免疫组化或分子检测来加以鉴别。不同程度和数量的中央钙化灶可以出现，或是有软骨内骨化和钙化，以及透明软骨岛的钙化伴有嗜酸性的骨样基质形成等。

6）免疫组织化学：肿瘤的原始小圆细胞成分 CD99、EMA、myogenin、MyoD1、NKX3.1 等均可有阳性表达，而其他标志物（GFAP、角蛋白、SMA 和 ER 等）均为阴性表达。

7）诊断分子病理学：肿瘤出现 HEY1-NCOA2 基因融合异常。

8）诊断条件：必要条件，分化很差的肿瘤，瘤细胞体积小、蓝染、圆形细胞核，核浆比较高，出现不同比例的透明软骨成分；缺乏软骨成分时，证实特征性的异常融合基因 HEY1-NCOA2。

（2）软骨肉瘤

1）定义：软骨肉瘤是一种恶性间叶源性肿瘤伴有软骨样分化。组织学类型包括普通中央型软骨肉瘤、去分化中央型软骨肉瘤、外周型软骨肉瘤以及透明细胞型软骨肉瘤等。

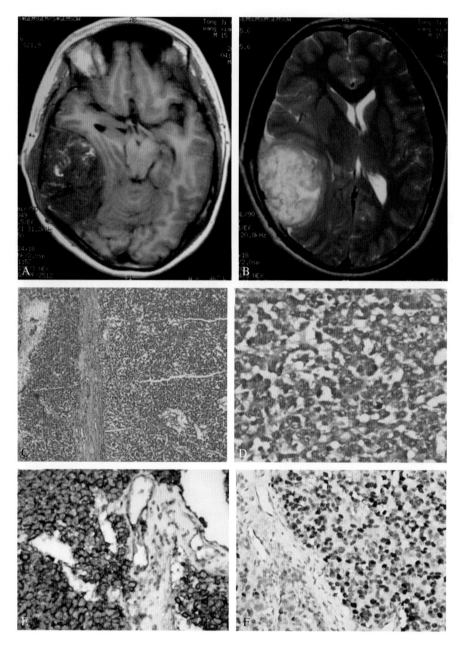

图 4-4-90 脑膜发生的尤因肉瘤的影像学及组织病理学特征。A．核磁共振 T$_1$ 像显示肿瘤源于脑膜组织，主为低信号，伴少量不均匀的高信号区；B．核磁共振 T$_2$ 像显示肿瘤组织主为高信号，水肿明显；C．低倍镜显示肿瘤细胞弥漫分布，瘤细胞胞浆较少，核密集排列，有轻至中度异型性，但未见明确坏死；D．高倍镜显示梭形肿瘤细胞部分体积增大，部分瘤细胞核仁结构清楚；E．免疫组化显示瘤细胞胞膜的 CD99 强阳性表达；F．免疫组化显示瘤细胞胞核 NKX2.2 阳性表达

2）部位及临床特征：在中枢神经系统，软骨肉瘤最常见发病部位是颅底、脊椎和骶尾部。大脑镰旁较少见。而脑实质、脑膜以及骨外软骨肉瘤都极为罕见。临床表现为逐渐增大伴疼痛的包块，神经系统症状有部位依赖性。颅底病变可导致颅神经瘫痪。颅内的软骨肉瘤约占整个中枢神经系统肿瘤 1%。颅底软骨肉瘤的发病率略低于颅底发生的脊索瘤。大部分软骨肉瘤是散发的，但是也有少数遗传性内生性软骨瘤病，如奥利尔病、马夫奇综合征，其继发软骨肉瘤的风险性增高。多发性骨软骨瘤病一般有胚系基因的突变，如 *EXT1*、*EXT2*。

3）病因及发病机制：病因不清，约 60% 中枢神经系统原发软骨瘤性肿瘤伴有 *IDH1* 或 *IDH2* 突变，*IDH1* 的突变在颅底软骨肉瘤更为多见。而外周颅面骨软骨肉瘤的 *IDH* 突变并无报道。

4）大体表现：肿瘤切面有光泽，灰褐或灰白色，质地坚实，小叶状包块，通常无出血灶，但黏液性物多见。

5）组织学表现：透明软骨型软骨肉瘤为侵袭性生长方式，细胞密度中等而且瘤细胞陷入软骨陷凹伴嗜碱性基质出现。黏液液性软骨肉瘤的梭形和星状肿瘤细胞漂浮在嗜碱性透明的黏液基质内，肿瘤细胞为小 - 中等大小，而且不形成成片或成团的小巢状结构，细胞质可拉长，且可与邻近瘤细胞交错排列形成复杂的交织网状结构。颅底的软骨肉瘤 60% 以上是混合性透明软骨型和黏液型软骨肉瘤。根据组织学细胞密度、细胞异型性、有丝分裂活性等软骨肉瘤可分为 1 ～ 3 级（大部分颅底软骨肉瘤是低级别的 WHO 1 级），分级诊断标准如下。WHO 1 级，瘤细胞大小形态一致，双核瘤细胞易见，但未见有丝分裂象；WHO 2 级，肿瘤细胞密度增加，细胞核异型性较大，核染色质较深染，细胞体积较大，基质黏液变性，可见核分裂象；WHO 3 级，肿瘤细胞密度高，异型性非常明显，核分类像易见。

6）免疫组织化学：S100、D2-40 阳性，ERG 可阳性，部分肿瘤 IDH1 可阳性。细胞角蛋白和 brachyury 均为阴性。去分化软骨肉瘤出现 H3K27me3 丢失。第一个需要进行鉴别诊断的是脊索瘤，肿瘤细胞排列成片或者是小槽状，瘤细胞免疫组化，CK 是阳性，brachyury 是阳性，有 6% 的软骨肉瘤可以有 EMA 阳性。

7）诊断分子病理学：约 60% 中枢神经系统原发软骨瘤性肿瘤伴有 IDH1 或 IDH2 突变。

8）诊断条件：必要条件，恶性肿瘤组织学特征伴有软骨分化；免疫组化标志物表达特征支持软骨肉瘤。

（3）去分化软骨肉瘤：作为软骨肉瘤的组织学类型之一，特点是具有两种截然不同成分的组织像。两种组织交界区由低级别肿瘤区突然直接转变为高级别肿瘤区，高级别肿瘤区显示多形性梭形细胞肉瘤，甚至可出现骨肉瘤或还有其他肉瘤成分分化的特征。

2.脊索肿瘤

（1）脊索瘤

1）定义：脊索瘤是一种原发于骨的恶性肿瘤，肿瘤显示有脊索样的分化特点，WHO 新版骨和软组织肿瘤分类界定的组织学类型有常规型 -NOS（部分为软骨样型）、分化差的及去分化脊索瘤等。所有类型脊索瘤都是恶性肿瘤，ICD-O 编码为 9370/3。

2）流行病学及临床特征：脊索瘤发生于中轴骨，特别在颅底和骶尾部。中轴外部位是极为罕见的。脊索瘤占 CNN 发生肿瘤 0.5%。

3）病因及发病机制：脊索瘤发病散发为多，但有极少数情况下，与小儿结节性硬化有联系，而且有家族性病例报道，出现胚系 TBXT 基因重复变异。

4）大体表现：一般送检实性肿瘤组织，伴部分凝胶样外观，破坏邻近的骨组织和软组织。

5）组织学表现：肿瘤细胞呈条索状或巢团状分布，瘤细胞大，胞浆透明或嗜酸性空泡状。为增生纤维组织间隔所包绕。核包涵体或碎裂偶见，但是未见明显核仁、有丝分裂相及凋亡小体。去分化脊索瘤出现双相组织结构，低级别的肿瘤成分与高级别肿瘤区域直接转变，没有移行现象，甚至 brachyury 和 cytokeratin 的表达都可能在去分化的肿瘤组织区域内表达丢失。分化差的脊索瘤的肿瘤细胞呈上皮细胞样、实性细胞以及横纹肌样形态，极少见液滴状细胞。免疫组化特征是出现 SMARCB1（INI1）表达缺失，虽然其分子机制与 AT/RT 的情况不同。脊索瘤鉴别诊断以与良性脊索细胞肿瘤的鉴别最为重要。

6）免疫组织化学：brachyury、cytokeratin、EMA 表达阳性，部分病例 S100 为阳性表达，免疫组化不能区分脊索瘤和良性脊索细胞肿瘤。当鉴别诊断不能完全确定时，有学者建议可以采用不典型脊索肿瘤的诊断，虽然有争议，但不失为对诊断困难的客观反映。

7）诊断分子病理学：无。

8）诊断条件：必要条件，中轴线骨发生的肿瘤；成片的细胞巢团形成小叶，主由液滴状细胞构成，位于黏液样或软骨样基质内；在某些上皮样细胞或实性细胞肿瘤，SMARCB1（INI1）表达缺失可证实分化差脊索瘤的诊断。

（2）去分化脊索瘤：见上文。

（3）低分化脊索瘤：见上文。

八、黑色素细胞肿瘤

（一）概述

中枢神经系统原发性黑色素细胞肿瘤是起源于软脑膜黑色素细胞的弥漫性或局限性肿瘤。2021 年，第 5 版 WHO 神经系统肿瘤分类将 CNS 原发性黑色素细胞肿瘤分为：弥漫性脑膜黑色素细胞肿瘤，包括脑膜黑色素细胞增多症（melanocytosis）和脑膜黑色素瘤病（melanomatosis）；局限性脑膜黑色素细胞肿瘤，包括脑膜黑色素细胞瘤（melanocytoma）和脑膜黑色素瘤（melanoma）。

原发性脑膜黑色素细胞肿瘤罕见，肿瘤呈局限性或弥漫性生长方式，生物学行为呈良性或恶性。分化良好的局限性肿瘤称为脑膜黑色素细胞瘤，而与其对应的恶性肿瘤则为脑膜黑色素瘤。伴有分裂活性增加或 CNS 实质侵袭的脑膜黑色素细胞瘤为中等级别黑色素细胞瘤（intermediate-grade melanocytoma）。弥漫性脑膜黑色素细胞肿瘤以广泛累及蛛网膜下腔为特征，伴有或不伴局灶肿块形成。根据病变呈现的良性或恶性的组织学形态，分别称之为脑膜黑色素细胞增多症，或脑膜黑色素瘤病。

免疫表型：肿瘤细胞 HMB-45 表达率 86% ～ 97%，大多数肿瘤阳性表达黑色素 A 及 S100。肿瘤细胞极少表达 GFAP、NF、CK 和 EMA。黑色素细胞瘤与黑色素瘤的瘤细胞间缺乏 IV 型胶原和网织纤维，仅见于血管和肿瘤细胞巢周围。Ki-67 增殖指数在低级别黑色素细胞瘤为 0 ～ 2%，中级别黑色素细胞瘤 1% ～ 4%，原发性黑色素瘤平均为 8%。

超微结构：黑色素肿瘤细胞缺乏细胞连接，含有不同发育阶段的黑色素小体。

1976 年，Hayward 首次建立 CNS 原发性黑色素细胞病变的诊断标准：无 CNS 以外（皮肤、黏膜、视网膜等）的恶性黑色素瘤；肿瘤位于软脑（脊）膜或脊髓髓内、垂体、松果体、脑内单发占位；病变经病理形态学证实。

分子病理检测有助于原发性脑膜黑色素细胞肿瘤的诊断。*GNAQ*、*GNA11*、*PLCB4* 和 *CYSLTR2* 基因突变与甲基化谱的分析有助于 CNS 原发性脑膜黑色素细胞肿瘤的诊断，并与诸如恶性黑色素性神经鞘瘤的其他色素性 CNS 肿瘤相鉴别提供依据。肿瘤存在 *EIF1AX*、*SF3B1* 或 *BAP1* 突变（*BAP1* 突变导致免疫组织化学水平的 BAP1 蛋白表达缺失）、3 号染色体单倍体、或复杂的拷贝数变异，提示侵袭性生物学行为，符合原发性脑膜黑色素瘤的分子病理特征。儿童原发性脑膜黑色素瘤、脑膜黑色素细胞增多症和黑色素瘤病常有 *NRAS* 突变，偶尔 *BRAF* 突变。

原发性脑膜黑色素瘤通常具有高侵袭性和抗放射治疗，预后差，可以发生硬膜外转移。然而，原发性脑膜黑色素瘤患者（特别是原发肿瘤能够完全切除者）的预后明显好于皮肤黑色素瘤的 CNS 转移患者。脑膜黑色素细胞增多症早期可无临床症状表现，持续时间不等，然而一旦出现症状，则预后差。目前，*NRAS* 突变的儿童脑膜黑色素瘤和黑色素瘤病患者的预后极差。

（二）弥漫性脑膜黑色素细胞肿瘤：黑色素细胞增多症和黑色素瘤病

1．定义 脑膜黑色素细胞增多症：黑色素性细胞起源于软脑膜黑色素细胞，形态温和，呈弥漫性或多灶性的脑膜增生病变。ICD-O 编码为 8728/0。脑膜黑色素瘤病：黑色素瘤细胞起源于软脑膜黑色素细胞，呈弥漫性或多灶性的脑膜增生病变，常有 CNS 侵犯。ICD-O 编码为 8728/3。

2．流行病学及临床特征

（1）弥漫性脑膜黑色素细胞性肿瘤非常罕见，人口发病率不详。孤立性原发性脑膜黑色素细胞增多症极少发生于儿童，绝大多数与神经皮肤黑变病（neurocutaneous melanosis，NCM）（即斑痣性错构瘤病）相关。NCM 是一种罕见的神经皮肤综合征，以皮肤巨大或多发先天性黑色素细胞痣，累及躯干或头颈部（图 4-4-91），伴有弥漫性软脑膜良性或恶性黑色素细胞肿瘤为特征，主要发生于 2 岁以内的婴幼儿，无性别及种族差异。NCM 的年发病率为（0.5 ～ 2）/10 万。脑膜黑色素瘤病患者具有双峰年

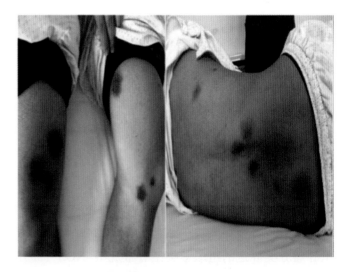

图 4-4-91 神经皮肤黑变病，伴有弥漫性软脑膜黑色素细胞增生症，双下肢及背部多发色素痣

龄分布特点，既可以发生于儿童，伴有或不伴神经皮肤黑变病，也见于成人（通常为 40 岁左右）。

NCM 诊断标准为：①皮肤巨大色素痣（成人直径 ≥ 20cm；新生儿头部直径 ≥ 9 cm，或躯体直径 ≥ 6cm）；或多发色素痣（≥ 3 个）；② CNS 黑色素细胞肿瘤（良性或恶性）；③无身体其他部位恶性黑色素瘤。

（2）脑膜黑色素细胞增多症和黑色素瘤病累及幕上、幕下软脑膜，并延伸至血管周围间隙。脑膜黑色素瘤病常侵及 CNS 实质，病变通常广泛累及蛛网膜下腔，偶尔形成局灶或多灶的结节性病变。最常见部位包括颞叶、小脑、脑桥、延髓和脊髓。

（3）脑膜黑色素细胞增多症或黑色素瘤病相关的神经系统症状继发于脑积水或 CNS 实质损害的局部效应。常见症状包括神经精神症状、肠和膀胱括约肌功能障碍、感觉和运动功能失调。一旦发生恶性变，症状进展迅速，随着颅内压增高，导致烦躁不安、呕吐、昏睡和癫痫发作。与神经皮肤黑变病相关的病例，在皮肤黑色素痣较大的患者中，10% ～ 15% 的患者因脑膜黑色素细胞增多症出现临床症状，巨大先天性黑色素痣的无症状儿童患者，其影像学检查证实 23% 病例可见 CNS 累及。其他病变包括交通性脑积水、蛛网膜囊肿、脊髓空洞症、脑肿瘤（星形细胞瘤、脉络丛乳头状瘤、室管膜瘤和生殖细胞瘤），以及其他结构缺陷或畸形病变，如第四脑室孔闭塞综合征（Dandy-Walker 综合征）（图 4-4-92）、Chiari 畸形。黑色素瘤、神经累及和死亡的发生率与成人时先天性黑色素细胞痣的预期最大尺寸密切相关。

3. 病因及发病机制

（1）弥漫性脑膜黑色素细胞肿瘤和起源于黑色素细胞的前体细胞有关，后者获得合子后体细胞突变（通常为 NRAS，染色体 1p13）之后到达 CNS。少数情况下弥漫性黑色素细胞增多症可能与 BRAF 突变有关。

（2）脑膜黑色素瘤病和黑色素细胞增多症通常和 NRAS 合子后体细胞突变有关，后者在肿瘤发生的多个环节过程中为首发事件。NRAS 是 RAS GTP 酶家族的一部分，作为分子开关的 RAS GTP 酶，其功能是调节激活 RAF/MEK/ERK 和 PI3K/AKT/mTOR 通路。NRAS 突变主要发生在第 2 外显子的 61 位密码子，位于 GTP 酶的催化中心，引起 NRAS 结构性激活，导致细胞增殖和生长。神经皮肤黑变病患者中，突变的 NRAS 基因的扩增，代表一种侵袭性的遗传机制，导致 CNS 黑色素瘤和广泛播散性先天性黑色素瘤。

4. 大体表现　弥漫性黑色素细胞增多症以软脑膜黑色素沉着为特征（图 4-4-93），不形成肿块，蛛网膜下腔呈现致密的局限性或多灶性黑色病变；脑膜呈灰暗的云雾状。黑色素沉积最常见于小脑、脑桥、延髓和颞叶。脑膜黑色素瘤病的病灶呈大小不等的灰褐色或黑色结节状覆盖于脑和脊髓表面，可见 CNS 实质内及蛛网膜下腔多灶出血。

5. 组织学表现

镜下改变取决于软脑膜黑色素细胞的病理性增生程度及病变的黑色素含量。多数黑色素细胞病变含有

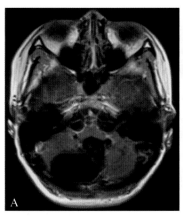
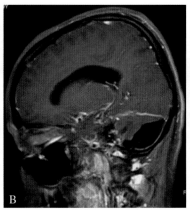
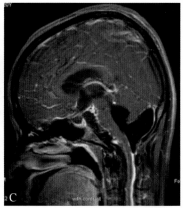

图 4-4-92　弥漫性软脑膜黑色素细胞增生症，伴 Dandy-Walker 畸形。A. MRI 增强扫描轴位 T_1WI 显示小脑半球类圆形低信号囊性占位，第四脑室受压；B、C 矢状位显示颅内广泛脑膜及脊膜强化，后颅凹囊性占位，Dandy-Walker 畸形（北京清华大学附属玉泉医院周文静教授提供）

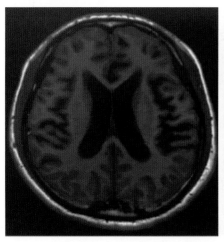
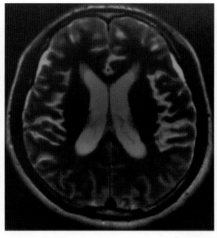
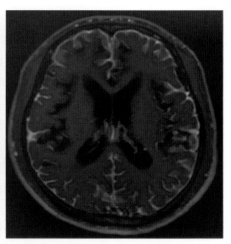

图 4-4-93 弥漫性软脑膜黑色素细胞增生症。MRI 扫描显示 T_1WI 及 T_2WI 软脑膜弥漫性病变，增强后弥漫强化

黑色素颗粒，均匀分布于肿瘤细胞内或间质的巨噬细胞中（图 4-4-94）。少数黑色素细胞病变不含黑色素颗粒，诊断需借助于电镜或免疫组织化学标志物明确。肿瘤细胞具有多种形态表现，包括梭形、圆形、卵圆形和立方形（图 4-4-95）。脑膜黑色素细胞增多症的细胞形态温和，呈上皮样或梭形巢状排列。黑色素细胞相对较小，胞浆中等，无典型黑色素瘤的细胞间变特征，核分裂罕见（图 4-4-96）。脑脊液细胞学检查可见散在或成团的异型细胞，并见胞浆内色素颗粒（图 4-4-97），免疫细胞化学染色可以证实黑色素细胞性质。黑色素细胞弥漫性浸润软脑（脊）膜，也可播散至血管周围间隙中，累及蛛网膜下腔，但无CNS 实质侵犯。

组织细胞形态相似于脑膜黑色素细胞增多症，尽管细胞形态温和，但有明确 CNS 实质侵犯的病变，应被视为脑膜黑色素瘤病。典型的脑膜黑色素瘤病由恶性黑色素细胞弥漫或多灶性增生所致。肿瘤富于

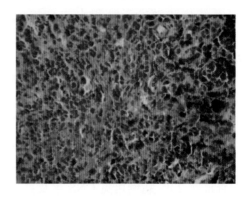

图 4-4-95 弥漫性软脑膜黑色素细胞增生症，黑色素细胞圆形、卵圆形，含有多少不等色素颗粒

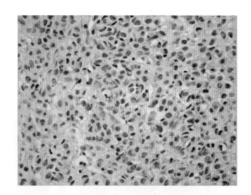

图 4-4-96 弥漫性软脑膜黑色素细胞增生症。退色素颗粒观察，黑色素细胞大小相对一致，核圆形、卵圆形，偏位，核仁小，核分裂象罕见

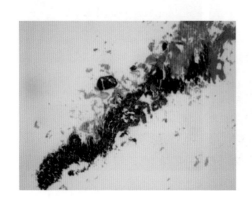

图 4-4-94 弥漫性软脑膜黑色素细胞增生症，软脑膜-蛛网膜可见噬色素细胞性病变

细胞，异型性显著，核分裂计数增多（> 2/10HPF），核仁明显或增多，MIB-1 标记指数增高（> 3%），并出现肿瘤坏死，CNS 实质和硬（脊）膜侵犯。

在恶性变的脑膜黑色素细胞增多症中，肿瘤浸润区域可见间变性肿瘤细胞成分，非浸润区域肿瘤细胞

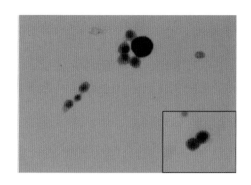

图 4-4-97 弥漫性软脑膜黑色素细胞增生症。脑脊液细胞学检查，可见散在或成团的异型细胞，胞浆丰富，胞浆内见色素颗粒，核偏位，可见核仁（右下插图），未见核分裂象；并见较大的噬色素吞噬细胞

可无间变特征。脑膜黑色素瘤病的脑脊液细胞学呈现非典型细胞呈上皮细胞样特征，可见胞浆内黑色素颗粒，免疫细胞化学染色表达黑色素细胞标志物。

6．诊断分子病理学 基因突变和 DNA 甲基化谱分析有助于鉴别转移性皮肤黑色素瘤和原发性脑膜黑色素细胞肿瘤。儿童脑膜黑色素细胞增多症和脑膜黑色素瘤病常与 *NRAS* 体细胞突变相关。

7．诊断条件 必要诊断条件，弥漫性或多灶性原发性脑膜黑色素细胞肿瘤，脑膜黑色素细胞增多症：无 CNS 实质浸润，无显著的细胞异型性，无核分裂活性，无坏死；脑膜黑色素瘤病：CNS 实质浸润，和（或）显著的细胞异型性，和（或）核分裂活性，和（或）坏死。理想诊断条件，脑膜黑色素细胞增多症 / 黑色素瘤病患儿常有 *NRAS* 突变，罕见 *BRAF* 突变。

8．预后 脑膜黑色素细胞增多症可无临床症状表现，持续时间不等，然而一旦出现症状，预后差。病变弥漫广泛，手术不能完整切除，对放疗不敏感。一组 39 例 NCM 患者，多数死于 10 岁以内；50% 患者于出现神经系统症状后 3 年内死亡。黑色素瘤病常呈侵袭性过程，预后极差。出现神经系统症状的 CNS 黑色素瘤病死亡率极高，平均生存时间仅为 5 个月。脑室腹腔分流术缓解脑积水的患者，出现并发症——腹膜黑色素瘤病，预后差。鉴别原发性（弥漫性）脑膜黑色素细胞肿瘤和来源于硬膜外（通常为皮肤）转移播散性的黑色素瘤，对于指导预后和治疗至关重要。NCM 中软脑膜黑色素细胞增多症，恶变的高峰年龄小于 5 岁，恶变几率为 2% ～ 42%。

（三）局限性脑膜黑色素细胞肿瘤：脑膜黑色素细胞瘤和恶性黑色素瘤

1．定义 局限性脑膜黑色素细胞肿瘤是起源于软脑膜黑色素细胞的肿瘤，组织学形态从分化良好的肿瘤（脑膜黑色素细胞瘤）到侵袭性生长的恶性肿瘤（脑膜黑色素瘤）。如果肿瘤呈现温和的组织学形态，但核分裂计数增多，或有 CNS 实质侵袭，则定义为中等级别黑色素细胞瘤（intermediate-grade melanocytoma）。脑膜黑色素细胞瘤的 ICD-O 编码为 8728/1。脑膜黑色素瘤的 ICD-O 编码为 8720/3。

2．流行病学及临床特征 脑膜黑色素细胞瘤和黑色素瘤罕见，占脑膜肿瘤的 0.06% ～ 0.1%。脑膜黑色素细胞瘤发病率约为 0.01/10 万。肿瘤发生于任何年龄患者，但最常见于 40 ～ 50 岁。在两个相对较大型的报道中，确诊时患者平均年龄在脑膜黑色素细胞瘤中为 45.6 岁（23 ～ 69 岁），在黑色素瘤中为 53.7 岁（15 ～ 86 岁）。脑膜黑色素瘤发病率为 0.005/10 万。另据报道，脑膜黑色素瘤确诊时的平均年龄在成人中为 48.5 岁，在儿童中为 5.4 岁（平均 3.0 岁）。除了散发病例之外，多数肿瘤与 NCM 相关。

3．病因及发病机制

（1）大多数分化良好的脑膜黑色素细胞瘤，无拷贝数变异，或者数量有限。通常累及单一的染色体，或单一染色体的大部分，或有限数量的染色体。黑色素细胞瘤中染色体改变可能包括 8q 和 6p 的获得，1p 和 6q 的缺失，以及 3 号染色体的单倍体，后者改变见于中等级别的肿瘤中。上述这些改变（包括 3 号染色体的单倍体）也见于脑膜黑色素瘤中。但脑膜黑色素瘤有更复杂的拷贝数变异，伴有更多的染色体大片段基因的获得和（或）缺失。

（2）脑膜黑色素细胞瘤和黑色素瘤在 *GNAQ*、*GNA11*、*PLCB4* 及 *CYSLTR2* 中存在着相互排斥的激活热点突变。*GNAQ* 和 *GNA11* 突变最常见，占 60% ～ 70%。但脑膜黑色素细胞瘤和黑色素瘤通常不具有 *HRAS*、*KRAS*、*BRAF* 或 *KIT* 突变，也常缺乏 *TERT* 启动子突变。中等级别脑膜黑色素细胞瘤和脑膜黑色素瘤可能携带一个额外的 *EIF1AX*、*SF3B1* 或 *BAP1* 相互排斥的突变，并在黑色素瘤中有较高的发生率。NCM 中的儿童脑膜黑色素瘤患者通常有 *NRAS* 突变。

（3）*GNAQ*、*GNA11*、*PLCB4* 及 *CYSLTR2* 相互排斥的突变被认为是与 NCM 无关的脑膜黑色素细胞肿瘤发生的首要步骤。GNAQ 和 GNA11 中位于密码子209 的谷氨酰胺或位于密码子 183 的精氨酸对 GTP水解至关重要，这些密码子的突变影响 GTP 酶活性，导致下游细胞内通路的构成性激活，包括调节细胞生长和扩散的 RAF/MEK/ERK 与 Hippo/YAP1 信号通路。与葡萄膜黑色素瘤一样，*EIF1AX*、*SF3B1* 或 *BAP1* 突变被认为是肿瘤发生的后续过程。*EIF1AX*、*SF3B1* 分别编码真核翻译启动因子 1A 和剪接因子 3b亚单位 1，但尚未完全清楚它们在脑膜黑色素细胞肿瘤致瘤过程中的作用。*BAP1*（染色体 3p21.1）是一种泛素蛋白羧基末端水解酶，已被确认为肿瘤抑制基因，调节 DNA 修复、转录和细胞死亡。携带 *BAP1*基因种系突变的个体具有发生皮肤、葡萄膜和脑膜黑色素瘤的风险。

4．大体表现　脑膜黑色素细胞瘤和黑色素瘤是局限性肿块性病变，根据黑色素的含量，大体表现为黑色、红棕色、蓝色（图 4-4-98），或无色素沉积。

5．组织学表现（表 4-4-6）

（1）局限性脑膜黑色素细胞肿瘤的组织病理学特征呈连续的谱系改变，从形态温和、低级别、分化良好的黑色素细胞瘤到明显的恶性黑色素瘤。分化良好的黑色素细胞瘤的细胞密度不等，常由致密的、略呈纺锤形或卵圆形的肿瘤细胞组成，含有不同程度的黑色素（图 4-4-99）。肿瘤细胞可形成致密的巢团状，类似于脑膜瘤的漩涡状结构。富含色素的肿瘤细胞和肿瘤内的巨噬细胞更易见于肿瘤巢团周围（图 4-4-100）。其余黑色素细胞瘤可围绕血管呈席纹状或片状排列。无色素性黑色素细胞瘤罕见报道。肿瘤细胞核呈卵圆或咖啡豆样，偶见核皱褶，嗜酸性小核仁。通常缺乏细胞异型性、坏死和核分裂罕见（图 -4-4-101）（平均 < 0.5/mm²，相当于< 1/10HPF）。黑色素细胞瘤通常不侵犯 CNS 实质。

较大型研究的数据显示，脑膜黑色素细胞肿瘤表现为黑色素细胞瘤的组织学形态，但有 CNS 浸润或高核分裂活性，被定义为中等级别黑色素细胞肿瘤。核分裂计数（0.5 ～ 1.5）/mm²，相当于（1 ～ 3）/10HPF（图 4-4-102，图 4-4-103）。

（2）原发性脑膜黑色素瘤组织学特点与其他部位黑色素瘤类似。相对于黑色素细胞瘤，黑色素瘤多形性及间变特征明显，瘤细胞密度高，呈梭形细胞（图 4-4-104）或上皮细胞样细胞形态（图 4-4-105），胞质内黑色素含量不等，排列成松散的巢团状、簇状或席纹状。一些脑膜黑色素瘤含有大细胞成分，奇异形核，核分裂计数增多，大核仁；另一些肿瘤富于细胞，多形性不明显，通常由高核浆比排列致密的小梭形细胞构成。瘤细胞 MIB-1 指数为 2% ～ 15%（平均 7.8%），核分裂计数（1 ～ 7.5）/mm²，相当于（2 ～ 15）/10HPF（平均 5.7/10HPF）。脑膜黑色素瘤常有确切的 CNS 实质侵犯（图 4-4-106）或凝固性坏死，并通过蛛网膜下腔弥漫性播散可导致脑膜

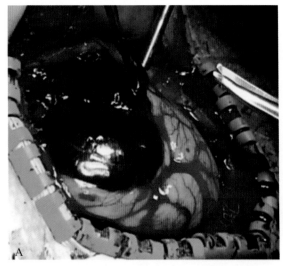
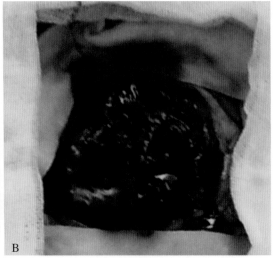

图 4-4-98　脑膜黑色素细胞瘤。A．术中视野内硬脑膜呈黑色，软脑膜下见黑色肿瘤，边界清楚；B．分块切除肿瘤，瘤组织标本呈黑色，质软

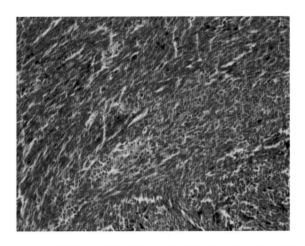

图 4-4-99　脑膜黑色素细胞瘤。肿瘤细胞呈束状、巢状及片状排列，瘤细胞胞浆内含有色素

黑色素瘤病。

6. 诊断分子病理学　突变分析（*GNAQ*、*GNA11*、*PLCB4*、*CYSLTR2*）和甲基化谱有助于 CNS 原发性脑膜黑色素细胞肿瘤的诊断，以及与其他色素性 CNS 肿瘤（如恶性黑色素性神经鞘瘤）的鉴别诊断。成人原发性脑膜黑色素瘤罕见，首先需排除转移性病变。在成人肿瘤中，现已证实 *BRAF*、*NRAS* 或 *TERT* 启动子突变有助于转移性皮肤黑色素瘤的诊断，并与原发性脑膜黑色素瘤相鉴别。反之，若无葡萄膜黑色素瘤或蓝痣样黑色素瘤的情况下出现 *GNAQ* 或 *GNA11* 突变，则强烈支持原发性脑膜黑色素细胞肿瘤的诊断。结合基因突变、染色体拷贝数和 DNA 甲基化谱，有助于鉴别转移性皮肤黑色素瘤与原发性脑膜黑色素细胞肿瘤。

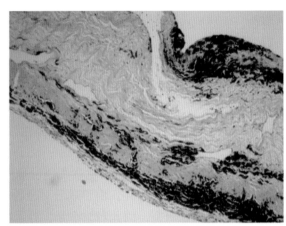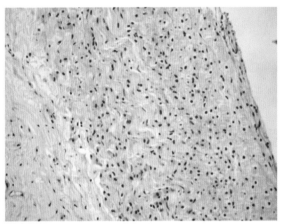

图 4-4-100　脑膜黑色素细胞瘤。硬脑膜内见色素细胞沉积；脱色素处理后，可见吞噬细胞及肿瘤细胞浸润

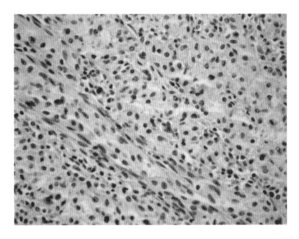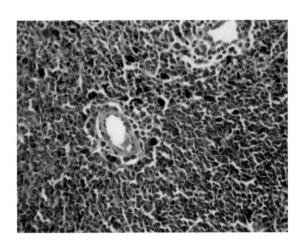

图 4-4-101　脑膜黑色素细胞瘤。脱色素处理，瘤细胞胞浆宽，核呈杆状、卵圆形及圆形，核仁小，核分裂象罕见

图 4-4-102　中等级别黑色素细胞肿瘤。肿瘤细胞呈上皮细胞样、席片状排列，瘤细胞胞浆内含有色素，核圆形及卵圆形，偏位，核仁小，核分裂象（1～3）/10HPF，未见肿瘤坏死

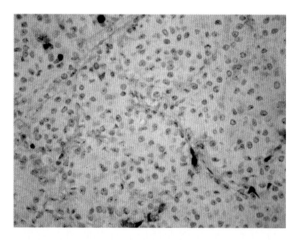

图 4-4-103　中等级别黑色素细胞肿瘤。肿瘤细胞 Ki-67 增殖指数阳性率约 2%

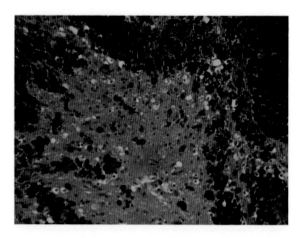

图 4-4-106　脑膜黑色素瘤。肿瘤细胞侵及脑实质，伴有吞噬色素的组织细胞聚集

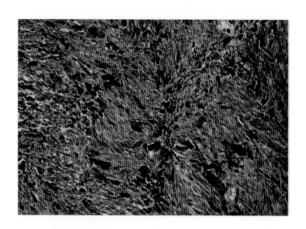

图 4-4-104　脑膜黑色素瘤。梭形细胞成分，呈束状排列，散在吞噬色素的组织细胞

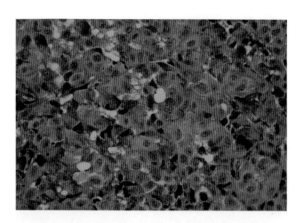

图 4-4-105　脑膜黑色素瘤。上皮样肿瘤细胞胞浆丰富，含有色素颗粒，核圆形或卵圆形，嗜酸性核仁，不典型核分裂象＞10/10HPF

7. 诊断条件　必要条件，局限性原发性脑膜黑色素细胞肿瘤和黑色素细胞瘤：细胞轻度异型

性，（几乎）无核分裂，无坏死，无 CNS 浸润（可评估情况下）；中等级别黑色素细胞瘤：核分裂计数（0.5 ～ 1.5）/mm^2 和（或）CNS 侵犯，细胞轻度异型性，无坏死；黑色素瘤：核分裂计数 ＞ 1.5/mm^2 和（或）坏死，常伴有显著的细胞异型性。理想诊断条件，*GNAQ*、*GNA11*、*PLCB4* 或 *CYSLTR2* 突变证实肿瘤为 CNS 起源，尤其是要除外转移性葡萄膜或蓝痣样黑色素瘤。其他分子标志物（*EIF1AX*、*SF3B1* 和 *BAP1* 突变；3 号染色体单倍体；复杂的拷贝数变异）提示肿瘤具有侵袭性行为。

8. 预后　局限性脑膜黑色素细胞肿瘤的临床行为与病理组织学特征相关。由于缺乏对患者进行充分随访的大型临床研究，因此对组织学、分子特征和临床行为之间的相关性尚不明确，特别是对中等级别黑色素细胞肿瘤。尽管黑色素细胞肿瘤缺乏间变特征，某些患者可以局部复发或软脑膜种植播散。中等级别黑色素细胞肿瘤似乎更具有复发倾向。此外，黑色素细胞瘤可以发生恶性转化和 CNS 外转移播散。一些含有 *EIF1AX*、*SF3B1* 和 *BAP1* 突变的脑膜黑色素细胞肿瘤（不一定和令人担忧的组织学相关）具有侵袭性。存在 *EIF1AX*、*SF3B1* 或 *BAP1* 突变（*BAP1* 突变导致免疫组织化学水平的 BAP1 蛋白表达缺失），3 号染色体单倍体或复杂的拷贝数变异时，应考虑脑膜黑色素瘤的诊断。脑膜黑色素瘤通常具有高侵袭性并且放疗不敏感，预后差，很少转移到远处器官。然而，原发性脑膜黑色素瘤患者的预后往往好于皮肤黑色素瘤的 CNS 转移患者（特别是原发肿瘤能够完全切除的患者）。*NRAS* 突变的儿童脑膜黑色素瘤患者的预后极差。

表 4-4-6　黑色素细胞瘤、中级别黑色素细胞肿瘤、原发性黑色素瘤、转移性黑色素瘤的病理学特点

病理学特点	黑色素细胞瘤	中级别黑色素细胞肿瘤	原发性黑色素瘤	转移性黑色素瘤
结构	紧密或松散巢状，实片状，束状，围血管	紧密或松散巢状，实片状	松散巢状，实片状	松散巢状，实片状
细胞形状	梭形	梭形	梭形或上皮样	梭形或上皮样
CNS 浸润	无	常有	有	有
坏死	无	无	有	有
噬黑素细胞	多	有	有	有
核不典型	无	无，或轻度	有	有
核分裂（/10HPF）	0 ~ 1	1 ~ 3	2 ~ 15	7 ~ 35
核仁	单个，小	单个，小	小或大，常多个	小或大，常多个
MIB-1（%）	0 ~ 2	1 ~ 4	2 ~ 15	17 ~ 38

九、累及中枢神经系统的血液和淋巴肿瘤

（一）淋巴瘤

1. 中枢神经系统淋巴瘤　此处主要论述中枢神经系统发生的淋巴造血系统肿瘤。

中枢神经系统原发的淋巴造血肿瘤的诊断首先要区分是继发于全身其他部位病变的转移或播散肿瘤，还是中枢神经系统真正的原发性肿瘤病变。弥漫性大 B 细胞淋巴瘤是中枢神经系统里面最为常见的淋巴瘤。随着研究进展，大家已经认识到 B 细胞受体、Toll 样受体、NF-κB 等通路常被激活，由于多基因突变及其他与染色质修饰相关的基因改变，随之而来是其细胞周期调控和免疫识别的紊乱。在遗传学方面，*MYD88* 和 *CD79B* 基因突变可能有更为特殊的临床意义，因其可在临床样本中检出，如血浆、脑脊液（cerebrospinal fluid，CSF）、内脏浆膜腔积液、液体活检等样本中都可检测，有助于监控疾病病程。同时在某些弥漫性大 B 细胞淋巴瘤中，还可见到 CD274（PD-L1）和 PDCD1LLG2（PD-L2）转位，导致免疫反应标志物异常，这提示了可能的临床意义，尽管尚需更多的证据积累。

其他淋巴瘤，包括不同类型低级别 B 细胞淋巴瘤、T 细胞 /NK 细胞淋巴瘤都极少原发于 CNS，因此，对于鉴别诊断有意义。淋巴瘤样肉芽肿病也被归入到 EBV 相关 B 细胞淋巴细胞增生性病变，还有其他免疫缺陷相关的淋巴瘤，其组织学改变不同

病变可有交叉，因此，此类肿瘤诊断更需要结合临床表现综合判定。血管内大 B 细胞淋巴瘤的肿瘤细胞可以阻塞和干扰小至中等大小动脉供血，导致患者出现进行性神经认知障碍，类似痴呆表现，同时急性神经系统症状也类似脑血管疾病表现，出现类似中风影像学改变，诊断时应注意临床影像学资料特征。此外，原发于硬膜的黏膜相关淋巴组织淋巴瘤是一种非常少见的淋巴瘤，其影像学类似于脑膜瘤的影像学。但是，这种低级别淋巴瘤局部治疗后的预后很好。

临床类固醇激素应用与活检组织诊断关系。有文献报道发现，如果在诊断之前提前应用类固醇激素，那么它可以导致 50% 以上淋巴瘤病例无法确诊。在激素的作用下，淋巴瘤细胞很快从中枢神经系统消失。这提示我们诊断时需要了解明确的相关病史。Edman-Chester 综合征一般好发于中年人，临床特征多变，临床上可误诊为多种其他疾病，如多发性硬化、神经结节病、血管炎和 IgG4 相关疾病以及其他病变。鉴别诊断时挑战性较强。同时此类病变的分子检测，如 BRAF v600E 及其他 MAPK 信号通路途径相关基因分子检测，不仅对于组织细胞增生性病变有诊断意义，而且分子检测结果也可作为下一步分子靶向治疗的重要依据。总之，中枢神经系统淋巴瘤的诊断与外周淋巴造血系统肿瘤的诊断类似，要掌握临床信息、影像资料、重要用药史，结合组织病理、分子病理技术，进行综合分析诊断。

（1）中枢神经系统原发性弥漫性大 B 细胞淋巴

瘤（CNS-DLBCL）

1）定义：中枢神经系统原发性弥漫性大 B 细胞淋巴瘤发病时，肿瘤仅局限于 CNS。细胞特征和分子特征与全身其他部位发生的弥漫性大 B 细胞淋巴瘤类似。

2）流行病学及临床特征：中枢神经系统原发性弥漫性大 B 细胞淋巴瘤占所有脑肿瘤的 2.4%～3%。占结外淋巴瘤的 4%～6%。一般每年新发病例是 0.47/100 000 人。患者发病高峰年龄是 50～70 岁，中位年龄是 66 岁，男女比是 3∶2。单发肿瘤约占 65%，其余为多发病变。肿瘤主要位于大脑半球（38%）、丘脑和基底节（16%）、胼胝体（14%）、脑室旁区域（12%）、小脑（9%），软脑膜也可受累，但脑膜累及极为罕见。眼球受累也有报道。孤立性脊髓病变小于 1%。累及髓外的病变非常少见。有个别病例的肿瘤细胞可归巢至免疫豁免器官（睾丸）。

患者主要表现为认知功能障碍、精神运动呆滞以及局灶神经系统症状，通常伴头痛、抽搐以及颅神经瘫痪等。视物模糊，出现眼球漂浮感。一般认为 MRI 是最敏感的检测手段，组织活检是诊断的黄金标准。

3）病因及发病机制：在免疫功能未受损的患者当中，病因学不明。没有证据表明病毒感染（如 EBV、HHV6、HHV8、多瘤病毒 SV40 以及 BK）对发病有作用。在免疫功能无损伤的患者中，中枢神经系统原发性弥漫性大 B 细胞淋巴瘤无明显遗传倾向。有些相关报道可能是一种伴随或巧合现象。肿瘤细胞的发病对应于成熟的生发中心的 B 细胞增生，是由于 B 细胞处于自我活化和多反应状态，其前体细胞逃逸细胞清除，尤其病变早期获得 *MYD88* 基因突变，然后在失控的生发中心，肿瘤细胞增生明显，而且瘤细胞可与多种中枢神经系统抗原相结合，这部分解释了它对 CNS 系统微环境的亲和性。肿瘤细胞发生基因突变和重排后，高突变率是生发中心增生的驱动因素之一。可有持续不断的 BCL6 活性表达，对于其他基因活化也会产生致瘤作用，包括 *BCL2*、*MYC*、*PIM1*、*PAX5*、*RHOH*、*KLHL14*、*OSBPL10* 和 *SUSD2*。除基因突变以外，基因转位见于 38% 病例。*BCL6* 占 17%～47%，而 *MYC* 的转位极为罕见，*BCL2* 基因转位未见报道。此外，还有染色体转位。55%～45% 的中枢神经系统原发性弥漫性大 B 细胞淋巴瘤会丢失 HLA Ⅰ 和 Ⅱ 类基因产物。还有几

个重要的信号通路的异常活化也是重要的发病机制。由于遗传改变，包括 B 细胞受体、Toll 样受体和 NF-κB 信号通路，主要累及 *CD79B*（20%～83%）、*LNPP5D*（25%）、*CBL*（4%）、*BLNK*（4%）、*CARD11*（16%）、*MALT1*（43%）、*BCL2*（43%）和 *MYD88*（大于 50%）。这些基因都导致细胞增生和抑制细胞凋亡，导致瘤细胞增生失去调控。表遗传学改变也会导致肿瘤发生，包括表观遗传静默，尽管 DNA 甲基化是可能机制，然而目前有关 DNA 甲基化的研究未能区分中枢神经系统原发性弥漫性大 B 细胞淋巴瘤。

4）大体表现：肿瘤通常单发或多发脑实质肿块。最常见于大脑半球，通常位置比较深，位于脑室周围，肿瘤质地实或质脆。部分呈肉芽组织样，颜色灰褐色，或伴出血和中央坏死灶。病变分界可以模糊，某些肿瘤可以边界很清楚，类似于转移癌的外观，而弥漫性的边界不清的脑组织结构消失，颈椎的病变侵及脊髓，甚至类似胶质瘤。

5）组织学表现：此肿瘤是高细胞密度的弥漫性浸润生长肿瘤。中央区域可以出现地图样坏死。外周部位可有不同程度血管周围淋巴套形成，淋巴瘤细胞浸润至脑实质。病变区血管壁浸润，可导致管壁破裂，同时也累及间质内的网织纤维的断裂。淋巴瘤细胞浸润脑实质，以一种排列良好方式侵袭，可为小的细胞突或者是单个瘤细胞弥漫浸润表现。肿瘤细胞主要是大的、不典型的细胞，大圆、卵圆形、不规则的多形性明显的细胞核，并见明确核仁，类似滤泡中心的中心母细胞或者免疫母细胞形态特征。瘤细胞有丝分裂活性明显增高，肿瘤组织内多混杂有反应性增生的炎性细胞成分，反应性细胞成分主要是成熟小 T 淋巴细胞和 B 淋巴细胞，CD3 阳性的 T 细胞主要是由 CD8 阳性的毒 T 细胞构成。主要浸润于瘤细胞和血管壁之间。还混杂有反应性增生的胶质细胞、小胶质细胞和巨噬细胞等（图 4-4-107）。

6）免疫组化表现：肿瘤细胞具有成熟 B 细胞的免疫表型特征，PAX5、CD19、CD20、CD22、CD79a、IgM、IgD 阳性表达，而 IgG 为阴性。可有轻链限制性。大部分表达 BCL6 和 IRF4（MUM1），但浆细胞标志物阴性，表达 CD10 的阳性率小于 10%，与全身其他部位的弥漫性大 B 细胞淋巴瘤相比，CD10 的阳性率明显较低，其原因尚待阐明。BCL2 的阳性率较高，大于 82% 的中枢神经系统原发性弥漫性大 B 细

胞淋巴瘤为高 BCL2 和高 MYC 表型。Ki-67 增殖指数一般在 70% 以上，甚至可高达 90%（图 4-4-107）。仅有个别病例发生 EBV 感染，原因不明。

皮质激素对中枢神经系统原发性弥漫性大 B 细胞淋巴瘤有影响。由于肿瘤细胞对皮质激素高度敏感，肿瘤细胞会很快消失。应用皮质激素后，显微镜下可见肿瘤性 B 细胞，仅仅在少量区域出现，而且只有少数的 B 淋巴细胞残留，同时易见瘤细胞的凋亡碎片。病变组织内甚至只出现非特异性炎性和反应性改变或是坏死，肿瘤细胞成分完全消失。巨噬细胞特别丰富，还同时伴有多量的较大的 T 细胞浸润，伴有 Ki-67 增殖指数的增高，甚至有误诊为 T 细胞淋巴瘤的可能。即使采用 PCR 分析，用 CDR3 区域来做 IG 重链基因，由于肿瘤细胞数量非常少，可能产生假克隆性的检测结果，出现伪阳性，对诊断带来较大影响。

7）诊断分子病理学：PCR 证实 IG 基因的克隆性重排，伴有体细胞突变。

8）诊断条件：必要条件，活检证实成熟大 B 细胞淋巴瘤发病时仅限于 CNS；表达任一 B 细胞标志物（CD19、CD20、CD22、CD79a、PAX5）。期望诊断条件，免疫组化表型显示为较晚生发中心逃逸 B 细胞表型（MUM1+，BCL6+/-，CD10-）；CD10 阴性不能除外此诊断，但 CD10 阳性需要排除全身性

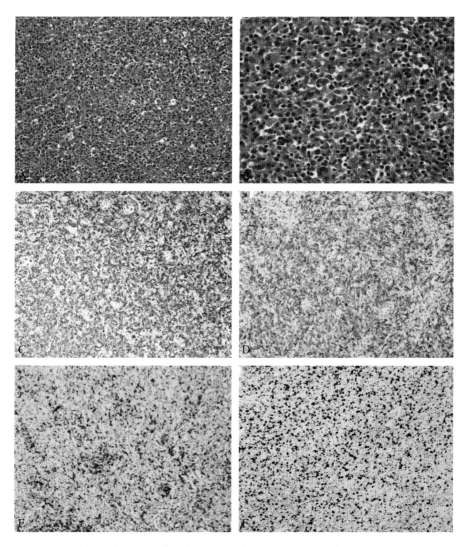

图 4-4-107 中枢神经系统原发性弥漫性大 B 细胞淋巴瘤。A. 肿瘤细胞弥漫增生，伴丰富的微血管增生；B. 肿瘤细胞异型性明显，部分细胞显示免疫母细胞样分化；C. 免疫组化染色显示肿瘤细胞 CD20 阳性表达；D. 免疫组化染色显示肿瘤细胞 CD10 阳性表达，同时另有标记显示 BCL6 阳性，均提示为生发中心表型的弥漫性大 B 细胞淋巴瘤；E. 免疫组化显示反应增生的 T 淋巴细胞 CD3 为阳性染色，而肿瘤细胞阴性表达；F. 免疫组化标记肿瘤细胞增生活性，Ki-67 增殖指数为 80%

DLBCL 的可能性；BCL2 和 MYC 均为免疫组化阳性表达；EBV 无感染（＞97%）；分子检测 B 细胞克隆性，由于激素影响，组织学有时难以确诊。

（2）免疫缺陷相关的中枢神经系统淋巴瘤

1）定义：免疫缺陷相关的中枢神经系统淋巴瘤是一组发生在遗传性或获得性免疫缺陷患者（包括艾滋病以及医源性疾病）中的中枢神经系统的淋巴瘤。

2）流行病学及临床特征：先天遗传性免疫缺陷患者可发生中枢神经系统淋巴瘤。更常见的是后天性或获得性的免疫缺陷患者，起因包括感染、自身免疫性疾病、肿瘤性疾病，以及免疫抑制治疗的患者所发生的中枢神经系统淋巴瘤。目前艾滋病相关原发性弥漫性大 B 细胞淋巴瘤已较少见，而高活性抗反转录治疗（HAART）引起的中枢神经系统淋巴瘤稍多。还有 EBV 阳性的，大于 50 岁以上老年人发生的弥漫大性 B 细胞淋巴瘤被认为与免疫衰老相关。发病部位多位于脑实质。临床表现免疫功能缺陷。

3）病因及发病机制：免疫缺陷综合征在包括下列病变，自身免疫性疾病（如系统性红斑狼疮）、舍格伦综合征、肿瘤性疾病以及医源性免疫抑制等。例如，器官移植患者免疫抑制药物的应用，还有感染 HIV 和 HTLV 病毒都可以导致免疫缺陷，增加中枢神经系统淋巴瘤发生的可能性，同时导致免疫衰老。EBV 感染是一个重要因素，绝大部分的免疫缺陷相关的淋巴瘤都与 EBV 感染有关。

4）大体表现：与免疫功能健全患者相比，此类患者淋巴瘤倾向多灶性发生，而且病灶出血和坏死均较严重，有时大体表现更类似坏死性大脑弓浆虫病，而这种特异性寄生虫感染，有可能同时伴发于中枢神经系统淋巴瘤。

5）组织学表现：典型的免疫缺陷相关的中枢神经系统淋巴瘤与 EBV 感染相关。而且除了 B 细胞标志物（CD19、CD20、CD79a 等）阳性表达以外，淋巴瘤细胞还表达 EBV 相关的蛋白，包括 EBNA1-6 和 LMP1，还有 EBV 编码的 EBER1 和 EBER2。

6）诊断分子病理学：证实克隆性的 B 细胞增生有助于诊断。

7）诊断条件：必要条件，B 细胞淋巴瘤发病时限于 CNS，免疫缺陷患者体内发生；肿瘤细胞 EBV 免疫组化或原位杂交检测阳性。期望诊断条件，对于诊断疑难病例，应用 PCR 技术证实 B 细胞克隆性增生。

（3）淋巴瘤样肉芽肿

1）定义：淋巴瘤样肉芽肿是一种血管中心性的以破坏血管为主要特征的淋巴组织增生性疾病，表现为多形性淋巴样组织增生，主要是 EBV 阳性的不典型 B 淋巴细胞混杂有丰富的 T 淋巴细胞炎性反应背景中。可分为三级。

2）流行病学及临床特征：脑组织可有多发性实质内病变，软脑膜以及颅神经可受累，脊髓也可受累。临床病变主要是以血管为中心，而且是以破坏血管壁为主要病变。表现为如下症状，神经系统症状及头痛，还有认知障碍等。影像学检查可以较早发现病变，病变主要是沿着脑室旁以及脑室周围。这种少见病通常见于 50～60 岁成人，男性好发。

3）病因及发病机制：淋巴瘤样肉芽肿是一种 EBV 感染驱动的疾病，免疫功能缺陷会增加发病风险。发病机制一般认为是 EBV 感染导致免疫监视缺陷以及对 EBV 的异常免疫反应所致。

4）大体表现：病变类似于肿瘤或者是梗死改变。

5）组织学表现：以多形性的淋巴样的细胞浸润为特征，主要是表达 CD4 和 CD8 的 T 淋巴细胞、浆细胞，同时混有不同数量的、不典型核的 EBV 阳性的 B 淋巴细胞，CD20、CD30 阳性，CD15 阴性。该疾病分级主要是根据病变当中出现的 EBV 阳性表达的 CD20 阳性的 B 细胞判断。大部分影响中枢神经系统的病例多为 3 级。出现较大的细胞聚集团块，显示 EBV、CD20 阳性。这种 3 级有较大细胞聚集团块的 B 细胞增生性病变应被归为 EBV 阳性的弥漫大 B 细胞淋巴瘤。淋巴瘤样肉芽肿的分级标准见表 4-4-7。

表 4-4-7　淋巴瘤样肉芽肿的分级标准

	淋巴样细胞	转化的 B 细胞	EBER+ 淋巴样细胞	坏死
1 级	多形性细胞背景	少见或无	＜40/mm²，即＜5/HPF	局灶或无
2 级	多形性细胞背景	单个或小簇状	（40～400）/mm²，即（5～50）/HPF	易见
3 级	多形性细胞背景	大片聚集的不典型 B 细胞	＞400/mm²，即＞50/HPF	广泛可见

EBER，EBV 病毒编码的小 RNA

6）诊断分子病理学：IG 基因的克隆重排检测有助于诊断疑难病例。

7）诊断条件：必要条件，脑内多形性淋巴细胞的浸润，伴有不典型的 EBV+、CD20+、CD30+/-、CD15- 大的、间变的肿瘤性 B 细胞；血管破坏。

（4）血管内大 B 细胞淋巴瘤

1）定义：血管内大 B 细胞淋巴瘤是指血管内增生的大 B 细胞淋巴瘤，是明显的进展期的 B 细胞淋巴瘤的亚型。肿瘤细胞仅局限于血管内生长。

2）流行病学及临床特征：脑是少见部位，而脊髓更少见。临床除了单纯累及皮肤的病例以外，中枢神经系统受累可见于 75% ～ 85% 的病例。血管内生长方式导致相应临床症状出现，与大脑梗死的及亚急性的脑病症状相似。流行病学结果显示，血管内大 B 细胞淋巴瘤通常发生于成人。发病年龄是 34 ～ 90 岁（中位年龄 70 岁），但没有性别差异。

3）病因及发病机制：淋巴细胞缺少 CD29 和 CD54 的表达是该肿瘤血管内生长的重要机制。这决定了肿瘤不能迁移跨过血管壁。趋化因子受体 CXCR5、CCR6 和 CCR7 的表达水平下调，而且 MMP2 和 MMP9 均无表达。肿瘤细胞可表达一些能与内皮细胞黏附的分子，但能够跨血管壁的分子均为阴性表达，导致肿瘤细胞在血管内生长模式的出现。

4）组织学表现：显微镜下显示大的、不典型的 B 淋巴细胞是肿瘤成分，这些异形细胞完全局限于脑血管管腔内，甚至堵塞血管腔，但是它并没有清晰进入脑实质。尽管如此，偶尔还是会有少量的肿瘤细胞可能跨过血管壁，进入邻近脑实质。免疫组化结果显示，肿瘤细胞 CD20 阳性表达较强，但偶见 CD20 阴性，需要加做 CD79a 和 PAX5 检测，以辅助诊断。

5）诊断分子病理学：诊断性分子病理检测 IG 基因的克隆性的重排可能会有助于诊断。

6）诊断条件：必要条件，活检显示大 B 细胞淋巴瘤，形态学和免疫组化支持，且瘤细胞限于血管腔，而无侵袭邻近脑组织的表现。

2．其他中枢神经系统罕见淋巴瘤

（1）硬膜 MALToma

1）定义：硬膜发生的黏膜相关淋巴组织淋巴瘤（MALToma）是一种独特的低级别淋巴瘤，起源于黏膜相关淋巴组织，由边缘区 B 细胞增生形成，有时可出现浆细胞样分化特点。

2）流行病学及临床特征：肿瘤部位一般起源于硬膜，而且极少发生于脑实质，最常见的硬膜发生淋巴瘤就是 MALToma，绝大部分起源于颅骨硬脑膜，仅有少部分起源于脊髓表面硬膜，而且可能与脊髓受压相关。患者通常表现为头痛、抽搐、视觉改变、局灶的神经系统症状以及其他症状。流行病学显示硬膜淋巴瘤一般会影响成人，发病的中位年龄是 60 岁，女性更易受累，男女比为 1：（5 ～ 7）。

3）病因及发病机制：发生在神经系统以外的 MALToma 一般认为是慢性炎症相关的病变，而中枢神经系统目前比较少见，有可能与病毒性肝炎感染或者是与自身免疫性的多发性硬化的病变相关。在发病机制方面，偶有 3 号染色体的 3 体，*TNFAIP3* 突变失活可能与浆细胞样分化有关。活化的 *NOTCH* 突变伴 *TBL1XR1* 突变的失活较为常见。染色体的转位少见，个别报道 IGH-MALT1 融合基因异常。

4）大体表现：肿瘤为单发结节，或斑块状的硬膜增厚，类似于脑膜瘤外观。

5）组织学表现：硬膜 MALToma 与其他部位肿瘤的组织学和免疫组化表达谱类似。都以边缘区的小淋巴细胞增生为主，通常伴浆细胞分化。有时可残留生发中心伴植入。部分病例肿瘤细胞胞浆丰富透明，单核样细胞形态。有时可有淀粉样物质沉积。有时硬膜 MALToma 与脑膜上皮有联系。有时有脑膜上皮巢陷入肿瘤组织。有时肿瘤细胞可侵入 Virchow-Robin 腔或邻近脑实质。

6）免疫组织化学：肿瘤性 B 细胞显示 CD20+、CD79a+、CD5-、CD10-、BCL6-、CD23-、IRF4（MUM1）+/-、cyclinD1-、BCL2+，细胞增生活性较低。克隆性增生的浆细胞通常可见。单核样浆细胞的表型通常为 IgG4 阳性。但并无 IgG4 相关性疾病的全身表现。

7）诊断分子病理学：IG 基因克隆性重排。

8）诊断条件：必要条件，硬膜为基底的淋巴瘤，形态学似边缘区 B 细胞淋巴瘤，瘤细胞形态似边缘区淋巴细胞，小至中等大小；胞浆透明；免疫组化显示 B 细胞标志物阳性（CD20、CD79a 均阳性），滤泡树突细胞网存在，CD21、CD23 和 CD35 为阳性。期望诊断条件，FISH 检测，证实 3 体异常，如果免疫组化无法确诊，建议行基因重排检测，以行克隆性测试。

（2）其他中枢神经系统低级别 B 细胞淋巴瘤

1）定义：此组 B 细胞淋巴瘤首发于中枢神经系统，组织学与全身的其他部位的低级别 B 细胞淋巴瘤类似，包括结外边缘区淋巴瘤、小淋巴细胞淋巴瘤、淋巴浆细胞性淋巴瘤等。

2）诊断分子病理学：*IGH* 和（或）*IGK* 基因的克隆性重排证实。

3）诊断条件：必要条件，活检证实淋巴瘤限于 CNS，组织学类似于全身其他部位的低级别 B 细胞淋巴瘤。期望诊断条件，分子 PCR 检测证实 B 细胞克隆性增生。

（3）间变性大细胞淋巴瘤（anaplastic large cell lymphoma，ALCL）

1）定义：间变性大细胞淋巴瘤是一个独特的 CD30 阳性的外周 T 细胞淋巴瘤，在中枢神经系统极为罕见。根据 ALK 的免疫组化反应，分为 ALK+ 和 ALK- 两种类型。

2）流行病学及临床特征：流行病学资料显示 ALK+ 的 ALCL 好发于儿童和年轻人，中位年龄 17 岁，男性好发。而 ALK- 的 ALCL 主要累及成人，中位年龄 65 岁，同样男性好发。

3）病因及发病机制：ALK+ 的 ALCL 有 *ALK* 融合基因驱动，大部分是与 *NPM1* 融合，约占 80%。

4）组织学表现：组织病理学特点明显，弥漫排列并增生的大的不典型肿瘤细胞，胞浆丰富。核异型性明显，核仁清晰。核旁嗜酸性区可见。鉴别诊断包括霍奇金淋巴瘤、弥漫性大 B 细胞淋巴瘤等。详情可参见相关专科论著。

5）诊断性分子病理学：分子检测分析证实 T 细胞受体克隆性重排，无论 ALK+/ALK-。在 ALK+ 的病例中，染色体累及 *ALK* 的转位最常见 t（2；5）（p23；q35），导致瘤融合基因 NPM1-ALK 形成。

6）诊断条件：必要条件，活检证实侵袭性的 CNS 淋巴瘤；组织学 CD30+，瘤细胞较大，B 细胞标志物阴性，ALK+/ALK- 均可。期望诊断条件，T 细胞特异的标志物抗原阳性，基因重排显示 T 细胞受体克隆重排；FISH 检测 ALK+ 病例 *ALK* 基因重排。

（4）T 细胞及 NK/T 细胞淋巴瘤

1）定义：CNS 原发的 T 细胞及 NK/T 细胞淋巴瘤是一组恶性非霍奇金淋巴瘤，包括外周 T 细胞淋巴瘤（PTCL）和 NK/T 细胞淋巴瘤（鼻型）。

2）流行病学及临床特征：外周 T 细胞淋巴瘤发病率约占 CNS 淋巴瘤的 2% ~ 4%（欧洲资料），而亚洲研究显示这一比例约为 17%。CNS 原发结外的 NK/T 细胞淋巴瘤极为罕见。仅有的病例提示可能与免疫功能受损有关。DNMT3A、TET2 和其他的 JAK/STAT 信号通路基因突变发挥作用。

3）组织病理学：PTCL 由小至中等大小的淋巴瘤细胞组成，少数为中 - 大细胞。PTCL 通常显示围血管生长方式，伴坏死灶形成。可有胶质细胞增生和组织细胞增生，但浆细胞、中性粒细胞或嗜酸性粒细胞较少见。而结外 NK/T 细胞淋巴瘤有中等和中 - 大细胞组成。核的异型性明显，染色质粗糙，核仁不清。伴有血管内增生和组织细胞浸润，有丝分裂相易见。血管中心的生长方式，出现广泛的坏死灶。

4）免疫组织化学：PTCL 一般 CD3 阳性表达、CD56 不表达，CD8 阳性细胞多于 CD4 阳性细胞。典型表达细胞毒性标志物。CD2、CD5、CD7 表达缺失，同时个别病例有异常的 CD20 和 CD79a 的表达。结外 NK/T 细胞淋巴瘤的 CD3、CD56、细胞毒颗粒蛋白均阳性表达，EBER 也为阳性结果。但 CD5 和 B 细胞标志物均为阴性。

5）诊断性分子病理学：T 细胞淋巴瘤的 T 细胞受体基因克隆性重排可在大部分病例中证实，对于结外的 NK/T 细胞淋巴瘤也有可能 T 细胞受体出现克隆性重排。

6）诊断条件

T 细胞淋巴瘤：必要条件，活检证实淋巴瘤发生于 CNS 和表达一个或多个 T 细胞标志物（CD2、CD3、CD4、CD8、CD5、CD7 等）。期望诊断条件，异常 T 细胞的免疫表型，一项或多个广谱 T 细胞抗原的丢失；证实 T 细胞受体的克隆性重排，如果需与炎症病变鉴别。

NK/T 细胞淋巴瘤：必要条件，活检证实淋巴瘤发生于 CNS 和 NK 细胞免疫表型（典型的 CD3+、CD2+、CD5-、CD7+、CD56+），或者细胞毒 T 细胞的免疫表型（典型的 CD3+、CD8+）。期望诊断条件，细胞毒分子的阳性表达（穿孔素及粒酶 B）；在 NK 细胞淋巴瘤中，T 细胞受体基因克隆性重排检测为阴性结果。

（二）组织细胞肿瘤

1. Erdheim-Chester 病（Erdheim-Chester disease，ECD）

（1）定义：CNS 发生的 Erdheim-Chester 病主要发生于脑膜，伴 / 不伴全身性病变，其病理组织学改变与其他部位相似，为克隆性组织细胞增生伴较多泡沫状组织细胞沉积，偶见 Touton 巨细胞、慢性炎细胞浸润及不同程度的纤维化。ICD-O 编码为 9749/3。

（2）流行病学及临床特征：CNS 所有部位都可发生，包括硬膜（15%～25%）、大脑（60%）、下丘脑（3%）、脑干和小脑（25%），以及脊髓（12%）等。可有肿瘤样结节出现，表现为颅内压增高的现象，如抽搐、局部神经系统症状。还可出现神经系统病变的症状。此病患者的 CNS 病变发生率为 30%～50%。男性好发，主要是 50 岁男性好发。

（3）病因及发病机制：病因不明。常见的遗传学改变是 *BRAF V600E* 的突变（50%）、*MAP2K1*（30%）、*KRAS* 和（或）*NRAS*（20%）等。伴有其他血液系统肿瘤的患者还可有其他的基因突变，在同时患有 ECD 和朗格汉斯细胞组织细胞增生症的患者中，*BRAF V600E* 的突变突变率更高（82%）。其他包括 MAPK 通路的改变，如 *ARAF* 突变、*BRAF*、*NTRK1*、*ALK*、*ETV3* 的融合基因异常。ERK 通路活化以及与其相关的 MAPK 通路基因的改变可能有潜在的临床治疗意义。

（4）大体表现：广泛浸润的脑实质的病变，硬膜增厚，甚至出现脑膜瘤样的结节形成。神经根和垂体柄的病变也有报道。

（5）组织学表现：病变组织内见泡沫细胞及上皮样组织细胞浸润，局部见 Touton 巨细胞，及少量淋巴细胞和嗜酸性粒细胞的浸润。邻近区域可见反应性胶质细胞增生及纤维化，有时甚至有罗森塔尔纤维出现。

（6）免疫组织化学：组织细胞 CD68、CD163、CD14 阳性，S100 部分阳性，CD1a 阴性，约一半的病例 BRAF V600E 为阳性。

（7）诊断分子病理学：突变基因的检测包括 *BRAF*、*PIK3CA*、*MAP5K1* 及 *KRAS/NRAS*；如果结果为阴性，可加做融合基因检测，*NTRK1*、*ALK* 或 *ETV3* 等，有助于诊断。

（8）诊断条件：必要条件，病变组织内出现泡沫细胞，表达组织细胞抗原；朗格汉斯细胞的免疫标志物均为阴性，如 CD1a、CD207。期望诊断条件，排除其他细胞分化的来源；排除反应性病变或脱髓鞘的病变；*BRAF*、*MAP2K*、*KRAS/NRAS* 突变；影像学检查可发现全身其他部位出现的病变。

2. Rosai-Dorfman 病（Rosai-Dorfman disease，RDD）

（1）定义：Rosai-Dorfman 病发生于 CNS 或脑膜，伴或不伴全身其他部位的病变。病理组织学与其他部位发生的病变相似。这是一种克隆性组织细胞增生，以 S100 阳性的组织细胞出现淋巴细胞伸入为特征。ICD-O 编码为 9749/3。

（2）流行病学及临床特征：CNS 的 RDD 为单发或多发的硬膜肿块，特别好发大脑半球凸面、颅底、海绵窦、矢状窦旁、鞍上等。除了神经系统症状以外，还有全身其他系统的症状，如颈部淋巴结肿大、发热、体重减少。男女比为 2：1。平均发病年龄为 40 岁。

（3）病因及发病机制：病因未知。*BRAF V600E* 也有突变（12.5%）。还有 *KRAS*（25%）和 *NRAS*（12.5%）的突变，少部分有 *ARAF*、*MAP2K1*、*CSF1R* 突变等。但是，尚有较多病例高通量测序并不能检出分子生物学异常。

（4）大体表现：质地坚韧的包块，模糊的小叶状结构，切面黄色或灰色。

（5）组织学表现：RDD 表现为多结节性肿块，有混合性炎性渗出物和炎细胞浸润，主要为组织细胞、大量的淋巴细胞和浆细胞，伴不同程度的纤维化。淋巴细胞伸入现象可见于组织细胞，同时也有少数完整的浆细胞、中性粒细胞和嗜酸性粒细胞也可伸入组织细胞胞浆内。但是，伸入现象也不是 RDD 的特异诊断指标（图 4-4-108）。

（6）免疫组织化学：组织细胞 CD11c、CD68、CD163、fascin 和 S100 均阳性表达（图 4-4-108），CD1a、CD207 均阴性表达。CyclinD1 核阳性。大部分病例 BRAF V600E 为阴性。

（7）诊断分子病理学：检测基因突变 *BRAF V600E*、*KRAS*、*NRAS*，少数病例 *ARAF*、*MAP2K1*、*CSF1R* 基因突变将有助于诊断。

（8）诊断条件：必要条件，病变中出现大的组织细胞，具有圆形核、染色质疏松、核仁明显、伴丰富的浅染的细胞胞浆；朗格汉斯细胞组织细胞的标志物为阴性（CD1a、CD207 均阴性），但 S100 阳性。期望诊断条件，病变出现淋巴细胞伸入现象；排除反应性和脱髓鞘病变；排除其他细胞来源的病变（胶质细胞、上皮、色素细胞、淋巴细胞或脑膜来源）；细胞核的 CyclinD1 的表达阳性；*BRAF*、*MAP2K1*、*KRAS* 或 *NRAS* 突变；其他部位可能的影像学发现。

3. 幼年性黄色肉芽肿

（1）定义：位于 CNS 或脑膜的幼年性黄色肉芽肿，伴或不伴其他部位病变，病理学也与其他器官发

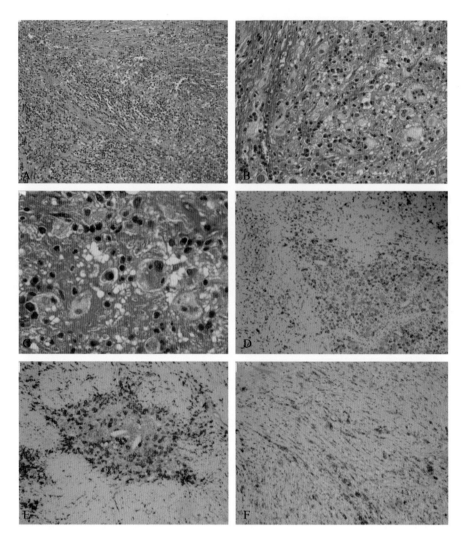

图 4-4-108 Rosai-Dorfman 病的组织病理学特征。A. 显微镜下见增生的纤维结缔组织，部分透明变性，间杂较多炎细胞浸润和组织细胞增生；B. 组织细胞胞体较大，胞浆泡沫状，混杂有成熟的小淋巴细胞、浆细胞和嗜酸性粒细胞散在浸润；C. 部分巨噬细胞内可见淋巴细胞伸入现象，伸入的淋巴细胞结构尚完整；D. 免疫组织化学显示增生的泡沫细胞 CD68 阳性；E. 免疫组化显示增生的泡沫细胞 CD163 阳性；F. 免疫组织化学显示增生的梭形细胞和少量泡沫细胞 S100 阳性

生的类似。大部分是小儿患者，增生的组织细胞（非朗格汉斯细胞），偶有 Touton 细胞出现，伴炎细胞浸润。ICD-O 编码为 9749/1。

（2）流行病学及临床特征：此病发生于脑部（53%）、脊椎（13%）及神经根（15%）等，通常会累及脑膜组织。病变部位引起相关神经系统症状。多发生于小儿和年轻人。神经系统受累仅见于 5% 的患者。

（3）病因及发病机制：病因不明，*BRAF V600E* 的突变发生率不明，*ARAF* 突变见于 18% 的病例。*KRAS* 和 *NRAS* 的突变发生率类似。

（4）大体表现：通常为活检组织，质软的黄色或灰粉色的破碎标本。

（5）组织学表现：此病有圆形到梭形的细胞增生，有胞浆空泡状的组织细胞、散在的 Touton 巨细胞和异物型巨细胞，以及淋巴细胞和少量嗜酸性粒细胞浸润。

（6）免疫组织化学：CD1a 阴性，CD11c、CD14、CD68、XIIIa 因子均阳性，溶酶体酶和 S100 阴性表达。

（7）诊断分子病理学：分子检测 *BRAF*、*ARAF*、*KRAS* 和 *NRAS* 突变，由于突变率较低，需要应用足够敏感的技术检测。*CSF1R* 与 *NTRK* 的融合基因异常也有报道。分子检测结果有助于诊断。

（8）诊断条件：必要条件，组织细胞肿瘤以泡沫细胞和混合性炎细胞浸润为特征。期望诊断条件，排除其他组织来源及其他分化特征（胶质细胞来源、上皮来源、色素细胞来源、淋巴细胞来源、朗格汉斯细胞来源、脑膜上皮来源等）；*BRAF*、*ARAF*、*KRAS* 和 *NRAS* 突变。

（三）朗格汉斯细胞组织细胞增生症（Langerhans cell histiocytosis，LCH）

1．定义　CNS 和脑膜发生的朗格汉斯细胞组织细胞增生症是克隆性的朗格汉斯细胞的增生，伴或不伴其他器官的病变。组织病理学与外周发生的病变类似。ICD-O 编码为 9751/1。

2．流行病学及临床特征　CNS 和脑膜的发生约半数见于颅骨和颅底，可累及邻近软组织。通常表现为神经轴外病变。较常见下丘脑、垂体轴、脑膜和脉络丛受累。但 CNS 朗格汉斯细胞肉瘤未见文献报道。影像学检查可见异常信号。患者年龄常小于 15 岁，男女比为 1：2。

3．病因及发病机制　病因学不明。最常见的分子异常是 *BRAF V600E* 的突变（50%）。*ARAF* 突变、*BRAF* 融合基因异常都有见报道。而且，在 *BRAF* 野生型的病例中，*MAP2K1* 突变见于 25% 的患者。*NRAS*、*KRAS*、*PIK3CA* 等的突变也有报道。

4．大体表现　病变呈灰白色或灰黄色，与硬膜粘连紧密，肉芽样组织出现，病变边界可清楚也可模糊不清。

5．组织学表现　肿瘤性朗格汉斯细胞增生，间杂有不同比例反应性细胞成分，包括巨噬细胞、淋巴细胞、浆细胞、和嗜酸性粒细胞。朗格汉斯细胞有典型的卵圆形细胞核伴核沟形成。核仁不清楚。混有较多的嗜酸性粒细胞浸润。偶见 Touton 细胞浸润。由于炎症反应较重，可出现神经元和轴突的消失。

6．免疫组织化学　肿瘤性朗格汉斯细胞表达 CD1a、CD207 阳性。核和胞浆 S100 阳性。CD68 可阳性。BRAF V600E 阳性率为 50% ～ 60%。

7．诊断分子病理学　检测可能的突变基因，包括 *BRAF*、*MAP2K1*、*ARAF*、*NRAS*、*KRAS*、*PIK3CA* 等基因。由于 *BRAF V600E* 的突变发生率较少，可初步应用免疫组化检测。而且磷酸化的 ERK 阳性表达结果也可推测相应的突变情况。

8．诊断条件　必要条件，朗格汉斯组织细胞的增生，CD1a 和 CD207（Langerin）均为阳性表达。期望诊断条件，S100 免疫组化阳性表达；*BRAF* 和 *MAP2K1* 基因突变。

（四）组织细胞肉瘤

1．定义　组织细胞肉瘤是一种恶性肿瘤，肿瘤细胞形态学和免疫表型显示组织细胞特征，而没有其他的分化表现。ICD-O 编码为 9755/3。

2．流行病学及临床特征　病例很少见，目前少于 100 例见于文献报道，大部分是成年人。肿瘤可发生于 CNS 和脑膜的任何部位。神经系统的症状与病变的部位有关。

3．病因及发病机制　病因不明，研究发现有半数病例出现 RAS/MAPK 通路基因改变，其他的分子改变还有 PI3K/AKT/mTOR 信号通路的异常。此外，还有 46% 的病例出现 *CDKN2A* 和（或）*CDKN2B* 的纯合性缺失。还有其他散在发生的一些分子异常，如 *KRAS*、*NRAS*、*CSF1R* 突变，以及 *BRAF* 融合基因异常。

4．大体表现　病变为破坏性生长方式，质软、鱼肉样、灰白色的肿瘤组织，偶见坏死灶。

5．组织学表现　肿瘤细胞密度高，散在分布，浸润生长。细胞较大，中度异型，有丝分裂活性很高，并可见丰富的嗜酸性胞浆。细胞核不规则，核仁清楚。偶有多核巨细胞和梭形细胞，同时有炎症细胞浸润的背景。

6．免疫组织化学　CD68、CD163、溶酶体酶、CD11c 和 CD14 均为阳性，部分 CD34 阳性。但 CD30、ALK、淋巴细胞、髓细胞、滤泡状树突细胞的标志物均为阴性，而滤泡状树突细胞肉瘤则出现 CD35 和 CD23 阳性表达，组织细胞肉瘤二者均为阴性，二者可以据此区分。BRAF 少见阳性。

7．诊断分子病理学　此瘤仅极少部分病例 *BRAF V600E* 突变。多个 MAPK 通路相关的基因可出现异常，RAS/MAPK 通路基因改变和 PI3K/AKT/mTOR 信号通路异常。此外，还有 *CDKN2A* 和（或）*CDKN2B* 的纯合性缺失。分子检测可提供帮助。

8．诊断条件　必要条件，恶性肿瘤细胞增生，表达组织细胞的抗原特征；排除其他细胞来源（胶质细胞、脑膜细胞、上皮细胞、色素细胞、淋巴细胞、肌肉、血管等）。

十、生殖细胞起源肿瘤

（一）概述

中枢神经系统生殖细胞起源肿瘤（CNS germ cell tumor，CGCT）包括生殖细胞瘤（germinoma）、胚胎癌（embryonal carcinoma）、卵黄囊瘤（yolk sac tumor）、绒毛膜上皮癌（choriocarcinoma）、畸胎瘤（teratomas）及混合性生殖细胞肿瘤（mixed germ cell tumor）。畸胎瘤又分为成熟性畸胎瘤（mature teratoma）、不成熟性畸胎瘤（immature teratoma）和畸胎瘤伴有体细胞型恶变（teratoma with somatic-type malignancy）。

1. 发病率的地域分布特征 CGCT 的发病率有显著的地域差异，在亚洲远东地区发病率最高。来自中国台湾、日本和韩国的一组统计资料显示，CGCT 占原发性颅内肿瘤的 2%～3%，占儿童颅内原发性肿瘤的 8%～15%，以日本发病率最高，其人群发病率为每年 0.17/10 万人。在欧美地区 CGCT 仅占颅内原发性肿瘤的 0.3%～0.6%，占儿童颅内原发性肿瘤的 3%～4%，其人群发病率为每年 0.09/10 万人。在中国 CGCT 占颅内原发性肿瘤的 1.05%～1.93%，占儿童颅内原发性肿瘤的 3.7%。该类肿瘤中，以生殖细胞瘤最常见，其次是混合性生殖细胞肿瘤和畸胎瘤。

2. 年龄与性别的分布特征 80%～90% 的 CGCT 发生于 25 岁前，高峰期在 10～14 岁。0～10 岁者占 25%，11～20 岁者占 65%，21～30 岁者占 8%，>30 岁者仅占 2%。其中，生殖细胞瘤的发病年龄比其他类型稍晚。CGCT 的性别分布特征为男性占绝对优势，尤其是位于松果体区者，男女比为（5.4～9）∶1，而位于鞍内和鞍上区者的男女差别不大。

3. 发生部位分布特征 CGCT 几乎都发生于中线部位，颅内者 80% 位于包括松果体在内的第三脑室周围结构，其次为鞍上区。其他部位如脑室内、基底节、丘脑、大脑半球、延髓、鞍内，均可发生。位于椎管内者几乎都是畸胎瘤，主要发生于骶尾部硬膜内外，且多为成熟性。

4. 治疗与预后 这六类肿瘤中，只有成熟性畸胎瘤为良性肿瘤，手术全切可以治愈。成分单一的生殖细胞瘤为低度恶性，对放疗非常敏感，经单独放疗其 10 年生存率即可达到 85%，含有合体滋养层细胞及血清 β-人绒毛膜促性腺激素（β-human chorionic gonadotropin，β-HCG）水平升高的生殖细胞瘤预后差。其余 CGCT 均为高度恶性肿瘤，术后几乎都原位复发，并常经脑脊液循环或脑室-腹腔分流管播散，也可经血道转移至肺和骨。

（二）病因和发病机制

1. 遗传易感性与 CGCT 的关系 目前已知 Klinefelter 综合征患者易患 CNS 和纵隔生殖细胞起源肿瘤。而非 Klinefelter 综合征的该类肿瘤患者也常有 X 染色体数目增加，提示与 X 染色体相关基因的数目异常增加可能与这些肿瘤的发生有关。有人认为由此引起的生殖嵴发育异常，导致原始生殖细胞迁移诱导异常及迁移不同步是 Klinefelter 综合征和生殖细胞起源肿瘤发病的原因之一。另外还发现，Down 综合征（21 三体综合征）及神经纤维瘤病 I 型患者也易患颅内和睾丸生殖细胞起源肿瘤，确切机制尚不清楚。

2. 细胞遗传学与分子遗传学 先天性和婴儿期的纯颅内畸胎瘤与更常见的青春期或青春期后 CGCT 不同。前者与婴儿睾丸畸胎瘤一样，为典型二倍体（diploid）核型，通常染色体完整；后者（任何组织学类型的 CGCT）与青春期或青春期后的男性睾丸生殖细胞起源肿瘤一样，多为非整倍体（aneuploid）核型，有复杂的染色体异常，且它们的染色体 DNA 平衡模式有明显重叠。青春期或青春期后 CGCT 的染色体 DNA 失平衡包括 12p、8q、1q、X 染色体的获得（gain）及 11q、13、18q 染色体的丢失（loss，通常少见）。12p 获得及 12p 等臂染色体形成是睾丸和纵隔生殖细胞起源肿瘤的特征性遗传学标志（阳性率 80%），而这两种异常改变是否也以同样高的频率出现在 CGCT 尚有争议。有限的单基因水平研究资料显示，p53 和 p16 *INK4a* 基因不是 CGCT 的常见突变靶点；与睾丸及纵隔精原细胞瘤一样，CNS 的胚生殖细胞瘤也有 *C-KIT* 基因突变。

（三）大体表现

生殖细胞瘤多为实性，质软易碎，切面棕色至白色，可有小囊腔形成，通常无出血坏死。胚胎癌的大体外观与生殖细胞瘤类似，但可以伴有出血和坏死。卵黄囊瘤质地软硬不一，切面呈灰白色至红色，内部可见粗大的营养动脉，常有黏液样胶冻状物质蓄积。

绒毛膜上皮癌多有明显的大范围出血和坏死。成熟性畸胎瘤多为囊性,不成熟性畸胎瘤和伴有恶性转化的畸胎瘤多为实性,也可为囊实混合性,囊内充满黏液、脂质,并可见软骨和骨组织,偶见牙齿和(或)毛发。

(四)组织学表现

1. 生殖细胞瘤　肿瘤细胞直径 15 ~ 25 μm,呈上皮样,大小及形态比较一致,成片状、小叶状或巢状生长。肿瘤细胞边界清晰,圆形或多边形,其胞浆因富含糖原,呈透明状或呈略嗜伊红淡粉染的细颗粒状。核大圆形或卵圆形,位于细胞中央,核膜清楚,染色质丰富呈细颗粒状,有的核染色质稀疏,淡染呈空泡状,普遍可见位于核中央的嗜酸性或嗜碱性大核仁。核分裂易见,无出血坏死。肿瘤的间质成分少,其中有丰富的淋巴细胞浸润,浸润的淋巴细胞呈岛状或条索状分布。部分生殖细胞瘤中可混有多核的 β-HCG 阳性合体滋养层巨细胞(syncytiotrophoblastic giant cell)。还可见由多核巨细胞和(或)多核异物巨细胞、类上皮细胞、淋巴细胞、浆细胞和组织细胞构成的结核结节样肉芽肿(图 4-4-109)。

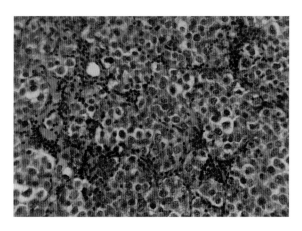

图 4-4-109　生殖细胞肿瘤,HE,40×。肿瘤细胞弥漫生长,胞浆空亮,核圆形、核仁明显,间质淋巴细胞浸润

2. 胚胎癌　分化幼稚的原始肿瘤细胞呈实性巢状、片状和条索状排列,也可形成流产型乳头或腔面有不规则被覆细胞的腺管样腔隙。肿瘤细胞体积大,呈上皮细胞样,多型性突出。细胞边界不清,呈多角形或卵圆形,胞浆丰富略透明,淡嗜伊红或嗜双色。核大深染或呈泡状,核膜粗糙,核形不规则,异型性明显,有 1 ~ 2 个大而突出的核仁,核分裂多见。肿

瘤细胞巢间成分形态变化较大,数量多少不等,从细胞较丰富至疏松黏液样的胚胎性间质成分,并可与上皮样肿瘤细胞巢相互移行。肿瘤细胞可特异性模拟早期胚胎结构,形成胚胎样小体,其内充满胚层和羊膜腔锥形。肿瘤组织中可见凝固性坏死区(图 4-4-110)。

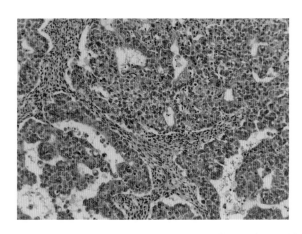

图 4-4-110　胚胎癌,HE,20×。异型性显著的肿瘤细胞排列成实性、索状、腺样结构

3. 卵黄囊瘤　分化幼稚的多形性、星芒状、扁平或不规则形肿瘤细胞形成疏松的网状结构。肿瘤细胞异型性明显,核大深染,核仁突出。胞浆淡染透明或呈空泡状。网眼中含有 PAS 及黏液卡红染色阳性物质,肿瘤组织内可见大量不被淀粉酶消化的 PAS 阳性、圆形嗜酸性玻璃样小球。小血管丰富,有时可见毛细血管内造血灶。网状结构区可移行为不规则相互交通的迷路状腺样结构和腺泡结构,并进一步过渡为片状排列较密集的实性细胞巢。Schiller-Duval 小体是卵黄囊瘤具有诊断意义的特征性组织结构,典型者中央为纤维血管轴心,围绕着一层立方、矮柱状、鞋钉样或扁平肿瘤细胞,形成乳头状结构,并突入一环形或半月形囊腔,该囊腔被覆扁平细胞,其结构类似于肾小球(图 4-4-111)。

4. 绒毛膜上皮癌　肿瘤由细胞滋养层细胞(朗格汉斯细胞)和合体滋养层细胞组成,排列成片状、巢状或条索状。细胞滋养层细胞常位于中央,合体滋养层细胞围绕其周,也可见两型细胞分别排列,或见合体滋养层细胞位于细胞滋养层细胞巢中。细胞滋养层细胞圆形、体积较小、边界清、胞浆淡嗜伊红或透明,核较小居中、圆形、染色质丰富深染、有明显核仁,可见核分裂活跃的大核。合体滋养层细胞体积大、呈合体状、胞浆丰富可见空泡、常呈嗜双色被

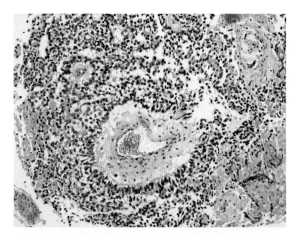

图 4-4-111　卵黄囊瘤，HE，20×。瘤细胞形成疏松的网状或微囊结构，可见 Schiller-Duval（S-D）小体

染成紫红色，有多个染色质丰富的细胞核，位于细胞中央或周边部，可见核仁。肿瘤中可见大小不等的出血及坏死灶，并可见肿瘤细胞侵蚀血管壁的蚕食现象（图 4-4-112）。

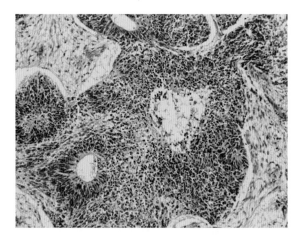

图 4-4-112　未成熟畸胎瘤，HE，20×。可见典型的原始神经管结构

5. 畸胎瘤

（1）成熟性畸胎瘤：肿瘤由分化成熟的成人型三个胚层组织成分组成，没有或偶见核分裂。常见的组织成分为外胚层、中胚层和内胚层。①外胚层：皮肤和皮肤附件（毛囊、毛发、汗腺、皮脂腺），成熟脑组织和脉络丛；②中胚层：软骨、骨、脂肪、平滑肌（较多见）及横纹肌组织；③内胚层：被覆呼吸道上皮或肠上皮的腺腔，有些病例可见胰腺或肝组织。偶见内有黏膜被覆，外有肌肉包裹的内脏样结构。

（2）不成熟性畸胎瘤：当一个畸胎瘤内含有一种或一种以上分化不成熟的胎儿型组织成分时，则为不成熟性畸胎瘤，这种分化不成熟区的存在是确定不成熟性畸胎瘤的关键。不成熟区可由来自三个胚层的胎儿型组织成分构成，但最常见的分化不成熟组织是胚胎性间充质和原始神经外胚层细胞成分。前者富于细胞，核分裂多见，后者可形成神经上皮菊形团和原始神经管样结构，有时颇似髓上皮瘤、PNET、髓母细胞瘤、神经母细胞瘤和室管膜母细胞瘤。也常见被覆黑色素性神经上皮细胞的裂隙样结构，是肿瘤组织呈流产型视网膜分化的表现，有时呈类似视网膜母细胞瘤的组织学表现。还可见分化幼稚的胎儿型腺体等不成熟成分（图 4-4-113）。

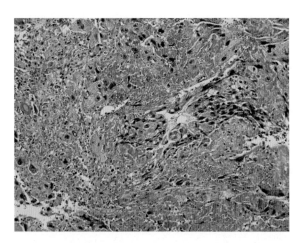

图 4-4-113　绒毛膜癌，HE，40×。肿瘤由多核的合体滋养叶细胞和细胞滋养叶细胞组成，伴有大片新鲜出血

（3）畸胎瘤伴有体细胞型恶变：畸胎瘤伴有体细胞型恶变是指由分化成熟的三胚层组织成分构成的畸胎瘤内，出现了通常发生于体细胞的恶性肿瘤成分。其体细胞型恶性肿瘤成分常为横纹肌肉瘤或未分化肉瘤，少数为鳞癌或肠型腺癌。

6. 混合性生殖细胞肿瘤　当在同一个肿瘤中，含有生殖细胞瘤、胚胎癌、卵黄囊瘤、绒毛膜上皮及畸胎瘤，这五种生殖细胞起源肿瘤中的任何两种或两种以上肿瘤成分时，即称其为混合性生殖细胞肿瘤。最常见者为生殖细胞瘤与其他一种或一种以上生殖细胞起源肿瘤混合，其次是成熟性或不成熟性畸胎瘤与其他一种或一种以上生殖细胞起源肿瘤混合。各种混合成分的组织学形态与相应单一成分生殖细胞起源肿瘤的组织学形态完全相同（图 4-4-114）。

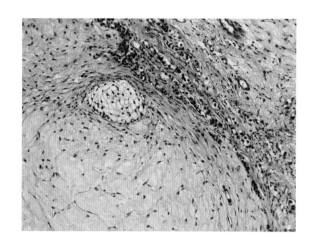

图 4-4-114 混合性生殖细胞肿瘤，HE，10×。畸胎瘤和生殖细胞瘤成分共存

（五）免疫组织化学染色

CGCT 中常见蛋白标志物的表达谱如下。①甲胎蛋白（AFP）：卵黄囊瘤的肿瘤细胞和嗜酸性玻璃样小球及成熟或不成熟畸胎瘤的肠型腺体阳性；②β-HCG 及人胎盘催乳素（HPL）：绒毛膜上皮癌的合体滋养层细胞及生殖细胞瘤和其他生殖细胞起源肿瘤中混有的少数合体滋养层巨细胞阳性；③胎盘碱性磷酸酶（PLAP）：生殖细胞瘤和胚胎癌的大部分肿瘤细胞阳性，部分卵黄囊瘤和绒毛膜上皮癌的少量肿瘤细胞阳性；④细胞角蛋白（cytokeratin）：胚胎癌和卵黄囊瘤的肿瘤细胞、畸胎瘤的上皮细胞及绒毛膜上皮癌的合体滋养层巨细胞均阳性，少数生殖细胞瘤可见少量肿瘤细胞局灶性阳性；⑤c-Kit（CD117）蛋白：生殖细胞瘤的肿瘤细胞膜（100%）及畸胎瘤中少数间质细胞和上皮细胞阳性；⑥OCT4：生殖细胞瘤（100%）和胚胎癌的肿瘤细胞核阳性；⑦CD30：只有胚胎癌肿瘤细胞阳性；SALL4：大多数生殖细胞肿瘤均核阳性表达。

（六）诊断分子病理学

生殖细胞肿瘤的病理诊断目前主要依赖形态学和免疫组化，分子诊断的意义不大。一些潜在的应用包括：未成熟性畸胎瘤中出现多层菊形团和神经外胚层组织时，需要和儿童的胚胎性肿瘤鉴别，可以通过 LIN28A 免疫组化染色或 FISH 检测 C19MC 的扩增来协助鉴别。

十一、鞍区肿瘤

（一）造釉细胞瘤型颅咽管瘤（adamantinomatous craniopharyngioma）

1．定义 造釉细胞瘤型颅咽管瘤是一种具有星形网状结构和湿角化物（wet keratin）的混合性囊实性鳞状上皮肿瘤，通常位于下丘脑 - 垂体轴，以 CTNNB1 基因突变为特征。

2．流行病学及临床特征 颅咽管瘤占全部颅内肿瘤的 1.2% ～ 4.6%，人群发病率为每年（0.5 ～ 2.5）/100 万人。造釉细胞瘤型颅咽管瘤是儿童最常见的非神经上皮性颅内肿瘤（占儿童颅内肿瘤的 5% ～ 11%），囊括几乎所有儿童期诊断的颅咽管瘤和近 80% 的成人颅咽管瘤。造釉细胞瘤型颅咽管瘤有 5 ～ 15 岁及 45 ～ 60 岁两个发病年龄高峰，偶有发生于新生儿和胎儿的报道，无性差异。颅咽管瘤最常见于蝶鞍上区，少数发生于蝶鞍内，偶见于蝶窦。临床主要表现为头痛等颅内压增高的症状、视野障碍（62% ～ 84%）、内分泌激素缺乏引起的症状（52% ～ 87%），如儿童生长迟缓（缺乏生长激素）。约一半患者因下丘脑受累出现病理性肥胖、认知障碍、性格改变或精神症状等。所有患者 5 年生存率 54% ～ 96%，儿童患者 5 年生存率 83% ～ 96%。该肿瘤虽为 WHO 1 级，但由于多数病例中肿瘤易于侵犯周围组织生长，预后欠佳。极少数病例可发生恶性转化，预后差。有 CTNNB1p.T41 突变或 Xp28 缺失的患者提示预后不良。

3．病因及发病机制 病因目前仍不清楚。发病机制目前认为是由 Rathke 裂上皮演变而来。早期胚胎前体细胞和垂体干细胞群中 β-catenin 表达及 SOX2 阳性前体参与促进造釉细胞瘤型颅咽管瘤的形成。

4．大体表现 造釉细胞瘤型颅咽管瘤直径 1 ～ 6 cm，边界清楚，表面光滑，呈分叶状。实性区切面灰白色，呈粗糙颗粒状，可见灰黄色斑点（镜下为湿角化物）。该型肿瘤常发生囊性变，可为单房、多房或半囊半实性。囊性区包膜常菲薄透明或半透明，囊腔内充满黏稠的棕绿色机油样液体。大体继发改变包括纤维化、钙化、骨化和多量具有折光性的胆固醇结晶沉积。包膜厚薄不均，常与周围组织紧密粘连，可表浅浸润周围脑组织，黏附邻近的血管和神经组织。

5．组织学表现 造釉细胞瘤型颅咽管瘤由分叶状、条索状、缎带状及不规则梁状的分化良好的鳞状上皮巢组成，上皮巢相互吻合，周边为栅栏状排列的高柱状上皮，附着于其外侧的基底膜上（图4-4-115）。部分鳞状上皮巢密集排列，可呈漩涡状，细胞间可见细胞间桥，这些密集区域与鳞状上皮疏松排列区域形成星形网状结构，其中可见湿角化物。湿角化物是造釉细胞瘤型颅咽管瘤具有诊断价值的特征性组织形态学表现，是由嗜伊红透明变的角化物和角化不全的鳞状上皮细胞层层叠叠堆积而成的实性团块，可互相融合，其中角化不全的鳞状上皮细胞内保留染色质已溶解的细胞核残影。湿角化物常继发镜下可见的小灶性钙化。含有鳞屑的囊腔由扁平上皮组成。肿瘤间质疏松、富含血管，常伴退变和黏液变性，并可形成小囊腔，其中充满液体或无定形碎屑；部分间质中可见炎细胞浸润、纤维化、胆固醇结晶裂隙、泡沫细胞及多核异物巨细胞反应。周边肿瘤组织可呈指状突入周围脑组织伴明显的反应性胶质细胞增生及大量罗森塔尔纤维。恶性组织形态学表现非常罕见，偶见于肿瘤多次复发或放疗后。

6．免疫组织化学 肿瘤性上皮细胞表达P63、低中分子量角蛋白（CK7、CK17及CK19）和高分子量角蛋白（CK34βE12、CK5/6），一般不表达CK8及CK20，这与Rathke裂囊肿不同。PD-L1在肿瘤囊壁上皮表达。SOX2仅在少量细胞中表达，而SOX9则广泛表达。β-catenin肿瘤细胞核阳性表达，一般不出现弥漫成片的胞核阳性表达，而是散在或小灶状阳性

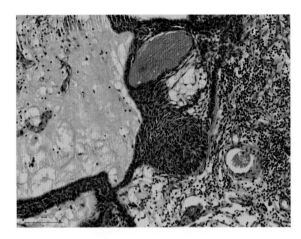

图4-4-115 造釉细胞瘤型颅咽管瘤组织学表现（40×）

（图4-4-116）。有研究发现，在没有*CTNNB1*突变的病例中也有β-catenin胞核阳性表达。Ki-67增殖指数在不同病例中变化差异较大，其与预后不相关。

7．诊断分子病理学 70%以上的造釉细胞瘤型颅咽管瘤有β-catenin编码基因*CTNNB1*突变，绝大多数突变发生在该基因的第3外显子。

8．诊断条件 必要条件，①鞍区肿瘤；②非角化性鳞状上皮良性肿瘤；③星形网状结构和（或）湿角化物。次要条件，①β-catenin肿瘤细胞核阳性表达；②*CTNNB1*突变；③没有*BRAF* p.V600E基因突变。

需要与下列疾病鉴别诊断。①乳头状型颅咽管瘤：不出现湿角化物和钙化，常有*BRAF* p.V600E基因突变，缺乏*CTNNB1*突变，免疫组化染色*BRAF* p.V600E肿瘤细胞胞质阳性，β-catenin肿瘤细胞胞核阴性。②鞍区黄色肉芽肿：由胆固醇结晶、坏死碎

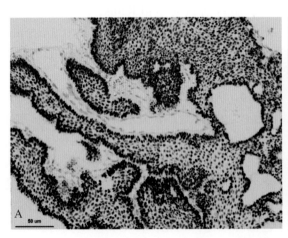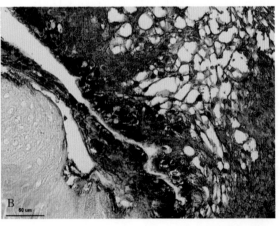

图4-4-116 造釉细胞瘤型颅咽管瘤。A．P63免疫组化显示肿瘤细胞弥漫阳性（100×）；B．β-catenin免疫组化显示局灶性肿瘤细胞胞核阳性（100×）

屑、巨噬细胞（黄色瘤细胞）、慢性炎细胞、沉积的含铁血黄素和多核巨细胞构成。局部可见少量鳞状上皮或立方上皮和小管状结构。不出现 *CTNNB1* 和 *BRAF* p.V600E 基因突变，BRAF p.V600E 和 β-catenin 免疫组化染色肿瘤细胞相应部位阴性。③表皮样囊肿、Rathke 裂囊肿、皮样囊肿和畸胎瘤：表皮样囊肿为鳞状上皮围成的单房囊肿，其内充满片状易脱落的干角化物。Rathke 裂囊肿出现广泛鳞化时需要鉴别，其被覆上皮通常为单层扁平纤毛或黏液上皮。皮样囊肿可见皮肤附属器结构，畸胎瘤可见其他胚层成分可以鉴别。④毛细胞型星形细胞瘤：颅咽管瘤周边常见有大量罗森塔尔纤维的星形胶质细胞增生区域，需要充分取材与毛细胞型星形细胞瘤进行鉴别。当活检组织送检材料较少，仅取到肿瘤周边组织时需要仔细鉴别，前者缺乏毛细胞型星形细胞瘤中肿瘤致密区和稀疏区交替的双相结构。

（二）乳头状型颅咽管瘤（papillary craniopharyngioma）

1. 定义　乳头状型颅咽管瘤为实性或部分囊性的非角化性鳞状上皮肿瘤，起源于第三脑室底的漏斗结节区，最常见于成人，以 *BRAF* p.V600E 基因突变为特征。

2. 流行病学及临床特征　乳头状型颅咽管瘤占所有颅咽管瘤的 10%，几乎都发生在成年人（高峰年龄 30 ~ 59 岁），占成人颅咽管瘤的 12% ~ 33%，罕见于儿童，男女性别无差异。主要症状包括头痛（70%）、视野障碍（63%），几乎所有患者均有不同程度的垂体机能减退，表现为甲状腺功能减退（80%）、性腺功能减退（56%）、肾上腺皮质功能减退（50%）和生长激素缺乏（20%）。30% 的患者可出现高泌乳素血症（垂体柄效应）。部分患者出现围术期下丘脑功能紊乱（63%）、脑积水（30%）、尿崩症（25%）等。该肿瘤为 WHO 1 级，预后较好，复发率 20% ~ 35%。

3. 病因及发病机制　病因不清楚。起源于 Rathke 裂／颅咽管，SOX2 阳性前体细胞可能参与了乳头状型颅咽管瘤的形成。几乎所有乳头状型颅咽管瘤均有 *BRAF* p.V600E 基因突变，导致 MAPK/ERK 通路激活，可能与其发病机制及独特的组织学表现相关。

4. 大体表现　乳头状型颅咽管瘤通常为表面光滑、境界清晰、包膜完整的实性或囊实性肿块。实性肿瘤切面灰白色，粗糙颗粒状，可见一些微小囊腔，不含机油样液体，也无胆固醇结晶，很少发生钙化。部分肿瘤呈囊性，囊内可见多量黏稠黄色液，部分区域可见表面呈乳头状的实性结节。多数肿瘤粘连不明显而易被切除。

5. 组织学表现　乳头状型颅咽管瘤的细胞成分单一，由分化好的非角化性成熟鳞状上皮细胞组成。鳞状上皮细胞围绕依附于绒毛状纤维血管轴心上形成乳头状结构，乳头间为大片鳞状上皮细胞形成的实性区，鳞状上皮周边不见围墙样栅栏状结构，没有星形网状结构，钙化不常见。肿瘤中鳞状上皮细胞均不形成颗粒层和角化层，肿瘤细胞内无透明角质颗粒，不出现湿角化物。鳞状上皮细胞形态温和，没有核异型性，核分裂象少见。间质中可见多量炎细胞反应。约 1/3 的病例中鳞状上皮中可见过碘酸雪夫染色（periodic acid-Schiff，PAS）阳性的杯状细胞，少数病例肿瘤中偶见纤毛上皮细胞。肿瘤边界清楚，没有周围脑组织浸润，瘤周组织无明显的反应性胶质细胞增生（图 4-4-117）。

6. 免疫组织化学　与造釉细胞瘤型颅咽管瘤类似，乳头状型颅咽管瘤上皮细胞均表达 P63，也表达低中分子量角蛋白（CK7、CK17 及 CK19）和高分子量角蛋白（CK34βE12、CK5/6），CK8 及 CK20 不表达或少数细胞表达，CK7 仅在浅表上皮层表达。围绕纤维血管轴心的多层肿瘤细胞中均可见到 PD-L1 表达。SOX9 的表达存在异质性，SOX2 表达情况有待进一步探讨。值得注意的是，所有乳头状型颅咽管瘤免疫组化染色 BRAF p.V600E 肿瘤细胞胞质阳性，而 β-catenin 仅限于细胞膜阳性，肿瘤细胞胞核阴性。Ki-67 通常在基底层细胞阳性，增殖指数在不同患者中差异较大，其与预后无关。

7. 诊断分子病理学　几乎所有的乳头状型颅咽管瘤均有 *BRAF* p.V600E 基因突变，缺乏 *CTNNB1* 基因突变。

8. 诊断条件　必要条件，①鞍区肿瘤；②非角化性成熟鳞状上皮覆盖纤维血管轴心或囊壁。次要条件，①免疫组化染色 BRAF p.V600E 肿瘤细胞胞质阳性；② *BRAF* p.V600E 基因突变；③ β-catenin 肿瘤细胞核不表达；④不出现 *CTNNB1* 突变。

乳头状型颅咽管瘤需要与以下几种疾病鉴别。①造釉细胞瘤型颅咽管瘤：鳞状上皮周边为栅栏状排列的柱状上皮，细胞密集区域与鳞状上皮疏松排列区域共同组成星形网状结构，可见湿角化物和钙

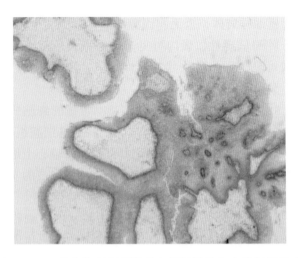

图 4-4-117 乳头状型颅咽管瘤由复层鳞状上皮及间质组成，排列成乳头状结构（20×）

化，可见到伴有胆固醇结晶和多核巨细胞的肉芽肿炎性改变。该类型伴有 *CTNNB1* 基因突变，不出现 *BRAF* p.V600E 基因突变。免疫组化染色 β-catenin 肿瘤细胞核阳性表达。②鞍区黄色肉芽肿：由胆固醇结晶、坏死碎屑、巨噬细胞（黄色瘤细胞）、慢性炎细胞、沉积的含铁血黄素和多核巨细胞构成。乳头状型颅咽管瘤间质中无胆固醇沉积、钙化、炎症反应或纤维化。*BRAF* p.V600E 基因突变及 BRAF p.V600E 免疫组化染色有助于鉴别。③表皮样囊肿、Rathke 裂囊肿、皮样囊肿和畸胎瘤：参见造釉细胞瘤型颅咽管瘤相应鉴别诊断部分，Rathke 裂囊肿上皮成分通常表现为 CK8 和 CK20 阳性。

（三）垂体细胞瘤、鞍区颗粒细胞瘤及梭形细胞嗜酸细胞瘤

1. 定义 垂体细胞瘤（pituicytoma）、鞍区颗粒细胞瘤（granular cell tumor）和梭形细胞嗜酸细胞瘤（spindle cell oncocytoma of the adenohypophysis）是起源于垂体后叶或漏斗部垂体细胞的低级别肿瘤家族。三者均表达甲状腺转录因子 -1（thyriod transcription factor 1，TTF-1），很可能属于同一个疾病谱系。

2. 流行病学及临床特征 垂体细胞瘤、鞍区颗粒细胞瘤和梭形细胞嗜酸细胞瘤很少见，目前尚无流行病学数据。这些肿瘤大多发生在 50 ~ 60 岁的成人。梭形细胞嗜酸细胞瘤患者的年龄较大（平均年龄 61.6 岁）。文献中该类疾病的性别分布各不相同，垂体细胞瘤男性稍多见，梭形细胞嗜酸细胞瘤和颗粒细胞瘤则女性稍多见。临床表现同其他鞍区病变一样，患者可出现头痛、视野缺损和垂体功能低下，尿崩症不常见。肿瘤为 WHO 1 级，生长缓慢，手术全切预后良好。梭形细胞嗜酸细胞瘤较垂体细胞瘤和鞍区颗粒细胞瘤容易复发，可向蝶鞍上区和海绵窦扩展，偶见侵犯鞍底的报道。垂体细胞瘤、鞍区颗粒细胞瘤和梭形细胞嗜酸细胞瘤均无恶变或远处转移的病例报道。

3. 病因及发病机制 病因尚不清楚，目前未发现种系易感性。DNA 甲基化分类表明，三种肿瘤类型之间存在密切联系，因此被归入一个甲基化类别。肿瘤细胞核广泛表达 TTF-1，表明垂体细胞瘤、鞍区颗粒细胞瘤和梭形细胞嗜酸细胞瘤共同起源于垂体漏斗 / 前脑神经节隆起（腹侧神经外胚层），而不是来源于垂体前叶神经内分泌细胞或滤泡星状细胞，这些肿瘤与正常垂体后叶细胞之间的相似性提示其起源于垂体后叶。

4. 大体表现 垂体细胞瘤、鞍区颗粒细胞瘤和梭形细胞嗜酸细胞瘤在大体表现上没有明显差异，均为边界清楚的实性肿块，部分可呈分叶状，质地从与脑组织类似到硬韧有弹性，部分可富于血供，切面灰黄色，偶有出血（见于梭形细胞嗜酸细胞瘤）和囊性变，可与蝶鞍上区的邻近结构牢固粘连。

5. 组织学表现

（1）垂体细胞瘤：垂体细胞瘤结构紧密，由伸长的双极梭形细胞组成的细胞束彼此交错呈片状或短束状排列，可以呈席纹状或漩涡状结构。肿瘤组织可与邻近结构紧密粘连。肿瘤细胞边界清晰，呈肥胖的短梭形或成角的长梭形，胞质均匀丰富，部分可呈嗜酸性，胞质中无颗粒或空泡形成。肿瘤细胞核中等大小、卵圆形至短梭形，核异型性不明显，罕见核分裂象。血管周围可见网状纤维。垂体细胞瘤组织中无罗森塔尔纤维、嗜酸性颗粒小体及赫林体，是其与毛细胞型星形细胞瘤及正常神经垂体不同的重要鉴别依据（图 4-4-118）。

（2）鞍区颗粒细胞瘤：由致密的多角型细胞组成，肿瘤细胞富含嗜酸性颗粒，呈结节状、片状或梭形束状排列。胞质颗粒呈不被酶消化的 PAS 阳性，核小圆形、偏于细胞一侧，无异型性，染色质均匀，核仁不明显。核分裂象少见。可见小灶性泡沫细胞，常见血管周围淋巴细胞浸润（图 4-4-119）。

（3）梭形细胞嗜酸细胞瘤：肿瘤由束状、编织

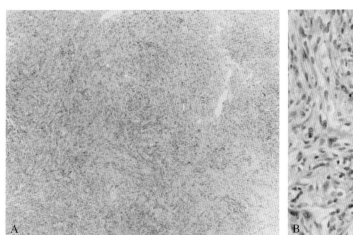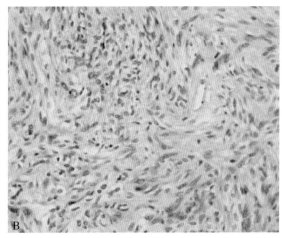

图 4-4-118　垂体细胞瘤。A. 由束状排列的梭形细胞组成，局部可见漩涡状结构（40×）；B. 肿瘤细胞形态温和，细胞核呈卵圆形或短梭形，染色质浅染，核仁不明显，未见明确坏死及核分裂象（200×）

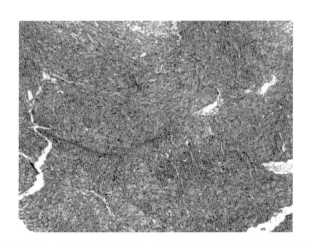

图 4-4-119　鞍区颗粒细胞瘤，由弥漫排列的嗜酸性细胞组成，之间可见纤细的纤维血管间隔（40×）

状排列的梭形细胞和上皮样细胞束交织组成，肿瘤细胞胞质嗜酸性红染，呈嗜酸细胞样表现，可呈局灶性或弥漫性分布。可见黏液变性、透明细胞变、破骨样巨细胞和滤泡样结构。核呈轻至中度异型性，局部区域可见显著的核多形性，核分裂象少见。肿瘤间质中可见少量淋巴细胞浸润。

6. 免疫组织化学　垂体细胞瘤、鞍区颗粒细胞瘤和梭形细胞嗜酸细胞瘤均高表达 TTF-1。

（1）垂体细胞瘤：S100 和波形蛋白阳性，胶质纤维酸性蛋白（GFAP）染色不定。肿瘤还表达上皮膜抗原（epithelial membrane antigen，EMA）、CD56、Galectin-3、CD68 和 Bcl-2。不表达细胞角蛋白、垂体前叶激素和垂体特异性转录因子，不表达嗜铬粒蛋

白 A（chromogranin A，CgA）、突触素（Syn）和神经丝蛋白（NF）。Ki-67 增殖指数通常 < 3%，个别病例报道 Ki-67 > 5%。PAS 染色反应轻，仅少量细胞弱阳性，网状纤维染色表现为血管周分布，而不是细胞间分布（图 4-4-120）。

（2）鞍区颗粒细胞瘤：S100 和波形蛋白阳性，局灶表达 EMA 和 GFAP。不同程度的表达 CD68（KP1）、S100、α- 抗胰蛋白酶、α- 抗糜蛋白酶和组织蛋白酶 B。该肿瘤细胞还表达 Galectin-3。不表达 NF、AE1/AE3、Syn、CgA、SMA、Desmin 和各类垂体激素。Ki-67 增殖指数低。肿瘤细胞 PAS 染色阳性，且淀粉酶消化后的 PAS 染色仍呈阳性（图 4-4-121）。

（3）梭形细胞嗜酸细胞瘤：免疫组化染色肿瘤细胞抗线粒体抗体 MU213-UC 阳性表达。肿瘤细胞表达波形蛋白、S100、EMA、Annexin A1（ANXA1）和 Galectin-3，EMA 表达不定（可以弥漫阳性或仅为局灶细胞表达）。不表达 CgA、垂体前叶激素、垂体转录因子，Syn 和 CD56 可不同程度表达。Ki-67 增殖指数为 1% ～ 17%，超过 5% 的病例少见。

7. 诊断分子病理学　目前尚无该肿瘤细胞遗传学或分子遗传学研究的报道。

8. 诊断条件

（1）垂体细胞瘤：必要条件，①双极梭形肿瘤细胞呈片状和短束状排列；②肿瘤位于鞍区或鞍上；③ TTF-1 肿瘤细胞核阳性；④不表达垂体激素和垂体转录因子；⑤不表达神经元和神经内分泌肿瘤标

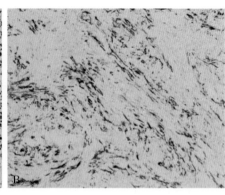

图 4-4-120　垂体细胞瘤。A．免疫组化显示 TTF-1 肿瘤细胞胞核弥漫阳性表达（100×）；B．免疫组化显示 GFAP 部分肿瘤细胞阳性表达（100×）

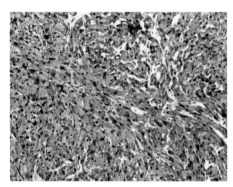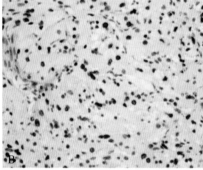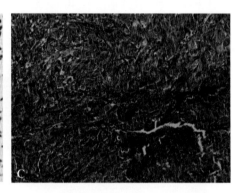

图 4-4-121　鞍区颗粒细胞瘤。A．免疫组化显示 S100 肿瘤细胞阳性表达（100×）；B．免疫组化显示 TTF-1 肿瘤细胞弥漫阳性表达（100×）；C．淀粉酶消化后 PAS 染色显示肿瘤细胞胞质阳性（100×）

志物。次要条件，缺乏细胞间交叉网状纤维。

（2）鞍区颗粒细胞瘤：必要条件，①由胞质富含嗜酸性颗粒的多角形肿瘤细胞构成；②肿瘤位于鞍区或鞍上；③ TTF-1 肿瘤细胞胞核阳性；④不表达垂体激素和垂体转录因子；⑤不表达神经元和神经内分泌肿瘤标志物。次要条件，①缺乏细胞间交叉网状纤维；②肿瘤细胞 PAS 染色阳性，不受淀粉酶消化影响；③免疫组化 CD68 或 α1- 抗胰蛋白酶阳性。

（3）梭形细胞嗜酸细胞瘤：必要条件，①梭形或上皮样肿瘤细胞，胞质富含嗜酸性颗粒；②肿瘤位于鞍区或鞍上；③ TTF-1 肿瘤细胞胞核阳性；④不表达垂体激素和垂体转录因子；⑤不表达神经元和神经内分泌肿瘤标志物。次要条件，①缺乏细胞间交叉网状纤维；②免疫组化抗线粒抗体阳性。

（四）垂体腺瘤（pituitary adenoma）/ 垂体神经内分泌肿瘤（pituitary neuroendocrine tumor，PitNET）

1. 定义　垂体腺瘤 / 垂体神经内分泌肿瘤是垂体前叶激素生成细胞克隆性增殖形成的肿瘤性病变。通常位于蝶鞍区，向鞍上扩张。异位部位包括蝶窦、斜坡和鞍上部位，垂体腺瘤 /PitNET 可起源于畸胎瘤。目前还没有正式的垂体腺瘤 /PitNET 分级系统。

2. 流行病学及临床特征　垂体腺瘤 /PitNET 占颅内肿瘤的 10% ~ 16.5%，在尸检中这一比例可达到 20% ~ 27%，多表现为微小腺瘤。临床确诊的垂体腺瘤 /PitNET 相对较少，发病率为（78 ~ 116）/10 万。垂体腺瘤 /PitNET 的发病率随年龄增高，儿童发生的垂体腺瘤 /PitNET 少见，占全部病例的 2%，20 岁以前确诊的患者仅占 5%。男女发病率大致相同，某些特定类型的垂体腺瘤 /PitNET 女性患者略多见，例如 Cushing 病和分泌泌乳素的肿瘤在女性患者中更常见，而手术切除的无功能性肿瘤男性患者更多见。

垂体腺瘤 /PitNET 表现为一系列的临床症状。肿瘤体积可以很小，生长缓慢，偶然被发现。有功能性肿瘤患者可表现为激素异常综合征，表现为高泌乳素血症、肢端肥大症 / 巨人症、Cushing 病、甲状腺功能亢进等。体积大的肿瘤常出现颅内占位性病变的临床表现，多见于无功能性肿瘤，肿瘤压迫而出现神经症状，如头痛、呕吐、视野障碍，视交叉受压引起视力损害，压迫颅神经时可引起眼肌麻痹。部分患者可以出现垂体功能低下和垂体前叶激素分泌减少（正常垂体部分受压）及轻度泌乳素血症（一般＜200 ng/ml，由于垂体柄受压所致，称为垂体柄效应），垂体功能低下的症状和体征常进展缓慢，少有患者因为性腺、甲状腺或肾上腺功能衰退而就诊。尿崩症罕见发生。肿瘤可位于蝶鞍内或扩张至蝶鞍外，如鞍上、蝶窦、鼻咽、海绵窦，侵犯脑膜、骨、神经和脑实质，一些肿瘤可向下侵袭性生长而表现为鼻腔占位。偶尔肿瘤内出现急性出血和坏死，此时肿瘤体积迅速增大，出现"垂体卒中"，引起严重头痛、嗜睡和颅内压增高等一系列表现。不同亚型的垂体腺瘤 /PitNET 临床特征不同，例如泌乳素细胞腺瘤 / 肿瘤是垂体最常见的肿瘤，占 PitNET 的 30%～50%，目前首选治疗方法是内科保守治疗，因而手术比例明显下降。泌乳素细胞腺瘤 / 肿瘤常见于育龄期妇女，可以出现性功能紊乱和不育症，男性患者多为体积较大的肿瘤，其复发率明显增高。促甲状腺激素细胞腺瘤 / 肿瘤罕见，多为大肿瘤，具有侵袭性。部分患者有甲亢症状，甲状腺肿大，血清促甲状腺激素（thyroid stimulating hormone，TSH）升高，游离甲状腺素升高。

很多垂体腺瘤 /PitNET 没有侵袭性，在蝶鞍区膨胀性生长。一部分肿瘤有侵袭性，生长迅速，容易出现早期复发和反复复发。仅依靠增殖指标不能准确评估肿瘤临床生物学行为，需要结合影像学表现综合评估。一些垂体腺瘤 /PitNET 具有高复发风险，包括：核分裂活跃和 Ki-67 增殖指数增高的肿瘤；出现以下亚型，稀疏颗粒型生长激素细胞腺瘤 / 肿瘤、静止性促肾上腺皮质激素细胞腺瘤 / 肿瘤、Crooke 细胞腺瘤 / 肿瘤、多激素 PIT1 阳性腺瘤 / 肿瘤和男性泌乳素细胞腺瘤 / 肿瘤。既往命名的垂体癌占全部肿瘤的 0.12%～0.4%，通常出现脑脊髓播散和（或）远处转移，最常见的类型是泌乳素细胞和促肾上腺激素细胞肿瘤。目前尚无可以有效评估肿瘤恶性进程的标志物。

3. 病因及发病机制　垂体腺瘤 /PitNET 的病因目前还不完全清楚。环境因素、遗传因素、下丘脑 - 垂体和周围组织的生理性改变在垂体肿瘤的发生发展中起一定作用。研究发现，环境因素可以影响体内生长激素细胞腺瘤 / 肿瘤的生物学行为，经过较长的潜伏期可诱导垂体细胞增殖。X 射线及 γ 射线等致癌物质在垂体腺瘤 /PitNET 的发生中不发挥主要作用。口服避孕药或绝经期激素治疗不增加肿瘤的发生风险。

垂体腺瘤 /PitNET 是单克隆性增殖性病变，主要为散发性病例。最常见的促进肿瘤发生的体细胞突变是 *GNAS* 基因，出现在 40% 的生长激素细胞腺瘤 / 肿瘤中，通过上调 cAMP/PKA 通路从而导致激素分泌亢进。*UPS8* 和 *UPS48* 突变影响 EGFR（HER1）和 CRH/SHH 通路，导致促肾上腺皮质激素（adrenocorticotropic hormone，ACTH）异常合成，在 50% 的促肾上腺皮质激素细胞腺瘤 / 肿瘤中发生。在散发性病例中发现和垂体腺瘤 /PitNET 相关的基因有生长激素细胞腺瘤 / 肿瘤中的 *USP48*、*NR3C1*、*CABLES1*，在既往命名的垂体癌中的 *TP53*。表观遗传学的改变可能和散发性肿瘤的发生更相关。染色体的改变较常见，但在惰性生物学行为的肿瘤中罕见。少数垂体腺瘤 /PitNET 和已知的家族易感综合征有关，表明特定的种系基因突变和肿瘤的发生相关（表 4-4-8）。

基于垂体转录因子的分类确定了垂体肿瘤不同的分子亚型，这些亚型是和特异的分泌表型、基因改变、表观遗传改变相关。在当前的分类中，临床表现为侵袭性的垂体肿瘤没有表现出不同的分子特征。目前有限的垂体转录因子类型和垂体肿瘤的亚型及谱系紧密联系，然而一些肿瘤并不完全符合这一规律，例如静止性促肾上腺皮质激素细胞肿瘤表现出促肾上腺皮质激素细胞和促性腺激素细胞的双重特点，表明其处于转分化状态。SF1 还可表达于生长激素细胞肿瘤的亚组中（主要是 *GNAS* 野生型的肿瘤中）。

4. 大体表现　垂体腺瘤 /PitNET 质地较软，灰白或灰红色，通常没有包膜。可以是体积较小的结节，边界清楚，位于垂体内，与周围组织有明显的界限。体积较大的垂体腺瘤 /PitNET，表现为推挤性生长并伴有出血的结节，常不同程度的扩展到鞍上并侵犯蝶窦和（或）海绵窦，还可侵犯硬脑膜和骨组织，偶见肿物呈息肉样突入鼻腔。大腺瘤可有出血、坏死、纤维化和囊性变，发生垂体卒中可见急性出血性坏死。在肿瘤体积上（通常影像学检查评估），微肿瘤＜1 cm，大肿瘤 1～4 cm，巨大肿瘤＞4 cm。

5. 组织学表现　垂体腺瘤 /PitNET 通常形态一致，肿瘤细胞弥漫成片或排列成索、巢、假腺样或乳头状结构。细胞学上，肿瘤细胞类似正常垂体前叶细胞或稍大，胞核是一致的圆形，染色质纤细，核仁不明显，中等量胞质。根据肿瘤细胞胞质嗜染料颜色不同，可分为嗜酸性、嗜碱性和嫌色性肿瘤细胞，这些染色特征不具有特异性。肿瘤细胞胞质可以是致密颗粒或稀疏颗粒性胞质，不同亚型的肿瘤细胞表现不同。肿瘤细胞可有一定的异型性，但一般情况下核分裂象罕见。间质可见丰富的纤细血管。当肿瘤细胞出现显著的多形性、活跃的核分裂象和坏死时需要慎重进行诊断。除了泌乳素细胞腺瘤/肿瘤和促甲状腺激素细胞腺瘤/肿瘤外，钙化和骨化罕见。肿瘤在脑、脊髓等神经系统出现不连续扩散或淋巴结、身体远处部位出现腺垂体神经内分泌肿瘤组织则称为转移性垂体腺瘤/PitNET。

组织学亚型：垂体腺瘤/PitNET起源于6种不同类型的细胞（图4-4-122），每一个谱系又分出多个亚型，一些肿瘤由缺乏分化的肿瘤细胞组成。

（1）TPIT谱系促肾上腺皮质激素细胞腺瘤/肿瘤：该肿瘤根据激素活性的不同又分为不同亚型。临床表现为功能性或静默性，其中静默性可能是由于阿黑皮素原（proopiomelanocortin，POMC）前体酶解失败而无法生成有活性的激素所致。此类肿瘤以微肿瘤为主，罕见于儿童，发病高峰年龄是30～40岁，女性和男性比例是8：1。肿瘤细胞均表达TPIT（TBX19）（图4-4-123，图4-4-124）。静止性促肾上腺皮质激素细胞腺瘤/肿瘤可以是以下亚型中的任一种。

致密颗粒型促肾上腺皮质激素细胞腺瘤/肿瘤表现为强的嗜碱性，肿瘤细胞由单一形态的圆形细胞组

表4-4-8　垂体肿瘤遗传易感性

疾病	基因	垂体病变（按发病率排序）
孤立性垂体肿瘤		
家族性孤立性垂体腺瘤	AIP 或未知改变	生长激素细胞、泌乳素细胞、泌乳生长激素细胞和其他类型细胞肿瘤 偶尔见于生长激素细胞增生
X 连锁肢端肥大症	GRP101	泌乳生长激素细胞肿瘤和（或）增生
垂体肿瘤相关综合征		
1 型多发性神经内分泌肿瘤	MEN1	泌乳素细胞、无功能、生长激素细胞和促肾上腺皮质激素细胞肿瘤 多发性或多激素细胞肿瘤 生长激素细胞或泌乳生长激素细胞增生
4 型多发性神经内分泌肿瘤	CDKN1B	生长激素细胞、无功能和促肾上腺皮质激素细胞肿瘤
Carney 综合征	PRKAR1A	生长激素细胞、泌乳素细胞和促肾上腺皮质激素细胞肿瘤 泌乳生长激素细胞或生长激素细胞增生
McCune-Albright 综合征	GNAS	泌乳生长激素细胞和生长激素细胞肿瘤 泌乳生长激素细胞或生长激素细胞增生
家族性副神经节瘤、嗜铬细胞瘤、垂体腺瘤综合征	SDHA、SDHB、SDHC、SDHD	泌乳素细胞、生长激素细胞、促性腺激素细胞肿瘤，偶见于促肾上腺皮质激素细胞肿瘤
DICER1 综合征	DICER1	垂体母细胞瘤（主要分泌促肾上腺皮质激素；偶见分泌生长激素和泌乳素）
1 型神经纤维瘤病	NF1	垂体重复
Lynch 综合征	MSH2、MSH6、MLH1、PMS2	促肾上腺皮质激素和泌乳素细胞肿瘤
USP8 相关综合征	USP8	促肾上腺皮质激素细胞肿瘤
结节性硬化	TSC1、TSC2	促肾上腺皮质激素细胞肿瘤

表格引自第五版 WHO 中枢神经系统肿瘤

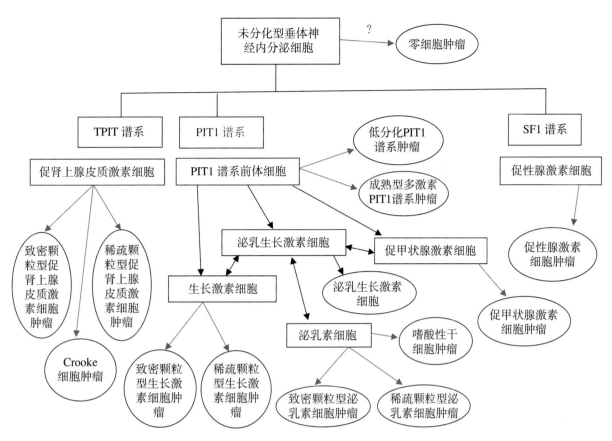

图 4-4-122　垂体神经内分泌细胞肿瘤（PitNET），基于 3 种垂体特异性转录因子和 6 种激素细胞的 PitNET 分类，一些细胞类型显示出多种亚型，一些肿瘤显示不完全分化（图片修改自第五版 WHO 中枢神经系统肿瘤）

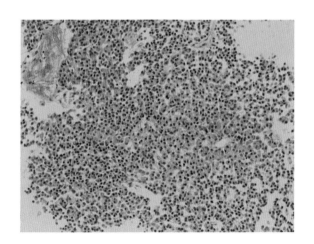

图 4-4-123　促肾上腺皮质激素细胞腺瘤 / 肿瘤（200×）

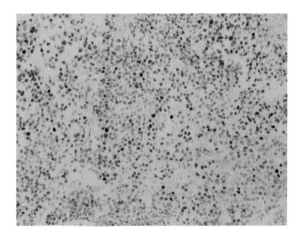

图 4-4-124　促肾上腺皮质激素细胞腺瘤 / 肿瘤免疫组化 TPIT 阳性（100×）

成，弥漫性排列，可以形成肿瘤细胞包绕在毛细血管外的窦隙状排列。PAS 染色为强阳性，肿瘤细胞具有强的胞质 ACTH 和 CK 免疫表达（图 4-4-125）。此亚型肿瘤体积通常很小，具有显著的 Cushing 病表现，通常出现 *UPS8* 基因突变。

稀疏颗粒型促肾上腺皮质激素细胞腺瘤 / 肿瘤表现为嫌色性或弱嗜碱性，PAS 表现为弱阳性或局灶阳性，ACTH 弱阳性表达，但 CK 强阳性表达。临床上此类肿瘤体积通常较大，出现轻微的 Cushing 病表现。

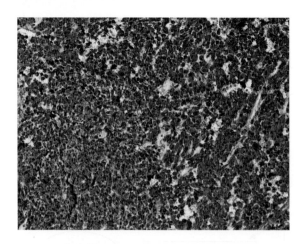

图 4-4-125 致密颗粒型促肾上腺皮质激素细胞腺瘤 / 肿瘤免疫组化 ACTH 肿瘤细胞弥漫阳性（100×）

　　Crooke 细胞腺瘤 / 肿瘤表现出 Crooke 玻璃样变，细胞胞质中出现大量淡嗜酸性的玻璃样物质，主要是由于胞质内细胞角蛋白免疫阳性中间丝积聚所致（诊断此亚型需要 > 50% 的肿瘤细胞出现此改变）。PAS 和 ACTH 阳性表现为核旁部分胞质或胞膜周阳性，CK 呈圈状强阳性表达。这种类型的肿瘤罕见，通常为侵袭性大肿瘤，为高危型肿瘤，易进展和复发，预后欠佳。76% 的患者出现 Cushing 病。

　　（2）SF1 谱系垂体腺瘤 / 肿瘤：该肿瘤表现出形态学和分化程度不同的谱系，从梁状增生的拉长细胞，胞核位于基底，排列成假菊形团结构到实性生长的圆形肿瘤细胞。可以表现为显著的胞质嗜酸性改变。促性腺激素表达变化不定，通常为局灶表达 FSH，伴有少量 LH 表达和多少不定的 α- 亚基的免疫反应。40% 的此类肿瘤 CK 不表达。肿瘤细胞胞核表达 SF1、GATA3 和局灶表达 ER，表达细胞数量多少不定。激素表达阴性但 SF1 和 GATA3 阳性的促性腺激素细胞肿瘤是出现分化的肿瘤，需要与零细胞肿瘤鉴别。

　　（3）PIT1 谱系垂体腺瘤 / 肿瘤：这是最常见的复杂谱系。包括一系列类型，从由一种类型细胞组成可以分泌一种或多种 PIT1 谱系激素的肿瘤到由两种类型细胞组成的可以分泌两种或多种激素的肿瘤。

　　生长激素细胞腺瘤 / 肿瘤通常引起肢端肥大症或巨人症，表现为有特征性的致密颗粒或稀疏颗粒胞质，对 GH 发生免疫反应，有不同的 CK 表达模式。在稀疏颗粒型肿瘤中超过 70% 的肿瘤细胞可见明显的核旁纤维小体，而致密颗粒型也可以出现核旁 CK

表达和局灶性核旁纤维小体。两者的区别有助于指导临床方面，两种亚型对治疗反应不同。致密颗粒型发生在 30% ~ 50% 肢端肥大症患者中，而稀疏颗粒型这一占比为 15% ~ 35%。致密颗粒型生长激素细胞腺瘤 / 肿瘤是嗜酸性的，肿瘤细胞中等大小，圆形或多角形，胞质颗粒状。整个肿瘤弥漫强阳性表达 GH，表达糖蛋白激素 α- 亚基。稀疏颗粒型生长激素细胞腺瘤 / 肿瘤中肿瘤细胞嗜酸性减弱，细胞小、圆形，由于出现核周纤维小体胞质可以是透明的，胞核向外周移动呈新月状，胞核看起来很扭曲，出现分叶核或多核，纤维小体是由呈同心圆样聚集的中间丝组成，CK 呈强的免疫反应（图 4-4-126）。GH 免疫反应结果不一致，常较稀少或胞质局灶表达，α- 亚基不表达。

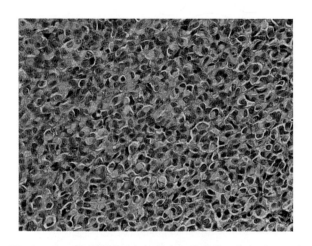

图 4-4-126 稀疏颗粒型生长激素细胞腺瘤 / 肿瘤（200×）

　　泌乳素细胞腺瘤 / 肿瘤通常为稀疏颗粒型，肿瘤表现为弥漫性生长或罕见的乳头状生长，瘤细胞较大并常伸长，胞质呈嗜碱性或轻微嗜酸性，PAS 染色阴性，有时可见钙化和砂砾体，有时可见间质淀粉样变。PRL 免疫反应主要在核周大部分区域（高尔基复合体）呈强阳性，大多数肿瘤细胞可见，而在罕见的致密颗粒型泌乳素细胞腺瘤 / 肿瘤中 PRL 表达模式不同，PRL 弥漫分布在整个胞质，呈强阳性表达。肿瘤细胞通常表达 ER，不表达 α- 亚基。稀疏颗粒型泌乳素细胞腺瘤 / 肿瘤通常表现为高泌乳素血症，其血清泌乳激素增高水平与肿瘤体积大小成正比。经多巴胺激动剂治疗后的泌乳素细胞腺瘤 / 肿瘤发生明显的变化，肿瘤细胞迅速的缩小，胞质收缩，核质比增高，核深染。接受长期治疗的患者，肿瘤内血管周围和间质中纤维化明显，肿瘤细胞对 PRL 的免疫反应强度下降，仅部分肿瘤细胞 PRL 阳性。

促甲状腺激素细胞腺瘤 / 肿瘤比较罕见，通常体积大，由形态一致的多角型细胞组成，呈实性或窦隙状排列，肿瘤细胞为嫌色性，细胞边界不清，胞核出现不同程度的多形性，间质可以有明显的纤维化和钙化。肿瘤细胞表达 TSH 和 α- 亚基，同时还表达 PIT1 和 GATA3。

（4）PIT1 谱系多激素细胞肿瘤：包括以下几种类型。

泌乳生长激素细胞腺瘤 / 肿瘤由形态单一胞质嗜酸的细胞组成（图 4-4-127），同时表达 GH、α- 亚基、PRL 和 ER（图 4-4-128），临床表现为肢端肥大症 / 巨人症和高泌乳素血症，儿童和年轻患者更多见。

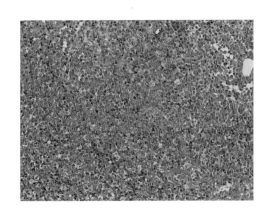

图 4-4-127　泌乳生长激素细胞腺瘤 / 肿瘤（100×）

混合性生长激素和泌乳素细胞腺瘤 / 肿瘤由两种不同的细胞群组成，一种细胞分泌 GH，另一种细胞分泌 PRL，可由稀疏颗粒型或致密颗粒型生长激素细胞和泌乳素细胞组成，患者表现为肢端肥大症 / 巨人症和高泌乳素血症。

嗜酸性干细胞腺瘤 / 肿瘤类似于泌乳素细胞腺瘤 / 肿瘤，但可分泌少量 GH 而出现肢端肥大症。通常胞质是嗜酸性的，但可以出现胞质透明或大量胞质空泡，这是由于线粒体肿胀引起的（图 4-4-129）。肿瘤细胞主要表达 PRL，强度变化不定，GH 一般呈局灶阳性表达或阴性（图 4-4-130）。近 2/3 的病例中 CK 染色可以见到散在的纤维小体免疫阳性。

生长激素分泌为主的 PIT1 谱系多激素细胞腺瘤 / 肿瘤罕见，表现为肢端肥大症 / 巨人症，并可伴有高泌乳素血症，部分病例可同时出现甲状腺功能亢进。通常由单一形态的嗜酸性细胞组成，除了表达 GH、PRL、α- 亚基，还不同程度地表达 TSH。GATA3 的表达与 TSH 一致。弥漫嗜酸性胞质和 GH、PRL 强表达可以与不成熟型 PIT1 谱系腺瘤 / PitNET 相鉴别，后者也是分泌多种激素的。

不成熟型 PIT1 谱系多激素腺瘤 / 肿瘤通常被认为是静止性第 3 亚型腺瘤，2017 年版 WHO 内分泌肿瘤将其命名为多激素 PIT1 阳性腺瘤 / 肿瘤，此类肿瘤没有终末分化出任何一种已知的 PIT1 谱系的垂体前叶细胞。肿瘤细胞通常是嫌色性的，而不像其他类型肿瘤那样呈嗜酸性。肿瘤通常表达 PIT1，局灶性表达 ER 和（或）GATA3，一般不表达 GH、PRL、TSH 和 α- 亚基或局灶表达其中的一种或多种。CK 表达不定，偶尔可以显示胞质中的纤维小体。此类肿瘤临床表现通常是静默性的，也可以表现为肢端肥大症 / 巨人症、高泌乳素血症和（或）甲状腺功能亢进。此类肿瘤多为侵袭性生长，易复发。

（5）不能明确分类的多激素腺瘤 / 肿瘤：非常罕见，仅有极少数个案的报道。此类肿瘤表现出不止一

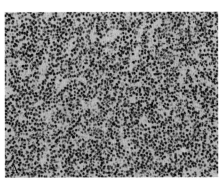
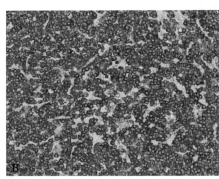
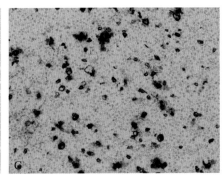

图 4-4-128　泌乳生长激素细胞腺瘤 / 肿瘤。A. 免疫组化 PIT1 弥漫阳性（100×）；B. 免疫组化 GH 弥漫阳性（100×）；C. 免疫组化 PRL 散在阳性（100×）

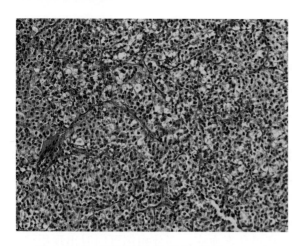

图 4-4-129 嗜酸性干细胞腺瘤 / 肿瘤（100×）

个谱系的分化，联合表达多种激素（如 GH/ACTH、PRL/ACTH 和 LH/ACTH）和相应的垂体转移因子（如 PIT1/TPIT、PIT1/SF1 和 TPIT/SF1）。同时发生多个不同谱系肿瘤不应划分到此类型中。

（6）零细胞腺瘤 / 肿瘤：此类垂体前叶肿瘤没有已知各种谱系的生物标志物表达，通常 CgA 和 CK 表达，但是垂体转录因子和各种激素均不表达，有病例报道其偶尔可以表达 α- 亚基。此类肿瘤在外科手术切除的垂体肿瘤中占比 < 5%，复发率高，易侵袭到海绵窦。

6. 免疫组织化学 垂体腺瘤 /PitNET 呈 Syn 持续免疫阳性，但 CgA 和低分子量角蛋白免疫阳性率较低。Ki-67 是垂体腺瘤 /PitNET 评估的一部分，但不同于其他部位神经内分泌肿瘤，目前没有基于增殖指数进行分级。网状纤维特殊染色显示垂体腺瘤组织

中网状纤维破坏。

垂体激素表型、垂体特异性转录因子用于这些肿瘤的分类，可以进行亚型分型。根据三大垂体转录因子 TPIT（T-box 家族成员 TBX19 转录因子）、PIT1（垂体特异 POU- 同源结构域转录因子）和 SF1（类固醇生成因子 1）表达的不同，分为 TPIT 谱系、PIT1 谱系、SF1 谱系和无明确细胞谱系，其中 PIT1 阳性多激素细胞垂体腺瘤 /PitNET 又分为未成熟型和成熟型，不同亚型的具体情况见表 4-4-9。

一些肿瘤生物标志物有助于指导垂体腺瘤 /PitNET 患者的治疗。SSTR 表达水平可以预测对生长抑素类似物的治疗反应，泌乳素细胞腺瘤 / 肿瘤中 ER 的低表达可以预测多巴胺激动剂的耐药性。在促性腺激素细胞腺瘤 / 肿瘤和 GNAS 突变型生长激素细胞腺瘤 / 肿瘤中表达 DRD2，可能是多巴胺治疗的潜在适应证。MGMT 蛋白表达水平和替莫唑胺治疗反应呈负相关，MSH2 和 MSH6 表达缺失可能和替莫唑胺耐药性有关。

7. 诊断分子病理学 垂体腺瘤 /PitNET 目前没有用于日常病理诊断的特异性分子特征。

8. 诊断条件 必要条件，①鞍区或鞍上占位；②表现为低级别神经内分泌肿瘤的组织形态学特征并破坏正常垂体前叶腺泡结构；③亚型的划分基于对垂体激素和（或）垂体特异性转录因子的免疫反应。次要条件，①网状纤维破坏；②低分子量角蛋白表达，特别是生长激素细胞肿瘤和促肾上腺皮质激素细胞肿瘤；③肿瘤增殖活性，包括核分裂象和 Ki-67 表达指数。

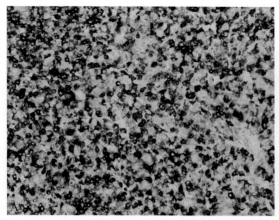
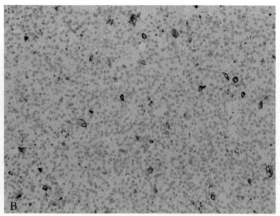

图 4-4-130 嗜酸性干细胞腺瘤 / 肿瘤。A. 免疫组化 PRL 肿瘤细胞大部分阳性（100×）；B. 免疫组化 GH 肿瘤细胞散在阳性（100×）

表 4-4-9　垂体神经内分泌肿瘤 (PitNET) 分类

肿瘤类型	转录因子	激素	角蛋白 (CAM5.2 或 CK18)	肿瘤亚型	激素过量综合征
PIT1 谱系肿瘤					
生长激素细胞肿瘤	PIT1	GH, α-亚基	核周	致密颗粒型生长激素细胞肿瘤	显著的肢端肥大症
		GH	纤维小体 (> 70%)	稀疏颗粒型生长激素细胞肿瘤	轻微的肢端肥大症
泌乳素细胞肿瘤	PIT1, ERα	PRL (核旁)	弱或阴性	稀疏颗粒型泌乳素细胞肿瘤	高泌乳素血症
		PRL (弥漫胞质)	弱或阴性	致密颗粒型泌乳素细胞肿瘤	高泌乳素血症
泌乳生长激素细胞肿瘤	PIT1, ERα	GH (通常为主), PRL, α-亚基	核旁		肢端肥大症和高泌乳素血症
促甲状腺激素细胞肿瘤	PIT1, GATA2/3	α-亚基, TSH-β	弱或阴性		甲状腺功能亢进症
成熟型 PIT1 谱系多激素肿瘤	PIT1, ERα, GATA2/3	GH (通常为主), PRL, α-亚基, TSH-β	核旁		肢端肥大症、高泌乳素血症和甲状腺功能亢进症
嗜酸性干细胞肿瘤	PIT1, ERα	PRL (为主), GH (局灶/不定)	散在核旁		高泌乳素血症和亚临床的肢端肥大症
不成熟型 PIT1 谱系多激素肿瘤	PIT1, ERα, GATA2/3	GH, PRL, α-亚基, TSH-β	局灶/不定		肢端肥大症、高泌乳素血症和甲状腺功能亢进症
TPIT 谱系肿瘤					
促肾上腺皮质激素细胞肿瘤	TPIT (TBX19), NeuroD1 (β2)	ACTH 和其他 POMC 衍生物	弥漫强	致密颗粒型促肾上腺皮质激素细胞肿瘤	显著的 Cushing 病, 常为微腺瘤
			不定	稀疏颗粒型促肾上腺皮质激素细胞肿瘤	轻微的 Cushing 病, 常为微腺瘤
			圈状/指环状核旁	Crooke 细胞肿瘤	不定, Cushing 病
SF1 谱系肿瘤					
促性腺激素细胞肿瘤	SF1, ERα, GATA2/3	α-亚基, FSH-β, LH-β	不定		性腺机能减退症 (几乎所有) 或 性腺机能亢进 (罕见)
无明确谱系肿瘤					
不能分类的多激素细胞肿瘤	多种复合物	多种复合物	不定		不定
零细胞肿瘤	无	无	不定		无

表格引自第五版 WHO 中枢神经系统肿瘤

垂体腺瘤 /PitNET 需要和以下疾病进行鉴别诊断。①转移到鞍区的肿瘤：特别需要和乳腺癌、肺癌和转移性神经内分泌肿瘤鉴别，转移性肿瘤垂体转录因子通常为阴性，但 ER、GATA3 和 SF1 可以阳性。②原发于鞍区的副神经节瘤：GATA3 阳性（SF1 和 PIT1 阴性），而且酪氨酸羟化酶（tyrosine hydroxylase，TH）阳性。③鼻腔的神经内分泌肿瘤和嗅母细胞瘤累及鞍区：垂体转录因子和激素均为阴性。④鞍区的脑室外神经细胞瘤：通常 CK 为阴性，表达向神经元分化的标志物，如 NeuN、抗 Hu、MAP2，表达 NF 和 TTF-1。⑤垂体增生：可通过网织纤维染色相鉴别，在肿瘤中网状纤维通常被完全破坏，而在增生中网状纤维只是范围扩大但结构保持完整。

（五）垂体母细胞瘤（pituitary blastoma）

1. 定义　垂体母细胞瘤是蝶鞍区发生的一种胚胎性肿瘤，由原始母细胞、神经内分泌细胞和 Rathke 裂上皮细胞组成。

2. 流行病学及临床特征　极其罕见，全球报道不足 20 例。常发生于 < 2 岁的儿童，中位发病年龄为 9 个月，女性稍多见。患者可出现或随后发生其他 *DICER1* 相关肿瘤。Cushing 综合征是最常见的临床症状，主要是由于肿瘤细胞过表达 ACTH 导致血中 ACTH 水平增高。其他类型垂体激素也可能过表达。当肿瘤体积增大扩展到鞍上和鞍旁区域时可出现眼肌麻痹。预后相关资料较少，一项包含 13 例患者的病例报道显示共 4 例患者死于治疗相关并发症，1 例患者死于疾病进展。该肿瘤尚无 WHO 分级。

3. 病因及发病机制　垂体母细胞瘤与 *DICER1* 基因的种系变异和体细胞突变有关，后者是 microRNA 处理过程中的关键基因之一，产生的成熟 microRNA 反过来调控 mRNA 的翻译。15 例检测病例中全部都存在至少一种 *DICER1* 突变，典型的是种系功能丧失致病性突变加上体细胞 RNAase IIIb 热区错义突变。

4. 大体表现　现有资料有限，可有局灶性囊性或出血性改变，可见部分坏死区。

5. 组织学表现　镜下由三种细胞成分组成：大的垂体前叶神经内分泌细胞呈小叶状或弥漫片状排列；立方或柱状原始 Rathke 裂上皮细胞伴菊形团或腺体 / 滤泡形成；小的未分化原始母细胞。肿瘤中可见坏死。在超微结构上，垂体母细胞瘤类似于

10 ～ 12 周的胎儿垂体，但它们的区别在于：前者可见成熟的 TPIT 谱系促肾上腺皮质激素细胞（有些细胞有 Crooke 玻璃样变），细胞增殖明显；同时可见 PIT1 谱系生长激素细胞，背景中有模拟零细胞的垂体前叶细胞；还可见到未分化的 Rathke 裂上皮细胞和滤泡星状细胞（图 4-4-131）。

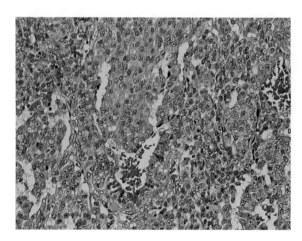

图 4-4-131　垂体母细胞瘤（200×）

6. 免疫组织化学　神经内分泌细胞可表达多种前阿片皮质醇衍生物，如 ACTH、β- 内啡肽、MSH、少部分生长激素（图 4-4-132）。此外还有报道提示其可表达 LH-β 和 FSH-β。与神经内分泌细胞不同，垂体母细胞和 Rathke 裂上皮细胞很少有垂体转录因子表达。EMA 和角蛋白在各种细胞成分中均可表达，但 EMA 及角蛋白在 Rathke 裂上皮细胞呈强阳性表达，Galectin-3 在细胞内表达水平不一。Ki-67 增殖

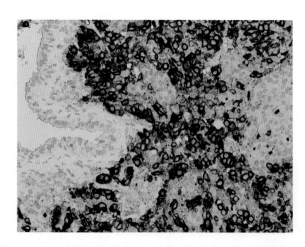

图 4-4-132　垂体母细胞瘤，免疫组化 ACTH 部分肿瘤细胞阳性（200×）

指数可以达到 60%。

7. 诊断分子病理学 *DICER1* 突变可作为垂体母细胞瘤分子诊断的标志物。

8. 必要诊断条件及次要诊断条件 必要条件，① Rathke 裂上皮细胞腺体、原始母细胞及垂体前叶神经内分泌细胞和滤泡星状细胞；② *DICER1* 改变。次要条件，①诊断年龄 < 2 岁；② Cushing 综合征；③既往 *DICER1* 综合征病史或家族史。

十二、中枢神经系统的转移性肿瘤

（一）脑及脊髓实质的转移性肿瘤

1. 定义 脑及脊髓实质的转移性肿瘤指起源于中枢神经系统（CNS）以外的肿瘤，通过血行性途径进入到脑和脊髓，少数情况下直接从邻近解剖结构扩展进入脑和脊髓。

2. 流行病学及临床特征 CNS 转移性肿瘤发病率为每年（4.1～11.1）/ 10 万人，颅内明显多于椎管内，位于颅内者为每年（3.4～8.3）/10 万人，位于椎管内者为每年 0.7/10 万人，占 CNS 恶性肿瘤的50%。CNS 转移性肿瘤以癌多见，尸检资料证实各种癌患者中，继发脑转移者占 25%，继发椎管内转移者占 5%。转移性肿瘤是成人最常见的 CNS 肿瘤，儿童患者中，转移性肿瘤仅占 CNS 肿瘤的 2%。转移癌在成人 CNS 肿瘤中占比达到 30%，而在儿童中占比仅为 6%～10%。其中，转移性肺癌最常见于40～49 岁患者，转移性黑色素瘤、肾癌和结直肠癌最常见于 50～59 岁，转移性乳腺癌为 20～39 岁。性别分布在不同的原发性肿瘤中存在差异，但对于大多数肿瘤而言，CNS 转移瘤在男女性别上差异不大，有研究显示位于脑内者，男女比为 1.36∶1，位于椎管内者，男女比为 1.16∶1。

临床表现主要为颅内压增高和对邻近脑组织的局部影响引起的症状，如头痛、精神障碍、轻瘫、共济失调、视力受损、恶心或感觉障碍。症状是逐渐进展的，部分患者出现癫痫发作、梗死或出血。脊髓转移瘤经常压迫脊髓和神经根，引起背痛、肢体无力、感觉障碍和大小便失禁。不同的原发性肿瘤从确诊到出现 CNS 转移的时间不同，肺癌常 < 1 年，而乳腺癌和黑色素瘤可间隔数年。转移瘤发生部位上，80%在大脑半球不同动脉供血脑区之间的交界带处，15%

在小脑内，5% 在脑干。不足 50% 的脑转移瘤是单病灶，少数病例仅见孤立性脑转移。大脑内的转移性肿瘤几乎都位于皮层与白质交界区，小脑内的转移性肿瘤主要位于小脑上、下动脉供血区之间的交界带处。颅内转移性肿瘤偶尔可沿着脑室壁种植或转移到垂体、松果体、脉络丛或颅内原先已有的病变中（如原发性肿瘤、梗死或血管畸形等病变）。鼻咽癌直接侵入颅内，多见于颅中窝部位，结直肠癌、肾癌和盆腔发生的肿瘤常转移至后颅窝。椎管内的转移性肿瘤绝大多数位于硬膜外腔内，少数位于软脑膜或脊髓内，肺小细胞癌可转移至脊髓内。

预后因素包括患者年龄、Karnofsky 功能状态评分、脑转移灶的数量和颅外疾病状态。其他具有意义的因素包括特定的肿瘤类型和所涉及的分子驱动因素[如乳腺癌中的 ERBB2（HER2）]。神经影像学参数（如肿瘤周围脑水肿）也可提供预后信息。最近的研究显示，中枢神经系统转移患者总体生存率的提高可能归因于单病灶局部手术切除、立体定向放射手术和全身治疗的改进，以及 CNS 转移灶的早期诊断。

3. 病因及发病机制 成人脑转移瘤最常见来源依次为肺癌、乳腺癌、黑色素瘤、肾癌和结直肠癌等。约 10% 的脑转移瘤就诊时找不到原发灶。儿童最常见的原发肿瘤依次为白血病、淋巴瘤、生殖细胞肿瘤、骨肉瘤、神经母细胞瘤、尤因肉瘤和横纹肌肉瘤。头颈部原发肿瘤偶可直接侵犯颅内，有时经颅神经侵犯颅内。

在出现中枢神经系统内血行转移之前，肿瘤细胞需要完成以下步骤：从原发肿瘤内逃逸，进入血流并在血流内存活，在脑、脊髓血管内停留，后外渗，并在中枢神经系统微环境中存活和增殖。这一过程通过与包括神经元在内的各种类型细胞以及细胞外基质的相互作用实现，目前仅发现白血病细胞如何从骨髓中的血管转移至大脑的机制报道。中枢神经系统转移的分子基础目前仍不十分清楚。

4. 大体表现 CNS 转移性肿瘤无论单发还是多发，常为边界较清，周围呈现脑水肿。转移灶常起源于灰白质交界区，继而增大至直径数厘米的圆形或不规则肿块，多发者瘤灶可彼此融合。瘤灶切面因组织起源不同而有差异，可较粗糙、颗粒状或质细，灰白、灰褐或灰红色。常伴中心性坏死和（或）出血，转移性绒癌、恶性黑色素瘤、肺癌及肾癌出血比其他转移性肿瘤更常见，也更明显，黑色素瘤常因黑色素存在而呈棕褐色或黑褐色。具有黏液样外观者可为黏液腺癌,有松软的绒毛样外观可为乳头状腺癌。

5. 组织学表现 CNS 转移性肿瘤多为癌,如鳞癌、腺癌、黏液腺癌、乳头状腺癌、未分化癌或绒癌,也可为其他恶性肿瘤,如恶性黑色素瘤、恶性淋巴瘤及其他造血系统恶性肿瘤、恶性骨肿瘤或各种软组织肉瘤。通常,中枢神经系统转移瘤与它们的原发瘤形态非常相似。瘤细胞起初在 Virchow-Robin 间隙内成堆的生长、扩展,最终破坏神经胶质而出现各种各样的反应性改变。瘤灶常与周边正常组织有较清楚的边界,如为转移癌,癌巢间可见残存的脑或脊髓组织,后者可出现水肿、退变,并可见数量不等的炎细胞浸润和胶质细胞增生,可见血管增生,偶尔形成血管屏障和(或)肾小球样结构。肿瘤组织本身常出现灶性和(或)大片坏死,有时肿瘤组织大部分坏死,仅在瘤灶周边和(或)血管周围残留少许可识别的肿瘤细胞,坏死灶内可见较多炎细胞浸润;如为转移性绒癌则可见继发性出血。有一些转移癌,特别是肺小细胞癌可表现为在神经毡内弥漫浸润。

6. 免疫组织化学 CNS 转移性肿瘤的免疫组织化学表型也通常与原发瘤相同或相似。免疫组化有助于鉴别原发和继发的脑脊髓肿瘤,在原发灶不明的病例中有助于明确肿瘤的特征和来源。CK 系列抗体和其他辅助诊断上皮性肿瘤的抗体有助于转移癌的诊断和分类,但应注意,部分颅内原发肿瘤可不同程度表达上皮性标志物,如脑膜瘤、室管膜瘤、上皮样胶质母细胞瘤,鉴别诊断应加以小心,特别是少见情况下可以在原发性 CNS 病灶中出现转移性肿瘤。与其原发瘤表现不同,有一部分 CNS 转移性肿瘤因生长环境的改变导致其在免疫组化方面发生变异,难以区分转移性肿瘤的组织学类型和推测其原发灶来源。应用器官特异性免疫组化抗体有助于分辨原发灶不明病例的肿瘤特征和来源,如 TTF-1、PSA、GATA3、CDX2、PAX-8。另外,用于诊断黑色素瘤的抗体(如 S100、HMB45)也常用于转移瘤的诊断中。常用 CNS 转移性肿瘤的诊断标志物见表 4-4-10。

7. 诊断分子病理学 中枢神经系统转移瘤的分子标志物逐渐被认可,有助于调整治疗方法,一些标

表 4-4-10　CNS 转移性肿瘤的诊断及治疗标志物

原发灶	诊断标志物	预测性诊断标志物
黑色素瘤	MelanA,HMB45,SOX10,BRAF p.V600E	*BRAF*,*NRAS*,*KIT*,PD-L1
肺非小细胞癌	CK7,TTF1,NapsinA	*EGFR*,*ALK*,*KRAS*,*BRAF*,*ERBB2*(*HER2*),*MET*,*ROS1*,PD-L1
肺小细胞癌	CK7,CD56,TTF-1	无
乳腺癌	CK7,GCDFP-15,GATA3,Mammaglobin	ER,PR,ERBB2(HER2),PD-L1,基因表达谱
卵巢癌	CK7,WT1,PAX8	*BRCA1*,*BRCA2*,*CHEK2*,*PALB2*,*RAD51C* 和(或)*RAD51D*
鳞癌	CK5/6,p63,p40	无
肾细胞癌	PAX8,CD10,RCCm	无
尿路上皮癌	CK5/6,CK7,CK20	PDL1
结直肠癌	CK20,CDX2	*KRAS*,*BRAF*,*NRAS*,微卫星不稳定(MLH1),错配修复相关(MSH2,MSH6,MLH1,PMS2)
胃癌	CK7,CK20	ERBB2(HER2),PD-L1
前列腺癌	Pan-CK,PSA,PSAP,NKX3-1	无
甲状腺癌	TTF-1,Thyroglobulin,PAX8	无
B 细胞淋巴瘤	CD45,CD20,CD79α	B- 细胞克隆性(IG 基因)
T 细胞淋巴瘤	CD45,CD3,CD4,CD8	T- 细胞克隆性(TR 基因)

表格引自第五版 WHO 中枢神经系统肿瘤

志物如 PD-L1，可通过免疫组化方法进行评估，已在实体肿瘤中广泛使用，但目前可重复性较差。针对肺癌中 *EGFR* 突变和 *ALK* 融合、黑素瘤中 *BRAF* 突变和乳腺癌中 ERBB2 过度表达的靶向药物，对于脑转移性肿瘤同样有效，相应的分子检测有较高的临床应用价值。对于其他有治疗价值的分子改变（如 *NTRK* 融合基因和各种致癌性融合基因），全面的免疫组织化学筛查可能会发挥重要作用。

8. 必要诊断条件及次要诊断条件 必要条件，在脑或脊髓中发现非原发性恶性肿瘤细胞。次要条件，符合原发肿瘤类型的诊断标准。

（二）脑膜转移性肿瘤

1. 定义 脑膜转移性肿瘤是起源于中枢神经系统外的肿瘤，在软脑膜和蛛网膜下腔内呈弥漫和（或）多灶扩散。

2. 流行病学及临床特征 软脑膜转移（leptomeningeal metastasis，LM）发生于 4% ~ 15% 的实体肿瘤患者，由于缺乏特异性的症状，该比例可能被低估。发病率最高的脑膜转移性肿瘤是黑色素瘤（23%）、肺癌（9% ~ 25%）及乳腺癌（5%）。在已经出现脑实质转移的患者中，乳腺癌的 LM 发生率增高至 33% ~ 54%，肺癌的 LM 发生率 56% ~ 82%，黑色素瘤的 LM 发生率 87% ~ 96%。LM 患者有各种各样的神经症状，包括头痛、精神改变、共济失调、颅神经功能障碍和神经根病。大约 50% 的患者初次脑脊液（cerebrospinal fluid，CSF）样本细胞学检查可找到肿瘤细胞，当重复 CSF 采样和抽取充足的脑脊液量（≥ 10 ml）时，这一比例会增加到 80%以上。脊髓转移瘤通常会压迫脊髓或神经根，并可能在数小时、数天或数周内出现背部疼痛、肢体无力、感觉障碍和大小便失禁。患者的预后很差。

3. 病因及发病机制 脑膜转移性肿瘤主要来自非中枢神经系统恶性肿瘤的血行性转移，一旦通过脑 / 脊髓直接侵入或间接通过血行性转移导致肿瘤细胞与脑脊液接触，肿瘤细胞可能沿着软脑膜扩散（播散）。

4. 大体表现 软脑膜转移常造成软脑膜呈大片不透明斑块或出现多发性结节。硬脑膜转移形成局灶性斑块、结节或是播散性病变。

5. 组织学表现 转移性肿瘤细胞广泛定植在脑和（或）脊髓的软脑（脊）膜表面，形成弥漫性分布的转移灶，肿瘤细胞贴附于软脑膜表面，弥散在蛛网膜下腔和 Virchow-Robin 间隙内，可侵犯邻近的脑脊髓实质和神经根。转移灶可大可小，小者仅有十几个细胞，当转移灶较大且密集时可融合成片。当转移性肿瘤细胞同时侵犯软脑膜和硬脑膜时，局部硬脑膜常可见反应性纤维母细胞增生及单核细胞浸润。脑膜转移性肿瘤患者的脑脊液细胞学检查常可发现脱落的肿瘤细胞。

6. 免疫组织化学 参见脑及脊髓实质的转移性肿瘤。

7. 诊断分子病理学 新型液体活检方法有望更准确地检测循环肿瘤细胞和脱落细胞 DNA，有助于提高诊断准确性、指导治疗决策和治疗监测。对于传统脑脊液细胞学评估结果为阴性或无法明确诊断的高度怀疑病例，液体活检是可靠的辅助诊断工具。

8. 诊断条件 必要条件，临床表现明确或影像学证据提示软脑膜转移。次要条件，脑脊液中发现肿瘤细胞；免疫组化提示转移性肿瘤细胞来源。

（张安莉 李玉洁 吴海波 熊 佶 杜尊国
汪 寅 林 勇 姚小红 卞修武 王雷明
朴月善 王行富 孙翠云 王月娥 常 青
柯昌庶 王辅林 滕梁红 霍 真 王 征）

参考文献

1. Louis DN，Ohgaki H，Wiestler OD，et al. WHO classification of tumours of the central nervous system. Lyon（France）：International Agency for Research on Cancer，2007.

2. Yan H，Parsons DW，Jin G，et al. IDH1 and IDH2 mutations in gliomas. N Engl J Med，2009，360（8）：765-773.

3. Louis DN. The next step in brain tumor classification："Let us now praise famous men"… or molecules? Acta Neuropathol，2012，124（6）：761-762.

4. Louis DN，Ohgaki H，Wiestler OD，et al. WHO classification of tumours of the central nervous system. Lyon（France）：International Agency for Research on Cancer，2016.

5. Cacciotti C，Fleming A，Ramaswamy V. Advances in the molecular classification of pediatric brain tumors：

a guide to the galaxy. J Pathol, 2020, 251 (3): 249-261.

6. Sturm D, Orr BA, Toprak UH, et al. New brain tumor entities emerge from molecular classification of CNS-PNETs. Cell, 2016, 164 (5): 1060-1072.

7. Louis DN, Wesseling P, Aldape K, et al. cIMPACT-NOW update 6: new entity and diagnostic principle recommendations of the cIMPACT-Utrecht meeting on future CNS tumor classification and grading. Brain Pathol, 2020, 30 (4): 844-856.

8. Ellison DW, Aldape KD, Capper D, et al. cIMPACT-NOW update 7: advancing the molecular classification of ependymal tumors. Brain Pathol, 2020, 30 (5): 863-866.

9. WHO Classification of Tumours Editorial Board. Central nervous system tumours. Lyon (France): International Agency for Research on Cancer, 2021.

10. Tan AC, Ashley DM, López GY, et al. Management of glioblastoma: state of the art and future directions. CA Cancer J Clin, 2020, 70 (4): 299-312.

11. Yang K, Wu Z, Zhang H, et al. Glioma targeted therapy: insight into future of molecular approaches. Mol Cancer, 2022, 21 (1): 39.

12. Kaynar A, Altay O, Li X, et al. Systems biology approaches to decipher the underlying molecular mechanisms of glioblastoma multiforme. Int J Mol Sci, 2021, 22 (24): 13213.

13. Lotta LA, Pietzner M, Stewart ID, et al. A cross-platform approach identifies genetic regulators of human metabolism and health. Nat Genet, 2021, 53 (1): 54-64.

14. Van Meir EG, Hadjipanayis CG, Norden AD, et al. Exciting new advances in neuro-oncology: the avenue to a cure for malignant glioma. CA Cancer J Clin, 2010, 60 (3): 166-193.

15. Gimple RC, Bhargava S, Dixit D, et al. Glioblastoma stem cells: lessons from the tumor hierarchy in a lethal cancer. Genes Dev, 2019, 33 (11-12): 591-609.

16. Yu L, Xu J, Liu J, et al. The novel chromatin architectural regulator SND1 promotes glioma proliferation and invasion and predicts the prognosis of patients. Neuro Oncol, 2019, 21 (6): 742-754.

17. Shi C, Rao C, Sun C, et al. MiR-29s function as tumor suppressors in gliomas by targeting TRAF4 and predict patient prognosis. Cell Death Dis, 2018, 9 (11): 1078.

18. Zhou X, Wang R, Li X, et al. Splicing factor SRSF1 promotes glioma genesis via oncogenic splice-switching of MYO1B. J Clin Invest, 2019, 129 (2): 676-693.

19. Grabowski MM, Sankey EW, Ryan KJ, et al. Immune suppression in gliomas. J Neurooncol, 2021, 151 (1): 3-12.

20. Frank NY, Schatton T, Frank MH. The therapeutic promise of the cancer stem cell concept. J Clin Invest, 2010, 120 (1): 41-50.

21. Andersen BM, Faust Akl C, Wheeler MA, et al. Glial and myeloid heterogeneity in the brain tumour microenvironment. Nat Rev Cancer, 2021, 21 (12): 786-802.

22. Martínez-Reyes I, Chandel NS. Cancer metabolism: looking forward. Nat Rev Cancer, 2021, 21 (10): 669-680.

23. Louis DN, Perry A, Wesseling P, et al. The 2021 WHO classification of tumors of the central nervous system: a summary. Neuro Oncol, 2021, 23 (8): 1231-1251.

24. Kleihues P, Burger PC, Scheithauer BW. The new WHO classification of brain tumours. Brain Pathol, 1993, 3 (3): 255-268.

25. Takuya Watanabe, Anne Vital, Sumihito Nobusawa, et al. Selective acquisition of IDH1 R132C mutations in astrocytomas associated with Li-Fraumeni syndrome. Acta Neuropathol, 2009, 117 (6): 653-656.

26. Abigail K Suwala, Damian Stichel, Deniel Schrimpf, et al. Primary mismatch repair deficient IDH-mutant astrocytoma (PMMRDIA) is a distinct type with a poor prognosis. Acta Neuropathol, 2021, 141 (1): 85-100.

27. Rouzbeh Banan, Damian Stichel, Anja Bleck, et al. Infratentorial IDH-mutant astrocytoma is a distinct subtype. Acta Neuropathol, 2020, 140 (4): 569-581.

28. Rodriguez FJ，Tihan T，Lin D，et al. Clinicopathologic features of pediatric oligodendroglimas：a series of 50 patients. Am J Surg Pathol，2014，38（8）：1058-1070.

29. Hartmann C，Hentschel B，Simon M，et al. Long-term survival in primary glioblastoma with versus without isocitrate dehydrogenase mutations. Clin Cancer Res，2013，19（18）：5146-5157.

30. Weller M，Felsberg J，Hartmann C，et al. Molecular predictors of progression-free and overall survival in patients with newly diagnosed glioblastoma：a prospective translational study of the German Glioma Network. J Clin Oncol，2009，27（34）：5743-5750.

31. Ohgaki H，Dessen P，Jourde B，et al. Genetic pathways to glioblastoma：a population-based study. Cancer Res，2004，64（19）：6892-6899.

32. Ostrom QT，Bauchet L，Davis FG，et al. The epidemiology of glioma in adults：a "state of the science" review. Neuro Oncol，2014，16（7）：896-913.

33. Fèvre-Montange M，Champier J，Szathmari A，et al. Microarray analysis reveals differential gene expression patterns in tumors of the pineal region. J Neuropathol Exp Neurol，2006，65（7）：675-684.

34. Lee JH，Lee JE，Kahng JY，et al. Human glioblastoma arises from subventricular zone cells with low-level driver mutations. Nature，2018，560（7717）：243-247.

35. Korshunov A，Chavez L，Sharma T，et al. Epithelioid glioblastomas stratify into established diagnostic subsets upon integrated molecular analysis. Brain Pathol，2018，28（5）：656-662.

36. Kraus JA，Lamszus K，Glesmann N，et al. Molecular genetic alterations in glioblastomas with oligodendroglial component. Acta Neuropathol，2001，101（4）：311-320.

37. Tamai S，Kinoshita M，Sabit H，et al. Case of metastatic glioblastoma with primitive neuronal component to the lung. Neuropathology，2019，39（3）：218-223.

38. Xu G，Zheng H，Li JY. Next-generation whole exome sequencing of glioblastoma with a primitive neuronal component. Brain Tumor Pathol，2019，36（3）：129-134.

39. Alameda F，Velarde JM，Carrato C，et al. Prognostic value of stem cell markers in glioblastoma. Biomarkers，2019，24（7）：677-683.

40. Louis DN，Perry A，Reifenberger G，et al. The 2016 World Health Organization Classification of Tumors of the Central Nervous System：a summary. Acta Neuropathol，2016，131（6）：803-820.

41. Louis DN，Wesseling P，Aldape K，et al. cIMPACT-NOW update 6：new entity and diagnostic principle recommendations of the cIMPACT-Utrecht meeting on future CNS tumor classification and grading. Brain Pathol，2020，30（4）：844-856.

42. Capper D，Jones DTW，Sill M，et al. DNA methylation based classification of central nervous system tumours. Nature，2018，555（7697）：469-474.

43. Kleinschmidt-DeMasters BK，Aisner DL，Birks DK，et al. Epithelioid GBMs show a high percentage of BRAF V600E mutation. Am J Surg Pathol，2013，37（5）：685-698

44. Korshunov A，Capper D，Reuss D，et al. Histologically distinct neuroepithelial tumors with histone 3 G34 mutation are molecularly similar and comprise a single nosologic entity. Acta Neuropathol，2016，131（1）：137-146.

45. Mackay A，Burford A，Carvalho D，et al. Integrated molecular meta-analysis of 1000 pediatric high-grade and diffuse intrinsic pontine glioma. Cancer Cell，2017，32（4）：520-537.

46. Kasper LH，Baker SJ. Invited review：emerging functions of histone H3 mutations in paediatric diffuse high-grade gliomas. Neuropathol Appl Neurobiol，2020，46（1）：73-85.

47. Schwartzentruber J，Korshunov A，Liu XY，et al. Driver mutations in histone H3.3 and chromatin remodelling genes in paediatric glioblastoma. Nature，2012，482（7384）：226-231.

48. Vettermann FJ，Felsberg J，Reifenberger G，et al. Characterization of diffuse giomas with histone H3-

G34 mutation by MRI and dynamic 18F-FET PET. Clin Nucl Med, 2018, 43（12）：895-898.

49. Yang S, Zheng X, Lu C, et al. Molecular basis for oncohistone H3 recognition by SETD2 methyltransferase. Genes Dev, 2016, 30（14）：1611-1616.

50. Zhang Y, Shan CM, Wang J, et al. Molecular basis for the role of oncogenic histone mutations in modulating H3K36 methylation. Sci Rep, 2017, 7：43906.

51. Fang J, Huang Y, Mao G, et al. Cancer-driving H3G34V/R/D mutations block H3K36 methylation and H3K36me3-MutSalpha interaction. Proc Natl Acad Sci USA, 2018, 115（38）：9598-9603.

52. Cheng Z, Cheung P, Kuo AJ, et al. A molecular threading mechanism underlies Jumonji lysine demethylase KDM2A regulation of methylated H3K36. Genes Dev, 2014, 28（16）：1758-1771.

53. Bjerke L, Mackay A, Nandhabalan M, et al. Histone H3.3. mutations drive pediatric glioblastoma through upregulation of MYCN. Cancer Discov, 2013, 3（5）：512-519.

54. Leske H, Rushing E, Budka H, et al. K27/G34 versus K28/G35 in histone H3-mutant gliomas：a note of caution. Acta Neuropathol, 2018, 136（1）：175-176.

55. Sturm D, Witt H, Hovestadt V, et al. Hotspot mutations in H3F3A and IDH1 define distinct epigenetic and biological subgroups of glioblastoma. Cancer Cell, 2012, 22（4）：425-437.

56. Wan YCE, Liu J, Chan KM. Histone H3 Mutations in Cancer. Curr Pharmacol Rep, 2018, 4（4）：292-300.

57. Andreiuolo F, Lisner T, Zlocha J, et al. H3F3A-G34R mutant high grade neuroepithelial neoplasms with glial and dysplastic ganglion cell components. Acta Neuropathol Commun, 2019, 7（1）：78.

58. Leske H, Dalgleish R, Lazar AJ, et al. A common classification framework for histone sequence alterations in tumours：an expert consensus proposal. J Pathol, 2021, 254（2）：109-120.

59. Korshunov A, Schrimpf D, Ryzhova M, et al. H3-/ IDH-wild type pediatric glioblastoma is comprised of molecularly and prognostically distinct subtypes with associated oncogenic drivers. Acta Neuropathol, 2017, 134（3）：507-516.

60. Tauziede-Espariat A, Debily MA, Castel D, et al. An integrative radiological, histopathological and molecular analysis of pediatric pontine histone-wildtype glioma with MYCN amplification（HGG-MYCN）. Acta Neuropathol Commun, 2019, 7（1）：87.

61. Tauziede-Espariat A, Debily MA, Castel D, et al. The pediatric supratentorial MYCN-amplified high-grade gliomas methylation class presents the same radiological, histopathological and molecular features as their pontine counterparts. Acta Neuropathol Commun, 2020, 8（1）：104.

62. Lopez GY, Van Ziffle J, Onodera C, et al. The genetic landscape of gliomas arising after therapeutic radiation. Acta Neuropathol, 2019, 137（1）：139-150.

63. Korshunov A, Ryzhova M, Hovestadt V, et al. Integrated analysis of pediatric glioblastoma reveals a subset of biologically favorable tumors with associated molecular prognostic markers. Acta Neuropathol, 2015, 129（5）：669-678.

64. Stichel D, Ebrahimi A, Reuss D, et al. Distribution of EGFR amplification, combined chromosome 7 gain and chromosome 10 loss, and TERT promoter mutation in brain tumors and their potential for the reclassification of IDHwt astrocytoma to glioblastoma. Acta Neuropathol, 2018, 136（5）：793-803.

65. Sturm D, Orr BA, Toprak UH, et al. New brain tumor entities emerge from molecular classification of CNS-PNETs. Cell, 2016, 164（5）：1060-1072.

66. Phi JH, Park AK, Lee S, et al. Genomic analysis reveals secondary glioblastoma after radiotherapy in a subset of recurrent medulloblastomas. Acta Neuropathol, 2018, 135（6）：939-953.

67. Varlet P, Le Teuff G, Le Deley MC, et al. WHO grade has no prognostic value in the pediatric high-grade glioma included in the HERBY trial. Neuro

Oncol, 2020, 22 (1): 116-127.

68. Mackay A, Burford A, Molinari V, et al. Molecular, pathological, radiological, and immune profiling of non-brainstem pediatric high-grade glioma from the HERBY phase II randomized trial. Cancer Cell, 2018, 33 (5): 829-842.

69. Guerreiro Stucklin AS, Ryall S, Fukuoka K, et al. Alterations in ALK/ROS1/NTRK/MET drive a group of infantile hemispheric gliomas. Nat Commun, 2019, 10 (1): 4343.

70. Olsen TK, Panagopoulos I, Meling TR, et al. Fusion genes with ALK as recurrent partner in ependymoma-like gliomas: a new brain tumor entity? Neuro Oncol, 2015, 17 (10): 1365-1373.

71. Aghajan Y, Levy ML, Malicki DM, Crawford JR. Novel PPP1CB-ALK fusion protein in a high-grade glioma of infancy. BMJ Case Rep, 2016, bcr2016217189.

72. Cocce MC, Mardin BR, Bens S, et al. Identification of ZCCHC8 as fusion partner of ROS1 in a case of congenital glioblastoma multiforme with a t (6; 12) (q21; q24.3). Genes Chromosomes Cancer, 2016, 55 (9): 677-687.

73. Ng A, Levy ML, Malicki DM, et al. Unusual high-grade and low-grade glioma in an infant with PPP1CB-ALK gene fusion. BMJ Case Rep, 2019, 12 (2): e228248.

74. Clarke M, Mackay A, Ismer B, et al. Infant high-grade gliomas comprise multiple subgroups characterized by novel targetable gene fusions and favorable outcomes. Cancer Discov, 2020, 10 (7): 942-963.

75. Valera ET, Neder L, Queiroz RG, et al. Perinatal complex low- and high-grade glial tumor harboring a novel GIGYF2-ALK fusion. Pediatr Blood Cancer, 2020, 67 (1): e28015.

76. Ziegler DS, Wong M, Mayoh C, et al. Brief report: potent clinical and radiological response to larotrectinib in TRK fusion-driven high-grade glioma. Br J Cancer, 2018, 119 (6): 693-696.

77. Duffner PK, Horowitz ME, Krischer JP, et al. The treatment of malignant brain tumors in infants and very young children: an update of the Pediatric Oncology Group experience. Neuro Oncol, 1999, 1 (2): 152-161.

78. Drilon A, Siena S, Ou SI, et al. Safety and antitumor activity of the multi-targeted Pan-TRK, ROS1, and ALK inhibitor entrectinib: combined results from two phase I trials (ALKA-372-001 and STARTRK-1). Cancer Discov, 2017, 7 (4): 400-409.

79. Ostrom QT, Cioffi G, Gittleman H, et al. CBTRUS statistical report: primary brain and other central nervous system tumors diagnosed in the United States in 2012-2016. Neuro Oncol, 2019, 21 (Suppl 5): v1-v100.

80. Trisolini E, Wardighi DE, Giry M, et al. Actionable FGFR1 and BRAF mutations in adult circumscribed gliomas. J Neurooncol, 2019, 145 (2): 241-245.

81. Kleinschmidt-DeMasters BK, Donson AM, Richmond AM, et al. SOX10 distinguishes pilocytic and pilomyxoid astrocytomas from ependymomas but shows no differences in expression level in ependymomas from infants versus older children or among molecular subgroups. J Neuropathol Exp Neurol, 2016, 75 (4): 295-298.

82. Jones DT, Kocialkowski S, Liu L, et al. Tandem duplication producing a novel oncogenic BRAF fusion gene defines the majority of pilocytic astrocytomas. Cancer Res, 2008, 68 (21): 8673-8677.

83. Jones DT, Hutter B, Jäger N, et al. International Cancer Genome Consortium PedBrain Tumor Project. Recurrent somatic alterations of FGFR1 and NTRK2 in pilocytic astrocytoma. Nat Genet, 2013, 45 (8): 927-932.

84. Priesterbach-Ackley LP, Boldt HB, Petersen JK, et al. Brain tumour diagnostics using a DNA methylation-based classifier as a diagnostic support tool. Neuropathol Appl Neurobiol, 2020, 46 (5): 478-492.

85. Reinhardt A, Stichel D, Schrimpf D, et al. Anaplastic astrocytoma with piloid features, a novel molecular class of IDH wildtype glioma with recurrent MAPK pathway, CDKN2A/B and ATRX alterations. Acta

Neuropathol, 2018, 136 (2): 273-291.

86. Gareton A, Tauziède-Espariat A, Dangouloff-Ros V, et al. The histomolecular criteria established for adult anaplastic pilocytic astrocytoma are not applicable to the pediatric population. Acta Neuropathol, 2020, 139 (2): 287-303.

87. Perkins SM, Mitra N, Fei W, et al. Patterns of care and outcomes of patients with pleomorphic xanthoastrocytoma: a SEER analysis. J Neurooncol, 2012, 110 (1): 99-104.

88. Prayson RA. Pleomorphic xanthoastrocytoma arising in neurofibromatosis Type 1. Clin Neuropathol, 2012, 31 (3): 152-154.

89. Kepes JJ, Rubinstein LJ, Eng LF. Pleomorphic xanthoastrocytoma: a distinctive meningocerebral glioma of young subjects with relatively favorable prognosis. A study of 12 cases. Cancer, 1979, 44 (5): 1839-1852.

90. Giannini C, Hebrink D, Scheithauer BW, et al. Analysis of p53 mutation and expression in pleomorphic xanthoastrocytoma. Neurogenetics, 2001, 3 (3): 159-162.

91. Phillips JJ, Gong H, Chen K, et al. The genetic landscape of anaplastic pleomorphic xanthoastrocytoma. Brain Pathol, 2019, 29 (1): 85-96.

92. Giannini C, Scheithauer BW, Burger PC, et al. Pleomorphic xanthoastrocytoma: what do we really know about it? Cancer, 1999, 85 (9): 2033-2045.

93. Schindler G, Capper D, Meyer J, et al. Analysis of BRAF V600E mutation in 1320 nervous system tumors reveals high mutation frequencies in pleomorphic xanthoastrocytoma, ganglioglioma and extra-cerebellar pilocytic astrocytoma. Acta Neuropathol, 2011, 121 (3): 397-405.

94. Capper D, Jones DTW, Sill M, et al. DNA methylation-based classification of central nervous system tumours. Nature, 2018, 555 (7697): 469-474.

95. Ahlsén G, Gillberg IC, Lindblom R, et al. Tuberous sclerosis in Western Sweden. A population study of cases with early childhood onset. Arch Neurol, 1994, 51 (1): 76-81.

96. Northrup H, Krueger DA. International Tuberous Sclerosis Complex Consensus Group. Tuberous sclerosis complex diagnostic criteria update: recommendations of the 2012 Iinternational Tuberous Sclerosis Complex Consensus Conference. Pediatr Neurol, 2013, 49 (4): 243-254.

97. Nguyen HS, Doan NB, Gelsomino M, et al. Subependymal giant cell astrocytoma: a surveillance, epidemiology, and end results program-based analysis from 2004 to 2013. World Neurosurg, 2018, 118: e263-e268.

98. Phi JH, Park SH, Chae JH, et al. Congenital subependymal giant cell astrocytoma: clinical considerations and expression of radial glial cell markers in giant cells. Childs Nerv Syst, 2008, 24 (12): 1499-1503.

99. Yamamoto K, Yamada K, Nakahara T, et al. Rapid regrowth of solitary subependymal giant cell astrocytoma—case report. Neurol Med Chir(Tokyo), 2002, 42 (5): 224-227.

100. Brat DJ, Scheithauer BW, Staugaitis SM, et al. Third ventricular chordoid glioma: a distinct clinicopathologic entity. J Neuropathol Exp Neurol, 1998, 57 (3): 283-290.

101. Desouza RM, Bodi I, Thomas N, et al. Chordoid glioma: ten years of a low-grade tumor with high morbidity. Skull Base, 2010, 20 (2): 125-138.

102. Pomper MG, Passe TJ, Burger PC, et al. Chordoid glioma: a neoplasm unique to the hypothalamus and anterior third ventricle. AJNR Am J Neuroradiol, 2001, 22 (3): 464-469.

103. Pasquier B, Péoc'h M, Morrison AL, et al. Chordoid glioma of the third ventricle: a report of two new cases, with further evidence supporting an ependymal differentiation, and review of the literature. Am J Surg Pathol, 2002, 26 (10): 1330-1342.

104. Goode B, Mondal G, Hyun M, et al. A recurrent kinase domain mutation in PRKCA defines chordoid glioma of the third ventricle. Nat Commun, 2018, 9 (1): 810.

105. Blle F，Villa C，Giry M，et al. Chordoid gliomas of the third ventricle share TTF-1 expression with organum vasculosum of the lamina terminalis. Am J Surg Pathol，2015，39（7）：948-956.

106. Brat DJ，Scheithauer BW，Staugaitis SM，et al. Third ventricular chordoid glioma：a distinct clinicopathologic entity. J Neuropathol Exp Neurol，1998，57（3）：283-290.

107. Reifenberger G，Weber T，et al. Chordoid glioma of the third ventricle：immunohistochemical and molecular genetic characterization of a novel tumor entity. Brain Pathol，1999，9（4）：617-626.

108. Chen W，Soon YY，Pratiseyo PD，et al. Central nervous system neuroepithelial tumors with MN1-alteration：an individual patient data meta-analysis of 73 cases. Brain Tumor Pathol，2020，37（4）：145-153.

109. Hirose T，Nobusawa S，Sugiyama K，et al. Astroblastoma：a distinct tumor entity characterized by alterations of the X chromosome and MN1 rearrangement. Brain Pathol，2018，28（5）：684-694.

110. Yamasaki K，Nakano Y，Nobusawa S，et al. Spinal cord astroblastoma with an EWSR1-BEND2 fusion classified as a high-grade neuroepithelial tumour with MN1 alteration. Neuropathol Appl Neurobiol，2020，46（2）：190-193.

111. Shin SA，Ahn B，Kim SK，et al. Brainstem astroblastoma with MN1 translocation. Neuropathology，2018，38（6）：631-637.

112. Brat DJ，Hirose Y，Cohen KJ，et al. Astroblastoma：clinicopathologic features and chromosomal abnormalities defined by comparative genomic hybridization. Brain Pathol，2000，10（3）：342-352.

113. Wood MD，Tihan T，Perry A，et al. Multimodal molecular analysis of astroblastoma enables reclassification of most cases into more specific molecular entities. Brain Pathol，2018，28（2）：192-202.

114. Mhatre R，Sugur HS，Nandeesh BN，et al. MN1 rearrangement in astroblastoma：study of eight cases and review of literature. Brain Tumor Pathol，2019，36（3）：112-120.

115. Lehman NL，Usubalieva A，Lin T，et al. Genomic analysis demonstrates that histologically-defined astroblastomas are molecularly heterogeneous and that tumors with MN1 rearrangement exhibit the most favorable prognosis. Acta Neuropathol Commun，2019，7（1）：42.

116. Pajtler KW，Witt H，Sill M，et al. Molecular classification of ependymal tumors across all CNS compartments，histopathological grades，and age groups. Cancer cell，2015，27（5）：728-743.

117. Witt H，Mack SC，Ryzhova M，et al. Delineation of two clinically and molecularly distinct subgroups of posterior fossa ependymoma. Cancer Cell，2011，20（2）：143-157.

118. Witt H，Gramatzki D，Hentschel B，et al. DNA methylation-based classification of ependymomas in adulthood：implications for diagnosis and treatment. Neuro Oncol，2018，20（12）：1616-1624.

119. Vera-Bolanos E，Aldape K，Yuan Y，et al. Clinical course and progression-free survival of adult intracranial and spinal ependymoma patients. Neuro Oncol，2015，17（3）：440-447.

120. Ghasemi DR，Sill M，Okonechnikov K，et al. MYCN amplification drives an aggressive form of spinal ependymoma. Acta neuropathological，2019，138（6）：1075-1089.

121. Montero AS，Tran S，Amelot A，et al. Clinical characteristics and long-term surgical outcome of spinal myxopapillary ependymoma：a French cohort of 101 patients. J Neurooncol，2021，152（3）：491-499.

122. Louis DN，Ohgaki H，Wicstler OD，et al. WHO classification of tumours of the central nervous system. Lyon（France）：International Agency for Research on Cancer，2016.

123. Louis DN，Perry A，Wesseling P，et al. The 2021 WHO classification of tumors of the central nervous system：a summary. Neuro Oncol，2021，23（8）：1231-1251.

124. WHO Classification of Tumours Editorial Board.

Central nervous system tumours. Lyon（France）：International Agency for Research on Cancer，2021.

125. Hovestadt V，Ayrault O，Swartling FJ，et al. Medulloblastomics revisited：biological and clinical insights from thousands of patients. Nat Rev Cancer，2020，20（1）：42-56.

126. Farouk Sait S，Walsh MF，Karajannis MA. Genetic syndromes predisposing to pediatric brain tumors. Neurooncol Pract，2021，8（4）：375-390.

127. Waszak SM，Robinson GW，Gudenas BL，et al. Germline elongator mutations in Sonic Hedgehog medulloblastoma. Nature，2020，580（7803）：396-401.

128. Sharma T，Schwalbe EC，Williamson D，et al. Second-generation molecular subgrouping of medulloblastoma：an international meta-analysis of Group 3 and Group 4 subtypes. Acta Neuropathol，2019，138（2）：309-326.

129. Ho B，Johann PD，Grabovska Y，et al. Molecular subgrouping of atypical teratoid/rhabdoid tumors-a reinvestigation and current consensus. Neuro Oncol，2020，22（5）：613-624.

130. Johann PD，Hovestadt V，Thomas C，et al. Cribriform neuroepithelial tumor：molecular characterization of a SMARCB1-deficient non-rhabdoid tumor with favorable long-term outcome. Brain Pathol，2017，27（4）：411-418.

131. Lambo S，von Hoff K，Korshunov A，et al. ETMR：a tumor entity in its infancy. Acta Neuropathol，2020，140（3）：249-266.

132. Sturm D，Orr BA，Toprak UH，et al. New brain tumor entities emerge from molecular classification of CNS-PNETs. Cell，2016，164（5）：1060-1072.

133. Ferris SP，Velazquez Vega J，Aboian M，et al. High-grade neuroepithelial tumor with BCOR exon 15 internal tandem duplication-a comprehensive clinical，radiographic，pathologic，and genomic analysis. Brain Pathol，2020，30（1）：46-62.

134. Surawicz TS，McCarthy BJ，Kupelian V，et al. Descriptive epidemiology of primary brain and CNS tumors：results from the central brain tumor registry of the United States，1990-1994. Neuro Oncol，1999，1（1）：14-25.

135. Fauchon F，Jouvet A，Paquis P，et al. Parenchymal pineal tumors：a clinicopathological study of 76 cases. Int J Radiat Oncol Biol Phys，2000，46（4）：959-968.

136. Fèvre-Montange M，Champier J，Szathmari A，et al. Microarray analysis reveals differential gene expression patterns in tumors of the pineal region. J Neuropathol Exp Neurol，2006，65（7）：675-684.

137. Coy S，Dubuc AM，Dahiya S，et al. Nuclear CRX and FOXJ1 expression differentiates non-germ cell pineal region tumors and supports the ependymal differentiation of papillary tumor of the pineal region. Am J Surg Pathol，2017，41（10）：1410-1421.

138. Pfaff E，Aichmüller C，Sill M，et al. Molecular subgrouping of primary pineal parenchymal tumors reveals distinct subtypes correlated with clinical parameters and genetic alterations. Acta Neuropathol，2020，139（2）：243-257.

139. Mallick S，Benson R，Rath GK. Patterns of care and survival outcomes in patients with pineal parenchymal tumor of intermediate differentiation：An individual patient data analysis. Radiother Oncol，2016，121（2）：204-208.

140. ouvet A，Saint-Pierre G，Fauchon F，et al. Pineal parenchymal tumors：a correlation of histological features with prognosis in 66 cases. Brain Pathol，2000，10（1）：49-60.

141. Lee JC，Mazor T，Lao R，et al. Recurrent KBTBD4 small in-frame insertions and absence of DROSHA deletion or DICER1 mutation differentiate pineal parenchymal tumor of intermediate differentiation（PPTID）from pineoblastoma. Acta Neuropathol，2019，137（5）：851-854.

142. Pfaff E，Aichmüller C，Sill M，et al. Molecular subgrouping of primary pineal parenchymal tumors reveals distinct subtypes correlated with

clinical parameters and genetic alterations. Acta Neuropathol, 2020, 139 (2): 243-257.

143. Liu APY, Li BK, Pfaff E, et al. Clinical and molecular heterogeneity of pineal parenchymal tumors: a consensus study. Acta Neuropathol, 2021, 141 (5): 771-785.

144. Farnia B, Allen PK, Brown PD, et al. Clinical outcomes and patterns of failure in pineoblastoma: a 30-year, single-institution retrospective review. World Neurosurg, 2014, 82 (6): 1232-1241.

145. Tate M, Sughrue ME, Rutkowski MJ, et al. The long-term postsurgical prognosis of patients with pineoblastoma. Cancer, 2012, 118 (1): 173-179.

146. de Jong MC, Kors WA, de Graaf P, et al. Trilateral retinoblastoma: a systematic review and meta-analysis. Lancet Oncol, 2014, 15 (10): 1157-1167.

147. Gadish T, Tulchinsky H, Deutsch AA, et al. Pinealoblastoma in a patient with familial adenomatous polyposis: variant of Turcot syndrome type 2? Report of a case and review of the literature. Dis Colon Rectum, 2005, 48 (12): 2343-2346.

148. Brown AE, Leibundgut K, Niggli FK, et al. Cytogenetics of pineoblastoma: four new cases and a literature review. Cancer Genet Cytogenet, 2006, 170 (2): 175-179.

149. Arivazhagan A, Anandh B, Santosh V, et al. Pineal parenchymal tumors—utility of immunohistochemical markers in prognostication. Clin Neuropathol, 2008, 27 (5): 325-333.

150. Herrick MK, Rubinstein LJ. The cytological differentiating potential of pineal parenchymal neoplasms (true pinealomas). A clinicopathological study of 28 tumours. Brain, 1979, 102 (2): 289-320.

151. Ahuja A, Sharma MC, Suri V, et al. Pineal anlage tumour—a rare entity with divergent histology. J Clin Neurosci, 2011, 18 (6): 811-813.

152. Li BK, Vasiljevic A, Dufour C, et al. Pineoblastoma segregates into molecular sub-groups with distinct clinico-pathologic features: a rare brain tumor consortium registry study. Acta Neuropathol, 2020, 139 (2): 223-241.

153. Fèvre Montange M, Vasiljevic A, Champier J, et al. Papillary tumor of the pineal region: Histopathological characterization and review of the literature. Neurochirurgie, 2015, 61 (2-3): 138-142.

154. Gutenberg A, Brandis A, Hong B, et al. Common molecular cytogenetic pathway in papillary tumors of the pineal region (PTPR). Brain Pathol, 2011, 21 (6): 672-677.

155. Fèvre-Montange M, Hasselblatt M, Figarella-Branger D, et al. Prognosis and histopathologic features in papillary tumors of the pineal region: a retrospective multicenter study of 31 cases. J Neuropathol Exp Neurol, 2006, 65 (10): 1004-1011.

156. Fauchon F, Hasselblatt M, Jouvet A, et al. Role of surgery, radiotherapy and chemotherapy in papillary tumors of the pineal region: a multicenter study. J Neurooncol, 2013, 112 (2): 223-231.

157. Heim S, Beschorner R, Mittelbronn M, et al. Increased mitotic and proliferative activity are associated with worse prognosis in papillary tumors of the pineal region. Am J Surg Pathol, 2014, 38(1): 106-110.

158. Jouvet A, Fauchon F, Liberski P, et al. Papillary tumor of the pineal region. Am J Surg Pathol, 2003, 27 (4): 505-512.

159. Heim S, Sill M, Jones DT, et al. Papillary tumor of the pineal region: a distinct molecular entity. Brain Pathol, 2016, 26 (2): 199-205.

160. Fèvre Montange M, Vasiljevic A, Bergemer Fouquet AM, et al. Histopathologic and ultrastructural features and claudin expression in papillary tumors of the pineal region: a multicenter analysis. Am J Surg Pathol, 2012, 36 (6): 916-928.

161. Thomas C, Wefers A, Bens S, et al. Desmoplastic myxoid tumor, SMARCB1-mutant: clinical, histopathological and molecular characterization of a pineal region tumor encountered in adolescents and adults. Acta Neuropathol, 2020, 139 (2): 277-

286.

162．Manoranjan B，Omar AT，Wu HB，et al. Clinical management of desmoplastic myxoid tumor，SMARCB1-mutant. Neuro Oncol，2022，24（5）：847-848.

163．Preusser M，Brastianos PK，Mawrin C. Advances in meningioma genetics：novel therapeutic opportunities. Nat Rev Neurol，2018，14（2）：106-115.

164．Sahm F，Schrimpf D，Olar A，et al. TERT promoter mutations and risk of recurrence in meningioma. J Natl Cancer Inst，2016，108（5）：djv377.

165．Clark VE，Erson-Omay EZ，Serin A，et al. Genomic analysis of non-NF2 meningiomas reveals mutations in TRAF7，KLF4，AKT1，and SMO. Science，2013，339（6123）：1077-1080.

166．Reuss DE，Piro RM，Jones DT，et al. Secretory meningiomas are defined by combined KLF4 K409Q and TRAF7 mutations. Acta Neuropathol，2013，125（3）：351-358.

167．Smith MJ，O'Sullivan J，Bhaskar SS，et al. Loss-of-function mutations in SMARCE1 cause an inherited disorder of multiple spinal meningiomas. Nat Genet，2013，45（3）：295-298.

168．Shankar GM，Abedalthagafi M，Vaubel RA，et al. Germline and somatic BAP1 mutations in high-grade rhabdoid meningiomas. Neuro Oncol，2017，19（4）：535-545.

169．Maas SLN，Stichel D，Hielscher T，et al. Integrated molecular-morphologic meningioma classification：a multicenter retrospective analysis，retrospectively and prospectively validated. J Clin Oncol，2021，39（34）：3839-3852.

170．Guyot A，Duchesne M，Robert S，et al. Analysis of CDKN2A gene alterations in recurrent and non-recurrent meningioma. J Neurooncol，2019，145（3）：449-459.

171．Louis DN，Ohgaki H，Wiestler OD，et al. WHO classification of tumors of the central nervous system. Edited by 4th. Lyon：IARC，2016.

172．Editoral Board：Melanocytic tumours. WHO classifcation of Tumours，CNS tumours. Edited by Singh R，Wesseling P. 5th ed. Lyon：IARC，2021.

173．Kusters-Vandevelde HV，Kusters B，van Engen-van Grunsven AC，et al. Primary melanocytic tumors of the central nervous system：a review with focus on molecular aspects. Brain Pathol，2015，25：209-26.

174．Greco Crasto S，Soffietti R，Bradac GB，et al. Primitive cerebral melanoma：case report and review of the literature. Surg Neurol，2001，55：163-168.

175．Kusters-Vandevelde HV，van Engen-van Grunsven IA，Kusters B，et al. Improved discrimination of melanotic schwannoma from melanocytic lesions by combined morphological and GNAQ mutational analysis. Acta Neuropathol，2010，120：755-764.

176．Brat DJ，Giannini C，Scheithauer BW，et al. Primary melanocytic neoplasms of the central nervous systems. Am J Surg Pathol，1999，23：745-754.

177．Lach B，Russell N，Benoit B，et al. Cellular blue nevus（"melanocytoma"）of the spinal meninges：electron microscopic and immunohistochemical features. Neurosurgery，1988，22：773-780.

178．Hayward RD. Malignant melanoma and the central nervous system. A guide for classification based on the clinical findings. J Neurol Neurosurg Psychiatry，1976，39：526-530.

179．Koelsche C，Hovestadt V，Jones DT，et al. Melanotic tumors of the nervous system are characterized by distinct mutational，chromosomal and epigenomic profiles. Brain Pathol，2015，25：202-208.

180．Cornejo KM，Hutchinson L，Cosar EF，et al. Is it a primary or metastatic melanocytic neoplasm of the central nervous system? A molecular based approach. Pathology international，2013，63：559-564.

181．Griewank KG，Koelsche C，van de Nes JAP，et al. Integrated genomic classification of melanocytic tumors of the central nervous system using mutation analysis, copy number alterations, and DNA methylation profiling. Clin Cancer Res, 2018, 24: 4494-4504.

182. Fuld AD, Speck ME, Harris BT, et al. Primary melanoma of the spinal cord: a case report, molecular footprint, and review of the literature. J Clin Oncol, 2011, 29: e499-e502.

183. van de Nes J, Wrede K, Ringelstein A, et al. Diagnosing a primary leptomeningeal melanoma by gene mutation signature. J Invest Dermatol, 2016, 136: 1526-1528.

184. Neuhold JC, Friesenhahn J, Gerdes N, et al. Case reports of fatal or metastasizing melanoma in children and adolescents: a systematic analysis of the literature. Pediatr Dermatol, 2015, 32: 13-22.

185. Pedersen M, Kusters-Vandevelde HV, Viros A, et al. Primary melanoma of the CNS in children is driven by congenital expression of oncogenic NRAS in melanocytes. Cancer discovery, 2013, 3: 458-469.

186. Salgado CM, Basu D, Nikiforova M, et al. BRAF mutations are also associated with neurocutaneous melanocytosis and large/giant congenital melanocytic nevi. Pediatr Dev Pathol, 2015, 18: 1-9.

187. Kinsler VA, O'Hare P, Jacques T, et al. MEK inhibition appears to improve symptom control in primary NRAS-driven CNS melanoma in children. Br J Cancer, 2017, 116: 990-993.

188. Kinsler VA, Thomas AC, Ishida M, et al. Multiple congenital melanocytic nevi and neurocutaneous melanosis are caused by postzygotic mutations in codon 61 of NRAS. J Invest Dermatol, 2013, 133: 2229-2236.

189. Freudenstein D, Wagner A, Bornemann A, et al. Primary melanocytic lesions of the CNS: report of five cases. Zentralblatt fur Neurochirurgie, 2004, 65: 146-153.

190. Kadonaga JN, Frieden IJ. Neurocutaneous melanosis: definition and review of the literature. J Am Acad Dermatol, 1991, 24: 747-755.

191. Arsene D, Ardeleanu C, Balescu C, et al. Meningeal melanocytosis in a young patient—an

autopsy diagnosis. Clin Neuropathol, 2007, 26: 294-298.

192. Bookland M, Anderson WS, Biser-Rohrbaugh A, et al. Primary pineal malignant melanoma. Pediatric neurosurgery, 2007, 43: 303-308.

193. DeDavid M, Orlow SJ, Provost N, et al. Neurocutaneous melanosis: clinical features of large congenital melanocytic nevi in patients with manifest central nervous system melanosis. J Am Acad Dermatol, 1996, 35: 529-538.

194. Foster RD, Williams ML, Barkovich AJ, et al. Giant congenital melanocytic nevi: the significance of neurocutaneous melanosis in neurologically asymptomatic children. Plast Reconstr Surg, 2001, 107: 933-941.

195. Ramaswamy V, Delaney H, Haque S, et al. Spectrum of central nervous system abnormalities in neurocutaneous melanocytosis. Dev Med Child Neurol, 2012, 54: 563-568.

196. Salgado CM, Basu D, Nikiforova M, et al. Amplification of mutated NRAS leading to congenital melanoma in neurocutaneous melanocytosis. Melanoma Res, 2015, 25: 453-460.

197. Smith AB, Rushing EJ, Smirniotopoulos JG. Pigmented lesions of the central nervous system: radiologic-pathologic correlation. Radiographics, 2009, 29: 1503-1524.

198. Matsumura M, Okudela K, Tateishi Y, et al. Leptomeningeal melanomatosis associated with neurocutaneous melanosis: an autopsy case report. Pathology international, 2015, 65: 100-105.

199. Kolin DL, Geddie WR, Ko HM. CSF cytology diagnosis of NRAS-mutated primary leptomeningeal melanomatosis with neurocutaneous melanosis. Cytopathology, 2017, 28: 235-238.

200. Kiel FW, Starr LB, Hansen JL. Primary melanoma of the spinal cord. J Neurosurg, 1961, 18: 616-629.

201. Cajaiba MM, Benjamin D, Halaban R, et al. Metastatic peritoneal neurocutaneous melanocytosis. Am J Surg Pathol, 2008, 32: 156-161.

202. Oka H, Kameya T, Hata T, et al. Leptomeningeal

melanomatosis with multiple cutaneous pigmented nevi: tumor cell proliferation and malignant transformation in an autopsy case. J Neurooncol, 1999, 44: 41-45.

203. Jellinger K, Bock F, Brenner H. Meningeal melanocytoma. Report of a case and review of the literature. Acta neurochirurgica, 1988, 94: 78-87.

204. Ostrom QT, Cioffi G, Gittleman H, et al. CBTRUS statistical report: primary brain and other central nervous system tumors diagnosed in the United States in 2012-2016. Neuro Oncol, 2019, 21: v1-v100.

205. Liubinas SV, Maartens N, Drummond KJ. Primary melanocytic neoplasms of the central nervous system. J Clin Neurosci, 2010, 17: 1227-1232.

206. Kusters-Vandevelde HV, Creytens D, van Engen-van Grunsven AC, et al. SF3B1 and EIF1AX mutations occur in primary leptomeningeal melanocytic neoplasms: yet another similarity to uveal melanomas. Acta Neuropathol Commun, 2016, 4: 5.

207. Helseth A, Helseth E, Unsgaard G. Primary meningeal melanoma. Acta Oncol, 1989, 28: 103-104.

208. Man W, Wang G. Incidence, outcomes and predictors of primary central nervous system melanoma: a SEER-based study. World Neurosurg, 2019, 129: e782-e790.

209. van de Nes J, Gessi M, Sucker A, et al. Targeted next generation sequencing reveals unique mutation profile of primary melanocytic tumors of the central nervous system. J Neurooncol, 2016, 127: 435-444.

210. Kusters-Vandevelde HV, van Engen-van Grunsven IA, Coupland SE, et al. Mutations in g protein encoding genes and chromosomal alterations in primary leptomeningeal melanocytic neoplasms. Pathol Oncol Res, 2015, 21: 439-447.

211. Kusters-Vandevelde HV, Klaasen A, Kusters B, et al. Activating mutations of the GNAQ gene: a frequent event in primary melanocytic neoplasms of the central nervous system. Acta Neuropathol, 2010, 119: 317-323.

212. Murali R, Wiesner T, Rosenblum MK, et al. GNAQ and GNA11 mutations in melanocytomas of the central nervous system. Acta Neuropathol, 2012, 123: 457-459.

213. van de Nes JAP, Koelsche C, Gessi M, et al. Activating CYSLTR2 and PLCB4 mutations in primary leptomeningeal melanocytic tumors. J Invest Dermatol, 2017, 137: 2033-2035.

214. Wang H, Zhang S, Wu C, et al. Melanocytomas of the central nervous system: a clinicopathological and molecular study. Eur J Clin Invest, 2013, 43: 809-815.

215. Gessi M, Hammes J, Lauriola L, et al. Alternatives for MAPK pathway activating GNAQ mutations in primary melanocytic tumours of the central nervous system. Neuropathol Appl Neurobiol, 2013, 39: 417-425.

216. Gessi M, van de Nes J, Griewank K, et al. Absence of TERT promoter mutations in primary melanocytic tumours of the central nervous system. Neuropathol Appl Neurobiol, 2014, 40: 794-797.

217. Bastian BC. The molecular pathology of melanoma: an integrated taxonomy of melanocytic neoplasia. Annu Rev Pathol, 2014, 9: 239-271.

218. Park JJ, Diefenbach RJ, Joshua AM, et al. Oncogenic signaling in uveal melanoma. Pigment Cell Melanoma Res, 2018, 31: 661-672.

219. de la Fouchardiere A, Cabaret O, Petre J, et al. Primary leptomeningeal melanoma is part of the BAP1-related cancer syndrome. Acta Neuropathol, 2015, 129: 921-923.

220. Roser F, Nakamura M, Brandis A, et al. Transition from meningeal melanocytoma to primary cerebral melanoma. Case report. J Neurosurg, 2004, 101: 528-531.

221. Kusters-Vandevelde HV, Kruse V, Van Maerken T, et al. Copy number variation analysis and methylome profiling of a GNAQ-mutant primary meningeal melanocytic tumor and its liver metastasis. Exp Mol Pathol, 2017, 102: 25-31.

222. Koenigsmann M, Jautzke G, Unger M, et al. June

2002：57-year-old male with leptomeningeal and liver tumors. Brain Pathol，2002，12：519-521.

223．Müller HL，Merchant TE，Warmuth-Metz M，et al. Craniopharyngioma. Nat Rev Dis Primers，2019，5（1）：75.

224．Andoniadou CL，Matsushima D，Mousavy Gharavy SN，et al. Sox2（+）stem/progenitor cells in the adult mouse pituitary support organ homeostasis and have tumor-inducing potential. Cell Stem Cell，2013，13（4）：433-445.

225．Goschzik T，Gessi M，Dreschmann V，et al. Genomic alterations of adamantinomatous and papillary craniopharyngioma. J Neuropathol Exp Neurol，2017，76（2）：126-134.

226．Cree IA，Lokuhetty D，Peferoen LAN，et al. WHO Classification of Tumours of the Central Nervous System（5th edition）. IARC：Lyon，2021.

227．Haston S，Pozzi S，Carreno G，et al. MAPK pathway control of stem cell proliferation and differentiation in the embryonic pituitary provides insights into the pathogenesis of papillary craniopharyngioma. Development，2017，144（12）：2141-2152.

228．Hölsken A，Sill M，Merkle J，et al. Adamantinomatous and papillary craniopharyngiomas are characterized by distinct epigenomic as well as mutational and transcriptomic profiles. Acta Neuropathol Commun，2016，4：20.

229．Malgulwar PB，Nambirajan A，Pathak P，et al. Study of β-catenin and BRAF alterations in adamantinomatous and papillary craniopharyngiomas：mutation analysis with immunohistochemical correlation in 54 cases. J Neurooncol，2017，133（3）：487-495.

230．Zhang Y，Teng Y，Zhu H，et al. Granular cell tumor of the neurohypophysis：3 cases and a systematic literature review of 98 cases. World Neurosurg，2018，118：e621-e630.

231．刘彤华. 刘彤华诊断病理学. 第 4 版. 北京：人民卫生出版社，2018.

232．Mete O，Cintosun A，Pressman I，et al. Epidemiology and biomarker profile of pituitary adenohypophysial tumors. Mod Pathol，2018，31（6）：900-909.

233．Lloyd RV，Osamura RY，Kloppel G，et al. WHO Classification of Tumours of Endocrine Organs（4th edition）. IARC：Lyon，2017.

234．Zunino V，Catalano MG，Zenga F，et al. Benzene affects the response to octreotide treatment of growth hormone secreting pituitary adenoma cells. Environ Res，2019，173：489-496.

235．Cannavo S，Ragonese M，Puglisi S，et al. Acromegaly is more severe in patients with AHR or AIP gene variants living in highly polluted areas. J Clin Endocrinol Metab，2016，101（4）：1872-1879.

236．Casar-Borota O，Bollerslev J，Pontén F. Immunohistochemistry for transcription factor T-Pit as a tool in diagnostics of corticotroph pituitary tumours. Pituitary，2018，21（4）：443.

237．Tordjman KM，Greenman Y，Ram Z，et al. Plurihormonal pituitary tumor of Pit-1 and SF-1 lineages，with synchronous collision corticotroph tumor：a possible stem cell phenomenon. Endocr Pathol，2019，30（1）：74-80.

238．Pereira BD，Raimundo L，Mete O，et al. Monomorphous plurihormonal pituitary adenoma of Pit-1 Lineage in a giant adolescent with central hyperthyroidism. Endocr Pathol，2016，27（1）：25-33.

239．McCormack A，Dekkers OM，Petersenn S，et al. ESE survey collaborators. Treatment of aggressive pituitary tumours and carcinomas：results of a European Society of Endocrinology（ESE）survey 2016. Eur J Endocrinol，2018，178（3）：265-276.

240．de Kock L，Sabbaghian N，Plourde F，et al. Pituitary blastoma：a pathognomonic feature of germ-line DICER1 mutations. Acta Neuropathol，2014，128（1）：111-122.

241．Barnholtz-Sloan JS，Sloan AE，Davis FG，et al. Incidence proportions of brain metastases in patients diagnosed（1973 to 2001）in the Metropolitan Detroit Cancer Surveillance System. J Clin Oncol，2004，22（14）：2865-2872.

242．Sperduto PW，Mesko S，Li J，et al. Beyond an

updated graded prognostic assessment（breast GPA）：a prognostic index and trends in treatment and survival in breast cancer brain metastases from 1985 to today. Int J Radiat Oncol Biol Phys，2020，107（2）：334-343.

243. Soffietti R，Abacioglu U，Baumert B，et al. Diagnosis and treatment of brain metastases from solid tumors：guidelines from the European Association of Neuro-Oncology（EANO）. Neuro Oncol，2017，19（2）：162-174.

244. Yao H，Price TT，Cantelli G，et al. Leukaemia hijacks a neural mechanism to invade the central nervous system. Nature，2018，560（7716）：55-60.

245. Chamberlain M，Soffietti R，Raizer J，et al. Leptomeningeal metastasis：a Response Assessment in Neuro-Oncology critical review of endpoints and response criteria of published randomized clinical trials. Neuro Oncol，2014，16（9）：1176-1185.

第 5 章

脑肿瘤标志物

第一节 概　述

一、背景

由于肿瘤细胞的生物化学性质及其代谢异常，在患者体液、排泄物或肿瘤组织中会出现某些特异性物质的质变和量变，而这些与肿瘤相关的物质成为了肿瘤标志物。肿瘤标志物目前尚无严格的定义，一般指肿瘤组织细胞产生的和异常表达的，能反应肿瘤的发生、发展、复发和恶性进展的生物学行为标志的物质。自 1978 年 Heserman 首次提出肿瘤标志物（tumor marker，TM）的概念后，围绕 TM 的研究逐渐增多。1989 年，Otto Kahler 从多发性骨髓瘤患者中检测到 Bence-Jones 蛋白，至今仍用于疾病的诊断。就脑肿瘤而言，理论上应有特异和相关两类标志物，尽管目前尚未找到属于脑肿瘤的特有物质，本章叙述的仅是一些与脑肿瘤，主要是胶质瘤相关的标志物（简称脑肿瘤标志物）。但是近 30 年来，随着免疫学相关的标志物不断被发现，不断验证其特异性及敏感性，从而力求达到使肿瘤标志物可以准确反映肿瘤的大小、性质、良恶性程度及预后，可为今后颅内肿瘤普查、筛选、早期诊断奠定基础。

一般认为，脑肿瘤标志物可分为两大类：一是在患者体液中可检测到的质变或量变的物质；二是在肿瘤标本中检测到变化的物质。肿瘤标志物可用于评估肿瘤发生的危险性，有助于诊断和评估恶性肿瘤的进展程度，并可监测肿瘤的复发。脑肿瘤细胞相对特异性抗原不仅可以证实肿瘤的病理诊断，而且可以更好地理解肿瘤的发生和进展。近来研究发现，在不同胶质瘤患者之间存在分子差异性，甚至在同一患者的部分肿瘤部位也存在差异，这些差异提示鉴定胶质瘤分子标志物的重要性。WHO 对中枢神经系统（CNS）肿瘤的分类一直以组织病理和组织学相关辅助检测（如免疫组织化学、超微结构）结果为基础。而最近，分子生物标志物在明确诊断及辅助诊断等方面变得越来越重要。2021 年，WHO 针对中枢神经系统肿瘤的最新分型指南中将分子改变与临床病理学应用结合起来，这对于明确 CNS 肿瘤分类非常重要，甚至对神经系统肿瘤的命名需要加入重要的分子检测结果[1]。因此，神经系统肿瘤的分子标志物的意义显得更加重要。

临床上应用的肿瘤标志物，满足如下要求才有实用价值。①在肿瘤发生初期即有相应的特异性物质出现；②与肿瘤类型或恶性程度呈现相关性；③不仅存在于肿瘤组织中，也存在于体液之中；④经治疗后肿瘤标志物减少或消失；⑤检测方法尽可能简便。

二、脑肿瘤标志物的特点

脑肿瘤标志物很多也是其他系统的肿瘤标志物，但由于中枢神经系统的解剖和生理特点，脑肿瘤标志物存在自身的一些特点。①肿瘤标志物分布的特点：由于中枢神经系统存在血脑及血脑脊液屏障，多数物质不能通过上述屏障，导致脑肿瘤标志物在脑组织、脑脊液和血液的不均匀分布。例如，有报道认为 p53 蛋白在瘤体组织中表达率可达 85%，在患者的脑脊液和血液不表达。②取材特点：作为肿瘤标志物应该具有取材简单方便、可靠、无严重并发症、经济以及患者易于接受和执行等特点。目前获得脑肿瘤标志物的常用材料是脑组织，因此只有通过术前病理活检和术后病理检查才能得到。但由于中枢神经系统存在头皮和坚实颅骨的屏障，以及血管和颅内重要结构的不可视性，术前活检比较困难，并且可出现颅内出血等并发症。患者也难以接受术前活检，缺乏灵活性和动态性及易行性。术后病理检查失去作为肿瘤标志物的早期以及预诊等基本作用。这就对在体液（血液或脑脊液）中鉴别并获得适合的肿瘤标志物提出了更高的要求。

三、肿瘤组织中的分子标志物

神经系统肿瘤组织中的分子标志物对肿瘤的诊断、治疗方法的选择以及评估预后具有不可替代的作用。在既往的神经肿瘤的病理诊断中，通过免疫组化对病理组织进行分子染色，用于鉴别诊断。在最新的WHO神经系统肿瘤的分类和分型中，分子标志物的作用更加重要，已经成为了诊断的必要组成成分[1]。例如在最新的髓母细胞瘤的分型中，需要根据分子特征来划分。这种混合分类法代表了该领域的现状，但可能只是未来更精确归类的过渡阶段。更有甚者，针

对肿瘤的命名也需要结合分子标志物的状态，例如，一些肿瘤名称包括遗传改变（如IDH野生型胶质母细胞瘤）。这些都提示对肿瘤组织中重要分子标志物的检测不可或缺。

（一）WHO中枢神经系统肿瘤分类第5版中关键分子标志物介绍

2021年发布的WHO中枢神经系统肿瘤分类第5版（以下简称WHO CNS5），是最新版的脑和脊髓肿瘤分类国际标准[2]。在2016年第4版修订版分类和近些年中枢神经系统肿瘤分类分子信息及实践方法联盟（consortium to Inform Molecular and Practical Approaches to CNS Tumor Taxonomy，cIMPACT-NOW）系列更新的基础上，WHO CNS5重点推进了分子诊断在中枢神经系统肿瘤分类中的作用，但分子检测仍然需要与组织形态和免疫组织化学等已建立的肿瘤诊断方法相结合，这对于明确CNS肿瘤分类非常重要。表5-1-1列出了对CNS肿瘤整合分类诊断具有重要意义的关键基因和蛋白。值得注意的是，除非明确需要特定分子检测方法来诊断不同的肿瘤类型或亚型，WHO CNS5并不推荐进行分子评估的具体

表 5-1-1　不同中枢神经系统肿瘤中关键的基因、分子信号通路改变

肿瘤类型	关键基因及分子变异 a
星形细胞瘤，IDH突变型	IDH1，IDH2，ATRX，TP53，CDKNA/B
少突胶质细胞瘤，IDH突变伴1p/19q联合缺失型	IDH1，IDH2，染色体1p/19q，TERT启动子区，CIC，FUBP1，NOTCH1
胶质母细胞瘤，IDH野生型	IDH野生，TERT启动子区，7号染色体和10号染色体，EGFR
弥漫性星形细胞瘤，伴MYB或MYBL1改变	MYB，MYBL1
血管中心型胶质瘤	MYB
青少年多形性低级别神经上皮肿瘤	BRAF，FGFR家族
弥漫性低级别胶质瘤，伴MAPK信号通路改变	FGFR1，BRAF
弥漫性中线胶质瘤，伴H3K27改变	H3K27，TP53，ACVR1，PDGFRA，EGFR，EZHIP
弥漫性半球胶质瘤，H3G34突变型	H3G34，TP53，ATRX
弥漫性儿童型高级别胶质瘤，H3及IDH野生型	IDH野生型，H3野生型 PDGFRA，MYCN，EGFR（甲基化组）
婴儿型半球胶质瘤	NTRK家族，ALK，ROS，MET
毛细胞型星形细胞瘤	KIAA549-BRAF，BRAF，NF1
具有毛样特征的高级别星形细胞瘤	BRAF，NF1，ATRX，CDKN2A/B（甲基化组）
多形性黄色星形细胞瘤	BRAF，CDKN2A/B
室管膜下巨细胞星形细胞瘤	TSC1，TSC2

续表

表 5-1-1 不同中枢神经系统肿瘤中关键的基因、分子信号通路改变	
肿瘤类型	**关键基因及分子变异** [a]
脊索瘤样胶质瘤	PRKCA
星形目细胞瘤，伴 MN1 改变	MN1
节细胞肿瘤	BRAF
胚胎发育不良性神经上皮肿瘤	FGFR1
具有少突胶质细胞瘤样特征即簇状核的弥漫性胶质神经元肿瘤	14 号染色体（甲基化）
乳头状胶质神经元肿瘤	PRKCA
形成菊形团的胶质神经元肿瘤	FGFR1，PIK3CA，NF1
黏液样胶质神经元肿瘤	PDGFRA
弥漫性软脑膜胶质瘤神经元肿瘤	KIAA1549-BRAF，1p（甲基化组）
多结节及空泡状神经元肿瘤	MAPK 信号通路
小脑发育不良性节细胞瘤（Lhermitte-Duclos 病）	PTEN
脑室外神经细胞瘤	FGFR（FGFR1-TACC1 基因融合），IDH 野生型
幕上室管膜瘤	ZFTA，RELA，YAP1，MAML2
颅后窝室管膜瘤	H3K27me3，EZHIP（甲基化组）
脊髓室管膜瘤	NF2，MYCN
髓母细胞瘤，WNT 活化型	CTNNB1，APC
髓母细胞瘤，SHH 活化型	TP53，PTCH1，SUFU，SMO，MYCN，GLI2（甲基化组）
髓母细胞瘤，非 WNT/非 SHH 活化型	MYC，MYCN，PRDM6，KDM6A（甲基化组）
非典型畸胎样 / 横纹肌样肉瘤	SMARCB1，SMARCA4
伴多层菊形团的胚胎性肿瘤	C19MC，DICER1
CNS 神经母细胞瘤，FOXR2 激活型	FOXR2
伴 BCOR 内部串联重复的 CNS 肿瘤	BCOR
松果体区促纤维增生型黏液样肿瘤，SMARCB1 突变型	SMARCB1
脑（脊）膜瘤	NF2，AKT1，TRAF7，SMO，PIK3CA，KLF4，SMARCE1，BAP1；H3K27me3；TERT 启动子区突变，CDKN2A/B
孤立性纤维性肿瘤	NAB2-STAT6
脑膜黑色素细胞肿瘤	NRAS（弥漫性）；GNAQ，GNA11，PLCB4，CYSLTR2（局限性）
造釉细胞型颅咽管瘤	CTNNB1
乳头型颅咽管瘤	BRAF

CNS，中枢神经系统 C19MC，19 号染色体 microRNA 簇；IDH，异柠檬酸脱氢酶；SHH，sonic hedgehog 信号通路

其中一些是诊断必需的，一些尽管不是诊断必需的，但是肿瘤的典型特征

[a] 在此列中，诊断性分子标志物列在最前面；对于没有诊断性分子标志物的肿瘤类型，最常见的分子变异列在最前面。大多数肿瘤类型都有特征性的甲基化谱，其中"（甲基化组）"表示甲基化检测对于此类肿瘤具有特定的诊断意义。H3 代表一个基因家族（包括 H3F3A、HIST1H3B）

方法。表 5-1-1 中列出了 WHO CNS5 中中枢神经系统肿瘤中关键的基因、分子信号通路。

（二）常见的神经系统肿瘤分子标志物

详见本章第二节。

（三）循环肿瘤标志物

详见本章第三节。

（四）胶质瘤干细胞相关的分子标志物

详见本章第二节。

（赵耀东）

参考文献

1. Louis DN，Perry A，Wesseling P，et al. The 2021 WHO classification of tumors of the central nervous system：a summary. Neuro Oncol，2021，23（8）：1231-1251.

第二节　常见脑肿瘤标志物

一、肿瘤组织内常见标志物

（一）S-100 蛋白

Moore 等于 1965 年发现脑组织上清液电泳中有一种迁移速度快的酸性蛋白，仅存在于多种动物的脑组织中，称为神经特异功能蛋白。因此蛋白质可溶解于饱和硫酸铵溶液，故命名为 S-100 蛋白（S 代表可溶性，100 为硫酸铵的饱和度）[1]。S-100 蛋白是一种钙结合蛋白，由两个不同的亚单位构成，分为 a、b 两部分，S-100a 蛋白由 α、β 两条肽链组成，而 S-100b 由两条 β 链组成。S-100 蛋白为不含糖、磷、脂的钙结合蛋白，其中 α 和 β 链亚基的近羧基端各有一个钙结合位点，因而每个 S-100a 或 S-100b 分子都有 2 个钙结合位点，可结合 2 分子钙，结合后其构型发生变化。Wechsler 等的研究表明，凡是神经外胚层来源的肿瘤，如星形细胞瘤、少突胶质细胞瘤、室管膜细胞瘤、胶质母细胞瘤、神经纤维瘤、颅咽管瘤，S-100 蛋白均为阳性，因此 S-100 蛋白可作为鉴别肿瘤是否为外胚层来源的重要指标[2]。临床常用 S-100 蛋白免疫组化染色来鉴别肿瘤起源，此举提高了脑胶质瘤诊断的准确性。在神经组织中，S-100 蛋白更被认为是神经胶质细胞的标志物，在星形细胞、少突胶质细胞和室管膜细胞均为阳性表达。深入研究表明，S-100 蛋白还表达于多种其他类型的细胞和肿瘤中，如黑色素瘤、唾液腺瘤中的多形性腺瘤、多种骨肿瘤（内生性软骨瘤、骨软骨瘤和软骨肉瘤）、汗腺混合瘤、肾上腺增生及嗜铬细胞瘤，均能检测出 S-100 蛋白阳性细胞，而且与肿瘤细胞恶性程度相关。

（二）中间丝蛋白

中间丝（intermediate filament，IF）蛋白位于细胞骨架，该家族基因表达具有一定的特异性，几乎所有的胶质瘤细胞系均表达其家族成员中的巢蛋白、波形蛋白。而 GFAP 仅在星形细胞肿瘤表达，K7、K8 仅在少突胶质细胞瘤表达，NF 仅在原始神经外胚层肿瘤（primitive neuroectodermal tumor，PNET）细胞中表达。星形细胞瘤、少突胶质细胞瘤、PNET 三者都表达巢蛋白、波形蛋白，均来源于神经系统多能干细胞，但各自又表达不同的标志物，提示在分化方向上的差异，属于不同类型的肿瘤。

1. 胶质纤维酸性蛋白（GFAP） 星形细胞瘤中最重要的标志物是 GFAP。GFAP 是中间丝蛋白家族中的重要成员，是一种分子量为 50 000～55 000 的 Ⅲ 型中间丝，这类中间丝是正常胶质细胞支架的主要组成部分，常出现于核周和胞质。GFAP 在神经胶质中的表达与细胞发育阶段相关，是成熟星形细胞的标志物。GFAP 也表达于室管膜细胞和少突神经胶质细胞，以及一些非胶质起源的原发性中枢神经系统肿瘤。GFAP 也表达于外周神经组织中。由于它在肿瘤和非肿瘤性星形细胞中均表达，故不属于肿瘤特异性标志物。GFAP 阳性表达常见于含有星形细胞成分的各种肿瘤，如包含星形细胞成分混合性胶质瘤、存在星形细胞分化的髓母细胞瘤。凡不含星形细胞成分的肿瘤，GFAP 表达均为阴性，因此 GFAP 可作为星形细胞瘤的标志物。正常星形细胞 GFAP 的表达水平高于星形细胞瘤，恶性度低的星形细胞瘤 GFAP 的表达水平高于恶性度高的星形细胞肿瘤。

2. K7 和 K8 Tsuyoshi 等在 1995 年证实少突胶质细胞及其对应肿瘤（少突胶质瘤）中存在 IF 家族

的 K7 和 K8 角蛋白，是从两株少突胶质瘤细胞系构建的 cDNA 文库中筛选而来 [3]。K7、K8 和 K18 角蛋白是在哺乳动物胚胎发育过程中最早出现的 IF 家族蛋白，K7、K8 属于碱性蛋白，K18 为酸性蛋白。发育成熟后，它们则在单纯非角化的上皮细胞（胃肠、肺和泌尿道）表达。在中枢神经系统，则在室管膜、脉络膜丛上皮细胞及其对应肿瘤中表达。在少突胶质瘤中存在 K7 和 K8 表达提示，少突胶质瘤起源于原始神经外胚层，或分化程度较高的室管膜——脉络膜丛上皮细胞。

3．巢蛋白　巢蛋白是中枢神经系统特有的中间丝蛋白，在部分分化的神经前体细胞中表达，在已完全分化的神经细胞中不表达。在脑肿瘤中，肿瘤细胞、内皮细胞表达巢蛋白，且表达水平与肿瘤恶性程度密切相关，对脑肿瘤（尤其是对恶性程度）的判断有一定意义。巢蛋白编码基因长度为 5945 bp，编码蛋白分子量为 200。巢蛋白是一类 Ⅵ 型中间丝，在中枢神经系统的发育过程中特异性表达。多种颅内肿瘤表达巢蛋白，包括胶质瘤、神经外胚层肿瘤、脑膜瘤，甚至部分颅内转移瘤。巢蛋白表达于神经祖 / 前体细胞，放射状星形胶质细胞亦见表达。外周神经系统及非神经系统的骨骼肌细胞也少量表达巢蛋白。原发性脑肿瘤的肿瘤细胞和血管内皮细胞均表达巢蛋白，而在转移性肿瘤中仅内皮细胞表达巢蛋白。肿瘤细胞巢蛋白表达水平与肿瘤恶性程度相关。

4．其他中间丝蛋白　Ⅲ 型中间丝蛋白波形蛋白（vimentin）的分子量约为 57 000，是细胞在发育过程中最早出现的中间丝蛋白。在成熟的星形胶质细胞中，该蛋白与 GFAP 共表达。在神经组织发育过程中，它的出现早于 GFAP。波形蛋白是成熟的血管内皮细胞、成纤维细胞、巨噬细胞、软骨细胞和淋巴细胞中仅有的中间丝蛋白。在神经胶质瘤中，各类中间丝蛋白都按一定比例表达。中间丝相关蛋白（intermediate filament associated protein，IFAP）是包括与角蛋白、波形蛋白、GFAP 和神经纤维丝等相关的一组蛋白。其中与波形蛋白相关联的 IFAP（分子量 300 000）可作为神经胶质源性肿瘤的标志物，而 IFAP-70（分子量 280 000）是与星形细胞反应相关的特异性标志物。

（三）酶类

1．神经元特异性烯醇化酶（NSE）

烯醇化酶是糖酵解过程中催化 2- 磷酸甘油酸脱水生成磷酸烯醇式丙酮的一种生物酶，它在人脑中以两种亚单位（α、β）和三种二聚体（αα、αγ、γγ）形式存在。其中 γγ 的分子量为 78，是神经元主要的烯醇化酶（占三种同工酶的 70%），在 1975 年被鉴定为神经元细胞特有，并命名为神经元特异性烯醇化酶（NSE），αα 型局限于胶质组织中，故称为非神经元特异性烯醇化酶（non-neuronal enolase，NNE），αγ 为混合型，在神经元和胶质中均存在。

NSE 是神经元发育的标志物，在分化过程中烯醇化酶按 αα-αγ-γγ 转化，逐渐由 NSE 替代非神经元特异性烯醇化酶。NSE 虽然在全身各系统均有分布，但 90% 集中分布于神经系统，由高到低的含量顺序是脑、脊髓、周围神经。正常情况下 NSE 主要分布于神经元，也可在红细胞、血小板、淋巴细胞及反应性星形胶质细胞中见到。NSE 存在于正常神经元的胞体、轴突和树突，电镜下还可见 NSE 分布于肿瘤细胞的膜性结构中，如胞膜、核膜和线粒体。在胶质瘤中，NSE 还可在胶质微丝中见到。

尽管 1977 年已发现在多种脑肿瘤中有 NSE 出现，但直到 1986 年 Zeltzer 等发现髓母细胞瘤和星形细胞瘤患者的血清中 NSE 水平高于对照组后，NSE 才作为脑肿瘤标志物用于临床 [4]。目前可用放射免疫和酶联免疫法对患者的脑脊液、血清和肿瘤细胞提取液进行 NSE 定量测定，也可以用免疫组织化学方法，定性研究脑肿瘤组织中 NSE 的分布特征或半定量研究切片中的 NSE 水平。在神经胶质瘤研究中，1984 年 Nakajima 发现髓母细胞瘤和少突胶质细胞瘤的 γ 亚单位染色阳性以来，其他研究者在此之后的研究中发现，几乎所有类型的胶质瘤的 NSE 染色均呈不同程度的阳性 [5]。NSE 表达水平与肿瘤恶性程度正相关，还与是否转移、复发等相关。大量临床研究结果表明，测定脑瘤患者的体液或肿瘤组织中的 NSE 的含量变化，对脑瘤的诊断、疗效分析、判断预后等有一定帮助。但 NSE 含量的增高并不是脑肿瘤所特有，还见于小细胞肺癌和恶性黑色素瘤等，同样可作为其他肿瘤标志物用于临床。起源于神经内分泌细胞的疾病也有异常表达。此外，在缺血性脑血管病以及脑外伤等疾病中，缺血缺氧后神经元坏死，胞浆中的 NSE

入血，致使 NSE 在血液中的水平增高。

2. 端粒酶　端粒（telomere）是真核细胞染色体末端的特殊结构，由富含 G 的 DNA 重复序列和端粒结合蛋白构成的一种核酸 - 蛋白复合物。哺乳动物端粒的 DNA 序列均由 5-TTAGGG-3' 重复序列组成，长度为 5～15 kb，属于非结构基因、不编码蛋白。端粒 DNA 的 3' 末端比 5' 末端伸出长 12～16 bp，弯曲呈帽状。端粒酶（telomerase，TLMA）是由 RNA 和蛋白质组成的核糖蛋白（ribonucleoprotein，RNP）复合物，是一种特殊类型的反转录酶，包含 RNA 模板，是依赖 RNA 的 DNA 聚合酶，其分子量为 200～500。人端粒酶包括三个主要部分：人端粒酶 RNA（human telomerase RNA component，hTR）模板、人端粒酶相关蛋白（human telomerase protein component，hTLP）和人端粒酶催化亚单位（human telomerase reserve transcriptase，hTERT）。hTR 长约 450 个碱基，是端粒酶延长端粒的模板，包含 5'CUAACCCUAAC3' 的模板序列；hTLP 是端粒酶的调节单位，而 hTERT 是端粒酶不可缺少的催化亚单位；与端粒酶的活性密切相关。端粒酶的功能主要是维持端粒的长度，能利用端粒 3' 单链为引物，自身的 RNA 为模板合成端粒重复序列添加到染色体末端，从而延长端粒的长度，使端粒的功能得以恢复，维持染色体的稳定性。端粒酶的激活可导致细胞无限制增殖和肿瘤的发生，因此，端粒酶的活化及端粒长度的稳定是肿瘤生长和无限增殖所必需的。而正常体细胞端粒酶为阴性，不能催化合成端粒末端序列以维持恒定的端粒长度，细胞不能维持永生状态。自 1989 年 Morin 首次在人类癌细胞中发现端粒酶后，人们对端粒酶的研究逐渐增多。文献报告利用 TRAP-ELISA 方法在正常人脑组织中未检测到端粒酶活性，但在低级别胶质瘤端粒酶活性的阳性率为 8.3%（2/24），高级别胶质瘤端粒酶活性的阳性率为 87%（20/23）[6]。Kim 等检测了 895 例恶性肿瘤和 646 例非恶性组织端粒酶的活性，发现端粒酶作为肿瘤诊断标志物的特异性为 91%，敏感性为 85%，阳性预测值为 91%，阴性预测值为 81%[7]。Hiraga 等对 170 例脑肿瘤中端粒酶活性的表达情况进行了研究，其中星形细胞瘤（WHO Ⅱ 级）端粒酶阳性率为 20%，间变性星形细胞瘤（WHO Ⅲ 级）为 40%，多形性胶质母细胞瘤（WHO Ⅳ 级）为 72.3%，并认为联合检测 p53 蛋白和端粒酶活性可提高脑肿瘤定性

诊断的准确率[8]。

3. 组织蛋白酶　组织蛋白酶家族的组织蛋白酶 D 是指由癌细胞分泌的天冬氨酰蛋白酶，其参与细胞外基质降解，破坏宿主组织屏障，涉及蛋白质代谢和组织重塑，有助于肿瘤细胞侵袭。组织蛋白酶 D 可以特异性裂解磷脂，使前胶原转化成胶原，降解甲状旁腺素，使激肽原转变为激肽，使半胱氨酸蛋白酶抑制剂失活、激肽原失活。在癌细胞中，组织蛋白酶 D 前体分子改构后自溶酶体分泌至胞外，以自分泌丝裂原的形式发挥作用。脑肿瘤内组织蛋白酶 D 水平及其酶活性均较正常脑组织高。文献报告在 87 例脑手术标本（包括 43 例间变性胶质瘤，13 例多形性胶质母细胞瘤，22 例星形细胞瘤以及 9 例正常脑组织标本）发现组织蛋白酶 D 的转录水平随着胶质瘤恶性度的增高也显著升高，而且组织蛋白酶 D 高表达的恶性胶质瘤患者的生存期明显较短，组织蛋白酶 D 可作为评估胶质瘤侵袭性的一个血清学标志物[9]。

组织蛋白酶 B 在肿瘤的侵袭过程中发挥着重要作用，它可以促进血管新生，而且组织蛋白酶 B 的表达水平与预后正相关。组织蛋白酶 B 基因位于染色体 8p22，基因全长 72 kb，编码由 339 个氨基酸组成的酶原。组织蛋白酶 B 在多种肿瘤中较瘤周组织高。

组织蛋白酶 L 是一种嗜酸性溶酶体蛋白水解酶，主要作用是降解和更新细胞内蛋白质，其广泛存在于人体各种正常组织细胞和肿瘤细胞中，组织蛋白酶 L 在肿瘤细胞中的表达要远高于其在正常细胞中的表达。

Strojnik 等在 82 例胶质瘤组织检出组织蛋白酶 B 和组织蛋白酶 L 的阳性率分别为 98% 和 88%。组织蛋白酶 L 优先表达于肿瘤细胞，并随着肿瘤恶性进展而升高，组织蛋白酶 L 与预后不相关[10]。

4. 细胞周期蛋白依赖性激酶　细胞周期不同时相的关键调控点，包括控制进入 S 期的调控点（G1/S 期调控点）和控制进入 M 期的调控点（G2/M 期调控点），是由细胞周期蛋白（cyclin）、细胞周期蛋白依赖性激酶（cyclin dependent kinases，CDK）和细胞周期蛋白依赖性激酶抑制因子（cyclin dependent kinase inhibitor，CKI）三个环节来实施调控。肿瘤也可被看做是一类细胞周期性疾病（cell cycle disease，CCD），其核心是 CDK 的表达和功能的畸变。人类

细胞的 CDK 包括 CDK1（CDC2）、CDK2、CDK4、CDK5、CDK6、CDK7（CAK）等，其中具有代表性且作用于细胞周期不同调控点的是 CDK1 和 CDK4。CDK1（CDC2）在细胞周期中调控细胞由 G2 期进入 M 期。在 G2 后期，CDC2 与周期蛋白 B（cyclin B）结合形成 CDC2-cyclin B 复合物，称为有丝分裂促进因子（mitosis promoting factor，MPF），催化细胞进入并离开 M 期。CDC2 过表达使细胞周期紊乱，以至细胞不能正常生长、分化，当其过表达时引起细胞过度增殖导致肿瘤形成。文献报告神经节细胞胶质瘤进展为胶质母细胞瘤时 CDC2 的表达上调，即 CDC2 基因随着神经节细胞胶质瘤恶性进展而表达水平升高[11]。CDK4 在细胞周期发挥调控 G1 期至 S 期的作用，其编码基因位于人类 12 号染色体长臂 13.4 区，该基因的扩增和过度表达存在于多种肿瘤细胞系。CDK4 蛋白在 G1 后期出现表达高峰，与 cyclin D1 蛋白结合，形成 cyclin D1/CDK4 复合物，cyclin D1 与 Rb 结合，在 CDK4 的作用下，使 Rb 蛋白磷酸化，从而促进细胞由 G1 期向 S 期分化和细胞增殖。CDK4 高表达的转基因小鼠中并未诱生出颅内肿瘤，提示单一 CDK4 过表达不足以触发星形细胞瘤的形成。CDK4 及其所在的 Rbl 途径上的其他基因（*CDKN2A*、*CDKN2B*、*RB1* 等）的突变与胶质母细胞瘤患者的术后生存期相关，如同时伴有 *PTEN* 基因的丢失则相关性更强。

5. O⁶- 甲基鸟嘌呤 -DNA- 甲基转移酶 DNA 甲基化是 S- 腺苷甲硫氨酸中的甲基基团与基因组中胞嘧啶 - 鸟嘌呤二核苷（CpG）中的胞嘧啶环第 5 个碳原子以共价键结合，形成 5- 甲基胞嘧啶，催化这一反应的是 DNA 甲基转移酶。O[6]- 甲基鸟嘌呤 -DNA- 甲基转移酶（MGMT）则可以逆转这一过程，是细胞修复烷化剂所造成 DNA 损伤的一个重要环节。*MGMT* 基因位于人染色体 10q26 处，全长约 170 kb，由 5 个外显子以及 4 个内含子构成。其中第 1 个外显子中含有较多的 GC 二核苷结构，是启动子区，在该区 3'端存在一个 59 bp 的增强子序列，可显著提高 *MGMT* 基因转录水平。第 2 ～ 5 个外显子为编码区，其中第 4 个外显子可以编码一个由 5 个连续氨基酸残基（-Pro-Cys-His-Arg-Ual-）组成的高度保守区，其中的半胱氨酸残基（-Cys-）为甲基受体，也是蛋白酶的活性区域。转录后 MGMT 的 mRNA 为 950 bp，编码蛋白由 207 个氨基酸组成，分子量约 22。MGMT 是一种重要的 DNA 修复酶，能够迅速修复由烷化剂类化疗药物引起的 DNA 烷基化损伤，从而使细胞对烷化剂产生耐受。约一半的胶质瘤临床标本中可检测到 MGMT 呈高表达状态。MGMT 对烷化剂所致的 DNA 损伤进行修复，使它在肿瘤发生发展中起到增强肿瘤细胞耐药性的作用[12]。*MGMT* 基因启动子富含 CpG 岛，正常处于非甲基化状态，而 *MGMT* 启动子区甲基化可发生在部分胶质瘤，影响其表达，从而削弱其 DNA 损伤修复能力，导致肿瘤细胞耐药性降低。*MGMT* 的启动子甲基化在约 40% 的 GBM 和 80% 的低级别 IDH 突变胶质瘤中存在，甲基化 *MGMT* 在脑胶质瘤组织中的表达与肿瘤的相对低耐药性有关，*MGMT* 启动子甲基化是提示胶质瘤患者预后较好的标志物之一[13]。

6. 乙醛脱氢酶 1（ALDH1） ALDH1 是一种细胞溶质蛋白，不仅能将乙醛氧化为羧酸，还能把维生素 A 转化为视黄酸。研究表明，这种活性作用可能在脑肿瘤干细胞的维持中发挥作用，ALDH1 高活性被认为是肿瘤干细胞的功能标志物。ALDEFLUOR 试剂盒基于 ALDH 的活性，ALDH 在所有活的原始造血干细胞中高表达，可以将 ALDH 的底物——BAAA 转化为荧光产物 BAA。ALDH 高表达的细胞呈现明亮的荧光，可以通过流式细胞仪的绿色通道鉴定、评估和分离，已成熟应用于肿瘤干细胞的筛选。具有 ALDH1 高活性的胶质瘤细胞具有更好的体外成球和体内成瘤能力。ALDH1 作为特异性标志物尚存在局限性，因其在正常星形胶质细胞中也有表达。

7. 异柠檬酸脱氢酶 异柠檬酸脱氢酶（isocitrate dehydrogenase，IDH），有三种异构酶形式，IDH1、2、3。IDH1 和 IDH2 存在于体细胞突变，是肿瘤早期发生的现象。目前认为 IDH 突变是低级别胶质瘤（星形胶质瘤、少突胶质瘤）的重要标志物，*IDH* 突变见于 70% ～ 80% 的 WHO Ⅱ、Ⅲ、Ⅳ级星形胶质瘤及少突胶质细胞瘤，而在 GBM 中几乎未发现 *IDH* 突变。高度同源的 *IDH1* 或 *IDH2* 基因最常见的突变是单碱基变异，导致编码氨基酸由组氨酸替代为精氨酸，将蛋白翻译产物由 α- 酮戊二酸（a-KG）转变为 D-2- 羟基戊二酸（D-2HG），这种胶质瘤发生的较早期分子改变，突变产物 D-2HG 对 DNA 去甲基化酶的作用有影响，后者能促进 DNA 和组蛋白甲基化。*IDH* 突变具有显著的预后价值。存在 *IDH* 基因突变的患者预后较好，无进展生存期和总生存期也较长，而 *IDH* 野生型患者的预后则较差，无进展生存期和总生存期相对较短[14]。*IDH* 基因突变的检测可通过 Sanger 法 DNA 直接测序或通过 R132H 抗体免疫组化法检测其突变蛋白产物的表达来完成[15]。*IDH* 突变通常发生在 p53 突变或 1p/19q 共缺失的情况下，两者很少同时发生。在 *IDH* 突变的肿瘤中罕见 *EGFR* 突变和扩增以及 10 号染色体的丢失。

（四）核酸类

1. 抑癌基因

（1）*TP53* 基因突变：*TP53* 为抑癌基因，定位于染色体 17p13.1，编码蛋白称为 p53 蛋白。p53 蛋白能调节细胞周期和避免细胞癌变发生。超过 50% 的人类肿瘤涉及 *TP53* 基因突变的发生。*TP53* 基因突变在低级别星形细胞瘤中发生率为 50% ~ 60%，在少突胶质细胞瘤中 *TP53* 基因突变发生率很低，原发性 GBM 发生率为 25% ~ 37%[16]。*TP53* 突变在星形细胞起源的胶质瘤中发生率较高，*TP53* 突变的低级别胶质瘤预后较差，但对 GBM 没有预测价值[17]。

（2）*PTEN* 基因突变：磷酸酯酶与张力蛋白同源物（phosphatase and tension homolog，PTEN）定位于染色体 10q23.3。*PTEN* 是重要的抑癌基因，参与信号通路的转导，在细胞生长、分裂的速度过快或者分裂不受控制时，能够调控细胞分裂周期，使细胞停止分裂并诱导凋亡，这些功能可以阻止细胞的异常增殖，进而限制肿瘤的形成[18]。*PTEN* 基因是众多肿瘤预后的评价指标，*PTEN* 参与了 RTK/PI3K 通路，86% 的 GBM 患者会有包括 *PTEN* 基因缺失和突变的 RTK/PI3K 通路基因的改变。在原发性 GBM 中，*PTEN* 的点突变率为 26% ~ 34%。间变性星形细胞瘤突变率（18%）明显少于 GBM。有 *PTEN* 突变的间变性星形细胞瘤患者预后较差。

（3）*CDKN2A*：*CDKN2A* 基因位于染色体 9p21，是一个抑癌基因。该基因纯合性缺失可见于 11% Ⅱ级、47% Ⅲ级和 60% Ⅳ级胶质瘤，18% 原发胶质瘤和 43% 的复发胶质瘤中可检测到该基因缺失。该基因缺失与肿瘤进展相关，为胶质瘤预后不良的标志物之一[19]。

2. 癌基因

（1）*C-myc*：*C-myc* 是与细胞周期相关的癌基因，编码蛋白是 P62，属于 DNA 结合蛋白，能上调与细胞增殖相关的基因，产生促细胞增殖效应。*C-myc* 过表达可通过下游基因促进细胞过度增殖而诱发肿瘤，其在胶质瘤中的表达率约为 40%。研究发现，间变性星形细胞瘤和胶质母细胞瘤 *C-myc* 基因表达阳性率远高于星形细胞瘤，提示 *C-myc* 基因表达与胶质瘤的病理分级和增殖活性密切相关。

（2）*Ras*：*Ras* 基因家族可分为 *H-ras*、*K-ras* 和 *N-ras* 三类，是首个证实可诱发肿瘤的癌基因，编码与 G 蛋白功能相近的 P21 蛋白，以点突变的方式活化，在胶质瘤中的表达水平与肿瘤的分级相关。

3. 其他

（1）*TERT* 启动子突变：端粒酶反转录酶（telomerase reverse transcriptase，TERT）启动子区突变，是胶质瘤分子标志物之一，该突变主要集中在启动子区的 C228T 和 C250T 两个位点，胶质瘤中总突变率约为 50%。*TERT* 启动子区突变是 GBM 中最常见的基因突变之一，发生在 70% ~ 83% 的 GBM。74% ~ 78% 的少突胶质瘤、25% ~ 50% 的少突星形细胞瘤和 10% ~ 25% 的星形细胞瘤亦存在 *TERT* 启动子区突变。在 *IDH* 突变胶质瘤亚群中，*TERT* 突变的患者预后相对更好，在 *IDH* 野生型亚群中 *TERT* 突变患者的预后相对更差。对该基因外显子区域进行 PCR 或 Sanger 测序可检测 *TERT* 启动子区基因突变[20]。

（2）染色体 1p/19q 共缺失：1 号染色体短臂（1p）和 19 号染色体长臂（19q）的共缺失（1p/19q 共缺失）是一种早期遗传事件，与少突胶质细胞起源的肿瘤密切相关。19q 等位基因缺失的肿瘤中，超过 75% 的 1p 位点也表现出杂合性缺失。在胶质瘤中 1p/19q 共缺失与肿瘤中的少突胶质细胞成分有关，70% 的少突胶质瘤和 60% 的间变性少突胶质瘤中可检测到二者的共缺失异常。共缺失患者对放疗和化疗效果好，提示较长生存期，是预后相对良好的标志物之一，而且也可作为预测化疗敏感性的指标之一[21]。荧光原位杂交（fluorescence in situ hybridization，FISH）、基于杂合性缺失分析的聚合酶链式反应（polymerase chain reaction，PCR）和阵列比较基因组杂交（comparative genomic hybridization，CGH）等方法均可用于检测肿瘤组织是否存在染色体 1p/19q 共缺失。

（3）10 号染色体杂合性丢失：10 号染色体杂合性丢失（10q LOH）是胶质瘤特征性分子变异之一[22]。

（4）*ATRX*：端粒维持相关基因（ATRX）的突变，已被确定在胶质瘤分类和预后中具有重要意义。

ATRX 基因位于染色体 Xq21，该基因突变导致瘤细胞内其编码蛋白表达缺失、端粒功能障碍和基因组不稳定。该基因在近 75% 的 Ⅱ～Ⅳ级星形细胞瘤中发生突变，但在 GBM 和少突胶质细胞瘤中很少发生突变。ATRX 突变与 TP53 和 IDH1 突变高度相关，并与 1p/19q 共缺失相互排斥。ATRX 和 IDH1 突变的患者往往更年轻，存活时间明显更长。综合评价 ATRX 突变、IDH1 突变及 1p/19q 共缺失等三种分子变异结果，有助于高级别胶质瘤患者的预后评估。ATRX 突变致其在大部分星形细胞起源的胶质瘤中表达缺失，而在毛细胞型星形细胞瘤中未见表达缺失，对鉴别毛细胞型和弥漫性星形细胞瘤具有重要的参考价值 [23-25]。

（5）BRAF 融合和点突变：BRAF 基因位于 7q34，是 RAF 家族的成员之一，RAF 家族还包括 ARAF 和 RAF1（CRAF）基因，是 RAS/RAF/MEK/ERK/MAPK 通路重要的转导因子，参与调控细胞内多种生物学事件，如细胞生长、分化和凋亡。BRAF 基因的串联重复导致了基因融合，如 KIAA1549-BRAF 和 FAM13IB-BRAF。KIAA1549-BRAF 融合在毛细胞型星形细胞瘤中高发（50%～70%），而在其他级别胶质瘤极为少见。检测有 KIAA1549-BRAF 融合则高度提示毛细胞型星形细胞瘤，可作为与 GBM 区分的重要诊断标志物。多形性黄色瘤型星形细胞瘤中有 60%～70% 发生该突变，是突变最多的一种星形细胞瘤。在毛细胞型星形细胞瘤中发生率为 10%，在其他胶质瘤中少见。KIAA1549-BRAF 融合基因和 BRAF V600E 突变与毛细胞型星形细胞瘤密切相关，具有很强的诊断价值，是靶向治疗的标志物 [26]。

（6）H3 K27M 突变：H3 K27M 突变常见于弥漫中线胶质瘤，该型胶质瘤必须在 H3 组蛋白家族成员 3A（H3F3A）或组蛋白 1 组 H3 家族成员 B/C（HIST1H3B/C）基因中具有 K27M 突变，且肿瘤位于脑中线部位，并呈弥漫性增生。该类肿瘤的诊断需同时满足肿瘤生长部位和特定分子标志物两个条件才能成立。H3 K27M 突变并非脑中线胶质瘤所独有，颅后窝室管膜瘤、少数神经节胶质瘤和间变性毛细胞星形细胞瘤中也存在 H3 K27M 突变的分子特征。H3 K27M 突变这一分子特征在这些肿瘤中的出现提示肿瘤侵袭性更强。弥漫性中线脑胶质瘤主要发生在儿童中，但也可能在成人中发生。大多数弥漫内生性脑桥胶质瘤（diffuse intrinsic pontine glioma，DIPG）存在

H3 K27M 突变，可归属于"弥散中线胶质瘤 H3 K27M 突变"肿瘤，预后很差，2 年生存率低于 10%，平均生存期为 9 个月 [27]。

4. 非编码 RNA MiRNA 作为一类非编码 RNA，可与 mRNA 的特征性 3'UTR 区域结合，通过调节转录参与细胞增殖、凋亡和分化。异常的 miRNA 可导致下游癌基因和抑癌基因的表达失调，导致肿瘤发生或恶性进展。对脑胶质瘤组织的检测结果显示，肿瘤组织中一些 miRNA 的表达出现明显增加或减少，对这些 miRNA 的表达检测有助于判断胶质瘤患者的病理分级和预后评估。文献报告 MiR-524-5p、MiR-586、MiR-433、MiR-619、MiR-548d-5p、MiR-525-5p 和 MiR-301a 等 miRNA 在不同病理级别的胶质瘤中均有表达，且在高级别胶质瘤的表达水平与不良预后正相关 [28]。随着对 miRNA 研究的不断深入，陆续发现与胶质瘤患者预后相关的 miRNA。在胶质母细胞瘤患者血清标本中，miR-210 的表达约为健康对照组的 7 倍，潜在机理是 miR-210 通过增强间充质干细胞的自我更新能力和参与肿瘤血管生成来加速胶质瘤进展 [29]。另有研究发现，miR-124、miR-128，miR-146b 和 miR-218 等在胶质瘤组织中表达较低，在体外下调上述 miRNA 的表达后可促进胶质瘤细胞增殖，抑制凋亡，相关机制与激活肿瘤坏死因子相关的凋亡诱导配体（TNF-related apoptosis-inducing ligand，TRAIL）有关，后者是肿瘤坏死因子家族的一员，与死亡受体 DR4 和 DR5 结合，能激活半胱氨酸蛋白酶信号通路，促进肿瘤细胞凋亡 [30]。Xiao 等发现 591 个 miRNA 在低级别胶质瘤和正常组织中差异性表达，运用回归分析筛选出与病理分级相关的两个 miRNA（miR-10b-5p 和 miR-15b-5p），它们与低度恶性肿瘤患者的总生存时间密切相关，可作为一种独立的生物标志物 [31]。Lu 等报告一种基于纳米粒子荧光猝灭技术的方法，通过检测人类血液中 miRNA-182 的表达水平来检测高级别胶质瘤患者的肿瘤负荷和预后 [32]。外周血的一些 miRNA 可作为胶质瘤潜在的诊断和预后生物标志物。

（五）细胞因子及其受体类

1. 组织因子与组织因子途径抑制物 组织因子（tissue factor，TF）是一个分子量为 47 的跨膜糖蛋白，含 263 个氨基酸残基。细胞膜内为 21 个氨基酸

残基，跨膜部分为 23 个氨基酸残基，具有疏水性。膜外部分 219 个氨基酸残基，为氨基端带有糖链呈亲水性，称为可溶性 TF（soluble TF，sTF）。sTF 膜外部分含 4 个半胱氨酸 Cys，可形成 2 个二硫键，其中 Cys186 与 Cys209 的二硫键为 TF 功能活性所必需。膜内区有一单独的半胱氨酸 Cys245，通过硫酯键结合于细胞膜上的硬脂酸或软脂酸以固定 TF。在许多恶性实体瘤中，TF 的表达与恶性程度相关，TF 在胶质瘤中的表达和肿瘤血管生成密切相关，表达阳性率随着恶性程度增高而增加，Ⅰ、Ⅱ、Ⅲ和Ⅳ级胶质瘤分别为 20%、58%、43% 和 90%。组织因子途径抑制物（tissue factor pathway inhibitor，TFPI）是 TF 依赖性凝血途径的主要抑制物。其中组织因子抑制物 2（TFPI-2）是一种分子量为 32 的丝氨酸蛋白酶抑制剂，细胞外基质中含量很高，在胶质瘤等多种肿瘤中表达，但表达强度不均一，在分化好的肿瘤中表达水平较高，随着恶性度的升高 TFPI-2 表达逐渐减弱，提示 TFPI-2 表达与肿瘤生长受抑制存在一定关联性。Tasiou 等发现 TFPI-2 在胶质瘤的恶性进展过程中下调，而上调该基因后胶质瘤细胞增殖及侵袭能力下降[33]。Konduri 等也证实 TFPI-2 在低级别的胶质瘤中高表达，在高恶性度、强侵袭力的胶质母细胞瘤中低表达[34]。

2. 血管内皮细胞生长因子　血管内皮细胞生长因子（VEGF）是重要的血管生成调节因子，在正常和良性增生组织中一般不表达，对肿瘤进展的作用除了促进血管生成、增加血管通透性外，还与肿瘤生长、侵袭、转移的多个环节相关。研究显示，在胶质瘤中 VEGF 阳性率为 73.9%[35]。EGF 过表达可刺激 VEGF 表达上调，肿瘤组织缺氧直接刺激 VEGF 的 mRNA 转录。由于 VEGF 在胶质瘤内高表达，因此 VEGF 是胶质瘤诊断、监测肿瘤复发等方面常用的肿瘤标志物。

3. EGFR 扩增和 EGFRvⅢ重排　表皮生长因子（EGF）是一种单链多肽，具有三个二硫化物结合位点和一个羧基末端精氨酸残基。许多恶性肿瘤中含有高水平的 EGF，而脑组织中的 EGF 水平极低（< 0.5 ng/mg 湿重）。血浆中 EGF 的平均水平在男性为 16.3 ng/mg，在女性为 13.9 ng/mg。正常人 CSF 中 EGF 的浓度则为 171 ng/ml，而脑肿瘤患者高达 271 ng/ml。EGF 具有重构细胞骨架、促进蛋白合成、激活癌基因 c-fos 和 c-myc、刺激细胞分化、繁殖等多重作

用，均通过与其受体结合后实现。表皮生长因子受体（EGFR）编码一种跨膜酪氨酸激酶受体（EGFR/Erb/Herl），基因定位于染色体 7p12。EGFR 位于细胞膜，由胞外部、跨膜部和胞内部组成。胞外部与配体 EGF 和 TGF-α 结合，经跨膜部激活胞内一系列蛋白质分子，将信号传递到细胞核，激活编码细胞生长、增殖及分化所必需的蛋白表达。EGFR 信号传递失调普遍存在于人类恶性肿瘤中，其中 EGFR 基因变异在肿瘤细胞中普遍存在，在脑胶质瘤中也有很高的发生率。间变性星形细胞瘤中 EGFR 扩增的发生率为 17%，GBM 中的发生率为 50% ～ 60%，由于小细胞 GBM 中 EGFR 扩增很普遍，据此能鉴别诊断小细胞 GBM 与高级别的少突胶质细胞瘤。老年 GBM 患者伴随 EGFR 扩增提示预后不良。存在 ECFR 扩增的肿瘤可以伴发其他类型 EGFR 基因的改变，最常见的是外显子 2 ～ 7 框内缺失形成的 EGFRvⅢ重排，EGFRvⅢ重排在 GBM 患者的发生率为 20% ～ 30%。EGFR 扩增或突变（EGFRvⅢ）是多形性胶质母细胞瘤的特征性分子改变。EGFR 的扩增会导致 EGFRvⅢ成为截断体蛋白，从而不能绑定配体的短胞外区。EGFRvⅢ重排能够激活下游信号转导通路。EGFRvⅢ重排是否与预后相关还存在争议，但是长期来看，有 EGFRvⅢ重排的患者预后有不好的趋势。

（六）肿瘤干细胞标志物

脑肿瘤组织中有一小部分细胞具有无限增殖、自我更新、多向分化潜能及致瘤性 - 脑肿瘤干细胞（brain tumor stem cell，BTSC）的功能，其他大部分肿瘤细胞无或仅具备短暂的增殖能力。脑肿瘤的发生、发展、侵袭、复发与 BTSC 存在密切关系。髓母细胞瘤、胶质瘤、室管膜瘤、神经节胶质瘤、脑膜瘤及垂体瘤等临床肿瘤标本中先后分离出肿瘤干细胞。2002 年，Ignatova 等首次在多形性胶质母细胞瘤中分离出具有干细胞特性的肿瘤细胞（表达巢蛋白、CD133、Oct4、Sox2 等神经干细胞标志物），这些细胞能够形成克隆型神经球，具有多向分化潜能，分化后表达神经元标志物 Map2 或星形胶质细胞标志物 GFAP，且具有形成相同类型肿瘤的能力，具有上述特征的肿瘤细胞称之为胶质瘤干细胞（glioma stem cell，GSC）[36]。GSC 与神经干细胞（neural stem cell，NSC）相似，表达干细胞标志分子巢蛋白、CD133、Sox-2、Musashi-1、Bmi-1 等，同时 Notch、

Wnt-β-catenin、SHH、PTEN、c-MYC、OCT-4、Olig-2 等多条与 NSC 增殖分化有关的信号通路同样在 GSC 中涉及。另外，二者还具有相似的生物学特性，体外培养都能形成克隆型神经球，在分化后表达神经元和胶质细胞的标志物，提示 GSC 可能来源于 NSC，GSC 细胞生存、增殖、自我更新等特性可能与 NSC 一样由相同的信号通路调控。胶质瘤细胞在干细胞培养条件下表达 Notch1、Notch4、DLL1 和 DLL3。Notch 通路能直接上调胶质瘤中巢蛋白的表达，并且与 KRAS 共同作用促进干细胞在室管膜下区持续增殖。Notch 信号通路表达上调能增强 GSC 细胞的成球能力、CD133 表达水平和侵袭性。在人胶质瘤细胞系中诱导活化 Notch 信号途径会促使克隆型神经球形成，这些神经球表达 NSC 标志物，并能够诱导分化成表达神经元、星形胶质细胞和少突胶质细胞标志物的细胞。仅 100 个左右 CD133⁺ 的 GSC 就能在小鼠体内形成新的肿瘤，将这些细胞从肿瘤中去除后，肿瘤的生长基本停止。而 CD133⁻ 的非干性肿瘤细胞则几乎不能在小鼠体内诱发肿瘤的形成，因而 GSC 是肿瘤发生的种子细胞。GSC 还具有更强的化疗药物耐受性和强大的辐射抵抗能力。传统的放疗和化疗主要针对快速增殖的肿瘤细胞，GSC 通常处于静息状态并且可通过增加 DNA 损伤修复基因，如 MGMT 等的表达增强 GSC 细胞内 DNA 损伤修复，使其在放化疗等治疗过程中得以选择性存活，导致肿瘤复发。因此以 GSC 为靶点进行肿瘤治疗成为胶质瘤治疗的难点。

1. CD133　CD133 是一个由 PROM1 基因编码的五次跨膜糖蛋白，最初作为 CD34⁺ 造血干细胞上的表面抗原被 AC133 单抗靶定而被发现，因此亦称为 AC133，是人类神经干细胞的标志物。CD133 由 5 个跨膜区、2 个大的胞外环以及一个由 50 个氨基酸组成的胞内尾端构成。多项研究已证实 CD133 是人黑色素瘤、脑胶质瘤、肺癌、胰腺癌等多种实体瘤干细胞的标志物，CD133⁺ 肿瘤细胞比例的增加与较低的生存率相关。CD133⁺ 细胞具有高端粒酶活性，是反映干细胞活性的标志之一。在胶质瘤中 CD133 是调控肿瘤干细胞特性的关键分子，与 PI3K 亚基 p85 结合或激活 EGFR-Akt 通路后能增强胶质瘤干细胞的自我更新和成瘤能力，结合 plakoglobin 或 c-Src 后调控细胞黏附或迁移，与 ERK 结合后促进细胞上皮间质转化，与 GABARAP 蛋白结合从而调控自噬。临床研究发现 CD133⁺ 细胞比例的增加与较差的生存率相关，其 RNA 水平的定量分析能够区分 GBM 和低级别肿瘤。与初发肿瘤相比，放化疗后复发的 GBM 中 CD133⁺ 细胞的比例更高。

2. A2B5　A2B5 是一种表达在少突胶质祖细胞表面的糖脂，而这类祖细胞具有多向潜能，在某些情况下甚至是胶质瘤的起源细胞。A2B5⁺/CD133⁻ 型胶质瘤细胞能在免疫缺陷大鼠中形成肿瘤，而 A2B5⁻/CD133⁻ 型细胞则不能致瘤。从胶质瘤中分离得到的 A2B5⁺ 细胞具有干细胞的成球能力，表达干性标志物巢蛋白，并能分化为具有神经元、星形胶质细胞和少突胶质细胞特征的细胞。A2B5 还是预后不良的标志物，低级别肿瘤存在 A2B5⁺ 的瘤细胞则复发率可能更高。在大多数胶质瘤中，A2B5⁺ 细胞不仅包含部分肿瘤起始细胞，也含有其他分化程度更高的近成熟的肿瘤细胞。

3. Musashi-1　Musashi-1 属于高度保守的神经 RNA 结合蛋白家族。Musashi-1⁺ 的肿瘤细胞能够形成神经球，并且这些神经球能够自我更新并分化成不同的细胞类型，从而表明这种蛋白质具有干性特征。研究发现，Musashi-1 的高表达与肿瘤恶性程度及总生存期相关。在一组间变性星形细胞瘤中，Musashi-1 的表达与增殖标志物 MIB1 之间存在相关性，而在 GBM 中则不存在相关性。在星形胶质瘤中，Musashi-1 在 RNA 和蛋白水平的表达都高于正常脑组织，并且 Musashi-1 阳性细胞的比例与恶性程度相关。Musashi-1 在 WHO Ⅱ 级胶质瘤中的表达明显低于 WHO Ⅲ、Ⅳ 级肿瘤。

4. BMI-1　BMI-1 是 Polycom 家族的成员，是两种主要的肿瘤抑制途径的调节因子。在 CD133⁺ 胶质瘤细胞中敲除 BMI-1 会导致细胞成球能力减弱、自我更新被抑制、干性特征受抑制，而在 CD133⁻ 胶质瘤细胞中，BMI-1 的敲除并不影响神经球的形成。一项针对 Ⅱ ~ Ⅳ 级少突胶质细胞肿瘤和星形细胞肿瘤的研究发现，在少突胶质细胞肿瘤中，BMI-1 的高表达与生存率低等预后因素相关，而在高级别和低级别胶质瘤中，BMI-1 的表达并无显著差异。

5. Sox2　Sox2 是正常多能干细胞发育和维持所必需的。胚胎发育后 Sox2 的下调与细胞多能性和自我更新的缺失相关。胶质瘤中 Sox2 的敲除会导致细胞丧失致瘤性。在高级别胶质瘤中表达 Sox2，但与正常脑组织相比，胶质瘤细胞中 Sox2 的表达上调并不显著。文献报告 283 例 Ⅱ ~ Ⅳ 级星形细胞肿瘤和 52 例复发胶质瘤中几乎一半的肿瘤细胞 Sox2 为阳性 [37]。在单变量或多变量分析中未发现 Sox2 与生存率之间的关联。Sox2 在胶质瘤中表达,但表达水平与星形细胞肿瘤的恶性程度无关。

(七) 脑肿瘤的其他类型标志物

1. 透明质酸黏合蛋白(BEHAB) 透明质酸与细胞的形态、分裂、分化、转移等生物学特性密切相关。透明质酸广泛存在于各类细胞中,其功能的发挥需通过特定的黏合蛋白起作用。BEHAB 是脑组织中的一种黏合蛋白,并为脑细胞所特有,在胚胎发育及出生早期的脑细胞中表达。而正常情况下的脑组织,仅在一些有丝分裂活跃的区域,如室管膜周围区域表达。在脑肿瘤,尤其是脑胶质瘤组织广泛表达 BEHAB,对胶质瘤的诊断有一定意义。BEHAB 作为一种细胞外蛋白,在正常成人脑组织及其他神经病理过程中均为阴性表达,在胶质瘤的侵袭进程中发挥重要作用。该蛋白存在两种不同功能的亚型,即 B/bsia 和 B/bg,由不同的糖基化作用所产生。B/bsia 型是一种过度唾液酸化的亚型,在近一半的高级别和低级别胶质瘤中表达。B/bg 型特异性表达于胶质瘤细胞的胞膜,在胶质瘤的进展过程中发挥重要作用,是一个潜在治疗靶点。BEHAB 可用作诊断标志物来区别具有相似组织来源但不同病理性质的原发性脑肿瘤。

2. Ki-67 与 PCNA Ki-67 是全增殖周期细胞标志物,除 G0 期外,G1、S、G2 和 M 期细胞均表达,是较好反映增殖细胞组分的指标。在星形细胞起源的肿瘤中,Ki-67 标记指数与该类肿瘤病理级别密切相关。PCNA 亦为反映细胞状况的标志物,它是一种酸性核蛋白,分子量为 36。PCNA 标记指数与流式细胞仪计数、氚标记胸腺嘧啶核苷和 Ki-67 等标志物存在线性相关性。脑膜瘤组织中可检出 Ki-67 核抗原和 PCNA 的表达,Ⅰ 级脑膜瘤中瘤细胞颗粒染色较淡,阳性细胞数少,侵袭性脑膜瘤细胞多见棕褐色阳染颗粒,阳性细胞数增多。定量分析 Ki-67 标记指数发现,Ki-67 大于 2.38 % 的脑膜瘤,即使肿瘤全切除,术后亦应予放射治疗以预防复发。于士柱等通过免疫组化研究 45 例原发性脑肿瘤发现,PCNA 和 Ki-67 抗原的阳性率均为 100%,两种阳性细胞密度随肿瘤恶性度增高而升高,PCNA 和

Ki-67 表达水平能客观反映脑肿瘤的增殖速度和恶性程度 [38]。

3. ATP 结合转运蛋白 ATP 结合转运蛋白(ABC transporter)是一种膜泵,从细胞中输出内源性化合物和多种外源性物质,这是肿瘤干细胞对化疗药物产生耐药性的一个重要原因。ABC 结合转运蛋白(如 ABCG2)能外排某些荧光染料,如 hoescht33342,这使得研究人员能够通过流式细胞分析技术将这些细胞识别为侧群(side population,SP)细胞。文献报告特异性抑制 ABCG2 表达能够增加对 GSC 的杀伤效率。在 GBM 中,这些细胞群显示出肿瘤干细胞样的特性 [39],包括自我更新的能力、对化疗的抵抗力以及强致瘤性。尽管 GBM 中存在 GSC,并且通过 hoechst33342 染色和 CD133 表达能够分离出具有干性特征的瘤细胞群,但是分离出的 GSC 纯度不足以及不同肿瘤样本之间的不一致性是针对 GSC 靶向治疗的一个难题。越来越多学者已经认识到使用单个干细胞标志物(如 CD133)的缺陷,并已经评估新标志物(如 SSEA-1 和 A2B5)的可用性。但目前还没有一组被广泛接受的表面标志物可以用来筛选出高纯度的 GSC,这与 GBM 的高度异质性可能使得在 GBM 中很难使用单一的标志物来鉴定和纯化 GSC 有关。

(八) 不同类型胶质瘤表达的标志物

1. 星形胶质瘤

(1)神经胶质原纤维酸性蛋白(GFAP):在星形细胞来源的胶质瘤中表达 GFAP,表达强度与细胞分化程度成正比。在星形胶质细胞瘤中,波形蛋白的分布与 GFAP 类似,但其表达早于 GFAP,波形蛋白的出现表示胶质细胞尚未分化到出现 GFAP 的成熟阶段。GFAP 的出现与波形蛋白的消失时间并不一致,波形蛋白作为标志物仅出现于神经管成熟过程中的某一阶段,而 GFAP 则是分化完全的胶质细胞特异性标志物。在间变性星形细胞瘤中,GFAP 的表达有下降趋势,部分 Ⅳ 级胶质瘤甚至可丢失 GFAP 表达。

(2)成人弥漫性胶质瘤分子标志物 *IDH1* 和 *IDH2*:*IDH1*、*IDH2* 基因的点突变是对弥漫性胶质瘤进行分类的主要分子基础。在胶质母细胞瘤中 *IDH1*、*IDH2* 突变的频率较低,WHO Ⅱ 和 Ⅲ 级星形细胞瘤、少突胶质细胞瘤中 *IDH1*、*IDH2* 突变频率较高。与 *IDH*

野生型胶质母细胞瘤相比，*IDH* 突变型 WHO Ⅳ级星形胶质瘤患者的总体生存期相对较长。*IDH* 突变被认为是 *IDH* 突变型胶质瘤发生的起始事件。突变的 IDH 蛋白是一种肿瘤特异性的新抗原/免疫原性表位，是一个有潜力的治疗靶点，尤其是 *IDH1 R132H* 突变，约占成人胶质瘤 IDH 突变的 90%。

（3）其他成人弥漫性胶质瘤分子标志物：几乎所有 *IDH* 突变、1p/19q 共缺失的少突胶质细胞瘤在 *TERT* 启动子区域均具有激活突变，成为少突胶质细胞瘤有价值的诊断标志物。在组织学上较低级别的弥漫性 *IDH* 野生型星形细胞瘤中，如果存在 *TERT* 启动子突变、*EGFR* 基因扩增和（或）7 号全染色体扩增，再加上 10 号全染色体缺失，具有上述分子特征者可以认为其分子特征和预后等同于 GBM（WHO Ⅳ级）。与少突胶质细胞瘤不同，IDH 突变的星形细胞肿瘤经常携带 α 地中海贫血/智力低下综合征 X 连锁基因（*ATRX*）和肿瘤蛋白 p53 基因（*TP53*）突变。核 ATRX 免疫组化染色丢失是 *ATRX* 突变存在的有力预测指标，而对肿瘤细胞核中的 p53 蛋白进行强而广泛的核染色则表明存在 *TP53* 突变。

2．少突胶质细胞瘤

（1）少突胶质细胞特异性核转录因子：少突胶质细胞特异性核转录因子（oligodendrocyte lineage-specific basic helix-loop-helix transcription factors，Olig2）可作为少突胶质细胞瘤标志物，但不具有特异性。Olig2 主要表达在少突胶质细胞核，也较为广泛表达于星形胶质细胞肿瘤，对鉴别少突细胞及星形细胞来源的胶质瘤具有一定参考价值，其表达缺失有助于诊断中枢神经细胞瘤或室管膜瘤。

（2）GFAP：GFAP 为胶质细胞特有的一种中间丝蛋白，表达于胶质细胞质和突起内，60%～70% 少突胶质瘤细胞 GFAP 呈阳性表达。

（3）1p/19q 杂合性缺失：早期相关研究报道称许多少突胶质细胞瘤的 1 号染色体短臂（1p）和 19 号染色体长臂（19q）发生杂合性缺失（LOH）。随后发现 1p/19q 共缺失与对 PCV 化疗方案敏感和相对较好的预后相关。因此染色体 1p/19q 共缺失目前也作为少突胶质瘤的分子标志物。

（4）髓鞘碱性蛋白：髓磷鞘性蛋白（myelin basic protein，MBP）是髓鞘结构蛋白的主要成分，是少突胶质细胞和 Schwann 细胞及其相应肿瘤的标志物。

3．室管膜瘤　上皮细胞膜抗原（epithelial membrane antigen，EMA）是一组高分子量、以糖为主的糖蛋白分子，以半乳糖和 N-乙酰氨基葡萄糖为主要成分。肿瘤性上皮不仅抗原含量增加，其分布也与正常上皮有所不同。它可以在乳头状结构和室管膜上皮细胞周围呈阳性反应，室管膜瘤中 EMA 的表达与肿瘤的分化程度直接相关，低分化室管膜瘤 EMA 呈阴性反应，而高分化室管膜瘤和脉络膜丛乳头状瘤中 EMA 为阳性。目前认为 EMA 是分化较好的室管膜瘤的标志物。

（1）RELA 融合阳性的幕上室管膜瘤：室管膜瘤的组织形态分类难以准确预测肿瘤生物学特性及临床预后。根据全基因组 DNA 甲基化谱分析，发现幕上室管膜瘤亚型中 RELA 融合阳性者预后差，该肿瘤的特征是 RELA 与 C11orf95 之间的致癌融合，占儿童幕上室管膜瘤的大多数，也可发生于成人。

（2）MYCN 扩增的脊髓室管膜瘤：脊髓室管膜瘤曾被认为是预后较好的脑肿瘤，通过 DNA 全基因组甲基化测序发现，部分脊髓室管膜瘤有 MYCN 扩增的分子特征，该脊髓室管膜瘤亚型表现出高侵袭性的不良预后，将其定义为新的脊柱室管膜瘤分子亚型（SP-ENP-MYCN）。

4．髓母细胞瘤　髓母细胞瘤根据组织和分子整合诊断划分为四个分子亚型。在 WNT 通路激活型（占髓母细胞瘤的 10%）中，超过 90% 具有 β-catenin 基因（CTNNB1）突变。WNT 信号通路中的异常激活会导致 β-catenin 蛋白的核积累，可通过免疫组化染色来检测这一标志物。该型患儿预后良好，但成人此型预后较差。髓母细胞瘤其他标志物还包括 GRB2 相关结合蛋白 1（GAB1）、YAP1、p53、同源盒蛋白 OTX2 和（或）低亲和力神经生长因子受体（p75NGFR）等，可通过免疫组化染色来检测。此外髓母细胞瘤组织中一些分子标志物，如禽骨髓瘤病病毒癌基因同源物（MYC）和（或）禽骨髓瘤病病毒癌基因神经母细胞瘤同源物（MYCN）等经常发生扩增，有一定预后预测价值。

5．儿童低级别胶质瘤（pediatric low grade glioma，pLGG）分子标志物　pLGG 中的关键遗传突变事件包括促分裂原激活的蛋白激酶（RAS/MAPK）途径中 BRAF 或 NF1 突变事件，FGFR1/2/3、NTRK2、RAF1、ALK 和 ROS1 的突变也会影响 RAS/MAPK 信号通路。少数病例中发现非 RAS/MAPK 信号通路相关基因突变，例如 *MYB*、*MYBL1*、*IDH1* 和 *H3F3A* 基因突变。这些分子特征提示儿童低级别胶质瘤是一类具有不同于成人胶质瘤分子特征的特殊脑肿瘤。通过分析 1037 例儿童低级别胶质瘤的分子临床数据，相关分子改变可分成重排和单核苷酸突变两大类分子亚型，重排分子亚型患者人群总体预后优于单核苷酸突变分子亚型患者人群。重排分子亚型组通常发生 *BRAF*、*FGFR1*、*MYB* 和 *MYBL1* 基因重排和融合，而单核苷酸突变分子亚型组主要发生 *BRAF*、*FGFR1*、*MET*、*IDH1* 和 *H3* 等基因点突变。根据上述分子标志物，儿童低级别胶质瘤可分为重排分子亚型的低风险组，*BRAF*、*FGFR1*、*MET* 和 *IDH1* 单核苷酸突变亚型的中等风险组，以及 H3K27M 突变、*CNKN2A* 缺失的高风险组[40]。

（九）脑膜瘤

仅依赖传统的组织学诊断有时无法准确评估某些脑膜瘤是否会复发，因此检测复发脑膜瘤相关的分子标志物显得尤为重要。随着分子生物学和高通量测序技术的发展，越来越多与脑膜瘤复发相关的分子标志物被鉴定。研究人员对 128 例脑膜瘤样本进行 *TERT* 启动子区的突变检测，发现 5.5% 的脑膜瘤患者发生 *TERT* 启动子的激活突变，*TERT* 启动子突变驱动脑膜瘤侵袭性，导致肿瘤复发和患者生存期降低，*TERT* 启动子突变可作为脑膜瘤复发和预后不良的一个分子标志物[41]。在另一项 4 例横纹肌样脑膜瘤的研究中，研究者发现该类脑膜瘤携带有 *ARID1A* 基因的突变，*ARID1A* 属于 SWI/SNF 复合物中的亚组，其被认为是横纹肌样脑膜瘤的预测分子标志物。此外，在横纹肌样脑膜瘤中同时还发现有 *BIP1* 基因的种系和体细胞突变，研究人员发现脑膜瘤患者携带有 *BIP1* 突变与疾病复发和侵袭性相关[42]。脑膜瘤患者，尤其是组织学分类是 WHO Ⅰ和Ⅱ级的患者，如果发现特征性分子标志物 *TERT*、*ARID1A* 或 *BIP1* 基因突变，提示脑膜瘤侵袭性强、易复发且预后不良。

近年来通过高通量肿瘤基因组测序技术发现，高级别脑膜瘤（WHO Ⅱ和Ⅲ级）具有与低级别脑膜瘤（WHO Ⅰ级）完全不同的基因组特征。前者含有多个基因拷贝数（copy number variation，CNV）的变化，除 *TERT* 启动子区的突变与脑膜瘤侵袭性及不良预后相关外，细胞周期素依赖性蛋白激酶抑制因子 2A/B（cyclin-dependent kinase inhibitor 2A/B，CDKN2A/B）与侵袭性脑膜瘤之间的关系已初步明确。*CDKN2A* 位于人类染色体 9p21.3 带，编码两种蛋白质，即 INK4 家族成员 p16（或 p16^{INK4a}）和 p14^{arf}。这两种蛋白都通过调节细胞周期发挥肿瘤抑制作用，p14^{ARF} 可以激活 p53。*CDKN2B* 与 *CDKN2A* 相邻，编码一种细胞周期蛋白依赖性激酶抑制剂，即 p15^{Ink4b} 蛋白，其可与 CDK4 或 CDK6 形成复合物，并且阻止细胞周期蛋白 D 激活 CDK 激酶，抑制细胞周期 G1 进程。不典型（WHO Ⅱ级）及间变性脑膜瘤（WHO Ⅲ级）中除了存在广为人知的 *NF2* 突变及染色体 22q 的杂合性缺失外，还存高频率的 1p 及 9p 的缺失，而 9p 的缺失仅在间变性脑膜瘤中发生。约 20% 的间变性脑膜瘤患者存在 9p21 位置上 *CDKN2A/B* 的纯合性缺失，对其编码的 p16 蛋白进行生存分析也发现，p16 蛋白的缺失在间变性脑膜瘤患者中与更短的无进展生存期及总生存期相关。除了纯合性缺失，*CDKN2A/B* 在脑膜瘤中还存在体细胞突变及启动子区的甲基化，这两种突变类型也在间变性脑膜瘤中高发，与患者的复发显著相关。*CDKN2A/B* 的缺失状态可作为鉴定脑膜瘤患者高复发风险的分子标志物。

组蛋白 H3 第 27 位赖氨酸的三甲基化修饰（H3K27me3）缺失与脑膜瘤复发和不良预后相关，可作为相关标志物之一。H3K27me3 是一类重要的转录抑制性翻译后修饰，多梳抑制复合体 2（polycomb repressive complex 2，PRC2）负责催化并维持 H3K27me3，PRC1 复合体负责识别 H3K27me3 并催化组蛋白 H2Aub 修饰，促进染色质凝集，抑制转录起始复合物的招募，从而抑制转录。H3K27me3 的功能主要和 PRC 有关，PRC1 和 PRC2 复合体同属多梳蛋白家族（polycomb group，PcG）。PRC2 复合物具有组蛋白甲基转移酶活性，主要甲基化 H3K27me3。PRC2 包含三个核心 PcG 组分：zeste2 增强子（EZH2）或其同源物 EZH1、zeste12 抑制子（SUZ12）和 EED。EZH2 和 EZH1 显示催化活性，诱导组蛋白 3 在赖氨酸 27（H3K27）的单甲基化、二甲基化和三甲基化（me3）。PRC1 通常由 Bmi1/Mel18、mPh1/2、Ring1a/b 和 Pc/Chromobox（CBX）组成。H3K27me3 可作为 PRC1 复合物的 CBX 蛋白亚单位的对接位点，可催化 H2A-K119 的单泛素化。H2Ak119 可使染色体凝集，通过阻断 RNA 聚

合酶 Ⅱ 预启动复合物的募集抑制基因的转录。已有研究表明，H3K27me3 的缺失和脑膜瘤较短的无复发生存期明显相关，并且是脑膜瘤复发的独立危险因素。在 WHO Ⅰ 和 Ⅱ 级脑膜瘤中，H3K27me3 缺失提示肿瘤复发风险增加。而对于 WHO Ⅲ 级脑膜瘤，H3K27me3 缺失与肿瘤复发关系不大。脑膜瘤总体样本中，H3K27me3 的缺失率在 5% 左右，其中 Ⅱ 级为 10%，Ⅲ 级为 15% ~ 20%。目前的研究仅表明 H3K27me3 的未缺失和完全缺失之间的预后存在差异，未就 H3K27me3 的缺失程度分类[43]。

二、神经肿瘤体液肿瘤标志物的筛选及应用

目前还缺乏像甲胎蛋白、绒毛膜促性腺激素等用于体部肿瘤那样成熟的体液（血清、脑脊液、尿液）胶质瘤标志物。胶质瘤的一些体液标志物，如突变的 *IDH* 基因以循环肿瘤 DNA 的形式存在于血清中。源于体液标本的胶质瘤新标志物是目前神经肿瘤学界研究的热点和难点，此类标志物具有易于反复多次无创性获取、数量充足且成本不高的特点，一旦研发成功，对临床诊疗具有极大意义。

外周血液循环中常见的肿瘤标志物简介如下：

（一）外周血液循环中的肿瘤细胞

详见本章第三节。

（二）外周血液循环中的肿瘤 DNA

低浓度（1 ~ 10 ng/mL）存在于血循环中的无细胞 DNA（cell free DNA，cfDNA）是血液中的正常成分，在运动、感染、创伤和癌症等诸多生理和病理过程中均可观察到含量增加。在 cfDNA 中发现的癌症特异性突变被称为循环肿瘤 DNA（circulating tumor DNA，ctDNA），被认为是通过肿瘤细胞的凋亡和（或）坏死，或通过细胞外小泡（extracellular vesicle，EV）直接分泌到血循环中而得以释放。目前，实验室常见的 ctDNA 检测技术有扩增阻滞突变系统 PCR（amplification refractory mutation system-PCR，ARMS-PCR）、核酸质谱（MassARRAY）、液滴数字 PCR（droplet digital PCR，ddPCR）和二代测序（next generation sequencing，NGS）等。

血液中的 ctDNA 总量很小，占总 cfDNA 的比例不到 0.1% ~ 5%，具体取决于肿瘤类型、肿瘤级别和肿瘤负荷。血脑屏障的存在，以及在进入血液循环之前脑脊液对 ctDNA 的稀释，使脑肿瘤患者检出 ctDNA 的难度进一步增大。有研究报告，在胶质瘤中检出 ctDNA 的比例不超过 10%，明显低于其他恶性肿瘤的检测阳性率。脑脊液标本对神经肿瘤 ctDNA 的检测应优于血浆，但样本的获取不及外周血方便。

（三）外周血液循环中的肿瘤外泌体

外泌体（exosome）是体液中广泛存在的一种包被有脂双层的颗粒，是细胞间通讯的高度调节关键介质，含有肿瘤来源的物质，包括 mRNA、miRNA、DNA 和部分蛋白质，因而含有大量诊断信息。外泌体可以在 −20℃ 稳定存在至少 90 天，因此外泌体是一种比较理想的神经肿瘤的血清生物标志物的天然载体。外泌体中生物标志物的浓度远远高于血清，因而通过分离标志物载体来富集标志物，可以大大提高检测的敏感性。外泌体可以通过血脑屏障，已经在脑脊液和血清外泌体中找到胶质瘤分子标志物。理论上脑脊液中的外泌体的特异性更高，但是留取脑脊液是有创操作，不适合频繁进行。血清中 GBM 外泌体 DNA 或 RNA 突变的频率过低的问题可以通过增加测序深度来解决。

（四）外周血液循环中的肿瘤 miRNA

miRNA 是微小非编码 RNA，约占人类基因组的 1%，但参与调节 50% ~ 60%mRNA 的翻译和稳定性。已报告的 miRNA 超过 2000 个，在肿瘤生长、血管生成和免疫逃避中发挥重要调控作用。miRNA 能够穿过血脑屏障，稳定存在于血液中。血清 miRNA 谱分析可以区分胶质瘤患者和健康者，通过检测 miRNA 表达有助于评估预后，其含量还与手术、放化疗等治疗后肿瘤负荷有关。目前对胶质瘤患者血液循环 miRNA 的研究，在血液采集、RNA 提取、RNA 测序、统计分析等方面缺乏统一规范。另外，由于循环中 RNA 酶的存在，还没有可用的内源性对照。循环 miRNA 水平还受昼夜节律、食物摄入、药物、运动和其他疾病等因素影响。

（五）外周血液循环中的蛋白质标志物

蛋白质组学技术应用于肿瘤生物标志物检测可更准确地反映疾病状态。GFAP 在胶质瘤患者血清水平

升高，其浓度与更大和更高级别的胶质瘤存在一定相关性。肿瘤特异性蛋白标志物的缺乏以及血清中高浓度的背景噪声使得鉴别可重复性蛋白质生物标志物仍较为困难。血清蛋白组学分析获取的癌相关标志物蛋白分子已在多型体部实体瘤中初步应用，可比现有医学影像技术提早 3 年探测到肿瘤复发、进展。在 GBM 中进行的唯一相关研究发现，血清蛋白组学分析筛选出 5 个与胶质瘤生长相关有明确意义的蛋白分子，用于区分胶质瘤和非胶质瘤患者时精确度高达 93%，但尚不能区分 GBM 复发[44]。存在 EGFRvⅢ 突变的 GBM 患者，肿瘤细胞能将包含此突变信息的编码 RNA 转移至血小板膜，因此可在患者外周血标本中提取血小板后检测到该突变，但该突变与肿瘤进展、复发并不相关。至于血小板膜是否包含与 GBM 进展、复发相关的 RNA 信息，目前还在深入研究中。有关在脑脊液和尿液中探寻 GBM 标志物的研究发现，MMP 家族多个成员，特别是 MMP-9 和 VEGF，在 GBM 患者的两类体液中明显升高，但特异性较低，暂无法在临床应用。Akers 等于 2017 年报告了他们对 GBM 患者脑脊液内 miRNA 的研究结果，发现有 9 个 miRNA 在胶质瘤组织和脑脊液标本中有相同的变化趋势，并与肿瘤大小相关，敏感性和特异性较高，值得深入研究[45]。Li 等发现，GBM 患者细胞外囊泡中分离得到的 miRNA 可覆盖患者全部非编码 RNA 序列的 1/3，其中 miR-21 与 GBM 患者生存期相关，并能通过下调 IGFBP3 发挥促进肿瘤进展的效应，但它是否参与 GBM 复发目前仍未能明确[46]。此外，不同研究团队对 miRNA 的研究结果差异较大，这也是阻碍体液标本来源的 miRNA 成为 GBM 标志物的障碍。

（董　军）

参考文献

1. Moore BW. Chemistry and biology of the S-100 protein. Scand J Immunol Suppl, 1982, 9：53-74.

2. Wechsler W, Pfeiffer SE, Swenberg JA, et al. S-100 protein in methyl- and ethylnitrosourea induced tumors of the rat nervous system. Acta Neuropathol, 1973, 24（4）：287-303.

3. Kashima T, Vinters HV, Campagnoni AT. Unexpected expression of intermediate filament protein genes in human oligodendroglioma cell lines. J Neuropathol Exp Neurol, 1995, 54（1）：23-31.

4. Zeltzer PM, Schneider SL, Marangos PJ, et al. Differential expression of neural isozymes by human medulloblastomas and gliomas and neuroectodermal cell lines. J Natl Cancer Inst, 1986, 77（3）：625-631.

5. Suzuki F, Kato K, Nakajima T. Regulation of nervous system-specific S-100 protein and enolase levels in adipose tissue by catecholamines. J Neurochem, 1984, 42（1）：130-134.

6. Kim S, Chowdhury T, Yu HJ, et al. The telomere maintenance mechanism spectrum and its dynamics in gliomas. Genome Med, 2022, 14（1）：88.

7. Kim NW, Piatyszek MA, Prowse KR, et al. Specific association of human telomerase activity with immortal cells and cancer. Science, 1994, 266（5193）：2011-2015.

8. Hiraga S, Ohnishi T, Izumoto S, et al. Telomerase activity and alterations in telomere length in human brain tumors. Cancer Res, 1998, 58（10）：2117-2125.

9. Fukuda ME, Iwadate Y, Machida T, et al. Cathepsin D is a potential serum marker for poor prognosis in glioma patients. Cancer Res, 2005, 65（12）：5190-5194.

10. Strojnik T, Kavalar R, Trinkaus M, et al. Cathepsin L in glioma progression：comparison with cathepsin B. Cancer Detect Prev, 2005, 29（5）：448-455.

11. Chen H, Huang Q, Dong J, et al. Overexpression of CDC2/CyclinB1 in gliomas, and CDC2 depletion inhibits proliferation of human glioma cells in vitro and in vivo. BMC Cancer, 2008, 8：29.

12. Hegi ME, Diserens A-C, Gorlia T, et al. MGMT gene silencing and benefit from temozolomide in glioblastoma. N Engl J Med, 2005, 352：997-1003.

13. Chen X, Zhang M, Gan H, et al. A novel enhancer regulates MGMT expression and promotes temozolomide resistance in glioblastoma. Nat Commun, 2018, 9：2949.

14. Leeper HE, Caron AA, Decker PA, et al. IDH mutation. 1p/19q co-deletion and ATRX loss in WHO grade II gliomas. Oncotarget, 2015, 6 (30): 30295-30305.

15. Boisselier B, Gallego Perez-Larraya J, Rossetto M, et al. Detection of IDH1 mutation in the plasma of patients with glioma. Neurology, 2012, 79: 1693-1698.

16. Huang ZY, Baldwin RL, Hedrick NM, et al. Astrocyte-specific expression of CDK4 is not sufficient for tumor formation, but cooperates with p53 heterozygosity to provide a growth advantage for astrocytes in vivo. Oncogene, 2002, 21 (9): 1325-1334.

17. Kirla R, Salminen E, Huhtala S, et al. Prognostic value of the expression of tumor suppressor genes p53, p21, p16 and pRb, and Ki-67 labelling in high-grade astrocytomas treated with radiotherapy. Neurooncol, 2000, 46: 71-80.

18. Backlund LM, Nilsson BR, Goike HM, et al. Short postoperative survival for glioblastoma patients with a dysfunctional Rb1 pathway in combination with no wild-type PTEN. Clin Cancer Res, 2003, 9 (11): 4151-4158.

19. Appay R, Dehais C, Maurage CA, et al. CDKN2A homozygous deletion is a strong adverse prognosis factor in diffuse malignant IDH-mutant gliomas. Neuro Oncol, 2019, 21 (12): 1519-1528.

20. Powter B, Jeffreys SA, Sareen H, et al. Human TERT promoter mutations as a prognostic biomarker in glioma. J Cancer Res Clin Oncol, 2021, 147 (4): 1007-1017.

21. Mizoguchi M, Kuga D, Guan Y, et al. Loss of heterozygosity analysis in malignant gliomas. Brain Tumor Pathol, 2011, 28 (3): 191-196.

22. Ohgaki H. Genetic pathways to glioblastomas. Neuropathol, 2005, 25 (1): 1-7.

23. Reuss DE, Sahm F, Schrimpf D, et al. ATRX and IDH1-R132H immunohistochemistry with subsequent copy number analysis and IDH sequencing as a basis for an "integrated" diagnostic approach for adult astrocytoma, oligodendroglioma and glioblastoma. Acta neuropathol, 2015, 129 (1): 133-146.

24. Haberler C, Wohrer A. Clinical Neuropathology practice news 2-2014: ATRX, a new candidate biomarker in glioma. Clin neuropathol, 2014, 33 (2): 108-111.

25. Kannan K, Inagaki A, Silber J, et al. Whole-exome sequencing identifies ATRX mutation as a key molecular determinant in lower-grade glioma. Oncotarget, 2012, 3 (10): 1194-1203.

26. Bornhorst M, Frappaz D, Packer RJ. Pilocytic astrocytomas. Handb Clin Neurol, 2016, 134: 329-344.

27. Castel D, Philippe C, Calmon R, et al. Histone H3F3A and HIST1H3B K27M mutations define two subgroups of diffuse intrinsic pontine gliomas with different prognosis and phenotypes. Acta Neuropathol, 2015, 130 (6): 815-827.

28. Luo Y, Hou WT, Zeng L, et al. Progress in the study of markers related to glioma prognosis. Eur Rev Med Pharmacol Sci, 2020, 24 (14): 7690-7697.

29. Tabibkhooei A, Izadpanahi M, Arab A, et al. Profiling of novel circulating microRNAs as a non-invasive biomarker in diagnosis and follow-up of high and low-grade gliomas. Clin Neurol Neurosurg, 2020, 190: 105652.

30. Bo Y, Guo G, Yao W. MiRNA-mediated tumor specific delivery of TRAIL reduced glioma growth. J Neurooncol, 2013, 112 (1): 27-37.

31. Xiao H, Bai J, Yan M, et al. Discovery of 5-Signature Predicting Survival of Patients with Lower-Grade Glioma. World Neurosurg, 2019, 126: e765-e772.

32. Lu Z, Tang H, Wu D, et al. Amplified voltammetric detection of miRNA from serum samples of glioma patients via combination of conducting magnetic microbeads and ferrocene-capped gold nanoparticle/streptavidin conjugates. Biosens Bioelectron, 2016, 86: 502-507.

33. Tasiou A, Konduri SD, Yanamandra N, et al. A novel role of tissue factor pathway inhibitor-2 in apoptosis of malignant human gliomas. Int J Oncol, 2001, 19 (3): 591-597.

34. Konduri SD, Osman FA, Rao CN, et al. Minimal

and inducible regulation of tissue factor pathway inhibitor-2 in human gliomas. Oncogene，2002，21 （6）：921-928.

35. Johansson M，Brännström T，Bergenheim AT，et al. Spatial expression of VEGF-A in human glioma. J Neurooncol，2002，59（1）：1-6.

36. Ignatova TN，Kukekov VG，Laywell ED，et al. Human cortical glial tumors contain neural stem-like cells expressing astroglial and neuronal markers in vitro. Glia，2002，39（3）：193-206.

37. Annovazzi L，Mellai M，Caldera V，et al. SOX2 expression and amplification in gliomas and glioma cell lines. Cancer Genomics Proteomics，2011，8（3）：139-147.

38. 于士柱，王虔. 胶质瘤生物学标志的研究进展及其应用前景. 中华病理学杂志，2009，38（3）：145-147.

39. Shi J，Dong X，Li H，et al. Nicardipine sensitizes temozolomide by inhibiting autophagy and promoting cell apoptosis in glioma stem cells. Aging（Albany NY），2021，13（5）：6820-6831.

40. Zhang J，Wu G，Miller CP，et al. Whole-genome sequencing identifies genetic alterations in pediatric low-grade gliomas. Nat Genet，2013，45（6）：602-612.

41. Spiegl-Kreinecker S，Lötsch D，Neumayer K，et al. TERT promoter mutations are associated with poor prognosis and cell immortalization in meningioma. Neuro Oncol，2018，20（12）：1584-1593.

42. Abedalthagafi MS，Bi WL，Merrill PH，et al. ARID1A and TERT promoter mutations in dedifferentiated meningioma. Cancer Genet，2015，208（6）：345-350.

43. Nassiri F，Wang JZ，Singh O，et al. Loss of H3K27me3 in meningiomas. Neuro Oncol，2021，23（8）：1282-1291.

44. Müller Bark J，Kulasinghe A，Chua B，et al. Circulating biomarkers in patients with glioblastoma. Br J Cancer，2020，122（3）：295-305.

45. Akers JC，Hua W，Li H，et al. A cerebrospinal fluid microRNA signature as biomarker for glioblastoma. Oncotarget，2017，8（40）：68769-68779.

46. Chen Y，Jin Y，Wu N. Role of tumor-derived extracellular vesicles in glioblastoma. Cells，2021，10（3）：512.

第三节　循环脑肿瘤细胞

一、概述

循环肿瘤细胞（circulating tumor cell，CTC）是一类从原发性肿瘤脱落到血管系统或淋巴管并进入体循环的肿瘤细胞，在癌症侵袭、转移和复发中起着关键作用[1]。作为液体活检技术的重要组成部分，CTC的检测具有方便、快捷和非侵入性等独特优势；作为一种潜在的临床生物标志物，CTC与多种癌症患者的不良预后、缺乏治疗反应或肿瘤快速复发相关。这肯定了CTC的研究意义和临床转化价值[1-4]。尽管CTC的相关研究在我们进一步理解肿瘤浸润与转移的关系，以及肿瘤内部细胞的异质性方面做出了巨大贡献，但由于缺乏脑胶质瘤发生颅外转移的相关证据，CTC在脑胶质瘤中的临床价值一直没有得到重视。

神经外科医生和肿瘤学家普遍认为脑胶质瘤不会转移到中枢神经系统之外。这一现象可能与阻止肿瘤细胞浸润并在神经环境之外存活的内在生物屏障相关，包括①大脑和脊髓内缺乏允许系统性扩散的淋巴系统，②颅内静脉周围致密的硬脑膜阻止肿瘤细胞穿透，以及③其他器官缺乏促进胶质母细胞瘤细胞存活和增殖的基质[5]。然而，近年来，这一概念已逐渐被证明是不准确的。一系列研究表明：①白细胞淋巴管存在于硬脑膜窦中，并将抗原从硬脑膜运输到颈部淋巴结，证实了大脑和脊髓内存在允许系统性扩散的淋巴系统[6-8]，②胶质瘤患者外周血中可以检测出CTC，证实了肿瘤细胞有穿越血脑屏障的潜能[9-15]，以及③接受GBM患者器官的健康受捐者出现GBM的颅外转移[16]，说明GBM患者的健康器官中仍存在具有生物学活性和转移能力的肿瘤细胞。这些发现在一定程度上和"种子与土壤理论"相悖[17]。尤其是，尽管发生率较低，但是仍有约0.5%的胶质瘤患者被报道出现颅外转移，敦促研究者重视血管系统和淋巴管中的CTC在胶质瘤恶性进展中的作用[5]。随着一系列研究在各级别胶质瘤患者的外周血中均检测出显著高于正常水平的 CTC，研究者认为血性播散可能是胶质瘤的内在特征，而 CTC 在此进程中扮演着重要角色[13,15]。因此，进一步深入、全面地理解胶质瘤 CTC 在肿瘤恶性行为中的作用，对其临床转化具有重要意义。

二、特性

（一）上皮间质转化

上皮间质转化（epithelial-mesenchymal transition，EMT）被认为是肿瘤发生转移的关键。发生 EMT 的肿瘤细胞获得了较强的运动能力，使它能够脱离原发灶进入循环，形成高效的转移前体。在多个癌种中，研究者发现发生 EMT 的肿瘤细胞往往具有更强的转移潜能，与患者的不良预后密切相关[18-22]。GBM 进展期间发生的并非是完全的 EMT，而是被称为上皮间质样转化（EMT-like），即一种上皮表型较少且更加偏向于间质表型的状态过程，它表现为前神经元型标志物下降而间质型标志物上升[23]。GBM-CTC 被发现是高度 EMT 化的产物，单细胞测序结果显示，它大量表达间质亚型 GBM 标志物（*SERPINE1*，*TGFB1*，*TGFBR2*，*VIM*），同时神经和少突胶质细胞谱系标志物表达水平显著下调（*ASCL1*，*GFAP*，*NCAM1*，*SOX9*），伴 Hedgehog、Notch 通路相关转录因子下调[14]。根据传统理论，高度 EMT 化的 CTC 是导致肿瘤转移的关键，而这很难解释为什么 GBM-CTC 罕发转移。最近的研究[24-26]指出，EMT 是一个生物学过程而非结果，大多数肿瘤细胞可能处于 EMT 的中间状态。尽管 EMT 与癌症的系统耐药密切相关，但其与肿瘤转移的关系仍不清楚。在乳腺癌中，具有更多上皮细胞表型的混合型 CTC 比间质性 CTC 具有更强的肺转移能力[24]。在胰腺癌中的研究也显示出了类似的结果[26]。这些发现使 GBM-CTC 的生物学行为有了更合理的解释：肿瘤细胞发生 EMT 样改变进入循环，高度 EMT 化使 CTC 表现出强有力的化疗抵抗，而上皮细胞表型的缺失使其黏附能力下降，难以吸引其他 CTC 或非肿瘤细胞在远隔部位定植，形成新的癌灶。

（二）干细胞性

肿瘤干细胞（cancer stem cell，CSC）学说[27]认为，肿瘤本质上是由一小群具有无限增殖潜能和自我更新能力的干细胞样细胞及其产生的分化程度不均一的细胞团组成，其中具有自我更新能力并能产生异质性肿瘤细胞的细胞被称为肿瘤干细胞。近年来，CSC 与 EMT 之间的联系逐渐受到研究者的关注，由于共享多个转录因子及信号通路，EMT 被认为是肿瘤细胞产生并维持干细胞性的关键因素。研究认为，高度 EMT 化可能导致 GBM-CTC 获得干细胞性。例如，Liu 等[10]在最新的研究中证实了 GBM-CTC 是 CSC 样细胞，对比普通肿瘤细胞具有更强的增殖、抗凋亡、抵抗放化疗能力。Sullivan 等[14]也通过单细胞测序发现 GBM-CTC 的干细胞相关转录因子明显上调。Liu 等[10]还提出了一个有趣的观点，即 CSC 样 CTC 能够通过归巢定植在原发性肿瘤的浸润区域。众所周知，间质性肿瘤细胞大多分布在 GBM 浸润区域和栅栏样坏死区域周围，这一特性可能和 CSC 样 CTC 的归巢密切相关，它将进一步丰富 GBM 的异质性，同时可能导致肿瘤的快速进展和原位复发。

肿瘤细胞的 EMT 和干细胞的调控涉及多条共同通路。单细胞测序结果显示，在 GBM-CTC 中 *LEF1* 表达量（Wnt 通路重要调控分子）显著上调，而 Hedgehog、Notch 通路相关转录因子显著下调，说明 Wnt 通路可能在 CTC 获得干性的进程中起关键作用[10,14]。

三、检测及鉴定技术

目前，主流的 CTC 富集方法首先通过抗原抗体反应或物理方法进行 CTC 分离，随后利用免疫组织化学技术进行鉴定[28]。上皮细胞黏附分子（epithelial cell adhesion molecule，EpCAM）是在上皮样肿瘤细胞表面表达的跨膜糖蛋白，被多种上皮样肿瘤检测平台用来进行 CTC 的分选[29-31]。对于胶质瘤等不表达 EpCAM 的癌种，以往的研究主要通过对白细胞进行阴性富集或利用 CTC 的物理性质进行分选[32-33]，随后通过免疫荧光染色（immunofluorescence，IF）、荧光原位杂交（fluorescence in situ hybridization，FISH）等技术进行鉴定。

（一）物理性质分选

1．密度梯度离心及 IF 染色鉴定　Ficoll 是一种蔗糖的多聚体，呈中性，密度较高时也显著低于正常生理性渗透压，同时不穿过生物膜，能够使细胞保持正常的生物活性。Müller 等[12] 在 2014 年利用聚蔗糖 - 泛影葡胺（Ficoll-Urografin，F/H）作为分层液，加入外周血后离心，根据血中各种细胞的不同比重实现了 CTC 与血细胞的分离。随后他们利用神经胶质纤维酸性蛋白 GFAP 作为鉴别 CTC 的标准。Müller 在 141 份血样中检测到 29 份（20.6%）存在 GFAP 阳性的肿瘤细胞。然而，近期有研究指出[15] 胶质瘤 CTC 不一定都表达 GFAP，同时循环中还存在部分表达 GFAP 的非胶质细胞，这解释了 Müller 的研究中 CTC 检出率较低的问题。

2．高速离心及端粒酶启动子检测技术　Kojima 等[34] 在 2009 年提出了利用端粒酶检测肿瘤患者外周血中 CTC 的理论。端粒酶是一种在大多数癌细胞中表达的蛋白质，它通过维持染色体末端的端粒使细胞再生。由于端粒酶在正常细胞中很少表达，为此 Kojima 设计了一种含有 GFP 基因的腺病毒，它可以在表达端粒酶的细胞中选择性复制，使肿瘤细胞表达绿色荧光，随后研究者可以利用荧光显微镜实现血样中的 CTC 和非肿瘤细胞的区分（图 5-3-1）。

MacArthur 等[11] 在 2014 年首次应用端粒酶启动子检测技术检测胶质瘤患者外周血中的 CTC。研究者首先通过 OncoQuick 离心管——由无菌的 PP 离心管、多孔栅栏及分层液组成——在高速离心的条件下实现 CTC 和血细胞的分离，随后将纯化的 CTC 利用含 GFP 基因的腺病毒在 37 开氏度的条件下转染 24 小时，最后通过荧光显微镜观察并筛选出 CTC。在 11 例胶质瘤患者中，有 8 例（73%）均检测到 CTC，同时在每毫升外周血中平均可以检测出 8.8 个 CTC，证明了这种方法具有较高灵敏度。

3．微流控技术及 IF 染色鉴定　微流控设备主要是依靠 CTC 和白细胞的可塑变形性的巨大差异实现分选，变形性较强的白细胞可以快速通过设备中的孔道而 CTC 常被截留（图 5-3-2）。Krol 等[32] 利用 Parsortix 微流控设备，在不依靠抗原抗体反应的情况下实现 CTC 的富集。血液样本以与最窄通道段 0.33 ml/s 相对应的流速通过微流控设备，实现了 CTC 与血液成分的分离。研究者随后加入抗 EGFR、Ki67、微管结合蛋白 EB1 和 CD45 等抗体，并利用免疫荧光染色进行 CTC 的鉴定。其中 CTC 的鉴定标准为：EGFR、Ki67 或 EB1 阳性，CD45 阴性。在后续试验中，研究者将在健康人群中检测出的假阳性背景（2 个 CTC/10ml 外周血）设定为检出阈值，13 例纳入研究的胶质瘤患者中有 7 例（53.8%）均检出高于阈值的 CTC 水平（3 ～ 16 个 CTC/10ml 外周血）。

4．ISET 技术及 IF 染色鉴定　有研究团队利用基于肿瘤细胞大小（isolation by size of epithelial tumor cell，ISET）的分选策略，利用孔径为 8 μm 的生物相容性聚对二甲苯膜（biocompatible parylene polymer membrane）作为过滤装置，无需特异性抗体即可实现 CTC 和血细胞的快速分离（图 5-3-3）[13]。由于正常细胞也可能表达一种或多种抗体，利用混合抗体进行鉴定的 STEAM（SOX2、Tubulin beta-3、EGFR、

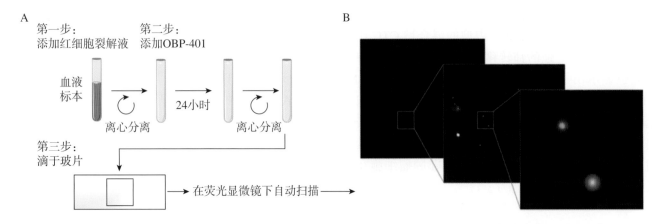

图 5-3-1　高速离心及端粒酶启动子检测技术。A．CTC 的分离与转染；B．荧光显微镜下代表性的 CTC 图像

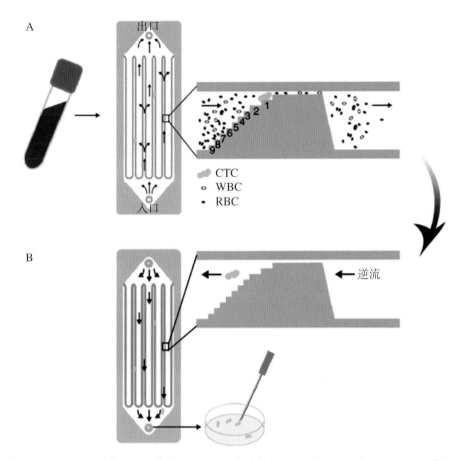

图 5-3-2　Parsortix 微流控设备分离 CTC。A．分离外周血中的 CTC 和血细胞；B．收集 CTC

A2B5 和 c-MET）染色[14] 会导致假阳性风险增加。在此基础上，该研究团队依据恶性细胞形态学对假定的 CTC 进行二次鉴定，显著降低了检测的背景水平。在 42 名原发性胶质瘤患者中（WHO Ⅱ ～ Ⅳ 级）有 36 名（85.7%）患者均可以检测到高于阈值的 CTC（中位数：5.0 个 CTC/5ml 外周血，范围：0 ～ 13，平均值：5.5±3.0），而 7/8（87.5%）的复发胶质瘤患者（WHO Ⅱ ～ Ⅳ 级）可以检测到高于阈值的 CTC（中位数：5.5 个 CTC/5 ml 外周血，范围：0 ～ 18，平均值：7.3±6.3），为已知最高。

（二）阴性富集技术

1. CTC-iCHIP 技术及 IF 鉴定技术　CTC-iCHIP 技术由 Ozkumur 等[35] 在 2013 年首次提出，该装置首先利用携带 CD45 和 CD16 抗体的免疫磁珠特异性地与血样中的白细胞结合，实现其负向富集，随后将血样通过微流控设备，根据流体动力学去除血中的红细胞、血小板、血浆蛋白和游离磁珠，保留有核细

胞，即 CTC 与少量剩余的白细胞。最后利用惯性聚焦对剩余有核细胞进行横向和纵向排列，使它们以最小的磁矩精确地偏转到收集通道中，实现 CTC 的富集（图 5-3-4）。

在此基础上，Sullivan 等[14] 根据 GBM 细胞和白细胞的差异性表达基因研发出一种混合抗体 STEAM（SOX2、Tubulin beta-3、EGFR、A2B5 和 c-MET）用于 CTC 的鉴定。后续的动物实验证明了 CTC 的鉴别标准为：STEAM 阳性，DAPI 阳性，CD45 阴性。Sullivan 等利用 CTC-iCHIP 与 STEAM 染色检测胶质瘤患者外周血中的 CTC，在 33 例 GBM 患者中检测出 13 例外周血中有显著高于阈值的 CTC 水平（39.4%）。然而，由于正常细胞也可能表达一个或多个标志物，使用混合抗体靶向多种蛋白质会导致"假阳性"的增加和背景水平的上升，这可能是导致健康对照组中 CTC 检出阈值较高的原因（平均 2.6 个 CTC 每毫升外周血，阈值 7 个 CTC 每毫升外周血），从而导致 CTC 的整体检出率较低。此外，由于血中

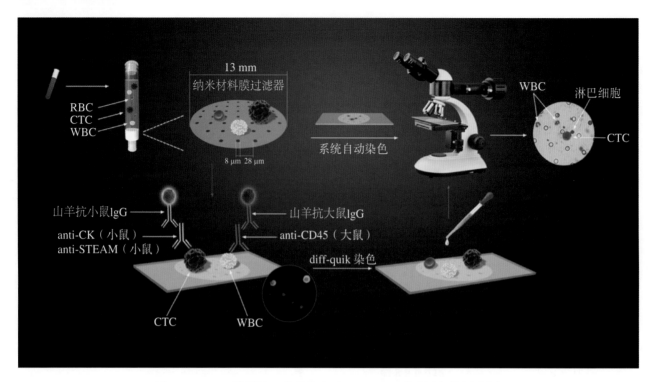

图 5-3-3　ISET 装置及 IF 染色鉴定（CTCBIOPSY® 武汉友芝友医院）

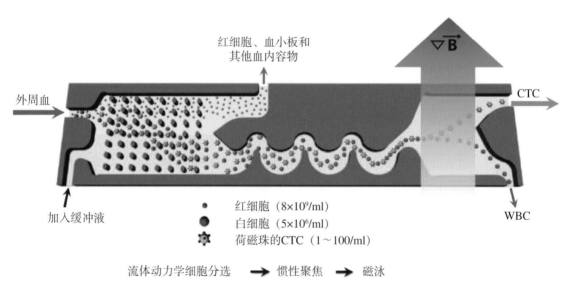

图 5-3-4　CTC-iCHIP 技术

白细胞数量庞大，免疫磁珠的结合效率有限，因此血样中依然保留了一定数量的白细胞，这对后续 CTC 的鉴定造成了一定程度的干扰。

2. SE-iFISH 技术　Ge 等[36] 在 2015 年提出了一种差相富集（subtraction enrichment，SE）的方法。研究者首先达使用非低渗性溶破法去除红细胞，随后利用免疫磁珠偶联多种白细胞抗体去除白细胞，得到纯

化的 CTC。由于 8 号染色体的多倍体广泛存在于肿瘤细胞中，Ge 等开发出一种新型的 CTC 鉴定技术：利用荧光原位杂交（FISH）技术检测细胞中 8 号染色体，并将存在 8 号染色体多倍体的细胞作为 CTC 的鉴定标准。

北京天坛医院的林松团队[15] 在 2017 年应用 SE-iFISH 技术，在 31 例胶质瘤患者中检测到了 24 例患

者含有 CTC（77%）。同时在健康对照者的外周血中均未检测出 8 号染色体的多倍体，证明了这种方法具有高度特异性。尽管如此，非低渗性溶破法仍然可能破坏了部分 CTC，导致了 CTC 的检出数显著低于先前的研究（2.5 个 CTC/7.5 ml 外周血）。过低的检出数目不仅限制了对 CTC 理化性质、生物学行为的进一步探讨，还限制了其临床应用。

（三）阳性富集技术

尽管阳性富集技术在神经上皮源性肿瘤中的应用备受限制，但研究者仍然开发出一种不依赖 EpCAM 的 CTC 检测平台，并在胶质瘤中取得了一定成功[9,37]。Agerbæk 等[37] 发现癌胚硫酸软骨素（oncofetal chondroitin sulfate，ofCS）在上皮源性肿瘤细胞和间质性肿瘤细胞中均能表达，同时还可以在发生 EMT 的肿瘤细胞中稳定表达，证实了 ofCS 是一种比 EpCAM 更为广泛、稳定表达的阳性富集靶点。他同时指出重组疟原虫 VAR2CSA 蛋白（recombinant malaria VAR2CSA protein，rVAR2）能够与 ofCS 稳定结合，有望成为全新的 CTC 富集方式。Bang-Christensen 等[9] 在后续研究中证实了 rVAR2 能够稳定地与多个胶质瘤细胞系结合，他利用带有 rVAR2 涂层的小磁珠，在多个胶质瘤患者外周血中成功捕获 CTC（0.5 ～ 42 个 CTC/3ml 外周血）。尽管受限于研究规模，Bang-Christensen 的研究没有深入阐述 CTC 在胶质瘤中的意义和潜在应用，但它仍然为阳性富集策略提供了新的研究靶点、方向和思路。

四、临床应用

（一）胶质瘤的辅助诊断

目前，病理检查结果仍然是胶质瘤诊断的金标准，患者需要进行开颅手术或立体定向手术获取部分肿瘤组织进行病理检查以明确诊断。然而，位于功能区或脑干的肿瘤显著提高了手术风险。此外，对于无法耐受手术的患者，病理检查结果的缺失将会影响其接受辅助放化疗，导致预后不良。尽管影像学的发展使胶质瘤的诊断方式更为全面、准确，但 MRI 上复杂多变的信号也使胶质瘤与其他肿瘤的鉴别充满挑战。因此，作为一种非侵入性、便捷的检测手段，CTC 在肿瘤早期诊断中的应用有着巨大前景。

尽管不同检测方法报道的检出率不同（0.3 ～ 14.0 个 CTC 每毫升外周血），但可以确定的是，胶质瘤患者外周血中可以检测出明显高于正常对照组的 CTC 水平[9,11-14]，证实了 CTC 作为辅助诊断标志物的潜力。然而，在中枢神经系统恶性肿瘤中，胶质瘤仅占 40% ～ 50%，还有大量其他恶性肿瘤，包括生殖细胞瘤、中枢神经系统淋巴瘤、脑转移瘤等，因此实现肿瘤的鉴别诊断至关重要。既往研究中对于 CTC 的鉴定方法，包括端粒酶启动子检测、SE-iFISH 检测、EGFR 混合抗体免疫荧光染色、rVAR2 检测等，均无法有效鉴别 CTC 的来源[9,11,15,32]。至于特异性靶向 GBM 细胞的 GFAP 和 STEAM 染色，又存在着蛋白水平表达不稳定、假阳性率高等局限性[12-14]。因此，我们仍然亟须更为敏感、特异的 CTC 鉴定方法，以进一步评估 CTC 辅助诊断的临床价值。

此外，利用 CTC 对早期肿瘤病变和健康受试者进行筛查取得了令人欣喜的进展，大量的研究已经在肿瘤的早期阶段捕获到了 CTC。例如，Ilie 等[38] 发现在 168 例慢性阻塞性肺病中，5 例检测出 CTC 的患者最终演变为肺癌。在这项研究中，CTC 出现比 CT 提供的恶性肿瘤影像学证据早 1 ～ 4 年。此外，Fiorelli 等[39] 发现 90% 的肺部恶性病变患者均可以检测出 CTC，而只有 5% 的良性病变患者可以检测到 CTC，说明利用 CTC 检测可以显著鉴别肺部疾病的良恶性。尤其是在一些癌前病变中，CTC 的应用能够使患者在出现明显的影像学证据之前得到临床诊断，这给了患者更长的治疗准备时间，有望在肿瘤发展早期及时进行相关治疗，改善预后并延长患者的生存期。由于 GBM 患者被诊断时通常已经是成熟肿瘤的终末期状态，临床上难以获得合适的早期 GBM 样本用于检测，限制了 CTC 在早期诊断中的应用[40]。但随着遗传学 GBM 模型的成熟[40-43]，在早期 GBM 的临床前模型中应用 CTC 检测技术成为现实。对其进一步研究有利于 CTC 的临床转化，对实现 GBM 早期诊断、改善患者生存期具有重要意义。

（二）辅助治疗疗效评价

术后辅助放化疗是胶质瘤综合治疗的重要部分，不同患者对于放化疗的敏感度不同。目前只能通过 MGMT 等分子诊断标志物来预测患者对放化疗的敏感程度，对于疗效的实时评估仍然缺乏有效手段。基于此，CTC 具有的实时监测、非侵入性等特点，有望实现患者外周血 CTC 水平的动态监测，以及动态评估患者对于治疗的反应。在 MacArthur 等[11] 的研究中，未接受放疗的 11 例胶质瘤患者中，有 8 例均检测到 CTC，而接受放疗的 8 例患者中仅有 1 例检测出 CTC。同时，Gao 等[15] 也指出接受放化疗的患者外周血中 CTC 显著低于放化疗前。此外，还有研究[10] 指出 GBM 来源的 CTC 具有癌干细胞样特征，能有效抵抗细胞毒性治疗（包括 TMZ 化疗和放疗）和应激反应（包括细胞凋亡和自噬）。单细胞 RNA 测序分析显示，胶质瘤 CTC 中 Wnt 通路被激活，诱导了 CTC 的干细胞化和放化疗抵抗。因此，作为一种高度耐药的分子，CTC 的存在与患者放化疗疗效联系密切。通过动态监测患者外周血中 CTC 水平，能更好地预测和评估治疗效果。但受限于研究规模，我们仍亟需更全面的研究，以进一步评估利用 CTC 评估放化疗疗效的可能性。

此外，利用 CTC 中 PD-1/PD-L1 水平对患者免疫治疗疗效进行评价在肺癌等癌种中取得了一定进展[44]。尽管抗 PD-1 治疗在 GBM 中的效果不尽如人意，但利用 CTC 进行免疫检查点分子的检测为其临床应用拓展了新的思路。此外，通过对 CTC 进行拷贝数变异（copy number variation，CNV）、肿瘤突变负荷分析（tumor mutation burden，TMB），也有利于更系统全面评估患者免疫治疗效果，辅助指导患者的个体化治疗方案。

（三）鉴别肿瘤复发与假性进展

目前肿瘤复发检测的常规手段以 MRI 为主，但胶质瘤的假性进展与放射性脑损伤在影像学上与肿瘤复发相似，很容易混淆，从而导致临床上的过度治疗[11,15]。有研究指出，肿瘤的假性进展通常与替莫唑胺（TMZ）化疗相关，在 103 例辅助化疗的高级别胶质瘤的患者中，有 31.1% 均出现假性进展[45]。而放射性脑损伤通常出现在放疗 3 ~ 12 个月后，这将会进一步妨碍肿瘤复发的准确诊断[46]。由于 CTC 广泛存在于胶质瘤患者的外周血中，是肿瘤复发和转移的直接证据，因此在鉴别肿瘤复发与假性进展方面具有独特优势。

Gao 等[15] 在研究中发现了一个有趣的现象，在 5 例肿瘤全切除术后 MRI 上出现新的强化肿块的患者中，有 2 例患者未检测出 CTC，随后 MRI 灌注成像（PWI）也证实强化部位为放射性坏死。而在 2 例

检测出 CTC 的患者中，PWI 同样提示肿瘤复发，后续的手术及病理检查也证实了这一结论。有趣的是，尽管剩下的 1 例患者检测出 CTC，但 PWI 的结果却与其相左，否认了肿瘤复发。CTC 检测结果与 PWI 的不一致使患者的病情评估更为困难，但随后的手术及病理检查均证实了肿瘤复发。事实上，接受辅助放疗的患者在疗程结束后的首次 MRI 中，超过一半以上的患者均出现假性进展[47,48]。对比 PWI，CTC 检测可能拥有更高的准确性。因此，在鉴别肿瘤复发、放射性脑坏死及假性进展方面，CTC 有着独特的优势，可以成为活组织病理检查和影像学之外的重要补充手段。

（四）CTC 与分子病理

目前关于 CTC 的临床研究的主要概念之一是使用 CTC 作为肿瘤材料的替代物。迄今为止，肿瘤诊断、主要肿瘤基因组改变分析、基因和蛋白质表达都是在活检取得的肿瘤组织上进行的。随着二代测序技术的革新，利用患者外周血的 CTC 成为了一种有吸引力的无创性方法来评估肿瘤分子特征、肿瘤异质性和治疗过程中的基因突变。由于分离富集及鉴定过程中涉及多个操作可能导致细胞的死亡，目前的技术难点在于如何取得具有活性的单个 CTC。目前的研究主要通过微流控装置对 CTC 进行分离回收，随后利用 PE/FITC 等标记抗体与 CTC 结合，随后利用口吸法或显微操作仪进行机械分离，收集纯化的 CTC。在基因组方面，研究者通过多次退火环状循环扩增技术（multiple annealing and looping-based amplification cycles，MALBAC）或多重置换扩增技术（multiple displacement amplification，MDA）将 CTC 中的 DNA 扩增至纳克级别后进行测序。在转录组方面，则通过 SMART-seq2 等技术对 CTC 中的微量 RNA 进行扩增后测序。研究[10,14] 通过对 GBM-CTC 进行单细胞测序分析提出了 CTC 的间质表型和干细胞性，加深了对于 GBM-CTC 生物学行为和相关机制的理解。由于转录组水平的变化在 GBM 形成 CTC 的过程中扮演重要角色，目前研究大多聚焦于 CTC 与原发性肿瘤细胞之间的差异表达基因，忽视了对 CTC 基因组学的研究。然而，研究 GBM 分子病理（IDH、MGMT、TERT、P53、ATRX 等）在 CTC 中与原发性肿瘤中的一致性，仍然具有重要的临床应用价值，它能够帮助临床医生在手术前无创获

取肿瘤的分子病理信息以指导临床手术策略、评估治疗后的基因突变以调整治疗方案，是合适的肿瘤动态监测生物标志物。

（五）CTC 的培养与药敏试验

尽管目前已经开发了多种 CTC 的鉴定策略，但都存在假阳性风险。如果能够在体外扩增 CTC 并进行鉴定，对于 CTC 的确定和肿瘤的确诊具有重要价值。此外，由于单细胞测序往往价格昂贵且技术条件要求较高，体外扩增 CTC 后进行测序成为了一种相对经济实惠的方式。同时，大量扩增的 CTC 允许研究者同时进行多项药敏试验，为患者的精确药物治疗方案提供临床依据（图 5-3-5）。

1. CDX 模型 患者衍生的异种移植（patient-derived xenograft，PDX）技术已经成为标准的转化研究平台，通过将手术切除的肿瘤组织（原发性或转移性）植入免疫缺陷小鼠中产生 PDX，以提高对

癌症生物学的理解及测试新的治疗策略[49]。在此基础上，通过富集肿瘤患者外周血中的 CTC 并注射到小鼠体内形成 CTC 衍生的异种移植（CTC-derived xenograft，CDX）模型有望成为进一步研究 CTC 的新策略，并在乳腺癌、黑色素瘤、肺癌和胰腺癌中取得了较好进展[50]。RNA 测序结果显示 CDX 与亲代肿瘤表型相似，并揭示了肿瘤转移和维持细胞干性的潜在机制[51-52]。此外，在肺癌模型中，CDX 能够反映患者恶性肿瘤的药物敏感性特征，成为患者精确药物治疗方案的一部分[53-54]。

然而，由于 GBM 研究起步较晚，尚无研究报道 GBM-CDX 模型的成功建立。尤其是 GBM-CTC 的构建面临着较其他癌种更大的挑战。首先，CDX 模型构建需要一定数量的 CTC。在上述模型中[50]，CTC 大多来源于发生转移的晚期肿瘤患者，每位患者血样中的 CTC 数量平均为 500 ~ 1000 个，这显著高于 GBM 患者外周血中的 CTC 水平。笔者团队

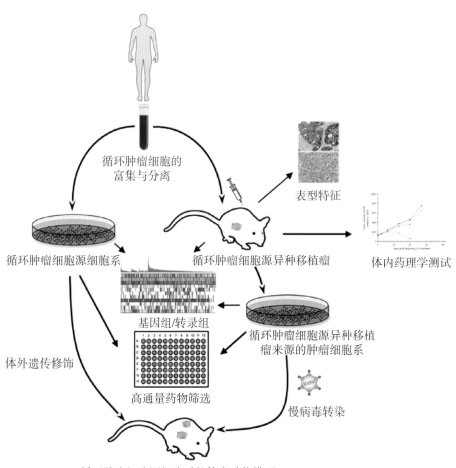

循环肿瘤细胞的富集与分离

表型特征

循环肿瘤细胞源细胞系

循环肿瘤细胞源异种移植瘤

体内药理学测试

基因组/转录组

循环肿瘤细胞源异种移植瘤来源的肿瘤细胞系

体外遗传修饰

高通量药物筛选

慢病毒转染

循环肿瘤细胞源细胞系的体内动物模型

图 5-3-5 CTC 的培养与药敏试验

发现胶质瘤患者每 5 ml 外周血中的 CTC 检出数约为 0～13 个，显著低于其他癌种，这可能会显著增加 CDX 模型构建的难度。其次，CDX 模型成瘤时间需要 3～12 个月，对于生存期较短的 GBM 患者（14.2 个月），可能难以及时为患者提供精准的药敏结果和治疗方案。

2. CTC 的体外培养　对比 CDX 模型，体外培养能够在较短时间内进行分子分析和高通量药物筛选，及时为患者提供治疗方案。然而，CTC 的稀缺性仍然是限制体外培养技术发展的重要因素。在易于获取 CTC 的荷瘤鼠模型中，Liu 等[10] 成功进行了鼠源性 CTC 的体外培养，并提出 GBM-CTC 的培养需要低氧（1% O_2）、无血清的神经干细胞培养基（Neurobasal-A）、成纤维细胞生长因子和表皮生长因子。也有研究[50] 提出需要将 CTC 在低氧条件和含血清培养基中培养至细胞开始分裂，再转入干细胞培养基中继续培养。笔者团队发现 GBM-CTC 能够在含血清培养基中正常增殖，CTC 于第二周后开始分裂成簇，随后开始缓慢增长，但扩增效率低于在干细胞培养基中。此外，体外培养时肿瘤细胞之间的空间相互作用和原发性肿瘤有较大差异，可能导致肿瘤细胞生理功能的异常。为了避免这一情况，研究者在前列腺癌和肺癌模型中提出了 3D 培养模型[55-56]。该培养系统不仅能够维持肿瘤细胞在空间上的多样性，表现出与原发性肿瘤类似的生长模式，还能促进细胞的增殖。

目前，尚无人源性 GBM-CTC 体外培养的成功案例。不同于动物模型，患者外周血中 CTC 的稀缺性仍然是限制体外培养的重要因素。这推动研究者进一步开发新的 CTC 富集系统，以避免在血样分离过程中的耗损。同时，在脑脊液中寻找 CTC 可能是替代外周血的有效方法，它能有效避免血细胞的干扰。此外，CTC 的体外培养条件仍需进一步优化，笔者团队发现 GBM-CTC 的增殖可能依赖于适宜的肿瘤微环境，选择合适的非肿瘤细胞共同培养可能会提高 CTC 体外培养的成功率。

五、挑战与局限性

自从 2014 年一系列研究发现 GBM 患者外周血中存在的 CTC 以来，神经肿瘤学专家对于 CTC 与胶质瘤恶性生物学行为间的关系已经取得了巨大突破。

目前的 CTC 检测技术大多针对上皮性肿瘤，导致胶质瘤 CTC 的检测面临着高耗费、低效率的困境。因此，我们仍然需要更为高效的检测技术和高特异性的鉴定策略。此外，患者外周血中 CTC 的稀缺性仍然是限制其临床应用的重要因素。这一特质一方面使临床工作者难以通过 CTC 水平对肿瘤分级、恶性程度、预后进行精准预测，另一方面加大了体外培养 CTC 的难度。然而，应用 CTC 替代肿瘤组织进行分子病理检测仍然是极具研究价值的方向，能为肿瘤的术前手术策略的制定、术后辅助治疗方案的调整提供临床证据。最后，目前的研究大多聚焦在 CTC 作为胶质瘤辅助诊断和预后预测的生物标志物的价值。然而，胶质瘤 CTC 表现的 CSC 样特性和放化疗抵抗，以及胶质瘤存在颅外转移的现象，共同提示 CTC 不仅能作为一种生物标志物，还可能参与多种肿瘤恶性生物学行为，在作为胶质瘤治疗靶点的方面具有巨大潜力。因此，我们亟需更为深入、全面的研究以进一步评估其临床价值。

（陈谦学　綦仰之）

参考文献

1. Hong B，Zu Y. Detecting circulating tumor cells：current challenges and new trends. Theranostics，2013，3（6）：377-394.

2. Lambert AW，Pattabiraman DR，Weinberg RA. Emerging biological principles of metastasis. Cell，2017，168（4）：670-691.

3. Massagué J，Obenauf AC. Metastatic colonization by circulating tumour cells. Nature，2016，529（7586）：298-306.

4. Thiele JA，Bethel K，Králíčková M，et al. Circulating tumor cells：fluid surrogates of solid tumors. Annu Rev Pathol，2017，12：419-447.

5. Sun Q，Xu R，Xu H，et al. Extracranial metastases of high-grade glioma：the clinical characteristics and mechanism. World J Surg Oncol，2017，15（1）：181.

6. Eide PK，Vatnehol SAS，Emblem KE，et al. Magnetic resonance imaging provides evidence of glymphatic drainage from human brain to cervical lymph nodes. Sci

Rep，2018，8（1）：7194.

7. Louveau A，Herz J，Alme MN，et al. CNS lymphatic drainage and neuroinflammation are regulated by meningeal lymphatic vasculature. Nat Neurosci，2018，21（10）：1380-1391.

8. Louveau A，Smirnov I，Keyes TJ，et al. Structural and functional features of central nervous system lymphatic vessels. Nature，2015，523（7560）：337-341.

9. Bang-Christensen SR，Pedersen RS，Pereira MA，et al. Capture and detection of circulating glioma cells using the recombinant VAR2CSA malaria protein. Cells，2019，8（9）：998.

10. Liu T，Xu H，Huang M，et al. Circulating glioma cells exhibit stem cell-like properties. Cancer Res，2018，78（23）：6632-6642.

11. Macarthur KM，Kao GD，Chandrasekaran S，et al. Detection of brain tumor cells in the peripheral blood by a telomerase promoter-based assay. Cancer Res，2014，74（8）：2152-2159.

12. Müller C，Holtschmidt J，Auer M，et al. Hematogenous dissemination of glioblastoma multiforme. Sci Transl Med，2014，6（247）：247ra101.

13. Qi Y，Sun Q，Deng G，et al. Identifying circulating glioma cells and their clusters as diagnostic markers by a novel detection platform. Clin Transl Med，2021，11（2）：e318.

14. Sullivan JP，Nahed BV，Madden MW，et al. Brain tumor cells in circulation are enriched for mesenchymal gene expression. Cancer Discov，2014，4（11）：1299-1309.

15. Gao F，Cui Y，Jiang H，et al. Circulating tumor cell is a common property of brain glioma and promotes the monitoring system. Oncotarget，2016，7（44）：71330-71340.

16. Jimsheleishvili S，Alshareef AT，Papadimitriou K，et al. Extracranial glioblastoma in transplant recipients. J Cancer Res Clin Oncol，2014，140（5）：801-807.

17. Fidler IJ. The pathogenesis of cancer metastasis：the 'seed and soil' hypothesis revisited. Nat Rev Cancer，2003，3（6）：453-458.

18. Brabletz T，Kalluri R，Nieto MA，et al. EMT in cancer. Nat Rev Cancer，2018，18（2）：128-134.

19. Pastushenko I，Brisebarre A，Sifrim A，et al. Identification of the tumour transition states occurring during EMT. Nature，2018，556（7702）：463-468.

20. Thiery JP，Lim CT. Tumor dissemination：an EMT affair. Cancer Cell，2013，23（3）：272-273.

21. Thompson EW，Nagaraj SH. Transition states that allow cancer to spread. Nature，2018，556（7702）：442-444.

22. Ye X，Brabletz T，Kang Y，et al. Upholding a role for EMT in breast cancer metastasis. Nature，2017，547（7661）：E1-E3.

23. Iser IC，Pereira MB，Lenz G，et al. The epithelial-to-mesenchymal transition-like process in glioblastoma：an updated systematic review and in silico investigation. Med Res Rev，2017，37（2）：271-313.

24. Liu X，Li J，Cadilha BL，et al. Epithelial-type systemic breast carcinoma cells with a restricted mesenchymal transition are a major source of metastasis. Sci Adv，2019，5（6）：eaav4275.

25. Fischer KR，Durrans A，Lee S，et al. Epithelial-to-mesenchymal transition is not required for lung metastasis but contributes to chemoresistance. Nature，2015，527（7579）：472-476.

26. Zheng X，Carstens JL，Kim J，et al. Epithelial-to-mesenchymal transition is dispensable for metastasis but induces chemoresistance in pancreatic cancer. Nature，2015，527（7579）：525-530.

27. Fan X，Salford LG，Widegren B. Glioma stem cells：evidence and limitation. Semin Cancer Biol，2007，17（3）：214-218.

28. Heymann D，Téllez-Gabriel M. Circulating tumor cells：the importance of single cell analysis. Adv Exp Med Biol，2018，1068：45-58.

29. Miltenyi S，Müller W，Weichel W，et al. High gradient magnetic cell separation with MACS. Cytometry，1990，11（2）：231-238.

30. Deng G，Herrler M，Burgess D，et al. Enrichment with anti-cytokeratin alone or combined with anti-EpCAM antibodies significantly increases the sensitivity for circulating tumor cell detection in

metastatic breast cancer patients. Breast Cancer Res, 2008, 10 (4): R69.

31. Talasaz AH, Powell AA, Huber DE, et al. Isolating highly enriched populations of circulating epithelial cells and other rare cells from blood using a magnetic sweeper device. Proc Natl Acad Sci U S A, 2009, 106 (10): 3970-3975.

32. Krol I, Castro-Giner F, Maurer M, et al. Detection of circulating tumour cell clusters in human glioblastoma. Br J Cancer, 2018, 119 (4): 487-491.

33. 綦仰之, 刘宝辉, 陈谦学. 循环肿瘤细胞检测在脑胶质瘤中的应用研究进展. 中华神经外科杂志, 2021, 37 (03): 310-314.

34. Kojima T, Hashimoto Y, Watanabe Y, et al. A simple biological imaging system for detecting viable human circulating tumor cells. J Clin Invest, 2009, 119 (10): 3172-3181.

35. Ozkumur E, Shah AM, Ciciliano JC, et al. Inertial focusing for tumor antigen-dependent and-independent sorting of rare circulating tumor cells. Sci Transl Med, 2013, 5 (179): 179ra147.

36. Ge F, Zhang H, Wang DD, et al. Enhanced detection and comprehensive in situ phenotypic characterization of circulating and disseminated heteroploid epithelial and glioma tumor cells. Oncotarget, 2015, 6 (29): 27049-27064.

37. Agerbæk M, Bang-Christensen SR, Yang MH, et al. The VAR2CSA malaria protein efficiently retrieves circulating tumor cells in an EpCAM-independent manner. Nat Commun, 2018, 9 (1): 3279.

38. Ilie M, Hofman V, Long-Mira E, et al. "Sentinel" circulating tumor cells allow early diagnosis of lung cancer in patients with chronic obstructive pulmonary disease. PLoS One, 2014, 9 (10): e111597.

39. Fiorelli A, Accardo M, Carelli E, et al. Circulating tumor cells in diagnosing lung cancer: clinical and morphologic analysis. Ann Thorac Surg, 2015, 99 (6): 1899-1905.

40. Wang X, Zhou R, Xiong Y, et al. Sequential fate-switches in stem-like cells drive the tumorigenic trajectory from human neural stem cells to malignant glioma. Cell Res, 2021, 31 (6): 684-702.

41. Alcantara LS, Sun D, Pedraza AM, et al. Cell-of-origin susceptibility to glioblastoma formation declines with neural lineage restriction. Nat Neurosci, 2019, 22 (4): 545-555.

42. Lee JH, Lee JE, Kahng JY, et al. Human glioblastoma arises from subventricular zone cells with low-level driver mutations. Nature, 2018, 560 (7717): 243-247.

43. Zuckermann M, Hovestadt V, Knobbe-Thomsen CB, et al. Somatic CRISPR/Cas9-mediated tumour suppressor disruption enables versatile brain tumour modelling. Nat Commun, 2015, 6: 7391.

44. Wu TD, Madireddi S, de Almeida PE, et al. Peripheral T cell expansion predicts tumour infiltration and clinical response. Nature, 2020, 579 (7798): 274-278.

45. Brandes AA, Franceschi E, Tosoni A, et al. MGMT promoter methylation status can predict the incidence and outcome of pseudoprogression after concomitant radiochemotherapy in newly diagnosed glioblastoma patients. J Clin Oncol, 2008, 26 (13): 2192-2197.

46. Perry A, Schmidt RE. Cancer therapy-associated CNS neuropathology: an update and review of the literature. Acta Neuropathol, 2006, 111 (3): 197-212.

47. Roldán GB, Scott JN, McIntyre JB, et al. Population-based study of pseudoprogression after chemoradiotherapy in GBM. Can J Neurol Sci, 2009, 36 (5): 617-622.

48. Taal W, Brandsma D, de Bruin HG, et al. Incidence of early pseudo-progression in a cohort of malignant glioma patients treated with chemoirradiation with temozolomide. Cancer, 2008, 113 (2): 405-410.

49. Hidalgo M, Amant F, Biankin AV, et al. Patient-derived xenograft models: an emerging platform for translational cancer research. Cancer Discov, 2014, 4 (9): 998-1013.

50. Tayoun T, Faugeroux V, Oulhen M, et al. CTC-derived models: a window into the seeding capacity of circulating tumor cells (CTCs). Cells, 2019, 8

（10）：1145.

51. Pereira-Veiga T，Abreu M，Robledo D，et al. CTCs-derived xenograft development in a triple negative breast cancer case. Int J Cancer，2019，144（9）：2254-2265.

52. Vishnoi M，Liu NH，Yin W，et al. The identification of a TNBC liver metastasis gene signature by sequential CTC-xenograft modeling. Mol Oncol，2019，13（9）：1913-1926.

53. Hodgkinson CL，Morrow CJ，Li Y，et al. Tumorigenicity and genetic profiling of circulating tumor cells in small-cell lung cancer. Nat Med，2014，20（8）：897-903.

54. Drapkin BJ，George J，Christensen CL，et al. Genomic and functional fidelity of small cell lung cancer patient-derived xenografts. Cancer Discov，2018，8（5）：600-615.

55. Gao D，Vela I，Sboner A，et al. Organoid cultures derived from patients with advanced prostate cancer. Cell，2014，159（1）：176-187.

56. Zhang Z，Shiratsuchi H，Lin J，et al. Expansion of CTCs from early stage lung cancer patients using a microfluidic co-culture model. Oncotarget，2014，5（23）：12383-12397.

第 6 章

神经内分泌学

中枢神经系统的肿瘤可以通过影响神经内分泌而产生相应症状或以神经内分泌改变为其首发症状。脑垂体是主要的内分泌腺体，调节大部分机体激素的平衡。垂体分泌受下丘脑释放激素和抑制激素控制，这些激素通过漏斗和垂体柄的门脉微循环系统对垂体功能进行精确调节。本章主要介绍以垂体为中心的神经病理生理学知识。

第一节　垂体的发生与解剖

垂体在发生学上来自两种不同的外胚层组织。胚胎早期原始口腔外胚层上皮组成的颅颊囊（或称 Rathke 囊）内陷，与神经外胚层间脑底部向下的指状突起接近融合，共同发育形成了垂体。前者最后分化发育成垂体前叶，后者分化发育形成垂体后叶。

垂体前叶（亦称腺垂体）约占整个垂体的 80%，分为远侧部、中间部和结节部（漏斗部）。远侧部最大，也是腺垂体的主要分泌功能部分。人类垂体的中间部低度发育，退化的结构位于前叶和后叶之间，常退化为中间部囊（小于 5 mm），充满胶体状物质，异常发育即形成所谓的 Rathke 裂囊肿。结节部是前叶沿垂体柄向上的延伸部分，可能为鞍上前叶病变的来源。垂体前叶分泌泌乳素（prolactin，PRL）、生长激素（growth hormone，GH）、促甲状腺激素（thyroid stimulating hormone，TSH）、促性腺激素［卵泡刺激素（follicle-stimulating hormone，FSH）和黄体生成素（luteinizing hormone，LH）］以及促肾上腺皮质激素（adrenocorticotropic hormone，ACTH）[1-2]。

垂体后叶（神经垂体）由神经外胚层向腹侧下突发育而来，为一漏斗状结构。其基底部形成灰结节、正中隆起、漏斗和漏斗突（垂体柄），终止于垂体窝内的后叶。垂体后叶由含神经分泌囊泡——储存有催产素（oxytocin，OT）和抗利尿激素（antidiuretic hormone，ADH）的轴突末梢和垂体细胞组成。这些轴突起源于下丘脑位于视上核、室旁核和副核的大细胞性神经元。这类神经元具有合成此类激素的能力。

垂体接受来自其上、下动脉的血供。有数据显示，70% ～ 80% 垂体前叶的血液来自大门脉系统，它起自正中隆起、向下跨过漏斗。其余部分的血供来自短门脉系统。下丘脑和垂体前叶的联系主要通过门脉系统微循环。

成人垂体腺大小约 12 mm × 6 mm × 7 mm，重量约 0.6 g。女性妊娠期间，垂体呈生理性增大，可达 1 g 或更大。垂体位于蝶鞍内，周围完全被硬脑膜包裹，其上被鞍隔覆盖。垂体柄穿过鞍隔的隔孔进入蝶鞍。垂体窝两侧被海绵窦包绕，海绵窦内有颈内动脉和第Ⅲ、Ⅳ、Ⅴ、Ⅵ对脑神经走行，垂体窝上方有视神经和视交叉跨过，位于鞍隔上方 4 ～ 6 mm[1-2]。

（邵新宇）

参考文献

1. Engelmann M，Landgraf R，Wotjak CT. The hypothalamic-neurohypophysial system regulates the hypothalamic-pituitary-adrenal axis under stress：an old concept revisited. Front Neuroendocrinol，2004，25（3-4）：132-149.

2. Phan K，Xu J，Reddy R，et al. Endoscopic endonasal versus microsurgical transsphenoidal approach for growth

hormone-secreting pituitary adenomas-systematic review and meta-analysis. World Neurosurg，2017，97：398-406.

第二节　垂体的生理学和病理生理学

一、生长激素

生长激素细胞是生成 GH 的细胞，约占垂体前叶的 50%，主要分布于前叶的侧翼。GH 是由 191 个氨基酸组成的多肽。下丘脑分泌的生长激素释放激素（growth hormone releasing hormone，GHRH）诱导 GH 基因转录并刺激 GH 分泌。生长抑素（生长激素释放抑制因子，somatotrophin release-inhibiting factor，SRIF）也由下丘脑释放，抑制 GH 分泌，主要控制 GH 的脉冲式分泌。GH 的功能是促进生长。GH 的作用通过刺激胰岛素样生长因子 1（insulin-like growth factor 1，IGF-1）或生长介素 C 的释放来完成，后两者产生于肝。IGF-1 促进肌肉、骨骼和软骨组织的生长、蛋白质的合成和氨基酸的转运、DNA、RNA 的合成及细胞的增殖。IGF-1 亦可通过负反馈机制抑制 GH 生成[1]。

GH 分泌不足导致一系列不同的病理结果，可单独出现或表现为全垂体功能减退症的一部分。生长激素细胞对创伤、放射线和压迫特别敏感，已有闭合性颅脑损伤后单纯性生长激素缺乏症（growth hormone deficiency，GHD）的报道，而且当垂体占位性病变产生压迫时，GH 是首先受影响而减少的激素之一[2]。临床上，GHD 常见于儿童，表现为身材矮小，为儿童垂体病变的最常见症状，如果累及性腺轴，可以同时导致性腺功能减退，第二性征发育不良。近来，成人生长激素缺乏症（adult growth hormone deficiency，AGHD）也逐渐被认识，国内外 AGHD 指南也推荐补充 GH。AGHD 的后果主要包括骨骼肌和肌力的减少（称为肌少症）、骨量减少或骨质疏松、精力下降、社会隔离感、腹型肥胖、代谢综合征，最终导致心脑血管事件增加和预期寿命缩短[3]。

人工合成 GH 已应用于 GHD 的治疗，替代治疗时需每日或每周（长效生长激素）注射，目前尚无口服的生物有效制剂。儿童的 GH 替代治疗对于生长发育很关键。对于 AGHD 患者，GH 剂量可根据 IGF-1 滴定，并结合精力恢复和肌肉生长的效果逐步

增加，从而使 IGF-1 达到正常水平。每个年龄和性别的 IGF-1 正常值范围不同，因此必须参考本民族、本性别、本年龄段的正常范围。北京协和医院内分泌科潘慧研究组报道了中国人的 AGHD 患者各年龄段 IGF-1 的平均值和标准差[4]。

GH 升高的患者中，98% 与 GH 腺瘤有关。少见病因包括下丘脑错构瘤或腺垂体的神经元迷离瘤（adenohypophyseal neuronal choristoma）引起的 GHRH 过量分泌，以及来自异位生成的 GH（如支气管类癌、胰岛细胞瘤或小细胞肺癌）。GH 分泌过多引起临床上成人的肢端肥大症和儿童巨人症。肢端肥大症的特征为：颌骨突出（巨颌症）及由此引起的咬合不正，舌体肥大（巨舌症），手足肥大肿胀而致指环及鞋号尺寸增大，鼻及额骨增大而致粗大面容以及牙齿稀疏（表 6-2-1）。肌肉骨骼症状是致残的主要原因，加之关节痛症状，使患者形成了严重虚弱的关节炎体貌。其他常见症状还有皮赘，多汗（50% 以上病人）、常伴有体臭；多毛症，声音低沉，神经病变和神经受压引起的感觉异常（如腕管综合征）等。心肌病变（左心室肥大）和高血压加速心血管并发症的发生。GH 是一种强效的胰岛素拮抗剂，故糖尿病是导致患者死亡的主要因素。当巨舌症、上颚畸形和鼻黏膜肥厚合并存在时，可引起患者呼吸道阻塞、打鼾和睡眠呼吸暂停。肢端肥大症患者患结肠息肉和胃肠癌的概率明显增加，其总体死亡率约为正常人群的 2 ～ 4 倍。大约 20% 分泌型 GH 腺瘤可同时分泌 PRL[3-5]。

表 6-2-1　肢端肥大症的临床表现

受累部位及系统	临床表现
肿瘤局部效应	视野缺损，脑神经麻痹（复视），头痛
躯体表现	肢端肥大，手足软组织肥厚（指环及鞋号尺寸增大）
肌肉骨骼	下颌前突，咬合不正，关节痛，腕管综合征额部隆起
皮肤	多汗症，皮赘
结肠	息肉
心血管	左心室肥大，高血压，充血性心力衰竭
睡眠障碍	睡眠呼吸暂停，发作性睡病
内脏表现	巨舌，肝大，脾大，甲状腺肿大
性功能	月经异常，溢乳（高催乳素血症），性欲减退
糖代谢	葡萄糖耐量降低，胰岛素抵抗，高胰岛素血症，糖尿病
脂肪代谢	高甘油三酯血症

肢端肥大症治疗的主要目的是使 GH 水平恢复正常。因为，寿命表分析显示 GH 水平低于 2.5 ng/mL 患者的生存率与正常人群相等。GH 腺瘤的首选治疗方案为外科手术切除肿瘤，但是，由于肢端肥大症起病隐匿，当出现临床症状时，肿瘤常已巨大并侵犯周围组织。对于有肿瘤残余的病例，需行放射治疗或生长抑素类药物治疗。奥曲肽可选择性地与生长抑素受体 2（somatostatin receptor type 2，SSTR2）结合并抑制 GH 的释放，长期治疗可使超过 50% 的患者 GH 和 IGF-1 水平正常并改善症状。长效的兰瑞肽和醋酸奥曲肽微球可以使患者的注射间隔延长到每月一次，对于无法彻底切除的侵袭性垂体 GH 瘤术后治疗，以及术前减小瘤体便于切除提供了方便。多巴胺受体激动剂（溴隐亭）也用于肢端肥大症的治疗，但仅能使不到 15% 的患者 GH 水平恢复正常[5-7]。

二、泌乳素

泌乳素细胞是产生 PRL 的细胞，占垂体前叶的 20% ~ 30%，它们分散于垂体远侧，在后外侧区域相对聚集。在孕期和哺乳期内，PRL 细胞数量急剧增多（超常增生）。PRL 是 198 个氨基酸组成的多肽，最初被人们认识是由于它的催乳特性。不同于其他受下丘脑刺激分泌的垂体激素，PRL 的分泌可在无任何下丘脑刺激的情况下自发产生。控制 PRL 分泌的主要机制是下丘脑分泌的多巴胺对它的紧张性抑制。另外，PRL 的分泌可被生长抑素抑制。促甲状腺激素释放激素（thyroid stimulating hormone-releasing hormone，TRH）、雌激素、血管活性肠肽（vasoactive intestinal peptide，VIP）和催产素可刺激 PRL 释放。PRL 血浆含量正常范围为 4 ~ 20 μg/L，男性低于此水平 20% ~ 30%。在妊娠后期，PRL 水平可增至 200 ~ 300 μg/L。分娩后，PRL 水平迅速下降，如无哺乳，则于 2 ~ 3 周内回到静止水平。血浆 PRL 水平的波动与哺乳有关，如分娩后继续哺乳，则 PRL 水平可持续升高 2 ~ 6 周[5,8]。

PRL 可促进乳房小叶腺泡上皮过度增殖、导致乳房增大和产生乳汁。PRL 也可影响下丘脑减少促性腺激素释放激素（gonadotropin-releasing hormone，GnRH）及随后 LH 的释放来抑制性腺活性。对于女性，会导致不孕（泌乳性不孕是母乳喂养引起的高泌乳素血症的后果之一）、月经过少和闭经。对于男性，高泌乳素血症可导致性欲低下和阳痿。PRL 亦为一种脑调控激素，被认为与母性行为模式有关。它对于大脑的作用还可能包括刺激食欲和止痛（通过一种阿片样途径），而且这些作用在快速眼动睡眠期增加。

低泌乳素血症一般为全垂体功能减退症的临床表现之一，极少有单纯性 PRL 缺乏者，偶见于接受多巴胺受体激动剂治疗的患者。单纯性 PRL 缺乏可导致泌乳不能和生殖障碍，而无明显其他临床表现。

高泌乳素血症是最常见的垂体病变之一，见于很多不同情况，发病机制亦不相同（表 6-2-2）。生理性高泌乳素血症见于身体和情感压力、怀孕、乳头刺激和性高潮后。很多药物可通过对抗多巴胺的作用来增加 PRL 分泌，包括止吐药、抗抑郁药、抗精神病药和麻醉药。减少多巴胺分泌的药物（如利血平）或多巴胺受体拮抗剂（如吩噻嗪类、氟哌啶醇）常导致高泌乳素血症。病理性高泌乳素血症见于蝶鞍和鞍旁病变。PRL 分泌性腺瘤（泌乳素瘤）占垂体腺瘤的 40% ~ 60%。在泌乳素瘤中，PRL 的分泌失调，其分泌水平直接与肿瘤体积成正比。垂体柄扭曲和垂体压力升高可引起多巴胺对 PRL 分泌的紧张性抑制中断（垂体柄效应），从而导致 PRL 过量分泌引起高泌乳素血症，PRL 水平可高达 150 μg/L。因此，无分泌功能的大腺瘤、导致垂体柄扭曲的鞍旁肿瘤（如鞍结节脑膜瘤）和累及下丘脑的病变（如下丘脑胶质瘤、生殖细胞瘤）均可因垂体柄效应而导致高泌乳素血症。中等程度的高泌乳素血症亦可见于约 20% 甲状腺功能减退症患者，因为甲状腺功能减退导致 TRH 分泌增多而刺激 PRL 释放，或导致促甲状腺激素细胞增生及其引起的垂体柄效应使 PRL 分泌增多。

表 6-2-2 高泌乳素血症病因

分类	具体病因
下丘脑	肿瘤，肉样瘤，放射治疗
垂体	激素活性肿瘤，泌乳素瘤，生长激素腺瘤，TSH 腺瘤
垂体柄效应	无功能性腺瘤，Rathke 裂囊肿，鞍旁肿瘤，
垂体柄横断	
药物	多巴胺受体激动剂，多巴胺合成及释放抑制剂，雌激素
神经源性	胸壁、脊髓损伤，乳房刺激，哺乳，生理应激
其他	原发性甲状腺功能减退，肾衰竭，妊娠，特发性

生育期女性高泌乳素血症临床表现包括闭经、溢乳和不孕。月经周期的改变可为高泌乳素血症的早期诊断和评估提供依据，因此可发现许多直径 < 1 cm 的泌乳素微腺瘤。高泌乳素血症引起的雌激素分泌不足可导致性交困难、性欲低下及长期的骨质疏松，脂溢性皮炎和多毛症也可为表现之一。男性高泌乳素血症最常见的临床表现是进行性性欲减退和阳痿。少精症和性功能减退症的其他表现（如肌肉营养不良、腹部脂肪持续增多）也常有报道，15% ~ 30% 患者有溢乳和男性乳腺发育。由于不能早期发现月经改变，男性和绝经后女性泌乳素腺瘤常为大腺瘤（> 1 cm）。无论男性或女性，高泌乳素血症患者均可有焦虑、抑郁、疲乏、情绪不稳和充满敌意等表现。

高泌乳素血症的治疗必须针对病因。PRL 水平正常后，女性患者月经来潮并可怀孕、男性患者性欲和性能力很快恢复，推测残余的正常腺体可能尚有功能。对于由药物引起的高泌乳素血症，停药后 PRL 水平即恢复正常。在治疗女精神病患者时应考虑给与不引起高泌乳素血症的抗精神病药物。对于甲状腺功能减退相关的高泌乳素血症患者，应用甲状腺素治疗可使 PRL 水平正常。对于肿瘤或占位性病变患者，首先应注意对肿瘤进行适当处理，对于微腺瘤来说，可选择的治疗方案包括外科手术切除和多巴胺受体激动剂药物治疗。经验丰富的外科医师手术切除微腺瘤可达到很高的治愈率，而且病残率很低。药物治疗（如溴隐亭、卡麦角林）可有效控制高泌乳素血症和泌乳素腺瘤生长，但需终身服药。多巴胺受体激动剂可抑制泌乳素腺瘤生成和分泌 PRL、分泌囊泡减少从而使细胞皱缩，最终引起肿瘤体积缩小。多巴胺受体激动剂还可阻止肿瘤细胞复制而抑制肿瘤生长。内分泌科和神经外科医师应共同讨论以决定最佳治疗方案。对于大泌乳素腺瘤，由于存在局部的周围组织侵犯，手术治愈率较低。外科手术治疗可用于以下几种情况：希望受孕者（因为药物治疗须至少在妊娠期的前 3 个月停止）、有视力损害者、不能耐受或药物治疗无效者。对于先天性高泌乳素血症患者，以多巴胺受体激动剂纠正 PRL 水平或性激素替代治疗可改善性功能减退症状[5]。

三、促甲状腺激素

促甲状腺激素（TSH）细胞约占垂体前叶的 5%。甲状腺功能减退可促进 TSH 细胞增生，经适当的甲状腺素补充治疗后 TSH 可恢复正常。TSH 由 α 和 β 两个亚单位组成。α 亚单位常见于 LH、FSH 和人绒毛膜促性腺激素（HCG）。TSH 的生成和分泌受下丘脑促甲状腺激素释放激素（TRH）的调节。TRH 在下丘脑室旁核合成并释放入门脉毛细血管丛，其主要功能是刺激 TSH 释放，也可引起 PRL 的分泌。TSH 引起甲状腺素（thyroxine，T_4）合成和分泌增加以及三碘甲状 [原] 氨酸（triiodothyronine，T_3）的轻度增加。T_4 通过负反馈环路抑制 TRH 和 TSH 的释放，T_4 是甲状腺分泌的主要物质，到达靶组织后转变为有新陈代谢活性的激素。甲状腺素是促进儿童大脑发育和调节成人组织新陈代谢的主要激素[1]。

如 TSH 水平升高而 T_3、T_4 水平降低，提示为甲状腺病变，称为原发性甲状腺功能减退症。继发性或中枢性甲状腺功能减退症时，T_3、T_4 减少与 TSH 降低有关，提示为垂体分泌不足。甲状腺激素缺乏导致婴儿智力发育迟缓，儿童发育延迟和成人黏液性水肿。甲状腺激素分泌不足引起的症状包括怕冷、体重增加、记忆丧失、干性皮肤、毛发脱落、便秘、嗜睡和疲乏。未经治疗的严重甲状腺功能减退可导致昏迷甚至死亡。TSH 或 TRH 缺乏所致甲状腺功能减退症可因下丘脑或垂体损害（肿瘤、炎症、肉芽肿、血管性病变和放射性坏死）而引起。垂体占位性病变（如垂体腺瘤）时，典型的 TSH 分泌减少常伴有其他激素异常，因为垂体功能的丧失常有一定顺序性，最开始丧失生长激素、促性腺激素，随后丧失促甲状腺激素，最后为 ACTH。大多类型的甲状腺功能减退症采用甲状腺素替代治疗有效，可调整激素剂量直至血浆激素水平正常。

甲状腺功能亢进最常见的病因为格雷夫斯病（Graves disease）、多结节性甲状腺肿伴甲亢，这些病变时 TSH 水平很低或检测不到。TSH 分泌性（促甲状腺细胞）腺瘤很少，占所有垂体腺瘤的不到 1%，与长期的甲状腺功能减退有关（以高 TSH 和低 T_4 为特征），或者为高 TSH 伴高 T_4。对于前者，须排除甲状腺功能减退引起的继发性促甲状腺细胞增生。无论原发性还是中枢性甲状腺功能亢进，其症状均有：心动过速、怕热、体重下降、腹泻、震颤、骨质疏松、多尿和情绪易冲动。TSH 分泌性腺瘤可同时分泌其他激素，包括 GH、PRL 和促性腺激素，而且具有更高的侵袭性。外科手术是促甲状腺细胞腺瘤的首选治疗方案。手术切除成功与否取决于肿瘤的侵犯程度和体积。不完全切除的肿瘤需行放射治疗或多巴胺受体激动剂治疗 [3,7,9]。

四、促肾上腺皮质激素

促肾上腺皮质激素细胞产生 ACTH，占垂体前叶的 10% ~ 20%。此类细胞主要聚集于垂体中 1/3，在前叶侧翼和中间部也可存在。皮质醇的分泌受下丘脑 - 垂体 - 肾上腺轴的调节。促肾上腺皮质素释放激素（corticotropin releasing hormone，CRH）由下丘脑室旁神经元合成，经正中隆起外侧带神经细胞末梢轴突分泌进入灌注垂体前叶的长门脉系统，刺激 ACTH 细胞释放。ACTH 作为阿片 - 促黑素细胞皮质素原（proopiomelanocortin，POMC）的一部分被合成，后者裂解成 pro-ACTH 和 β- 促脂素（β-lipotropin，β-LPH）。pro-ACTH 经过进一步加工生成 ACTH、促肾上腺皮质激素样中叶肽（corticotropin-like intermediate lobe peptide，CLIP）、内啡肽、促脂素和促黑色素细胞激素（melanocyte stimulating hormone，MSH）。ACTH 的主要作用是刺激肾上腺皮质类固醇生成，导致皮质醇的合成和释放。皮质醇对垂体和下丘脑发挥负反馈作用。下丘脑通过释放 CRH 对皮质醇进行调节，包括对下丘脑输入信息的整合作用。拟胆碱药物和 5- 羟色胺能药物能刺激 CRH 分泌，而肾上腺素能途径组成了一条抑制通路，所有这些作用介导了具有应激诱导和昼夜节律的 ACTH 分泌。ACTH 和皮质醇分泌在清晨 6 时达到高峰，白天至下午 4 时下降，随后继续下降，至晚上 11 时和凌晨 3 时之间降至最低点 [8]。

ACTH 分泌异常导致皮质醇产生失调。皮质醇是一种类固醇激素，不像肽类激素那样与细胞膜受体结合。皮质醇穿过细胞膜并与胞浆或核受体结合从而影响靶基因的转录和蛋白合成。皮质醇对于维持新陈代谢的稳态有很重要的作用，而且还产生很多生理效应，包括刺激蛋白质分解异生为糖（异化作用）和抗炎作用。

肾上腺皮质功能减退症可为原发性，即肾上腺本身病变，也可为继发性，即垂体或下丘脑功能障碍引起的 CRH 或 ACTH 分泌减少。原发性肾上腺皮质功能不全在 1855 年由 Thomas Addison 首先描述，与肾上腺损害有关，病因包括结核病、获得性免疫

缺陷综合征（acquired immune deficiency syndrome，AIDS）、自身免疫性疾病、肾上腺出血或肿瘤。在这些病例中，ACTH 水平升高与血浆糖皮质激素降低有关。继发性肾上腺皮质功能不全最常见原因为外源性糖皮质激素治疗时引起的下丘脑 - 垂体轴抑制。内源性病因常为体积较大的肿瘤、垂体瘤卒中、垂体梗死（席汉综合征）、炎症（淋巴细胞性垂体炎、朗格罕氏组织细胞增生症）或肉芽肿病（肉样瘤病）等导致的垂体损害。几乎所有病例 ACTH 的减少均伴有全垂体功能的减退。肾上腺皮质功能减退症的临床表现有无力、疲乏、食欲缺乏、恶心呕吐、腹泻和体位性低血压。糖皮质激素分泌不足可伴有盐皮质激素缺乏而引起低钠血症和高钾血症。原发性肾上腺皮质功能不全患者还可有色素沉着（继发于升高的 ACTH 及相关的 MSH 分泌）。肾上腺皮质功能不全的典型诊断标准为清晨血浆皮质醇浓度低及给与 ACTH 后皮质醇反应不足（低于 18 μg/L）（ACTH 刺激试验）。治疗包括全天 2 ~ 3 次的皮质醇激素替代治疗（如氢化可的松上午 8 时 15 mg、下午 3 时 10 mg）。肾上腺皮质功能不全患者在机体应激时（严重疾病、创伤、预期手术）应补充激素以避免肾上腺危象，应激开始时即应给与类固醇（如氢化可的松 100 mg 静脉注射）并维持整个应激过程。

库欣综合征在 1912 年由 Harvey Cushing 首先描述。库欣综合征即是对慢性皮质醇增多引起的临床症状的命名。外源性类固醇的应用（如关节炎和脑水肿的治疗）可导致医源性库欣综合征。由垂体过量分泌 ACTH 而引起的皮质醇增多症被归为库欣病。几乎所有的器官都可受皮质醇增多症影响（表 6-2-3）。向心性肥胖是糖皮质激素过多的最常见和最初表现。蓄积在面部、锁骨上及颈背面的脂肪垫可导致典型的满月脸和水牛背，并伴有面部多血症。脂肪重新分布的机制可能是，躯干和四肢的脂肪细胞对皮质醇过多引起的脂肪分解和继发性高胰岛素血症引起的脂肪生成两个相反作用的敏感性不同。其他临床特征与皮质醇的蛋白质消耗作用有关，包括由真皮和结缔组织萎缩引起的皮肤菲薄、紫色或红色的条纹、肌肉消耗导致的易疲乏和大肌肉萎缩引起的坐起困难，偶可合并低钾血症导致乏力症状的加重。骨质疏松会增加病理性骨折和椎体压缩性骨折的危险。慢性皮质醇增多症还可导致机体对感染性疾病、高血压引起的心脏肥大及最终的充血性心力衰竭、肾上腺皮质雄激素过多导致

的多毛症等疾病的抵抗机制受损。精神障碍也极为常见，包括焦虑、进行性情绪不稳和易激惹、欣快症或抑郁症。该病诊断包括两步，首先应确定是否存在皮质醇增多症或库欣综合征，其次明确病因。清晨血浆皮质醇易于检测，但 50% 的库欣综合征患者为正常水平。因为库欣综合征患者常缺乏昼夜节律，故夜间血清或唾液皮质醇水平检测对诊断有帮助。测 24 小时尿液游离皮质醇是监测肾上腺皮质激素水平最理想的方法。小剂量地塞米松抑制试验是鉴别库欣综合征最可靠的诊断方法，它可评估下丘脑 - 垂体 - 肾上腺轴的负反馈环路是否正常。晚 10 时到 11 时之间给与 1 mg 地塞米松口服药物，于次日早 8 时测血浆皮质醇浓度。通常，血浆皮质醇将被抑制而低于一个确定值（典型时低于 2 μg/L）。尽管这个试验对库欣病敏感性很高，但其特异性很低，约 13% 肥胖患者缺乏正常抑制。

表 6-2-3	库欣综合征的临床特征
分类	**临床表现**
脂肪分布	向心性肥胖，全身性肥胖，满月脸，水牛背，锁骨上脂肪垫
皮肤表现	皮肤条纹（红色或紫色）多血症，多毛症，痤疮，瘀伤，色素沉着
肌肉骨骼	骨质疏松（病理性骨折）近端肌无力
性功能	月经紊乱，性欲减退，阳痿
代谢	葡萄糖耐量下降，糖尿病，伤口愈合不良
心血管	高血压，心脏肥大，充血性心力衰竭
精神改变	易激惹，精神病，情绪不稳，抑郁

库欣综合征的诊断成立后，应寻找病因。血浆 ACTH 水平有助于鉴别肾上腺皮质肿瘤（ACTH 水平降低）、库欣病（ACTH 水平轻度升高或正常）和异位 ACTH 肿瘤（ACTH 水平显著升高）。大剂量地塞米松抑制试验用来测定皮质醇增多症对垂体的依赖性。经典的试验需每 6 小时服用地塞米松 2 mg，连用 2 天，第二天测 24 小时尿液游离皮质醇。几乎所有的库欣病患者类固醇水平被抑制达 50% 以上。肾上腺肿瘤患者类固醇水平降低不明显。也可于夜间 11 时顿服地塞米松 8 mg，次日早 8 时测血浆皮质醇水平，库欣病患者血浆皮质醇水平降至 50% 或低于基础值。另一个补充试验为美替拉酮试验，每 4 小时服用美替拉酮 750 mg，连用 6 次，致使皮质醇丧

失，然后测 24 小时尿液类固醇水平。通常类固醇水平可升高 2 倍，而超过 98% 库欣病患者（以及异位 ACTH 肿瘤）服用美替拉酮后尿液类固醇水平会有爆发性升高。如怀疑为库欣病，应行 MRI 扫描以明确是否存在 ACTH 腺瘤。如 MRI 检查阴性，提示肿瘤体积太小肉眼难以看到或为异位 ACTH 肿瘤，此时应行双侧岩下窦（inferior petrosal sinus，IPS）采血，测 IPS 和外周血 ACTH 水平。库欣病中枢与外周 ACTH 梯度比始终大于 2：1。异位 ACTH 肿瘤患者此梯度比几乎总是低于 1.7：1。双侧岩下窦采血法还有助于确定垂体瘤的定位。如两侧梯度比大于 1.5：1，考虑有异常的静脉引流，肿瘤很可能位于垂体内高 ACTH 侧。应用 CRH 刺激可提高本试验的灵敏度。经蝶手术选择性切除腺瘤对于库欣病的治疗很有必要。由于肿瘤体积常很小而且具有侵袭性，故手术应由库欣病诊治经验丰富的外科医师实行。IPS 引导下的半垂体摘除术可治愈 80% 以上的患者。

长期的皮质醇增多症患者存在下丘脑 - 垂体促肾上腺皮质抑制，使库欣综合征治疗的成功率下降，部分患者需应用皮质醇替代治疗 6 ~ 12 个月，直至 CRH 和 ACTH 反应回到基础水平。对于那些顽固性或库欣病复发而其他治疗无效的患者，可以考虑选择双侧肾上腺全切除这一最终治疗方案。这些患者肾上腺皮质功能的严重减退引起皮质醇丧失，从而可刺激 ACTH 腺瘤的生长和分泌活动的增强，导致血浆 ACTH 浓度不断升高和皮肤色素沉着，称为纳尔逊综合征（Nelson syndrome）[7,9]。

五、卵胞刺激素和黄体生成素

促性腺激素细胞产生卵胞刺激素（FSH）和黄体生成素（LH），占腺垂体前叶的 15%。这两种激素具有同样的 α 亚基，α 亚基是含有 116 个氨基酸的多肽，包含一个 24 氨基酸的信号肽。亚基赋予了每种激素特有的免疫学生物特性。下丘脑通过释放促性腺激素释放激素（GnRH）调节促性腺细胞的分泌。GnRH 是下丘脑视前核和弓状核神经元释放的一类十肽。GnRH 的分泌具有一定频率和浓度，使促性腺细胞分泌相应浓度的 LH 和 FSH。LH 和 FSH 的脉冲式释放与 GnRH 的脉冲式释放相关。在男性中，LH 与 Leydig 细胞的受体结合而刺激睾酮产生。FSH 在男性中的作用尚不明确，可能与睾酮一起参与精子生成

数量和质量的调控。在女性中，LH 是卵巢类固醇合成和卵母细胞成熟的主要调节因子。FSH 在调节卵泡生长和雌激素生成过程中发挥关键作用[8]。

性腺功能减退症分为原发性（睾丸或卵巢功能障碍）和中枢性（垂体或下丘脑）。青春期前儿童性腺功能减退症可无任何症状，而青春期性腺功能减退症则引起青春期不发育或发育延迟。成年女性性腺功能减退表现为闭经、不育、性欲减退、阴道干燥和潮热。在男性中，性腺功能减退导致性欲低下、勃起功能障碍和不育症。原发性性腺功能减退症的病因包括遗传因素、停经、自身免疫反应、病毒感染、放射和化疗。中枢性性腺功能减退症最常见于垂体腺瘤，肿瘤对周围组织的压迫导致垂体组织的损害或干扰下丘脑释放 GnRH。促性腺激素是继 GH 后第二个易被垂体压迫引起紊乱的激素。下丘脑病变如肿瘤或放疗，以及下丘脑性闭经均可导致性腺功能减退症。禁食、体重减轻、神经性厌食、食欲过盛、过度运动或应激状态可导致 GnRH 的脉冲式分泌障碍（下丘脑性闭经）。升高的 PRL 也可抑制 GnRH 波动而导致下丘脑性性腺功能减退症。该病的诊断需要检测 LH、FSH、睾酮或雌激素水平，并参考相应年龄段正常水平。对于男性和绝经前女性，激素替代治疗有效。替代治疗的策略主要包括 GnRH 皮下微泵治疗，以 hCG/hMG 二联肌内注射治疗以及直接口服补充性激素。前两者方案可以重建受损的性功能，恢复排卵、生精功能；而后者适用于无生育需求的患者及中老年患者。

促性腺激素生成过剩是垂体腺瘤的一个病理结果。部分以往所谓的"无功能性"垂体腺瘤事实上均产生促性腺激素，而异常升高的 α 亚基、FSH 或很少升高的 LH 并不产生临床症状。而且，很多肿瘤不引起激素分泌或仅分泌未经正常修饰的促性腺激素前体。治疗促性腺激素腺瘤可考虑外科手术切除肿瘤，大多情况可采用经蝶入路[5,7,9]。

六、抗利尿激素

抗利尿激素（antidiuretic hormone，ADH）或称血管加压素，是一种下丘脑视上核和室旁核大细胞性神经元合成的九肽激素原。神经分泌颗粒沿轴突转运并储存于垂体后叶。ADH 的分泌对渗透压调节高度敏感。位于下丘脑前方的渗透压感受器可感受到血浆渗透压微至 1% 的变化而产生刺激，引起 ADH 释放。ADH 的分泌对容量调节不太敏感。容量感受器位于主动脉、颈动脉窦和左心房，发送冲动信号，沿迷走和舌咽神经传入脑干，血压下降 10% ～ 15% 时刺激 ADH 分泌。ADH 与肾集合管上的受体结合，促使远曲小管和集合管内的游离水重吸收增多[8]。

尿崩症（diabetes insipidus，DI）是血管加压素分泌不足（下丘脑性尿崩症）引起的大量稀释尿液排出。大部分尿崩症患者有正常的渴感警报机制，能够饮入足量的水以保持机体代谢平衡。患者可继发多饮、多尿和夜尿。由于垂体后叶仅是 ADH 的贮藏部位，故垂体后叶或垂体柄下部损伤很少引起永久性尿崩症。然而，垂体柄上部和下丘脑的损伤（如生殖细胞肿瘤、颅咽管瘤、淋巴细胞性垂体炎）则可能导致永久性尿崩症，垂体腺瘤并发尿崩症少见。手术切除垂体柄可引起三个阶段反应，初期由于垂体后叶休克引起暂时性尿崩症，中期因神经垂体细胞死亡而使贮存的 ADH 释放导致 ADH 过量而出现尿少，后期则发展为永久性尿崩症。人工合成的 ADH（去氨加压素）用于治疗那些不能保持足够口服液体摄入量（由此引起的高钠血症）或严重的多尿症和夜尿症患者。一过性尿崩症尿液比重低于 1.005、排尿量大于 200 mL/h 超过 2 小时，且伴高钠血症时，提示经口水分摄入量不足尿液排出量，应及时予以治疗。

ADH 分泌过多表现为抗利尿激素分泌异常综合征（syndrome of inappropriate antidiuretic hormone secretion，SIADH）。SIADH 的特征为 ADH 持续分泌而血浆渗透压低。SIADH 的诊断只有在出入水基本平衡，肾功能、甲状腺和肾上腺功能正常，以及未服用利尿药的情况下方能成立。所有患者均有低钠血症，尿渗透压高于血渗透压。SIADH 的可能病因包括恶性肿瘤（如小细胞肺癌、淋巴瘤、胰腺肿瘤）分泌 ADH、慢性阻塞性肺病（chronic obstructive pulmonary disease，COPD）或药物（如吩噻嗪、三环抗抑郁药、卡马西平、锂剂）等。SIADH 可并发中枢神经系统病变，可能由大脑对大细胞性神经元的慢性抑制作用消失而引起。低钠血症的临床症状主要表现为谵妄、木僵、昏迷和癫痫发作。通常，正常个体只有当血钠水平低于 125 mmol/L 时才出现症状。这些临床表现或许说明血浆渗透压降低引起水分转移至脑内而引起了脑水肿。SIADH 的治疗通常需限水至每天 600 ～ 800 mL，2 ～ 3 天后血钠可逐步升高。

如低钠血症持续很长时间，过快纠正血钠水平可导致中枢性脑桥脱髓鞘病变而引起四肢轻瘫和延髓性麻痹。如患者很快发展为低钠血症并且症状明显，可在限水同时给与 3% 的高张盐水以纠正血钠水平，也有报道自行购买空胶囊装填食盐口服治疗[5-7,9]。

七、催产素

催产素（OT）是贮存于垂体后叶的另一种激素，也是一种九肽，是使子宫收缩最强效的激素。它已被用于产程的诱导和增进，以及产后出血的预防和治疗。催产素还参与泌乳及射乳过程[8]。

（邵新宇）

参考文献

1. Phan K，Xu J，Reddy R，et al. Endoscopic endonasal versus microsurgical transsphenoidal approach for growth hormone-secreting pituitary adenomas-systematic review and meta-analysis. World Neurosurg，2017，97：398-406.

2. Vakilian S，Thébaut J，Ruo R，et al. Examination of the dose-effect relationship of radiation-induced hypopituitarism：results of a case-control study. Adv Radiat Oncol，2021，6（4）：100693.

3. Jørgensen JOL，Juul A. Therapy of endocrine disease：growth hormone replacement therapy in adults：30 years of personal clinical experience. Eur J Endocrinol，2018，179（1）：R47-R56.

4. Zhu H，Xu Y，Gong F，et al. Reference ranges for serum insulin-like growth factor I（IGF-I）in healthy Chinese adults. PLoS One，2017，12（10）：e0185561.

5. Jethwa PR，Patel TD，Hajart AF，et al. Cost-effectiveness analysis of microscopic and endoscopic transsphenoidal surgery versus medical therapy in the management of microprolactinoma in the United States. World Neurosurg，2016，87：65-76.

6. Peculis R，Niedra H，Rovite V. Large scale molecular studies of pituitary neuroendocrine tumors：novel markers，mechanisms and translational perspectives. Cancers（Basel），2021，13（6）：1395.

7. Casagrande A，Bronstein MD，Jallad RS，et al. Remission of acromegaly after treatment withdrawal in patients controlled by cabergoline alone or in combination with octreotide：results from a multicenter study. J Endocrinol Invest，2017，40（5）：523-528.

8. Engelmann M，Landgraf R，Wotjak CT. The hypothalamic-neurohypophysial system regulates the hypothalamic-pituitary-adrenal axis under stress：an old concept revisited. Front Neuroendocrinol，2004，25（3-4）：132-149.

9. Musumeci G，Castorina S，Castrogiovanni P，et al. A journey through the pituitary gland：Development，structure and function，with emphasis on embryo-foetal and later development. Acta Histochem，2015，117（4-5）：355-366.

第三节　全垂体功能减退症

垂体功能减退症包括选择性单一激素水平低下或全垂体功能丧失。由大腺瘤直接压迫或放射线治疗引起的垂体功能障碍常为典型的阶梯式表现，首先为 GH 分泌减少，其次为促性腺激素和促甲状腺激素，最后为促肾上腺皮质激素。这种渐次的功能障碍与垂体细胞对外来损伤的敏感性有关。垂体腺瘤可通过某种激素的过剩分泌（有激素活性腺瘤）或对正常垂体组织的进行性压迫而引起症状。对于后者和 Rathke 裂囊肿，最先出现的典型激素症状包括男性和绝经后女性性欲减退或更年期前女性闭经。这些症状可由促性腺激素功能的直接丧失引起，也可由垂体柄效应引起的高泌乳素血症和随之的 GnRH 抑制引起。其后，随着肿瘤或囊肿的增大，甲状腺和肾上腺功能调节受到影响，出现更明确的症状。肿瘤局部压迫引起的症状和体征常为头痛和视交叉受压引起的双颞侧偏盲，有助于诊断。对于缺乏占位效应表现的尿崩症或全垂体功能减退症患者，应考虑到非腺瘤性鞍区病变可能，如感染、肉样瘤病、淋巴细胞性垂体炎、颅咽管瘤、胶质瘤、生殖细胞瘤、朗格罕氏组织细胞增生症或转移瘤。急性垂体功能衰竭可见于垂体腺瘤出血或垂体梗死（席汉综合征）导致的垂体卒中。涉及垂体（尤其是垂体柄）的放射治疗可使 50% 的患者在 3～5 年内发生垂体功能衰竭[1]。

近些年，由于抗肿瘤治疗中广泛使用的免疫检查点抑制剂（immune checkpoint inbibitor，ICI）类药物的作用，出现了很多ICI相关性垂体功能异常。免疫检查点抑制剂是单克隆抗体，通过结合和抑制细胞毒性T淋巴细胞抗原4（cytotoxic T-lymphocyte associate protein 4，CTLA4）或PD1及其配体PDL1，靶向与T细胞活化和耗竭相关的两种关键信号通路。纳武单抗（nivolumab）、派姆单抗（pembrolizumab，K药）和伊匹单抗（ipilimumab）等ICI已被批准用于以各种联合方案治疗各类癌症，是当今癌症治疗的基本方案。ICI诱导的毒副作用本质上属于自身免疫问题，被称为免疫相关不良事件（immuno-checkpoint inhibors related adverse effect，irAE）。这些事件可以不可预测的方式影响任何器官系统。irAE可涉及内分泌系统，包括垂体（垂体炎）、甲状腺（甲状腺功能减退或甲状腺毒症）、肾上腺（肾上腺功能不全）、胰腺（糖尿病）。其中ICI甲状腺功能减退最常见，发生于10%～20%接受治疗的患者中，之前可伴有短暂性甲状腺功能亢进，通常在ICI治疗完成后持续存在。ICI垂体炎往往同时发生垂体功能减退，是临床相关致残和罕见死亡的原因。ICI诱导的内分泌疾病的治疗包括激素替代疗法。一般可口服氢化可的松片，早上20 mg，晚上10 mg，如果症状严重，给与甲泼尼龙1～2 mg/kg。有甲减时可给与左旋甲状腺素1.6 ug/kg体重起始。一旦临床情况稳定，患者可继续或恢复ICI治疗[2-3]。

（邵新宇）

参考文献

1. Yuen KCJ，Biller BMK，Radovick S，et al American association of clinical endocrinologists and American college of endocrinology guidelines for management of growth hormone deficiency in adults and patients transitioning from pediatric to adult care. Endocr Pract，2019，25（11）：1191-1232.

2. Bai X，Chen X，Wu X，et al. Immune checkpoint inhibitor-associated pituitary adverse events：an observational，retrospective，disproportionality study. J Endocrinol Invest，2020，43（10）：1473-1483.

3. Wright JJ，Powers AC，Johnson DB. Endocrine toxicities of immune checkpoint inhibitors. Nat Rev Endocrinol，2021，17（7）：389-399.

第 7 章

神经电生理学

神经冲动的传导本质上是一种电化学过程，因此，神经电生理学科在神经功能评估领域始终具有无可取代的地位。经过多年的发展，神经电生理学科已经涵盖了患者从术前诊断、术中监测到术后康复及治疗效果评价的全部诊疗过程，成为现代临床医学的重要构成部分。对于神经肿瘤患者，脑电图、脑电地形图、脑磁图等神经电生理技术可以实现肿瘤的术前辅助定位诊断以及肿瘤相关癫痫的致病灶定位，而以肌电图为代表的神经电生理技术则可以评价肿瘤对患者神经功能的损害情况。术中神经电生理监测（intraoperative neuromonitoring，IONM）技术可以为肿瘤的最大安全切除提供有力的保障，有效降低患者术后运动功能障碍率。在术后，神经电生理技术不仅可以用于评估患者肿瘤相关癫痫的控制情况和神经功能的恢复情况，经颅磁刺激等技术更是已被证实可以促进肿瘤患者术后的运动功能康复。此外，新兴的肿瘤电场治疗和肿瘤磁场治疗都有望成为新的肿瘤治疗手段。

在神经电生理学科的上述应用中，术前评估、术后康复及治疗效果评价都可以由神经电生理专业人员进行，但在术中监测的过程中，神经电生理专业人员主要负责监测指标的变化，手术医师则需要基于神经电生理医师的预警及时、快速并准确地调整手术决策，并与神经电生理医师、麻醉医师及手术护士形成良好的团队合作，实现无缝信息共享。而神经肿瘤手术中所涉及的术中神经电生理监测技术又相对复杂，涵盖了诱发电位监测、功能区定位以及脑神经监测等多个领域，这就对神经肿瘤医师提出了更高的要求：不仅要了解各项常用术中神经电生理监测技术的原理和适用范围，更要了解相应技术指标变化所代表的意

义，并能够以此为依据有针对性地调整手术策略，从而避免损伤患者神经功能。本章将对神经肿瘤手术中常用的术中监测技术进行介绍，以帮助神经肿瘤医师更好地理解术中监测工作。

一、概述

术中神经电生理监测是指应用神经电生理技术手段，在手术中对患者神经功能完整性进行监测，从而指导手术决策以保护患者神经功能的医疗技术。该技术具有不影响手术操作、受麻醉影响小、能够实现手术全程监测、监测指标客观精确等多项优点，在包括神经肿瘤在内的各类神经外科常见疾病的手术中已经获得了广泛的应用[1-2]。通过术中神经电生理监测信号的变化，神经电生理医师可以及早发现手术操作对神经功能的潜在不良影响，并及时向手术医师发出预警，促使手术医师调整手术策略，减少术中神经功能损伤，从而有效降低患者术后神经功能障碍发生率，最终使患者获益。此外，术中神经电生理监测的应用可以极大提升手术医师对自身操作安全性的把握程度，鼓励手术医师敢于选用相对高风险的手术策略，使得部分危重患者从中获益。

对于肿瘤累及皮质功能区、皮质下传导束或脊髓等关键神经功能结构，手术过程中存在神经功能损伤风险的患者，神经肿瘤医师应在术前根据患者病变的部位、性质及其临床症状学表现，指导患者到专门的神经电生理中心进行术前评估。由神经电生理专业人员选择恰当的神经电生理技术对患者的感觉、运动、语言等各方面功能予以全面、科学的评估，以此对术中神经电生理监测工作进行科学指导。术中神经电生

理监测方案应由神经肿瘤医师、神经电生理医师与麻醉医师共同讨论决定，神经肿瘤医师应向神经电生理医师及麻醉医师详细说明手术计划（包括手术入路、手术方式等），随后由神经电生理医师根据术前评估结果与手术计划，针对术中易损神经功能结构及神经传导通路选择合适的监测技术，再经与麻醉医师共同讨论，确定最优术中监测方案。

在术中神经电生理监测的过程中，所有对监测指标改变的判断均在与基线对比的基础上产生，基线通常以患者麻醉后稳定状态下的测量数据为准。在整个监测过程中，特别是在手术的关键步骤，一旦出现神经电生理监测指标的显著变化，神经电生理医师应及时向手术医师做出提示，持续存在、进行性加重的监测指标变化往往提示潜在的神经功能结构损伤。在解释监测指标的变化时，应综合考虑麻醉因素（静脉麻醉药物、吸入麻醉药物、镇痛药物等）、生理因素（体温、血压、氧含量、血液稀释等）、技术因素（光、电、声音干扰等）和手术因素（手术操作直接造成的神经系统结构性损伤、间接造成的神经系统缺血性损伤）的影响。

二、体感诱发电位监测

体感诱发电位（somatosensory evoked potential，SEP）是对外周神经的本体感觉神经成分（一般选取上肢腕部正中神经和下肢踝部胫后神经）进行电刺激，刺激产生的信号经脊髓后索向上传递到感觉皮质，从而在感觉神经传导通路上所记录到的电活动。SEP 监测即在术中通过对 SEP 波幅和潜伏期变化的分析，从而实现感觉传导通路完整性监测的技术 [3-4]。在感觉神经传导通路中，脊髓、脑干、幕上的传入神经元突触改变均可对 SEP 产生影响，导致其潜伏期延长、波幅降低或成分丢失。SEP 由短、中、长潜伏期电位组成，其中，中、长潜伏期电位由于受意识状态影响较大，一般不用于术中监测。当前常用的短潜伏期 SEP 监测具有易操作，刺激电压低，受肌松剂影响小，不干扰手术进程，能够连续监测的优势；但同时也具有波幅相对偏低（微伏级），需要多次叠加平均、实时性差、易受外界干扰，以及只能间接反映运动功能状态等缺陷，很少单独使用。

SEP 监测的刺激电极采用表面片电极或金属条型电极，上肢常用刺激部位为腕部正中神经，下肢常用刺激部位为踝部胫后神经，推荐刺激参数：0.2 ~ 0.3 ms 方波恒流脉冲，最大的刺激强度取决于单次刺激的外周反应，大致为运动阈值 2 倍，刺激频率 4.7 ~ 5.1 Hz。记录电极采用皮下针电极，推荐记录参数：上肢 SEP 记录导联 C3-Fz、C4-Fz，记录时间窗 50 ms；下肢 SEP 记录导联 Cz-Fz，记录时间窗 100 ms。平均次数 50 ~ 200 次。上肢 SEP 通常观察 N20，下肢 SEP 观察 P37。这里需要解释的是，SEP 的波形主要依据极性与潜伏期命名。与工科不同，神经电生理学科一般将向上的波称为负相波（negative waveform，N 波），而向下的波称为正相波（positive waveform，P 波），而潜伏期则一般以数字的形式加在极性之后。比如 N20 可以解释为一个波形向上、潜伏期为 20 ms 的波。

术中电生理监测指标的所有变化均需在与基线进行对照的基础上得出。通常认为，波幅反映的是轴索同步活动，潜伏期反映的是神经纤维传导速度。SEP 的预警标准一般是波幅较基线水平降低 50% 或潜伏期较基线水平延长 10%。此外，做出预警前需考虑麻醉药物（如吸入麻醉可造成 SEP 的潜伏期延长和波幅降低）、体温、血压，以及其他术中辅助药物对 SEP 的潜在影响。

在神经肿瘤手术中，SEP 还有一种特殊应用，就是 SEP 相位反转（SEP phase reversal）技术，该技术可以用于大脑中央沟和脊髓后正中沟的定位。其原理是大脑皮质上传入刺激的偶极子自中央后沟向中央前沟发生变化，因此在感觉皮质可以记录到正常的 SEP，在运动皮质上则会记录到 SEP 的反转镜像；而在脊髓上针对左右薄束的刺激同样可以在头顶导联记录到相位倒置的 SEP（图 7-1）。

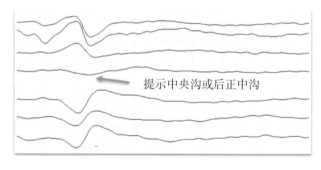

提示中央沟或后正中沟

图 7-1 SEP 相位反转技术定位中央沟或后正中沟

三、运动诱发电位监测

运动诱发电位（motor evoked potential，MEP）是通过电或磁刺激脑运动区或其传出通路，在刺激点以下传出路径或靶肌记录到的电反应。MEP 监测即是通过对术中 MEP 波形变化的分析，实现运动传导通路完整性评估的技术[5]。根据所用刺激器及记录部位的不同，MEP 主要可分为经颅电刺激 MEP 和经颅磁刺激 MEP。经颅磁刺激 MEP 无痛、安全，但价格昂贵，对手术部位、器械及麻醉条件等要求较高，故应用于术中监测有一定困难。相比之下，经颅电刺激 MEP 具有定位准确、价格低廉、安全、方便、可靠、实用等优点，已被广泛应用于术中运动功能的监测。

MEP 刺激电极一般采用盘状电极或针电极，电极放置根据脑电国际 10/20 系统，阳极置于中央前回手部和足部的投射区，即在 10/20 系统中 C3、C4 和 Cz 点的前方 2 cm 处，阴极放置在头皮的任意位置，其中阳极是有效电极，即刺激电极。推荐刺激参数：恒压、恒流刺激，3 ～ 9 个成串刺激；刺激波宽 50 ～ 800 μs；刺激间期 2 ～ 4 ms。MEP 的记录通常将针电极放置于刺激皮质对侧相应的肢体肌腹中进行。每一肢体应在两组或两组以上不同肌群安装电极，以便互相参照，而且在一组电极脱落或接触不良等情况下，仍可确保记录的稳定。上肢记录肌群通常使用伸指总肌、鱼际肌等，下肢记录肌群通常使用胫前肌、拇短展肌等。推荐记录参数：窗宽 100 ms；低频滤波 10 ～ 100 Hz，高频滤波 1500 ～ 3000 Hz。

MEP 同样有一种专用于脊髓手术的特殊应用，名为 D 波（D-wave）监测。D 波是指将电极置于运动皮质上方头皮或直接置于运动皮质，电流直接刺激运动皮质的锥体细胞后，由皮质脊髓束产生的，能够被硬膜外电极记录到的去极化波，也称直接波，通常被用来监测脊髓运动通路的传导情况[6]。推荐刺激参数：恒压、恒流刺激，单刺激，刺激波宽 50 ～ 800 μs。D 波记录可通过将 2 触点（间距 2 ～ 3 cm）线状电极放置在脊髓硬膜外或硬膜下进行。推荐记录参数：窗宽 10 ～ 20 ms；低频滤波 0.2 ～ 2 Hz，高频滤波 1500 ～ 3000 Hz；平均次数 5 ～ 20。即使是在因使用神经肌肉阻断剂导致 MEP 难以引出的情况下，D 波仍能较好地发挥监测作用。需要注意的是，D 波监测在 T10 水平以下难以引出，因此主要适用于颈胸段脊髓肿瘤的监测。

主流观点一般认为，术中 MEP 波幅较基线水平下降 20% ～ 30% 时应密切关注后续变化，并尝试排查原因；当波幅较基线水平降低 50% 或潜伏期较基线水平延长 10% 时，监测人员应立即向手术医师提出预警，以便手术医师调整手术策略使 MEP 恢复。然而，MEP 的预警标准因应病种性质及病变位置存在差异，比如对于脊髓肿瘤手术来说，部分研究认为应以波幅消失，即所谓的"全或无"或波幅下降 80% 以上作为预警标准。此外，一些研究也表明，MEP 发生显著变化的持续时间同样是影响患者术后神经功能预后的重要因素，它可以对现有预警体系形成有效的补充，为医师提供更全面的信息。总体来看，精细化与个体化将是未来术中监测领域发展的趋势。

四、脑干听觉诱发电位监测

脑干位于颅后窝，由中脑、脑桥、延髓三部分组成，是调节人体基本生命活动的中枢，也是上下行传导通路的必经之地。鉴于脑干的特殊解剖位置和关键生理功能，涉及颅后窝的各类肿瘤（如听神经瘤、斜坡肿瘤等）的手术，都有可能基于牵拉、暴露等手术操作对脑干造成直接或间接的损伤，造成严重后遗症。脑干听觉诱发电位（brainstem auditory evoked potential，BAEP）监测是目前术中神经电生理监测领域用于监测脑干功能的主要方法，由于该方法客观敏感、简单安全，目前已广泛应用于颅底手术中的脑干功能监测[7]。

BAEP 是指一定强度的声音刺激听觉器官后，在脑干听觉传导通路上产生并传导的一系列电活动。根据潜伏期和波幅的不同，BAEP 可分为短潜伏期、中潜伏期和长潜伏期 BAEP。短潜伏期 BAEP 反应波峰的潜伏期在 10 ms 之内，波幅通常在 0.2 μV 左右，主要产生于脑干内，受意识状态、麻醉药物等因素的影响相对较小，是术中监测的主要对象。一般来说，在没有相应神经损伤的前提下，术中 BAEP 的引出率可达 100%。

BAEP 有 I ～ Ⅶ七个主波成分，分别对应着不同的神经起源（图 7-2）。一般认为 I 波神经发生源位于听神经颅外段；Ⅱ 波神经发生源位于听神经颅内段和耳蜗神经核；Ⅲ 波神经发生源位于上橄榄核；Ⅳ 波神经发生源位于外侧丘系；Ⅴ 波神经发生源位于下

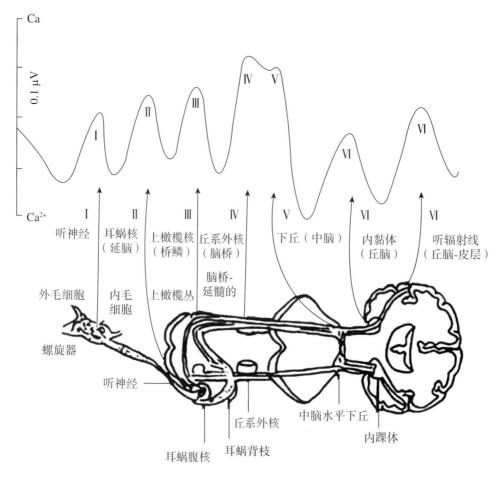

图 7-2 BAEP 各波来源示意图

丘，有时与Ⅳ波形合并为一；Ⅵ波和Ⅶ波分别对应外侧膝状体和听放射。其中Ⅰ、Ⅲ、Ⅴ三个主波成分最易辨认，也是 BAEP 监测的重点。当术中由于牵拉、暴露等原因造成脑干受压后，这些主波成分的波幅、潜伏期会出现相应的变化。值得注意的是，对于瘤体较大的听神经瘤等病变，即使患侧听神经受损，BAEP 丧失，仍然可以通过健侧 BAEP 的改变及早发现脑干功能的变化。

BAEP 监测的刺激及记录参数详见表 7-1。术中 BAEP 监测一般选用耳道插入式耳机，一方面可避免侵犯术野，另一方面耳机固定相对稳定，给声强度可控。记录电极采用皮下针电极放在乳突或耳垂，参考电极放置于头顶 Cz。在 BAEP 监测全程中，以基线为标准，当出现波幅降低或潜伏期延长改变时，应立即向手术医师提出预警，积极排查原因。BAEP 的重点监测指标包括Ⅰ波、Ⅲ波及Ⅴ波的潜伏期和波幅，此外，Ⅰ～Ⅲ峰间潜伏期、Ⅰ～Ⅴ峰间潜伏期、Ⅲ～Ⅴ峰间潜伏期及Ⅴ／Ⅰ波幅比也可作为参

表 7-1　BAEP 监测的刺激及记录参数

刺激参数	记录参数
耳机：耳道插入式耳机	导联方式：A1-Cz，A2-Cz
类型：Click	低频截止点：100 ～ 150 Hz
脉宽：0.1 ms	高频截止点：3000 Hz
强度：80 ～ 90 dBHL	陷波滤波：关闭
极性：交替波或疏波	扫描次数：1000 ～ 2000 次
掩蔽：对侧耳用低于给声强度 20 ～ 40 dB 的白噪声掩蔽	分析时间：10 ms

考。BAEP 监测目前尚无统一的正常波形标准和预警标准，一般认为单纯的潜伏期和峰间潜伏期延长，如在术中经手术策略调整可以恢复，则提示脑干功能的改变可能源于手术操作带来的刺激，患者预后相对良好。而 BAEP 波幅的下降或消失往往由重度牵拉引起，通常难以恢复，如同时伴有对侧 BAEP 的改变，则说明脑干移位较重且伴有严重损伤，患者预

后难以保证。

五、闪光视觉诱发电位监测

神经肿瘤中与视觉传导通路位置关系密切的类型并不少见，比如好发于视交叉附近的垂体瘤、颅咽管瘤、鞍结节脑膜瘤，以及邻近视神经、视放射、枕叶视觉皮质中枢等其他视觉传导通路重要结构的以视路胶质瘤为代表的各类肿瘤，视觉功能损伤是上述肿瘤常见的严重术后并发症。闪光视觉诱发电位（flash visual evoked potential，F-VEP）是人眼经闪光刺激后产生的经视觉传导通路（视神经、视交叉、视束、视放射）到达枕叶视觉皮质中枢，从而可以在枕部记录到的一种长潜伏期诱发电位。F-VEP 能够评估从视网膜到枕叶视觉皮质中枢的整个视觉传导通路的功能，其应用可以有效避免手术操作导致的视觉功能损伤[8]。

F-VEP 监测推荐的刺激及记录方案详见表 7-2。刺激设备可选用配有闪光灯的护目镜，把护目镜覆盖在眼部，既便于形成直接视觉刺激，同时也可防止来自手术室及显微镜的其他外源灯光的影响。刺激光源推荐选用白光，由于白光作用于视网膜可以激活的细胞相对更多，产生的刺激强度更大。具体到刺激方式，目前主要有单眼刺激双侧记录和双眼刺激双侧记录两种，鉴于单眼刺激能够更好的判定视交叉之前的视路损伤，推荐使用单眼刺激双侧记录。光强为 50%（峰值 = 3×5500 mcd），闪光频率为 0.7 ~ 1.2 Hz；记录的滤波带通为 1 ~ 100 Hz，平滑带通

表 7-2　F-VEP 监测的刺激及记录方案

刺激方案	记录方案
刺激设备：护目镜	记录电极：螺旋电极
刺激方式：单眼刺激双侧记录	电极位置：O1、O2、Oz、Fz
刺激参数	记录参数
光颜色：白色	滤波带通：1 ~ 100 Hz
光频率：0.7 ~ 1.2 Hz（推荐 0.7 Hz）	平滑带通：20 ~ 100 Hz
光强度：50% 峰值强度（峰值 = 3×5500 mcd）	分析时间：300 ms
	叠加次数：< 50 次

20 ~ 100 Hz，分析时间为 300 ms；记录电极位置分别为 Oz、O1、O2，即枕骨粗隆上 4 cm 及左右各旁开 4 cm，参考电极为 Fz；记录导联为 O1-Fz、O2-Fz 及 Oz-Fz。推荐联合使用视网膜电位进行监测，可用于协助判断 F-VEP 消失的原因，其记录电极位置为两眼外眦旁开 2 cm。需要注意的是，吸入麻醉药对 F-VEP 有强烈的抑制效果，在需行 F-VEP 监测的手术中建议选择全凭静脉麻醉。

F-VEP 标准波形是三相波，由两个负相波和一个正相波组成，分别命名为 N75、P100、N145。视网膜电位波形是双相波，由一个正相波和一个负相波组成，分别命名为 a 波和 b 波（图 7-3）。

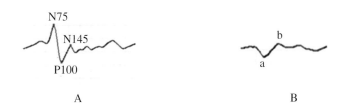

图 7-3　F-VEP（A）与视网膜电位（B）的波形

通常用 N75 和 P100 之间的峰间值或是 P100 和 N145 之间的峰间值来表示 F-VEP 的波幅。一般认为当波幅相比基线下降 50% 时，提示患者视觉损伤风险，需及时告知手术医生，调整手术方案，持续 F-VEP 波形消失则往往提示预后视力功能障碍。此外，在解读 F-VEP 监测结果时，需要考虑麻醉、体温、术前视力等因素的影响。

六、术中直接电刺激技术

在切除累及皮质功能区或皮质下纤维束的肿瘤时，功能结构的精确定位至关重要。由于肿瘤对周围组织的侵袭及推挤作用以及随肿瘤进展而产生的功能区重塑现象，依靠解剖学标志和功能影像进行功能结构定位并不可靠。术中直接电刺激技术能够在手术切除过程中实现皮质及皮质下功能结构的精确定位并判断功能传导通路的完整性，该技术准确、可靠、安全，是当前皮质及皮质下功能结构定位的"金标准"。不同研究中心使用的直接电刺激参数不尽相同，传统直接电刺激（Penfield 法）的刺激参数为 50 ~ 60 Hz 方波刺激，脉宽 0.1 ~ 0.3 ms，每串刺激持续 2 ~ 5 s，最大刺激强度不超过 20 mA，刺激间歇为 10 ~ 20 s。后来部分中心开始使用高频多脉冲

刺激，具体参数为刺激频率250～500 Hz，刺激强度1～40 mA或4～120 V，5～10个脉冲，脉宽500 μs，可以有效改善传统直接电刺激易诱发癫痫的效果，且容易引发组织疲劳的问题。初始刺激强度通常设置为1 mA，并逐次增加0.5～1 mA，直至产生有效反应。在反应的记录上，可以选用唤醒状态下功能评价、肌电图监测及MEP监测。

根据选用刺激探头的类型，直接电刺激可分为单极刺激和双极刺激（图7-4）。单极刺激的特点是电流密度分布更好，具有可预测性，导致刺激强度和反应强度之间存在直接相关性。此外，有研究提出引出反应的刺激强度阈值与刺激点距离功能结构的距离成正比，其关系约为1 mA：1 mm。单极刺激的主要局限在于刺激电流外周扩散能力较强，有时可越过靶组织激活周围任何可兴奋组织，从而导致假阳性反应。与此相反，双极刺激的刺激电流主要局限在两极之间，外周扩散微乎其微，局部刺激更加精确。双极探针的主要缺点是，如果电极间缺少电阻组织，可导致电流分流，例如术腔冲洗或短暂出血时电流主要通过液体，可导致假阴性反应。简而言之，单极刺激的灵敏度高，适合判断刺激点距离功能结构的距离；而需要高度特异性的实现功能区精确定位时，使用双极刺激更佳。在肿瘤与皮质下传导束关系密切时，往往需要结合单双极刺激的结果以确定手术策略[9]。

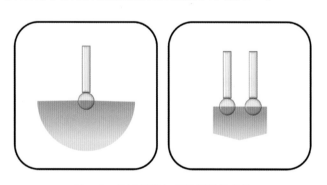

图7-4 单极刺激与双极刺激的差异

运动功能区的定位可以在全麻下通过直接皮质或皮质下电刺激进行，其观察记录方法有两种。一种是直接观察手术部位对侧的面部和肢体活动情况，在刺激达到一定阈值后，可观察到相应部位的肌肉出现快速收缩；另一种方式是通过肌电图或MEP监测技术进行记录，相比直接观察要更为敏感、准确和安全。在唤醒手术中，由于患者处于清醒状态，其自身的活动会对肌电图及MEP记录造成干扰，运动功能区的定位只能通过直接观察手术部位对侧肌肉的反应来进行。但同时，唤醒麻醉下直接电刺激技术也具有自身独特的优点。首先，患者全程处于清醒状态，能够对自己的感知进行描述，刺激反应可以同时获得医患双方的确证和认可；其次，唤醒状态下可以完成运动抑制功能的监测（即嘱患者做相应运动，观察刺激是否对患者运动产生抑制）。

至于语言功能区的定位，大脑皮质上的重要语言功能区范围一般较小（小于2 cm²），而且其具体解剖部位往往存在较大的个体差异，相关手术更加需要神经电生理的参与。由于语言对刺激的反应主要表现为抑制作用，同样需要采用唤醒麻醉下直接电刺激技术。术前需要对患者进行培训，使其熟悉相应的语言任务，一般最常用的任务为图片命名，但视情况也可选用语句阅读、语句理解、听觉反应命名等其他语言功能任务。

术野范围内的全部皮质都属于需要直接电刺激的范围，如果刺激下患者出现肌肉收缩或言语异常，则初步判断刺激处皮质属于相关功能区，并用数字标签标记，继续检查其他区域，直至标记出全部功能区。在明确病变与功能区关系的前提下临时制定手术策略，对病变进行切除。如病变位置较深，可通过皮质下刺激明确病变切除的深部功能边界，其刺激方法和判定同皮质电刺激技术，与切除肿瘤交替进行，直至将未累及功能结构的病变全部切除。

需要注意的是，术中直接电刺激有诱发癫痫的可能，大多数为局灶性，通常在1～2 s内自行停止，且不发生扩散。如术中癫痫未能自行停止，可用4℃冰林格液快速冲洗受刺激的大脑皮质，癫痫症状常可在数秒内得到控制。

七、肌电图监测

术中肌电图监测技术主要包括自由肌电图和诱发肌电图监测。自由肌电图可以实时监测自发性肌电反应和由刺激引发的肌肉爆发电位，是最简单、实用的监测方法。诱发肌电图则通常用于识别神经结构、定位神经走行和评估神经功能。肌电图监测应用的场合相对广泛，在颅底肿瘤的手术中，医源性脑神经损伤是常见的严重并发症，肌电图监测则是脑神经监测的核心技术；而在大脑半球或脊髓脊柱肿瘤的手术中，也往往需要用到肌电图监测[10]。

自由肌电图可以监测到的刺激主要是机械性刺激，包括牵拉、肿瘤分离、冷热冲洗液冲洗、单双极电凝器、激光及超声雾化吸引等。监测常用参数如下：滤波器范围为 30 ~ 3 kHz，背景扫描时程为 200 ms/D，灵敏度为 100 μV/D。术中自由肌电图可出现单个或连续爆发的肌电反应（图 7-5）。

①棘波（spikes）：是指单个出现的爆发性电位，波形骤起骤落。这种类型的肌电反应可能是神经轴突机械感受器的一种特性，多与神经直接受压有关。直接的神经损伤、冲洗、将浸透生理盐水的纱布置于神经上或者电灼均可诱发此类反应。②爆发性波（bursts）：指单独出现的纺锤形的短暂多相肌电活动，波形缓增缓减，持续时间较棘波长，可达数百毫秒。爆发型波可出现数个显著的峰值，出现频率较棘波少。临床意义同棘波。③连续爆发性肌电反应（trains）：持续数秒的周期性的运动单元电位，这种情况大多数出现在神经受到明显牵拉时或者电灼后，很可能与神经本身的缺血或长时间机械性牵拉、挤压有关，提示术后神经功能减退。视其频率和节律又可分为 A、B、C 三种序列波，其中 A-train 与术后神经功能恶化的相关性较高。

自由肌电图监测是实时和连续的，任何形式的肌电反应都说明神经受到一定程度的激惹或损伤。一般来说，手术中出现的肌电图反应，可能是手术操作对神经的机械牵拉所致，也可能提示神经严重损伤的可能，需要监测人员在临床中结合实际情况灵活分析。

诱发肌电图则是通过使用微量电流直接刺激神经，在该神经支配的肌肉上记录获得的肌电反应。术中采用诱发肌电图最主要的目的有两个，一是确定刺激神经功能的完整性，二是鉴别刺激神经与其他神经、组织或肿瘤的关系。在正常情况下，脑神经与周围组织的关系比较容易辨认，如果肿瘤较大，可能将神经挤压成扁片状或细丝状，很难与蛛网膜等组织区别开来，这种情况下，电刺激是唯一可靠、有效的鉴别脑神经的方法。需要注意的是，由于神经纤维损伤轴突远端沃勒变性通常需要 48 ~ 72 小时才能到达运动终板，所以术中在损伤远端刺激可获得正常的反应，必须在损伤近端给与刺激才能发现潜伏期延长、波幅下降或消失等异常反应。

在神经肿瘤手术中，神经肿瘤医师和神经电生理医师要根据病变部位，最可能影响到的神经结构，综合考虑、合理设计，以确定最优的肌电图监测方案。下面以脑神经监测为例介绍肌电图监测的应用。

眼动神经包括动眼神经、滑车神经和展神经。对于累及鞍旁及海绵窦的肿瘤，发生上述神经损伤的风险较大，可以造成患者眼肌麻痹、复视、瞳孔大小及瞳孔反射改变。可以通过将针状电极或线状电极植入对应的眼外肌来实现相应的监测。三叉神经的运动纤维起自脑桥中部的三叉神经运动核。其运动纤维包含于三叉神经下颌支内，支配各咀嚼肌，包括咬肌、颞

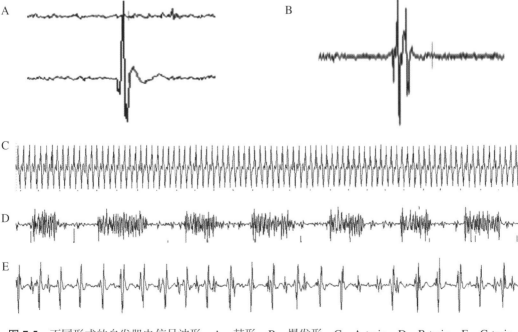

图 7-5 不同形式的自发肌电信号波形。A．棘形；B．爆发形；C．A-train；D．B-train；E．C-train

肌、翼外肌和翼内肌等。三叉神经监测的记录电极通常放在咬肌上。

面神经是脑神经监测的重要对象。以听神经瘤为代表的桥小脑角区肿瘤手术，均需全程予以面神经电生理监测。由于颅后窝手术中监测的是颅内段面神经主干，而且多数情况下还要同时监测其他后组脑神经的功能。肌电图导联的数目受到一定限制，因此，面神经监测的肌肉记录一般只需要两组导联，即手术侧的眼轮匝肌和口轮匝肌。

后组脑神经指最后四对脑神经，包括舌咽神经、迷走神经、副神经及舌下神经。其中舌咽神经和迷走神经都有三种不同功能（感觉、运动和副交感）的神经纤维。迷走神经分出的喉上神经和喉返神经的运动纤维支配声带运动的环甲肌和其他声带运动肌。因此迷走神经监测可以通过气管插管记录电极直接记录声带肌的肌电活动。舌咽神经运动纤维支配的唯一肌肉是茎突咽肌，而这一肌肉不容易直接插入针电极实现记录，但可以通过软腭后针电极间接接收茎突咽肌的肌电活动。副神经和舌下神经的术中监测相对直接。副神经的监测可以将一对针电极插在手术同侧副神经支配的斜方肌和（或）胸锁乳突肌上；而舌下神经的监测是将一对针电极安装在手术同侧的舌肌上。

八、皮质脑电图监测

肿瘤相关癫痫是脑肿瘤的重要并发症，不同病理类型的脑肿瘤致痫性各不相同，其中以胶质瘤和神经元与神经胶质混合性肿瘤的致痫性最强。低级别胶质瘤患者大多以癫痫为首发症状，癫痫伴发率可达 65% ~ 90%，而胚胎发育不良性神经上皮瘤（DNET）的癫痫伴发率可达 100%。对于患有肿瘤相关癫痫的患者，手术目标除了切除肿瘤、保护功能之外，还应包括控制癫痫。肿瘤相关癫痫的致痫灶往往并非肿瘤自身，可以位于毗邻甚至远离肿瘤的脑组织，因此实现致痫灶的精确定位十分必要。

早在 20 世纪 50 年代，皮质脑电图（electrocorticography，ECoG）技术已被应用于癫痫手术中的致痫灶定位。术中 ECoG 监测的时间有限，很少能监测到发作期电活动，大多是根据发作间期的异常放电来指导致痫灶的定位，但由于 ECoG 可以直接记录皮质的电活动，其信号不会受到颅骨等组织的衰减作用，其空间分辨率也远高于头皮脑电，因此仍能获得较好的

效果。可以分别在肿瘤切除前后进行 ECoG 监测，如异常放电在肿瘤切除后消失，则表明多为肿瘤激惹，无需特殊处理，如异常放电在肿瘤切除后仍然存在，可考虑采用软膜下电灼术进行处理。近年来也开始有中心尝试引入 ECoG 数据的高频振荡分析进行致痫灶和功能区的定位，但尚未获得普遍应用[11]。

小 结

神经肿瘤是神经外科的重要分支学科，其内涵广泛，分支庞杂，所涉及的电生理技术也自然繁多，诸如术中耳蜗电图、耳蜗神经复合动作电位、瞬目反射、喉内收肌反射、球海绵体反射等监测技术本章也未能一一尽述。随着国内国际临床神经电生理学科的蓬勃发展，将来会有更多的新技术引入神经肿瘤手术，而在神经肿瘤和神经电生理学科的深度结合下，现有技术的应用范围也必将得到不断的开发拓展，最终推动学科联合发展，使广大患者获益。

（樊 星 乔 慧）

参考文献

1. 中国医师协会神经外科分会神经电生理监测专家委员会. 中国神经外科术中电生理监测规范（2017版）. 中华医学杂志，2018，98（17）：11.

2. Gertsch JH，Moreira JJ，Lee GR，et al. Practice guidelines for the supervising professional：intraoperative neurophysiological monitoring. J Clin Monit Comput，2019，33（2）：175-183.

3. MacDonald DB，Dong C，Quatrale R，et al. Recommendations of the International Society of Intraoperative Neurophysiology for intraoperative somatosensory evoked potentials. Clin Neurophysiol，2019，130（1）：161-179.

4. Fustes OJH，Kay CSK，Lorenzoni PJ，et al. Somatosensory evoked potentials in clinical practice：a review. Arq Neuropsiquiatr，2021，79（9）：824-831.

5. Macdonald DB，Skinner S，Shils J，et al. American Society of Neurophysiological Monitoring. Intraoperative motor evoked potential monitoring-a position statement by the American Society of Neurophysiological

Monitoring. Clin Neurophysiol，2013，124（12）：2291-2316.

6．Bir M，Gupta U，Jaryal AK，et al. Predictive value of intraoperative D-wave and m-MEP neurophysiological monitoring in patients with preoperative motor deficits in immediate and late postoperative period. J Craniovertebr Junction Spine，2021，12（1）：26-32.

7．Aihara N，Murakami S，Takemura K，et al. Interaural Difference of Wave V Predicting Postoperative Hearing in Gardner-Robertson Class II Acoustic Neuroma Patients. J Neurol Surg B Skull Base，2013，74（5）：274-278.

8．郭栋泽，樊星，乔慧．闪光视觉诱发电位术中监测的研究现状．中华神经外科杂志，2020，36（5）：529-532.

9．Gogos AJ，Young JS，Morshed RA，et al. Triple motor mapping：transcranial，bipolar，and monopolar mapping for supratentorial glioma resection adjacent to motor pathways. J Neurosurg，2020，134（6）：1728-1737.

10．Shkarubo AN，Chernov IV，Ogurtsova AA，et al. Neurophysiological Identification of Cranial Nerves During Endoscopic Endonasal Surgery of Skull Base Tumors：Pilot Study Technical Report. World Neurosurg，2017，98：230-238.

11．Qi L，Fan X，Tao X，et al. Identifying the Epileptogenic Zone With the Relative Strength of High-Frequency Oscillation：A Stereoelectroencephalography Study. Front Hum Neurosci，2020，14：186.

第 8 章

手术治疗

第一节　手术处理原则

脑肿瘤，特别是恶性肿瘤，常常给患者的生活甚至生命带来厄运。随着诊断水平、手术技术、设备以及麻醉技术的不断进步，外科手术在脑肿瘤治疗中的作用举足轻重。恰当的手术治疗不但可以提高患者的生活质量，还可以延长生存时间。

1884 年 11 月 25 日，英国伦敦的 Godlee 教授开创了手术切除脑肿瘤的先河。此后 14 个月内，美国加州 Hirschfelder 和 Mouse 两位专家在旧金山施行了脑肿瘤切除术。一百多年来，手术切除神经系统肿瘤已成为基本、有效的治疗方法。对良性肿瘤原则上应做到彻底切除，以达到根治目的，即便是恶性肿瘤，亦应力求将肿瘤全部切除，术后辅以其他治疗，至少可以达到延长生命的疗效。神经系统肿瘤手术的原则是：凡生长于可用手术摘除部位的肿瘤，均应首先考虑手术治疗；应在不引起严重病残的情况下，力争将肿瘤完全切除或切除的越彻底越好。对这一原则的遵守，是改善患者预后的重要因素[1-2]。

一、手术治疗可达到的四个基本目标

（一）治愈肿瘤

神经系统良性肿瘤可以通过手术切除达到根治目的，如脑膜瘤、垂体瘤、听神经瘤等。虽然多数胶质瘤需要手术后辅以放化疗，甚至分子靶向、电场等综合治疗，但像毛细胞性星形细胞瘤也可以通过手术达到治愈的目的。

（二）明确病理诊断，为选择合适的后续治疗提供组织学依据

术中快速冰冻病理检查可以对手术方式、切除范围等提供重要参考。如原发性中枢神经系统淋巴瘤，手术只需要活检；而对于胶质瘤，切除范围应遵循"两个最大"的原则，即最大限度地切除肿瘤和最大限度地保护正常组织。术后常规石蜡切片病理检查，确定肿瘤的组织类型、分级及恶性程度，结合肿瘤分子特征（如胶质瘤 IDH1、MGMT、Ki-67、P53、EGFR、1p19q LOH）情况，能够进一步提示肿瘤的生物学特征和对治疗的反应。同时，获取的肿瘤组织还为研究提供了珍贵的标本。

（三）快速缓解颅内压增高和占位效应，从而改善神经功能

颅内压增高是颅内肿瘤产生临床症状并危及患者生命的重要病理生理环节，降低颅内压在颅内肿瘤治疗中具有十分重要的意义。降低颅内压的根本方法是切除肿瘤。对于肿瘤占位效应明显、瘤周水肿严重并引起相应神经功能损害，而单用药物脱水效果欠佳的患者，手术减压十分必要。

（四）减少肿瘤负荷，增加辅助治疗（如放疗、化疗）的疗效和安全性

手术本身是减少肿瘤细胞继续生长最快最有效的方法，即使没有达到根治的目的，但切除肿瘤本身可以减少体内肿瘤负荷，切除肿瘤中心的肿瘤细胞（大多是对放疗耐受的缺氧细胞及对化疗耐药的细胞），可以增强术后辅助放化疗的效果。另外，对于生存期

较短的恶性肿瘤（如脑转移瘤）患者，手术可以延长患者的生存时间，为患者接受后续治疗争取时间。

二、手术治疗的影响因素

脑肿瘤患者是否需行手术治疗取决于肿瘤与患者两方面。前者包括肿瘤部位、大小、占位效应、血供情况、成分及数量等；后者包括患者的一般身体状况、年龄、手术风险、麻醉风险、既往治疗情况、原发躯体疾病（特别是脑转移瘤患者），患者及家属的预期（生存期和生活质量）等。神经外科医生需认真考虑相关因素，权衡利弊后做出最优决定。

（一）肿瘤因素

1. 肿瘤部位　浅表肿瘤的手术切除要比位置深在肿瘤或者功能区肿瘤容易得多。因为后者手术可能会导致额外的神经功能损伤，有时其他治疗方式（如立体定向放射治疗）可能是更好的选择。

2. 肿瘤大小　肿瘤体积大，占位效应明显，对周围正常脑组织的直接压迫，或者是瘤周水肿引起的间接压迫，均可导致中线移位，甚至脑疝，从而出现严重的神经功能障碍。对于这两种情况，急需外科手术。然而，有时虽然肿瘤体积很大，但对周围正常脑组织的压迫却不明显，而是浸润生长到周围正常脑组织中，对于这种情况，手术切除肿瘤不但不能改善原有的神经功能障碍，反而会加重原有的神经功能障碍或导致新的功能障碍产生。脱水治疗后如果患者症状缓解，则说明原有神经功能的障碍主要由肿瘤局部压迫引起，如果症状缓解不明显，则说明原有神经功能障碍主要由肿瘤浸润破坏周围脑组织引起。

3. 肿瘤血供　可以通过头颅 CT 和 MRI 来评估肿瘤血供，除了根据肿瘤强化程度、血管流空等影像特征，还可以通过 CTA、MRA、MRV，甚至 DSA 等检查明确肿瘤血供。肿瘤的血供同样影响手术方式的选择。例如，对于血供丰富的肿瘤，如果行立体定向活检，则出血的风险高。供应肿瘤的血管和非供应正常脑组织的血管可以先通过 DSA 将其栓塞，以减少术中出血。

（二）肿瘤数量

在决定治疗方案时，肿瘤的数量也是一个很重要的因素。颅内单发病灶，不管是原发还是转移，手术

切除都是第一手段。对于颅内多发肿瘤（常见于脑转移瘤），可以选择手术治疗或全脑放疗。欧洲神经肿瘤学协会（European Association for Neuro-Oncology，EANO）2021 年最新发布的实体瘤脑转移诊疗指南中指出，对于多发脑转移瘤患者，一些特定的情况如脑转移瘤直径 > 3 cm，位于重要功能区、颅后窝的转移瘤，具有囊性变或坏死特征的转移瘤等，可以考虑手术切除[3]。

（三）患者因素

患者因素主要是指神经系统状况，这主要是通过神经系统检查和 Karnofsky 评分进行评估。脑肿瘤患者的年龄也是一个很重要的因素。神经系统以外身体其他器官的功能状况直接影响患者对麻醉和手术的耐受能力。对于肿瘤复发的患者，特别是恶性肿瘤，患者先前接受的治疗直接影响再次手术的效果。此外，患者的精神状况、情绪，以及通过手术可能达的效果，均影响治疗方式的选择。

三、术前准备

（一）术前常规准备

1. 一般实验室检查　包括血常规与血型鉴定、尿常规及便常规，凝血时间测定，肝、肾功能、电解质、乙肝、丙肝标志物。有内分泌症状及体征者，必须检查其各项内分泌学指标。有必要行脑脊液检查者，可行脑脊液常规、生化及细菌学 + 药敏检查。怀疑生殖细胞瘤者，需要查血、脑脊液 HCG 和 AFP。怀疑转移瘤患者应检测肿瘤相关抗原。

2. 心肺功能检查　包括心电图、胸部 X 线检查。必要时查肺功能、血气分析、心肌酶谱等。

3. 影像学检查　根据需要行 X 线、CT 和（或）MRI 检查，必要时可予 DSA 检查，了解血供，栓塞供瘤血管。转移瘤患者还需查全身 PET-CT 等，了解肿瘤的全身转移情况。其他检查（如 MRS、DTI、FMRI）根据具体情况而定，可为手术提供参考。

4. 视力视野检查　特殊部位如鞍区肿瘤（垂体瘤、颅咽管瘤等），术前应检查视力视野。

5. 神经电生理检查　有癫痫症状的患者需要检查脑电图、脑磁图等，桥小脑角肿瘤应检查脑干听觉诱发电位（BAEP）。

6. 针对每位患者，术前均应进行讨论，提出合理的手术方案，估计术中、术后出现的情况及应采取的相应措施。对于病情复杂的患者，联合放疗科、影像科、病理科、相关内科等科室的多学科诊疗（multidisciplinary team，MDT）逐渐陈成为复杂脑肿瘤患者术前评估的模式。

7. 向患者及家属进行耐心细致的解释，消除对方的恐惧和疑虑，讲清手术目的、可能达到的预期效果，术中、术后可能出现的意外情况及并发症，输血可能发生的意外情况等，签署手术同意书和输血同意书。

8. 术前备皮、禁食；充分备血；进行麻醉用药、术前抗生素等相关药物的皮肤敏感试验。

9. 精神紧张而影响睡眠者，手术前夜可酌用镇静或催眠剂。有癫痫发作者，需抗痫治疗，可选用苯妥英钠、丙戊酸、卡马西平、安定等。鞍区肿瘤术前应用糖皮质激素，经蝶手术者术前还需抗生素滴鼻。

10. 椎管脊髓肿瘤一般在手术前夜用低压肥皂水灌肠，颅脑肿瘤一般无须灌肠，但要保证大便通畅。

11. 近年来，3D 打印技术在神经外科手术中逐渐兴起。对特殊复杂的肿瘤患者来说，使用该技术打印的肿瘤模型对术前模拟手术具有很好的指示作用（图 8-1-1）[4]。

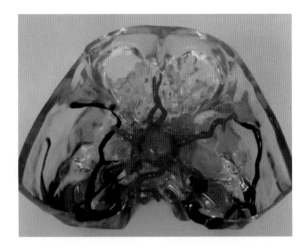

图 8-1-1 3D 打印技术制作的术前脑膜瘤模型

（二）患者特殊情况的准备

1. 营养不良 低蛋白血症或维生素缺乏可造成组织愈合不良和凝血机制障碍，容易感染，增加了手术危险性。如果血浆蛋白测定值在 30 ~ 35 g/L，术前应补充富含蛋白质饮食进行纠正；如低于 30 g/L，则需通过输血浆、人体白蛋白等制剂才能在较短的时间内纠正。

2. 心血管病 血压应控制在 160/90 mmHg 以下。有心脏病者，需经内科治疗好转后，或与麻醉科、内科医师共同对心脏危险因素进行评估和处理后，才能手术。

3. 脑血管病 老年、高血压、冠心病、糖尿病和吸烟是脑血管病发生的危险因素，近期有脑卒中病史者，择期手术应至少推迟 2 周，最好 6 周。

4. 肺功能障碍 戒烟、鼓励患者呼吸训练，增加功能残气量，可以减少肺部并发症。急性呼吸系统感染者，择期手术应推迟至治愈后 1 ~ 2 周。急症手术，需加用抗生素，尽可能避免吸入麻醉。阻塞性呼吸道疾病者，围术期应用支气管扩张药。

5. 糖尿病 糖尿病患者整个围术期都处于应激状态，其并发症和死亡率较无糖尿病者高 50%。糖尿病影响伤口愈合，易发生感染。处理方式包括：仅以饮食控制血糖者，术前不需特殊准备；口服降糖药者，服至手术前夜；长效降糖药应在术前 2 ~ 3 日停服。禁食患者需输注葡萄糖和胰岛素维持血糖在轻度升高状态（5.6 ~ 11.2 mmol/L）。平时用胰岛素者，术前应以葡萄糖和胰岛素维持正常糖代谢，手术日晨停用胰岛素。伴酮症酸中毒患者，急症手术时，应尽可能纠正酸中毒、血容量不足、电解质失衡（特别是低血钾）。

6. 肝或肾功能不全 肝功能不全时应给与保肝药物治疗，急性肝炎患者，要行手术最好经治疗肝功能好转再考虑手术。肾功能不全时，手术和用药要特别注意，防止肾损害加重。

四、一般手术技术

（一）术中患者体位

依据手术部位和患者情况，选择最适宜体位，以利于手术操作和手术中抢救。通常需让肿瘤位于最高点，患者的头部常需用头架固定。

1. 仰卧位 适用于额部和鞍区手术，有时则需取头部略偏健侧的仰卧位。

2. 侧卧位 适用于一侧顶部、颞部、内囊区和侧脑室后部手术，也常用于脊髓手术。

3．侧俯卧位　适用于桥小脑角、侧脑室后部和松果体区手术。

4．俯卧位　用于幕上顶枕区、侧脑室后部和颅后窝中线区的手术、脊髓手术。

5．坐位　可用于松果体区和某些颅后窝手术。

（二）开颅手术的基本过程

除了少数情况（例如，需要保持患者在清醒状态下以辨别皮质语言功能区），手术需在全麻下进行。

切口设计由肿瘤的位置、头皮的血供、美观因素以及日后可能需行的手术等因素决定。术前通过MRI检查精确定位，缩小头皮切口及骨窗开放可以降低脑组织在手术过程中受损的风险。

消毒术区。

打开颅骨后，硬膜的切口要能提供适当的暴露。切开硬膜需要小心谨慎，以免损伤静脉窦和邻近的静脉。可以通过脑组织（例如脑皮质、胼胝体）、脑沟、或者两个大脑半球间到达肿瘤。肿瘤暴露后，就要尽可能分清它的边界。

肿瘤的切除范围要根据术中病理诊断、肿瘤的位置，以及患者术前的功能缺损情况决定。不管在哪个部位，如果需要和可能的话，我们都提倡在手术显微镜下全切肿瘤。MRI上的水肿区域一般不用切除，对于质地较软的肿瘤，例如胶质瘤和一部分转移瘤，利用双极电凝和吸引器切除就可以完成肿瘤切除。大多数质地较硬的肿瘤可以用超声吸引来切除。肿瘤切除后，要彻底止血，硬膜用针线缝合，骨瓣复位固定。如果硬膜或者骨瓣已经被肿瘤侵犯，需用人工脑膜、骨瓣材料修补。

对于胶质瘤患者，由于手术后的脑水肿、炎性渗出和胶质增生（72小时后明显）容易与残留肿瘤混淆，常于术后24～72小时内复查头颅MRI，以便确定手术切除程度，并观察有无出血或者梗死。

（三）术中监测

术中监测在神经外科的发展中起着重要作用。目前主要包括：术中导航、电生理监测和术中影像。

1．术中导航　术中神经导航技术是使用患者影像数据准确对应解剖结构，手术中通过红外线跟踪器实时共定位患者影像和病灶，达到精准指导手术的目的（详见本章第4节）。

2．电生理监测　术中神经电生理监测（intraoperative neuromonitoring，IONM）是指通过各种电生理技术监测手术过程中神经功能的完整性，从而达到在最大限度减少神经功能损伤的前提下切除肿瘤的目的。主要包括躯体感觉诱发电位（SSEPS）、运动诱发电位（MEP）和听觉诱发电位（AEP）、肌电图（EMG）等（详见第7章）。

3．术中影像　由于目前的立体定向设备都是基于患者术前的影像学资料，因此，所提供的信息是静态的，而不是实时的，手术过程中脑移位或变形会影响其精确性。因此，各种影像设备被引入手术室，以期通过提过实时影像学资料校正由于脑移位造成的误差。Lunsford等将CT引入神经外科手术，但是由于X线对人体的伤害及CT在软组织（特别是颅底部位）的成像能力较差，因而术中CT并未得到广泛的应用。上个世纪80年代，超声波被引入神经外科手术，由于超声波设备轻便，操作简单，对人体无害，因而被广泛采用，一度成为校正术中脑移位的主要手段。但是由于超声波成像为二维图像、成像不直观、成像范围窄以及软组织分辨率差等缺点，限制了其在神经外科手术中的应用。MRI成像技术由于具有三维成像、软组织分辨率极佳及多种成像模式等优点，而被广泛地应用于神经外科领域，是目前不可替代的神经系统成像工具，因此也成为最理想的术中成像工具。

自从1994年第一台术中磁共振成像（intraoperative magnetic resonance imaging，iMRI）单元在美国研制成功以来，近二十多年来，iMRI单元不断发展，在以下几方面不断进步。①设备体积减小，增加了神经外科医生手术空间。②磁场强度增强，增加成像的清晰度。升级软件系统，增加成像模式，如功能成像、灌注成像。目前iMRI单元的场强已达到3.0 T，并能进行多模态脑功能定位。③增强MRI设备的兼容性，降低对手术室、手术设备及器械的要求，降低成本，增强可操作性。

随着iMRI的逐渐普及，相关的研究亦相继报道。胶质瘤手术最为关心的问题是如何做到最大限度安全切除（maximal safe resection），iMRI数字一体化手术是目前解决该问题最为安全、彻底的模式。多项大型回顾性研究已经证实，无论是在胶质瘤患者的肿瘤全切率、患者术后生存期方面，还是在功能区肿瘤术后致残率、患者术后生活质量方面，iMRI辅助手术都呈现出比传统神经导航辅助手术更为明显的优势[5-9]。

另外，术中荧光引导技术也是目前比较常用的一种术中监测方法。它是通过化学荧光物质透过被肿瘤破坏的血脑屏障来显示胶质瘤边界（术中黄荧光图），从而引导手术医师肿瘤切除的范围。常用的荧光底物有 5- 氨基乙酰丙氨酸（5-ALA）、荧光素钠（FLS）、吲哚菁绿（ICG）等。与 iMRI 相比，术中荧光成像可显影 MRI 非强化区域，有研究显示该区域常有肿瘤细胞浸润，手术切除可减少胶质瘤复发。术中荧光素引导因其价格低廉、使用方便、效果明显等优势，普遍被使用于脑肿瘤手术的术中成像方面。

（四）手术方式

1. 肿瘤切除术　根据肿瘤切除程度、切除方式和评价标准，可分为全切除（包括肉眼全切、显微镜下全切和影像学全切）、部分切除 [包括次全切除（90% 以上）、大部分切除（60% 以上）和局部切除（60% 以下）] 和活检（包括开颅活检和立体定向活检）。

2. 内减压术　肿瘤不能完全切除时，可将肿瘤周围的非功能区脑组织大块切除使颅内留出空间，降低颅内压，延长生命。

3. 外减压术　通过去除颅骨，敞开硬脑膜或减张缝合硬脑膜而达到降低颅内压的目的。常用于大脑深部肿瘤不能切除或仅行活检及脑深部肿瘤放疗前，达到减压目的。常用术式有颞肌下减压术、枕肌下减压术和去大骨瓣减压术。

4. 脑脊液分流术　为解除脑脊液梗阻而采用侧脑室 - 枕大池分流术、终板造瘘术及三脑室底部造瘘术、侧脑室 - 腹腔分流术等。

5. 辅助手段　另外，导航、立体定向、内镜、术中唤醒等技术的辅助应用也对神经外科手术的提升起到重要作用（详见本章第 3 ~ 6 节）。随着科学技术的发展，神经外科手术的安全性得到了很大的提高，其中最重要的是显微镜和显微手术器械的应用。这让手术医生在保持有良好的视野情况下，能够手术切除任何部位的病变成为可能。双极电凝消除了单极电凝所可能引起的电流播散的风险，并且在止血方面效果很好。自动拉钩改善了手术的暴露，并且能够对脑组织保持恒定的压力。现代麻醉技术、颅内高压的控制、水电解质平衡的控制方面的发展，对于神经外科手术的进步都起着一定的作用。超声吸引的使用减少了对周围正常组织的损伤，特别是对纤维组织来源的肿瘤（如脑膜瘤、听神经瘤）是很有效的手术工具。

（五）术后一般处理

1. 监护　主要监护患者的瞳孔、意识、生命体征和颅内压变化，如有异常，及时查找原因，及时处理；一些病人还需要监测血气和脑电波，以指导治疗。

2. 体位　术后尚未清醒的患者取仰卧位，头偏向健侧，以保持呼吸道通畅。如患者清醒，血压正常，为降低颅内压，可采用头高 15° ~ 30° 的斜坡卧位。颅后窝手术后清醒患者取健侧卧位。肿瘤腔较大者患者术后 24 ~ 48 小时要避免患侧卧位。脊髓手术取仰卧或侧卧位，翻身时切忌扭曲，必要时需颈部支架固定或穿颈胸外固定背心，腰骶部手术后取侧卧或俯卧位，防止尿便污染伤口。肢体瘫痪患者应加强护理，勤翻身，每 2 小时一次，防止褥疮。

3. 饮食　一般神经外科手术后，患者清醒，次日可进流食，第二天进半流食，逐渐过渡到普通饮食。颅后窝手术患者首次进食时一定要有医护人员在场观察。后组脑神经有损害时，手术后 3 天可鼻饲营养饮食；昏迷者需鼻饲解决营养问题，热量为 1500 ~ 2000 cal/d。

4. 输液　手术后禁食成人患者补液 1500 ~ 2000 ml/d，儿童按体重计算。适量补充电解质和必须营养成分，液体应合理分配，不可短时间内过快或大量输液，以免增加心脏负荷和加重脑水肿。

5. 切口处理　切口保持无菌，防止污染。若敷料渗血渗液，及时更换。硬膜外引流管在手术后 24 ~ 48 小时内拔除，脑室内外引流管在手术后 3 ~ 5 天内拔除。若切口有脑脊液漏，应检查漏液原因，重新缝合伤口，适当应用抗生素。

6. 腰椎穿刺　开颅手术后大多需要行腰穿。手术后腰椎穿刺的目的是释放血性脑脊液、测颅内压、判断颅内有无感染。通常在拔除引流管后次日行腰椎穿刺，隔日一次，直至 CSF 转为清亮、CSF 常规检查基本正常为止。

7. 术后用药　止血药、抗生素、脱水药物、肾上腺糖皮质激素、抗癫痫药物、制酸剂以及营养神经药物根据情况合理使用。

8．术后并发症 手术治疗脑肿瘤的围术期并发症涉及内科和外科两方面。前者包括麻醉（0.2%）、电解质失平衡（特别是低钠）、感染、深静脉血栓和脑水肿。脑水肿是最严重的外科并发症之一，原因主要有：周围脑组织的损伤，肿瘤切除后局部血流的改变，术中牵拉导致的损伤。其他并发症包括：术后瘤腔出血主要由于术后高血压、肿瘤残留、或者凝血功能异常（4.8%）或者手术止血不彻底；由于水肿、手术牵拉等引起的短期神经功能障碍（10%）；癫痫；术后脑积水主要由于肿瘤压迫、脑室周围水肿、颅内出血引起；卒中；精神症状和新出现的神经功能障碍。

近年来，术后加速康复外科（enhanced recovery after surgery，ERAS）越来越被提倡，在神经外科领域也不断发展。其目的是旨在通过对围术期各环节综合应用多学科管理方法，整合一系列具有循证医学证据的措施对手术患者进行评估管理，以减少手术并发症和风险，加快术后恢复[10]。

（牟永告 陈忠平）

参考文献

1．王硕．神经外科手术技术图谱（第2版）．山东：山东科学技术出版社，2020.

2．王忠诚．神经外科手术学．北京：科学出版社，2000.

3．Le Rhun E，Guckenberger M，Smits M，et al. EANO-ESMO Clinical Practice Guidelines for diagnosis, treatment and follow-up of patients with brain metastasis from solid tumours. Ann Oncol，2021，32：1332-1347.

4．Pucci J，Christophe B，Sisti J，et al. Three-dimensional printing：technologies，applications，and limitations in ncurosurgcry. Biotechnology advances，2017，35（5）：521-529.

5．Berman JI，Berger MS，Chung SW，et al. Accuracy of diffusion tensor magnetic resonance imaging tractography assessed using intraoperative subcortical stimulation mapping and magnetic source imaging. J Neurosurg，2007，107（3）：488-494.

6．Moche M，Trampel R，Kahn T，et al. Navigation concepts for MR image-guided interventions. J Magn Reson Imaging，2008，27（2）：276-291.

7．Ruff IM，Petrovich Brennan NM，Peck KK，et al. Assessment of the language laterality index in patients with brain tumor using functional MR imaging：effects of thresholding，task selection，and prior surgery. Am J Neuroradiol，2008，29（3）：528-535.

8．Kubben P，ter Meulen K，Schijns O，et al. Intraoperative MRI-guided resection of glioblastoma multiforme：a systematic review. Lancet Oncol，2011，12（11）：1062-1670.

9．Kuhnt D，Becker A，Ganslandt O，et al. Correlation of the extent of tumor volume resection and patient survival in surgery of glioblastoma multiforme with high-field intraoperative MRI guidance. Neuro-oncology，2011，13（12）：1339-1348.

10．中国医师协会脑胶质瘤专业委员会．中国神经外科术后加速康复外科（ERAS）专家共识．中华神经外科杂志，2020，36（10）：973-983.

第二节 显微神经外科设备及应用

手术设备和器械是外科医师手的延伸，没有精良的手术设备和器械，就不能很好地完成手术。近30年来，随着显微神经外科技术的不断发展，显微手术设备和器械应运而生，并不断更新。要做好神经外科显微手术，必须对这些设备和器械的性能有所认识和了解，学会正确地使用它们，在手术中才能运用自如、得心应手地发挥其最大作用。微创神经外科是在显微神经外科的基础上发展而来的，因此许多手术的基础器械和显微技术是相同的。为完成显微神经外科手术，必须具备一套适合在手术显微镜下操作的显微手术设备和手术器械。

显微神经外科设备主要包括手术显微镜、可控手术床、头架、高速微型钻、双极电凝器、超声外科吸引器等。显微手术器械主要包括自动牵开器、吸引器、显微剪、显微刀、显微镊、显微持针器等。显微神经外科手术的各种设备和器械，随着显微手术应用范围的扩展而不断扩大，许多公司根据神经外科医师提出的要求而设计、生产和开发了大量型号各异的显微外科器械，并逐渐使其性能完善，以适应显微手术的需要。当前精细的显微神经外科手术技术已形成各种程式，其原因与显微手术设备和器械的应用是紧密相关的。因此，作为一名神经外科医师，掌握显微神经外科设备和器械的基本知识十分重要 [1-3]。

　　许多公司提供的基础显微手术器械是成套生产的，如镊、持针器、剪刀、分离器等，分别装在不同的器械盒中。有条件的单位可成套购买显微手术器械，应用起来十分方便。如条件所限，神经外科医师也可根据本人的需要和习惯，挑选几件经常使用的器械，装在一个带胶粒的专用盒子里，以利于选择性地使用。由于显微手术器械都十分精细，使用和收藏时应格外小心。若在使用中不小心将显微手术器械跌落于地，或者使用不当、清洗不净等，都会造成其损坏，使应用寿命缩短。手术室对于这些器械应有专人负责妥善保管。术后清理时应将常规手术器械与显微手术器械分开，用软刷刷洗，清洗后擦拭干净，并在器械活动的关节部位滴加专用润滑油。术中要随时保持器械的清洁，并按器械设计的要求使用，这样才能延长显微手术器械的使用寿命。一旦使用不当，如用小显微持针器去夹持大号缝合针，便会损伤持针器。又如用显微剪去剪质地坚硬的肿瘤，不仅会损伤剪刀的锋韧，而且会使显微剪的关节松动 [4-6]。本节将重点介绍常用的显微神经外科手术设备和器械的性能及其使用技术。

一、手术显微镜

　　手术显微镜（operative microscope）是显微外科的必需设备。目前国内外生产的手术显微镜种类很多，适用于神经外科的显微镜要求具备下列性能。①术野清晰，有立体感；②照明充足均匀，对组织无损害；③物镜可更换，以适应不同深度的手术需要；④可用转鼓或变焦镜调整放大倍数（3.5～25 倍）；⑤平衡好，可在三维空间内做各个方向的自由移动，灵活方便；⑥备有同轴光源，如光源熄灭，即可启用；⑦可连接照相机、摄像机等附件，以利于手术过程的记录。

（一）手术显微镜的组成部件

　　1．照明系统　所有手术显微镜都有同轴光源，聚焦的光线经棱镜、物镜照射到术野，使术者在深窄的术野中获得立体观感而无阴影遮蔽。最常用的光源是钨丝灯，目前已有纤维光源和卤素光源。纤维光源属于"冷光"系统，其开尔文（Kelvin）反温差与日光相似，且安置在显微镜立柱上，远离镜体，术中用无菌单覆盖显微镜时，可留在外面，所以不易升温，对组织影响小。卤素光源的光输出量约为钨灯的 1.6 倍。多数显微镜的照明范围是恒定的，并不随放大倍数变化而改变，但新型显微镜的照明范围可随放大倍数改变而自动调整。

　　2．放大系统　手术显微镜的放大倍数取决于 4 个因素，即物镜焦距、镜筒长度、目镜放大倍数和分级或连续变倍数 [2,5]（表 8-2-1）。

　　显微镜的实际放大倍数可根据下列公式计算。

$$实际放大倍数 = \frac{目镜放大倍数×镜筒长度×分级变倍数}{16×物镜焦距}$$

$$实际放大倍数 = \frac{目镜放大倍数×镜筒长度×连续变倍数}{物镜焦距}$$

　　3．附件　包括照相机和摄像机等。

$$照相机放大倍数 = \frac{照相机座焦距(200)×变倍数}{16}$$

（二）手术显微镜的应用

　　1．镜筒和物镜　镜筒有 160 mm 和 125 mm 两种长度，并有直筒、斜筒和可变式筒三种形状。对垂直位置的手术野，直筒较方便；对水平位置的术野，则宜使用斜筒。适用于神经外科手术的物镜焦距有 200、250、300、350 和 400 mm 等。对于表浅手术，选用 200 mm 的物镜；颅内和脊髓手术，常用 250 或 300 mm 的物镜；深部手术可用 350 mm 的物镜。使用时的工作距离（物镜至物体的距离）与物镜焦距有关，如物镜焦距为 300 mm 时，工作距离为 260 mm。

　　2．目镜　目镜放大倍数一般有 4 档，常用 12.5×。术者若有单纯性近视或远视，可不佩戴眼镜操作，调整目镜即可；但若有散光，则必须佩戴眼镜，除非在目镜上安装有特制的校正镜片。

　　3．放大倍数和视野　物镜焦距、镜筒长度和目镜放大倍数确定后，显微镜的实际放大倍数取决于变倍数，术中可根据手术靶组织的大小选用。变倍方式有两种，即连续变倍式（zoom 式）和分级变倍式（分 6、10、16、25 和 40 共五个等级）。显微镜的放大倍数不同，视野大小也不同。放大倍数愈大，视野愈小。

表 8-2-1　160 mm 镜筒显微镜的实际放大倍数

物镜焦距 (mm)	目镜放大倍数	分级变倍数					连续变倍数
		6	10	16	25	40	0.5 ~ 2.5
200	10×	3.1	5.0	8.0	12.5	20.0	4 ~ 20
	12.5×	4.0	6.2	10.0	16.0	25.0	5 ~ 25
	16×	5.0	7.8	12.5	20.0	32.0	6 ~ 32
	20×	6.2	10.0	16.0	25.0	40.0	8 ~ 40
250	10×	2.5	4.0	6.4	10.0	16.5	3.2 ~ 16
	12.5×	3.2	5.0	8.0	13.0	21.0	4.0 ~ 20
	16×	4.0	6.4	10.0	16.5	26.0	5.1 ~ 26
	20×	5.0	8.0	13.0	21.0	33.0	6.4 ~ 32
300	10×	2.0	3.3	5.3	8.3	13.3	2.7 ~ 13
	12.5×	2.5	4.2	6.7	10.4	16.7	3.3 ~ 17
	16×	3.2	5.3	8.5	13.3	21.3	4.3 ~ 21
	20×	4.0	6.7	10.7	16.7	26.7	5.3 ~ 27
400	10×	1.6	2.5	4.0	6.4	10.0	2 ~ 10
	12.5×	2.0	3.1	5.0	8.0	13.0	2.5 ~ 13
	16×	2.5	4.0	6.4	10.0	16.0	3 ~ 16
	20×	3.1	5.0	8.0	13.0	20.0	4 ~ 20

(三) 德国蔡司手术显微镜简介

手术显微镜已不再是简单的、为手术提供照明和放大的工具，而是向着多功能和智能化的方向发展。它不仅能作为显微神经外科手术的一个操作平台，而且能够为术中图像信息的交换传输以及术中的诊断治疗提供强大的技术支持。因此，有人将现代以及未来的手术显微镜描述为"新概念"手术显微镜。下面以德国蔡司（Zeiss）OPMI Neuro/Pentero 型手术显微镜（图 8-2-1）为例，简要介绍其主要特点。

1. 手术显微镜的基本功能更加完善　①景深与亮度智能联动：该手术显微镜的最大工作距离范围达 200 ~ 500 mm。不加超大景深，景深可增加 17%；加超大景深，景深可增加 100%。不论是实施颅脑深部手术还是脊柱手术，光线都可到达阴影处，并实现高速自动对焦。②人体工程学设计：合理的人体工程学设计使该手术显微镜适用于颅脑深部以及脊柱手术中可能遇到的各种情况。③修改系统配置方便：即使

是在更改系统设置情况下，整个系统仍然随时可用。④全新的助手观察概念：由于助手镜在手术显微镜移动的过程中可以准确地保持位置不变，助手不用经常改变姿势进行观察。⑤外设丰富：除了外加数码相机（例如单反数码相机）和激光微操作器外，该手术显微镜还集成了多种术中所需附件（如 CCD 摄像头、荧光造影、面对面助手镜、境内导航），并仍然保持主镜的精巧和容易操作。⑥操作方式多样：无论使用手柄操作，还是采用口控，该手术显微镜均可轻松地浮动到指定位置。主镜和悬挂系统的重要功能可以通过多种脚控来完成。电动 X、Y 轴移动，使在任何方向和位置上都可精确移动。⑦触摸屏指引用户使操作变得简单：可创建直观的数字化患者文件，针对不同使用者可编制个性化的设置，全屏显示，无需再加视频监视器。

2. 集成数码影像系统　①包含完全内置的数字化图像系统，可记录长达数小时的手术过程，并可进行随意编辑，包括做重点的标记、归档等。②记录：

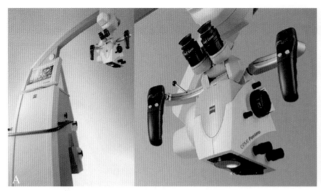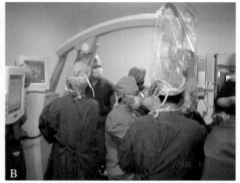

图 8-2-1 手术显微镜及应用。A．德国蔡司公司 OPMI Neuro/Pentero 型手术显微镜；B．神经外科手术中应用 OPMI Neuro/Pentero 型手术显微镜

触摸屏可以直观地指引用户进行操作。③选择：可随意选取录像片断或是单帧图像。④编辑：可对所选片断进行标记、处理、说明等。⑤回放功能。⑥归档：数据可以惊人的速度在 DVD、CD 或网络的其他电脑上归档，如果使用 U 盘，数据还可随身携带。⑦ Multi-Vision 镜内成像：显微镜下手术野相关信息（如当前显微镜的工作距离、放大倍数、灯光亮度）和触摸屏用户界面（显示屏内的内容）都可在镜内视野显示，内镜图像、神经导航图像和其他诊断数据等也可在镜内视野导入。

3. 移动和维护简单　①柔性路径：该手术显微镜可在狭小空间内灵活移动，同时可做长距离的移动；②自动平衡：具备全自动电脑智能平衡系统；③自动覆盖：消毒套自动收紧（抽真空）；④采用拉式氙灯更换方式使灯泡更换非常简便。

4. 术中诊断和治疗功能　①可在荧光技术指导下实施肿瘤切除术：术中肿瘤的高对比度荧光（红色）显示不仅可以通过目镜直接观察，也可以显示在屏幕上，从而清晰界定荧光肿瘤的边缘，指导手术切除。②药物和图像的组合可实现无间断的术中诊治，充分提高患者手术的安全系数，还能进行高分辨率的血流测量。

5. 医院工作流程的整合　① Multi-Vision 成像系统可连接众多导航系统，并将诊断和导航数据在目镜下显示。②信息传输：既可以输入患者术前和术中的各种影像资料，又可以通过网络或 DICOM 界面向外界输出患者资料。

二、放大镜和头灯

手术放大镜和头灯（loupes and headlight）始用于耳科和眼科，后来由于广视野放大镜的问世，逐步应用于神经外科和其他领域。即使在手术显微镜普遍应用的今天，因为简便、经济，放大镜和头灯在神经外科和颅底外科仍有一定的应用价值。

放大镜的工作距离有 26.5 cm、34 cm 和 42 cm 三种，可根据手术部位的深浅选用。瞳距可调节，放大倍数从 2× 到 4×。图 8-2-2 表示放大镜工作距离、放大倍数和视野的关系 [2,5]。例如，工作距离为 34 cm，放大倍数为 2.4× 时，视野直径为 6 cm。术

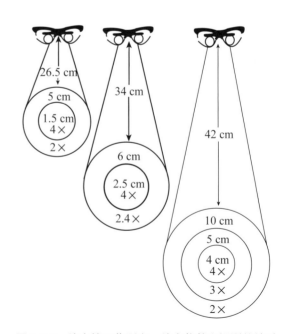

图 8-2-2　放大镜工作距离、放大倍数和视野的关系

者如果平时即佩戴眼镜，放大镜则需安置适当的校正镜片。

在放大状态下，需要足够的光源以确保照明度，Keeler 头灯能提供充分的同轴光照。照明系统有两种。①钨丝灯（图 8-2-3A）：6 V，18 W，在 33 cm 的工作距离上形成直径 75 mm 的均匀明亮的光圈。②纤维光源（图 8-2-3B）：不产热，光圈可在 30 ~ 100 mm 的范围内调节。

三、纤维光源

纤维光源（fiber-optic light）因很少产热，故又称冷光源，主要用于脑深部手术照明。仪器主要包含两个交替使用的光源（特制灯泡），通过一条包裹着数十根光导玻璃纤维的导线，远端连接一聚光镜（图 8-2-4），将光线指向手术野深部。它可使脑深部的结构显示得非常清楚，无侧照灯光线常有被术者或助手遮挡之弊，较附有灯泡脑压板的光强度大，较头灯使用更方便。但如手术改在手术显微镜下施行，即可不用纤维光源[7]。

四、显微外科手术床

显微外科的发展需要与之相适应的多功能手术床（operating table），以满足各个部位和各种性质病变的手术所需[8-10]。目前应用较多的是瑞穗（Mizuho）公司生产的 MST、MOT 和 SPL 等类型手术床。现以 MST-7200B 型电动油压显微外科手术床（图 8-2-5）为例，介绍其基本性能和应用注意事项。

（一）基本性能

①可满足各种手术体位（仰卧、俯卧、侧卧、坐位等）所需。②术前或术中可根据需要用调控盒随时调整体位。调控范围：床面高度 50 ~ 100 cm；头低足高 25°，头高足低 25°，侧倾 20°，背靠上曲 90°，下曲 30°。③可连接头托或头架。④床基座短，便于术者取坐位紧靠床头，做长时间的显微手术操作。⑤用电动油压系统调控，简便坚实，床位调好后，无任何晃动。⑥采用低压电调控，漏电 < 100 μA，很安全。⑦同样适用于其他外科手术。

（二）应用注意事项

①不可同时按压调控盒上的两个体位调控键。②确保电源线中的地线接地。③手术结束后，关闭基座上的电源开关，拔出电源线插头。④不可用水擦拭床基座。

五、头托和头架

头托和头架（head holder and head frame）是显微神经外科手术床的重要附件（图 8-2-6）。头托呈马蹄形，衬有软海绵。头架有多种形状，多为半圆形，用 3 ~ 4 枚螺钉固定头颅。头托和头架的位置可按需要调整。一般手术用头托，手术时间较长，或体位要求较特殊者（如坐位、park-bench 位等），应用头架固定。因头架固定坚实可靠，又可按需要由术者自行调整，故凡术中要求头颅绝对不动，或术中可能需要改变头位者，也宜用头架。

多功能头架也有多种型号。以 Sugita 头架为例，它是在普通头架上连接一半圆形框架，二者互成

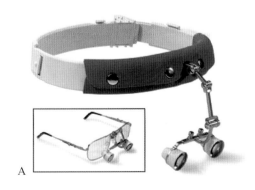
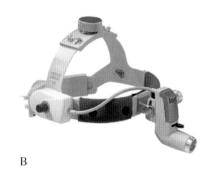

图 8-2-3　手术放大镜（A）和头灯（B）

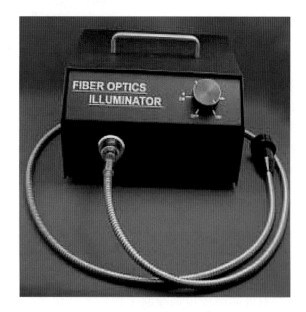

图 8-2-4　纤维光源设备

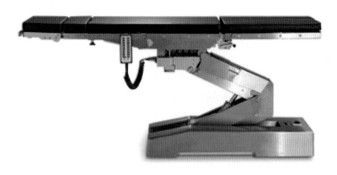

图 8-2-5　日本瑞穗公司 MST-7200B 型显微外科手术床

90°。框架上可接自动牵开器、手托、吸引器管、冷光源等。框架两端有两个贮存筒，可放双极电凝镊、止血钳、吸引器或其他显微手术器械。另一薄弧形架接在上述框架上，经弹簧钩牵开皮瓣，还可搁置棉片，也可连接自动牵开器。术中应用时，除普通头架外，其余部件均处于无菌手术区内。

六、高速微型钻

早在 1928 年，Ogilvie 就发明了气动钻和切骨刀，并将之用于神经外科。20 世纪 50 年代以后，牙科和神经外科采用的高速微型钻（high speed microdrill）发展较快。1967 年，Midas Rex 公司在 Barber 钻基础上几经改良后推出的翼型（涡轮式）气动钻，迄今仍被用作衡量其他各种气动钻的标准。与早期的电动钻相比，翼型气动钻的优点是转速快。Midas Rex 钻 的 转 速 为 75 000 ~ 100 000 rpm（r/min），Hall Surgairtome 2 型钻为 90 000 rpm，Anspach 65K 型钻为 65 000 rpm。由于转速快，无转矩，起动、停止或改变转速时，钻头不易打滑，因此比较安全。可快速切割磨除骨质而不会切割软组织。此外，翼型气动钻体积小、重量轻。Midas Rex 钻直径 1.91 cm（3/4 in），长 7.62 cm（3 in），重 85.05 g（3 oz）。Anspach 钻体积更小。上述两种钻均由脚踏开关控制，Hall Surgairtome 2 型钻则由手控。采用脚控钻，术者可更平稳地用手操持钻柄，比较稳妥。

Rand 认为，气动钻的缺点之一是只能做单向旋

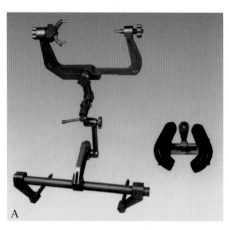

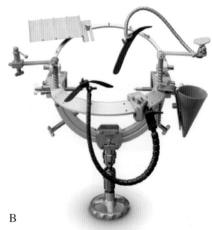

图 8-2-6　头托与头架。A．头托和头架；B．多功能头架

转，而在某些神经外科手术中，最好能使高速钻按需要做双向旋转。例如，磨除右侧内听道后壁时，钻头应按顺时针方向旋转；而磨除左侧内听道后壁时，宜按逆时针方向旋转，以免钻头打滑时损伤脑干。基于这一设想，Urban 为 Jordan-Day 电动钻设计了转换系统，达到了双向旋转的目的，同时又增大功率近 50%，转速达到 150 000 rpm。目前国内较多采用的是 Midas Rex 钻和 Aesculap 钻（图 8-2-7）。

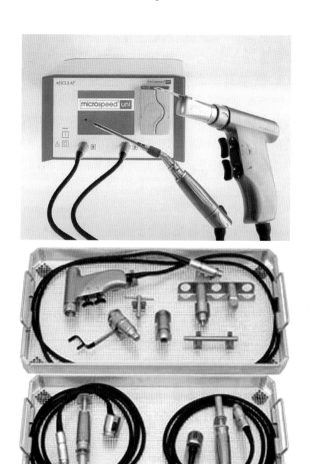

图 8-2-7　德国 Aesculap 高速微型钻

气动或电动高速微型钻在神经外科手术中应用范围很广。蝶骨嵴、前床突、岩骨、内听道后壁、蝶窦前壁和鞍底、枢椎齿状突等的磨除，视神经管、面神经管、颈动脉管等的开放，均离不开高速微型钻。术中可按需要选用不同长度、大小（直径 2～6 mm）和形状的微型钻头。微型钻头有普通和金刚砂钻头两类，后者用于磨除较硬骨质。高速钻配上带有分离足的开颅刀，可用来开颅和做椎板切除。如果换上环钻，还可用于颈椎病前路减压和植骨融合[11]。

初次使用高速微型钻者，事先应经过训练。应用过程中，需不断地用生理盐水冲洗，以免摩擦产生的高热对周围结构造成损伤。周围软组织用大片橡皮膜覆盖保护，附近不可放置棉片或纱布，以免误卷入钻头上，造成组织损伤和出血。磨除重要血管神经周围的骨质时，应双手握持钻柄，以免滑脱。

七、双极电凝器

双极电凝器（bipolar electrocoagulator）是一种电子式射频电流发生器，在神经外科手术中是必不可少的设备。目前，除较粗大的动脉和静脉窦外，神经外科手术中的出血大多可用双极电凝器控制。银夹已极少使用，单极电凝已被淘汰。双极电凝器除主要用于控制出血外，还可用于电灼肿瘤包膜使之皱缩，或电灼动脉瘤颈使之缩窄后便于夹闭。

双极电凝器的品种很多，国内外均有生产。本节仅介绍德国"蛇牌"公司的 TB50 型双极电凝器（图 8-2-8）。该电凝器采用微机处理技术，电源接通后，即可对所有的信号、功能和附件发挥自动检验和监测作用，一旦出现异常，便以音响和灯光同时报警。TB50 型电凝器的功率分"Micro"和"Macro"两档，前者 0.1～9.9 W，可作精细的电凝用，不会与组织粘连并形成焦痂；后者 1～50 W，用作一般电凝。"Micro"和"Macro"电凝均能自动调控以适应不同的组织阻抗水平，在广泛的阻抗范围内，其高频电能保持恒定。因此，在干燥或湿润的术区，均能获得良好的电凝效果。该电凝器有记忆功能，可将选定的功率数值分别储存在 4 个记忆装置内。如果需要，按压键后，即可获得所需的功率。TB50 型电凝器还可按用户要求装备自动开关和红外线遥控系统。这样，只要电凝镊尖端接触到组织，电凝器即自行启动，术者可自行调控输出功率[11]。

使用双极电凝时应注意以下几点。①射频率以 1 MHz 左右最为合适，频率过高会产生切割作用，频率过低组织会形成焦痂而黏结在电凝镊上。②应不断地用生理盐水冲洗，以保持术野洁净，并避免温度过高影响周围重要结构，同时还可减轻组织焦痂与电凝镊尖的黏结。③在重要结构（如脑干、下丘脑等）附近电凝时，功率要尽量小。④黏结于电凝镊尖端（银铜合金）的组织焦痂不要用锐器刮除，宜用湿纱

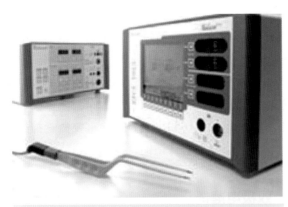

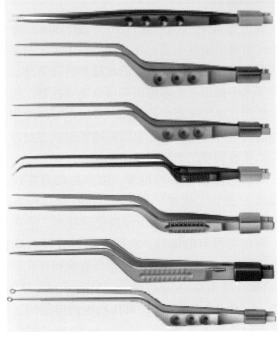

图 8-2-8 德国 "蛇牌" 双极电凝器及电凝镊

布擦去。

在电凝和使用高速微型钻进行颅骨钻孔或磨除颅骨时，都需要不断地用显微冲洗器进行生理盐水冲洗，以降低钻头温度和防止双极镊的尖端粘连。显微冲洗器有一球囊用于储水，顶部连接一相当于 18 号针头粗的平头弯针头。这种冲洗器体积小，不妨碍视野。冲洗水柱细小、均匀，冲洗位置准确。也可以用 20 ml 注射器，前端接腰椎穿刺针，代替显微冲洗器。

八、超声外科吸引器

超声外科吸引器（cavitron ultrasonic surgical aspirator, CUSA）是一种利用超声震荡把组织粉碎，再用冲洗液乳化，并经负压吸除而达到切除病变目的的手术设备。目前常用的 CUSA 型号有美国 Valleylab 公司的 200 型，Integra 公司的 Excel 型、NXT 型（图 8-2-9），德国 Soering 公司的 SONOCA 400 型和法国 Satelec 公司的 Dissectron 型等。其基本原理是利用磁控超声振荡器将电能转换为机械运动，即通过改变电磁场的电流，产生每秒 23 000 次的振动。这种极高速的振动通过连接体放大，传导至手术探头（钛管），使其产生相应的纵向运动。探头接触到肿瘤组织，将其粉碎。与此同时，探头周围有适量的生理盐水溢出，与肿瘤碎屑混合乳化，并经探头上的吸引装置吸除。可见，CUSA 兼具振荡粉碎、冲洗乳化和吸引三种功能。

CUSA 主要由控制台和操作手柄两部分构成。控制台有超声振荡强度、吸引负压和冲洗流量三个调节旋钮，可根据术中需要分别进行调节。振荡强度以钛管尖端的振幅来表示，最大为 0.3 mm，作用 100%，可调节范围为 0 ~ 100%。吸引负压为 0 ~ 79.8 kPa（0 ~ 600 mmHg）。冲洗流量为 1 ~ 50 ml/min。控制台通过一条缆索与操作手柄相连，缆索内有密闭的进、出水管和电线。操作手柄呈笔状，尖端是手术探头，系一直径为 2 mm 的中空钛管，通过纵向振动将组织粉碎。探头外围有一塑料护套，二者之间形成一

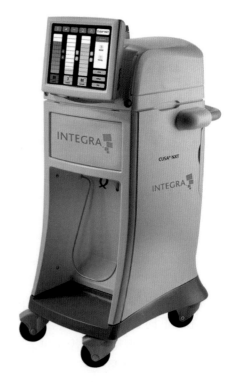

图 8-2-9 美国 Integra 公司 NXT 型 CUSA

同轴空隙，等渗生理盐水经此注入术野，混悬乳化被粉碎的组织。中空手术探头与真空泵相连，可将乳化的肿瘤碎屑不断地吸入收集瓶内。超声振荡器产生的热量经另一套冷却水循环系统降温[11-12]。

　　CUSA 探头的纵向振动幅度仅为 0.1 ~ 0.3 mm，对周围组织影响微小，明显优于用普通吸引器或取瘤钳等切除肿瘤的方式，只要操作得当，对病变周围结构一般不会造成损伤。如果在显微镜下使用，手术则更为精准。CUSA 的另一个优点是在粉碎吸除肿瘤组织的同时，可保留直径＞ 1 mm 的血管（振荡强度＜ 50% 时）。这样既能减少出血，又有利于保护重要血管。此外，因兼具粉碎、冲洗和吸引三种功能，用 CUSA 切除肿瘤，操作简便，术野洁净，肿瘤切除较为彻底，特别是对于质地比较软的肿瘤（如胶质瘤、神经鞘瘤和部分脑膜瘤）效果最为理想，但对于质地硬韧者（如纤维型脑膜瘤）则效果稍差。

　　在实际临床应用中，应根据肿瘤质地、血运及周围有无重要结构，选择恰当的振荡强度、吸引负压和冲洗流量。尤其是振荡强度，若过强，则不利于选择性保留血管和神经，且可能影响邻近的一些结构，振荡强度过弱又难以粉碎肿瘤组织。一般切除胶质瘤时选用 40% ~ 60% 强度，切除脑膜瘤时可用 50% ~ 80%。吸引负压控制在 19.95 ~ 39.9 kPa（150 ~ 300 mmHg），冲洗流量多为 20 ~ 30 ml/min。

九、脑自动牵开器

　　行脑深部的显微手术时，可供操作的空间很狭小，助手长时间使用脑压板，放置的位置及用力都很难满足手术的要求。脑自动牵开器（brain self-retractor）是显微神经外科手术必备的装置（图 8-2-10）。20 世纪 70 年代中期，脑自动牵开器开始在神经外科应用，并很快得到普及。脑自动牵开器一端固定不同规格的脑压板，另一端固定在头架或连接杆上。脑自动牵开器由一组球面关节组成，内由一钢线穿连在一起，长 30 ~ 40 cm。当扭紧钢线时，脑自动牵开器的臂硬挺，使前方脑压板固定在所需位置。放松钢线，臂变软，可根据需要调节脑压板位置。早期的脑自动牵开器固定于颅骨上，与头颅成为一体，使用简便。脑自动牵开器固定于颅骨上的缺点是：如果颅骨（如颞部）太薄弱不能承受其重量会造成骨折；有可能使硬脑膜剥离出血；固定在骨缘上的夹子占据骨

窗空间，影响术者视野。Yasargil 介绍了 Leyla 自动牵开器，它的连接杆一端固定在手术床上，另一端连接牵开器。这种自动牵开器的缺点是，很难将连接杆拧得足够紧。由于牵开器连接杆和头部彼此独立，容易造成脑自动牵开器上的脑压板在脑部划动，从而损伤脑组织。

　　目前，理想的脑自动牵开器是固定在头架上，如 Malid-film 和 Sugita 脑自动牵开器系统，窄小的脑压板对脑组织的牵拉也相对减轻。这两种系统都可以同时安装使用多个可屈性牵开器，而不需要考虑开颅手术部位和骨窗的大小。应用牵开器时要保持牵开器

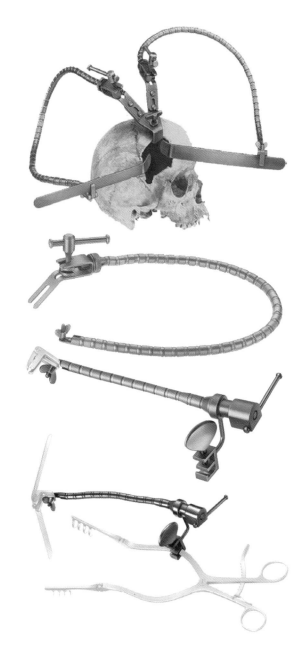

图 8-2-10　脑自动牵开器

的臂尽量低、紧靠颅骨，这有利于减少牵开器臂的运动。自动牵开器前端固定的脑压板呈船桨形或锥形，所占的空间少，适用于脑深部显露。脑压板有不同大小的型号可供选用，过窄的脑压板可损伤脑组织。手术中牵开脑组织的时间不要过长，以减少局部脑损伤。每 10 ~ 15 min 后放松脑压板 3 ~ 5 min，间断抬压脑组织，牵开脑的压力低于 20 mmHg 比较安全，尤其在脑桥、视放射区时更应注意。多个脑压板较单一脑压板所造成的脑损伤要小。不要将脑压板垂直插入脑内，这样会因脑压板的移动造成脑组织损伤。正确的方法是将脑压板弯成与脑表面相符的形状。

十、显微神经外科手术器械

显微外科技术对神经外科的发展起到了重要的推动作用，同时也对显微神经外科手术器械（microneurosurgical instruments）提出了新的要求。①精巧柔和而又不易变形损坏；②要有长短不同的型号，以满足深浅不同部位的显微手术所需；③设计成枪式（膝状），如此可使术者的手不阻挡显微镜的光束和术野；④表面不反光，以免影响在显微镜下操作和照相；⑤需用合适的容器贮存和消毒（图 8-2-11 ～图 8-2-14）。

（一）显微镊和显微持针器

由钛合金制作的显微镊（microforceps）和显微持针器（micro-needle holders），质量轻，外表光滑，不易腐蚀，不磁化。单纯的柱状镊适用于表浅手术时夹住组织或配合缝合血管。显微镊顶端设计得很精细，可以确切可靠地夹住显微缝合线。由于受手术显微镜物距 200 ～ 300 mm 的限制，深部神经外科手术可选用长 7 in（18 cm）、尖端 0.5 ～ 0.7 mm 长的显

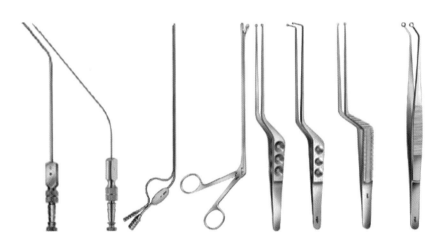

图 8-2-11　显微神经外科手术器械系列 1（吸引器管和取瘤钳）

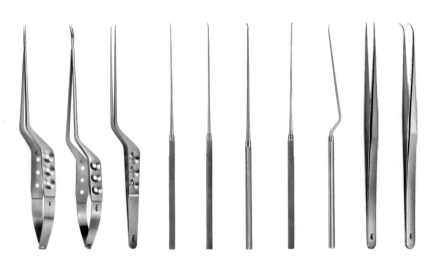

图 8-2-12　显微神经外科手术器械系列 2（显微剪、显微刀和显微分离器）

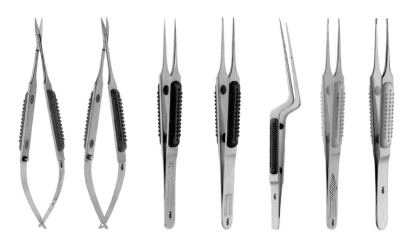

图 8-2-13　显微神经外科手术器械系列 3（显微线剪、显微镊和显微持针器）

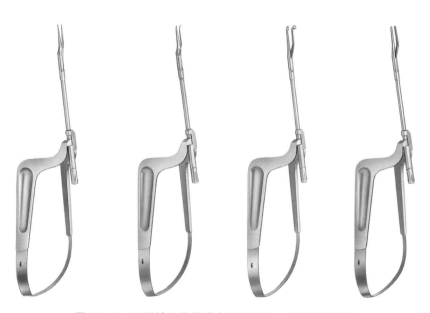

图 8-2-14　显微神经外科手术器械系列 4（枪式取瘤钳）

微镊。显微镊尖端错位会损伤组织或血管，为吻合血管设计的显微镊柄呈圆柱状，使用时仅需示指和拇指旋转运动即可，极大地减少了镊尖部的活动范围，确保吻合血管时的操作精确无误。表浅肿瘤的手术、颞浅动脉与中动脉分支吻合术，持针器和镊子的外形设计成直圆柱形，术者只需在示指与拇指间旋转器械即可完成缝合、打结等精确操作，方便了血管吻合术，节省了手术时间。在术野较深的空间操作时，直的手术器械的尖端常在术者的盲区内，故而用于深部的手术器械常为柱状，尖端呈不同角度的弯曲。为保护显微镊的尖端不受损伤，可将一套不同型号的显微镊放在一专用盒（instrument case）里。显微镊应具备足

够的弹性，这也是一项非常重要的质量标准。分离组织时，先将显微镊尖端并拢插入组织，然后靠其弹性自动分开，上述动作反复进行，可达到分离组织的效果。显微镊超期限使用时，其紧张度会减小，分离组织时显得无力，应淘汰更新。双极电凝镊除用于电凝外，也可以作为一把好的显微镊来用。因此，对双极电凝镊质量的要求应与显微镊相同。它的标准长度应为 8 ~ 25 cm，尖端直径 0.3 ~ 1.5 mm。但在特殊情况下，如分离动脉瘤蒂，显微镊的尖端应有一定的角度，呈小弯形。

为吻合血管和神经，显微持针器前端应有不同的角度，以直柄持针器较为常用。持针器的柄有两种

形状：一种持针器的臂是扁平楔形的，能将针在任何角度固定并紧紧抓住，用持针器夹住缝线打结时有力而精确；另一种持针器的柄被设计成圆柱状，有利于在小且深的术野中操作，仅用示指、拇指旋转持针器即可完成缝合、打结的动作。好的持针器可将任何角度的针和线夹住，持夹 10-0 的缝合线时不损伤缝线。术者应用应熟练准确持针器，前期必须在实验室反复地练习，在小的、深部术野中完成缝合、打结等操作。显微外科手术使用的缝合线多为 6-0 至 10-0 的尼龙线。颅内大血管可用 7-0 至 8-0 的尼龙线，小血管可用 9-0 的尼龙线。

（二）显微剪和显微刀

显微剪和显微刀都是用于切开或切断组织的锋利器械。显微剪应锋利，关闭和开启要灵活自如。使用或保管不当会误伤正常组织，损坏器械，因此在术中或术后应将其放在特殊位置，避免错误使用。显微剪有直头和弯头之分，长短型号不同。在行颞浅动脉和颈内动脉吻合术时，分离表浅的供血动脉及其周围粘连的组织可使用直头剪刀。在深部手术操作时，剪刀除要足够长外，其尖端应有一定的弯度，在手术显微镜下的操作，直头剪刀在术野的盲区无法使用。传统上设计的器械工作杆和手柄的轴相平行，新型设计的显微器械工作杆和手柄的轴远端成角。医师的手和工作杆从显微镜视野的轴上移开，视野和操作得到改善，转动器械时关节保持在转动点上。还有一种手柄和剪刀分体的显微剪刀，便于更换不同型号的剪刀头。

显微手术刀也称蛛网膜刀，用于打开蛛网膜池；吻合血管时，用于切开和修整吻合口。有的显微刀刀头和刀柄呈分体式，刀头可更换。除金属材料的刀刃外，还有使用金刚石作为材料的显微刀，非常锋利，但价格昂贵。在吻合血管时，可采用日常生活用刮脸刀片代替蛛网膜刀，用止血钳夹断刀片的一尖端，用于切开血管的管壁。用显微刀切开颅底蛛网膜下腔池的蛛网膜、分离神经和血管周围的组织粘连时，其刀尖不应插入刀刃的 1/3，以免损伤下面的组织结构。

（三）显微分离器

双极电凝镊应是一把理想的显微分离器（microdissector），镊子尖端并拢插入被分离的组织，依靠其自身的弹性，镊子尖端可自行分开，反复进行

即可达到分离组织的效果。专用的显微分离器（也称剥离器），有铲式和球面式的不同形状。铲式分离器用于分离粘连组织，还可用于分离侵犯颅骨内的残存肿瘤组织。为防止撕伤血管和神经，不宜使用太尖的分离器。弯形剪刀也可用于分离组织。较锐利直柄带角度的分离器可用于分离脑肿瘤和动脉瘤等组织。直柄显微分离器的活动范围大；弯形分离器适用于术野深部，可避免因术者自己手的遮拦而增加术野盲区。尖端弯曲或带钩的分离器的手柄呈方柱形，可提示术者分离器前端的方向，防止分离器尖端埋入组织时迷失方向，而伤及周围正常脑和血管组织。尤其在分离动脉瘤蒂时，可避免损伤动脉瘤下方的细小动脉。

（四）吸引器

吸引器是神经外科手术中极为重要的手术器械，神经外科手术的整个过程都需要使用。如术者是右利手，通常左手持吸引器，右手使用需要经常更换的手术器械（磨钻、双极电极镊、剪刀等），这样能保证右手做更多的精细动作。神经外科手术术野狭小，不可能允许更多的手术器械同时操作，故吸引器除用于清除术野的积血、冲洗水和脑脊液外，在神经外科手术中还有多种用途，它可以用作牵开器牵开组织，还可用作钝性分离器。因此要求吸引器顶端必须光滑，以防止损伤细小的血管和神经结构。

与吸引器相连的手术室中心真空负压系统应有压力控制装置，以保证吸引力的稳定。神经外科使用的吸引器手柄上必须有一侧孔，用于调节吸引器内的压力。在大出血的紧急情况下，堵住吸引器侧孔，使吸力最大，可及时吸除积血，保证术野清洁，以利于止血。手术者手持吸引器的姿势以持笔式为好，拇指或示指位于吸引器侧孔处，根据需要可调节侧孔开放的大小。吸引器的管径粗细不同（直径 0.5 ~ 0.7 mm），长度为 8 ~ 15 cm，采用管径较细的吸引器管可减少覆盖的视野，应根据手术所进行的不同步骤选用合适的吸引器管。为了减少吸引器头所造成的组织损伤，有人改进了吸引器头内外径口的设计。有的吸引器管设计呈一定角度，可保证术者手的尺侧放在手托上，以保持前臂和手的松弛状态，减轻术者手部疲劳。

在手术中，为了防止吸引器管牵动吸引器，导致不经意的运动损伤脑组织，应将吸引器管的方向保持于术者所需的运动方向。否则，长时间应用术者会

感到疲劳。使用吸引器时应注意以下几点：①禁忌将吸引器头插入手术野内的积血或积水中吸除，以免损伤看不见的组织；②尽量避免在垂直方向上使用吸引器，因为这样会阻挡视野；③防止扭动吸引器管，应选择较柔软的吸引器管并保持合适的位置；④当吸引器用作脑压板时，应将其放在肿瘤的一侧；⑤手术中寻找出血点时，应迅速吸除积血。血管破口较大时，最好在出血点和吸引器间垫一棉片，以保护破口不致扩大。

（章　翔　甄海宁）

参考文献

1. 章翔. 神经系统肿瘤学. 北京：人民军医出版社，1999.

2. 段国升，朱诚. 神经外科手术学. 第 2 版. 北京：人民军医出版社，2004.

3. 赵继宗. 微创神经外科学. 北京：人民卫生出版社，2005.

4. 章翔. 临床神经外科学. 北京：人民军医出版社，2006.

5. 陈忠平. 神经系统肿瘤. 北京：北京大学医学出版社，2009.

6. Agarwal N. Neurosurgery fundamentals. 1st Edition. New York：Thieme，2018.

7. 章翔，费舟，贺晓生，等. 颅 - 眶肿瘤的微创技术处理. 中国耳鼻咽喉颅底外科杂志，2005，11（2）：92-94.

8. Zhang X，Zhang W，Fu LA，et al. Hemorrhagic pituitary macroadenoma：characteristics，endoscopic endonasal transsphenoidal surgery，and outcomes. Ann Surg Oncol，2011，18（1）：246-252.

9. 章翔，毛星刚，章薇. 神经外科学领域的微创理念与实践. 中华神经外科疾病研究杂志，2014，13（2）：97-100.

10. 王守森，肖德勇，章翔. 经鼻 - 蝶入路手术的解剖理念与微创技术再认识. 中华神经外科疾病研究杂志，2018，17（4）：289-292.

11. Zhang X，Zhang W，Mao XG，et al. Malignant intracranial high grade glioma and current treatment strategy. Curr Cancer Drug Targets，2019，19（2）：101-108.

12. Henzi S，Krayenbühl N，Bozinov O，et al. Ultrasonic aspiration in neurosurgery：comparative analysis of complications and outcome for three commonly used models. Acta Neurochir（Wien），2019，161（10）：2073-2082.

第三节　立体定向技术

立体定向技术是微侵袭神经外科技术的重要组成部分，其诞生和发展已有 100 余年历史 [1,2]。近年来，随着计算机技术、神经影像学和神经导航技术等的快速发展，尤其是神经外科手术机器人的应用，使得脑内病变定位实现了可视化、自动化、精准化，从而推动了立体定向技术的迅速发展。通常来讲，按照有无固定于颅骨的立体定向仪框架，将立体定向手术分为有框架立体定向手术和无框架立体定向手术 [2]。有框架立体定向手术就是将立体定向仪框架固定于患者的颅骨上，通过影像学扫描，将脑内结构的空间信息转换为定位框架可识别的刻度坐标，对此进行手术规划并确定靶点的位置坐标，并通过调节引导系统使得手术操作器械能够准确地到达手术靶点。无框架立体定向手术是在有框架立体定向手术的基础上发展而来，包括神经导航系统和机器人神经导航辅助的立体定向手术，采用无框架定位及手术方法，取代传统定向仪框架。但是，传统的立体定向手术在脑肿瘤手术中仍在广泛应用 [3]，尤其是立体定向活检术，对于神经系统病灶的病理组织获得仍是重要的技术手段 [2,4]。这里主要介绍有框架立体定向手术。

一、概述

颅腔好比一个有限的空间，脑内任何一结构的位置与颅脑的空间存在着一种关系，可运用解析几何坐标系原理测定。其基本原理和方法是在颅腔内设置三个相互垂直的平面，三个面的交点为大脑原点，以此为基准，可测定出脑内某一目标点的三维坐标值，即为目标点（靶点）的解剖坐标。而立体定向手术过程就是将脑内结构靶点通过影像学定位转换为立体定向仪的框架坐标，进行三维定位，利用立体定向导向系统将立体定向器械送至靶点，实施手术治疗 [2]。

（一）脑的三维平面

水平面（X）：通过前连合（AC）、后连合（PC）之间连线（AC-PC 线）的脑水平切面。

矢状面（Y）：通过大脑两半球中线（非颅骨中线）与 AC-PC 线重叠，且与水平面（X）垂直的矢状切面。

冠状面（Z）：通过 AC-PC 线中点（O 点），并与上述 X、Y 两平面垂直的冠状切面。这三个平面交点为大脑原点（O 点），以它为基准，测出脑内某一目标点在 X、Y、Z 三条线轴上坐标位置数据（图8-3-1）。

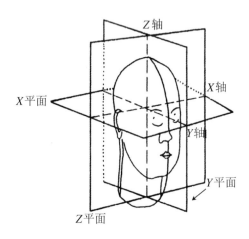

图 8-3-1 脑三维坐标平面和 X、Y、Z 轴方向

关于三维坐标（X、Y、Z 轴）方向，采用一般观测坐标方法，左右为 X 轴，前后为 Y 轴，上下为 Z 轴。

（二）脑原点确定

大脑原点（O 点）是不可见目标。前连合（AC 点）与后连合（PC 点）连成一线此间距为 AC-PC 间径，在 AC-PC 间径中点做上下垂线为 Z 轴，通过此点做左右垂线为 X 轴，前后方向为 Y 轴。这一交点为幕上 O 点，即为大脑原点，它是立体定向手术的重要标志，通过大脑原点可推算出坐标空间任何一点 X、Y、Z 的正、负坐标值。

幕下 O 点即将四脑室底做一切线为幕下 Z 轴，通过四脑室顶做 Z 轴垂线为幕下 Y 轴，此二线交点为幕下 O 点。通过此点做左右垂线为 X 轴。

在 O 点前为正值、后为负值、上为正值、下为负值、右为正值、左为负值（左右也可不计正负），

得到的数值通常以毫米（mm）计算（图 8-3-2）。

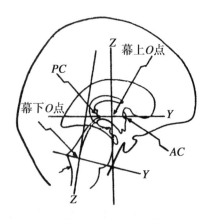

图 8-3-2 幕上、幕下原点确定。AC，前连合；PC，后连合

（三）立体定向仪的设计原理

立体定向仪是按照基本的立体定向技术的原理设计，采用不同的坐标系统、引导操作系统和手术规划系统，实施手术靶点定位和手术过程[2]。

1. 直角坐标系定向仪　根据笛卡尔直角坐标系统设计，其基本结构是立方形定位框架。如 Schaltenbrand-Bailey、Talairach 定向仪。它调节简易，但是不能任意调节导向方位，临床应用受到限制，临床基本不再使用。

2. 柱坐标系定向仪　这是一种特定的混合坐标系，由直角坐标和极坐标组成。固定器多为一弓形架。如 Guiot-Gallingham、Asenjo-Imbernon 所设计的定向仪，可左右、上下调节方向和深度，比直角坐标系定向仪稍方便。但是，该类仪器定位准确性比较差。

3. 球坐标系定向仪　这是在特定直角坐标基础上，以定向仪中心 O 点作为球心，把定向仪直接固定在颅骨骨孔上，而目标点就恰好位于 O 点至目标点实际距离为半球的球面上，只要明确目标点投影前后左右角度，就可将操作器送到目标点。如 Riechert 定向仪。但是，这种夹角往往有一定误差，临床应用有一定困难性。

4. 混合性坐标系定向仪　多数定向仪由直角坐标与球坐标相结合的复合性坐标系定向仪，导向与操作灵巧，调节角度大，精密度高，既可与 X 线、CT、MRI 相匹配进行辅助定位使用，又可与 γ 刀、X 刀、激光器等配合，适合各种手术要求。如 Leksell 定

向仪、CRW/BRW 定向仪、Z-D 型定向仪、Todd-wells 定向仪。这类定向仪在临床上广泛应用，尤其 Leksell 定向仪、CRW/BRW 定向仪[2]。

（四）脑内靶点的三维定位

所谓靶点（目标点）定位就是把颅内目标结构的通过三维坐标确定出来[5]。目标结构一般可分为可见目标（靶点）与不可见目标（靶点），可见目标，如金属、钙化、骨性结构，可通过 X 线、CT、MRI 直接显示出来。而不可见目标，如苍白球、丘脑腹外侧核，必须先通过脑室造影或脑血管造影、CT 扫描、MRI 影像显示出脑内参考结构，如前连合、后连合、室间孔，然后依据参考结构位置推导出颅内各目标结构。但是，随着影像学发展，尤其是高超强 MR 的应用，由不可见的脑内核团可通过特殊序列扫描变得可见，使靶点定位可视化。

立体定向过程就是将从带有定位框架的影像片上把推算寻找出来的靶点投影到定向仪上的三维坐标刻度上，计算它的坐标值（或左右、前后角度）的过程。依据这些读数（即 X、Y、Z 坐标值），调整定向仪上与之相应的数值，就可使脑内靶点坐标数值与定向仪上坐标数值吻合（重叠），此时用定向仪上导向系统能准确把手术器械送到颅内靶点，完成定向手术。

二、立体定向活检术

随着 CT、MRI 的临床应用，并迅速与立体定向技术相结合，立体定向活检的定位精确度不断提高，而且活检器械可以安全到达颅内任何部位，大大提高了活检的阳性率，减少了并发症[6,7]。对于颅内肿瘤，立体定向活检诊断的准确率达 95% 以上，而对于一些特殊性质的病变，如炎症、脱髓鞘疾病、AIDS，活检诊断的准确率也可达 85% 以上[8-11]，因此对于影像学上定性诊断困难的颅内病灶，立体定向活检术是取得正确的组织病理学诊断的重要措施，是神经外科医师决定是否手术、放疗或化疗的依据。

（一）定向活检器械

1. 普通活检针　由直径 1.5 ~ 2.5 mm 的不锈钢管制成，远端平齐，边缘稍锐利。针芯略长于活检针，远端圆钝。手术时，由导向器将带针芯的活检针送至靶点，取出针芯，连接注射器，在持续负压吸引下缓慢退出活检针，即可获得组织标本。这种活检针对于组织结构比较致密、韧性的病变组织，取材稍困难，病理阳性率低，已很少应用。

2. Backlund 螺旋型活检针　在普通活检针的基础上增加了一根带螺旋的针芯。即在针芯的远端连接一段长 10 mm 的钢丝螺旋，约含 10 个螺纹，间距 1 mm。手术时，先将带普通针芯的活检针导入距靶点 3 ~ 5 mm 的位置，拔出普通针芯，插入螺旋针芯。当螺旋尖端与活检针远端开口处平齐时，按螺旋的方向缓慢旋转针芯，直至螺旋全部进行靶区组织内，此时螺旋位于以活检靶点为中心的上、下 5 mm 范围。固定针芯，将活检针管向反方向旋转推进 10 mm，同时拔出针管和针芯。此时，螺旋内已嵌入活检组织标本。取出针芯，按螺旋反方向旋转，可取下直径 1 mm、长 10 mm 的组织标本。

3. Gildenberg 活检钳　外套管直径 2 ~ 4 mm，其内可置入特制活检钳。活检钳钳口大小有 1 mm × 2 mm 和 2 mm × 2 mm 两种，活检钳的手柄侧有刻度显示，以便了解活检钳在套管中的位置。手术时，经导向器将套管置入靶点，先行抽吸，如获取足够的组织标本，则不需要使用活检钳。否则，将套管针后退 10 mm，再经套管内腔导入活检钳。当活检钳导入至第一刻度时，活检钳顶端正好到达套管远端。继续深入至第二刻度，钳口即可张开，此时活检钳尖端位于套管远端下 5 mm。活检钳口完全张开后继续深入 5 mm，关闭钳口，即可获取活检组织标本。每次可获取 1 ~ 2mm³ 的组织块。旋转活检钳改变开口方向，可在同一靶点的不同方向进行活检，并可通过套管进行冲洗、抽吸、止血等操作。

4. Sedan 侧方开口活检针　外套管直径 2 mm，其内为一中空针芯，套管和针芯的尖端均封闭圆钝，侧方有一 10 mm 的开口。手术时将套管和针芯开口交叉封闭，沿导向器一起置入靶点，将开口重叠，此时开口中心位于活检靶点处，连接注射器进行负压抽吸并反向旋转外套管，即可取出 1.5 mm × 1.5 mm × 10 mm 的组织标本块。在一个靶点上，可分别在前后左右四个方向（按照时钟的 3 点、6 点、9 点和 12 点方向）取出四块组织标本。活检过程中可同时进行抽吸、冲洗、注入药物等操作。

（二）影像定位技术

立体定向活检术的影像定位技术主要包括 CT 定位和 MRI 定位，术前应对病变的影像学特征有一个清晰的认识，选择合适的影像定位方式、扫描序列和扫描层厚。扫描层厚应能充分反映病变特征，对于微小病变，应该至少有 3 个相邻层面显示出病灶。临床采用的定向仪大多为直角坐标系定向仪，在 CT 定位中，扫描层厚对 Z 坐标精度有影响，而 X、Y 坐标的误差与像素大小有关。对于 CT 增强扫描无明显强化者，应在注射增强剂后，行 CT 定位扫描，有望获得更多的病变部位的影像信息。MRI 定位因其高分辨率、多层次、多方位及对重要结构和颅后窝结构的清晰显示等特点优于 CT 定位。但是，MRI 定位也可能产生一定误差，造成误差的原因为磁场的不均一性和非线性的梯度关系。为减小定位误差，MRI 扫描基线与定向仪框架平行，预定靶点尽量靠近扫描区域中心，定位时要综合三维成像资料以获得更多的病灶影像学信息。

为了防止活检损伤颅内血管，还应同时施行立体定向数字减影血管造影术（stereotactic DSA）。将血管造影与 CT 两种定位图像进行计算机融合，为选择靶点和穿刺轨迹提供更多帮助。有下列情况之一者应行立体定向血管造影检查。①病灶有血管性病变的可能；②病变毗邻重要血管结构，如松果体区肿瘤；③病灶包绕重要血管或位于血管丛中。有人采用无创性立体定向磁共振血管造影（stereotactic MRA）代替 DSA，但 MRA 有终末级血管显影不佳的缺点，且病灶有出血时影响显影质量。近年来，PET、磁源性成像（magnetic source imaging，MSI）、功能性磁共振成像（functional MRI）和术中磁共振实时成像（intraoperative MRI）等技术也用于立体定向活检的影像学定位 [12-15]。

（三）立体定向活检的适应证与禁忌证

1. 适应证 ①脑深部（胼胝体、基底节、鞍区、松果体区、脑干、中线区等部位）病变性质不明确，或不能除外系统性疾病累及颅内；②脑内多发病变、弥漫性半球分布病变，不能明确病理性质；③经各种影像学检查仍未能明确病变性质者，位置不适合用开颅切除完成诊断；④可疑为各种颅内炎性病变或者合并自身免疫性疾病的脑内病灶，如脑免疫介导的炎性

脱髓鞘病变、进行性多发性白质脑病、血管炎，需得到病理学证实或进行细菌培养、药敏试验等；⑤患者体质差、不能耐受或拒绝开颅切除手术，欲明确肿瘤性质决定化疗或放疗方案；⑥脑内多发病灶需要鉴别是炎性病灶、原发性肿瘤或者转移性肿瘤；⑦怀疑是放化疗敏感的生殖细胞瘤或淋巴瘤，需要治疗前证实诊断；⑧准备直接接受放疗、化疗或 γ 刀的颅内病变，治疗前需得到病理学支持；⑨脑肿瘤复发与放射性坏死需做出鉴别诊断；⑩颅内不适合切除肿瘤，需要获得病灶组织检材完成分子病理学诊断，制订靶向治疗方案的患者。

2. 禁忌证 ①严重贫血、有严重出血倾向和不能纠正的凝血功能障碍，以及正在服用抗凝药物；②低位脑干、位于延颈髓内弥散性病灶，生命体征不稳定；③疑为血管性病变或病灶血供极其丰富（动静脉畸形、动脉瘤、血管母细胞瘤、海绵状血管瘤等），估计活检易发生严重出血；④病变位于海绵窦内或者颅底硬膜外病变（非严格禁忌证）；⑤手术区域头皮弥漫感染；⑥严重恶病质、严重高血压未控制、心肺功能不全不能耐受手术。

（四）麻醉与体位

一般准备同开颅术，除小儿或不合作者采用全麻外，均在局麻下进行，也可全麻。根据患者情况采取适当的体位，可平卧、半卧位或侧卧位，选择能进行 CT 或 MRI 定位的立体定向仪。

（五）手术步骤

以 Leksell 定向仪为例，将患者头颅固定在 Leksell 定向仪框架中，为了避免放射伪影，可将金属固定钉更换成碳纤维棒，Leksell-G 型定向仪不需要更换。带定位板或定位框后行 CT 或 MRI 定位扫描。根据定位影像资料确定病灶活检靶点，测出 X、Y、Z 三维坐标值，并计算出最佳的入颅点和活检轨迹。上述计算过程也可在计算机立体定向手术计划系统上完成。

把患者送回手术室，根据测出的 X、Y、Z 坐标值，在定向仪框架上进行调整，在最佳入颅点处钻颅切开硬膜后，把活检器械置入定向仪弧形弓载持器上，按计算的活检轨迹导入靶点，钳切或吸出所取标本组织，送组织学检查。病理诊断明确后，确定活检靶点无出血，取出活检器械，缝合头皮切口，取下定

向仪框架。

（六）术中、术后注意事项

1. 活检针的选择　术者可根据病变的影像学特征选择不同的活检器械。对于乏血管区病灶和质地较硬的实质性病灶，可采用 Backlund 螺旋型活检针或 Gildenberg 活检钳。Sedan 侧方开口活检针可用于大多数性质病灶的活检，尤其适用于质地软的病灶。Sedan 活检针有如下优点：在同一靶点上可以在四个不同方向取材，较其他两种活检针在同一靶点上获取组织更多；可通过负压结合双套管旋转切割获取 1.5 mm×1.5 mm×10 mm 的组织块，组织标本的机械性损害小，提高了诊断的阳性率；活检针尖端圆钝，开口在侧方，避免了对血管的直接损伤；如果肿瘤有囊性变，可在活检后直接排空囊液或注入化疗药物。

2. 靶点选择　在勾勒病灶范围内确定靶点。可根据术前影像学资料辅助定位靶点，对于单发强化病灶，可依据增强 CT 或 MR 选取强化部位作为靶点，但也应注意，强化最明显部位则为多血管区，活检易导致出血。对于强化不明显单发病灶或者多发病灶，可以依据多模态 MR［MRS（Cho/NAA 指数，即 CNI 高值区域）、PWI（CBF 升高，即相对高灌注区域）、DWI（扩散受限区域）和 PET（相对高摄取区域）］来辅助选取[15]。沿脑组织病变长轴进行贯穿取材，这能比单一靶点更全面了解病变病理特征。

3. 活检轨迹及入颅点　首先要注意避开皮质及脑内的主要血管和重要功能区[16]。其次应考虑到一次取材不能得出正确病理诊断时，可在一个活检轨迹上进行多靶点活检，减少脑组织损伤。对于特殊部位活检入路的选择应该特别注意以下几点。①丘脑病变活检：钻孔点一般在冠状缝前中线旁开 2.0～2.5 cm，囊外病变则将钻孔点放在冠状缝前中线旁开 4.0～4.5 cm 处，也可取颞叶上部入路活检。②松果体区病变活检：一般基底静脉被瘤体推向侧方，大脑内静脉、大脑大静脉位于瘤体后方，脉络膜内后动脉则位于瘤体下方，因此最安全的钻孔点为额部或顶枕部。入颅点若在额部，应选择在额前内侧中线旁开安全区域，路经尽量居中平行矢状面脑干纵轴，避免外侧小脑幕缘阻挡沿小脑幕缘内侧进入靶区。③鞍上病变活检：多采用额叶入路活检，从矢、冠、轴三个断层上确保穿刺轨迹均走行在脑实质内。对于鞍内视交叉下

方病变活检，因为活检可能导致视神经损伤，一般不主张行额叶入路活检，有学者采用经鼻入路活检。脑干病变的活检应谨慎，应采用 MRI 定位。④中脑和脑桥上部病变的活检：可采用额叶自上而下入路活检，在矢状位上活检轨迹应与脑干平行，冠状面上沿小脑幕缘进入，活检针应避免通过脚间池，同时注意避开脉络膜丛、室管膜下静脉、基底动脉和大脑后动脉等。脑桥下部病变活检可通过枕叶入路或从颅后窝经小脑一侧进入肿瘤中心。应选择在枕后横窦下方钻孔，沿着小脑半球至桥臂方向，路径稍偏向外侧，入颅点避开横窦及乙状窦，轨迹避开四脑室底、绒球小结叶及桥橄榄沟等结构，脑干病变体积较小，活检标本采集不能很多，推荐使用穿刺抽吸活检针抽吸的方法取材。⑤脑室侧壁、透明隔病变活检：该部位病变血供丰富，且邻近脑室空腔区没有组织支撑，活检取材时相对脑实质内病灶容易出血，术中一定要设计好取材路径，使针道尽量多走行在脑实质内，尽量避免贯穿通过脑室壁进入脑室内。靶点应选在肿瘤靠近脑实质交界区，病变深部，细针取材，活检后放入针芯留置压迫数分钟，防止出血渗入脑室。必要时可以定向结合内镜直视取材。

4. 病理检查　包括快速冰冻切片、常规病理检查、特殊染色和免疫标记分析等[17]。术者应与病理科医师密切合作，确定一定的病理评价程序。如果首次获取组织被怀疑，无代表性，应继续在不同深度取样。尽量在术中通过快速病理检查，明确定性诊断。

5. 术后处理　①行头颅 CT 或 MR 评估取材位置的准确性和活检出血情况；②返回病房后常规给与心电监护，并根据病情需要给与脱水药物、预防癫痫及止血药物治疗；③必要时进行抗生素治疗。

6. 术后并发症的防治　定向活检的主要并发症包括出血、新发神经功能损害、癫痫发作和感染[18-20]。颅内出血是立体定向脑活检最常见的严重并发症。无症状性出血 1.3%～3.4%，有症状性出血 0.4%～5.3%。一旦发生出血，应将活检针留置靶点内，取出针芯观察，一般均可自行停止。出血量多造成脑急性压迫症状者，应行开颅血肿清除术。为减少活检术中和术后颅内出血，应根据病变情况个体化设计入颅点、靶点和路径，有目的地避开可能存在的血管结构。活检过程中操作轻柔，遇有阻力时要轻柔地反复旋转方向，慢速进退针，不要暴力操作，避免损伤脑组织和撕破血管，必要时改换穿刺点或活检靶点。对

于幕上病变活检术后可使用抗癫痫药预防癫痫处理。必要时，进行抗生素预防感染。

（七）立体定向活检术的意义与评价

立体定向活检为颅内病变的明确病理诊断及其进一步治疗提供可靠信息。立体定向活检的意义包括：①决定病灶的性质，从而决定是否行开颅手术、放疗或化疗；②帮助制订手术计划，如病灶切除范围等；③对合并感染、脱髓鞘疾病、AIDS 等的患者，帮助制订特殊的医疗计划；④决定颅内多发性肿瘤是否为多源性。

关于立体定向活检的阳性率及并发症发生率，文献报道有一定差异。定向活检阳性率、并发症发生率和死亡率分别为90% 以上、1% ~ 5% 和0.5% ~ 3%[19]。并发症的发生和死亡与肿瘤的性质、质地以及部位有显著关系[20]。活检失败的原因包括病灶靠近脑室系统、组织质地硬活检针不能穿透病灶、靶点误差。随着影像学技术、立体定向技术和计算机技术的飞速发展，尤其神经外科手术机器人应用于颅内病变活检手术，使活检术更加精准、快速、安全[21,22]。

（牛朝诗）

参考文献

1. 汪业汉．立体定向技术发展史．中国现代神经疾病杂志，2015，15（9）：696-702.

2. 傅先明，牛朝诗．立体定向和功能性神经外科学．第1版．合肥：安徽科学技术出版社，2004.

3. 凌士营，汪业汉，傅先明，等．等体积胶质瘤摘除术．立体定向和功能性神经外科杂志，1999，12（1）：16-18.

4. 田增民，王亚明．立体定向脑组织活检技术．北京：人民军医出版社，2012.

5. 姚家庆，戴蔷茹．人脑立体定位应用解剖．合肥：安徽科学技术出版社，1992.

6. 中华医学会神经外科分会功能神经外科学组，中国医师协会神经外科分会功能神经外科学组，国家神经外科手术机器人应用示范项目专家指导委员会．立体定向颅内病变活检术中国专家共识2021版．中华医学杂志，2021，101（43）：3534-3541.

7. Fontaine D，Dormont D，Hasboun D，et al. Magnetic resonance guided stereotactic biopsies：results in 100 consecutive cases．Acta Neurochir（Wien），2000，142（3）：249-255.

8. Vedantam R，Ranjithk M. Status of stereotactic biopsy in children with brain stem masses insights from a series of 106 patients. Stereotact Funct Neurosurg，2010，88：360-366.

9. Lefranc M，Touzet G，Caron S，et al. Are stereotactic sample biopsies still of value in the modern management of pineal region tumours？Lessons from a single department retrospective series. Acta Neurochirurgica，2011，153：1111-1122.

10. Hamisch C，Kickingerder P，Fischer M，et al. Update on the diagnostic value and safety of stereotactic biopsy for pediatric brainstem tumors：a systematic review and Meta-analysis of 735 cases．J Neurosurg Pediatr，2017，20（3）：261-268.

11. Kickingerder P，Willeit P，Simon T，et al. Diagnostic value and safety of stereotactic biopsy for brainstem tumors：a systematic review and Meta-analysis of 1480 cases．Neurosurgery，2013，72（6）：873-881.

12. Abdelaziz O，Eshra M，Belal A，et al. Diagnostic value of magnetic resonance spectroscopy compared with stereotactic biopsy of intra-axial brain lesions. J Neurol Surg A Cent Eur Neurosurg，2016，77：283-290.

13. Hu LS，Eschbacher JM，Dueck AC，et al. Correlations between perfusion MR imaging cerebral blood volume，microvessel quantification，and clinical outcome using stereotactic analysis in recurrent high-grade glioma. Am J Neuroradiol，2011，33：69-76.

14. Grech-Sollars M，Vaqas B，Thompson G，et al. An MRS-and PET-guided biopsy tool for intraoperative neuronavigational systems. J Neurosurg，2017，127：812-818.

15. Chen P，Mei J，Cheng W，et al. Application of multimodal MRI and radiologic features for stereotactic brain biopsy：insights from a series of 208 patients. Br J Neurosurg，2021，18：1-8.

16. Yu X，Liu Z，Tian Z，et al. Stereotactic biopsy for intracranial space-occupying lesions：clinical

analysis of 550 cases. Stereotact Funct Neurosurg，2000，75（2-3）：103-108.

17. Mathon B，Amelot A，Mokhtari K，et al. Increasing the diagnostic yield of stereotactic brain biopsy using intraoperative histological smear. Clin Neurol Neurosurg，2019，186：105544.

18. Cheng G，Yu X，Zhao H，et al. Complications of stereotactic biopsy of lesions in the sellar region，pineal gland，and brainstem：a retrospective，single-center study. Medicine（Baltimore），2020，99：e18572.

19. Riche M，Amelot A，Peyre M，et al. Complications after frame-based stereotactic brain biopsy：a systematic review. Neurosurg Rev，2021，44（1）：301-307.

20. 梅加明，牛朝诗，丁宛海，等. 颅内病变立体定向活检出血的相关因素分析. 立体定向和功能性神经外科杂志，2018，31（1）：23-26.

21. Marcus HJ，Vakharia VN，Ourselin S，et al. Robot-assisted stereotactic brain biopsy：systematic review and bibliometric analysis. Childs Nerv Syst，2018，34（7）：1299-1309.

22. Mihir Gupta，Tiffany M. Chan，David R，et a1. Robot-assisted stereotactic biopsy of pediatric brainstem and thalamic lesions. J Neurosurg Pediatr，2020，12（25）：1-8.

第四节 神经导航手术技术

一、背景

神经导航技术是当代神经外科最重要的技术进步之一。借助神经导航，能够使术前或术中影像生成的病变及周边重要功能结构的影像被投射显示在术野中，从而建立起了神经影像和神经外科之间的关联，以帮助术者实现最大化切除病变和最小化损伤重要神经功能结构的目的[1-2]。

本节将阐述当前临床常用的多模态神经导航手段如何辅助切除神经系统肿瘤，以及增强现实和混合现实等新技术在导航领域的整合和临床应用。

二、常见神经导航方式

（一）无框架解剖导航

Kelly 等[3]在 1982 年首次报道了有框架计算机解剖结构导航。1989 年，Roberts 等[4]报道了无框架导航。当进行标准解剖结构导航时，操作者将术野和术前的三维影像进行配准，根据解剖影像进行导航。借助于该技术，能够在术中确定病变的解剖位置和边界，这对手术很有帮助。

在过去的 30 年间，神经导航技术得到了很大关注。在许多神经外科中心，无框架解剖神经导航已经成为一种常规手段。但是，在术中，仅仅定位解剖结构并不足够。为了保护重要神经功能，在术中显示周边的重要神经功能结构也至关重要。但遗憾的是，解剖影像导航无法显示这些重要功能结构，如白质纤维束和皮质功能区等。为了解决这一问题，在解剖导航的基础上，包含着功能影像的多模态影像被整合至导航系统，这就是多模态神经导航。

（二）多模态神经导航

切除颅内病变时，"病变切除最大化，神经功能损伤最小化，以及患者康复最佳化"是我们追求的目标[1-2]。借助于多模态神经导航和术中成像技术，能够实现上述目标。近期的一些研究证实，对于脑肿瘤患者来说，如切除程度能够达到或超过 98%，将能显著延长患者的生存时间[5-8]。与此同时，多模态神经导航则对减小神经功能损伤很有帮助[9-11]。此外，多种影像来源，显像不同结构的数据，比如脑功能区皮质、重要白质纤维束和代谢影像，可被整合进导航系统，并用来指导手术。借助于多模态神经导航，使得肿瘤切除最大化，尤其是波及重要功能区的内生性恶性肿瘤的切除，能够手术切除安全完成，而并不显著增加致残率。

针对涉及重要脑功能区皮质的肿瘤切除，功能区皮质的多模态影像数据能被整合进导航系统，从而能在术中实时显示病变及周边的运动、视觉和语言相关功能区皮质[12]。在一项回顾性研究中，Ganslandt 等报道了整合了脑磁图（MEG）影像的导航计划对胶质瘤切除策略的影响[13]。在整合上述多模态脑功能影像后，借助神经导航，术后致残率下降至 6.2%。从另一角度来说，致残率的下降也有可能是由于进行了多模态脑功能成像及神经导航，改变了手术指征的把握和手术病例的选择。从这种意义上来说，术前多模态脑功能成像及重要功能结构的显像和判定，无论是对于胶质瘤手术前的风险评估，还是对于术中重要结构的监测和保护都至关重要。临床上，由于设备昂贵，MEG 设备并不普及，使得 MEG 影像导航并不常见。近年来，血氧水平依赖功能磁共振（blood-oxygenationlevel-dependent based functional MRI，BOLD fMRI）作为一种无创的脑功能区成像手段，已被广泛使用。根据患者手术可能会涉及的重要功能区，设计不同的任务。在患者执行任务时，进行 fMRI 扫描和影像数据的采集。随后对上述影像数据进行后处理，以便能将执行相应任务时脑血流改变最显著的区域（任务相关功能区）显示出来。最后，任务相关功能区影像被配准和叠加在神经导航影像上，并用于指导手术。从 1990 年代开始，就有一些研究证实了上述 fMRI 导航技术对于涉及脑重要功能区的病变切除术的重要意义 [14-16]。

尽管 fMRI 和 MEG 能够帮助定位脑功能区皮质，但是在病变切除术中，除皮质外，深部的白质纤维束损伤也会导致神经功能障碍。此时，可以使用弥散张量成像（diffusion tensor imaging，DTI）技术显像主要的白质纤维束，如锥体束。了解白质纤维束和病变的关系将有助于降低纤维束损伤所致的神经功能障碍 [17-18]，而将纤维束影像整合进多模态神经导航系统后，可以在术中显像重要白质纤维束并加以保护 [19-21]。

准确判定肿瘤和正常脑组织的边界对于制订手术计划非常重要。根据常规磁共振解剖影像，常常难以准确判定质地不均一的肿瘤边界。当前常用的 MRI T_2 像或增强 T_1 像能够显示血脑屏障破坏的部位，但这些方法常常难以准确显示肿瘤边界，并有可能引起误判 [22-23]。除功能影像和解剖影像外，代谢影像也可以被整合进导航系统，来辅助显示肿瘤边界。PET 和磁共振波谱（magnetic resonance spectroscopy，MRS）等代谢影像能够提供病变的代谢边界信息。因此，将代谢影像整合进导航系统将有望建立肿瘤代谢状态和病理特征的空间对应关系，对术中确立肿瘤的准确代谢边界很有帮助 [24-25]。PET 较早被用于进行肿瘤代谢边界描记和导航手术 [26]。目前的研究主要是评估 PET 影像导航用于病变活检 [27-29] 和切除 [30] 的临床价值。DICOM（digital imaging and communications in medicine）格式的 PET 数据可被整合进标准导航系统用来进行术中多模态导航。但是，PET 设备尚未普及，加上 PET 使用的同位素肿瘤示踪剂较难制备和获取，上述困难限制 PET 影像导航的推广和普及。氢质子磁共振波谱（proton magnetic resonance spectroscopic imaging，^{1}H-MRSI）是一种价格比较低廉的无创代谢影像手段。和 PET 比起来，MRS 更为普遍。根据 MRS 影像，描绘出立体空间中每个体素相应生化代谢产物的峰值可以显像病变的代谢特征 [31-32]。多项研究已证实，在脑肿瘤病例中，病变的胆碱（Cho）信号上升，而同时，天冬门氨酸（NAA）和肌酸（Cr）信号下降 [33-35]。在发生肿瘤性病变时，由于肿瘤细胞的快速分裂及细胞膜的生成，常常造成胆碱相关的代谢产物上升 [36-37]。而 NAA 则特异性存在于神经元细胞中 [38]，因此 Cho 上升和 NAA 下降意味着肿瘤的侵犯和浸润 [22,39]。理论上，MRS 影像上不同部位的 NAA 和 Cho 比值将有助于鉴别肿瘤坏死、肿瘤实体、肿瘤浸润和肿瘤周边的水肿。Stadlbauer 等在 2004 年首次报道了将 MRS 影像手动整合进多模态导航系统，用于指导肿瘤的边界判定和描绘 [25]。笔者单位后续开发了将 MRS 影像自动整合入多模态导航计划的技术，并指导病变穿刺活检，取得了较好的效果 [40-41]。

三、多模态神经导航的临床应用

（一）多模态影像手段定位肿瘤边界

切除恶性肿瘤时，常需将病变及其周边肿瘤细胞浸润的部分彻底切除。切除程度（extent of resection，EoR）这一重要指标已越来越多地被认为对改善治疗效果和患者预后有重要意义 [42-43]。残留肿瘤或是周边有肿瘤细胞浸润的组织会增加肿瘤复发率。术中，只凭手术者的观察和经验，很难准确判定肿瘤和周边正常组织的边界。而切缘周边如残留有肿瘤浸润，则易引起肿瘤复发。已经证实提高肿瘤 EoR 可以有效改善治疗效果，延长患者存活时间 [44]。而借助技术手段，帮助手术者更准确地分辨肿瘤与正常脑组织边界将有利于最大化切除肿瘤 [5,7-8]。

准确地定位和定义肿瘤边界是神经影像导航的重要任务之一。为此，很多技术手段被开发出来并应用于临床。最基础的方法是根据解剖（结构）像影像数据（如常规 CT 和 MRI）去定义和描绘肿瘤边界。然而，由于恶性肿瘤通常没有明确的包膜和边界，仅凭解剖影像资料来实现肿瘤全切除非常困难。为解决这一难题，一些新技术手段被开发出来，包括代谢影像导航[25-26,29,40-41,45]、灌注影像导航[46]和荧光引导手术[47-48]。

代谢影像（如 PET 和 MRS）数据可以被导入标准神经导航设备，以便进行代谢影像导航手术。多个研究已报道了使用 PET 影像导航辅助进行肿瘤切除[13,29]的病例。但是，因为 PET 设备并不普及，以及同位素示踪剂制备和获取均较困难，所以 PET 影像导航较难推广。相比之下，更易普及和推广的代谢影像导航手段是磁共振波谱（MRS）导航。Stadlbauer 等[24]最早报道了使用 MRS 影像辅助分辨肿瘤代谢边界的方法。他们将 MRS 影像与 MRI 解剖影像配准和融合，然后将上述影像导入标准神经导

航系统，并指导病变穿刺活检。病理结果证实了在 MRS 提示异常的区域，尽管解剖像 MRI（T$_2$）并未发现异常，但组织学仍发现了 4% ～ 17% 的肿瘤细胞浸润。基于上述发现，作者认为高分辨率 MRS 有助于准确定义肿瘤边界。

笔者使用 1.5T MRI 获取标准 MRS 影像，并开发了相应的方法将原始 MRS 多体素化学位移成像（chemical shift image，CSI）导入标准神经导航系统，然后根据 Cho 或 Cho/NAA 比值在导航系统中自动描绘出肿瘤的代谢边界[40-41]。借助这种方法，可以实现低成本的肿瘤代谢影像导航。借助增强现实镜下导航技术，肿瘤的不同代谢边界可以被投射在显微镜下的手术视野中，从而使代谢边界这些原本不可见的结构在显微镜下"可见"（图 8-4-1，图 8-4-2）。

新的成像手段（如灌注成像）也可被用于描绘肿瘤边界。近期一项研究[46]报道了使用术中磁共振灌

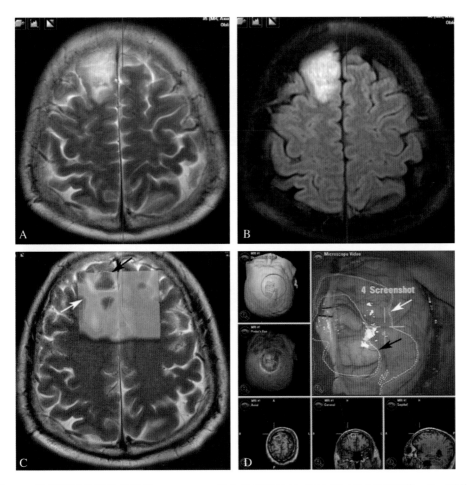

图 8-4-1　一例基于 MRS 的代谢影像导航的病例。A、B．一例左额病变的 T$_2$ 及 T$_2$ FLAIR MRI 影像；C．磁共振波谱（MRS）影像可被整合入常规神经导航设备中，并可以描绘出肿瘤的不同代谢边界（黑色箭头：很高代谢区域；白色箭头：稍高代谢区域）；D．术中，借助增强现实镜下导航技术，肿瘤的不同代谢边界可以被投射在显微镜下的手术视野中

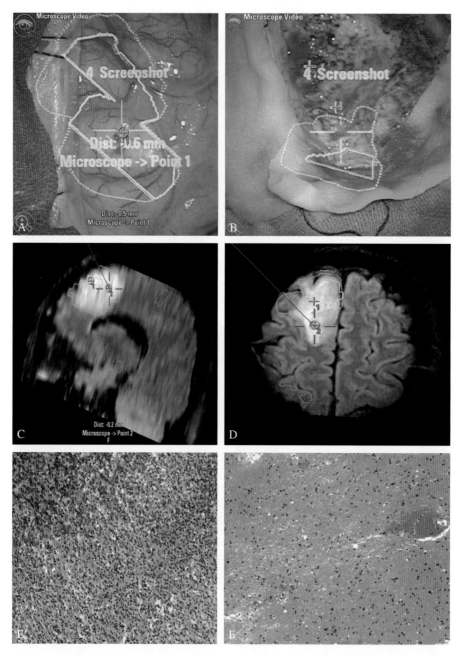

图 8-4-2 图 8-4-1 病例的代谢影像和病理影像对照结果。A ~ D. 根据代谢影像导航的结果，从病变不同区域获取病变组织；1 号样本取自很高代谢区域，而 2 号样本取自稍高代谢区域；相应的病理 HE 切片显示 1 号样本的肿瘤细胞密度（E）远大于 2 号样本（F）。病理结果和代谢影像导航的结果吻合

注成像来探测残余肿瘤，22 例患者在接受高级别胶质瘤切除手术中进行了术中灌注成像。在研究纳入的全部病例中，均能获得区域脑血流（regional cerebral blood volume，rCBV）灌注图。根据灌注图像，在这组胶质瘤病例中，4 例获得了全切除，全切率 18%（4/22 例）。而剩余的 18 例（82%）病例中，灌注图像发现了高灌注区域，并提示有肿瘤残留。这项研究证实了将磁共振灌注影像应用于术中导航的技术可行性，并提示我们，较之于常规磁共振影像，该技术有可能帮助手术者更好地分辨肿瘤边界或在术中探测残留肿瘤。

（二）周边重要脑功能神经结构定位

既往多个研究已证实无论是低级别胶质瘤[49]，还是高级别胶质瘤[5,8,50]，肿瘤切除程度（EoR）是决定预后的重要因素。同时，另一个和预后密切相关的因素是病变周边重要神经功能结构的保护和术后的生活质量（health related quality of life，HRQoL）。而借助于多模态神经导航和术中成像手段（如 MRI）不仅能够在术中定位和显像病变周边重要功能结构，还能利用术中影像手段的数据，检出肿瘤残留，并在更新导航计划后，指导残留肿瘤的切除，并对抗"脑漂移"带来的导航误差，从而达到"最大化安全切除"的目的[51-52]。

既往研究已经证实了多模态神经导航对定位病变周边重要功能结构的保护很有帮助[10,12,26]。在笔者所属中心进行多模态神经导航的所有病例中，均能将多模态神经导航顺利地整合进常规外科手术流程之中，并用于辅助进行脑深部病变的切除，尤其是对于毗邻重要神经功能结构的病变切除，多模态神经导航更为重要。借助于多模态神经导航和显微镜下导航系统，fMRI 和 DTI 影像能被整合显示，以便能在显微镜下的术野中显示病变周边的脑功能区皮质（运动、感觉、视觉和语言区皮质等）以及主要白质纤维束。根据笔者的临床经验和文献报道，无论是对于高级别或是低级别胶质瘤，使用多模态功能神经导航和高场强术中磁共振安全有效，既能提供术中的肿瘤切除程度控制，也能进行术中重要脑功能结构的多模态显示，对神经功能保护很有帮助[14,53-55]。

如前所述，BOLD fMRI 可被用来显示脑功能区皮质。借助于良好设计的运动任务（如手指轮替任务），运动区皮质能被准确地激活并显示出来。图

8-4-3 及图 8-4-4 就展示了一个典型的多模态镜下导航病例。患者右利手，30 岁，男性，患有顽固性癫痫，MRI 检查提示患者左额叶占位。术前使用 fMRI 激活运动区皮质，显示出了分别控制右下肢（图 8-4-3A，黄色）、右手（图 8-4-3A，黄色）和嘴唇（图 8-4-3A，淡蓝色）的皮质区域。在开颅前，借助显微镜下增强现实投影技术，周边重要脑功能结构的多模态影像能被投射在显微镜下的术野内，从而使肉眼不可分辨的功能结构（如白质纤维束、皮质功能区）在显微镜下可见（图 8-4-3B）。借助增强现实技术，可以很方便地设计皮瓣和开颅范围，并在术中更好地分辨肿瘤边界，识别并对周边的重要脑功能结构加以保护。术中，在打开硬膜后，可以见到肿瘤和周边的脑组织质地非常相似（图 8-4-3C）。从这个角度来说，增强现实镜下导航技术对术中准确识别肿瘤和周边功能结构的作用非常重要。本例的术中磁共振扫描证实了肿瘤已获得全切除，而中央前回被完整保留（图 8-4-4E、F）。随访 30 个月的结果证实患者没有肿瘤复发，神经功能保留完好。

对于波及视皮质的病变，术前需要进行视觉的功能磁共振扫描，并据此描绘出视皮质，再将视皮质图像整合进导航系统（图 8-4-5，图 8-4-6）。患者为 46 岁女性，磁共振影像提示患者右侧枕叶深部有一占位病变（图 8-4-5A）。因为手术入路很可能会涉及视皮质和视放射，所以笔者在术前进行了视皮质的功能磁共振成像，显像了右侧枕叶视皮质，并通过弥散张量成像技术显像了右侧视放射。上述多模态影像被整合进导航系统中，用于术中导航（图 8-4-5A）。在打开硬膜后，视皮质被标注出来并加以保护，并使用了术中皮质电极记录视觉诱发电位来证实导航显示的视皮质的准确性（图 8-4-5C、D）。随后肿瘤被顺利切除，术后患者恢复良好。术后一个月随访时，患者只有极轻微的视野缺损（图 8-4-6C、D）。术后病理结果为胶质母细胞瘤（WHO IV 级）。患者随后接受了标准替莫唑胺方案化疗和放疗，随访 24 个月无肿瘤复发征象（图 8-4-6）。

对于涉及语言区皮质的病例，使用 BOLD fMRI 显像语言区皮质的敏感性和特异性尚有争议[56-63]。然而近年来，多个研究通过对比功能磁共振结果和皮质直接电刺激的结果已经证实，当使用设计良好、执行得当的语言相关功能磁共振任务时，可以很准确和可靠地显像和定位语言区皮质[56,58,61]。上述结果提

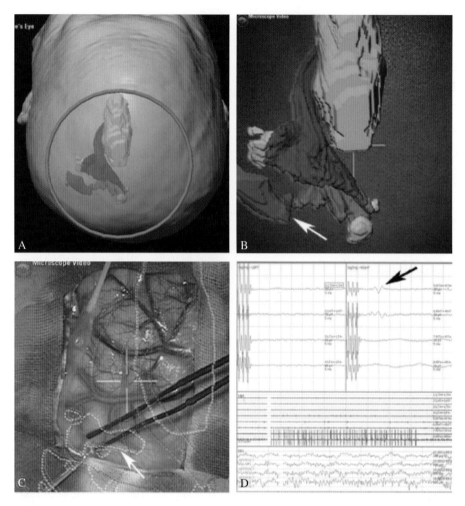

图 8-4-3 一个典型的多模态镜下导航病例。患者右利手，30 岁，男性，患有顽固性癫痫，MRI 检查提示患者左额叶占位 A．术前使用 fMRI 激活运动区皮质，显示出了分别控制右下肢（黄色）、右手（黄色）和嘴唇（淡蓝色）的皮质区域；B．在开颅前，借助于显微镜下增强现实投影技术，周边重要脑功能结构的多模态影像能被投射在显微镜下的术野内，从而使肉眼不可分辨的功能结构（如白质纤维束和皮质功能区）在显微镜下可见；C、D．术中使用皮质直接电刺激证实了 fMRI 显示的手运动区的准确性

示，随着功能磁共振相关技术的不断进步，对于病变涉及语言功能区的手术来说，BOLD fMRI 有望成为良好的术前诊断和术中导航手段。图 8-4-7 展示了语言区皮质相关的多模态及镜下导航过程。患者为 48 岁男性，右利手，左颞叶占位（图 8-4-7A、B）。术前 fMRI 显示 Broca 区激活信号（图 8-4-7C，白色箭头）位于病变前方，且与病变关系密切。上述 fMRI 结果能够被整合入神经导航系统并进行语言区功能导航（图 8-4-8A）。术中打开硬膜后，借助于增强现实镜下导航技术，语言区皮质影像可以被投射在显微镜下的手术视野内（图 8-4-8B、C）。借助于上述技术，能够达到最大限度切除病变，且最大限度保护邻近语言区皮质的目的。术中及术后 MRI 影像证实，肿瘤

（星形细胞瘤 WHO II 级）全切除，术后患者无语言功能障碍，无癫痫。术后随访 48 个月未发现肿瘤复发或癫痫发作。

除功能区皮质外，保护病变周围的重要白质纤维束也至关重要。弥散张量成像（DTI）纤维束导航技术能将原本在肉眼或显微镜下不可见的白质纤维束投射在手术显微镜下的术野内，从而使上述不可见的白质结构变得可见。目前，主要白质纤维束，如锥体束、感觉传导束、视放射及弓状束，均已能够被显示和进行导航。

图 8-4-9 展示的是一个多模态导航病例，包含了锥体束、视放射和弓状束的导航图像。25 岁男性，右利手，患有顽固性癫痫。常规 MRI 影像显示左岛

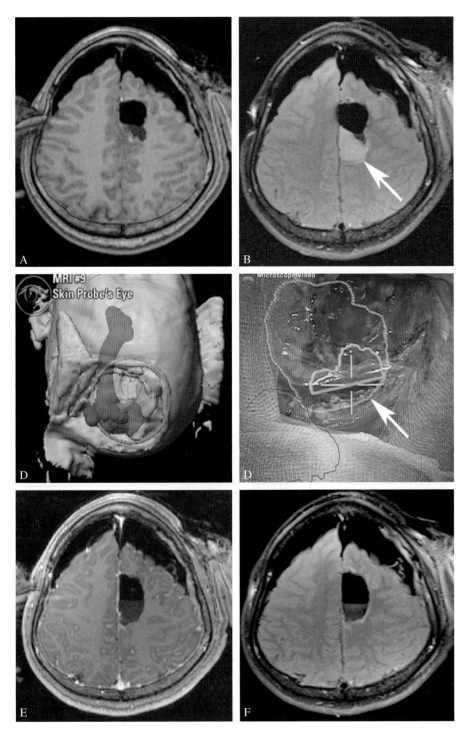

图 8-4-4　图 8-4-3 病例术中发现肿瘤残留的处理。A、B．首次术中磁共振扫描提示肿瘤残留（白色箭头）；C、D．使用术中磁共振影像更新导航系统后，借助镜下导航系统，残留肿瘤的轮廓可以被投射在镜下手术视野中，从而使残留肿瘤的定位方便而准确；E、F.再次术中磁共振扫描证实肿瘤全切

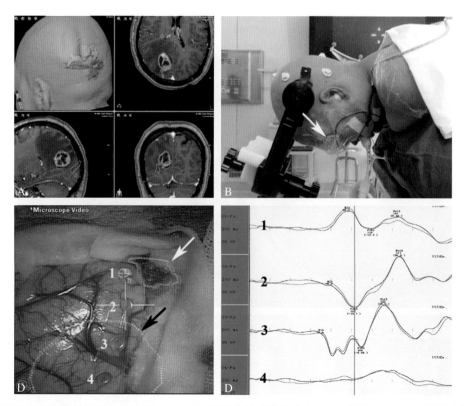

图 8-4-5 视觉功能相关的多模态神经导航的病例。A．MRI 显示右枕叶脑内病变；B．使用 LED 发光眼罩（白色箭头）进行术中的视觉刺激；C．开颅后，使用皮质电极（白色箭头）记录视觉诱发电位（white arrow）；D．视觉诱发电位结果证实视皮质位置和 fMRI 导航显示的视皮质吻合

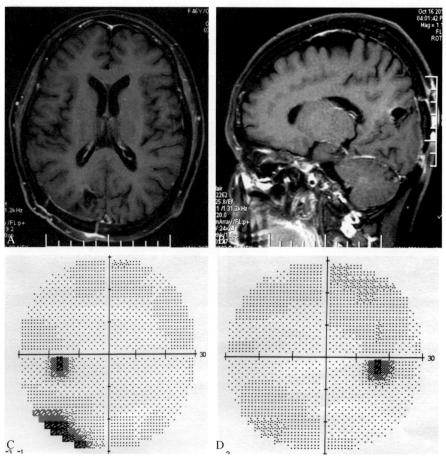

图 8-4-6 上述病例术后 24 个月的随访 MRI 影像证实肿瘤全切，无复发，视野仅有很轻微的缺损

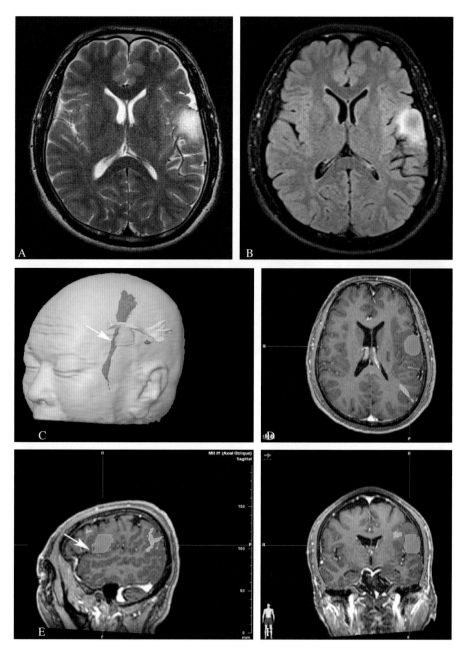

图 8-4-7　语言相关的多模态神经导航病例。A、B．MRI 提示左颞叶占位；C．术前 fMRI 显示 Broca 区激活信号（白色箭头）位于病变前方，且与病变关系密切，弓状束（黄色）环绕病变内上方

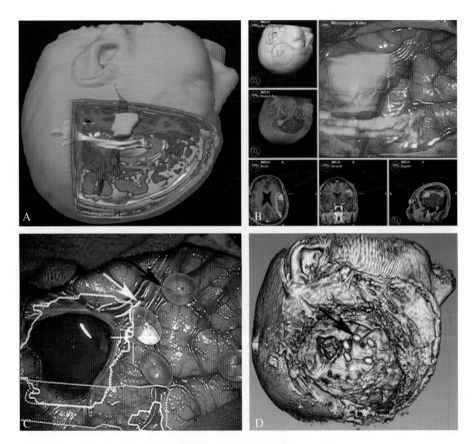

图 8-4-8 图 8-4-7 所述病例的术中镜下导航过程。打开硬膜后，借助于增强现实镜下导航技术，语言区皮质影像可以被投射在显微镜下的手术视野内

叶一个无强化的占位病变（图 8-4-9A～C）。术前多模态脑功能成像显示肿瘤周围包绕着多个重要脑功能结构，包括锥体束、感觉传导束、弓状束，以及由 fMRI 显示的语言区皮质（图 8-4-9D）。借助增强现实显微镜下导航，手术区域内重要神经功能结构的轮廓能够被投射在手术视野内（图 8-4-9E、F）。这一技术对手术者设计皮质切口和手术通道很有帮助。借助术中磁共振和多模态神经导航技术，这例岛叶胶质瘤（星形细胞瘤 WHO Ⅱ级）达到了全切除，同时周边重要神经功能结构被完全保留。患者术后 48 个月随访证实无肿瘤复发或癫痫复发（图 8-4-9K、L）。

（三）增强现实导航

多模态神经导航的一个重要组成部分是增强现实（augmented reality，AR）导航，即借助于将病变或周边重要神经功能结构的三维轮廓投射并叠加在手术显微镜的平视显示器中，以便能在显微镜下的手术视野中，看见原本不可见的病变轮廓或重要神经功能结构[51,64]。在本节前文描述的多个病例中，已经展示了借助显微镜镜下导航功能实现的增强现实导航技术。使用显微镜下增强现实导航技术具有现实直观、不影响外科手术流程的优点。但传统增强现实导航技术存在一些缺点，如：需要专用的导航设备和手术显微镜，价格昂贵；设备较笨重，使用场景常常局限在手术室内，无法在普通病房或急救室中使用。

为了解决上述问题，笔者团队近年来开发了使用智能手机进行简易增强现实定位和导航的技术。首先使用开源软件（3D Slicer，SPL 实验室，哈佛大学，美国）将病变或重要功能结构进行三维重建，然后将三维重建后的模型导入智能手持设备（手机）。使用 iOS 系统[65] 或是 Android 系统[66] 都可以将病变及周边重要神经功能结构的影像叠加在患者头部，从而达到定位和简易导航的效果。这种简易导航技术不需要昂贵的专用设备，使用简便，适合在病房，急救室或是没有专业导航设备的医院使用。

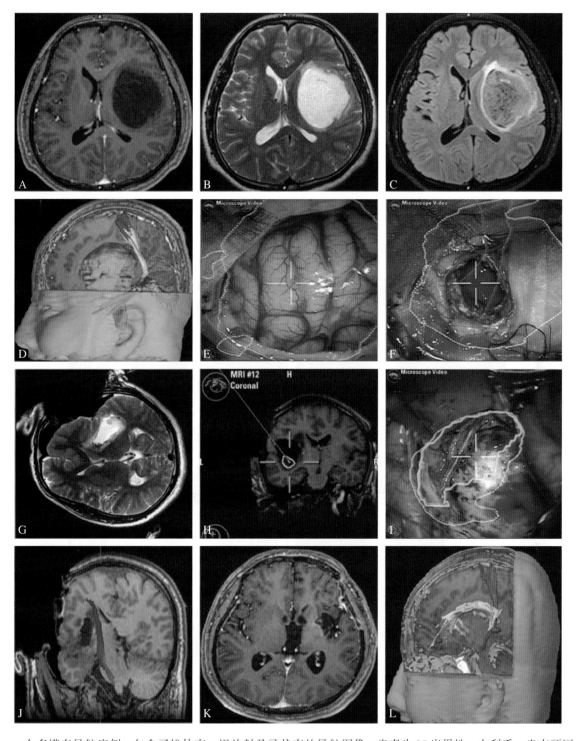

图 8-4-9　一个多模态导航病例，包含了锥体束，视放射及弓状束的导航图像。患者为 25 岁男性，右利手，患有顽固性癫痫。A ～ C. 常规 MRI 影像显示左岛叶一个无强化的占位病变；D. 术前多模态脑功能成像显示肿瘤周围包绕着多个重要脑功能结构，包括锥体束、感觉传导束、弓状束，以及由 fMRI 显示的语言区皮质；E、F. 借助增强现实镜下导航，手术区域内重要神经功能结构的轮廓能够被投射在手术视野内，这一技术对术者设计皮质切口和手术通道很有帮助；G ～ J. 借助术中磁共振和多模态导航技术，这例岛叶胶质瘤（星形细胞瘤 WHO Ⅱ级）达到了全切除，同时周边重要神经功能结构被完全保留；K、L. 患者术后 48 个月随访证实无肿瘤或癫痫复发

（四）混合现实导航

目前，增强现实导航投射的常常是病变或重要结构的二维轮廓，且以线条显示，无法全面反映目标物的三维结构。为了解决这一问题，笔者近年来开发了混合现实（mixed reality，MR）导航技术。使用开源软件（3D Slicer）对病变和周边重要结构进行三维重建，随后导入头戴式混合现实设备（hololens，微软公司，美国），借助于手势操作，与患者体表的解剖标志或是标记物拟合。此时，病变的全息影像（hologram）将被叠加显示在患者头部，从而达到定位和导航的效果[67-68]。在此基础上，笔者还开发了使用手柄操作（图 8-4-10）和根据面部解剖结构注册（图 8-4-11）的方法，获得了更高的精度，经过与专用神经导航设备对比，头戴式混合现实导航的定位误差在 3 ～ 5 mm，适合用于精度要求不高的神经外科手术操作，如浅表大肿瘤定位、大型血肿定位、扩大的脑室定位。

四、结论

在过去的 30 年间，随着影像技术和计算机技术

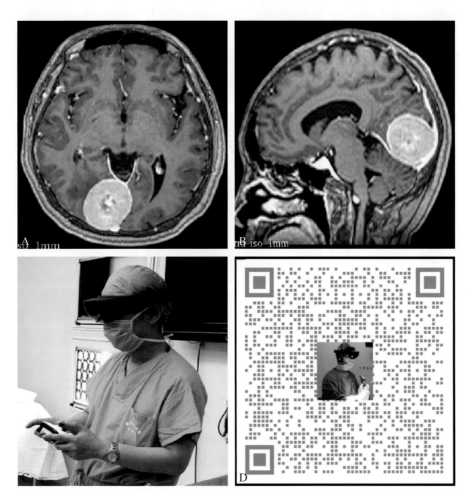

图 8-4-10 使用手柄操控的混合现实全息导航病例。A、B．一例直窦 - 窦汇脑膜瘤；C．使用头戴式混合现实设备进行术中混合现实全息影像导航，用手柄进行操控；D．混合现实导航视频二维码，请扫描二维码观看，或访问网址：https：//v.youku.com/v_show/id_XNDM4NjI1MjY3Ng==.html？ spm=a2hzp.8253869.0.0

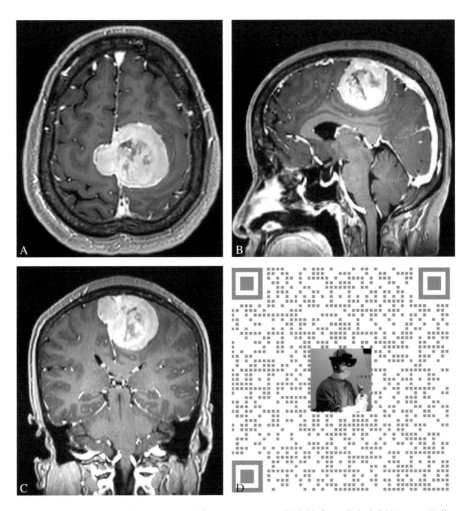

图 8-4-11 使用面部解剖特征进行注册的混合现实导航病例。A ~ C. 一例窦镰旁脑膜瘤病例的 MRI 影像；D. 混合现实导航视频二维码，请扫描二维码观看，或访问网址 https://v.youku.com/v_show/id_XNDM4NjI0NzcxMg==.html？ spm=a2hzp. 8253869.0.0

的发展，多模态神经导航有了长足的进步。目前的多模态神经导航已成为神经肿瘤手术中的重要辅助手段之一。借助多模态神经导航技术，术者能在术中清晰观察到病变及周边重要神经结构的位置。而当代的多模态神经导航技术不仅能整合解剖影像，也能整合白质纤维束影像、代谢影像和灌注影像等多模态影像资料，从而能更全面地反映肿瘤和周边重要神经功能结构的状态。随着技术的发展，未来的多模态神经导航将有望纳入更多类别的神经影像数据。同时，如何能够更加直观、生动地显示多模态神经导航的画面，以及整合增强现实导航和混合现实导航等新技术，也将成为未来的重要研发目标和方向。

（陈晓雷）

参考文献

1. 陈晓雷，许百男. 精准神经外科 10 年再出发：脑胶质瘤外科的信息化和体系化升级. 中华外科杂志，2022，60（9）：801-806.

2. 许百男，陈晓雷. 精准神经外科：微侵袭神经外科新理念. 中华外科杂志，2011，49（8）：676-678.

3. Kelly PJ, Alker GJ Jr, Goerss S. Computer-assisted stereotactic microsurgery for the treatment of intracranial neoplasms. Neurosurgery，1982，10（3）：324-331.

4. Roberts DW, Strohbehn JW, Friets EM, et al. The stereotactic operating microscope：accuracy refinement and clinical experience. Acta Neurochir Suppl（Wien），1989，46：112-114.

5. Sanai N, Polley MY, McDermott MW, et al. An extent of resection threshold for newly diagnosed glioblastomas. J Neurosurg, 2011, 115（1）：3-8.

6. Hentschel SJ, Sawaya R. Optimizing outcomes with maximal surgical resection of malignant gliomas. Cancer Control, 2003, 10（2）：109-114.

7. Sanai N, Berger MS. Operative techniques for gliomas and the value of extent of resection. Neurotherapeutics, 2009, 6（3）：478-486.

8. Oppenlander ME, Wolf AB, Snyder LA, et al. An extent of resection threshold for recurrent glioblastoma and its risk for neurological morbidity. J Neurosurg, 2014, 120（4）：846-853.

9. Nimsky C, Ganslandt O, Fahlbusch R. 1.5 T：intraoperative imaging beyond standard anatomic imaging. Neurosurg Clin N Am, 2005, 16（1）：185-200.

10. Nimsky C, Ganslandt O, Fahlbusch R. Functional neuronavigation and intraoperative MRI. Adv Tech Stand Neurosurg, 2004, 29：229-263.

11. Nimsky C, Ganslandt O, Buchfelder M, et al. Intraoperative visualization for resection of gliomas：the role of functional neuronavigation and intraoperative 1.5 T MRI. Neurol Res, 2006, 28（5）：482-487.

12. Nimsky C, Ganslandt O, Kober H, et al. Integration of functional magnetic resonance imaging supported by magnetoencephalography in functional neuronavigation. Neurosurgery, 1999, 44（6）：1249-1255.

13. Ganslandt O, Buchfelder M, Hastreiter P, et al. Magnetic source imaging supports clinical decision making in glioma patients. Clin Neurol Neurosurg, 2004, 107（1）：20-26.

14. Kamada K, Houkin K, Takeuchi F, et al. Visualization of the eloquent motor system by integration of MEG, functional, and anisotropic diffusion-weighted MRI in functional neuronavigation. Surg Neurol, 2003, 59（5）：352-361.

15. Signorelli F, Guyotat J, Schneider F, et al. Technical refinements for validating functional MRI-based neuronavigation data by electrical stimulation during cortical language mapping. Minim Invasive Neurosurg, 2003, 46（5）：265-268.

16. Wilkinson ID, Romanowski CA, Jellinek DA, et al. Motor functional MRI for pre-operative and intraoperative neurosurgical guidance. Br J Radiol, 2003, 76（902）：98-103.

17. Clark CA, Barrick TR, Murphy MM, et al. White matter fiber tracking in patients with space-occupying lesions of the brain：a new technique for neurosurgical planning? Neuroimage, 2003, 20（3）：1601-1608.

18. Hendler T, Pianka P, Sigal M, et al. Delineating gray and white matter involvement in brain lesions：three-dimensional alignment of functional magnetic resonance and diffusion-tensor imaging. J Neurosurg, 2003, 99（6）：1018-1027.

19. Nimsky C, Ganslandt O, Merhof D, et al. Intraoperative visualization of the pyramidal tract by diffusion-tensor-imaging-based fiber tracking. Neuroimage, 2006, 30（4）：1219-1229.

20. Coenen VA, Krings T, Mayfrank L, et al. Three-dimensional visualization of the pyramidal tract in a neuronavigation system during brain tumor surgery：first experiences and technical note. Neurosurgery, 2001, 49（1）：86-92.

21. Nimsky C, Grummich P, Sorensen AG, et al. Visualization of the pyramidal tract in glioma surgery by integrating diffusion tensor imaging in functional neuronavigation. Zentralbl Neurochir, 2005, 66（3）：133-141.

22. Dowling C, Bollen AW, Noworolski SM, et al. Preoperative proton MR spectroscopic imaging of brain tumors：correlation with histopathologic analysis of resection specimens. AJNR Am J Neuroradiol, 2001, 22（4）：604-612.

23. Kondziolka D, Lunsford LD, Martinez AJ. Unreliability of contemporary neurodiagnostic imaging in evaluating suspected adult supratentorial（low-grade）astrocytoma. J Neurosurg, 1993, 79（4）：533-536.

24. Stadlbauer A, Moser E, Gruber S, et al. Improved delineation of brain tumors：an automated method for segmentation based on pathologic changes of 1H-

MRSI metabolites in gliomas. Neuroimage, 2004, 23 (2): 454-461.

25. Stadlbauer A, Moser E, Gruber S, et al. Integration of biochemical images of a tumor into frameless stereotaxy achieved using a magnetic resonance imaging/magnetic resonance spectroscopy hybrid data set. J Neurosurg, 2004, 101 (2): 287-294.

26. Braun V, Dempf S, Tomczak R, et al. Multimodal cranial neuronavigation: direct integration of functional magnetic resonance imaging and positron emission tomography data: technical note. Neurosurgery, 2001, 48 (5): 1178-1181.

27. Reithmeier T, Cordeiro J, Mix M, et al. Impact of automated hotspot detection for (18) FET PET-guided stereotactic biopsy. Acta Neurochir Suppl, 2013, 117: 93-99.

28. Preuss M, Werner P, Barthel H, et al. Integrated PET/MRI for planning navigated biopsies in pediatric brain tumors. Childs Nerv Syst, 2014, 30 (8): 1399-1403.

29. 李防晔, 陈晓雷, 何婷婷, 等. 基于代谢影像的多模态功能神经导航在无框架立体定向穿刺活检术中的应用. 中华外科杂志, 2013, 51 (4): 358-361.

30. Misch M, Guggemos A, Driever PH, et al. (18) F-FET-PET guided surgical biopsy and resection in children and adolescence with brain tumors. Childs Nerv Syst, 2015, 31 (2): 261-267.

31. Luyten PR, Marien AJ, Heindel W, et al. Metabolic imaging of patients with intracranial tumors: H-1 MR spectroscopic imaging and PET. Radiology, 1990, 176 (3): 791-799.

32. van Der Veen JW, Weinberger DR, Tedeschi G, et al. Proton MR spectroscopic imaging without water suppression. Radiology, 2000, 217 (1): 296-300.

33. Majós C, Alonso J, Aguilera C, et al. Adult primitive neuroectodermal tumor: proton MR spectroscopic findings with possible application for differential diagnosis. Radiology, 2002, 225 (2): 556-566.

34. Ott D, Hennig J, Ernst T. Human brain tumors: assessment with in vivo proton MR spectroscopy. Radiology, 1993, 186 (3): 745-752.

35. Negendank WG, Sauter R, Brown TR, et al. Proton magnetic resonance spectroscopy in patients with glial tumors: a multicenter study. J Neurosurg, 1996, 84 (3): 449-458.

36. Miller BL. A review of chemical issues in 1H NMR spectroscopy: N-acetyl-L-aspartate, creatine and choline. NMR Biomed, 1991, 4 (2): 47-52.

37. Michaelis T, Merboldt KD, Bruhn H, et al. Absolute concentrations of metabolites in the adult human brain in vivo: quantification of localized proton MR spectra. Radiology, 1993, 187 (1): 219-227.

38. Urenjak J, Williams SR, Gadian DG, et al. Proton nuclear magnetic resonance spectroscopy unambiguously identifies different neural cell types. J Neurosci, 1993, 13 (3): 981-989.

39. Croteau D, Scarpace L, Hearshen D, et al. Correlation between magnetic resonance spectroscopy imaging and image-guided biopsies: semiquantitative and qualitative histopathological analyses of patients with untreated glioma. Neurosurgery, 2001, 49 (4): 823-829.

40. 朱伟杰, 陈晓雷, 张家墅, 等. 氢质子磁共振波谱影像自动融合指导无框架立体定向颅内病变活检. 中华外科杂志, 2014, 52 (4): 280-284.

41. Wang Q, Zhang J, Li F, et al. The utility of magnetic resonance spectroscopy in frame-less stereotactic needle biopsy of glioma. J Clin Neurosci, 2021, 88: 102-107.

42. Lacroix M, Abi-Said D, Fourney DR, et al. A multivariate analysis of 416 patients with glioblastoma multiforme: prognosis, extent of resection, and survival. J Neurosurg, 2001, 95 (2): 190-198.

43. McGirt MJ, Chaichana KL, Gathinji M, et al. Independent association of extent of resection with survival in patients with malignant brain astrocytoma. J Neurosurg, 2009, 110 (1): 156-162.

44. Stummer W, Reulen HJ, Meinel T, et al. Extent of resection and survival in glioblastoma multiforme: identification of and adjustment for bias. Neurosurgery, 2008, 62 (3): 564-576; discussion 564-576.

45. 王群，张家墅，徐兴华，等. 氢质子磁共振波谱在胶质瘤活检术中的应用. 中国神经精神疾病杂志，2015，（10）：624-628.

46. Roder C，Bender B，Ritz R，et al. Intraoperative visualization of residual tumor：the role of perfusion-weighted imaging in a high-field intraoperative magnetic resonance scanner. Neurosurgery，2013，72（2 Suppl Operative）：ons151-158.

47. Stummer W，Pichlmeier U，Meinel T，et al. Fluorescence-guided surgery with 5-aminolevulinic acid for resection of malignant glioma：a randomised controlled multicentre phase III trial. Lancet Oncol，2006，7（5）：392-401.

48. Stummer W，Novotny A，Stepp H，et al. Fluorescence-guided resection of glioblastoma multiforme by using 5-aminolevulinic acid-induced porphyrins：a prospective study in 52 consecutive patients. J Neurosurg，2000，93（6）：1003-1013.

49. Sanai N，Chang S，Berger MS. Low-grade gliomas in adults. J Neurosurg，2011，115（5）：948-965.

50. Eyüpoglu IY，Buchfelder M，Savaskan NE. Surgical resection of malignant gliomas-role in optimizing patient outcome. Nat Rev Neurol，2013，9（3）：141-151.

51. Chen X，Xu BN，Meng X，et al. Dual-room 1.5-T intraoperative magnetic resonance imaging suite with a movablemagnet：implementation and preliminary experience. Neurosurg Rev，2012，35（1）：95-109.

52. 陈晓雷，许百男，孟祥辉，等. 移动磁体双室高场强术中磁共振成像系统在神经外科的初步应用. 中华神经外科杂志，2010，26（4）：306-309.

53. 李防晔，陈晓雷，赛晓勇，等. 术中磁共振成像和多模态功能神经导航在胶质母细胞瘤手术中的应用. 中华外科杂志，2013，51（6）：542-546.

54. Li J，Chen X，Zhang J，et al. Intraoperative diffusion tensor imaging predicts the recovery of motor dysfunction after insular lesions. Neural Regen Res，2013，8（15）：1400-1409.

55. Zheng G，Chen X，Xu B，et al. Plasticity of language pathways in patients with low-grade glioma：A diffusion tensor imaging study. Neural Regen Res，2013，8（7）：647-654.

56. Kunii N，Kamada K，Ota T，et al. A detailed analysis of functional magnetic resonance imaging in the frontal language area：a comparative study with extraoperative electrocortical stimulation. Neurosurgery，2011，69（3）：590-596.

57. Hirsch J，Ruge MI，Kim KH，et al. An integrated functional magnetic resonance imaging procedure for preoperative mapping of cortical areas associated with tactile，motor，language，and visual functions. Neurosurgery，2000，47（3）：711-721.

58. Kamada K，Sawamura Y，Takeuchi F，et al. Expressive and receptive language areas determined by a non-invasive reliable method using functional magnetic resonance imaging and magnetoencephalography. Neurosurgery，2007，60（2）：296-305.

59. Giussani C，Roux FE，Ojemann J，et al. Is preoperative functional magnetic resonance imaging reliable for language areas mapping in brain tumor surgery? Review of language functional magnetic resonance imaging and direct cortical stimulation correlation studies. Neurosurgery，2010，66（1）：113-120.

60. Roux FE，Boulanouar K，Lotterie JA，et al. Language functional magnetic resonance imaging in preoperative assessment of language areas：correlation with direct cortical stimulation. Neurosurgery，2003，52（6）：1335-1345.

61. Genetti M，Grouiller F，Vulliemoz S，et al. Noninvasive language mapping in patients with epilepsy or brain tumors. Neurosurgery，2013，72（4）：555-565.

62. Herholz K，Reulen HJ，von Stockhausen HM，et al. Preoperative activation and intraoperative stimulation of language-related areas in patients with glioma. Neurosurgery，1997，41（6）：1253-1260.

63. Peck KK，Bradbury M，Petrovich N，et al. Presurgical evaluation of language using functional magnetic resonance imaging in brain tumor patients with previous surgery. Neurosurgery，2009，64（4）：644-652.

64．Bai SC，Xu BN，Wei SH，et al. Intraoperative high-field magnetic resonance imaging combined with functional neuronavigation in resection of low-grade temporal lobe tumors. World J Surg Oncol，2015，13：286.

65．Hou Y，Ma L，Zhu R，et al. iPhone-Assisted Augmented Reality Localization of Basal Ganglia Hypertensive Hematoma. World Neurosurg，2016，94：480-492.

66．Sun GC，Chen XL，Hou YZ，et al. Image-guided endoscopic surgery for spontaneous supratentorial intracerebral hematoma. J Neurosurg，2017，127（3）：537-542.

67．Li Y，Chen X，Wang N，et al. A wearable mixed-reality holographic computer for guiding external ventricular drain insertion at the bedside. J Neurosurg，2018：1-8.

68．Qi Z，Li Y，Xu X，et al. Holographic mixed-reality neuronavigation with a head-mounted device：technical feasibility and clinical application. Neurosurg Focus，2021，51（2）：E22.

第五节　神经内镜手术技术

一、神经内镜的结构

神经内镜（neuroendoscope）主要由光学照明系统、冲洗系统和操作通道三部分构成。根据其质地分为硬质和软质（可屈曲性）两大类（图 8-5-1）。而按其结构和功能又可分为两种：一种为具有操作孔道的内镜，可以通过其孔道对病灶进行切割、烧灼、钳夹和止血等操作，这类大多为硬质内镜；另一种为无操作孔道的内镜，其虽然无操作孔道，但可通过特殊设计的外加导管而实现前者的功能，常单纯用于对脑深部病变的观察或进行治疗（如用于第三脑室造瘘手术[1]）。该类内镜亦有硬质或软质的，它们各有其优缺点，并分别具有不同用途[2]。本节介绍目前在临床上较为常用的几种类型神经内镜。

（一）有操作孔道的神经内镜

大多为硬质内镜，外径一般≤ 8 mm，多为 4.5 mm 和 6 mm。其长度通常为 130 ～ 300 mm。内部结构分为视道、照明道、操作道、冲洗与吸引道，也有将

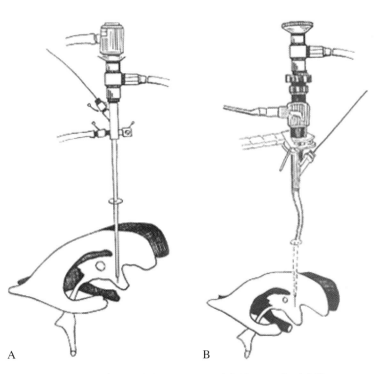

A　　　　　　　B

图 8-5-1　神经内镜类型。A．硬质内镜；B．软质内镜

冲洗道与吸引道完全分开的内镜。视道可以直接观察或连接高清晰度的电视摄像系统，用以放大观察，在内镜下完成对病变的钳夹或切割等手术操作。照明道常连接有高能氙灯，为热量很低的冷光源，经光导纤维传导，可提供较好的照明效果。操作道所占空间较大，直径可达 2 ~ 3 mm，可通过微型剪刀、显微镊、切割器具、电凝器、活检钳、激光光导纤维等显微手术器械，进行组织活检、囊性和实质性肿瘤的切除、粘连分离和神经松解等手术操作。冲洗与吸引道被分隔成两个独立的空间，冲洗道用于术中连续灌注冲洗液，吸引道可连接吸引装置，用于抽吸液体或血液，具有保持术野清晰、维持脑室内压力和防止脑室壁塌陷等作用。其冲洗压力、速度与流量可按需要进行调节。为了扩大术野，内镜的头端设计可有不同角度的斜面，透视角度分为 0°、30°、60° 和 90° 等不同规格，具有广角功能（图 8-5-2）。

目前已有软质、可弯曲神经内镜问世并投入使用（图 8-5-3）。软质内镜又称为纤维内镜，其管径较细，常为 0.75 ~ 4 mm，头端可自由弯曲，一般设有操作通道。

（二）无操作孔道的神经内镜

可为硬质或软质内镜，由于缺乏操作孔道，其外径相对较小（< 4 mm），也可称为闭式神经内镜系统。其内部结构包括视道、照明道和冲洗道。主要用于对脑深部结构的观察和对病变进行活组织检查与切割等操作。纤维神经内镜的特点包括光滑、可弯曲、外径小、空间活动大、广角以及照明良好等。其术野更为清晰，观察范围也较大，如在脑室系统内操作可以观察到较大范围（包括第三脑室的后部）和进行病变组织活检、吸除囊性内容物、第三脑室造瘘、电灼脉络丛、切除小病灶、深部止血等手术操作。

（三）开放式神经内镜系统

由上述无操作孔道的内镜与外部导管相结合，以达到可操作性治疗目的（图 8-5-4）。外部导管是由一薄壁、圆柱形套管和一头端呈子弹形状的管芯构成，套管外径一般为 ≤ 8 mm。其上方管壁有一手术器具

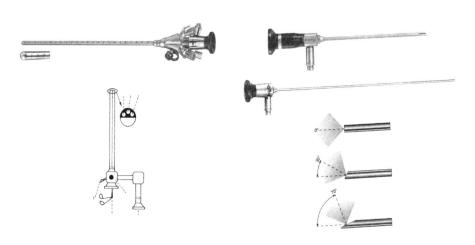

图 8-5-2 有操作孔道的硬质内镜，具有广角功能

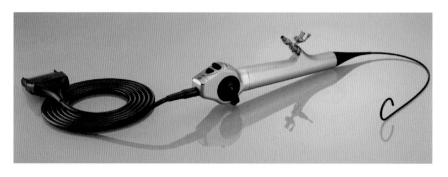

图 8-5-3 软质、可弯曲神经内镜

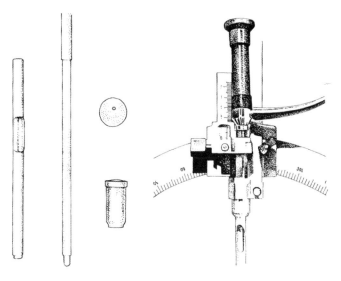

图 8-5-4　开放式神经内镜系统

操作窗，套管内壁有冲洗道、吸引道和激光道。内镜为仅有视道和照明道的硬质或软质内镜（有的带有外冲洗鞘）。使用时以专用固定器将两者分别固定在立体定向仪上（软质内镜可使用特殊装置固定于手术台上），并使内镜紧贴套管手术窗对面的内壁，以便节省空间，有利于操作。通过套管手术器具操作窗插入各种可弯曲性的显微器械（如微型剪刀、显微镊、取瘤钳、活检钳、剥离器和电凝器等）。若套管内壁无冲洗道、吸引道和激光道，也可由手术器具操作窗口插入冲、吸管和激光纤维。这样就可以完成多种脑深部病变的活检、切割和治疗性手术。该装置系一种开放式结构，故又称为开放式神经内镜系统。

（四）神经内镜的辅助设备

神经内镜只有与一些辅助设备相结合才能发挥其微创手术的治疗作用。常用的辅助设备包括：固定装置（包括立体定向仪的导向弧和自持的牵开器）、显微手术刀与微型剪刀、剥离子、活检镊、取瘤钳、激光光导纤维、单极或双极电凝器等显微器械（图 8-5-5）、立体定向仪导向探针、CT 或 MRI、B 超及电视摄像系统等[3-6]。

二、使用神经内镜的解剖学基础

脑内的解剖结构是进行神经内镜下手术定位的重要标志。临床应用内镜的研究表明，侧脑室的内镜下手术需明确以室间孔（Monro 孔）为中心的"Y"形解剖标志。典型的"Y"形结构是由内侧的透明隔静脉、外侧的丘脑 - 纹状体静脉和在侧脑室底部的脉络丛组成，通过室间孔可进入第三脑室[1]。

第三脑室的解剖结构相对复杂。第三脑室后部可见有导水管开口、后连合、松果体隐窝、松果体上隐窝、大脑内静脉和 Galen 静脉。在脑积水患者的第三脑室前部，透过变薄的室底壁可见脚间池、基底动脉及其在乳头体和垂体之间的穿通支。需要注意的是，随着年龄的增长，基底动脉常变得更为弯曲、延长、且位置更加朝上，甚至可走行于第三脑室的后部。

第四脑室上部的腹侧可见四个丘状结构，分别是两侧的内侧隆起和面神经丘。其背侧为呈"T"形的脉络丛。在脉络丛的两侧为侧隐窝和 Luschka 孔开口。第四脑室下部的背侧为正中孔，腹侧为三角形的舌下神经核与面神经核区。

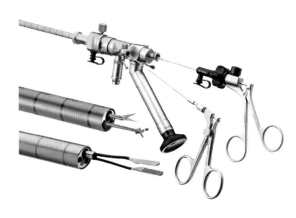
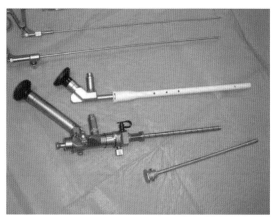

图 8-5-5　神经内镜常用的辅助设备

三、神经内镜的临床应用

（一）神经内镜的基本用途

由于科学技术的不断进步，现今已研制出管径更细、柔软性更好的内镜，加之超声导引、CT 或 MRI 三维重建图像、激光和超声吸引，使得临床应用更为方便与顺利 [2,7-9]。内镜技术可用于手术止血、活检和病变切除等（图 8-5-6）。常用的止血方法有三种：①对于小分支血管，以林格氏液持续地进行冲洗，出血多可自行停止；②对于较大的活动性出血，应用单极或双极电凝处理，封闭血管；③对于较大范围的渗血，可用激光止血，激光包括钕钇铝石榴石（Nd：YAG）激光、氩激光、CO_2 激光和半导体激光等，适用于血供丰富的肿瘤切除和对血管病变的处理，其切割、汽化、止血与凝固效果较好。通常在使用激光止血时，需根据病变的性质、质地、血供、色泽和含水量的不同而选用适当波长和功率的激光器。医生掌握正确的使用方法、照射时间和汽化深度，可达到良好的止血效果。在使用时，应注意经常用生理盐水或林格氏液于局部进行冲洗与降温，术者须佩带防护眼镜，并且手术室内要禁止使用或存放易挥发、易燃和易爆物品。

（二）脑积水的治疗

临床上脑积水可分为非交通性脑积水（梗阻性脑积水）和交通性脑积水两类。①非交通性脑积水，是由于脑室系统发生梗阻所致，其梗阻部位多位于脑室系统的狭窄处，如室间孔、中脑导水管和第四脑室出口处的闭塞、狭窄等，使梗阻以上的脑室系统显著扩大，先天性畸形或肿瘤是其常见的病因；②交通性脑积水，多系脑脊液过度分泌或吸收障碍所致，常见病因为脑膜炎、上矢状窦阻塞、蛛网膜下腔出血之后的环池或基底池粘连等。

较严重的脑积水均需手术治疗，手术目的是消除病因（如切除肿瘤、扩张导水管、疏通第四脑室正中孔的闭塞等）。亦可采用改变脑脊液循环通路的手术方法（如脑脊液分流手术），或是减少脑脊液分泌的手术方法（如脉络丛电灼或切除术）。在早年，内镜在神经外科最多的应用是脑积水的外科治疗。对于脑积水需行手术治疗者，术前应常规进行 CT 扫描或 MRI 检查，以了解病因和脑积水的程度，并行脑脊液常规检查以除外炎性病变，必要时可作同位素脑室和脑池扫描，以了解脑脊液循环和吸收情况 [10]。

非肿瘤性脑积水在内镜下的主要所见包括：脑室内的室管膜呈白色或黄色，表面光滑，反光良好；脑室壁呈椭圆形扩张，边缘平坦，室间孔区可有膜性物。在透明隔上常可见到一个或数个椭圆形缺损。脉络丛多游离于脑脊液中，或紧密附着在室管膜上，其大小和颜色由充血程度所决定。第三脑室下陷，侧方的丘脑块呈现萎缩，松果体上隐窝变深。有时导水管的起始部被覆薄膜而致梗阻。感染性脑积水的脑室内有粘连形成，室管膜的反光性降低，可见有粟粒状斑点。外伤性脑积水时，室管膜上有陈旧性出血的痕迹，脉络丛上偶尔可见较小的包裹性血肿。神经内镜治疗脑积水的方法主要有以下三种。

1. 第三脑室造瘘术　适合于脑脊液吸收功能未受影响的梗阻性脑积水，通过打通第三脑室底部，使脑室与脑池相通，从而使脑脊液在颅内获得分流而达到治疗梗阻性脑积水目的 [11]。1922 年，Dandy 首创了开颅行第三脑室造瘘术。1923 年，Mixter 首次经内镜行第三脑室造瘘术。1947 年，McNickle 经皮质行第三脑室造瘘术。1968 年，Guiot 于术中行脑室造影以明确病变的定位。1980 年，Hoffman 报道采用脑室造影、立体定向经皮质第三脑室造瘘术，使疗效获得提高，死亡率明显降低，但仍存在着手术失败的问题。1993 年，Goodman 在 MRI 指导下，以局部麻醉进行立体定向神经内镜第三脑室造瘘术，其定位准确，手术后患者恢复快，疗效大为提高。尚有作者应用带球囊的内镜扩张狭窄的中脑导水管。该法与脑室 - 腹腔分流术相比的优点是：避免了脑脊液的分流

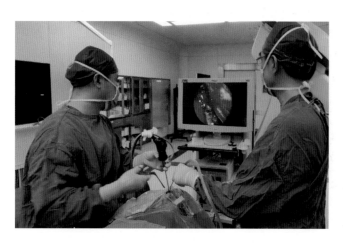

图 8-5-6　神经内镜下行颅内肿瘤切除术

过度问题，不存在分流管堵塞问题，且感染的发生率很低。但对于慢性脑积水者，其第三脑室和脚间窝的解剖关系多有变异，如第三脑室底部的基底动脉或其分支常有抬高，而在术前的影像学检查多难以发现。因此，内镜下直视手术操作需仔细地辨明其解剖结构，避免手术并发症的出现。

（1）手术操作步骤：气管插管、在局部（或全身）麻醉下，患者仰卧，头向左偏转并抬高 20° ～ 30°。行右额部中线旁切口。颅骨钻孔的部位是在眉间上方 9.5 cm（婴儿为 8.0 cm）、与中线偏右 2.5 cm 的交汇点。切开硬脑膜，电凝蛛网膜和软脑膜后将其切开，在立体定向下将神经内镜插至右侧侧脑室 Monro 孔处。医生在明确上述"Y"形解剖标志后，进入第三脑室，在脑室底部的中线上、于视交叉与基底动脉末端之间、直视下切开第三脑室底（图 8-5-7，图 8-5-8），打开终板、扩大创口，使脑脊液经此开口向外流至终板池，至此完成造瘘手术。之后拔除内镜，分层缝合切口。

（2）使用的主要手术器械：白质刀、硬质内镜钝端（用于直接造瘘）、生理盐水喷枪、激光和双极射频等，开孔后可应用膨胀球囊使瘘口扩张。Hoffman 指出，第三脑室底部虽然很薄，但弹性较大，可将其推至斜坡中段水平而不被穿透，应用专用的白质刀在其前方伸出一切割环，切开脑室底后再旋转 360°，将孔道扩大至 1 cm 直径。Goodman 认为，采用钝性造瘘可避免损伤基底动脉等重要结构。术后行脑室造影、放射性核素脑扫描、CT 扫描或 MRI 检查，以了解手术效果。

（3）适应证：①梗阻性脑积水，梗阻水平在中脑导水管或第四脑室出口处，但侧脑室或第三脑室应无新生物梗阻；②不存在巨大的中间块或狭小的第三脑室等解剖学上的变异，第三脑室宽度不应小于 7 mm；③蛛网膜下腔脑脊液吸收功能正常。

（4）禁忌证：①确诊有脑膜炎病史者，其脑脊液吸收能力较差，常有解剖变异；②曾做过放射治疗；③继往做过分流手术，因分流术后第三脑室多有缩小，使该手术不易施行，且脑脊液被分流之后，造瘘口容易闭塞；④交通性脑积水。

（5）并发症：该法的主要并发症是可能损伤基底动脉，或造瘘后不久瘘口再次闭塞。因此，准确定位和掌握治疗的适应证十分重要。

2．脉络丛电灼术 作为脑脊液分泌过多引起的

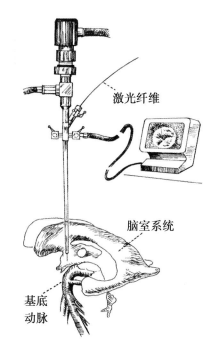

图 8-5-7 硬质内镜第三脑室激光造瘘术

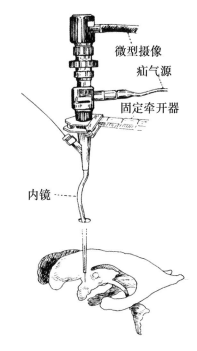

图 8-5-8 软质内镜第三脑室激光造瘘术

交通性脑积水的治疗方法，内镜是较早用于脉络丛电灼治疗脑积水的方法之一。通过电灼侧脑室内的脉络丛，减少脑脊液的分泌，从而达到治疗脑积水的目的。

（1）手术操作步骤：采用气管插管、全身麻醉，俯卧位，头颈适当过伸，以内镜电灼侧脑室脉络丛，一般应两侧分别进行。先行右侧顶部切口、钻骨孔，

钻骨孔的部位应位于侧脑室的体部。切开硬脑膜，电凝蛛网膜和软脑膜后将其切开，于立体定向下插入神经内镜至侧脑室内。在辨明解剖标志后，电灼脉络丛。为防止脑脊液流失过多而致脑室塌陷，需不断地应用林格氏液灌注，以保持脑室内压力正常。电灼脉络丛的方向应顺着脉络丛由远向近逐渐电灼之，而不能逆向地推拉脉络丛进行电灼，否则会因撕拉脉络丛而造成较为严重的出血。手术操作时选择适当的电灼强度也很重要，一般来说，电流强度应能使脉络丛变白即可、且移动电凝器时不会对脉络丛产生粘连。如果电流强度过大，则电灼时脉络丛会变黑，电凝器的头端亦可能与脉络丛粘连，当移动电凝器头端时，常会撕扯脉络丛而导致较大的出血。应注意只在脉络丛表面电灼即可，无需做深部的电灼（图8-5-9），打开终板、扩大创口，使脑脊液经此开口向外流至终板池，至此完成造瘘手术。之后拔除内镜，分层缝合切口。研究表明，脉络丛表面被电灼之后，其深部组织

亦会完全变性，且不会再生。表面的电灼不仅可减少出血概率，而且可降低其下方脑结构（如丘脑）遭受过热损害的危险。当做完右侧之后，接着进行左侧脉络丛的电灼术，其方法基本相同。第一次手术应争取尽量多地破坏两侧脉络丛组织，如果不能破坏太多，则应进行第二次、甚至三次以上的电灼手术（手术间隔期为1周），直到脉络丛遭到最大限度的破坏，脑脊液的产生量达到正常为止。

（2）适应证与禁忌证：该法仅用于交通性脑积水的治疗，不适合于其他类型的脑积水治疗。

（3）并发症：常见的并发症包括以下几点。①低颅内压：若一次手术能较彻底地电灼两侧脉络丛，则术后患者可能出现急性脑室内低压，临床表现为较重的烦躁不安、脉搏和呼吸加快，前囟门塌陷（婴儿）。此时应立即经皮穿刺、向脑室内灌注林格氏液，通常在12小时后脑室内压力可稳定在正常值水平，此时可停止输液。②脉络丛出血：很少发生。如

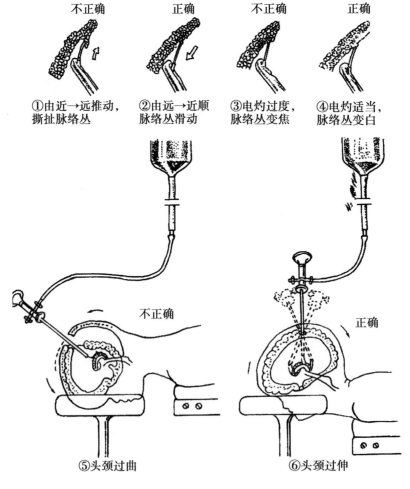

①由近→远推动，撕扯脉络丛　　②由远→近顺脉络丛滑动　　③电灼过度，脉络丛变焦　　④电灼适当，脉络丛变白

不正确　　正确

⑤头颈过曲　　⑥头颈过伸

图8-5-9　脉络丛电灼法

果系小血管出血，可重新置入内镜，显露术野，进行电灼止血。只有当一侧脉络丛的电灼术成功之后，观察术野无活动性出血，才能进行另一侧的电灼术。而两侧都做完后宁可多观察一些时间，确认止血很完善后才能结束手术。在拔出内镜、关闭伤口时，应即时地顺伤道插入硅胶管，向脑室内灌注林格液，以避免脑脊液流失过多而出现脑室压力低情况。③颅内感染：消毒不严或头皮软组织缝合稀疏，可导致颅内或头皮感染，有的可发生帽状腱膜下感染或积脓，也可沿伤道向颅内蔓延至脑室系统而发生脑室炎。④脑脊液漏：常于术后 4 ～ 5 天发生，主要是硬脑膜与头皮软组织缝合不严密所致。

3. 脑积水分流术　在内镜下行脑室 - 腹腔分流等手术，可在直视下避免盲目地操作而损伤脑重要结构和血管。手术操作步骤：先以内镜置入分流管的脑室端，看清脉络丛位置后，放置分流管于接近室间孔处并远离脉络丛的最佳位置，避免脉络丛将分流管堵塞而造成手术失败；而后进行腹腔端的手术置入。1993 年，Wouter 于电视腹腔镜下行脑室 - 腹腔分流获得成功，认为手术创伤小、操作安全、可靠、术中可鉴别分流状态。

（三）幕上病变的切除

1. 垂体腺瘤切除　神经内镜经鼻 - 蝶手术入路已成为手术治疗垂体腺瘤的首选术式[11-17]。术前，鞍区的动态薄层增强扫描 MRI 和冠、矢状面重建 CT 是垂体腺瘤影像学检查的金标准，用以了解蝶鞍的形态、鞍底骨质变化、蝶窦发育、蝶窦内的骨性分隔及鼻中隔偏曲等情况，这对手术操作非常重要。手术在气管插管、全身麻醉下施行，患者取平卧位，于鼻腔、口部区域消毒，在术侧鼻孔内用浸有肾上腺素生理盐水与利多卡因的棉片湿敷，以便使鼻黏膜血管收缩和减少出血，扩大鼻腔的操作间隙。取 0° 或者 30° 观察镜角度，循一侧鼻腔进入（一般选择右侧鼻腔），首先要确定术侧的蝶筛隐窝，继而确定蝶窦开口。对于复发的病变，可以参照后鼻孔上方 1.5 cm 确定蝶窦开口（图 8-5-10），有时蝶窦开口被上鼻甲遮挡，可以向外侧牵开上鼻甲或者去除，接着根据术前评估出现脑脊液漏的风险制做相应的黏膜瓣。然后推开对侧的鼻中隔黏膜充分暴露蝶窦前壁（图 8-5-11）。

以蝶窦咬骨钳伸入一侧蝶窦开口内，逐渐地咬除

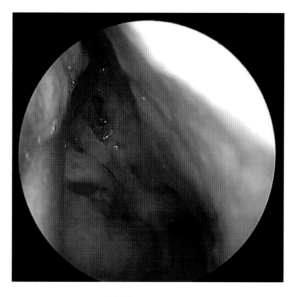

图 8-5-10　右侧鼻腔内镜下所见蝶窦开口

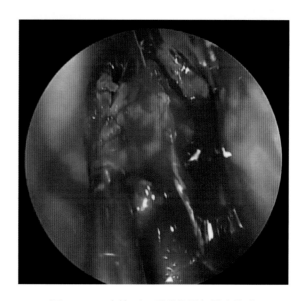

图 8-5-11　内镜下显露犁状骨与蝶窦前壁

蝶窦前壁骨质而进入蝶窦。蝶窦前壁的打开范围为：上至蝶骨的顶端，下至蝶窦的底部，外至两侧上鼻甲，进入蝶窦后充分去除蝶窦黏膜，便于辨认蝶窦内的重要解剖结构，比较容易辨认的是外侧颈内动脉 - 视神经隐窝，继而进一步确认内侧颈内动脉 - 视神经隐窝、颈内动脉隆凸、视神经管、斜坡隐窝、蝶骨平台以及鞍底（图 8-5-12）。在清除蝶窦内的骨性分隔时，尽量应用磨钻磨除，避免损伤重要的解剖结构。鞍底开窗的范围上至蝶骨平台，下至斜坡，两侧至颈内动脉隆凸，由于两侧海绵窦以及上下前间窦和后间窦的存在，打开鞍底硬膜时应避免损伤相关的静脉窦减少出血（图 8-5-13）。切开鞍底硬膜后，为避免过

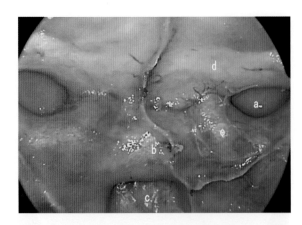

图 8-5-12　内镜下进入蝶窦后需要辨认的重要的解剖结构。a，外侧颈内动脉 - 视神经隐窝；b，鞍底；c，斜坡隐窝；d，视神经管；e，颈内动脉隆凸

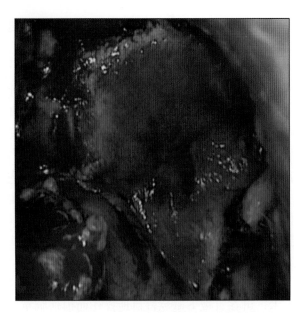

图 8-5-14　鼻中隔黏膜瓣颅底重建

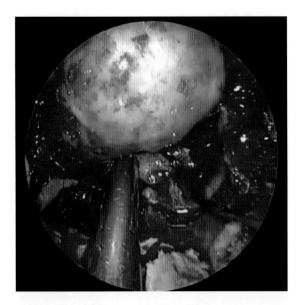

图 8-5-13　暴露鞍底硬膜

早的鞍膈塌陷，首先切除鞍底部分的肿瘤，然后是两侧的肿瘤，最后切除鞍上部分的肿瘤，术中要严密观察是否伴有脑脊液鼻漏发生，如有任何可疑的脑脊液漏都要应用自体脂肪和筋膜重建鞍底。如果破损较大，脑脊液漏流量较高，可应用自体筋膜连续缝合重建鞍底，并应用鼻中隔黏膜瓣进行血运重建（图8-5-14）。手术后注意预防和治疗并发症，一般于出院后 3 个月左右行影像学复查，以了解术后情况（图8-5-15）。

　　2. 颅咽管瘤的切除　体积较大的颅咽管瘤主体位于鞍上池，凸向第三脑室生长，病变向两侧没有超过颈内动脉分叉，且位于鞍背前方。内镜经鼻入路可从垂体和视交叉之间抵达肿瘤腹侧，手术通道的角度

和空间都满足手术要求。扩大经蝶入路（内镜下经蝶骨平台 - 鞍结节入路）目前被认为是处理该类病变的第一选择[18-21]。该入路可直达病变，最大程度的减少牵拉脑组织，减少对视神经和视交叉的干扰，鞍结节脑膜瘤也可以应用扩大经蝶入路进行处理。特别要注意的是，扩大经蝶入路需要特殊的手术器械，比如长度较长的内镜双极镊子、止血材料、可以进行锐性分离的剥离器，以及制作鼻中隔黏膜瓣的黏膜单极。另外该手术入路采用双人四手操作，手术经验丰富的助手必不可少。该类手术术后会遗留较大的颅底缺损，故在麻醉后首先取大腿外侧自体阔筋膜张肌的筋膜用于鞍底硬膜的缝合。手术在鼻腔内基本操作阶段同垂体瘤切除，此处不再赘述。术中每例患者都要制作鼻中隔黏膜瓣，黏膜瓣起自蝶窦开口弧形向上，为了尽可能多地保留患者嗅觉功能，上方距离鼻顶下方 1 ～ 1.5 cm，后界至鼻腔黏膜和皮肤的分界处，下至鼻底、特别注意要保护好黏膜瓣根部的血供（蝶腭动脉的分支 - 鼻中隔后动脉），制作鼻中隔黏膜瓣是为了切除肿瘤后能够进行带有血运的重建。手术中磨除的颅底骨质包括鞍底、鞍结节及部分蝶骨平台，术中需要离断前间窦，向前间窦内注入止血材料，可以明显减少出血。手术中在视交叉的上、下两个间隙切除病变，先进行瘤内减压，之后紧贴肿瘤包膜分离边界，同时保护好穿支小血管。要注意不要暴力牵拉病变同下丘脑、视神经的粘连，超声吸引、剥离子、剪刀等锐性分离是理想的选择，要特别注意保护垂体柄

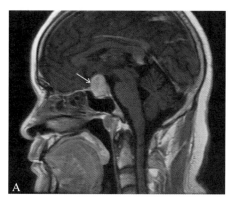
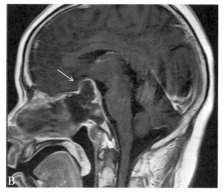

图 8-5-15 垂体腺瘤术前、术后 MRI（矢状位）。A. 术前肿瘤边界清楚；B. 术后肿瘤全切，鞍区结构恢复

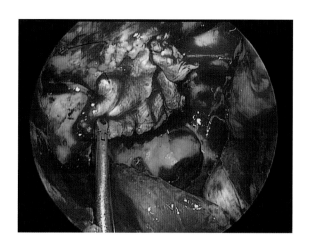

图 8-5-16 术中连续缝合鞍底硬膜

的完整性。全切病变后应用自体阔筋膜张肌的筋膜连续缝合鞍底硬膜（图 8-5-16），最后覆盖制备好的鼻中隔黏膜瓣，笔者采用上述方法术后已经不需要常规留置腰穿引流管。鞍结节脑膜瘤的切除方法同颅咽管瘤类似，根据基底范围不同，所需打开鞍底硬膜的范围不同。一般常规术后 3 个月进行增强 MRI 检查评估切除程度（图 8-5-17）。

3. 脑深部肿瘤切除 采用该法可达到定位准确、手术创伤轻微的效果。对脑深部的实质性肿瘤可进行活检或手术切除。囊性肿瘤的囊液被吸除后，余下的囊腔可提供操作空间，以便于切除囊壁。有些囊性肿瘤如胶样囊肿、上皮样囊肿、囊性颅咽管瘤等可将内容物排空，之后进一步处理囊壁。而其他一些肿瘤在抽出囊液和活检之后，需行选择性囊腔内化疗与放疗。Auer[9] 报道 24 例颅内肿瘤经活检明确诊断后，行囊液吸出、囊壁切除和激光照射治疗。Otsuki[22] 在 MRI 引导下，采用开放式神经内镜系统首次全切除了下丘脑的海绵状血管瘤。海绵状血管瘤一般位置深在，且体积较小，采用常规手术切除时造成的创伤较大；而在 MRI 指导下的立体定向开放手术切除时，其定位准确，并且神经内镜可提供较大的手术操作空

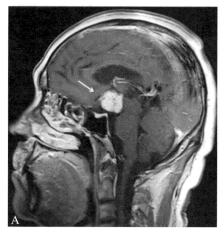
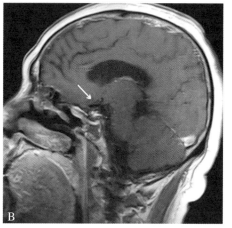

图 8-5-17 颅咽管瘤瘤术前、术后 MRI（矢状位）。A. 术前肿瘤边界清楚；B. 术后肿瘤全切，鞍区结构恢复

间，能获得肿瘤全切除的效果。

4. 脑室内肿瘤的切除　原发于脑室或突入脑室的肿瘤，内镜下除可看到瘤体之外，还可见到脑室的形态与结构方面的变化[23]，其中室间孔的变化最为重要。如室间孔变形与其他间接征象并存，说明肿瘤靠近了室间孔，而单纯的室间孔变形仅说明有脑移位。对于脑室内囊性肿瘤以及血液供应不丰富、较小的实质性肿瘤可经内镜进行全切除，第三脑室内胶样囊肿采用内镜治疗者报道较多，这种脑室内肿瘤特别适合于内镜手术[24]；对于较大的肿瘤，只能达到部分切除或做活体组织检查；对于血供丰富的肿瘤（如松果体瘤），即使做活检都有一定的危险性。

第三脑室胶样囊肿（colloid cyst），也称线状体囊肿，是颅内肿瘤少见的一类，约占颅内肿瘤的0.8%。该病变常位于第三脑室的前部，其囊壁较薄但囊膜完整、边界清楚，囊内容物为黄色黏液样物质。肿瘤常与第三脑室脉络丛或终纹静脉粘连，并接近一侧室间孔。粘连的面积不定，小者如蒂状，大者呈广基型隆起。肿瘤常阻塞室间孔而引起梗阻性脑积水和颅内压增高。早期多为间歇性颅内压增高表现，是由于肿瘤呈活瓣样阻塞了脑脊液循环通路的缘故，这也是脑室内肿瘤的常见临床征象。对本病的外科治疗包括开颅经胼胝体和经皮质的肿瘤切除术，但需用全身麻醉，手术入路和操作也较复杂，且创伤较大、耗时长，并发症也较多。采用立体定向囊肿穿刺吸除法被认为是一种微创性的手术技术，但由于肿瘤蒂部与室间孔周围的脑结构、脉络丛等常有紧密粘连，穿刺时可能损伤这些结构而导致手术失败。而采用在内镜下直视的手术对本病的囊内容物和包膜均可获得满意的摘除，因此是目前首选的一种治疗方法[24]。

（1）手术操作步骤：做气管插管、全身麻醉，仰卧，头居中位并抬高15°。取同侧的侧脑室额角入路，即：在中线旁5 cm、平行于矢状线做一个直切口，切口的终点处于冠状缝前1 cm。钻骨孔时应向内侧方倾斜，以便使内镜插入时有足够大的角度。剪开硬脑膜后，电凝蛛网膜和软脑膜，将内镜置入侧脑室内，辨明解剖结构，找到室间孔后由此进入第三脑室。看清肿瘤囊膜，使用激光电凝囊壁外层的血管并切开囊壁，以专用显微钳或吸引器取出或吸除囊内容物，待囊壁塌陷后将其分块切割摘除。脑室内以林格液反复冲洗并吸除，直至吸出的液体清亮为止。放置脑室内引流管，分层关闭切口。

（2）并发症及其防治：Deinsberger[24]报道采用CT立体定向内镜手术，治疗4例第三脑室胶样囊肿均获得了成功。该报道的经验表明，以内镜治疗第三脑室胶样囊肿时，术前应详细研究MRI影像以明确肿瘤与室管膜静脉的关系。囊肿外侧的大脑内静脉常使肿瘤全切除较为困难，故术中应小心、谨慎。对于后位型胶囊肿者，通过同侧室间孔常不易被看到，可通过对侧的室间孔进行林格液灌注，使囊肿进入视野，这样有利于经同侧的室间孔切除囊肿。当肿瘤较小时可被脉络丛挡住，可电凝脉络丛并将其切除。手术过程中应用林格液以脉冲式冲洗，以防止周围脑组织遭受过热性损伤。肿瘤切除后注意反复冲洗术腔，以免发生化学性脑室炎。若仅单纯吸除囊液，则残留的囊壁常是肿瘤复发的原因。

（四）幕下病变的切除

小脑幕下的脑池是开展内镜手术的良好部位。该部位的主要脑池包括小脑延髓池、脑桥小脑角池和基底池。

1. 小脑延髓池　其深度为15 ~ 30 mm，腹侧以延髓和第四脑室为界，背侧的蛛网膜覆盖于枕骨鳞部。在第四脑室侧孔上方是小脑扁桃体的内侧面及小脑下蚓部，并有小脑后下动脉及其分支在此走行。池中除蛛网膜小梁外，左右两侧之间常由不完整的隔膜。来自扁桃体、下蚓部及第四脑室脉络丛的静脉也穿行于该池内。在少数情况下，小脑后下动脉有分支经枕大池进入枕鳞及硬脑膜，称为硬脑膜后动脉，亦经由小脑延髓池走行。蛛网膜延伸至后组脑神经表面时，将枕大池和脑桥小脑角池分开。枕大池向下和脊髓蛛网膜下腔相连通。

2. 桥脑小脑角池　桥脑小脑角池为截面呈三角形的蛛网膜间隙，它延伸到脑桥，位于面、听神经和下橄榄核之间，小脑绒球构成其后界，前方与环池相接，外侧延续为内听道池，上方为蛛网膜，三叉神经经此到达Meckel腔和半月神经节[25]。通常脑桥小脑角池内有发自小脑前下动脉的一或数根分支动脉（如迷路动脉、弓形动脉），并有岩静脉伴行。岩静脉常位于三叉神经的外侧。在内镜下操作时，岩静脉易被损伤，需小心予以保护。

对于桥脑小脑角池病变，内镜经典入路是经过Trautmann三角（即经岩骨-迷路）入路。钻骨孔一般不大于2 cm直径。内镜可用于桥脑小脑角池肿瘤的观察和活检。第 Ⅴ、Ⅶ、Ⅷ脑神经上有蛛网膜粘连或血管压迫而致其功能障碍时，可在直视下分离并切断粘连，或进行选择性三叉神经后根切断及微血管减压术等操作。由上颌骨恶性肿瘤引起的难治性面部疼痛，也可在直视下切断三叉神经感觉根、舌咽和迷走神经头颌支，以解除疼痛。经枕下 - 乳突上入路时，沿硬脑膜沟将内镜插入小脑幕并固定于颞骨岩部的硬脑膜上，其远端穿过面神经和听神经上方的硬脑膜到达桥脑小脑角池。这主要是为了寻找三叉神经后根，能多视角观察神经、血管的走行。这一缝隙很窄小，内镜技术不熟练时，很难完成手术的操作。

3. 基底池　对基底池的探查有两种入路：一是经幕下 - 乙状窦后入路，由脑桥小脑角池向前进入环池，到达脚间池、颈内动脉池、视交叉池，可观察到 Willis 环；另一种入路是经眶上缘进入，打开视交叉池和颈内动脉池，然后经视神经、颈内动脉三角进入脚间池，可观察到基底动脉及其两侧分支，以及中脑和脑桥。在探查基底池时，选择切开池壁和确定血管走行很重要，池壁常跨越第 Ⅴ、Ⅶ、Ⅷ脑神经，位于其间。这些结构是内镜用于脑池内手术的解剖学基础。

（五）椎管内病变的治疗

对椎管内蛛网膜下腔应用内镜探查，一般有三种入路。①前根（方）入路：在颈段，可以看到脊神经根入椎管处、硬脊膜袖、齿状韧带、脊髓和硬脊膜内表面。②后根（方）入路：在颈段，可以看到枕骨大孔后唇、小脑扁桃体、脊髓背面、后根、蛛网膜中隔。该入路向上即进入颅颈交界区。在胸段，可见到后根斜行进入脊髓，后方蛛网膜隔，脊髓表面和硬脊膜内面之间的血管网。③侧方入路：在颈段，可以观察到椎动脉行径、脊髓后动脉、小脑后下动脉、后组脑神经。在胸段，可见到神经根、齿状韧带、硬膜根袖的立体解剖结构。

神经内镜用于椎管内蛛网膜下腔时，纤维镜可向上或向下插入 10～20 cm 的长度，如发现硬脊膜下间隙消失或狭小，则提示椎管有梗阻或不全梗阻，梗阻的平面可根据插入内镜的长度来确定。在腰段和马尾水平，经后正中椎间隙细小的开口置入纤维内镜，可观察到腰骶段硬脊膜囊，其终端因有马尾神经而呈日光放射状，还可见到硬膜袖和终丝。观察椎管的形态有助于确定病变与马尾的空间定位，即明确病变位于前壁还是后壁等情况。

神经内镜可用于对髓内的检查，该检查有穿刺法和手术法两种。对患有脊髓空洞症者，将直径 3.7 mm 的内镜置入空洞内取液、分离粘连与膜性间隔，并进行空洞分流术，可避免对脊髓的损伤并取得良好的疗效。神经内镜还可用于对脊髓血管畸形、肿瘤等的诊断与治疗。在导入内镜时，可依次辨认出皮下组织、棘突间隙、黄韧带、硬脊膜外组织和椎弓根。再深入时可见到硬脊膜、蛛网膜、脊髓、神经根、脊髓表面的血管网，以及与神经根并行的根髓血管、齿状韧带和椎间盘后侧。并可见背侧和腹侧的神经根在硬脊膜内、外的走行。内镜下硬脊膜呈淡蓝色，脊神经根为灰白色，从硬脊膜上漂浮走行并随呼吸运动而呈现有节律的波动。

（王　博　刘丕楠）

参考文献

1. Vandertop WP, van der Zwan A, Verdaasdonk RM. Third ventriculostomy. J Neurosurg, 2001, 95 (5): 919-921.

2. Cinalli G, Cappabianca P, de Falco R, et al. Current state and future development of intracranial neuroendoscopic surgery. Expert Rev Med Devices, 2005, 2 (3): 351-373.

3. Mangano FT, Limbrick DD, Leonard JR, et al. Simultaneous image-guided and endoscopic navigation without rigid cranial fixation: application in infants: technical case report. Neurosurgery, 2006, 58 (4 Suppl 2): ONS-E377.

4. Strowitzki M, Kiefer M, Steudel WI. A new method of ultrasonic guidance of neuroendoscopic procedures. Technical note. J Neurosurg, 2002, 96 (3): 628-632.

5. Heikkinen ER, Heikkinen MI. New diagnostic and therapeutic tools in stereotaxy. Appl Neurophysiol, 1987, 50 (1-6): 136-142.

6. Lekovic GP, Gonzalez LF, Feiz-Erfan I, et al. Endoscopic resection of hypothalamic hamartoma using a novel variable aspiration tissue resector. Neurosurgery, 2006, 58 (1 Suppl): ONS166-ONS169.

7. Reavey-Cantwell JF, Bova FJ, Pincus DW. Frameless,

pinless stereotactic neurosurgery in children. J Neurosurg, 2006, 104 (6 Suppl)：392-395.

8. Catapano D, Sloffer CA, Frank G, et al. Comparison between the microscope and endoscope in the direct endonasal extended transsphenoidal approach：anatomical study. J Neurosurg, 2006, 104 (3)：419-425.

9. Auer LM. Ultrasound stereotaxic endoscopy in neurosurgery. Acta Neurochir Suppl (Wien), 1992, 54：34-41.

10. Pople IK, Edwards RJ, Aquilina K. Endoscopic methods of hydrocephalus treatment. Neurosurg Clin N Am, 2001, 12 (4)：719-735.

11. Nakao N, Nakai K, Itakura T. A minimally invasive endoscopic transsphenoidal approach with an endonasal septal pushover technique by using a modified nasal speculum. Minim Invasive Neurosurg, 2006, 49 (1)：20-24.

12. Rudnik A, Zawadzki T, Gałuszka-Ignasiak B, et al. Endoscopic transsphenoidal treatment in recurrent and residual pituitary adenomas—first experience. Minim Invasive Neurosurg, 2006, 49 (1)：10-14.

13. Rudnik A, Zawadzki T, Wojtacha M, et al. Endoscopic transnasal transsphenoidal treatment of pathology of the sellar region. Minim Invasive Neurosurg, 2005, 48 (2)：101-107.

14. Wormald PJ. Endoscopic sinus surgery：anatomy, three-dimensional reconstruction, and surgical technique. 2nd ed. New York：Thieme, 2008.

15. Cappabianca P, Cavallo LM, de Divitiis O, et al. Endoscopic pituitary surgery. Pituitary, 2008, 11 (4)：385-390.

16. 刘丕楠, 张亚卓, 艾林, 等. 内窥镜下经鼻腔 - 蝶窦入路切除垂体腺瘤的解剖学研究. 中华神经外科杂志, 2000 (1)：19-21.

17. 刘丕楠, 王忠诚, 张亚卓, 等. 内镜下经鼻腔 - 蝶窦入路垂体腺瘤切除术. 中华神经外科杂志, 2001 (4)：25-27.

18. Cinalli G, Spennato P, Cianciulli E, et al. The role of transventricular neuroendoscopy in the management of craniopharyngiomas：three patient reports and review of the literature. J Pediatr Endocrinol Metab, 2006, 19 (Suppl 1)：341-354.

19. de Divitiis E, Cappabianca P, Cavallo LM, et al. Extended endoscopic transsphenoidal approach for extrasellar craniopharyngiomas. Neurosurgery, 2007, 61 (5 Suppl 2)：219-227.

20. Cavallo LM, Prevedello DM, Solari D, et al. Extended endoscopic endonasal transsphenoidal approach for residual or recurrent craniopharyngiomas. J Neurosurg, 2009, 111 (3)：578-589.

21. Locatelli D, Levi D, Rampa F, et al. Endoscopic approach for the treatment of relapses in cystic craniopharyngiomas. Childs Nerv Syst, 2004, 20 (11-12)：863-867.

22. Otsuki T, Yoshimoto T. Endoscopic resection of a subthalamic cavernous angioma：technical case report. Neurosurgery, 1994, 35 (4)：751-753.

23. Anandh B, Mohanty A, Sampath S, et al. Endoscopic approach to intraventricular cysticercal lesions. Minim Invasive Neurosurg, 2001, 44 (4)：194-196.

24. Deinsberger W, Böker DK, Bothe HW, et al. Stereotactic endoscopic treatment of colloid cysts of the third ventricle. Acta Neurochir (Wien), 1994, 131 (3-4)：260-264.

25. Magnan J, Chays A, Lepetre C, et al. Surgical perspectives of endoscopy of the cerebellopontine angle. Am J Otol, 1994, 15 (3)：366-370.

第六节　唤醒手术技术

近年来, 多项研究明确表明, 提高切除程度对于改善胶质瘤预后具有极其重要的作用[1-3]。在明确了手术获益后, 当前脑胶质瘤手术的首要任务就是在保护功能的前提下最大限度切除肿瘤。大脑功能区的直接电刺激技术不仅可以降低神经功能障碍率, 并且有助于扩大肿瘤的切除范围[4-6]。因此, 术中脑功能定位被称为脑功能区肿瘤手术功能定位的"金标准"。在不同的术中脑功能定位方法中, 唤醒状态下直接皮质与皮质下脑功能定位要比全麻下脑功能定位有诸多优势。①可以监测更多的神经功能, 例如视空间、语言和感觉等, 这些脑功能定位需要在唤醒状态下进行；②唤醒状态下的电流强度比全麻状态下的电流强度低, 可以降低术中癫痫的危险程度并提高精确度；③运动功能定位时, 唤醒下还可以测试自主运动能力

（如辅助运动区域和顶叶区域的负性运动区）；④唤醒下脑功能定位可以使手术医生持续监测患者的运动和语言功能。本章节我们将讨论唤醒术中脑功能定位所涉及的相关技术和其带来的临床获益。

（一）唤醒手术的适应证和禁忌证 [7]

适应证：①涉及功能区皮质及皮质下通路的病灶，主要是脑胶质瘤或癫痫。功能区是指优势半球的语言区或双侧运动区，以及高级认知功能区域；②年龄在 14 岁以上；③认知功能基本正常，术前无或轻度语言功能障碍且能够完成术前制定的任务；④同意接受唤醒手术。

禁忌证：①年龄小于 14 岁（相对禁忌）；②严重的认知功能障碍或语言障碍，无法完成相应的任务；③术前评估有严重颅高压；④由于恐惧等因素拒绝接受唤醒手术。

（二）神经心理学评估

对于语言区或其他认知功能区的肿瘤，应当采用客观、定量的神经心理学量表进行术前和术后评估。一方面是评估患者的认知功能状态，另一方面了解病变或手术等治疗对患者认知功能的影响，制定手术计划和指导术后康复。这些评估工作应当由神经心理学家在术前 1 ～ 2 天，以及术后 1 个月、3 个月和 6 个月进行，并与神经外科医生保持沟通。目前临床常用的评估量表包括 Karnnofsky 评分（Karnnofsky Performance Status，KPS）、简单精神状况量表（MMSE）和国际上通用的利手测试——爱丁堡利手检查。优势半球的判断也可以采用功能 MRI 的偏侧化指数（无创）或 WADA 试验（有创）。国际上常用的语言评估有波士顿失语检查（Boston diagnostic aphasia examination，BDEA）或西部失语症检查（Western Aphasia Battery，WAB）等。由于文化、教育等背景的不同，西方的失语检查量表无法直接应用于汉语的失语判断，因此国内常用的语言评估量表有中国康复研究中心失语症检查法（China Rehabilitation Research Center Aphasia Examination，CRRCAE）和北京大学第一医院的汉语失语成套测验（Aphasia Battery in Chinese，ABC），这两个量表是在国外失语症研究的基础上，结合汉语的特点制定而成，并且进行了大样本的验证，适用于汉语的评估。在国际上比较认可的量表仍是 WAB，因此国内的很多单位采用 WAB 的汉化版本，以便于跟国际统一。除了上述基本的语言学评估以外，可根据不同的病变部位或临床研究需要选择合适的认知或精神量表，在此不做赘述。

（三）唤醒麻醉

成功实施唤醒手术以及术中脑功能定位的关键在于患者的配合。由于手术时间长达数小时，因此唤醒麻醉的要求是患者能够在脑功能定位时保持清醒舒适，而在不进行脑功能定位时要维持深度镇静，同时又要确保充足的肺潮气量，防止镇静过度。头架固定患者之前，首先进行神经阻滞。在切开头皮、肌肉分离和开颅时静注右美托咪定和瑞芬太尼，让患者在整个过程中保持舒适镇静并呼吸顺畅。翻开骨瓣后，停止使用所有镇静剂。在剪开硬脑膜前使患者完全醒来，不然会导致咳嗽和脑组织疝出，尤其是肿瘤较大或伴有明显水肿的患者容易出现上述问题。在刺激过程中，应准备冰盐水以防治万一出现的癫痫。

（四）感觉运动功能定位

尽管感觉运动功能定位可以在全麻下进行，但笔者更倾向于在唤醒状态下做感觉运动功能定位，因为这样既可以提高效率及精确度，又有助于测试更复杂的运动或是自主运动。打开硬脑膜后，用 Ojemann 皮质刺激器进行脑功能定位（双相方波脉冲，50 ～ 60 Hz，持续 1 ms，1 ～ 6 mA 电流强度）。同时采用四或六导联条形电极，贴敷于刺激区前后缘硬膜下，紧贴皮质表面，记录皮质的后放电（after discharge）。一旦出现后放电即停止刺激，并下调 0.5 mA 作为刺激电流强度。使用双极电刺激器在皮质表面刺激 1 ～ 2 秒，初级运动皮质定位的起始电流为 1 mA，以 0.5 mA 递增直至肌肉产生明显运动反应或记录到可重现的肌电图活动。肌电图记录要比肌肉收缩更敏感，因此可以通过观察肌电图的方式降低刺激阈值，以减少术中癫痫的发生率。皮质上方用无菌数字纸片做标记并在导航中记录。明确初级运动功能区后，可以在中央后回用同样的电流进行感觉功能定位（图 8-6-1）。

（五）辅助运动区定位

辅助运动区（supplementary motor area，SMA，Brodmann 6 区的一部分）位于额上回中后方，下肢

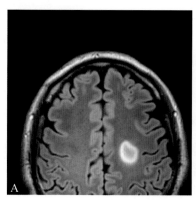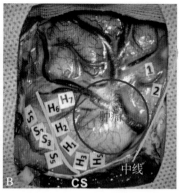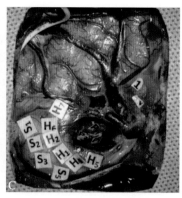

图 8-6-1 感觉运动区定位和辅助运动区定位。A. 显示左侧额叶中央前回前方低级别胶质瘤，由于临近中央前回和辅助运动区，因此具有唤醒手术指征；B. 采用唤醒手术进行运动和感觉的定位，标签 $H_1 \sim H_7$ 为手运动区，$S_1 \sim S_5$ 为感觉区；标签 1、2 为刺激时患者手运动和数数停止，1、2 所在的区域为辅助运动区；C. 保护功能区和重要的引流静脉后切除肿瘤，随后进行单极高频皮质下电刺激，直到 5 mA 刺激阳性；意味着切缘与锥体束的距离为 5 cm；该患者手术后无肢体活动障碍和言语障碍

初级运动区的前方。切除 SMA 后会出现 SMA 综合征，表现为保留对侧肢体肌张力情况下的运动障碍、动作协调能力丧失。如果涉及优势（语言）半球的 SMA，言语启动也会受到影响。SMA 综合征造成的障碍或许会通过对侧半球的代偿，在术后数周到数月恢复。然而，像双手协调能力这样较为复杂的协调性运动障碍可能依然存在。刺激 SMA 后可以出现负性运动反应（数数停止、持续运动的停止）（图 8-6-1），保留 SMA 的负性运动区可以防止术后出现 SMA 综合征。因此笔者认为在切除至额上回后部肿瘤时，应当注意保护 SMA 的负性运动区。但是在胶质瘤手术时，若切除该部分可以达到肿瘤全切，则负

性运动区可以忽略。

（六）语言定位

所有做唤醒脑功能定位的患者都应在打开硬膜前停止使用镇静药物。在打开硬脑膜后，开始脑功能定位前，需要再次确认患者的术前语言功能的基线水平与配合能力。刺激参数同感觉运动区。语言功能定位从简单的计数开始寻找言语中止（speech arrest）的位点，通常位于中央前回腹侧部的前半部分，而非传统的 Broca 区（额下回的三角部和岛盖部）[8-10]。接着进行图片命名任务，患者对屏幕上出现的每 4 秒一张的图片进行命名。任何外界声音（例如吸引器、心

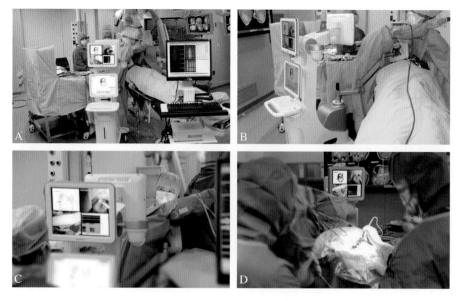

图 8-6-2 术中唤醒脑功能信息刺激系统

电监护的声音）都应控制在最低，同时患者可以佩戴话筒，让医护人员能够听见患者的所有言语反应。在开始刺激前，需验证患者正确执行任务的能力，以确保没有任何麻醉相关因素带来的语言功能问题。有时会需要调整铺巾、图片出现的时间间隔和话筒等，最大限度地令患者舒适配合，提高脑功能定位的效率。每次刺激需要在图片出现之前进行，可使用术中唤醒脑功能信息刺激系统（图 8-6-2），内有标准化的图片、呈现时间、刺激时间点、内置话筒和音响等[11]。每两次刺激间隔开一张图片，该图片作为一个内部对照不进行刺激，同时能给到患者足够的时间从上一次刺激后恢复。如果刺激某位点时，三次中有两次或以上，患者出现了错误（包括语义错误、语音错误、无法命名、言语重复），则被记为语言区，将由语言治疗师或者电生理技师对其进行定性与记录。让患者在命名图片时说"这张图片是…"，这是非常重要的一个步骤，可以让医生有效区分患者是言语中止还是命名障碍。当面对多语种患者时，需要对不同语种的脑区分别进行功能定位，优先从母语开始进行。在定位皮质语言区后，根据已记录的患者功能数据，开始切开皮质（图 8-6-3）。

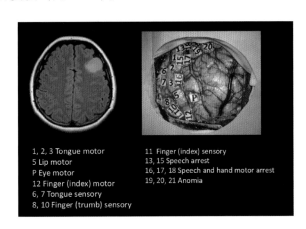

1, 2, 3 Tongue motor
5 Lip motor
P Eye motor
12 Finger (index) motor
6, 7 Tongue sensory
8, 10 Finger (trumb) sensory
11 Finger (index) sensory
13, 15 Speech arrest
16, 17, 18 Speech and hand motor arrest
19, 20, 21 Anomia

图 8-6-3　感觉运动区和语言区定位。左图示左侧额叶语言区肿瘤；右图为唤醒手术进行定位的结果，首先精细定位出手、舌、唇、眼球运动的位置以及手指和舌头的感觉区，随后定位出言语中止区域以及手运动和言语同时中止的负性反应区域，最后进行图片命名定位识别命名性失语的区域

在切除语言区肿瘤时，当接近传导束时需要进行皮质下刺激。手术医生应当对语言通路的白质解剖结构具有比较清晰的认识。上纵束（Ⅲ段）、弓状束、下额枕束及下纵束（后段）、视辐射等重要的传导束一般不具备代偿机制，因此应当严格予以定位保护。

由于腹侧下额枕束的代偿机制，切除钩束（连接颞极和额下回）、下纵束（前段）、中纵束（前段）（连接角回和颞极）不会引起明显的术后语言功能障碍。

（七）功能预后

脑功能定位（尤其是唤醒下脑功能定位）有助于更彻底的胶质瘤切除，甚至是全切，包括原本被认为无法切除的区域（Broca 区、Wernicke 区、岛叶、左侧顶下小叶、中央叶、胼胝体）[12]。目前，采用术中唤醒脑功能定位技术能显著降低永久性神经功能障碍率（使用唤醒脑功能定位的远期致残率不足 2%，而没有使用的则高达 19%）。98% 以上的患者在术后回归了正常的生活。关于生存获益，近期研究表明，接受了术中脑功能定位的低级别胶质瘤患者不仅提高了切除范围，同时延长了生存期[13]。最后，非功能区低级别胶质瘤的超全切除（supertotal resection）（切除范围超出 T_2 FLAIR 影像边界，达到术中脑功能定位边界）可以显著延缓肿瘤恶变，这提示术中脑功能定位在非功能区脑肿瘤手术中同样具有价值。

（路俊锋　吴劲松）

参考文献

1. Sanai N，Berger MS. Glioma extent of resection and its impact on patient outcome. Neurosurgery，2008，62（4）：753-764.

2. Sanai N，Polley MY，McDermott MW，et al. An extent of resection threshold for newly diagnosed glioblastomas. J Neurosurg，2011，115（1）：3-8.

3. Smith JS，Chang EF，Lamborn KR，et al. Role of extent of resection in the long-term outcome of low-grade hemispheric gliomas. J Clin Oncol，2008，26（8）：1338-1345.

4. Gerritsen JKW，Arends L，Klimek M，et al. Impact of intraoperative stimulation mapping on high-grade glioma surgery outcome：a meta-analysis. Acta Neurochir（Wien），2019，161（1）：99-107.

5. De Witt Hamer PC，Robles SG，Zwinderman AH，et al. Impact of intraoperative stimulation brain mapping on glioma surgery outcome：a meta-analysis. J Clin Oncol，2012，30（20）：2559-2565.

6. Hervey-Jumper SL，Li J，Lau D，et al. Awake craniotomy to maximize glioma resection：methods and technical nuances over a 27-year period. J Neurosurg，2015，123（2）：325-339.

7. 周良辅. 现代神经外科学（第三版）. 上海：复旦大学出版社，2021.

8. Lu J，Zhao Z，Zhang J，et al. Functional maps of direct electrical stimulation-induced speech arrest and anomia：a multicentre retrospective study. Brain，2021，144（8）：2541-2553.

9. Zhao Z，Liu Y，Zhang J，et al. Where is the speech production area? Evidence from direct cortical electrical stimulation mapping. Brain，2021，144（7）：e61.

10. Tate MC，Herbet G，Moritz-Gasser S，et al. Probabilistic map of critical functional regions of the human cerebral cortex：Broca's area revisited. Brain，2014，137（Pt 10）：2773-2782.

11. Hameed NUF，Zhao Z，Zhang J，et al. A novel intraoperative brain mapping integrated task-presentation platform. Oper Neurosurg（Hagerstown），2021，20（5）：477-483.

12. De Benedictis A，Moritz-Gasser S，Duffau H. Awake mapping optimizes the extent of resection for low-grade gliomas in eloquent areas. Neurosurgery，2010，66（6）：1074-1084.

13. Trevisi G，Roujeau T，Duffau H. Awake surgery for hemispheric low-grade gliomas：oncological，functional and methodological differences between pediatric and adult populations. Childs Nerv Syst，2016，32（10）：1861-1874.

第 9 章

放射治疗

第一节 概 述

放射治疗是治疗恶性肿瘤的主要手段之一，大约70%的肿瘤患者在病程中某一阶段需要使用放射治疗。随着放射治疗设备的改进，放射物理学、放射生物学以及其他相关学科的发展，使放射治疗成为一门独立的学科，即放射肿瘤学。它包括放射物理学、放射生物学、放射技术学和临床放疗学。

自1895年伦琴发现X射线，1898年居里夫人发现镭元素以来，在一个多世纪的时间中，放射学有了非常迅速的发展。1899年首次使用放射线治疗患者；1922年创建放射治疗学科；1934年Courtard建立了分次放射治疗的方法，即每天一次，每周5天，总疗程为6～7周的分割放射方法；1936年报道X线治疗的结果[1]。然而，过去统称的放射学实际上一开始就以两个明显不同的方向发展：一个是利用X射线透视人体并以感光胶片呈现的图像对各种疾病进行诊断，就目前来讲是以CT为代表的先进技术；另一个则是将射线射入人体内杀灭肿瘤以达到治疗的目的，以高能加速器和中子发生器为先进代表。

自Courtard最早建立的延长分次放射以达到杀灭肿瘤并保护一定正常组织以来，放射治疗技术本身也发生了很大的变化。最早采用X射线对各种良性和恶性疾病都进行治疗，如局部炎症、淋巴结结核、各种皮疹、关节炎及组织增生。然而，一方面由于对大多数良性疾病有了有效药物，另一方面由于对放射后遗症的经验累积，放射治疗已经和肿瘤问题密切地结合在一起，一般不再用来治疗良性疾病，所以改称为放射肿瘤学。因此，对放射肿瘤医生来讲，不但要掌握放射物理学、放射生物学、肿瘤学，还要有广泛

的临床基础知识和实践经验。

目前，常用的射线有很多种，就其性质基本分为两大类：光子射线和粒子射线。前者包括习惯上称之为深部X射线、γ射线和高能X射线；后者包括电子线、中子射线、负π介子、α粒子、质子和其他重粒子等。X射线的物理性质是电磁波在空间运动，因此，与可见光同属，不同的是波长。可见光的波长范围是4000～8000 Å，X射线在0.001～120 Å，γ射线在0.001～1.5 Å。

下文介绍一些放射生物学的相关概念。

一、细胞水平的放射效应

放射线进入人体后，入射的放射线或其产生的次级电子可直接击中细胞核中的DNA链，发生单链或双链断裂，这种作用称为射线的直接作用，这是高LET射线的主要作用方式。另一种方式称为间接效应。人体的主要组成成分是水，水分子受射线作用后发生特殊电离，而产生自由基H·、OH·和H_2O_2等，这些自由基和有毒成分对DNA有破坏作用。低LET射线以间接作用为主。DNA单链断裂后，细胞能修复放射损伤，即以另一条链为模板进行修复，细胞得以生存，这种能修复的损伤称为亚致死性损伤。正常细胞一般能在放射损伤产生4～6小时后修复，但肿瘤细胞的修复能力较弱，且需要时间长。若发生DNA双链断裂，则细胞无法修复放射损伤，这种损伤称为致死性损伤。在多数情况下，细胞能修复亚致死性损伤。但若修复损伤的环境不佳，如温度过高化疗，阻止损伤修复过程，则这些损伤能从亚致死性损伤发展到致死性损伤。

被射线损伤的细胞有以下几种结果。①细胞间期死亡：对射线高度敏感的细胞在受照射后，或放射敏感恶性细胞在一次受到大剂量的照射（如100 Gy）后，由于DNA严重损伤，细胞即刻死亡，主要表现为凋亡。②分裂死亡：由于DNA双链断裂，导致细胞在分裂过程中DNA无法复制和转录，以致细胞在试图分裂时失败，最终细胞死亡。③分裂产生巨核怪细胞：这种情况多数出现在肿瘤细胞中，由于DNA严重破坏，细胞在DNA复制后进入分裂象，但分裂失败，双倍DNA堆积在一个细胞内，形成巨核怪细胞，最终死亡④细胞的DNA受到双链断裂损伤，但不进入分裂周期，所以仍保持细胞的完整性，在许多情况下仍可保持其原有的生理功能，在形态学上看不出它已受到致死性损伤，仍是一个存活的细胞，然而当这些细胞一旦分裂就可能进入分裂死亡。⑤受到亚致死性损伤的细胞受到放射损伤后，保持原有的形态和功能，并修复了损伤。

二、组织水平的放射效应

放射线对细胞的作用必定反映到组织水平。组织实际上就是细胞群体。由于细胞本身可能处在细胞周期中的不同时相（G_0、G_1、S、G_2和M），整个细胞群实际上由这五种时相的细胞组成。不同时相的细胞对放射线敏感度不同，多数哺乳动物细胞在G_2和M期最敏感，G_1、S和G_0期敏感度都较低。组织的放射敏感度和细胞周期分布、增殖率、生长比率等有关。细胞群有动力学，细胞的死亡和丢失与细胞增殖之间有一定的平衡关系。

目前的放射治疗绝大多数采用低LET射线。临床实践已证实，必须使用分割照射的方法，常用的分割照射方法为每天照射一次，每周照射5天，总疗程4～7周。在这种分割照射的疗程中，正常组织和肿瘤作为一个细胞群，其分裂周期和细胞群的动力学都发生了许多变化。主要有以下3个方面。①细胞周期再分布（redistribution）：在分割照射中，处于敏感期的细胞（如G_2和M期）首先被杀灭，而可以通过细胞周期分布推进（即从S期向G_2和M期），使这两个时相细胞在整个细胞群中的比例降低。②再氧合（reoxygenation）：正常组织血供好，不存在乏氧细胞，而肿瘤由于肿瘤血管的不完整都存在不同比例的乏氧细胞，这些细胞对放射线有抵抗性，乏氧细胞的

放射敏感性要比富氧细胞低2～3倍。在分割照射的过程中，氧合好的肿瘤细胞首先被杀灭，然后肿瘤缩小，肿瘤的血液供应改善，特别是氧和营养供应，从而使一部分乏氧细胞转变为富氧细胞而容易被杀灭。③再增殖（repopulation）：再增殖现象既出现在正常组织中也出现在肿瘤中，正常组织由于细胞被杀灭而丢失，通过增殖来修复放射损伤；在肿瘤组织中，由于肿瘤被杀灭，肿瘤细胞群发生再增殖。通过缩短分裂周期，增加增殖比例，减少细胞丢失使增殖发生，且增殖速度快于放射治疗前。

三、正常组织和肿瘤的放射敏感性和放射治愈性

正常组织和肿瘤对放射的敏感性与下列因素有关：①构成这些正常组织和肿瘤的细胞对放射固有的放射敏感性，其中包括细胞的分化程度，分化越差的细胞对放射越敏感；②修复放射损伤的能力，一般增殖慢或已失去增殖能力的细胞的修复能力强，如成年人的中枢神经系统细胞；③增殖的能力，一般增殖越快的肿瘤和组织的放射敏感性较高。

目前常用的分割照射方法是每天照射一次，每周照射5天，周六和周日不照射。对肿瘤每次的照射剂量为1.8～2.0 Gy。在这种照射条件下，将肿瘤和正常组织的放射敏感性分为以下三种。①高度敏感：用50 Gy以下的剂量即可杀灭；②中度敏感：用65～70 Gy的剂量才能杀灭；③低度敏感：用70 Gy以上的剂量才能严重损伤。

以下为以放射敏感度排列的正常组织和肿瘤。①高度敏感：精原细胞（精原细胞瘤）、淋巴细胞（白血病、恶性淋巴瘤）。②中度敏感：小肠上皮、胃上皮、结肠上皮（在这些部位发生的腺癌由于正常组织耐受能力相对较低，单纯放射治疗疗效不满意）、皮肤上皮（基底细胞癌、鳞状细胞癌）、五官上皮（鳞状细胞癌）、食管上皮（鳞状细胞癌）、肺（非小细胞肺癌）。③低度敏感：中枢神经系统（大部分脑瘤）、肌肉（软组织肿瘤）、骨（骨肉瘤）及恶性黑色素瘤。

上述仅为一般情况，还有许多特殊类型。如小细胞肺癌、肾母细胞瘤、神经母细胞瘤都很敏感；而皮肤的黑色素瘤、大部分软组织肉瘤的放射敏感性以前认为不敏感，现在则认为中等程度敏感。需要强调的是，放射敏感的肿瘤不同于能够治愈的肿瘤，放射敏

感和放射治愈是两个不同的概念。放射的敏感性是指放射对正常组织和肿瘤杀灭的敏感性，而放射治愈性指通过放射治疗治愈肿瘤的可能性。对于一部分恶性程度高的肿瘤，其分化程度低，放射敏感性高，但是容易发生远处转移，需要加用化疗才能治愈。故放射敏感并不完全与放射治愈相等同[2,3]。

（夏云飞　刘巧丹）

参考文献

1. Thariat J，Hannoun-Levi JM，Sun Myint A，et al. Past，present，and future of radiotherapy for the benefit of patients. Nat Rev Clin Oncol，2013，10（1）：52-60.

2. Bolus NE. Basic review of radiation biology and terminology. J Nucl Med Technol，2017，45（4）：259-264.

3. Hall EJ. Radiation biology. Cancer，1985，55（9 Suppl）：2051-2057.

第二节　放射治疗设备及技术

一、放射治疗设备

（一）X 线治疗机

X 线分为浅部和深部。所谓浅部就是发射出来的 X 线能量较低，穿透力不强，所以只适合于浅表病灶（如皮肤癌）的治疗。X 线是由阴极灯丝发出电子流，在高压场中与阳极金属靶发生碰撞而产生，与此同时产生大量热。由于 X 线治疗机产生的射线能量和所通过的电压直接有关，这样 X 线的能量强度就用电压来表示。深部 X 线的质与电压有关，用半价层（half value layer，HVL）表示。浅部 X 线一般在 60 ～ 120 kV。然而治疗较深部位病变时，就需要穿透力较强的 X 线，即深部 X 线。在 20 世纪 50 年代，治疗上应用 180 ～ 250 kV X 线，对一些深部肿瘤取得一定疗效。X 线的最高剂量在皮肤表面，因此皮肤反应较明显，进入组织后剂量下降较快，同时在骨组织中吸收较多，使骨后面组织受到的照射量减少。由于 X 线的穿透力较差，常用于治疗浅表的病变，目前在神经肿瘤中应用较少。

（二）⁶⁰Co 治疗机

第二次世界大战后，由于原子反应堆的成功，产生高放射比度的人工同位素成为可能。^{60}Co 产生 γ 射线，能量分别为 1.17 MV 和 1.33 MV，平均能量为 1.25 MV，穿透能力明显高于深部 X 射线，最高剂量在皮下 0.5 cm，使皮肤反应有减轻或称皮肤减免作用，同时骨组织吸收明显低于深部 X 线。^{60}Co 治疗机的应用明显提高了一些深部肿瘤的疗效。但是由于是放射性同位素，其半衰期为 5.26 年，即使用一定的时间后需要更换放射源。而 ^{60}Co 治疗机装源量有限，焦点剂量率较低，单次治疗时间较长，效率较低；产生的半影也较大，使照射野外的正常组织受照射范围较大。此外，随着 Co 源衰变，治疗时间越来越长，增加了患者痛苦，降低了治疗精度。出现故障时，放射源不能退回储源罐，对患者和医护人员损伤较大，故障处理非常困难。因此 ^{60}Co 治疗机正在逐步退出临床应用。

（三）直线加速器

虽然 ^{60}Co 治疗机比深部 X 线强得多，能满足中等深度肿瘤，如头颈部肿瘤的需要，但是对体内（如胸腔和腹腔深部）肿瘤的治疗仍不够理想。自 20 世纪 70 年代开始，由于能够制造高能量加速器，大多工业发达国家的放射治疗已经采用直线加速器为主要的治疗机。直线加速器的基本原理是使电子束在磁场变动的推动作用下获得不断加速，能量加大。当电子加速到一定程度，被导向一金属靶（如金），发生碰撞后即产生高能 X 线。如果不使用这个靶，电子直接引出即为电子线。由于电子在加速管内直线运行，而称为直线加速器。目前常用 4 ～ 8 MV 或 15 ～ 20 MV 直线加速器。高能 X 线（6MV 以上）穿透力较 ^{60}Coγ 射线强，并随能量增大而增强，最高剂量在表面下一定深度，表面量（如皮肤量）较低，半影也小，适用于大部分肿瘤治疗。而其产生的电子线最高剂量也在表面下，在组织中达到一定深度后，迅速降低，使需要接受放射治疗的病灶深面的正常组织所受的放射剂量很少而得以保护。常用于偏一侧或浅表的病灶。

（四）感应加速器

感应加速器的原理仍为电子加速，只是电子在环形加速管内运行获得加速，也可以产生 X 线和电子线。目前已较少用，因为机器本身庞大，X 线输出率较低，临床用电子线为主，能量可达 40 MV。

（五）中子加速器

中子加速器实际是回旋加速器。中子射线穿透力和物理特性与 4 MV X 线相仿，临床应用主要利用中子射线的生物学特性，即对肿瘤中的乏氧细胞有杀灭作用，对细胞各周期敏感性差异少，放射后损伤修复小。目前，中子射线也只在少数单位进行临床上的实验性治疗，并且以和高能 X 线或 γ 射线联合应用为主。

（六）螺旋断层放射治疗系统

螺旋断层放射治疗系统（TOMO therapy）是集调强放射放疗、图像引导调强放射放疗、剂量引导调强放射放疗于一体的肿瘤放射治疗设备。其以螺旋 CT 旋转扫描的方式，在计算机断层影像的引导和校准下，对肿瘤进行 360° 聚焦断层照射。TOMO 这种螺旋型投照可减少射野衔接处的冷热点和伪影，适用于超长靶区或多发靶区照射，使靶区剂量分布更好，更好地保护正常组织。但其治疗时间长，机器故障率高，设备价格高，保修费昂贵，治疗费用高，故目前尚未能在全国范围内广泛应用。

（七）质子治疗机

目前临床应用的大多为低 LET 射线，而粒子射线大多为高 LET 射线，如质子、中子或重离子。这些粒子进入机体一定深度后剂量突然升高，形成 Bragg 峰，或加补偿物以增加 Bragg 峰宽度，而其后正常组织的受量很低。1946 年，罗伯特·威尔逊研究了质子与物质相互作用过程中的剂量分布，发现了质子衰减和 X 线衰减的区别，并认识到质子束可以用于医疗放射治疗[1]。1950 年，加利福尼亚大学的劳伦斯伯克利实验室首次使用质子束治疗患者[2]。1957 年报道了第一例临床应用质子束进行垂体照射[3]。1961 年，美国哈佛大学核物理加速器实验室成功研制了第一个剂量旋转调制轮，使补偿器等配套设备投入使用。许多技术逐渐从理论转向实际应用，质子放疗技术得以迅速发展[2]。1990 年，美国罗马连达大学医学中心出现了真正意义上的第一台医用质子放疗设备，标志着质子放射治疗正式进入临床实践阶段，这也是现代质子放射治疗的开始[1]。质子放疗的优势在于穿透性强，肿瘤局部剂量高，正常组织受量小，可最大限度杀伤肿瘤，最大限度保护正常组织。目前在世界范围内已有近百所医疗机构在使用质子、重离子放疗技术实施肿瘤治疗，且正在建设的质子放疗中心有百余家之多。截至 2019 年底，全球已有近 20 万名患者接受过质子放疗[4]。该技术正在逐步走向成熟，但在加速器小型化、质子束稳定性等方面仍有待发展。质子 FLASH 照射技术、核磁影像引导技术、调强质子放射治疗（intensity modulated proton therapy，IMPT）以及质子自适应放射治疗（adaptive radiation therapy，ART）技术均发展迅速。因此，未来质子放疗有着更为广阔的应用前景。

（八）重离子治疗机

由于碳离子的物理学剂量分布和生物学效应显著优于其他粒子，目前的重离子治疗机多为碳离子。碳离子为粒子射线的一种，进入机体一定深度后剂量突然升高，形成 Bragg 峰，或加补偿物以增加 Bragg 峰宽度，而其后正常组织的受量很低。由于其独特的物理学和生物学优势，对治疗常规光子放射不敏感肿瘤、乏氧肿瘤、复发肿瘤的再程放疗及某些特殊部位肿瘤具有明显的优势。在中枢神经系统肿瘤中的应用主要包括放疗后复发性脑膜瘤、高级别胶质瘤等。随着治疗中心的增加和临床试验的开展，碳离子作为一种很有前景的放射治疗技术，其适应证将越来越多。

目前，有关质子、重离子放疗的临床试验越来越多，包括低级别脑胶质瘤、高级别脑胶质瘤、脑膜瘤、垂体腺瘤、听神经瘤等[5-8]。这些试验中的重要临床问题包括：与光子放疗相比，使用质子、重离子放疗降低晚期毒性，安全地增加放疗剂量，以改善难治性肿瘤的疾病控制率。因此，脑肿瘤质子、重离子放射治疗仍在发展中，有望通过此种治疗方式改善肿瘤控制，减少脑肿瘤患者的副作用。但由于这些设备非常昂贵，且相关的基础和临床应用仍处于探索阶段，我国目前仅有少数医院使用[9]。

二、放射治疗辅助设备

放射治疗中需要许多辅助设备，这些都是现代放疗中不可缺少的部分，不但可在治疗开始前用于放射治疗计划的设计和验证，也可用于放疗过程中对放疗的精确度进行检查。

（一）CT 或 MRI

CT 或 MRI 近年来作为诊断已广泛使用。CT 或 MRI 可以很清楚地显示肿瘤的部位、大小、侵犯范围、与周围正常组织的解剖关系，是定位时的重要依据。其对治疗也是非常有用的，并且在患者的随访中也起很大的作用。在中枢神经系统肿瘤中，磁共振要优于 CT。近年来 PET 亦应用到临床上，作为肿瘤功能显像。目前还可以将各种影像结合起来，准确确定靶区，以达到精确治疗。

（二）模拟机

模拟机（simulator）是一种能够模拟放射治疗机几何条件的 X 线透视设备，用此设备可以观察肿瘤和关键正常脏器的立体形态和解剖位置，设计放射治疗计划，包括放射野的形状、放射野的入射方向等。另外可以摄片留作资料，并且可以验证放射治疗野的设置是否正确。除上述模拟机外，近年来还出现了虚拟模拟系统。事实上，这是一套计算机和相关软件，能把患者的 CT 图像输入，利用计算机重建三维立体结构的肿瘤和肿瘤周围的正常脏器，在此基础上设计放射治疗计划，包括照射野的几何形状、入射方向等。待照射野设计好以后，再把这些资料输入放射治疗计划系统进行剂量计算。目前除了常规的模拟机外，还有先进的 CT 模拟机、MR 模拟机。CT 模拟机可以起到 CT 机的作用，不仅可以得到清晰的 CT 图像，而且可以三维定位，模拟放射线的照射及数字化重建图像，更加明确肿瘤与周围正常组织的关系。CT 模拟定位机较之于 X 线模拟定位机有两大优势：①可以得到比 X 线模拟定位机清晰得多的 X 线图像，同时可以将图像三维重建，得到立体的靶区与正常器官的位置关系和解剖信息；②CT 图像的 CT 值与电子密度具有高度相关性，而电子密度是治疗计划系统计算剂量分布的基础，所以 CT 图像可以直接用于剂量计算。在中枢神经系统肿瘤、软组织肉瘤、盆腔肿瘤、头颈部复杂部位肿瘤的分辨上，MR 影像具有明显优势，另外 MR 的功能成像优势也是 CT 无法比拟的。

（三）放射治疗计划系统

放射治疗计划系统（treatment planning system，TPS）是一套电子计算机系统，可以将 CT 图像直接从 CT 机输入，很快算出患者的最佳布野方案，尤其是在较短时间内可以重新计算新方案。计算出肿瘤及周围正常组织所受的放射剂量，特别是周围重要器官的剂量（如脊髓、脑、眼球），以及照射靶区内的剂量均匀度。通常还连有打印机和绘图区，并且可以做三维的治疗计划。随着计算机技术的发展，治疗计划系统逐渐发挥巨大的作用，特别是三维适形放射治疗和调强放射治疗计划的设计，可以立体观察肿瘤及正常组织的剂量分布情况。目前还有逆向放射治疗计划设计，医生只要规定肿瘤给与多少剂量，正常组织不要超过一定的剂量，然后通过计算机来设计和计算，获得满意的方案，再应用于临床。

三、放射治疗的剂量学概念

放射线在通过任何物质时，与其原子相互作用过程中，能量逐渐减弱，所丧失的能量被所通过的物质吸收，即称为能量吸收。X 线和 γ 射线通过物质时能量吸收分为光电吸收、康普顿吸收和电子对效应三种，临床应用中以康普顿吸收最为重要。电子线等粒子射线在物质中的吸收是它们在通过物质时发生弹性散射和非弹性散射，后者可以激发、电离，也可产生标志射线。能量吸收程度主要与射线能量和物质密度直接相关。

放射治疗的剂量单位目前在国际上采用戈瑞（Gray，Gy）。1 Gy 为 1 J/kg，1 Gy = 100 cGy。

在放射治疗的剂量计算中，要遵循国际放射剂量和测量委员会的标准，具体靶区的定义为：大体肿瘤区（gross target volume，GTV）是目前临床和辅助检查可见的肿瘤范围，包括原发灶和转移的淋巴结；临床靶区（clinical target volume，CTV）则是 GTV 加上潜在的亚临床病灶；而计划靶区（planning target volume，PTV）则包括 CTV 加上每次治疗时摆位及患者的移动，如呼吸及不自主活动。

四、临床应用中对放射线的选择

射线进入人体后能量逐渐减弱，其原因包括：射线到达的距离越远剂量越小，减少的剂量为距离的平方；人体组织的剂量吸收是另一个原因，以 $^{60}Co\gamma$ 射线为例，进入人体后，最高剂量在皮下 0.5 cm 处（源皮距为 80 cm，10 cm × 10 cm 照射野），若以此处的剂量为 100%，则皮下 5 cm 处的剂量为 78.5%，皮下 10 cm 处的剂量为 55.6%。与 $^{60}Co\gamma$ 射线相比，高能 X 线的能量较高，因此穿透组织的能力较强。以 6 MV 的 X 线为例，进入皮肤后最高剂量在皮下 1.5 cm 处，若以此处能量为 100%（源皮距为 80 cm，10 cm × 10 cm 照射野），则皮下 5 cm 处的剂量为 84%，皮下 10 cm 处的剂量为 64.5%。18 MV 的 X 线的百分深度剂量还要高。在放射治疗中对不同部位的肿瘤要采用不同能量的射线。

对于浅表肿瘤结节（如皮肤癌、蕈样霉菌病、乳腺癌、胸壁肿瘤），为了保护或减少肿瘤深部的放射剂量，采用穿透力不强的千伏 X 线或低能电子线照射。偏侧头颈部肿瘤浅表淋巴结转移也可以用深部 X 线或低能电子线照射，以保护深部正常组织，但多数情况下和其他射线（如高能 X 线或 γ 射线）混合使用。对大多数体腔深部的肿瘤，如肺癌、食管癌、肝癌，为了达到较高的深部剂量，常用穿透力强的高能 X 射线照射。同时采用多野照射技术，即以肿瘤为中心，设计多个照射野，从不同方向射入体内，即给与肿瘤很高的剂量，而肿瘤周围正常组织的剂量相对减少。

五、放射治疗技术

（一）三维适形放射治疗

以前大多数患者应在照射前行面模固定，在模拟定位机下定位。目前大多在 CT 模拟定位机下定位，有条件的单位可以进行 CT 与 MRI 的融合，从而进行三维适形放射治疗（3-dimensional conformal radiotherapy，3DCRT）。3DCRT 治疗的目的是使肿瘤剂量与靶区适形，而正常组织的照射剂量尽可能低。为达到这一目的，患者需在治疗体位下行 CT 扫描，并将 CT 图像传输到治疗计划系统，由医生勾画肿瘤靶区和正常组织，并利用治疗计划系统进行剂量

的计算和确定，明确肿瘤和周围正常组织的剂量分布及受量；并可进行治疗计划的优化，通过等剂量线和剂量体积直方图来评价计划。常用的分割照射方法是每天照射一次，每周照射 5 天，周六和周日不照射。对肿瘤每次的照射剂量为 1.8 ～ 2.0 Gy，总疗程 6 ～ 7 周，总剂量 60 ～ 70 Gy。

（二）调强放射治疗

调强放射治疗（intensity modulated radiation therapy，IMRT）是 3DCRT 治疗的高级阶段，特别适合于肿瘤形态不规则，并与周围正常关键器官相互交错的情况。与 3DCRT 不同的是，IMRT 在每个照射野内的各部位的射线强度不一样。此种强度的不均匀通过调节射野内不同位置的射线强度实现，因而称为调强放射治疗。IMRT 主要应用于头颈部肿瘤、前列腺癌等，以达到保护正常组织，且提高肿瘤控制率的目的。由于有很多子野，照射时间明显延长。

（三）立体定向放射外科治疗

立体定向放射外科治疗（stereotactic radio surgery，SRS）是瑞典神经外科学家 Lars Leksell 在 1951 年提出的立体定向手术概念，用多个小野三维集束单次大剂量照射颅内不能手术的病变，如脑动静脉畸形。由于多个小野三维集束定向照射，周围正常组织受量很小，射线对病变起到类似于外科手术的作用，故俗称为"刀"。最初用 200 kV X 线，1968 年、1975 年 2 台 γ 刀装置在瑞典研究使用后，形成现在第三代用 201 个 ^{60}Co 源集束照射的 γ 刀装置。γ 刀用途专一，造价昂贵，且要更换放射源，很难普及。几乎在第三代 γ 刀装置应用于临床的同时，美国在直线加速器上装配专用限光筒和立体定向仪器，采用 6 ～ 15 MV X 线非共面多弧度等中心旋转实现多个小野三维集束照射病变，起到与 γ 刀相似的作用，故称为 X 刀。与 γ 刀相比，X 刀具有易普及、价格效益方面的优越性，在各国得到迅速发展。SRS 具有精确定位、精确摆位、精确剂量、安全快速、疗效可靠的特点，因此在临床得到广泛的应用。主要适用于①外形较规则且体积不大的病灶，直径 20 ～ 30 mm，一般不超过 40 mm，如颅内动静脉畸形、脑膜瘤、听神经瘤、脑转移瘤、垂体瘤、放射敏感性低的转移性肿瘤；②患者拒绝手术、病变部位手术难度大，或常规外照射后疗效差的颅内病变，但未阻塞脑脊液循环通路者。但

有下列情况不宜或不宜单独行 SRS：①病灶位于或紧靠敏感组织结构，如视神经、视交叉附近，要求肿瘤与视交叉、视神经距离 > 5 mm；②肿瘤急性出血，病灶周边界限不明显；③对常规放射敏感，且易沿脑脊液播散的肿瘤，如髓母细胞瘤、生殖细胞瘤；④肿瘤周围水肿明显，有明显的颅内高压；⑤肿瘤中心坏死，需综合治疗后考虑；⑥多发性脑转移瘤。

（四）图像引导放射治疗

图像引导放射治疗（image guided radiation therapy，IGRT）在 IMRT 的基础上，充分考虑靶区及正常组织在治疗过程中的运动及分次治疗时间的位移误差，如呼吸和蠕动运动、日常摆位误差、靶区收缩，以及对放疗剂量分布和治疗计划的影响，在患者治疗前、治疗中利用各种影像设备（X 线、CT、MRI 等）对肿瘤及正常器官进行实时监控，并能根据器官位置的变化调节照射野，使其与靶区保持一致，从而实现真正意义上的精确放疗[10-12]。目前高场强磁共振引导放疗系统已应用于临床中，是目前国际上最先进的放疗设备之一，被誉为"21 世纪放疗设备发展的里程碑产品"。其优势主要有：①具有优越的软组织成像分辨能力；②在线自适应放射治疗；③无额外辐射；④对肿瘤靶区实时运动监控；⑤功能性磁共振成像。功能性磁共振成像技术可以显示出大脑中各个区域内静脉毛细血管中血液氧合状态所引起的磁共振信号微小变化，对于了解脑肿瘤的分化程度和预后判断具有重要意义。

（五）容积、旋转调强放射治疗

容积旋转调强放射治疗（volumetric modulated arc therapy，VMAT）即采用容积图像引导的弧形调强放射治疗，在 IGRT 技术基础上成功研发，集新型高精尖加速器与逆向优化治疗计划设计软件、精密三维和两维的剂量验证设备于一体。VMAT 治疗只需 2 ~ 6 分钟，明显缩短治疗时间，并可在 360° 多弧设定的任何角度范围内旋转照射，比传统治疗方式照射范围更大[13]。该项技术可满足全身各部位肿瘤治疗的需要，目前已广泛应用于脑肿瘤的治疗中。

（六）自适应放射治疗

自适应放射治疗（adaptive radiation therapy，ART）作为 IGRT 发展延伸出的一种新型放疗技术，通过照射方式的改变来实现对患者组织解剖或肿瘤变化的调整，即通过引导图像（如 CT 图像、MRI 图像）评判患者解剖和生理变化，或放疗过程中的反馈信息（如肿瘤大小、形态及位置）变化。根据最初数次（5 ~ 9 次）的测量结果，分析分次放疗与原始计划之间的剂量差异，从而指导当前或后续分次放疗计划的重新设计，实现个体化放疗[14]。

（七）调强质子放射治疗

调强质子放射治疗（intensity modulated proton therapy，IMPT）在剂量学上优于 IMRT，IMPT 以其独特的物理特性实现了对靶区后端器官的较好保护，尤其在低剂量区域体现出了更加明显的剂量学优势[15]。但目前主要局限在于治疗计划、治疗实施和运动管理三方面。与 IMRT 相比，IMPT 极易受各种不确定因素影响，尤其是解剖结构的内部组织差异，因此 IMPT 的治疗计划和计划评估需要特殊的考虑。其他不确定性来源还包括用于计算治疗计划剂量分布模型的近似值和假设。

（八）FLASH 放射治疗

FLASH 放射治疗是一种新型的无创外照射放疗技术，以超高速、极高剂量率对肿瘤部位进行超快照射的治疗方式。据报道，FLASH 放疗是以超高剂量率（> 40 Gy/s）进行放射治疗，比标准放射治疗产生的毒性更少，且不会影响局部肿瘤控制[16]。FLASH 效应于 1959 年首次被观察到。1971 年，研究者发现高剂量率电子束会引发组织缺氧[17]。2014年，FLASH 效应更名为 FLASH 放射治疗。大多数 FLASH 研究都采用电子，但质子 FLASH 放疗比电子提供了更深的组织穿透以及更小的半影。已有动物实验发现在标准剂量率（< 1 Gy/s）、照射剂量相同的情况下，FLASH 放疗明显降低了动物模型中的毒性，包括小鼠肺的纤维化，更好地保护了大脑和胃肠道。与标准质子放疗相比，FLASH 放疗在小鼠模型中对上皮源性肿瘤（包括胰腺癌和头颈部鳞状细胞癌）具有同等的控制作用，但其对间充质来源肿瘤的影响尚未明确。FLASH 放疗具有巨大的潜力，有望成为一种新型的放疗手段。但由于目前暂未明确其放射生物学机理，也缺乏独立的实验结果和研究平台，目前还处于起步阶段，需要进一步的探索[18-24]。

六、放射治疗的适应证、禁忌证及临床应用

（一）放射治疗的适应证和禁忌证

手术治疗仍是脑肿瘤最常用的治疗方法，但离彻底根治尚有较大距离，尤其是生长在重要部位（如脑干、内囊）及侵犯范围较广的肿瘤。术后多辅以放射治疗，能起到减少复发、延长生命的作用。其适应证如下：①手术未能彻底切除者（实际上大多数胶质瘤均不能完全切除）；②肿瘤位于极重要的部位，手术切除危及患者生命，如中脑、脑桥、皮质运动区，外科单纯取活组织检查者；③有明确的临床症状和体征，虽无组织学证据，但影像学诊断明确（如脑干肿瘤）；④手术完全切除后复发，无再次手术指征。

放射治疗的禁忌证包括：①放射治疗后短期内复发，不宜再次放射治疗；②顽固性颅内高压不能解除者。

（二）放射治疗的注意事项

放射治疗的注意事项有以下几点：①详细询问病史、体格检查、明确病理类型及分级、病变范围、手术切除范围等，然后决定照射部位、范围及剂量；②尽量保护正常脑组织、眼球、脑干等；③最好在控制颅内压的情况下开始照射；④一般在术后 2～3 周后开始放射治疗。

（三）中枢神经系统肿瘤的放射治疗方法

1. 全脑和全脊髓照射 部分肿瘤恶性程度高，容易沿蛛网膜下腔的脑脊液循环播散，因此需要照射全部中枢神经系统，包括全脑和全脊髓，此类肿瘤包括髓母细胞瘤、高度恶性幕下室管膜瘤、恶性淋巴瘤、生殖细胞肿瘤及一些其他肿瘤。

（1）适应证：全脑和全脊髓照射技术适用于恶性程度高，容易沿蛛网膜下腔的脑脊液循环播散的肿瘤，包括髓母细胞瘤、脑脊液播散的室管膜瘤及脑脊液播散的淋巴瘤。但现在小儿淋巴瘤大多采用鞘内注射大剂量 MTX，以避免脊髓的生长发育障碍。

（2）照射野的设计：包括全脑和全脊髓照射两方面。在二维时代，全脑照射野的中心一般在松果体位，上界在头顶部 2 cm 以上，下界在颈椎 5～6 水平。在脊髓野向上移动时，全脑照射野的长度缩小 2 cm，即上下各缩短 1 cm，而照射野的中心不变，

以避免脊髓照射的剂量热点和冷点。在全脑照射时，治疗床需要转一定的角度，一般在 7°～9°，使照射线的边缘成一直线，避免脊髓的剂量热点。同时，需要制作挡铅模型，以保护眼、口腔等。

随着三维放射治疗技术的发展，在 CT 模拟定位机下定位，根据需要照射的范围在 CT 图像上勾画，可以更直观和准确。全脊髓照射野的上界与全脑照射野相接，一般在颈椎 5～6 水平，下界在骶 3 下缘，两侧在椎弓根的外缘 1 cm，在第 3 腰椎水平由于脊髓分为马尾，且要包括骶椎，故从第 3 腰椎水平以下的宽度大约要 8 cm。根据脊髓的长度分为 1～3 个照射野。并且在每照射 10 Gy 后，脊髓的上照射野向上移动 1 cm，而下照射野长度增加 1 cm。

为了减少全脑和全脊髓照射的毒性，可考虑使用 IMRT 或质子放疗（对于 CSF 阳性或已知转移性疾病的患者）。IMPT 因其独特的物理特性，可较好保护靶区后端器官，尤其在低剂量区域体现出了更加明显的剂量学优势。但在质子治疗中的系统误差等不确定因素造成的后果要比光子治疗严重得多，在临床应用中应加以关注。

（3）放射源的选择：由于脊髓的深度一般在 3～5 cm，^{60}Co γ 射线或 4～6 MV X 线能满足临床需要，也可直接采用高能电子线照射。有条件的单位也可考虑质子放疗。

（4）照射剂量：全脑和全脊髓照射剂量为 30～36 Gy，脑肿瘤局部剂量为 54～60 Gy，脊髓肿瘤局部剂量为 45 Gy。位于脊髓圆锥之下的肿瘤可以加量至 60 Gy。分割方式均为每次 1.8～2.0 Gy。

2. 全脑照射

（1）适应证：全脑照射是指全脑内容物的照射，包括大脑、小脑、脑干、脑膜和脑池等，一般设两个侧野照射。适用于恶性程度高的脑肿瘤，如髓母细胞瘤、生殖细胞瘤、恶性淋巴瘤、脑膜白血病及转移性脑肿瘤。

（2）照射野的设计：二维时代，一般采用两侧野，照射野的前、上、后界均以头皮为界，下界应包括颅底，颅前窝较高，应包括筛板的下缘，可以从眶上缘向后，在外眦后 1 cm 处向下，沿外眦与外耳道孔连线，到枕骨大孔的下缘，在模拟机下可以很清晰地定出，并且注意保护眼。目前多采用 3DCRT 或 IMRT 来计划设计，能更直观更准确地反映照射剂量，更有效地保护器官。

（3）放射源的选择：脑肿瘤的生长深度在中线一般为 6～7 cm，用 60Co γ 射线或 6～10 MV X 线，可以满足临床需要。

（4）照射剂量：对不同肿瘤，其照射剂量也不同。对松果体瘤、髓母细胞瘤及高度恶性的室管膜瘤，全脑照射剂量为 30 Gy，然后局部小野补充剂量。若为转移性肿瘤，视原发性肿瘤的部位、转移灶的多少及患者的全身情况而定。如果恶性程度高，估计患者的生存时间短，可以考虑快速照射，肿瘤转移灶集中，3 Gy×10 次，局部加量 3 Gy×5 次。若为多发性转移，则可以全脑照射 3 Gy×13 次，如肺癌。若原发性肿瘤发展较慢，患者的一般情况较好，则行常规放射治疗，每次 2Gy，照射 40 Gy，然后局部缩野加量。

3. 局部三维适形放射治疗　3DCRT 在原发性和转移性脑肿瘤的治疗应用中逐渐普及，与常规放射治疗相比，3DCRT 可以保护更多的正常脑组织。IMRT 是 3DCRT 的高级形式，即根据肿瘤的三维形状和危及器官的具体解剖关系，通过各种照射实施方式（补偿器、多叶准直器、螺旋断层等）对束流强度进行调节，使照射野内的剂量分布更加合理和均匀。与 3DCRT 相比，IMRT 通常能提供更高的剂量目标覆盖率和更好的关键结构保护能力。有研究报道，三维治疗计划可使 95% 等剂量曲线所包括的区域减少 50% 以上，适形计划照射野可接受照射剂量 70 Gy 以上且没有明显增加并发症发生率。对于幕上胶质瘤，采用 3DCRT，通常肿瘤外扩 1～2.5 cm 的边界接受 45～50.4 Gy 的照射，然后缩野到肿瘤加 0～2 cm 边界追加照射，总剂量达 59.4 Gy。多数情况采用多个共面和非共面野（至少为 5 个野），与大的肿瘤区域比较，较小的肿瘤区域可接受较高的剂量，并可以安全实施。

（王孝深　胡超苏）

参考文献

1. Ainsley CG，Mcdonough JE. Physics considerations in proton therapy. Radiat Med Rounds，2010（3）：415-439.

2. Frank SJ，Cox JD，Gillin M，et al. Multi field optimization intensity modulated proton therapy for head and neck tumors：a translation to practice. Inter J Radiat Oncol Biol Phys，2014，89（4）：846-853.

3. Mccombs RK. Proton irradiation of the pituitary and its metabolic effects. Radiology，1957，68（6）：797-811.

4. 张怡航，黄御华，王犇，等. 质子放疗的现状与展望. 医疗卫生装备，2020，41（10）：60-64，108.

5. Al Feghali KA，Randall JW，Liu DD，et al. Phase Ⅱ trial of proton therapy versus photon IMRT for GBM：secondary analysis comparison of progression-free survival between RANO versus clinical assessment. Neurooncol Adv，2021，3（1）：vdab073.

6. Weusthof K，Lüttich P，Regnery S，et al. Neurocognitive outcomes in pediatric patients following brain irradiation. Cancers（Basel），2021，13（14）：3538.

7. Fukumitsu N，Yamashita T，Mima M，et al. Dose distribution effects of spot-scanning proton beam therapy equipped with a multi-leaf collimator for pediatric brain tumors. Oncol Lett，2021，22（2）：635.

8. Smith GL，Shih YT，Frank SJ. Financial toxicity in head and neck cancer patients treated with proton therapy. Int J Part Ther，2021，8（1）：366-373.

9. 刘锐锋，张秋宁，田金徽，等. 重离子治疗在肿瘤治疗中的临床应用及前景展望. 中国肿瘤，2021，30（8）：619-626.

10. Tony E，Chul SH. Image-guided radiation therapy in lymphoma management. Radiat Oncol J，2015，33（3）：161-171.

11. Nasseri R，Levy SS，Cohen E，et al. Effect of a tumor staging template on consistency and clarity of prostate cancer staging. J Clin Oncol，2018，36（6）：35-35.

12. Grimwood A，Mcnair HA，O'Shea TP，et al. In vivo validation of Elekta's clarity autoscan for ultrasound-based intrafraction motion estimation of the prostate during radiotherapy. Int J Radiat Oncol，2018，102（4）：912-921.

13. Franceschini D，De RF，Cozzi S，et al. Volumetric modulated arc therapy after lung sparing surgery for malignant pleural mesothelioma：a single institution experience. Clin Lung Cancer，2020，21

14. Kong F，Zhou J，Du C，et al. Long-term survival and late complications of intensity-modulated radiotherapy for recurrent nasopharyngeal carcinoma. BMC Cancer，2018，18（1）：1139-1139.

15. Li XQ，Ding XF，Zheng W，et al. Linear energy transfer incorporated spot-scanning proton arc therapy optimization：a feasibility study. Front Oncol，2021，11：698537.

16. 赵维，田源，彭浩. Flash放疗. 中华放射肿瘤学杂志，2019，28（11）：862-866.

17. Hornsey S，Bewley DK. Hypoxia in mouse intestine induced by electron irradiation at high dose-rates. Int J Radiat Biol Relat Studphys Chem Med，1971，19（5）：479-483.

18. Anastasia V，Ilias VK，Amit M，et al. FLASH proton radiotherapy spares normal epithelial and mesenchymal tissues while preserving sarcoma response. Cancer Res，2021，81（18）：4808-4821.

19. Kang ML，Wei SY，Charles BS，et al. Quantitative assessment of 3D dose rate for proton pencil beam scanning FLASH radiotherapy and its application for lung hypofractionation treatment planning. Cancers（Basel），2021，13（14）：3549.

20. Adrian G，Konradsson E，Lempart M，et al. The FLASH effect depends on oxygen concentration. Br J Radiol，2020，93（1106）：20190702.

21. Kim YE，Gwak SH，Hong BJ，et al. Effects of Ultra-high doserate FLASH irradiation on the tumor microenvironment in Lewis lung carcinoma：role of myosin light chain. Int J Radiat Oncol Biol Phys，2021，109（5）：1440-1453.

22. Spitz DR，Buettner GR，Petronek MS，et al. An integrated physico-chemical approach for explaining the differential impact of FLASH versus conventional dose rate irradiation on cancer and normal tissue responses. Radiother Oncol，2019，139：23-27.

23. Fouillade C，Curras-Alonso S，Giuranno L，et al. FLASH irradiation spares lung progenitor cells and limits the incidence of radio-induced senescence. Clin Cancer Res，2020，26（6）：1497-506.

24. Shannon C，Shelby MC，Kanimozhi V，et al. FLASH proton pencil beam scanning irradiation minimizes radiation-induced leg contracture and skin toxicity in mice. Cancers（Basel），2021，13（5）：1012.

第三节　质子重离子放射治疗

　　脑胶质瘤和脑膜瘤是最常见原发性脑肿瘤，分别起源于神经胶质细胞和蛛网膜帽状细胞。WHO的中枢神经系统肿瘤分类将脑胶质瘤分为Ⅰ～Ⅳ级，将脑膜瘤分为Ⅰ～Ⅲ级。其中，Ⅰ级和Ⅱ级为低级别胶质瘤，Ⅲ级和Ⅳ级为高级别胶质瘤（high-grade glioma，HGG）。胶质瘤的治疗以手术切除为主。放射治疗是胶质瘤无法手术切除者的最主要治疗手段，同时也是胶质瘤最重要的术后辅助治疗手段。对脑膜瘤而言，放射治疗是重要的治疗方法，尤其对拒绝或无法耐受手术的患者、术后残留或进展的脑膜瘤。

　　放射治疗的目的在于杀灭或抑制肿瘤细胞，从而提高肿瘤控制率和延长患者的生存期。目前，基于常规分割的光子射线外照射是胶质瘤放疗的标准治疗技术。与常规光子放疗相比，因带电粒子射线，即质子或重离子（如碳离子）射线，特有的物理学和生物学效应，理论上在胶质瘤和脑膜瘤的临床应用中可提高照射的精确性和有效性。质子重离子放射治疗在胶质瘤、脑膜瘤的积极或辅助治疗中已获得了初步应用。

　　当前质子重离子放射治疗成人脑肿瘤的临床证据主要集中于胶质瘤和脑膜瘤。本节将介绍质子重离子（如碳离子）放射治疗的物理学和生物学优势，并阐述质子重离子放射治疗技术在胶质瘤、脑膜瘤治疗中的临床应用。

一、质子重离子射线的物理学和生物学特性

　　质子与重离子（如碳离子）的放射物理学特性相类似，但与光子有着显著差异。质子重离子射线入射人体后，在射线路径中能量释放较低，而在末端集中释放大量能量并形成Bragg峰，射线在Bragg峰后几乎无有效剂量。质子重离子放射治疗技术通过调节加速质子或重离子的能量精确控制Bragg峰深度和扩展峰宽度，从而使高剂量区集中于肿瘤病灶部位，并避免对周围正常组织产生不必要的照射，有效提高治疗

比（therapeutic ratio）。

在放射生物学方面，质子与常规光子的生物学效应类似，但碳离子射线属于高 LET 射线并具有较高的相对生物学效应（relative biologic effectiveness，RBE），可直接导致肿瘤细胞 DNA 双链断裂。碳离子的生物学作用不受细胞时相和氧浓度影响，可更有效杀灭乏氧肿瘤细胞[1]。碳离子高生物效应主要局限在 Bragg 峰区，较光子和质子而言，其生物效应区域更集中在肿瘤区，从而可避免周围正常组织的高剂量损伤。

（一）质子重离子放射治疗胶质瘤、脑膜瘤的物理剂量学优势

利用带电粒子射线的物理学特性，通过精确计算，可将射线的高剂量区精准定位于肿瘤组织，而位于肿瘤前方射线路径的正常组织仅受到低剂量照射，同时肿瘤侧方及后方的正常组织几乎无有效剂量[2,3]。国内外学者完成的物理剂量学研究结果已证实该技术在脑肿瘤治疗中的显著优势。

源自德国海德堡粒子治疗中心（Heidelberg Ion Therapy Center，HIT）的剂量对比分析结果显示，质子射线治疗（proton therapy，PRT）较光子射线治疗 radiation therapy，RT）具明显剂量学优势（表 9-3-1）。HIT 的 Harrabi 等[4]对 2012—2014 年治疗的 74 例 LGG 患者进行了剂量学对比研究。所有患者均完成了 PRT，采用三维质子放射治疗（three-dimensional proton therapy，3D-PRT）或质子调强放射治疗（intensity-modulated proton therapy，IMPT）。PRT 的中位剂量为 54 Gy（范围 50.4 ~ 60 Gy），分割剂量为 1.8 Gy（范围 1.8 ~ 2.0 Gy）。上述患者均采用相同的处方剂量重新模拟了符合临床治疗要求的三维适形光子放射治疗（three-dimensional conformal radiotherapy，3D-CRT）计划，并同 3D-PRT 或 IMPT 进行了比较。研究结果显示，质子射线与光子射线的治疗具有相同的肿瘤靶区覆盖，但质子射线照射在正常组织上更具优势，在对侧的听觉器官、视神经、海马优势尤为明显，最大剂量分别降低了 63.7%、35.6% 和 37.2%。

Adeberg 等[5]在 12 例术后 HGG 患者中开展了 IMPT、光子容积调强放射治疗（volumetric modulated arc therapy，VMAT）和 3D-CRT 的剂量学对比研究。结果显示，三种放射技术均具有较好的肿瘤靶区覆盖，但 IMPT 显著降低了大部分正常组织的照射剂量，且差异具统计学意义（表 9-3-1）。与 3D-CRT 相比，IMPT 对全脑、脑干、对侧海马、幕上、幕下、垂体和对侧脑室的平均剂量分别降低 20.2%、67.7%、98.9%、14.2%、91.0%、52.9%、62.7%；与 VMAT 相比，IMPT 对全脑、脑干、对侧海马、幕上、幕下、垂体和对侧脑室的平均剂量分别降低 22.7%、22.7%、28.1%、98.7%、20.8%、77.0%、52.5%、66.7%。

Holm 等[6]研究了在危及器官（organ at risk，OAR）剂量限量内，采用不同放射技术可给与的最大剂量。7 名胶质瘤患者先给予标准剂量 RT（60 Gy），

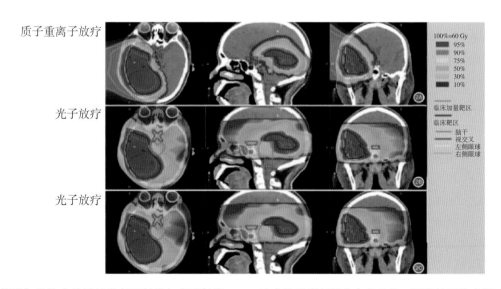

图 9-3-1　基于笔形扫描技术的质子重离子射线与光子射线 IMRT 治疗胶质瘤剂量分布的比较。图像显示肿瘤靶区覆盖剂量近似，但质子重离子照射对视交叉、脑干及正常脑组织的保护作用更明显

然后采用光子调强放射治疗（intensity-modulated photon radiotherapy，IMRT）、VMAT 和 IMPT 技术进行推量。最终 IMRT 所能达到的平均推量为 77.1 Gy，VMAT 为 79.2 Gy，IMPT 为 85.1 Gy。使用 IMRT、VMAT 和 IMPT 均可在满足正常组织剂量限制的同时实现剂量提升，但以 IMPT 最具优势。

Mock 等[7]对照分析了 10 例 II～III 级脑膜瘤患者，对比单纯光子、光子联合质子或碳离子、单纯质子、质子联合碳离子、单纯碳离子放射治疗的效果。结果显示，光子适形性（CI）明显低于质子和碳离子，质子和重离子在正常组织保护上明显优于光子（表 9-3-2）。

因此，就肿瘤治疗剂量而言，质子射线治疗与光子具有类似的靶区覆盖，但可有效减少周围正常脑组织的剂量，故有利于正常脑功能的保护，或者有助于提升肿瘤区域剂量，从而有可能提高肿瘤控制率。因重离子（如碳离子）射线与质子射线具有相似物理剂量分布优势，所以理论上而言具相同或类似的剂量学优势。然而，目前单纯碳离子放射治疗颅内肿瘤的经验极少，尚无剂量学研究的相关结果。

（二）质子重离子放射治疗胶质瘤、脑膜瘤的生物学效应

神经胶质瘤和脑膜瘤的体外细胞学研究显示，质子放射的 RBE 平均为 1.1（范围 0.7～1.6）[8,9]，与光子类似；碳离子为 1.87～3.44[8,10,11]。RBE 与不同研究所采用的肿瘤细胞及评估 RBE 所采用的生物学终点等因素相关。

源自 HIT 的细胞学研究显示，基于 10% 生存分数（survival fractions，SF）评估，碳离子放射不同胶质瘤细胞的 RBE 介于 2.10～3.44。Combs 等[10]采用 X 线（剂量 1～8 Gy）和碳离子射线（剂量 0～2.4 Gy）单次照射 U87-MG 和 LN299 胶质瘤细胞并评估了碳离子联合替莫唑胺（TMZ）的生物学效应。U87-MG 和 LN299 的碳离子 RBE 分别为 2.38 和 2.46（表 9-3-2）。该研究还提示 TMZ 使细胞阻滞在 G_2/M 期，与碳离子联合有累加效应，但增敏效应不明确。Chiblak 等[9]利用患者的胶质母细胞瘤（GBM）的组织建立人原代胶质瘤干细胞（glioma stem cell，GSC）球体培养物，选取其中最具光子放射抗性的细胞系 NCH636、NCH644、NCH421k、NCH441，并选用人经典的胶质母细胞瘤放射抗性细

表 9-3-1 质子对比光子放射的剂量学研究

	Harrabi 等				Adeberg 等				
	3D-CRT （Gy）	PRT （Gy）	PRT 剂量降低 （%）	P 值	3D-CRT （Gy）	VMAT （Gy）	IMPT （Gy）	IMPT 比 VMAT 降低 （%）	P 值
同侧听觉器官	43.4±29.5	26.3±26.9	-39.3	< 0.001*	–	–	–	–	–
对侧听觉器官	24.9±18.8	7.2±15.3	-71.0	< 0.001*	–	–	–	–	–
对侧视神经	26.4±22.0	14.8±20.1	-44.0	< 0.001*	21.2±23.3	20.7±19.9	6.9±25.9	-66.8*	< 0.001*
视交叉	63.5±29.8	44.5±33.8	-30	< 0.001*	48.1±30.0	53.2±29.4	50.6±33.3	-5.0	> 0.05
对侧海马	39.1±21.6	13.9±21.6	-64.5	< 0.001*	48.7±32.7	50.1±33.2	47.0±36.7	-6.3	> 0.05
幕上	37.8±19.6	24.5±14.8	-35.2	< 0.001*	49.1±16.0	53.1±14.5	42.1±15.3	-20.8*	< 0.001*
幕下	33.5±18.7	14.3±19.0	-57.5	< 0.001*	22.4±18.1	8.2±14.7	1.9±8.6	-77.0*	< 0.001*
垂体	57.8±33.4	34.1±35.1	-40.9	< 0.001*	34.6±33.7	34.3±36.3	16.3±36.7	-52.5*	< 0.001*
对侧脑室	45.6±24.9	25.0±22.9	-45.3	< 0.001*	43.1±20.3	48.3±20.3	16.1±23.1	-66.7*	< 0.001*
全脑	37.2±17.2	23.1±12.3	-38.0	< 0.001*	44.9±15.1	46.4±13.9	35.8±13.7	-22.7*	< 0.001*
脑干	51.7±23.1	23.1	-45.6	< 0.001*	30.3±23.0	13.6±21.9	9.8±14.1	-28.1*	< 0.001*

* 表示差异具有统计学意义

表 9-3-2　碳离子、质子对比光子放射治疗脑膜瘤的剂量学研究

		D2% [Gy (RBE)]		D50% [Gy (RBE)]	
		Mean ± SD	范围	Mean ± SD	范围
眼球	IMXT+IMXT	34.6±18.4	4.1 ～ 61.4	17.6±20.4	2.3 ～ 57.3
	IMPT+IMPT	27.7±21.9	0.0 ～ 59.9	8.8±15.4	0.0 ～ 42.3
	12C+12C	18.8±25.4	0.0 ～ 60.0	7.9±16.4	0.0 ～ 48.4
视神经	IMXT+IMXT	38.5±19.8	6.3 ～ 60.6	19.9±12.8	2.4 ～ 46.9
	IMPT+IMPT	36.0±18.9	0.9 ～ 60.1	12.0±18.4	0.1 ～ 50.4
	12C+12C	34.6±21.9	0.2 ～ 60.4	14.7±18.3	0.1 ～ 51.1
脑干	IMXT+IMXT	59.1±4.0	50.5 ～ 65.3	38.7±9.2	29.1 ～ 53.9
	IMPT+IMPT	56.0±4.6	45.7 ～ 60.3	16.1±14.8	2.0 ～ 38.2
	12C+12C	53.9±6.3	40.1 ～ 59.5	10.0±8.4	0.6 ～ 26.8
视交叉	IMXT+IMXT	54.0±15.0	17.9 ～ 64.7	46.8±18.6	7.7 ～ 62.1
	IMPT+IMPT	55.8±7.7	41.0 ～ 60.9	44.3±19.3	10.2 ～ 60.2
	12C+12C	50.8±15.6	24.7 ～ 60.7	42.1±23.7	5.5 ～ 60.0

IMXT，光子调强放射治疗；IMPT，质子放射治疗；12C，碳离子放射治疗；RBE，相对生物效应

胞系 U87，均进行光子、质子、碳离子照射，基于 10% SF 评估，研究结果显示质子射线的 RBE 在 1.0 左右，碳离子射线 RBE 为 2.21 ～ 3.44，U87 的 RBE 与 Combs 的研究结果相仿。该研究的详细结果以及其他研究详见表 9-3-3。

虽然碳离子射线具有更高的 RBE，但目前尚无临床数据支持其放射生物学优势是否可转化为临床疗效的获益。

二、质子放射治疗胶质瘤的临床结果

手术联合术后光子放射治疗 LGG 后的中位无进展生存期（PFS）和总生存期分别为 5.3 年和 7.4 年[12]。新诊断的 HGG 的标准治疗包括最大安全切除、辅助治疗及放疗同期和辅助 TMZ 化疗。胶质母细胞瘤经上述标准治疗后的中位 OS 仅 14.6 个月（13.2 ～ 16.8 月），2 年、3 年、5 年 OS 分别为 27.2%（25% ～ 38%）、16.0%（12% ～ 23%）和 9.8%

表 9-3-3　质子碳离子射线对胶质瘤细胞的相对生物效应

研究者	生物学终点	放射粒子	辐射剂量（Gy）	RBE
Combs SE[10]	10% SF	C	X：1 ～ 8 C：0 ～ 2.4（SOBP：35 mm；LET：170 kV/μm）	U87-MG（RBE$_C$ 2.38） LN299（RBE$_C$ 2.46）
Chiblak[9]	P, C	P：0，1，2，4 C：0，1，2，4（SOBP：10 mm）		U87（RBE$_P$ 1.01，RBE$_C$ 2.10） NCH644（RBE$_P$ 1.11，RBE$_C$ 2.21） NCH421k（RBE$_P$ 1.20，RBE$_C$ 2.35） NCH441（RBE$_P$ 1.03，RBE$_C$ 3.13） NCH636（RBE$_P$ 0.7，RBE$_C$ 3.44）
Isono M[11]	D50	C	C：0，2，10（SOBP：60 mm）	hNSC（RBE$_C$ 2.0） A172（RBE$_C$ 1.9）

10% SF，10% 生存分数；D50，50% 生长速率；C，碳离子；P，质子；hNSC，人神经干细胞；RBE$_C$，碳离子相对生物效应；RBE$_P$，质子相对生物效应；SOBP，分散布拉格峰

（4% ~ 14%），5 年 PFS 小于 10%[13,14]。质子放射治疗的物理剂量学优势有可能转化为临床疗效的提高，临床初步结果显示，单纯质子或光子联合质子放射治疗胶质瘤可能提高疗效或降低毒副反应，并提高生活质量。

（一）质子放射治疗低级别胶质瘤的临床结果

因 LGG 治疗后患者的生存时间相对较长，因此与常规光子放射治疗相比，PRT 治疗 LGG 主要目的在于降低长期毒副反应、提高生存质量。美国麻省总医院（Massachusetts General Hospital，MGH）Shih 等[15]开展了一项 LGG（WHO Ⅱ级）的前瞻性单臂 Ⅱ 期临床研究，于 2007.10—2010.5 入组了 20 例接受了 PRT（54 Gy，30 次）治疗的患者，中位随访时间为 5.1 年。结果显示，患者的 3 年和 5 年的 PFS 率分别为 85% 和 40%，OS 分别为 95% 和 84%。4 例（20%）发生 3 级及以上的急性毒性反应，分别为乏力 2 例，红斑 1 例，头痛 1 例；3 例（15%）出现 3 级乏力晚期毒性反应，无其他 3 级及以上的晚期毒性反应；新发神经内分泌障碍 9 例（45%）。Sherma 等[16]进一步报道了该项研究的毒副反应和生存质量结果，7 例（35%）出现视觉和（或）语言记忆受损，其中 3 例（15%）有严重的语言功能障碍。情绪健康状况没有明显变化，认知功能稳定。

HIT 的 Hauswald 等[17]回顾性分析了 2010—2011 年间 PRT 治疗的 19 例 LGG（WHO Ⅰ 级和 Ⅱ 级）患者，总剂量为 46.2 ~ 55.2 Gy，单次剂量 1.8 Gy。中位随访 5 个月（范围 0 ~ 22 个月）后分析结果显示，12 例（63%）病情稳定，2 例（10.5%）部分（完全）缓解，无重度急性和后期毒副反应发生，仅出现轻度急性放射反应：局灶性脱发 13 例（68.4%），疲劳 6 例（31.5%），言语错误 1 例（5%，颞叶肿瘤），短期记忆下降 1 例（5%）。

上述初步临床结果显示，PRT 治疗 LGG 的疗效不低于 RT，但在后期放射毒副反应和生存治疗方面优于 RT（表 9-3-3）。

（二）质子放射治疗高级别胶质瘤的临床结果

HGG 的预后不佳。患者完成了标准治疗（手术联合术后放疗 60 Gy/30 F，以及同期辅助 TMZ 化疗）后复发率极高。GBM 患者完成治疗后的中位生存期约 15 个月，提高放射治疗剂量是否可延长生存期目前尚存争议。Tsien 等[18]采用 IMRT 技术将 GBM 术后放疗剂量提高至 75 Gy/30 F 并联合 TMZ 治疗，患者的中位 OS 达到 20.1 个月，提示提高放射剂量可能提高 OS。然而，高剂量放射可能导致严重的正常脑组织损伤，影响患者的生存质量。利用质子射线的剂量分布优势来最小化 OAR 的剂量，而给与肿瘤靶区更高剂量的照射，可能改善治疗比、提高肿瘤控制率并延长患者的生存时间。

Adeberg 等[19]回顾性分析了 66 例采用光子（50 Gy/25f）联合质子（10 Gy/5f）治疗的 HGG 患者的疗效，按 1∶1 匹配标准光子放疗（60 Gy/30f）作为对照组，患者均使用 Stupp 方案的 TMZ 化疗。结果显示，两组疗效相似，单纯光子组的中位 PFS 和 OS 分别为 7.2 个月和 20.9 个月，CTC AE 3 级毒副反应 5 例（7.5%）；联合组的中位 PFS 和 OS 分别为 8.8 个月和 19.1 个月，但急性毒性很轻微，无 CTC AE 3 级毒副反应，仅 8 例（12%）出现 CTC AE 2 级毒性反应（表 9-3-4）。

MGH 的 Fitzek 等[20]开展的一项光子联合质子高剂量放射治疗 GBM 的前瞻性单臂 Ⅱ 期临床研究中，患者均为术后伴大体残余肿瘤者，但术后肿瘤残留 ≤ 60 ml。入组患者均接受了光子（剂量 55 ~ 65 Gy）和质子加量照射。研究者针对不同靶区给与不同放射剂量：V1（CTV1）指大体肿瘤体积，包括术后 T_1 MRI 上显示的环形强化的残腔或残留的肿瘤，给与 90 CGE/40f 总剂量；V2（CTV2）指镜下可能存在肿瘤细胞的高危区域，包括 V1 加 2 cm 边界，给与 64.8 CGE/36f 总剂量；V3（CTV3）指可能存在肿瘤细胞的低危区域，包括 T_2 加权 MRI 上的水肿区域加 2 cm 边界，给与 50.4 CGE/28f 总剂量。采用每次 1.8 CGE、每天 2 次、每周 10 次、间隔至少 7 小时的给量方式，要求质子剂量比重不低于总剂量的 33%，最终患者实际采用质子放射的中位剂量为 57.6 CGE（范围 32.7 ~ 69.2 CGE）。分析结果显示，患者的中位 OS 达 20 个月，1 年、2 年和 3 年的 OS 分别为 78%、34% 和 18%。急性毒副作用可控，多为皮肤红斑、脱屑和脱发、头晕、头痛等，7 例（30%）出现晚期放射性脑坏死（表 9-3-3）。

另一项源自日本筑波大学（University of Tsukuba）Mizumoto 等[21]开展的前瞻性临床研究采用了类似 Fitzek 等[20]研究的光子联合质子放疗策略，入组了 20 例术后肿瘤残留体积 ≤ 40 ml 的 GBM 患者，接受

表 9-3-4　质子治疗胶质瘤临床结果

研究者	WHO 分级	病例数	放射剂量	疗效 PFS（年）	OS（年）	毒副反应（≥ 3 级）急性	晚期
Shih[15] Sherman[16]	Ⅱ级	20	P：54 Gy/30f	85%（3） 40%（5）	95%（3） 84%（5）	20%	15%
Hauswald[17]	Ⅰ / Ⅱ级	19	P：46.2 ~ 55.2 Gy	未报道	未报道	0*	0
Adeberg[19]	HGG	66	X：50 Gy/25f P：10 Gy/5f	8.8 个月（MST）	19.1 个月	0*	未报道
		66	X：60 Gy/30f	7.2 个月（MST）	20.9 个月	7.5%*	未报道
Mizumoto[21]	GBM	20	X+P：96.6 Gy/56f	2.16 个月（MST） 45.0%（1） 15.5%（2）	71.1%（1） 45.3%（2）	4 级 0*	放射性坏死和白质脑病 5%
Fitzek[20]	GBM	23	X：57.6 CGE/28f P：23.1 Gy/14f	20 个月（MST）	78%（1） 34%（2） 18%（3）	0*	放射性坏死 7 例（30%）

PFS，无进展生存期；OS，总生存期；MST，中位生存期
* 为 CTCAE 标准评估

高剂量超分割放疗（光子 + 质子，总剂量 96.6 Gy/56f）联合盐酸尼莫司汀治疗。患者于治疗日上午先针对 CTV3 给与光子放射治疗，总剂量 50.4 Gy/28f，间隔至少 6 小时后针对 CTV2（前 14 次，总量 23.1 Gy）或 CTV1（后 14 次，总量 23.1 Gy）采用质子放射治疗，总剂量为 96.6 Gy/56f。治疗的第一和第四周使用盐酸尼莫司汀治疗。结果显示，1 年和 2 年的 OS 分别为 71.1% 和 45.3%，PFS 分别为 45.0% 和 15.5%，中位 OS 达 21.6 个月。同时，未观察到放疗引起的 CTC AE 3 ~ 4 级急性毒副反应，仅 1 例（5%）患者出现晚期放射性坏死和白质脑病。

上述临床研究结果均证实了质子射线加量照射在 HGG 治疗中的安全性，并提示了 PRT 较光子治疗可能更为有效。目前国际上正在进行的胶质瘤 PRT 相关前瞻性临床研究主要包括美国国家癌症中心（National Cancer Institute，NCI）支持的两项研究。其中一项 Ⅱ 期随机临床研究（NCT02179086）拟于 2014 年 10 月至 2024 年 5 月入组 606 例新诊断 GBM 患者，随机分为三组：①光子 IMRT/3D-CRT（60 Gy/30f）同步 TMZ，②剂量递增 IMRT（75 Gy/30f）同步 TMZ 以及 ③剂量递增 IMPT（75 Gy/30f）同步 TMZ 三组。首要的观察重点为总生存时间，其次为 PFS 和神经认知功能等。另一项 Ⅱ 期随机临床研究（NCT03180502）拟于 2017 年 8 月至 2030 年 1 月招

募 120 名 IDH 突变的 WHO Ⅱ 级或 Ⅲ 级胶质瘤患者，随机分为 RT 组和 PRT 组，两组均联合 TMZ 化疗，首要的观察终点为 10 年神经认知功能，其次为患者的生存状况。

三、碳离子放射治疗胶质瘤的临床结果

碳离子具有与质子相似的物理学特点，但对肿瘤具有更强的生物学效应，尤其对光子不敏感的肿瘤病理类型。然而，临床上也需同时考虑正常组织对更高的碳离子放射生物学的负面效应。目前，碳离子潜在的脑组织损伤效应尚不明确，碳离子治疗胶质瘤的临床数据较少且均来自日本（表 9-3-5）。

（一）碳离子放射治疗低级别胶质瘤的临床结果

日本国立量子及放射线科学技术研究所（National Institutes for Quantum and Radiological Science and Technology，QST；即原 National Institute of Radiological Science，NIRS）的 Hasegawa 等 [22] 于 1994—2002 年开展一项前瞻性 Ⅰ / Ⅱ 期临床研究，探讨了碳离子放射治疗（carbon ion radiotherapy，CIRT）弥漫性星形细胞瘤（WHO Ⅱ 级）的安全性和有效性。该研究入组了 14 例患者，碳离子照射的总剂量从 50.4 Gy 递增至 55.2 Gy，分 24 次照射。低剂量组仅 2 例接受了

表 9-3-5 碳离子治疗胶质瘤的临床疗效

研究者	研究设计	WHO 分级	病例	放射剂量	疗效		毒副反应 (≥ 3 级)	
					PFS (年)	OS (年)	急性	晚期
Hasegawa A[22]	前瞻性 I / II 期临床研究	LGG (II级)	14	LDG: 46.2 Gy/22f (2 例); 50.4 Gy/24f (7 例) HDG: 55.2 Gy (5 例)	LDG: 11% (5) 18 个月 (MST) HDG: 80% (5) 91 个月 (MST)	LDG: 22% (5) 11% (10) 28 个月 (MST) HDG: 80% (5) 80% (10) 未达到 (MST)	CTCAE 3 ~ 4 级 0	LENT-SOMA 评分; LDG: 2 例 3 级脑损伤 (29%); HDG: 2 例 3 级脑损伤 (40%)
Combs[24] Mizoe J[23]	回顾性配对研究	HGG	48*	X: 50 Gy/25f C: 16.8 ~ 24.8 Gy/8f ACNU	GBM: 8 个月 (MST) AA: 34 个月 (MST)	GBM: 18 个月 (MST) 72% (1) 34% (2) AA: 35 个月 (MST) 69% (1) 44% (2)	未报道[24] CTCAE 3 ~ 4 级 0[23]	未报道[24] RTOG/EORTC3 ~ 4 级 0[23]
			48	X: 60 Gy/30f	GBM: 5 个月 (MST) AA: 15 个月 (MST)	GBM: 9 个月 (MST) 26% (1) 4% (2) AA: 13 个月 (MST) 25% (1) 9% (2)		
			48	X: 60 Gy/30f +TMZ	GBM: 6 个月 (MST) AA: 6 个月 (个月)	GBM: 14 个月 (MST) 66% (1) 26% (2) AA: 39 个月 (MST) 50% (1) 50% (2)		

AA, 间变性星形细胞瘤 (WHO Ⅲ级); GBM, 胶质母细胞瘤; OS, 总生存期; PFS, 无进展存活期; HGG, 高级别胶质瘤; LDG, 低剂量组; MDG, 中剂量组; HDG, 高剂量组; MST, 中位生存期; X, 光子; C, 碳离子。
* 表示来自日本 QTS 治疗的患者数据

46.2 Gy；中剂量组 7 例接受了 50.4 Gy；高剂量组 5 例接受了 55.2 Gy（2.3 Gy/f）。分析结果显示，全组患者的中位 OS 为 53.4 个月，5 年和 10 年 OS 分别为 43%、36%，5 年 PFS 为 36%。低剂量组的中位 PFS 18 个月，高剂量组的中位 PFS 为 91 个月。MRI 观察到的晚期脑反应基于 LENT-SOMA 量表进行评分，低剂量组 3 级放射性脑损伤 2 例（29%），高剂量组 3 级放射性脑损伤 2 例（40%）。高剂量碳离子放射具有较好的局控和总生存期，但重度脑损伤的发生率达到 40%。该研究总样本量和各组样本量均较局限，因此目前仍无法确定碳离子放射后的特异性毒性反应与剂量 - 疗效关系。

（二）碳离子放射治疗高级别胶质瘤的临床结果

日本 QTS 的 Mizoe 等[23] 进行了一项常规光子 RT 联合 CIRT 治疗 HGG 的前瞻性 I / II 期临床研究，并于 1994 年 10 月至 2002 年 1 月收治了 48 例 HGG 患者，包括 16 例间变性星形细胞瘤（anaplastic astrocytoma，AA）和 32 例 GBM。光子射线照射（50 Gy/25f）后以碳离子加量，剂量从 16.8 Gy 递增至 24.8 Gy。研究结果显示，AA 组和 GBM 组的 OS 分别为 35 个月和 17 个月（$P = 0.0035$），PFS 分别为 16 个月和 7 个月。观察到 II 级急性皮肤反应 9 例（19%），未观察到放射引起的 3 级或以上毒性反应（CTCAE 评估标准），也未观察到晚期 3 级及以上毒性反应（RTOG/EORTC 评估标准）。

基于上述 QTS 研究，HIT 的 Combs 等[24] 招募了两组与之匹配的 HGG 患者进行对照研究，每组 48 例，一组单用 RT 治疗（60 Gy/30f），一组采用光子（60 Gy/30f）联合 TMZ 治疗（radio-chemotherapy，RCHT）。研究结果显示，单纯 RT 组的中位 OS 为 13 个月，1 年、2 年 OS 分别为 26%、4%；RCHT 组中位 OS 为 14 个月，1 年、2 年 OS 分别为 66%、26%；CIRT 组的中位 OS 为 18 个月，1 年、2 年 OS 分别为 72%、34%。CIRT 组和单纯 RT 组的中位 PFS 分别为 8 个月和 5 个月（表 9-3-5）。CIRT 组 OS（$P=0.003$）和 PFS（$P=0.001$）明显优于单纯 RT 组。CIRT 组和单纯 RT 组的中位 OS 分别为 18 个月和 9 个月。光子联合碳离子治疗 HGG 具有较好的总生存期。

胶质瘤对放射治疗不敏感，而碳离子具有独特的物理特性和生物优势，有可能在胶质瘤的治疗中发挥重要作用，但目前碳离子作用于脑组织的剂量 - 毒

副反应关系仍不明确，如何安全合理地应用于胶质瘤的治疗有待继续深入研究。目前与胶质瘤 CIRT 相关的两项前瞻性临床研究均来自上海市质子重离子医院。一项是 2017 年开始的碳离子加量放射治疗初诊 HGG 的前瞻性 I / III 期临床研究（ChiCTR-OID-17013702）[25]。其中，I 期临床研究部分的目的是确定碳离子加量的最大耐受剂量，入组术后残留或仅活检的 HGG（WHO III 级或 IV 级），在实施质子放射标准剂量（60 Gy/30f）之前，针对 MET 或 FET PET 及 MRS 显示的肿瘤区域给与三次碳离子加量放射，总共五个剂量等级（6 Gy，9 Gy，12 Gy，15 Gy，18 Gy），高量放射区域避开功能影像提示的功能区，并给与同期和辅助 TMZ 化疗。目前研究者已通过该 I 期研究结果确定了最大耐受量，即 15 Gy 分 3 次照射（图 9-3-2），且已开展了项目的 III 期临床研究，并拟入组 243 例患者，按 1：1 随机进入对照组（单纯质子放射标准剂量）和研究组（I 期临床研究确定的碳离子与质子联合放射），首要的研究终点是中位总生存期（图 9-3-3）。另一项研究为 2018 年开始的质子对比碳离子放射治疗复发性 HGG 的前瞻性 II 期随机对照临床研究（ChiCTR1800017918），比较质子与碳离子放射治疗复发性 HGG 的疗效、生存质量以及预后因素，拟入组 50 例 HGG 患者，1：1 随机进入 PRT 组（50 ～ 60 Gy/25 ～ 30f）和 CIRT 组（51 ～ 60 Gy/17 ～ 20f），首要观察终点为 OS。

初步临床结果显示，基于质子重离子射线的放射治疗对胶质瘤可能具有一定优势，尤其在降低 OAR 的毒副作用或提高肿瘤靶区的剂量方面。在 LGG 患者中，PRT 可以通过减少颅内正常脑组织的辐射剂量而降低长期副作用的风险；对于 HGG，采用光子放射联合质子或碳离子放射以提高肿瘤区域的放射剂量，有可能在提高肿瘤控制率的同时不增加毒副反应。但质子重离子在胶质瘤临床治疗中的应用还需在临床试验中进行全面评估和验证。尤其是碳离子放射对胶质瘤和正常脑组织的生物学效应还存在诸多未知，无论治疗 LGG 还是 HGG 都需要非常谨慎。

四、质子重离子放射治疗脑膜瘤的临床结果

（一）质子重离子放射治疗良性脑膜瘤的临床结果

目前有七家质子中心报道了质子在良性脑膜瘤

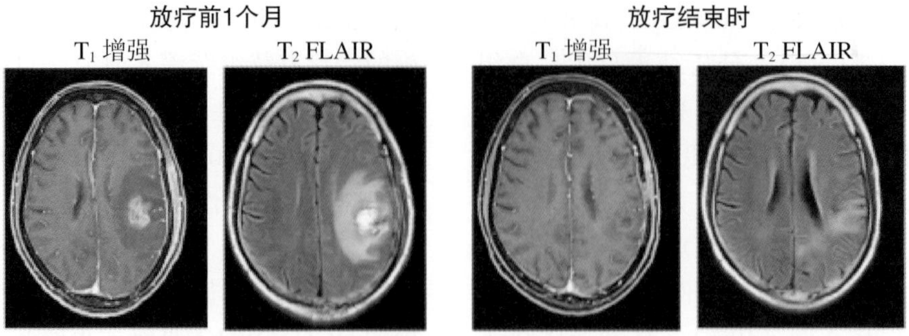

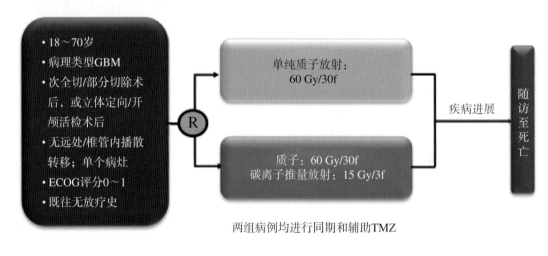

放疗前1个月　　　　　　　　　　放疗结束时

T₁增强　　　T₂ FLAIR　　　　　　T₁增强　　　T₂ FLAIR

49岁男性，初诊胶质母细胞瘤，放疗方案为质子60 Gy/30f + 碳离子推量120 Gy/3f

图 9-3-2 碳离子推量治疗胶质母细胞瘤典型病例

研究目的：碳离子推量放射对初诊胶质母细胞瘤的疗效、生存质量

- 18～70岁
- 病理类型GBM
- 次全切/部分切除术后，或立体定向/开颅活检术后
- 无远处/椎管内播散转移；单个病灶
- ECOG评分0～1
- 既往无放疗史

R →
单纯质子放射：60 Gy/30f
质子：60 Gy/30f 碳离子推量放射：15 Gy/3f

疾病进展 → 随访至死亡

两组病例均进行同期和辅助TMZ

☐ 首要研究终点：中位总生存期（从12个月延长至18个月）
☐ 受试者数量：单纯质子放射组121例，质子+碳离了推量放射组122例

图 9-3-3 碳离子推量放射治疗胶质母细胞瘤临床研究路线图

中的应用（表9-3-6），三项为大分割的质子放射治疗，局部控制率在91.3% ～ 100%，脑损伤率在3% ～ 11%，但是并无对照研究来比较光子大分割治疗和质子大分割治疗的毒性反应差别。九项常规分割的质子研究显示质子治疗良性脑膜瘤的疗效良好，局部控制率均高于95%且脑损伤率低。除一项研究报道了碳离子再程治疗复发良性脑膜瘤外，尚无碳离子治疗良性脑膜瘤的报道。

（二）质子碳离子放射治疗 WHO Ⅱ/Ⅲ级脑膜瘤的临床结果

WHO Ⅱ/Ⅲ级脑膜瘤侵袭性高，即使在术后采

用了术后放射治疗，局部复发率仍然较高，多项研究表明，可能需要 60 Gy 以上的剂量才能提高肿瘤的局部控制率。由于正常组织的剂量限定，使得光子治疗剂量受限无法进一步提高。较高剂量的质子放疗以及光子联合碳离子加量放疗更多地应用于高级别脑膜瘤的放疗（表9-3-7）。

德国海德堡粒子治疗中心的一项前瞻性临床研究[33]，采用质子加碳离子技术治疗了70例脑膜瘤患者，其中27例 WHO Ⅱ/Ⅲ级脑膜瘤患者接受了50 Gy 常规放疗后继以 18 Gy（日分割剂量为 3 Gy）的碳离子加量照射。结果显示，27例患者中仅5例（19%）出现复发，且出现复发的患者中4例为曾接

表 9-3-6　质子重离子治疗良性脑膜瘤临床结果

研究者	病例数	射线类型	治疗剂量	疗效	毒性反应
Vernimmen et al[26]	23	质子	大分割：61.6 Gy/16f 20.3 Gy/3f 常规分割：54 Gy/27f	PFS 91.3%（5）	11% 患者出现 3 级听力下降或颞叶癫痫
Halasz[27]	50	质子	大分割 13 Gy（10 ~ 15.5 Gy）	LC 94%（3）	2 例 3 级癫痫，1 例垂体功能减退
Slater[28]	Ⅰ 级（47） 无病理（21）	质子	中位剂量： 有病理 59 Gy 无病理 57 Gy	LC 99%（5）	6 例出现 3 级神经损伤
Murray[29]	61	质子	中位剂量 54 Gy （50.4 ~ 64 Gy）	LC 95.7%（5）	10 例 3 级以上晚期毒性反应，其中 7 例为视力相关，2 例为脑坏死，1 例为脑水肿
Vlachogiannis[30]	170	质子	大分割： 18 ~ 46 Gy（单次分割剂量 2 ~ 6 Gy）	PFS 93%（5）	9.4% 垂体功能损伤，放射性坏死，视力损伤
Sanford[31]	44	光子 + 质子	55.8 Gy 或 63 Gy	LC 98%（10）	6 例 3 级毒性反应，5 例 4 级毒性反应
El Shafie[32]	Ⅰ 级（60） 无病理（42）	质子	中位剂量：54 Gy （50 ~ 60 Gy）	PFS 96.6%（5）	4 例 3 级晚期毒性反应，其中 3 例脑坏死，1 例放射性垂体功能损伤；无 4 ~ 5 级毒性反应
SPHIC（未发表数据）	Ⅰ 级（23） 无病理（58）	质子	中位剂量：54 Gy	PFS 100%（3）	无 3 级及以上毒性反应

受放疗后接受再程治疗出现局部复发者，其余患者中仅 1 例出现局部复发。该研究长期随访（中位随访时间 77 个月）的 10 例 WHO Ⅱ／Ⅲ级脑膜瘤患者的分析结果显示[34]，完成光子继以碳离子加量放射治疗后的 5 年和 7 年的肿瘤局部控制率分别为 85% 和 72%，生存率分别达 75% 和 63%。包括原发或放疗后复发的肿瘤患者在内，碳离子再程放疗后的中位生存时间长达 67 个月。上述光子结合碳离子加量治疗后的长期局部控制率和生存率优于术后辅助常规光子放射治疗。

上海市质子重离子医院于 2019 年开始的前瞻性 Ⅱ 期随机对照临床研究比较了质子与碳离子放射治疗高级别脑膜瘤的疗效、生存质量以及预后因素，拟入组 52 例高级别脑膜瘤患者，1∶1 随机进入质子放疗组（60 ~ 70 Gy/30 ~ 35f）和碳离子放疗组（60 ~ 70 Gy/20f），首要观察终点为 PFS，有望为探索高级别脑膜瘤的有效治疗方案提供依据。

总结目前的临床研究结果，脑膜瘤的质子重离子治疗主要基于前期完成的回顾性研究的数据和临床经验，前瞻性临床研究成果较为不足，仅限于上述少量研究结果。至今尚无一项前瞻性随机临床研究比较不同的放射治疗方法，因此最佳的治疗策略尚未明确。对于未能完全切除的脑膜瘤来说，术后辅助放疗无疑是提高疗效的有效方式，但究竟哪种放射治疗技术能使患者获益更多尚未明确。初步结果显示质子放疗显现出良好的效果，而质子联合碳离子放疗亦显示出较好的疗效。因此，开展质子对比碳离子放射治疗脑膜瘤的临床研究对选择合适的治疗方法具有重要的临床意义。

（孔　琳　陆嘉德）

表 9-3-7 质子重离子治疗 WHO Ⅱ/Ⅲ级脑膜瘤临床结果

研究者	病理类型（病例数）	射线类型	治疗剂量	疗效	毒性反应
Boskos[35]	Ⅱ（19） Ⅲ（5）	质子+光子	常规分割： 光子 34.05 Gy+ 质子 30.96 Gy	中位随访 32.2 个月，Ⅱ/Ⅲ 5 年 PFS 46.7%	1 例脑坏死
Slater[28]	Ⅱ（4）	质子	常规分割： 54.0 ~ 70.2 Gy	中位随访 74 个月，Ⅱ级 5 年 PFS 50%	和 WHO Ⅰ级一起 6 例 3 级脑损伤
Rieken[36]	Ⅱ（3） Ⅲ（1）	碳离子或质子	常规分割： 碳离子 18 ~ 45 Gy（3 Gy/f）； 质子 10 ~ 57.2 Gy	中位随访 4.5 个月，Ⅱ/Ⅲ 3 个月 PFS 100%	未单独报道
Chan[37]	Ⅱ（4） Ⅲ（2）	质子	常规分割： 68.4 Gy 或 72.0 Gy	中位随访 145 个月，Ⅱ/Ⅲ级 145 个月 PFS 83%	无 3 ~ 5 级毒性反应
Weber[38]	Ⅱ（9） Ⅲ（2）	质子	常规分割： （60.8±5.3）Gy	中位随访 62 个月，Ⅱ/Ⅲ级 5 年 PFS 49.1%	2 例患者 4 级视神经病变
Combs[39]	Ⅱ/Ⅲ（36）	碳离子或光子+碳离子	常规分割： 57.6 Gy	中位随访 6 个月，Ⅱ/Ⅲ级 12 个月 LC 54%，24 个月 LC 33%	未报道
Combs[33]	Ⅱ（23） Ⅲ（4） 14 例再程放疗	光子+碳离子	光子 50 Gy+ 碳离子 18 Gy （光子 1.8 ~ 2 Gy/f，碳离子 3 Gy/f）	中位随访 6 个月，12 个月 PFS 67%	无明显毒性反应
Combs[34]	Ⅱ/Ⅲ（10） 2 例再程放疗	光子+碳离子	光子 22 ~ 50.2 Gy+ 碳离子 18 Gy （光子 1.8 ~ 2 Gy/f，碳离子 3 Gy/f）	中位随访 77 个月，Ⅱ/Ⅲ级 初治 5 年 86%，再程 6 个月和 67 个月进展	无 3 级以上毒性反应
Murray[29]	Ⅱ（33） Ⅲ（2）	质子	常规分割： 54 ~ 68 Gy	中位随访 56.9 个月，Ⅱ/Ⅲ级 5 年 LC 68%	1 例急性毒性反应
El Shafie[32]	Ⅱ（7） Ⅲ（1） 无再程放疗	质子或光子+重离子	2 例质子 60 Gy/30f，6 例 50 Gy（中位）光子+18 Gy 碳离子	中位随访 46.8 个月，Ⅱ/Ⅲ级 5 年 PFS 75%	未报道
Hug[40]	Ⅱ（15） Ⅲ（16） 3 例再程放疗	光子+质子	Ⅱ级 50 ~ 68 Gy Ⅲ级 40 ~ 72 Gy	中位随访 59 个月，Ⅱ级 5 年 PFS 52% Ⅲ级 5 年 PFS 38%	3 例 3 级毒性反应
McDonald[41]	Ⅱ（22）	质子	常规分割： 62 Gy	中位随访 39 个月，Ⅱ/Ⅲ级 5 年 PFS 75%	1 例放射性坏死
SPHIC（未发表数据）	Ⅱ（28） Ⅲ（8）	质子或碳离子	中位剂量： 60 Gy	中位随访 23.3 个月，2 年 LC 82%	无 3 ~ 5 级毒性反应

参考文献

1. Huang YW, Pan CY, Hsiao YY, et al. Monte Carlo simulations of the relative biological effectiveness for DNA double strand breaks from 300 MeV u（-1）carbon-ion beams. Phys Med Biol, 2015, 60（15）: 5995-6012.

2. Durante M, Loeffler JS. Charged particles in radiation oncology. Nat Rev Clin Oncol, 2010, 7（1）: 37-43.

3. Suit H, DeLaney T, Goldberg S, et al. Proton vs

carbon ion beams in the definitive radiation treatment of cancer patients. Radiother Oncol, 2010, 95 (1): 3-22.

4. Harrabi SB, Bougatf N, Mohr A, et al. Dosimetric advantages of proton therapy over conventional radiotherapy with photons in young patients and adults with low-grade glioma. Strahlenther Onkol, 2016, 192 (11): 759-769.

5. Adeberg S, Harrabi SB, Bougatf N, et al. Intensity-modulated proton therapy, volumetric-modulated arc therapy, and 3D conformal radiotherapy in anaplastic astrocytoma and glioblastoma: a dosimetric comparison. Strahlenther Onkol, 2016, 192 (11): 770-779.

6. Holm AIS, Petersen JBB, Muren LP, et al. Functional image-guided dose escalation in gliomas using of state-of-the-art photon vs. proton therapy. Acta Oncol, 2017, 56 (6): 826-831.

7. Mock U, Georg D, Solkner L, et al. Assessment of improved organ at risk sparing for meningioma: light ion beam therapy as boost versus sole treatment option. Radiother Oncol, 2014, 111 (3): 451-456.

8. Paganetti H, Niemierko A, Ancukiewicz M, et al. Relative biological effectiveness (RBE) values for proton beam therapy. Int J Radiat Oncol Biol Phys, 2002, 53 (2): 407-421.

9. Chiblak S, Tang Z, Campos B, et al. Radiosensitivity of patient-derived glioma stem cell 3-dimensional cultures to photon, proton, and carbon irradiation. Int J Radiat Oncol Biol Phys, 2016, 95 (1): 112-119.

10. Combs SE, Bohl J, Elsasser T, et al. Radiobiological evaluation and correlation with the local effect model (LEM) of carbon ion radiation therapy and temozolomide in glioblastoma cell lines. Int J Radiat Biol, 2009, 85 (2): 126-137.

11. Isono M, Yoshida Y, Takahashi A, et al. Carbon-ion beams effectively induce growth inhibition and apoptosis in human neural stem cells compared with glioblastoma A172 cells. J Radiat Res, 2015, 56 (5): 856-861.

12. Dhawan S, Patil CG, Chen C, et al. Early versus delayed postoperative radiotherapy for treatment of low-grade gliomas. Cochrane Database Syst Rev, 2020, 1: CD009229.

13. Stupp R, Mason WP, van den Bent MJ, et al. Radiotherapy plus concomitant and adjuvant temozolomide for glioblastoma. N Engl J Med, 2005, 352 (10): 987-996.

14. Stupp R, Hegi ME, Mason WP, et al. Effects of radiotherapy with concomitant and adjuvant temozolomide versus radiotherapy alone on survival in glioblastoma in a randomised phase III study: 5-year analysis of the EORTC-NCIC trial. Lancet Oncol, 2009, 10 (5): 459-466.

15. Shih HA, Sherman JC, Nachtigall LB, et al. Proton therapy for low-grade gliomas: Results from a prospective trial. Cancer, 2015, 121 (10): 1712-1719.

16. Sherman JC, Colvin MK, Mancuso SM, et al. Neurocognitive effects of proton radiation therapy in adults with low-grade glioma. J Neurooncol, 2016, 126 (1): 157-164.

17. Hauswald H, Rieken S, Ecker S, et al. First experiences in treatment of low-grade glioma grade I and II with proton therapy. Radiat Oncol, 2012, 7: 189.

18. Tsien CI, Brown D, Normolle D, et al. Concurrent temozolomide and dose-escalated intensity-modulated radiation therapy in newly diagnosed glioblastoma. Clin Cancer Res, 2012, 18 (1): 273-279.

19. Adeberg S, Bernhardt D, Harrabi SB, et al. Sequential proton boost after standard chemoradiation for high-grade glioma. Radiother Oncol, 2017, 125 (2): 266-272.

20. Fitzek MM, Thornton AF, Rabinov JD, et al. Accelerated fractionated proton/photon irradiation to 90 cobalt gray equivalent for glioblastoma multiforme: results of a phase II prospective trial. J Neurosurg, 1999, 91 (2): 251-260.

21. Mizumoto M, Tsuboi K, Igaki H, et al. Phase I/II trial of hyperfractionated concomitant boost proton radiotherapy for supratentorial glioblastoma multiforme. Int J Radiat Oncol Biol Phys, 2010, 77 (1): 98-105.

22. Hasegawa A, Mizoe JE, Tsujii H, et al. Experience with carbon ion radiotherapy for WHO Grade 2 diffuse astrocytomas. Int J Radiat Oncol Biol Phys, 2012, 83 (1): 100-106.

23. Mizoe JE, Tsujii H, Hasegawa A, et al. Phase I/II clinical trial of carbon ion radiotherapy for malignant gliomas: combined X-ray radiotherapy, chemotherapy, and carbon ion radiotherapy. Int J Radiat Oncol Biol Phys, 2007, 69 (2): 390-396.

24. Combs SE, Bruckner T, Mizoe JE, et al. Comparison of carbon ion radiotherapy to photon radiation alone or in combination with temozolomide in patients with high-grade gliomas: explorative hypothesis-generating retrospective analysis. Radiother Oncol, 2013, 108 (1): 132-135.

25. Kong L, Gao J, Hu J, et al. Carbon ion radiotherapy boost in the treatment of glioblastoma: a randomized phase I/III clinical trial. Cancer Commun (Lond), 2019, 39 (1): 5.

26. Vernimmen FJ, Harris JK, Wilson JA, et al. Stereotactic proton beam therapy of skull base meningiomas. Int J Radiat Oncol Biol Phys, 2001, 49 (1): 99-105.

27. Halasz LM, Bussiere MR, Dennis ER, et al. Proton stereotactic radiosurgery for the treatment of benign meningiomas. Int J Radiat Oncol Biol Phys, 2011, 81 (5): 1428-1435.

28. Slater JD, Loredo LN, Chung A, et al. Fractionated proton radiotherapy for benign cavernous sinus meningiomas. Int J Radiat Oncol Biol Phys, 2012, 83 (5): e633-e637.

29. Murray FR, Snider JW, Bolsi A, et al. Long-term clinical outcomes of pencil beam scanning proton therapy for benign and non-benign intracranial meningiomas. Int J Radiat Oncol Biol Phys, 2017, 99 (5): 1190-1198.

30. Vlachogiannis P, Gudjonsson O, Montelius A, et al. Hypofractionated high-energy proton-beam irradiation is an alternative treatment for WHO grade I meningiomas. Acta Neurochir (Wien), 2017, 159 (12): 2391-2400.

31. Sanford NN, Yeap BY, Larvie M, et al. Prospective, randomized study of radiation dose escalation with combined proton-photon therapy for benign meningiomas. Int J Radiat Oncol Biol Phys, 2017, 99 (4): 787-796.

32. El Shafie RA, Czech M, KA Kessel KA, et al. Clinical outcome after particle therapy for meningiomas of the skull base: toxicity and local control in patients treated with active rasterscanning. Radiat Oncol, 2018, 13 (1): 54.

33. Combs SE, Welzel T, Habermehl D, et al. Prospective evaluation of early treatment outcome in patients with meningiomas treated with particle therapy based on target volume definition with MRI and 68Ga-DOTATOC-PET. Acta Oncol, 2013, 52 (3): 514-520.

34. Combs SE, Hartmann C, Nikoghosyan A, et al. Carbon ion radiation therapy for high-risk meningiomas. Radiother Oncol, 2010, 95 (1): 54-59.

35. Boskos C, Feuvret L, Noel G, et al. Combined proton and photon conformal radiotherapy for intracranial atypical and malignant meningioma. Int J Radiat Oncol Biol Phys, 2009, 75 (2): 399-406.

36. Rieken S, Habermehl D, Haberer T, et al. Proton and carbon ion radiotherapy for primary brain tumors delivered with active raster scanning at the Heidelberg Ion Therapy Center (HIT): early treatment results and study concepts. Radiat Oncol, 2012, 7: 41.

37. Chan AW, Bernstein KD, Adams JA, et al. Dose escalation with proton radiation therapy for high-grade meningiomas. Technol Cancer Res Treat, 2012, 11 (6): 607-614.

38. Weber DC, Schneider R, Goitein G, et al. Spot scanning-based proton therapy for intracranial meningioma: long-term results from the Paul Scherrer Institute. Int J Radiat Oncol Biol Phys, 2012, 83 (3): 865-871.

39. Combs SE, Kessel K, Habermehl D, et al. Proton and carbon ion radiotherapy for primary brain tumors and tumors of the skull base. Acta Oncol, 2013, 52 (7): 1504-1509.

40. Hug EB, Devries A, Thornton AF, et al.

Management of atypical and malignant meningiomas：role of high-dose，3D-conformal radiation therapy. J Neurooncol，2000，48（2）：151-160.

41. McDonald MW，Plankenhorn DA，McMullen KP，et al. Proton therapy for atypical meningiomas. J Neurooncol，2015，123（1）：123-128.

第四节　立体定向放射治疗

一、概述

瑞典著名神经外科学专家 Lars Leksell 教授于 1951 年提出立体定向放射治疗概念[1]。1968 年瑞典 Elekta 公司研制出世界首台头部 γ 刀并应用于临床。目前临床应用的主要是第三代 γ 刀，用 201 个 ^{60}Co 放射源采用静态聚焦方法，使靶区内病灶受到高剂量照射损毁，而靶区边缘剂量锐减，达到类似外科手术的效果。因此，γ 刀治疗也被称为立体定向放射外科治疗（stereotactic radiosurgery，SRS）。19 世纪 80 年代，Colombo 和 Betti 等对医用直线加速器加以改进，通过专用准直器和立体定向系统实施非共面多弧度小野三维集束照射，取得与 γ 刀相同的治疗效果，俗称 X 刀。X 刀可以分次、无创治疗，被称为立体定向放射治疗（stereotactic radiotherapy，SRT）。同时代，美国 John R. Adler 师承 Lars Leksell，发明基于一款医用直线加速器的无创机器人放射外科手术系统，称为射波刀（cyber knife），又称立体定位射波手术平台。美国 FDA 于 1999 年批准其用于治疗头部及颅底肿瘤，2001 年批准其用于治疗全身肿瘤。

γ 刀和 X 刀、射波刀主要采用多个小野三维集束照射病灶的原理（图 9-4-1）[2]。一般 γ 刀装置使用 201 个 ^{60}Co 源，每个钴源活度为 1.11 TBq（30 Ci），分布于头顶部北半球的不同纬度和经度上，201 个钴源经准直后聚焦于一点，该点称为焦点。钴源到焦点的距离为 39.5 cm，焦点处射野大小分别为 4 mm、8 mm、14 mm 和 18 mm（图 9-4-2A）。我国沃发（OUR）公司创造了 γ 刀治疗的中国模式，用 30 个 ^{60}Co 源螺旋排列成 6 组分布于 14°～43° 的纬度上，经度上每组源间隔 60°，经度上每个源间隔 1°。源的直径为 2.6 mm，30 个源的总活度为 6000 Ci，源焦距离为 39.5 cm，用旋转的方法实现多野集束照射（图

9-4-2B），可用于头、体部病灶的治疗。由于加速器单平面旋转（图 9-4-1B）形成的空间剂量分布较差，目前通常采用 4～12 个非共面小野（图 9-4-3）绕等中心旋转，达到 γ 刀集束照射同样的剂量分布。如图 9-4-1C 所示，每个旋转代表治疗床的一个位置，即治疗床固定于不同位置，加速器绕其旋转一定角度。病灶（靶区）中心一般位于旋转中心（等中心）位置。图 9-4-1C 所示方法的缺点是每次旋转治疗结束后，必须进入治疗室，变换治疗床的位置，摆位时间和治疗时间加长。图 9-4-1D 的方法称为动态旋转治疗，可大大缩短摆位时间和治疗时间，靠机架和治疗床在出束（照射）过程中的联合运动，实现非共面的

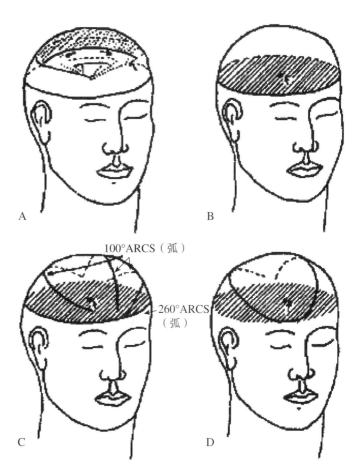

图 9-4-1　X 刀、γ 刀立体定向治疗实施原理。A. γ 刀通过分布于半球面上的钴源发出 γ 射线，呈锥形聚焦于焦点，实现多野集束照射；B. 通过加速器机臂旋转可在同一平面上使 X 线呈扇形聚焦于等中心点，但单平面旋转形成的空间剂量分布较差；C. X 刀通过旋转治疗床和加速器机臂旋转使 X 线在多个平面呈非共面聚焦于等中心，达到 γ 刀束照射同样的剂量分布，但每次治疗床的旋转需操作人员进入机房操作；D. 通过计算机控制机架和治疗床在出束（照射）过程中的联合运动，实现非共面的连续照射

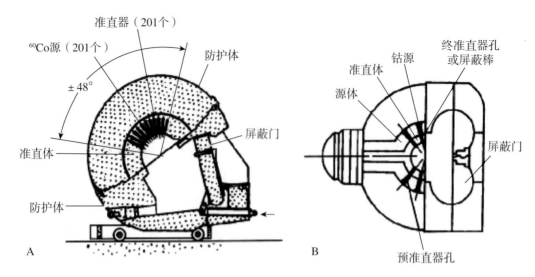

图 9-4-2 Elekta γ 刀和 OUR γ 刀装置示意图。A. Elekta γ 刀通过分布于半球面上的 201 个钴源发出 γ 射线，呈锥形聚焦于焦点，实现多野集束照射；B. OUR γ 刀分布于半球面上的钴源只有 30 个，治疗时通过半球面旋转实现多野集束照射

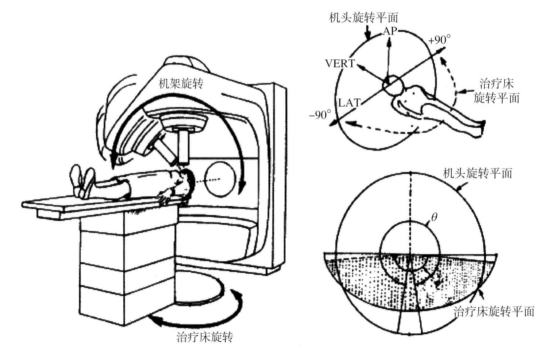

图 9-4-3 直线加速器为基础的 X 刀治疗多弧度非共面旋转原理。立体定向放射治疗的剂量分布有下述特点：小野集束照射，剂量分布集中；靶区周边剂量梯度变化较大；靶区周边正常组织剂量很小。坐标系的建立是实施治疗的基本条件。γ 刀治疗时，通过把作为坐标系参照物的基础环固定到患者头骨上，可以建立一个可靠的三维坐标系统。颅内或头颈部 X 刀分次治疗时，用无创基础环替代有创基础环也可建立较可靠的坐标系统。AP，前后方向；LAT，左右方向；VERT，头脚方向

连续照射。目前，临床上也开始使用这种动态旋转治疗一次性治疗多中心多靶病灶，也能达到很好的效果。

γ 刀机械精度高，误差范围可达 0.1 mm，而 X 刀等因受直线加速器机械精度的影响，误差范围为 0.1～1 mm。但治疗精度不仅取决于机械精度，还取决于靶定位精度、固定系统精度和摆位准确性，由于 CT 空间分辨率误差远大于加速器机械精度误差，此外加速器产生的高能 X 线半影小于 γ 射线的半影，因此，X 刀可以取得与 γ 刀相似的治疗精度。国内外治疗结果也证实了这一点。

由于 γ 刀主要应用于颅内较小病变（≤ 30 mm）

的治疗，功能单一、造价昂贵、每 5 ～ 8 年需要更换一次钴源，局限了它的使用范围。相较于 γ 刀，X 刀和射波刀设备简单，造价较低，无需换源，可以治疗体积更大和形状不规则的病灶。此外，可一机多用，在同一台加速器上，既可行常规放疗，又可安装头部或体部治疗适配器进行头、体部肿瘤的治疗，故近年来发展迅速。

立体定向放射治疗符合肿瘤放射生物学特点，采用大分割短疗程治疗，对靶区造成放射性毁损，提高了肿瘤局部控制率。根据组织生物学特性和对放射线反应性的不同，将组织分为早反应组织和晚反应组织。早反应组织更新较快，如正常黏膜、恶性肿瘤，其 α/β 值较大；对总的治疗时间比较敏感，缩短总治疗时间时，损伤加重。晚反应组织更新较慢，如正常脑组织、神经血管、发育异常的血管、脑胶质细胞，其 α/β 值较小；对不同分割剂量比较敏感，加大分次剂量时，损伤加重。不同生物效应的组织对分割剂量、治疗疗程时间的反应不同。因此，临床医生可以根据肿瘤的不同情况采用 SRS 和常规放疗之间的剂量进行 SRT。由于 SRT 的单次剂量较 SRS 低，有利于保护正常组织；靶区剂量又较常规放疗高，肿瘤细胞的修复差。同时分次照射，有利于肿瘤乏氧细胞的再氧合和周期内细胞敏感时相的再分布。保护周围正常组织的同时，缩短总治疗时间，不利于肿瘤细胞的再增殖，提高了治疗增益比。此方法特别适合应用于治疗较大病灶，扩展了治疗范围和病种。

由于立体定向放射治疗单次照射剂量远远大于常规分割剂量，且有多种剂量分割模式，造成各种治疗模式之间难以进行疗效比较。通常采用线性二次模式（linear quadratic model，LQ）等效换算公式进行生物效应剂量（biological effective dose，BED）的换算。

$$BED = nd \times [1 + d/(\alpha/\beta)]$$

式中 n 为分次数，d 为分割剂量，肿瘤 α/β 值通常取 10。该公式不完全适合大剂量照射的 BED 等效换算，且没有考虑间隔时间和总时间的影响，但可作为各治疗模式间剂量比较的参考。

立体定向放射治疗是一种局部治疗，相关并发症的发生主要取决于适应证的把握，其中靶区所在部位和周围是否紧邻重要结构和重要器官是关键因素。根据正常组织器官功能亚单位的排布方式可以将器官分为串联器官和并联器官两种。拥有串联功能亚单位的器官（如脊髓、神经、消化道）的功能可因单个亚

单位受损而丧失，而拥有并联功能亚单位的器官（如肺、肝）则可能在一定数量的功能单位受损后方出现损伤[3]。因此，当肿瘤靶区占据并联器官内较小体积时，即使立体定向放射治疗引起照射区域内功能单位的损毁也不至于造成整个器官的功能失调。而串联器官即使有一小部分损伤也会明显影响整体功能，并且大分割照射较常规分割对正常组织的损伤更严重。因此当靶区周围有串联器官时一定要慎重，尽量避免照射或使其避开高剂量区。

由于立体定向放射治疗是局部治疗，一般全身反应较少、较轻。例如脑肿瘤的立体定向放射治疗面临的主要问题是，患者常因肿瘤或既往接受放、化疗发生脑水肿，治疗前后妥善对症处理可达到控制。个别患者接受多程、多靶的立体定向放射治疗或全脑放疗联合化疗所致严重脑水肿可引起脑疝而死亡。尤其需要注意的是，当病灶位于视交叉附近时（如垂体瘤），一定要避开视交叉；若不能避开，则需降低分次剂量并保证总量不超过其耐受量，否则有引起视交叉损伤导致双目失明的危险。总体说来，立体定向放射治疗引起的严重毒副反应较少见，严格把握适应证，精确制定、实施计划可以将其控制在可接受的范围。

随着 SRT 临床应用的普及和应用时间的延续，放射治疗医师将积累更多的临床经验，对 SRT 的适应证、疗效、毒性反应等有更深入的认识。并随着影像技术的进步（如功能成像的发展）、照射技术的进步（如运动追踪系统）以及质子加速器等应用于临床，SRT 必能更好地应用于临床，与其他治疗措施一同为患者服务。

二、临床应用

（一）照射靶区

根据病灶（靶区）和靶周正常组织的边界以及是否为早反应组织或晚反应组织，将靶区分为下列四种情况。

1. 晚反应靶组织包埋在晚反应正常组织中，如动静脉畸形（arteriovenous malformation，AVM）。由于脑动静脉畸形与正常脑组织如树根与土壤的关系，一旦 SRS 的靶体积大于 2 ～ 2.5 cm，所包含的正常脑组织和重要结构较多，就可能发生临床不能

接受的并发症，因而也就不是立体定向放射治疗的适应证。

2. 晚反应靶组织被晚反应正常组织所包绕，如脑膜瘤。发生在脑凸面的脑膜瘤是神经外科治疗的适应证，仅对有手术禁忌证、发生在颅底的脑膜瘤和拒绝手术的患者选择 SRT 或 SRS。由于脑膜瘤绝大多数为良性肿瘤，在立体定向放射治疗后出现反应较晚，临床不能过早下"未控"或"无效"的结论而给与推量，从而造成脑出血等严重症状。

3. 早反应靶组织包埋在晚反应正常组织中，如恶性胶质瘤。由于恶性胶质瘤呈浸润性生长，立体定向放射治疗只在常规放疗的基础上针对残存病灶给与推量或对复发患者行挽救治疗，选择合适病例能获有效控制。

4. 早反应靶组织被晚反应正常组织所包绕，如转移瘤。转移瘤同时具备靶区边界清楚和早反应组织两个特点，因此被公认为 SRT 的理想靶区。脑转移瘤通常较小，圆形或类圆形，边界清楚，周围浸润较少。脑组织是晚反应组织，转移瘤是早反应组织。SRT 治疗后转移瘤缩小明显，而周围脑组织损伤体积小、出现晚。立体定向放射治疗对于小的脑转移瘤能够达到很好的剂量分布和控制率。SRT 治疗脑转移瘤疗效肯定，临床症状缓解快，对患者体质要求不高，并发症发生率低，可以门诊无创治疗，患者易于接受，是理想的选择。

（二）适应证

是否适合立体定向放射治疗需要对病灶大小、边界、周围正常组织甚至放射敏感性等进行综合考虑。良性病变包括动静脉畸形、脑膜瘤、听神经瘤、垂体腺瘤等。恶性肿瘤包括原发性和转移性脑肿瘤，转移性的单发或多发病灶都可考虑 SRT 治疗[4]。对于局限的脑转移病灶可行单纯立体定向放射治疗。对于广泛的脑转移病灶，在全脑放疗基础上可适度联合立体定向放射治疗进行挽救或加量[5]。对于脑转移病灶较大（一般大于 2 cm）者建议局部立体定向放射治疗加量治疗。各种病理来源的脑转移瘤（如放射敏感的小细胞肺癌全脑放疗后残存或复发）也可采用 SRT 治疗，放射抗拒的恶性黑色素瘤可直接采用 SRT。恶性胶质瘤原则上在常规放射治疗后推量或复发时才选择 SRS 或 SRT 治疗[6]。具体病例的治疗选择请参见各论相关肿瘤章节。

放射外科治疗理想的靶大小最大径在 3 cm 左右，最大不超过 5 cm。发生在颅内不同部位的病灶（大脑或小脑、功能区或非功能区等）都可经调整 SRT 分次治疗剂量和总剂量达到有效控制或姑息减症同时不显著增加毒性反应的目的。

（三）禁忌证

①颅高压未得到有效控制的不能接受 SRT 治疗，否则可能加重症状危及生命；②有活动性或新鲜出血者近期不宜接受 SRT 治疗；③对难以按 SRT 治疗体位和时间接受治疗的患者，如患者不能平卧、一般状态太差、预计生存期小于 3 个月等。

（四）靶区确定

如何确定肿瘤边界或治疗体积在立体定向放射治疗中显得格外重要。不同类型病灶的靶区确定方法不同，主要根据磁共振 T_1 增强片来确定靶区范围。临床上一般采用 GTV 边界外放 1 ~ 2 mm 定为 PTV，一般以 80% ~ 90% 等剂量线包含 PTV。Nole 分析了在 GTV 边界上外放 1 mm 边界脑转移瘤的控制率情况，认为在确定 PTV 时、在 GTV 基础上外放 1 mm 能够显著提高肿瘤控制率，且不增加放疗的毒副作用[7]。

（五）剂量分割方式

大多数国外报道采用单次立体定向放射外科治疗，包括 γ 刀或 X 刀治疗。目前也有采用分次治疗。

1. 脑转移瘤　单次剂量低、分次多的治疗模式逐渐被 WMAT、TOMO 等技术取代。而体积小、个数少、治疗次数少的脑转移瘤仍以 γ 刀、X 刀、射波刀为主要治疗手段。具体剂量分割方案见各论脑转移瘤章节。

对参考剂量线和边缘剂量的确定，X 刀与射波刀、γ 刀有很大区别。X 刀大多数均以 90% 等剂量线涵盖靶区，剂量定在 90% 剂量线；射波刀一般是 95% 剂量线涵盖 PTV，99% ~ 100% 涵盖 GTV，参考剂量线定在 65% ~ 70% 剂量线；γ 刀是参考剂量线定在到 50% 剂量线。还应考虑下列因素并加以调整。

（1）转移瘤是单发灶还是多发灶？肿瘤体积、多发灶肿瘤的总体积是多少？

（2）否接受全脑放疗？分割方式是 30 Gy/10f 还是 40 Gy/20f、全脑放疗与立体定向放射治疗的间隔时间为多久？

（3）多发转移瘤的全脑正常组织受量是多少？

（4）患者年龄多少？有无高血压、糖尿病、腔隙性脑梗、脑萎缩、老年性痴呆？

（5）脑水肿程度？控制如何？

（6）转移灶较大同时位于小脑切迹或枕骨大孔附近，要警惕脑疝形成。

（7）全脑放疗后或 X 刀放疗前、中、后，由于病情需要进行化疗等内科治疗时，一定要警惕原有的脑水肿症状再现，即所谓"记忆反应"。

（8）确定单次剂量和总剂量时，不可忽视一系列问题。①靶区紧邻的正常结构是否为重要器官或重要结构，如脑干、动静脉、脑脊液循环通路、重要功能区、视通路。在这种情况下，单次剂量的高低取决于周围重要结构的单次治疗时的实际受量（重要结构限于 1 ～ 1.5 Gy 以下，尤其是已接受全脑放疗的患者），以其能耐受为原则。通常可采用肿瘤单次剂量 3 ～ 3.5 Gy，每天治疗，一周 5 次。②分割方式对这些重要结构有何不良反应？③万一出现毒性反应，解决办法是什么？④是否能达到缓解症状和控制肿瘤的目的。需要综合分析后以上问题后再做决定。

（9）颅内转移瘤比其他部位转移瘤对射线的反应要敏感些，立体定向放射治疗也不例外。剂量过高所导致的严重脑水肿和疗前、疗中未能适当控制好脑水肿是难以挽救的致死原因，尤其是在多程立体定向放射治疗和多发转移瘤的情况下，一定要考虑这一特殊性。

（10）转移瘤体积越大，单次剂量应越小，但总剂量应高。

2. 脑胶质瘤　在胶质瘤中，目前临床上立体定向放射治疗主要用于胶质瘤放疗后复发无法手术且患者一般情况良好的情况下。由于均是小样本的回顾性分析报道，根据复发病灶大小、既往放疗的剂量、两次放疗间隔时间等，分割方案的范围比较大，单次剂量在 15 ～ 25 Gy，总剂量在 12.5 ～ 37.5 Gy 之间。

三、疗效及预后

脑肿瘤接受立体定向放射治疗后的疗效评价目前主要参考 RANO 标准[8]，包括卡氏评分、影像学改变、神经功能评分、激素使用等。下文仅对脑转移瘤和脑胶质瘤予以分析。

（一）脑转移瘤

通常认为影响脑转移瘤立体定向放射治疗的预后有以下因素。

1. 原发肿瘤的部位及组织来源、分子分型　Sperduto 等分析了 1985—2014 年治疗的 4019 例非小细胞肺癌脑转移患者，其中 1833 例患者在 2005 年前治疗，未检测相关符合靶向治疗的敏感基因突变，总体生存 7.0 个月。随着基因检测技术以及靶向药物的应用，2005 年后治疗的 1521 例腺癌患者的中位生存时间显著提高到 15.2 个月，伴有 EGFR19/21 突变、ALK 重排等敏感突变患者疗效明显增加。同样的，该作者[9]纳入了 2006—2017 年收治的 2473 例乳腺癌脑转移患者，其中 ER（+）Her-2（-）患者 31%、ER（-）Her-2（-）患者 24%、ER（+）Her-2（+）患者 21%、ER（-）Her-2（+）患者 17%，全组患者 1 年总生存率 60%，ER（+）Her-2（-）、ER（-）Her-2（-）、ER（+）Her-2（+）和 ER（-）Her-2（+）患者的 1 年总生存率分别为 54%、41%、78% 和 72%，Her-2（+）患者总生存率显著高于其他分子分型。Fife 等回顾分析了悉尼黑色素瘤治疗组的情况，从 1952—2000 年，在 21 000 例患者中，1137 例出现脑转移。其中，从 1985—2000 年有 686 例脑转移患者，作者主要分析了这 686 例的治疗情况及预后因素。全组诊断脑转移后的中位生存期为 4.1 个月。其中 47 例单纯手术治疗，中位生存期 8.7 个月；158 例手术加放射治疗，中位生存期 8.9 个月；单纯放射治疗 236 例，中位生存期 3.4 个月；支持治疗 210 例，中位生存期 2.1 个月。Sampson 等[10]报道的 702 例黑色素脑转移患者的治疗结果，全组中位生存期为 3.65 个月，94.5% 的患者因脑转移死亡。生存期超过 3 年的患者大多接受过手术切除，且为单发脑转移，没有其他脏器转移。

2. 脑转移瘤数目和大小　Evans 等分析了 49 例死于脑转移的乳腺癌患者的情况中，多发脑转移比单发脑转移预后差，中位生存期前者 2.28 个月，后者 4.8 个月，转移灶直径小于 4 cm 者预后好。在立体定向放射治疗的研究中，肿瘤大小虽然与生存的关系不大，但对局部控制有显著性影响，PTV < 8 cm³ 者局部控制好。Hasegawa 等[11]报道的 122 例可供分析的立体定向放射治疗患者的预后因素分析中，肿瘤体积显著影响局部控制率，$P=0.02$。

3．颅外肿瘤控制情况　几乎所有有关脑转移疗效的分析都证实脑外肿瘤的控制对预后有显著影响。Auchter 等的多中心回顾性分析研究中，SRS+WBRT治疗的 122 例患者均为脑内单发转移灶，在可能影响预后的多因素分析中显示 KPS、中枢神经系统以外有无转移灶对预后的影响有显著性差异，P 值分别为 < 0.0001 和 0.008。Jeremic 等就脑转移瘤立体定向放射治疗时脑外肿瘤的控制是否为影响预后的独立因素这一问题进行过综述，总共发现 14 篇相关文献。单因素分析时，只有 3 篇文章证明脑外病变进展是预后的影响因素。在 9 篇进行了多因素分析的文章中，有 8 篇证明脑外病变进展是预后的影响因素。因此作者认为脑外病变进展是影响生存的独立预后因素之一。

4．KPS 评分和年龄　众多研究均发现随着年龄增大，一般功能状态变差，脑转移患者预后差。

5．其他相关因素　其他因素包括神经功能症状、治疗方案的选择等。Steindl 等 [12] 分析了 1608 例非小细胞肺癌脑转移患者的症状时发现，73.8% 脑转移患者出现不同脑部症状，其中 61.3% 患者出现不同程度的局灶功能缺失，包括运动障碍、失语、脑神经麻痹、共济失调、眩晕等，24.7% 患者出现颅高压症状，13.9% 患者癫痫发作，14.5% 患者出现神经心理症状。合并脑部症状患者的中位生存时间为 7 个月，远低于无脑部症状患者的 11 个月（P < 0.001）。另外，对于不同脑转移者，尤其是预后较好患者，采用积极的脑内综合治疗手段，往往预后更好。Sperduto 等对比不同治疗方案在不同肿瘤脑转移预后中发现，非小细胞肺癌脑转移患者分别接受全脑放疗、SRS、全脑放疗 +SRS、手术 +SRS、手术 + 全脑放疗、手术 + 全脑放疗 +SRS，中位生存时间分别为 3.42 个月、9.92 个月、12.59 个月、11.86 个月、11.66 个月和 12.06 个月，接受综合治疗的患者生存时间显著高于单一治疗手段。

为了更好地将脑转移患者进行预后分类，Gaspar 等汇总分析了 RTOG 7916、8528、8905 研究，分析纳入 1200 例脑转移患者，其中非小细胞肺癌 686 例（57.2%）、乳腺癌 137 例（11.4%），所有患者接受全脑放疗，采用分级回归分析方法（recursive partitioning analysis，RPA）将患者分为 3 级。RPA Ⅰ级：年龄 < 65 岁、KPS ≥ 70 分、原发病灶得到控制且无脑外病变，患者中位生存时间 7.1 个月；RPA Ⅲ级患者：KPS < 70 分，患者中位生存时间 2.3 个月；其余患者均为 RPA Ⅱ级，患者中位生存时间 4.2 个月。随着立体定向放射治疗技术的广泛使用，开始有作者建立基于 SRS 的预后评估系统。Weltman 等建立了放射外科评分指标（Score Index for Radiosurgery，SIR），该评分系统在 RPA 基础上包括了脑内病灶数目和脑内最大病灶体积 [13]。Golden 等提出了更为简便的 Golder 分级系统（Golder Grading System，GGS），其研究共纳入了 479 例脑转移患者，其中肺癌 169 例（35%）、恶性黑色素瘤 137 例（29%）、乳腺癌 87 例（18%），GGS 系统将年龄 ≥ 65 岁、KPS < 70、有脑外病变定义为 1 分，其余为 0 分。Sperduto 等综合分析了 4295 例接受全脑放疗、手术、SRS 的脑转移患者，根据不同病种，提出了新的疾病特异性 GPA（disease-specific GPA，DS-GPA）分级，详见表 9-4-1。根据 DS-GPA 分级，按原发部位分为非小细胞肺癌、小细胞肺癌、恶性黑色素瘤、肾癌、乳腺癌和消化道肿瘤。其中 1888 例非小细胞肺癌患者，中位生存时间 7 个月，DS-GPA 在 0 ~ 1.0、1.5 ~ 2.5、3.0 和 3.5 ~ 4.0 分的患者中位生存时间分别为 3.02 个月、6.53 个月、11.33 个月和 14.78 个月（P < 0.0001）。299 例小细胞肺癌患者中位生存时间 4.9 个月，DS-GPA 在 0 ~ 1.0、1.5 ~ 2.5、3.0 和 3.5 ~ 4.0 分的患者中位生存时间分别为 2.79 个月、5.3 个月、9.63 个月和 17.05 个月（P < 0.0001）。483 例恶性黑色素瘤患者中位生存 6.74 个月，DS-GPA 在 0 ~ 1.0、1.5 ~ 2.5、3.0 和 3.5 ~ 4.0 分的患者中位生存时间分别为 3.38 个月、4.7 个月、8.77 个月和 13.23 个月（P < 0.0001）。286 例肾癌患者中位生存时间 9.63 个月，DS-GPA 在 0 ~ 1.0、1.5 ~ 2.5、3.0 和 3.5 ~ 4.0 分的中位生存时间分别为 3.27 个月、7.29 个月、11.27 个月和 14.77 个月（P < 0.0001）。642 例乳腺癌患者中位生存时间 11.93 个月，DS-GPA 在 0 ~ 1.0、1.5 ~ 2.5、3.0 和 3.5 ~ 4.0 分的患者中位生存时间分别为 6.11 个月、9.37 个月、16.89 个月和 18.74 个月（P < 0.0001）。211 例消化道肿瘤患者中位生存 5.36 个月，DS-GPA 在 0 ~ 1.0、1.5 ~ 2.5、3.0 和 3.5 ~ 4.0 分的患者中位生存时间分别为 3.13 个月、4.4 个月、6.87 个月和 13.54 个月（P < 0.0001）。

表 9-4-1　不同原发病灶脑转移瘤患者 GPA 分级

原发部位（数量）	变量		评分			
非小细胞肺癌 / 小细胞肺癌（1888/299 例）		0	0.5	1	—	—
	年龄	> 60	50 ~ 60	< 50	—	—
	KPS	< 70	70 ~ 80	90 ~ 100	—	—
	脑外病变	有	—	无	—	—
	脑转移数	> 3	2 ~ 3	1	—	—
恶性黑色素瘤 / 肾癌（483/286 例）		0	1	2	—	—
	KPS	< 70	70 ~ 80	90 ~ 100	—	—
	脑转移数	> 3	2 ~ 3	1	—	—
乳腺癌 / 消化道肿瘤（642/211 例）		0	1	2	3	4
	KPS	< 70	70	80	90	100

随着分子生物学技术的进步，对不同肿瘤的分子亚型更加细化，尤其是具有敏感突变肺腺癌脑转移患者，Sperduto 等提出了非小细胞肺癌更新的分子 GPA 分级（molecular GPA，molGPA）[14]，详见表 9-4-2。在原有的年龄、KPS 评分、脑外病变状态和脑内病灶数的基础上，新纳入了 *EGFR* 和 *ALK* 敏感突变的分子特征。此系统可以更好地将腺癌脑转移患者进行预后分层，其中 molGPA 得分在 0 ~ 1.0、1.5 ~ 2.0、2.5 ~ 3.0 和 3.5 ~ 4.0 的患者中位生存时间分别为 6.9 个月、13.7 个月、26.5 个月和 46.8 个月，此分级系统可以更好地指导腺癌脑转移患者的治疗决策。

表 9-4-2　非小细胞肺癌分子 GPA 分级

	得分		
	0	0.5	1
年龄	≥ 70	< 70	—
KPS	< 70	70 ~ 80	90 ~ 100
颅内病灶数	≥ 5	1 ~ 4	—
颅外病变	有	—	无
基因状态	*EGFR* 和 *ALK* 未突变、未知	—	*EGFR* 或 *ALK* 突变

（二）脑胶质瘤

脑胶质瘤患者有低级别胶质瘤和高级别胶质瘤两类。目前高危低级别胶质瘤以及所有高级别胶质瘤手术后行放射治疗 +/- 化疗应为标准治疗。对位于脑深部或重要结构周围不适宜手术的胶质瘤，放射治疗常作为一种选择。一般脑胶质瘤治疗后局部复发为失败模式，复发肿瘤大多位于原病变 1 ~ 2 cm 处。因此，目前术后放疗或单纯放疗多采用局部照射野。由于胶质瘤沿着纤维束弥漫浸润造成照射体积较大，同时受脑部重要正常结构以及全脑的耐受剂量所限，难以给与高剂量照射，因而不能达到满意的治疗效果。同时脑胶质瘤多呈浸润性生长，Kelly 等报道在 MRI 的 T_2 高信号改变区外仍可找到肿瘤细胞，立体定向放射治疗的特点是照射区高剂量、周围剂量迅速跌落，用于胶质并不合适，因此存在争议。但 Plathow 等[15] 报道 91% 的胶质瘤复发位于照射野内高剂量区，Shaw 等[16] 也发现低剂量区外复发只占 5%，因此立体定向放射治疗用于脑胶质瘤的治疗又有一定的可能。Shrieve 等[17] 认为常规外照射后应用 SRS 对生存有益处，但 SRS 治疗后 2 年内有 54.8% 的患者因为有症状的脑坏死或复发而再次手术。分次立体定向放射治疗（fractionated stereotactic radiotherapy，FSRT）在保持 SRS 精确照射优点的同时，采用分次照射，更符合肿瘤放射生物学特点，并保护正常组织，提高治疗增益比，常用于胶质瘤的治疗[18]。

目前，有研究报道立体定向放射治疗可针对高级别（Ⅲ、Ⅳ级）脑胶质瘤术后常规外照射后残存病灶的推量治疗。Prisco 等[19] 报道 32 例术后病理证实的高级别胶质瘤患者，在接受 60 Gy/30f 常规放疗后，15 例行中位 10 Gy（8 ~ 12.5 Gy）立体定向放射外科推量治疗（定义为推量组），另外 17 例未行推量放疗（定义为对照组）。推量组和对照组中位生存时间分别为 21.4 个月和 11.6 个月，差异有显著性（P=0.025）。在 KPS ≥ 80 分的患者中，两组中位生存时间分别为 53.9 个月和 11.6 个月。作者认为立体定向放射外科推量治疗可以提高生存时间，尤其以 KPS ≥ 80 分者最为明显。但另一项随机研究 RTOG93-05[20] 并未显示出生存益处，这一研究组也采用 RTOG90-05 研究中的推荐剂量进行加量，将 203 例病理证实的胶质母细胞瘤随机分为研究组和对照组，两组均接受 60 Gy 的常规外照射和采用化疗药物 BCNU 80 mg/m^2，连用 3 天，8 周为 1 周期，共化疗 6 周期，研究组行 15～24 Gy 立体定向放射外科治疗加量。研究组和对照组中位生存时间分别为 13.5 个月和 13.6 个月，3 年生存率分别为 9% 和 13%。立体定向放射推量治疗主要晚期并发症是肿瘤区域放射坏死，发生率约 25%。因此，临床上有选择地对初治高级别胶质瘤术后残存病灶使用立体定向放射推量治疗能获较好疗效。随着功能成像技术的应用，如 MR 灌注成像、不同示踪剂的 PET 成像。也开始有前瞻性小样本研究探讨对功能成像区进行加量，发现可取得一定效果，且不增加脑内并发症。

既往研究发现，立体放射外科推量治疗低分级胶质瘤能提高患者生存率，而并发症发生率不增加。Simonva 等[21] 报道一组病例，中位随访时间 61 个月，有效率 83.0%，5 年无进展生存率 88.0%，急性或晚期中枢神经毒性 < 5.0%。中国医学科学院肿瘤医院对 34 例术后残存低分级胶质瘤（Ⅰ级 3 例）进行 FSRT 治疗，5 年中位生存率 60.7%，5 年无进展生存率 65.0%。其 5 年无进展生存率低于 Simonva 报道的结果可能与纳入病例的靶体积较大、Ⅰ级胶质瘤较少有关。

不能手术的脑胶质瘤多数行 FSRT 治疗。Schulz-Ertner 等[22] 报道，FSRT 治疗脑干胶质瘤的中位生存期 40 个月。术后放疗后复发的胶质瘤也可采用 FSRT，主要用于治疗局灶性复发肿瘤。多项回顾性研究显示，间变性星形细胞瘤患者立体定向放射治疗挽救治疗后，中位生存时间 14～16 个月，而胶质母细胞瘤患者中位生存时间 7～9 个月。治疗毒副作用主要是颅内高压（发生率约 14%）和放射性坏死（发生率约 12%）。尽管复发高级别胶质瘤采用立体定向放射治疗是姑息性治疗，但能改善生存，尤其是局灶性复发者。

临床医生在确定 FSRT 分割剂量方案时，需要考虑的因素包括年龄、KPS 评分、病变体积、病理分级、病变部位、已接受的放疗剂量和本次治疗的时间间隔、临床症状体征（包括脑水肿状态）、预期生存时间等。

（张　烨　姜雪松　肖建平）

参考文献

1. Leksell L. The stereotaxic method and radiosurgery of the brain. Acta Chir Scand，1951，102（4）：316-319.

2. Becker G，Kortmann R，Kaulich TW，et al. Gamma knife versus stereotactic linear accelerator. Utilization，clinical results and cost-benefit relations. Radiologe，1996，36（4）：345-353.

3. Marks LB. The impact of organ structure on radiation response. Int J Radiat Oncol Biol Phys，1996，34（5）：1165-1171.

4. Yamamoto M，Serizawa T，Shuto T，et al. Stereotactic radiosurgery for patients with multiple brain metastases（JLGK0901）：a multi-institutional prospective observational study. Lancet Oncol，2014，15（4）：387-395.

5. Andrews DW，Scott CB，Sperduto PW，et al. Whole brain radiation therapy with or without stereotactic radiosurgery boost for patients with one to three brain metastases：phase Ⅲ results of the RTOG 9508 randomised trial. Lancet，2004，363（9422）：1665-1672.

6. Nwokedi EC，Dibiase SJ，Jabbour S，et al. Gamma knife sterotactic radiosurgery for patients with glioblastoma multiforme. Neurosurgery，2002，50（1）：41-46.

7. Noel G，Simon JM，Valery CA，et al. Radiosurgery for brain metastasis：impact of CTV on local control. Radiother Oncol，2003，68（1）：15-21.

8. Lin NU，Lee EQ，Aoyama H，et al. Response assessment criteria for brain metastases：proposal from the RANO group. Lancet Oncol，2015，16（6）：e270-e278.

9. Sperduto PW，Mesko S，Li J，et al. Beyond an updated graded prognostic assessment（Breast GPA）：a prognostic index and trends in treatment and survival in breast cancer brain metastases from 1985 to today. Int J Radiat Oncol Bio Phys，2020，107（2）：334-343.

10. Sampson JH，Carter JH，Jr.，Friedman AH，et al. Demographics，prognosis，and therapy in

702 patients with brain metastases from malignant melanoma. J Neurosurg, 1998, 88 (1): 11-20.

11. Hasegawa T, Kondziolka D, Flickinger JC, et al. Brain metastases treated with radiosurgery alone: an alternative to whole brain radiotherapy? Neurosurgery, 2003, 52 (6): 1318-1326.

12. Steindl A, Yadavalli S, Gruber KA, et al. Neurological symptom burden impacts survival prognosis in patients with newly diagnosed non-small cell lung cancer brain metastases. Cancer, 2020, 126 (19): 4341-4352.

13. 张烨, 肖建平. 脑转移瘤的立体定向放射治疗. 中国神经肿瘤杂志, 2010, 8 (3): 163-168.

14. Sperduto PW, Yang TJ, Beal K, et al. Estimating survival in patients with lung cancer and brain metastases: an update of the graded prognostic assessment for lung cancer using molecular markers (Lung-molGPA). JAMA Oncol, 2017, 3 (6): 827-831.

15. Plathow C, Schulz-Ertner D, Thilman C, et al. Fractionated stereotactic radiotherapy in low-grade astrocytomas: long-term outcome and prognostic factors. Int J Radiat Oncology Biol Phys, 2003, 57 (4): 996-1003.

16. Shaw E, Scott C, Souhami L, et al. Single dose radiosurgical treatment of recurrent previously irradiated primary brain tumors and brain metastases: final report of RTOG protocol 90-05. Int J Radiat Oncol Bio Phys, 2000, 47 (2): 291-298.

17. Shrieve DC, Alexander E, Black PM, et al. Treatment of patients with primary glioblastoma multiforme with standard postoperative radiotherapy and radiosurgical boost: prognostic factors and long-term outcome. J Neurosurg, 1999, 90 (1): 72-77.

18. 肖建平, 姜雪松, 徐国镇. 不能手术的脑肿瘤患者分次立体定向放射治疗研究. 中国神经免疫学和神经病学杂志, 2006, 13 (1): 43-45.

19. Prisco FE, Weltman E, Hanriot RM, et al. Radiosurgical boost for primary high-grade gliomas. J Neuro-Oncol, 2002, 57 (2): 151-160.

20. Souhami L, Seiferheld W, Brachman D, et al. Randomized comparison of stereotactic radiosurgery followed by conventional radiotherapy with carmustine for patients with glioblastoma multiforme: report of Radiation Therapy Oncology Group 93-05 protocal. Int J Radiat Oncol Bio Phys, 2004, 60 (3): 853-860.

21. Simonva G, Novotuy J Jr, Liscak R. Low-grade gliomas treated by fractionated Gamma Knife Surgery. J Neurosurg, 2005, 102 (Suppl): 19-24.

22. Schulz-Ertner D, Debus J, Lohr F, et al. Fractionated stereotactic conformal radiation therapy of brain stem gliomas: outcome and prognostic factors. Radiother Oncol, 2000, 57 (2): 215-223.

第五节 内放射治疗

一、概述

脑肿瘤内放射治疗（简称内放疗）是将放射性同位素置入脑肿瘤内，直接对肿瘤组织起到杀伤作用的一种治疗方法；以往又称脑肿瘤间质放射治疗、脑肿瘤腔内治疗。相对于常规采用的脑肿瘤放射治疗（外放射治疗），脑肿瘤内放疗具有如下主要技术特点：①肿瘤内精确微创置入放射源；②辐射直接在瘤体内发挥作用；③放射作用持续时间长；④治疗团队需要外科、放射专家等密切合作。

一百多年来，国内外许多神经外科和放疗科医师致力研究这种方法，取得许多重要成果，积累很多实践经验。脑肿瘤采用内放疗主要基于下述两个原因：一是许多脑肿瘤（如神经细胞胶质瘤、恶性肿瘤）界限不清，无法做到病理范围上的手术全切，术后容易复发；二是肿瘤位置深在，或毗邻重要神经结构，开颅手术往往创伤大、并发症多，治疗效果不理想。对于上述脑肿瘤，常规开颅手术的主要治疗目的是明确病变性质、尽量减小肿瘤体积，为进一步综合治疗打下基础。脑肿瘤内放疗的微创伤特点使许多不适宜采用开颅手术切除的脑肿瘤患者也可得到有效治疗。近年来，随着立体定向和机器人技术的迅速发展，脑肿瘤内放疗的作用发挥得更加显著[1]。

二、发展史

（一）早期脑肿瘤内放射治疗

1901 年，Curie 提出肿瘤间质内照射（interstitial irradiation）这一名词，1903 年 Bell 加以提倡。1912 年，Hirsch 经蝶窦切除垂体腺瘤后，将镭针经鼻腔插入鞍内治疗生长激素分泌过多患者，首次在神经外科采用内放疗方法治疗脑肿瘤。此后，由于一直沿用开颅术置入放射性同位素造成的手术创伤较大，术者防护放射线辐射也较困难，因而临床应用并不普遍。直到 20 世纪 50 年代，随着立体定向技术的发展，脑肿瘤内放疗才得到较广泛的应用。

1953 年，Leksell 首先应用立体定向技术，将放射性同位素磷 -32（^{32}P）置入患者的囊性颅咽管瘤，治疗效果较好，开创了脑肿瘤内放疗新方法。此后，用于脑肿瘤内放射的各种同位素纷纷问世，如同位素钴、铱、碘、铱、金和镭。早期阶段，欧洲各国开展这一疗法较广泛。我国北京天坛医院等医疗单位也于 20 世纪 60 年代应用放射性同位素 ^{32}P 治疗囊性颅咽管瘤，获得良好的治疗效果，但当时国内治疗病例数很少。

采用 X 线拍片定位的普通立体定向技术，虽可使置入放射性同位素的操作简化，但仅能借助脑室造影或瘤腔内注入对比剂来明确病灶位置与范围。由于无法直视到病灶及靶点，术者不能确切地看到病灶形态。这种靶点间接定位方法的定位精度较差；而且脑室造影时，患者反应较重、并发症较多，有时甚至还有一定的生命危险。

（二）现代脑肿瘤内放射治疗

现代脑肿瘤内放射治疗的飞速发展来源于影像学、计算机技术和放射性同位素研究成果的共同推动。

20 世纪 70 年代，头颅 CT 扫描机问世；加之 80 年代，核磁共振机（MRI）的临床应用使得立体定向技术迅速发展，推动了脑肿瘤内放疗的临床广泛应用。如今，与 CT、MRI 影像结合的脑立体定向仪不断改进，CT、MRI 引导的立体定向置入同位素操作十分简便，免除了患者脑室造影的痛苦和风险。计算机靶点定位软件日臻完善，病变靶点可直接在 CT、MRI 影像上确定，手术穿刺的定位精度达 1 mm 以内。PET、DSA 等先进影像快速融合，使得手术靶点定位更加安全可靠，提高了立体定向脑肿瘤内放疗方法的准确性和安全性。计算机及机器人技术的发展，开创了无框架立体定向手术的新局面。通讯网络的飞速发展，使得影像快速传输通畅，也使得机器人遥控操作脑肿瘤内放疗成为可能。立体定向置入放射性同位素的方法正在不断改进，许多新型同位素也登上临床应用舞台，展现出令人鼓舞的治疗新篇章。

近些年来，脑肿瘤内放疗发展的另一个突出分支是应用近距离遥控后装机。该机按照预先设计好的计算机放射治疗程序，通过步进马达，将放射性同位素源经立体定向手术预先安放好的导管准确置入瘤内靶点。放射完毕后，自动回收同位素源。这种方法既提高了置入放射源的准确性，又可防止射线对医护人员的辐射危害，因而成为广泛应用的一种治疗手段。如今，欧美各国应用这种同位素暂时植入的方法较普遍，我国许多医疗单位也开展了这方面的临床应用 [2-3]。

三、应用特点

（一）分类

根据肿瘤的性质（囊性或实性），临床可将脑肿瘤内放射治疗分为两大类：一类是在实性脑肿瘤内置入颗粒同位素（如 ^{125}I 籽粒）实施瘤内照射，以往称为组织间质放疗（interstitial irradiation）；另一类是在囊性脑肿瘤的腔内注入胶体同位素（如 ^{32}P 胶体）进行治疗，以往称为囊腔内放疗（intracystic irradiation）。然而，临床实际工作中，置入同位素籽粒方法和注射胶体同位素方法，既可用于治疗实体性肿瘤，也可用于治疗囊性肿瘤。有些脑肿瘤既有实体成分又有囊性部分，故上述两类方法的界线已被打破，统称为肿瘤内放射治疗（introtumoral irradiation）更为合适。

根据同位素置入的方法，临床也可将脑肿瘤内放疗分为两种：永久性置入（一次性置入同位素）和暂时性置入定位导管（后装机经导管实施）。这两种方法实行脑肿瘤内放疗，首先需要确定治疗靶点，采用开颅手术或立体定向手术，在脑肿瘤内置入放射性同位素（永久性，不再取出）或置入定位导管（暂时性，内放疗结束一并拔除）[4]。

（二）原则

长期以来，人们在努力提高手术治疗脑肿瘤技能的同时，一直也在探索和应用放射治疗方法。放射治疗作为手术治疗的重要辅助手段，对于治疗原发性恶性脑肿瘤、脑转移癌以及手术不能全部切除的肿瘤具有一定疗效，可以延长患者生存期并提高生存质量。对于恶性胶质瘤，如果放射总剂量增加，可能会减少肿瘤复发，提高治疗有效率。不幸的是，普通外放疗的放射剂量受限。若高于 60 Gy，虽然治疗脑肿瘤有效率可提高，但脑组织发生坏死的危险性也明显增加；若低于上述放射剂量，脑肿瘤的控制率下降，并且仍有部分患者发生严重的放疗反应而中止治疗。

放疗的主要目标是使肿瘤组织得到最大的放射剂量，同时最大限度地减少非肿瘤组织所接受的放射剂量。放疗对于特定组织的电离放射效应取决于放射线的总剂量、放射率、放射能量和放射精度。上述因素恰当组合，有望获得较满意的治疗效果。从理论上讲，脑肿瘤内放疗十分适合这些原则。脑肿瘤内放疗本质上是一种在肿瘤内施行放射治疗的方法。由于放射源在肿瘤组织内，放射剂量与放射源的距离成反比，因而肿瘤靶点接受的放射剂量最大，而周围脑组织受放射线影响呈梯度锐减。

（三）优点

脑肿瘤内放疗可以提高肿瘤的放射精度和局部放射总剂量。这种方法可在脑肿瘤局部产生很高的放射效应（200 ～ 400 Gy），而周围正常脑组织很少发生坏死。对比普通外放疗，脑肿瘤内放疗（特别为永久性置入核素）具有以下独特优点。

1．核素高活度与病变吸收高剂量　放射生物学研究认为，只有某种病变组织对核素射线敏感和不敏感的现象，而没有理由认为核射线对某种组织根本不会产生损害。对于临床没有产生预期治疗效果的病例，应当考虑到是否选用的核素活度或病变组织的吸收剂量没有达到所需程度。

2．低放射率和高放射剂量　普通外放疗采用的方法为高放射率和低放射剂量，一般以高能 X 线或同位素钴为放射源。放射线（高能光子）需要穿透颅骨和病变周围脑组织，才能抵达脑肿瘤，因而放射衰减明显。普通放射方法的放射率为 2.0 ～ 3.0 Gy/min，患者每天可接受的安全放射剂量为 1.8 ～

2.0 Gy；如此分次常规放射治疗，要达到 50 ～ 60 Gy 照射总剂量，时间需 4 ～ 6 周。脑肿瘤内放疗（永久性置入同位素），只需要立体定向手术一次性置入放射性同位素。这种放射方法是低放射率，每小时仅为 0.4 ～ 0.6 Gy，但患者每天累计接受的放射剂量可达 10 ～ 15 Gy，而且脑肿瘤局部接受的放射剂量明显高于周围脑组织。

3．持续放射有利于杀伤肿瘤　与常规外放疗的分次治疗不同，脑肿瘤内置入同位素对肿瘤持续照射。这种方法可不必考虑肿瘤细胞增殖周期的耐受性不同，因为大多数肿瘤细胞最终都要进入对放射线敏感的 S 期，从而提高了放射剂量的有效程度。

4．有利于保护正常脑组织细胞　对于可逆性放射损伤的修复，正常脑组织细胞较肿瘤细胞更有效。所以肿瘤细胞对这种低放射率、高放射剂量的治疗方法更敏感。

5．有利于杀伤肿瘤乏氧细胞　在低放射率治疗期间，肿瘤的乏氧细胞可变为氧合细胞（对放射线敏感）；而正常组织细胞的这种氧合反应较小。从而提高了脑肿瘤的治疗效果，并减少脑组织放射性损伤。

四、操作方法

根据置入放射性同位素源的方式以及同位素在脑肿瘤内的停留时间，脑肿瘤内照射法可分为永久性置入法和暂时性置入法。

（一）永久性置入法

1．操作过程　一次性将放射性同位素直接植入脑肿瘤的靶区而不再取出，称为永久性置入法。以常规有框架立体定向手术为例，施术时，先将立体定向仪的定位框架固定在患者头部，然后进行 CT 或 MRI 影像定位。根据脑肿瘤的部位、体积以及性质（肿瘤病理性质、实性或囊性），选择放射性同位素并确定其剂量，将准确剂量的同位素分装好待用。实施通过 CT 或 MRI 影像引导的立体定向手术，先将活检针插至肿瘤靶点，取出病变组织进行快速冰冻病理检查。明确脑肿瘤性质后，再将分装好的同位素植入肿瘤内[5]。

2．选用合适的同位素　一般应用放射线能量较低的同位素，如 ^{32}P、^{90}Y、^{125}I、^{186}Re 及 ^{198}Au。放射

性同位素可制成胶体状，通过注射器经穿刺针直接推注至肿瘤内（如 ^{32}P、^{90}Y、^{198}Au）；或将同位素制成籽粒状，按照设计好的手术轨迹，通过植入器直接将其推送至肿瘤多靶点，操作也很方便（如 ^{125}I 密封籽源）。这些同位素主要靠 β 射线或弱 γ 射线的电离辐射作用杀伤肿瘤细胞。放射性同位素射线能量不同，β 射线穿透软组织距离为 4 ~ 10 mm，弱 γ 射线穿透软组织的距离较大（组织半值层 20 mm）。

3．临床应用范围　由于这些同位素有效放射范围较小，因而适合治疗位于脑重要功能区附近的肿瘤；对于囊性肿瘤（如颅咽管瘤、胶样囊肿）或体积较小的实性肿瘤（如神经星形细胞瘤）治疗效果较好。这种方法的不利之处在于一旦放射性同位素置入肿瘤，就不易移除；籽粒状同位素可能因为肿瘤组织发生坏死而移位。尽管如此，由于这种方法操作简便、疗效可靠，所以应用范围较广。

（二）暂时性置入法

暂时性置入法利用脑肿瘤内的预置导管，一次或分次暂时性放入同位素；利用同位素高放射率、高放射剂量累积达到治疗目的。一些学者采用一次暂时放入同位素方法，即将同位素（如 ^{125}I）置入导管内，留至肿瘤靶区数天；达到治疗放射剂量后，连同导管一并拔除。实际上，暂时性置入法更多见于同位素后装治疗。

近年来，放射影像技术、放射物理学、放射剂量学、计算机技术以及同位素后装技术的发展，使得高剂量近距离遥控后装机成为肿瘤治疗的新兴设备。这种后装机提高了暂时性置入同位素进行脑肿瘤内放疗的精度，改善了脑肿瘤靶区放射线剂量的分布，避免了治疗时医护人员遭受放射线损伤，有利于患者的医疗和护理工作。

1．操作过程　采用暂时性置入法施行脑肿瘤内放疗，首先需要采用立体定向手术，然后将特制的金属导管或塑料导管（导管尖端为盲端）插至肿瘤靶点，作为反复置入放射源的预留路径。计算机根据肿瘤性质、部位和体积，设定放疗区域和照射时间。放疗时，将预留导管与近距离遥控后装机的置源导管相接，通过高精度的步进电机把放射性同位素推送至靶点。放疗至设定时间后，放射源自动回收于后装机的储存器。由于治疗时放射源置于脑肿瘤内，放射线对肿瘤组织作用剧烈，但对周围组织影响明显减弱。

2．选用同位素　应用高活度放射性同位素，目前常用 ^{192}Ir。放疗作用主要依靠同位素产生的 γ 射线。

3．应用范围　由于 γ 射线穿透性强，适合治疗体积较大、开颅手术无法全切的脑肿瘤，或者普通外放疗效果不佳的脑肿瘤。这种方法需要特殊的后装机设备和防护治疗室。多次性间断地置源治疗，需要一定的治疗周期。根据放射剂量分布宜均匀的放疗原则，治疗体积较大的肿瘤可置入多个导管施行置源放疗。

五、常用核素

（一）应用基础

采用永久置入法，可将胶体同位素直接经注射器注入肿瘤靶区，或将籽粒状同位素经穿刺针送至肿瘤靶区。采用暂时性置入法，则要用特殊的近距离遥控后装治疗机。无论采用何种置入方法，应用基础是一个临床专业团队，由富有临床经验的神经外科、放射治疗科医师组成。他们能完成适于脑肿瘤内放疗的高精度立体定向手术，因病而异的放射性同位素剂量分装以及后装治疗机的应用。有关科室的积极合作才能保证脑肿瘤内放疗的安全顺利实施。

临床实际应用脑肿瘤内放疗时，常选用下列核素（表 9-5-1，表 9-5-2）。

表 9-5-1　临床常用放射性核素名称

缩写	中文	英文
^{32}P	磷 -32	phosphorous-32
^{90}Y	钇 -90	yitrium-90
^{109}Pd	钯 -109	palladium-109
^{125}I	碘 -125	iodine-125
^{169}Er	铒 -169	erbium-169
^{186}Re	铼 -186	rhenium-186
^{192}Ir	铱 -192	iridium-192
^{198}Au	金 -198	aurum-198，Gold-198
^{212}Bi	铋 -212	bismuth-212

（二）选择原则

1958 年，Mundinger 报道应用立体定向方法，将放射性同位素 ^{182}Ta 置入脑肿瘤，开创了立体定向脑肿瘤内放疗新局面。由于内放疗可使脑肿瘤局部得到

表 9-5-2　脑肿瘤内放疗常用核素物理性质

| 核素 | 半衰期（天） | 衰变方式 | β 能量（MV） | | 组织射程（mm） | | γ 能量*（MV） |
			最大	平均	最大	平均	
^{32}P	14.3	β	1.710	0.695	8.0	3.2	
^{198}Au	2.7	β，γ	0.960	0.311	3.8	1.2	0.412（95%）
^{90}Y	2.7	β	2.280	0.930	11.0	3.6	
^{169}Er	9.4	β	0.350	0.099	1.0	0.3	
^{186}Re	3.7	β	1.070	0.349	3.7	1.2	
^{131}I	8.0	β，γ	0.610	0.320	2～3		0.364（81%）
^{125}I	59.6	EC，γ	0.036	0.536			0.035
^{192}Ir	74.2	β，γ	0.67	0.14～0.65			0.470

* 当核素以 β 射线为主时，γ 射线对治疗并无价值；但采用以弱 γ 射线为主的核素（如 ^{125}I）治疗时，γ 射线是主要的治疗因素

相对大剂量的放射效应，放疗造成的脑坏死发病率也较普通外放疗低，因而受到各国医学界重视。近年来，CT、MR 影像引导下的立体定向内放疗技术具有定位精确、创伤微小的优点，因此在临床医学各领域广泛应用。目前，基础及临床学科正在继续探索肿瘤内放疗的关键问题：如何选择同位素、置入方式、放疗剂量，以及长期疗效等问题。

1. 理想同位素

对于脑肿瘤内放疗，临床尝试选用了各种各样的放射性同位素。理想的放射性同位素治疗脑肿瘤应该具备以下特点。①作用范围局限，体积微小；②性质稳定，不溶于水，不扩散入血；③ 计算放射剂量简便；④便于储藏、分装、消毒。

应用早期阶段，临床主要选用半衰期短的同位素，如 ^{198}Au、^{90}Y，这些同位素放射能量积聚快，半衰期在 3 天以内。为了达到脑肿瘤局部的放射高剂量，同时减少对肿瘤周围正常组织的影响，近年来人们把注意力转向放射半衰期较长的同位素。目前，临床应用较多的放射性同位素是 ^{32}P、^{125}I 和 ^{192}Ir，这些同位素半衰期为 14～74 天。

2. 常用剂量

^{32}P 通常被制成磷酸铬悬胶液，注入肿瘤腔内，用以治疗颅咽管瘤、星形细胞瘤等囊性肿瘤。肿瘤囊壁吸收放射剂量为 100～400 Gy。为简化放射剂量的计算，Taasan 列出了计算简表，显示肿瘤囊壁吸收的放射剂量（表 9-5-3）。

^{125}I 放射半衰期为 59.6 天，其放射性较弱（27～

表 9-5-3　^{32}P 放射剂量与肿瘤囊腔体积关系（囊壁辐射 200 Gy）

| 囊腔 | | ^{32}P（kBq-uCi） | | | |
| 直径（cm） | 体积（ml） | 平面源 | | 球型均匀分布 | |
		μCi	KBq	uCi	KBq
1.0	0.5	14	518	34	1258
1.2	0.9	20	740	59	2183
1.4	1.4	27	999	92	3404
1.6	2.1	35	1295	135	4810
1.8	3.0	45	1665	189	6793
2.0	4.2	55	2035	256	9472
2.2	5.6	66	2442	339	12543
2.4	7.2	79	2923	437	16169
2.6	9.2	93	3441	553	20461
2.8	11.5	108	3996	687	25419
3.0	14.1	124	4662	841	31117
3.2	17.2	142	5254	1009	37333
3.4	20.6	159	5883	1203	44511
3.6	24.4	178	6586	1422	52614
3.8	28.7	198	7326	1672	61864
4.0	33.5	220	8140	1937	21669
4.2	38.2	242	8954	2234	81658
4.4	44.6	266	9842	2552	94422
4.6	51.0	291	10767	2917	117829
4.8	57.9	317	11729	3300	122100
5.0	65.5	343	12691	3707	137159

35 KV），作用较温和，易于防护。^{125}I 可密封在钛粒中，再用离子交换树脂包埋。手术应用很方便，可通过注射针或植入器放置于肿瘤内，放疗时穿透软组织厚度为 2 cm，穿透铅板厚度为 0.025 mm。^{192}Ir 容易碎裂，制成直径 0.3 ~ 0.5 mm 的柱状合金（铂与铱）密封籽粒可以克服这一缺点。^{192}Ir 放射半衰期较长（74 天），穿透软组织厚度为 5 cm，0.5 mm 厚的铅板可有效防护。^{125}I 和 ^{192}Ir 易于贮存，价格较为便宜。平时二者可储存于密闭铅罐中，需要时取出即可应用，对于囊性肿瘤和实性肿瘤均有一定治疗作用。

适量的内放疗起始剂量加上充足的放射时间，可以保证肿瘤局部放射剂量积聚至理想状况。放射性同位素起始放射剂量一般为 2 ~ 5 mCi，如此便于手术室人员进行放射防护。由于内放疗永久性置入的同位素主要释放 α、β 射线（放射范围局限），术者操作时重点防范放射性同位素的污染，而患者周围人员不必特殊防护。操作人员需经过培训，获得相关认证资格和安全使用同位素经验。

六、应用

（一）治疗种类

脑肿瘤患者一般先采用立体定向手术进行病变活检，确定肿瘤性质后置入放射性同位素。某些开颅手术无法全切的脑肿瘤，切除大部分肿瘤后，可在残留肿瘤部位直接放置同位素并放置金属标记，以便于术后辅助行立体定向内放疗。

CT、MR 影像问世后，脑肿瘤立体定向内放疗技术得到进一步发展。CT、MR 影像与 PET、DSA 扫描相结合，能够更加清楚地辨别肿瘤的性质、部位、大小，更加精确地计算肿瘤放射剂量，也使得立体定向放射性同位素的置入更加准确、安全。由于先进影像技术的发展，简化了以往依靠脑室造影间接定位靶点的繁多步骤，避免了各种相关并发症 [6]。

CT、MR 引导的立体定向内放疗技术，不仅可以治疗位于大脑半球的肿瘤，而且特别适用于开颅手术危险性大、难以去除的重要部位肿瘤，如位于脑深部、基底节、脑干处的肿瘤。对于囊性肿瘤或实性肿瘤，均可进行脑肿瘤内放疗。立体定向内放疗治疗的脑肿瘤，按照肿瘤病理分类包括：星形细胞瘤、少突神经胶质细胞瘤、神经胶质母细胞瘤、室管膜瘤、颅

咽管瘤、垂体腺瘤和转移癌等。对于垂体激素分泌型垂体腺瘤，将 ^{125}I、^{192}Ir 等放射性同位素置入鞍内，可破坏垂体内对照射敏感的肿瘤分泌细胞，而正常垂体细胞和视交叉、丘脑下部等结构不受损害。对于年老体弱的患者或胶质瘤复发病例，立体定向内放疗具有损伤小、安全可靠的优点。

（二）放射性同位素置入方法

1. 应用 CT、MR 引导立体定向技术对可疑病灶活检，若为神经胶质瘤则可采用内放疗方法。临床可见一些肿瘤经内放疗后，中央部分呈放射性坏死或囊变，再次活检组织发现已无瘤细胞。如此，证实肿瘤局部接受到很高的照射剂量，而周围正常脑组织受照射剂量很低。

2. 直接或通过留置导管，向脑肿瘤腔内注入 ^{32}P 等同位素胶体，用于治疗囊性颅咽管瘤及囊性星形细胞瘤。一些囊性肿瘤较大的病例，可先用导管持续引流 1 ~ 3 天，待囊腔缩小后再注入同位素，使得疗效更加可靠 [7]。

3. 对于实性脑肿瘤，可以直接通过穿刺针或置入器，将同位素籽粒置入瘤内。对于体积较大的实性肿瘤，在安全的基础上尽可能使有效放射剂量分布均匀，可按计划将多枚同位素籽粒置入瘤内不同部位。

4. 通过预留导管置入同位素，可将承载放射性同位素的同轴导管外端，固定于颅骨钻孔，再缝合头皮。这样，留置导管从开放性变为闭合性，可减少颅内感染的概率。需要去除放射性同位素时，切开头皮，将导管和同位素一并拔除。同位素需由专业人员收集处理。

5. 采用后装机放疗法。这种方法是应用 CT、MR 引导立体定向技术，将一特制开放性导管置入脑肿瘤靶点。然后，通过后装机将放射性同位素置入，可以按照分次治疗设定放射滞留时间。一旦达到预设放射剂量，后装机就会将同位素自动撤出、存储，从而实现对累积放射剂量的准确控制。

（三）放射性同位素胶体注入法

经过定位穿刺针，将同位素直接注入脑肿瘤的瘤腔或瘤体内，操作简便易行。脑肿瘤在较长时间内连续受到均匀照射，大剂量累积治疗效果显著。由于 β 射线穿透力有限，病变周围组织很少受到瘤内放射剂量的影响。同时注入的放射性核素是胶体，除大部

分滞留在注入部位外，小部分可被吞噬细胞作为异物吞噬，引流至微小的隐匿病灶，起到有效的内照射作用，特别对脑转移癌具有重要的治疗意义。此外，可以利用注入的治疗核素活度进行体外显像，如利用 SPECT 监测核素在脑内的动态变化。

1. 治疗范围　脑肿瘤内注入放射性同位素胶体主要用于治疗囊性肿瘤，近年来也试用于治疗体积较小的实性肿瘤，均获得较为理想的效果。囊内或瘤内注入放射性同位素胶体后，放射性同位素与胶粒一起聚集在囊内或肿瘤局部，不进入血流。就囊性肿瘤而言，由于囊壁组织的吸收剂量很大，局部辐射作用很强，减少或制止了囊液的渗漏，局部淋巴管和微血管关闭，分泌囊液的细胞萎缩、纤维化，最后囊腔萎缩、闭合。对于实性肿瘤，只要组织不是非常致密，放射性同位素胶体注入后仍可在一定程度上扩散，直接导致局部肿瘤组织坏死、进而萎缩。

2. 治疗适应证　①肿瘤以囊性为主，或者直径＜ 3 cm 的实性肿瘤；②排出囊液能够迅速缓解颅内高压症状；③肿瘤囊腔无感染；④肿瘤引起的内分泌紊乱已经纠正；⑤对放射线较敏感的肿瘤，如颅咽管瘤、胶样囊肿、神经胶质瘤、松果体瘤。

3. 相对禁忌证　①大部分钙化的脑肿瘤；②鞍内体积很小的肿瘤；③多发性囊性混合瘤；④患者呈衰竭体质，预计生存期很短。

4. 操作方法　囊性肿瘤抽吸囊液时，应缓慢进行，如患者头痛明显，可暂停抽液；头痛缓解后，再继续抽吸。如果囊液黏稠（如颅咽管瘤含胆固醇结晶较多时），可边抽液边用生理盐水冲洗。囊壁反复冲洗干净后，有利于注入的放射性同位素胶体附着。注入同位素的剂量主要依据肿瘤囊腔体积。

实性肿瘤首先采取病理组织活检，这样可以确定病变性质，同时在瘤体中心制造出注药孔洞，方便注入高活度的同位素胶体[8]。

（1）肿瘤囊腔体积确定方法

1）CT 计算机测量法：脑 CT 扫描方法最为常用。通过系列薄层 CT 强化扫描，用计算机软件确定病变范围，勾画出囊腔边界，进而累加得出囊腔容积。此方法简便易行，在 CT 扫描后即时可得。一般误差＜ 5%。与核素分析法比较并无显著差别。分析产生误差的主要原因包括：病变呈多囊性、有分隔；肿瘤为囊实混合型，实性部分没有计入。对于多囊性肿瘤，同位素若仅注入小囊腔，则其吸收放射剂量极大，而其他囊腔有可能得不到足够的吸收放射剂量。

2）核素分析法：此方法又称稀释囊液法。首先穿刺瘤体囊腔，抽出适量囊液，然后注入已知活度比例的等体积核素胶体溶液（如 ^{99}mTc）。然后通过抽出再注入反复操作，使核素与囊液充分混合均匀。最后，抽出等量注入体积的均匀活度比液体，分别测定每毫升注入液及抽出液的放射性计数。按下式计算出肿瘤囊腔的体积（V）。

$$V\,(ml) = \frac{注入液放射性计数/ml}{抽出液放射性计数/ml}$$

3）超声检测法：通过以往开颅去骨瓣区（肿瘤复发）或重新钻开颅孔，应用 B 超测量囊腔体积。

（2）注入同位素剂量：根据许多学者的研究结果，一般认为对肿瘤囊壁的有效放射剂量为 100 ～ 400 Gy。选择具体有效放射剂量还应根据每个患者的肿瘤性质、体积及自身耐受能力等综合考虑。例如，对于年老体弱或神经功能损害严重的患者，应当选择较低的有效放射剂量。

临床计算同位素剂量的方法有两种：一种是公式法，按照同位素放射活性加以计算，准确性较高，常需放射学专家参与；另一种是表格法，依据肿瘤测量的体积（肿瘤直径也可替代）直接粗略获得，临床手术者应用简便。

1）公式法：假定在一个球形肿瘤囊内，^{32}P 完全衰变并呈均匀一致分布。欲对肿瘤囊壁施以放射剂量 200 Gy，应注入 ^{32}P 剂量公式如下。

$$应注入囊腔的核素活度\,(\mu Ci) = \frac{27.4 \times V}{f}$$

公式中：V 为测定得知，27.4 为常数，f 为随囊腔体积变化的因数。

2）表格法：对照肿瘤囊腔的体积或直径，可以直接对应找出需注入的 ^{32}P 剂量。注入核素剂量与肿瘤囊腔的体积关系见表 9-5-3。

Yong 根据表 9-5-3 所列出的核素活度，将手术切除的颅咽管瘤细胞进行体外培养实验研究发现，^{32}P 10 μCi/ml 与 50 μCi/ml 的辐射效应差别很大。瘤细胞放在 10 μCi/ml 溶液中孵化 48 小时，可见细胞质空泡变、细胞核重染，但无核固缩或坏死。在 50 μCi/ml 溶液中孵化时，则整个标本广泛出现不可逆性退变。这项研究证明，在同样囊腔体积情况下，按平面源计算的核素活度不足以杀死较大容积中的肿瘤细胞。在临床应用中，可根据患者病情，参照表中球形均匀分布核素活度使用。

（3）常用电离辐射单位换算：常用电离辐射单位换算见表9-5-4。

表9-5-4　常用电离辐射单位换算表

指标	符号	国际单位名称	专用单位	换算因数
放射活度	Bq	贝克[勒尔]	Ci（居里）	$1\ Bq = 2.703 \times 10^{11}\ Ci$
				$1\ Ci = 3.7 \times 10^{10}\ Bq$
照射量	C/kg	库仑/千克	R（伦琴）	$1\ C/kg = 3.877 \times 10^{3}\ R$
				$1\ R = 2.58 \times 10^{4}\ C/kg$
吸收剂量	Gy	戈[瑞]	rad（拉德）	$1\ Gy = 1\ J/kg = 100\ rad$
				$1\ rad = 10^{-2}\ Gy = 1\ cGy$
剂量当量	Sv	希[沃特]	rem（雷姆）	$1\ Sv = 1\ J/K = 100\ rem$
				$1\ rem = 10^{-2}\ Sv$

（四）后装近距离放疗法

后装近距离放疗法（after loading brachyradiotherapy, ALB）简称为后装治疗。治疗脑肿瘤时，目前常用放射源为 ^{192}Ir。

1. 概述

（1）应用现状：多年以来，随着高新技术对医学领域的不断渗透，后装治疗得到不断完善。现代后装治疗机具有电脑控制的信息处理系统和相应的剂量计划系统，并有可靠的剂量监测系统和安全保障系统。这种治疗机操作简便快速，治疗效果良好，能够较持久地控制肿瘤进展和减轻患者临床症状，同时有利于保护重要神经结构及功能。国外后装治疗机发展较早，型号较多，如德国 Brchler 后装治疗机、荷兰 Selectron 后装治疗机、日本 Ralstron 后装治疗机。我国许多单位也早已应用这些设备，治疗了大量肿瘤患者，取得突出成果。

由于国外后装治疗机价格昂贵，维修保养不便，我国应用有局限性。国产后装治疗机的大量生产为其迅速应用和普及创造了条件。近年来，国内拥有后装

治疗机的医院日益增加，治疗脑肿瘤的范围也在不断扩大。

（2）布源方式：由于脑立体定向技术的不断完善，脑肿瘤的近距离后装治疗有了很大发展。关于治疗肿瘤后装治疗的布源方式，现今主要有两种观点。一些学者遵循巴黎系统的布源原则，强调多管多点，根据靶体积的几何形状，确定放射源的排列方式和间距。另一些学者认为脑肿瘤的布源要精简。多管插植不适用，因为巴黎系统要求的多管平行排列可能会对颅内重要血管及功能区造成损伤，尤其对深部肿瘤的处理更为困难。而单管或双管可在立体定向手术下，安全地插入肿瘤相应部位，减少了穿刺损伤的风险。虽然这种方法会造成放射剂量不均匀，但由于其高剂量区集中在肿瘤中心区域，对周围正常组织损伤较小，所以在临床上是切实可行的。

采用上述两种布源方式，国内外治疗了大量病例，均获得一定治疗效果。一些学者报道，术中置多管（4~9根）并用模板固定后，行后装治疗，再配合常规外放疗，治疗效果较满意。Prados用立体定向仪将硅导管置入肿瘤区行后装治疗，并配合外放疗及化疗，亦达到满意疗效。Leibel报道星形细胞瘤Ⅰ、Ⅱ、Ⅲ级采用 ^{192}Ir 后装治疗的3年生存率分别为69%、57%和12%。

（3）存在问题：对于后装治疗可能产生的并发症，临床医师应予以足够的重视。主要严重并发症为放射性脑坏死，影像学表现酷似肿瘤复发，手术切除坏死灶，可缓解其引发的临床症状。

当前，脑肿瘤后装治疗还存在较多问题，如设计分次剂量和总剂量、选择参考点、改善剂量分布、适当搭配后装治疗与常规外放疗、合理安排施源管等。因此，对于上述问题还须继续探索，长期随访，逐步加以解决，以期达到更好的治疗效果。

2. 后装治疗机结构及功能　后装治疗技术是将施源器或空心针预先放入肿瘤内，通过治疗计划系统设计剂量分布方案，再将放射源遥控送入施源器或空心针内对肿瘤进行放射的一种方法。后装治疗机按剂量率分类可分为低剂量率（0.4~2.0 Gy/h）、中剂量率（2~12 Gy/h）和高剂量率（大于12 Gy/h）三种。由于高剂量率后装治疗机的单次剂量高、治疗时间短，患者可以在门诊治疗，所以此类机型近些年在国内迅速普及。

后装治疗机需安装在有放射屏蔽的房间，通常屏

蔽要求为 4 cm 厚铅板，或 35 cm 厚的混凝土墙壁。屏蔽房间可以单独建立，也可利用医院原有的 ^{60}Co 或直线加速器治疗机房。目前使用的高剂量率后装治疗机体积小，治疗时间一般为 1 ~ 30 分钟（治疗时间随放射源活度衰减而延长）；不用后装治疗机时，可方便地将其置于机房角落，不影响原有的 ^{60}Co 或直线加速器治疗。

后装治疗机具有质量控制保证系统。放射源到位及重复到位的精度可达 1 mm；驻留时间控制精度可达 0.001 秒。操作中若出现故障，放射源能自动退回到安全位置保存。此外，后装治疗机还具有自动打印和绘图功能，便于整理和分析临床治疗资料。后装治疗机常用的放射源为 ^{192}Ir，一般 3 ~ 6 个月换一次放射源。

随着高新技术的飞速发展，后装治疗机也在不断更新和完善系统。后装治疗机系统由治疗机、治疗计划系统和控制系统三部分组成。治疗计划系统、控制系统由计算机单独控制，治疗机本身亦由独立计算机单元掌控。这种设计与仅用一台微机控制的装置相比，可靠性明显提高，可以避免操作失误对工作人员和患者造成放射性伤害。

（1）治疗机：治疗机主要由专用控制微机系统、步进电机、放射源、储源器、计时器和治疗通道等组成。放射源采用高活度微型源 ^{192}Ir（6 ~ 10 Ci，物理尺寸 Φ1.1 mm×7.5 mm，活性尺寸 Φ1.1 mm×3.5 mm），治疗通道为 18 通道任意组合。用真假源两套分离的控制系统，由步进电机送源，步进数为 48 步，步长 2.5 ~ 5.0 mm，治疗最大长度为 24 cm。治疗机本身还设有多种安全保护措施。

（2）治疗计划系统：治疗计划系统主要有基本硬件（计算机、数字化仪、绘图仪和打印机等）和软件（系统随机软件和治疗计划软件）。治疗计划系统软件由于采用人机对话形式，简便易于操作。该系统可根据患者病情因人而异地选择治疗参数；可以应用数字化仪将医学影像进行三维重建，从而清晰显示病灶的解剖结构和剂量分布；可以自动修正放射源的衰减，根据源位、病灶体积及形态，计算出等剂量分布曲线，该曲线可在任意三维轴像上显示，以便主治医师选择最佳治疗计划。

（3）控制系统：控制系统接受主机有关指令信息，经输源管道将放射源送到指定靶点、并停留相应时间，使治疗剂量曲线达到预定要求。控制系统的计算机与治疗机中的专用微机系统联网，形成分布式控制系统，并具有多种安全连锁措施。为保证患者安全，治疗过程中始终开启电视监视系统。

3．操作方法　在治疗脑肿瘤实际工作中，一些学者遵循巴黎系统布源原则，采用多管多点，根据靶体积的几何形状确定放射源的排列方式和间距；另一些学者利用立体定向技术置入脑肿瘤单管或双管（最多 3 管），以免造成脑内重要血管及功能区的损伤。无论是单管还是多管插植，治疗脑肿瘤都要实施两大步骤：瘤内置管和后装治疗。

（1）脑肿瘤内放疗的置管技术

1）组织间照射的巴黎系统：巴黎系统是 1965 年由 Pirquin 及 Detrex 创立并发展的一个剂量学系统。布源规则要求植入的放射源均为直线源，相互平行，各源分中心接近同一平面，各源等间距，排列呈正方形或等边三角形，源的线性活度均匀等值，线源与过中心点的平面垂直。

2）置管技术：主要有开颅术中置管和立体定向手术置管两种方法。

开颅术中置管：全麻下先行肿瘤部分切除术或探查术。选择插植点后，将施源管或导源针插植到肿瘤组织中，再用模板固定。由于在直视下进行，手术中置管可置入瘤内确切位置，多管插植（最多可置入 9 管）相对容易，但开颅手术创伤性和危险性都较大。

立体定向手术置管：在局麻下安装脑立体定向框架，之后行 CT、MRI 扫描。根据 CT、MRI 影像选择合适靶点，并测量计算出靶点的三维坐标。术前选择穿刺的角度及深度，通过定向手术穿刺至肿瘤中心。病变活检明确肿瘤性质后，导入施源管（特制的硅胶管）。对于肿瘤形状不规则或体积较大的肿瘤，可选 2 个或 3 个靶点，同时置入 2 个或 3 个施源管，以便术后行多点照射。施源管穿出头皮处要缝扎固定，以免脱出移位。立体定向手术置入后装管，由于从脑外导入颅内，常需避开脑内重要神经血管功能区，因此很难符合巴黎系统要求的多管插植方法。目前国内多数医院神经外科施行脑肿瘤后装治疗时，采用立体定向手术脑肿瘤内有限置管（1 ~ 3 根），置入管的走向尽量与肿瘤长轴一致[9]。

（2）近距离后装治疗的实施：脑肿瘤内定位置管完成后，施源管内插入带有标尺的模拟导源线，影像学检查判定施源管的位置是否合适。如果靶点位置无误，则根据肿瘤体积、形态、部位，以模拟导源线（代表施源管）为对称轴，设计参考点及源驻留位。

参考点的设计应依肿瘤的大小而不同，一般以包含肿瘤边缘（影像学所见）为度。例如将一施源管置入一个近似球形、直径约 2 cm 的肿瘤中心，进行单点照射，参考点范围设定为距施源管中心 1 cm，那么肿瘤边缘刚好被该参考点等剂量曲线包含。如果采用多管插植，则应根据巴黎系统的布源原则及剂量学要求选择参考点。计算机治疗计划系统的应用，使得优选参考点十分方便。

对于恶性肿瘤来说，参考点以内的剂量均高于参考点剂量，这对于肿瘤的杀伤作用较大。参考点外的较近区域虽然影像学未见肿瘤，但可能会有一些亚临床病灶存在，此处剂量低于参考点剂量，适合治疗亚临床病灶。根据距离平方反比定律，离参考点越远则放射剂量越小。

源驻留位可根据肿瘤的大小选择单点或多点，尽管目前放疗学界对于单点仍有争议。关于参考点放射剂量目前尚无定论，一些学者给予 6 ～ 10 Gy/f，1 ～ 2 次 / 日，总量 40 Gy；也有学者给予 5 ～ 12 Gy/f，隔日 1 次，总剂量 10 ～ 35 Gy，并配合常规外放疗。Arizona 大学对一组 22 例脑肿瘤首程治疗患者，先于术后行外放疗 40 ～ 54 Gy，2 ～ 4 周后再行 ^{192}Ir 后装治疗，剂量 26 ～ 41 Gy，对 6 例复发患者则仅行后装治疗 13.9 ～ 50 Gy。

临床参数确定后，将其输入计算机治疗计划系统。治疗计划系统会根据输入的参数，计算出等剂量曲线。根据治疗计划系统中三维坐标图显示的等剂量曲线，放疗医师验证各临床参数是否恰当，同时进行必要的修正，优化单管和双管插植等剂量曲线。治疗方案优选后，计算机将治疗方案传送给控制系统，后者发出执行指令，使治疗方案得到正确实施。

4．疗效　日本冈山大学应用后装治疗机治疗了 52 例胶质瘤，患者 1、2、3 年生存率分别是 79.4%、38.0%、24.2%，中位生存期为 84 周。Prados 报道术后外放疗配合后装治疗多形性胶质母细胞瘤，中位生存期 87 周，2 年生存率 29%，3 年生存率 14%。Mundinger 报道 89 例脑干的低度恶性星形细胞瘤，其中 26 例用 ^{192}Ir 后装治疗，29 例行 ^{125}I 肿瘤内放疗，34 例仅做活检，患者 5 年生存率分别为 26.9%、54.8%、14.7%，结果显示立体定向内放疗可以提高患者 5 年生存率。

综合临床治疗结果可见：对恶性程度低、体积较小的脑肿瘤，单纯后装治疗可取得较好疗效；对恶性程度高、体积较大的肿瘤，后装治疗也可缓解临床症状和改善功能；配合常规外放疗，对于延长患者生命、控制肿瘤生长起到一定作用。值得注意的是，对于一些恶性脑胶质瘤首次治疗有效后，如果肿瘤复发仍可重复治疗。根据脑肿瘤复发情况决定重复治疗间隔时间，一般为 3 ～ 14 月。

5．注意事项

（1）适应证：进行脑肿瘤后装治疗一般要求患者意识清楚，能够积极配合治疗。脑肿瘤后装治疗主要适用于下述情况。①病灶性质明确为肿瘤，患者体质较弱，无法耐受手术切除；②肿瘤部分切除术后，残留的肿瘤组织不能再次手术；③肿瘤位于重要功能区，手术难以完全切除或风险很大；④脑肿瘤已行外放射，但效果不佳，后装治疗可作为外放疗的补充治疗；⑤脑转移癌孤立病灶，或者病灶不超过 3 个。

（2）放疗反应及并发症

1）放射性脑水肿：急性期主要表现为脑水肿，照射期间就可出现，从而使患者临床症状和病损体征加重，治疗医师应足够重视。后装治疗期间，应用激素和脱水剂，并且减小放射剂量，可减轻放射性脑水肿。

2）放射性脑坏死：后装治疗发生放射性脑坏死虽较普通外放疗少，但仍为主要并发症。脑坏死多发生在后装治疗后 1 ～ 6 个月。后装治疗时，肿瘤中心的放射剂量很大，造成中心部位坏死不可避免。影像学表现为病灶增大，伴有周围水肿，酷似肿瘤复发。采用 PET 检查，应用糖代谢示踪剂（^{18}F-FDG），有助于鉴别肿瘤究竟是复发还是坏死。若为坏死灶，如能尽早手术去除，可有效缓解临床症状和病损体征。

3）放射性头皮坏死：如果肿瘤靠近头皮，头皮区域放射剂量过大，有可能在后装治疗结束后出现头皮坏死，故应注意参考点的选择。

（3）注意要点

1）掌握适应证：后装治疗脑肿瘤的适应证较广泛，无论肿瘤是原发、转移、术后复发、还是放疗后复发，均可应用本法。但要注意，脑肿瘤体积较大时，单独用后装治疗效果不佳，应该配合手术或外放疗等方法。

2）慎重选择参考点距离及剂量：由于应用后装治疗时，肿瘤中心的靶区剂量很大，放射性坏死不可避免。临床医师应特别注意预防肿瘤周围的正常脑组织发生放射性坏死。脑肿瘤后装治疗的病理组织学研究发现，在选择适当放射剂量的情况下，参考点外5～10 mm处即为正常脑组织，说明完全有可能保护参考点外的组织。在选择参考点及剂量时，神经外科医师与放疗科医师应共同讨论，在详细掌握病史、影像学资料和手术情况的基础上，根据肿瘤周围脑组织的耐受剂量、周围有否重要功能区而决定。参考点确定后，单点照射剂量与距离关系见表9-5-5，表9-5-6。

表 9-5-5　^{192}Ir 后装治疗剂量与距离变化关系（单点照射参考点 10 mm，参考点剂量 500 cGy）

源中心至各点距离（mm）	各对应点剂量（cGy）
5	2000
10	500
15	222
20	125
25	80
30	56
35	41
40	31

表 9-5-6　^{192}Ir 后装治疗剂量与距离变化关系（单点照射参考点 20 mm，参考点剂量 500 cGy）

源中心至各点距离（mm）	各对应点剂量（cGy）
5	8000
10	2000
15	888
20	500
25	320
30	222
35	163
40	125
45	99
50	80

3）优化治疗方案：放疗参数确定后，应在治疗计划系统三维坐标图上优选等剂量曲线，使其形状尽可能符合肿瘤形态。

4）配合外放疗：对于体积较大（直径＞4 cm）、形状不规则的脑肿瘤，单独依靠后装治疗很难达到满意的疗效，应配合常规外放疗。对于恶性程度较高、侵袭性较强的肿瘤，如星形细胞瘤Ⅲ～Ⅳ级、髓母细胞瘤，即使影像学所示瘤体较小，也应配合外放疗。根据放射剂量与距离平方反比定律，后装治疗范围尚无法完全覆盖分布广泛的病灶，所以一般要应用外放疗补量照射。

5）肿瘤中心标记：在脑肿瘤中心置入影像标记，可作为治疗计划确定靶点的参照，也是CT、MRI影像复查肿瘤所在位置的标志。

6）施源管固定。立体定向手术将施源管置入肿瘤后，管道穿出头皮处的缝扎固定应适当。施源管壁较薄（约1 mm），缝扎过紧，容易使管腔变小，影响放射源在施源管内的顺利通过；缝扎过松，则施源管容易发生移位或脱出，从而影响后装治疗过程实施及治疗效果。

（田增民　田春雨）

参考文献

1. 段国升，朱诚主编. 神经外科手术学. 第 2 版. 北京：人民军医出版社，2004.
2. Viola A，Major T，Julow J.Comparison of I-125 stereotactic brachytherapy and LINAC radiosurgery modalities based on physical dose distritution and radiobiological efficacy. Radiat Res，2006，165：695～697.
3. Barriger RB，Chang A，Simon SL，et al. Phosphorus-32 therapy for cystic craniopharyngiomas. Radiat Oncol，2011，98：207～212.
4. 田增民，刘宗惠，袁佐庭，等. 立体定向脑肿瘤内放疗600例临床分析. 肿瘤杂志，1997，17（2）：90～92.
5. 田增民，刘宗惠，杜吉祥等. 新型机械臂在脑外科定向手术中的应用. 中华神经外科杂志，2000，16（2）：110～112.
6. 田增民. 神经导航与无框架脑立体定向手术在神经外科中的应用. 中华医学杂志，2001，81：1028～1029.
7. 郝秋星，肖霞，尹丰，等. 囊性颅咽管瘤立体定向内放疗的长期疗效分析. 立体定向和功能性神经外科杂志，2012，25（2）：97～99.
8. 刘钰鹏，田增民. Remebot无框架脑立体定向手术系统的临床应用研究. 中华外科杂志，2016，54（5）：389～390.
9. 田增民，王田苗. 机器人辅助立体定向神经外科手术学. 北京：人民军医出版社，2019.

第六节 硼中子俘获治疗

一、概述

1932 年，英国诺贝尔奖得主 James Chadwick 教授首次发现了中子[1]。1936 年，美国生物物理学家 Locher 首次提出了硼中子俘获治疗（boron neutron capture therapy，BNCT）并将其应用于癌症治疗[2]。BNCT 是基于核俘获以及 ^{10}B、^{7}Li 裂变反应的一种细胞靶向粒子放射治疗。将 ^{10}B 标记的化合物以高浓度靶向肿瘤细胞中，当外来中子与 ^{10}B 碰撞后，^{10}B 在俘获中子产生高能 α 粒子核及高能 ^{7}Li 核，进而杀灭肿瘤细胞[3-5]。因高能 α 粒子核及高能 ^{7}Li 核具有高线性能量转换（linear energy transfer，LET）以及低氧增强比的特性，其在组织内的射程仅为 10 μm，只能杀伤单个肿瘤细胞，而对周围正常组织细胞损伤较少。且相比于质子以及重离子，中子具有更好的穿透性，能够治疗深部肿瘤（图 9-6-1）[6]。

BNCT 的二元靶向特点是，含硼药物与中子束两种成分同时兼具治疗才发挥作用。由于单一成分对人体的影响极小，所以二元靶向性使治疗具有更高的安全性。由于同时利用含硼药物生物靶向性分布与中子束照射物理靶向性照射，所以就有更高的精准性。

另一方面，BNCT 的高传能线密度特性决定了 BNCT 高辐射生物学效应与高粒子辐射致损能力。硼原子核和热中子俘获核反应产物 α 粒子与 ^{7}Li 属于高放射生物学效应（radiobiological effectiveness，RBE）、高 LET 的辐射，生物学破坏性更强，能有效破坏 DNA 双链结构，对于乏氧状态肿瘤具有同样杀灭作用，其杀灭能力不仅远优于 X 射线、γ 射线等低 LET 常规放疗，亦优于氢离子、碳粒子等高 LET 放疗[7-8]。与高能相对应的是粒子作用距离极短。不同于手术、放疗等精度为厘米或毫米级别的物理治疗，BNCT 治疗精度能够达到微米甚至细胞尺寸级别[9]。因此从原理方面来说，BNCT 是高能高精度的二元靶向细胞内放疗，是理想的肿瘤治疗方法。通过使用 BNCT，患者在治疗过程中将获得更好的生活质量[10]。

二、硼递送剂

20 世纪 50 年代，美国首先使用的是一种无机水溶性化合物对羧基二苯硼酸，它属于硼酸酯类化合物。18 例胶质母细胞瘤（GBM）患者接受治疗后的平均存活时间不足半年，除死于肿瘤外，部分患者死于硼刺激脑血管内皮而产生的结缔组织裂解栓子。这种化合物于 1961 年被禁止使用。20 世纪 70 年代，美国化学家合成了一种新的硼化合物，含 ^{10}B 原

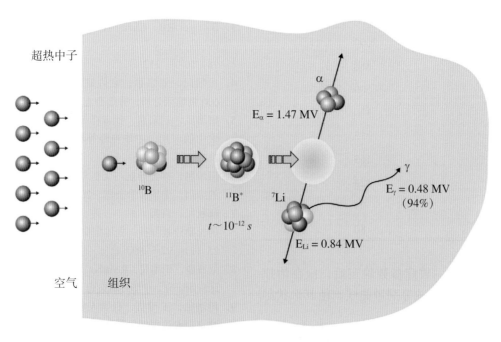

图 9-6-1 硼中子俘获治疗的原理

子的化合物巯基十二硼烷二钠盐（sodium borocaptate，BSH）。日本神经外科医生 Hatanaka 首次使用 BSH 治疗了 40 例恶性胶质瘤患者，用量为 30 ～ 80 mg/kg，静脉注射后 12 小时开始照射。肿瘤 / 血浆浓度比可达 1.69：1，治疗后 5 年生存率为 33%。当时最好的治疗结果 5 年生存率也仅为 5.7%。20 世纪 80 年代后期，日本神户大学医学院的 Mishima 等研制成4- 二羟基硼酰基苯丙氨酸（p-boronophenylalanine，BPA），该药经临床十多年应用证明：当实验动物血脑屏障未被破坏时，注射 2.5 小时后的肿瘤与血液 BPA 浓度比为 8.5：1，肿瘤与脑组织浓度比为 5.9：1；当血脑屏障被破坏后，其注射 2.5 小时后肿瘤与血液 BPA 浓度比可达 10.9：1，肿瘤与脑组织浓度比可达 7.5：1。临床上应用这两种化合物治疗高级别胶质瘤，其静脉注射剂量为 250 mg/kg，肿瘤中与血液中浓度比约为 3.5：1，肿瘤中与脑组织中浓度比约为 3.9：1。现今，人们已通过多项研究充分证明了其安全性。

目前，绝大部分有关 BNCT 的临床研究均建立于 BPA 的应用，但 EORCT 11961 研究使用了 BSH 作为硼递送剂进行研究[11-12]。BSH 作为硼递送剂进行的 BNCT 治疗过程中，平均递送剂量为 30 μg/g；而 BPA 作为硼携带剂时，血硼浓度为 10 ～ 30 μg/g（表 9-6-1）。但由于单一硼递送剂不能进入每一个肿瘤细胞，故有必要不断寻找新的硼递送剂，以提高 BNCT 疗效。

BPA 通过细胞膜的转运取决于增殖细胞氨基酸转运的速率，BPA 对肿瘤细胞具有高选择性，一项针对新诊断 GBM 的 ^{18}F-BPA-PET 相关研究证实，BPA 的肿瘤 / 正常组织摄取比值可达到 2.1 ～ 7.1。但 BPA 的注射可能引起尿液结晶、少尿、肾衰竭及发热等副反应。针对 BSH 的生物分布研究提示，BSH 的分布模式主要是通过破坏血脑屏障从而引起其从血液中被动扩散至肿瘤组织内。采用 BSH 作为硼递送剂进行 BNCT 治疗 GBM 的研究提示，BSH 的肿瘤 / 血浆浓度比值可达到 0.5 ～ 1.0。据报道，血管刺激、发热、皮肤反应（红斑）和周围血管收缩等为 BSH 注射液可能产生的副反应。

三、超热中子

超热中子即高能中子，是对封闭的脑组织进行

表 9-6-1 硼递送剂在中枢神经系统肿瘤中的应用

研究	患者例数	硼递送剂	反应堆
布鲁克海文国家实验室 Ⅰ / Ⅱ 期研究 [13-14]	53 例	BPA 250 ～ 330 mg/kg	BMRR
哈佛大学及麻省理工学院 Ⅰ 期研究 [15-16]	20 例	BPA 250 ～ 350 mg/kg	MITR-II
EORTC 11961 Ⅰ 期研究 [12]	26 例	BSH 100 mg/(kg·min)	HFR
赫尔辛基大学 Ⅰ / Ⅱ 期研究 [17-18]	30 例	BPA 290 ～ 500 mg/kg	Fir1
斯图兹威克公司 Ⅱ 期研究 [19]	29 例	BPA 900 mg/kg	Studsvik AB
大阪医科大学 Ⅱ 期研究 [20]	方案 1：10 例 方案 2：11 例	方案 1 BPA 250 mg/kg BSH 100 mg/kg 方案 2 BPA 700 mg/kg BSH 100 mg/kg	KUR、KURRI 和 JRR-4
筑波大学 Ⅰ / Ⅱ 期研究 [21]	8 例	BPA 250 mg/kg BSH 5 g/kg	JRR-4

BNCT 至关重要的物质。超热中子首次应用于布鲁克海文国家实验室（Brookhaven National laboratory，BNL）。超热中子在穿透头皮及颅骨组织的同时被转化为热中子（即低能中子），低能中子可以更好地被 ^{10}B 俘获。目前，超热中子束已被应用于多个中心：芬兰 BNCT 中心的 FiR1 反应堆，美国麻省理工 MITR-II 反应堆，瑞典 Studsvik 反应堆，捷克共和国 10 兆瓦 LVR-15 研究堆，日本 JRR-4 反应堆及京都大学反应堆等。

四、BNCT 的临床应用

BNCT 外放疗始于 1994 年，使用 BPA-F 及布鲁克海文医学研究反应堆（Brookhaven Medical Research Reactor，BMRR）的超热中子，在该 Ⅰ / Ⅱ 期临床试验中，针对 53 例 GBM 患者进行了 1、2 或 3 野的放射以评估 BNCT 外放疗治疗的安全性和有效性[13-14]。2 小时连续静脉注射 250 ～ 300 mg/kg BPA-F 未观察到的不良事件发生，而在接受 330 mg/kg BPA 的患

者中，在尿液中检测到了 BPA 沉渣，这提示该剂量有引起肾功能损伤的潜在可能。因此，在治疗过程中需要关注 BPA 的剂量限制。根据 RTOG/EORTC 放疗相关早期及晚期毒副反应标准[14]，在 1 例（1/17）接受 2 野治疗及 4 例（4/10）接受 3 野治疗的患者中观察到 3 级放疗毒副反应（嗜睡伴或不伴有运动无力、失语症、耳毒性等）。脑部平均放射剂量达到 8 Gy 或更大体积脑部放射剂量大于 10 Gy 是急性及亚急性中枢神经系统毒性发生的独立危险因素[13,22]。单野 BNCT 放射治疗队列拥有最佳的治疗中位时间——14.8 个月。尽管 53 例患者总体生存时间达到 13 个月，与分次光子照射联合 TMZ 相当[3]，但研究证实 BPA 介导的单次 BNCT 外放疗在 GBM 患者中具有更好的耐受性。哈佛及麻省理工学院在 1996—1999 年期间针对 GBM 进行了 BPA 介导的 BNCT 相关临床试验。该研究针对肿瘤大小及部位设置 1 ～ 3 个照射野，对患者进行连续分次照射。连续分次照射的目的在于改善 ${}^{10}B$ 分布的均匀性，同时也保护了正常脑组织，此外，连续分次照射解决了 MITR-II 照射时间较长的问题[15]。在 1 小时静脉注射 250 mg/kg BPA、1.5 小时静脉注射 300 mg/kg BPA 以及 1.5 小时静脉注射 350 mg/kg BPA 组中均没有观察到不良事件发生。但该研究观察到，当肿瘤体积 > 60 cm³ 时，更易出现 3 级及 3 级以上治疗相关毒副反应。此后，多项针对 BNCT 治疗新诊断 GBM 及复发性 GBM 的研究也相继问世（表 9-6-2）。

（一）BNCT 在新诊断高级别胶质瘤治疗中的应用

美国布鲁克海文研究所在 1994—1999 年期间使用 BNCT 治疗了 53 例新诊断胶质母细胞瘤患者，中位生存时间达 12.8 个月[13,14,23,24]。1997 年，日本大阪 Masao Takagaki 团队对 16 例新诊断胶质母细胞瘤患者进行 BNCT 治疗（采用药物 BSH），通过生存分析发现，16 例胶质母细胞瘤患者 3 年总生存率达 31%[39]。而后，日本 Akira Matsumura 团队对比了传统放射治疗、质子治疗以及 BNCT 用于新诊断胶质母细胞瘤术后治疗对患者生存期的影响。结果表明，经 BNCT 治疗后患者的中位生存时间达 20.7 个月，较传统放射治疗（14.2 个月）和质子治疗（21.3 个月）呈现非劣性[40]。日本筑波大学 K.Nakai 团队对比了 33 例接受 BNCT 以及 42 例未接受 BNCT 治疗的胶质母细胞瘤患者发现，结果显示 BNCT 可以

改善患者的生存时间（中位生存时间，24.4 个月 vs. 14.9 个月），尤其是对于高危的胶质母细胞瘤患者，BNCT 治疗的优势更为显著。目前，德国、日本以及瑞典等多个国家针对新诊断以及复发性胶质母细胞瘤展开了临床试验。研究表明，采用 BPA 或 BSH 对新诊断胶质母细胞瘤进行 BNCT 治疗中位生存时间可达到 10.4 ～ 27.1 个月[14,17,21,23,26]。

（二）BNCT 在复发性高级别胶质瘤治疗中的应用

21 世纪初，澳大利亚中心发现 BNCT 治疗后，复发性胶质母细胞瘤患者的中位生存时间可达 11 个月，复发间变性星形胶质瘤患者的中位生存时间可达 18 个月。虽然是小样本研究，但这项研究也提示了 BNCT 在复发性高级别胶质瘤治疗方面可能有所获益[42]。德国中心通过分析 EORTC11961 研究中 24 例复发性胶质母细胞瘤患者接受 BNCT 治疗前后头部 MRI 发现，有 50% 的患者在治疗后 1 年内脑肿瘤发生了不同程度的退缩[26]。此后，日本 Shin-Ichi Miyatake 团队对在该中心接受治疗的 22 例复发恶性脑胶质瘤患者进行递归分析（recursive partitioning analysis，RPA）发现，BNCT 可有效延长复发性高级别胶质瘤患者的生存时间，尤其是分组后的高风险患者[43]。全球多个中心（尤其是日本）的多项研究均提示，BNCT 可在复发性高级别胶质瘤治疗中获益，中位生存时间可达 7 个月以上。但这些研究多为小样本研究或个案报道，缺乏多种治疗技术间的对比[31,44-46]。因此，BNCT 在复发性高级别胶质瘤治疗中是否真的有所获益仍需大样本的随机对照试验进一步证实。

（三）BNCT 与其他治疗在高级别胶质瘤治疗中的联合应用

BNCT 治疗并不能有效清除脑脊液中的肿瘤细胞，这是导致 BNCT 治疗失败的主要原因之一，为解决这一问题，便需要联合其他治疗进一步控制肿瘤的进展[47-48]。日本 S.Kawabata 团队开展了多项 BNCT 联合治疗的研究，旨在进一步提高 BNCT 在高级别脑胶质瘤治疗方面的疗效。该团队开展了 BNCT 联合 X 线体外放疗的临床试验（NCT00974987），试验纳入了 21 例新诊断胶质母细胞瘤患者，术后采用 BNCT 联合体外 X 线放疗的治疗模式对比只采用手术联合体外 X 线放疗的治疗模式。研究显示，术后采用

表 9-6-2　BNCT 治疗新诊断 GBM 和复发性 GBM 的临床结果

医疗机构（国家）	肿瘤类型（病例数）	硼递送剂	临床结果（中位 OS）
布鲁克海文国家实验室（美国）[13-14,23-24]	新诊断 GBM（53 例）	BPA 250 ~ 330 mg/kg	12.8 个月
贝斯以色列女执事医疗中心（美国）[15-16,24]	新诊断 GBM（20 例）	BPA 250 ~ 350 mg/kg	11.1 个月
	新诊断 GBM（6 例）	BPA 14 g/m²	不详
埃森大学（德国）[25]	新诊断 GBM（26 例）	BSA 100 mg/kg	10.4 ~ 13.2 个月
赫尔辛基大学中心医院（芬兰）[17,26]	新诊断 GBM（30 例）	BPA 290 ~ 500 mg/kg	11.0 ~ 21.9 个月
	复发性 GBM（20 例）	BPA 290 ~ 450 mg/kg	7 个月
查尔斯大学附属医院（捷克共和国）[27]	新诊断 GBM（5 例）	BSH 100 mg/kg	不详
尼可普医院（瑞典）[19,27,29-31]	新诊断 GBM（29 例）复发性 GBM（12 例）	BPA 900 mg/kg	17.7 个月
	新诊断 GBM（29 例）复发性 GBM（12 例）	BPA 900 mg/kg	8.7 个月
筑波大学（日本）[21,32]	新诊断 GBM（5 例）	BSH 100 mg/kg	23.2 个月
	新诊断 GBM（7 例）	BSH 5 g/kg	23.3 个月
	新诊断 GBM（8 例）	BSH 5 g/kg 或 BPA 250 mg/kg	27.1 个月
日本德岛大学（日本）[33-35]	新诊断 GBM（6 例）	BSH 64.9 ~ 178.6 mg/kg	15.5 个月
	新诊断 GBM（11 例）	BSH 64.9 ~ 178.6 mg/kg	19.5 个月
	新诊断 GBM（6 例）	BSH 100 mg/kg + BPA 250 mg/kg	26.2 个月
大阪医学院（日本）[21,36-38]	新诊断 GBM（10 例）	BSH 5 g/kg + BPA 250 mg/kg	14.5 个月
	新诊断 GBM（11 例）	BSH 5 g/kg + BPA 700 mg/kg	23.5 个月
	新诊断 GBM（19 例）	BSH 5 g/kg + BPA 250 mg/kg 或 BSH 5 g/kg + BPA 700 mg/kg	10.8 个月
	新诊断 GBM（32 例）	BSH 5 g/kg + BPA 500 mg/kg	21.1 个月
	新诊断 GBM（10 例）	BPA 500 mg/kg	12 个月

BNCT 联合体外 X 线放疗提高了胶质母细胞瘤患者的生存时间（中位生存时间,15.6 个月 vs. 10.3 个月）[20]。此外，该团队亦针对 BNCT 联合贝伐珠单抗治疗复发性胶质母细胞瘤展开了多项研究，发现这种综合性治疗方式可有效延长复发性胶质母细胞瘤患者的生存时间 [38,49-50]。

（四）BNCT 治疗不同类别高级别胶质瘤的亚组分析

根据目前的研究，BNCT 在治疗高级别胶质瘤中的获益人群并不明确。因此，需要的亚组分析进一步明确 BNCT 的获益人群，以针对这部分人群进行更为个体化的治疗。在胶质母细胞瘤中，*MGMT* 甲基化的患者较未甲基化的患者对替莫唑胺化疗更敏感，因此前者在目前的治疗策略中表现出较好的生存情况 [51]。但 BNCT 治疗似乎为 *MGMT* 未甲基化的胶质母细胞瘤患者带来了曙光。2011 年，英国牛津大学的一项研究指出，对于 *MGMT* 未甲基化的胶质母细胞瘤患者，BNCT 较放疗联合替莫唑胺治疗更佳 [52]。2020 年，日本 Yuko Kinashi 团队通过细胞实验也证实了这一观点 [53]。

BNCT 在 20 世纪以来逐渐进入肿瘤治疗，目前成为肿瘤治疗的一项新热点。随着硼递送剂、中子源的不断开发以及剂量测算体系的不断完善，BNCT 有望在肿瘤治疗中取得一定地位。同时，目前多项临床研究提示 BNCT 在高级别胶质瘤的治疗中有所获益。虽然近年来缺乏多中心、大样本量、分层的临床试验，但随着科技技术的不断发展以及药物的研发，BNCT 有望在高级别胶质瘤的治疗方面提供一条新途径。

（吴君心　周　晗）

参考文献

1. Chadwick J. Possible Existence of a Neutron. Nature，1932，129（3252）：312.

2. Locher GL. Biological effects and therapeutic possibilities of neutrons. Am J Roentgenol Radium Ther，1936，36.

3. Salt C，Lennox AJ，Takagaki M，et al. Boron and gadolinium neutron capture therapy. Chem Inform，2005，355.

4. Hawthorne MF，Lee MW. A critical assessment of boron target compounds for boron neutron capture therapy. J Neurooncol，2003，62（1-2）：33-45.

5. Morris CGM. The radiation biology of boron neutron capture therapy. Radiation Research，1999，151（1）：1-18.

6. Cai J，Soloway AH，Barth RF，et al. Boron-containing polyamines as dna targeting agents for neutron capture therapy of brain tumors：synthesis and biological evaluation. J Med Chem，1997，40（24）：3887-3896.

7. Barker HE，Paget JTE，Khan AA，et al. The tumour microenvironment after radiotherapy：mechanisms of resistance and recurrence. Nat Rev Cancer，2015，15（7）：409-425.

8. Masunaga S，Ono K，Suzuki M，et al. Reoxygenation in quiescent and total intratumor cells following thermal neutron irradiation with or without（10）B-compound-compared with that after gamma-ray irradiation. Int J Radiat Oncol Biol Phys，1999，44（2）：391-398.

9. Halperin EC. Particle therapy and treatment of cancer. Lancet Oncol，2006，7（8）：676-685.

10. Soloway AH，Tjarks W，Barnum BA，et al. The chemistry of neutron capture therapy. Chem Rev，1998，98（6）：2389-2390.

11. Hidegéty K，Sauerwein W，Wittig A，et al. Tissue uptake of BSH in patients with glioblastoma in the EORTC 11961 phase I BNCT trial. J Neuro Oncol，2003，62（1-2）：145-156.

12. Wittig A，Hideghety K，Paquis P，et al. Current clinical results of the EORTC-study 11961. Research and Development in Neutron Capture Therapy，2002.

13. Diaz AZ. Assessment of the results from the phase I/II boron neutron capture therapy trials at the Brookhaven National Laboratory from a clinician's point of view. J Neuro Oncol，2003，62（1-2）：101-109.

14. Chanana AD，Capala J，Chadha M，et al. Boron neutron capture therapy for glioblastoma multiforme：interim results from the phase I/II dose-escalation studies. Neurosurgery，1999，44（6）：1182-1193.

15. Busse PM，Harling OK，Palmer MR，et al. A critical examination of the results from the Harvard-MIT NCT program phase I clinical trial of neutron capture therapy for intracranial disease. J Neuro Oncol，2003，62（1-2）：111-121.

16. Palmer MR，Goorley JT，Kiger WS，et al. Treatment planning and dosimetry for the Harvard-MIT Phase I clinical trial of cranial neutron capture therapy. Int J Radiat Oncol Biol Phys，2002，53（5）：1361-1379.

17. Joensuu H，Kankaanranta L，Seppälä T，et al. Boron neutron capture therapy of brain tumors：clinical trials at the finnish facility using boronophenylalanine. J Neuro Oncol，2003，62（1-2）：123-134.

18. Chadha M，Capala J，Coderre JA，et al. Boron neutron-capture therapy（BNCT）for glioblastoma multiforme（GBM）using the epithermal neutron beam at the Brookhaven National Laboratory. Int J Radiat Oncol Biol Phys，1998，40（4）：829-834.

19. Henriksson R，Capala J，Michanek A，et al. Boron neutron capture therapy（BNCT）for glioblastoma multiforme：a phase II study evaluating a prolonged high-dose of boronophenylalanine（BPA）. Radiother Oncol，2008，88（2）：183-191.

20. Kawabata S，Miyatake SI，Kuroiwa T，et al. Boron neutron capture therapy for newly diagnosed glioblastoma. J Radiat Res，2009，50（1）：51-60.

21. Yamamoto T，Nakai K，Kageji T，et al. Boron neutron capture therapy for newly diagnosed glioblastoma. Radiother Oncol，2009，91（1）：80-84.

22. Coderre JA，Hopewell JW，Turcotte JC，et al. Tolerance of normal human brain to boron neutron capture therapy. Appl Radiat Isot，2004，61（5）：1083-1087.

23. Chadha M，Capala J，Coderre J A，et al. Boron neutron-capture therapy（BNCT）for glioblastoma multiforme（GBM）using the epithermal neutron beam at the Brookhaven National Laboratory. Int J Radiat Oncol Biol Phys，1998，40（4）：829-834.

24. Coderre JA，Turcotte JC，Riley KJ，et al. Boron neutron capture therapy：cellular targeting of high linear energy transfer radiation. Technol Cancer Res Treat，2003，2（5）：355-375.

25. Kiger WS，Lu XQ，Harling OK，et al. Preliminary treatment planning and dosimetry for a clinical trial of neutron capture therapy using a fission converter epithermal neutron beam. Appl Radiat Isot，2004，61（5）：1075-1081.

26. Vos MJ，Turowski B，Zanella FE，et al. Radiologic findings in patients treated with boron neutron capture therapy for glioblastoma multiforme within EORTC trial 11961. Int J Radiat Oncol Biol Phys，2005，61（2）：392-399.

27. Barth RF，Vicente MGH，Harling OK，et al. Current status of boron neutron capture therapy of high grade gliomas and recurrent head and neck cancer. Radiat Oncol，2012，7：146.

28. Capala J，Barth RF，Bendayan M，et al. Boronated epidermal growth factor as a potential targeting agent for boron neutron capture therapy of brain tumors. Bioconjug Chem，1996，7（1）：7-15.

29. Sköld K，H-stenstam B，Diaz AZ，et al. Boron neutron capture therapy for glioblastoma multiforme：advantage of prolonged infusion of BPA-f. Acta Neurol Scand，2010，122（1）：58-62.

30. Sköld K，Gorlia T，Pellettieri L，et al. Boron neutron capture therapy for newly diagnosed glioblastoma multiforme：an assessment of clinical potential. Br J Radiol，2010，83（991）：596-603.

31. Pellettieri L，H-stenstam B，Rezaei A，et al. An investigation of boron neutron capture therapy for recurrent glioblastoma multiforme. Acta Neurol Scand，2008，117（3）：191-197.

32. Yamamoto T，Matsumura A，Nakai K，et al. Current clinical results of the Tsukuba BNCT trial. Appl Radiat Isot，2004，61（5）：1089-1093.

33. Kageji T，Mizobuchi Y，Nagahiro S，et al. Long-survivors of glioblatoma treated with boron neutron capture therapy（BNCT）. Appl Radiat Isot，2011，69（12）：1800-1802.

34. Kageji T，Mizobuchi Y，Nagahiro S，et al. Clinical results of boron neutron capture therapy（BNCT）for glioblastoma. Appl Radiat Isot，2011，69（12）：

1823-1825.

35. Kageji T, Nagahiro S, Matsuzaki K, et al. Boron neutron capture therapy using mixed epithermal and thermal neutron beams in patients with malignant glioma-correlation between radiation dose and radiation injury and clinical outcome. Int J Radiat Oncol Biol Phys, 2006, 65 (5): 1446-1455.

36. Miyatake SI, Kawabata S, Kajimoto Y, et al. Modified boron neutron capture therapy for malignant gliomas performed using epithermal neutron and two boron compounds with different accumulation mechanisms: an efficacy study based on findings on neuroimages. J Neurosurg, 2005, 103 (6): 1000-1009.

37. Miyatake SI, Kawabata S, Yokoyama K, et al. Survival benefit of boron neutron capture therapy for recurrent malignant gliomas. J Neuro Oncol, 2009, 91 (2): 199-206.

38. Shiba H, Takeuchi K, Hiramatsu R, et al. Boron neutron capture therapy combined with early successive bevacizumab treatments for recurrent malignant gliomas - a pilot study. Neurol Med Chir (Tokyo), 2018, 58 (12): 487-494.

39. Takagaki M, Oda Y, Miyatake S, et al. Boron neutron capture therapy: preliminary study of BNCT with sodium borocaptate (Na2B1 2H1 1SH) on glioblastoma. J Neuro Oncol, 1997, 35 (2): 177-185.

40. Matsumura A, Yamamoto T, Tsurubuchi T, et al. Current practices and future directions of therapeutic strategy in glioblastoma: survival benefit and indication of BNCT. Appl Radiat Isot, 2009, 67 (7-8 Suppl): S12-S14.

41. Nakai K, Yamamoto T, Aiyama H, et al. Boron neutron capture therapy combined with fractionated photon irradiation for glioblastoma: a recursive partitioning analysis of BNCT patients. Appl Radiat Isot, 2011, 69 (12): 1790-1792.

42. Rosenthal MA, Kavar B, Uren S, et al. Promising survival in patients with high-grade gliomas following therapy with a novel boronated porphyrin. J Clin Neurosci, 2003, 10 (4): 425-427.

43. Miyatake SI, Kawabata S, Yokoyama K, et al. Survival benefit of boron neutron capture therapy for recurrent malignant gliomas. Appl Radiat Isot, 2009, 67 (7-8 Suppl): S22-S24.

44. Kawabata S, Miyatake SI, Kajimoto Y, et al. The early successful treatment of glioblastoma patients with modified boron neutron capture therapy. Report of two cases. J Neuro Oncol, 2003, 65 (2): 159-165.

45. Lan TL, Chou FI, Lin KH, et al. Using salvage boron neutron capture therapy (BNCT) for recurrent malignant brain tumors in Taiwan. Appl Radiat Isot, 2020, 160: 109105.

46. Kankaanranta L, Seppälä T, Koivunoro H, et al. L-boronophenylalanine-mediated boron neutron capture therapy for malignant glioma progressing after external beam radiation therapy: a phase I study. Int J Radiat Oncol Biol Phys, 2011, 80 (2): 369-376.

47. Kondo N, Barth RF, Miyatake SI, et al. Cerebrospinal fluid dissemination of high-grade gliomas following boron neutron capture therapy occurs more frequently in the small cell subtype of IDH1 mutation-negative glioblastoma. J Neuro Oncol, 2017, 133 (1): 107-118.

48. Kageji T, Nagahiro S, Uyama S, et al. Histopathological findings in autopsied glioblastoma patients treated by mixed neutron beam BNCT. J Neuro Oncol, 2004, 68 (1): 25-32.

49. Miyatake SI, Furuse M, Kawabata S, et al. Bevacizumab treatment of symptomatic pseudoprogression after boron neutron capture therapy for recurrent malignant gliomas. Report of 2 cases. Neuro Oncol, 2013, 15 (6): 650-655.

50. Miyatake SI, Kawabata S, Hiramatsu R, et al. Boron neutron capture therapy with bevacizumab may prolong the survival of recurrent malignant glioma patients: four cases. Radiat Oncol, 2014, 9: 6.

51. Hegi ME, Diserens AC, Gorlia T, et al. MGMT gene silencing and benefit from temozolomide in glioblastoma. N Engl J Med, 2005, 352 (10): 997-1003.

52． Hopewell JW，Gorlia T，Pellettieri L，et al. Boron neutron capture therapy for newly diagnosed glioblastoma multiforme：an assessment of clinical potential. Appl Radiat Isot，2011，69（12）：1737-1740.

53． Kinashi Y，Ikawa T，Takahashi S. The combined effect of neutron irradiation and temozolomide on glioblastoma cell lines with different MGMT and P53 status. Appl Radiat Isot，2020，163：109204.

第 10 章

化学治疗

化学治疗（简称化疗）是通过药物直接杀死肿瘤细胞，或者通过遏制肿瘤细胞增殖，改变肿瘤细胞的生物学行为。化疗在治疗神经系统肿瘤方面起着重要作用，随着新药的不断出现以及对神经系统肿瘤分子生物学和分子遗传学特征的认识，化疗的重要性日益增加。目前，有较多药物可以选择，可治疗的神经系统肿瘤的范围也在扩大。化疗用来治疗恶性肿瘤（如间变性星形胶质瘤和多形性胶质母细胞瘤）已被广泛地认可，化疗现在也被考虑用在一些非常规化疗的病种上，如低级别星形细胞瘤和复发脑膜瘤。另外，越来越多的分子靶向药物被用于治疗神经系统肿瘤。化疗的给药途径也更多样化，局部给药制剂在国外已上市。本章概括介绍化疗的一般原则及化疗在神经系统肿瘤中的具体应用。

第一节 概 述

一、化疗目的和化疗时机

恶性神经系统肿瘤的治疗是手术、放疗和化疗等多学科的综合治疗，化疗是其中重要的组成部分之一。外科手术在胶质瘤治疗中的地位早已确定，但由于侵袭性生长特性及解剖位置的特殊性，胶质瘤难以大范围地彻底切除，残留肿瘤细胞成为日后复发的根源。手术后辅以放疗可以提高胶质瘤的治疗效果，但由于放射剂量的限制和有相当一部分肿瘤对放疗不敏感，大多数肿瘤难免复发。化疗对进一步杀灭残存的肿瘤细胞、防止肿瘤复发起重要的作用。

化疗可以单药给与，也可联合用药。单药不易抑制耐药，联合用药可起到协同或相加作用，也有利于抑制耐药。联合用药的原则是：①各药单独使用时对神经系统肿瘤有效；②尽量选择作用机制不同，作用时相各异的药物；③尽可能选择不良反应类型不同的药物联合应用；④所设计的联合化疗方案应经过严密的临床试验证明其有实用价值。

化疗根据目的可分为根治性化疗、辅助化疗、新辅助化疗和姑息性化疗。根治性化疗是对那些可能治愈的敏感性肿瘤（如生殖细胞瘤）实施的以治愈为目的的化疗。根治性化疗必须使用由作用机制不同、毒性反应各异且单用有效的药物所组成的联合化疗方案，化疗多个疗程，方案中的每种药物尽量采用人体能耐受的最大剂量，间歇期尽量缩短以求完全杀灭体内所有癌细胞。辅助化疗在诊断和其他治疗之后（如胶质母细胞瘤在手术和放疗后），在复发前（即疾病尚未进展时）给与。有时候，化疗也可以和其他治疗（如放疗）同时给与，即同期放化疗。新辅助化疗是指在诊断之后、手术或放疗前使用的化疗。有些局限性肿瘤单用手术或放疗难以完全根除，可以先用化疗 2 ~ 3 个疗程使肿瘤缩小、血液供应改善，有利于实施随后的手术和放疗。同时亦可观察到肿瘤对化疗的反应，及早对可能存在的亚临床转移灶进行治疗。姑息性化疗是对那些晚期、复发、播散转移、疗效很差的肿瘤进行的化疗，目的是减轻症状、改善生活质量、延长生存时间。

二、全身化疗的药理学原理

化疗药物发挥作用要求在肿瘤局部有足够的药物浓度，而且肿瘤细胞对药物敏感。对于中枢神经系统肿瘤，血脑屏障（blood brain barrier，BBB）的存在一定程度上影响了化疗药物的选择[1]。

全身化疗可以通过口服或静脉给与。口服药物必须有很好的生物利用度，在胃酸中稳定，可以通过胃肠道吸收，药物引起的呕吐可以控制。另外，制订一个合适的治疗时刻表也是至关重要的。细胞周期特异性药物只对处于细胞周期内特定阶段的肿瘤细胞有效，而在脑肿瘤中，进入细胞周期的细胞比例是很小的（< 30%）。因此，对细胞周期特异性药物，应增加给药次数，这样可以使更多进入细胞周期的肿瘤细胞被药物作用，增加药物暴露。理论上，持续静脉输注对细胞周期特异性药物理想，但是，不良反应也随之增加，从而限制了这种给药方法的应用。

中枢神经系统的血脑屏障影响肿瘤内的药物浓度。脂溶性差且分子量大于 40 000 或与蛋白紧密结合的分子不易通过血脑屏障。血脑屏障对化疗的影响不是绝对的。肿瘤新生血管丧失正常的解剖和生理特性，以这样的血管为基础形成的血脑屏障不完整。另外，肿瘤细胞还可能分泌出一种弥散性物质，使局部血管容易渗漏。脑 CT 或 MRI 显示颅内肿瘤病灶通常呈现为增强的影像，这是造影剂通过不完整的血脑屏障漏到病灶内的结果。在脑肿瘤局部，血脑屏障有一定程度的开放，有利于化疗药物的进入。但其开放的程度在同一肿瘤或不同肿瘤之间均不一致，且侵入正常脑组织的肿瘤细胞由于血脑屏障的存在能逃避抗癌药物的杀伤。为了提高进入脑肿瘤的药物浓度，临床上在用化疗药前可先用甘露醇或其他药物治疗性开放血脑屏障。除了血脑屏障的因素外，药物只有能够在肿瘤和脑实质内弥散，才能保证药物能够作用于足够数量的肿瘤细胞。药物在肿瘤内的弥散既依赖药物的物理特性，如分子大小、脂溶性，也依赖组织的物理特性，如血供、细胞构成、细胞外液的组分等。

非物理因素也影响脑肿瘤患者的化疗疗效。抗癫痫药（如苯妥英、卡马西平、苯巴比妥）诱导细胞色素酶 P450 的表达，一些通过该酶代谢的化疗药物在服用诱导酶的抗癫痫药的患者中需要增大化疗剂量。脑肿瘤具有异质性，同一肿瘤即使大多数区域对化疗敏感，另一些区域也可能对化疗明显耐药。这些耐药细胞可能很快成为优势群体。肿瘤耐药可能通过几个机制介导，如 P- 糖蛋白（P-glycoprotein）、O^6- 甲基鸟嘌呤 -DNA 甲基转移酶（O^6-methylguanine-DNA methyltransferase，MGMT）。P- 糖蛋白是肿瘤

细胞膜上的一种磷脂糖蛋白，在 ATP 提供能量的情况下，可将多种抗生素类和生物碱类抗癌药物泵出细胞，包括长春新碱（VCR）、依托泊苷（VP-16）、紫杉醇（taxol）等，减少这些药物在细胞内的积聚，使肿瘤表现为对这些药物的耐药。MGMT 是分子量为 22 000 的酶蛋白，在身体的各个器官组织都有 MGMT 表达，尤以肝和骨髓为多。MGMT 能与 DNA 鸟嘌呤六位氧上的烷基结合，将烷基转移到自身的半胱氨酸残基上，使 DNA 上烷基化的鸟嘌呤被还原，而 MGMT 则成为失活的烷基化 MGMT。MGMT 在肿瘤对烷化剂类抗癌药（亚硝脲类、替莫唑胺等）的耐药中起重要作用[2]。

三、增加全身化疗有效性的策略

最显而易见改善全身化疗有效性的方法是寻找更有效的药物。研究者在寻找新药方面进行了相当多的努力，并且许多新的小分子生长因子传导通路抑制剂在早期临床试验中显示出良好的前景（详见本章第三节）。其他策略包括大剂量化疗和抑制耐药。大剂量化疗是基于较高的血清药物浓度将增加通过血脑屏障的药物递送。大剂量化疗需要自体造血干细胞移植来配合治疗，以避免大剂量化疗对骨髓造血的抑制作用。尽管对儿童髓母细胞瘤和生殖细胞瘤大剂量化疗显示出一定的临床效果，但对改善成人恶性胶质瘤的临床作用不大。在抑制耐药方面也有一些策略，如六氧苯甲基鸟嘌呤（O6-benzylguanine，O6-BG）和烷化剂合用以抑制 MGMT 引起的耐药等，如局部给药（详见本章第四节）。

四、化疗常见不良反应的处理方法

（一）化疗引起恶心、呕吐的处理方法

化疗引起的恶心、呕吐，一般可选用 5-HT_3 受体拮抗剂（如恩丹西酮、格雷司琼等）、甲氧氯普胺、地塞米松、酚噻嗪类、氟哌利多等治疗。由于化疗引起的恶心、呕吐有众多的化学递质和相关受体参与，因此对强致吐化疗药物应用单一止吐药常不能有效或完全缓解呕吐，合用作用机制不同的止吐药常能取得较好的增强效果[2]。

（二）化疗引起骨髓抑制的处理方法

　　骨髓抑制是化疗药物最常见的不良反应，也是增加化疗剂量、提高疗效的主要障碍[4]。中性粒细胞的寿命短，易受化疗药物的影响。基因重组人粒细胞集落刺激因子（granulocyte colony stimulating factor，G-CSF）可用于治疗粒细胞减少，临床可用的该类药物有很多，如非格司亭、吉粒芬。当白细胞总数在 3.0×10^9/L 以下时（根据预估的骨髓抑制情况而定），给与 G-CSF 每次约 1～5 μg/kg，根据患者体重和骨髓抑制情况决定）；白细胞总数降至 1.0×10^9/L 时应加倍用药，皮下注射，每日一次，7～10 天为一疗程。白细胞总数在 3.0×10^9/L 以下时开始使用 G-CSF，这是为了提高白细胞的最低值。当白细胞或中性粒细胞降至最低值，用 G-CSF 后白细胞总数逐步回升，连查两次在 5.0×10^9/L 以上，且 G-CSF 至少已用 5～7 天，可停用 G-CSF。若 G-CSF 用 14 天仍无效者，也应停用。需要注意的是，用 G-CSF 的时间不可太短。如只用二三次即停药，可使骨髓内成熟粒细胞向外周血释放，但不能发挥促进骨髓干细胞分化增殖的作用，达不到治疗目的。另外，在化疗前或化疗期间不要使用 G-CSF。如果在化疗前或化疗期间用药，由于 G-CSF 动员骨髓的造血细胞增殖，使造血细胞对化疗特别敏感，会导致严重的骨髓抑制。聚乙二醇化重组人粒细胞刺激因子（pegylated recombinant human granulocyte colony stimulating factor，PEG-rhG-CSF）是将聚乙二醇与 rh-G-CSF 通过分子生物技术结合后形成的长效形式，不易被酶解，在人体内半衰期长达 48～60 小时。在每个化疗周期抗肿瘤药物给药结束 48 小时后皮下注射 1 次，可以降低以发热性中性粒细胞减少症为表现的感染的发生率。临床可用药物有新瑞白、硫培非格司亭等。推荐使用剂量为一次注射固定剂量 6 mg，或按患者体重以 100 μg/kg 进行个体化治疗。注意，不能在使用细胞毒性化疗药物前 14 天到化疗后 24 小时内注射。

　　化疗药物可导致贫血，尤其骨髓毒性药（如甲氨蝶呤）可影响幼红细胞发育成熟，肾毒性药（如顺铂）损伤肾使促红细胞生成素（erythropoietin，EPO）生成减少。基因重组人促红细胞生成素，如利血宝、益比奥，和化疗同时使用可以预防贫血，也可以治疗化疗后出现的贫血。EPO 的剂量为 150 U/kg，皮下注射，每周三次，2～4 周后起效，如果 4 周后血细胞比容增加少于 5%～6%，或血红蛋白上升小于 10 g/L，应提高剂量 50%。最大剂量不超过 300 U/kg，每周三次。治疗过程中应每周测定血细胞比容和血红蛋白，如果血细胞比容大于 36% 或血红蛋白达到 120 g/L 以上，可考虑停药。当血红蛋白低于 85 g/L 时，可考虑输注浓缩红细胞；当低于 70 g/L 时，通常需要输注浓缩红细胞，当然也应结合患者的临床表现（如有无疲劳、头晕、心动过速及心肌缺血）而定。

　　化疗引起的血小板减少可导致出血。血小板低于 100×10^9/L 时，即可诊断为血小板减少症。血小板低于 50×10^9/L 时，存在出血的风险，可有皮肤、黏膜出血。低于 20×10^9/L 时，有自发性出血的高度风险。低于 10×10^9/L 则有极高度风险。血小板减少症可用重组人血小板生成素（thrombopoietin，TPO）（如特比澳）治疗，剂量为 300 U/kg，每日一次，连续应用 14 天。用药过程中待血小板计数恢复至 100×10^9/L 以上，或血小板计数绝对值升高 ≥ 50×10^9/L 时，即应停用。患者服用 TPO 可有发热、肌肉酸痛、头晕等不良反应，严重心脑血管疾病者、患有其他血液高凝状态疾病者、近期发生血栓者以及有严重感染者禁忌使用。重组人白细胞介素 11（interleukin-11，IL-11）可刺激骨髓造血干细胞和巨核系祖细胞的增殖，诱导巨核细胞的成熟分化，增加体内血小板计数并增强其功能。IL-11 的给与剂量为 25～50 μg/kg，皮下注射，每日一次，一般 7～14 天为一疗程。IL-11 于每周期末次化疗后 6～24 小时开始使用，不宜在化疗前或化疗中同时使用。患者对 IL-11 的耐受性较好，大多数不良反应均为轻至中度，且停药后迅速消退。需要注意的是，IL-11 可引起体液潴留。临床上有明显充血性心衰或有充血性心衰病史的患者慎用。对有视盘水肿或中枢神经系统肿瘤的患者，用药有可能加重或引起水肿，也需慎用。IL-11 也可引起心悸、心动过速、心房纤颤、心房扑动、贫血等不良反应，心房纤颤或严重贫血者应慎用。通常情况下，血小板在 20×10^9/L 以下时，有输注血小板的指征，当然也要结合患者的具体情况来决定。术后患者发生出血的危险性高于非手术患者，患者有肝功能异常等伴随疾病及凝血功能障碍时，一旦发生血小板减少就比单纯性血小板减少者更易发生出血。

（三）化疗引起肝毒性的处理方法

　　化疗药物主要在肝代谢，易引起直接或间接的肝毒性。化疗药物对肝损害的程度因药物种类和剂量、给药途径不同而不同。在肿瘤治疗过程中，常需伴随应用其他药物，如抗癫痫药、抗生素，这些药物也会引起不同程度的肝损害，或加重化疗药物引起的肝损害。在合并肝炎病毒感染的患者中，化疗药物可能引起骨髓功能抑制，从而有利于肝炎病毒复制，引起病毒滴度上升，转氨酶升高。这种肝损害不是化疗药物引起的肝炎反应，而是化疗药物激活已经存在的肝炎病毒所致。

在化疗前、化疗过程中均应定期检测肝功能。对已经存在的严重肝功能异常者禁用化疗药物；对轻微的肝功能异常者，在必须化疗的情况下应同时应用护肝药物，或者选择对肝功能影响小的化疗药物和（或）调整化疗药物剂量。对化疗过程中出现的轻度肝损害，应同时应用护肝药物，对严重肝损害者，尤其是发生药物性黄疸者，应停止使用化疗药物。常用的护肝药物有肝得健、葡醛内酯片、复方甘草酸单铵注射液、还原型谷胱甘肽等。

（四）化疗引起肾毒性的处理方法

化疗药物引起的肾损伤有两种类型。①由于在泌尿系统形成结晶，引起尿路阻塞而损害肾。化疗药物治疗对其敏感的恶性淋巴瘤时，由于大量肿瘤细胞在短期内被破坏，核酸分解代谢增加，产生大量尿酸，在输尿管中形成结晶，导致尿路阻塞、尿闭、肾功能减退。又如化疗药物甲氨蝶呤大部分从肾排出，其溶解度与尿液酸碱度密切相关，在酸性条件下，饱和度大大降低，正常人尿液呈酸性，大剂量使用甲氨蝶呤后，易形成结晶，造成尿路阻塞并损伤肾小管。②化疗药物直接损害肾。如顺铂由肾小管分泌时，与肾小管上皮细胞中的蛋白质和 DNA 等大分子物质结合而损伤之，其他如链佐星、卡莫司汀和丝裂霉素对肾亦有损害。

在使用肾毒性药物前，必须详细询问患者有无肾病史，检查血尿素氮、血肌酐、肌酐清除率、尿常规等。在用药过程中，测定血、尿 β_2- 微球蛋白有利于早期发现潜在肾毒性。应用肾毒性化疗药物时，应避免合用其他可造成肾毒性的药物，如氨基糖苷类抗生素。对有严重肾功能不全者，应避免使用该类药物。对老年人也应慎用。必须使用时，应调整化疗药物剂量。大剂量甲氨蝶呤化疗时，水化、碱化尿液（pH ≥ 7.0）可加速其排出，并提高在尿中的溶解度，减少在肾小管的析出。水化疗法和利尿剂合用可减轻顺铂引起的肾毒性。应用大剂量顺铂前的 24 小时和应用以后，应大量静脉输液，采用甘露醇及呋塞米利尿，使 24 小时尿量保持在 2000 ml 以上，以加速顺铂及其代谢物的排出，减少与肾的接触时间。除水化外，使用 3% 氯化钠溶液稀释顺铂静脉滴注，高氯离子 Cl⁻ 可阻止顺铂转变为肾毒性较高的顺二羟二氨铂代谢物，从而可减轻对肾的损害。

（张俊平　陈忠平）

参考文献

1. Arvanitis CD，Ferraro GB，Jain RK. The blood-brain barrier and blood-tumour barrier in brain tumours and metastases. Nat Rev Cancer，2020，20（1）：26-41.
2. Ou A，Yung WKA，Majd N. Molecular mechanisms of treatment resistance in glioblastoma. Int J Mol Sci，2020，22（1）：351.
3. Razvi Y，Chan S，McFarlane T，et al. ASCO，NCCN，MASCC/ESMO：a comparison of antiemetic guidelines for the treatment of chemotherapy-induced nausea and vomiting in adult patients. Support Care Cancer，2019，27（1）：87-95.
4. Becker PS，Griffiths EA，Alwan LM，et al. NCCN guidelines insights：hematopoietic growth factors，version 1.2020. J Natl Compr Canc Netw，2020，18（1）：12-22.

第二节　常用化疗药物和化疗方案

一、细胞毒化疗药物

化疗是化学治疗的简称，是利用化学药物阻止肿瘤细胞的增殖、浸润、转移，直至最终杀灭肿瘤细胞或抑制其生长的一种治疗方式。目前在临床使用的传统抗肿瘤化学药物达 150 种以上，其中大部分是细胞毒化疗药物（简称化疗药），即通过直接杀死肿瘤细胞来抑制肿瘤生长的药物。细胞毒化疗药物选择性不高，在杀伤肿瘤细胞的同时，对正常细胞、组织和重要器官也有损伤作用。根据化学结构和来源不同，化疗药物可分为烷化剂（亚硝基脲类、替莫唑胺等）、铂类化合物（顺铂、卡铂等）、抗代谢药（叶酸、嘧啶、嘌呤类似物等）、抗肿瘤抗生素（蒽环类抗生素、博来霉素类等）以及抗肿瘤植物药（长春碱类、喜树碱类、紫杉醇类、鬼臼毒素衍生物等）。根据作用途径则又可分为干扰核酸生物合成的药物（二氢叶酸还原酶抑制剂、胸苷酸合成酶抑制剂、DNA 多聚酶抑制剂等），直接影响 DNA 结构和功能的药物（烷化剂、破坏 DNA 的铂类化合物、破坏 DNA 的抗肿瘤抗生素类、拓扑异构酶抑制剂等）、干扰转录过程和阻止 RNA 合成的药物（蒽环类抗肿瘤抗生素）以及抑制蛋白质合成与功能的药物（微管蛋白活性抑制剂、干扰核蛋白体功能的药物等）[1]。

肿瘤细胞群中一般只有部分处于增殖周期，增殖周期可分为 DNA 合成前期（G_1）、DNA 合成期（S）、DNA 合成后期（G_2）和有丝分裂期（M）。根据作用于细胞增殖周期时相的不同，化疗药物也可分为细胞周期非特异性药物和细胞周期特异性药物。细胞周期非特异性药物对整个增殖周期中的细胞均有杀灭作用，如烷化剂、抗肿瘤抗生素类药物。细胞周期特异性药物只对细胞周期某一时期细胞有杀伤作用，如抗代谢药主要作用于 S 期、植物药主要作用于 M 期。另一部分细胞处于静止期（G_0），对各类药物均不敏感。有效的细胞周期非特异性药物常可使 G_0 期细胞进入增殖周期，为细胞周期特异性药物创造发挥作用的条件。细胞周期特异性药物在杀灭处于对此药敏感时相的肿瘤细胞的同时，能够延缓肿瘤细胞在周期的进程，阻止肿瘤细胞从某一时相进入下一时相，导致肿瘤细胞暂时性蓄积。此种阻滞一旦解除，肿瘤细胞将同步进入周期的下一时相，此时如给与对这一时相具有杀伤作用的药物将能明显增效。神经系统肿瘤由于肿瘤发生来源的特殊性，以及存在血脑屏障等特殊问题，对化疗药物的研发设计、临床选择、给药途径、评价方法等均具有其特异规律。神经系统肿瘤化学治疗正逐渐成为一门独特的亚学科[2]。下文介绍神经系统肿瘤常用的化疗药物。

（一）替莫唑胺、丙卡巴肼和达卡巴嗪

替莫唑胺（temozolomide，TMZ）是达卡巴嗪（dacarbazine，DTIC）的咪唑四嗪衍生物，其化学名为 3,4- 二氢 -3- 甲基 -4- 氧代咪唑并 [5,1-d]-1,2,3,5- 四嗪 -8- 酰胺。原料药为白色或浅棕色、淡粉色的粉末，分子量为 194.15。TMZ 在 pH ＜ 5 时稳定，pH ＞ 7 时易分解，因此可口服给药。口服后吸收完全，有近 100% 的生物利用度，血浆药物浓度约 1 小时达到峰值，食物可使其吸收减少 9%。TMZ 本身无细胞毒作用，作为前体药物，无需经过肝代谢。在生理 PH 条件下，迅速自发降解为活性化合物 5-（3- 甲基三氮烯 -1-）咪唑 -4- 酰胺（MTIC），这一过程不需要酶的作用，个体差异性较小。MTIC 进一步分解为 5- 氨基 - 咪唑 -4- 酰胺（AIC）与重氮甲烷。AIC 为嘌呤和核酸生物合成中的中间体，而重氮甲烷是活性烷基化物质，通过使 DNA 甲基化造成其单链或双链的断裂，阻断 DNA 的复制，使肿瘤细胞死亡。MTIC 的烷基化作用主要发生在鸟嘌呤的 O^6 位，个别的烷化作用也发生在 N^7 和 N^3 位。TMZ 是新型口服的广谱抗肿瘤烷化剂，分子量适中，具有脂溶性，易于通过血脑屏障，其脑脊液 / 血浆药物浓度比接近 30% ～ 40%。TMZ 的不良反应主要表现为乏力、头痛、便秘、恶心、呕吐和骨髓抑制，与其他细胞毒药物比较，TMZ 不良反应较小，耐受性好。TMZ 无论在高级别（恶性）胶质瘤还是低级别胶质瘤中都显示出抗肿瘤活性，成为胶质瘤辅助治疗和复发时治疗的重要药物。TMZ 单用或联合化疗也应用于脑转移瘤、原发性中枢神经系统淋巴瘤和室管膜瘤。

丙卡巴肼（procarbazine，PCZ）（临床上常称为甲基苄肼）和 DTIC 是甲基化药物，通过使单链 DNA 断裂发挥细胞毒作用。PCZ 有较好的口服生物利用度，它的活性代谢物作为细胞周期非特异性药物抑制 DNA、RNA 和蛋白合成。PCZ 的主要不良反应包括乏力、恶心、呕吐、骨髓抑制和皮疹。PCZ 也具有单胺氧化酶抑制剂的作用，因此，在服用 PCZ 的时候应该避免摄入富含酪胺的食物，例如红酒、奶酪和黄豆。PCZ 可以单药给与，但通常联合洛莫司汀（lomustine，CCNU）和长春新碱（vincristine，VCR）（PCV 方案）用药。PCZ 可用于恶性胶质瘤、低级别胶质瘤、原发性中枢神经系统淋巴瘤。DTIC 的化学名称为 5-（3,3- 二甲基 -1- 三氮烯）- 咪唑 -4- 甲酰胺枸橼酸盐，是一种嘌呤类生物合成物的前体，能干扰嘌呤的生物合成。DTIC 进入体内后由肝微粒体混合功能氧化酶去甲基形成单甲基化合物 MTIC，具有烷化作用。DTIC 主要作用于 G_2 期，抑制嘌呤、RNA 和蛋白质的合成，也抑制 DNA 的合成。DTIC 口服吸收不完全，个体差异很大，只能经静脉给药。

DTIC 不能通过血脑屏障。DTIC 与 TMZ 一样，代谢为 MTIC 发挥其抗肿瘤活性，但与 TMZ 相比，DTIC 口服不易吸收，毒副作用大，患者耐受性较差。

（二）亚硝脲类药物

亚硝脲类药物是传统的脑肿瘤化疗用药，包括卡莫司汀（carmustine，BCNU）、洛莫司汀（lomustine，CCNU）、尼莫司汀（nimustine，ACNU）、司莫司汀（semustine，MeCCNU）等。BCNU 和 CCNU 脂溶性强，可通过血脑屏障；ACNU 为水溶性，其在体内的活性代谢产物具有脂溶性，可通过血脑屏障。亚硝脲类药物属于细胞周期非特异性药物，通过烷化作用发挥抗肿瘤活性，主要作用位点为 DNA 的鸟嘌呤，也可作用于腺嘌呤和胞嘧啶。BCNU 和 ACNU 通过静脉给药，CCNU、MeCCNU 为胶囊剂，口服给药。对治疗恶性胶质瘤、低级别胶质瘤和室管膜瘤有抗肿瘤活性。主要的不良反应为迟发性骨髓抑制、恶心、呕吐、乏力和剂量相关的肺纤维化。骨髓抑制通常发生在用药后 4～6 周，一般 6～8 周后恢复。用药期间应注意随访血常规，治疗前和治疗中需检查肺功能。

（三）铂类化合物

卡铂（carboplatin，CBP）和顺铂（cisplatin，DDP）是细胞周期非特异性药物，作用于鸟嘌呤的 N^7 位。其作用机制与烷化剂相似，也是通过与 DNA 分子结合形成加合物，导致 DNA 双链或单链断裂而发挥抗肿瘤作用。CBP 和 DDP 都是水溶性的，不能通过完整的血脑屏障，但是在治疗脑肿瘤时可以观察到客观反应，这可能是由于脑肿瘤的血脑屏障部分被破坏。CBP 的不良反应包括乏力、恶心、呕吐和骨髓抑制。DDP 骨髓抑制较轻，但是能引起耳毒性、肾功能损伤和外周神经病变。CBP 和 DDP 可单独使用也可与其他药物联合使用，可应用于恶性胶质瘤、髓母细胞瘤、室管膜瘤和颅内生殖细胞肿瘤等。

DDP 采用一次大剂量（$80～100 \, mg/m^2$）给药时，需要采用水化、利尿措施以保护肾功能。水化：在使用 DDP 当天及使用后第 2、3 天均应给与 2000 ml 以上的静脉补液；使用 DDP 当天应先给与 1000 ml 补液后，再给 DDP 化疗。利尿：DDP 滴注前给与 20% 甘露醇 250 ml 静脉滴注，DDP 滴注结束后给与呋塞米 20 mg，并记录 24 小时的尿量和检查尿常规。对于存在明显颅高压症状的患者，不适合水化大量补液，可采用分次 DDP 化疗，无需水化。

（四）长春花生物碱、表鬼臼毒素和紫杉醇类

长春新碱（vincristine，VCR）和长春碱（vinblastine，VLB）是长春花生物碱类抗肿瘤药物，主要作用靶点是微管，抑制微管蛋白的聚合，影响纺锤体的形成，使有丝分裂中止。它们的耐药由膜糖蛋白 p170 介导。VCR 和 VLB 是水溶性的，只能静脉用药，血脑屏障穿透性差。剂量限制性毒性是神经系统毒性，主要引起外周神经症状，如手指、足趾麻木，腱反射迟钝或消失，外周神经炎；偶见腹痛、便秘、麻痹性肠梗阻；骨髓抑制和恶心、呕吐较轻。VLB 很少用于神经系统肿瘤。VCR 通常与 PCZ 和 CCNU 联合应用（PCV 方案）治疗少突胶质瘤，VCR 联合铂类也用于治疗髓母细胞瘤、颅内生殖细胞肿瘤等。

替尼泊苷（teniposide，VM-26）和依托泊苷（etoposide，VP-16）是表鬼臼毒素的半合成衍生物，作用机制是抑制 II 型拓扑异构酶，是细胞周期特异性细胞毒药物，作用于细胞周期的 S 后期和 G_2 期。表鬼臼毒素的主要不良反应是恶心、呕吐、外周神经毒性和骨髓抑制。单药可抑制恶性胶质瘤活性，但常与其他药物联合应用，可用于治疗恶性胶质瘤、室管膜瘤、生殖细胞肿瘤和髓母细胞瘤。

紫杉醇类（paclitaxel）是一种新型抗微管药物，可以促进微管聚合。在低浓度时即可明显减少 G_1 期细胞，增加 G_2 和 M 期细胞，阻滞细胞增殖于 G_2 和 M 期。紫杉醇类用药前需给与苯海拉明、地塞米松和西咪替丁预处理，防止过敏反应。紫杉醇类联合其他药物可用于乳腺癌脑转移、复发难治的颅内生殖细胞肿瘤。

（五）喜树碱衍生物

拓扑替康（topotecan，TPT）和伊立替康（irinotecan，CPT-11）是半合成喜树碱衍生物，作用机制是抑制 DNA 拓扑异构酶 I（Topo I），与 Topo I-DNA 形成的复合物结合，稳定此复合物，从而使断裂的 DNA 单链不能重新接合，阻止 DNA 复制及抑制 RNA 合成，为细胞周期 S 期特异性药物。两者口服的生物利用度差，需要静脉用药。主要不良反应包括乏力、恶心、呕吐和骨髓抑制。腹泻是 CPT-11 的剂量限制性毒性，急性腹泻发生于用药后 24 小时之内，轻

者可自行缓解，严重者予阿托品 0.25 mg 皮下注射；迟发性腹泻发生于给药 24 小时后，可危及患者生命，必须及早应用止泻药洛哌丁胺（临床上常称为易蒙停）（首剂 4 mg 口服，以后 2 mg，2 小时一次，直至末次稀便后继续服用 12 小时，用药最长时间不超过 48 小时），并补充大量液体。中性粒细胞减少是 CPT-11 另一剂量限制性毒性，严重中性粒细胞减少（3 ～ 4 度）占 39.6%。

TPT 具有较好的中枢神经系统通透性，但对原发中枢神经系统肿瘤的治疗效果令人失望，对小细胞肺癌脑转移有效。CPT-11 在治疗恶性胶质瘤时表现出一定疗效，常和抗血管生成药物贝伐珠单抗联合使用。CPT-11 有一定毒性，应严格掌握适应证并在有经验的专科医师指导下用药。

（六）氮芥类药物

氮芥类药物可以形成带正电的离子，作用于 DNA 的亲电子区。氮芥类药物包括环磷酰胺、异环磷酰胺、美法兰、苯丁酸氮芥和氮芥。不良反应主要是乏力、骨髓抑制、恶心、呕吐、肺炎和肺纤维化。环磷酰胺（cyclophosphamide，CTX）和异环磷酰胺（ifosfamide，IFO）为氮芥衍生物，抗瘤谱比氮芥广，在体外无抗癌效果，需在体内经肝微粒体混合功能氧化酶活化后，产生具有烷化作用的活性代谢物。CTX 和 IFO 可致出血性膀胱炎，系代谢产物丙烯醛刺激膀胱所致。水化、利尿、同时应用尿路保护剂美司钠，是减轻或消除出血性膀胱炎的有效措施。美司钠剂量的计算应为 IFO 总剂量的 60% 或以上，于 IFO 给药后 0、4、8 小时静注。CTX 单次剂量 ≥ 1000 mg/m² 时，美司纳用量至少与 CTX 总量相等或多于 CTX 总量，于 CTX 给药后 0、4、8 小时静注。CTX 和 IFO 在肝、肾功能不佳或只有一个肾的患者中应慎用或禁用。环磷酰胺对复发恶性脑肿瘤有抗肿瘤活性。异环磷酰胺单药抗脑肿瘤活性较小，与 CBP 和 VP-16 合用治疗恶性胶质瘤、生殖细胞肿瘤、髓母细胞瘤可起到协同作用。其他氮芥类药物对神经系统肿瘤作用较小。

（七）抗肿瘤抗生素

抗肿瘤抗生素是细胞周期非特异性化疗药物，是 DNA 嵌入剂，通过抑制 DNA、RNA 和蛋白质合成发挥细胞毒作用。这类药物有阿霉素、放线菌素 D、博来霉素（bleomycin，BLM）和普卡霉素。总的来说，这类药物血脑屏障穿透力弱，容易受多药耐药表型的影响。不良反应主要是骨髓抑制、黏膜炎和心脏毒性。虽然抗肿瘤抗生素对神经系统肿瘤的作用有限，但是阿霉素联合 DTIC 可用于治疗恶性脑膜瘤，博来霉素联合 VM-26 或 VP-16、DDP 可用于治疗颅内生殖细胞瘤。

（八）抗代谢药

甲氨蝶呤（methotrexate，MTX）是叶酸类似物，通过阻断细胞内四氢叶酸合成发挥细胞毒性，作用于细胞周期的 S 期，可口服或静脉给药。不良反应有骨髓抑制、中毒性肾损害、恶心、呕吐、腹泻、黏膜炎、肺炎和神经毒性。MTX 可用于原发性中枢神经系统淋巴瘤、脑膜转移瘤。

大剂量 MTX（HD-MTX）（3 g/m² 以上）为基础的化疗是原发性中枢神经系统淋巴瘤的首选治疗方式，手术仅起到明确诊断的作用。大剂量 MTX 治疗可产生严重、甚至致命的毒性反应，如肾衰竭、皮肤黏膜反应、骨髓抑制、肝损害、胃肠反应等，在 MTX 静注结束后必须采取解救措施，使患者脱离险境。在进行 HD-MTX 化疗时，需水化、尿液碱化、亚叶酸钙（calcium folinate，CF）解救。定时检测血清 MTX 浓度，MTX 给药 24 小时后，其血清浓度应在 10 μmol/L，48 小时应在 0.1 ～ 1 μmol/L，72 小时应在 0.1 μmol/L 以下为安全值，据血清 MTX 浓度检测来调整 CF 解救剂量及时间。

阿糖胞苷（cytarabine，Ara-C）是细胞周期 S 期特异性嘧啶类似物，对 DNA 多聚酶有强大的抑制作用，从而影响 DNA 的复制。Ara-C 可以通过血脑屏障。主要不良反应有骨髓抑制、恶心、呕吐和神经毒性。Ara-C 用于治疗原发性中枢神经系统淋巴瘤和脑膜转移瘤。

培美曲塞（pemetrexed）是一种以吡咯嘧啶基团为核心的抗叶酸制剂，通过抑制胸苷酸合成酶、二氢叶酸还原酶和甘氨酰胺核苷酸甲酰转移酶的活性，破坏细胞内叶酸依赖性的正常代谢过程而抑制细胞复制，从而抑制肿瘤生长。培美曲塞可用于原发性中枢神经系统淋巴瘤的挽救性化疗或肺腺癌脑转移的化疗。

二、常用化疗方案

长期以来，由于缺乏有效的化疗药物及受血脑屏障的影响，化疗在神经系统肿瘤治疗中的地位和作用并未引起足够的重视。随着新药的不断出现，以及对神经系统肿瘤分子生物学和分子遗传学特征的认识，化疗在神经系统肿瘤中的应用范围在不断扩大。目前，化疗用来治疗原发性中枢神经系统恶性肿瘤（如间变星形细胞瘤和多形性胶质母细胞瘤）已被广泛地认可，并开始用于具有高危因素的新诊断低级别胶质瘤的术后辅助治疗；在原发性中枢神经系统淋巴瘤、生殖细胞肿瘤、髓母细胞瘤等化疗敏感肿瘤中，化疗已成为常规治疗；在脑转移瘤中，化疗也开始发挥越来越重要的作用，逐渐成为综合治疗不可缺少的一部分。下文介绍神经系统肿瘤常用化疗方案 [2-9]。

（一）多形性胶质母细胞瘤

新诊断患者术后与放疗同步采用替莫唑胺 75 mg/m^2，每天口服。放疗结束后，替莫唑胺常规 5/28 d 方案辅助化疗至少 6 个周期或肿瘤进展时停用（Stupp 方案）。如果替莫唑胺化疗有效且毒性可以耐受，辅助化疗最多可以用 12 个周期。肿瘤复发时的挽救化疗目前尚无标准方案，替莫唑胺常规 5/28 d 方案或剂量 - 密集方案（主要用于 MGMT 启动子甲基化阳性患者）、伊立替康、丙卡巴肼、亚硝脲类、PCV 方案（洛莫司汀 + 丙卡巴肼 + 长春新碱）、铂类为基础的方案均可用于挽救性化疗。化疗也可以与贝伐珠单抗联合使用，或单用贝伐珠单抗、瑞戈非尼等抗血管生成分子靶向药物。

（二）间变胶质瘤

新诊断的间变少突胶质细胞瘤伴 1p/19q 联合缺失患者的术后辅助化疗或新辅助化疗推荐 PCV 方案，新诊断的间变星形细胞瘤术后辅助化疗推荐 Stupp 方案。复发间变胶质瘤的挽救性化疗考虑替莫唑胺、亚硝脲类、PCV 方案或联合贝伐珠单抗等分子靶向药物。

（三）低级别胶质瘤

新诊断的低级别胶质瘤术后是否需要辅助化疗要根据患者的临床和分子特征制定个体化治疗决策，一般来说对于存在肿瘤残留、年龄大于 40 岁、肿瘤增殖指数较高、病理类型为 IDH 野生型弥漫星形细胞瘤等复发高危因素的患者，术后需要辅助放疗和（或）化疗。术后辅助化疗可采用 PCV 方案（特别

是对于存在 1p/19q 联合缺失患者），或替莫唑胺同步放疗和替莫唑胺 5/28 d 方案（Stupp 方案），或单纯替莫唑胺 5/28 d 方案。复发或进展时的一线方案也可采用替莫唑胺 5/28 d 方案或 PCV 方案，二线方案包括亚硝脲类单药，或联合化疗（如 PCV 方案），或以铂类为基础的方案（顺铂或卡铂）。

（四）颅内和脊髓室管膜瘤

化疗在室管膜瘤辅助治疗中的作用还不确定。目前有关室管膜瘤化疗的资料多来自儿童，成人室管膜瘤化疗的资料较少。对于儿童或成人新诊断的室管膜瘤，无随机对照临床研究证实化疗联合放疗与单纯放疗比较，前者对生存率有改善。但对于复发进展患者，化疗可作为挽救性治疗，化疗药物包括以铂类为基础的单药或联合方案，依托泊苷、亚硝脲类、替莫唑胺单药或联合分子靶向药物拉帕替尼、贝伐珠单抗等。

（五）髓母细胞瘤

新诊断儿童患者术后全中枢放疗期间可以联合长春新碱每周化疗。成人患者耐受性差，放疗期间不推荐长春新碱化疗。放疗结束四周以后的辅助化疗采用以铂类为基础的方案：顺铂 + 环磷酰胺 + 长春新碱、顺铂 + 洛莫司汀 + 长春新碱等。既往曾经化疗的复发患者可采用单用大剂量环磷酰胺或联合依托泊苷、口服依托泊苷胶囊、替莫唑胺等化疗。既往未曾化疗过的复发患者可采用大剂量环磷酰胺 + 依托泊苷、卡铂或顺铂 + 依托泊苷 + 环磷酰胺等方案。复发患者经过常规剂量化疗后肿瘤获得完全缓解或再次手术后肿瘤全切者，也可以考虑自体干细胞移植下的超大剂量化疗。既往化疗失败的 SHH 型复发患者可以采用靶向药物维莫德吉治疗。

（六）原发性中枢神经系统生殖细胞肿瘤

原发性中枢神经系统生殖细胞肿瘤分为生殖细胞瘤和非生殖细胞瘤性生殖细胞肿瘤（nongerminoma germ cell tumor，NGGCT）两大类型。NGGCT 包括畸胎瘤、胚胎性癌、内胚窦瘤 / 卵黄囊瘤、绒毛膜上皮癌和混合型。纯生殖细胞瘤单纯放疗的治愈率 > 90%，对儿童患者可通过联合化疗减少放疗的剂量和范围。NGGCT 单纯放疗 5 年生存率仅为 10% ～ 38%，需要手术、放疗联合化疗等综合治疗

来改善生存率。化疗主要应用于放疗前或放疗后的辅助治疗及复发后的挽救性治疗。化疗方案主要是以铂类为基础的方案，包括顺铂和卡铂。铂类药物可以联合博莱霉素、依托泊苷或替尼泊苷、异环磷酰胺、长春碱等。

（七）原发性中枢神经系统淋巴瘤

①新诊断患者的诱导化疗：采用 HD-MTX（3.5 g/m²）或更高剂量 MTX 联合替莫唑胺、利妥昔单抗，或 HD-MTX 联合长春新碱、丙卡巴肼和利妥昔单抗。对于不适合或者无法耐受 HD-MTX 化疗者，可以采用阿糖胞苷、噻替哌、卡莫司汀、替尼泊苷或泼尼松（prednisone，pred）等药物的联合，可以单用化疗或化疗联合利妥昔单抗。对于脑脊液肿瘤细胞阳性或脊髓 MRI 检查有肿瘤播散的患者，增加脑脊液内化疗（脑室内化疗或鞘内化疗），药物包括 MTX、阿糖胞苷、利妥昔单抗等。②巩固化疗：可以采用自体干细胞移植下的超大剂量化疗（卡莫司汀＋噻替哌、

表 10-2-1　神经系统肿瘤常用化疗方案

1. 恶性胶质瘤

方案	药物	剂量	给药途径	给药时间	周期
PCV	CCNU	110 mg/m²	PO	D1	6 ～ 8 周
	PCZ	60 mg/（m²·d）	PO	D8 ～ 21	
	VCR	1.4 mg/m²（最大 2 mg）	IV	D8、29	
BCNU+DDP	BCNU	40 mg/（m²·d）	IV	D1 ～ 3	4 周
	DDP	40 mg/（m²·d）	IV	D1 ～ 3	
MeCCNU+VM-26	MeCCNU	125 mg/m²	PO	D3	6 ～ 8 周
	VM-26	100 mg/（m²·d）	PO	D1 ～ 3	
ACNU+VM-26	ACNU	2 ～ 3 mg/kg	IV	D1	6 ～ 8 周
	VM-26	80 ～ 100 mg/（m²·d）	IV	D1 ～ 3	
TMZ 放疗同步	TMZ	75 mg/m²/d	PO	D1 ～ 42	
TMZ 5/28 d	TMZ	150 ～ 200 mg/（m²·d）	PO	D1 ～ 5	4 周
TMZ 21/28 d	TMZ	75 ～ 100 mg/（m²·d）	PO	D1 ～ 21	4 周
TMZ 每周交替	TMZ	150 mg/（m²·d）	PO	D1 ～ 7、15 ～ 21	4 周
TMZ 低剂量持续	TMZ	40 ～ 50 mg/（m²·d）	PO	D1 ～ 28	4 周
TMZ+CCNU	TMZ	100 ～ 200 mg/（m²·d）	PO	D2 ～ 6	6 周
	CCNU	100 mg/m²	PO	D1	
TMZ+DDP	TMZ	150 ～ 200 mg/（m²·d）	PO	D2 ～ 6	4 周
	DDP	40 mg/（m²·d）	IV	D1、2	
TMZ+VM-26	TMZ	150 ～ 200 mg/（m²·d）	PO	D1 ～ 5	4 周
	VM-26	100 mg/（m²·d）	IV	D1 ～ 3	
TMZ+CPT-11	TMZ	200 mg/（m²·d）	PO	D1 ～ 5	4 周
	CPT-11	125 mg/（m²·d）	IV	D6、13、20	
VM-26+DDP	VM-26	100 mg/（m²·d）	IV	D1 ～ 3	3 周
	DDP	80 mg/m²	IV	D1 ～ 3	
VM-26+CBP	VM-26	100 mg/（m²·d）	IV	D1 ～ 3	3 周
	CBP	300 mg/m²	IV	D1	
ICE	IFO	750 ～ 1500 g/（m²·d）	IV	D1 ～ 3	4 周
	CBP	75 ～ 100 mg/（m²·d）	IV	D1 ～ 3	
	VP-16	75 ～ 100 mg/（m²·d）	IV	D1 ～ 3	

续表

表 10-2-1　神经系统肿瘤常用化疗方案

1. 恶性胶质瘤

方案	药物	剂量	给药途径	给药时间	周期
CPT-11+ 贝伐珠单抗	CPT-11	125 mg/m² （non-EIAEDs）或 340 mg/m² （EIAEDs）	IV	D1、15、29	6 周
	贝伐珠单抗	5 ~ 10 mg/kg	IV	D1、15、29	

2. 髓母细胞瘤

方案	药物	剂量	给药途径	给药时间	周期
CCNU+DDP+VCR	CCNU	75 mg/m²	PO	D1	6 周
	DDP	60 ~ 75 mg/m²	IV	D1	
	VCR	1.4 mg/m² （最大 2 mg/m²）	IV	D1、8、15	
CVP	CTX	600 ~ 750 mg/m²	IV	D1、2	6 周
	VCR	1.4 mg/m² （最大 2 mg/m²）	IV	D1、8、15	
	DDP	75 mg/m²	IV	D1	
VP-16+CBP	VP-16	80 ~ 100 mg/ (m²·d)	IV	D1 ~ 4	3 周
	CBP	300-400 mg/m²	IV	D1	
IFO+CBP+VP-16	IFO	2000 mg/ (m²·d) (mesna 解毒)	IV	D1 ~ 3	4 周
	CBP	400 mg/m²	IV	D1	
	VP-16	100 mg/ (m²·d)	IV	D1 ~ 3	

3. 原发中枢神经系统生殖细胞肿瘤

方案	药物	剂量	给药途径	给药时间	周期
PEB	DDP	20 mg/m²	IV	D1 ~ 5	3 ~ 4 周
	VM-26/VP-16	60 ~ 100 mg/ (m²·d)	IV	D1 ~ 5	
	BLM	10 mg/ (m²·d)	IV	D1、5	
ICE	IFO	900 mg/ (m²·d)	IV	D1 ~ 5	4 周
	DDP	20 mg/ (m²·d)	IV	D1 ~ 5	
	VP-16	60 mg/ (m²·d)	IV	D1 ~ 5	
PE	DDP	20 mg/ (m²·d)	IV	D1 ~ 5	3 ~ 4 周
	VM-26/VP-16	60 ~ 100 mg/ (m²·d)	IV	D1 ~ 5	
CE	CBP	450 mg/m²	IV	D1	3 ~ 4 周
	VM-26/VP-16	150 mg/ (m²·d)	IV	D1 ~ 3	
PVB	DDP	20 mg/ (m²·d)	IV	D1 ~ 5	4 周
	VLB	4 mg/m²	IV	D1、8	
	BLM	10 mg/m²	IV	D1、8、15	

4. 原发中枢神经系统淋巴瘤

方案	药物	剂量	给药途径	给药时间	周期
HD-MTX+TMZ	MTX	≥ 3000 mg/m²	IV	D1	3 周
	TMZ	150 mg/ (m²·d)	PO	D1 ~ 5	
PCV	PCZ	600 mg/ (m²·d)	PO	D8 ~ 21	6 ~ 8 周
	CCNU	110 mg/m²	IV	D1	
	VCR	1.4 mg/m² （最大 2 mg/m²）	IV	D1、29	
R+TMZ	利妥昔单抗	375 mg/m²	IV	D1	4 周
	TMZ	150 mg/ (m²·d)	PO	D1 ~ 5	

CCNU，洛莫司汀；PCZ，丙卡巴肼；VCR，长春新碱；DDP，顺铂；MeCCNU，司莫司汀；VM-26，替尼泊苷；ACNU，尼莫司汀；TMZ，替莫唑胺；CPT-11，伊立替康；CBP，卡铂；IFO，异环磷酰胺；VP-16，依托泊苷；CTX，环磷酰胺；BLM，博来霉素；VLB，长春碱；MTX，甲氨蝶呤

噻替哌+美法兰+环磷酰胺），大剂量阿糖胞苷单用或联合依托泊苷。③肿瘤复发或耐药时的挽救性化疗：再次使用以 HD-MTX 为基础的化疗方案联合或不联合利妥昔单抗，HD-MTX+利妥昔单抗+伊布替尼、替莫唑胺、大剂量阿糖胞苷和培美曲塞单用或联合使用，分子靶向药物伊布替尼、来那度胺和泊马度胺单用或联合化疗，部分患者可采用自体造血干细胞移植下的超大剂量化疗。

（八）脑转移瘤

脑转移瘤可使用对原发性肿瘤有效的药物，即原发性肿瘤的化疗方案，或替莫唑胺 5/28 d 常规方案。卡培他滨、顺铂、依托泊苷、紫杉醇和 HD-MTX 方案等可用于乳腺癌脑转移。外周淋巴瘤脑转移可采用 HD-MTX 方案。小细胞肺癌脑转移可采用拓扑替康、替莫唑胺等化疗药物。

（九）脑膜和脊髓转移瘤

选择器官特异性的全身系统化疗需强调药物具有较好的中枢神经系统通透性。脑脊液内化疗的药物用 MTX、阿糖胞苷和塞替派等。淋巴瘤脑膜和脊髓转移的化疗采用以 HD-MTX 为基础的方案。

HD-MTX 化疗时注意检测 MTX 血药浓度，CF 解救，碱化，水化。由于毒性大，在有条件的医院才能实施。

（杨群英 李 刚 张俊平）

参考文献

1. 徐瑞华，陈国强. 肿瘤学. 北京：人民卫生出版社，2020.
2. 陈忠平，杨群英. 神经系统肿瘤化疗手册. 北京：北京大学医学出版社，2012.
3. 国家卫生健康委员会医政医管局. 脑胶质瘤诊疗规范（2018 年版）. 中华神经外科杂志，2019，35（3）：217-239.
4. Stewart LA. Chemotherapy in adult high-grade glioma：a systematic review and meta-analysis of individual patient data from 12 randomised trials. Lancet，2002，359（9311）：1011-1018.
5. Stupp R，Mason WP，van den Bent MJ，et al. Radiotherapy plus concomitant and adjuvant temozolomide for glioblastoma. N Engl J Med，2005，352（10）：987-996.
6. Herrlinger U，Tzaridis T，Mack F，et al. Lomustine-temozolomide combination therapy versus standard temozolomide therapy in patients with newly diagnosed glioblastoma with methylated MGMT promoter（CeTeG/NOA-09）：a randomised，open-label，phase 3 trial. Lancet，2019，393（10172）：678-688.
7. Rutkowski S，Bode U，Deinlein F，et al. Treatment of early childhood medulloblastoma by postoperative chemotherapy alone. N Engl J Med，2005，352（10）：978-986.
8. Aoyama H，Shirato H，Ikeda J，et al. Induction chemotherapy followed by low-dose involved-field radiotherapy for intracranial germ cell tumors. J Clin Oncol，2002，20（3）：857-865.
9. Gavrilovic IT，Hormigo A，Yahalom J，et al. Long-term follow-up of high-dose methotrexate-based therapy with and without whole brain irradiation for newly diagnosed primary CNS lymphoma. J Clin Oncol，2006，24（28）：4570-4574.

第三节 分子靶向治疗

根据国家癌症中心 2019 年发布的统计报告，我国脑肿瘤年发病 10.6 万，死亡 5.6 万。根据世界卫生组织国际癌症研究机构（International Agency for Research on Canler，IARC）发布的 GLOBOCAN2020 报告，全球脑肿瘤年发病 20.8 万，死亡 25.1 万[1-2]。从全球和国内来看，恶性脑肿瘤难以治愈，极易复发，死亡率高，特别是胶质母细胞瘤，中位生存期仅为 14～17 个月，脑转移瘤 2 年的生存率仅为 8.1%。因此，脑肿瘤的治疗目前仍面临巨大挑战。虽然近年来临床常规诊疗方法（如手术、放疗、化疗）都有一些进展，但并没有明显改善恶性脑肿瘤的预后，急需新的治疗方法。近年来，随着精准医学的进步，一些脑肿瘤分子标志物被发现，针对这些分子靶点的靶向治疗正逐渐引起广泛关注[3]。

分子靶向治疗是指在分子水平上，应用针对明确的生物标志物设计的药物，瞄准和杀伤肿瘤细胞。分子靶向治疗常用的治疗靶点有细胞受体、信号传导和抗血管生成等。此类药物主要有两类：单克隆抗体和小分子化合物。近年来，分子靶向治疗是临床研究的热点，许多恶性肿瘤因为靶向药物治疗的介入而改变了治疗策略，并明显改善了患者的预后，脑肿瘤的分子靶向治疗也越来越受重视。近年来，来自脑肿瘤治疗领域 II / III 期靶向治疗以及相关的联合治疗形式都有了新的实质性进展[4]。本节对脑肿瘤（特别是胶质瘤）的分子靶向治疗的现状和进展进行总结。

一、脑胶质瘤的分子靶向治疗

（一）血管生成抑制剂

1. 贝伐珠单抗（bevacizumab，BEV）　血管生成对肿瘤的生长、转移起着关键性的作用。血管生成由一系列促血管生成及抗血管生成因子组成的复杂网络来调控，其中被认为最重要的是血管内皮生长因子（vassular endothelial growth factor，VEGF）及其受体 VEGFR，在此理论基础上，贝伐珠单抗作为第一个抗血管生成药物开始应用于胶质母细胞瘤（GBM）的治疗。贝伐珠单抗是一种重组人单克隆抗体，可以与所有 VEGF 亚型结合，通过阻断 VEGF 而抑制肿瘤区域的供血致肿瘤血供减少，抑制肿瘤生长和转移，从而产生抗肿瘤作用。贝伐珠单抗主要通过三种方式发挥抗肿瘤作用，即现有的血管系统退化、抑制新生血管生成、抗血管通透性。由于其独特的作用机制，贝伐珠单抗可以联合其他药物提高疗效。贝伐珠单抗已被广泛应用于多种恶性肿瘤中，并已经成为部分恶性肿瘤治疗指南全球推荐的标准方案。高级别胶质瘤复发及预后不良与促血管生长的肿瘤微环境密切相关。从组织学来看，GBM 是一种血管源性肿瘤，以坏死和微血管增生为特征，新生血管增生是 GBM 生长及预后不良的关键因素。因此，抑制新生血管生成可以作为 GBM 的一个重要的潜在治疗靶点。

有学者对贝伐珠单抗在初诊 GBM（newly diagnosed glioblastoma，nGBM）患者中的疗效进行了探索。2013 年，美国临床肿瘤学（American Society of Clinical Oncology，ASCO）年会上，公布的一项标准一线放化疗联合 BEV 来治疗 nGBM 的 III 期随机临床试验结果显示，BEV 能够适当延长患者的无进展生存期（progression free survival，PFS），但并不能改善总生存期（overall survival，OS），而且与更差的神经认知和生活治疗结局有关。这项研究为放射治疗肿瘤学组 RTOG0825 研究[5]。AVAglio（NCT00943826）与 RTOG0825 研究是同时进行的，二者的设计也非常相似。AVAglio 研究显示，贝伐珠单抗对患者生活质量有益处，但并未考察神经认知功能。该项研究对比了贝伐珠单抗或安慰剂联合标准放化疗治疗 nGBM 患者的疗效，结果显示，中位 PFS 分别为 10.6 个月（BEV 组）和 6.2 个月（安慰剂组）（$p < 0.001$）；然而 OS 并未显示出显著差异，分别为 16.8 个月和 16.7 个月（$p = 0.0987$）；1 年生存率分别为 72.4% 和 66.3%（$p < 0.049$）；但是 2 年生存率差异则微乎其微分别为 33.9% 和 30.1%（$p = 0.24$）。尽管 AVAglio 试验并未设置肿瘤进展后的治疗方案，但据统计，约 30% 的非 BEV 组患者在肿瘤进展后接受了贝伐珠单抗治疗，因此这对 OS 的统计会造成一定的影响[6]。

研究数据发现低表达基质金属蛋白酶 9（matrix metallopeptidase 9，MMP9）的 nGBM 患者应用 BEV 可延长 OS，不应用组和 BEV 治疗组 OS 分别为 13.6 个月和 18.8 个月[7]。TCGA 分型前神经元型中 IDH 野生型 nGBM 应用 BEV 可以延长 OS，BEV 组 OS 为 17.1 个月，安慰剂组 12.8 个月[8]。2020 年美国神经肿瘤学会和欧洲神经肿瘤学会成人胶质母细胞瘤诊疗专家共识也提出，通过基因表达分析或基于 MRI 特征分析定义的前神经元型 GBM 可能从 BEV 治疗中获益[9]。基于 RTOG0825 及 AVAglio 这两项 III 期临床研究均证实，在 nGBM 患者中，替莫唑胺（temozolomide，TMZ）化疗联合贝伐珠单抗只能将无进展生存期延长 3 个月左右，且未改善初诊 GMB 患者的总生存情况。因此，对于 nGBM 患者，除有明确分子标志物等检测结果指导的情况外，不推荐将贝伐珠单抗加入 nGMB 标准治疗方案中。

贝伐珠单抗在复发胶质母细胞瘤（recurrent glioblastoma，rGBM）中的应用研究非常多。基于 AVF3708g（BRAIN 研究）和 NCI 06-C-0064E 两项 II 期临床试验研究的结果，贝伐珠单抗通过了美国食品药品监督管理局（Food and Drug Administration，FDA）的加速审批，于 2009 年首次应用于 rGBM 的治疗[10]。但其仅能延长患者的无进展生存期，未能延长 OS。贝伐珠单抗也是第一个被指南推荐用于 rGBM 的靶向药物。AVF3708g（BRAIN 研究）是一项多中心、开放性、非比较性的随机对照 II 期临床研究。研究纳入了 167 例既往接受过放疗或 TMZ 治疗的 rGBM 患者，受试者随机分配接受贝伐珠单抗或贝伐珠联合伊立替康治疗，治疗持续至出现疾病进展或无法耐受的毒副作用。贝伐珠单抗单药组患者可交叉至联合组，这项研究的主要终点是 6 个月 PFS 率和客观缓解率（objective response rate，ORR），次要终点包括 PFS、OS 和缓解持续时间（duration of response，DOR）。值得注意的是，这项研究是非比较性的，研究者将两个试验组数据与历史对照组和其他 GBM 挽救性化疗数据进行了比较。结果显示，相比历史对照组，贝伐珠单抗单药治疗就可以达到有临床意义的获益。贝伐珠单抗单药组的 6 个月 PFS 率为 42.6%，明显高于历史对照组的 15%（$p < 0.0001$）；贝伐珠单抗单药治疗的 ORR 为 28.2%，而历史对照组的 ORR 为 5%；贝伐珠单抗单药治疗的中位缓解持续时间为 5.6 个月[11]。NCI 06-C-0064E 是一项单臂单中心 Ⅱ 期研究，48 例既往接受过重度治疗的患者接受贝伐珠单抗单药治疗，疾病进展后则加用伊立替康。结果显示，贝伐珠单抗单药治疗的 6 个月 PFS 率达到 29%，6 个月 OS 率为 57%，中位 OS 为 31 周。近年来又有多项关于贝伐珠单抗单药、洛莫司汀单药、贝伐珠单抗联合洛莫司汀治疗 rGBM 的研究。结果显示，贝伐珠单抗对 PFS、OS 均有改善，且无预期外的安全性事件发生。但也有不同结果，在 EORTC26101 Ⅲ 期随机对照研究中，纳入 437 例 rGBM 患者，以 2∶1 随机分配进入洛莫司汀（LOM）联合贝伐珠单抗组或 LOM 单药组，主要研究终点是 OS。结果显示，相比 LOM 单药治疗，联合贝伐珠单抗方案组的 PFS 延长了 2.7 个月（LOM 单药 1.5 个月 vs. BEV+LOM 4.2 个月，$p < 0.001$）；ORR 也明显提高（LOM14% vs. BEV+LOM 41.5%，$p < 0.0001$）；但贝伐珠单抗联合治疗方案并未获得明显的 OS 优势（9.1 个月 vs. 8.6 个月）[12]。

对于 rGBM 患者，推荐使用 BEV，特别是水肿范围比较大的患者。对于既往进行过头部放疗且出现放射性损伤的患者，BEV 能有效控制脑水肿且不会产生免疫抑制，临床应用广泛。放射性脑损伤的机制尚不明确，血管异常是其中一个关键因素，放射性脑损伤的治疗方式较多，但疗效均不理想。国内外研究（大部分为回顾性研究及病例报告）提示贝伐珠单抗治疗放射性损伤安全有效[13]，美国安德森癌症中心 Ⅱ 期及 Levin 等前瞻性研究也发现贝伐珠单抗治疗放射性损伤安全有效，并可减少激素的使用[14-15]。然而，贝伐珠单抗治疗放射性损伤的数据是有限的，因此仍需要更强有力的研究证据来支持贝伐珠单抗治疗放射性损伤的最终作用。

2．瑞戈非尼（regorafenib） 泛靶点抗血管酪氨酸激酶抑制剂（TKIs）作用于肿瘤细胞内的酪氨酸激酶，阻断肿瘤细胞内的 MAPK、PI3K 等信号通路，达到控制肿瘤生长的目的。瑞戈非尼是一种口服的多激酶抑制剂，靶点包括 VEGR、PDGFR、FGFR 等基因，可阻断肿瘤生长和进展过程中多种激酶，包括血管生成、肿瘤形成和肿瘤微环境，目前已在 90 多个国家获批。REGOMA 是首个评估瑞戈非尼对比洛莫司汀对复发胶质母细胞瘤治疗效果的随机、多中心临床试验。该试验在意大利的十个中心进行，符合条件的 119 例复发胶质母细胞瘤随机分组，分别给与瑞戈非尼（59 例）和洛莫司汀（60 例）治疗，中位随访 15.4 个月，瑞戈非尼组的中位总生存期为 7.4 个月（95% CI：5.8 ~ 12.0），洛莫司汀组中位生存期为 5.4 个月（95%CI：4.7 ~ 7.3），并对两组患者的不良反应进行了分析。结果表明，瑞戈非尼在复发胶质母细胞瘤中具有良好的整体生存优势，可能是一种潜在的治疗药物[16]。TKIs 中的瑞戈非尼目前由于 Ⅱ 期临床试验结果令人瞩目，其治疗复发胶质脑细胞瘤已被 2020 年 NCCN 指南及 2020 年 SNO 及 EANO 成人胶母细胞瘤诊疗专家共识所推荐，目前该药已进入 Ⅲ 期临床试验。

3．安罗替尼（Anlotinib） 安罗替尼是我国正大天晴公司生产的一种针对多靶点的抗血管生成药物，安罗替尼可以全面覆盖 GBM 中血管生成的相关靶点。一项由浙江省肿瘤医院放疗科陈媛媛教授团队开展的关于安罗替尼联合放疗和替莫唑胺治疗 nGBM 的探索报道发表在 ASCO 2021 年会上。该研究共入组 33 名患者，根据肿瘤切除程度、性别、KPS 评分、手术范围、MGMT 甲基化状态以及 IDH 分型进行分层，截至发稿时，尚未达到中位 PFS，中位 OS 为 17.4 个月，所有患者均能耐受同步放化疗，且超过半数患者经历了 8 个周期的辅助治疗。不良事件以 Ⅰ 级、Ⅱ 级为主，≥ 3 级不良反应为高血压（6.1%），研究初步显示安罗替尼联合 STUPP 的方案在治疗 nGBM 患者时展现出较好的疗效。国内目前已经启动该项目的多中心临床研究[17]。中山大学肿瘤防治中心杨群英等[18] 报告了安罗替尼单药或联合 TMZ 治疗 23 例复发高级别脑胶质瘤的回顾性研究，中位治疗时间为 9 个周期，整体中位 PFS 为 4.2 个月，中位 OS 尚未达到，单药安罗替尼中位 PFS 为 3.5 个月，安罗替尼联合替莫唑胺中位 PFS 为 4.5 个月，整体的 ORR 和 DCR 分别为 34.8% 和 73.9%，1 ~ 2 级不良事件发生率为 65.2%，没有出现 3 级以上的不良事件。对于前线治疗失败或复发的高级别胶质瘤患者，替莫唑胺单药或联合安罗替尼都展现出良好的疗效，且安全可耐受。

（二）抗表皮生长因子受体的靶向治疗

表皮生长因子受体（epidermal growth factor receptor，EGFR）基因突变或扩增是 GBM 发生发展中的一种激活机制，在大部分 GBM 中呈高表达，其中有约 40% EGFR 基因扩增的 GBM 存在 EGFR 基因特异性突变（EGFRvⅢ重排）。单克隆抗体治疗以 EGFR 胞外结构域为靶点，以防止配体结合和随后的 EGFR 激酶结构域激活。靶向 EGFR 扩增与胞外结构域变异是脑胶质瘤抗 EGFR 治疗的方向。有早期研究显示，携带 EGFR 基因特异性突变（EGFRvⅢ重排）的分子靶向药物可能是 GBM 极具前景的药物。但国内外大型机构均已进行抗 EGFR 治疗 GBM 的临床研究，目前尚未获得理想疗效。Westphal 等[19] 在 nGBM 标准放化疗后 12 周加入尼妥珠单抗治疗，患者的 OS 差异无统计学意义，其中残余肿瘤组的中位 OS 在试验组为 19.5 个月，在对照组为 16.7 个月（p = 0.7061），肿瘤全切组的 OS 在试验组为 23.3 个月，在对照组为 21 个月（p = 0.4068）。EGFR 抑制剂包括吉非替尼、厄洛替尼、阿法替尼、西妥昔单抗、尼妥珠单抗等并未在 nGBM 患者中获得理想的结果，有学者认为这可能与抗 EGFR 分子靶向药的中枢神经系统渗透性差有关。

为了打破血脑屏障对于靶向药物的限制，尽可能提高颅内肿瘤部位的药物浓度，有学者对抗 EGFR 单克隆抗体偶联物 ABT-414 在胶质瘤中的疗效进行了探索。2019 年 5 月，AbbVie 宣布了抗体偶联药物 depatuxizumabmafodotin（Depatux-M，ABT-414）一线治疗 EGFR 阳性 GBM 的 Ⅲ 期 INTELLANCE-1 研究（NCT02573324），其中期分析结果显示，接受 ABT-414+ 标准治疗（放疗 + 替莫唑胺）的患者相比接受安慰剂 + 标准治疗的患者，没有生存获益。因此独立的数据监测委员会建议该研究提前终止。虽然抗 EGFR 类药物有明确的靶点，但目前并无证据证实抗 EGFR 药物是否能使高级别胶质瘤患者生存获益，还需结合分子标志物进行大量的体内外实验和临床试验，找出可能的靶向药物和获益人群。因此，不推荐 nGBM 和 rGBM 患者常规使用抗 EGFR 药物治疗。该类药物的使用需进一步结合分子标志物的筛选，从中找出可能的受益者。

（三）蛋白酶体抑制剂

泛素 - 蛋白酶体系统是人体内蛋白降解的主要途径之一，肿瘤细胞的生长特别依赖该系统，因此该途径有可能成为抗肿瘤治疗的一个潜在靶点。目前使用的蛋白酶体抑制剂主要有第一和第二代药物。第一代药物以硼替佐米（bortezomib）为代表，在骨髓瘤上取得了较好的疗效。同样的思路应用到胶质母细胞瘤中，进行了 Ⅱ 期临床研究，结果显示，五年生存率达到 30%。但是因其不能透过血脑屏障，寄希望于以马利佐米（marizomib）为代表的第二代药物疗效。该药物克服了第一代药物无法透过血脑屏障的缺点，同时选择性强。但在 2021 年 ASCO 会议上报告的马利佐米联合 TMZ 放化疗治疗 nGBM 的随机对照 Ⅲ 期研究显示，共入组 616 例经组织学确认的 nGBM 病人，随机分为两组，对照组给与标准的 STUPP 方案治疗，试验组在 STUPP 方案治疗基础上在放疗期间开始给与马利佐米，直到疾病进展，或出现不可耐受副作用，或用药到 18 个周期。该研究的主要终点为总人群和 MGMT 启动子未甲基化人群的 OS，次要终点为总人群和 MGMT 启动子未甲基化人群的 PFS。结果显示，两组总生存期无统计学差异，试验组的中位 OS 为 15.67 个月（95% CI：14.92 ~ NE*），对照组的 OS 为 15.90 个月（95% CI：13.73 ~ NE*），HR = 1.00（0.68 ~ 1.47），P = 0.9957；两组的无进展生存期无统计学差异，试验组的中位 PFS 为 6.24 个月（95% CI：5.91 ~ 7.29），对照组的中位 PFS 为 6.14 个月（95% CI：5.78 ~ 7.56），HR = 1.02（0.81 ~ 1.28.），P = 0.8694。得出结论：马利佐米联合 STUPP 方案治疗 nGBM 较 STUPP 方案并未改善总生存期和无进展生存期，马利佐米治疗会增加神经毒性和精神方面的不良事件[20]。

---

* NE 表示不可估计。

（四）其他靶点

融合基因在脑胶质瘤精准诊疗中的应用越来越被重视。融合基因是指全部或一部分序列相互融合为一个新基因。中国胶质瘤协作组首次在GBM中发现了多次重复出现的PTPRZ1-MET融合基因及其四种不同的融合方式，推动了靶向于PTPRZ1-MET融合基因治疗IDH突变型GBM（继发性GBM）的药物——伯瑞替尼的诞生。北京天坛医院在2014年发现胶质瘤中的PTPRZ1-MET（ZM）融合基因是影响继发性GBM预后的标志物，并发现在继发性胶质母细胞瘤中有12%的肿瘤存在ZM融合基因，在后续研究影响机制和治疗靶点时，又发现MET-ex14T跳跃在较低级别胶质瘤中很可能起到驱动作用。基于这项研究，他们又研发了靶向药伯瑞替尼，并进行了Ⅰ期临床试验，入组了18例复发高级别胶质瘤患者，15例可评估患者中，33%继发性GBM患者达到部分缓解（partial response，PR），33%的继发性GBM和56%的间变胶质瘤患者疾病稳定（stable disease，SD），2例完全缓解（complete response，CR）[21]。这是中国第一个从大数据模拟、靶点验证到高通量筛选研究中得到的潜在治疗药物，也是国际上第一个针对继发性GBM特异亚型的靶向小分子化合物。目前该研究已在国内多中心开展Ⅱ/Ⅲ期随机对照临床试验。

神经营养受体酪氨酸激酶（neurotrophic receptor tyrosine kinase，NTRK）基因融合突变属于一种染色体重排。针对NTRK融合阳性癌症患者的NTRK抑制剂治疗是篮子试验的一个很好的例证。基于前期试验的优异结果，已被美国FDA批准用于跨癌种的NTRK融合实体瘤的治疗，亚组分析显示NTRK抑制剂对这些GBM患者有效。

拉罗替尼（larotrectinib）用于NTRK融合晚期实体肿瘤长期有效安全。基于一项汇总分析，纳入1期成人、1/2期儿童、2期少年和成人研究中的159例TRK融合基因阳性的实体瘤患者，接受拉罗替尼治疗，探索拉罗替尼在NTRK融合阳性实体瘤患者群体中的疗效和长期安全性，研究终点是意向性治疗分析中的客观缓解率（ORR）。根据研究结果，达到客观缓解的患者比例为121/153（79%），其中24/153（16%）完全应答[22]。

恩曲替尼（nitrectinib）在NTRK融合阳性实体瘤患者中产生了持久且具有临床意义的缓解，且耐受性良好，安全性可控。对一个综合数据库包含三个正在进行的Ⅰ期或Ⅱ期临床试验的关键数据集进行分析，这些试验招募了≥18岁的转移或局部晚期NTRK融合阳性的实体瘤患者，这些患者接受恩曲替尼治疗，主要终点是客观缓解率（ORR）和中位缓解持续时间（DOR），中位随访时间为12.9个月。31/54例患者（57%；95% CI：43.2～70.8）客观缓解，4例（7%）完全缓解和27%（50%）部分缓解，中位缓解时间为10个月（95% CI：7.1～NE）。最常见的3/4级治疗相关不良反应为体重增加，治疗总体是安全的[23]。2021年6月29日，第五版WHO中枢神经系统肿瘤分类发布，同月2021年NCCN中枢神经系统肿瘤临床诊治指南发布更新，其中新增加了很重要的一部分内容，即对于携带NTRK基因融合的复发或进展胶质瘤患者，推荐使用NTRK抑制剂拉罗替尼和恩曲替尼。

BRAF V600 突变在各级胶质瘤中均存在，包括GBM、间变星形细胞瘤（anaplastic astrocytoma，AA）、多形性黄色星形细胞瘤（pleomorphic xanthoastrocytoma，PXA）和青少年毛细胞型星形细胞瘤（juvenile pilocytic astrocytoma，JPA）。一项Ⅱ期（n=122）、开放、不依赖组织学的VE-BASKET研究（NCT01524978）[24]，探讨了选择性BRAF V600激酶抑制剂维罗非尼（vemurafenib）在BRAF突变胶质瘤中的作用。4例间变性PXA患者中有1例对药物产生了完全反应。2例产生了部分反应。但在所有患者中，3例GBM患者和1例间变性室管膜瘤患者均观察到未达到反应标准的肿瘤复发，提示该药物在BRAF V600突变的PXA患者中治疗效果最为理想。2021年6月NCCN发布的最新中枢神经系统肿瘤指南为中枢神经系统肿瘤的治疗提供了参考。低级别胶质瘤中的毛细胞型星形细胞瘤、多形性黄色细胞型星形细胞瘤和节细胞胶质瘤（ganglioglioma）如果发生BRAF V600E突变，均可以应用BRAF/MEK抑制剂，如达拉非尼（dabrafenib）、曲美替尼（trametinib）、维莫非尼（vemurafenib）、考比替尼（cobimetinib）。室管膜下巨细胞瘤（subependymal giant cell astrocytoma，SEGA）可以应用mTOR抑制剂依维莫司（everolimus）。胶质瘤复发进展时，无论是低级别还是高级别胶质瘤，应新增靶向治疗基因NTRK1/2/3融合、BRAF V600E突变、BRAF融合的

检测，以选择对应的靶向药物。NTRK 融合时可以选择拉罗替尼和恩曲替尼。毛细胞星形细胞瘤复发时如果发生 BRAF V600E 突变或融合，可以使用 MEK 抑制剂司美替尼（selumetinib）。高级别胶质瘤复发根据 BRAF V600E 突变或融合，同样可以选择对应的靶向药物。

IDH 突变是低级别胶质瘤（LGG）和继发性 GBM 的重要分子标志物，IDH1 突变可使 α-KG 水平下调，2-HG 水平升高，并可通过后续的一系列反应促使肿瘤发生。一项包括 66 例胶质瘤患者的 I 期临床试验结果表明，靶向 IDH 的药物 AG120（艾伏尼布）在高级别复发肿瘤中没有显著效果，但可以稳定病灶强化不明显的 LGG 的生长。此外，其他靶向 IDH 突变的药物尚在临床前或早期临床研究阶段。

前期研究发现，携带 IDH 突变的急性白血病患者对 IDH 抑制剂（艾伏尼布和恩西地平）有临床应答，其中艾伏尼布同样对 IDH 突变型 LGG 表现出抗肿瘤活性。AG-881（vorasidenib）是一类抑制 IDH1/2 的首创新药，其能够高效率穿透血脑屏障，在实验模型中展现出较好的抗肿瘤疗效。有研究共招募 93 例携带 IDH1/2 突变的晚期实体瘤患者，其中包括 52 例胶质瘤患者，主要探索 vorasidenib 对晚期 IDH1/2 突变型患者的疗效。在非增强胶质瘤患者（n=22）中，客观缓解率（ORR）为 18%，其中 1 例 PR，3 例微缓解（minimal response，MR），16 例（72.7%）SD，但大部分患者肿瘤缩小体积小于 25%。在增强胶质瘤患者（n=30）中，患者的影像学结果上没有明显的应答，仅 17 例（56.7%）达到 SD。在非增强胶质瘤患者中，中位 PFS 为 36.8 个月，（95%Cl：11.2 ~ 40.8）；强化胶质瘤患者中，中位 PFS 为 3.6 个月（95%Cl：1.8 ~ 6.5）。肿瘤体积测量结果显示，患者接受 vorasidenib 治疗后肿瘤持续缩小。安全性分析显示 vorasidenib 在每日剂量小于 100 mg 时表现出良好的安全性。这项研究中 vorasidenib 表现出良好的安全性，并在复发或进展性 IDH 突变非增强 LGG 患者中表现出初步的抗肿瘤活性[25]。目前，有关的 III 期临床试验正在开展，这或许可成为胶质瘤治疗的新策略。

二、其他原发性脑肿瘤的分子靶向治疗

颅咽管瘤是颅顶间骨蝶鞍上的罕见肿瘤，压迫重要结构可导致明显功能障碍，可直接影响治疗效果。目前针对颅咽管瘤尚无有效的内科治疗手段。颅咽管瘤可分为釉质型和乳头状型。其中前者在儿童和成年患者中均有发病，并常伴有 CTNNB1 突变；乳头状型比较常见于成年患者，并常见 BRAF V600E 突变（约 95%）。有文献报道，针对这类患者给与达拉非尼和曲美替尼后肿瘤缓解迅速[26]。在 2021 年，ASCO 会上有报道 BRAF/MEK 抑制剂治疗新发乳头状颅咽管瘤的 II 期研究。纳入符合条件的患者，根据初发和复发进展分为两组，给与维莫非尼和考比替尼 4 个月，获得的初步结论是维莫非尼和考比替尼治疗乳头状颅咽管瘤（治疗一周期以上）几乎在所有患者中都出现肿瘤缓解。BRAF/MERK 抑制剂可能是治疗乳头状颅咽管瘤的一个强有力的治疗手段[27]。这也为今后治疗复杂颅内肿瘤提供了一种思路。

三、分子靶向治疗与其他治疗方法的联合

（一）放疗联合抗血管生成靶向治疗

临床前数据表明，血管生成途径和辐射诱导的损伤之间存在相互作用。从一些肿瘤细胞系的单次照射实验中发现，照射剂量与 VEGF 水平呈量效关系，升高的 VEGF 水平增加了肿瘤细胞侵袭和迁移作用，也提高了肿瘤细胞耐缺氧和抗辐射能力。体内体外实验均已观察到电离辐射与贝伐珠单抗的抗血管生成治疗具有协同作用。但 III 期临床试验的结果显示，在新诊断的 GBM 患者中，放疗联合替莫唑胺和贝伐单抗可以延长患者的 PFS，但对 OS 并无改善。近期有一篇关于再程放疗联合或不联合贝伐珠单抗治疗复发高级别胶质瘤的系统综述，评价 1339 例经标准一线治疗后复发的高级别胶质瘤患者，其中 954 例给与了单纯的再程放疗，455 例给与再程放疗联合贝伐珠单抗，根据患者的中位年龄、WHO 分级、放疗剂量、再次放疗的靶体积等进行多因素分析调整。结果显示，联合应用贝伐单抗可以提高患者的 OS 2.51 个月（95% CI：0.11 ~ 4.92，p = 0.041），但未能明显改善患者的 PFS [仅有 1.40 个月（95% CI：- 0.36 ~ 3.18，p = 0.099）]，联合贝伐珠单抗组患者发生放射性坏死（radiation necrosis，RN）的概率明显下降（2.2% vs. 6.5%，p < 0.001）。因此，研究认为对于复发的高级别胶质瘤，再程放疗联合贝伐珠单

抗可以提高患者的总生存期和降低放射性坏死的发生率。进一步的确认需要严格的临床试验来证实[28]。另有报道对 88 例复发高级别胶质瘤进行回顾性分析，其中 47 例患者单用贝伐珠单抗，另外 33 例在使用贝伐珠单抗的基础上给与脉冲降低剂量率放疗（pulsed reduced dose rate radiation therapy，pRDR），观察两组之间的 PFS 和 OS 的差异。结果两组之间有明显差异（$p < 0.05$），PFS 结果为 12 个月 vs. 4 个月（HR：2.37），OS 结果为 16 个月 vs. 9 个月（HR：1.68），放疗联合贝伐单抗组患者具有更长的 PFS 和 OS[29]。

（二）免疫治疗联合抗血管生成靶向治疗

随着对中枢神经系统研究的深入，已证明中枢神经系统（CNS）并非免疫豁免区。CNS 内淋巴管道的解剖结构被发现，CNS 也能够被来源于外周的淋巴细胞浸润，而且外周免疫可对已存在的 CNS 肿瘤产生有治疗意义的攻击作用，胶质瘤（尤其是胶质母细胞瘤）因其能大量分泌 TGF-β 和 IDO 等因子，被认为能制造明显的抑制免疫反应的微环境。尽管近几年来免疫治疗的研究进展良多，但胶质瘤的免疫治疗仍面临不少挑战，其中最主要主要的胶质瘤免疫抑制的微环境。目前，调节性 T 细胞（Treg）被认为是胶质瘤制造免疫抑制微环境的主要原因之一。

临床前研究显示 BEV 可抑制 VEGF 介导的树突状细胞成熟障碍，促进抗原递呈与 T 细胞对肿瘤抗原的免疫应答，下调免疫抑制细胞 MDSCs 与调节性 T 细胞的活性，促进肿瘤微环境从免疫抑制向免疫支持方向转化；同时通过恢复肿瘤血管结构正常化，增加肿瘤组织内的 T 细胞浸润数量，活化肿瘤的局部免疫微环境[30]。

2019 年，BEV 与免疫联合治疗模式已在两项其他癌种的 Ⅲ 期临床研究（IMpower150 和 IMbrave150）中取得阳性结果。这种模式的联合治疗在后续胶质瘤临床试验中的效果仍待证实。此外，BEV 在 rGBM 治疗中的激素替代效应，可避免激素对人体的免疫抑制，增加了 rGBM 患者从免疫治疗中获益的机会。

目前还有许多正在进行的临床研究，旨在探索 PD-1/PD-L1 抑制剂与 BEV 联用是否能使 rGBM 患者取得临床获益。其中，还有一些临床研究对新辅助 PD-1/PD-L1 抑制剂 +BEV 联合放疗或手术的获益进行比较。

对比纳武单抗与贝伐珠单抗的 Checkmate143 研究的最终 Ⅲ 期临床研究试验结果显示，纳武单抗单药未能延长 OS 与 PFS。Checkmate498 和 Checkmate568 两项 Ⅲ 期临床研究在初治 GBM 中在标准放疗或化疗基础上联合纳武单抗，结果显示，和标准治疗比较，联合纳武单抗也未见 OS 延长。

北京协和医院神经外科马文斌团队报告了一例帕姆单抗联合贝伐珠单抗治疗复发胶质母细胞瘤的个案。该例患者的肿瘤突变负荷（tumor mutation burden，TMB）高达 500，考虑使用帕姆单抗联合贝伐珠单抗的治疗方案，在快速缓解脑脊液播散等症状的同时，免疫治疗也能发挥改善肿瘤微环境的作用，提高患者自身的抗肿瘤能力，该患者联合治疗达到了完全缓解（CR）12 个月。该案例的重要启示意义在于，在分子标志物的帮助下，让处于低谷的 PD-1 免疫治疗重见曙光，未来胶质瘤的免疫治疗一定是在分子标志物的指导下进行。

（三）肿瘤电场治疗联合抗血管生成靶向治疗

肿瘤电场治疗（tumor treating fields，TTFields）是一种新兴的非侵入性胶质瘤治疗方法，主要的治疗原理是：在细胞分裂过程中，TTFields 会破坏带电粒子。TTFields 破坏了细胞分裂中期和后期高度极化的微管蛋白亚基的排列，破坏了纺锤体细胞的组装，阻止细胞分裂，并可导致细胞死亡。目前两个已完成的 Ⅲ 期临床试验分别评价了 TTFields 在 rGBM（EF-11）[31] 和 nGBM（EF-14）[32] 中的疗效，并获得可喜的结果。国内外指南推荐 TTFields 可用于治疗 nGBM 和 rGBM。同时，结合电场治疗的各类联合治疗策略也正在积极探索中。

由于 BEV 能够快速稳定部分胶质瘤进展，故可以与逐渐起效的 TTFields 联用。一项开放标签的单臂、Ⅱ 期临床试验研究了贝伐珠单抗联合 TTFields 治疗复发 GBM 患者的安全性和有效性。一共入组 23 例复发 GBM 或其他复发的 4 级胶质瘤患者，贝伐珠单抗采用 10 mg/kg 剂量每两周给药一次，TTFields 每天至少佩戴 18 小时以上。结果显示，中位 PFS 为 9.9 个月，中位 OS 为 9.9 个月，6 个月 PFS 率为 71%，12 个月的 OS 为 42%[33]。另外，有 8 例复发 GBM 患者采用 TTFields 联合 BEV 的病例报告显示，部分病例在使用 TTFields 治疗两个月时出现应答，但在第四个月又出现进展，随后使用 BEV 治疗后再次出现肿瘤应答。其中还有患者在使用 TTFields 前 2 个月并没有看到肿瘤应答，但在之后联合 BEV 的治疗过程中看到了持久性肿瘤应答效应[34]。因此，综合以上的研究结果，TTFields 联合贝伐珠单抗的 II 期临床研究显示治疗复发 GBM 患者有获益，多项 TTFields 联合治疗的临床研究正在进行中。

四、存在的问题和展望

高级别胶质瘤仍是一类具有挑战性的疾病。靶向治疗是治疗胶质瘤的新策略。尽管近年来人们开展了胶质瘤靶向治疗的诸多研究，证实了分子靶向药物在某些恶性胶质瘤患者中的确具有抗肿瘤活性，但迄今为止，尚未获得如赫赛汀、易瑞沙、伊马替尼和利妥昔单抗等分子靶向药物治疗乳腺癌、肺癌、慢性粒细胞白血病和淋巴瘤等恶性肿瘤那样的成功经验。脑肿瘤靶向治疗效果不尽如人意的原因是多方面的。限制分子靶向药物成功应用于脑肿瘤临床的原因十分复杂，与我们对脑肿瘤的认识不足，真正的关键分子尚不明确，以及对单一靶点的治疗反应有限等有关。

存在的问题与挑战主要来自两方面。一方面，脑肿瘤内在的生物学特性限制了治疗的反应。例如，恶性胶质瘤的异质性，多个信号传导通路的缺陷以及信号网络之间的交叉重叠作用，在疾病的不同阶段肿瘤的基因及分子缺陷的不同，正常信号传导通路关键位点的抑制所产生的毒性，血脑屏障对药物的机械及生理屏障作用。近年来，精准医学的进步对脑肿瘤的认识提升了一个新高度。基因检测在脑肿瘤精准诊疗中发挥着重要作用，可以辅助分型诊断、预后预测、用药指导和遗传筛查，并将分子检测加入了指南中。2016 年修订的 WHO 中枢神经系统肿瘤分类第 4 版第一次以分子突变作为诊断金标准。在这以后的五年里，靶向测序和组学技术的发展帮助神经系统肿瘤研究者在临床实践中逐步确立了一些新的肿瘤类型，以及一系列与肿瘤发生发展、恶性转归、治疗预后等相关的分子标志物。WHO CNS5 根据基因改变对肿瘤进行划分，越来越多的分子标志物的发现增加了我们对胶质瘤发生、发展机制的认识，使得临床诊断、病理分型和预后评估更加精准，也促进了胶质瘤治疗的个体化。胶质瘤基因、免疫与微环境研究的深入加快了靶向、免疫和物理疗法的开发。

另一方面，单一靶向药物治疗脑肿瘤的作用有限。单靶点药物只能调控疾病发生过程中的一个环节，而恶性肿瘤的病理机制及疾病进展过程非常复杂，单一靶点的药物只能抑制一种细胞信号通路，往往导致治疗效果不佳。况且长期使用单一靶点的药物治疗，可以诱导体内的适应性变化和激活旁路等，造成耐药或治疗效果欠佳。多种靶向药物联合应用或靶向药物与化疗、放疗、免疫治疗等联合应用值得提倡，各种治疗手段同时作用于同一疾病的多个病理环节，这样才能提高疗效。这些理念在其他肿瘤中获得了不错的结果。恶性胶质瘤的高度异质性、侵袭性和血脑屏障的限制性是新疗法开发困难的重要原因，而多靶点联合和多疗法联合是目前探索的一个热点方向。

虽然目前靶向治疗脑肿瘤的临床研究还没有看到重大突破，但是利用精准的生物标志物筛选患者的策略将提高试验的成功概率，对肿瘤分子生物学更深入的了解也将更好地指导联合治疗方案的选择，创新的临床试验设计将有助于提高对这些新型靶向药物治疗作用的评估。同时也应重视基础与临床研究相结合和多学科合作，相信胶质瘤的诊疗现状将得到进一步的改善。

（苏 君 温 源）

参考文献

1. 郑荣寿，孙可欣，张思维，等. 2015 年中国恶性肿瘤流行情况分析. 中华肿瘤杂志，2019，41（1）：19-28.

2. Sung H，Ferlay J，Siegel RL，et al. Estimates of incidence and mortality worldwide for 36 cancers in 185 countries. CA Cancer J Clin，2021，71（3）：209-249.

3. Molinaro AM，Taylor JW，Wiencke JK，et al. Genetic and molecular epidemiology of adult diffuse glioma. Nat Rev Neurol，2019，15（7）：405-417.

4. 国家卫生健康委员会医政医管局. 脑胶质瘤诊疗规范（2018 年版）. 中华神经外科杂志，2019，35（3）：217-239.

5. Addeo R，Perri F，Parlato C，et al. Bevacizumab and glioblastoma marriage dissolution. Currmed Res Opin，2014，30（9）：1871-1873.

6. Ellingson BM，Abrey LE，Garcia J，et al. Post-chemoradiation volumetric response predicts survival in

newly diagnosed glioblastoma treated with radiation, temozolomide, and bevacizumab or placebo. Neuro Oncol, 2018, 20 (11): 1525-1535.

7. Chinot OL, Garcia J, Romain S, et al. Basline plasma matrix metalloproteinase 9 (MMP9) to predict overal survival (OS) benefit from bevacizumab (BEV) in newly diagnosed glioblastoma (GBM): retrospective analysis of AVAglio. J Clin Oncol, 2016, 34 (15-suppl): 2020.

8. Sandmann T, Baurgon K, Garcia J, et al. Patients with proneural glioblastoma may derive overal benifit from the additional of bevacizumab to first-line radiotherapy and temozolemide: restrospective analysis of the AVAglio trial. J Clin Oncol, 2015, 33 (25): 2735-2744.

9. 中国医师协会脑胶质瘤专业委员会, 上海市抗癌协会神经肿瘤分会. 中国中枢神经系统胶质瘤免疫和靶向治疗专家共识〈第二版〉. 中华医学杂志, 2020, 100 (43): 3388-3396.

10. Moen MD. Bevacizumab: in previously treated glioblastoma. Drugs, 2010, 70 (2): 181-189.

11. Friedman HS, Prados MD, Wen PY, et al. Bevacizumab alone and in combination with Irinotecan in recurrent glioblastoma. J Clin Oncol, 2009, 27 (28): 4733-4740.

12. Wick W, Gorlia T, Bendszus M, et al. Lomustine and bevacizumab in progressive glioblastoma. N Engl J Med, 2017, 377 (20): 1954-1963.

13. 潘锦顺, 李勇, 邱书珺, 等. 贝伐单抗治疗放射性脑损伤初步疗效分析. 中华放射肿瘤学杂志, 2015, 4: 434-437.

14. Gonzalez J, Kumar AJ, Conrad CA, et al. Effect of bevacizumab on radiation necrosis of the brain. Int J Radiat Oncol Biol Phys, 2007, 67: 323-326.

15. Levin VA, Bidaut L, Hou P, et al. Randomized double-blind placebo-controlled trial of bevacizumab therapy for radiation necrosis of the central nervous system. Int J Radiat Oncol Biol Phys, 2011, 79: 1487-1495.

16. Lombardi G, De Salvo GL, Brandes AA, et al. Regorafennib compared with lumostine in patients with glioblastoma (REGOMA): a multicentre,

open-label, randomised, controlled, phase 2 trial. Lancet Oncol, 2019, 20 (1): 110-119.

17. Li PJ, Chen Y, Lai SZ, et al. A phase II study of anlotinib combined with STUPP regimen in the treatment of patients with newly diagnosed glioblastoma (GBM). J Clin Oncol, 2021, 39 (15_suppl): 2039.

18. Yang Q, Guo C, Lin X, et al. Anlotinib alone or in combination with temozolomide in the treatment of recurrent high-grade glioma: a retrospective analysis. Front Pharmacol, 2021, 12: 804942.

19. Westphal M, Heese O, Steinbach JP, et al. A randomised, open label phase III trial with nimotuzumab, an anti-epidermal growth factor receptor monoclonal antibody in the treatment of newly diagnosed adult glioblastoma. Eur J Cancer, 2015, 51 (4): 522-532.

20. Roth P, Gorlia T, Reijneveld JC, et al. A phase III trial of marizomib in combination with temozolomide-based radiochemotherapy versus temozolomide-based radiochetherapy alone in patients with newly diagnosed glioblastoma. J Clin Oncol, 2021, 39 (15_suppl): 2004.

21. Hu HM, Mu QH, Bao ZS, et al. Mutational landscape of secondary glioblastoma guides MET-targeted trial in brain tumor. Cell, 2018, 175 (6): 1665-1678.

22. Hong DS, DuBois SG, Kummar S, et al. Larotrectinib in patients with TRK fusion-positive solid tumours: a pooled analysis of three phase 1/2 clinical trials. Lancet Onco, 2020, 21 (4): 531-540.

23. Doebele RC, Drilon A, Paz-Ares L, et al. Entrectinib in patients with advanced or metastatic NTRK fusion-positive solid tumours: integrated analysis of three phase 1-2 trials. Lancet Oncol, 2020, 21 (2): 271-281.

24. Hyman DM, Puzanov I, Subbiah V, et al. Vemurafenib in muitiple nonmelanoma cancers with BRAFV600 mutations. N Engl J Med, 2015, 373 (8): 726-736.

25. Mellinghoff IK, Penas-Prado M, Peters KB, et al. Vorasidenib, a dual inhibitor of mutant IDH1/2, in recurrent or progressive glioma: results of a first-in-

human phase I trial. Clin Can Res，2021，27（16）：
4491-4499.

26．Brastianos PK，Taylor-Weiner A，Manley PE，et al. Exome sequencing identifies BRAF mutations in papillary craniopharyngiomas. Nat Genet，2014，46（2）：161-165.

27．Brastianos PK，Twohy E，Geyer SM. Phase II trial of BRAF/MEK inhibion in newly diagnosed papillary craniopharyngiomas. J Clin Oncol，2021，39（15_suppl）：2004.

28．Kulinich DP，Sheppard JP，Nguyen T，et al. Radiotherapy versus combination radiotherapy-bevacizumab for the treatment of recurrent high-grade glioma：a systematic review. Acta Neurochir（Wien），2021，163（7）：1921-1934.

29．Bovi JA，Prah MA，Retzlaff AA，et al. Pulsed reduced dose rate radiotherapy in conjunction with bevacizumab or bevacizumab alone in recurrent high-grade glioma：survival outcomes. Int J Radiat Oncol Biol Phys，2020，15，108（4）：979-986.

30．Chen DS，Mellman I. Oncology meets immunology：the cancer-immunity cycles. Immunity,2013,39（1）：1-10.

31．Stupp R，Wong ET，Kanner AA，et al. Novo-TTF-1000A versus physician's choice chemotherapy in reccurent glioblastoma：a randomised phase II trial of a novel treatment modality. Eur J Cancer，2012，48（14）：2192-2202.

32．Stupp R，Taillibert S，Kanner A，et al. Effect of tumor-treating field plus maintenance temozolomide vs maintenance temozolomide alone on survival in patients with glioblastoma：a randomized clinical trial. JAMA，2017，318（23）：2306-2316.

33．Fallah J，Chaudhary R，Rogers L，et al. Safety and efficacy of bevacizumab plus TTFields in patients with recurrent glioblastoma（GBM）：date from a phase II clinical trial. Neuro Oncol，2019，21（Supplement_6）：vi18-vi18.

34．Ansstas G，Tran DD. Treatment with tumor-treating fields therapy and pulse dose bevacizumab in patients with bevacizumab-refractory recurrent glioblastoma：a case series. Case Rep Neurol，2016，8：1-9.

第四节 个体化化疗

由于恶性胶质瘤的侵袭性生长特性及解剖位置的特殊性，手术和放疗后仍难免复发，化疗对进一步杀灭残存肿瘤细胞起重要作用。综合 12 个随机对照研究进行的荟萃分析表明，化疗确实可以延长胶质瘤患者的生存时间。但在以往主要以亚硝脲类药物化疗为主的临床Ⅲ期试验中，均没有证实化疗可以延长恶性胶质瘤患者的生存。2005 年 3 月 *New England Journal of Medicine* 发表了新药替莫唑胺（temozolomide，TMZ）同期放化疗的研究结果，这是一项由 15 个国家 85 个中心纳入 573 例新诊断胶质母细胞瘤（glioblastoma multiforme，GBM）患者的前瞻性临床随机Ⅲ期研究，结果表明 TMZ 化疗联合放疗较单独放疗延长了 GBM 患者的生存时间（中位生存时间 14.6 个月 vs. 12.1 个月，2 年生存率 26.5% vs. 10.4%）[1]。这在胶质瘤化疗史上具有划时代的意义，恶性胶质瘤的化疗重新受到医学界的重视。

尽管化疗可使恶性胶质瘤患者生存获益被证实，但延长生存的作用有限。如何识别出化疗获益人群，对提高化疗疗效，避免盲目、无效化疗具有重要意义。恶性胶质瘤的个体化化疗是实现这一目的的实用措施。本节结合笔者的临床工作经验，介绍恶性胶质瘤临床个体化化疗的实施方法和策略。

一、体外药物敏感试验指导的化疗方案制订

恶性胶质瘤的异质性不仅表现在生物学行为和病理学特点上，也表现在对化疗药物的敏感性上。同一种肿瘤在不同个体间的药敏谱不同。单凭经验行常规方案化疗不仅有效率低，而且有可能使一部分耐药患者遭受无效、有害化疗。我们采用体外药敏试验指导化疗方案制定的结果表明，体外药敏试验与临床治疗效果的阳性符合率为 71.4%，阴性符合率为 93.3%。提示体外药敏试验的作用主要在于排除无效药物，筛选敏感药物。体外药敏试验指导化疗的客观有效率（28.6%）较传统亚硝脲类药物经验化疗的有效率（不足 20%）有提高[2]。

但是，体外药敏试验方法本身及药敏试验敏感判别标准存在一定的局限性（参见体外细胞培养一章）。体外药敏试验测定的是单药的敏感性，而临床

用药多为联合用药，由于体内药物作用机制较体外复杂，体内肿瘤微环境在体外药敏培养下也无法完全复制，体外单药药敏试验不能反映联合化疗时药物之间存在的协同、相加或拮抗作用。且体外药敏试验需要具备细胞培养的实验室条件，受实验方法限制有一定的成功率，但不是每个患者均能得到实验结果。因此，需要寻找新的指导临床用药的指标。肿瘤耐药基因表达的检测可弥补药敏试验的不足，为选择化疗药物提供进一步的参考。

此外，颅脑肿瘤药物疗效的体现必须考虑血脑屏障。血脑屏障是神经血管单位的一部分，作为中枢神经系统的毛细血管与神经组织之间的屏障，主要由高度分化的内皮细胞组成，严格调控血液和大脑重点而物质交换。这个物理和代谢屏障一方面可以阻止血液中的有害毒素和微生物进入神经系统，另一方面可以选择性地让营养物质和代谢物质进入。这种稳定的屏障系统使得大脑疾病的治疗变得困难。血脑屏障中的治疗性药物的脑渗透不足是大部分颅脑肿瘤药物开发失败的主要原因。胶质母细胞瘤类器官 - 血脑屏障模型的体外构建是一项具有重要意义的工作。它为胶质母细胞瘤的个体化治疗提供了良好的试药模型，类器官模型同时满足了基础研究及临床转化中对于高度保留体内真实环境的要求。而类器官芯片技术则是在类器官的基础上，结合微流控技术，补足传统类器官技术的短板，在模拟灌流系统（动态培养）、细胞及组织内机械力（剪切力）、尺寸及形态一致性（鲁棒性及规模化）以及屏障模拟（血脑屏障）方面具有更强的临床相关性。相比于单纯类器官培养技术，类器官芯片可实现细胞微环境的精确控制、同时所需的类器官数量更少、成功率更高、稳定性更好、实验周期更短等优势，是一项在药物研发、疾病研究、毒性评价等多个领域具有广阔应用前景的平台型技术。

虽然胶质瘤类器官的研究存在各种各样的挑战，但随着几代研究人员的努力，它们最终将得到解决，为胶质瘤的个体化治疗服务。

二、耐药分子 MGMT 表达与化疗方案选择

O^6- 甲基鸟嘌呤 -DNA 甲基转移酶（O^6-methylguanine-DNA methyltransferase，MGMT） 能将 DNA 鸟嘌呤六号氧上的烷基转移到 MGMT 的半胱氨酸残基上，使 DNA 上烷基化的鸟嘌呤被还原，而 MGMT

则成为失活的烷基化 MGMT。许多研究结果表明，MGMT 在肿瘤对烷化剂类抗癌药（亚硝脲类、TMZ 等）耐药中起重要作用。MGMT 表达阴性胶质瘤患者对亚硝脲类药物和 TMZ 化疗的有效率明显高于 MGMT 阳性患者。因此，对 MGMT 表达阳性患者避免使用这些药物可能提高化疗疗效 [3]。

我们对恶性胶质瘤患者据 MGMT 测定结果选择化疗方案，对 MGMT 表达阳性者采用不含亚硝脲类和替莫唑胺的方案进行化疗，MGMT 表达阴性者可以用也可以不用含亚硝脲类和替莫唑胺的方案进行化疗，总的客观有效率（CR+PR）为 35%，疾病控制率（CR+PR+SD）为 73%。研究中发现只有 5 例（5/32，15.6%）患者用新药 TMZ 化疗。说明只要合理地选择化疗药物进行化疗，花费经济的一些化疗方案，如 VM26+DDP、IFO+VP16+CBP、VP16+DDP、MeCCNU+VM26、CCNU+DDP+VCR、CCNU+PCZ+VCR、BCNU+DDP 也可取得较好的疗效（图 10-4-1）。

三、MGMT 阳性表达患者的化疗方案

恶性胶质瘤 MGMT 表达阳性率为 67.2% ~ 76%。对占半数以上的 MGMT 表达阳性的恶性胶质瘤患者应该采用什么样的化疗策略？如上所述，选用非亚硝脲类和 TMZ 进行化疗，可避免 MGMT 导致的耐药，是一个可考虑的选择。然而，临床上烷基化类药物是恶性胶质瘤的主要化疗药物，特别是 TMZ 口服方便，不良反应轻微，耐受性好。有研究提示，TMZ 和细胞 DNA 作用形成的 O^6- 甲基鸟嘌呤被 MGMT 修复，从而耗竭 MGMT 起到一定的自身克服耐药的作用 [4]。我们比较了含亚硝脲类方案、含替莫唑胺方案及不含亚硝脲和替莫唑胺三类化疗方案对 MGMT 阳性表达的恶性胶质瘤患者化疗的近期疗效和不良反应。结果显示，不含亚硝脲和 TMZ 化疗组的客观有效率和疾病控制率均较含亚硝脲化疗组高（表 10-4-1），有统计学差异（$P < 0.05$）。不含亚硝脲和 TMZ 化疗组避免了 MGMT 引起的耐药，有相对较高的有效率和疾病控制率（31.8% 和 77.3%），是 MGMT 阳性恶性胶质瘤患者值得推荐的方案。然而，含 TMZ 化疗组虽然疗效有限，但还是有一定作用，加之 TMZ 不良反应较轻，耐受性好，不应放弃该药在 MGMT 阳性患者中的应用。探索更有效克

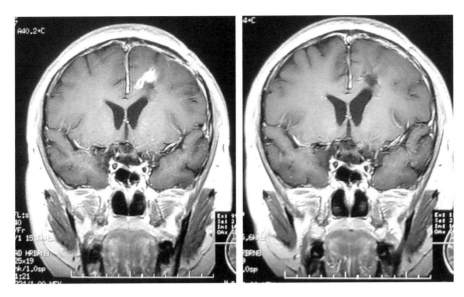

图 10-4-1　男，38 岁，间变少突胶质细胞瘤，CCNU+PCZ+VCR 化疗六程后肿瘤完全缓解

服 MGMT 耐药性的 TMZ 使用方法，是提高 TMZ 对 MGMT 阳性患者疗效的出路之一，如 TMZ 剂量密集方案（小剂量每日方案）、服用 7 天停用 7 天方案或 21 天方案较常规 5 天用药可能更好地耗竭 MGMT，而实现自身增敏、克服耐药。在 TMZ 化疗前，先给予 DDP 或 PCZ。如 DDP+TMZ，TMZ 在首次应用 DDP 后 24 小时开始服用；PCZ+TMZ，PCZ 在 TMZ 前 1 小时给药可以耗竭 MGMT，也是克服 MGMT 耐药的措施之一[5]。亚硝脲类药物骨髓抑制、胃肠反应、肺毒性等不良反应较严重，不宜像 TMZ 一样作为 MGMT 的自身耗竭剂，且常规用药多为一次应用（如 MeCCNU），耗竭作用有限。

表 10-4-1　三组化疗方案的客观有效率和疾病控制率		
组别	客观有效率（CR+PR）	疾病控制率（CR+PR+SD）
含亚硝脲化疗组	0	18.2%
含 TMZ 化疗组	16.7%	61.1%
不含亚硝脲和 TMZ 化疗组	31.8%*	77.3%*

与含亚硝脲化疗组比较有统计学差异，* $P < 0.05$

干扰素 α（IFN-α）作为人体重要的免疫细胞因子，是固有免疫的重要组成部分，被认为具有免疫调节、抗增殖和抗血管生成作用。此外，研究还表明其与血脑屏障具有一定的相互作用，具备部分抗肿瘤活性。笔者之前的研究表明，IFN-α 能够显著增强 TMZ 对 MGMT 表达的胶质瘤干细胞样细胞（MGMT-GSC）的疗效，此外，TMZ 与 IFN 联合使用时 MGMT 表达显著降低。2012 年 5 月—2016 年 3 月，来自全国 15 家研究中心共 199 例患者入选本研究。患者被随机分入 TMZ + IFN 组（n = 100）或 TMZ 单药组（n = 99）。研究结果显示，在意向治疗人群中，TMZ + IFN 组和 TMZ 单药组的中位总生存时间（OS）分别为 26.67 个月和 18.83 个月，达到了研究的主要终点，亚组分析显示 3 级胶质瘤及 4 级胶质瘤的 TMZ+IFN 组的生存时间较 TMZ 单药组均有所延长。作为次要终点，TMZ + IFN 组的中位无进展生存时间（PFS）表现出延长趋势，但无显著差异（TMZ + IFN 组的中位 PFS：14.83 个月，TMZ：12.90 个月）。对于 MGMT 非甲基化这一类对放疗化疗不敏感的患者，TMZ + IFN 治疗显著改善了其总生存时间，从单药治疗 TMZ 的 17.40 个月提高到 24.67 个月[6]。

去水卫矛醇（dianhydrogalactitol，DAG）是一种己糖醇衍生物，分子量为 146.14，主要作用机制是通过现有或衍生的环氧基团使 DNA 链交联，从而实现双官能团的 N^7 DNA 烷化。而 GBM 治疗所用烷化剂杀灭细胞的主要机制是由 DNA 中形成的 O^6- 烷基鸟嘌呤启动的。残留的未修复的化疗诱导的损伤，尤其是 O^6- 甲基鸟嘌呤，触发了细胞毒性和细胞凋亡。而抵抗这些损伤的主要机制是由 O^6- 甲级鸟嘌呤 -DNA 甲基转移酶（MGMT）DNA 修复路径介导的。MGMT 可将烷基转移至酶的活性位点，从而在鸟嘌呤的 O^6 位点迅速逆转烷化，包括甲基化。因此，癌细胞中高水平的 MGMT 活性可通过抑制烷化剂的治疗效果而形成一种耐药表型，是治疗失败的一个重要决定因素。避开 O^6-甲基鸟嘌呤烷化修复机制的一种方式是，使用可在其他位点烷化 DNA 的替代烷化剂，使其不受 MGMT 修复这一主要耐药机制的影响。DAG 的主要作用机制是由 N^7 DNA 烷化，因此它的细胞毒性活性不受 MGMT 表达影响，是 MGMT 阳性胶质瘤化疗的理想候选药物。此外，DAG 可通过血脑屏障（BBB），因此可迅速进入脑脊液，在脑肿瘤中的药物积蓄浓度比在正常脑组织中高。输注的药物约有 30% 进入脑实质。笔者所在中心于 2017 年 10 月启动了"去水卫矛醇联合放疗治疗具有甲基鸟嘌呤 -DNA 甲基转移酶（MGMT）基因启动子未甲基化的新确诊的多形性胶质母细胞瘤（GBM）患者的开放性 2 期临床研究"（NCT0271 7962），研究结果显示，去水卫矛醇治疗 MGMT 非甲基化患者有效且安全性可控，中位 PFS 为 9.5 个月，RR 为 89.7%（10CR+16SD，3PD），8 例（27.6%）患者无病生存超过 2 年，14 例（48.3%）患者使用超过 10 周期，上述结果明显比 MGMT 非甲基化患者使用 TMZ 的效果更佳（TMZ 在 MGMT 非甲基化患者中的中位 PFS 仅 4.5 个月）[7]。

四、染色体 1p/19q 杂合性缺失与少突胶质细胞瘤对化疗的敏感性

利用杂合性缺失（loss of heterozygosity，LOH）方法检测的少突胶质细胞瘤常见的遗传学改变是 1 号染色体短臂（1p）和 19 号染色体长臂（19q）的 LOH。在一组研究中，1p LOH 发生率是 67%（14/21）。而其他的研究报道发生率从 40%（6/15）到 92%（11/12）不等。不同研究中报道的 19q LOH 发生频率不同，为 50% ~ 80%。

WHO 发布的第 5 版中枢神经系统肿瘤分类中，已无"间变性"的病理命名，取而代之的是少突胶质细胞瘤，IDH 突变伴 1p19q 联合缺失型（WHO 2、3 级）[8]。根据分子遗传学分析，可将传统意义上的少突胶质细胞瘤（WHO 3 级）分为四组：组 1，有 1p 和 19q LOH；组 2，有 1p LOH，没有 19q LOH，可

有其他遗传学改变，如 TP53 突变；组 3，1p 完整，有 TP53 突变；组 4，1p 完整，没有 TP53 突变，常伴随 PTEN 突变、10q LOH、EGFR 扩增、CDKN2A 缺失和环状强化。在组 1 到组 4，对化疗的有效率依次为 100%、100%、33%、18%；化疗有效患者的疗效持续时间依次为大于 31 个月、11 个月、7 个月、5 个月；生存时间依次为大于 123 个月、71 个月、71 个月、16 个月。有 1p 和 19q LOH 者对化疗 100% 敏感，且化疗疗效持续时间长，生存期长。单有 1p LOH 者也对化疗敏感，但化疗疗效持续时间及生存期相对短。无 1p LOH 且有 TP53 突变者，对化疗有反应，但很快复发。无 1p LOH，也无 TP53 突变，常伴有其他基因变异者，化疗敏感性差，肿瘤侵袭性强，临床过程和基因型与胶质母细胞瘤相似。

1p/19q 杂合性缺失与少突胶质瘤对化疗的敏感性相关，也是一项独立的预后指标。PCV 方案（CCNU+PCZ+VCR）是治疗少突胶质瘤的经典方案，总有效率在 65% 左右，而在 1p/19q 杂合性缺失的患者对 PCV 方案 100% 敏感。TMZ 治疗少突胶质瘤有与 PCV 方案相似的疗效，染色体 1p/19q 杂合性缺失也与 TMZ 对少突胶质瘤的敏感性相关。TMZ 和 PCV 方案都可作为少突胶质瘤的一线化疗方案，在一线化疗失败后，也可互为二线方案。但是，遗憾的是，无论 TMZ 还是 PCV 方案，作为少突胶质瘤二线方案的有效率都比较差，大约在 25%。探索二线化疗的耐药机制及有效的化疗方案是需要解决的问题。

五、其他与化疗敏感和耐药相关的分子

除 MGMT 和染色体 1p/19q 杂合性缺失外，还有一些分子，如 P-糖蛋白（P-glycoprotein，P-gp）、多药耐药相关蛋白（multidrug resistance associated protein，MRP）、拓扑异构酶 II（topoisomerase II，TOPOII）、谷胱甘肽 S-转移酶（GST-π）、错配修复基因（mismatch repair，MMR）、核苷酸切除修复基因（nucleotide excision repair，NER），和化疗敏感性相关[9]。虽然这些分子的基因表达与耐药相关还有待更多的临床研究确认，但也可作为脑肿瘤个体化化疗可以考虑的指标。

（郭铮铮　张俊平　陈忠平）

参考文献

1. Stupp R，Mason WP，van den Bent MJ，et al. Radiotherapy plus concomitant and adjuvant temozolomide for glioblastoma. N Engl J Med，2005，352（10）：987-996.

2. 陈建文，张俊平，程金建，等. 体外药敏试验指导的恶性脑胶质瘤预见性化疗. 广东医学，2005，26（9）：1183-1185.

3. 张俊平，牟永告，张湘衡，等. MGMT 指导下的恶性脑肿瘤预见性化疗近期疗效分析. 中华神经外科杂志. 2007，23（2）：96-98.

4. Chen ZP，Yarosh D，Garcia Y，et al. Relationship between O6-methylguanine-DNA methyltransferase levels and clinical response induced by chloroethylnitrosourea therapy in glioma patients. Can J Neurol Sci，1999，26（2）：104-109.

5. Tolcher AW，Gerson SL，Denis L，et al. Marked inactivation of O6-alkylguanine-DNA alkyltransferase activity with protracted temozolomide schedules. Br J Cancer，2003，88（7）：1004-1011.

6. Guo C，Yang Q，Xu P，et al. Adjuvant temozolomide chemotherapy with or without interferon alfa among patients with newly diagnosed high-grade gliomas. JAMA Netw Open，2023，6（1）：e2253285.

7. Guo C，Yang Q，Li J，et al. Phase 2 clinical trial of Val-083 as first-line treatment in newly-diagnosed MGMT-unmethylated glioblastoma multiforme（GBM）：halfway report. Glioma，2019，2（4）：167.

8. Ino Y，Betensky RA，Zlatescu MC，et al. Molecular subtypes of anaplastic oligodendroglioma：implications for patient management at diagnosis. Clin Cancer Res，2001，7（4）：839-845.

9. Mischel PS，Cloughesy TF，Nelson SF. DNA-microarray analysis of brain cancer：molecular classification for therapy. Nat Rev Neurosci，2004，5（10）：782-792.

第五节　局部化疗

由于血脑屏障的存在，大分子药物不易进入脑实质而无法达到足够的浓度。因此，大多数化学药物及靶向药物无法应用于脑肿瘤的治疗。而局部给药，通过将化疗或靶向药物直接投递至瘤腔内，提高了局部的药物浓度，也降低了全身毒副反应的发生，是治疗脑肿瘤的重要手段。

一、局部给药治疗脑肿瘤的基础

局部给药治疗脑肿瘤的理论依据包括以下几点。①增加局部药物浓度。血脑屏障是由血管内皮细胞、周细胞、基底膜以及胶质细胞形成的结构。血脑屏障是一种选择性渗透屏障，能够阻隔有害物质进入，保护脑组织。但在脑肿瘤的治疗过程中，血脑屏障阻碍了化疗药物的进入。许多在体外有效杀伤胶质瘤的化疗或靶向药物，由于无法有效穿越血脑屏障，因而无法应用于临床。使用局部给药，能够有效避开血脑屏障，显著增加了脑肿瘤化疗药物的选择范围。②降低全身毒副作用。临床有效的抗癌药物必须能在肿瘤内达到足够的浓度，杀伤肿瘤细胞，且仅对正常器官组织产生可耐受的毒副反应。由于血脑屏障的存在，全身给药化疗治疗脑肿瘤，需要加大剂量才能在中枢神经系统达到有效药物浓度，使得治疗剂量接近甚至超过正常组织的最大耐受剂量，导致化疗无法进行。而局部化疗可以使用较小的给药剂量，在肿瘤局部达到治疗浓度，同时又使正常组织暴露于极低的药物浓度下，减少了全身毒副作用。③脑肿瘤，尤其是胶质瘤，以局部生长为主，较少发生转移[1]。因此，局部给药化疗尤其适合局限性生长脑肿瘤的治疗。

二、局部给药化疗方式

局部给药有多种方式。其中，鞘内注射与瘤内注射是最直接的局部给药方式。鞘内注射给药是将化疗药物通过腰椎穿刺注入蛛网膜下腔。鞘内注射被用于治疗侵犯颅内的血液肿瘤（如白血病与淋巴瘤）以及恶性肿瘤的脑膜转移。但由于能用于鞘内注射的药物较少，且部分药物对脊髓刺激性较大，因此很少被用于颅内实体肿瘤的治疗。瘤内注射则是将于药物通过立体定向技术或预置的导管（如采用 Ommaya）向瘤腔内直接注入。瘤内注射给药存在局部药物浓度不可控及药物分布不均匀的缺点，因此在临床上较少开展。目前，唯一获批应用于临床的局部给药方式为多聚体药物缓释系统[2]。该系统是以多聚体作为载体与抗癌药物结合。手术切除肿瘤后，将多聚体药物缓释系统放置于瘤腔，结合在多聚体内的药物缓慢释放，达到持续给药的目的[3-5]。另外，国外有单位利用对流增强药物释放技术（convection-enhanced drug delivery，CEDD）给药，也显示了一定的应用前景[6-10]。

（一）多聚体缓释技术

多聚体作为药物载体的研究始于上世纪70年代，美国波士顿麻省总医院的 Langer 和 Folkman 首先将大分子物质（如蛋白）与多聚体结合，这些大分子物质能从多聚体内以弥散的方式逐步释放。随后的研究又成功地将抗生素、生物因子、化疗药物等与多聚体结合。

最早的多聚体系统采用醋酸乙烯（ethylene-vinyl acetate，EVA）作为载体。EVA虽然能够与药物进行良好结合，但由于无法降解，故不宜使用于脑肿瘤的治疗。二对羧基苯氧基丙烷癸二酸共聚物 [bis-(p-carboxyphenoxy) propane-sebacic acid，PCPP-SA] 则是一类较理想的多聚化合物，它具备以下优点：①可生物降解，不留异物；②崩解速度稳定，药物释放均匀；③可以通过调整 PCPP 与 SA 的比例控制降解速度。

研究表明，以多聚体作为载体局部给药，可明显延长局部脑组织与药物的暴露时间[11]。Grossman 等将化疗药物BCNU使用 ^{3}H 标记，比较不同给药方式局部脑组织与药物的接触情况。研究表明，局部直接注入的 BCNU 很快被清除。24小时后，85%的局部脑组织区域检测不到 BCNU 的存在；72小时后，仅

有极少的区域有 BCNU 的残留。而利用多聚体系统进行药物缓释，在给药72小时后，40%的区域能够检测到 ^{3}H-BCNU；给药500小时后仍有15%的区域存在药物。Fung 等观察了多聚体局部给药后 BCNU 的动态分布，一天后血液中的 BCNU 浓度为脑内的20%，脑脊液浓度为脑内的56%，两周后脑脊液浓度下降至脑内的20%（表 10-5-1）[12]。

表 10-5-1　多聚体局部给药后 BCNU 的分布

部位	BCNU 浓度			
	6 小时	1 天	7 天	14 天
血液	2.2 μM	0.7 μM	NP	0.3 μM
脑脊液	8.1 μM	1.8 μM	NP	0.2 μM
植入部位脑组织	NP	3.2 μM	1.6 μM	1.0 μM

NP，未测定

1. Gliadel^R 局部化疗　虽然有关多聚体局部给药的尝试已有很多，但较为成熟的用于治疗脑胶质瘤的药物是以 PCPP-SA 为载体的 BCNU 缓释片。于1998年，美国 FDA 正式批准3.85%含量的 BCNU 缓释剂应用于治疗复发的恶性胶质瘤。该产品的商品名为 Gliadel^R，为直径1.45 cm，厚约1 mm的圆形片剂。每片 Gliadel^R 含有7.7 mg（3.85%）的 BCNU（图 10-5-1）。

动物实验证明，Gliadel^R 所使用的 PCPP-SA 多聚体有很好的组织相容性，与脑外科手术中常规用的明胶海绵所产生的炎症反应相当。猴脑植入 PCPP-SA 对行为无影响，也未发现明显的全身毒性。有研究表

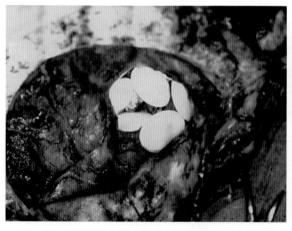
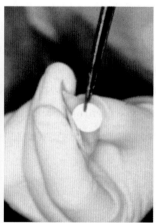

图 10-5-1　Gliadel^R 植入切除肿瘤后的腔内

明，BCNU 静脉注射后，很快被清除（$t_{1/2} < 20$ 分钟），而 Gliadel^R 释放药物（在兔脑）可达 3 周，且脑内的药物浓度可比静脉给药高出 1200 倍。Gliadel^R 释放药物在脑内的弥散范围也较广。采用定量放射自显影和薄层层析技术发现，Gliadel^R 植入 24 小时后，BCNU 的弥散距离为 4 cm，一周后为 2 cm。在给药后一个月，距手术部位 1.3 cm 的区域仍可检测到 BCNU 的存在。在动物实验中，Gliadel^R 局部给药明显可延长荷瘤鼠的生存时间，并且没有全身毒副作用[13]。

一组 222 例双盲对照的临床研究表明，二次手术时瘤腔内植入 Gliadel^R 的复发胶质瘤患者，其中位生存期为 31 周，而空白对照组患者的生存期仅 23 周（$p = 0.007$）。Gliadel^R 在新发胶质瘤的治疗中也取得了较好疗效。Valtonen 等报道的一组纳入 32 例恶性胶质瘤患者的研究显示，首次手术时植入 Gliadel^R 患者的中位生存时间为 58.1 周，而未放置缓释片患者的中位生存期为 39.9 周（$p = 0.012$）[14]。鉴于 Gliadel^R 所显示出的疗效，美国 NCCN 神经系统肿瘤治疗指南将其列入了恶性胶质瘤（包括初发和复发）的治疗选择中。

临床应用 Gliadel^R 时，应注意以下几点：①手术时应尽可能多地切除肿瘤组织，每次植入 Gliadel^R 最多不超过 8 片（BCNU 总剂量 61.6 mg）；②由于化疗药物在局部会引起脑水肿，因此术后应适当加大肾上腺糖皮质激素的用量和时间；③虽然使用 Gliadel^R 并未显著增加感染率，但术后感染仍是较为常见的并发症，故建议术前预防性使用抗生素，术后使用抗生素的时间适当延长；④肿瘤腔与脑室有小的交通不是 Gliadel^R 的使用禁忌，但如果植入的 Gliadel^R 有可能会进入脑室系统，引起脑脊液循环障碍导致脑积水，则不宜使用；⑤ Gliadel^R 属于异物，完全降解前有诱发癫痫的可能，因此，患者术后应使用药物预防癫痫。

2. 其他多聚体缓释剂 除了 Gliadel^R 以外，目前尚有其他类型的多聚体缓释剂正在研发中。这些多聚体缓释剂主要是探讨不同的化疗药物，或不同作用机制药物的联合缓释剂。

临床试验证明，Taxol 对许多肿瘤有治疗作用，体外实验胶质瘤对其也很敏感。然而，Taxol 不易通过血脑屏障。Walter 等将 Taxol 结合于 PCPP-SA 多聚体，治疗种植有 9L 胶质瘤的大鼠，实验动物生存时间延长 3.1 倍。伊立替康是 DNA 复制酶

topoisomerase I 的天然抑制剂。在临床前研究中，伊立替康对多种肿瘤有效。但同样由于它对血脑屏障的通透性差，不适于以系统给药的方式治疗颅内肿瘤。有研究表明，采用 EVA 作为载体，局部给与伊立替康治疗荷胶质瘤大鼠，59% 的大鼠生存超过 120 天，而对照组动物皆在 32 天内死亡。四羟过氧环磷酸酰胺（4-hydroxyperoxycyclophosphamide，4-HC）是环磷酸酰胺的衍生物，它不需要经肝活化，因而适用于局部给药。将 4-HC 结合于脂肪酸二聚体（fatty acid dimmer，FAD）和癸二酸（sebacic acid，SA）多聚体内，治疗颅内接种 F98 胶质瘤的大鼠，大鼠的平均生存时间由对照组的 14 天延长至 77 天。

化疗药物对肿瘤细胞的杀伤效果与浓度相关。为了提高疗效，国内单位开发了具有更高浓度 BCNU 的缓释剂，将 20 mg BCNU 与聚乳酸 - 羟基乙酸共聚物（poly [lactic-co-glycolic acid]，PLGA）结合，其单片剂量为 Gliadel^R 的 2.6 倍。中山大学肿瘤防治中心开展的一项临床 I 期临床研究表明，国产高浓度 BCNU 缓释剂具有较好的安全性[15]。局部放置 12 片缓释剂，仍未达到剂量限制性毒性。在接受治疗的 15 名复发高级别胶质瘤患者中，1 年及 2 年生存率分别为 40% 及 13.3%，该药物显示出一定的疗效。

（二）对流增强的药物释放技术

对流增强的药物释放技术（convection-enhanced drug delivery，CEDD）是另外一种局部给药的技术，它是将连接有加压泵的微导管置于脑内或瘤内，局部给药的同时给与一定压力。CEDD 能够在不损伤脑组织结构和功能的前提下，使药物在间质中充分弥散，克服了局部给药时药物弥散不足的缺点。Groothuis 等利用 CEDD 技术向大鼠脑内输注 ^{14}C 标记的蔗糖后发现，大鼠脑内蔗糖浓度是静脉给药浓度的 10 000 倍。Oldfield 等运用 CEDD 技术对猿脑进行长时间脑间质输注后发现，猿脑 1/3 的白质都分布有输注成分。同期进行的脑血流灌注实验显示，CEDD 输注时所产生的压力对脑血流的干扰小于 5%。Bruce 等建立了一个 CEDD 输注 BCNU 及拓扑替康的大鼠胶质瘤模型。研究表明，CEDD 输注拓扑替康后，实验动物的生存率明显提高。目前，已有使用 CEDD 技术治疗胶质瘤的临床报道。Oldfield 等利用 CEDD 技术输注转铁蛋白 -CRM107（转铁蛋白与突变型 diptheria 毒素的嵌合体）治疗 15 例恶性胶质瘤患者，

取得了良好的效果。所有 15 例患者的肿瘤体积至少缩小 50%，其中有 2 例患者的肿瘤在研究期间完全消失。但到目前为止，尚未有前瞻性临床试验证明 CEDD 在胶质瘤治疗中的有效性。

（赛　克　陈忠平）

参考文献

1. Sai K，Sun SX，Chen ZP（2016）. Interstitial Chemotherapy for Malignant Gliomas. Neurooncology-Newer Developments. IntechOpen. DOI：10.5772/62838. Available from：https：//www.intechopen.com/chapters/50327

2. Lawson HC，Sampath P，Bohan E，et al. Interstitial chemotherapy for malignant gliomas：the Johns Hopkins experience. J Neurooncol, 2007, 83（1）：61-70.

3. Wagner S，Peters O，Fels C，et al. Pegylated-liposomal doxorubicin and oral topotecan in eight children with relapsed high-grade malignant brain tumors. J Neurooncol，2008，86（2）：175-181.

4. Sampath P，Rhines LD，DiMeco F，et al. Interstitial docetaxel（taxotere），carmustine and combined interstitial therapy：a novel treatment for experimental malignant glioma. J Neurooncol，2006，80（1）：9-17.

5. Gallia GL，Brem S，Brem H. Local treatment of malignant brain tumors using implantable chemotherapeutic polymers. J Natl Compr Canc Netw，2005，3（5）：721-728.

6. Ferguson SD，Foster K，Yamini B. Convection-enhanced delivery for treatment of brain tumors.Expert Rev Anticancer Ther，2007，7（12 Suppl）：S79-S85.

7. Tanner PG，Holtmannspötter M，Tonn JC，et al. Effects of drug efflux on convection-enhanced paclitaxel delivery to malignant gliomas：technical note. Neurosurgery，2007，61（4）：E880-E882.

8. Ferguson S，Lesniak MS. Convection enhanced drug delivery of novel therapeutic agents to malignant brain tumors.Curr Drug Deliv，2007，4（2）：169-180.

9. Sampson JH，Brady ML，Petry NA，et al. Intracerebral infusate distribution by convection-enhanced delivery in humans with malignant gliomas：descriptive effects of target anatomy and catheter positioning. Neurosurgery，2007，60（2 Suppl 1）：89-98.

10. Lopez KA，Waziri AE，Canoll PD，et al. Convection-enhanced delivery in the treatment of malignant glioma. Neurol Res，2006，28（5）：542-548.

11. Berger MS，Wilson CB. The gliomas. Philadelphia：Saunders Company，1999.

12. Sampath P，Brem H. Implantable slow-release chemotherapeutic polymers for the treatment of malignant brain tumors. Cancer Control，1998，5：130-137.

13. Fung LK，Ewend M，Sill A，et al. Pharmacokinetics of interstitial delivery of carmistine 4-hydroperoxycyclophsphamide and paclitaxel from biodegradable polymer implant in the monkey brain. Cancer Res，1998，58：672-684.

14. Valtonen S，Timonen U，Toivanen P，et al. Interstitial chemotherapy with carmustine-loaded polymers of high-grade gliomas：a randomized double-blind study. Neurosurgery，1997，41：44-49.

15. Sai K，Zhong MG，Wang J，et al. Safety evaluation of high-dose BCNU-loaded biodegradable implants in Chinese patients with recurrent malignant glioma.J Neurol Sci，2014，343（1-2）：60-5.

第 11 章

光动力学治疗

脑胶质瘤是神经外科最富有挑战性的肿瘤之一，约占颅内肿瘤总数的 40%。除了尚处于研究阶段的分子靶向治疗、免疫治疗、基因治疗外，胶质瘤的治疗仍以手术、放疗、化疗、电场治疗为主。虽然近年来新的胶质瘤治疗手术技术、放射设备、化疗方案等进展迅速，但治疗效果仍不理想，患者的生存期并未大幅提高。脑胶质瘤具有浸润性生长的特性和多为原位复发的特点，提示最大程度安全切除肿瘤并辅以有效的局部治疗可能会改善患者的预后。

光动力学治疗（photodynamic therapy，PDT）是20世纪 70 年代发展起来的一种治疗恶性肿瘤的方法。其基本原理是机体在接受光敏剂（photosensitizer）后一定时间，光敏剂可较多地存留在肿瘤组织中，此时用一定波长的光源照射肿瘤部位，活化光敏剂，产生光化学反应，损伤多种细胞靶点，破坏肿瘤组织和细胞，达到治疗目的[1-3]。PDT 已经用于治疗多种不同种类的恶性肿瘤，包括肺部肿瘤、乳腺肿瘤、皮肤肿瘤以及膀胱和食管肿瘤，对控制局部生长肿瘤尤其有效。PDT 对脑胶质瘤的治疗具有较其他治疗方法优越的特点，PDT 能破坏肿瘤组织，但在破坏肿瘤的光剂量允许范围内对正常组织基本无毒性，还对肿瘤的浸润边缘有治疗作用。外国 Perria 首次将 PDT 用于临床脑肿瘤治疗，我国由凌峰、朱树干等教授率先将 PDT 用于脑胶质瘤治疗。近年来，应用光敏剂激发后产生的荧光来引导术中肿瘤的切除，提高肿瘤的切除程度，在临床应用中也得到发展。

一、基础理论

（一）胶质瘤对光敏剂的选择性

应选择性地将光敏剂加入肿瘤细胞并在肿瘤细胞中积累足够长的时间。血卟啉衍生物（hematoporphyrin derivative，HpD）能选择性地分布于所有级别的胶质瘤中，并且胶质瘤的级别与血卟啉衍生物在肿瘤中的水平直接相关。胶质母细胞瘤中血卟啉衍生物的水平最高（肿瘤与脑组织比例为 30：1），间变性星形细胞瘤次之（12：1），星形细胞瘤（8：1）较少。据报道，胶质瘤中各种光敏剂的浓度比正常大脑中的浓度高 4 ~ 300 倍，多形性胶质母细胞瘤中的浓度较间变性星形细胞瘤中的浓度高，复发性肿瘤中的浓度比新诊断肿瘤的高。

（二）胶质瘤对光敏剂的摄取

1. 血脑屏障与光敏剂的摄取 一般认为，由于正常脑组织具有完整的血脑屏障，光敏剂能选择性地进入脑肿瘤细胞而不进入正常脑组织。已经证明级别越高的胶质瘤对血脑屏障的破坏越大，如多形星形胶质母细胞瘤具有浸润周围正常脑实质的生长活跃的肿瘤细胞带，周围还有孤立的肿瘤细胞穿透血脑屏障进入正常脑实质。在肿瘤中心位置，血脑屏障已完全消失。在瘤周脑组织的水肿区域，血脑屏障也已受到不同程度破坏。瘤周不完整的血脑屏障在光敏剂的摄取中起到了主要作用。动物模型表明，恶性肿瘤能选择性摄取血卟啉及血卟啉衍生物，在血脑屏障缺陷的组织 [如垂体及最后区（postrema）] 也有光敏剂积聚，而血脑屏障完好的正常脑组织则未见光敏剂。然而，正常血脑屏障经光照射后，光敏素则能穿透血脑屏障进入星形细胞、神经元和内皮细胞，提示光敏素能够通过光照后的血脑屏障到达侵袭边缘的肿瘤细胞，以发挥其有效治疗作用。Kay 等 [4] 在 C_6 胶质瘤模型中研究发现，在浸润入肿瘤边缘区的单个肿瘤细胞中能检测到血卟啉衍生物及硼卟啉（boron porphyrin，BOPP）。用共聚焦显微镜检查人胶质瘤 PDT 后的活检标本也发现，瘤周孤立的癌巢细胞有光敏剂摄取的现象。上述发现证实，可能导致术后肿瘤复发的边缘区肿瘤细胞可以选择性摄取光敏剂。

2. 血浆蛋白介导的光敏剂摄取 有研究者发现血浆蛋白在光敏剂转运及细胞摄取中起一定作用。血卟啉衍生物能连接在白蛋白和脂蛋白上，尤其是低密度脂蛋白（low density lipoprotein，LDL）。而 LDL 是血浆中携带胆固醇的主要物质，癌细胞需大量的胆固醇，较其他细胞具有更多 LDL 受体，提示进入癌细胞内的光敏剂至少部分由 LDL 受体介导。血卟啉衍生物还可能结合在白蛋白或高密度脂蛋白（high density lipoprotein，HDL）上进入细胞质中。

（三）PDT 的作用机制

PDT 对肿瘤细胞的杀伤效应是通过光敏反应实现的（图 11-1）。光敏剂在吸收了合适波长的激活光线后，光敏剂从基态转变为激活态，再以荧光形式释放能量，从激活态衰变为基态。一方面，激活的光敏剂可直接与细胞底物反应，释放出放射性离子损伤细胞；另一方面也可以与组织中的氧反应，产生高活性单线态氧分子（$^1O_2$），这种氧分子具有极强的氧化

性，可以对细胞产生损伤。在单线态下，氧分子能量转化为热（内部转换）或以光（荧光）的形式发射。在三线态下，氧分子能量产生诱导细胞死亡所需的活性氧（reactive oxygen species，ROS）。活性氧与含有不饱和双键蛋白质、不饱和脂肪酸和胆固醇等大分子迅速反应，从而破坏线粒体、溶酶体和内质网等细胞器的膜结构，最终触发坏死、凋亡、局部缺血（由于肿瘤血管阻塞）以及免疫反应。单线态氧在短距离内扩散（$0.02 \sim 1.00 \, \mu m$）、寿命有限（$0.04 \sim 4.0 \, \mu s$），对邻近正常组织的损伤风险低。

与电离辐射一样，PDT 的细胞毒性作用需要分子氧的存在，肿瘤微环境的氧化程度是 PDT 灭瘤活性的关键决定因素。在这种情况下，PDT 通常通过多疗程治疗进行，以促进治疗之间的再氧合。PDT 与高压氧联合进行的临床前和临床试验表明，其灭瘤活性有所提高。尽管辐射和 PDT 各自的抗肿瘤活性都需要分子氧，但它们的作用方式完全不同。现有数据表明，电离辐射通过诱导 DNA 损伤触发细胞死亡，而 PDT 主要通过损伤细胞膜、蛋白质和细胞器产生细胞毒性。因此，PDT 可能与常规用作胶质瘤治疗的 DNA 烷化剂协同作用。

PDT 的生物学效应包括：① PDT 可通过直接损伤导致肿瘤细胞坏死或通过诱导凋亡等机制杀死肿瘤细胞；② PDT 的光敏反应可损伤肿瘤血管，导致肿瘤血流淤滞、塌陷、挛缩、闭塞等，导致肿瘤缺血缺氧，间接杀死肿瘤细胞；③ PDT 可促进靶细胞释放细胞因子、炎症介质及免疫抗原，并诱导炎症和免疫反应，损伤肿瘤细胞 [2-5]。

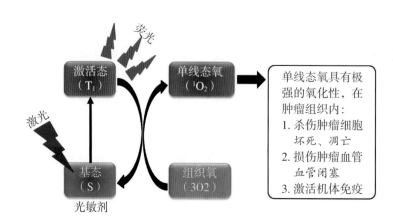

图 11-1 光动力治疗肿瘤的机制

二、光敏剂及光源

（一）光敏剂

应用于脑胶质瘤 PDT 的理想光敏剂应具有以下条件。①脑胶质瘤细胞能选择性摄取并积聚最大剂量而不进入正常细胞。②所需光敏化的光在肿瘤组织中穿透度较大，且具有高峰活性。③在光作用下能选择性损伤肿瘤而对相邻正常脑组织的损伤小。④化学成分单一、全身无毒、能通过血脑屏障进入边缘区肿瘤细胞。⑤能迅速排泄，无延迟的皮肤光敏作用。目前用于脑胶质瘤研究与治疗的光敏剂主要包括血卟啉衍生物（HpD）、5-氨基乙酰丙酸（5-aminolevulinic acid，5-ALA）、硼化卟啉（BOPP）、他拉泊芬（talaporfin）、替莫泊芬（temoporfin）等（表 11-1）[6]。

第一代光敏剂分子为天然存在的卟啉类化合物，在 400 nm 左右有很强的吸收，但在较长波长的光下也可有限激发。HpD 是第一代光敏剂的代表，由血卟啉的单体、二聚体和低聚物组成，HpD 是一种低效的单线态氧发生器，需要延长光刺激时间才能达到足够的治疗效果。

第二代光敏剂是为了克服第一代光敏剂固有的局限性而开发的，通常在波长 > 600 nm 的情况下被激活，并且在生成单线态氧方面更有效。他拉泊芬、替莫泊芬和 5-氨基乙酰丙酸（5-ALA）属于第二代光敏剂[7]。

第三代光敏剂的特点是通过修饰剂（包括纳米颗粒和抗体）的结合来增强肿瘤细胞的选择性，同时强调仅由肿瘤细胞激活的前药设计。合理设计第三代光敏剂的目标是减少脱靶效应，并且优化药代动力学

和激发吸收特性，以最大限度地扩大有效 PDT 窗口，减少副作用。目前还没有第三代光敏剂被批准用于人体 PDT。

1. 血卟啉衍生物（HpD） HpD 是最早用于肿瘤治疗的光敏剂。1993 年在加拿大首次获准用于治疗浅表乳头状膀胱癌，1994 年在荷兰获准用于治疗非小细胞肺癌以及影响吞咽功能的食管肿瘤，其商品名为 Photofrin。我国生产的 HpD 商品名为喜泊分，已批准用于临床。一般来说，光敏剂的剂量从每公斤体重 0.75 ～ 5 mg 不等。在行 PDT 前 24 小时给予。给药的原则如下。①光敏剂必须很好稀释（常用 200 ml 生理盐水稀释）；②避光；③选通畅的静脉在 30 ～ 60 分钟内输完；④光敏剂局部的光敏化作用可持续几个月，因此在输注过程中应避免沾染皮肤及出现皮下渗漏；⑤给药后患者立即被光敏化，须避免直接或间接阳光照射 6 ～ 8 周。最近报道光敏剂进入肿瘤的时间因患者而异，PDT 的给药时机需据个人情况而定。虽然血卟啉衍生物广泛应用于临床，但其为混合物，不能明确单一成分和确切的分子量，还不能生产出成分稳定的产品。为达到足够的组织穿透深度，必须选用波长 628 nm 的光源，而光敏剂吸收的最佳波长是 400 nm，但 400 nm 波长的组织穿透力差，对皮肤有延迟光敏化的作用。

2. 5-氨基酮戊酸（5-ALA） 5-ALA 是目前用于脑胶质瘤 PDT 和荧光引导手术最常用的药物，2000 年在美国正式获准上市。5-ALA 是细胞合成血红蛋白的前体，本身不具备光敏剂特性，但其代谢产物原卟啉Ⅸ（protoporphyrin Ⅸ，Pp Ⅸ）在被 405 nm 的可见光辐射后会激发出波长为 635 nm 的可见红光，可有效区分肿瘤组织与正常脑组织。因为血脑屏障的

光敏剂	激发光波长（nm）	给药-光照间隔（h）	清除时间	主要副作用	商品名
HpD	630	48 ～ 150	4 ～ 6 周	数周内皮肤光过敏	加拿大 Photofrin® 中国喜泊分
5-ALA	405/635	4 ～ 8	2 天	数天内皮肤光过敏，影响肝功，贫血	美国 Levulan® 德国 Gliolan®
BOPP	630	24	4 ～ 6 周	数周内皮肤光过敏	
他拉泊芬	664	24	15 天	2 周内皮肤光过敏	日本 Laserphyrin®
替莫泊芬	652	48 ～ 110	15 天	2 周内皮肤光过敏，出血	欧洲 Foscan®

表 11-1 用于脑胶质瘤研究与治疗的主要光敏剂

存在，口服给药的 5-ALA 一般不会进入正常脑组织，但可以通过胶质瘤组织破坏的血脑屏障，通过代谢形成 Pp IX 在胶质瘤细胞中聚积。肿瘤荧光于口服给药后 2 ~ 6 小时后达到峰值，12 小时消失。5-ALA 本身不具有光毒性，而是通过合成 Pp IX 起作用，其皮肤过敏率比传统的卟啉衍生物低，用药后避光时间较短。

3. 硼化卟啉（BOPP） BOPP 具有卟啉成分，吸收光谱和血卟啉衍生物相似，可作为 PDT 的光敏剂，同时还含有约 30% 的硼（boron）而有可能成为硼中子俘获治疗（boron neutron capture therapy，BNCT）的敏感剂。药理学研究表明，BOPP 在肿瘤与脑细胞中的吸收比高达 400：1，比 HpD 的 10：1 ~ 50：1 要高得多。敏化数天后，这种高选择性比例仍能维持，同时在肿瘤周围水肿的脑组织中单独存在的癌巢中也发现了 BOPP，这种水肿脑组织的癌巢中肿瘤细胞可能就是复发的根源，也是临床局部治疗的目标。

4. 他拉泊芬（talaporfin） 该药属于叶绿素降解产物衍生物，2004 年在日本上市，商品名为 laserphyrin。他拉泊芬具亲水性和亲脂性，在肿瘤和正常组织中的分布比良好，最大吸收峰波长为 664 nm，给药后 2 ~ 4 h 后在肿瘤内的聚集量达峰值，过敏反应弱，水溶性好，可从尿中排出。

5. 替莫泊芬（temoporfin） 该药是四（间苯酚）二氢卟吩，2001 年在欧洲上市，商品名为 foscan，主要治疗食管癌、头颈肿瘤、早期表浅部胃癌及消化道肿瘤等。最大吸收峰波长为 652 nm，半衰期约为 30 小时，在肿瘤和正常组织中的分布比为 10：1 ~ 15：1，毒性低，对皮肤的光敏反应较小，在 15 天内被清除。

6. 纳米光敏剂 在减少副作用的同时，纳米光敏剂改善现有光敏分子的传递、生物利用率、选择性和功能性。例如，正在开发的纳米颗粒共轭光敏剂利用肿瘤特异性细胞表面受体，将光敏剂直接输送到肿瘤细胞。其目标是开发能够穿过血脑屏障并选择性进入肿瘤细胞的纳米颗粒。纳米光敏剂尚在研发中，还没有第三代光敏剂被批准用于人体。

（二）光源

PDT 的效果不受光源相干性的影响，可以是非相干光或相干光（即激光）。光源的发射波长根据光敏剂的吸收光谱调整，最好使用波长较长的光进行光照，因为它穿透更深，并提供足够能量的光子来激活光敏剂。考虑到临床可用光敏剂的激发峰和光子在生物组织中传播的局限性，PDT 通常使用 400 ~ 900 nm 的波长，最佳窗口为 600 ~ 800 nm。

1. 红光

血卟啉衍生物及光敏素的理想光源波长是 628 nm 的红光，但 628 nm 红光的治疗深度仅有 9 mm，是目前对 PDT 的最大限制。Kay 等的动物实验中应用血卟啉及红光 PDT 对肿瘤的选择性破坏达 1.0 cm，用 CT 及 MRI 辅助评估，PDT 的有效治疗深度可达 1.8 cm。红光对脑组织有热效应，可以用与体温相当的盐水冲洗来避免，有人提出高温是 PDT 产生效果的一部分，由于现在实验室常聚焦于研究纯 PDT 效应，需进一步探索加热对 PDT 的协同效应。

2. 激光

临床常用的激光源有金蒸汽脉冲激光、氩离子泵浦染料激光、He-Ne 连续激光等。目前较为理想的是倍频 Nd-YAG-KTP（钠 - 钇铝 - 石榴石 - 钾 - 钛 - 磷盐）激光器，能激发可调控的染料激光。KTP 激光器能传输高能光束，可根据不同的光敏剂改变其波长，设备占地小，很容易从实验室搬到手术室。各研究机构应用的光剂量明显不同，一般来说，在 150 ~ 200 J 之间，照光时间在 20 ~ 60 分钟之间，激光能量输出在 300 ~ 2000 mW 之间。Kay 等[4]采用的输出功率达到 5 W，他们发现，从 70 J/cm² 增至 260 J/cm²，毒性作用并没有增加，因此现在常用 240 ~ 260 J/cm²，该剂量比其他报道的剂量都要大。

三、PDT 用于脑胶质瘤的治疗效果

脑肿瘤 PDT 有两种方法。第一种是对病变和（或）切除腔壁进行表面光照，可以在手术期间直接进行，也可以在切除肿块后植入球囊扩散器后进行。第二种是通过立体定向将光纤直接插入肿瘤进行间质治疗。

从已报道的病例资料来看（表 11-2）[8-11]，PDT 临床治疗大多数是高度恶性或复发的胶质瘤，少数是转移瘤和低度恶性的胶质瘤。尽管样本量有限且 PDT 的随机对照研究较少，但数据表明，与标准治疗相比，PDT 对改善胶质母细胞瘤患者生存率具有潜在的有益作用。墨尔本皇家医院 PDT 治疗 350 多名患者，报告新诊断和复发胶质母细胞瘤患者的总

表 11-2 PDT 治疗恶性胶质瘤临床效果的资料

研究者	病例数		光敏剂		光源		中位生存期（个月）
	新发	复发	药物	剂量	波长（nm）	能量（J/cm²）	
Stupp 等	287		–	–	–	–	14.6
Akimoto 等	6	8	他拉泊芬	40 mg/m2，IV	664	27	–
Beck 等		10	5-ALA	20 mg/kg，PO	633	100	15
Eljamel 等	13		5-ALA	20 mg/kg PO	630	100	13.2
Johansson 等	1	4	5-ALA	20 ~ 30 mg/kg	635	720	–
Kaye 等	13	6	HpD	5 mg/kg，IV	630	70 ~ 120	–
Kostron 等	18		HpD	1 mg/cm3 肿瘤，IV	630	40 ~ 120	–
Kostron 等		26	替莫泊芬	0.15 mg/kg，IV	652	20	8.5
McCulloch 等	9		HpD	5 mg/kg，IV	627.8	n/a	–
Muller and Wilson	17		HpD	1.4 mg/kg，IV	630	8 ~ 68	–
Muller 等		32	HpD	5 mg/kg，IV	630	8 ~ 110	7.5
Muller 等	12	37	卟吩姆钠	2 mg/kg，IV	–	58	8.25，7.25
Muller 等	11		卟吩姆钠	2 mg/kg，IV	630	8 ~ 110	9.25
Muller 等		37	卟吩姆钠	2 mg/kg，IV	–	8 ~ 150	7.75
Muragaki 等	13		他拉泊芬	40 mg/m2，IV	664	27	24.8
Nitta 等	30		他拉泊芬	40 mg/m2，IV	664	27	27.4
Origitano 等		8	卟吩姆钠	2 mg/kg，IV	630	50	–
Popovic 等	38	40	HpD	5 mg/kg，IV	628	72 ~ 260	24，9
Powers 等	2		卟吩姆钠	2 mg/kg，IV	630	400	–
Rosenthal 等	7	9	BOPP	0.25 ~ 8.0 mg/kg，IV	630	25 ~ 100	5，11
Schwartz 等	15		5-ALA	20 ~ 30 mg/kg，PO	633	12.960 J	–
Stylli 等	58		HpD	5 mg/kg，IV	n/a	240	24
Stylli 等	31	55	HpD	5 mg/kg，IV	n/a	230	14.3，14.9
Vanaclocha 等	20		卟吩姆钠	2 mg/kg，IV	630	20 ~ 75	17

生存率分别为 28.0% 和 40.0%，2 年和 5 年生存率分别为 22.0% 和 34.0%。对 1000 多名参与高级别胶质瘤 PDT 观察性研究的患者进行的荟萃分析显示，新诊断和复发胶质母细胞瘤患者的中位生存期分别为 16.1 个月和 10.3 个月。

（一）HpD 介导的 PDT 治疗胶质母细胞瘤

一项早期研究评估了 HpD 介导的 PDT 对 18 例胶质母细胞瘤患者的疗效。HpD 在术前血管造影期间通过直接动脉穿刺给药，在开颅手术切除肿瘤期间通过静脉注射或直接进入肿瘤内给药，肿瘤切除后术中对瘤腔进行 PDT。6 名原发性胶质母细胞瘤患者存活 22.0 个月。

研究评估了 17 名患者中 HpD 或卟吩姆钠介导的 PDT 对胶质母细胞瘤的影响。患者在进行最大肿瘤切除术前 18 ~ 24 小时服用光敏剂，术中通过充气球囊扩散器对瘤腔进行 PDT。PDT 后的平均生存期为 6.3 个月。

对 58 例胶质母细胞瘤患者进行了肿瘤组织中 HpD 浓度与 PDT 后生存率的比较。患者接受了最大限度的安全肿瘤切除术，然后在术中实施瘤腔 PDT。在接受治疗的患者中，HpD 摄取与生存率之间存在相关性，患者在 PDT 后的中位总生存期为 24.0 个月。另一项纳入了 78 例胶质母细胞瘤患者的研究表明，经 PDT 治疗的胶质母细胞瘤患者的中位总生存期为 14.3 个月。

（二）卟吩姆钠介导的 PDT 治疗胶质母细胞瘤

一组报道了卟吩姆钠介导的 PDT 治疗 49 例新诊断和复发的胶质母细胞瘤患者的疗效。最大肿瘤切除术后，要么在切除腔内放置一个球囊扩散器，要么在切除腔内注入持续输注的脂肪乳剂，并进行光照。胶质母细胞瘤患者的中位生存期为 30 周，1 年和 2 年的生存率分别为 22.0% 和 2.0%。

一项小型研究评估了卟吩姆钠和替莫泊芬介导的 PDT 治疗恶性原发性脑肿瘤的疗效，研究纳入 20 名胶质母细胞瘤患者。患者接受肿瘤切除，然后对瘤腔进行光照。在卟吩姆钠患者中，采用 630 nm 的激光照射，其能量密度为 75 J/cm²；在替莫泊芬患者中，采用 652 nm 的激光照射，其能量密度为 20 J/cm²。在光照期间，在切除腔中持续输注脂质乳剂，以将脑组织热损伤的风险降至最低。术后避免阳光照射 4 周（卟吩姆钠）或 2 周（替莫泊芬）。患者术后接受标准的替莫唑胺化疗和放疗，平均 OS 为 17 个月。

一项 Ⅱ 期临床试验评估了卟吩姆钠介导的 PDT 治疗新诊断和复发的幕上胶质瘤，研究纳入 37 例复发和 11 例新诊断的胶质母细胞瘤。参与该研究的受试者接受肿瘤切除术，然后在术中放置可膨胀球囊辐射器，该辐射器填充有用于光照射的光分散介质。复发性胶质母细胞瘤患者在手术切除和放疗（加或不加化疗）失败后接受 PDT，而新诊断的肿瘤患者在术中接受 PDT 手术切除。新诊断的胶质母细胞瘤患者的中位生存期为 7.75 个月，复发性胶质母细胞瘤患者的中位生存期为 9.25 个月。

Muller 和 Willson 在一项随机对照试验中首次评估了 PDT 治疗胶质母细胞瘤的效用。该治疗组纳入了 43 名接受胶质母细胞瘤切除术后再行卟吩姆钠介导 PDT 的患者，并与 34 名单独接受肿瘤切除术的患者进行了比较。所有患者术后均接受放疗。治疗组的中位生存期为 11.0 个月，而对照组为 8.0 个月。治疗组 PDT 的中位生存率增加 38.0%。

Eljamel 等进行了一项单中心、随机对照的 Ⅲ 期临床试验，以评估 5-ALA 引导切除新诊断的胶质母细胞瘤后卟吩姆钠钠介导 PDT 的疗效。在这项研究中，13 名患者接受了 5-ALA 引导切除术，然后在术后 5 天内放置球囊扩散器，行重复性 PDT（每天 1 次，每次 100 J/cm²）。对照组在没有 PDT 的情况下进行 5-ALA 引导肿瘤切除术。术后，所有患者均接受放疗，并每 3 个月进行一次临床和影像学随访，直至死亡。PDT 组和单纯手术组患者的平均生存期分别为 52.8 周和 24.2 周。

（三）他拉泊芬钠介导的 PDT 治疗胶质母细胞瘤

他拉泊芬钠在高级别胶质瘤中选择性积累，有助于恶性脑肿瘤的术中光诊断。也有报道他拉泊芬钠介导的 PDT 作为胶质母细胞瘤治疗的安全性和有效性。30 名新诊断的胶质母细胞瘤患者在标准放疗和替莫唑胺的基础上接受 PDT 治疗，与 164 名仅接受标准治疗的新诊断胶质母细胞瘤患者进行比较。PDT 患者的中位生存时间为 27.4 个月，而接受标准治疗患者的中位生存时间为 22.1 个月。

另一项研究报道 4 名新诊断的胶质母细胞瘤患者接受最大限度肿瘤切除术，然后接受他拉泊芬钠介导的 PDT 治疗，中位生存期为 26.0 个月；6 名复发性胶质母细胞瘤患者接受相同治疗，中位生存期为 8.5 个月。Muragaki 等报道了他拉泊芬钠 PDT 治疗新诊断或复发恶性原发性脑肿瘤（包括 13 例胶质母细胞瘤患者）的经验。患者接受开颅手术和肿瘤切除术，所有新诊断的胶质母细胞瘤患者均接受了放疗、替莫唑胺辅助化疗以及 PDT。新诊断胶质母细胞瘤患者的中位总生存期为 24.8 个月，中位无进展生存期为 12.0 个月。

（四）5-ALA 介导的 PDT 治疗胶质母细胞瘤

两项研究报道了 5-ALA 介导的 PDT 治疗恶性胶质瘤的经验。在一项初步研究中，纳入 10 名患者评估了 5-ALA 介导的 iPDT 治疗小局限性复发性恶性胶质瘤（最大直径 < 3 cm）的疗效。根据术前计划期间的三维光照模拟，每个患者立体定向放置 4 ~ 6 个光纤扩散器，以实现肿瘤的完全光照。1 年生存率为 60.0%，中位生存期为 15.0 个月。15 名新诊断的小胶质母细胞瘤（最大直径 < 4 cm）患者接受了 5-ALA 介导的 iPDT，并与仅接受肿瘤完全切除的胶质母细胞瘤患者（112 名）进行了比较。所有患者均

接受标准放疗和替莫唑胺治疗。iPDT 组的中位无进展生存期显著延长，分别为 16.0 个月和 10.2 个月，3年生存期分别为 56.0% 和 21.0%。

（五）硼化卟啉和替莫泊芬介导的 PDT 治疗胶质母细胞瘤

一项 I 期临床试验评估了硼化卟啉（BOPP）治疗高级别胶质瘤的安全性，研究纳入了 7 名新诊断和 9 名复发的胶质母细胞瘤患者。以确定最大安全剂量为目标，对 BOPP 和光照剂量进行递增。新诊断的胶质母细胞瘤患者的中位总生存期为 5.0 个月，PDT 后复发的胶质母细胞瘤患者的中位总生存期为 11.0 个月。

一项非随机对照 II 期临床研究评估了对 26 例复发性胶质母细胞瘤患者进行替莫泊芬介导的 PDT 疗效。所有患者都接受了标准的手术、化疗和放疗，然后进行术中 PDT。患者中位生存期为 8.5 个月，2 年生存率为 15.0%。

四、脑胶质瘤 PDT 的安全性

除了与脑肿瘤切除相关的并发症外，与 PDT 相关的不良事件还包括全身性使用光敏剂后的光刺激和光化学反应，每种光敏剂的安全性略有不同。所有光敏剂的共同风险是视网膜和皮肤的光敏性，5-ALA 的光敏性会持续几天，替莫泊芬的光敏性会持续 6 周，在此期间应避免阳光直射。

（一）脑水肿

PDT 过程中正常脑组织会发生脑水肿、脑组织缺氧、脑血管损伤，大面积脑水肿及颅内压增高也有报道，重者甚至出现脑疝。Powers 等在研究中发现，用光敏素的 PDT 致肿瘤坏死能延伸到肿瘤边缘区，所有患者在治疗后 16 小时均在治疗区周围出现水肿并表现出临床症状。不作处理，脑水肿症状常在 1 周内缓解，类固醇能缓解甚至避免这种情况。Kay[4,9] 的研究发现，仅一组 PDT 治疗的恶性胶质瘤患者未出现颅内压增高症状，这组患者术后每天平均用 32 mg 地塞米松，在术后 18 天逐渐减量，并且在 PDT 前均行肿瘤全切。

虽然血卟啉衍生物在肿瘤组织中积聚得比正常脑组织中多，但在相同治疗条件下，正常组织比肿瘤组织敏感得多。因为氧在整个光动力过程中是一个限速过程，瘤周的脑组织竞争获得更多的氧，从而减少 PDT 对肿瘤的毒性作用。术中组织氧分压分析证实，血管发育良好的肿瘤组织中的 pO_2 远低于瘤周的脑皮质。光敏剂在肿瘤及正常脑组织细胞中的分布也可能影响肿瘤对 PDT 的敏感性，正常脑组织中完整的血脑屏障使光敏素更多分布于毛细血管内皮上，而引起脑组织毛细血管充血甚至内皮损伤。肿瘤中因血脑屏障被破坏，通透性增加，光敏剂能通过血管内皮减小血管损伤[12-14]。

另外，PDT 过程中的大量坏死组织也可能引起颅内高压。少量的坏死组织，脑组织尚有能力自行吸收，而大量的坏死组织，则难以迅速吸收又无法排出，而致颅内压急剧升高，甚至危及生命。因此术中光照前应最大限度地切除肿瘤，以减少坏死组织的数量，留出更多的空间以缓解颅内压[15-16]。

（二）神经功能损害

脑胶质瘤 PDT 的另一个并发症是对治疗区域所有结构的非特异性损害。PDT 能损害组织的微血管系统，并通过血栓及出血性梗死损害正常组织，若治疗部位处于脑功能区，光敏剂的非选择性毒性引起瘤周损害，可导致相应神经功能恶化。位于或邻近脑功能部位的脑胶质瘤 PDT 的安全性及减少损伤取决于研制肿瘤细胞特异性的光敏剂。

（三）皮肤光毒性

光敏剂在皮肤中的潴留造成的皮肤光敏反应也不容忽视，严重者可致剥脱性皮炎。可严格避光，应用激素、抗过敏药物及加快光淬灭的胡萝卜素和维生素 E 等，以减轻和避免皮肤光毒性。

五、脑胶质瘤 PDT 与其他方法的联合应用

胶质瘤多为实体肿瘤，光对组织穿透力有限，往往需要多种方法的综合应用。PDT 与其他方法的联合应用具有很大的潜力。

（一）与化疗联合应用

有人研究了 PDT 联合卡莫司汀（ACNU）或甲氨蝶呤（MTX）等抗肿瘤药物治疗脑胶质瘤的效果，结果表明 PDT 联合应用 ACNU 对于抑制脑胶质瘤 DNA、RNA、蛋白质的合成较单独应用 PDT 要明显。

而 PDT 联合应用 MTX 的研究表明，行 PDT48 小时后联合应用 MTX 时的杀肿瘤作用要明显强于单独应用 PDT。还有研究发现阿霉素、长春新碱、丝裂霉素 C 等与 PDT 联用能产生协同作用，顺铂不产生协同作用。PDT 联合化疗药物治疗脑胶质瘤的效果较好的机制尚未完全清楚，可能与化疗药物促进 HpD 在肿瘤内聚积有关，也可能是因为 PDT 能引起进一步损害血脑屏障，使更多的化疗药物及免疫治疗药物透过，从而产生了协同治疗作用。

（二）与放疗联合应用

多数学者认为 PDT 与放疗有协同作用，可能是放疗抑制了 PDT 所致分子损伤的修复，也可能是 PDT 增加了肿瘤细胞对放疗的敏感性，而且离子放射在一定剂量下也能启动 HpD。放疗在 PDT 实施前 24 小时给与，协同作用最强。

（三）与热疗联合应用

PDT 与高热疗法联用可产生高热 - 光动力学效应。这种协同作用的机制尚不清楚，可能是高温抑制了 PDT 所致细胞膜损伤的修复，也可能是 PDT 产生的光氧化物氧化了酶蛋白活化中心的巯基，改变了酶蛋白的分子形态。

（四）与免疫疗法联合应用

PDT 具有几种独特的特性，可诱导有效的抗肿瘤反应，如凋亡、自噬、坏死以及免疫原性细胞死亡（immunogenic cell death，ICD）。PDT 诱发的独特的细胞死亡模式被认为是强大的肿瘤特异性免疫反应的基础，这可能导致持续的免疫介导的监视和抑制肿瘤细胞生长。在 PDT 诱导的不同细胞死亡模式中，肿瘤细胞暴露和（或）释放被称为损伤相关分子模式（damage-associated molecular pattern，DAMP）的肿瘤抗原分子，可激活固有免疫和适应性免疫反应。DAMP 是细胞的组成部分，仅暴露在质膜上和（或）因损伤（如 PDT 引起的氧化损伤）而释放。DAMP 通过激活和刺激抗原呈递细胞（antigen-presenting cell，APC）的抗原处理、呈递，在细胞介导的免疫中发挥关键作用。APC 的激活导致其在局部淋巴结中迁移和增殖，然后 APC 将肿瘤抗原呈递给 CD8+ T 细胞。激活的 CD8+ T 细胞积极监视身体内的肿瘤细胞，并在遇到肿瘤细胞时诱导凋亡，从而提供长期的

肿瘤控制。因此，PDT 诱导的 ICD 有可能刺激免疫激活和监测，有助于在临床前模型中观察到长期肿瘤控制。

（五）与硼中子俘获治疗联合应用

硼中子俘获治疗（BNCT）是依靠肿瘤组织选择性吸收硼（boron）的一种同位素 ^{10}B，然后行中子照射，^{10}B 产生高线能的 ^4He 和 ^7Li 杀死局部肿瘤细胞。硼化的卟啉类，例如 BOPP 含有约 30% 的硼，已显示了其作为 PDT 光敏剂的优越性，同时 BOPP 可以作为硼中子俘获治疗的敏感剂。在手术中应用 PDT 辅助治疗，几天后再使用 BNCT，BOPP 在肿瘤中滞留时间长，超热中子束的几厘米的穿透能力也将克服红光穿透能力有限的缺点，增加脑胶质瘤等肿瘤的局部治疗作用。

六、问题及展望

PDT 治疗脑肿瘤已积累一定量的病例和一些临床治疗效果，但仍存在不少问题需要解决，如：病例选择不统一；治疗中采用的光敏剂种类、剂量、用药方法和途径还需优化；光源类型、照光条件（功率、密度、能量、照光剂量及照光间隔时间）亦有差异；疗效判断标准不一致。这些问题使数据无可比性，不能得出有意义的结论。

近年来，人们越来越重视深入研究 PDT 作用的原理及引起肿瘤坏死的途径，寻找新的单一成分、全身无毒、能通过血脑屏障进入浸润肿瘤细胞，选择性地在肿瘤中积聚最大剂量而不进入正常脑细胞，光作用下能损伤肿瘤细胞而对正常组织损伤小的光敏剂；研制适用于临床 PDT 的透入组织深、光动力作用强、光分布平均的光源、光纤及器械；探讨最佳治疗条件及减少治疗并发症的综合治疗方法。最近的研究中，PDT 的免疫效应尤其令人感兴趣。在胶质瘤分子生物标志物分型后，异柠檬酸脱氢酶突变状态和 MGMT 启动子甲基化状态等对胶质母细胞瘤 PDT 的进一步研究是有意义的。同时，探索对胶质母细胞瘤具有更高特异性的下一代光敏剂同样必要。相信随着理论研究的深入和突破，以及临床实践经验的积累和丰富，PDT 的治疗效果将会提高。

（冯 华 李 飞）

参考文献

1. Kaneko S，Fujimoto S，Yamaguchi H，et al. Photodynamic therapy of malignant gliomas. Prog Neurol Surg，2018，32：1-13.

2. Akimoto J. Photodynamic therapy for malignant brain tumors. Neurol Med Chir（Tokyo），2016，56（4）：151-7.

3. Zavadskaya T S. Photodynamic therapy in the treatment of glioma. Exp Oncol，2015，37（4）：234-41.

4. Kaye AH，Popovic EA，Hill JS. Photodynamic therapy.// Berger MS，Wilson CB. The Glioma. Philadelphia：W.B. Sanders Company，1999.

5. Mahmoudi K，Garvey KL，Bouras A，et al. 5-aminolevulinic acid photodynamic therapy for the treatment of high-grade gliomas. J Neurooncol，2019，141（3）：595-607.

6. Stylli SS，Kaye AH. Photodynamic therapy of cerebral glioma—a review Part I a biological basis. J Clin Neurosci，2006，13（6）：615-25.

7. Stepp H，Stummer W. 5-ALA in the management of malignant glioma. Lasers Surg Med，2018，50（5）：399-419.

8. Eljamel S. Photodynamic applications in brain tumors：a comprehensive review of the literature. Photodiagnosis Photodyn Ther，2010，7（2）：76-85.

9. Popovic EA，Kaye AH，Hill JS，et al. Photodynamic therapy of brain tumors. Semin Surg Oncol，1995，11（5）：335-345.

10. Qiu YM，Luo QZ，Xiong WH. Two cases of cerebral hernias due to photodynamic therapy of cerebral glioma. Shanghai Med，1996，19（3）：183-184.

11. Stanley SS，Andrew HK，Lachlan MG，et al. Photodynamic therapy of high grade glioma—long term survival. J Clin Neurosci，2005，12（4）：389-398.

12. Chopp M，Dereski MO，Madigan L，et al. Sensitivity of 9L gliosarcomas to photodynamic therapy. Radiation Resarch，1996，14（3）：461-465.

13. Goetz C，Hasan A，Stummer W，et al. Experimental research photodynamic effects in perifocal，oedematous brain tissue. Acta Neurochir（Wien），2002，144（2）：173-179.

14. Hu SL，Du P，Hu R，et al. Imbalance of Ca^{2+} and K^+ fluxes in C6 glioma cells after PDT measured with scanning ion-selective electrode technique. Lasers Med Sci，2014，29（3）：1261-7.

15. Fei L，Hua F，Xianrong W，et al. The experimental study of photodynamic therapy on implanted VX2 carcinoma in rabbit brain. Proc. SPIE，2005，5967：216-226

16. Li F，Zhu G，Lin J，et al. Photodynamic therapy increases brain edema and intracranial pressure in a rabbit brain tumor model. Acta Neurochir，2006，96：422-425.

第 12 章

电场治疗

肿瘤电场治疗（tumor treating fields，TTFields）近年来逐渐成为继手术、化疗和放疗之后的一种新的肿瘤治疗手段，因其疗效明确，得到国内外众多权威共识、指南[1-3]的推荐，常用于治疗多形性胶质母细胞瘤（GBM）。

TTFields 是一种基于生物电作用的无创物理疗法，它的装置是一种便携式设备（图 12-1），主要通过贴敷于头皮的电场贴片产生中频（100 ~ 300 kHz）、低强度（1 ~ 3 V/cm）的交变电场抑制肿瘤细胞的生长，从而在局部发挥抗肿瘤的作用[4-6]。

一、作用机制

（一）抗有丝分裂作用

在均匀的交变电场中，偶极子会旋转，其最终排列方向与电场方向保持一致（图 12-2A）；在非均匀电场中，带电粒子和偶极子将向最高场强的区域移动，该过程又称介电泳。随着有丝分裂由中期、后期进入末期，细胞的几何形状逐渐变为沙漏状，使 TTFields 电场线在细胞卵裂沟处高度聚集，而在细胞两极较稀薄（图 12-2B）。在介电泳效应的影响下，TTFields 可使细胞质内的极性分子（如微管蛋白亚基和 Septin 蛋白）向电场强度更高的区域移动，从而影响微管蛋白亚基聚合形成纺锤丝，改变 Septin 蛋白的定位进而影响胞质分裂。由于恶性肿瘤具有增殖分裂旺盛的生物学特性，TTFields 可以特异性地杀伤处于分裂期的肿瘤细胞而不杀伤正常组织细胞。TTFields 可以通过阻碍纺锤体的正常形成、激活纺锤体组装检查点，以实现阻滞有丝分裂的作用。这将导致细胞膜不稳定和出泡（图 12-2C），干扰胞质分裂，导致染色体分离异常，细胞周期中止，或是生成受损畸形的细胞，最终诱导细胞坏死或凋亡[7-13]。

在上述 TTFields 抗有丝分裂作用后，部分肿瘤细胞仍能生成异常子细胞，于此后释放内质网伴侣蛋白钙网蛋白（calreticulin，CRT）和高迁移率族 1 蛋白（high mobility group box 1，HMGB1）等应激信号，促进免疫激活和免疫原性诱导的细胞死亡[14]。

A

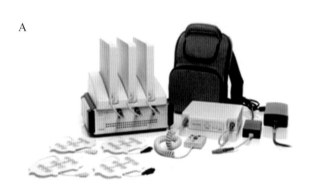

B

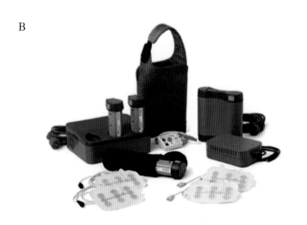

图 12-1 TTFields 设备（Optune®）的完整系统[7]。A. 第一代系统；B. 第二代系统

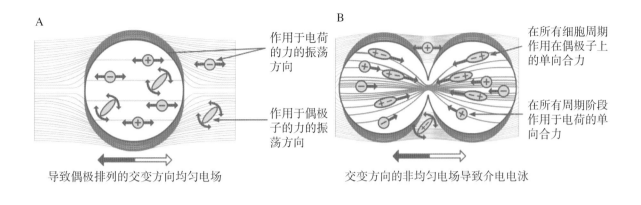

导致偶极排列的交变方向均匀电场　　　　　　　交变方向的非均匀电场导致介电电泳

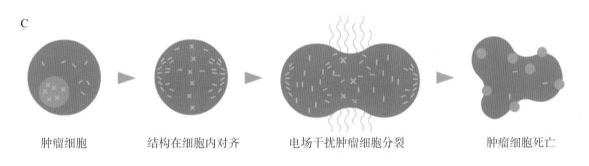

肿瘤细胞　　　结构在细胞内对齐　　　电场干扰肿瘤细胞分裂　　　肿瘤细胞死亡

图 12-2　TTFields 电场治疗影响有丝分裂的主要机制 [7]

（二）其他作用机制

TTFields 除了抗有丝分裂的主要作用机制之外，尚有其他潜在作用机制，小结如下 [15]。

1. 影响 DNA 修复　在放疗引起 DNA 损伤后，TTFields 通过下调 BRCA/FANC 基因，影响 DNA 的同源重组修复，同时使 DNA 复制叉暂停出现错误和崩解，升高肿瘤细胞 DNA 的复制压力，增加 DNA 双链损伤。

2. 上调自噬　通过影响 PI3K/Akt/mTORC1 信号通路来激活细胞自噬，但该反应是介导细胞死亡还是治疗抵抗仍需进一步研究。

3. 抗肿瘤免疫　刺激巨噬细胞产生 ROS、NO 和促炎因子，促进树突状细胞成熟和白细胞募集，使肿瘤部位 CD4$^+$ 和 CD8$^+$ T 细胞的积累增加。

4. 抑制细胞迁移侵袭　通过影响 PI3K/Akt、NF-kB、MAPK 途径降低肿瘤细胞迁移和侵袭的能力。

5. 影响细胞膜渗透性　影响细胞膜和血脑屏障的渗透性，且作用可逆。

二、临床研究

TTFields 于 2011 年、2015 年先后获得美国 FDA 批准用于治疗复发和新诊断 GBM 的临床研究数据主要来自 EF-11、EF-14 两项关键研究。随着 TTFields 被越来越多地被应用于临床实践，患者注册数据集（patient registry dataset，PRiDe）及国内的一些临床经验报道也为 TTFields 的疗效提供了更多参考。

（一）TTFields 治疗复发性胶质母细胞瘤的 Ⅲ 期临床试验（EF-11 研究）

EF-11 是一项多中心随机对照Ⅲ期临床研究 [16]，共纳入 237 例复发 GBM 患者，1∶1 随机分为单独使用 TTFields 的试验组（$n=120$）和医生选择化疗的对照组（$n=117$）。入组患者的中位年龄为 54 岁，中位 KPS 评分为 80 分，中位的前线治疗次数为两次，试验组与对照组在基线资料方面平衡。TTFields 治疗组中位 OS 为 6.6 个月，与对照组的 6.0 个月相比无统计学差异，说明单独使用 TTFields 治疗复发 GBM 可实现与医生选择化疗相似的疗效。TTFields 组影像学客观缓解率为 14%（两例 PR 患者的典型影像学改变见图 12-3），对照组为 9.6%，且三名影像学完全

治疗起始　　　　　　　　6个月　　　　　　　　12个月

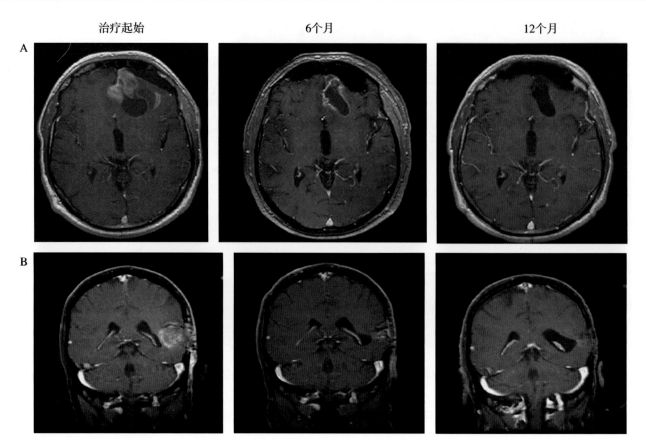

图 12-3　EF-11 研究中两例复发 GBM 患者接受 TTFields 治疗后的影像学改变

缓解的患者均在 TTFields 组。在安全性方面，化疗组的严重不良事件发生率为 16%，而 TTFields 组为 6%，最常见的 TTFields 相关不良反应为轻中度的电极片下的皮疹，发生率为 16%。在生活质量评估的绝大多数模块，如认知功能、情感功能、角色功能以及消化功能方面，TTFields 组相比化疗组更能保障患者的生活质量。

该研究的事后亚组分析[17]发现，TTFields 日均使用时间时间 ≥ 75%（即至少 18 小时）的患者相比日均使用时间时间 < 75% 的患者具有更长的中位 OS，分别为 7.7 个月和 4.5 个月（P=0.042）。同为按试验方案治疗满 1 个月的患者，TTFields 组相比化疗组具有更明显的 OS 获益，中位 OS 分别为 7.7 个月和 5.9 个月（P=0.0093）。该事后分析结果提示依从性越高的患者越可能从 TTFields 中获益。

（二）患者注册数据集中 TTFields 治疗复发 GBM 的临床经验

患者注册数据集（PRiDe）收集了美国 2011 年 10 月—2013 年 11 月开始使用 TTFields 的复发 GBM 患者的数据，收集了美国 91 家癌症治疗中心共 457 例接受 TTFields 的复发 GBM 患者。相比 EF-11 研究纳入的患者群体，PRiDe 数据集中的患者具有更高的首次复发比例（33% vs. 9%）和既往贝伐珠单抗经治的比例（55% vs. 19%）。PRiDe 数据集所示中位 OS 为 9.6 个月，相比 EF-11 研究的 6.6 个月明显延长（风险比为 0.66，P=0.0003）。在不同的亚组中，复发次数更少、KPS 评分更高、既往未使用过贝伐珠单抗可能是提示预后相对较好的因素。与临床试验结果类似，真实世界数据集中每天使用 TTFields 时间 ≥ 18 小时的患者具有更长的中位总生存期，为 13.5 个月，而使用时间 < 18 小时患者的中位 OS 仅为 4.0 个月（P < 0.0001）。

（三）TTFields 治疗新诊断胶质母细胞瘤的 Ⅲ 期临床试验（EF-14 研究）

EF-14 研究[18-19]是一项纳入 695 例新诊断 GBM 患者的大型 Ⅲ 期随机对照临床研究，按 2∶1 将术后同步放化疗结束后的患者分为 TTFields 联合替莫唑胺（TMZ）维持治疗的试验组，以及 TMZ 单药维持的对照组。在研究的主要终点 PFS 方面，试验组的中位 PFS 为 6.7 个月，对比对照组的 4.0 个月有显著延长（风险比 0.63，*P* < 0.001）；而在具有统计学把握度的次要终点 OS 方面，试验组中位 OS 为 20.9 个月，较对照组的 16.0 个月延长了 4.9 个月（风险比 0.63，*P* < 0.001）（图 12-4）。与单用 TMZ 治疗相比，联合 TTFields 并未增加全身不良事件的发生率，前者为 44%，后者为 48%（*P*=0.58）。在 TTFields 日均使用时间 22 小时以上的亚组中，TTFields 联合 TMZ 治疗患者的 5 年生存率可达 29.3%，对照组则不到 5%，这亦提示依从性对患者生存获益的重要作用（图 12-5）[20]。

（四）TTFields 在亚洲及中国人群中的真实数据

2019 年，Toms 等[20] 发表了 EF-14 研究中韩国受试者的亚组数据，包括来自 8 个韩国医疗中心的 39 名韩国患者，其基线资料与总体人群保持平衡，并被随机化分配至 TTFields 联合 TMZ 组（试验组）24 例，TMZ 单独治疗组（对照组）15 例。尽管试验组平均 TTFields 维持时间为 9.8 个月，稍长于总体人群的 8.2 个月，但仅有 45.8% 的患者在前 3 个月内完成了推荐剂量的 TTFields。而试验组相比对照组仍延长了韩国患者的中位 OS，分别为 27.2 个月和 15.2 个月（风险比 0.27，*P*=0.01），说明亚洲人群与总人群同样能在 TTFields 联合 TMZ 治疗中获得总生存期获益。30% 试验组的韩国患者出现了治疗相关的皮肤不良反应，与总体人群 52% 的 1 ～ 2 级皮肤不良反应发生率相比更低，且联合治疗相比 TMZ 单独治疗未增加其他不良反应发生率。

2020 年 5 月 TTFields 正式进入中国大陆市场而

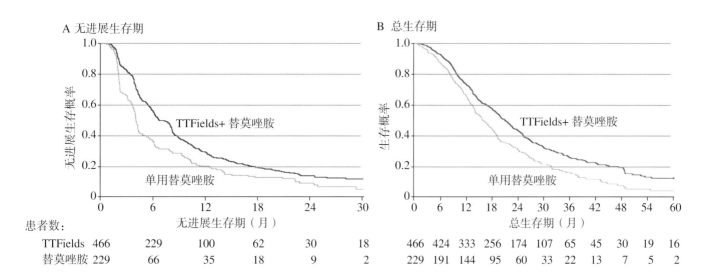

患者数：						
TTFields	466	229	100	62	30	18
替莫唑胺	229	66	35	18	9	2

466	424	333	256	174	107	65	45	30	19	16
229	191	144	95	60	33	22	13	7	5	2

图 12-4　TTFields 联合 TMZ 组（试验组）、TMZ 单药组（对照组）的 PFS 和 OS 生存曲线 [18-19]

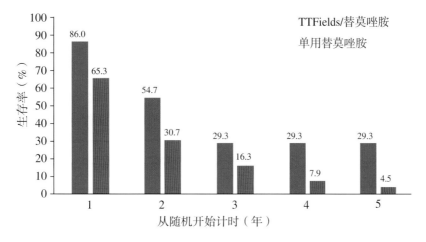

图 12-5　试验组 TTFields 日均使用时间 ≥ 22 小时患者与对照组患者的 5 年生存率群体对比 [18-19]

得以更广泛地应用于中国人群。

江涛[21] 于 2020 年报道了一项前瞻性观察性单臂研究的成果，该研究纳入了 44 例收治于中国香港安健肿瘤治疗中心的 44 例中国大陆患者，其中新发 GBM 患者组 29 人，复发 GBM 患者组 15 人。该研究首次验证了 TTFields 在中国 GBM 人群中的安全性，24 例（54.5%）的患者出现了 1 ～ 2 级的皮肤不良反应，整体安全性可控。

牟永告[22] 团队回顾性地分析了中山大学肿瘤防治中心收治的 24 例 GBM 患者使用 TTFields 的临床资料。其中 15 例复发患者的中位 PFS 为 5.9 个月，中位 OS 为 8.5 个月；9 例新诊断患者的中位 PFS 为 10.7 个月，OS 数据尚待进一步随访。安全性数据方面，出现 1 ～ 2 级皮肤不良反应的中位时间为使用 TTFields 后 1 个月，无 3 ～ 4 级皮肤不良反应，且 87.5% 的患者健康相关生活质量评分稳定。

三、TTFields 联合其他治疗方法

（一）联合手术

颅骨的高电阻率特性很大程度上削弱了电场自颅外向颅内的传递，进而削弱了 TTFields 的治疗效果。根据患者肿瘤位置进行个体化的颅骨重塑手术，包括颅骨的打薄、钻孔、切除等手段，使电场分布和强度得以优化，有可能增强 TTFields 的疗效。丹麦研究团队在 Optimal TTF-1[23] 研究中初步验证了该假设，15 例接受了颅骨重塑手术联合 TTFields 及医生选择化疗方案的复发 GBM 患者的中位 PFS 为 4.6 个月，OS 为 15.5 个月，无 4 ～ 5 级的不良事件或治疗相关的严重不良事件。目前该研究团队设计了后续的多中心、随机对照 II 期研究，颅骨重塑术联合 TTFields 和化疗对复发 GBM 患者的疗效和安全性有待进一步探索。

（二）联合同步放化疗

在 EF-11、EF-14 等关键临床研究中，TTFields 均在术后放疗结束之后进行，近年来研究者逐渐开始关注术后同步放化疗同期联合 TTFields 的安全性和有效性，围绕此方案展开的研究主要有以下几类。

1. 联合同步放化疗，贴片摘下

为探索术后同步放化疗同期联合 TTFields 的安全性，Grossman 等[24] 在一项纳入 10 例新诊断成人型幕上胶质母细胞瘤患者的研究中，于同步放化疗同期使用 TTFields（放疗时摘下设备贴片），放化疗结束后联合 TMZ 维持 6 个周期，TTFields 则维持至疾病进展或出现不可耐受的毒性反应，或至多维持 24 个月。该研究结果显示，8 例患者曾有放疗延迟，但延迟均与 TTFields 无关，3 例严重不良事件属于全身系统性不良事件，均与 TTFields 无关，而 TTFields 相关的皮肤不良反应发生率为 80%，但均为 1 ～ 2 级，提示 TTFields 联合同步放化疗的安全性良好可控。此外，该 TTFields 联合同步放化疗治疗方案可实现 8.9 个月的无进展生存期，至公开报道时总生存期终点尚未达到，说明该方案的疗效数据亦值得期待。

2. 联合同步放化疗，贴片保留

在另一项头皮保护放疗联合 TMZ 及 TTFields 的研究中，Song 等[25] 同样纳入了 10 例新诊断 GBM 患者，不同的是，该研究在放疗期间暂停 TTFields 设备的运作，使放疗射线通过 TTFields 设备贴片。该研究以安全性和同步治疗阶段的毒性反应为主要终点。相关数据显示，所有患者均完成了同步放疗联合 TTFields，80% 的患者在同步治疗阶段出现 1 ～ 2 级皮肤不良反，无 3 级或以上的不良反应。至文章撰写时仍有 6 例患者生存，8 例患者疾病进展，中位 PFS 为 6.9 个月，OS 及生存质量等结局尚待跟踪随访。

3. 随机对照 III 期临床试验，贴片保留

前述单臂研究初步证实了同步放化疗同期联合 TTFields 的安全性和可行性，目前国际上正在开展的一项随机对照、开放标签的 III 期临床试验（EF-32 研究，NCT04471844），拟对比术后标准放化疗期间联合或不联合 TTFields 的有效性和安全性，以期为 TTFields 联合放化疗领域提供更充分的证据。

（三）联合化疗

如前述 EF-14 研究成果所示，同步放化疗后，TTFields 联合 TMZ 治疗相比 TMZ 单独治疗，可以显著延长患者的 PFS 和 OS[26-27]，PFS 分别为 6.7 个月和 4.0 个月，OS 分别为 20.9 个月和 16.0 个月，证明了 TTFields 联合 TMZ 化疗可提高疗效。

（四）联合靶向药

1. 临床试验 Fallah 等[28] 在 2020 ASCO 报道的一项单臂 II 期临床试验探索了贝伐珠单抗联合 TTFields

治疗复发 GBM 患者的安全性和有效性。研究纳入了 23 例中位年龄在 60 岁的复发 GBM 患者或复发的其他 WHO Ⅳ 级的恶性脑胶质瘤患者，治疗方案为 TTFields 联合每两周一次 10 mg/kg 的贝伐珠单抗。研究结果表明，联合治疗的中位 PFS 为 4.1 个月，中位 OS 为 10.5 个月，3 ～ 4 级可能与治疗相关的不良反应共 2 例，分别为高血压和脑梗死。

2．病案报道 Ansstas 等[29] 报道了 8 例贝伐珠难治性复发 GBM 患者接受 TTFields 治疗的病案资料，其中 5 例患者在 TTFields 治疗出现进展时再次联合使用了贝伐珠单抗。7 例患者 TTFields 为三线治疗，1 例为四线治疗，8 例患者最终实现了自首次使用 TTFields 开始计算的 7.2 个月的中位 OS，其中 5 例贝伐珠单抗再使用患者自首次再使用开始计算的中位 OS 为 5.7 个月。与历史数据相比，该系列病案报道一定程度上显示了 TTFields 联合贝伐珠单抗治疗复发 GBM 在延长 OS 方面的疗效。

（五）联合免疫治疗

1．联合 PD-1 检查点抑制剂的基础研究 在 TTFields 联合 PD-1 检查点抑制剂的动物实验中，Voloshin 等[14] 利用接种肺癌细胞的小鼠模型研究发现，TTFields 联合 PD-1 抑制剂治疗组相比 PD-1 抑制剂单独治疗组或 TTFields 单独治疗组均显著缩小了小鼠肿瘤体积。且与对照组相比，仅联合治疗组显著提高了肿瘤浸润白细胞、巨噬细胞和树突状细胞所表达的 PD-L1 水平，提示联合 TTFields 可能在一定程度上提高 PD-1 抑制剂疗效的可能。TTFields 联合免疫治疗的协同增益疗效有待进一步在临床试验中探索。

2．联合 PD-1 检查点抑制剂的临床试验 为探索帕博利珠单抗添加至 EF-14 试验组的治疗方案，即添加至同步放化疗后序贯 TTFields 联合 TMZ 维持治疗否能进一步延长新诊断 GBM 患者的生存期，Tran 等[30] 拟在一项前瞻性单臂研究中纳入 24 例受试者，在 TTFields 联合 TMZ 维持治疗 2 个周期后加用帕博利珠单抗 200 mg Q3W 治疗。截至 2020 年 6 月 19 日，在可评估的 17 例已入组患者中，10 例（59%）患者无疾病进展，有 13（76%）名患者仍然存活。9 例随访 12 个月以上的患者中，其中位无进展生存期至少为 11.2 个月，而 EF-14 试验组为 6.7 个月。这一联合 TTFields、TMZ 化疗、PD-1 抑制剂的三联治疗方案对新诊断 GBM 患者的疗效值得关注。

3．联合抗肿瘤疫苗 一项 TTFields 联合抗肿瘤新生抗原疫苗（personalized neoantigen vaccine，PNV）及标准治疗用于新诊断 GBM 患者的 Ⅰ 期临床研究[31] 是 TTFields 联合其他疗法领域一次全新的探索，该研究纳入了 8 例中位年龄为 59 岁的患者。初步结果显示，PNV 最常见的不良事件是注射部位反应和流感样症状，与 TTFields 和标准治疗联用不会增加额外的毒性反应。

四、适应证、禁忌证、常见不良反应和管理

（一）适应证

适用于 22 岁及以上经组织病理学或影像学诊断的复发性幕上 GBM 及新诊断的幕上 GBM 患者。

在新诊断的 GBM 患者中，在手术治疗与放射治疗后，TTFields 与替莫唑胺（TMZ）联合使用。

（二）禁忌证

①孕妇或备孕中的育龄期女性；②患者体内有植入式电子医疗设备，如脑深部刺激器、迷走神经刺激器、脊髓刺激器、可编程分流器起搏器和除颤器；③患者有颅骨缺损，且缺失骨无替代物。如有此情况，建议患者先采用非金属材料进行颅骨重塑再进行电场治疗。若颅骨替代物为金属材质，放置电场贴片时也应尽量避开金属材质的颅骨重塑物；④患者的脑内有金属异物（如子弹碎片）；⑤患者对导电凝胶过敏。

（三）常见不良反应和管理

治疗时应该先详细询问患者过敏史，以及尝试放置凝胶以测试过敏反应，并对 TTFields 使用者和照护者给与预防建议，如表 12-1 所示。

预防干预的意识是教育患者和照护者降低不良反应（adverse effect，AE）风险的关键，可提高患者接受度和依从性。

TTFields 使用最常见的不良反应是与电场贴片接触的皮肤刺激或皮肤病损，主要表现为局部的红色皮疹、小疱或水泡，通常在使用的 2 ～ 6 周时出现，大部分为轻中度，可逆可预防，一般不会造成无法修复的皮肤损伤[32]。TTFields 关键临床研究的皮肤不良反应发生率数据汇总见表 12-2。根据反应的严重程

表 12-1　TTFields 使用的预防性干预建议

预防性干预	对接受 TTFields 治疗的患者和照护者的建议
修剪和准备头皮，最大限度地增加贴片和皮肤接触，尽量减少糜烂和其他增加感染风险的因素	• 准备电场贴片的头皮之前先洗手 • 每次更换电场贴片时，采用温和但有力的圆周运动剃除头皮；为了获得最佳黏着度，头皮需要完全脱毛 • 使用干净的电动剃毛刀，避免割伤 • 剃毛前可涂抹矿物油（婴儿油）以清洁皮肤，并有助于清除细菌和鳞屑
电场贴片放置前清除头皮上的天然油脂和液体（汗液）	• 使用温和、无香味的洗发水（如婴儿洗发水）或去屑洗发水清洗头皮 • 如果没有发生皮肤刺激，用纱布或棉球浸泡急救用异丙醇（70%）擦拭头皮 • 放置电场贴片前，确保头皮完全干燥
仔细使用和移除电场贴片对降低皮肤刺激风险至关重要	• 至少每 3～4 天更换一次电场贴片，如果电场贴片变湿或变松（例如在较温暖的天气或剧烈体力活动后出汗过多的情况下），则应更频繁更换电场贴片 • 在头皮上涂抹矿物油（婴儿油）轻轻去除电场贴片，从皮肤上缓慢而轻轻地剥离电场贴片；牵拉皮肤或用力摩擦头皮去除黏合剂可导致皮肤破裂和刺激，因此应避免此举 • 可以在热淋浴中，通过摩擦含有椰子油的沐浴液使其从头皮滑落而去除电场贴片 • 每次更换电场贴片时评估皮肤和头皮是否有刺激迹象，如果有刺激迹象，请通知您的医生或护士（建议对受累区域的拍照）
定期重新放置电场贴片，以尽量减少对头皮的直接压力，并确保避免手术瘢痕线	• 在每次更换电场贴片时，将电场贴片移动约 2 cm，确保电场贴片对一起移动在后续更改时，能将电场贴片移回原始位置 • 避免将陶瓷圆盘放置在瘢痕或手术螺钉上 • 佩戴透气头套，避免过热

度，推荐 TTFields 相关皮肤不良反应按下述标准分级[32]。1 级：无症状或轻度症状，提示局部治疗（如抗生素、类固醇药膏）。2 级：中度症状，提示局部或系统治疗（如抗生素、类固醇）；或治疗设备需中断；重新放置电极阵列以避开受损区域；或者需用敷料隔离受损区域。3 级：严重的或医学上有重要意义但不会立即威胁生命的症状，且提示需要局部或系统治疗；或提示需手术干预；住院时间延长；或设备使用需中断。4 级：威胁生命的结果，急切需要干预，停止设备治疗。

在临床应用 TTFields 的过程中，若出现下述常见不良反应可参考表 12-3 中建议及时处理[34]。

TTFields 疗程以月计，患者大部分时间居家治疗，适度的随访和医护人员的专业干预也是保证治疗

表 12-2　TTFields 关键临床研究的皮肤不良反应发生率数据汇总

研究	研究设计	人群	1～2 级毒性	3～4 级毒性	非特异性毒性
EF-11[16]	随机Ⅲ期	复发 GBM	皮疹／刺激症状 16%	皮疹／刺激症状 2%	–
PRiDe[33]	批准后注册研究	复发 GBM	NA	NA	皮肤反应 24.3%
EF-14[18]	随机Ⅲ期	新诊断 GBM	皮疹／刺激症状 43%	皮疹／刺激症状 2%	–
		新诊断 GBM，韩国亚组	皮肤刺激 30%		
Wong 等[21]	前瞻性观察性单臂研究	中国人群，新诊断 GBM	39.1%	0	–
		中国人群，复发 GBM	50%	0	–
杨群英等[22]	回顾性单臂研究	中国人群，新诊断及复发 GBM	70.8%	0	–

表 12-3 常见不良反应及处理建议

AE 类型	图片	症状	潜在原因	处理建议
TTFields AE-多汗		头皮出汗多	遗传易感性； 湿热气候； 剧烈活动； 药物	每次电场贴片交换时使用氯化铝止汗剂或局部应用格隆溴铵治疗； 建议患者避免使用可能导致出汗的软膏和药物； 考虑转诊至皮肤科注射肉毒杆菌毒素
TTFields AE-瘙痒		皮肤干燥（干燥症） 皮肤瘙痒（瘙痒） 皮肤松弛（头皮屑）	遗传易感性； 寒冷、干燥气候； 水、油损失； 药物； 可能与接触性皮炎有关	建议患者使用不含香精或去屑洗发水； 尽管是标准电场贴片变更方案的一部分，但应限制皮肤接触含酒精产品； 如果存在炎症，可开具外用皮质类固醇（如倍他米松、氯倍他索、醋酸氟轻松），如果能确定原因，减少、消除原因
TTFields AE-接触性皮炎		接触：皮疹特征为发红、瘙痒性丘疹；可能类似灼伤；皮疹可能出现红色凸起，形成湿润的渗出液体的水疱；局限性但可能比刺激性皮炎更弥散；刺激性 刺激：皮肤发红；轻度水肿；鳞屑；可能发痒或疼痛的皮疹；皮炎局限于局部刺激区域	对接触皮肤的特异性外源性过敏原（如胶贴、水凝胶）过敏，引起炎症反应； 接触细胞固有有害物质（如水凝胶、湿气、酒精的化学刺激）后直接细胞损伤引起的非特异性炎症	立即去除刺激物、过敏原； 从刺激、过敏部位移除电场贴片； 外用皮质类固醇（如倍他米松、氯倍他索、氟轻松）； 使用阻隔膜； 如果存在对胶带、黏合剂的反应，考虑修剪黏合剂、手术膜； 如果出现水疱，建议冷湿敷（20 min，3 次 / 天）； 如果疾病持续，考虑全身皮质类固醇，中断治疗
TTFields AE-糜烂； TTFields + 贝伐珠单抗 AE-硬件暴露导致的溃疡		糜烂：皮肤外表皮质分解，以表皮不完全缺失为特征的皮肤不连续；可能表现为湿润或凹陷病变；可能存在轻度出血伴疼痛或灼热；通常情况下，糜烂不会导致瘢痕形成	刮毛和（或）电场贴片应用、移除导致的机械性创伤； 可能由炎症或汗液浸渍、水疱破裂、感染大疱或表皮坏死引起；	从糜烂、溃疡部位移除电场贴片，考虑更换，以避免硬件暴露； 使用纱布、水凝胶或水胶体伤口敷料； 评估伤口并采用局部抗生素（如克林霉素、庆大霉素）治疗；

续表

表 12-3 常见不良反应及处理建议

AE 类型	图片	症状	潜在原因	处理建议
		溃疡：开放性头皮皮肤缺损，可能有出血或渗出；表皮和部分真皮、脂肪或肌肉完全缺失，形成瘢痕的风险增加；感染时可形成脓疱	电场贴片压力导致缺血性损伤和（或）灌注减少（特别是在覆盖瘢痕的区域、硬件和既往辐射暴露）	考虑伤口细菌培养；清除过量分泌物和死皮（重症病例可能需要手术清创）；两周后返回诊所，如果状况持续，考虑口服抗生素、中断治疗
TTFields AE-皮炎＋感染		皮肤或毛囊炎症（红色丘疹，中心有毛发）；可能有脓、瘙痒或灼热	继发细菌感染；当皮肤受到致病菌影响时，可能发生感染（伴或不伴脓疱）	评估伤口并采用局部抗生素（如克林霉素或庆大霉素）治疗；用盐水或 Burow 溶液（5%碱式醋酸铝）热敷；进行伤口细菌培养并可能转诊至皮肤科；两周后返回诊所，如果状况持续，考虑口服抗生素、中断治疗

效果的必要措施。随访中根据患者的情况提供关于调整个体化治疗方案的专业意见，以及评估疗效。对于某些因心理障碍影响依从性的患者，应辅以适度的心理咨询来增加患者的心理接受度，尤其是评估治疗有效的患者；以保证治疗的持续进行。

总而言之，目前 TTFields 作为一种新的物理治疗方式，虽然获得国内外指南的支持和推荐，但在国内的使用经验还比较有限，有待进一步研究和发展，以期未来在治疗 GBM 领域做出更多突破，改善 GBM 患者的生存质量。

（赛　克　陈忠平）

参考文献

1. Nabors LB，Portnow J，Ahluwalia M，et al. Central nervous system cancers，version 3.2020，NCCN clinical practice guidelines in oncology. J Natl Compr Canc Netw，2020，18（11）：1537-1570.

2. 周良辅，毛颖，王任直，等．中国中枢神经系统胶质瘤诊断与治疗指南（2015）．中华医学杂志，2016，96（7）：485-509.

3. Jiang T，Nam DH，Ram Z，et al. Clinical practice guidelines for the management of adult diffuse gliomas. Cancer Lett，2021，499（2）：60-72.

4. Burri SH，Gondi V，Brown PD，et al. The evolving role of tumor treating fields in managing glioblastoma：guide for oncologists. Am J ClinOncol，2018，41（2）：191-196.

5. Riley MM，San P，Lok E，et al. The clinical application of tumor treating fields therapy in glioblastoma. J Vis Exp，2019，146（4）：e58937.

6. Rick J，Chandra A，Aghi MK. Tumor treating fields：a new approach to glioblastoma therapy. J Neurooncol，2018，137（3）：447-453.

7. Zhu P，Zhu JJ. Tumor treating fields：a novel and effective therapy for glioblastoma：mechanism，efficacy，safety and future perspectives. Chin Clin Oncol，2017，6（4）：41-56.

8. Karanam NK，Story MD. An overview of potential novel mechanisms of action underlying Tumor Treating Fields-induced cancer cell death and their

clinical implications. Int J Radiat Biol, 2021, 97 (8): 1044-1054.

9. Kirson ED, Gurvich Z, Schneiderman R, et al. Disruption of cancer cell replication by alternating electric fields. Cancer Res, 2004, 64 (9): 3288-3295.

10. Giladi M, Schneiderman RS, Voloshin T, et al. Mitotic spindle disruption by alternating electric fields leads to improper chromosome segregation and mitotic catastrophe in cancer cells. Sci Rep, 2015, 5 (12): 18046.

11. Kirson ED, Dbaly V, Tovarys F, et al. Alternating electric fields arrest cell proliferation in animal tumor models and human brain tumors. Proc Natl AcadSci U S A, 2007, 104 (24): 10152-10157.

12. Gonzalez CF, Remcho VT. Harnessing dielectric forces for separations of cells, fine particles and macromolecules. J Chromatogr A, 2005, 1079 (1-2): 59-68.

13. Gutin PH, Wong ET. Noninvasive application of alternating electric fields in glioblastoma: a fourth cancer treatment modality. Am Soc Clin Oncol Educ Book, 2012, 32: 126-131.

14. Tali V, Noa K. Tumor-treating fields (TTFields) induce immunogenic cell death resulting in enhanced antitumor efficacy when combined with anti-PD-1 therapy. Cancer Immunol Immunother, 2020, 69 (7): 1191-1204.

15. Rominiyi O, Vanderlinden A, Clenton SJ, et al. Tumour treating fields therapy for glioblastoma: current advances and future directions. Br J Cancer, 2020, 124: 697-709.

16. Stupp R, Wong ET, Kanner AA, et al. NovoTTF-100A versus physician's choice chemotherapy in recurrent glioblastoma: a randomised phase III trial of a novel treatment modality. Eur J Cancer, 2012, 48 (14): 2192-2202.

17. Kanner AA, Wong ET, Villano JL, et al. Post hoc analyses of intention-to-treat population in phase III comparison of NovoTTF-100A™ system versus best physician's choice chemotherapy. Semin Oncol, 2014, 41 (6): S25-S34.

18. Stupp R, Taillibert S, Kanner AA, et al. Maintenance therapy with tumor-treating felds plus temozolomide vs temozolomide alone for glioblastoma: a randomized clinical trial. JAMA, 2015, 314 (23): 2535-2543.

19. Kesari S, Ram Z. EF-14 trial investigators. Tumor-treating fields plus chemotherapy versus chemotherapy alone for glioblastoma at first recurrence: a post hoc analysis of the EF-14 trial. CNS Oncol, 2017, 6 (3): 185-193.

20. Toms SA, Kim CY, Nicholas G, et al. Increased compliance with tumor treating fields therapy is prognostic for improved survival in the treatment of glioblastoma: a subgroup analysis of the EF-14 phase III trial. J Neurooncol, 2019, 141 (2): 467-473.

21. Wong K, Jiang T. CTNI-28. A Prospective, observational study evaluating the safety and quality of life of tumor treating fields in chinese glioblastoma patients. Neuro-Oncology, 2020, 22 (Supplement_2): ii48.

22. 杨群英, 郭玎玎, 邓美玲, 等. 肿瘤电场治疗高级别脑胶质瘤的初步疗效和安全性分析. 中华神经医学杂志, 2021, 20 (6): 564-570.

23. Korshoej AR, Lukacova S, Lassen-Ramshad Y, et al. Optimal TTF-1: enhancing tumor treating fields therapy with skull remodeling surgery. A clinical phase I trial in adult recurrent glioblastoma. Neurooncol Adv, 2020, 2 (1): 1-11.

24. Bokstein F, Blumenthal D, Limon D, et al. Concurrent tumor treating fields (TTFields) and radiation therapy for newly diagnosed glioblastoma: a prospective safety and feasibility study. Front Oncol, 2020, 10: 411.

25. Song A, Bar AV, Martinez N, et al. Initial experience with scalp sparing radiation with concurrent temozolomide and tumor treatment fields (SPARE) for patients with newly diagnosed glioblastoma. J Neurooncol, 2020, 147 (3): 653-661.

26. Marenco-Hillembrand L, Wijesekera O, Suarez-Meade P, et al. Trends in glioblastoma: outcomes over time and type of intervention: a systematic evidence based analysis. J Neurooncol, 2020, 147 (2):

297-307.

27. Steidl E，Filipski K，Zeiner PS，et al. A 25-year retrospective，single center analysis of 343 WHO grade II/III glioma patients：implications for grading and temozolomide therapy. J Cancer Res Clin Oncol，2021，147（8）：2373-2383.

28. Fallah J，Chaudhary RT，Rogers LR，et al. Clinical outcomes of the combination of bevacizumab and TTfields in patients with recurrent glioblastoma：results of a phase II clinical trial. J Clin Oncol，2020，38（15）：2537.

29. Ansstas G，Tran DD. Treatment with tumor-treating fields therapy and pulse dose bevacizumab in patients with bevacizumab-refractory recurrent glioblastoma：a case series. Case Rep Neurol，2016，8（1）：1-9.

30. David T，Ashley G，Sonisha W，et al. CTIM04. Updates for a phase 2 open-labeled study of pembrolizumab plus TTFields plus maintenance temozolomide in patients with newly diagnosed glioblastoma（2-THE-TOP）.

Neuro-Oncology，2020，22（2）：ii33.

31. Julia K，Alex R，Ana B，et al. CTIM-17. Phase I study of the safety and immunogenicity of personalized neoantigen vaccines and tumor treating fields in patients with newly diagnosed glioblastoma. Neuro-Oncology，2020，22（2）：ii36.

32. Lukas RV，Ratermann KL，Wong ET，et al. Skin toxicities associated with tumor treating fields：case based review. J Neurooncol，2017，135（3）：593-599.

33. Mrugala MM，Engelhard HH，Tran DD，et al. Corrigendum to "Clinical practice experience with NovoTTF-100A system for glioblastoma：the patient registry dataset（PRiDe）". Semin Oncol，2015，42（3）：e33-e43.

34. Lacouture ME，Anadkat MJ，Ballo MT，et al. Prevention and management of dermatologic adverse events associated with tumor treating fields in patients with glioblastoma. Front Oncol，2020，10：1045.

第 13 章

免疫治疗

第一节 概　述

脑恶性胶质瘤传统的治疗手段包括外科手术切除、放射治疗与化学治疗，但由于血脑屏障的存在，加之胶质瘤恶性程度高、浸润性生长、易复发等特点，现阶段手术切除肿瘤结合术后放化疗的治疗方式并不能实现较为理想的治疗效果。免疫系统作为人体重要的组成部分，发挥着识别和清除外来入侵抗原、体内突变细胞、衰老死亡细胞及其他有害成分的作用，与机体其他系统相互协调，共同维持机体内环境稳定和生理功能的平衡。如果治疗方法能够调动机体自身的免疫系统识别、杀伤并清除肿瘤细胞，必将为胶质瘤治疗带来极大希望。近年来，随着对脑免疫系统的认识与对胶质瘤免疫微环境研究的不断深入，多种胶质瘤免疫治疗方法陆续出现，取得了值得肯定的治疗效果。可见，恶性胶质瘤的免疫治疗必将成为不可忽视的重要手段，值得不断探索与开发。

一、脑的免疫系统

中枢神经系统为免疫豁免状态的认知起源于 50 多年前 Peter Medawar 的初步实验数据，该实验发现外源细胞可以成功被植入啮齿类动物的大脑，而同样的细胞植入外周组织时却被宿主免疫系统清除[1]。此前，人们认为大脑缺乏专有的淋巴管系统，难以发挥抗原呈递作用，小胶质细胞被广泛认为是脑肿瘤免疫微环境中主要的抗原呈递细胞[2]，但其难以活化 T 细胞转化为细胞毒性表型。直达中枢神经系统淋巴管的发现，揭开了脑免疫系统的神秘面纱。

2015 年，Louveau 团队发现脑淋巴管系统沿平行于硬膜静脉窦的不同途径流出[3]，大多数抗原呈递细胞可能会转移到颈深淋巴结[4]，从而激活 T 细胞和 B 淋巴细胞。当给大鼠的脑室注射人源白蛋白时，会同时在血清和淋巴液中检测到特异性抗体，这些抗体大部分出现在颈部淋巴结。给兔的脑部注射放射标记的蛋白，在颈部淋巴结也会出现放射增强的现象。这些观察结果都说明脑部的免疫效应细胞和周围免疫系统有互动。这一观点在脑炎症性疾病中得以验证，如在多发性硬化症和脑脓肿中，大脑中存在的免疫原能够产生强大的免疫反应。由此可见，大脑具有独特的免疫系统，促使肿瘤免疫微环境的形成，为恶行胶质瘤免疫治疗提供了充分的机会。

二、胶质瘤与血脑屏障

血脑屏障（blood brain barrier，BBB）由内皮细胞、周细胞和星形胶质细胞形成的紧密连接组成，用于维持中枢神经系统的相对稳定性，防止血液中某些有害物质进入脑组织[5]。除非 BBB 被破坏，否则外周免疫系统的细胞很难进入脑内。有证据表明，胶质瘤中的 BBB 受到破坏，由于肿瘤分泌的高浓度可溶性因子，如 VEGF、MMP，破坏了内皮细胞的紧密连接，降解周围细胞外基质中的蛋白多糖，并允许各种免疫细胞和血液衍生因子通过。胶质瘤 BBB 通透性增加是肿瘤化疗的基础，然而，胶质瘤中的 BBB 通透性却存在明显异质性[6]。

异常的新生血管形成是胶质母细胞瘤（GBM）的一个重要标志，也是 BBB 异常的重要原因。随着肿瘤的增长，肿瘤组织水肿、间质压力增加，功能性 MRI 显示，相对于肿瘤周围的健康脑组织，肿瘤区域的血流速度增加。胶质瘤病理结果提示肿瘤新生血管通常迂曲扩张，其完整性和组成与正常血管不同。在 GBM 中，新生血管的直径明显大于脑中的正常血管，并且不利于血液的有效流动和分布，内皮细胞周围的周细胞沿血管排列稀疏，通透性增加，有利于血液细胞通过。同时，由于肿瘤的血流分布不均匀，容易导致肿瘤组织坏死和缺氧，进一步引起肿瘤细胞糖酵解代谢改变，导致各种细胞亚群通过 BBB 浸润肿瘤[7]。

三、胶质瘤免疫微环境

胶质瘤具有复杂的肿瘤微环境，其并非是由单一肿瘤细胞构成的实体肿瘤，而是由肿瘤细胞与免疫细胞、间质细胞等非肿瘤细胞共同组成。研究发现，胶质瘤纯度（即肿瘤细胞所占比例）与胶质瘤恶行程度、不良预后密切相关，同时低纯度胶质瘤伴随更为复杂的局部免疫微环境与免疫表型[8]。

对人类和啮齿动物的胶质瘤标本进行组织病理学和流式细胞术分析显示，胶质瘤具有明显的异质性，肿瘤微环境由反应性星形胶质细胞、内皮细胞和大量免疫细胞组成。浸润性免疫细胞包括中枢神经系统原有的小胶质细胞和外周巨噬细胞、粒细胞、髓源性抑制细胞（myeloid-derived suppressor cell，MDSC）和 T 淋巴细胞。恶性胶质瘤中肿瘤相关巨噬细胞（tumor associated macrophage，TAM）和 MDSC 的瘤内密度最高，与患者生存率呈负相关。尽管 TAM 具有一些完整的固有免疫功能，但它们通过 Toll 样受体（Toll-like receptor，TLR）受到刺激、分泌细胞因子和上调共刺激分子的能力不足以启动抗肿瘤免疫反应。肿瘤对 TAM 的重塑使其释放免疫抑制细胞因子和趋化因子，产生有效的抗肿瘤免疫反应。TAM 和 MDSC 都能刺激并募集 T 淋巴细胞进入肿瘤，但 MDSC 抑制自然杀伤细胞介导的细胞毒性反应，并抑制了肿瘤反应性 CD4+ T 辅助细胞和细胞毒性 CD8+ T 细胞的激活，而调节性 T 细胞的存在可能进一步导致恶性胶质瘤缺乏有效的免疫激活[9]。

胶质瘤在发生进展过程中依赖于肿瘤浸润的小胶质细胞 / 巨噬细胞（glioma associated macrophage，GAM）。GAM 产生大量细胞因子、白细胞介素和生长因子，直接刺激胶质瘤细胞生长和侵袭，形成更有利于肿瘤进展的免疫抑制肿瘤微环境，富含细胞外基质，促进胶质瘤生长或侵袭。此外，胶质母细胞瘤产生大量细胞因子（IL-6、TGF-β）和小分子（骨桥蛋白、骨膜蛋白、多能素）作用于胶质瘤细胞，增加胶质瘤干细胞的自我更新，促进细胞增殖、存活、侵袭。充分认识胶质瘤免疫微环境特有的细胞和细胞外基质依赖关系可能为开发有效的胶质瘤治疗方法提供参考。

四、胶质瘤系统性免疫抑制状态

胶质瘤患者整体免疫系统呈现免疫抑制状态。胶质母细胞瘤很少发生颅外转移，尽管在胶质母细胞瘤患者的血液中检测到循环的肿瘤细胞。许多人认为，胶质瘤细胞要么不适合在脑外生存，要么由于肿瘤进展迅速，肿瘤细胞在颅外定植的时间有限[10]。尽管如此，胶质瘤相关系统性免疫抑制已被证实，研究发现胶质母细胞瘤患者和小鼠胶质母细胞瘤模型的细胞免疫呈抑制状态[11]。与其他肿瘤类型相比，胶质母细胞瘤缺乏浸润性 T 细胞，对局部和全身免疫系统都有重要影响，即使没有证据表明胶质母细胞瘤患者中与免疫抑制相关的感染发生率增加。胶质瘤患者呈免疫抑制状态的机制尚不完全明确，但可能与肿瘤相关内源性细胞因子和宿主对中枢神经系统的肿瘤的抗原呈递反应相关[12]。

五、恶性胶质瘤的主要免疫治疗方法

（一）细胞因子治疗

细胞因子是机体免疫活性的有效调节因子，具有广泛的免疫激活作用，可刺激抗肿瘤效应细胞增殖，活化抗肿瘤效应细胞，激活抗肿瘤免疫反应，将细胞因子作为免疫治疗的药物研究已有数十年。最早的细胞因子治疗研究是向注射了艾氏腹水肿瘤细胞的小鼠腹腔内注射干扰素，肿瘤生长的受抑制程度、小鼠生存率的提高与肿瘤接种后的干扰素治疗直接相关。细胞因子多为分子量小于 20 000 的多肽或糖蛋白，具有高活性及多功能的作用，具有交叉功能和复杂的网络功能，可发挥对肿瘤细胞生长和分化的直接调节作用、对肿瘤细胞的毒性作用、对肿瘤血管和营养系统的作用、发挥对肿瘤的免疫作用等。

γ 链细胞因子是肿瘤免疫治疗研究最广泛的一类

细胞因子，包括 IL-2、IL-7、IL-15 和 IL-21。IL-2 是美国 FDA 批准的唯一一种用于转移性肾细胞癌治疗的细胞因子，因为它具有良好的免疫治疗效果[13]。IL-2 可单独用于转移性癌的治疗，其在体外能够促进肿瘤特异性 T 细胞增殖，并在体内保持移植 T 细胞的生长和数量。在黑色素瘤患者中，移植的自体肿瘤浸润性 T 细胞与 IL-2 一起给药可使肿瘤完全消退率达 22%，5 年生存率提高至 29%[14]。早在 1986 年胶质瘤患者使用 IL-2 的安全性便得到研究，当全身性 IL-2 和自体肿瘤疫苗联合应用时，会产生相当大的治疗相关副作用。单纯疱疹病毒 1 型胸苷激酶（herpes simplex virus thymidine kinase，HSV-TK）基因和 IL-2 编码基因联合应用于复发 GBM 的患者，50% 的患者对治疗耐受性良好，50% 的患者治疗有效[15]。

IL-4 是一种糖蛋白，可促进辅助性 T 细胞和细胞毒性 T 淋巴细胞的生长和分化。在一项 I 期临床研究中发现，成年 HGG 患者接受两次经反转录病毒转导 HSV-TK 基因和 IL-4 编码基因的自体成纤维细胞与照射处理的自体胶质瘤细胞混合疫苗，可诱导产生显著的临床效果[16]。

干扰素（interferon，IFN）主要分为三型，I 型包括 IFN-α 和 IFN-β，II 型为 IFN-γ，III 型为 IFN-λ。IFN-β 可通过抑制 MGMT 转录从而增加胶质瘤对替莫唑胺化疗的敏感性，并可能延长 GBM 患者的生存期。IFN-γ 对复发膀胱癌有效，对卵巢癌患者有效并伴随一定副作用，但 IFN-γ 与放化疗结合对 GBM 患者与 HGG 儿童并未显示出一定的有效性[17-20]。

（二）疫苗治疗

详见本章第二节。

（三）溶瘤病毒治疗

详见本章第三节。

（四）CAR-T 治疗

详见本章第五节。

（五）TAM 治疗

肿瘤相关巨噬细胞（TAM）为聚集在肿瘤微环境中促进肿瘤进展的巨噬细胞。研究表明，胶质瘤中的 TAM 浸润主要由免疫抑制的 M2 型巨噬细胞构成，形成免疫抑制的肿瘤微环境，促进胶质瘤的进展。小胶质细胞是由卵黄囊衍生的髓样细胞，是中枢神经系统固有免疫系统的主要组成部分。与巨噬细胞类似，小胶质细胞能够分化为促炎性 M1 亚型或免疫抑制性 M2 亚型。研究证实，与低级别肿瘤相比，高级别胶质瘤中富集更多含量的 TAM，巨噬细胞浸润极化与胶质瘤患者的肿瘤病理学、治疗反应疗效和生存期密切相关[21-23]。

由于 TAM 依赖于集落刺激因子（colony stimulating factor，CSF）进行分化和存活，因此 CSF-1 抑制剂 BLZ945 已被用于小鼠胶质母细胞瘤模型中靶向 TAM 的治疗。研究发现，抑制 CSF-1 可降低 TAM 中 M2 巨噬细胞的比例，从而促进肿瘤免疫延长生存期。然而，在复发性胶质母细胞瘤中尚未得到理想结果。在复发性肿瘤中，PI3K 或 IGF-1 抑制剂与 CSF-1 抑制剂联合使用可显著延长总生存期，为 CSF-1 抑制剂耐药性提供了新的解决方案。抗生素米诺环素是一种亲脂性分子，可减弱小胶质 MMP 的表达，显示出抑制胶质瘤侵袭的潜力。此外，在复发性胶质瘤患者中，米诺环素可安全地与放疗和贝伐珠单抗联合使用[24]。

新的证据表明 TAM 对胶质瘤免疫抑制和肿瘤细胞发生发展有重要作用，TAM 亦可促进胶质瘤的血管生成。以 TAM 为靶点的免疫治疗在胶质瘤治疗中具有一定的潜力，但迄今为止，TAM 治疗策略仅在小鼠模型和小型临床试验中进行了评估，尚未获得美国 FDA 的批准。为了更好地理解胶质瘤和 TAM 之间的相关性，需要进行更多的研究，以便为临床应用提供切实可行的策略[25]。

（六）免疫检查点阻断治疗

免疫检查点阻断治疗是通过抗体阻断内源性限制 T 淋巴细胞激活的负性调节信号通路，从而激活抗肿瘤免疫反应，在难治性小细胞肺癌和黑色素细胞瘤中取得了良好效果。目前，最经典的免疫检查点阻断治疗包括阻断 T 细胞抑制性检查点 CTLA-4 和 PD-1/PD-L1。但免疫检查点阻断治疗在胶质瘤中效果并不理想，且常伴随相关的免疫炎症副作用，有待进一步研究。

详见本章第四节。

（七）抗体 - 药物结合物治疗

化疗药物以抗体 - 药物结合物（antibody drug conjugate，ADC）的形式直接靶向肿瘤相关抗原

（tumor associated antigen，TAA），既增加药物的特异性，也降低潜在的非靶向效应。ABT-414 是一甲基瑞奥西汀 F（一种细胞毒素）与抗 EGFR 抗体结合的药物，目前正在对具有 EGFR 扩增的新诊断 GBM 进行 II 期临床试验[26]。放射性 [131]I 是常使用的另一种细胞毒性剂，其与抗神经节苷脂 G2 抗体连接并经颅内给药治疗 GD2 过度表达的 GBM，或与抗 B7-H3 抗体结合以鞘内给药方式治疗 B7-H3 表达的 GBM。放射性 [131]I 可靶向肿瘤细胞，以类似于靶向放疗的方式发挥作用，并可增强抗肿瘤免疫反应[27]。抗体-药物结合物治疗比普通化疗药物更精确，但当靶向肿瘤相关抗原表达下调时，其特异性下降，肿瘤细胞杀伤作用下降。

（吴安华）

参考文献

1. Billingham RE，Brent L，Medawar PB. Actively acquired tolerance of foreign cells. Nature，1953，172（4379）：603-606.

2. Lim M，Xia Y，Bettegowda C，et al. Current state of immunotherapy for glioblastoma. Nat Rev Clin Oncol，2018，15（7）：422-442.

3. Schiffer D，Mellai M，Bovio E，et al. The neuropathological basis to the functional role of microglia/macrophages in gliomas. Neurol Sci，2017，38（9）：1571-1577.

4. Louveau A，Smirnov I，Keyes TJ，et al. Structural and functional features of central nervous system lymphatic vessels. Nature，2015，523（7560）：337-341.

5. Miyauchi JT，Tsirka SE. Advances in immunotherapeutic research for glioma therapy. J Neurol，2018，265（4）：741-756.

6. Schneider SW，Ludwig T，Tatenhorst L，et al. Glioblastoma cells release factors that disrupt blood-brain barrier features. Acta neuropathol，2004，107（3）：272-276.

7. Onishi M，Ichikawa T，Kurozumi K，et al. Angiogenesis and invasion in glioma. Brain tumor pathol，2011，28（1）：13-24.

8. Zhang C，Cheng W，Ren X，et al. Tumor Purity as an Underlying Key Factor in Glioma. Clin Cancer Res，2017，23（20）：6279-6291.

9. Gieryng A，Pszczolkowska D，Walentynowicz KA，et al. Immune microenvironment of gliomas. Lab Invest，2017，97（5）：498-518.

10. Nduom EK，Weller M，Heimberger AB. Immunosuppressive mechanisms in glioblastoma. Neuro oncol，2015，17（Suppl 7）：vii9-vii14.

11. Schweitzer T，Vince GH，Herbold C，et al. Extraneural metastases of primary brain tumors. J Neurooncol，2001，53（2）：107-114.

12. Müller C，Holtschmidt J，Auer M，et al. Hematogenous dissemination of glioblastoma multiforme. Sci Transl Med，2014，6（247）：247ra101.

13. Fewkes NM，Mackall CL. Novel gamma-chain cytokines as candidate immune modulators in immune therapies for cancer. Cancer J，2010，16（4）：392-398.

14. Patel MA，Pardoll DM. Concepts of immunotherapy for glioma. J Neurooncol，2015，123（3）：323-330.

15. Rosenberg SA. IL-2：the first effective immunotherapy for human cancer. J Immunol，2014，192（12）：5451-5458.

16. Okada H，Lieberman FS，Walter KA，et al. Autologous glioma cell vaccine admixed with interleukin-4 gene transfected fibroblasts in the treatment of patients with malignant gliomas. J Transl Med，2007，5：67.

17. Windbichler GH，Hausmaninger H，Stummvoll W，et al. Interferon-gamma in the first-line therapy of ovarian cancer：a randomized phase III trial. Br J Cancer，2000，82（6）：1138-1144.

18. Giannopoulos A，Constantinides C，Fokaeas E，et al. The immunomodulating effect of interferon-gamma intravesical instillations in preventing bladder cancer recurrence. Clin Cancer Res，2003，9（15）：5550-5558.

19. Wolff JE，Wagner S，Reinert C，et al. Maintenance treatment with interferon-gamma and low-dose

cyclophosphamide for pediatric high-grade glioma. J Neurooncol, 2006, 79 (3): 315-321.

20. Färkkilä M, Jääskeläinen J, Kallio M, et al. Randomised, controlled study of intratumoral recombinant gamma-interferon treatment in newly diagnosed glioblastoma. Br J Cancer, 1994, 70 (1): 138-141.

21. Xu S, Tang L, Li X, et al. Immunotherapy for glioma: current management and future application. Cancer let, 2020, 476: 1-12.

22. Badie B, Schartner JM. Flow cytometric characterization of tumor-associated macrophages in experimental gliomas. Neurosurgery, 2000, 46 (4): 957-961.

23. Singh S, Mehta N, Lilan J, et al. Initiative action of tumor-associated macrophage during tumor metastasis. Biochim open, 2017, 4: 8-18.

24. Pyonteck SM, Akkari L, Schuhmacher AJ, et al. CSF-1R inhibition alters macrophage polarization and blocks glioma progression. Nat Med, 2013, 19 (10): 1264-1272.

25. Chen X, Zhang L, Zhang IY, et al. RAGE expression in tumor-associated macrophages promotes angiogenesis in glioma. Cancer Res, 2014, 74 (24): 7285-7297.

26. Billingham RE, Brent L, Medawar PB. Actively acquired tolerance of foreign cells. Nature, 1953, 172 (4379): 603-606.

27. Lim M, Xia Y, Bettegowda C, et al. Current state of immunotherapy for glioblastoma. Nat Rev Clin Oncol, 2018, 15 (7): 422-442.

第二节 疫苗治疗

肿瘤疫苗是将肿瘤抗原以多种形式如肿瘤相关蛋白或多肽、肿瘤细胞以及表达肿瘤抗原的相关基因移入肿瘤患者体内，以克服肿瘤引起的免疫抑制，增强免疫原性，激活肿瘤患者免疫系统，诱导机体产生细胞免疫和体液免疫，从而达到控制或清除肿瘤的目的。对于胶质瘤的疫苗研发，目前主要分为三大类，分别是非细胞疫苗的肽疫苗、细胞疫苗的树突状细胞疫苗和自体疫苗。

一、肽疫苗治疗

肽疫苗由一个或多个短的或长的氨基酸序列作为肿瘤抗原，也能结合疫苗佐剂。胶质瘤发生与多种肿瘤相关抗原的异常产生有关，可能对于肽疫苗的开发有较为深远的帮助。但鉴定出胶质瘤特异性、均匀表达的抗原，且具有足够的免疫原性比较困难，所以在许多潜在的 GBM 抗原靶标中，只有少数符合这些标准。

(一) EGFRvⅢ

研究发现 33% 的胶质瘤患者中出现了表皮生长因子受体（EGFR）的活性变体 EGFRvⅢ，大约 40% 的 IDH 野生型胶质母细胞中扩增该受体，该变体也是胶质瘤患者不良预后的指标之一。此外，突变的 EGFR 可以通过免疫组织化学分析来确定，同时也表达于胶质瘤干细胞，并可以影响相邻细胞提供增殖信号。鉴于这些因素，EGFRvⅢ 成为了胶质瘤免疫治疗的一个重要靶点[1-3]。

在该类疫苗的 Ⅱ 期临床试验中，对患者注射靶向肽疫苗 rindopepimut，结果显示注射疫苗后能够显著增加胶质瘤患者的无进展生存期和总生存期。但同时研究表明，此类疫苗治疗对复发的胶质母细胞瘤患者（以前曾接受类固醇、放疗和替莫唑胺化疗的患者）表现出疗效，而对新诊断的胶质母细胞瘤患者却似乎没有改善。其原因仍在探索之中，可能的原因是肿瘤细胞先前暴露于放疗和烷基化剂化疗时产生了一定的免疫原性[4]。

(二) 多肽疫苗

多肽疫苗的出现在一定程度上解决了肽疫苗受限于 HLA-02 单倍体、少部分患者才能从靶向单个肿瘤抗原中获益等问题，从而最大限度地增加成功诱导个体相关免疫反应的机会。IMA950 是为胶质母细胞瘤患者开发的多肽疫苗之一，包括 11 个肿瘤相关肽以及合成的乙肝病毒标记肽。在 20 名多肽应答的患者中，6 个月无进展生存期仅为 74%，9 个月无进展生存期为 31%。胶质瘤积极个性化疫苗联盟将个性化疫苗的概念推进并启动了基于肿瘤相关肽和肿瘤特异性肽的个性化选择疫苗的 Ⅰ 期试验。主动个体化疫苗（APVAC）包含从患者肿瘤表达谱的蛋白库中选择的 5 ~ 10 个与肿瘤最密切相关的肽段，以最大限度地增加有效的抗肿瘤免疫应答能力[5]。

（三）热休克蛋白

热休克蛋白（heat shock protein，HSP）参与细胞对热的反应，在细胞应激反应中起重要作用，这一家族由此得名。其中 HSP-96 可以结合肿瘤相关抗原，形成的 HSP-96-肽复合物（heat shock protein 96-peptide complex，HSPPC-96）被抗原呈递细胞摄取，可以潜在地触发特异性抗肿瘤反应。因此，HSPPC-96 已经被用于生产旨在激发肿瘤免疫反应的疫苗。胶质母细胞瘤复发患者接种 HSPPC-96 疫苗在血液和肿瘤部位可以产生特异性免疫反应，并且无显著毒性。Ⅱ期临床试验中，41 名肿瘤完全切除的复发患者 6 个月生存率为 90.2%，12 个月生存率为 29.3%[6]。

（四）IDH1 疫苗

IDH1 突变是胶质瘤患者的肿瘤细胞中最常见的突变之一，突变导致主要组织相容性复合体Ⅱ类新抗原的出现。一种 IDH（R132H）特异性肽段疫苗（IDH1-vac）被研制用于针对 IDH1 突变的免疫治疗。来自德国癌症研究中心的 Michael Platten 团队公布了 33 位 IDH1 疫苗治疗胶质瘤的Ⅰ期临床试验结果，结果表明试验成功的原因与外周 T 细胞应答增加有关，疫苗具备良好的安全性和免疫原性。

二、树突状细胞疫苗治疗

树突状细胞（dendritic cell，DC）是体内功能最强大的抗原呈递细胞，是细胞介导的免疫应答中最强大的激活剂，树突状细胞疫苗（dendritic cell vaccine，DCV）是由可激发免疫反应的有效抗原呈递细胞组成的疫苗。在主要组织相容复合体（major histocompatibility complex，MHC）的帮助下，它能直接激活体内辅助性 T 淋巴细胞和细胞毒性 T 淋巴细胞，引发抗原特异性的 T 淋巴细胞反应，同时诱导分泌白介素和干扰素等细胞因子产生相关免疫应答。在诸多的国内外动物实验中已证实，由于上述特点，DC 疫苗能在体内诱导产生肿瘤特异性免疫应答，延长肿瘤动物模型的存活时间。通过在体外用 CD14+ 单核细胞与粒细胞-巨噬细胞集落刺激因子（granulocyte-macrophage colony-stimulating foetor，GM-CSF）和 IL-4 一起培养，CD14+ 单核细胞分化为未成熟 DC，并负载肿瘤相关抗原，再回输患者体内可以促进体内抗原特异性 T 细胞活化，起到免疫治疗的作用。

目前 DC 疫苗具体分为下述六种：①肿瘤肽负载的 DC 疫苗，可以诱导肿瘤抗原的免疫应答。最早负载到 DC 并用于胶质瘤治疗的肿瘤相关肽是 EGFRvⅢ，临床试验中无严重的不良反应或毒性，并在一定程度上延长了患者的总生存时间；②通过肿瘤细胞裂解、凋亡等方式处理得到的肿瘤全细胞性抗原负载 DC 疫苗，这类 DC 疫苗的特点是包含一定量未被认知的肿瘤抗原；③肿瘤细胞与 DC 细胞融合的疫苗；④肿瘤细胞 RNA 负载 DC 疫苗；⑤肿瘤细胞 DNA 负载 DC 疫苗；⑥通过分泌具有抗原呈递能力的外泌体诱导 T 细胞免疫应答的外泌体负载 DC 疫苗。

在 DCV 的临床研究中，大多数研究人员选择自体肿瘤裂解物或手术标本中培养的肿瘤细胞作为抗原，但也有研究选择使用照射处理的自体肿瘤细胞、手术样本中的肿瘤 RNA 或肿瘤相关肽。研究表明，使用自体胶质瘤细胞作为抗原的 DCV 在 HGG 患者中是安全可行的。有研究报告了 GBM 患者对 DCV 的免疫反应和临床效果，其中 34 名患者中有 17 名中位生存期显著增加（642 天 vs. 430 天）。在 45 名患有中枢神经系统肿瘤的儿童中（包括 32 例 HGG），使用肿瘤裂解物作为抗原进行 DCV 治疗，HGG 患者的中位生存时间为 13.5 个月，22 例 GBM 患者中有 4 例存活超过 24 个月。另一项研究发现用肿瘤裂解物 DCV 治疗新诊断 GBM 患者没有任何益处。

另有使用 IL-13Rα2、EphA2、gp100 和 YKL-40 作为抗原的 DCV 治疗复发性 HGG 患者的临床研究表明，使用 DC 疫苗治疗患者的预后不良。在另一项使用 WT-1、HER2、MAGE-A3、MAGE-A1 和 gp100 作为抗原的研究中也得到类似结果。然而，使用 HER2、TRP-2、gp100、MAGE-1、IL-13Rα2 和 AIM-2 作为 DCV 抗原的Ⅰ期临床试验显示出良好的疗效，中位 PFS 和 OS 分别为 16.9 个月和 38.4 个月。

此外，针对胶质瘤干细胞是患者在放化疗中产生治疗耐受的重要根源这一特点，有研发团队制作出 ICT-107 树突状细胞疫苗以应用于胶质瘤干细胞的靶向治疗。ICT-107 的Ⅰ期临床试验中，17 名新诊断的胶质瘤患者无进展生存期及总生存期的中位时间分别为 16.9 个月和 38.4 个月。Ⅱ期试验表明使用疫苗治疗的患者总生存期得到一定提高，并且 CD133 肿瘤干细胞阳性数量减少。

越来越多的研究发现，采用传统治疗协同 DC 疫苗免疫治疗的脑胶质瘤患者生存期明显延长。DC 疫苗为免疫原性低、侵袭性强、易复发的脑胶质瘤患者带来治愈的可能，DC 疫苗的制备技术也日渐成熟。但 DC 疫苗的研究时间较短，关于安全性、确切疗效还无法完全验证，一些具体的抗原表达、识别呈递和活化机制尚不明确，未来仍需对此部分加强探索[7]。

三、自体疫苗治疗

自体疫苗技术依赖于患者自身的免疫系统，将切除的脑胶质瘤细胞经过编辑制成疫苗再回输到患者体内，使体内产生针对肿瘤细胞的抗体，特别是其中的 T 淋巴细胞。有研究将新城鸡瘟病毒（newcastle disease virus，NDV）与自体肿瘤细胞联合作为疫苗，加强了肿瘤细胞的免疫原性。在 23 例胶质瘤切除后使用 NDV 治疗的临床试验中，接受 NDV 加强的患者无进展生存期和总生存期均有所提高。也有研究使用自体甲醛（福尔马林）固定的肿瘤疫苗对胶质瘤患者进行治疗，临床试验也显示出一定的正向疗效[8]。

总之，肿瘤疫苗增加了免疫系统识别肿瘤标靶的可能性，在适当的条件下可以诱导长期的免疫应答，易达到延缓肿瘤进展甚至清除肿瘤的目的。关于胶质瘤相关疫苗有多项临床试验已进行展开，并有一部分取得显著成效，未来关注重点将是胶质瘤疫苗辅助常规治疗，结合靶向多抗原的疫苗和其他形式的免疫治疗联合应用，尽量降低胶质瘤免疫逃避和转移的风险。同时，肿瘤相关疫苗的安全性和一些可能存在的强烈炎症反应也应得到保证，如此疫苗治疗的潜力和逐渐优化的能力才能得以充分发挥。

（吴安华）

参考文献

1. Schiffer D，Mellai M，Bovio E，et al. The neuropathological basis to the functional role of microglia/macrophages in gliomas. Neurol Sci，2017，38（9）：1571-1577.
2. Louveau A，Smirnov I，Keyes TJ，et al. Structural and functional features of central nervous system lymphatic vessels. Nature，2015，523（7560）：337-341.
3. Miyauchi JT，Tsirka SE. Advances in immunotherapeutic research for glioma therapy. J Neurol，2018，265（4）：741-756.
4. Schneider SW，Ludwig T，Tatenhorst L，et al. Glioblastoma cells release factors that disrupt blood-brain barrier features. Acta neuropathol，2004，107（3）：272-276.
5. Onishi M，Ichikawa T，Kurozumi K，et al. Angiogenesis and invasion in glioma. Brain tumor pathol，2011，28（1）：13-24.
6. Zhang C，Cheng W，Ren X，et al. Tumor purity as an underlying key factor in glioma. Clin Cancer Res，2017，23（20）：6279-6291.
7. Gieryng A，Pszczolkowska D，Walentynowicz KA，et al. Immune microenvironment of gliomas. Lab Invest，2017，97（5）：498-518.
8. Nduom EK，Weller M，Heimberger AB. Immunosuppressive mechanisms in glioblastoma. Neuro Oncol，2015，17（Suppl 7）：vii9-vii14.

第三节　溶瘤病毒治疗

病毒治疗的概念最早可以追溯到 100 年前[1]。在 1912 年，一名患有宫颈癌的患者在接种了狂犬病减毒疫苗后肿瘤发生了消减。现代意义上的病毒治疗起源于 20 世纪 90 年代，这时实验室已经可以在充分理解病毒和肿瘤遗传学的情况下对病毒进行相应改造。在胶质瘤领域，最早的溶瘤病毒治疗报道出现在 1991 年[37]，目前已经有 600 余篇与胶质瘤相关的溶瘤病毒文章被 Pubmed 数据库收录（截至 2021 年）。已经有 10 余种溶瘤病毒被开发出来，其中 7 种正在临床试验中（新城鸡瘟病毒、呼肠孤病毒、细小病毒、腺病毒、脊髓灰质炎病毒、牛痘病毒和单纯疱疹病毒）。

一、概述

溶瘤病毒是一种在一定条件下能够自我复制的缺陷病毒，通常只能在肿瘤部位进行复制。比如，最早被报道的溶瘤病毒 HSV-dlsptk，由于缺乏胸苷激酶，因此在静止的细胞中几乎不发生复制[2-3]。而在胶质瘤中，因为肿瘤复制活跃而可以以 HSV-dlsptk 提供胸苷激酶，因此这种病毒在胶质瘤细胞中广泛复制。溶瘤病毒杀伤肿瘤的机制主要有两点：第一点是在病毒复制释放的过程导致肿瘤细胞溶解，另一点是病毒感染起到免疫调节作用，被肿瘤抑制的免疫功能被重新激活[4]。合适的溶瘤病毒需要满足如下条件：①具有很高的瘤选择性，即可以通过一定的方法靶向到肿瘤当中；②强的溶瘤特性和低的非肿瘤组织毒性，从而避免非特异损伤；③可以外周给药，即可以不必通过手术的方式给药；④快速复制与快速肿瘤内扩散，从而可以快速杀灭肿瘤；⑤可以进行基因改造，从而可以根据需求获得效果更好的病毒；⑥易于操作和高滴度存储，从而能降低生产的成本以及存储和运输的成本；⑦可以通过抗病毒药物来阻止非目标病毒扩散；⑧基因组稳定性，从而防止病毒发生变异而产生其他不可预知的风险；⑨没有预先存在的免疫力，否则病毒可能在到达肿瘤前就已经被消灭；⑩可以激活抗肿瘤免疫[5]。

二、常用于胶质瘤治疗的溶瘤病毒

HSV-1 病毒可能是目前在胶质瘤中研究最为广泛的溶瘤病毒。HSV 的抗肿瘤效果主要有两点：①通过引起肿瘤裂解直接杀死肿瘤细胞，②一旦肿瘤破裂，释放出来的肿瘤相关抗原将会激发抗肿瘤免疫。但是，在高级别胶质瘤中，由于免疫抑制，HSV 的治疗效果可能会受到一定的影响。目前，有许多研究正在试图解决这一点。目前有关 HSV 的临床试验包括 NCT00028158、NCT03911388 和 NCT02062827 等。

腺病毒是一种双链 DNA 病毒，经过基因工程改造的 Ad5 病毒 CRAds 是目前研究最为广泛的腺病毒，腺病毒研究比较广泛的原因在于其比较普遍而且易于操作。目前有研究腺病毒观察腺病毒长期治疗效果的临床试验（NCT03178032）、腺病毒和帕姆单抗联用（NCT02798406）、腺病毒和 IFN-γ 联用（NCT02197169）以及腺病毒和替莫唑胺联用（NCT01956734）的临床试验等。

新城鸡瘟病毒是一种禽类的副黏液病毒，一般不在人类中引起严重的疾病。PV701、73-T、MTH-68/H、NDV-HUJ 和 V4UPM 五株新城鸡瘟病毒目前研究得比较多[6-7]。然而，和许多溶瘤病毒一样，新城鸡瘟病毒的特异性不是很好。新城鸡瘟病毒的作用机制可能在于激活 RAS 通路，通过诱导 TFA-α 的产生，可能可以提高新城鸡瘟病毒的效果[8]。

痘病毒类似牛痘病毒的病毒，是一种双链包被的 DNA 病毒。减毒的痘病毒常被用作疫苗，而一些减毒不是那么强的毒株，比如 Western Reserve、Lister 和 Copenhagen 被用来进行基因工程改造来制造溶瘤病毒，痘病毒的肿瘤选择性尚好[9]。

黏液瘤病毒是一种双链的有包被的 DNA 病毒。这种病毒主要在欧洲家兔中致病性比较高，而在其他脊椎动物中较低。黏液瘤病毒在许多人和鼠的胶质瘤细胞系中能够起到作用，但是这种病毒的缺点是这种病毒的杀伤作用范围有限[10]。

麻疹病毒是一种单负链 RNA 病毒，目前有一项临床试验（NCT00390299）表明，表达癌胚抗原的麻疹病毒 MV-Edm 可以杀伤肿瘤细胞但是不引起正常细胞的凋亡[11]。然而，该临床试验的受试者没有明显的生存期获益（NCT00390299）。

脊髓灰质炎病毒是一种单正链 RNA 病毒，但是脊髓灰质炎病毒可能存在神经毒性的风险。一项临床试验（NCT01491893）证实，应用脊髓灰质炎病毒的溶瘤疫苗可以将 61 例复发胶质母细胞瘤患者的 3 年生存期提高到 21%。

细小病毒是一种小的、没有包被的单链 DNA 病毒，包括细小病毒 B19。细小病毒的杀伤作用包括直接杀伤肿瘤和引起免疫反应。关于细小病毒的临床试验从 1965 年开始就有相关报道。2011 年一项临床报道发现，应用细小病毒可以延长患者的总生存期（464 天）和无进展生存期（15.9 周）[12]。

多种溶瘤病毒可以一起使用，Gesundheit 报道了 4 例胶质母细胞瘤的患者接受多种溶瘤病毒的混合治疗，其生存期从 4 年到 14.5 年不等[13]。

三、溶瘤病毒给药方式

溶瘤病毒的给药方式和剂量目前还没有统一的标准。目前主要的给药方式包括瘤内注射、对流增强递送、动脉内给药或静脉内给药。瘤内给药或肿瘤切除后残余灶内给药是最简单以及研究最多的方式，其优势在于可以通过血脑屏障，以及可以直接将高浓度的溶瘤病毒直接递送进肿瘤内。然而这种方式的缺点是，只能单次给药以及侵袭性较大。对流增强递送的方式可以实现连续给药，而且各种新装备的发明可以实现利用脑脊液给药的方式。这种方法给药同样有创且需要复杂的神经外科操作。动脉内或静脉内给药虽然不需要复杂的神经外科操作，但是却存在着需要通过血脑屏障和病毒有可能在外周就被清除的风险。在未来，可能可以通过细胞给药。

溶瘤病毒治疗可以和免疫检查点阻断治疗（immune checkpoint blockade，ICB）联用。ICB 治疗在非胶质瘤中取得了一定的成功。但是由于胶质瘤微环境内缺乏 T 细胞，导致 ICB 治疗不是十分有效 [14-16]。溶瘤病毒治疗和 ICB 治疗联用可以弥补 ICB 治疗的局限，并起到协同的效果，因为溶瘤病毒可以改变肿瘤的微环境。利用动物模型，研究者现在已经证实 HSV（G47δ-mIL12）联合 PD-1 和 CTLA4 可以治疗肿瘤并且产生免疫记忆 [17]。

尽管目前的初期临床试验在溶瘤病毒治疗胶质瘤方面取得一部分成功，但是距离溶瘤病毒的真正应用还有很长的路要走。首先是要解决病毒的稳定性和特异性，从而能够使更多的患者受益。最开始的时候，人们常常怀疑溶瘤病毒的安全性。但是，目前已经通过大量的临床试验证实溶瘤病毒是安全的。另外，对胶质瘤特点更为精确的定义也会在未来使溶瘤病毒治疗发挥更好的疗效。近些年里，有研究已经发现了一些胶质瘤所特异的修饰以及一些关键蛋白。在未来，仍有很长的路要走。不过，可以肯定的是，随着各种问题的解决，以及研究者们对于胶质瘤以及溶瘤病毒各种特性理解的加深，溶瘤病毒治疗胶质瘤的前景是非常光明的。

（吴安华）

参考文献

1. Schweitzer T，Vince GH，Herbold C，et al. Extraneural metastases of primary brain tumors. J neuro Oncol，2001，53（2）：107-114.

2. Müller C，Holtschmidt J，Auer M，et al. Hematogenous dissemination of glioblastoma multiforme. Sci Transl Med，2014，6（247）：247ra101.

3. Fewkes NM，Mackall CL. Novel gamma-chain cytokines as candidate immune modulators in immune therapies for cancer. Cancer J，2010，16（4）：392-398.

4. Patel MA，Pardoll DM. Concepts of immunotherapy for glioma. J Neuro Oncol，2015，123（3）：323-330.

5. Rosenberg SA. IL-2：the first effective immunotherapy for human cancer. J Immunol，2014，192（12）：5451-5458.

6. Okada H，Lieberman FS，Walter KA，et al. Autologous glioma cell vaccine admixed with interleukin-4 gene transfected fibroblasts in the treatment of patients with malignant gliomas. J Transl Med，2007，5：67.

7. Windbichler GH，Hausmaninger H，Stummvoll W，et al. Interferon-gamma in the first-line therapy of ovarian cancer：a randomized phase III trial. Br J Cancer，2000，82（6）：1138-1144.

8. Giannopoulos A，Constantinides C，Fokaeas E，et al. The immunomodulating effect of interferon-gamma intravesical instillations in preventing bladder cancer recurrence. Clin Cancer Res，2003，9（15）：5550-5558.

9. Wolff JE，Wagner S，Reinert C，et al. Maintenance treatment with interferon-gamma and low-dose cyclophosphamide for pediatric high-grade glioma. J Neuro Oncol，2006，79（3）：315-321.

10. Färkkilä M，Jääskeläinen J，Kallio M，et al. Randomised，controlled study of intratumoral recombinant gamma-interferon treatment in newly diagnosed glioblastoma. Br J Cancer，1994，70（1）：138-141.

11. Xu S，Tang L，Li X，et al. Immunotherapy for glioma：current management and future application. Cancer Lett，2020，476：1-12.

12. Badie B，Schartner JM. Flow cytometric characterization of tumor-associated macrophages in experimental gliomas. Neurosurgery，2000，46（4）：957-61.

13. Singh S，Mehta N，Lilan J，et al. Initiative action of tumor-associated macrophage during tumor metastasis. Biochim Open，2017，4：8-18.

14. Pyonteck SM，Akkari L，Schuhmacher AJ，et al. CSF-1R inhibition alters macrophage polarization and blocks glioma progression. Nat Med，2013，19（10）：1264-1272.

15. Chen X，Zhang L，Zhang IY，et al. RAGE

expression in tumor-associated macrophages promotes angiogenesis in glioma. Cancer Res, 2014, 74 (24): 7285-7297.

16. Phillips AC, Boghaert ER, Vaidya KS, et al. ABT-414, an antibody-drug conjugate targeting a tumor-selective EGFR epitope. Mol Cancer Ther, 2016, 15 (4): 661-669.

17. Larson SM, Carrasquillo JA, Cheung NK, et al. Radioimmunotherapy of human tumours. Nat Rev Cancer, 2015, 15 (6): 347-360.

第四节 免疫调节治疗

程序性死亡因子 (programmed cell death 1, PD1) 是一种共刺激因子，属于 CD28/CTLA-4 家族，其配体 PD-L1 广泛分布于组织中，与 PD1 结合后通过抑制 T 细胞及 B 细胞活性以防止自身免疫性疾病的发生。在肿瘤的发生发展过程中，PD-1/PD-L1 亦是肿瘤细胞逃离机体免疫杀伤的重要免疫抑制靶点。临床使用的 PD-1/PD-L1 抗体包括派姆单抗、纳武单抗、德瓦鲁单抗等。

一、PD-1/PD-L1 靶向治疗概况

PD1/PD-L1 免疫调控轴的靶向阻断疗法在多种实体瘤中已取得了显著成效，包括非小细胞肺癌、肝癌、胃癌、肾癌以及黑色素瘤等[1-5]。然而 PD1/PD-L1 靶向疗法在原发或复发胶质母细胞瘤中的效果并不理想。目前 PD-1/PD-L1 单抗治疗胶质母细胞瘤的 III 期临床试验均以失败告终，其中包括针对复发胶质母细胞瘤的一项重要 III 期临床试验 (CHECKMATE 143) [6]，其靶向 PD1 的纳武单抗组与传统的贝伐珠单抗靶向组比较，患者的总体生存时间并没有得到有统计学意义的延长。

另一项在 MGMT 启动子非甲基化型胶质母细胞瘤患者中进行的临床试验 (CHECKMATE 498) 结果提示，纳武单抗靶向治疗联合放疗组患者的总体生存期与传统的替莫唑胺化疗联合放疗组相比，生存时间并无延长。而针对 MGMT 启动子甲基化型胶质母细胞瘤患者的临床试验 (CHECKMATE 548) 结果提示，纳武单抗靶向联合放化疗组患者的疾病无进展生存期 (PFS) 同传统的放化疗联合组患者相比并无

延长。CHECKMATE 143 的亚组分析中发现对于接受纳武单抗治疗的复发胶质母细胞瘤患者来说，基线未使用糖皮质激素和 MGMT 启动子甲基化是总体生存期延长的独立预后因子，但受样本量的限制，该部分患者是否能从纳武单抗治疗中获益仍需进一步研究。

近年来，基于免疫调控点靶向治疗的新辅助疗法受到越来越多的关注。新辅助 PD-1 单抗治疗能成功逆转复发胶质母细胞瘤肿瘤微环境的免疫抑制性，使其发生微环境重构，提高局部免疫细胞浸润，进而增强局部及全身的抗肿瘤免疫应答[7-8]。Schalper 等[7] 在 II 期临床试验中对复发胶质母细胞瘤患者给与术前 2 周结合术后每 2 周使用纳武单抗 (3 mg/kg 静脉输注)，发现增强了趋化因子在转录和翻译水平的表达，提高了免疫细胞浸润数量，并成功激发这些受试者的免疫应答。总体中位无进展生存期为 4.1 个月，中位总生存期为 7.3 个月，且有一部分患者明显获益，其中 2 例患者的无进展生存期分别达到 28.5 个月及 33.3 个月。

二、PD-1/PD-L1 靶向疗法效果的影响因素

探究影响胶质母细胞瘤患者中 PD-1/PD-L1 靶向疗法效果的因素有望在一定程度上解决该疗法低反应性的临床难题。目前比较公认的影响因素包括肿瘤细胞 PD-L1 表达强度、肿瘤浸润淋巴细胞 (tumor-infiltrating lymphocytes, TIL) 数量、肿瘤突变负荷 (tumor mutation burden, TMB)、微卫星不稳定性 (microsatellite instability, MSI)、DNA 错配修复缺陷 (mismatch repair deficiency, MMRd)、*POLE* 基因突变及新抗原负荷等。尽管越来越多的研究结果提示中枢神经系统不再是免疫豁免器官，但其中浸润的 T 淋巴细胞常处于耗竭状态，且数量极低。由于肿瘤浸润淋巴细胞的存在和含量是免疫检查点抑制剂起效的基础，而胶质母细胞瘤的"冷肿瘤"特性导致了免疫调控点治疗的低反应性。

国内学者基于大量临床样本分析发现 PD-L1 和 B7-H4 两个免疫检查点分子在胶质瘤微环境中呈现互斥表达的模式，且 B7-H4 及相关分子通路高度富集的胶质瘤亚群属于一种"超冷"免疫亚型，肿瘤浸润的淋巴细胞极度缺乏，这种全新的胶质瘤免疫分型或可成为 PD-1/PD-L1 单抗疗效预测的潜在标志物[9]。

基于免疫检查点抑制剂的作用机制，具有高突变负荷、高新抗原负荷的肿瘤更易激发机体免疫。MMRd 及 POLE 突变使 DNA 失去错配修复能力，进而产生大量基因突变及新抗原，显著促进免疫应答。Barresi 等[10]在 18 ~ 54 岁、野生型 IDH 的胶质母细胞瘤患者中分离出特殊的超突变（TML ＞ 9 个突变 / 百万碱基）亚群，与非超突变患者相比，超突变患者总体显著延长，提示高突变负荷可提升胶质母细胞瘤的治疗效果。同时，近期多项研究指出脑膜淋巴管不仅在介导免疫细胞从脑瘤组织迁移回流中起到关键性作用，而且是免疫检查点治疗（PD-L1 和 CTLA-4 抗体联用）起效的必要因素，故深入研究脑膜淋巴管系统在抗肿瘤免疫中的功能可为提升抗脑肿瘤免疫疗法提供崭新策略和预测标志物[11]。

三、PD-1/PD-L1 单抗治疗相关毒性反应处理

PD-1/PD-L1 单抗治疗相关毒性反应可分为输注反应（包括腹泻、皮疹、恶心、食欲减退等）和免疫相关不良事件（immune-related adverse events, irAE）或特殊关注的不良事件（adverse events of special interest, AEoSI）。最常发生的 irAE 主要累及皮肤、结肠、内分泌器官、肝和肺，如贫血、转氨酶升高、脂肪酶升高、肺炎、腹泻、结肠炎。在开始治疗前，必须对患者进行 irAE 易感性评估。一旦出现 irAE，需要及时采取措施来防止不良事件的进一步恶化。而在接受 PD-1/PD-L1 单抗治疗前，需要了解患者是否有下列危险因素：乙型肝炎病毒携带者、丙型肝炎病毒携带者、一般状况较差、合并自身免疫性疾病、曾接受造血干细胞或器官移植、妊娠期、艾滋病毒携带者、老年、近期有免疫接种史、更换免疫检查点抑制剂治疗、合并有驱动基因突变阳性的非小细胞肺癌病史。对患者应进行上述危险因素排查，确定后方可使用 PD-1/PD-L1 单抗治疗。基线检查包括一般情况的检查、影像学（胸腹盆 CT 等）、一般血液学检查、皮肤黏膜、甲状腺、肾上腺、垂体激素、肺部、心血管、类风湿性关节炎等方面的排查。由于治疗过程中免疫相关性内分泌疾病、免疫相关性肺炎、免疫相关性皮疹较为常见，因此需要在治疗前着重排查。在许多情况下，尤其是发生严重的不良事件后，应该中止免疫治疗，并使用免疫抑制剂或免疫调节剂来控制毒性，这些药物包括大剂量糖皮质激素，必要时可使用肿瘤坏死因子（TNF）拮抗剂、麦考酚酯或他克莫司，后续免疫抑制剂减量需谨慎。激素用量根据不良反应的种类及严重程度不同而异，一般来说毒性分级为 G2 不良反应给与泼尼松 / 甲泼尼龙 0.5 ~ 1 mg/（kg·d），而 G3 ~ 4 不良反应给与泼尼松 / 甲泼尼龙 1 ~ 2 mg/（kg·d），而心肌炎可能需要给与甲泼尼龙冲击治疗。皮质类固醇是 irAE 的主要治疗药物，但应除外内分泌系统不良反应。大部分内分泌系统不良反应仅需激素替代治疗即可，如甲状腺功能减退患者补充甲状腺素，高血糖、糖尿病患者补充胰岛素。长期（＞ 6 周）使用免疫抑制剂或英夫利西单抗会增加条件性感染（例如卡氏肺孢子菌）的风险，应予以警惕。

四、复发胶质母细胞瘤中 PD-1/PD-L1 靶向疗法的应用

常规不推荐在 MGMT 启动子非甲基化胶质母细胞瘤患者中使用抗 PD-1 治疗。不推荐在复发胶质母细胞瘤患者中使用抗 PD-1 治疗。抗 PD-1 新辅助治疗可推荐用于复发胶质母细胞瘤患者的临床试验。临床前研究显示，贝伐珠单抗可抑制 VEGF 介导的树突状细胞成熟障碍，促进抗原呈递与 T 细胞对肿瘤抗原的免疫应答，下调免疫抑制细胞 MDSC 与 Treg 的活性，促进肿瘤微环境从免疫抑制向免疫支持方向转化，同时通过肿瘤血管结构正常化，增加肿瘤组织内的 T 细胞浸润数量，活化肿瘤的局部免疫微环境[12]。2019 年，贝伐珠单抗与免疫联合治疗模式已在两项其他癌肿的 III 期临床研究（IMpower150 和 IMbrave150）中取得阳性结果。这种联合治疗在后续胶质瘤临床试验中的效果仍待证实。此外，贝伐珠单抗在复发胶质母细胞瘤治疗中的激素替代效应，可避免激素对人体的免疫抑制，增加了复发胶质母细胞瘤患者从免疫治疗中获益的机会。目前还有许多正在进行的临床研究，旨在探索 PD-1/PD-L1 抑制剂与贝伐珠单抗联用是否能使复发胶质母细胞瘤患者取得临床获益。其中，还有一些临床研究对（新辅助）PD-1/PD-L1 抑制剂与贝伐珠单抗联合放疗或手术的疗效获益进行了比较（NCT03890952、NCT03743662、NCT03661723 和 NCT02336165）。

（吴安华）

参考文献

1. Ledford H，Else H，Warren M. Cancer immunologists scoop medicine Nobel prize. Nature，2018，562（7725）：20-21.

2. Rotte A，D'Orazi G，Bhandaru M. Nobel committee honors tumor immunologists. J Exp Clin Cancer Res，2018，37（1）：262.

3. Shen CR，Chen YS. Immune checkpoint blockade therapy：the 2014 Tang prize in biopharmaceutical science. Biom J，2015，38（1）：5.

4. Xu F，Jin T，Zhu Y，et al. Immune checkpoint therapy in liver cancer. J Exp Clin Cancer Res，2018，37（1）：110

5. Faghfuri E，Faramarzi MA，Nikfar S，et al. Nivolumab and pembrolizumab as immune-modulating monoclonal antibodies targeting the PD-1 receptor to treat melanoma. Expert Rev Anticancer Ther，2015，15（9）：981-993.

6. Reardon DA，Brandes AA，Omuro A，et al. Effect of nivolumab vs bevacizumab in patients with recurrent glioblastoma：the Check Mate 143 phase 3 randomized clinical trial. JAMA Oncol，2020，6（7）：1003-1010.

7. Schalper KA，Rodriguez-Ruiz ME，Diez-Valle R，et al. Neoadjuvant nivolumab modifies the tumor immune microenvironment in resectable glioblastoma. Nat Med，2019，25（3）：470-476.

8. Cloughesy TF，Mochizuki AY，Orpilla JR，et al. Neoadjuvant anti-PD-1 immunotherapy promotes a survival benefit with intratumoral and systemic immune responses in recurrent glioblastoma. Nat Med，2019，25（3）：477-486.

9. Chen D，Li G，Ji C，et al. Enhanced B7-H4 expression ingliomas with low PD-L1 expression identifies super-cold tumors. J Immunother Cancer，2020，8（1）：e000154.

10. Barresi V，Simbolo M，Mafficini A，et al. Ultra-mutation in IDH wild-type glioblastomas of patients younger than 55 years is associated with defective mismatch repair，microsatellite instability，and giant cell enrichment. Cancers（Basel），2019，11（9）：1279.

11. Song E，Mao T，Dong H，et al. VEGF-C-driven lymphatic drainage enables immunosurveillance of brain tumours. Nature，2020，577（7792）：689-694.

12. Chen DS，Mellman I. Oncology meets immunology：the cancer-immunity cycle. Immunity，2013，39（1）：1-10.

第五节 CAR-T 治疗

一、背景

胶质母细胞瘤（GBM）是最常见的原发恶性脑肿瘤，占所有原发性脑和中枢神经系统（CNS）肿瘤的 16%，目前还没有有效的治愈方法。手术切除是首选的治疗手段，但完整切除很困难，GBM 的高度浸润性可致后期疾病进展或复发。血脑屏障的存在限制大多数化疗药物在肿瘤部位积聚，并增加全身毒性的风险。尽管采用最大限度的手术切除和放化疗联合治疗，GBM 患者的生存期仍旧很短暂，迫切需要开发新的有效治疗方法。

采用嵌合抗原受体 T（chimeric antigen receptor T，CAR-T）细胞进行靶向免疫治疗已经成为最有前途的肿瘤免疫治疗方法之一。自 1989 年首次设计嵌合 T 细胞受体以来，CAR 技术和 CAR-T 免疫治疗取得了巨大进步，显示出显著的抗肿瘤效果，如 CD19 靶向 CAR-T 可在血液病中诱导持久的抗肿瘤免疫反应[1]。目前美国 FDA 已经批准了 4 类 CAR-T 细胞上市治疗急性淋巴细胞白血病或淋巴瘤。2021 年 6 月 23 日，复星凯特阿基仑赛在中国获批上市。受血液肿瘤的启发，人们将 CAR-T 技术运用到 GBM 这样的实体肿瘤中。

二、CAR-T 治疗的原理

传统的肿瘤免疫治疗是肿瘤抗原激活宿主抗肿瘤免疫的级联反应，被抗原呈递细胞摄取消化成免疫原性肽呈现于细胞表面，T 细胞抗原受体（T cell receptor，TCR）识别肿瘤抗原并以 MHC- 肽复合物的形式呈递给 T 细胞，激活 T 细胞并释放细胞毒性分子作用于肿瘤。肿瘤通过募集白细胞并分泌免疫抑制性细胞因子，抑制免疫细胞的浸润功能，肿瘤细胞抗原呈递的下调及抗原的丢失使其能够逃避免疫监测。

CAR-T 细胞与 TCR 不同，嵌合抗原受体（CAR）是一种人工合成的抗原受体，将单克隆抗体的抗原结合特性与 T 细胞的杀伤能力和自我更新能力相结合，使 CAR-T 细胞能直接识别和杀死肿瘤细胞，不受组织相容复合体（major histocompatibility complex，MHC）的限制，无需抗原呈递过程，避免了因肿瘤下调人类白细胞抗原（human leukocyte antigen，HLA）I 类分子或者抗原缺陷[2]而致使 T 细胞无法识别肿瘤的情况发生。并且 CAR 与抗原的结合能力比 TCR 的亲和力更强，从而形成更稳定的免疫突触[3]。

CAR 的设计是复杂的。包括细胞外域和细胞内域，由一个铰链连接区和跨膜结构域（transmembrane domain，TMD）连接。细胞外域通常由肿瘤相关抗原（tumor-associated antigen，TAA）特异性单克隆抗体的单链可变片段（ScFv）组成[4]。细胞内域最初来源于第一代 CAR 中经典 TCR 的 CD3ζ 结构域，可能含有一个（第二代）或两个（第三代）额外的共刺激结构域，位于 TMD 和 CD3ζ 结构域之间，最常见的是 CD28、4-1BB、CD27 或 OX40，可以增强过继转移细胞的增殖、持久性和有效性[5]。第一代 CAR-T 由于扩增和持久性存在问题，临床试验中几乎没有疗效，首批接受第二代 CD19 靶向 CAR-T 治疗的 B 细胞白血病患者产生了深刻而持久的反应，目前所有美国 FDA 批准的 CAR-T 细胞产品都是第二代设计。为了允许 ScFv 结合肿瘤抗原，需要通过铰链或者一定的灵活性，最常用的铰链连接区是 IgG1 铰链，或 IgG1/4 的 CH2CH3 结构域[6]。TM 域跨越细胞膜脂质双分子层，最常用的是 CD3TM 域、CD4TM 域、CD8TM 域或 CD28TM 域，能影响 CAR 细胞表面的功能表达以及 CAR 之间的分子相互作用。受体完成设置后，利用基因治疗病毒载体将编码 CAR 结构的基因转染到 T 细胞分离株的基因组中，产生的 CAR-T 体外扩增并重新注入体内（图 13-5-1）。

CAR-T 细胞在 ScFv 识别抗原时被激活，CD3ζ 链上的免疫受体酪氨酸激活基序（immunoreceptor tyrosine-based activation motif，ITAM）的磷酸化通过 70 kDa 的酪氨酸激酶相关蛋白（70-kDa zeta-associated protein，ZAP70）启动信号传导，释放 T 细胞的效应反应，包括增殖、细胞因子释放、代谢改变和细胞毒性。CAR-T 细胞被认为主要通过分泌颗

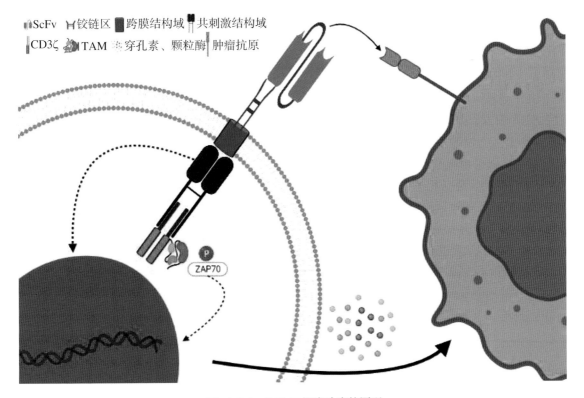

图 13-5-1 CAR-T 细胞治疗的原理

粒酶和穿孔素来发挥其细胞毒性功能。

三、针对胶质母细胞瘤的有效靶点探索

理想的 CAR-T 靶点具有以下特点：①在肿瘤细胞表面的高表达；②高度同质性；③覆盖恶性表型；④正常组织上限制表达；⑤非患者特异性。因此确定 TAA 是 CAR-T 治疗成功的关键。但根据现今的研究成果，均显示因肿瘤的高度异质性而产生抗原丢失，针对 TAA 治疗 GBM 具有挑战性。

（一）EGFR

表皮生长因子受体（EGFR）是表皮生长因子受体（human epidermal growth factor receptor，HER）家族成员之一，是上皮生长因子（EGF）细胞增殖和信号传导的受体，在正常的上皮、间质和神经元起源的组织中表达并发挥增殖分化作用。EGFR 在 63% 原发性和 10% 继发性 GBM 中过度表达，影响神经干细胞在发育过程中的迁移，并通过激活 MAPK 促进细胞增殖。第三代 EGFR 靶向 CAR-T 细胞在体外对三阴乳腺癌细胞生长有特异性抑制，而对正常乳腺上皮细胞或雌激素受体阳性乳腺癌细胞观察到有限的细胞毒性。这种能力在异种移植小鼠模型体内得到进一步证明，具有最小的肿瘤外细胞毒性[7]。

（二）EGFRvⅢ

EGFR 的表达常因基因的扩增或改变表达突变体，最常见的是 EGFR 变异体 3（EGFRvⅢ），由 EGFR 外显子 2 ~ 7 的缺失引起，导致了一个带有胞外区的功能性膜蛋白突变。已发表的数据表明，EGFRvⅢ在 GBM 中的表达增强了细胞的致瘤性、侵袭性和治疗耐药性，并与不良预后独立相关。临床前研究中，EGFRvⅢ靶向 CAR-T 可有效运输到肿瘤部位，并抑制小鼠模型中胶质瘤异种移植瘤的生长[8]。临床试验中，对 10 名复发 GBM 患者进行的Ⅰ期临床试验初步证实了 EGFRvⅢ靶向 CAR-T 免疫疗法的安全性和可行性，过继转移的细胞在外周血中增殖，并运输到颅内肿瘤部位，发挥了抗肿瘤作用，治疗后抗原表达减少[9]。

（三）IL-13Rα2

白细胞介素 13 受体 α2（IL-13Rα2）是细胞因子受体 IL-13 的 2 个亚基之一。IL-13 以很高的亲和力与诱饵受体 IL-13Rα2 结合，被认为是肿瘤细胞的一种凋亡逃逸机制，肿瘤 IL-13Rα2 的表达也与迁移、侵袭和肿瘤转移有关。在大约 76% 的 GBM 中呈中度或强阳性表达，在儿童脑肿瘤中这一比例高达 83%，过度表达与不良预后相关。临床前研究中，IL-13Rα2 靶向 CAR-T 在体内外靶向杀伤 IL-13Rα2 阳性的肿瘤细胞，在小鼠模型中产生异种胶质瘤的肿瘤消退[10]。一项针对患者安全性和可行性的试验证实，第一代 IL-13Rα2 CD8 T 细胞选择潮霉素基因和单纯疱疹病毒胸苷激酶（HSV-TK）基因作为自杀开关，可以安全地经颅内注射，并且 3 例复发 GBM 患者中有 2 例显示出短暂的抗肿瘤活性[11]。第二代 4-1BB 共刺激 IL-13Rα2 CAR 和优化平台的随访临床早期临床结果显示，在 1 例复发的多灶性 GBM 患者中，脑室内注射 IL-13Rα2 靶向 CAR-T 细胞后，患者临床反应显著，颅内和脊椎肿瘤消退，持续 7.5 个月[12]。

（四）HER2

人表皮生长因子受体 2（HER2）是一种表达于多种健康组织的跨膜酪氨酸激酶受体，在许多实体肿瘤中过表达，包括大约 15% 的 GBM 肿瘤。HER2 作用是抑制凋亡，促进增殖，增加肿瘤细胞的侵袭力，促进肿瘤血管新生和淋巴管新生。HER2 已被确认为 GBM 患者生存的一项独立的阴性预后指标。临床前研究中，HER2 特异性 T 细胞在髓母细胞瘤模型中诱导肿瘤消退[13]。在一项针对 HER2 特异性 CAR 修饰的病毒特异性 T 细胞治疗进行性 HER2 阳性 GBM 的Ⅰ期剂量递增临床研究中，治疗耐受性良好，没有任何剂量限制性毒性，中位总生存期从第一次输液开始为 11.1 个月，从初次诊断开始为 24.5 个月[14]。

（五）B7-H3

B7-H3 是人类 15 号染色体编码的Ⅰ型跨膜蛋白，在多种肿瘤类型的癌细胞、肿瘤浸润性 DC、巨噬细胞和血管中都有过表达。在调节不同的 T 细胞亚群方面既有共刺激功能，也有共抑制功能。Tang 等发现 B7-H3 在 58% 的临床胶质瘤标本中表达，其表达水平与胶质瘤的恶性程度及 GBM 患者的生存不良有关，在原代 GBM 细胞和 GBM 细胞系中均有过表达。临床前研究中，B7-H3 靶向 CAR-T 细胞在体外对 GBM 细胞有明显的细胞毒作用，在正交各向异性

的 GBM 模型中可显著诱导肿瘤消退[15]。

（六）GD2

神经节苷脂 GD2 在肿瘤细胞上密度高，在正常组织上表达受限。GD2 可以直接诱导原癌基因 *c-Met* 的组成性激活，从而使肿瘤细胞增殖能力增强，肿瘤细胞与抗 GD2 单克隆抗体的结合已被证明可以干扰增殖和侵袭，并直接诱导凋亡。临床前研究中，针对 GD2 的 CAR-T 细胞在临床前研究中显示出很强的抗肿瘤活性[16]。GD2 是治疗弥漫性固有脑桥胶质瘤（DIPG）的潜力靶点。并且在使用 GD2 靶向 CAR-T 治疗神经母细胞瘤的研究中，11 名接受治疗的患者中有 3 名实现了完全缓解[17]。其在 GBM 中的应用还有待进一步研究。

四、疗效障碍的原因

要使 CAR-T 细胞有效地根除 GBM，必须使它们迁移到肿瘤组织并浸润、增殖和持续足够长的时间以发挥治疗作用，并且只能识别和摧毁肿瘤微环境（tumor microenvironment，TME）内表达抗原的细胞。然而，到目前为止，CAR-T 细胞实现这些目标的能力受到 GBM 特有的各种因素的阻碍。

（一）中枢神经系统特有的免疫解剖

淋巴细胞进入脑实质受到血脑屏障（BBB）和胶质界膜的严格调控，脑实质及其间质液被 BBB、周围血流、脑脊液分隔开，因脑部缺乏传统淋巴管，必须依赖脑脊液和间质液的有限交换才能到达外周淋巴系统。缺乏通往实质的常规淋巴通路将阻碍适应性免疫系统的传入。

（二）抗原高度异质性

抗原高度异质性是 GBM 的一个特征。除了瘤内、瘤间异质性外，还有驱动突变表达的时间异质性，从诊断到疾病进展过程中的抗原丢失和不断演变的异质性，再加上复发的额外获得性突变，产生了对针对单一抗原免疫治疗的抗药性，这导致没有单一抗原可以作为涵盖整个肿瘤的通用靶点。

（三）抗原逃逸

GBM 靶点是非均一表达的，容易发生抗原逃逸。肿瘤细胞通过抗原突变、下调或删除靶抗原，及抗原阴性肿瘤亚群的选择性存活来逃避免疫识别。比如 GBM 中靶向 HER2 会导致 HER2 缺失肿瘤细胞的出现，从而维持非靶向肿瘤相关抗原的表达[18]。此外，GBM 细胞被发现能逃逸到外周，外周免疫系统的功能损害，KLRG1 和 CD57 等耗竭标志物的稳步增加，以及转移的发生和突变负担的增加，使得颅外扩散和疾病进展成为可能[19]。

（四）胶质母细胞瘤的免疫抑制肿瘤微环境

GBM 高度免疫抑制肿瘤微环境（TME）限制了免疫治疗的疗效，主要由浸润的免疫抑制细胞和环境因素协同作用产生特有的 TME。

1. 表面分子表达的变化 GBM 表达非经典 HLA Ⅰ 类分子。HLA-G 影响肿瘤浸润淋巴细胞的功能，HLA-E 可上调自然杀伤细胞功能。GBM 能下调肿瘤表面 HLA Ⅰ 类分子表达并抑制 CD8$^+$T 细胞活化。

2. 缺氧的肿瘤环境 缺氧和营养耗竭是 GBM 共有的环境因素。栅栏样细胞过度表达缺氧诱导因子 1α（hypoxia inducible factor 1α，HIF-1α）来适应低氧。HIF-1α 促进髓源抑制性细胞（myeloid-derived suppressor cell，MDSC）募集，并通过营养耗竭进一步限制细胞毒性 T 淋巴细胞（cytotoxic T lymphocyte，CTL）的功能，并形成免疫抑制的 TME。低氧介导的 STAT3 的上调也是 GBM 标志性致癌改变。STAT3 激活可致抗原呈递减少，下调 CD40、CD80、CD86 和 MHC Ⅱ，并诱导产生 TGF-β、IL-10 等免疫抑制因子。抑制 STAT3 可以促进 T 细胞扩张并抑制调节性 T 细胞（regulatory T cell，Treg）募集能力。

3. 免疫抑制细胞在 GBM 微环境中的募集 Treg 特征性表达 FoxP3，通过产生 TGF-β 和 IL-10 来抑制效应 T 细胞的活性和增殖，其浸润程度与肿瘤分级和预后相关。髓样细胞的特定子集 MDSC 是异质性未成熟髓样细胞群体，能产生促肿瘤因子支持新生 GBM 生长，并刺激 Treg 增殖，诱导 T 细胞凋亡。GBM 环境中恶性肿瘤浸润性巨噬细胞，主要表现为免疫抑制（M2）表型，也有利于肿瘤细胞的生长、存活和转移。

4. GBM 相关免疫检查点异常表达 PD-L1 表达于多种癌细胞膜上，肿瘤相关 PD-L1 与 CTL 上的 PD-1 结合，促进 CTL 凋亡，从而抑制抗癌免疫应答。另外，CTLA-4 和 PD-1 在免疫激活时上调，与其配体结合可抑制效应 T 细胞的增殖并增加 Treg 和 MDSC 的募集。唾液酸聚糖 - 唾液酸结合性免疫球蛋白样凝集素 -E（sialoglycan-Siglec-E）检查轴是一种新的糖免疫检查轴，聚唾液酸参与细胞和基质的黏附，有助于 GBM 细胞迁移、侵袭和转移。唾液酸与免疫受体（如 Siglec）结合，可增强癌细胞的免疫逃避。此外，用于脑水肿标准治疗的糖皮质激素能改变恶性肿瘤细胞中蛋白质糖基化，增加唾液酸含量，加重逃逸[20]。

5. 基因突变 IDH1 和 IDH2 易发生突变，通过抑制 I 型免疫应答基因影响 TME。IDH 突变的 GBM 细胞产生信号转导和降低 STAT1 的水平，并显著下调效应 T 细胞吸引趋化因子水平及浸润率[21]，表明基因突变能够改变 TME 的细胞组成，有助于免疫逃避。

6. 代谢紊乱 GBM 重新编程营养获取和新陈代谢途径，以满足生物能量和合成需求，最主要的是糖酵解通量增加，肿瘤糖酵解活性与预后不良、肿瘤浸润和 T 细胞活化程度低有关。吲哚胺 -2，3- 双加氧酶是色氨酸代谢的关键酶，其在 90% 的 GBM 中表达上调，通过代谢色氨酸诱导 T 细胞失能并增加 Treg 和 MDSC 的募集，与高级别 GBM 及短生存期相关。

（五）淋巴细胞归巢

肿瘤分泌的趋化因子诱导 T 细胞优先迁移，归巢受体使激活的 T 细胞对趋化因子做出反应，并影响白细胞迁移。GBM 能产生过度的血管内皮生长因子和血小板衍生生长因子，可抑制趋化因子分泌并下调内皮细胞黏附分子的表达，招募内皮细胞，促进异常血管网络形成和瘤内间质压力升高，以抵抗淋巴细胞浸润。GBM 还诱导邻近组织结构修饰，用致密的肿瘤相关成纤维细胞形成的基质包围肿瘤，使肿瘤细胞与周围环境隔绝。

（六）毒副反应

细胞因子释放综合征和肿瘤溶解综合征是最常见且严重的靶向肿瘤毒性。CAR-T 治疗后的一周内表现为发热、低血压和呼吸功能不全伴血清细胞因子水平升高，甚至激活炎症循环产生细胞因子风暴[22]。与治疗反应和肿瘤负荷相关，神经毒性也有发生，表现为暂时性工作记忆丧失、谵妄、癫痫发作和急性脑水肿。研究报道，GD2 靶向 CAR-T 在抗肿瘤的急性阶段可引起瘤周神经炎并导致脑水肿[16]。正常组织上的 CAR 靶抗原也是一种风险，CAR-T 细胞误识别会导致脱靶毒性。此外，长时间低水平的 CAR-T 活性会间接影响局部微环境，导致正常细胞稳态失调。

（七）自体 CAR-T 的制备

CAR-T 细胞的高成本和劳动密集型制造过程严重阻碍了 CAR-T 细胞疗法的普及。一次性输注 Kymriah 的费用为 475 000 美元，而 Kymriah 或 Yescarta 治疗的总费用为每位患者近 100 万美元[23]。目前自体 CAR-T 细胞的生产周期为 2 周，在此期间高度增殖的恶性肿瘤将继续进展，部分患者可能错过最佳的治疗时机。癌症患者在经历长期的放疗、化疗后经常出现固有免疫缺陷或淋巴细胞减少症，导致 T 细胞的数量以及质量欠佳，不足以制备 CAR-T 细胞。

五、改进策略

（一）提高 CAR-T 持久性

1. 第四代 CAR-T CAR-T 与 4-1BB 衍生基团共刺激可促进长寿记忆细胞的产生。第四代 CAR-T 将 IL-7、12、15、18 等结构基因融合到 T 细胞中，为 CAR-T 提供有利于生存而在肿瘤外沉默的细胞因子来拮抗免疫抑制，增强 CAR-T 增殖和抗肿瘤能力，减少未成熟 DC、肿瘤相关小胶质细胞 / 巨噬细胞、Treg 和 MDSC 的募集和抑制作用[24]。

2. 多靶点 CAR EGFR/EGFRvⅢ 双靶向 CAR-T 有效抑制 EGFR 和 EGFRvⅢ 高表达肿瘤的生长，提高小鼠的存活时间[25]。HER2/IL-13Rα2 双靶向 CAR-T 不仅提高了抗肿瘤活性，还抵消了抗原逃逸[18]。三价（HER2/IL13Rα2/EphA2）CAR-T 介导强大的免疫突触与肿瘤靶标形成更极化的微管组织中心，显示可以克服患者间的差异倾向于捕获近 100% 的肿瘤细胞，具有更强的细胞毒性，并提高治疗存活率[26]。

3. 替莫唑胺（TMZ）预处理 在 TMZ 被证明可以延长患者生存期后，便作为 GBM 常规的临床治疗手段，其副反应是淋巴毒性。研究发现，淋巴耗竭通过减少对 γ 链细胞因子的竞争及抑制免疫细胞的耗尽来改善转移 T 细胞在体内的植入和功能，可降低肿瘤负荷。因此，TMZ 预处理淋巴耗竭能经典地诱导体内 CAR-T 增殖，增加持久性[27]。环磷酰胺也有类似作用。

4. 糖原合成酶激酶 3（glycogen synthase kinase-3，GSK3）抑制剂 GSK3 在 CAR-T 扩张高峰时活跃可导致克隆性收缩，使 T 细胞死亡，GSK3 抑制剂可改善 CAR-T 细胞扩增和记忆 T 细胞产生。用 GSK3 抑制剂处理的 IL-13Rα2 靶向 CAR-T 表现出减少耗竭和增加效应记忆表型的功能，初次清除肿瘤后再次攻击不会出现新的病变[28]。

5. CD4⁺ CAR-T 细胞亚群 目前大多数临床试验使用 CD4⁺ 和 CD8⁺ T 细胞的混合物或单独使用 CD8⁺ T 细胞。在 GBM 异种移植模型中，第二代 IL13Rα2 CAR 转导到 CD8⁺ 或 CD4⁺ T 细胞，CD4⁺ CAR-T 显示出更强的肿瘤杀伤力和持久性，因其分泌更多 IFN-γ 和 IL-2，而 CD8⁺ T 细胞更容易表达耗竭标志[29]。

（二）通用型 CAR-T

由于 T 细胞表面存在自我识别分子，经典的 CAR-T 治疗仅限于使用自体白细胞。然而，与治疗相关的淋巴细胞减少妨碍了分离足够的外周血白细胞用于治疗。这些患者可以受益于基于供体细胞的疗法，将 T 细胞经过基因改造，设计出通用型 CAR-T（UCAR-T）。UCAR-T 细胞来自健康的捐献者，可提前筛选供体，进行批量制作，极大降低了制作成本，增加了普及性，提高了 T 细胞的性能，可以随时取用进行治疗[30]。然而，随机的基因组整合增加了插入突变和功能基因破坏的风险。因此，需进一步进行基因编辑以避免移植物抗宿主病（graft versus-host disease，GVHD）。一项回顾性研究比较了造血干细胞移植后接受同种异体 CAR-T 细胞的 14 名患者与 17 名接受自体 CAR-T 细胞的患者，两者在 CR 率和长期存活率方面没有显著差异，但后者具有显著降低的增殖和减少的细胞因子释放反应。在这项研究中，只有 3 名接受同种异体 CAR-T 细胞的患者发生了急性 GVHD[31]。UCAR-T 的发展取决于基因编辑技术的进步，CRISPR-Cas9 基因编辑方法已被应用于提高转导效率、减少 GVHD 和增强持久性，提供了更大的灵活性、可操作性和相对准确性。除了将 CAR 转入 T 细胞外，TCR/B2M 双敲除可将排异综合反应降到最低，MHC-I 或 MHC-II 的基因主敲除降低了免疫原性。

（三）阻断免疫检查点

CRISPR-Cas9 技术可以干扰 PD-1 的信号传递，并同时编辑 TRAC 和 B2M 位点来创造潜在的现成的同种异体 CAR-T 细胞。接受 PD-1 基因敲除 CAR-T 细胞的小鼠体外细胞因子分泌水平相似，但细胞毒性增强，肿瘤负荷显著降低，生存期延长[32]。除了基因编辑技术，使用单克隆抗体的免疫检查点阻断或 CAR-T 细胞分泌 PD-1 阻断抗体片段也具有前景[33]。

（四）基因编辑

CRISPR-Cas9 基因编辑技术的广泛应用使人们对特定基因进行靶向性研究，利用基因敲除及基因插入方法，可以改善 CAR-T 细胞功能，且不会损害其效应功能。

1. 基因敲除 除了敲除 T 细胞表面的免疫检查点分子，细胞内信号分子二酰基甘油激酶（diacylglycerol kinase，DGK）能降低 CAR-T 活化，从缺乏 α 或 ζ 亚型的菌株中产生间皮素特异性 CAR-T，两种异构体的敲除均能显著增强细胞毒作用和 IFN-γ 的分泌，且双基因敲除具有协同作用。与野生型 CAR-T 相比，缺少一种或两种 DGK 亚型的 CAR-T 具有显著的抗肿瘤细胞毒性[34]。

2. 基因插入 对 CAR 表达的严格转录调控是有效根除肿瘤的关键，将 CAR 靶向 TCR 位点可提供更安全、更明确、更强力的 T 细胞。研究显示，使用 CRISPR-Cas9 结合提供 CD19 CAR 供体模板破坏 TCR α 链基因座，同源定向修复产生的 CAR-T 肿瘤控制和存活率显著提高，将 CAR 编码序列定位于 TCR 位点，并置于内源性调节元件的控制之下，可减少信号，避免 T 细胞耗尽，提高治疗效果[35]。

（五）建立表达归巢受体 T 细胞群

全身给药的有效性取决于 CAR-T 向肿瘤部位的运输，CAR-T 有效定位于肿瘤部位需要肿瘤表达的趋化因子配体及其受体的结合，可以用特定的趋化因子受体转导 CAR-T 来决定组织趋向性。GBM 来源的 CCL2/MCP-1 影响 T 细胞对异种移植瘤部位的体内趋化作用，用 CCL2 受体 *CCRb2* 基因转染 CAR-T，能增强 CAR-T 在多种实体肿瘤异种移植模型中的迁移和瘤内蓄积[36]。阻断 T 细胞上的 CXCR4 可以促进淋巴细胞从血管周围间隙逃逸到 CNS 实质。此外，CAR-T 经过改造，可表达乙酰肝素酶，改善其降解细胞外基质的能力，增强浸润性和抗肿瘤活性。

（六）局部给药

GBM 处于免疫抑制微环境中，与体循环隔离，静脉输送受到诸多限制，局部给药的方法更优。临床研究证实，EGFRvⅢ 靶向 CAR-T 脑内注射可消退肿瘤[37]。脑内注射 IL13Rα2 靶向 CAR-T，CAR-T 持续存在 7 天以上，并观察到脑脊液中趋化因子诱导量显著增加，外周血则无变化。研究发现细胞主要停留在接种部位，这表明局部作用的 CAR-T 有助于提高 T 细胞持久性并规避肿瘤外识别毒性[12]。

（七）聚焦超声

一些旨在破坏血脑屏障的治疗方法正在开发中，高强度聚焦超声是一种热消融技术，可以破坏血脑屏障，但也伴随着一些组织损伤。另一种聚焦超声，使用类似于诊断超声的强度，通过静脉注射将药物和细胞因子输送到脑实质，发现经聚焦超声暴露后，TIL 和 CTL 增加[38]。

六、总结

免疫细胞治疗是人类癌症最具吸引力的治疗方式之一。有了 CAR 分子，白细胞可以识别肿瘤细胞并被直接激活。CAR-T 细胞已经在血液病中展示了它强大的功效，但是对大多数 GBM 患者还不理想，这是由于 GBM 独特的免疫抑制肿瘤微环境、抗原的异质性表达及免疫逃逸。目前很多改进策略已经推出，包括第四代 CAR-T、多靶点 CAR、基因编辑、免疫检查点的阻断等。新的技术还在开发中，新的靶点还在探索中，CAR-T 细胞在癌症的临床应用还处于初级阶段，前景十分广阔，并逐渐得到认可。

（黄煜伦）

参考文献

1. Turtle CJ，Hanafi LA，Berger C，et al. CD19 CAR-T cells of defined CD4$^+$：CD8$^+$ composition in adult B cell ALL patients. J Clin Invest，2016，126（6）：2123-2138.

2. Dotti G，Gottschalk S，Savoldo B，et al. Design and development of therapies using chimeric antigen receptor-expressing T cells. Immunol Rev，2014，257（1）：107-126.

3. Beckman RA，Weiner LM and Davis HM. Antibody constructs in cancer therapy：protein engineering strategies to improve exposure in solid tumors. Cancer，2007，109（2）：170-179.

4. Sadelain M，Brentjens R and Rivière I. The basic principles of chimeric antigen receptor design. Cancer Discov，2013，3（4）：388-398.

5. Finney HM，Akbar AN，Lawson AD. Activation of resting human primary T cells with chimeric receptors：costimulation from CD28，inducible costimulator，CD134，and CD137 in series with signals from the TCR zeta chain. J Immunol，2004，172（1）：104-113.

6. Hudecek M，Sommermeyer D，Kosasih PL，et al. The nonsignaling extracellular spacer domain of chimeric antigen receptors is decisive for in vivo antitumor activity. Cancer Immunol Res，2015，3（2）：125-135.

7. Xia L，Zheng ZZ，Liu JY，et al. EGFR-targeted CAR-T cells are potent and specific in suppressing triple-negative breast cancer both in vitro and in vivo. Clin Transl Immunology，2020，9（5）：e01135.

8. Miao H，Choi BD，Suryadevara CM，et al. EGFRvIII-specific chimeric antigen receptor T cells migrate to and kill tumor deposits infiltrating the brain parenchyma in an invasive xenograft model of glioblastoma. PLoS One，2014，9（4）：e94281.

9. O'Rourke DM，Nasrallah MP，Desai A，et al. A single dose of peripherally infused EGFRvIII-directed CAR-T cells mediates antigen loss and induces adaptive resistance in patients with recurrent glioblastoma. Sci Transl Med，2017，9（399）.

10. Kahlon KS，Brown C，Cooper LJ，et al. Specific recognition and killing of glioblastoma multiforme by interleukin 13-zetakine redirected cytolytic T cells. Cancer Res，2004，64（24）：9160-9166.

11. Brown CE，Badie B，Barish ME，et al. Bioactivity and safety of IL13Rα2-redirected chimeric antigen receptor CD8+ T cells in patients with recurrent glioblastoma. Clin Cancer Res，2015，21（18）：4062-4072.

12. Brown CE，Alizadeh D，Starr R，et al. Regression of glioblastoma after chimeric antigen receptor T-cell therapy. N Engl J Med，2016，375（26）：2561-2569.

13. Ahmed N，Ratnayake M，Savoldo B，et al. Regression of experimental medulloblastoma following transfer of HER2-specific T cells. Cancer Res，2007，67（12）：5957-5964.

14. Ahmed N，Brawley V，Hegde M，et al. HER2-specific chimeric antigen receptor-modified virus-specific T cells for progressive glioblastoma：a phase 1 dose-escalation trial. JAMA Oncol，2017，3（8）：1094-1101.

15. Tang X，Zhao S，Zhang Y，et al. B7-H3 as a novel CAR-T therapeutic target for glioblastoma. Mol Ther Oncolytics，2019，14：279-287.

16. Mount CW，Majzner RG，Sundaresh S，et al. Potent antitumor efficacy of anti-GD2 CAR-T cells in H3-K27M（+）diffuse midline gliomas. Nat Med，2018，24（5）：572-579.

17. Louis CU，Savoldo B，Dotti G，et al. Antitumor activity and long-term fate of chimeric antigen receptor-positive T cells in patients with neuroblastoma. Blood，2011，118（23）：6050-6056.

18. Hegde M，Corder A，Chow KK，et al. Combinational targeting offsets antigen escape and enhances effector functions of adoptively transferred T cells in glioblastoma. Mol Ther，2013，21（11）：2087-2101.

19. Mohme M，Maire CL，Schliffke S，et al. Molecular profiling of an osseous metastasis in glioblastoma during checkpoint inhibition：potential mechanisms of immune escape. Acta Neuropathol Commun，2020，8（1）：28.

20. Wielgat P，Czarnomysy R，Trofimiuk E，et al. The sialoglycan-Siglec-E checkpoint axis in dexamethasone-induced immune subversion in glioma-microglia transwell co-culture system. Immunol Res，2019，67（4-5）：348-357.

21. Chuntova P，Downey KM，Hegde B，et al. Genetically engineered T-cells for malignant glioma：overcoming the barriers to effective immunotherapy. Front Immunol，2018，9：3062.

22. Neelapu SS，Tummala S，Kebriaei P，et al. Chimeric antigen receptor T-cell therapy-assessment and management of toxicities. Nat Rev Clin Oncol，2018，15（1）：47-62.

23. Sarkar RR，Gloude NJ，Schiff D，et al. Cost-effectiveness of chimeric antigen receptor T-cell therapy in pediatric relapsed/refractory B-cell acute lymphoblastic leukemia. J Natl Cancer Inst，2019，111（7）：719-726.

24. Hu B，Ren J，Luo Y，et al. Augmentation of antitumor immunity by human and mouse CAR-T cells secreting IL-18. Cell Rep，2017，20（13）：3025-3033.

25. Jiang H，Gao H，Kong J，et al. Selective targeting of glioblastoma with EGFRvⅢ/EGFR bitargeted chimeric antigen receptor T cell. Cancer Immunol Res，2018，6（11）：1314-1326.

26. Bielamowicz K，Fousek K，Byrd TT，et al. Trivalent CAR-T cells overcome interpatient antigenic variability in glioblastoma. Neuro Oncol，2018，20（4）：506-518.

27. Suryadevara CM，Desai R，Abel ML，et al. Temozolomide lymphodepletion enhances CAR abundance and correlates with antitumor efficacy against established glioblastoma. Oncoimmunol，2018，7（6）：e1434464.

28. Sengupta S，Katz SC，Sengupta S，et al. Glycogen synthase kinase 3 inhibition lowers PD-1 expression，promotes long-term survival and memory generation in antigen-specific CAR-T cells. Cancer Lett，2018，433：131-139.

29. Wang D，Aguilar B，Starr R，et al. Glioblastoma-targeted CD4+ CAR-T cells mediate superior antitumor activity. JCI Insight，2018，3（10）：e99048.

30. Lin H，Cheng J，Mu W，et al. Advances in universal CAR-T cell therapy. Front Immunol，2021，12：744823.

31. Hu Y，Wang J，Wei G，et al. A retrospective comparison of allogenic and autologous chimeric antigen receptor T cell therapy targeting CD19 in patients with relapsed/refractory acute lymphoblastic leukemia. Bone Marrow Transplant，2019，54（8）：1208-1217.

32. Zhu H，You Y，Shen Z，et al. EGFRvIII-CAR-T cells with PD-1 knockout have improved anti-glioma activity. Pathol Oncol Res，2020，26（4）：2135-2141.

33. Choi BD，Yu X，Castano AP，et al. CRISPR-Cas9 disruption of PD-1 enhances activity of universal EGFRvIII CAR-T cells in a preclinical model of human glioblastoma. J Immunother Cancer，2019，7（1）：304.

34. Riese MJ，Wang LC，Moon EK，et al. Enhanced effector responses in activated CD8$^+$ T cells deficient in diacylglycerol kinases. Cancer Res，2013，73（12）：3566-3577.

35. Eyquem J，Mansilla-Soto J，Giavridis T，et al. Targeting a CAR to the TRAC locus with CRISPR/Cas9 enhances tumour rejection. Nature，2017，543（7643）：113-117.

36. Moon EK，Carpenito C，Sun J，et al. Expression of a functional CCR2 receptor enhances tumor localization and tumor eradication by retargeted human T cells expressing a mesothelin-specific chimeric antibody receptor. Clin Cancer Res，2011，17（14）：4719-4730.

37. Choi BD，Suryadevara CM，Gedeon PC，et al. Intracerebral delivery of a third generation EGFRvIII-specific chimeric antigen receptor is efficacious against human glioma. J Clin Neurosci，2014，21（1）：189-190.

38. Chen PY，Hsieh HY，Huang CY，et al. Focused ultrasound-induced blood-brain barrier opening to enhance interleukin-12 delivery for brain tumor immunotherapy：a preclinical feasibility study. J Transl Med，2015，13：93.

第 14 章

患者生活质量

第一节 脑肿瘤患者的对症治疗

对于脑肿瘤患者，对症治疗是一个不容忽视的重要问题。因为手术、放疗和化疗等针对肿瘤的直接治疗当然是极其重要的，但患者是一个有机整体，其基础状态的优劣和肿瘤伴随症状严重程度无疑会直接影响最终疗效和生活质量。合理的对症治疗有助于提高脑肿瘤疗效，延长患者的生存时间，保持或提高生活质量。脑肿瘤患者的对症治疗主要有脑水肿、癫痫、消化道出血以及深静脉血栓等方面的问题。

一、脑水肿的处理

恶性脑肿瘤所引起的脑水肿，目前认为是由于肿瘤和瘤周区域的血脑屏障破坏所致。有报道指出瘤周水肿与血管活性因子（如 VEGF）有关，这些因子起到促肿瘤血管生成的作用[1]。脑肿瘤（特别是恶性肿瘤）患者存在不同程度的脑水肿，对脑水肿的积极治疗在脑肿瘤的整个治疗过程中十分重要。高渗物质、利尿剂、皮质类固醇药物等是目前常用的治疗脑水肿的有效手段。

（一）高渗脱水

甘露醇是目前应用最广的治疗脑水肿的药物。其特点为：脱水降压快，在短时间内可重复使用。用药后多在 10 ~ 15 分钟内发挥脱水、降压作用，在 30 ~ 50 分钟时脱水效果达到高峰（持续约 1 小时），利尿作用可持续 4 小时。可根据病情间隔 6 ~ 12 小时重复使用。使用甘露醇时须注意：适当限制液体的入量，补液种类与数量应根据血电解质、渗透压和尿量而定；对于严重脑水肿，最好要在颅内压力监护下使用脱水剂；输入过快可引起头痛、视力模糊、眩晕等副作用；长期使用该药会损害肾功能，甚至出现急性肾衰；肾功能不全、重症肝病、心力衰竭者禁用；对外周血管会造成一定的损伤，建议对需要长期使用甘露醇的患者行深静脉置管术，以中心血管进行输液治疗。

也可使用甘油果糖溶液治疗脑水肿。一般在静滴后 10 ~ 20 分钟开始起脱水、降压作用，持续 4 ~ 6 小时，可根据病情间隔 6 ~ 12 小时重复使用。该药可较长时间使用，一般无反跳现象，对血压和电解质影响较小，还能补充热量，副作用少。缺点是脱水效果相对较弱。

（二）利尿剂

利尿剂（如呋塞米）的优点是不需大量输液，可口服、肌注或静注，用法简便。缺点是脱水作用相对较弱，并易引起电解质紊乱。

（三）皮质类固醇药物

目前，皮质类固醇药物治疗脑水肿的确切作用机制尚未完全明确。这类药可能在稳定血脑屏障、促使细胞膜稳定、减少水溶性因子和蛋白向脑内转运等方面起作用。

地塞米松是较常用的此类药物。在治疗脑水肿时，应当注意药物的个体剂量存在较大的差异。地塞米松 16 mg/d 的方案是目前国外较常用的一个标准治疗方案：剂量从 16 mg/d 开始，在能够缓解症状的前提下，以 4 ~ 5 天减量 2 mg 的速度递减。而如果 16 mg/d 的剂量不能在 48 ~ 72 小时内起效，可考虑在48～72小时后将剂量加倍。

在使用皮质类固醇药物时，一定要注意其副反应，包括体重增加、肌病、骨质疏松、骨质缺血性坏死、高血糖、血压升高、消化道出血、影响手术伤口的愈合、皮疹等[2]。有报道指出，绝大多数用药超过2周的患者，都可能出现不同程度的类固醇性肌病。由于呼吸肌可受累，症状严重的病例可损害呼吸功能。此病的机制目前还不清楚，除停药外，无其他有效的治疗方法。为预防骨质疏松，建议在服用激素的同时补充维生素D和钙剂[3]。另一种由激素导致的骨疾病是髋部缺血性骨坏死，最快出现者可在用药后数周内出现缺血性骨坏死。虽然目前还无充分的证据显示单独服用激素可导致消化道出血，但医生在使用激素时，必须慎重考虑消化道出血的风险[4]。另一方面，在使用预防性的药物时，可能会引发新的问题。如H₂阻滞剂和质子泵抑制剂会增高胃肠道pH值，可能导致局部细菌群落数量大增，并增加吸入性肺炎的患病概率。皮质类固醇药物还可导致高血糖，而高血糖及皮质醇本身都对神经元具有毒性，所以进行血糖监测是十分必要的。抑制机体的免疫功能和炎症的反应能力是另一种由皮质类固醇药物引发的重要副作用，这对治疗某些疾病是有益的；但也会增加患者（尤其是肿瘤患者）对机会性感染病原体的易感性。另外，皮质醇类药物在稳定血脑屏障的同时，也减少水溶性化疗药物通过血脑屏障，从而削弱了一些化疗药物的效果。

（四）乙酰唑胺

乙酰唑胺属碳酸酐酶的抑制剂。碳酸酐酶抑制剂除了减少脉络丛分泌脑脊液的数量外，还可以抑制肾小球对水的再吸收而起到利尿的作用。该药可用于治疗各种原因的脑积水，但不宜用于紧急降压与脱水治疗。与高渗性脱水剂和利尿剂联合应用，可提高降颅内压的效果，并减少反跳现象。

二、癫痫的处理

对于绝大多数幕上肿瘤患者，并发癫痫的可能性很大，如手术后因脑损伤、脑缺氧、脑水肿等因素而诱发癫痫，所以预防或治疗性使用抗癫痫药物已成为常规。经过正规药物治疗，大部分患者的发作可得到控制。正确的药物治疗对于控制癫痫发作、减轻继发

性脑损害和提高患者的生活质量具有重要意义。

（一）癫痫发作的分类

癫痫发作的分类方法有多种，1981年国际抗癫痫联盟将癫痫发作分为全面性发作、部分性发作和不能分类的发作。为便于临床实用，国内常用大发作、小发作、局限性发作和精神运动性发作等进行描述和分类。

（二）癫痫发作间隙期的药物治疗原则

1．根据癫痫的发作类型选择抗癫痫谱适宜的药物　一般原则是：大发作、局限性发作选用苯妥英、卡马西平等；肌阵挛性发作选用氯硝西泮、丙戊酸钠；精神运动性发作选用卡马西平、丙戊酸钠和苯妥英；小发作选用乙琥胺、丙戊酸钠、三甲双酮和氯硝西泮。目前，在神经外科最常用的药物是苯妥英，它对临床多种类型的癫痫适用，抗癫痫疗效好，具有可以快速静脉给药和并发症少等优点。

2．早期预防用药　对于发生于幕上的肿瘤，建议早期预防性使用抗癫痫药物。

3．单药治疗原则　药物在体内吸收、转运与分解代谢过程中可互相影响。在多种抗癫痫药物联合应用时，相互之间易产生复杂的作用，影响疗效，甚至引起加重不良反应。目前主张尽量单药治疗，根据发作类型选择一种合适的药物。

4．剂量个体化　一般按照体重计算抗癫痫药物剂量。抗癫痫药物使用应从小剂量开始，逐渐增量至控制发作又不出现不良反应为宜，这样可减少或避免发生不良反应。在给与有效剂量后5～7个半衰期时，一般可达到稳态血药浓度。必要时需要进行癫痫药物血药浓度监测。

5．合理安排服药时间　部分患者癫痫发作有一定规律，而不同抗癫痫药物又具有不同的药物动力学特点，即使同一种抗癫痫药物还存在是否控释剂型之分。不合理安排服药时间将直接影响治疗效果。原则上，服药时间和服药次数的安排应该使得血药浓度在24小时中基本达到稳态为宜。给药时间一般不要超过该药物的1个半衰期，必要时应监测血药浓度。

6．换药与停药要逐步减量　当患者发生严重不良反应（如严重的骨髓抑制）时，应立即停药。而发生在一般常规治疗中的换药行为，切忌骤停原药。通常需在加用的药物达到稳态血药浓度后，再递减原

药。原药逐步减量至停药至少需 10～15 天，不宜一增一减同时进行。当癫痫发作完全控制后，可考虑停药。此过程也须是逐步减量。

7．注意不良反应　脑肿瘤患者的抗癫痫用药一般均需长期用药，期间可发生各种毒性反应。有些反应与剂量有关，如神经系统与消化系统症状（呕吐、食欲缺乏、头晕、嗜睡、眼球震颤、共济失调等），往往与起始剂量过大有关，适当调整剂量可缓解。另一些反应则与个体特异质有关，如白细胞、血小板减少、再生障碍性贫血、肝肾功能损害和剥脱性皮炎等；这些反应与药物剂量无关，难以预测，严重者可导致死亡，故一旦发生应立即停药。故临床上应始终注意密切观察，定期测定血药浓度、血常规和肝功能等，及时发现、及时处理。

三、消化道出血的预防

在神经肿瘤外科治疗过程中，消化道出血是一种严重并发症，此类出血多为应激性溃疡。在使用皮质类固醇药物的患者中，更易发生此并发症。

（一）易感因素和发病机制

Chan 等报道在神经外科术后患者中，以下情况易发生消化道出血：手术前昏迷，中枢神经系统感染，年龄超过 60 岁，抗利尿激素分泌异常综合征，二次手术的患者。发病机制与下列因素有关：脑组织受压，移位及广泛破坏和颅内压显增高，导致胃酸分泌增多；下丘脑受损导致迷走神经活动度增强，胃酸、胃蛋白酶增高，促使胃酸及胃蛋白酶分泌增加；病情危重时常伴有多器官功能不全，酸中毒，胃黏膜血流量减少，对 H^+ 及胃蛋白酶的抵抗能力降低。

（二）预防用药

Chan、Cook 等报道 H_2 受体阻滞剂预防用药能够显著降低危重患者消化道出血的发生率。西咪替丁等 H_2 受体阻滞剂能强有力地抑制胃酸分泌，提高胃内 pH 值，减少 H^+ 反弥散的作用，从而起到保护胃黏膜，预防应激性溃疡发生的作用。同时可减轻已发生应激性溃疡的临床症状，并促进溃疡愈合。对于使用皮质类固醇药物的高危患者，应当预防性使用西咪替丁等 H_2 受体阻滞剂或质子泵抑制剂，此举能够有效预防应激性溃疡的发生。

四、深静脉血栓的预防

（一）易感因素

深静脉血栓形成有三大因素：血流缓慢、静脉壁损伤和血液高凝状态[5]。部分脑肿瘤患者由于肢体活动障碍，血流缓慢，血液淤滞，易发生深静脉血栓，并且深静脉血栓在急性期可并发致命性的肺栓塞。在后期可遗留慢性血栓形成后遗症，降低患者生活质量。

（二）预防

由于深静脉血栓一旦发生有上述危害，可明显降低患者生活质量，所以采取合理的措施进行预防十分必要。笔者的体会是加强对功能障碍侧肢体的护理，佩戴弹力袜、早期被动和主动活动患肢能够起到非常有效的预防作用。除非患者存在明确的血液高凝状态，一般尽可能不使用抗凝药物（如肝素）来预防深静脉血栓形成。

五、褥疮的预防

褥疮是由于机体局部组织长时间受压迫而出现血液循环障碍，加之组织营养不充足，而导致皮肤功能异常。由于部分脑肿瘤患者存在肢体偏瘫，因此褥疮是临床常见的并发症。据有关文献报道，长期卧床者50% 以上不是死于其原发病，而是死于褥疮导致的严重感染。

（一）发病机制

1．压力方面　因垂直压力所形成的褥疮，主要是受局部组织受到持续性的垂直压力，尤其是骨隆突部位。若患者长时间卧床或坐轮椅，长期受到超出毛细血管正常承受能力的压迫，就会引起严重的褥疮。皮肤受到摩擦力的作用影响很容易对皮肤角质层带来损害。而剪力则是作用力对物体发生作用的情况下，出现相反方向且平行的平面滑动，主要由摩擦力和垂直压力相互叠加形成。剪力和患者体位存在紧密联系。若患者呈平卧状态，将床头抬高时，其身体会下滑，此时皮肤和床铺就会产生平行摩擦力，并在垂直重力的影响下产生剪力，使得局部皮肤出现血液循环障碍，最终出现褥疮。

2．营养方面　在患者全身营养缺乏的情况下，肌肉会出现萎缩，且受压部位失去必要的保护。正是因为全身营养障碍，体内蛋白质合成与皮下脂肪减少。在长期受压的作用下，骨隆突部位的皮肤就会承受外界的压力，且骨隆突部位会挤压皮肤。因受压部位没有肌肉与脂肪组织保护，进而产生血液循环障碍，并形成褥疮。

3. 皮肤抵抗力方面　若患者的皮肤长时间潮湿或受到摩擦等诸多物理性的刺激，会使皮肤抵抗力降低。

（二）预防

预防是避免褥疮发生的重要因素。六勤是主要的预防措施，即勤翻身、擦洗、按摩、整理、更换和交班。在预防方面，尽量规避身体的局部组织长时间受压迫，要鼓励并帮助卧床患者定期更换体位，每间隔 2 ~ 3 小时翻一次身，最长时间不允许超过 4 小时。如果有必要，应每间隔 1 小时翻一次身。另外，可以将气圈、软枕、水垫和海绵垫等垫在容易受压迫的骨骼突出部位。患者的受压部位要定期接受检查与按摩，每天早晚需使用温水擦拭与按摩。如果受压部位的皮肤有发红的情况，需在翻身以后，在手中倾倒少量红花酒精，并利用手掌大鱼际部位向心性对局部皮肤按摩，时间控制在 10 ~ 15 分钟。要保证患者的衣服与床位的柔软平整性，不应出现皱折的情况。另外，床单要保持清洁与干燥，不应有渣屑。若患者存在大小便失禁的情况，则要强调其皮肤保护的作用，并使床单干燥，尽可能缓解局部皮肤受刺激的程度，坚决不允许使用脱瓷便器，尽量避免擦伤问题的发生。除此之外，要定期使用温水擦洗身体，也可以使用热水开展局部摩擦的护理。适当补充富含蛋白、维生素且容易消化的食物，尽量多地食用蔬菜与水果。若患者无法进食，则需采用鼻饲或静脉外营养的方式。

六、坠积性肺炎的处理

长期卧床的脑肿瘤患者是坠积性肺炎发病率最高的人群。这类患者因疾病导致各脏器功能衰退，呼吸道纤毛运动功能衰退，咳嗽无力，气管顺应性下降，导致呼吸道内痰液不易咳出，随重力流向肺底部，形成坠积性肺炎。

治疗上，除了针对脑肿瘤原发病的治疗以外，抗菌药物治疗尤为重要。坠积性肺炎的病原菌以革兰氏阴性菌为主，占比高达 70.72%，但各种病原菌的构成比例不尽相同。随着大量广谱抗菌药物的应用，坠积性肺炎的病原菌对常用抗生素的耐药性逐年上升，已成为坠积性肺炎治疗的难题。因此，临床一旦确诊坠积性肺炎，应尽早对患者的痰液进行病原菌培养，根据病原学和药敏结果选用适合的抗菌药物。对于无法自主排痰的患者，常常采用吸痰与雾化方式。雾化是通过呼吸将药物直接输送至气道，直达病变部位，具有抗炎、稀释痰液、便于痰液排出的作用。雾化后再辅以翻身拍背的动作，可有效排出坠积的痰液。

护理上，6S 管理法可应用在此类患者的护理中，包括规范、整理、清扫、素养、清洁和安全六个方面。6S 管理法能改善患者的肺功能，明显降低坠积性肺炎的发生率。改良式体位引流联合口腔护理在预防老年重症患者坠积性肺炎的发生中具有重要作用。改良式体位引流是根据患者积痰的部位，采取相对应的体位，以利于痰液排出。如肺下部感染较重，积痰较多，可采用头低足高位，配合叩击背部排出痰液；若肺上部感染较重，可改为头高足低位，在腰后放置软枕，同时配合背部自下而上的叩击。口腔护理是用专门的冲洗装置，每天对患者进行 2 次口腔清洁和护理。

预防性护理是预防坠积性肺炎发生最主要的护理措施。主要包括：①卧床护理，每隔 2 ~ 3 小时协助长期卧床患者翻身，避免分泌物的沉积，促进局部血液循环；②口腔护理，用 0.9% 氯化钠溶液充分清洁口腔，避免细菌滋生，诱发感染；③进食护理，嘱咐患者清淡饮食，充分咀嚼缓，慢吞咽，以免发生呛咳；④环境护理，保持室内环境卫生，注意通风，对患者床被衣物进行无菌清洗。

七、结语

脑肿瘤患者的对症治疗是容易被忽视，但对于最终的治疗结果又十分重要。在临床实践中，在对脑水肿、癫痫、消化道出血和深静脉血栓等伴随症状进行积极、有效地干预、防治后，有助于改善患者临床症状，减轻痛苦，提高基础状态，提升 KPS 评分，从而争取到较理想的治疗时机和提高患者对肿瘤治疗（手术、放化疗）的信心和耐受性，达到提高治疗效果的目的。由于许多脑肿瘤（特别是恶性脑肿瘤）临床达到真正治愈十分困难，因此，保持、提高患者的生活质量显得尤为重要。所以，在临床工作中，我们除了要不断提高手术、放疗和化疗等针对肿瘤治疗的技术水平外，还必须重视对患者的支持治疗、对症治疗，这样才能最终达到既延长患者的生存时间又保持或提高生活质量目的。

（郭玎玎　胡远军）

参考文献

1．Machein MR，Plate KH. VEGF in brain tumors. J Neurooncol，2000，50（1-2）：109-120.

2．DiGiovanni S，Molon A，Broccolini A，et al. Constitutive activation of MAPK cascade in acute quadriplegic myopathy. Ann Neurol，2004，55（1）：195-206.

3．Dougherty JA. Risedronate for the preventionand treatment of corticosteroid-induced osteoporosis. Ann Pharmacother，2002，36（2）：512-516.

4．Nielsen GL，Soresen HT，Mellemkjoer L，et al. Risk of hospitaliztion resulting from upper gastrointestinal bleeding among patients taking corticosteroids：a register-based cohort study. Am J Med，2001，111（2）：541-545.

5．黄新天．深静脉血栓形成 // 张培华．临床血管外科学．北京：科学出版社，2003.

第二节　脑肿瘤患者的康复治疗

脑肿瘤患者往往伴随神经损害和临床症状，导致其发生功能障碍、生活质量下降及工作能力下降。但据调查显示，即使对于简单可治的肿瘤相关功能损害，康复治疗率也只有 1% ~ 2%[1]。不过，医疗专家对脑肿瘤康复治疗的兴趣正在大幅增长，这或许是源于下列因素。①新的化学治疗方法、侵入性较小的切除技术最大限度地减少了并发症；②神经肿瘤学专业人员对功能重要性的认识增加；③脑肿瘤人群中康复效果的证据不断增长。已有许多研究显示，脑肿瘤患者的住院康复效果与传统康复对象——即中风和创伤性脑损伤（traumatic brain injury，TBI）患者——的康复效果相当[2]。此节简要讨论脑肿瘤康复治疗的原则、康复评定、康复治疗手段、脑肿瘤康复过程中常见的临床问题，与对脑肿瘤康复领域感兴趣的专家进行有益的探讨。

一、脑肿瘤康复治疗的原则

神经康复的基本原则在很大程度上由神经损伤状况决定，神经康复的目标是最大限度地提高功能并最大限度地减少患者护理人员的负担和社会的负担。

我们认同肿瘤康复的 Dietz 分类[3]，将肿瘤康复分成预防性康复、恢复性康复、支持性康复以及姑息性康复。预防性康复强调早期干预和教育，以帮助预防或延缓肿瘤进展或治疗的症状。干预措施包括：家庭锻炼计划以尽量减少治疗期间的虚弱状态，使用夹板以保持痉挛肢体的关节活动度，安全意识教育以尽量减少跌倒，预防深静脉血栓形成（deep vein thrombosis，DVT）以减少栓塞事件，选用镇静作用较小的抗癫痫药（antiepileptic drug，AED）。恢复性康复的重点对象是那些有望恢复到病前功能状态而没有严重后遗症的患者。例如一些额顶叶脑膜瘤的患者，可在切除术后三个月内获得运动障碍、认知障碍、协调障碍的逐渐康复。这种对象的恢复性康复的最终目标是使这些患者回归学校或职场、重新融入社会。支持性康复针对肿瘤得到控制但留存有永久性损伤的患者。这种情况可能是治疗其他获得性脑病病因的康复专业人员最熟悉的。支持性康复的目标是最大限度地提高患者在家庭和社区环境中的功能独立性。例如，如果脑膜瘤患者出现永久性痉挛性偏瘫和轻度失语，则采用代偿和沟通策略，训练其发挥健侧肢体的最大功能、使用支具、适应性设备等。开颅手术或放疗后的认知缺陷可以通过这种支持康复中的认知康复来解决。以上三种都是积极的康复模式。而对于肿瘤复发和功能衰退进展迅速的患者，则适合姑息性康复。姑息性康复的目标和任务是保障患者舒适度、对护理者进行教育、最小化护理负担等。

康复类型或康复重点因肿瘤类型而异，以脑肿瘤康复的角度看，脑肿瘤最好分成三类。第一类是非进展性肿瘤：通常可以通过手术干预而治愈，有或没有永久损伤（如儿童小脑毛细胞星形细胞瘤、垂体腺瘤、神经鞘瘤和脑膜瘤）。第二类是具侵袭性肿瘤：虽具有侵袭性，但仍有一定的无病生存期（例如低级别星形细胞瘤、少突胶质细胞瘤、室管膜瘤和小脑髓母细胞瘤）。第三类是侵袭性肿瘤：快速复发且预后不良（如 GBM、间变性星形细胞瘤和脑转移瘤）。

肿瘤的自然史（即预后）极大地影响康复管理。第一类患者中的幸存者非常类似于 TBI 或中风的患者。虽然不同的肿瘤大小、解剖位置导致他们有不同的功能障碍，但障碍的程度变化通常较为平稳，最终的康复目标变动较少，他们的康复治疗强调在相当长的一段时间内保持其在家庭和社区的独立性。第二类患者则类似于复发缓解型多发性硬化症（multiple sclerosis，MS）或反复发作的视神经脊髓炎谱系疾病患者。在最初的肿瘤切除和治疗之后，患者有一组核心损伤和功能障碍，虽经历康复之后可有一定代偿和提升，但这些损伤和障碍在一定时期之后，由于肿瘤复发造成功能状态再次下降。此时，康复团队需要在复发时重新评定，并根据新的一组损伤制定新的康复目标。第三类患者的康复与其他脑肿瘤患者相比具有独特性，而与一般癌症患者的康复相似。这些患者需要经常重新评估，因为在从支持性康复到姑息性康复的过渡过程中，功能独立的重要性可能会降低或消失。应当选择可以在更短的时间内实现的"现实目标"，且需要向患者和家属进行教育，清楚地传达这种"现实目标"。此外，康复团队必须认识到并解决患者、患者家属和康复团队本身的心理压力。康复团队也要对快速变化的合并症、并发症进行有效管理。

二、康复评定

脑肿瘤可引起功能障碍包括昏迷、运动功能障碍、感觉功能障碍、言语吞咽功能障碍、认知障碍、视力障碍、心理或精神障碍、二便障碍、日常生活活动能力减退、社会参与能力减退以及生活满意度低下等。针对不同的功能障碍，国际上常常有通用的功能评定手段、量表与技术进行康复评定，例如 Glasgow 昏迷量表（Glasgow oma cale，GCS）、Brunnstrom 量表、Fugl-meyer 量表、简易智力状态检查法（mini-mental state examiation，MMSE）、汉密顿焦虑及抑郁量表、波士顿失语诊断性失语检查法（Boston diagnostic aphasia examination，BDAE）、洼田饮水试验、认知与精神测定量表、改良 Asworth 量表、Barthel 量表、功能独立性量表（functiona independence measure，FIM）、SF-36 生存质量量表等。有些评定技术在神经肿瘤领域也广泛使用，但康复评定技术也在逐渐专业化，有些医疗机构已分工出专门的评定治疗师，能够进行更为准确和高效的评定。

三、康复治疗手段

脑肿瘤患者的康复治疗常常需要综合治疗，融合许多康复治疗手段，包括物理治疗（physical therapy，PT）、作业治疗（speech therapy，ST）、言语治疗（occupational therapy，ST）、吞咽治疗、康复工程、抗痉挛治疗、康复护理、营养支持、娱乐治疗、镇痛、心理治疗、中国传统医学治疗以及药物治疗等。

物理治疗方法以运动疗法为主，患者生命体征稳定后即可开始，包括关节活动度练习、正确体位的摆放、肌力训练、耐力训练、呼吸训练、平衡及协调性训练、步态训练等。不推荐磁、电等物理因子治疗。作业治疗可增加躯体感觉和运动功能，改善认知和感知功能，提高生活自理能力，改善心理功能，治疗中以实用性活动为主。对于有失语症的患者，言语治疗不能一概而论，需要一系列有针对性的治疗方法和干预手段。吞咽治疗包括直接治疗及间接治疗，直接治疗包括选择合适的不同质地的食物及进食方法，间接治疗可以应用冰刺激有关部位。综上所述，脑肿瘤康复治疗的手段与其他病因的脑病患者接受的治疗在大类上是重叠的，并无十分特殊之处，从本质上讲，这是因为康复着眼于功能障碍而非病因。

重要的是康复团队灵活应用各种康复手段。例如枕叶病变所致视野缺损通过矫正眼镜、环境适应和补偿策略来治疗，优势侧颞叶病变所致感觉性失语则教育家人利用视觉支持和非语言交流手段。甚至，在某些心理难堪重负的患者中，花心思在治疗过程中的谈话比提供物理治疗本身更重要。

四、脑肿瘤康复过程中常见的临床问题

（一）疲劳

疲劳是恶性肿瘤患者中常见的、对生活质量影响很大的临床问题，而在脑肿瘤患者中或许问题更为突出。在康复过程中，疲劳是比局灶运动感觉障碍、认知或言语障碍更强的限制因素，会影响到患者的基本交流和日常生活。多种多样的原因可引起疲劳，但重要的是要去排查那些可以纠正的原因，如贫血、甲

状腺功能减退。疲劳症状是波动性的，康复治疗计划要足够灵活以适应患者的症状波动，在功能训练时也要追求节省体能的技术以平衡功能最大化和疲劳最小化。有些药物被应用于缓解肿瘤患者的疲劳，但疗效多缺乏一致的循证证据[4]。

（二）类固醇激素的使用

类固醇激素已被证明可有效减少与肿瘤相关的水肿、疼痛、恶心和呕吐，有助于改善癌症患者的食欲。在神经肿瘤学中，选择的类固醇通常是地塞米松，因为它的半衰期长、盐皮质激素作用低、诱发精神病的机会少。大约 70% 的脑肿瘤患者在使用类固醇激素时报告症状有所改善。在择期手术之前也给与类固醇激素，以通过减少术后水肿来改善临床结果。然而，激素导致的不良反应包括库欣样改变、愈合不良、免疫抑制、高血压、高血糖、电解质紊乱、胃肠出血、骨质疏松、缺血性坏死等。胃肠并发症、肌病、继发于免疫抑制的耶氏肺孢子菌肺炎（Pneumocytis jirovecii pneumonia，PJP）和骨质疏松症是脑肿瘤患者需要特别关注的问题。由于大部分副作用是剂量依赖性的，因此要遵循的原则是尽量给与尽可能低的有效剂量[5]。

（三）认知与情绪障碍

脑肿瘤患者常见认知障碍与原发性脑肿瘤的存在和位置相关，也与放化疗、手术的副作用有关，常常表现在注意力、记忆力和执行能力的下降。药物干预和认知康复都可用于改善患者的认知情况，但注意减停镇静药物是改善认知的第一步。常用药物包括多奈哌齐、美金刚以及哌甲酯。许多随机对照试验都证实了认知康复训练对脑肿瘤患者认知能力的改善。

抑郁和焦虑是脑肿瘤患者常见的情绪障碍[6]，也是继发性认知障碍和疲劳的原因。据统计，在确诊脑肿瘤的 8 个月内，多达 15% ~ 20% 的患者会出现抑郁症状。干预措施有药物和心理治疗，常选用选择性血清素再摄取抑制剂（selective serotonin reuptake inhibitor，SSRI）。

（四）癫痫

癫痫是脑肿瘤常见的症状和并发症，对患者的生活质量有影响。癫痫的发生率受肿瘤类型和位置的影响，在神经胶质细胞瘤中发生率可以高达70% ~ 80%，颞叶受累比顶叶受累的发生率高。经手术切除肿瘤后，癫痫的发生率显著下降。据统计，可使 60% ~ 90% 的患者免于癫痫发作。有癫痫发作的患者应接受抗癫痫药物的治疗，绝大多数患者能获得良好的控制，但也存在一定的副作用，如皮疹、嗜睡、头晕、平衡功能受损或认知功能受损。除了手术切除初期以外，不推荐对没有癫痫发作的患者进行预防性用药，国际上已有许多临床试验对比了预防使用和不预防使用的疗效，预防使用抗癫痫药物没有带来额外益处，但增加了药物相关副作用。

（五）静脉血栓栓塞性疾病

一般来说，癌症患者易患血栓栓塞，脑肿瘤患者也不例外。高级别胶质瘤患者有症状的术后 DVT 或肺栓塞的发生率介于 3% ~ 60%，具体取决于预防措施。鉴于 DVT 的危害大，接受手术的脑肿瘤患者都需要充分预防。D 二聚体和下肢深静脉 B 超可用于监测。药物方面，有华法林、低分子肝素、新型口服抗凝药可选择。但就临床试验来讲，低分子肝素的证据较新型口服抗凝药多，出血风险较华法林低。

（六）吞咽与营养

脑肿瘤本身或手术并发症都可导致吞咽困难的出现，进一步可导致吸入性肺炎、营养不良和脱水等并发症。据统计，在原发性脑肿瘤患者中有高达63% 的患者具有吞咽问题，幕下病变比幕上病变患者出现吞咽困难的频率要高，但发生率在恶性和良性肿瘤之间没有显著差异[7-8]。吞咽障碍可用管饲和吞咽康复治疗来处理，以保证营养、降低并发症、改善吞咽功能为目的。研究显示，吞咽康复对于脑肿瘤患者的获益与中风患者类似。

脑肿瘤患者也可能出现厌食症状，这与脑肿瘤本身、术后疼痛或疲劳有关。避免进食碳酸饮料和其他产气食物，如豌豆和大豆类。鸡蛋、奶酪、牛奶、家禽和鱼等高蛋白和高热量食物已被证明有助于伤口愈合。富含纤维素的食物和充足的水摄入有助于保持规律的排便。

（周　洲　范建中）

参考文献

1. Cheville AL，Mustian K，Winters-Stone K，et al. Cancer rehabilitation：an overview of current need，delivery models，and levels of care. Phys Med Rehabil Clin N Am，2017，28（1）：1-17.

2. Stubblefield MD，O'Dell MW. Cancer rehabilitation：principles and practice. 2nd ed. New York：Springer Publishing Company，2019.

3. Dietz JH. Rehabilitation of the cancer patient：its role in the scheme of comprehensive care. Clin Bull，1974，4（3）：104-107.

4. Day J，Yust-Katz S，Cachia D，et al. Interventions for the management of fatigue in adults with a primary brain tumour. Cochrane Database Syst Rev，2016，4（4）：CD011376.

5. Dietrich J，Rao K，Pastorino S，et al. Corticosteroids in brain cancer patients：benefits and pitfalls. Expert Rev Clin Pharmacol，2011，4（2）：233-242.

6. Boele FW，Rooney AG，Grant R，et al. Psychiatric symptoms in glioma patients：from diagnosis to management. Neuropsychiatr Dis Treat，2015，11（6）：1413-1420.

7. Wesling M，Brady S，Jensen M，et al. Dysphagia outcomes in patients with brain tumors undergoing inpatient rehabilitation. Dysphagia，2003，18（3）：203-210.

8. Park DH，Chun MH，Lee SJ，et al. Comparison of swallowing functions between brain tumor and stroke patients. Ann Rehabil Med，2013，37（5）：633-641.

第 15 章

实验治疗学

第一节　细胞培养技术

神经肿瘤细胞源于胶质瘤、垂体瘤、室管膜瘤和脑膜瘤等，其中以脑胶质瘤的恶性程度最高。1925年，Fish 等培养人恶性胶质瘤细胞获得成功，开创了体外研究胶质瘤的先河。Manuelidis 于 1959 年建立第一个人胶质瘤细胞系 TC178，使体外长期连续培养胶质瘤细胞成为可能。随着 70 年代以后细胞培养技术的飞速发展，神经肿瘤的体外细胞培养技术日趋成熟，并广泛应用于神经肿瘤的发生和演变相关分子机制研究、新药筛选以及新治疗方案和模式的临床前研究中。杜子威等[1]于 1982 年建立了国内第一例人脑胶质瘤细胞系 SHG-44，随后有不同特性的多种神经肿瘤细胞系建立。本节主要介绍近年来有关神经肿瘤细胞培养技术的研究概况。

一、神经肿瘤细胞的生物学特性

肿瘤细胞与体内正常细胞相比，不论在体内还是在体外，在形态、生长增殖、遗传性状等方面有显著差异。而生长在体内的肿瘤细胞和在体外培养的肿瘤细胞差异较小，但也并非完全相同。神经肿瘤细胞具有以下特点。

（一）形态和性状

人胶质瘤细胞体外培养时形态多样，但常见形态为成纤维细胞形或长梭形，如 U87MG、U251MG（图15-1-1）。培养中的肿瘤细胞在光学显微镜下无特异性形态，大多数肿瘤细胞镜下观察比二倍体细胞更清晰，核膜、核仁轮廓明显，核糖体颗粒丰富。电镜观察癌细胞表面的微绒毛多而细密，微丝走行不如正常细胞规则，可能与肿瘤细胞具有不定向运动和锚着不依赖性有关。

（二）生长增殖

肿瘤细胞在体内具有增殖不受控的特征，在体外培养中也相同。正常二倍体细胞在体外培养中不加血清不能增殖，是因血清中含有促使细胞增殖生长的因子，而肿瘤细胞在低血清中（2% ~ 5%）仍能生长。已证明肿瘤细胞有自分泌或内分泌性产生促增殖因子的能力。正常细胞发生恶性转化后，出现能在低血清培养基中生长的现象，已成为检测细胞恶变的一个重要指标。在培养过程中，癌细胞或培养中发生恶性转化后的单个细胞形成集落（克隆）的能力比正常细胞强。另外癌细胞增殖数量增多时，接触抑制消除，细胞能相互重叠向三维空间发展，形成癌细胞堆积物。

（三）永生性

永生性也称不死性。在体外培养时表现为细胞可无限传代而不发生凋亡。体外培养中的肿瘤细胞系或细胞株都表现有这种性状。体外肿瘤细胞的永生性是否能反证它在体内时同样如此还尚难肯定。从近年建立细胞系或株的过程中可说明，如果永生性是体内肿瘤细胞所固有的，肿瘤细胞应易于培养。但事实上，多数肿瘤细胞初代培养时并不容易，生长增殖并不旺盛。经过纯化成单一化瘤细胞后，增殖若干代后，便出现类似二倍体细胞培养中的停滞期，经过此阶段后才获得永生性，才能够传代继续培养。因此，以上现象说明体外肿瘤细胞的永生性有可能是在体外培养后获得的。

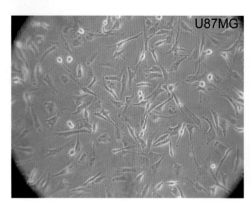
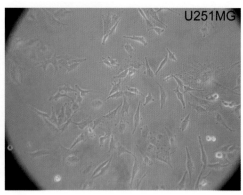

图 15-1-1　单层培养中的 U87MG 和 U251MG 细胞

（四）浸润性

浸润性是肿瘤细胞的扩张性增殖行为，体外培养胶质瘤细胞仍持有这种性状。在与正常组织混合培养时，肿瘤细胞能浸润入其他组织细胞中，并有穿透人工隔膜生长的能力。

（五）异质性

所有肿瘤均由增殖能力、遗传性、起源、周期状态等性状不同的细胞组成。同一肿瘤内细胞的活力有差异而决定了瘤组织具有异质性。处于瘤体周边区和微血管周围的肿瘤细胞获得更多血液供应，增殖更加旺盛；中心区有的细胞衰老退化，有的处于周期阻滞状态。肿瘤干细胞对肿瘤的发生和发展起关键作用，其数量较少，且大部分处于静止期，而体外培养时易于生长增殖。

（六）细胞遗传

大多数肿瘤细胞有遗传学改变，如失去二倍体核型、呈异倍体或多倍体等。肿瘤细胞群常由多个细胞群组成，有干细胞系和数个亚系，并不断进行着适应性演变。

（七）其他

肿瘤细胞在体外不易生长，其原因可能有以下几点：①依赖性：肿瘤细胞虽有较强的克隆生长力，但仍有一定的群体性或与其他细胞相依存关系。依赖性体现在两方面。一是肿瘤细胞与肿瘤细胞的相互依存，二是肿瘤细胞与基质成纤维细胞的依赖。体外分散培养和排除成纤维细胞后会同时消除或减弱这些依存关系，可能影响肿瘤细胞增殖生长的活性。②肿瘤

细胞的自分泌也会因分散培养而被稀释，达不到肿瘤生长的需求，从而抑制了肿瘤细胞的生长增殖力。③并非所有肿瘤细胞都有强的生长活力和长的寿命，只有干细胞才有较强的增殖生长能力，但这类细胞数量比例较低。④离体培养的肿瘤细胞可能需要与体内相似的特殊生存条件才能实现增殖和生长，即所谓适宜的肿瘤微环境 [2-3]。

基于以上生物学特点，各种已被命名和经过细胞生物学鉴定的细胞系或细胞株，都是一些形态比较均一、生长增殖比较稳定、生物性状清楚的细胞群。原代培养即直接从体内取出的细胞、组织和器官进行的第一次培养物。一旦已进入传代培养（subculture）的细胞，便不再称为原代培养，而称为细胞系。肿瘤细胞系多由肿瘤组织建成，常已传几十代或百代以上，并具有永生化特性和异体接种致瘤性。通过克隆纯化的传代细胞称为细胞株。

二、原代神经肿瘤细胞的培养方法

原代神经肿瘤细胞的培养应用的优势或趋势引出下文，原代培养组织可采用应用组织块和消化培养法。原代神经肿瘤细胞培养成功关键在于：取材、分散肿瘤组织、选用适宜的培养基等几方面。

（一）取材

人神经肿瘤细胞培养取材非常重要，是培养能否成功的前提条件。首先，手术取材时不用电凝等影响肿瘤组织活力；其次，体积较大的肿瘤组织中存在退变或坏死区，取材时尽量避免选取坏死、血凝块、脂肪和纤维化严重的组织，要挑选活力较好的部位。取材后宜尽快进行标本处理和培养，如因故不能立即

培养，可贮存于 4℃培养基中，但不宜超过 24 小时。如系组织块培养，需将组织块切成 1 mm³ 的小块，然后将组织块接入培养器皿底部，几小时后组织块可贴牢在底部，再加入培养基继续培养。一般而言，低级别胶质瘤不易培养成功，而高级别胶质瘤体外培养和建系较易。

（二）肿瘤组织的分散

神经肿瘤细胞培养首先需要将肿瘤组织经过处理分散成细胞悬液。常用于瘤组织消化的酶包括胶原酶、胰蛋白酶和透明质酸酶等。一般而言，髓母细胞瘤组织较为松散，使用吸管反复吹打可使大量瘤细胞游离，而胶母细胞瘤间质成分较多，除了反复吹打以外，还需要进行酶消化，常常结合使用恒温振荡器混摇增加消化效率。

（三）培养基

神经肿瘤细胞培养常用的培养基为 RPMI-1640、DMEM、McCoy 5A 等，原代培养常需要补充适量的血清、生长因子和激素等。肿瘤细胞对培养环境适应性较强，因为肿瘤细胞有自泌性，可产生促生长物质。一般而言，神经肿瘤原代培养添加表皮生长因子（EGF）、碱性成纤维细胞生长因子（bFGF）、胰岛素和转铁蛋白等可以促进细胞生长，增加培养的成功率。

（四）神经肿瘤细胞培养方式

目前，神经肿瘤细胞的培养方式可以分为单层培养（monolayer culture）、三维立体培养（three-dimensional culture）、微载体培养（microcarrier culture）和类球体悬浮培养（cell spheroid culture），而肿瘤干细胞通常采用悬浮神经球培养（neurosphere culture）。单层培养是目前应用较为广泛的培养方法，细胞贴壁生长于经过处理的培养器皿表面，培养的细胞没有细胞间质，大部分已建系的神经肿瘤细胞系采用该方法进行培养。正在培养中的细胞应每隔一定时间观察一次，观察内容包括细胞是否生长良好、形态是否正常、有无污染，培养基的 pH 值是否太低或太高（由酚红指示剂指示），此外对培养温度和 CO_2 浓度也要定时检查。

当细胞增殖达到一定密度后，则需要分离出一部分细胞和更新营养液，否则将影响细胞的继续生存，这一过程叫传代（passage）。传代时一般使用 0.25%的胰酶和 0.2% EDTA 分散细胞。每次传代以后，细胞的生长和增殖过程都会受一定的影响。原代神经肿瘤细胞接种和传代应该遵循高接高传的原则，即以较高细胞密度接种，一般以（1 ~ 3）× 10⁵/ml 的密度进行接种。传代时不能过度稀释细胞，一般建议以 1/2 ~ 1/3 的比例进行传代稀释。培养换液频率为两天一次，可采取半量换液的方法。

（五）细胞冻存及复苏

为了保存细胞，特别是不易获得的突变型细胞或原代胶质瘤细胞，要将细胞冻存。冻存温度一般为液氮的温度（−196℃），将细胞收集至冻存管中加入含保护剂（一般为二甲亚砜或甘油）的培养基，以一定的冷却速度冻存，最终保存于液氮中。在极低的温度下，细胞保存的时间几乎是无限的。复苏一般采用快融方法，即从液氮中取出冻存管后，立即放入 37℃水中，使之在一分钟内迅速融解。然后将细胞转入培养器皿中进行培养。冻存过程中保护剂的选用、细胞密度、降温速度及复苏时温度、融化速度等都对细胞活力有影响。

三、提高神经肿瘤细胞培养成功率的措施

神经肿瘤细胞在体外不易长期培养，建立能传代的肿瘤细胞系更加困难。当肿瘤组织或细胞初代接种培养后，常出现以下几种情况：完全无细胞游出或移动；有细胞移动和游出，但无细胞增殖，细胞长时间处于停滞状态以致难以传代；有细胞增殖，传若干代后停止生长或衰退死亡；传数代后细胞增殖缓慢，经过一段停滞期后，才又呈旺盛生长状态，形成稳定生长的肿瘤传代细胞系。以上现象说明肿瘤细胞对体外生存条件要求较高，并需经过对新环境的适应才能生长。因此欲获得好的培养效果，不能局限于一般培养法，必须采用一些特殊的措施。

（一）适宜底物

把经过纯化的细胞接种在不同的底物上，如鼠尾胶原底层、饲细胞层等。由于生物亲和性的原因，采用这些底物不仅能够提高原代肿瘤细胞的贴壁效率，同时也能实现肿瘤细胞的快速增殖和生长。

（二）生长因子

根据肿瘤细胞种类的不同选用不同的促细胞生长因子是提高神经肿瘤细胞培养成功率的重要手段。常用胰岛素、氢化可的松、雌激素以及其他促生长因子。在具体培养过程中，还可通过向培养液中增加一种或几种促细胞生长因子的组合，实现目标肿瘤细胞的体外成活和快速生长。

（三）在体培养

针对恶性程度较低的肿瘤细胞，为了提高肿瘤细胞对体外培养环境的适应力和增加有活力肿瘤细胞（干细胞）的数量，还可采用裸鼠皮下或原位接种成瘤的方式。首先实现肿瘤的存活和增殖，再从动物体内取出进行体外培养，从而能提高体外培养的成功率。

四、体外培养神经肿瘤细胞生物学检测

一旦培养的神经肿瘤细胞生长成形态上单一的细胞群体后，不论用于实验研究还是建立细胞系，都需要做一系列的细胞生物学测定，主要目的在于验证所培养的细胞系的确来源于原体内具有恶性的细胞，而非正常细胞或其他细胞，并具有瘤种特异性。测定项目数量无明确规定，根据需要而定。阐明一般生物学性状以下为常规鉴定的项目和要点。

①主要观察细胞的一般形态，如大体形态、核浆比例、染色质和核仁大小、多少以及细胞骨架微丝微管的排列状态。②检测细胞生长曲线、细胞分裂指数、倍增时间、细胞周期时间。③检测核型特点，染色体数量、标记染色体的有无、带型等。④检测凝集力。⑤检测集落形成能力。⑥向异体动物体内（皮下）接种细胞悬液，观察成瘤能力。

五、神经肿瘤干细胞分离和培养

自从 Reynolds 提出神经干细胞（neural stem cell，NSC）的概念以来，NSC 研究已成为神经科学的一个重要领域。从 NSC 的分离、体外培养、分化调控到移植治疗神经系统疾病，各方面均有很大进展。在NSC 研究取得了一定成果的基础上，一些神经肿瘤学者提出了神经肿瘤干细胞（brain tumor stem cell，BTSC）的概念。BTSC 不只是在分离、扩增、分化

和鉴定指标等方面与 NSC 类同，且两者在发生学上可能存在渊源。近年来，国外研究者认为，BTSC 是脑胶质瘤的起源细胞，也是高级别脑胶质瘤对放化疗产生耐受的根源。在功能方面，BTSC 是胶质瘤的"种子"细胞，在肿瘤的发生、发展过程中起决定性作用。目前针对 BTSC 放化疗产生耐受的机制研究甚少，随着研究的深入，必将对提高脑胶质瘤的放疗和化疗疗效有着十分重要的意义。

（一）培养的 BTSC 生物学特性

目前研究显示，在体外培养条件下，BTSC 在无血清的培养基中能自我更新、增殖并形成肿瘤球，表达的标志物包括巢蛋白、CD133、Sox-2 和 Musashi，但不表达分化的神经元、星形胶质细胞和少突胶质细胞的标志物（图 15-1-2，图 15-1-3）。对肿瘤球进行细胞组成分析发现，除 BTSC 外，尚有非 BTSC 细胞。说明 BTSC 同样具有细胞的不对称分裂属性，在自我更新过程中同时产生 BTSC 和非 BTSC 细胞。在含血清的培养基中，上述方法获得的肿瘤球于接种后 4 小时左右即贴壁，并开始有细胞从肿瘤球中迁出，迁出的细胞贴壁生长，胞体和突起呈扁平状；24 小时后肿瘤球变扁，形状不规则，迁出的细胞增多；4 ～ 6 天时贴壁细胞明显增加诱导分化；8 天后肿瘤球内部细胞仍呈未分化状态，而迁移出的细胞形成单细胞层，形态多样，异质性明显，不具有成熟神经元或胶质细胞的典型形态特征，但细胞形态、种类及比例均与亲本肿瘤类似，并表达分化神经元、星形胶质细胞和少突胶质细胞的标志物如微管相关蛋白 2（MAP2）、β-tubulin、胶质纤维酸性蛋白（GFAP）、血小板源性生长因子受体（PDGFR）等[4]。异种系列移植实验表明，BGSC 经多代反复移植均能在裸鼠脑内或皮下增殖分化形成与亲本肿瘤形态和分子表型相同的肿瘤，且能侵犯周围组织并向远处转移。

（二）BTSC 分离和培养

目前，BTSC 分离通常采用流式细胞仪或免疫磁珠分选 CD133$^+$ 的细胞亚群[5]，然后在无血清特殊培养基中进行培养。培养基为 neurabasal 或 DMEM/F12，补充一些神经添加剂（如 B27、N2）。生长因子（如 EGF、bFGF）为培养肿瘤干细胞所必需的添加物，能够促进肿瘤干细胞自我更新和增殖。2006年，Lee 等[6]利用添加 EGF 和 bFGF 的无血清体系

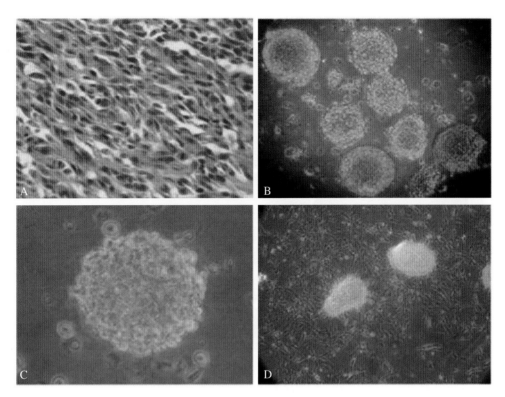

图 15-1-2　分离和培养 CD133$^+$ 神经肿瘤干细胞。A. 原发性胶质母细胞瘤（男性），HE 染色（400×）；B、C. CD133 免疫磁珠分选 CD133$^+$ 神经肿瘤干细胞并进行悬浮神经球培养（B 为 100×，C 为 200×）；D. 神经肿瘤干细胞生长于包被多聚赖氨酸的平皿中（100×）

从新鲜多形性胶质母细胞瘤（GBM）标本中分离培养出 BTSC。无血清培养时，BTSC 形成的肿瘤球结构较松散，机械吹打时较易散开，而 NSC 形成的神经球结构相对紧密，机械吹打时不易散开。有血清培养时二者均发生分化。BTSC 很容易并且可以无限扩增，且生长对外环境的依赖相对要小，具有更强的适应环境、继续生长的潜能。

六、神经肿瘤 3D 培养

原代类器官培养是指利用原代细胞在体外培养构建具有与体内来源组织功能结构类似的类组织模型。在疾病建模、药物筛选以及肿瘤迁移侵袭生长等方面，为更直观了解肿瘤的发生发展提供了新的研究手段，也为患者治疗用药等方案提供参考。

人体从组织到器官都由多种细胞组成，细胞与细胞，细胞与基质，形成一定的结构和功能。肿瘤（细胞组织）也是由多种细胞组成的结构。相较于传统的 2D 细胞培养模型，类器官在物理、分子和生理学等特性上，通常比来源组织的相似性更高。类器官模型培养更接近体内生存环境，与体内分化组织具有相似的生理特性。细胞受到环境的影响易发生异质化、突变等，类器官在应对外界刺激时，比如各种射线治疗、药物治疗及免疫反应，更能反映出体内肿瘤的真实状态。

利用原代神经肿瘤细胞构建类器官模型有以下几种常用方法：低吸附培养皿法、组织切片直接培养法、基质胶培养法、3D 支架培养法。

（一）低吸附培养板培养法

低吸附培养板使细胞无法附着培养皿（图 15-1-4）。培养过程步骤为：计数一定量的细胞至低吸附培养板，推荐每孔 3000 ~ 5000 个细胞，加入 96 孔低吸附培养 U 型板；待细胞慢慢聚集到一起形成细胞球，由疏松到较为紧密成团需 3 ~ 5 天；细胞球培养时间短，可以进行大量药筛，为患者个性化治疗提供依据。

（二）组织切片培养法

用眼科剪将离体不久的肿瘤组织切成 0.5 ~ 1 mm

	DAPI	FITC	Merge

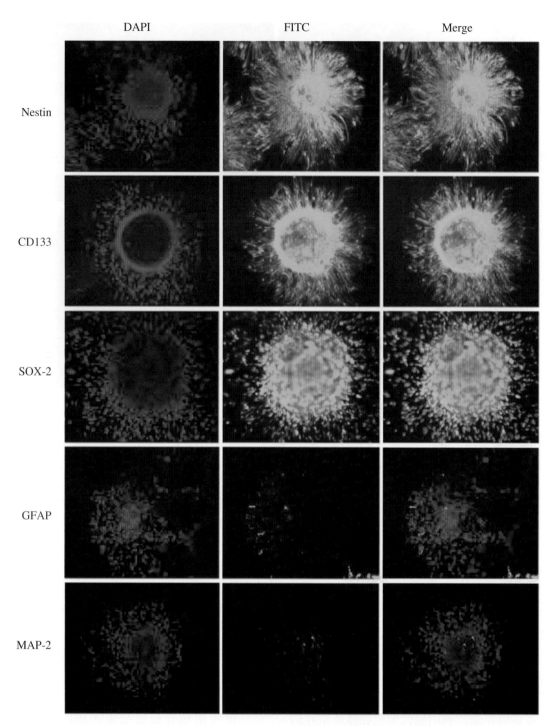

Nestin

CD133

SOX-2

GFAP

MAP-2

图 15-1-3　神经肿瘤干细胞相关分子标记荧光染色（magnification，200×）。细胞核用 DAPI（蓝色）标记，各干细胞相关标记通过标记 FITC 荧光（绿色）的抗体显示。神经肿瘤干细胞高度表达 CD133、巢蛋白和 SOX-2，低表达分化谱系标记 GFAP 和 MAP-2

的薄片直接悬浮培养。为使组织保持悬浮状态，需要培养在旋转的培养机中，薄片能不断生长。由于其细胞异质性，突变率低，也可以直接进行筛药，为患者用药提供参考依据。但由于其生长限制以及低吸附培养板形成的细胞球的有限性，细胞球越大，组织薄片越厚，内部的细胞因为营养传递受限，含量低，pH 梯度紊乱导致其坏死或生长停滞，因此组织切片培养的时间有限。

（三）基质胶培养法

　　将消化好的冷的细胞与冷基质胶混合，在 24 孔板中央加入 50 μL 混合物，形成圆顶状结构（图15-1-5）。基质胶培养法的类器官组织由于基质条件利于细胞生长，而且空间和营养前期都不受限制，可以观察到其侵袭迁移的过程，培养出的类器官大小相较于其他方法更为大一些，是目前利用肿瘤类器官筛药较好的模型。且其生长到一定的大小和密度后可进行传代及大量扩增，便于进行多种科研实验，例如动物肿瘤移植、体内体外用药，提供了更好的药物预测治疗效果。经过培养成球的类器官，在用于筛选药物后进行切片染色，胶质瘤表达标志物 GFAP，通过 4 型胶原染色观察类器官内部结构（图 15-1-6）。

（四）3D 支架培养

　　将细胞与生物材料，（比如水凝胶、胶原支架）以及一些惰性材料（如聚苯乙烯）结合培养。通过控制材料合成过程，合成支架形成空隙，给细胞提供附着点，使得细胞立体生长，但其生长状态会受到材料

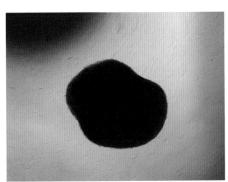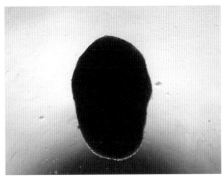

图 15-1-4　U 型板 3D 培养原代类器官（100×）

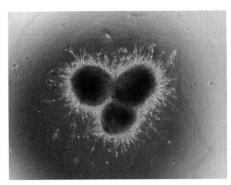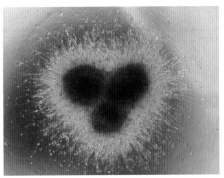

图 15-1-5　基质胶培养的类器官（40×）

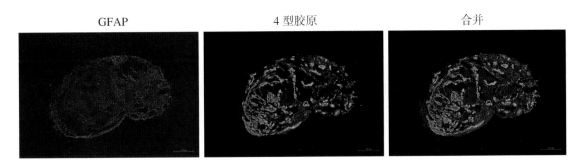

图 15-1-6　胶质瘤类器官冰冻切片免疫荧光染色（100×），红色 GFAP 是胶质细胞 marker，绿色是 4 型胶原抗体

的影响。多种细胞可在 3D 支架上共同培养，模拟体内细胞间的相互作用，这种培养方式使瘤体更接近肿瘤内环境状态。

（李宗阳　陈凡帆）

参考文献

1. 杜子威，徐庚达，王尧，等. 人脑恶性胶质瘤体外细胞系 SHG-44 的建立及其特征. 中华肿瘤杂志，1984（4）：241-243.

2. 陈自强，卞修武. 人脑胶质细胞系 CHG-5 的建立及其生物学特性的分析. 第三军医大学学报，1999，12：880-883.

3. 邵文钊，郑玉书，历俊华. 人脑多形性胶质母细胞瘤细胞系 "BT325" 的建立及其生物学特性. 中华神经外科杂志，1988，2：103-105.

4. Galli R, Binda E, Orfanelli U, et al. Isolation and characterization of tumorigenic, stem-like neural precursors from human glioblastoma. Cancer Res，2004，64（19）：7011-7021.

5. Singh SK, Hawkins C, Clarke ID, et al. Identification of human brain tumor initiating cells. Nature，2004，432（7015）：396-401.

6. Lee JW, Kotliarova S, Kotliarov Y, et al. Tumor stem cells derived from glioblastomas cultured in bFGF and EGF more closely mirror the phenotype and genotype of primary tumors than do serum-cultured cell lines. Cancer Cell，2006，9：391-403.

第二节　动物模型及其应用

对于深入探索脑肿瘤发生和发展机制，研发并评价各类新型诊疗方法，脑肿瘤动物模型必不可少。相关动物模型的研制先后经历了动物自发、化学药物诱发、荷人脑肿瘤免疫缺陷动物模型及基因工程脑肿瘤动物模型等多个阶段，目前仍处于不断改进以提高模拟性的阶段。就人脑胶质瘤而言，早期模型是用体外已建系的肿瘤细胞直接接种到动物体内形成实体瘤，随后又用人脑胶质瘤组织直接接种免疫缺陷动物成功。以转基因或基因敲除的方法建立的基因工程鼠脑肿瘤动物模型，基本上达到了模拟特定的分子遗传改变来代表人脑肿瘤中常见的分子遗传改变的要求。尽管仍存在一些局限性，实验性脑肿瘤动物模型的仿真性已从整体 - 细胞发展到整体 - 细胞 - 分子水平。自从 1907 年美国杰克逊实验室首次培育出第一株近交系小鼠以来，近交系小鼠因为遗传背景一致，体积小，繁育快，易于重复操作，与人有许多共患疾病，成为医药研究的首选实验动物。一百年来近交系品种不断增多，利用小鼠与人类疾病的相似性在病因学、发病机制及预后等研究领域取得了很多突破性进展。脑胶质瘤动物模型建立主要有诱导、肿瘤细胞移植和基因编辑等三种方式。

一、诱导性脑胶质瘤动物模型

在早期研究中虽有哺乳动物的自发肿瘤同种异体移植成功的报告，但因其自然发生率低、隐匿性较强及荷瘤动物生存期短等局限性而难以广泛应用。随后开展了人工诱发动物脑肿瘤模型的研制，最常用的是化学药物诱发或病毒诱发。1939 年，Seligman 把多环芳香烃类药物甲基胆蒽植入小鼠脑内诱发出胶质瘤和肉瘤。随后利用亲脂性烷化剂全身给药诱发神经系统肿瘤成功，逐渐淘汰了使多环芳香烃类药物局部给药诱发法，继而代之以亚硝脲类衍生物，如甲基亚硝脲和乙基亚硝脲等化合物，中枢神经系统肿瘤诱发率较高。成年鼠中甲基亚硝脲致瘤率高，可诱发出星形细胞瘤、少突胶质细胞瘤或室管膜瘤，以混合性胶质瘤最为常见。乙基亚硝脲给受孕 20 大的大鼠一次性静脉注射后，所有子代鼠均能诱发出中枢神经系统肿瘤。目前仍在应用的 P494、C6、9L 和 G422 等鼠源胶质瘤细胞及相应的动物模型都是用上述方法制作成功的。鼠中枢神经系统对诱发剂的敏感性在出生前 10 天开始形成，至出生时达到最高峰（敏感性是成年鼠的 50 倍），出生后 1 个月敏感性降至成年鼠水平。

能诱发脑肿瘤的病毒有两类，一是 RNA 病毒，如 RSV 肉瘤病毒；二是 DNA 病毒，如腺病毒。病毒诱导肿瘤发生的机制有二：一是病毒感染宿主细胞后，将其基因组整合至宿主细胞基因组，导致宿主致癌基因的激活和（或）抑癌基因的失活；二是有些病毒基因内含有致癌基因，感染宿主细胞后诱发宿主细胞癌变。RSV 病毒注射到新生犬脑内，潜伏期后全部发生脑胶质瘤。AD12 病毒直接注入新生 24 小时的幼鼠脑内，经过数月的潜伏期后发生脑肿瘤，其中大部分是髓母细胞瘤。新生鼠一般在病毒感染后9～100天形成肿瘤，最长者接种病毒一年左右致瘤。把感染 RSV 病毒的成纤维细胞接种到猴的右额叶脑组织内可诱发脑肿瘤，主要是肉瘤。病毒诱发的脑肿瘤需经过单细胞化连续传代克隆才能获得致瘤性稳定的肿瘤细胞系。

化学致癌物和致瘤病毒诱发的脑肿瘤与人脑肿瘤有一定相似性，且能在同种动物体内连续传代，肿瘤的生物学特性相对稳定。但诱发的脑肿瘤动物模型往往存在致瘤周期及诱发肿瘤性质不均一的局限性，并且人工诱发的动物脑肿瘤与人类脑肿瘤相比，在细胞遗传学及肿瘤增殖动力学等方面均存在着较为明显的差异性。为进一步提高动物模型的仿真性，科学家们逐渐开展了人脑原发性肿瘤动物体内异种移植模型的研发工作。

二、可移植性脑胶质瘤动物模型

可移植性脑胶质瘤动物模型是目前应用最多的脑肿瘤模型，具有制作简单、成瘤快、致瘤率高和成功率高等优点。根据移植瘤接种部位，可以分为原位移植模型和皮下移植模型。根据肿瘤供体和受体动物种属之间的差异性，可分为同种移植和异种移植模型。1962 年，英国格拉斯医院在近交系小鼠中，偶然发现了个别先天性胸腺发育不良的裸鼠，由此筛选并培育出首个免疫缺陷动物，使得异种移植率及稳定性大大提高。人肿瘤细胞较易于在免疫缺陷小鼠体内生存增殖，由此大大推动了肿瘤学研究领域的进展。目前常用构建移植模型的动物有 SD 大鼠、F344 大鼠、SHR 大鼠、ACL 大鼠和 BDX 大鼠等，小鼠如 Balb/C 小鼠、昆明小鼠、C57 小鼠、NIH 小鼠、ICR 小鼠，以及 T 细胞缺乏无胸腺 Balb/C 裸小鼠，以及 T

细胞、B 细胞联合免疫缺陷小鼠（SCID 鼠）。

早期多将肿瘤移植于动物免疫缺陷区，如豚鼠眼前房、仓鼠颊囊、兔角膜和鸡胚绒毛膜，这是由于机体免疫排斥反应的存在对脑肿瘤的移植模型制作成功率影响很大，因此曾采用地塞米松等免疫抑制药物、X 线照射等方法抑制受体动物的免疫排斥反应。20 世纪 60 年代起，随着免疫缺陷动物的培育成功，为人类肿瘤异种移植模型的制备提供了极大的便利。目前除了已培育出遗传背景明确的 30 余种单纯 T 细胞缺陷的裸小鼠，还有 T 细胞和 B 细胞联合缺陷的 Lasat SCID 小鼠、CBA/I 小鼠、T 细胞和 NK 细胞联合缺陷的 Beige 小鼠等。

用于制作模型的肿瘤标本通常选用生物学特性稳定的肿瘤细胞系、肿瘤组织块，以及肿瘤组织来源的原代细胞。其中肿瘤细胞系更易于建立移植瘤模型，因为已经过长期体外培养筛选，生物学特性稳定，增殖力强。接种部位可选择皮下、足底、腹腔、肾包膜下和颅内的脑实质、脑室及脊髓蛛网膜下腔等区域，可根据具体实验需要而定（图 15-2-1）。接种肿瘤细胞的方法，根据接种部位的不同而异。颅内原位接种是经立体定向仪钻颅缓慢注射，皮下接种是将肿瘤细胞悬液注入前肢腋下或足掌。接种肿瘤细胞量取决于接种部位和实验需要，颅内接种一般为 $10^5/10\ \mu l$ 培养液，皮下接种肿瘤组织块一般用 1～2 mm³，接种细胞所需肿瘤细胞量通常为 $10^6～10^7/0.5$ ml 培养液[1]。

高度保留亲本肿瘤特征及高稳定性、高成功率是衡量所建模型质量的关键评价标准。提高脑肿瘤移植的成功率应注意如下因素影响。①在动物躯干处皮下接种时，接种点离头端越近越容易成功，通常选择在右前肢腋下。②肿瘤细胞系比临床标本肿瘤组织块接种成功率高，因为肿瘤细胞系已经过培养筛选，生物学特性稳定，细胞增殖能力强。原代肿瘤组织块更

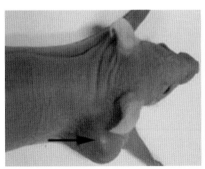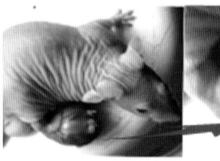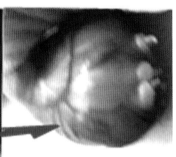

图 15-2-1　裸小鼠人脑胶质瘤皮下、足掌移植瘤模型

好地保留体内肿瘤生物学特性，但移植成功率低于肿瘤细胞系和在体内连续传代的肿瘤组织块，但高于原代肿瘤单细胞悬液[2]。③所接种的肿瘤细胞数量越多，成瘤的潜伏期越短（初代接种的细胞量不应小于 1×10^7 个细胞），但肿瘤干细胞接种所需细胞量可低于此范围[3]。④免疫力相对低下的肾周脂肪囊内和脑内接种成功率高于皮下和腹腔，肾周脂肪囊内接种常用于化疗药物的快速药敏实验[4]，脑内接种属于中枢神经系统肿瘤原位移植，模拟性最佳。早先采用颅骨尚未发育完全的新生鼠直接穿刺植入细胞悬液或微量肿瘤组织，也有报告开颅埋入组织块的方法，其缺点是创伤大，有一定的手术死亡率，并且因植入的细胞数量少导致成功率低且肿瘤容易向颅外生长。近年常采用钻颅立体定向穿刺和缓慢泵注肿瘤细胞悬液于脑尾状核区域的方法，能在一定程度上提高移植成功率、降低手术死亡率，但操作时间偏长，仍有较大的改良空间。

所建移植瘤模型的生物学特征应予鉴定，常用鉴定指标如下。①动物间传代移植的肿瘤细胞染色体与初代接种的人肿瘤细胞染色体一致，即保持遗传学特征不变；②各代移植瘤与初代接种用的人肿瘤细胞在细胞形态排列、核分裂、肿瘤间质等方面应基本相同，忠实保留原代肿瘤的组织特征，各代移植瘤的细胞分裂指数、时相比率、细胞周期和倍增时间等指标相近，移植瘤细胞增殖动力学稳定；③肿瘤标志物或特定生化指标无显著变化；④经过动物间若干代连续传代移植后，移植成功率达 100%，无自发消退，移植瘤大小、宿主生存期等指标在荷瘤动物之间差异较小，即保持肿瘤模型的生物学特性稳定。

移植性脑胶质瘤模型也有一些局限性。①移植瘤缺乏和人脑胶质瘤相似的肿瘤生长微环境，如皮下移植瘤缺乏血脑屏障和免疫豁免区的微环境，一定程度上限制了该模型在药物动力学和免疫治疗研究中的应用；②经过筛选克隆的肿瘤细胞不能全面代表人脑肿瘤的高异质性；③该模型荷主生存期相对较短，不能完全模拟人脑肿瘤的生长情况；④该模型免疫缺陷动物的饲育条件要求较高。

虽然异位（如皮下接种）移植简单方便，易于观察，但与原位（脑内）移植相比，在肿瘤血管生成、浸润、转移、瘤细胞增殖、肿瘤免疫微环境、血脑屏障及渗透压等许多生物学特征上存在明显差异。原位移植瘤模型与临床脑胶质瘤的发生情况较为接近，包括脑胶质瘤发生发展的各个环节，从临床模拟性来说，是目前研究脑胶质瘤较可靠的肿瘤模型。该模型制作方法如下。选取 3～4 周龄的 Blab/C 裸小鼠，根据实验需要进行分组。将对数生长期的人胶质瘤细胞用无血清新鲜培养基制成细胞悬液，细胞密度调整为 1×10^7 /ml。用 0.3% 戊巴比妥钠对裸小鼠进行腹腔注射麻醉（100 ml/kg），头部手术区域消毒，切开皮肤以充分暴露前囟，在前囟正前方 1 mm 右侧旁开 1 mm 处牙科钻钻骨孔 1 个。将裸小鼠固定在立体定向仪上，用无菌的微量进样器吸取制备好的细胞悬液 5 μl，经钻孔处（进针深度控制在 3.5 min）缓慢注射（注射时间控制在 5 分钟以上，以防注射过快，裸小鼠因颅内压快速增加而死亡）到裸小鼠的脑内。注射完细胞悬液后，原位保持微量进样器静置 1 分钟后缓慢退出微量进样器。颅骨骨孔用骨蜡封堵，缝合切口。利用活体成像技术，监测裸小鼠颅内原位瘤形成及生长状态直至裸小鼠出现运动障碍或者恶病质体征，绘制移植瘤生长曲线[5]。

体内可见光成像技术主要包括生物发光与荧光成像两种技术。生物发光成像是用荧光素酶基因标记细胞或 DNA，利用其产生的蛋白酶与相应底物发生生化反应，从而产生生物体内的探针光信号。而荧光成像则是采用荧光报告基因或荧光染料进行标记，利用荧光蛋白或染料产生的荧光就可以形成体内的荧光光源。前者是动物体内的自发光，不需要激发光源，可通过高度灵敏的 CCD 直接捕捉光信号，而后者则需要外界激发光源的激发才能捕捉发光信号。传统的动物实验方法需要在不同的时间点牺牲实验动物以获得肿瘤生长相关数据，得到多个时间点的实验结果。相比之下，体内可见光成像技术通过对同一组实验对象在不同时间点进行记录，跟踪同一观察目标的变化，所得数据也更加真实可信。另外，这一技术由于不涉及放射性物质，具有操作简单、所得结果直观、灵敏度高等特点。

活体动物体内光学成像技术主要包含生物发光或激发荧光两种技术，前者如荧光素酶，后者如荧光蛋白。生物发光不需要激发光源背景，且具有较高的特异性和灵敏性，是观察荷瘤鼠体内肿瘤生长的有效手段。人脑胶质瘤的研究中，构建带有荧光素酶的病毒载体，荧光素酶基因也可以插入脂质体包裹的 DNA 分子中，然后转染胶质瘤细胞，得到稳定表达荧光素酶的细胞系，随后原位注射入裸鼠脑内。也可以将表达荧光素酶基因的质粒裸 DNA 直接注入动物体内，建立表达荧光素酶的裸鼠模型，并通过动物活体成像技术观察脑胶质瘤在裸鼠体内的生长。细胞内表达的荧光素酶可以催化体外导入的荧光素酶底物 D- 荧光素，产生 550 ～ 580 nm 的荧光，具有较强的组织穿透能力，可有效穿透深层组织。当外源（腹腔或静脉注射）给与其底物荧光素，即可在几分钟内产生发光现象。这种酶在 ATP 及氧存在的条件下，催化荧光素的氧化反应才可以发光，因此只有在活细胞内才会产生发光现象，并且发光光强度与标记细胞的数目线性相关。对于无法直接观察的脑胶质瘤原位模型而言，产生荧光素酶的肿瘤细胞能清晰反映肿瘤的发生和发展过程，为观察肿瘤病灶的形成提供直观且可以量化的数据。荧光素的合适用量是 150 mg/kg，即体重 20 g 的小鼠需要 3 mg 的荧光素。荧光素腹腔注射小鼠约 1 分钟后，表达荧光素酶的细胞开始发光，10 分钟后强度达到稳定的最高点，在最高点持续 20 ～ 30 分钟后开始衰减，约 3 小时后荧光素排出体外，发光全部消失。最佳检测时间是在注射后 15 ～ 35 分钟。若荧光素静脉注射，药物扩散快，但发光持续时间很短。

小鼠活体成像分析中，将 D- 荧光素钾盐溶液（15 mg/ml）按照说明书配制，0.2 μm 滤膜过滤除菌（保持冰冷且避光保存）备用。小鼠麻醉后，按 10 μl/g 体重的浓度向每只小鼠腹腔注射荧光素溶液，腹腔注射 10 ～ 15 分钟后进行成像分析，对每只动物

模型做荧光素动力学研究以确定峰值信号获取时间。每只裸鼠拍摄 12 ～ 20 分钟，1 分钟拍 1 次，共计拍摄 12 ～ 20 张。如麻醉深度不够或裸鼠提前苏醒或死亡，则终止活体成像，同时舍去该数据。计算荧光强度时，每只裸鼠选取拍摄过程中每张图的最大荧光值（12 ～ 20 个数值），去除 1 个最大值和 1 个最小值后，取平均荧光值作为评估该裸鼠体内肿瘤大小的指标（图 15-2-2）。

研究中活体动物体内光学成像技术还包括近红外 iRFP 和 GFP 蛋白成像，小鼠脑肿瘤活体成像的前提是必须要有能稳定表达发光基因的细胞。常用的发光基因包括萤火虫萤光素酶、绿色荧光蛋白（green fluorescence protein，GFP）、红色荧光蛋白（red fluorescence protein，RFP）。活体生物发光成像提供了原位脑肿瘤模型中瘤细胞的生长、侵袭以及对治疗药物反应的可视化平台，其较高的灵敏度使得微小的肿瘤病灶也容易被检测到，比传统方法的灵敏度大幅提高，适于肿瘤体内生长的定量分析，可节省实验动物成本。以 Babl/C 裸鼠建立的人脑胶质瘤原位移植瘤模型无法示踪并分辨肿瘤和源于宿主的肿瘤微环境细胞。国内近年已培育出表达增强型绿色荧光蛋白（enhanced green fluorescence protein，EGFP）基因的近交系免疫缺陷动物，通过杂交 - 回交的方法将 EGFP 基因导入 Balb/C 裸小鼠及 NOD/SCID 小鼠，并通过表型及基因型分步筛选子代荧光鼠，以 PCR、生化位点及皮肤移植法对免疫缺陷动物进行遗传学检

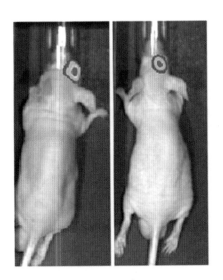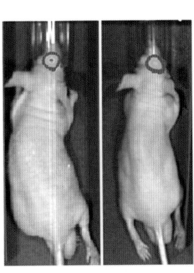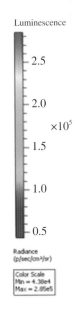

图 15-2-2 原位接种稳转染荧光素酶的胶质瘤细胞建立的脑胶质瘤脑内示踪模型

测。通过流式细胞术分析模型动物的免疫学特性。荧光裸鼠在杂交 - 回交第 10 代后，14 个生化位点皆为纯合型，T 淋巴细胞比例低下（小于外周血淋巴细胞总数的 0.3%），交替植皮成功率是 100%，表明已达到 EGFP 基因同源导入建立近交系的标准，在荧光激发下全身均可见到明亮的绿色荧光。表达绿色荧光蛋白的 NOD/SCID 小鼠的 T、B 淋巴细胞比例皆低下，且其在荧光激发下全身（除外毛发）也可见到明亮的绿色荧光。绿色荧光蛋白（EGFP）裸小鼠原位接种稳转染红色荧光蛋白（RFP）基因的人胶质瘤细胞，可建立双色荧光示踪胶质瘤脑内模型（图 15-2-3）[6]。

三、转基因胶质瘤动物模型

随着对肿瘤发生机制研究的逐步深入，人们发现肿瘤发生与癌基因的激活和（或）抑癌基因的突变或缺失密切相关。随着基因测序技术的飞速发展，越来越多和胶质瘤发生发展相关的基因被证实，如 p53、Rb 及 k-Ras 癌基因的激活，以及 PTEN、NF1 等抑癌基因的缺失。而通过转基因方法在小鼠体内过表达或激活这些癌基因、灭活抑癌基因，可以导致小鼠肿瘤发生。目前常用的转基因方法有两种：一是病毒载体介导的转基因动物模型；另一种是经受精卵或孕鼠子宫内胎鼠显微注射模型。

在制备小鼠胶质瘤基因工程模型中最常用的是 cre/loxp 系统，重组酶（cre）可介导两个 loxP 位点之间的基因重组[7]。胶质瘤模型制作中，cre/loxP 方法现在最为常用。胶质瘤小鼠模型中常用的是 hGFAP-cre（由人神经胶质纤维酸性蛋白启动子驱动），可在大多数大脑和脊髓神经胶质细胞中表达。为了诱生其他细胞亚型肿瘤，可以使用装载其他细胞标志物的 cre 载体，如 Olig2-cre 能在所有少突胶质细胞谱系中进行位点特异性重组[9]，Syn1-cre 可在神经元中进行特异性重组，较新的 Glast-cre 可用于在室管膜下区（subventricular zone，SVZ）的神经干细胞中进行基因重组，制备相应的肿瘤模型[10]。

另一种导入特异性定点突变的系统是 RCAS 载体系统，来源于属于禽肉瘤 - 白血病病毒（avian sarcoma leukemia virus，ASLV）家族，含有 src（致癌基因）剪接位点，并通过剪接表达插入致癌基因。但 RCAS 系统的局限性在于仅允许插入短片段（< 2.5 kb）且这一病毒载体系统的转染效率不高。近年来，RCAS-TVA 基因转移系统在转基因动物模型的构建中发挥了极其重要的作用。RCAS 是一种来来源于鸟类肉瘤病毒的反转录病毒载体。该载体可以将外源基因（癌基因或抑癌基因）导入宿主细胞，进行基因功能、基

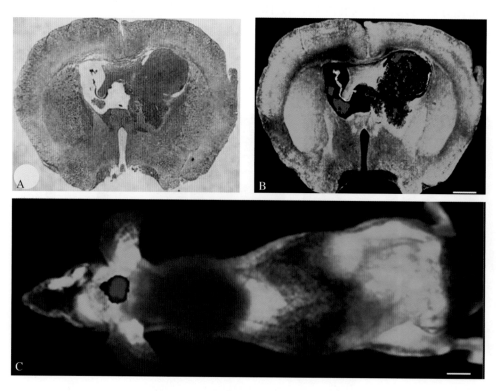

图 15-2-3 双色荧光示踪胶质瘤脑内模型

因治疗、遗传发育、肿瘤发生等方面的研究。TVA是鸟类肉瘤病毒受体，仅在鸟类细胞表达，在哺乳动物细胞内不表达。因此，正常情况下哺乳动物不接受RCAS载体及其携带的外源基因。如果将编码TVA的基因转到哺乳动物细胞内，这类细胞表达TVA基因后，即可接受RCAS载体及其携带的外源基因，从而表达此类外源基因，这就是RCAS-TVA基因转移系统[11]。

CRISPR/Cas技术是最新的基因编辑技术，即多成簇的、规律间隔的短回文重复序列相关蛋白。活性CRISPR复合物含有蛋白质组分Cas和RNA组分小向导RNA（small guide RNA，sgRNA）。Cas可以在体外转录中作为DNA表达质粒或作为与核糖核蛋白颗粒中的RNA组分相结合的重组蛋白引入，而sgRNA可以作为DNA质粒或体外转录物进行传递和表达。与使用基础更广泛、相对更简便的RNA干扰技术比较，CRISPR/Cas技术可以从基因组水平进行编辑，靶向包括外显子、内含子、启动子、增强子等在内的所有基因组序列，可以完全消除靶蛋白，使靶蛋白功能完全丧失。应用于脑胶质瘤动物模型的基因编辑相关通路主要有以下几个：① EGFR及其相关信号通路，如EGFR/c-myc轴、EGFR-MMP2反馈回路、miR-373/EGFR轴；② IDH突变与端粒酶反转录酶（TERT）基因启动子突变；③ NOCH通路等。

早期Brinster等将多瘤病毒科SV40病毒基因和启动子基因融合，显微注射于鼠受精卵雄性原核中，所建立的转基因小鼠可发生多种肿瘤，包括脉络膜丛乳头状瘤、胸腺瘤和内分泌系统肿瘤等。Reynold将调控基因改为H-2kb后再与SV40基因融合，所获转基因鼠成瘤情况相似。20世纪90年代脑胶质瘤转基因动物模型建立成功，包括星形细胞瘤、多形性胶质母细胞瘤、少突胶质细胞瘤及髓母细胞瘤等转基因小鼠模型。

（一）基因工程鼠星形细胞瘤模型

携带表达表皮生长因子受体（EGFR）的反转录病毒体外感染星形细胞，收获表达EGFR的Ink4a/Arf$^{/-}$的星形细胞形成的神经细胞球体，注入动物脑内后形成高侵袭性星形细胞瘤。在星形细胞特异性标志物胶质纤维酸性蛋白（GFAP）启动子调控下，用结合RB及RB家族成员P^{107}及P^{130}的SV40 T抗原（T$_{121}$）片段转染后亦可诱生鼠星形细胞瘤。GFAP/

SV40转基因小鼠模型可诱生低度恶性星形细胞瘤，SV40可结合并抑制p53抑癌基因，导致星形细胞恶性转化。恶变的星形细胞主要分布于室管膜下区，少量在脑实质内围绕神经元和血管生长，且表达星形胞瘤标志物GFAP。共转染SV40和myc基因能诱发小脑髓母细胞瘤和胰腺癌。在星形胶质细胞肿瘤中较为常见的IDH1基因突变（IDH1 R132H突变），在中枢神经系统中表达IDH1 R132H突变的转基因小鼠却未观察到胶质瘤发生。当IDH1 R132H转基因小鼠与nestin-cre小鼠杂交后，小鼠室管膜下区神经干祖细胞数量增多，具有部分胶质瘤前体细胞的分子特征。

（二）基因工程鼠少突胶质细胞瘤模型

髓磷脂碱性蛋白（myelin basic protein，MBP）是神经髓鞘形成过程中大量表达的蛋白，特异性表达于少突胶质细胞。大多数胶质瘤中高表达neu癌基因，通过构建MBP基因启动子驱动的neu基因病毒载体并显微注射小鼠受精卵，在93个受精卵中产仔鼠14只，其中4只发生脑肿瘤。肿瘤位于大脑底面、丘脑区和颅后窝，且压迫脑干，肿瘤细胞形态符合胶质瘤特征。免疫组化检测发现在相对分化好的多数肿瘤细胞中，见到了GFAP、MBP和Leu7等标志物阳性的肿瘤细胞；在分化差的肿瘤细胞中，只有少数GFAP、MBP和LEU7表达阳性。无论细胞分化程度如何，NF表达均为阴性。从形态学上分析，转染neu基因并未诱导出典型的少突胶质细胞瘤，但瘤细胞存在MBP和Leu7表达，提示存在少突胶质细胞来源的瘤细胞，neu基因探针杂交分析检出肿瘤细胞中高拷贝数neu基因，在正常脑细胞中为阴性。

（三）基因工程鼠多形性胶质母细胞瘤模型

利用RCAS载体系统已制备出胶质瘤基因工程小鼠模型，即应用RCAS载体将包含K-ras突变和Akt突变的基因序列转染小鼠的大脑。虽然这两个基因中的每一个都不足以诱导胶质瘤形成，但联合转入后观察到鼠脑形成组织学上类似于人GBM的病变[12]。在K-ras和Akt联合转入Ntv-a转基因小鼠诱导产生的GBM模型中，如转入带有失活等位基因NK4a-ARF的Ntv-a小鼠能加速GBM的形成。K-ras和Akt相互作用于几个生长因子受体信号传导通路的下游，且在大多数GBM中同时被激活。K-ras异常表达能抑制p53/RB通路，并使星形细胞转化为类似间变性星形胶质瘤细胞，联合转入 *Akt* 后这些细胞就获得了 GBM 的形态特征。该基因工程鼠模型的制备进一步证实 *K-ras* 和 *Akt* 表达失调是产生高恶性度胶质瘤的重要分子病因。另一个 GBM 模型是通过 *p53* 基因敲除鼠和 *Nf1* 敲除鼠交配产生 *Nf1* 和 *p53* 双基因沉默鼠，由此形成星形细胞瘤或 GBM，属于抑癌基因联合缺失而非癌基因过表达而形成的胶质瘤[13]。*EGFR* 基因突变或扩增是 GBM 的典型分子改变，仅 *EGFR* 激活突变不足以诱导宿主脑组织产生胶质瘤，但与易感突变（如 *CDKN2a* 突变）联合导入可成功制备胶质瘤基因工程鼠[14]。

（四）基因工程鼠髓母细胞瘤模型

Ptch+/- 鼠可用于建立髓母细胞瘤转基因小鼠模型。受体 Ptch 通过 SHH/GLI 信号传导通路抑制增殖信号，该受体失活提高了髓母细胞瘤的发生风险，约 14%～19% 的 Ptch+/- 鼠在生后 12 个月内生成髓母细胞瘤。此鼠和 *p53* 敲除鼠交配后，子代的肿瘤发生率上升到 95%，出生后存活期不超过 12 周[15]。SHH 通路失调亦与髓母细胞瘤的形成有关，在超声引导下经子宫向胎鼠小脑注射含 SHH 的反转录病毒载体，可诱发仔鼠较高的髓母细胞瘤发生率。同时过表达 c-MYC 能进一步提高肿瘤发生率。在小脑外颗粒细胞层中的神经祖细胞 *p53* 和 *RB* 基因联合失活亦可诱生肿瘤，产生具有髓母细胞瘤组织学特征的肿瘤，单一失活 *p53* 或 *RB* 基因都不能形成肿瘤。腺苷二磷酸核糖聚合酶是 DNA 破坏早期的应答分子，通过把腺苷二磷酸核糖聚合酶基因敲除鼠和 *p53* 敲除鼠交配产生联合基因缺陷鼠，其中半数鼠发生具有髓母细胞瘤特征的肿瘤，且均位于小脑[16]。

四、脑肿瘤动物模型的应用

建立实验动物模型的目的之一是受限于伦理、在人体内无法实施的研究通过动物体内研究得到佐证，为进一步评估所研究项目的临床价值奠定基础，通常称为临床前研究。就脑肿瘤而言，抗肿瘤新药研发、新治疗方案的制订、新诊断方法的确立以及发病机制的研究，甚至肿瘤预防等都离不开实验动物模型。

（一）在抗肿瘤化学药物研发领域的应用

用于临床抗癌药物的临床前研究，均需通过动物实验证明高疗效和低毒副作用后才能进入临床试验。所遵循的流程通常为先体外、后体内；先异位（常为皮下）移植瘤模型，后原位移植瘤模型。现有研究已经在肾脂肪囊或皮下移植瘤模型建立了 ³H-TdR 掺入人脑肿瘤异位移植瘤的快速个体化药敏试验和抗肿瘤新药筛选流程，可用于从体外实验初筛到的具有抗肿瘤活性药物、已上市药物、待筛选的新合成化合物中优先选择对人脑胶质瘤相对高效、低毒的荷瘤药物。

较早的荷人脑肿瘤的动物显像研究是利用亲肿瘤载体标记核素显像，由于分辨率不高仅能实现定性诊断。高场强实验动物专用的磁共振荷颅内肿瘤的实验动物显像较清晰（图 15-2-4），能分辨肿瘤邻近结构并方便测量肿瘤体积。

在药效学评价方面，荧光素酶脑肿瘤原位模型可用于胶质瘤体内用药疗效评价，在整体动物水平上进行长期疗效跟踪观察。利用无创活体成像对胶质瘤细胞生长的检测，可对治疗前和治疗中的瘤细胞成瘤情况变化进行实时观测和评估[17]。活体成像的方法实施较为简便，比传统技术有更高的灵敏度，当经典方法还未检测到脑内肿瘤时，该技术已经可以检测到很

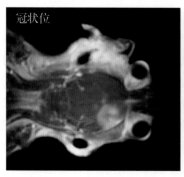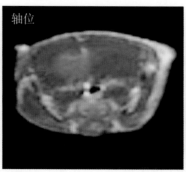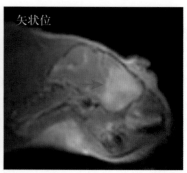

图 15-2-4　裸小鼠颅内原位接种人脑胶质移植瘤的 MR 显像（箭头所示）

强的信号，且该技术检测到的是活细胞，而用传统方法难以区别活细胞与凋亡细胞。利用活体成像技术高灵敏度、观察方便的特点，在抗肿瘤药物临床前研究中，通过比较肿瘤接种小鼠的不同剂量药物、不同给药时间、不同给药途径，观察抗肿瘤药物的最佳给药途径、给药剂量及给药时间，从而制订合适的剂型与服药时间。

（二）胶质瘤干细胞筑瘤机制研究

用红色荧光蛋白（RFP）基因慢病毒载体转染胶质瘤干细胞，并原位移植于绿色荧光蛋白（GFP）转基因裸小鼠脑内，建立双色荧光示踪胶质瘤干细胞原位移植模型，不仅可示踪肿瘤干细胞在宿主脑内的增殖、分化及迁徙的过程，还能直观显示肿瘤干细胞与宿主来源肿瘤微环境细胞的相互作用，并进一步探讨胶质瘤干细胞组织重构机制。还可以通过荧光标记免疫细胞，观察免疫细胞与肿瘤干细胞的相互作用，评价免疫细胞的免疫特异性、增殖、迁移功能等[18]。

（董　军　黄　强）

参考文献

1. 黄强，杜子威. 人脑胶质瘤细胞系裸小鼠实体瘤模型 NHG-1 的建立及其特征的研究. 中华肿瘤杂志，1987，9（4）：269-271.

2. 黄强，杜子威. 人脑室管膜母细胞瘤组织——裸小鼠移植模型 NHE-2 的研究. 中华神经外科杂志，1989，5（1）：27-30.

3. Dong J，Zhang Q，Huang Q，et al. Glioma stem cells involved in tumor tissue remodeling in a xenograft model. J Neurosurg，2010，113（2）：249-260.

4. 黄强，谈琪云，许期年，等. 抗恶性胶质瘤药物筛选的方法学研究. 中华神经外科杂志，1990，6（4）：276-278.

5. Taillandier L，Antunes L，Angioi-Duprez KS. Models for neuro-oncological preclinical studies：solid orthotopic and heterotopic grafts of human gliomas into nude mice. J Neurosci Methods，2003，125（1-2）：147-157.

6. Lan Q，Chen Y，Dai C，et al. Novel enhanced GFP-positive congenic inbred strain establishment and application of tumor-bearing nude mouse model. Cancer Sci，2020，111（10）：3626-3638.

7. Friedel RH，Wurst W，Wefers B，et al. Generating conditional knockout mice. Methods Mo Biol，2011，693：205-231.

8. Ghazi SO，Stark M，Zhao Z，et al. Cell of origin determines tumor phenotype in an oncogenic Ras/p53 knockout transgenic model of high-grade glioma. J Neuropathol Exp Neurol，2012，71（8）：729-740.

9. Solga AC，Toonen JA，Pan Y，et al. The cell of origin dictates the temporal course of neurofibromatosis-1（Nf1）low-grade glioma formation. Oncotarget，2017，8（29）：47206-47215.

10. Abel TW，Clark C，Bierie B，et al. GFAP-Cre-mediated activation of oncogenic K-ras results in expansion of the subventricular zone and infiltrating glioma. Mol Cancer Res，2009，7（5）：645-653.

11. Weishaupt H，Čančer M，Rosén G，et al. Novel cancer gene discovery using a forward genetic screen in RCAS-PDGFB-driven gliomas. Neuro Oncol，2022，noac158.

12. Hicks WH，Bird CE，Traylor JI，et al. Contemporary mouse models in glioma research. Cells，2021，10（3）：712.

13. Sampetrean O，Saya H. Modeling phenotypes of malignant gliomas. Cancer Sci，2018，109（1）：6-14.

14. Hambardzumyan D，Parada LF，Holland EC，et al. Genetic modeling of gliomas in mice：new tools to tackle old problems. Glia，2011，59（8）：1155-1168.

15. Zurawel RH，Allen C，Wechsler-Reya R，et al. Evidence that haploinsufficiency of Ptch leads to medulloblastoma in mice. Genes Chromosomes Cancer，2000，28（1）：77-81.

16. Weiner HL，Bakst R，HurlbertM S，et al. Induction of medulloblastomas in mice by sonic hedgehog，independent of Glil. Cancer Res，2002，62（22）：6385-6389.

17. Dong J，Dai XL，Lu ZH，et al. Incubation and application of transgenic green fluorescent nude mice in visualization studies on glioma tissue remodeling.

Chin Med J（Engl），2012，125（24）：4349-4354.

18．Shen Y，Zhang Q，Zhang J，et al. Advantages of a dual-color fluorescence-tracing glioma orthotopic implantation model：detecting tumor location，angiogenesis，cellular fusion and the tumor microenvironment. Exp Ther Med，2015，10（6）：2047-2054.

第三节　患者来源的异种移植模型

患者来源的异种移植（patient-derived xenograft，PDX）模型是一种将肿瘤患者的肿瘤组织移植至免疫缺陷的小鼠体内，并使肿瘤组织在小鼠体内生长而构建的一种肿瘤模型。来自患者肿瘤组织的PDX模型形成了第一代移植瘤；待其生长到一定大小时取该移植瘤组织经无菌操作再移植到新一批鼠体内，形成第二代移植瘤；如此重复操作形成移植瘤第三代、第四代等。此种模型尽可能保留了亲代肿瘤生长的微环境，例如肿瘤细胞周围浸润的淋巴细胞、细胞外基质、微血管，利于更好表现亲代肿瘤性状，并且维持了肿瘤的异质性。

一、概述

使用动物模型进行临床前研究对于药物研发至关重要。临床前研究成功的候选药物只有不到10%被批准上市[1]。其中，肿瘤药物的比例更低，约为5%[2]，造成此现象的一个重要原因是缺乏合适的人类癌症模型。小鼠肿瘤和人源肿瘤细胞系异种移植（cell-derived xenograft，CDX）模型（NCI-60）是最开始广泛应用于药物筛选的模型。NCI-60是一组包括9种人类癌症在内的60种肿瘤细胞系，用于药物筛选[3]。利用NCI-60细胞系进行的一系列抗癌药物测试建立了当时最广泛的癌症药理学数据库。但是这些所谓的常规细胞系虽然方便易用，但有证据表明，产生癌细胞系的过程导致生物学特性的重大和不可逆转的改变，包括遗传信息的获得和丢失、生长和侵袭特性的改变、特定细胞群的丢失等[4]。此外，细胞系通常仅从更具侵袭性的肿瘤中建立，因此不能代表临床上明显的复杂肿瘤异质性。由于以上原因，建立细胞系并不是适合个性化医疗应用的策略。另外小

鼠肿瘤和人类肿瘤细胞系移植动物模型也不总能代表是人类癌症病理学。小鼠和人类的生物学及病理学特征存在很大的不同[5]，人类肿瘤细胞系在移植时会失去它们最初的肿瘤特征[6]。因此，美国国家癌症研究所（National cancer Institute，NCI）于20世纪70年代开始决定用患者来源的异种移植物（PDX）替代NCI-60。

PDX模型已经发展了30多年。80年代的PDX研究已经表明成年肺癌患者对细胞毒性药物的临床反应与这些患者肿瘤的PDX模型对同一药物的反应之间存在高度相关性；在儿童横纹肌肉瘤的研究中也进行了类似的观察，并得到相似的结论[6]。由于PDX模型保留了原发性患者肿瘤的特征，如异质组织学、临床生物分子特征、恶性表型和基因型、肿瘤结构和肿瘤血管系统等，并可以在传代过程中保持稳定性，所以其生物学特性得以保持得更加完整、与临床相似度更高。PDX模型能够准确复制肿瘤生长、肿瘤细胞多样性和肿瘤进展，例如转移潜能[7]。因此目前研究认为PDX模型在评估新型癌症疗法疗效的同时，可为临床结果提供相关的预测性见解，例如可以提供高度特异性的患者相关基因的突变及融合系列，用于评估靶点药物的可用性。总的来说，PDX模型已成为最可靠的体内人类肿瘤模型，并且已成为临床前和转化研究的一项重要工具。

人们通过改善不同的技术去提高人源肿瘤PDX模型的移植率。皮下移植是建立PDX模型最常用的方法，但有些肿瘤需要特定的肿瘤微环境，于是更贴近人源肿瘤生物学特征的肾包膜移植模型或原位移植模型应运而生。同时，对于移植鼠也有多种选择。具有人类肿瘤的造血和免疫系统特征的PDX小鼠模型是分析肿瘤-免疫系统相互作用和评估免疫治疗反应的有力工具，PDX模型的移植成功率随着移植鼠类型的不断改进而有了很大提升。如从裸鼠到严重联合免疫缺陷（SCID）小鼠再到非肥胖型糖尿病/严重联合免疫缺陷（NOD/SCID）小鼠。再后来，研究者通过靶向敲除IL-2Rγc基因，获得了IL-2-rg-/-小鼠，它们的T细胞和B细胞发育和功能严重受损，且NK细胞发育被完全阻断。IL-2rg-/-小鼠的产生使更多淋巴细胞缺陷小鼠模型成为可能，可以大大降低人体细胞和组织的排斥率。于是在2002—2005年，各地实验室分别繁育出了多种带有IL-2rg-/-的免疫缺陷小鼠，其中应用最为广泛的几个小鼠品系有NOG/

NSG 小鼠（NOD-SCID IL-2rg-/-）、NRG 小鼠（NOD-Rag1-/-IL-2rg-/-）等。当然，移植的成功率还因肿瘤来源而异。如胃肠肿瘤常常会获得较高的植入率，而乳腺癌的移植率较低。目前对于乳腺癌、骨肉瘤、白血病和脑肿瘤等疾病的患者来原位异种移植（patient-derived orthotropic xenograft，PDOX）模型的建立较为先进和成熟。综合来讲，临床肿瘤的移植模型的建立需要考虑较多方面问题，符合肿瘤生物学特征及病理学特征的模型构建的成功率尚未达到百分百，并且需要较长的时间才可以获得稳定遗传的移植模型。

PDX 模型在预测临床结果、用于临床前药物评估、生物标志物识别、生物学研究和个性化药物策略等方面的研究已是硕果累累。拥有患者临床数据、基因表达模式、突变状态、肿瘤组织结构和药物反应性的 PDX 生物库的开发利用将会成为临床化疗预测特定肿瘤生物标志物、创建个性化治疗和建立精确癌症医学的权威资源。本节总结了这一领域的最新进展，包括方法学、实际应用、挑战和不足以及未来方向几个方面。

二、使用各种免疫功能低下小鼠构建 PDX 模型

小鼠移植肿瘤的形成所需时间因肿瘤而异，从患者肿瘤标本植入到观察到肿瘤结节需要几天到几个月时间（此时为第一代，称 F0）。之后通过不断地取出、再次植入小鼠的过程，获得 F1、F2、F3……Fn，每一代肿瘤生长的时间会变得稳定，需要 40～50 天能获得一定大小的肿瘤[8]。PDX 样本应与患者的临床数据、基因表达模式、突变状态、药物反应性和病理分析一起存储，以便生成 PDX 生物库。

（一）PDX 模型的构建方法

PDX 模型通过将患者肿瘤样本直接移植到免疫功能低下的小鼠中构建而成，详细的流程可见图 15-3-1。PDX 模型的构建常用的方法有皮下移植、肾包膜下移植、原位移植及人源化移植模型等，其中皮下移植是最常用的方法。这几种移植方式的优缺点可见表格 15-3-1。

1. 皮下移植 皮下移植（subcutaneous transplantation，s.c.）的 PDX 模型是最早建立的，是构建 PDX 模型的标准方法，也是最简单的移植肿瘤模型，广泛应用于抗肿瘤治疗以及化疗耐药性研究中（图 15-3-2）。

表 15-3-1　比较构建 PDX 模型的几种移植方式[10]

移植类型	优点	缺点
皮下植入	手术操作简单；监测肿瘤简单；扩建容易	低移植率
肾包膜下移植	高移植率；几乎适用于所有移植肿瘤模型的建立	需要熟练而精细的手术操作；无法对移植瘤进行准确观察及测量
原位移植	高移植率；更有利于模拟原发肿瘤的生长和转移过程	需要熟练而精细的技术训练；无法准确测量肿瘤体积；建模成本略高
人源化移植模型	高度模拟人类免疫系统	小鼠的造血细胞和免疫细胞之间的平衡状态与人类不同；模型鼠的造血干细胞与肿瘤表达的 HLA 之间可能不匹配

皮下移植的操作为：将新鲜的患者肿瘤标本在无菌条件下剪成 2 mm×2 mm×3 mm 大小的碎屑，随后移植于免疫缺陷小鼠皮下，一般选择移植在双侧腹股沟、后侧面或前腋窝处。这些部位血供丰富，并且容易观察和测量肿瘤大小，特别是研究肿瘤的药物实验过程中能直接观察到肿瘤体积变化，移植瘤的体积按照（长×宽^2）/2 来计算。一段时间后，将移植鼠处死，取出移植的肿瘤组织并按照上述方法多次重复移植，从而建立起稳定的 PDX 模型。近十几年来，已有两万多种肿瘤组织进行移植，建立起包括肺癌、乳腺癌、脑肿瘤和肝癌等在内的 300 余种肿瘤类型的 PDX 模型[11]。

作为一种经典的 PDX 模型，皮下植移具有麻醉手术时间短、操作简单和移植鼠成活率相对较高的特点，同时移植肿瘤位置表浅便于观察和游标卡尺测量。其广泛应用于建立恶性程度较高和侵袭性较强的肿瘤模型。但是皮下移植的成功率相对较低，为 40%～60%；并且移植鼠皮下缺乏肿瘤组织生长相关的微环境，尤其是肿瘤相关基质成分。所以这种模型很难表现出肿瘤的转移潜能，其肿瘤一般局限于皮下成团生长，很少出现转移扩散和形成转移瘤。对于某些恶性程度较低的肿瘤，PDX 模型的建立会更困难，总成瘤率低于 30%。

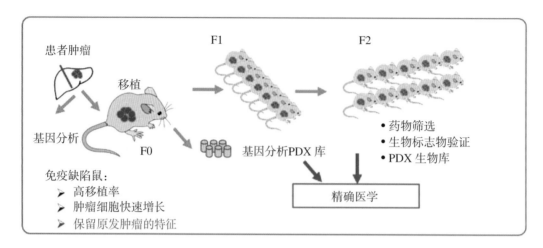

图 15-3-1 精确医学中的 PDX 模型 [9]

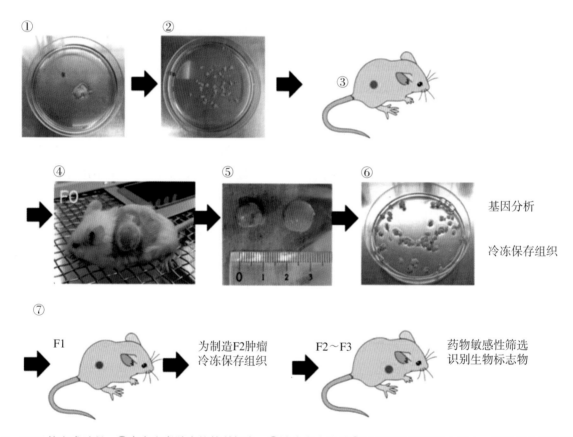

图 15-3-2 PDX 的生成过程 ①来自患者肿瘤的外科标本，②被分成小块并③移植到免疫缺陷小鼠中。④肿瘤生长需要 1 ～ 6 个月。一旦肿瘤在 F0 小鼠体内生长，则⑤异种移植物会被切除并⑥被处理为小块。对部分肿瘤组织进行肿瘤特征分析，如全外显子组测序（whole exome sequencing，WES）、RNA 测序（RNA sequencing，RNA seq）和拷贝数变异（copy number variation，CNV）分析。⑦残留的 PDX 肿瘤可储存于液氮中，或进一步移植到免疫活性小鼠中进行扩增。通常，F2 或 F3 PDX 肿瘤可用于肿瘤生物学研究，如药物敏感性筛选、识别生物标志物 [9]

2. 肾包膜下移植 为解决皮下移植 PDX 模型成瘤率低及移植肿瘤转移潜能不足的问题，在肾癌或肾母细胞癌原位移植的基础上形成并发展了一种异位肿瘤移植模型，即肾包膜下（subrenal capsule，SRC）移植的 PDX 模型。该模型将人体新鲜肿瘤移植于免疫缺陷鼠一侧的肾包膜下建立模型通常需要 2 ～ 4 个月。由此逐步发展并建立了除肾肿瘤之外的多种恶性肿瘤体内模型，包括肺癌、乳腺癌、卵巢癌以及黑色素瘤等[12]。

肾包膜下含有丰富的基质成分，移植的肿瘤组织可借助其产生自身相关基质，从而支持移植瘤组织进行生长、增殖和浸润等活动。所以肾包膜下移植是人源肿瘤植入的理想部位。这种移植方式可以促进血管增生，并且可以逃避免疫活性细胞。对于分化程度高、恶性程度低的肿瘤组织，其在肾包膜下仍可通过复杂的基质-上皮关系稳定生长，从而建立起稳定的 PDX 模型[13]。此外，肾包膜下移植的 PDX 模型的优点还包括移植肿瘤中微血管快速形成和高组织灌注量[14]。

虽然肾包膜下移植的 PDX 模型增强了移植瘤与原始肿瘤组织生物学行为的相似性，但是由于肾包膜下微环境与肿瘤的相关微环境并不完全吻合，所以移植肿瘤与微环境在相互作用过程中不可避免会导致肿瘤相关分子表型的变化，继而影响移植瘤生物学行为的表达以及抗肿瘤靶向药物的特异性。

总体来讲，肾包膜下移植的 PDX 模型是一种较皮下移植的 PDX 模型更为理想、更能反映肿瘤组织生物学特性的生物模型。移植的肿瘤可获得高达 95% 的成瘤率，并且几乎适用于所有移植肿瘤模型的建立，也可在此基础上进行包括肿瘤转移在内的多种肿瘤生物学行为的研究。但是这种移植方式需要通过腹腔在肾表面进行手术操作，难度较高；并且由于小鼠肾较小，其肾包膜较脆弱，导致受体小鼠的手术损伤也较大。所以这种移植方式极易因手术操作不当而失败。同时，受体小鼠为免疫缺陷小鼠，经过肾包膜植入极易导致感染，需格外注意小鼠的感染情况。同时相比于皮下移植，肾包膜下移植不能直接观察肿瘤的大小，局限了其应用范围。

3. 原位移植　将人源肿瘤组织移植入免疫缺陷小鼠对应或相近的组织器官而建立的异种移植模型称为患者来源原位异种移植（PDOX）模型。由于原位移植可以提供更加接近原发瘤的环境，更有利于原发瘤的正常生长，并且可更长时间地维持肿瘤原有的生物学特性，可以弥补基质改变对肿瘤性状的影响。所以这种移植方式具有更高的效率。

原位移植不仅真实反映了原发瘤的生物学表现，也更有利于模拟肿瘤的生长和转移过程[15]。Cornett 等将人头颈部腺样囊性癌（adenoid cystic carcinoma，

ACC）移植到小鼠的唾液腺和皮下，分别构建了 ACC 的原位和异位移植模型。结果显示，相较于传统的 PDX 模型，PDOX 模型的肿瘤组织的基因组、分子和表型特征都保持较好。PDOX 模型存在更多接近原发瘤的筛状、管状结构，瘤体周围存在更丰富的血管内皮和神经细胞，与患者的实际病理结果更加相似，且 PDOX 模型在多次传代后生长速度仍然能保持稳定[16]。Choi 等将 35 例胰腺导管腺癌（ductal adenocarcinoma of the pancreas，PDAC）患者肝转移灶的活检样本原位移植到小鼠胰腺中，构建的 PDOX 模型具有 47% 的转移率，而相同处理的皮下 PDX 模型的转移率较低。同时 PDOX 模型保留了原发肿瘤的遗传改变和组织病理学特征[17]。还有研究将 20 例临床取出的组织学完整的结肠癌标本原位移植到 20 只裸鼠的结肠或盲肠中，观察到 13 例结肠肿瘤原位生长，随后又出现局部、淋巴结和肝转移，以及一般的腹部肿瘤[18]。此外还有研究构建了胰腺癌的 PDOX 模型，小鼠出现类似临床模式的转移，包括局部肿瘤生长，延伸到胃和十二指肠，转移到肝和区域淋巴结以及远端转移到肾上腺、膈、纵隔淋巴结等[19]。近几年，有研究通过构建宫颈癌皮下 PDX 模型和 PDOX 模型[20]证实 PDOX 模型与 PDX 模型相比，前者发生更多与患者相关的肿瘤转移模式的转移，并且原发肿瘤和转移瘤的组织结构与患者肿瘤相似。Li 实验室建成世界上最大的脑肿瘤 PDOX 模型库，P3 代动物模型由于前几代体内微环境与肿瘤细胞的相互作用和影响达到更好的平衡关系[21]。将 P3 及以上代的细胞及组织冻存起来，形成动物模型库。利用流式细胞仪对人源肿瘤细胞的筛选分离出人源肿瘤细胞；PDOX 组织切片则用人抗的各种抗体进行检测；还可以做基因组测序，分析各种处理后各个目的基因表达情况（图 15-3-3）[21]。综上所述，可以看出相较于皮下移植的 PDX 模型，PDOX 模型更能保持原发瘤的生物学特征；同样地，PDOX 模型更容易表现出恶性肿瘤侵袭和转移的生物学特性，并且形成转移灶的部位和性质也与原发瘤更加相似。

PDOX 目前已经被证实是一种有效的临床前药物测试工具。对于缺乏有效方法治疗的罕见恶性肿瘤，PDOX 模型可以更好地模拟患者肿瘤进行新型药物实验。在骨肉瘤 PDOX 模型中，降糖药 PPARγ 抑制剂吡格列酮可以逆转阿霉素的耐药状态[22]。在卵巢癌肉瘤、脂肪肉瘤、软组织肉瘤等多种特殊类型肿瘤的

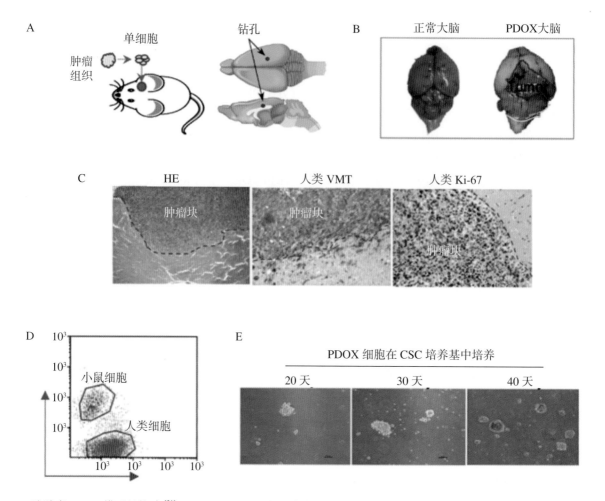

图 15-3-3 脑肿瘤 PDOX 模型的构建 [21]。A. 1×105/5 μl 的患者来源的肿瘤悬浮细胞注射入小鼠颅腔内以建立原位移植肿瘤小鼠模型；B. 每日观察小鼠直至垂死，安乐死小鼠后分离出整体脑部，观察肿瘤的形成情况；C. 石蜡包埋小鼠脑部组织，对大脑进行组织病理切片后经 HE 和 IHC 染色观察人源肿瘤的病理特征；D ～ E. 用流式细胞仪分选出人类肿瘤细胞；E. 分离出 PDOX 小鼠脑部的人源肿瘤细胞并于培养基中进行培养，20 天、30 天和 40 天后观察细胞成球情况

药物实验中，都有应用到 PDOX 模型的报道 [23]。

　　然而，解剖学相似度更高的 PDOX 模型也有其不足之处。由于原位移植的肿瘤多位于胸腹腔内，常用的传统检测手段难以观察肿瘤的生长状况，也无法准确测量肿瘤体积，识别转移灶也存在更大的困难 [24]。此外，由于原位移植大多需要在胸腹腔内进行手术操作，操作复杂且易感染，在一定程度上降低了 PDOX 模型的成功率，也提高了建模成本，从而限制了 PDOX 在药物筛选和药敏模型方面的发展。

　　4. 人源化小鼠中的 PDX 模型　免疫系统在肿瘤控制中起着至关重要的作用。近几年，作为一种具有较少副作用、疗效较好的治疗方式，肿瘤免疫治疗备受关注，并且在临床的使用率也有所增加，包括抗体、癌症疫苗、过继细胞疗法和免疫检查点阻断疗

法等方案 [25]。然而，对于当前的免疫治疗现状而言，仍需要一种能够监测免疫反应的小鼠模型来测试这些新开发的疗法。急需具有重组人类免疫系统的小鼠，即人源化小鼠。人源化小鼠通过将人类造血干细胞移植到重度免疫缺陷的小鼠（如 NOG、NSG 和 NOJ）中所构建 [26]（图 13-3-4）。

　　最初用于人类特定病原体的病理学研究模型可以在一定程度上模拟人类免疫系统，但它们并不代表一个完整和具备功能性的人类免疫系统。小鼠的骨髓和胸腺微环境与人类不同。此外，这些小鼠的髓系和红系细胞的发育状态也低于人。人源化骨髓 - 肝 - 胸腺（bone marrow-liver-thymus，BLT）小鼠模型是通过将人类胎儿的肝和胸腺以及人造血干细胞移植到免疫功能低下的小鼠肾包膜中构建的 [27]。由于 BTL 小

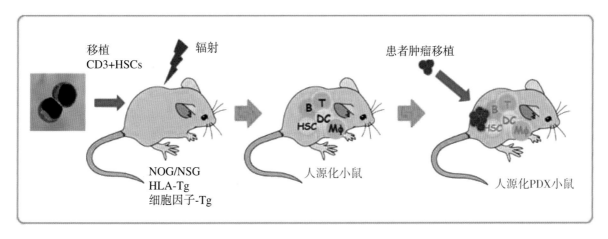

图 15-3-4　人源化 PDX 模型生成的示意图。首先，将 CD34⁺ 人类造血干细胞（HSC）移植到辐射过的人类白细胞抗原（HLA）/人类细胞因子转基因（transgene，Tg）的 NOG/NSG 小鼠体内；然后，在 8 ~ 12 周内重建人类造血和免疫系统（即人源化小鼠）；最后，将患者来源的肿瘤移植到人源化 PDX 小鼠中

鼠拥有包括功能性 T 细胞反应在内的几乎完整的人类免疫系统，所以其是研究人类免疫学和免疫治疗的有力工具。然而，BLT 的使用受到伦理问题的限制，如构建这些小鼠模型所需的人类胎儿胸腺和肝组织的供应受限。此外，还有人类白细胞抗原（HLA）Ⅰ类和Ⅱ类转基因小鼠，以及具有人类细胞因子转基因的几种类型的 NOG/NSG 小鼠，也已被研发出来以克服现有研究中存在的众多限制[28]。同时，研究者还构建了表达人类干细胞因子、粒细胞 - 巨噬细胞集落刺激因子和 IL-3 的 NSG 小鼠（NSG-SGM3 小鼠）模型，此模型表现出了较高的人类造血重建效率、更高的人类髓样细胞频率、升高的调节性 T 细胞发育等特征[29]。还有研究表明 HLA 的人源化小鼠模型可产生功能性 HLA 限制性 T 细胞[30]。还有研究尝试将人造血微环境植入免疫缺陷小鼠中[31]。以上这些小鼠模型可以应用于人类恶性肿瘤在小鼠体内重建精确的人类免疫系统的各项研究。

据已有数据，现已构建了几种肿瘤类型的人源化 PDX 小鼠模型[32-33]。人源化 PDX 小鼠模型为检测人的临床相关肿瘤的适应性和固有免疫反应以及评估免疫治疗提供了独特的平台。然而，目前的人源化 PDX 小鼠模型仍存在一些局限性：①小鼠的造血细胞和免疫细胞之间的平衡状态与人类不同；②由于造血干细胞（hemopoietic stem cell，HSC）的来源与肿瘤的来源不同，HLA 的匹配存在困难。在构建类似患者免疫反应的 PDX 模型时需考虑这些问题。

在免疫功能重度缺陷的小鼠中，可以重建特定的免疫细胞群。人成熟 T 淋巴细胞在经典 PBMC 移植模型中可以重建，但重建时间相对较短（4 ~ 8 周），且大部分 T 淋巴细胞会被激活。通过将外周血单个核细胞（peripheral blood mononuclear cell，PBMC）移植到 NOJ 小鼠的脾中，可重建人 B 细胞、T 细胞和免疫反应[34]。功能性人类 NK 细胞和 γδT 细胞可在严重免疫功能缺陷的小鼠中重建，并已用于评估这些细胞的抗肿瘤作用[35]。这些模型可用于评估癌症免疫疗法，如过继细胞疗法、CAR T 细胞疗法、抗体治疗（直接杀伤活性、抗体依赖性细胞毒性、抗体依赖性细胞吞噬作用和补体依赖性细胞毒性、免疫检查点阻断疗法。

（二）PDX 模型的动物选择

裸鼠已在大多数研究中被用于构建 PDX 模型，并被用作标准移植受体（表 15-3-2）。在裸鼠 PDX 模型中，胃肠道肿瘤的移植效率相对较高，而构建血液系统恶性肿瘤 PDX 模型的效率极低。SCID 和 NOD/SCID 小鼠的引入极大地提高了 PDX 模型的成功率[36]。由于 NOD/SCID 小鼠的寿命相对较短，并且存在自发胸腺淋巴瘤的可能，因此 NOG/NSG 小鼠[37]是更合适的模型。NOG/NSG 小鼠是免疫功能最差的小鼠，对正常和恶性人体组织的移植效率最高[8]。然而，NOG/NSG 小鼠必须保持在特别干净的无特定病原体（specific pathogen，SPF）环境中，所以其饲养成本相对较高；此外这些老鼠的繁殖不易。由于胃肠肿瘤在裸鼠中具有相对较高的移植率、皮下肿瘤易

表 15-3-2　免疫缺陷小鼠 PDX 模型 [9]

小鼠品系	表型	优点	缺点	成功率
裸鼠	无胸腺，无头发	容易检测肿瘤	功能性 B 细胞和 NK 细胞；随着年龄增长，T 细胞渗漏增多	低
SCID 鼠	无成熟的 T、B 细胞	移植效果优于裸体移植	功能性 NK 细胞，T 细胞渗漏，辐射敏感	低
SCID/Beige	无成熟的 T、B 细胞，巨噬细胞和 NK 细胞功能受损	与 SCID 相比，移植效果更好	T 细胞渗漏，辐射敏感	中
NOD/SCID	无成熟的 T、B 细胞，NK 细胞，巨噬细胞和树突状细胞功能受损	移植效果更好	自发淋巴瘤，寿命短（36 周），辐射敏感	中
NOG/NSG/NOJ	无成熟的 T、B 细胞，无 NK 细胞，巨噬细胞和树突状细胞功能受损	PDX 移植效果好，包括造血恶性肿瘤	需要严格的 SPF 条件，繁殖不易，昂贵	高
BALB/c Rag2^{null}/IL2Rγ^{null}（BRG）Rag-2^{null}/Jak3^{null}（BRJ）	无成熟的 T、B 细胞，无 NK 细胞	PDX 移植效果好，抗压，易繁殖，抗辐射		高

于观察以及相对较低的价格等优点，所以裸鼠仍然是建立 PDX 的重要资源 [38]。BRJ 小鼠已被用作胆管癌 PDX 的替代受体，移植率高达 75% [39]。其他实体瘤，如头颈部肿瘤、胃癌和膀胱癌，目前还正在研究中。据已有研究报道，BRJ 成功构建的移植率相对较高的人类实体癌可见表 15-3-2。由于 BRJ 小鼠易于繁殖和饲养，所以是 PDX 模型的良好候选者。对于拥有 BRJ 和裸鼠共同优点的裸鼠 R/J 小鼠可能是传代和药物评估的理想模型 [40]。

（三）PDX 模型建立的成功率

构建 PDX 的成功率因肿瘤来源和疾病特征（如肿瘤侵袭性、复发 / 复发状态以及原发性或转移性肿瘤）而异，更具侵袭性、复发性和高转移性的肿瘤往往会表现出更高的移植率 [8]。胃肠癌（如结肠癌和胰腺癌）会比其他肿瘤具有更高的移植率。受体小鼠的移植率因小鼠类型而异，如裸鼠 < SCID < NOD/SCID < NSG [8]。乳腺癌的移植率也相对较低，更好的方式是进行原位移植 [41]。尽管需要较难的操作，但原位移植和肾包膜下移植明显提高了某些肿瘤的移植率。而对于白血病和多发性骨髓瘤等血液系统恶性肿瘤而言，直接植入 NOG/NSG 小鼠的血液或骨髓对于构建 PDX 模型是必要的。

（四）PDX 衍生细胞系的产生

肿瘤细胞系可以从 PDX 组织样本中产生 [39]。从原代组织中建立肿瘤细胞系于传统方法而言相对困难，因为成纤维细胞在体外生长通常会发生形态变化并抑制肿瘤细胞的生长。在 PDX 组织中，人成纤维细胞被小鼠成纤维细胞替代，这些小鼠成纤维细胞的寿命较短，对机械和酶去除更敏感，因此消除成纤维细胞所需的时间较短。如前所述，免疫缺陷荧光小鼠模型的成功构建对于区分移植的肿瘤细胞和小鼠来源的细胞具有一定优势 [42]，因此对于构建 PDX 来源的肿瘤细胞系也有很大帮助。这些 PDX 衍生的肿瘤细胞系保留了原发肿瘤的特征，可用于高通量药物筛选。有研究表明，在某些情况下，男性来源的肿瘤组织在 PDX 中可保留 Y 染色体，但在细胞系发育过程中丢失。这意味着建立 PDX 衍生细胞系可能会发生一个以上的突变 [39]。

三、PDX 模型的局限性与发展前景

PDX 模型可适用各种肿瘤模型的构建，是临床前研究及药物筛选等研究的强大工具。伴随着其重要意义的应用，PDX 模型在近几十年间的发展极其迅速。在完善的过程中，PDX 模型也存在着一些局

限性。例如，即便是在骨髓、肝和胸腺移植的 BLT 人源化小鼠中，人源化小鼠也无法重建完整的人类免疫系统，这表明目前的 PDX 模型尚且无法完全模拟人的肿瘤免疫反应。Jackson 实验室构建了 Onco-Hu 小鼠模型，该模型是人 CD34⁺ 造血干细胞和临床相关 PDX 的双重移植，但是对于这种模型的研究还较少，有望成为测试人类肿瘤免疫疗法的新平台（https：//www.jax.org/jax-mice-and-services/in-vivo-pharmacology/oncology-services/onco-hu）。总体来说，在目前的研究中，PDX 模型应用的困难依然是人完善的免疫系统与移植瘤的免疫反应之间的差异。尽管肿瘤学的范畴甚广，但是针对罕见肿瘤类型、儿科肿瘤或具有一系列亚型肿瘤的研究还是较少的，所以 PDX 模型的构建对于这些肿瘤的深入研究是尤其重要。当然，这些肿瘤类型的发生率也较低，所以肿瘤组织样本通常难以获取，这将是一个长期性的限制因素[43]。PDX 模型仍然需要针对临床相关性进行不断优化。例如在移植过程中，人类肿瘤的基质成分迅速丢失，并被小鼠微环境所取代[44]。有文献报道称，PDX 模型经历了小鼠特异性肿瘤进化，在 PDX 传代过程中，拷贝数变化迅速积累，这与患者在肿瘤进化过程中由于小鼠的强选择压力而获得的拷贝数变化不同[45]，传代后只剩下选定的克隆。因此，目前的 PDX 模型不是完整的人类肿瘤复制模型。

随着有效的移植技术的发展，为个体患者建立信息丰富的临床前模型也逐渐成为可能。此外，使用异种移植来扩大目前癌症患者药物实验的有限基础，最大限度地减少昂贵和长期随机对照实验也是极其重要的[43]。PDX 模型的不断完善与发展将会对个性化治疗及精准治疗做出极大贡献。

尽管存在这些不易解决的问题，PDX 模型仍然是当前精准医学中最重要的体内肿瘤模型。例如，相对于传统肿瘤模型，PDX 模型与患者的原发肿瘤保持一致，尤其是药物反应曲线[46]。带有 PDX 的人源化小鼠有望为检查免疫治疗提供一个新的平台[47]。尽管存在一些限制，人源化 PDX 小鼠已经在肿瘤行为和肿瘤微环境中免疫活性细胞功能的研究中提供了许多益处[32-33,47]。有文献报道已经进行了建立人源化微环境的数次研究，并在免疫功能缺陷的小鼠中产生更全面和功能更强大的免疫系统[31]。这些研究的进一步深入和改进将为个性化肿瘤医学，特别是肿瘤免疫治疗，提供前所未有的平台。

PDX 小鼠模型已成为肿瘤研究的重要工具，已有无数研究使用基因表达和药物敏感性特征等个性化方法。但是建立 PDX 模型非常耗时（6 个月到 2 年），成功率差异极大（10% ～ 90%），很难检索完整的患者数据。因此，许多机构和组织专注于构建大量 PDX 模型或 PDX 数据库。欧洲有机构建立了 EurOPDX 可储存 PDX 数据，并且已经积累了 1500 多个样本[10]；Jackson 实验室为研究人员提供了 450 多个样本[48]；大型药物研究公司也已经在建立 PDX 数据库，如诺华最近发布了使用 1000 个 PDX 模型进行药物筛选的数据[49]；一些日本机构也开始积累 PDX 模型[49]；还有前面提到的 Li 实验室的脑肿瘤 PDOX 模型库。这些具有患者临床数据、病理学、基因图谱和药物反应数据的 PDX 数据库是精准医学的珍贵平台[38]，可以生成类似遗传背景肿瘤的药物反应信息，所以对于药物反应预测和验证至关重要。世界各地的 PDX 数据库之间的数据共享对于肿瘤的深入研究也是必不可少的。

（齐　琳　张幸鼎）

参考文献

1. Alteri E，Guizzaro L. Be open about drug failures to speed up research. Nature，2018，563（7731）：317-319.

2. DiMasi JA，Reichert JM，Feldman L，et al. Clinical approval success rates for investigational cancer drugs. Clin Pharmacol Ther，2013，94（3）：329-335.

3. Ledford H. US cancer institute to overhaul tumour cell lines. Nature，2016，530（7591）：391.

4. Gillet JP，Calcagno AM，Varma S，et al. Redefining the relevance of established cancer cell lines to the study of mechanisms of clinical anti-cancer drug resistance. Proc Natl Acad Sci U S A，2011，108（46）：18708-18713.

5. Mestas J，Hughes CC. Of mice and not men：differences between mouse and human immunology. J Immunol，2004，172：2731-2738.

6. Kojima Y，Hayakawa F，Morishita T，et al. YM155 induces apoptosis through proteasome-dependent degradation of MCL-1 in primary effusion lymphoma.

Pharmacol Res, 2017, 120: 242-251.

7. Tentler JJ, Tan AC, Weekes CD, et al. Patient-derived tumour xenografts as models for oncology drug development. Nat Rev Clin Oncol, 2012, 9: 338-350.

8. Collins AT, Lang SH. A systematic review of the validity of patient derived xenograft (PDX) models: the implications for translational research and personalised medicine. Peer J, 2018, 6: e5981.

9. Okada S, Vaeteewoottacharn K, Kariya R. Application of highly immunocompromised mice for the establishment of patient-derived xenograft (PDX) models. Cells, 2019, 8 (8): 889.

10. Hidalgo M, Amant F, Biankin AV, et al. Patient-derived xenograft models: an emerging platform for translational cancer research. Cancer Discov, 2014, 4: 998-1013.

11. Rubio-Viqueira B, Jimeno A, Cusatis G, et al. An in vivo platform for translational drug development in pancreatic cancer. Clin Cancer Res, 2006, 12 (15): 4652-4661.

12. Mohseni MJ, Amanpour S, Muhammadnejad S, et al. Establishment of a patient-derived Wilms' tumor xenograft model: a promising tool for individualized cancer therapy. J Pediatr Urol, 2014, 10 (1): 123-129.

13. van Kempen, LC, Ruiter DJ, van Muijen GN, et al. The tumor microenvironment: a critical determinant of neoplastic evolution. Eur J Cell Biol, 2003, 82: 539-548.

14. Bogden AE, Haskell PM, LePage DJ, et al. Growth of human tumor xenografts implanted under the renal capsule of normal immunocompetent mice. Exp Cell Biol, 1979, 47 (4): 281-293.

15. Chijiwa T, Kawai K, Noguchi A, et al. Establishment of patient-derived cancer xenografts in immunodeficient NOG mice. Int J Oncol, 2015, 47 (1): 61-70.

16. Cornett A, Athwal HK, Hill E, et al. Serial patient-derived orthotopic xenografting of adenoid cystic carcinomas recapitulates stable expression of phenotypic alterations and innervation. EBioMedicine, 2019, 41: 175-184.

17. Choi SI, Jeon AR, Kim MK, et al. Development of patient-derived preclinical platform for metastatic pancreatic cancer: PDOX and a subsequent organoid model system using percutaneous biopsy samples. Front Oncol, 2019, 9: 875.

18. Fu XY, Besterman JM, Monosov A, et al. Models of human metastatic colon cancer in nude mice orthotopically constructed by using histologically intact patient specimens. Proc Natl Acad Sci U S A, 1991, 88 (20): 9345-9349.

19. Fu X, Guadagni F, Hoffman RM. A metastatic nude-mouse model of human pancreatic cancer constructed orthotopically with histologically intact patient specimens. Proc Natl Acad Sci U S A, 1992, 89 (12): 5645-5649.

20. Hiroshima Y, Zhang Y, Zhang N, et al. Establishment of a patient-derived orthotopic Xenograft (PDOX) model of HER-2-positive cervical cancer expressing the clinical metastatic pattern. PLoS One, 2015, 10 (2): e0117417.

21. Qi L, Wang ZY, Shao XR, et al. ISL2 modulates angiogenesis through transcriptional regulation of ANGPT2 to promote cell proliferation and malignant transformation in oligodendroglioma. Oncogene, 2020, 39 (37): 5964-5978.

22. Higuchi T, Sugisawa N, Miyake K, et al. Pioglitazone, an agonist of PPARgamma, reverses doxorubicin-resistance in an osteosarcoma patient-derived orthotopic xenograft model by downregulating P-glycoprotein expression. Biomed Pharmacother, 2019, 118: 109356.

23. Kiyuna T, Tome Y, Murakami T, et al. Trabectedin arrests a doxorubicin-resistant PDGFRA-activated liposarcoma patient-derived orthotopic xenograft (PDOX) nude mouse model. BMC Cancer, 2018, 18 (1): 840.

24. Igarashi K, Kawaguchi K, Kiyuna T, et al. Patient-derived orthotopic xenograft (PDOX) mouse model of adult rhabdomyosarcoma invades and recurs after resection in contrast to the subcutaneous ectopic model. Cell Cycle, 2017, 16 (1): 91-94.

25. Waldmann TA. Immunotherapy: past, present and

future. Nat Med，2003，9：269-277.

26. Shultz LD，Lyons B，Burzenski LM. et al. Human lymphoid and myeloid cell development in NOD/LtSz-scid IL2R gamma null mice engrafted with mobilized human hemopoietic stem cells. J Immunol，2005，174（10）：6477-6489.

27. Lan P，Tonomura N，Shimizu A，et al. Reconstitution of a functional human immune system in immunodeficient mice through combined human fetal thymus/liver and CD34+ cell transplantation. Blood，2006，108（2）：487-492.

28. De La Rochere P，Guil-Luna S，Decaudin D，et al. Humanized mice for the study of immuno-oncology. Trends Immunol，2018，39（9）：748-763.

29. Billerbeck E，Barry WT，Mu K，et al. Development of human CD4+FoxP3+ regulatory T cells in human stem cell factor-，granulocyte-macrophage colony-stimulating factor-，and interleukin-3-expressing NOD-SCID IL2Rgamma（null）humanized mice. Blood，2011，117（11）：3076-3086.

30. Shultz LD，Saito Y，Najima Y，et al. Generation of functional human T-cell subsets with HLA-restricted immune responses in HLA class I expressing NOD/SCID/IL2γ null humanized mice. Proc Natl Acad Sci U S A，2010，107（29）：13022-13027.

31. Theocharides AP，Rongvaux A，Fritsch K，et al. Humanized hemato-lymphoid system mice. Haematologica，2016，101：5-19.

32. Zhao Y，Shuen TW，Toh TB，et al. Development of a new patient-derived xenograft humanised mouse model to study human-specific tumour microenvironment and immunotherapy. Gut，2018，67（10）：1845-1854.

33. Yao LC，Aryee KE，Cheng MS，et al. Creation of PDX-bearing humanized mice to study immuno-oncology. Methods Mol Biol，2019，1953：241-252.

34. Satoh M，Saito M，Tanaka K，et al. Evaluation of a recombinant measles virus expressing hepatitis C virus envelope proteins by infection of human PBL-NOD/Scid/Jak3null mouse. Comp Immunol Microbiol Infect Dis，2010，33（6）：e81-e88.

35. Goto H，Matsuda K，Srikoon P，et al. Potent antitumor activity of zoledronic acid-induced Vγ9Vδ2 T cells against primary effusion lymphoma. Cancer Lett，2013，331（2）：174-182.

36. Jin K，Teng L，Shen Y，et al. Patient-derived human tumour tissue xenografts in immunodeficient mice：a systematic review. Clin Transl Oncol，2010，12（7）：473-480.

37. Brown KM，Xue A，Mittal A，et al. Patient-derived xenograft models of colorectal cancer in pre-clinical research：a systematic review. Oncotarget，2016，7（40）：66212-66225.

38. Okada S，Vaeteewoottacharn K，Kariya R. Establishment of a patient-derived tumor xenograft model and application for precision cancer medicine. Chem Pharm Bull（Tokyo），2018，66（3）：225-230.

39. Vaeteewoottacharn K，Pairojkul C，Kariya R，et al. Establishment of highly transplantable cholangiocarcinoma cell lines from a patient-derived xenograft mouse model. Cells，2019，8（5）：496.

40. Kariya R，Matsuda K，Gotoh K，et al. Establishment of nude mice with complete loss of lymphocytes and NK cells and application for in vivo bio-imaging. In Vivo，2014，28（5）：779-784.

41. Murayama T and Gotoh N. Patient-derived xenograft models of breast cancer and their application. Cells，2019，8（6）：621.

42. Gotoh K，Kariya R，Mastsuda K，et al. A novel EGFP-expressing nude mice with complete loss of lymphocytes and NK cells to study tumor-host interactions. Biosci Trends，2014，8（4）：202-205.

43. Kamili A，Gifford A，Li N，et al. Accelerating development of high-risk neuroblastoma patient-derived xenograft models for preclinical testing and personalised therapy. Br J Cancer，2020，122（5）：680-691.

44. Liu Y，Chanana P，Davila JI，et al. Gene expression differences between matched pairs of ovarian cancer patient tumors and patient-derived xenografts. Sci Rep，2019，9（1）：6314.

45. Ben-David U，Ha G，Tseng YY，et al. Patient-derived xenografts undergo mouse-specific tumor evolution. Nat Genet，2017，49（11）：1567-1575.

46. Aparicio S，Hidalgo M，Kung AL. Examining the utility of patient-derived xenograft mouse models. Nat Rev Cancer，2015，15（5）：311-316.

47. Choi Y，Lee S，Kim K，et al. Studying cancer immunotherapy using patient-derived xenografts（PDXs）in humanized mice. Exp Mol Med，2018，50（8）：1-9.

48. Shultz LD，Goodwin N，Ishikawa F，et al. Human cancer growth and therapy in immunodeficient mouse models. Cold Spring Harb Protoc，2014，2014（7）：694-708.

49. Gao H，Korn JM，Ferretti S，et al. High-throughput screening using patient-derived tumor xenografts to predict clinical trial drug response. Nat Med，2015，21（11）：1318-1325.

第四节　个体化化疗实验室技术及临床应用

近年来，大量临床研究结果表明，术后化疗具有一定疗效，能在一定程度上延长患者的生存时间。然而，由于脑胶质瘤属于化疗不敏感的肿瘤，传统的经验化疗难以获得满意的临床疗效，常规化疗药物顺铂、VM-26 和 CCNU 等，客观有效率均不超过 20%。新药替莫唑胺（TMZ）虽然获得了相对较好的临床反应，但不加选择的用药总有效率也只有 50% 左右[1]。大量研究证实，肿瘤具有较大的药物敏感性个体差异，从而导致肿瘤对同样的治疗方案出现不同的疗效。因此，如何在治疗前了解个体肿瘤对药物的敏感性，从而制订出合理的个体化治疗方案已经成为临床医师极为关注的问题。

一、药敏检测技术的发展和趋势

目前，体外预测胶质瘤对药物敏感性的方法主要有：①体外培养药敏实验，如克隆形成实验、四唑蓝比色法（methyl thiazolyl tetrazolium，MTT）和类器官培养药敏（patient-drived organoid，PDO）实验；②基于细胞遗传学的检测方法［如荧光原位杂交技术（FISH）］检测染色体 / 基因的异常改变（如扩增缺失）；③ MGMT 基因启动子甲基化检测；④免疫组

化学（IHC）检测耐药基因表达；⑤高通量基因测序指导肿瘤靶向治疗。

传统的应用新鲜肿瘤组织进行体外培养的药敏实验研究已经有数十年的历史，相关的技术研究和临床应用较为成熟。至 2006 年，与临床有关的类似报道已有 5000 余篇。大量国外临床研究表明，肿瘤体外培养药敏检测与临床疗效存在一定的相关性，能够较好地指导临床用药、提高临床疗效。

近年来，大量研究表明，肿瘤的发生是一个多阶段的过程。由于肿瘤发生过程中各种因素的种类、数量和时机组合不同，存在多种肿瘤遗传学途径，这就使同一病理类型的肿瘤可能具有个体独特的遗传学途径[2]。一些分子特征（1p/19q 染色体共缺失、9p/10q 染色体共缺失）与脑胶质瘤的化疗敏感性及预后密切相关[3]。此外，毛细胞星形细胞瘤、弥漫性软脑膜胶质神经元肿瘤和儿童低级别胶质瘤中也存在 BRAF 基因融合，可能对 BRAF 抑制剂维罗非尼敏感[4]。因此，深入了解脑胶质瘤的分子特征，并根据不同分子特征实施个体化治疗，可能有助于提高疗效，改善患者预后。

另外，组成性耐药基因表达而引起的耐药机制也是造成脑胶质瘤疗效不理想的一个重要因素。临床相关性分析表明，这些基因能够很大程度上影响化疗药物的效果。研究表明，约一半以上的脑胶质瘤为 MGMT 阳性，能够对亚硝脲类药物（如 BCNU、CCNU）以及替莫唑胺产生耐受；P-gp 和 Topo Ⅱ 阳性的脑胶质瘤则对 VCR 和 VM-26 治疗不敏感；顺铂对 GST-π 和肺抗拒相关蛋白（lung resistance-related protein，LRP）过表达的肿瘤疗效较差[5]。因此，制订化疗方案前应用免疫组化技术进行检测可以了解这些耐药基因的表达情况，从而避免使用无效药物化疗。

二、现有的药敏检测技术及临床应用

理想的肿瘤体外药敏检测体系的目标是筛选对肿瘤患者敏感的高疗效药物，避免传统化疗方案设计的盲目性，从而降低无效药物对患者身体损害的风险，提高药物治疗指数，降低医疗花费。在技术层面上具体应该满足如下条件：①需要的肿瘤组织较少，不影响其他病理检查对肿瘤标本的需求；②技术简便，具有可推广性；③实验成功评价率高于 90%；④具有

较好的结果重复性；⑤体外实验结果与药物体内疗效有较好的符合率。为了建立上述理想的药敏检测体系，人们对此进行了长期的实验探讨。下文将对各种常用的实验室技术结合临床应用进行介绍。

（一）体外培养药敏实验

1. 克隆形成实验　克隆形成实验是最经典的体外培养药敏检测方法。Mcallister 等较早开展了这方面的研究，Hamburger 等将该技术运用于肿瘤体外药敏检测。1980 年，Rosenblum 等报道该技术在脑肿瘤中的应用研究，结果表明，BCNU 体外药敏检测结果和临床疗效具有相关性。随后，欧洲、美国和日本进行了大量的临床相关性研究。Yung 等研究表明，该方法的评价成功率为 45% ～ 64%，实验指导化疗方案治疗转移癌的有效率为 25%，而同期经验选择方案的有效率为 14%。此方法由于需要活细胞的数量较大、培养要求高、克隆形成率较低，难以获得理想的单细胞悬液，现已很少使用。

克隆形成实验的技术原理如下。肿瘤组织中存在三种具有不同生物学特征的细胞群：①肿瘤干细胞群，含量为 1% 以下，该细胞群具有无限的自我更新能力，经过培养能够形成细胞集落；②过渡细胞群，具有分裂能力，但分裂次数有限，对肿瘤的长期存活不如干细胞重要；③终末细胞，为高度分化细胞，已失去自我更新潜力。将肿瘤单细胞悬液接种到含软琼脂的培养基中，培养一段时间以后，一部分肿瘤细胞能够形成集落，正常细胞则不能。Giemsa 染色以后通过显微镜计数集落数，并将药物处理组和对照组进行比较。处理药物浓度一般用药物人体内血浆峰值浓度的 1/10，常以该浓度下肿瘤细胞生长低于 50% 或 30% 作为体外敏感标准。

2. MTT 药敏实验　1983 年，Mosmann 等将 MTT 法用于检测 IL-2 对小鼠 T 细胞的生长促进作用以来，国内外学者尝试将该技术应用于肿瘤体外药敏检测，并对其可行性进行了深入的探讨。1990 年，Nikkhah 等报道该技术在恶性胶质瘤体外药敏检测中的应用，并和克隆形成实验进行比较，结果表明，两种技术的检测结果具有良好的一致性。我国学者徐建明较早进行了该方面的研究，非随机的结果显示该方法评价成功率为 88%。笔者的体外药敏实验结果与临床治疗效果的总符合率为 82.8%，阳性符合率为 71.4%，阴性符合率为 93.3%。体外药敏实验预示的敏感性为

90.9%，特异性为 77.8%。根据药敏实验结果进行化疗的临床客观有效率（CR+PR）为 28.6%，疾病控制率（CR+PR+SD）为 71.4%[6]。尽管该实验方法已引起人们较大的关注，但也同样存在着肿瘤原代细胞培养困难、间质细胞干扰较大等缺点。实验结果的重复性和稳定性还需要进一步探讨。该方法由于需要细胞数量较大，实验结果受酶标仪检测条件、肿瘤细胞的代谢和 pH 值的影响，检测结果与临床疗效符合率不高，不少学者在探讨对此技术的改良。

MTT 方法利用细胞线粒体中的琥珀酸脱氢酶将 MTT 分子还原成蓝紫色的 formazan，通过体外细胞培养中的线粒体琥珀酸脱氢酶的活力测定，来判断肿瘤细胞对化疗药物的敏感性。该技术在 96 孔板上完成检测。在药物处理组内，设定 6 个不同浓度的药物进行处理，另设不加药对照组和无细胞空白对照组。细胞经药物处理 72 小时以后，加入 MTT，然后继续培养 2 ～ 4 小时，最后用 DMSO 溶解还原的 formazan，利用酶标仪在 570 nm 波长测定每孔吸光值（OD），然后计算药物浓度对应的抑制率和药物半数抑制浓度 IC_{50}，一般以 IC_{50} < 50%PPC 作为体外药物敏感标准。

3. 类器官培养药敏实验　类器官（organoid）是一种 3D 细胞培养物，在结构及功能上高度模拟肿瘤组织，具备细胞增殖、自我更新、遗传稳定等特点。2009 年是类器官领域的元年。随着类器官研究的不断深入，肿瘤类器官类别已经可以广泛覆盖各个实体瘤癌种，类器官技术也在 2017 年被 *Nature Method* 评为年度生命科学领域的年度技术。类器官具有高度的临床相关性，可以在短时间内高效开展患者的药敏检测，使个体化的肿瘤用药指导成为可能。2018 年，Vlachogiannis 等在 *Science* 发表了肿瘤类器官体外药敏测试指导临床用药的里程碑式研究，在 71 位转移性胃肠癌患者中提取了 110 份组织用于构建类器官，共测试了 55 种抗癌药物。研究结果显示，类器官药筛达到了 93% 的特异性、100% 的灵敏度、88% 的阳性预测率和 100% 的阴性预测率，展现了极高的临床相关性[7]。2020 年，Golebiewska 等研究表明，胶质瘤类器官模型保持了器官位点特异性的组织学和遗传特征，并且在将肿瘤类器官模型移植到裸鼠颅内时，发现其有不同的成瘤和侵袭转移能力，这表明可在体外重现胶质瘤的发生发展过程。随后，他们通过运用胶质瘤类器官模型培养技术，对药

物进行了体外药敏测试[8]。

类器官培养的样本通常为肿瘤组织或胸腹水，主流的培养方法包括较为常用的胶滴法、适用于有气体接触的黏膜类器官（肠道、呼吸道）培养的气液界面法，以及需要较大扩增（脑类器官）的生物反应器法等。以肠道肿瘤类器官的培养流程为例，首先将患者来源的肿瘤样本组织通过机械剪切得到肿瘤细胞团，再将细胞团酶消化成单细胞。分离消化后，将细胞嵌入基质胶中，并在96/384孔板上进行胶滴的种接，再覆盖以培养基和细胞因子培养。类器官培养至直径几百微米的细胞小球即可用于药筛。结合高通量基因测序的器官肿瘤药敏检测能够更好地对化疗药、靶向药和抗体药进行个体化用药筛选（图15-4-1）。

（二）荧光原位杂交技术检测染色体/基因的异常改变

随着分子生物学技术的发展和人类基因组计划的实施，从分子遗传学和基因水平上阐述药物敏感性及其机制成为未来药敏检测技术发展的方向。荧光原位杂交技术（FISH）是一种先进的分子生物学检测技术，能够在染色体/基因水平上检测异常遗传学改变，如扩增、缺失。以胶质瘤分子遗传学标志物为指导而进行的个体化放化疗是近年来国际神经肿瘤学界提出的先进理念，对脑胶质瘤的治疗具有深远意义。国外大量研究表明，恶性胶质瘤的分子遗传学特征可以用于指导制订胶质瘤用药方案。Cairncross等研究表明，少枝胶质瘤的一些分子遗传学特征（如染色体1p/19q共缺失）和PCV方案敏感性相关，1p/19q共缺失的患者具有较长的生存期[9]。Wemmert等报道染色体9p/10q共缺失的患者能从替莫唑胺的治疗中获益，生存期较同期患者显著延长，该研究结果强烈推荐个体肿瘤分子遗传学标志物作为肿瘤化疗的评价模型，筛选和指导临床治疗方案[10]。目前，美国NCCN肿瘤学临床实践指南亦推荐化疗前检测少枝胶质瘤1p/19q是否缺失作为PCV方案应用的依据。

FISH是将荧光化学与分子生物学技术相结合来检测和定位核酸的技术。它是用已知碱基顺序并带有荧光标记的核酸片段作为探针（probe），与组织细胞中待检测的基因组DNA按碱基配对的原则进行特异性结合，形成杂交体；然后再应用与标志物相应的检测系统，通过显微镜荧光成像技术，在核酸原有位置把它显示出来（图15-4-2）。FISH能够检测一些药敏相关的分子遗传标记染色体/基因的异常改变（如扩增、缺失），从而确定肿瘤对化疗方案的个体敏感性。原位杂交程序的主要步骤包括：组织样本的制备 → 杂交前样本的预处理 → 杂交 → 杂交后洗涤 → 显

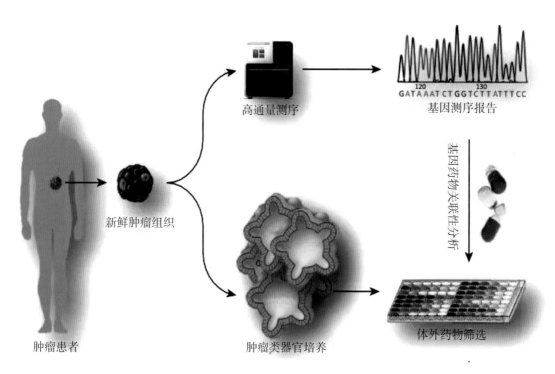

肿瘤患者　　　新鲜肿瘤组织　　　高通量测序　　　基因测序报告

肿瘤类器官培养　　　体外药物筛选

基因药物关联性分析

图 15-4-1 类器官肿瘤药敏检测和高通量基因测序进行个体化用药筛选

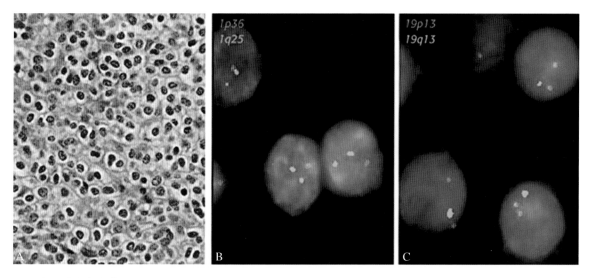

图 15-4-2　少枝胶质瘤染色体 1p/19q 缺失。A. 为少枝胶质瘤 HE 染色，B、C. FISH 检测，1q25 和 19p13 为内参探针，检测结果表明，1p36 和 19q13 各缺失一个拷贝

微镜荧光成像。

（三）*MGMT* 基因启动子甲基化检测

在脑胶质瘤中，肿瘤细胞抵抗烷基化药物的主要机理是 MGMT 所介导的 DNA 修复过程。*MGMT* 基因启动子区具有 98 个 CpG 岛区。在很多原发性的胶质瘤中，*MGMT* 启动子的 CpG 岛区被甲基化而引起 *MGMT* 基因沉默，从而减少 MGMT 蛋白的表达。*MGMT* 在细胞的 DNA 错配修复过程中起着重要的作用，可以使烷化剂（亚硝脲类、替莫唑胺）作用下形成的 O6- 位甲基化鸟嘌呤去甲基化，从而有效地修复 DNA 损伤[11]。因此，检测 *MGMT* 基因启动子甲基化水平可以预测肿瘤对烷化剂（如替莫唑胺）是否耐药，并对 *MGMT* 基因甲基化水平不同的患者实施不同的化疗方案，实现预见性、个体化化疗。这在提高化疗疗效、改善患者预后方面有着十分重要的意义。

该方法的技术原理如下。采用重亚硫酸盐处理样本后，对其启动子区域进行测序，识别发生甲基化的位点，并计算各个位点甲基化比例的平均值。依据研究结果，将测序区段内平均甲基化水平的阈值设为 8%：平均甲基化水平 ≤ 8% 的样本为 *MGMT* 甲基化阴性，平均甲基化水平 > 8% 的样本为 *MGMT* 甲基化阳性。*MGMT* 甲基化阳性患者人群采用替莫唑胺治疗的效果相对较好。

（四）免疫组织化学检测耐药基因表达

胶质瘤化疗效果不佳，除了血脑屏障对药物进入脑组织的阻止作用外，肿瘤细胞本身对抗癌药物的耐药性也是化疗失败的重要原因。体内外研究发现，肿瘤耐药的分子机制很复杂，包括靶基因突变、靶基因扩增、DNA 损伤修复能力差异、药物进入肿瘤细胞内浓度减少等。近年来，分子生物学研究发现，肿瘤细胞内某些基因——*MDR*、*MGMT*、*NER*、*GST*、*PKC*、*MMR* 等的表达与否和耐药密切相关。临床相关性分析表明，肿瘤组织中耐药基因高表达能够很大程度上影响化疗药物的效果。MGMT 与肿瘤对甲基化类药物耐药有关是目前研究较为肯定的结果。MGMT 是分子量为 22 000 的酶蛋白，能与 DNA 鸟嘌呤六号氧上的烷基化合物结合，将烷基转移到 MGMT 的第 145 号半胱胺酸活性位上，使 DNA 上烷基化的鸟嘌呤被还原，而 MGMT 则成为失活的烷基化 MGMT。所以，MGMT 阳性的肿瘤细胞将表现为对亚硝脲类和 TMZ 耐药。有研究表明，67.2% ~ 76% 的胶质瘤 MGMT 表达阳性[12]，提示至少半数以上胶质瘤对亚硝脲类和 TMZ 耐药。这也解释了临床上使用这些药物的有效率低甚至无效的原因。笔者采用免疫组织化学（IHC）方法检测患者肿瘤组织 MGMT 蛋白表达，据 MGMT 测定结果选择化疗方案。对 MGMT 表达阳性者采用不含亚硝脲类和 TMZ 的方案进行化疗，MGMT 表达阴性者可以用也可不用含亚硝脲类和 TMZ 的方案进行化疗。结果客观有效率（CR+PR）为 35%，疾病控制率（CR+PR+SD）达到 73%。Levin 等研究表明，MGMT 低表达少枝胶质瘤患者疗效较好，有效率为 61%，中位 TTP 为 31 个月 [13]。

IHC 是将组织化学与免疫学技术相结合来检测和定位目的蛋白的技术。它用特异性抗体作为探针与组织细胞中待检测的蛋白进行特异性结合，然后再应用与标志物相应的检测系统，通过组织化学方法，在组织切片原位显示出来（图 15-4-3）。

原位杂交程序的主要步骤包括：组织切片的制备→脱蜡和抗原修复 →一抗孵育→酶标二抗孵育→组织化学显色→复染封片→镜检。

（五）高通量基因测序指导肿瘤靶向治疗

驱动性基因突变是导致恶性肿瘤发生、转移和耐药的罪魁祸首。以肿瘤驱动性突变基因为靶点的药物研发、检测和治疗构成了个体化化疗的核心，使肿瘤患者的治疗模式发生了巨大变化，也大大延长了患者的生存期。近年研究发现，基因突变在胶质瘤中属于高频事件，30% ~ 50% 的胶质瘤样本中具有药靶基因突变，其中最常见的胶质瘤药靶基因突变有 *BRAF* 突变、*FGFR* 融合、*NTRK* 融合、*MET* 融合 / 外显子 14 跳跃 [14]。一些针对药靶基因突变的靶向药，如维罗非尼（vemurafenib，针对 *BRAFV600E* 突变）、厄达替尼（erdafitinib，针对 *FGFR* 突变 / 融合）、PLB-1001（针对 *MET* 融合 / 外显子 14 跳跃突变）和恩曲替尼（entrectinib，针对 *NTRK* 融合），已经在胶质瘤中进行了大量的临床研究 [15]。为了判断患者是否可使用靶向治疗药物，首先需要进行基因检测，确定患者基因突变，然后选择合适的靶向药进行靶向治疗。

该方法的技术原理如下。以最常用的 Illumina 公司的 Solexa 测序为例，从肿瘤组织或脑脊液中提取 DNA 进行文库制备。测序采取边合成边测序的方法，和模板配对的 ddNTP 原料被添加上去，不配对的 ddNTP 原料被洗去，成像系统能够捕捉荧光标记的核苷酸。随着 DNA 3' 端的阻断剂的去除，就可以进行下一轮的延伸。测序仪能自动读取碱基，数据被转移到自动分析通道进行二次分析。Solexa 的读长在 100 ~ 150 bp，具有所需样品量少、高通量、高精确性、拥有简单易操作的自动化平台和功能强大等特点。

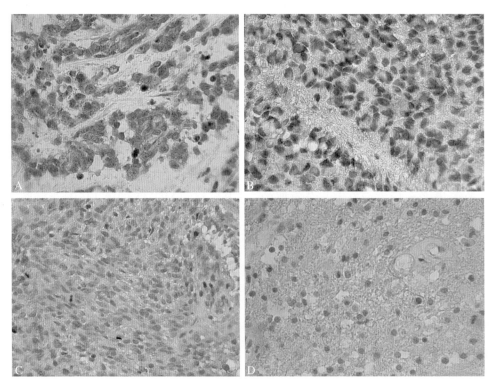

图 15-4-3 脑胶质瘤 MGMT 免疫组化染色。A. 间变性星形细胞瘤，++；B. 胶质母细胞瘤，+；C. 间变性星形细胞瘤，±；D. 星形细胞瘤（WHO Ⅱ级），-

三、小结

对胶质瘤进行体外药物敏感性检测的各项检查，指导胶质瘤的临床治疗方案的个体化设计，对临床疗效的提高具有重要意义。通过神经肿瘤学工作者的共同努力，随着对胶质瘤分子特征的深入了解，特别是与药物敏感性相关基因的充分认识，以及有效新药的研究开发和临床应用，对患者进行系统优化组合的个体化治疗，胶质瘤患者的化疗必定会取得令人满意的效果，在胶质瘤综合治疗中发挥积极作用。

（付　军）

参考文献

1．李德培，陈银生，郭琤琤，等．脑胶质瘤的临床疗效和预后因素分析（附 741 例报告）．中华神经外科杂志，2018，34（9）：905-909.

2．柯超，陈忠平．低级别胶质瘤的分子遗传学：基因组改变指导诊断和治疗第十一届 Frye-Halloran 脑肿瘤研讨会报告（摘译）．中国神经肿瘤杂志，2013，11（1）：75-79.

3．Le Rhun E，Taillibert S，Chamberlain MC. Anaplastic glioma：current treatment and management. Expert Rev Neurother，2015，15（6）：601-620.

4．Zalatimo O，Zoccoli CM，Patel A，et al. Impact of genetic targets on primary brain tumor therapy：what's ready for prime time? Adv Exp Med Biol，2013，779：267-289.

5．Nguyen HS，Shabani S，Awad AJ，et al. Molecular markers of therapy-resistant glioblastoma and potential strategy to combat resistance. Int J Mol Sci，2018，19（6）：1765.

6．陈建文，张俊平，程金建，等．体外药敏试验指导的恶性脑胶质瘤预见性化疗．广东医学，2005，26（9）：1183-1185.

7．Vlachogiannis G，Hedayat S，Vatsiou A，et al. Patient-derived organoids model treatment response of metastatic gastrointestinal cancers. Science，2018，359（6378）：920-926.

8．Golebiewska A，Hau AC，Oudin A，et al. Patient-derived organoids and orthotopic xenografts of primary and recurrent gliomas represent relevant patient avatars for precision oncology. Acta Neuropathol，2020，140（6）：919-949.

9．Cairncross G，Jenkins R. Gliomas with 1p/19q codeletion：a.k.a. oligodendroglioma. Cancer J，2008，14（6）：352-357.

10．Wemmert S，Ketter R，Rahnenfuhrer J，et al. Patients with high-grade gliomas harboring deletions of chromosomes 9p and 10q benefit from temozolomide treatment. Neoplasia，2005，7（10）：883-893.

11．Śledziń ska P，Bebyn MG，Furtak J，et al. Prognostic and predictive biomarkers in gliomas. Int J Mol Sci，2021，22（19）：10373.

12．杨群英，牟永告，李刚，等．MGMT 表达指导恶性胶质瘤的替莫唑胺化疗（附 40 例报告）．中华神经外科杂志，2011，27（2）：112-115.

13．Levin N，Lavon I，Zelikovitsh B，et al. Progressive low-grade oligodendrogliomas：response to temozolomide and correlation between genetic profile and O6-methylguanine DNA methyltransferase protein expression. Cancer，2006，106（8）：1759-1765.

14．Picca A，Guyon D，Santonocito OS，et al. Innovating strategies and tailored approaches in neuro-oncology. Cancers（Basel），2022，14（5）：1124.

15．Le Rhun E，Preusser M，Roth P，et al. Molecular targeted therapy of glioblastoma. Cancer Treat Rev，2019，80：101896.

第 16 章

临床试验设计

近年来，随着肿瘤诊疗技术的发展，涌现出许多新的抗肿瘤药物、手术方式、放射治疗以及联合治疗等措施。这些干预措施在应用于临床前，都需要经过规范的临床试验来确证其有效性和安全性。本章以抗肿瘤药物临床试验为主线，介绍肿瘤临床试验设计与实施中的相关内容。

第一节 临床试验基本要求

一、符合伦理规范

保护受试者权益、保障受试者安全是临床试验的首要原则。世界医学大会的《赫尔辛基宣言》和国际医学科学组织理事会的《涉及人类受试者生物医学研究的国际伦理准则》是国际上具有普遍指导意义的伦理准则。我国对于临床研究伦理审查也有相关的法规和指南，主要包括 2010 年国家药品监督管理局发布的《药物临床试验伦理审查工作指导原则》、2016 年国家卫生健康委员会发布的《涉及人的生物医学研究伦理审查办法》、2019 年国家卫生健康委员会医学伦理专家委员会办公室与中国医院协会制定的《涉及人的临床研究伦理审查委员会建设指南》等 [1]。

伦理审查与知情同意是保障受试者权益的重要措施 [1]。研究者在设计和实施临床试验时，需要充分考虑受试者参与临床研究的获益和可能面临的风险，充分权衡受益 - 风险比，只有那些预期获益大于风险的临床研究才有可能被伦理委员会审查同意。获得伦理委员会的审查同意才可以开始招募受试者，研究者和受试者（或其法定代表人）须共同签署书面的知情同

意书。

二、遵循法律法规与指导原则

国际上，临床试验的开展主要参照人用药品技术要求国际协调理事会（The International Council for Harmonisation of Technical Requirements for Pharmaceuticals for Human Use，ICH）制定的系列指导文件。ICH 的指导文件包括质量（quality）、安全（safety）、疗效（efficacy）和综合（multidisciplinary）四个方面，获得了世界范围内的广泛认可。

在我国，临床试验相关的法律法规主要包括《中华人民共和国药品管理法》《药品注册管理办法》等，以及国家药品监督管理局会同国家卫生健康委员会修订颁布的《药物临床试验质量管理规范》。此外，国家药品监督管理局及药品审评中心还制定了有关临床试验的系列指导文件，其中与肿瘤临床试验相关的指导文件主要有《药物临床试验的生物统计学指导原则》《抗肿瘤药物临床试验统计学设计指导原则》《抗肿瘤药联合治疗临床试验技术指导原则》《抗肿瘤药物临床试验终点技术指导原则》《已上市抗肿瘤药物增加新适应证技术指导原则》等。

三、符合科学性原则

临床试验需要建立在充分的临床前研究和（或）既往临床研究的基础上，要有坚实的科学依据。为了保证临床试验结果真实、可靠、准确地回答临床问题并指导临床实践，在临床试验的设计、实施、数据管理、统计分析和结果报告的全过程中需要遵循科

学性原则。通过科学的设计（design）、准确的测量（measurement）和审慎的评价（evaluation），尽量排除偏倚和混杂因素对结局的影响，保证研究结果的真实性和研究结论的可靠性。

四、以解决临床问题为导向

临床试验的最终目的是指导临床诊疗决策，造福患者，保障人民健康。在临床试验的选题方面，应以患者需求为导向，倾听患者声音，从诊疗实践中遇到的有关病因、诊断、治疗、预后等方面的临床问题出发，有针对性地开展临床研究，才能更好地指导临床决策，完善临床指南、规范、路径。同时，在临床试验设计方面，也需要充分体现患者需求，可以采用更加灵活的试验设计方法（如适应性设计、基于生物标志物的设计），早期淘汰无效、低效、存在安全性问题的治疗措施，让更多受试者进入潜在有效的治疗组[2]。

参考文献

1. 李济宾，张晋昕，洪明晃，等. 临床研究方法学. 北京：科学出版社，2020.
2. 国家药品监督管理药品审评中心. 以临床价值为导向的抗肿瘤药物临床研发指导原则，2021.

第二节 临床试验分期

以药物临床试验为例，根据研究所处的不同阶段，临床试验可分为 I～IV 期。

一、I 期临床试验

I 期临床试验（phase I clinical trial）是初步的临床药理学及人体安全性评价试验，包括人体耐受性试验和药物代谢动力学研究，以确定最大耐受剂量（maximal tolerance dose，MTD）和剂量限制性毒性（dose-limited toxicity，DLT），也包括为 II 期临床试验给药剂量、给药间隔和疗程方案提供依据。在抗肿瘤 I 期临床试验中，受试者多是没有标准治疗或标准治疗失败后的肿瘤患者。

I 期临床试验中，用于确定 MTD 的方法有两类：一类是基于规则的设计方法，包括传统的 3+3 设计、成组增减设计等；另一类是基于模型的设计，包括连续重评估法、改良的毒性概率区间法等。

二、II 期临床试验

II 期临床试验（phase II clinical trial）是治疗作用的初步评价阶段，其目的是初步评价药物对目标适应证患者的疗效和安全性，也包括为 III 期临床试验设计和给药方案的确定提供依据。II 期临床试验多为概念验证（proof-of-concept）的小规模研究，此阶段的设计可以根据研究目的，采用单臂设计、多剂量平行对照设计等多种形式。其中，Simon 二阶段单臂设计是肿瘤 II 期临床试验中常用的设计类型，多以客观缓解率（objective response rate，ORR）等短期疗效指标为主要研究指标。

三、III 期临床试验

III 期临床试验（phase III clinical trial）是治疗作用的确证阶段，旨在进一步验证药物或治疗措施对目标适应证患者的疗效和安全性，评价获益与风险关系。此阶段的临床试验多为样本量足够的随机对照试验。

四、IV 期临床试验

IV 期临床试验（phase IV clinical trial）为新药上市后应用的研究阶段，其主要目的是考察在广泛使用条件下（使用人群、使用周期），药物的疗效和不良反应（罕见不良反应），旨在评价药物在普通或者特殊人群中使用的获益与风险关系以及改进给药剂量等。

需要强调，并不是所有的临床试验都需要从 I 期临床试验开始做起。此外，根据不同研究目的，临床试验又可分为：人体药理学研究、疗效探索研究、疗效确证研究和临床应用。临床试验目的和试验分期两个分类系统互补形成一个动态的有实用价值的临床试验网络（图 16-2-1）。

实心圆代表某一分期中最常进行的研究类型；空心圆代表某些可能但较少进行的研究类型。每个圆圈代表一项研究。右上角的柱形图显示了单个研究的主

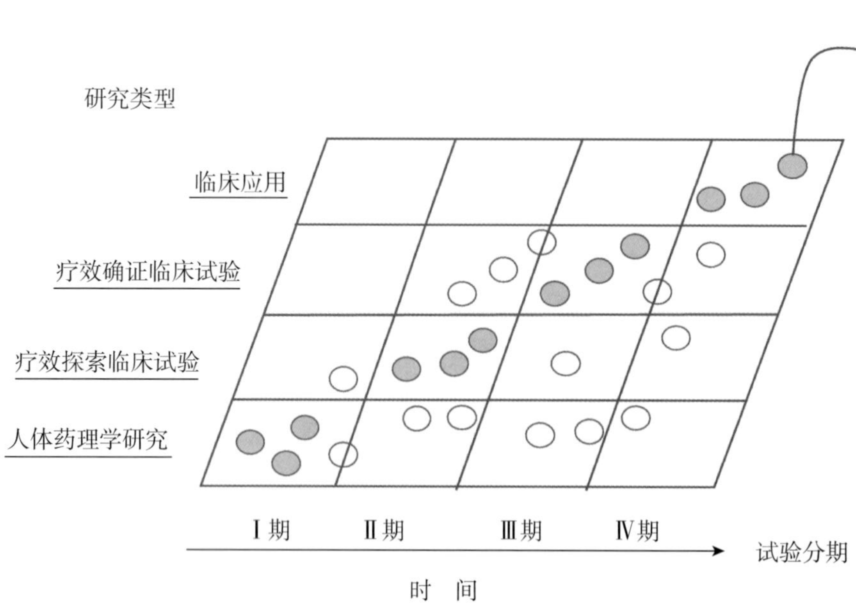

图 16-2-1 临床试验目的与试验分期之间的关系 [1]

要内容。

参考文献

1. ICH. E8（R1）: General considerations for clinical trials（draft guideline）[2022-3-9]. https://database.ich.org/sites/default/files/E8-R1_EWG_Draft_Guideline.pdf.

第三节 临床试验设计要点

一、试验目的

临床试验的主要目的是评估干预措施（如药物、联合治疗、手术方式、放疗）的有效性和安全性。任何一项临床试验都要有明确的研究目的，并在试验方案中清晰阐述。研究者可以根据研究需要，分别设定主要研究目的（primary objective）和次要研究目的（secondary objective）。对于主要研究目的，需要明确阐述统计检验的比较类型[1]。

（一）优效性试验

优效性试验（superiority trial）常用于 Ⅲ 期临床试验，其目的是检验试验组的疗效是否优于对照组。采用安慰剂作为对照组的临床试验，原则上应当采用优效性临床试验设计。优效性试验需要规定优效性界值。如果优效性界值为某一具有临床意义的数值，则为临床优效性；如果设定优效性界值为 0，则为统计优效性。

（二）非劣效性试验

非劣效性试验（non-inferiority trial）的目的是确证试验组的疗效如果在临床上低于对照组（常为标准治疗），其差异应该在临床可接受范围内，即试验组的疗效非劣于对照组。采用非劣效性试验设计，在试验组损失一定疗效的情况下，必须要在其他方面（如安全性、生活质量、治疗依存性、对患者的创伤）表现出明显的优势，否则采用非劣效性设计将存在伦理问题。有时，为了更能说明临床问题，可同时针对主要疗效指标采用非劣效性设计，针对安全性指标采用优效性设计。非劣效界值（non-inferiority margin, NIM）的确定是非劣效性试验设计的关键，需要由临床专家和方法学专家根据既往研究或循证医学证据共同商定，并最终由主要研究者确认。

非劣效界值的确定一般采用两步法。首先，估计出阳性对照相对于安慰剂的绝对疗效 M_1，多根据荟萃分析方法计算出阳性对照相对于安慰剂疗效之差的 95% 置信区间，以置信区间下限作为 M_1。获得 M_1

后，非劣效界值 M_2 一般取 $f \times M_1$。f 越小，说明试验药的疗效越接近于阳性对照，所需的样本量也越大。但 f 太小会使试验所需的样本量非常大，以至于试验不具可操作性。一般，f 可以取 0.5，即如果试验药在某些方面显示具有重要优势时（如安全性方面、服药依存性方面），要求试验药至少保留阳性对照药疗效的 50%。如果试验药在某些方面有较大优势，可以选择一个相对比较宽的非劣效界值，但这一界值不应当让人对试验药优于安慰剂产生怀疑。

此外，在非劣效性试验中，需要注意生物递减现象（biocreep）。即某药的疗效是经过非劣效性试验确证的，在下一个试验中它又被作为阳性对照药去证明另一种药物的疗效，有可能出现阳性对照药疗效依次递减，最终等同于安慰剂的现象。所以，在非劣效性试验中，所选的阳性对照药应该是经过严格的随机、安慰剂对照试验验证且疗效被业内公认的。当阳性对照药疗效在不同试验中的一致性受到质疑时，应当尽可能采用试验药、阳性对照药和安慰剂的三组试验设计，可以在试验内部对非劣效性界值进行一定程度的验证[2-3]。

（三）等效性试验

等效性试验（equivalence trial）的目的是确证两种（或多种）治疗措施在疗效上相当，即试验组的治疗效果既不比对照组差，也不比对照组好。等效性界值包括上限和下限，是一个有临床意义的数值，应由临床专家和方法学专家共同讨论确定。

（四）非劣效性与优效性结论的互转问题

在临床试验的实际执行过程中，研究者经常会问，在非劣效性结论成立的情况下，是否可以进一步根据研究结果做出优效性的结论？美国及欧洲药监部门的指导原则认为，在非劣效性试验中，当试验药与阳性对照药差值的 95% 置信区间下限大于非劣效界值（即非劣效性结论成立）且大于 0，可以做出优效性的结论。此种情况下，一般不需校正 α。需要强调的是，优效性结论的判定需要依据全分析集[5-5]。

关于优效性检验不成立情况下转非劣效性检验的情况，则需要非常谨慎，遵循非常严格的前提条件[4-5]：①非劣效界值必须是在研究方案中事先设定的或有充足且令人信服的理由；②全分析集和符合方案集均支持非劣效性结论；③试验设计合理，且严格按照非劣效性试验的要求实施；④试验的灵敏度足够高，其他影响因素不会导致非劣效性结论的改变；⑤有直接或间证据显示阳性对照药疗效可靠。

二、常用试验设计方法

根据试验目的和试验所处的阶段，临床试验可以采用不同的设计类型，下面介绍肿瘤临床试验中常用的设计类型[6-9]。

（一）单臂设计

对于当前无标准治疗或标准治疗失败的肿瘤临床试验，可以考虑采用单臂设计。单臂设计即仅有一个研究组，不涉及随机和盲法。在肿瘤 II 期临床试验中常采用单臂设计，可以是单臂单阶段、单臂二阶段、单臂三阶段设计等。Simon 二阶段设计（Simon's two stage design）是肿瘤 II 期临床试验中应用比较广泛的一种单臂设计类型，多以客观缓解率作为主要的疗效评价指标。Simon 二阶段设计的基本原理（图 16-3-1）如下。研究分为两个阶段，第一阶段先纳入 n_1 例受试者。如果有效例数不超过 r_1 例，则终止研究；否则，进入第二阶段，再纳入 n_2 例受试者，如果两

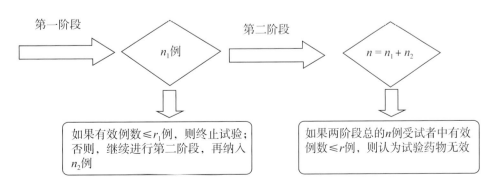

图 16-3-1　Simon 二阶段设计示意图

个阶段总的 n（即 n_1+n_2）例受试者中，总有效例数（包括第一阶段的有效例）不超过 r 例，则说明干预措施（如药物）无潜在的治疗效果；否则，可以认为干预措施有潜在的临床疗效，可以考虑进入Ⅲ期临床试验。Simon 二阶段设计的样本量，根据 α、β、P_0 和 P_1 的具体取值，通过样本量计算软件（如 PASS）即可计算得到具体的 n_1、r_1、n 和 r。其中 P_0 为不良有效率，如果试验方法的有效率处于不良水平，则说明试验方法无效；P_1 为试验方法的期望有效率，如果有效率处于期望水平，则可以认为试验方法有效。P_0 和 P_1 的具体取值由研究者根据预试验或前期研究结果确定。

例如，一项初步探索二甲双胍联合某药治疗复发性胶质母细胞瘤疗效和安全性的Ⅱ期临床试验，预期联合治疗的期望有效率为 45%（P_1），若有效率低于 30%（P_0），则认为联合治疗的有效率处于不良水平。在 $\alpha=0.05$（单侧）、检验功效取 80% 情况下，Simon 二阶段最优化设计为：第一阶段需要入组 27 例复发性胶质母细胞瘤患者，如果有效例数不超过 9 例，则终止试验；否则，继续进行第二阶段，再入组 54 例至总例数达 81 例，如果两个阶段的总有效例数超过 30 例，则认为联合治疗方法对复发性胶质母细胞瘤患者有潜在的治疗效果。

（二）随机平行对照设计

随机平行对照试验（randomized controlled trial，RCT）是常用的临床试验设计类型，将受试者随机分配进试验组或对照组，接受不同的干预措施，比较两组治疗效果的差异。在平行对照设计中，多采用 1∶1 的比例分配受试者进入试验组或对照组。但是，有时出于伦理学考虑（如安慰剂对照）或已有证据显示试验组疗效优于阳性对照或安慰剂，为使更多患者接受潜在更优的治疗，可以考虑试验组和对照组按 2∶1 或 3∶1 的非等比例形式进行受试者的随机分配。

（三）交叉设计

交叉设计（cross-over design）是将自身对照计和平行对照设计综合应用的一种设计方法，随机地分配受试者进入两个或多个不同试验阶段接受指定的干预措施。最简单的交叉设计是 2×2 交叉设计，将受试者随机分入两个不同的试验顺序组，分入第一个试验顺序组的受试者先接受 A 治疗，后接受 B 治疗；分入第二个试验顺序组的受试者先接受 B 治疗，后接受 A 治疗。

例如，为了明确阿比特龙联合泼尼松与恩杂鲁胺治疗转移性去势抵抗前列腺癌的最佳序贯疗法，研究者设计了一项交叉试验：将 200 例前列腺癌患者随机分入两个试验顺序组，分入第一个试验顺序组的受试者先接受阿比特龙联合泼尼松的治疗，前列腺特异性抗原（prostate specific antigen，PSA）进展后，改用恩杂鲁胺治疗；分入第二个试验顺序组的受试者，先接受恩杂鲁胺治疗，PSA 进展后，改用阿比特龙联合泼尼松的治疗，具体试验设计如图 16-3-2 所示。

（四）析因设计

析因设计（factorial design）是指通过研究因素不同水平的组合，对两个或多个研究因素同时进行评价。最简单的析因设计是 2×2 析因设计，即两个处理因素，每个处理因素有两个水平，两个因素的不同水平组合即有四个处理组，将符合条件的受试者随机分配到其中的一个处理组。在临床试验中，析因设计

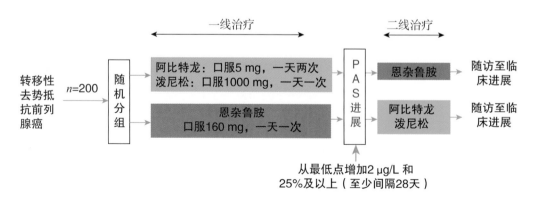

图 **16-3-2** 交叉设计示意图 [10]

多用于评价联合用药的效果，但由于涉及的研究组数比较多，实施起来有一定难度。

例如，为评价 A 药和 B 药联合治疗某恶性肿瘤的效果是否优于单药治疗（单用 A 药或 B 药）的效果，即可以采用析因设计。分别为 A 药和 B 药设置安慰剂，通过 A 药、B 药及对应的安慰剂的不同组合，即得到析因设计的四组：A 药 +B 药、A 药 +B 药的安慰剂、B 药 +A 药的安慰剂、A 药的安慰剂 +B 药的安慰剂。

（五）适应性设计

适应性设计（adaptive design）是预先在研究方案中计划，利用前期累积的试验数据，在不影响试验有效性、科学性、完整性的前提下，在试验进行过程中对试验设计的一个或多个方面（如样本量、研究期限、试验组数、受试者分配）进行修改的一种试验设计。采用适应性设计需要注意以下几点。①适应性设计中的多重性检验问题（如成组序贯设计）会导致 α 膨胀，需要在研究方案中预先说明控制 I 类错误的有效方法。②由于适应性设计的特点，容易出现对治疗效果的有偏估计，需要在研究方案中预先计划好控制偏倚的有效措施，保证治疗效果的无偏估计。③有关适应性设计的所有内容及细节均需要事先在研究方案中详细说明，所有适应性决策均应按计划执行。④在试验过程中，严格限制可以接触期中分析数据的人员，一般应有独立于临床试验及管理的第三方人员（如独立数据监察委员会）执行期中分析，确保试验的完整性。此处介绍肿瘤临床试验中常用的两类适应性设计类型[8-9]。

1. 成组序贯设计（group sequential design）　指方案中预先计划的、在试验过程中利用累积到的试验数据进行一次或多次期中分析，依据每次期中分析的结果对后续试验做出决策。决策通常包括：①依据有效性终止试验，平均而言需要的样本量较少，可以缩短试验周期；②依据无效终止试验；③依据安全性终止试验，如严重毒副反应；④继续试验。在成组序贯设计中，研究者需要事先考虑期中分析的时间点、期中分析次数、I 类错误 α 的控制方法、独立数据监察委员会等内容，在试验实施过程中严格按照方案执行，以确保整个试验的科学性和完整性，避免计划外的期中分析。期中分析的时间点一般基于累计数据的信息量，如受试者入组比例或发生目

标事件数的比例。期中分析次数不宜太多，就减少样本量而言，1 ~ 2 次期中分析的效果最佳。控制 I 类错误 α 的常用方法包括 Pocock 方法、O'Brien & Fleming 方法和 Lan & DeMets 方法，其中 O'Brien & Fleming 方法相对比较保守，是成组序贯设计中常用的 α 调整方法。

2. Ⅱ / Ⅲ期无缝设计（Ⅰ / Ⅱ seamless design）　Ⅱ / Ⅲ期无缝设计是将传统的Ⅱ期、Ⅲ期临床试验合并为一个试验的两个阶段，可以消除Ⅱ期和Ⅲ期之间的空挡期。在保证一定的检验功效前提下，用相对较小的样本量达到两期的试验目的。Ⅱ / Ⅲ期无缝设计有两种类型：可以采用操作无缝设计，Ⅱ期试验的受试者不纳入Ⅲ期的主要分析，这种情况不涉及多重性检验；也可以采用推断无缝设计，在Ⅲ期的主要分析中纳入Ⅱ期试验的受试者，此种情况下需要根据适应性设计的性质和假设检验的策略对 I 类错误进行相应调整。

（六）主方案设计

主方案（master protocol）试验设计是在一个总的试验方案框架下设计多个子试验，同时研究多种药物（或疗法）对多种肿瘤的治疗效果，且不需为每次试验制订新方案的一种试验设计类型，包括篮式试验（basket trial）、伞式试验（umbrella trial）和平台试验（platform trial）[8,11-12]。

1. 篮式试验　篮式试验是把具有相同生物学特征（如相同靶基因）的不同肿瘤患者放进一个"篮子"内进行研究，而针对这个生物学特性的药物或药物组合就是一个"篮子"。篮式试验的本质是研究某一特定靶向药物是否对具有相同靶基因的不同肿瘤患者都有效。篮式试验中的队列样本量通常较小，多采用单臂单阶段或二阶段的设计，可以快速获得结果。

例如，一项评估口服激素酶抑制剂维罗非尼（主要用于治疗黑色素瘤）对具有 *BRAF V600E* 突变肿瘤患者的治疗效果的Ⅱ期、篮式试验，研究者纳入 122 名具有 *BRAF V600E* 突变的不同肿瘤（包括非小细胞肺癌、结直肠癌、甲状腺癌、胆管癌、卵巢癌、肉瘤等）患者，具体设计如图 16-3-3 所示。

2. 伞式试验　伞式试验是把具有不同驱动基因（如肺癌的 *KRAS*、*EGFR*、*ALK*）的同一种肿瘤患者，聚拢在同一把"雨伞"下研究，根据不同的靶基因分配不同的靶向治疗药物。伞式试验的最大优势在于将

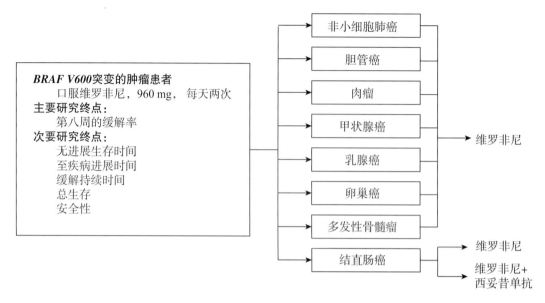

图 16-3-3 篮式设计示意图 [13]

非常少见的基因突变类型集中起来，变少见类型为常见类型，对于加速少见病的临床试验和针对个体的精准治疗都有重要意义。不同于篮式试验中各队列多以单臂设计为主的形式，伞式试验的亚组可以采用单臂设计，也可以采用随机对照设计，且多用于确证性试验。伞式试验需要的样本量通常较大，且试验时间较长。

例如，以 ALCHEMIST 研究为例，这是一项 III 期、随机、伞式试验，旨在评估厄洛替尼或克唑替尼辅助治疗早期非鳞 *EGFR* 突变或 *ALK* 重排型非小细胞肺癌的效果。首先，肺癌根治术后行 *EML4-ALK*、*EGFR-TKI* 敏感突变检测。野生型患者作为对照组常规随访 5 年；*EGFR-TKI* 突变患者随机分入厄洛替尼治疗组，或安慰剂序贯辅助化疗和（或）辅助放疗组；*ALK* 易位者随机分入克唑替尼治疗组，或安慰剂序贯辅助化疗和（或）辅助放疗组 [11]。

3. 平台试验 平台试验也称为多臂多阶段试验（multi-arm multi-stage trial），可以研究一种疾病的多种治疗措施，根据决策算法（通常为贝叶斯决策）允许干预措施进入或离开平台，通过多种治疗措施的比较研究，寻找对该类肿瘤最佳的治疗策略，图 16-3-4 是平台设计的一种示意图。平台试验是一种动态设计模式，允许在试验过程中根据前期试验获得的信息和累计的数据对关键因素进行修改。与传统适应性设计只研究一种药物在同质患者中的疗效相比，平台试验可以同时评价多种药物或干预措施，加速对有效药物

或干预措施的识别，还可以评价联合治疗以及确定对亚组患者的个体化治疗方式。

三、对照的选择

临床试验中设置对照的目的是有效控制非处理因素对试验结果的影响，增加统计结果和临床推断的准确度和可信度 [14]。临床试验常用的对照包括安慰剂对照、标准对照和多剂量平行对照。

（一）安慰剂对照

安慰剂（placebo）是一种在外观、色泽、气味、剂型以及用法和用药途径均与试验药物保持一致，但不含试验药物有效成分且无药理作用的制剂。安慰剂多采用淀粉、葡萄糖或蔗糖制成，如为注射制剂则采用生理盐水。安慰剂对照的作用包括：①可以克服研究者、受试者、参与疗效和安全性评价人员等由于心理因素造成的偏倚（例如安慰剂效应、霍桑效应）；②可以排除疾病自然变化对试验结果的影响；③便于有效实施盲法。

对安慰剂的使用应当非常谨慎，只有所研究的疾病在临床上尚无标准治疗措施或标准治疗失败的情况下，使用安慰剂对照才是合适和被接受的。尤其是对于肿瘤患者，如果研究的疾病有标准治疗，需要首先保障患者的基本医疗。这种情况下可以采用加载设计，即试验组受试者给与标准治疗 + 试验药，对照

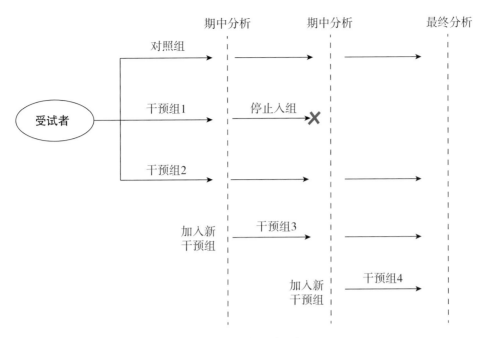

图 16-3-4　平台设计示意图

组受试者给与标准治疗 + 安慰剂。

（二）标准对照

标准对照（standard control）又称阳性对照，是以当前临床上公认有效的药物、标准治疗或干预措施作为对照。标准对照是临床上常用的一种对照方法，常用于评价试验药物或新干预措施相对于标准治疗的有效性和安全性。

（三）多剂量平行对照

多剂量平行对照（dose-response control）是指为试验药物设置多个剂量水平，受试者被随机分配进其中一个剂量组，观察不同剂量的治疗效果。多剂量平行对照主要用于研究剂量和疗效（或不良反应）的关系，多用于 Ⅱ 期临床试验，探索药物的最佳给药剂量。此外，在多剂量平行对照试验中，可以考虑设置安慰剂对照组来估计各剂量组的绝对有效性。

四、随机化分组

随机化分组（randomized allocation）是临床试验的基本原则，也是疗效和安全性评价的统计学基础。临床试验中的随机化分组一方面可以避免研究者和受试者主观（或客观）上对分组的影响，另一方面可以使各种已知和未知的影响因素（如年龄、性别、疾病严重程度、疾病分期）在试验组和对照组的分布尽量趋于均衡，增加组间的可比性[7-8,15]。

随机化分组方法主要包括简单随机化（simple randomization allocation）、分层随机化（stratified randomization allocation）、区组随机化（block randomization allocation）、动态随机化（dynamic randomization allocation）等方法。其中，区组随机化分组是常用的随机化分组方法，特别是与分层随机化方法联合的分层区组随机化分组方法，不仅可以控制重要的影响因素对结果的影响，同时还能控制季节、流行趋势等因素对结果的影响。需要说明的是，研究者和实施随机化分组的工作人员需要对区组长度处于盲态，以避免随机分组信息的可预见性。为了避免因知晓区组长度导致的受试者分组的可预见性，可以采用动态区组随机化分组方法，让区组长度也随机变动（例如，在 4、6、8 之间随机变动），降低随机化分组的可预见性。

正确地实施随机化是临床试验的关键。为了避免选择性偏倚，需要采取合适的分配隐藏（allocation concealment）方法。分配隐藏是指在研究设计阶段隐藏分配序列，使研究人员和受试者等均不能预测受试者的具体分组情况，从而避免选择性入组受试者导致的偏倚。常用的分配隐藏方法有密封信封法和中心随机化系统。条件允许的情况下，尤其是对于多中心临床试验，研究者应尽量采用中心随机化系统完成受试者的随机分组。

在随机化分组的实施过程中需要注意以下几点。①应该在完成受试者筛选，确定符合入组标准且不符合排除标准后，才能参加随机化分组。②受试者签署知情同意书后才能进行随机化分组。③多数临床试验是在患者接受完基础治疗后才给与试验治疗或对照治疗，这种情况下随机化分组的时间点需要审慎考虑，最好在基础治疗后才进行随机化分组。如果在基础治疗前就进行随机化分组，可能会出现基础治疗后个别患者由于各种原因离组，进而影响随机化分组的效果。④为了保证有效的分配隐藏，产生随机分配序列的人员和实施受试者分组的人员均不能参加受试者招募及后续试验过程，尤其不能参与结局指标的评价。

五、盲法及其实施

盲法（blinding）是按试验方案的规定，不让参与试验的受试者、研究者或其他相关人员中的一方或多方知晓受试者分组信息，从而避免他们对试验结果的人为干扰。随机化和盲法结合使用可以有效避免受试者分组信息的可预测性，控制研究相关人员因知晓受试者分组信息而产生的各种偏倚。

根据设盲程度的不同，临床试验可分为双盲（double-blinding）、单盲（single-blinding）和开放（open-label）试验。临床试验的设盲程度需要综合考虑药物的应用领域、评价指标和可行性。如果条件许可，应采用双盲试验，尤其在试验的主要指标（如疼痛评分、量表得分）易受主观因素干扰时。当执行双盲的难度较大时，可考虑单盲试验，甚至开放试验。在肿瘤相关的临床试验中，多以临床终点（如死亡）为主要评价指标，可以接受开放试验。采用单盲或开放试验均应制定相应措施，控制已知的偏倚来源达到最小。例如，主要指标尽可能选择客观、易测量的指标，参与疗效和安全性评判的研究者在试验过程中尽量处于盲态，实行试验设计者、操作者、评价者"三分离原则"，必要时可以通过成立独立的结局评价委员会对临床疗效进行独立的第三方评估，从而最大限度降低偏倚[7-8]。

六、评价指标

抗肿瘤临床试验的主要目的是提高肿瘤治疗的疗效和安全性，延长患者的生存时间，改善患者的生存质量。肿瘤临床试验中的评价指标包括疗效评价指标和安全性评价指标[8,16-17]。

（一）疗效评价指标

1. 总生存期（overall survival，OS） OS的定义为从随机分组日期（对于单臂试验则为开始接受治疗日期）至任何原因导致受试者死亡日期的时间间隔，生存时间的单位可以为年、月或日等，通常基于意向性治疗原则进行统计分析。OS客观且精确可测，是目前评价抗肿瘤临床试验临床获益最可靠的疗效评价指标。当研究可以充分评价生存期时，OS应该是首选的疗效评价指标。对于一些预后较好的肿瘤（如鼻咽癌、乳腺癌、前列腺癌），OS的评价易受后续治疗和交叉治疗等因素的影响，采用OS作为主要的疗效评价指标不具备可行性，所以在很多抗肿瘤Ⅲ期临床试验中，采用基于肿瘤评估的替代终点（surrogate end point）作为主要的疗效评价指标。

2. 基于肿瘤评估的评价指标 基于肿瘤评估的评价指标包括无进展生存期（progression-free survival，PFS）、至疾病进展时间（time to progression，TTP）、无病生存期（disease-free survival，DFS）、客观缓解率（objective response rate，ORR）等。

PFS定义为从随机分组日期（对于单臂研究则为开始接受治疗日期）至出现肿瘤客观进展或死亡日期的时间间隔，以先发生者为准。由于PFS包含死亡，一般可以作为预测OS的替代指标。采用PFS作为主要研究终点时，需要在试验方案和统计分析计划中详细描述关于肿瘤进展的定义。TTP则定义为从随机分组日期（对于单臂研究则为开始接受治疗日期）至开始出现肿瘤客观进展日期的时间间隔，TTP不包括死亡。相对于TTP，PFS是临床试验中更常选用的替代终点。当大多数死亡与肿瘤无关时，TTP也可以作为一个合适的替代终点。

DFS定义为从随机分组日期（对于单臂研究则为开始接受治疗日期）至出现疾病复发或由任何原因引起死亡日期的时间间隔。DFS常用于根治性手术或放疗后辅助治疗的研究终点。

ORR是指肿瘤体积缩小达到预先规定值并能维

持最低时限要求的患者比例,包括完全缓解和部分缓解。ORR 作为近期疗效指标,常常被用作肿瘤 II 期临床试验的主要疗效指标,但较少作为 III 期临床试验的主要疗效指标。除了评估肿瘤的 ORR,还需要评估缓解程度和缓解持续时间。

在神经系统肿瘤领域,基于肿瘤评估的评价指标主要采用神经肿瘤反应评价(response assessment in neuro-oncology,RANO)标准。在采用基于肿瘤评估的指标作为主要评价指标的临床试验中,建议采用与试验无关的独立外部审查委员会对研究终点进行盲法评价。尤其在开放试验中,这种由独立第三方进行的盲态终点评价特别重要。

3. 患者报告结局指标(patient reported outcomes,PRO)　PRO 是直接来自患者的关于其自身症状、健康状况、功能状态、治疗依从性以及治疗满意度等方面的报告,包括患者描述的功能状况、症状以及与健康相关的生存质量等指标。PRO 的评价可以采用患者自填量表或问卷、面对面定性访谈、电话访谈等方式。例如,针对神经内分泌肿瘤患者生存质量的评估,可以采用欧洲癌症研究与治疗组织开发的面向所有肿瘤患者的 QLQ-C30 核心量表和神经内分泌肿瘤特异的 QLQ-GINET21 量表;针对脑肿瘤患者,可以采用 QLQ-BN20。

4. 生物标志物　随着分子医学的发展,许多生物标志物已经作为临床上观察肿瘤反应和疗效的检测指标,如 ctDNA、PD-L1、EB 病毒等。研究者在设计临床试验时,可以考虑将一些生物标志物作为探索性指标,进行生物标志物与疗效方面的探索性研究。

(二)安全性评价指标

安全性评价包括常见、少见的不良事件、生命体征、实验室数据异常、心电图异常等。

(三)其他注意事项

在临床试验设计阶段,确定评价指标时需要注意以下几点。①严格定义与区分主要研究指标和次要研究指标。②主要研究指标不宜太多,一般设置一个主要研究指标。此外,主要研究指标的详细定义、测量方法(若存在多种测量方法时,应该选择临床相关性强、重要性高、客观的测量方法)、统计分析模型等都需要在试验设计阶段充分考虑,并在试验方案中明确规定。③主要研究指标在试验进行过程中一般不得

修改,若确需修改则应在充分论证的基础上谨慎为之,并在揭盲前完成,不允许揭盲后对主要研究指标进行任何修改。

当采用临床最终获益指标时存在技术、可行性或伦理方面的限制,可考虑采用上述基于肿瘤评估的评价指标作为替代指标。选用替代指标作为主要研究指标时需要注意:①替代指标与临床获益指标呈高度相关;②替代指标能真实反映受试者的获益;③替代指标能被准确测量;④受试者的权益、安全不会受到额外的损害;⑤替代指标被同行专家接受并认可。

七、统计学考虑

(一)样本量估计

临床试验中样本量的估计是一个成本效益和检验效能的权衡过程,需要综合考虑研究设计类型、主要研究指标及其类型、主要研究指标的组间差异(即临床上认为有意义的预期值)、等效/优效/非劣效的界值、试验组与对照组受试者分配比例、统计学参数(如 I 类错误 α、II 类错误 β)等因素[18]。I 类错误 α 的取值越小,需要的样本量越大。对于早期探索性临床试验,可以适当放宽 I 类错误 α 的水平,如单侧 0.05 或 0.10;对于确证性临床试验,则需要严格控制 I 类错误 α 的水平,一般取双侧 0.05。II 类错误 β 一般需要控制在 20% 以内。

采用统计学公式估算出的样本量是满足统计学检验效能的最小样本量,一般需要根据实际情况增加一定数量的病例(一般不超过 20%),从而避免因受试者离组导致有效分析例数不足的情况。样本量估计的具体计算方法、计算过程中用到的各参数的取值及依据、采用的样本量计算软件等,均需要在临床试验方案中明确列出。

(二)统计分析数据集

临床试验的统计分析数据集有意向性治疗原则(intention to treat principle,ITT)/全分析集(full analysis set,FAS)、符合方案集(per-protocol set,PPS)和安全性数据集(safety set,SS)[19]。

1. ITT/FAS　ITT/FAS 是指主要分析应包括所有随机化后的受试者,并按其分到的组别进行随访、评价和分析,不考虑受试者对试验方案的依存性。ITT

可以保持随机化分组的完整性，避免由于随机化被破坏而造成的组间偏倚。基于所有随机化受试者的数据集称为 ITT 集。

在实际实施过程中，会因为各种原因出现病例的离组或失访，ITT 的贯彻有一定难度，更多情况下是采用 FAS。FAS 是一个尽可能接近 ITT 的理想受试者集。FAS 是从所有随机化的受试者中，以合理的方法剔除尽可能少的受试者后得到的数据集。剔除的受试者通常包括：①有重大方案违背，如违反主要的纳入或排除标准；②随机化后，受试者未曾接受过试验方案规定的治疗；③随机化后，受试者无任何记录等情况。除上述情况，对于试验过程中离组或剔除的受试者，应当包含在 FAS 中。

2．PPS 也称为有效病例或可评价病例样本，它是 FAS 的一个子集，包含的受试者对方案有更好的依存性。纳入 PPS 的受试者一般具备以下特征：①完成了研究方案中规定的治疗最小量，在研究方案中需要给出治疗最小量的明确定义；②试验方案中规定的主要指标的数据均可获得；③未对方案有重大违背。受试者的剔除标准需要在方案中明确定义，如果 PPS 被剔除的受试者比例过大，则影响整个试验的有效性。

3．SS 所有经随机化分组后至少接受过一次治疗的受试者，均应纳入 SS，用于安全性评价。

对于每一位从 FAS 或 PPS 剔除的受试者，都需要在盲态审核时阐明理由，并在揭盲之前以文件形式说明。根据不同研究目的，采用的数据集不尽相同。在优效性临床试验中，为了避免高估疗效，应采用 ITT/FAS 作为主要分析集，因为它包含了依存性差的受试者，结果相对较保守。在等效性或非劣效性临床试验中，需要同时用 ITT/FAS 和 PPS 进行统计分析，两个分析集得出的结论一致，可以增加试验结果的可信度；否则，应充分讨论并合理解释导致不一致的原因。

（三）统计分析策略

临床试验的统计分析内容主要包括以下六方面[19]。

1．描述性统计分析 包括病例筛选情况、人口学资料、基线资料、受试者组间分布情况、主要和次要研究指标等的统计描述。

2．主要研究指标和次要研究指标组间差异的比较 抗肿瘤临床试验中，对于时间 - 事件（time-to-event）类型的疗效指标（如 OS、PFS），需要采用生存分析方法。例如，生存率的估计采用 Kaplan-Meier 法或寿命表法，生存曲线的组间比较采用 log-rank 检验，多因素分析常采用 Cox 比例风险模型。但是需要注意，在不满足等比例风险假定（proportional hazard assumption）的情况下，采用 Cox 比例风险模型估计 HR 值是不合适的，这种情况下需要采用时依系数法、分段拟合法、分层分析法、限制性平均生存时间等方法进行分析。

3．安全性指标的分析 包括各种不良反应或事件、严重不良反应或事件的发生率、生命体征、实验室检测指标由正常变为异常的发生率等的统计描述，组间比较多采用 χ^2 检验、Fisher 精确概率法等方法。

4．其他分析的说明 对于非事先规定的缺失数据填补、亚组分析、不同协变量调整策略等，通常只能作为探索性研究的参考，结果解释需谨慎。必要时可进行敏感性分析，考察上述因素对试验结果的影响。此外，如果涉及多重性问题，还要考虑 I 类错误 α 的调整问题。

5．期中分析 如果要进行期中分析，其实施应有独立数据监察委员会完成，并严格按照方案执行。不建议进行非计划的期中分析。

6．依从性分析 包括研究时间、药物暴露时间、药物使用量、方案偏离发生率、合并用药 / 治疗等的统计描述及组间比较。

八、结果解释与报告

（一）临床试验结果报告准则

为了加强临床研究结果报告质量和透明性，国际上针对不同的临床研究类型，制定了一系列的结果报告准则及其扩展系列。其中，有关随机对照临床试验的结果报告需要遵循 CONSORT 准则（consolidation standards of reporting trials），大多数医学期刊明确要求临床试验文章的报告需要遵循 CONSORT 准则。最新版的 CONSORT 准则（2010 版）包括 25 个条目清单和一张受试者流程图（图 16-3-5），准则详细介绍了标题、摘要、研究背景、方法、结果、讨论和补充信息中需要详细报告的内容，全文可在网站 http：//www.equator-network.org/ 获得。目前，CONSORT 准则有多种扩展版，包括适应性设计临床试验、交叉

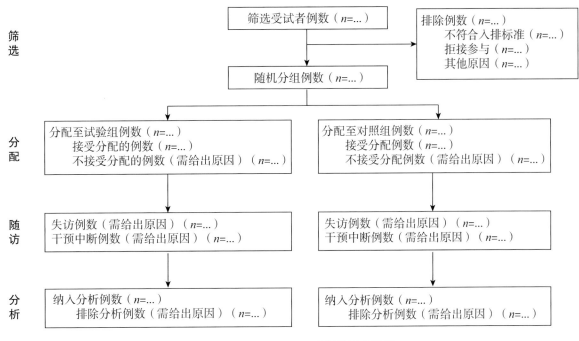

图 16-3-5　CONSORT 准则受试者流程

设计临床试验、阶梯设计临床试验、非劣效性和等效性临床试验等[20]。

（二）辩证看待统计学意义与临床意义

临床试验的结果解释需要同时考虑统计学意义和临床意义。一方面，要正确描述和解释统计分析结果，关注不同数据集之间统计结果的一致性，必要时对疗效评价指标进行敏感性分析。另一方面，需要正确理解统计学意义（$p < 0.05$）与临床意义。一项临床试验仅有统计学意义是不够的，需要结合专业知识，考察其临床应用价值，切不可完全依赖统计分析结果。仅有统计学意义，而无临床意义，意味着试验结果的临床应用价值可能不大；而有潜在的临床意义，但试验结果无统计学意义，则需要深入分析可能的原因，是否因为设计上存在不足而出现假阴性结果，有无必要扩大样本量进一步研究等。

九、小结

总体上，临床试验是一项系统工程，需要多学科人员（临床医生、方法学专家、数据专家、伦理专家、临床研究助理等）的通力协作，从试验设计阶段即开始全程参与，才能高效、高质量地开展临床试验，产出高级别研究证据，指导临床实践，造福患者。

（李济宾　洪明晃）

参考文献

1. Chan AW，Tetzlaff JM，Altman DG，et al. SPIRIT 2013 Statement：defining standard protocol items for clinical trials. Ann Intern Med，2013，158（3）：200-207.

2. CCTS 工作小组，夏结来. 非劣效临床试验的统计学考虑. 中国卫生统计，2012，29（2）：270-274.

3. 何迎春，孙瑞元，郑青山. 非劣效临床试验中值得注意的几个问题. 中国新药杂志，2012，21（18）：2117-2120.

4. U.S. FDA. Non-inferiority clinical trials to establish effectiveness guidance for industry [2022-3-9]. https：//www.fda.gov/media/78504/download.

5. European Medicines Agency. Points to considering on switching between superiority and non-inferiority [2022-3-9]．https：//www.ema.europa.eu/en/documents/scientific-guideline/points-consider-switching-between-superiority-non-inferiority_en.pdf.

6．李济宾，张晋昕，洪明晃，等．临床研究方法学．北京：科学出版社，2020.

7．国家药品监督管理局药品审评中心．药物临床试验的生物统计学指导原则，2016.

8．国家药品监督管理局药品审评中心．抗肿瘤药物临床试验统计学设计指导原则（试行），2020.

9．国家药品监督管理局药品审评中心．药物临床试验适应性设计指导原则（试行），2021.

10．Khalaf DJ，Annala M，Taavitsainen S，et al. Optimal sequencing of enzalutamide and abiraterone acetate plus prednisone in metastatic castration-resistant prostate cancer：a multicentre，randomised，open-label，phase 2，crossover trial. Lancet Oncol，2019，20（12）：1730-1739.

11．于亚南，杜培艳，刘骏，等．精准医学创新性临床试验设计"主方案"研究的概念、设计与案例．中国新药杂志，2020，29（23）：2712-2717.

12．U.S. FDA. Master protocols：efficient clinical trial design strategies to expedite development of oncology drugs and biologics guidance for industry [2022-3-9]．https：//www.fda.gov/media/120721/download.

13．Hyman DM，Puzanov I，Subbiah V，et al. Vemurafenib in multiple nonmelanoma cancers with BRAF V600 mutations. N Engl J Med，2015，373（8）：726-736.

14．ICH. E10：Choice of control group and related issues in clinical trials [2022-3-9]. https：//database.ich.org/sites/default/files/E10_Guideline.pdf.

15．Doig GS，Simpson F. Randomization and allocation concealment：a practical guide for researchers. J Crit Care，2005，20（2）：187-91.

16．国家药品监督管理局药品审评中心．抗肿瘤药物临床试验终点技术指导原则，2012.

17．U.S. FDA. Clinical trial endpoints for the approval of cancer drugs and biologics guidance for industry [2022-3-9]．https：//www.fda.gov/media/71195/download.

18．陈平雁．临床试验中样本量确定的统计学考虑．中国卫生统计，2015，32（04）：727-731.

19．贺佳．临床试验统计分析计划及统计分析报告的考虑．中国卫生统计，2015，32（3）：550-553.

20．Schulz KF，Altman DG，Moher D，et al. CONSORT 2010 statement：updated guidelines for reporting parallel group randomized trials. Ann Intern Med，2010，152（11）：726-732.

各　论

第 17 章

成人弥漫性胶质瘤

第一节　弥漫性星形细胞瘤

一、概述

在经历了世界卫生组织（World Health Organization, WHO）2016 年（第 4 版）与 2021 年（第 5 版）两次病理学诊断重大更新后[1-2]，弥漫性星形细胞瘤这个概念被赋予了更精准的含义。伴随着一系列分子病理学、分子影像学技术的进步与发展，弥漫性星形细胞瘤的诊断、手术策略、后续辅助治疗的选择等也发生了系统性改变[3]。这些改变不仅极大地促进了学科发展，也对神经放射、神经病理、神经肿瘤外科、放疗科医生提出了更高的要求。

2016 年 WHO 中枢神经系统肿瘤分类第一次正式提出分子病理学诊断概念，在 2021 年 WHO 中枢神经系统肿瘤分类指南更新后，对不同类型肿瘤中特定分子病理学的改变给出了更加明确的定义。目前，中枢神经系统肿瘤诊断对分子病理学依赖超越了既往任何时期，分子病理学的重要性完全不亚于组织病理学。不同于既往镜下形态学诊断，新版指南对弥漫性星形细胞瘤的诊断更为明确，主要指 *IDH* 突变型、1p/19q 双缺失阴性的弥漫性星形细胞瘤，该类型肿瘤往往还携带有 *TP53* 突变、*ATRX* 缺失等分子病理学改变。儿童及部分青年的弥漫性星形细胞瘤可能并不携带上述分子病理学改变，而存在 *MYB* 或 *MYBL1* 改变等，也可被称为弥漫性星形细胞瘤[4]。除此之外，仍有一些其他类型的胶质瘤在显微镜下呈现出星形细胞瘤形态但并不存在上述分子病理学改变，应完善相关分子病理学检测，以明确其具体分子病理学类型。

二、流行病学

弥漫性星形细胞瘤的发病率仅次于胶质母细胞瘤，是年轻患者最常见的原发颅内肿瘤，年发病率约为 3/10 万～6/10 万人[5]。目前，多数患者的病因和危险因素尚不明确。而已知病因包括基因遗传疾病相关综合征 [以家族性疾病为主，如神经纤维瘤病（1型和 2 型）、Li-Fraumeni 综合征等]、继发于放疗等；尚无明确证据显示手机等电磁辐射与脑胶质瘤发生之间存在明确关联。

三、病理学

近 10 年来，对弥漫性星形细胞瘤的理解取得了长足而深刻的进步。2016 年 WHO 中枢神经系统肿瘤分类指南开创性地引入了分子病理学概念，在随后推出的 7 次 cIMPACT-NOW 更新和 2021 年 WHO 中枢神经系统肿瘤分类更新中，又逐步加以完善、细化。分子病理学的概念及重要性完全不亚于传统的显微镜下组织病理学诊断，带来更客观、精准的疾病认知和预后判断。其中，需要特别注意的是一部分儿童型弥漫性星形细胞瘤可累及部分青年患者，这部分胶质瘤患者携带有与典型成人型弥漫性星形细胞瘤截然不同的分子病理学改变，且组织学也存在较大差异，这部分低级别胶质瘤往往存在 *MYB* 或 *MYBL1* 改变，预后较好[6]；另一部分低级别胶质瘤虽然在显微镜下呈弥漫性低级别胶质瘤形态（以星形细胞瘤为主），但存在一些原发性胶质母细胞瘤的分子病理学改变，预后差，诊治上应加以重视[7]。

WHO 2 级星形细胞瘤镜下整体表现为低细胞密度，分化程度相对较高，与脑组织边界不清，呈浸润性生长，瘤内可存在正常脑组织。疏松的微小囊变的基质背景中分布着分化较好的纤维型或肥胖型星形细胞，细胞结构轻度增加，无明显核分裂象，无细胞发育不良和有丝分裂，GFAP 染色阳性。目前对弥漫性星形细胞瘤的组织形态学特点阐释逐渐弱化，在 2016 年 WHO 分类中已经删去了"纤维型"和"原浆型"星形细胞瘤的诊断，在 2021 年的分类中，对"肥胖型星形细胞瘤"的诊断也进一步弱化删除，但了解纤维型、原浆型、肥胖型星形细胞瘤的镜下特征仍有助于我们做出正确的诊断。原浆型星形细胞瘤主要存在于灰质结构中，尤其多见于颞叶皮质，受累病

变脑回变宽、柔软，大体病理呈灰红色，半透明均匀胶冻样，常有囊变，肿瘤细胞形态分布一致，间质嗜伊红染色，缺乏胶质纤维；纤维型星形细胞瘤主要存在于白质结构中，含有丰富的胶质纤维，质地坚韧，大体病理肿瘤切面呈乳白色，肿瘤细胞小，数量丰富，呈卵圆形，分化较好，核分裂及异型性较少；肥胖型星形细胞瘤生长速度较快，大体病理呈灰红色，结节状，质软，肿瘤细胞体积肥大，具有大量玻璃样胶质，呈球状或多角形，胞质均匀，突起短而粗。瘤细胞核小，偏位，瘤细胞分布致密，可在血管周围排列成假菊花状。

分子病理学特征为 IDH1/2 突变型，1p/19q 双缺失阴性，多存在与 1p/19q 双缺失互斥的 ATRX 缺失，TP53 突变（图 17-1-1）。突变的 IDH1Arg132、IDH2

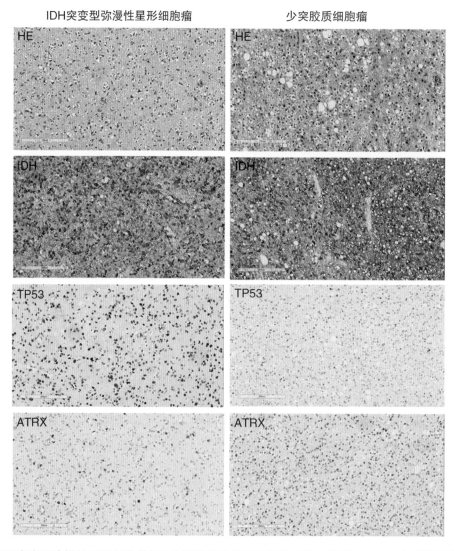

图 17-1-1 典型的 IDH 突变型弥漫性星形细胞瘤与少突胶质细胞瘤免疫组化有较大差别。IDH 突变型弥漫性星形细胞瘤多合并 TP53 突变和 ATRX 缺失，而少突胶质细胞瘤则无上述改变（比例尺：200 μm）

Arg140 和 *IDH2 172*（线粒体）会减少其编码的蛋白质与底物异柠檬酸结合的能力，使得下游的 α- 酮戊二酸（α-KG）产生受阻而转化为 2- 羟基戊二酸（2-HG），促进胶质瘤的发生。常见的 *IDH* 基因突变位点为 *IDH1 R132H*，少见的为 *IDH2 R172H*、*IDH1 R132S*、*IDH1 R132C*、*IDH1 R132L*、*IDH1 R132G*、*IDH2 R172G*、*IDH2 R172M*、*IDH2 R172K* 等[8]。二代测序、焦磷酸测序、免疫组化等有助于帮助检测 *IDH* 基因状态。值得注意的是，少见类型的 *IDH* 突变可能不会被某些检测方式覆盖，如针对 *IDH1 R132H* 的免疫组化抗体无法检测到其他类型的 *IDH1* 突变和 *IDH 2* 突变情况。因此，临床实践中应注意到假阴性情况的存在。*IDH* 突变型、1p/19q 双缺失阳性的弥漫性少突胶质细胞瘤往往存在 *TERT* 启动子突变、*CIC* 突变、*FUBP1* 突变等，这些突变不存在于 *IDH* 突变型弥漫性星形细胞瘤中，有助于对二者进行鉴别诊断。

若整个标本中 ≥ 2 个核分裂象，考虑诊断为 3 级的星形细胞瘤。若存在微血管增殖，即存在多层血管内皮细胞或肾小球样血管增生（不仅仅是血管过多），或坏死，或存在 *CDKN2A/B* 基因纯合型缺失，或上述特征的任意组合，则可直接诊断为 4 级的星形细胞瘤[9]。

值得注意的是，成人型弥漫性星形细胞瘤需与部分儿童型弥漫性星形细胞瘤相鉴别。后者虽好发于儿童和青少年，但与成年型弥漫性星形细胞瘤并无明确的年龄界限。在 15 ～ 22 岁的青少年群体中，两种胶质瘤年龄界限更为模糊。因此，对该年龄段患者的胶质瘤，不仅要考虑到成人型弥漫性星形细胞瘤存在的可能，也要考虑到儿童型低级别胶质瘤的可能性。儿童型弥漫性胶质瘤可发生于成人，主要为青中年，或幼时患病，于成年时就诊。而成年型弥漫性胶质瘤，尤其是星形细胞瘤，也可发生于大龄青少年。因此，在病理学诊断时，针对不典型的病例，要充分考虑到两种截然不同的弥漫性胶质瘤的可能性，并进行相关的分子病理学检测，以做出最终诊断。在 2021 年 WHO 中枢神经系统肿瘤分类中，将儿童型弥漫性低级别胶质瘤主要分为以下 4 类：①弥漫性星形细胞瘤，WHO 1 级，*MYB* 或 *MYBL1* 改变；②血管中心型胶质瘤，WHO 1 级，主要分子病理学改变为 *MYB-QKI* 基因融合；③青少年多形性低级别神经上皮肿瘤，WHO 1 级，主要分子病理学改变为 *BRAF*

和 *FGFR* 家族改变；④弥漫性低级别胶质瘤，伴 MAPK 信号通路改变，主要分子病理改变为 *FGFR1* 和 *BRAF*。上述基因改变可表现为点突变、基因结构改变、基因融合等多种形式，需采取与之相对应的分子病理学检测方式。

10% 左右的 WHO 2 ～ 3 级的弥漫性星形细胞瘤并不携带 *IDH 1/2* 突变，而与原发性胶质母细胞瘤接近，携带有原发性胶质母细胞瘤的分子遗传学特征，如 *EGFR* 扩增、7 号染色体扩增 /10 号染色体缺失（+7/10-）、*TERT* 启动子突变等，或组织学上存在微血管增殖、坏死，存在以上任意特征之一或组合。此类型胶质瘤应直接诊断为脑胶质母细胞瘤，WHO 4 级，*IDH* 野生型。

此外，部分组织病理学提示的局限性胶质瘤、神经元和胶质神经元肿瘤，也可能携带 *IDH1/2* 基因突变，最终应修订为星形细胞瘤，*IDH* 突变型，并根据其组织病理学结果，做出相应的分级诊断。对于常规分子病理学检测不能诊断的病例，表观遗传学修饰的甲基化检测有助于明确其分子病理学亚型。

四、临床表现

IDH 突变型弥漫性星形细胞瘤一般生长速度较缓慢，病程较长，中位值在 3.5 年以上，呈慢性进行性发展。自然状态下，每年直径增加约 4 ～ 6mm。因 *IDH1/2* 突变导致 2- 羟基戊二酸（2-HG）异常沉积，导致颅内神经元兴奋性和神经递质传导异常，约一半以上 *IDH* 突变型弥漫性星形细胞瘤患者以癫痫起病，显著高于原发性胶质母细胞瘤患者[10-11]。累及颞叶岛叶的胶质瘤可呈现精神运动性癫痫表现，枕叶胶质瘤可出现发作性闪光等。癫痫发作频率显著增加、程度进行性加重提示疾病恶化或治疗后进展。头痛发生率达 50% ～ 75%，多不典型，呈慢性钝痛，以头痛为首发症状的患者多易被诊断为偏头痛、鼻窦炎等。病变累及相应功能区时可出现神经功能缺损，如失语、肌力减弱、感觉异常、视力下降、视野缺损等。因 *IDH* 突变型弥漫性星形细胞瘤多位于额叶，所以出现认知功能障碍者并不少见，可表现为智能受损和记忆力、计算力、定向力下降等。对于部分快速进展但影像学提示低级别的胶质瘤（如无强化或坏死、占位效应不明显等），应充分考虑到原发性胶质母细胞瘤可能。

五、影像学

目前，CT 和 MRI 是鉴别颅内病变最常用的诊断学方法。弥漫性星形细胞瘤具有独特的影像学特征。CT 显示肿瘤多位于额叶，其次为颞叶、岛叶、顶叶、枕叶等，多表现为低密度或等密度病灶，与周围脑组织边界不清，呈弥漫浸润性生长，10% 左右的患者可伴钙化，多呈点状钙化，出血、坏死等少见。MRI 是评估脑肿瘤最精准的影像学手段，在胶质瘤术前精准诊断、手术策略制订、疗效评价、复发监测、预后评估等方面发挥重要作用。MRI 上，弥漫性星形细胞瘤在 T_1WI 图像上呈等信号或低信号改变，与脑组织边界不清，病灶较小时占位效应不明显，T_2WI 上呈高信号或等信号表现，信号多均匀一致，部分弥漫性星形细胞瘤边界锐利，可见多发小囊变或大囊变信号，多累及白质，相较于少突胶质细胞瘤，皮质和软膜侵犯、对侧生长者较少。病灶多不强化，或呈现点状或线状强化表现，而较少呈现为原发性胶质母细胞瘤的环形强化。因肿瘤含水量较高，细胞密度低，细胞外水分子扩散速率较高，ADC（表观弥散系数）值较高，往往高于 $1.5 \times 10^{-3}mm^2/s$。应用该阈值可将 IDH 突变型弥漫性星形细胞瘤与少突胶质细胞瘤或非强化型胶质母细胞瘤较好区分开来。

30%～70% 的 IDH 突变型弥漫性星形细胞瘤可呈现 T_2/FLAIR 不匹配（T_2-FLAIR mismatch）信号，即 T_2WI 上呈现均匀一致的高信号，FLAIR 上则呈现为边缘环状高信号伴中心低信号。此标志在非强化型弥漫性胶质瘤中，为 IDH 突变型弥漫性星形细胞瘤的特异性影像学标记，特异度可达 100%（图 17-1-2）[12]。但评价者对 T_2 信号均匀一致性评价差异较大，也有学者在此基础上进一步提出，在无明显坏死的低级别胶质瘤中，不考虑 T_2WI 信号特征，单纯 FLAIR 边缘环状高信号伴中心低信号，也可用于 IDH 突变型弥漫性星形细胞瘤诊断，且在不降低诊断特异性的前提下提高了诊断敏感性[13]。PWI 和 PET 上，WHO Ⅱ级的 IDH 突变型弥漫性星形细胞瘤多呈稍低灌注和稍低代谢改变，区别于少突胶质细胞瘤稍高代谢和稍高灌注。高分辨 MRS 可识别由 IDH 基因突变导致的 α-酮戊二酸（α-KG）向 2-HG 转变，帮助明确 IDH 基因状态，文献报导其准确度可达 85%～95%[14]。

六、诊断与鉴别诊断

青壮年起病，以癫痫、头痛为首发症状，病情进行性加重，逐渐出现颅内高压表现及神经功能缺损等体征，结合 CT/MRI 上出现的占位征象，多能做出初

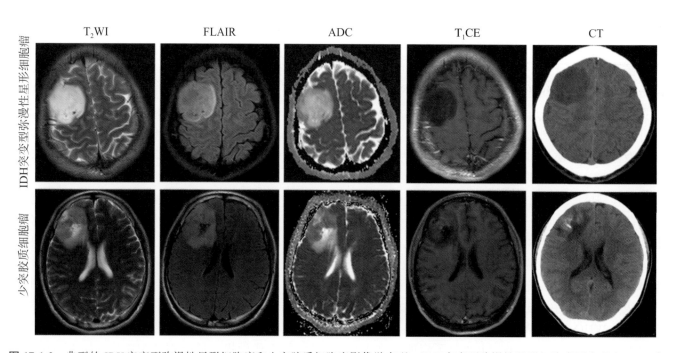

图 17-1-2 典型的 IDH 突变型弥漫性星形细胞瘤和少突胶质细胞瘤影像学表现。IDH 突变型弥漫性星形细胞瘤可表现为 T_2WI 高信号，但 FLAIR 呈中间低信号、边缘高信号的表现，即 T_2-FLAIR 不匹配。且 ADC 图像上，多表现为高信号，一般无钙化。少突胶质细胞瘤则无 T_2-FLAIR 不匹配表现，ADC 图像上表现为低信号的弥散受限，钙化常见

步诊断。但不同类型的胶质瘤可出现类似的临床及影像学表现，最终诊断仍依赖于组织病理学及分子病理学结果。

星形细胞瘤需与原发性癫痫、脱髓鞘假瘤、多发性硬化等疾病相鉴别。原发性癫痫多于 20 岁前起病，无局限性神经体征。成年后新发的部分性癫痫应高度警惕颅内肿瘤存在。脱髓鞘假瘤主要发生于脑或脊髓白质内，在影像学上常表现为单发或多发的肿块，且伴有不同程度的水肿，经激素保守治疗预后较好，灌注增强成像多呈低灌注表现，MRS、PET 等具有一定的鉴别意义。多发性硬化多见于中青年女性，疾病缓解与复发交替，影像学检查提示白质内存在新旧不一的两个以上病灶，多无占位效应。活动期病灶可强化，激素治疗后强化减轻，脑脊液中可分离出 IgG 寡克隆带及髓鞘碱蛋白抗体。此外，星形细胞瘤还需与病毒性脑炎等疾病相鉴别。鉴别困难时，可行立体定向活检或开颅活检以获取病理学结果辅助诊断。

七、治疗原则

随着近 20 年来显微手术技术、放疗手段、化疗药物、分子靶向、免疫微环境认识等诸多领域的进步，针对弥漫性星形细胞瘤的治疗已形成一套以手术为基础，系统、精准、连续、多手段联合的治疗体系。

（一）术前治疗

可于术前应用糖皮质激素对肿瘤相关水肿、炎症进行控制，但应注意鉴别脑淋巴瘤或者神经炎症性疾病，避免造成疾病进展；此外，术前应用糖皮质激素也可能对病理诊断造成干扰，尤其是对于活检患者，因此术前糖皮质激素应用须格外慎重。对于有癫痫发作的患者，应在术前给予抗癫痫药物治疗，但对于术前无癫痫发作的患者，术前应用抗癫痫药物并不能预防术后癫痫的发生。

（二）外科手术

对于影像学诊断为弥漫性星形细胞瘤或弥漫性胶质瘤的患者，应首先考虑进行手术治疗。尤其是有明确肿瘤相关症状，如脑疝征象、脑积水、顽固性癫痫、神经功能缺损、认知功能障碍的患者，根据病程及症状严重程度，考虑择期或限期手术。对于偶然发现的、体积较小、无强化、无临床症状的星形细胞瘤患者，是否手术虽然尚无明确定论，现有的研究证据也倾向于早期手术干预以获取更佳疗效。此外，对于难以手术的患者，如肿瘤位于大脑深部或患者一般状态差难以耐受手术，可行立体定向穿刺活检明确肿瘤病理。但应注意的是，活检取材量较少，弥漫性星形细胞瘤往往具有一定的瘤内异质性，活检病理结果与肿瘤真实性质可能存在一定差异。

根据 2021 年美国国家癌症综合协作网络（National Comprehensive Cancer Network，NCCN）指南及欧洲神经肿瘤协会弥漫性星形胶质瘤指南，手术应尽可能做到最大限度的安全切除，即在保证手术安全和保护神经功能的前提下尽可能多地切除肿瘤，目的主要有三点：一是最大程度减除肿瘤组织，减轻或消除肿瘤负荷，解除肿瘤占位效应；二是充分获取肿瘤标本，完善肿瘤组织学及分子病理检测，为后续治疗提供指导；三是尽可能改善患者预后。

对于弥漫性星形细胞瘤，手术应力求全切，肿瘤切除程度与预后密切相关，既往的临床回顾性研究显示，无论肿瘤级别，全切患者预后好于次全切及活检患者，而根据 WHO 分子病理标准对不同分子类型的弥漫性星形细胞瘤进行分层后，切除程度仍然为预后的独立危险因素，尤其是 IDH 突变型弥漫性星形细胞瘤，即使非常微小的残存肿瘤病灶，也可导致患者无进展生存时间及总生存时间明显缩短[15]。但当肿瘤边界距离功能区边界 ≤ 4 mm 时，则应在电生理密切监测下谨慎切除，充分保留重要功能，不必追求完美全切。

针对弥漫性星形细胞瘤肿瘤细胞浸润广泛这一特点，近年来逐渐提出"超全切"的观点，即在保证安全的情况下，尽可能扩大切除范围以超过 T_1WI 及增强 T_1 所显示的肿瘤边界[16]。超全切能够尽可能多地切除潜在肿瘤细胞，但同时也有更多神经功能损伤及术中、术后出血的风险，尽管术中 B 超、术中 MRI、术中电生理检测和术中唤醒等技术的辅助已经使运动、语言等功能损伤的风险降到最低，但过多脑组织的切除会为远期认知功能损害留下隐患。现有的研究显示，超全切有改善患者预后的趋势，尤其是对 IDH 突变型弥漫性星形细胞瘤，但对少突胶质细胞瘤、胶质母细胞瘤预后价值并不明确[15]。少突胶质细胞瘤生长缓慢，呈惰性病程，且多合并 MGMT 启动子甲基化，该类型胶质瘤患者术后即使残存少许病灶，经后续辅助治疗，多数情况下肿瘤仍能得到较好控制而不影响患者预后。对于胶质母细胞瘤，肿瘤呈高度侵袭性、浸润性生长特征，即使达到影像学 FLAIR 层面全切，但影像学提示正常的脑组织中，仍可能浸润有肿瘤细胞，因此基于 FLAIR 的超全切对该疾病患者的预后价值并不如 *IDH* 突变型弥漫性星形细胞瘤明显。上述结论尚无前瞻性研究予以证实，基于临床医学最基本伦理学原则，也永远无法进行该类型前瞻性临床试验。是否行超全切除仍需综合考虑多种因素，针对患者的个体特点来决定。

（三）手术辅助设备

为使手术操作更加精准，提高手术全切率，并保护神经功能，可采取一系列手术辅助措施定位肿瘤边界及功能边界。术前功能磁共振成像（functional magnetic resonance imaging，fMRI）及弥散张量成像（diffusion tensor imaging，DTI）可帮助明确肿瘤与周边功能区及重要神经纤维束的位置关系，配合无框架术中导航可辅助肿瘤的精准切除并保留神经功能，已有前瞻性研究证实采用 DTI 导航技术可有效提高肿瘤全切率，但并无该技术可提高总生存率的确切证据。新的弥散峰度成像（diffusion kurtosis imaging，DKI）及弥散谱成像（diffusion spectrum imaging，DSI）技术可对白质纤维结构乃至神经突结构进行更加细微精准的刻画，并克服传统 DTI 受瘤周水肿影响较大的缺陷，可为肿瘤与周边纤维束提供更准确的定位。然而，无框架术中导航难以克服脑漂移问题，对肿瘤边界的精确定位造成影响，因此，对于位于功能区的星形细胞瘤，术中电生理监测仍然是保护神经功能的最准确方法，而对于高级语言功能及认知功能的保护，则应考虑行术中唤醒或清醒开颅手术。对于非功能区星形细胞瘤，术中 MRI 可提供更为精准的术区图像，但术中 MRI 需要特殊的手术间及手术器械，每次扫描需耗费 30 min 左右，难以在各级中心大规模推广。术中超声监测则是一种实时的术中辅助定位手段，可动态反映手术切除效果。当前广泛应用的是 B 型二维超声，而更新更精确的三维超声、超声辅助导航以及超声弹性图在胶质瘤手术中亦逐渐应用。术中超声监测可由术者操作，实时显示肿瘤位置、肿瘤残余以及瘤内血流情况，对于表浅及高级别胶质瘤有较好的分辨能力，但对低级别胶质瘤，尤其是位置较深且较小的低级别胶质瘤定位能力

有限，很难定位 ≤ 1 cm 的肿瘤。已有前瞻性临床试验证实，无论是低级别胶质瘤还是高级别胶质瘤，术中超声可提高肿瘤全切率。此外，随着三维超声、超声辅助导航及超声弹性图的应用，对低级别、小体积星形细胞瘤的定位能力正逐步提高。对于高级别胶质瘤，5- 氨基酮戊酸（ALA）荧光显像是术中鉴别肿瘤范围的另一种有力工具，该药品于 2017 年被美国 FDA 批准应用于高级别胶质瘤并被写入 NCCN 指南中，术前口服 ALA 后于肿瘤细胞内富集代谢为原卟啉Ⅸ，在蓝光（波长 400 ～ 410nm）下激发红 - 紫荧光（波长 635 ～ 704nm），因此可明显提高肿瘤切除程度（63.6%），且显著增加高级别胶质瘤患者的术后 6 个月无进展率（35.2%）。然而，ALA 对低级别星形细胞瘤作用有限，因其无法富集产生足够肉眼可见的荧光，目前仅可在应用术中共聚焦显微镜的前提下使用。

（四）辅助治疗

自从胶质瘤的诊断进入分子病理时代，其术后辅助治疗方案也高度依赖于分子病理结果，根据不同病理分型，制订了不同的标准化术后辅助治疗方案。

对于具有 *IDH* 突变的 WHO 2 级弥漫性星形细胞瘤，在术后 48 h 内 MRI 检查确认为全切，可根据是否符合低风险标准而考虑采取保守观察，包括年龄 ≤ 40 岁、KPS 评分 ≥ 70 分、无神经功能受损。术后 1 ～ 2 年内，应每隔 3 ～ 4 个月复查一次增强 MRI，之后每 3 ～ 6 个月复查一次，5 年后如无明显复发征象，可每 6 ～ 12 个月复查一次。全切术后早期放疗可以延长无进展生存时间，但对总生存时间无明显影响，因此当前指南的观点是可在发现局部复发时再行辅助放疗 + 化疗，由此推迟放、化疗所致的不良反应，提高术后生存质量；但值得注意的是，质子放疗有望成为低级别胶质瘤患者的辅助放疗的选择。质子线的特性是根据入射能量不同，其可在身体特定深度集中释放能量，即所谓的"布拉格峰"，对途经正常组织的辐射伤害远低于传统 X 射线或 γ 射线，因此其放射毒性更小，已有研究报告低级别星形细胞瘤患者在接受质子放疗后 5 年内认知功能无下降[17]，新西兰卫生研究所已经建议将质子放疗作为特定低级别胶质瘤患者的标准治疗，但目前尚无辅助质子放疗对全切后低级别星形细胞瘤生存获益的前瞻性研究。

当肿瘤复发较快、复发体积较大或引起严重神经

功能损伤时，应考虑恶性进展的可能，适宜手术者建议再次手术，明确病理，并在术后及早开始放疗 + 化疗。而对于手术未能达到全切，或具有高风险的患者，应在手术后早期行放疗 + 化疗。

对 WHO 2 级的 *IDH* 突变型弥漫性星形细胞瘤，放疗方案通常推荐为 45 ~ 54 Gy，每次 1.8 ~ 2.0 Gy，放疗范围通常为肿瘤切除边界外 1 ~ 2 cm，该方案在疗效与副作用间达到较好的平衡，更高的剂量不能明显改善预后。化疗可选择 6 个周期的 PCV [丙卡巴（procarbazine）、洛莫司汀（CCNU）、长春新碱（vincristine）] 方案或替莫唑胺方案，对于 PCV 方案和替莫唑胺方案孰优孰劣尚无定论，但替莫唑胺可口服，患者依从性更佳。

八、预后

肿瘤体积大、跨中线、患者年龄 ≥ 40 岁、未全切、非额叶病变等是患者预后不良的重要因素。从病理学角度考虑，对 *IDH* 突变型弥漫性星形细胞瘤，存在明显核分裂、微血管增殖、坏死、*CDKN2A/B* 纯合性缺失等，也与患者疾病迅速进展等密切相关。此外，也有研究表明，存在 *RB* 信号通路激活，如 *CDK4* 扩增、*RB1* 突变；*PIK3R1* 或 *PIK3CA* 突变；*PDGFR* 突变，*MYCN* 突变；基因不稳定性，高拷贝数变异或突变负荷；基因组低甲基化水平等，也可能是患者预后不良的重要因素。WHO 2 级的 *IDH* 突变型弥漫性星形细胞瘤中位总生存期为 5 ~ 8 年，部分较小病灶经全切或超全切后中位总生存期可超过 10 年。

九、总结

进入分子病理学时代后，对弥漫性星形细胞瘤的诊疗发生了系统性改变。*IDH* 基因在胶质瘤中的发现和应用，对整个神经肿瘤领域具有划时代的意义。从影像学诊断的 T_2-FLAIR 不匹配诊断 *IDH* 突变型弥漫性星形细胞瘤，到针对此类型肿瘤应力求全切甚至超全切手术理念的进步，再到 *CDKN2A/B* 纯合性缺失不良预后影响，近年来，针对弥漫性星形细胞瘤的诊疗理念取得了长足进步。针对 *IDH1* 基因突变的靶向治疗临床试验也取得了一定的疗效。但我们仍需注意的是，多数情况下，肿瘤恶性进展仍不可避免，一旦演进至 WHO 3 ~ 4 级弥漫性星形细胞瘤，治疗效果往往欠佳。针对 *IDH1/2* 的靶向治疗和 CAR-T 疗法[18]未来有望为该类型肿瘤的治疗带来新的希望。

（李铭孝　任晓辉　林　松）

参考文献

1. Louis DN, Perry A, Wesseling P, et al. The 2021 WHO Classification of Tumors of the Central Nervous System: a summary. Neuro Oncol, 2021, 23（8）: 1231-1251.

2. Louis DN, Perry A, Reifenberger G, et al. The 2016 World Health Organization Classification of Tumors of the Central Nervous System: a summary. Acta Neuropathol, 2016, 131（6）: 803-820.

3. Weller M, van den Bent M, Tonn JC, et al. European Association for Neuro-Oncology（EANO）guideline on the diagnosis and treatment of adult astrocytic and oligodendroglial gliomas. Lancet Oncol, 2017, 18（6）: e315-e329.

4. Qaddoumi I, Orisme W, Wen J, et al. Genetic alterations in uncommon low-grade neuroepithelial tumors: BRAF, FGFR1, and MYB mutations occur at high frequency and align with morphology. Acta Neuropathol, 2016, 131（6）: 833-845.

5. Lapointe S, Perry A, Butowski NA. Primary brain tumours in adults. Lancet, 2018, 392（10145）: 432-446.

6. Ellison DW, Hawkins C, Jones DTW et al. cIMPACT-NOW update 4: diffuse gliomas characterized by MYB, MYBL1, or FGFR1 alterations or BRAF mutation. Acta neuropathol, 2019, 137（4）: 683-687.

7. Brat DJ, Aldape K, Colman H, et al. cIMPACT-NOW update 3: recommended diagnostic criteria for "Diffuse astrocytic glioma, IDH-wildtype, with molecular features of glioblastoma, WHO grade IV". Acta neuropathol, 2018, 136（5）: 805-810.

8. Yan H, Parsons DW, Jin G, et al. IDH1 and IDH2 mutations in gliomas. N Engl J Med, 2009, 360（8）: 765-773.

9. Brat DJ, Aldape K, Colman H, et al. cIMPACT-

NOW update 5：recommended grading criteria and terminologies for IDH-mutant astrocytomas. Acta neuropathol，2020，139（3）：603-608.

10. Dang L，White DW，Gross S，et al. Cancer-associated IDH1 mutations produce 2-hydroxyglutarate. Nature，2009，462（7274）：739-744.

11. Lu C，Ward PS，Kapoor GS，et al. IDH mutation impairs histone demethylation and results in a block to cell differentiation. Nature，2012，483（7390）：474-478.

12. Patel SH，Poisson LM，Brat DJ，et al. T2-FLAIR Mismatch，an Imaging Biomarker for IDH and 1p/19q Status in Lower-grade Gliomas：A TCGA/TCIA Project. Clin Cancer Res，2017，23（20）：6078-6085.

13. Throckmorton P，Graber JJ. T2-FLAIR mismatch in isocitrate dehydrogenase mutant astrocytomas：Variability and evolution. Neurology，2020，95（11）：e1582-e1589.

14. Lee MK，Park JE，Jo Y，Park SY，et al. Advanced imaging parameters improve the prediction of diffuse lower-grade gliomas subtype，IDH mutant with no 1p19q codeletion：added value to the T2/FLAIR mismatch sign. Eur Radiol，2020，30（2）：844-854.

15. Wijnenga MMJ，French PJ，Dubbink HJ，et al. The impact of surgery in molecularly defined low-grade glioma：an integrated clinical，radiological，and molecular analysis. Neuro Oncol，2018，20（1）：103-112.

16. Rossi M，Ambrogi F，Gay L，et al. Is supratotal resection achievable in low-grade gliomas？Feasibility，putative factors，safety，and functional outcome. J Neurosurg，2019，132（6）：1692-1705.

17. Jalali R，Goda J S. Proton beam therapy in pediatric brain tumor patients：Improved radiation delivery techniques improve neurocognitive outcomes. Neuro Oncol，2019，21（7）：830-831.

18. Platten M，Bunse L，Wick A，et al. A vaccine targeting mutant IDH1 in newly diagnosed glioma. Nature，2021，592（7854）：463-468.

第二节　WHO 3 级星形细胞瘤

一、概述

根据 2021 年 WHO 第 5 版中枢神经系统肿瘤分类[1]，间变性星形细胞瘤（anaplastic astrocytoma，AA）的名字以 WHO 3 级星形细胞瘤替代，是起源于神经上皮组织的恶性星形细胞瘤，生长较活跃，有时可侵犯几个脑叶或越过中线侵犯对侧大脑半球，组织学上可表现为大量多形性星形细胞，并可见核分裂象，具有明显潜在的增殖能力。间变性星形细胞瘤可为原发性，也可继发于低级别星形细胞瘤，而且如进一步进展，可发展为胶质母细胞瘤。间变性星形细胞瘤手术后局部复发率较高，常发生在手术边缘，即使肉眼全切也有复发的可能，但间变性星形细胞瘤治疗效果和预后比胶质母细胞瘤要好。然而近几年研究指出，当异柠檬酸脱氢酶（isocitrate dehydrogenase，IDH）野生型间变性星形细胞瘤同时具有 EGFR 扩增、7 号染色体获得和 10 号染色体缺失，以及 TERT 启动子突变的基因特征时，可归为 IDH 野生型具有胶质母细胞瘤特征的弥漫性胶质瘤（WHO 4 级）[2]。目前一线化疗药物为替莫唑胺、亚硝脲类（如卡莫司汀、洛莫司汀），其他有丙卡巴肼、顺式维 A 酸、伊立替康和环磷酰胺，其中替莫唑胺因口服便利且容易耐受，目前在临床上较为广泛应用。尽管治疗效果有所改善，但大多数患者还是在数年以后复发，化疗和再手术治疗对复发性肿瘤的治疗效果不佳，主要表现为有效反应期短，Wong 等在总结分析了多项针对复发性高级别胶质瘤化疗的临床研究后指出，复发性间变性胶质瘤的缓解率为 14%，6 个月无进展生存率仅为 31%[3]。因此，如何减缓间变性星形细胞瘤的复发及提高复发性肿瘤的治疗有效率仍是极具挑战性的难题。

二、流行病学

间变性星形细胞瘤好发于中年，35 ~ 60 岁多见。男性发病率高于女性，男女发病比例为 1.22：1。国外报道间变性星形细胞瘤占全部胶质瘤的 10% ~ 15% 和全部神经系统恶性肿瘤的 4%[4]。另有资料报道[5]，间变性星形细胞瘤和多形性胶质母细胞瘤几乎占儿童中枢神经系统肿瘤的 10%。65% 的间变性星形细胞瘤和胶质母细胞瘤发生在大脑半球，20% 发生在丘脑、丘脑下部，15% 发生在小脑和脑干。在大脑半球，好发部位依次为额叶、顶叶、颞叶、枕叶。间变性星形细胞瘤的中位生存期为 2.5 ～ 3 年。据欧洲一项研究统计 [6]，1990—1994 年的 1064 例成人间变性星形细胞瘤患者，1 年生存率为 44%，2 年生存率为 22%，5 年生存率为 16%。一个重要的预后因素是年龄，45 岁以下的患者 5 年生存率为 33%，而 65 岁以上的患者 5 年生存率为 2%。预后主要取决于如下因素 [7]：①年龄；② KPS 评分；③症状持续时间；④精神智力状态；⑤肿瘤切除程度；⑥放疗。

三、病理学

间变性星形细胞瘤常累及大脑半球白质，也可发生在中枢神经系统的其他区域。间变性星形细胞瘤组织学表现复杂，肿瘤的不同区域分化程度亦有不同，故立体定向穿刺活检有其局限性，容易产生错误的诊断，开颅肿瘤切除可提供更准确的病理诊断。当肿瘤弥漫浸润或位于重要功能区或患者身体状态不佳难以通过开颅手术获得足够标本时，立体定向穿刺活检应当将肿瘤中恶性程度最高的部位作为活检靶点。在操作上，可以将 MRI 强化最明显的部位作为靶点，缺乏强化时可以将肿瘤中心作为靶点，这样可最大限度作出相对正确的诊断。

决定星形细胞瘤级别的组织学标准是细胞的多形性现象、有丝分裂活性、血管的增殖和坏死。低级别的肿瘤细胞可呈现胞核形态、大小、染色深度的差异性和核质比改变，有丝分裂活性（Ki-67 或 MIB1）的增加是间变性肿瘤或 WHO 3 级肿瘤的主要特征（图 17-2-1）。在多形性现象和有丝分裂基础上，出现局部坏死或内皮细胞增生，应诊断为多形性胶质母细胞瘤或 WHO 4 级肿瘤。胶质纤维酸性蛋白（glial fibrillary acidic protein，GFAP）在所有的胶质瘤中均有表达，主要用于间变性星形细胞瘤与上皮来源的肿瘤如脑转移瘤和淋巴瘤的鉴别。

间变性星形细胞瘤可来源于 WHO 2 级弥漫性胶质瘤，多见于年轻患者，为继发性。而大多数原发性患者为老年患者，且无低级别胶质瘤病史。除了临床特征的区别，分子肿瘤学的发展为进一步区分肿瘤亚群提供了理论基础。2009 年发表于《新英格兰医学

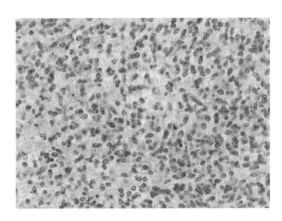

图 17-2-1　间变性星形细胞瘤（WHO 3 级）

杂志》的一项研究 [8] 提出，异柠檬酸脱氢酶（isocitrate dehydrogenase，IDH）1（R132）/2（R172）基因突变是区分胶质瘤亚群的良好指标。研究发现，具有 IDH 突变的胶质瘤在临床发展及基因型方面都与 IDH 野生型胶质瘤显著不同。特别是在 WHO 2 级或 3 级（星形细胞瘤和少突胶质细胞瘤）两种亚型胶质瘤中常常携带 IDH 基因突变。据统计分析，80% 含有 IDH1 或 IDH2 基因突变的间变性星形细胞瘤患者同时伴有 TP53 突变，仅 3% 的患者出现 PTEN、EGFR、CDKN2A 或 CDKN2B 基因变异。相反，IDH 野生型间变性星形细胞瘤仅有约 18% 的患者出现 TP53 突变，而 74% 的患者存在 PTEN、EGFR、CDKN2A 或 CDKN2B 基因变异。具有 IDH1/2 突变的间变性星形细胞瘤患者发病显著比 IDH1/2 野生型患者年轻化（平均年龄：34 岁 vs. 56 岁）。此外，IDH 突变型间变性星形细胞瘤患者可获得更好的预后，中位生存期可达 65 个月，而 IDH 野生型患者中位生存期仅 20 个月。一项临床研究分析显示，23%（5/22 例）的间变星形细胞瘤为 IDH 突变型，IDH 野生型间变性星形细胞瘤患者预后极差，类似于胶质母细胞瘤。因此，在 2021 年第 5 版 WHO 中枢神经系统肿瘤分类中取消了间变性胶质瘤（包括星形细胞瘤、少突星形细胞瘤）分类，而是以组织学分型联合分子基因型（IDH）的整合型诊断命名，从而更有利于预测疾病的发展及指导治疗方案选择。

弥漫性胶质瘤的形成和发展伴随着癌基因的激活、抑癌基因失活、凋亡基因的丢失和 DNA 修复基因的失活。不同基因序列的改变与恶性胶质瘤的分型、分级及对治疗的敏感性相关。WHO 2 级星形细胞瘤与两种常见的基因改变相关：肿瘤抑癌基因

TP53 失活和 22q 染色体缺失。尽管 22q 染色体上的特定位点仍待识别，但 TP53 基因在胶质瘤中的研究已经非常广泛。TP53 定位于 17p 染色体并编码 p53 蛋白，而 p53 蛋白在许多细胞过程中扮演着不可或缺的角色，包括细胞周期阻滞、对 DNA 损伤的反应和凋亡。大约 1/3 的间变性星形细胞瘤发生 TP53 基因失活。TP53 突变主要为错义突变，发生在外显子 5、7、8 的进化保守区域，这些突变影响的核苷酸残基是至关重要的 DNA 结合点，可导致 p53 功能的丢失。由于 TP53 可修复细胞的 DNA 损伤，阻碍正常细胞的凋亡反应，被称为"基因组的卫士"。基因组的不稳定性是恶性肿瘤的重要特征，TP53 突变则更有利于基因组的不稳定性及更多恶性基因的克隆表达，促进了肿瘤发生及进展。此外，PTEN 基因突变可激活信号传导通路，促进血管生成，包括血管内皮生长因子（VEGF），因此间变性星形细胞瘤合并 PTEN 基因的突变意味着患者生存期更短[9-10]。

研究发现，多种生长因子在间变性星形细胞瘤和高级别胶质瘤中过表达，为肿瘤细胞生长提供优势。胶质瘤细胞可同时表达配体生长因子和其受体，形成一个自分泌 / 旁分泌生长环。在恶性胶质瘤中最常见的生长因子和受体是血小板源性生长因子（PDGF）、表皮生长因子受体（EGFR）、碱性成纤维细胞生长因子 2（bFGF-2）、转化生长因子 α（TGF-α）及胰岛素样生长因子 1（IGF-1）。其中 PDGF 和 EGFR 的相关研究较多。PDGF 配体的 A 链与其同源 α 受体在绝大多数弥漫性星形细胞瘤中表达，因此被认为是星形细胞瘤发生的早期变化。此外，肿瘤坏死因子过表达可以提供阻止间变性星形细胞瘤恶性演变的分子学靶向，并阻止间变性星形细胞瘤向胶质母细胞瘤转化。而其他生长因子（如 EGFR）最初仅在多形性胶质母细胞瘤中表达上调，提示这些因子主要参与了肿瘤的进展。

细胞周期的正常运行是受到精确调控的，而胶质瘤细胞打破了这种运行模式。许多生长调节相关的遗传缺陷常发生在恶性胶质瘤中，而低级别胶质瘤少见。从生长缓慢的 WHO 2 级胶质瘤到 3 级病变多伴随有细胞周期的调控紊乱，这也正好解释了间变性星形细胞瘤中有丝分裂活性增强的特征。研究表明[11]，低级别胶质瘤向间变性星形细胞瘤的转变与染色体 9p、13q 和 19q（30）上的肿瘤抑癌基因失活有关。13q 染色体缺失，包括视网膜母细胞

瘤（retinoblastoma，RB）基因位点，大约发生在 1/3 的高级别星形细胞瘤中，而大约 2/3 的间变性星形细胞瘤包含 CDKN2A 和 CDKN2B 基因的 9p 染色体区域的纯合子缺失。在细胞周期调控中，最受关注的检查点是 G1-S 期的转变，控制该检查点的主要分子有 P16、周期蛋白依赖性激酶（cyclin dependent kinase，CDK）-4、细胞周期蛋白 D 和 pRB（视网膜母细胞瘤）。RB 基因编码的蛋白质 pRB 在细胞周期阻滞中起关键作用，在胶质瘤中，pRB 功能的缺失就像是细胞周期的滚动前行中失去了重要的刹车。pRB 的上游调控者是 p16 蛋白，由位于 9p 染色体上的 CDKN2A 基因（也称为 p16INK4A）编码，是一种在大多数人类肿瘤中失活的肿瘤抑制因子。p16 通过抑制周期蛋白依赖性激酶复合物调节 pRB，大多数胶质瘤细胞系和 2/3 的高级别原发性星形细胞瘤显示包含该基因的染色体 9p 的同源性删除，而这常导致 p16、p14ARF 及 p15 转录子的表达缺失，最终引起多种细胞周期检查点的丢失，促进细胞增殖。CDK4 在 10%～15% 的高级别星形细胞瘤中呈扩增和过表达状态。该基因由 p16 调控，通过磷酸化使 pRB 失活。因此，几乎所有的高级别肿瘤均存在这种控制细胞周期的关键性信号通路的损伤。

基因组亚型可以判断间变性星形细胞瘤患者的预后。针对间变性星形细胞瘤患者进行基因组杂交的研究表明[12]，特殊染色体异常（+7p/q、-9p、-10q、-13q、+19q）通常在 4 级星形细胞瘤患者中出现，而其他染色体异常（+10p、-11q、+11p、-Xq）通常在 3 级星形细胞瘤患者中出现。+7p、+19、-4q 异常通常在年老患者中常见，-11p 异常通常在年轻患者中出现。7p、7q 异常同时出现意味着患者预后不良，与年龄无关。这些发现表明，基因因素是解释年龄对间变性星形细胞瘤预后影响的基础，表明了星形细胞瘤分子学分类的重要性。

cDNA 微阵列技术可以鉴定以前难以区分的临床相关的肿瘤亚群，预测其对放、化疗的反应，在未来，可能对胶质瘤的诊断和治疗具有重要的临床价值。

四、临床表现

间变性星形细胞瘤的临床表现取决于病变的位置和大小，不同部位的肿瘤临床表现也不同，主要表现为癫痫、神经功能障碍（偏瘫、失语、偏盲和偏深

感觉障碍等）和颅内压增高症状（头痛、恶心、视物模糊、嗜睡、人格改变），头痛和癫痫最为常见。间变性星形细胞瘤少见转移到全身的脏器、淋巴结、骨骼和骨髓，脑膜播散也较为罕见，但有尸检显示，多达 21% 的患者出现软脑膜受累。伴有脑膜受累的脑胶质瘤患者的最常见症状是伴或不伴神经根症状（背痛）、精神状态改变、脑神经麻痹、脊髓病、马尾神经综合征和伴有症状性脑积水引起的头痛，其中位生存期为 3.5 个月[7]。不同级别胶质瘤的症状、体征和影像学表现类似，所以最终诊断仍依赖于组织学诊断。

五、神经影像

（一）CT

间变性星形细胞瘤头部 CT 表现为低密度或不均匀低密度与高密度混杂病灶，占位效应明显，伴有瘤周水肿，部分患者有囊变和钙化。CT 扫描在颅后窝等特殊部位或不强化的病变可能会显示不清。

（二）MRI

1. 强化 MRI　强化 MRI 检查是目前最常用的检查手段，与强化 CT 相比，可以一定程度上提供解剖关系和肿瘤特性，并为手术或活检提供指导。高质量的 MRI 轴位像特征可提示肿瘤级别，低级别星形细胞瘤边界清楚，轻度肿瘤占位效应，强化不明显

（主要是血管生成差），无明显坏死。胶质母细胞瘤在 MRI 上肿瘤占位效应明显，有明显强化和坏死，偶有出血。间变性星形细胞瘤在 MRI 上通常表现为 T_1 等信号或低信号、T_2 高信号的团块影，环状强化，厚度不一，有向坏死中心或远离强化边缘的小的手指状突起。但也有部分间变性星形细胞瘤无明显强化，这些肿瘤可能是处于肿瘤发展的早期阶段，还没有充分血管生成而造成血脑屏障的破坏产生强化[13]（图 17-2-2）。

2. 磁共振波谱　磁共振波谱（MRS）对神经上皮性肿瘤有一定的意义，多表现为 N- 乙酰天冬氨酸（NAA）水平降低、胆碱 / 肌酐（Cho/Cr）值升高、乳酸和脂肪水平升高[14]。MRS 对胶质瘤分级有一定的价值，高级别胶质瘤 Cho 水平很高，Cr 及 NAA 水平很低，因此 Cho/Cr 和 Cho/NAA 比率会明显增高，而低度恶性的肿瘤 Cho/Cr 水平一般不增高，所以 Cho/Cr 水平在 MRS 上代表肿瘤的恶性程度。但不同级别的胶质瘤 MRS 表现存在着一定的重叠现象。

此外，乳酸盐与 NAA 比率对判断预后意义重大，比率 > 2 者预后较差，比率 < 2 者预后较好。高乳酸盐（即比率较高）的患者，1 年生存率只有 20%，而比率较低的患者 1 年生存率可达 85%。乳酸盐水平可以标记坏死的水平，同时 Cho/Cr 比率增加是判断胶质瘤恶性进展可靠的指标，对区分胶质母细胞瘤和间变性星形细胞瘤有一定的意义[15]。

3. MRI 灌注成像　由于在胶质瘤恶性进展过程中血管生成的作用，MRI 灌注成像还可补充组织学

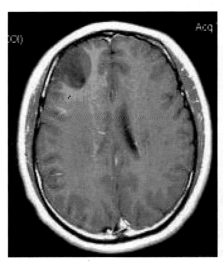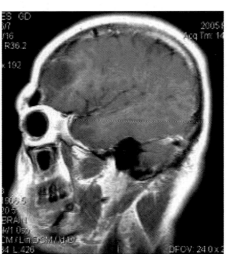

图 17-2-2　间变性星形细胞瘤的增强 MRI 表现（左图为轴位，右图为矢状位）

诊断。与间变性星形细胞瘤比较，胶质母细胞瘤脑血流量明显增高，而胶质母细胞瘤和间变性星形细胞瘤两种恶性胶质瘤脑血流量比低级别胶质瘤（WHO Ⅱ级）高得更多。

（三）PET

PET 利用 ^{18}F- 脱氧葡萄糖（^{18}F-FDG）作为相关代谢的标志物，可以提供脑肿瘤代谢活性的情况[16]。高级别胶质瘤的葡萄糖摄取与肿瘤分级和患者生存相关。胶质瘤恶性程度越高，对 ^{18}F-FDG 摄取就越多，但在不同级别胶质瘤中有着明显的重叠[17]。

总之，MRI 能识别出大多数低级别星形细胞瘤和高级别星形细胞瘤（胶质母细胞瘤），但当两者的特异性征象都不明显时，术前诊断应首先考虑间变性星形细胞瘤。尽管现在出现了很多影像学新技术，但最终诊断还是要依靠组织学诊断。

六、治疗

目前治疗 WHO 3 级星形细胞瘤的基本原则主要参照 NCCN 指南。临床影像（MRI）可辅助确定能否最大限度安全切除肿瘤，间变性星形细胞瘤和其他组织学类型肿瘤一样，肿瘤能否做到全切是判定患者治疗效果的最主要因素，最大限度切除肿瘤还可提供更准确的组织学诊断，对指导治疗和判断预后有重要意义。手术一般应达到切除肿瘤的 90% 以上，切除肿瘤的程度取决于肿瘤的位置、辅助计算机影像引导设备、外科医生的经验、手术团队的协作、肿瘤的生长方式等。如位于额叶、边界清楚的肿瘤容易被全切，而深在的、多发的或侵犯脑室系统或延伸到间脑或脑干的颞叶肿瘤不易被全切。

间变性星形细胞瘤患者的预后主要取决于分子诊断，如是否具有 IDH 突变或 EGFR 扩增等基因特征改变，以及全身状态、年龄、类型和有症状的时间及手术切除的程度。其中位生存期约为 3.3 年，IDH 突变型、年轻及高 KPS 评分患者生存期更长，对肿瘤进展的患者进行挽救性治疗可延长患者近 1 年的生存期。而对于 IDH 野生型患者，由于肿瘤常具有类似胶质母细胞瘤的分子特征，患者多采用与胶质母细胞瘤相同的治疗方案，具有极差的预后[18-19]。

间变性星形细胞瘤手术的目的主要在于改善生存质量，延长生存期。最大限度切除肿瘤能明显延缓肿瘤进展和延长生存时间。通常在术后 72 h 内进行强化 MRI 检查来判断肿瘤的切除程度，即在修复性血管形成（手术瘢痕）之前。肿瘤切除后紧接着应行放疗，由于在肿瘤周围水肿带常可发现肿瘤细胞，所以常把肿瘤和周围的水肿带作为放疗的照射范围（放射野），水肿带在 MRI 表现为长 T_2 信号。化疗仍是间变性胶质瘤的重要治疗手段。早期美国 FDA 已批准卡莫司汀（BCNU）缓释剂用于间变性星形细胞瘤的初始治疗，目前替莫唑胺已被推荐为 WHO 3 级或 4 级星形细胞瘤的治疗药物。对于手术的间变性星形细胞瘤，一般状态良好、年轻的患者化疗效果可能相对较好。相反，一般状态差、老年患者化疗效果较差[20]。

（一）手术

手术是治疗间变性星形细胞瘤的重要而不可忽视的手段，由于其生长特性，难以施行肿瘤全切，原则是在保留功能的前提下最大限度切除肿瘤，这也是决定患者预后非常关键的因素，对位于非功能区的肿瘤（非优势半球的额叶、颞叶等），可连同周围部分脑组织一并切除，以达到真正的肿瘤全切。对功能区的肿瘤不宜行扩大切除，应在保留功能的前提下尽可能最大限度切除肿瘤，而不应以永久牺牲功能为代价来达到真正的肿瘤全切。随着神经导航系统的应用和技术的不断改进，胶质瘤的手术效果和安全性大大提高。对位于功能区的肿瘤，还可术中采用皮质脑电图监测、术中唤醒等功能监测技术辅助肿瘤切除。

对于间变性星形细胞瘤和其他恶性胶质瘤，手术受肿瘤的空间分布影响。对于在 MRI 影像上表现为散在分布的病变，立体定向切除可能更为可取。对于弥漫性间变性星形细胞瘤、多病灶肿瘤，或累及胼胝体、脑室室管膜下、间脑、下丘脑和脑干的肿瘤，或占位效应不明显但有显著浸润的肿瘤，立体定向活检较手术切除更适宜。无论立体定向活检还是开颅手术，都应注意避免肿瘤细胞种植，因为间变性星形细胞瘤具有医源性播散的可能，这种医源性播散是能够避免的。

对复发性间变性星形细胞瘤二次手术的选择取决于预期的生存时间和生存质量。在一组大宗资料中，复发性间变性星形细胞瘤再手术后的中位生存期是 88 周，而高质量生存（KPS > 70）时间平均是 83 周，再手术的患者比未再手术的患者高质量生存时间要明显延长[21]。随着辅助治疗手段的改进，再手术在复发间变性星形细胞瘤治疗方面起着越来越重要的作用。

（二）放疗

对于间变性星形细胞瘤，放疗是标准化治疗的一部分，对于所有高级别胶质瘤，关于放射剂量和放射范围设计的整体治疗基本相同。最初，放射范围包括 T_2 加权像的肿瘤及其周围 1～3 cm 范围。该范围的放射剂量大约是 45～46.8 Gy，单次剂量是 1.8 Gy。另一种方案是将 T_1 加权像肿瘤强化区及周围 1～3 cm 区域的射线分布形成锥体形，强化部分连续累积总剂量接近 59.4 Gy，单次剂量为 1.8 Gy。整个病灶的各个边缘都应是三维的[22]。由于 WHO 3 级星形细胞瘤的生存期比胶质母细胞瘤明显延长，所以其出现迟发性放射并发症的概率更大。当照射野涉及视觉结构时，由于视觉结构对射线的耐受性较低，应引起重视。放疗是手术后的补充治疗，对于绝大多数患者，放疗后肿瘤仍有复发的可能。

为了改善 WHO 3 级肿瘤患者的放疗效果，有学者曾增加肿瘤的射线剂量，如增加治疗天数或调整每天的治疗次数为 2 次或 3 次，但实际效果并不理想，相反，随着有效剂量的增加，预后反而更差[23]。化疗和放疗增敏剂的联合应用也没有明显延长生存期[24]。另有报道显示，同期放、化疗及 IDH 突变状态是改善间变性星形细胞瘤 5 年生存期的独立因素[25]。但是根据肿瘤的特异性制订个体化的治疗计划以及新的放疗增敏剂的出现可能对改善放疗效果有一定的帮助。

（三）化疗

间变性星形细胞瘤对化疗比胶质母细胞瘤敏感，临床试验表明，55% 的间变性星形细胞瘤病例可达到病情缓解（包括完全缓解和部分缓解）[26-27]，故间变性星形细胞瘤的化疗非常重要，应给予重视。

通常采用的化疗方案有替莫唑胺（TMZ）、BCNU、PCV 方案、BCNU [尼莫司汀（ACNU）] + 顺铂（DDP）等[28]。TMZ 是第二代烷化药物，可透过血脑屏障，脑脊液 / 血浆比率为 30%～40%。TMZ 被证明具有良好的单药效能，在成年和儿童患者均是安全和容易耐受的，是一种安全、可靠的较为理想的药物，有效率达到 61%。具体方案为 150～200 mg/（m²·d），连

续 5 天，28 天为一周期。2022 年美国国家癌症综合协作网络（National Comprehensive Cancer Network, NCCN）针对 WHO 3 级或 4 级星形细胞瘤患者，推荐患者在接受最大限度安全切除肿瘤后，可予以积极序贯放疗 +TMZ 化疗或 TMZ 同步放化疗，也可积极纳入临床试验研究。也有报道显示，在间变性星形细胞瘤患者中，PCV 方案优于 BCNU 单药[29-30]。Levin 等[31] 报道，用 PCV 方案联合鸟氨酸脱羧酶抑制剂 A- 双氟甲基鸟氨酸、二氟甲基鸟氨酸（DFMO）作为放疗后辅助化疗治疗间变性胶质瘤，生存期明显延长，从患者的生存期分析发现，DFMO+PCV 中位生存期为 6.3 年，而单纯 PCV 治疗生存期是 5.1 年。当间变性星形细胞瘤含有少突胶质细胞瘤成分时，PCV 效果更好[32]，这可能与少突胶质细胞瘤常存在 1p19q 共缺失有关。EORTC26951[33] 和 RTOG9402[34] 临床试验中显示，1p19q 共缺失的少突胶质细胞瘤患者应用 PCV 方案后总体生存率和无进展生存率均有显著改善，中位生存期超过 7 年，而部分或非 1p19q 缺失的患者，中位生存期为 2～3 年。

对于复发性间变性星形细胞瘤，根据患者初次治疗情况可考虑再次应用 TMZ 治疗，但疗效欠佳。目前人们正在尝试多种治疗策略的应用，或多种药物联合，或开发新的治疗技术，如电场治疗[35]，均获得不同的疗效。Jaeckle 报道[36]，TMZ 与生物反应修饰剂顺式维 A 酸联用治疗 28 例间变性星形细胞瘤患者，6 个月无进展生存率为 46%，中位总生存率为 47%。同时，Levin 报道[37] 了 44 例复发性间变性星形细胞瘤患者使用 DFMO 的临床观察研究，中位生存期达 1 年，其中 45% 的患者经历了放射性反应或病情稳定。在 Levin 的另一项试验[31] 中，将 TPCD [6- 硫鸟嘌呤、丙卡嗪、CCNU 和二溴卫矛醇（dibromodulcitol）] 用于 38 例复发性间变性星形细胞瘤患者，有效率为 34%，中位生存期为 50 周。Chamberlain[38] 对复发性间变性星形细胞瘤患者进行了一系列试验，结果显示，环磷酰胺或 CPT-11 对 TMZ 耐药的患者反应率为 22%～23%，6 个月无进展生存期为 40%，中位生存期为 28 周。此外，Vrendenburgh[39] 报道了一组复发性间变性星形细胞瘤患者（n=9）CPT-11 联合贝伐珠单抗治疗，有效率为 67%，6 个月无进展生存率为 56%。另外，TMZ 与 α 干扰素联合使用[40]，与环氧合酶 -2（COX-2）抑制剂塞来昔布[41] 配伍应用，与抗血管生成药沙利

度胺[42]配伍使用等，其疗效不尽相同，有待进一步观察。对于稳定的间变性星形细胞瘤患者，采用TMZ化疗的停药时间仍未明确，一些神经肿瘤学专家认为1年后可停止治疗，但是至今没有足够数据确定最佳的停止治疗时间。

　　随着间变性星细胞瘤的靶向治疗、实验性分子靶向途径的研究，可能有多种治疗方法，包括基因治疗、免疫治疗、抗血管生成治疗、蛋白激酶C的拮抗药治疗、金属蛋白酶治疗和药物抗药性的逆转（例如P糖蛋白拮抗药或6-巯基嘌呤核苷酸抑制剂）等。这些可能为未来治疗间变性星形细胞瘤提供广阔的前景。

　　总之，目前对于间变性星形细胞瘤的治疗仍主张采用综合治疗，即多学科治疗。然而，由于缺乏足够的临床试验数据支持，间变性星形细胞瘤的治疗仍然存在许多疑惑，有待于进一步深入的研究加以解决。

（李文良　佘春华）

参考文献

1. Louis DN, Perry A, Wesseling P, et al.The 2021 WHO Classification of Tumors of the Central Nervous System：a summary. Neuro Oncol, 2021, 23（8）：1231-1251.

2. Brat DJ, Aldape K, Colman H, et al. cIMPACT-NOW update 3：recommended diagnostic criteria for "Diffuse astrocytic glioma, IDH-wildtype, with molecular features of glioblastoma, WHO grade IV". Acta Neuropathol, 2018, 136（5）：805-810.

3. Wong ET, Hess KR, Gleason MJ, et al. Outcomes and prognostic factors in recurrent glioma patients enrolled onto phase II clinical trials. J Clin Oncol, 1999, 17（8）：2572-2578.

4. Prados MD, Gutin PH, Phillips TL, et al. Highly anaplastic astrocytoma：a review of 357 patients treated between 1977 and 1989. Int J Radiat Oncol Biol Phys, 1992, 23（1）：3-8.

5. Davis FG, Freels S, Grutsch J, et al. Survival rates in patients with primary malignant brain tumors stratified by patient age and tumor histological type：an analysis based on Surveillance, Epidemiology, and End Results（SEER）data, 1973-1991. J Neurosurg, 1998, 88（1）：1-10.

6. Curran WJ Jr, Scott CB, Horton J, et al. Recursive partitioning analysis of prognostic factors in three Radiation Therapy Oncology Group malignant glioma trials. J Natl Cancer Inst, 1993, 85（9）：704-710.

7. Tortosa A, Viñolas N, Villà S, et al.Prognostic implication of clinical, radiologic, and pathologic features in patients with anaplastic gliomas. Cancer, 2003, 97（4）：1063-1071.

8. Yan H, Parsons DW, Jin G, et al.IDH1 and IDH2 mutations in gliomas. N Engl J Med, 2009, 360（8）：765-773.

9. Smith JS, Tachibana I, Passe SM, et al.PTEN mutation, EGFR amplification, and outcome in patients with anaplastic astrocytoma and glioblastoma multiforme. J Natl Cancer Inst, 2001, 93（16）：1246-1256.

10. Korshunov A, Golanov A, Sycheva R.Immunohistochemical markers for prognosis of anaplastic astrocytomas. J Neurooncol, 2002, 58（3）：203-215.

11. Kleihues P, Cavanee WK. Pathology and Genetics of Tumours of the Nervous System. Lyon：IARC Press, 2000.

12. Kunwar S, Mohapatra G, Bollen A, et al.Genetic subgroups of anaplastic astrocytomas correlate with patient age and survival. Cancer Res, 2001, 61（20）：7683-7688.

13. Nelson SJ, McKnight TR, Henry RG. Characterization of untreated gliomas by magnetic resonance spectroscopic imaging. Neuroimaging Clin N Am, 2002, 12（4）：599-613.

14. Tarnawski R, Sokol M, Pieniazek P, et al. 1H-MRS in vivo predicts the early treatment outcome of postoperative radiotherapy for malignant gliomas. Int J Radiat Oncol Biol Phys, 2002, 52（5）：1271-1276.

15. Howe FA, Barton SJ, Cudlip SA, et al. Metabolic profiles of human brain tumors using quantitative in vivo 1H magnetic resonance spectroscopy. Magn Reson Med, 2003, 49（2）：223-232.

16. Janus TJ, Kim EE, Tilbury R, et al. Use of [18F]

fluorodeoxyglucose positron emission tomography in patients with primary malignant brain tumors. Ann Neurol, 1993, 33 (5): 540-548.

17. Luyten PR, Marien AJ, Heindel W, et al. Metabolic imaging of patients with intracranial tumors: H-1 MR spectroscopic imaging and PET. Radiology, 1990, 176 (3): 791-799.

18. Tesileanu CMS, Dirven L, Wijnenga MMJ, et al. Survival of diffuse astrocytic glioma, IDH1/2 wildtype, with molecular features of glioblastoma, WHO grade IV: a confirmation of the cIMPACT-NOW criteria. Neuro Oncol, 2020, 22 (4): 515-523.

19. Cho U, Yang SH, Yoo C.Estimation of the occurrence rates of IDH1 and IDH2 mutations in gliomas and the reconsideration of IDH-wildtype anaplastic astrocytomas: an institutional experience. J Int Med Res, 2021, 49 (6): 3000605211019258.

20. Grahame S. Cancer Drug Discovery and Development: In Vivo Imaging of Cancer Therapy. J Med Imaging Radiat Sci, 2008, 39 (2): 105.

21. Harsh GR 4th, Levin VA, Gutin PH, et al. Reoperation for recurrent glioblastoma and anaplastic astrocytoma. Neurosurgery, 1987, 21 (5): 615-621.

22. Reiss, David P. Physicians Desk Reference. Montvale: Medical Economics Company.

23. Shaw E, Arusell R, Scheithauer B, et al. Prospective randomized trial of low- versus high-dose radiation therapy in adults with supratentorial low-grade glioma: initial report of a North Central Cancer Treatment Group/Radiation Therapy Oncology Group/Eastern Cooperative Oncology Group study. J Clin Oncol, 2002, 20 (9): 2267-2276.

24. Prados MD, Scott C, Sandler H, et al. A phase 3 randomized study of radiotherapy plus procarbazine, CCNU, and vincristine (PCV) with or without BUdR for the treatment of anaplastic astrocytoma: a preliminary report of RTOG 9404. Int J Radiat Oncol Biol Phys, 1999, 45 (5): 1109-1115.

25. Kizilbash SH, Giannini C, Voss JS, et al.The impact of concurrent temozolomide with adjuvant radiation and IDH mutation status among patients with anaplastic astrocytoma. J Neurooncol, 2014, 120 (1): 85-93.

26. Silvani A, Salmaggi A, Pozzi A, et al. Effectiveness of early chemotherapy treatment in anaplastic astrocytoma patients. Tumori, 1995, 81 (6): 424-428.

27. Hildebrand J, De Witte O, Sahmoud T.Response of recurrent glioblastoma and anaplastic astrocytoma to dibromodulcitol, BCNU and procarbazine--a phase- II study. J Neurooncol, 1998, 37 (2): 155-160.

28. Walker MD, Green SB, Byar DP, et al. Randomized comparisons of radiotherapy and nitrosoureas for the treatment of malignant glioma after surgery. N Engl J Med, 1980, 303 (23): 1323-1329.

29. Levin VA, Silver P, Hannigan J, et al. Superiority of post-radiotherapy adjuvant chemotherapy with CCNU, procarbazine, and vincristine (PCV) over BCNU for anaplastic gliomas: NCOG 6G61 final report. Int J Radiat Oncol Biol Phys, 1990, 18 (2): 321-324.

30. Prados MD, Scott C, Curran WJ Jr, et al. Procarbazine, lomustine, and vincristine (PCV) chemotherapy for anaplastic astrocytoma: A retrospective review of radiation therapy oncology group protocols comparing survival with carmustine or PCV adjuvant chemotherapy. J Clin Oncol, 1999, 17 (11): 3389-3395.

31. Levin VA, Hess KR, Choucair A, et al. Phase III randomized study of postradiotherapy chemotherapy with combination alpha-difluoromethylornithine-PCV versus PCV for anaplastic gliomas. Clin Cancer Res, 2003, 9 (3): 981-990.

32. Kristof RA, Neuloh G, Hans V, et al. Combined surgery, radiation, and PCV chemotherapy for astrocytomas compared to oligodendrogliomas and oligoastrocytomas WHO grade III. J Neurooncol, 2002, 59 (3): 231-237.

33. van den Bent MJ, Erdem-Eraslan L, Idbaih A, et al. MGMT-STP27 methylation status as predictive marker for response to PCV in anaplastic Oligodendrogliomas

and Oligoastrocytomas. A report from EORTC study 26951. Clin Cancer Res, 2013, 19 (19): 5513-5522.

34. Cairncross G, Wang M, Shaw E, et al. Phase Ⅲ trial of chemoradiotherapy for anaplastic oligodendroglioma: long-term results of RTOG 9402. J Clin Oncol, 2013, 31 (3): 337-343.

35. Ghiaseddin AP, Shin D, Melnick K, et al. Tumor Treating Fields in the Management of Patients with Malignant Gliomas. Curr Treat Options Oncol, 2020, 21 (9): 76.

36. Jaeckle KA, Hess KR, Yung WK, et al. Phase Ⅱ evaluation of temozolomide and 13-cis-retinoic acid for the treatment of recurrent and progressive malignant glioma: a North American Brain Tumor Consortium study. J Clin Oncol, 2003, 21 (12): 2305-2311.

37. Levin VA, Edwards MS, Gutin PH, et al. Phase Ⅱ evaluation of dibromodulcitol in the treatment of recurrent medulloblastoma, ependymoma, and malignant astrocytoma. J Neurosurg, 1984, 61 (6): 1063-1068.

38. Chamberlain MC, Jaeckle KA. Medical Research Council adjuvant trial in high-grade gliomas. J Clin Oncol, 2001, 19 (19): 3997-3999.

39. Sathornsumetee S, Cao Y, Marcello JE, et al. Tumor angiogenic and hypoxic profiles predict radiographic response and survival in malignant astrocytoma patients treated with bevacizumab and irinotecan. J Clin Oncol, 2008, 26 (2): 271-278.

40. Groves MD, Puduvalli VK, Gilbert MR, et al. Two phase Ⅱ trials of temozolomide with interferon-alpha2b (pegylated and non-pegylated) in patients with recurrent glioblastoma multiforme. Br J Cancer, 2009, 101 (4): 615-620.

41. Tuettenberg J, Grobholz R, Korn T, et al. Continuous low-dose chemotherapy plus inhibition of cyclooxygenase-2 as an antiangiogenic therapy of glioblastoma multiforme. J Cancer Res Clin Oncol, 2005, 131 (1): 31-40.

42. Sui L, Li Y, Xu Z, et al.Therapeutic effect of thalidomide combined with temozolomide and three-dimensional conformal radiotherapy for patients with high-grade gliomas after operation. J BUON, 2020, 25 (6): 2608-2615.

第三节　胶质母细胞瘤

一、概述

胶质母细胞瘤（glioblastoma，GB）是常见的颅内原发恶性肿瘤，大约占所有胶质瘤的57%，中枢神经系统原发恶性肿瘤的48%[1]。根据第5版WHO中枢神经系统肿瘤分类，胶质母细胞瘤被定义为 *IDH* 野生型的成人型星形细胞瘤，包括三个组织学亚型：巨细胞型胶质母细胞瘤、胶质肉瘤、上皮样胶质母细胞瘤[2]。

二、WHO 分级

多形性胶质母细胞瘤（glioblastoma multiforme，GBM）的术语在 Bailey 和 Cushing（1926 年）关于神经系统肿瘤首个系统分类中就有采用，传统上是指组织学经典的胶质母细胞瘤，不包括胶质母细胞瘤的亚型及一些少见的组织学形式[3]。从术语规范的角度，多形性胶质母细胞瘤并不能替代外延更广的胶质母细胞瘤。第 3 版（2000 年）及第 4 版（2007 年）WHO 中枢神经系统肿瘤分类中，胶质母细胞瘤曾分为原发性胶质母细胞瘤和继发性胶质母细胞瘤；第 4 版修订版（2016 年）中又分为：胶质母细胞瘤，*IDH* 野生型（约占90%）和胶质母细胞瘤，*IDH* 突变型（约占10%），分别对应原发性和继发性胶质母细胞瘤[4]。在第 5 版 WHO 中枢神经系统肿瘤分类中，*IDH* 突变型星形细胞瘤即使具有 WHO 4 级的组织学和（或）分子特征，也只诊断为"星形细胞瘤，*IDH* 突变型，WHO 4 级"；只有 *IDH* 野生型成人型星形细胞瘤诊断为"胶质母细胞瘤，*IDH* 野生型"[2]。成人型弥漫性胶质瘤之星形细胞瘤，*IDH* 突变型，存在 *CDKN2A/B* 纯合性缺失，无论组织学是否具备 4 级特征，均诊断为星形细胞瘤，*IDH* 突变型，WHO 4 级。WHO 4 级的星形细胞瘤，*IDH* 突变型，多伴有 *ATRX* 和 *P53* 突变，与第 4 版修订版中继发性胶质母细胞瘤相一致，多数有低级别胶质瘤病史，预后相对较好。鉴于儿童型与成人型弥漫性胶质瘤之间明显的临床和分子特征区别，胶质母细胞瘤在儿童类型肿瘤中不再诊断。

三、流行病学

根据美国的流行病学调查，年龄调整的胶质母细胞瘤的年平均发病率是 3.21/100 000，欧洲国家发病率为 3/100 000 ～ 4/100 000，东亚，例如朝鲜，发病率较低[5]。发病率因年龄和性别各异，可见于任何年龄，诊断的中位年龄是 65 岁，在 75 ～ 84 岁年龄段发病率最高，男性略高于女性[6]。治疗剂量的电离辐射是唯一确定的胶质母细胞瘤环境致病因素[7]。还有一些少见的遗传综合征与胶质母细胞瘤的发病相关，例如 Li-Fraumeni 综合征和 Lynch 综合征，所占比例不足 1%[8]。目前尚无强有力的证据证明移动电话的使用与胶质瘤产生相关，但仍需进一步的研究[9]。

四、分子生物学

胶质母细胞瘤常位于大脑半球的灰质深部和皮质下的白质纤维，多见于颞叶（31%）、顶叶（24%）、额叶（23%）、枕叶（16%），基底节和丘脑胶质母细胞瘤较普遍，脑干胶质母细胞瘤少见，也需与弥漫性中线胶质瘤，H3 K27 改变型相鉴别。

（一）异质性

胶质母细胞瘤同其他胶质瘤一样，被认为起源于神经胶质祖细胞，癌症基因组图谱研究揭示，恶性胶质瘤具有基因遗传背景的不均一性，核心缺陷主要存在于三大细胞内信号轴，即酪氨酸蛋白激酶受体通路、抗凋亡 Rb 通路和细胞周期调控通路。通过受体酪氨酸激酶（RTK）基因的扩增和突变激活相应的生长因子、细胞因子、激素和其他信号，导致信号调节发生异常，常见的生长因子异常包括表皮生长因子（EGF）、血管内皮生长因子（VEGF）、血小板衍生生长因子（PDGF）等[10]。PI3K/AKT/mTOR 通路的活化是较重要的细胞存活的必需通路。抗凋亡 Rb 通路涉及 P53 和视网膜母细胞瘤（Rb）肿瘤抑制通路的失活。一瘤一样，一瘤多样，胶质母细胞瘤的分子遗传特征、转录组差异、蛋白表达谱具有时间和空间上的不均一性。*IDH* 野生型的 GBM 根据基因组特征及基因表达特点分为三个分子亚型："前神经型"基因表达 /RTK Ⅰ/LGm6 DNA 甲基化组，其标志是 *CDK4* 和 *PDGFRA* 扩增，年轻成年人中最为常见；"经典型"基因表达 / RTK Ⅱ DNA 甲基化组，表现为高频率 *EGFR* 扩增和 *CDKN2A/B* 的纯合丢失；"间质型 / 间质样型"亚组，表现为 *NF1* 缺失以及肿瘤内巨噬细胞浸润增加[11]。多数情况下，上述三个分子亚型在同一 GBM 中重叠出现，也均与 *TERT* 启动子突变有关。*MGMT* 启动子甲基化约见于 30% ～ 50% 的胶质母细胞瘤，预示对替莫唑胺为代表的烷化剂治疗敏感。

（二）侵袭性

弥漫性胶质瘤的一个特点是浸润性生长、播散，胶质母细胞瘤尤甚，可以快速侵袭邻近的脑结构，涉及金属蛋白酶的分泌，细胞骨架蛋白的合成等。常见的侵袭路径是沿着白质纤维、血管周围隙、软脑膜，极少经脑脊液播散，播散到颅外极其罕见。也可侵袭皮质及深部的灰质结构。沿着胼胝体侵袭时，会形成双侧，对称的病变，即蝴蝶状胶质母细胞瘤。浸润出去的肿瘤细胞成为首次治疗后原位复发的根源，因为这些细胞逃过了手术切除，可能不在治疗剂量的放射野内，局部血脑屏障相对完整，减弱了化疗的作用。靶向血管的治疗，使血管正常化后减轻了脑水肿，但有可能促进了肿瘤的侵袭。

（三）胶质瘤干细胞

胶质母细胞瘤的细胞起源尚未明确。胶质母细胞瘤的细胞、生物化学、基因的异质性，以及组织学上相同的肿瘤临床反应不同等推动了这种假设，肿瘤可能来源于祖细胞的恶性转化，或更原始的细胞，即神经干细胞。从肿瘤标本或胶质瘤细胞系已经分离出胶质瘤干细胞，能自我更新，表达发育调控的标志物，在动物模型上能独立成瘤。胶质瘤干细胞可能来源于神经干细胞的突变。胶质瘤干细胞是肿瘤耐药、放疗抵抗、复发的根源。

（四）肿瘤微环境的多样性和交互作用

肿瘤作为一种生态系统，包括肿瘤细胞、基质和浸润的免疫细胞等。肿瘤细胞之间不同的物理支持模式、肿瘤细胞与免疫细胞之间的双向反馈、细胞的表观遗传调控等创造了一个多功能的微环境[12]。免疫抑制与营养竞争的肿瘤微环境限制了靶向和免疫治疗的效果。

五、病理学

（一）大体观察

即使大多数胶质母细胞瘤患者病程不长，肿瘤实体却可以生长很大，甚至能占据一个脑叶。病变常位于颅脑一侧，发生于脑干和胼胝体的肿瘤可成双侧对称分布，是由肿瘤细胞沿白质纤维浸润生长造成的。大脑半球的肿瘤中心多集于脑白质。胶质母细胞瘤极少数情况下位于脑实质表面，与软脑膜和硬膜粘连，容易被影像科医生或外科医生诊断为转移瘤，或髓外病变，如脑膜瘤。病变浸润到皮质时，可产生位于白质内的坏死区及覆盖其上的皮质脑回样强化。肿瘤界限不清，切面颜色不一，肿瘤实体的外层呈灰色或灰白色，比较软，中心区域因髓磷脂分解坏死呈淡黄色，伴新发出血或陈旧出血时呈现红色或棕色。坏死物液化后可形成含混浊液体的大囊腔。

（二）微观角度

胶质母细胞瘤富含大量低分化、多形性的肿瘤细胞。组织学上具有一些共同的特征，例如，星形细胞分化伴核异型性，细胞的多形性，有丝分裂活跃，微血管增生和或局部坏死。胶质母细胞瘤包括三种组织学亚型：巨细胞型胶质母细胞瘤、胶质肉瘤和上皮样胶质母细胞瘤。巨细胞型胶质母细胞瘤含有巨大、高度多形性、多核的肿瘤细胞，偶可见较多的网状纤维，此患者预后相对其他亚型较好。胶质肉瘤具有胶质和间叶组织双向分化的特点，主要见于成人，预后较差。上皮样胶质母细胞瘤含有密集排列的上皮样细胞，部分横纹肌样细胞，核分裂活跃，坏死，*BRAFV600E* 突变率较高，常见于大脑和间脑，预后差。除了 WHO 分类中正式认可的组织学亚型，还有一些少见的组织学形式，如横纹肌样胶质母细胞瘤、有原始神经元成分的胶质母细胞瘤、小细胞型胶质母细胞瘤、有少突胶质细胞成分的胶质母细胞瘤；见诸文献报告的有腺样型、富于脂质上皮样型、真上皮分化型、脂质化型、脂肪化生型、颗粒细胞型、有原始神经外胚层肿瘤样成分的胶质母细胞瘤。多数病理学家认为，确定它们为胶质母细胞瘤的新亚型，还仅

是异向分化的组织学表现形式，还需要更多的临床和病理学数据，尤其需要确认预后及治疗反应是否好于经典的胶质母细胞瘤。WHO 分类即使不能认可其为胶质母细胞瘤亚型，这些少见的胶质母细胞瘤组织学表现形式对鉴别诊断、避免误诊及延误治疗也具有意义。

胶质母细胞瘤的诊断主要依据组织学表现形式，而不是细胞类型。诊断成立需要具备高度间变的胶质细胞，有丝分裂活跃，微血管增生，坏死。经常可出现"肾小球样"血管内皮细胞增生和（或）坏死，肿瘤细胞围绕坏死灶呈"假栅栏状"排列。肿瘤的中心存在大量的坏死，外周集聚着存活的肿瘤细胞，致密的细胞和异常的血管构成了磁共振影像学上"花环样"强化。微血管增生贯穿整个病变，但主要集中于坏死周围和外周的浸润区。低分化的肿瘤细胞形态各异，呈现出梭形、圆形、多形性（图 17-3-1）。高增殖性是胶质母细胞瘤的主要特征，细胞有丝分裂活跃，Ki-67 增殖指数一般为 15% ~ 20%，部分肿瘤 Ki-67 指数可以大于 50%。第 5 版 WHO 中枢神经系统分类中规定，在 *IDH* 野生型的成人胶质瘤中，即使组织学未发现血管增生和（或）坏死，但若出现 *EGFR* 扩增、*TERT* 启动子突变、7 号染色体获得及 10 号染色体缺失等任何一条或多条标准，可定为 WHO 4 级肿瘤。

六、临床表现

胶质母细胞瘤进展迅速，临床表现主要包括颅内压增高、神经功能及认知功能障碍和癫痫发作三大类。症状取决于肿瘤的位置，首发症状表现为肿瘤相关的水肿和局部的功能缺失，如头痛头晕、恶心呕吐、轻偏瘫、失语。约一半的患者因癫痫发作而确诊。部分患者伴发行为和认知的改变。从发病到确诊经历 3 ~ 6 个月[13]。

七、影像学

（一）CT

CT 主要显示脑胶质瘤病变组织与正常脑组织的密度差值，特征性密度表现如钙化、出血及囊性变等，提示病变累及的部位、水肿状况及占位效应等。

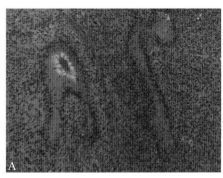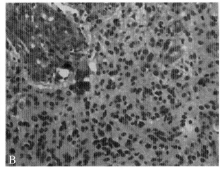

图 17-3-1　胶质母细胞瘤 HE 染色。A．可见肿瘤细胞密集，微血管增生，局部坏死，假栅栏样结构形成；B．肿瘤细胞异常增殖，核异型性，多形性

胶质母细胞瘤的 CT 表现为高、等、低同时存在的混杂密度影，钙化少见，高密度区提示细胞密集，或肿瘤卒中，等密度区为肿瘤实体部分，低密度区为中央坏死的区域或囊变。肿瘤周围水肿较明显，CT 为低密度信号。CT 增强扫描肿瘤常呈现不规则环形强化。

（二）MRI

MRI 具有较高的分辨率，多种成像序列，可以发现较小的病变，已成为胶质母细胞瘤首选的检查方法[14]（图 17-3-2）。T_1 加权图像肿瘤呈混杂信号，中心坏死囊变区域呈现低信号，周围肿瘤实体呈稍高信号，肿瘤卒中时，血肿在 T_1 加权图像上呈高信号。T_2 加权图像上也很不均匀，中心坏死及周围水肿区呈高信号，肿瘤实质呈稍高信号。增强 MRI 显示肿瘤呈不规则花环样强化，中心区呈现非强化，为坏死囊变区域。术后 48 h 增强 MRI 可以观察肿瘤的切除程度和作为基线评价后续的治疗反应。

先进的 MRI 成像方法可以早期检测肿瘤的生物学和生理学特征，评估组织的代谢剖面、血流灌注、微血管的通透性、水的运动性等，详细判断肿瘤的变化进展，指导手术治疗，评估临床试验，术后随访和监测。高级别胶质瘤相比正常的组织，微血管系统明显增加，显著的生物学行为是高灌注，血管新生，脑血容量（cerebral blood volume，CBV）是半定量检测微血管数量的方法，灌注加权成像（perfusion weighted imaging，PWI）高灌注区域提示血容量增大，多为高级别病变区，此方法可以评估放疗、化疗、血管治疗后的效果，评估临床预后，并对放疗后的假性进展和肿瘤复发有一定的鉴别作用[14]。弥散加权成像（diffusion weighted imaging，DWI）探测组织内水的移动性，高信号提示细胞密度大，代表高级别病变区。弥散张量成像（diffusion tensor imaging，DTI）可以直观呈现脑组织白质纤维束的走行及完整性，与肿瘤的位置关系，可以指导制订

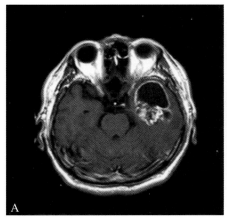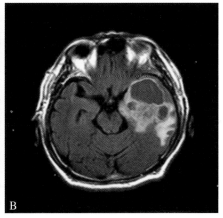

图 17-3-2　胶质母细胞瘤的 MRI 影像。A．左侧颞叶胶质母细胞瘤的 T_1 增强影像。B．左侧颞叶胶质母细胞瘤的 T_2 加权成像

手术计划，手术切除。功能磁共振（fMRI）是反应脑功能状态的 MRI 技术。血氧水平依赖（blood oxygenation level dependent，BOLD）可用于语言区、运动区、优势半球的定位或定侧，当肿瘤挤压纤维束时，判定的功能区与实际的功能区有一定的偏差。磁共振波谱（MRS）可以帮助鉴别诊断，区分肿瘤、卒中、放射性坏死、感染、多发性硬化等。光谱学方法可以定量测定肿瘤的代谢物水平，葡萄糖指示肿瘤代谢，胆碱（Cho）指示膜的流动和扩散，N- 乙酰天冬氨酸（NAA）指示完整的神经胶质结构，乳酸（Lac）或脂质（Lip）指示坏死。MRS 中 Cho 峰和 Cho/NAA 升高，与肿瘤级别成正相关。胶质母细胞瘤实体表现为 Cho 峰升高，NAA 峰降低，出现 Lip 和（或）Lac 峰。

（三）PET-CT

FDG-PET 可以发现胶质母细胞瘤高代谢区域，指导手术切除范围或活检部位（图 17-3-3），可以鉴别肿瘤、肿瘤复发及放射性坏死。其对胶质母细胞瘤的诊断更准确，但缺乏特异性。FDG-PET 监测葡萄糖的摄取速率，由此可以识别出正常脑组织、低级别胶质瘤、高级别胶质瘤、放射坏死的代谢不同，葡萄糖的消耗量与肿瘤的级别、细胞密度、浸润性、患者预后成正相关。研究结果显示，氨基酸标记的氨基酸 PET 可以提高勾画肿瘤生物学容积的准确度，发现潜在的被肿瘤细胞浸润 / 侵袭的脑组织[15]。MET-PET 相比 FDG-PET，正常脑组织摄入氨基酸较少，对比明显，其与细胞增殖、Ki-67 表达、核抗原表达、微血管密度有关。

（四）导航经颅磁刺激

此项技术能够通过产生时变磁场穿透颅骨，在大脑皮质形成感应电流，无创地刺激大脑皮质，并通过观察刺激后的反应揭示大脑皮质与其功能之间的因果关系。导航经颅磁刺激（nTMS）技术满足了神经外科对功能区精确定位的需求，不仅能够在术前无创地对病变周围、同侧甚至对侧大脑半球进行功能区定位，优化功能区病变的手术决策、骨窗设计及手术入路，还能够在术后进行长程的功能随访，在临床工作以及脑功能的科研方面均起到了重要的作用[16]。在功能康复方面，nTMS 能够通过兴奋或抑制局部大脑皮质，人为的影响功能区的重塑模式。对于重要功能区完全位于病变之内的患者，既往只能选择部分切除病变以求功能的保全。而未来通过术前 nTMS 技术靶向功能诱导，或许能够使功能区定向重塑于病损之外，从而全切病变且不遗留重要功能障碍。nTMS 在未来神经外科领域将是一项具有广阔前景的神经功能定位 - 调控技术。

八、诊断与鉴别诊断

（一）诊断

根据发病过程、临床表现、影像学检查基本可以诊断。如诊断困难，在明确是肿瘤性病变，具有手术指征时，可行手术治疗或活检，病理检查进一步明确诊断。

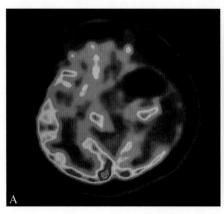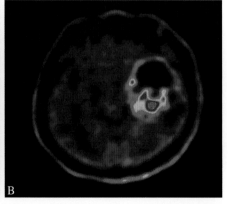

图 17-3-3　左颞胶质母细胞瘤的 PET-CT 影像。A．FDG-PET 图像；B．MET-PET 图像

（二）鉴别诊断

1. 转移瘤 脑部转移瘤常来源于肺癌、乳腺癌、肾细胞肿瘤、黑色素瘤、结直肠癌等，黑色素瘤最容易转移到颅内，但肺癌发病率最高，成为颅内转移瘤最常见的原发灶。MRI 影像学特点是：T_1 加权像为低信号，T_2 加权像为高信号，增强信号为病灶明显增强。当病灶直径小于 3 cm 时，增强部分是致密均匀的，对于较大肿瘤，强化部分较多是不均匀的，常见环形强化。肿瘤病史对鉴别诊断非常关键。

2. 瘤样脱髓鞘病变 瘤样脱髓鞘病变（tumefactive demyelinating lesion，TDL），既往也称为瘤样炎性脱髓鞘病（tumor-like inflammatory demyelinating diseases，TIDD），或脱髓鞘假瘤（demyelinating pseudotumor，DPT），是中枢神经系统一种相对特殊类型的免疫介导的炎性脱髓鞘病变，绝大多数为脑内病变，脊髓 TDL 鲜有报道。临床症状持续 > 24 h，在一定时间内进行性加重，有或无神经功能缺损。病灶主体以脑白质为主，头颅 CT 平扫示病灶为低密度或稍等密度。TDL 在急性期与亚急性期增强检查结果表现为结节样、闭合环样、开环样、火焰状等不同形式的强化。其中开环样强化最具特征，即周边不连续的半环或开环形强化。

3. 脑脓肿 根据病史影像学检查，不难与胶质母细胞瘤鉴别。两者均有水肿及占位征象，强化呈环形。脑脓肿的壁常较光滑，无壁结节，而高级别脑胶质瘤多呈菜花样强化，囊内信号混杂，可伴肿瘤卒中。绝大部分高级别脑胶质瘤的氨基酸代谢活性明显高于正常脑组织，而脑脓肿一般呈低代谢。

4. 原发性中枢神经系统淋巴瘤 是淋巴结外的非霍奇金淋巴瘤，仅发生于中枢神经系统内。其在人类免疫缺陷病毒（HIV）感染人群中的发病率显著高于正常人群。该病主要发生于脑实质，可以累及脊髓、软脑膜、眼球等多个部位。临床表现无特异性，CT 平扫检查提示原发性中枢神经系统淋巴瘤呈等密度或稍高密度，病灶边界不清，形态不规则，周围伴有低密度水肿区。MRI 平扫检查，T_1 加权像见片状低信号水肿区，T_2 加权像显示高信号，增强扫描见病灶单发或多发，明显均匀强化，呈云雾状强化。确诊需要依赖于病理学检查。

5. 其他神经上皮来源肿瘤 包括中枢神经细胞瘤等。可以根据肿瘤发生部位、增强表现进行初步鉴别诊断。

九、治疗原则

胶质母细胞瘤的治疗是以手术切除为主，结合放疗、化疗、肿瘤电场治疗等的综合治疗方法。推荐采用多学科诊治（MDT）模式治疗胶质母细胞瘤，深度的分子检测对胶质母细胞瘤患者进行精细分层，采取个体化、精准化的治疗。

（一）一般治疗

积极的对症治疗能缓解患者临床症状，提高患者的生活质量。术前出现明显的颅内高压症状，应给予脱水药物缓解颅内高压。因肿瘤压迫或水肿导致颅内脑积水或脑疝，可先行脑室外引流术。术后可适当应用脱水药物或激素降低颅内压，减轻水肿，改善患者的神经功能症状。积极防治颅内感染。术后营养支持能加速患者康复。如术后存在神经功能障碍，可行针灸、理疗等康复治疗。对于术前或术后伴发癫痫者，应使用抗癫痫药物治疗。丙戊酸钠缓释片和左乙拉西坦单药治疗胶质瘤继发癫痫，控制效果不佳时可联合应用。对于胶质母细胞瘤患者继发癫痫，建议长期抗癫痫治疗。

（二）手术

随着现代科技的发展，颅脑手术技术取得了惊人的进步。术中超声、皮质电极监测、多模态神经导航、荧光标记肿瘤边界等技术的应用及普及，使得神经外科医生对大部分颅内恶性肿瘤做到全切除。最大程度安全切除肿瘤是胶质母细胞瘤综合治疗的最关键起始步骤，以期获得精确的组织诊断和肿瘤基因分型，减少肿瘤体积。回顾性分析显示，无论是否高龄及分子状态，全切肿瘤均可以改善生存结果。因为医学禁忌证或患者拒绝而不能施行手术的患者，立体定向活检或开放活检仍是一种选择，不仅能明确病理，还能检测分子分型，指导后续的治疗。非功能区肿瘤推荐超全切除，功能区肿瘤推荐结合术中 MRI，唤醒手术，达到最大限度安全切除[17]。应用术中 MRI 可以提高肿瘤的切除程度。功能磁共振、纤维束示踪技术、唤醒手术、5-ALA 荧光引导手术切除，可进一步提高手术切除的安全性，更好地保护神经功能，提高切除的程度（图 17-3-4）。

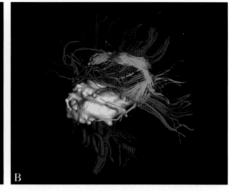

图 17-3-4　多模态影像融合指导手术切除。A. DTI 勾画白质纤维束；B. 多模态影像融合技术

（三）放疗

放疗是胶质母细胞瘤治疗的关键一环。胶质母细胞瘤患者的生存期与放疗开始的时间或正相关，建议术后尽早（手术后 2 ~ 6 周）开始放疗。放疗采用三维适形放疗（3D-CRT）或调强适形放疗（IMRT）技术。同步放、化疗期间，放射剂量每次 1.8 ~ 2.0 Gy/ 次，总剂量共 54.0 ~ 60.0 Gy。提高放射总剂量的效果未得到临床肯定，反而带来放射损伤，所以不可盲目提高放射总剂量。

（四）化疗

烷化剂是目前化学治疗的主要药物。目前标准的一线化疗药物是替莫唑胺（TMZ），同步放、化疗期间用量是口服 TMZ，75 mg/m²，疗程为 42 天。六个周期的辅助化疗阶段，首个疗程，TMZ150 mg/m²，5/28 方案。若患者耐受良好，则在以后的化疗中 TMZ 剂量增至 200 mg/m²。剂量密度方案在部分胶质母细胞瘤患者的治疗中具有优势，这是由于剂量密度方案降低了机体对 TMZ 的耐药性，并促进了抗血管生成作用[18]。替莫唑胺药物的常见不良反应是恶心和骨髓抑制，尤其是血小板减少和中性粒细胞减少，常见于辅助治疗阶段。目前研究提示，长疗程化疗未能提高患者的总生存期。复发胶质母细胞瘤的化疗方案包括贝伐珠单抗、贝伐珠单抗联合化疗（药物如伊立替康、卡莫司汀、替莫唑胺）、亚硝脲类、PCV 联合方案、环磷酰胺、铂剂等。小分子靶向药物是胶质母细胞瘤化疗的潜在方向。

（五）肿瘤电场治疗

肿瘤电场治疗（tumor treating fields，TTFields）是近年来新出现的一种肿瘤治疗技术，通过干扰肿瘤细胞有丝分裂等机制发挥抗肿瘤作用。TTFields 作为一种便携式无创设备，通过贴敷于头皮的电场贴片产生低强度、中频交变电场发挥作用，目前已用于胶质母细胞瘤等肿瘤的治疗。TTFields 的抗肿瘤效应具有频率依赖性，用于治疗胶质母细胞瘤时，TTFields 的最佳频率为 200 kHz。TTFields 的疗效受时间、频率、场强、躯体解剖和伴随用药等多种因素影响。TTFields 适用于经组织病理学或影像学诊断的新诊断幕上胶质母细胞瘤（Ⅰ级推荐）及复发性幕上胶质母细胞瘤（Ⅱ级推荐）[19]。治疗的不良反应主要是电极接触部位皮肤的不良反应。

（六）靶向治疗和免疫治疗

贝伐珠单抗是人源化单克隆抗体，抑制 VEGF。Ⅲ期大型随机临床试验显示贝伐珠单抗能延长患者无进展生存期，但对总生存期无提高[20]。胶质母细胞瘤的治疗技术有了稳定的提高，但 5 年生存率仍小于 10%，迫切需要开发新的治疗方法，例如免疫治疗和精准肿瘤治疗。中枢神经系统拥有独特的免疫微环境和血脑屏障，限制了免疫细胞发挥作用。胶质母细胞瘤营造了自己的肿瘤微环境，免疫抑制，免疫逃避，是典型的"冷肿瘤"[21]。免疫治疗，包括免疫检查点抑制剂、疫苗、嵌合抗原受体 T（CAR-T）细胞治疗、溶瘤病毒治疗，均终止于Ⅲ期临床试验，原因是未能提高患者的总生存期[22]。随着技术的进步，免疫治疗将会在高级别脑胶质瘤领域取得实质性突破，联合目前成熟的治疗方式，有望成为未来的治疗策略。

（七）临床试验

美国国家综合癌症网络（NCCN）中枢神经系统肿瘤指南推荐恶性胶质瘤患者积极参与临床试验，临床试验可以使合适的患者获得良好的管理，恰当的治疗，部分患者可能从临床试验中获益。

十、预后

胶质母细胞瘤几乎全部复发，目前尚无针对复发性胶质母细胞瘤的标准治疗方案。可选的治疗方案为再次手术切除、再程放疗、系统治疗（例如洛莫司汀或贝伐珠单抗）、联合治疗或仅支持治疗。贝伐珠单抗在改善患者生活质量和控制放射性坏死相关脑水肿等方面的效果显著，仍是治疗复发性胶质母细胞瘤重要的药物之一。

胶质母细胞瘤预后极差，高龄、KPS 评分低、非完全切除均是不良预后因素[23]。老年患者仅支持治疗，中位生存期小于 4 个月[24]。MGMT 启动子甲基化预示对替莫唑胺敏感及良好预后。

（于圣平　杨学军）

参考文献

1. Ostrom QT, Gittleman H, Truitt G, et al. CBTRUS Statistical Report：Primary Brain and Other Central Nervous System Tumors Diagnosed in the United States in 2011-2015. Neuro Oncol, 2018, 20 (suppl_4)：iv1-iv86.

2. Louis DN, Perry A, Wesseling P, et al. The 2021 WHO Classification of Tumors of the Central Nervous System：a summary. Neuro Oncol, 2021, 23 (8)：1231-1251.

3. 杨学军. 从神经外科医师角度解读中枢神经系统肿瘤组织学分类的发展. 中国现代神经疾病杂志, 2008, 8 (5)：376-383.

4. 杨学军, 江涛. 解读《世界卫生组织中枢神经系统肿瘤分类（2016 年）》. 中国神经精神疾病杂志, 2016, 42 (6)：321-329.

5. Ostrom QT, Bauchet L, Davis FG, et al. The epidemiology of glioma in adults：a "state of the science" review. Neuro Oncol, 2014, 16 (7)：896-913.

6. Tan AC, Ashley DM, López GY, et al. Management of glioblastoma：State of the art and future directions. CA Cancer J Clin, 2020, 70 (4)：299-312.

7. Fisher JL, Schwartzbaum JA, Wrensch M, et al. Epidemiology of brain tumors. Neurol Clin, 2007, 25 (4)：867-890.

8. Scheurer ME, Etzel CJ, Liu M, et al. Familial aggregation of glioma：a pooled analysis. Am J Epidemiol, 2010, 172 (10)：1099-1107.

9. Vienne-Jumeau A, Tafani C, Ricard D. Environmental risk factors of primary brain tumors：A review. Rev Neurol (Paris), 2019, 175 (10)：664-678.

10. Wang LB, Karpova A, Gritsenko MA, et al. Proteogenomic and metabolomic characterization of human glioblastoma. Cancer cell, 2021, 39 (4)：509-528.

11. 国家卫生健康委员会医政医管局. 脑胶质瘤诊疗规范（2018 年版）. 中华神经外科杂志, 2019, 35 (3)：217-239.

12. Broekman ML, Maas SLN, Abels ER, et al. Multidimensional communication in the microenvirons of glioblastoma. Nat Rev Neurol, 2018, 14 (8)：482-495.

13. 赵继宗, 周定标. 神经外科学. 3 版. 北京：人民卫生出版社, 2014.

14. Dhermain FG, Hau P, Lanfermann H, et al. Advanced MRI and PET imaging for assessment of treatment response in patients with gliomas. Lancet Neurol, 2010, 9 (9)：906-920.

15. Yang Y, He MZ, Li T, et al. MRI combined with PET-CT of different tracers to improve the accuracy of glioma diagnosis：a systematic review and meta-analysis. Neurosurg Rev, 2019, 42 (2)：185-195.

16. Rosenstock T, Tuncer MS, Munch MR, et al. Preoperative nTMS and Intraoperative Neurophysiology-A Comparative Analysis in Patients With Motor-Eloquent Glioma. Front Oncol, 2021, 11：676626.

17. Lara-Velazquez M, Al-Kharboosh R, Jeanneret S, et al. Advances in Brain Tumor Surgery for

Glioblastoma in Adults. Brain Sci，2017，7（12）.

18. Weller M，van den Bent M，Hopkins K，et al. EANO guideline for the diagnosis and treatment of anaplastic gliomas and glioblastoma. The Lancet Oncol，2014，15（9）：e395-403.

19. 中国抗癌协会脑胶质瘤专业委员会. 胶质母细胞瘤的肿瘤电场治疗专家共识. 中华神经外科杂志，2021，37（11）：1081-1089.

20. Keunen O，Johansson M，Oudin A，et al. Anti-VEGF treatment reduces blood supply and increases tumor cell invasion in glioblastoma. Proc Natl Acad Sci U S A，2011，108（9）：3749-3754.

21. Lim M，Xia Y，Bettegowda C，et al.Current state of immunotherapy for glioblastoma. Nat Rev Clin Oncol，2018，15（7）：422-442.

22. Friebel E，Kapolou K，Unger S，et al. Single-Cell Mapping of Human Brain Cancer Reveals Tumor-Specific Instruction of Tissue-Invading Leukocytes. Cell，2020，181（7）：1626-1642 e1620.

23. Lamborn KR，Chang SM，Prados MD. Prognostic factors for survival of patients with glioblastoma：recursive partitioning analysis. Neuro Oncol，2004，6（3）：227-235.

24. Keime-Guibert F，Chinot O，Taillandier L，et al. Radiotherapy for glioblastoma in the elderly. N Engl J Med，2007，356（15）：1527-1535.

第四节　弥漫性中线胶质瘤（H3 K27变异型）

一、概述

第5版世界卫生组织中枢神经系统肿瘤分类（WHO CNS5）[1]，将弥漫性胶质瘤（diffuse glioma，DG）分为成人型和儿童型，新增了儿童弥漫性低级别胶质瘤和儿童弥漫性高级别胶质瘤这两种类型。

其中，儿童弥漫性低级别胶质瘤包括四种，其特征是脑内弥漫性生长，但也存在重叠的组织学特征，特异性比较差，但分子研究在一定程度上有助于其病变定性。其四种类型分别为：①弥漫性星形细胞瘤，伴 MYB 或 MYBL1 变异；②血管中心型胶质瘤；③青少年多形性低级别神经上皮肿瘤（polymorphous low-grade neuroepithelial tumour of the young，PLNTY）；④弥漫性低级别胶质瘤，伴 MAPK 信号通路变异。

儿童弥漫性高级别胶质瘤也包括四种类型：①弥漫性中线胶质瘤（H3 K27 变异型）（diffuse midline glioma，H3 K27-altered）；②弥漫性半球胶质瘤，H3 G34 突变型；③弥漫性儿童型高级别胶质瘤，H3 及 IDH 野生型；④婴儿型半球胶质瘤。其中，第一种类型曾被列入 2016 年世界卫生组织中枢神经系统肿瘤分类，当时为"弥漫性中线胶质瘤（H3 K27 突变型）（DMG，H3 K27-mutant）"，但现在已被更名为"弥漫性中线胶质瘤（H3 K27 变异型）（DMG，H3 K27-altered）"。在表述上，H3 K27 从"突变"到"变异"，表明了 DMG 的发生其实是有多种机制的。而且，这样的改变反映了一个事实，即除了先前发现的 H3 K27 突变外，其他变化（例如，EZHIP 蛋白过度表达）亦可以定义这一实体。其余三种类型均为新识别的类型，和许多其他中枢神经系统肿瘤类型一样，需要整合组织病理学和分子特征来进行诊断。

弥漫性中线胶质瘤（H3 K27 变异型），这类肿瘤在第 4 版 WHO 中枢神经系统肿瘤分类还包括弥漫内生型脑桥胶质瘤（diffuse intrinsic pontine glioma，DIPG），后者是一类儿童原发肿瘤，亦可偶发于成人，它以星形胶质细胞分化和组蛋白 H3 基因 H3F3A 或更为少见的 HISTIH3B 或 HISTIH3C 突变为主要特征，约占这一类病例的 85%，还可包括其他变化，例如，EZHIP 蛋白过度表达。弥漫性中线胶质瘤（H3 K27 变异型）呈弥漫性生长，累及中线结构（如丘脑、脑桥和脊髓）[2-8]。

截至目前，国内尚无确切的 DMG 流行病学方面的数据。文献显示，美国每年有 300～400 例新发儿童脑干肿瘤，儿童脑干胶质瘤的发病率为每年 0.60/10 万人。儿童发生的中枢神经系统肿瘤中，有 10%～20% 是脑干胶质瘤，其中，DIPG 占儿童脑干肿瘤的 75%～80%。DMG 中位诊断年龄约 10 岁，其中脑桥肿瘤的发病年龄（7 岁）早于丘脑肿瘤（11 岁）且无性别差异[8]。然而，数十年来，尽管对 DMG 的治疗已经进行了大量临床与基础研究，但患儿生存率并未得到明显改善。罹患 DIPG 的患儿治疗后总生存期（overall survival，OS）仅为 9 个月左右，仅不足 10% 的患儿总生存期超过 2 年，5 年生存率低于 1%。即使部分患儿经治疗后，临床症状与体征有短暂性改善，绝大多数患儿仍在诊断肿瘤进展的 18 个月内死亡。

二、病理学

弥漫性中线胶质瘤（H3 K27 变异型）通常浸润灰质及白质结构。其组织学形态谱系广泛，主要呈星形细胞瘤样或少突胶质细胞瘤样，亦可见巨细胞、上皮样细胞、横纹肌样细胞以及神经毡样岛、毛细胞黏液样特征、室管膜样区、肉瘤样区域、神经节细胞分化以及多形性黄色瘤型星形细胞瘤样区域。肿瘤细胞通常小且形态单一，偶尔也可大且多形。其镜下表现常为肿瘤由密集的瘤细胞构成，细胞呈片状分布，细胞核深染，伴血管增生（图 17-4-1A、B）；约 10% 的 DMG 缺乏核分裂象、血管增生及坏死，因此组织学形态仅相当于 WHO 2 级，但呈浸润性生长是其诊断的要点之一。尽管如此，组织学形态并不是 DMG 的预后因素。值得注意的是，既往报道中，一些非弥漫性浸润的肿瘤也会出现 H3 K27 突变，如毛细胞型星形细胞瘤、室管膜瘤、儿童弥漫型星形细胞瘤及节细胞胶质瘤等，尽管它们也出现 H3 K27 突变，但因其预后意义不明，并不能将上述几种伴有 H3 K27 突变的肿瘤诊断为 DMG。

免疫表型：弥漫性中线胶质瘤（H3 K27 变异型）免疫组织化学染色可见肿瘤细胞胞质表达神经细胞黏附分子 -1（NCAM1），胞质和胞核表达 S-100 蛋白（S-100），胞核表达少突胶质细胞转录因子 -2（Olig-2），胞质常表达微管相关蛋白 -2（MAP-2）。H3 K27 突变可以采用免疫组织化学染色，肿瘤细胞胞核呈阳性表达（图 17-4-1C）。而 GFAP 的表达则变化较大（图 17-4-1D），SYN 可呈局灶阳性。而 chromogranin-A 与 Neu-N 常常不表达。P53 的弥漫核阳性表达可出现在约 50% 的病例中，提示这些病例出现 TP53 基因的突变（图 17-4-1E）。10% ～ 15% 的弥漫性中线胶质瘤（H3 K27 变异型）病例出现 ATRX 的突变，则使 ATRX 呈阴性表达（表达缺失）。同时，相当比例的 DMG 肿瘤细胞 Ki-67 呈阳性表达（图 17-4-1F）。

基因遗传学改变：组蛋白分为 Hl、H2A、H2B、H3 和 H4 这 5 种亚基，通过多种调节方式参与基因表达的精细化调控。而 H3 又主要分为 5 种变体，其中的 H3.3 有两个编码基因，分别是 *H3F3A* 和 *H3F3B*。H3 K27 突变主要发生在 *H3F3A* 上。研究表明，组蛋白 H3.3 特定位点 H3 K27 的突变会导致氨基酸的改变，与中线部位胶质瘤的发生有密切相关性，这些肿瘤呈弥漫性生长，恶性程度高。测序结果显示，脑桥（约 80%）、丘脑（约 50%）及脊髓（约 60%）的高级别胶质瘤中出现 H3 K27 突变，即组蛋白编码基因 *H3F3A*，*HIST1H3B* 或 *HIST1H3C* 的 K27 杂合性突变，27 号位置的赖氨酸突变为甲硫氨酸。其中 *H3F3A* 编码的 H3.3 蛋白中的 K27 突变频率是 *HIST1H3B* 及 *HIST1H3C* 的 H3.1 蛋白中的 K27 突变频率的 3 倍。H3 K27 突变破坏了组蛋白 H3 甲基化修饰位点，从而改变组蛋白甲基化状态，使 H3 K27me3 表达下调，影响基因转录稳定性，引起或促进肿瘤的发生与发展[9-10]。此外，H3 K27M 还与甲基转移酶 EZH2 相互作用而抑制多梳抑制复合物 2（polycomb repressive complex 2，PRC2）的活性，从而引起相应受抑制靶基因的重新激活。

除了上述基因变异之外，约 50% 的病例还会出现酪氨酸激酶受体 /RAS/PI3K 通路的变异（如 PDGFRA、PIK3CA、PIK3R1 或 PTEN）等，大约 70% 的病例会出现 p53 通路的变异（TP53、PPM1D、CHEK2 或 ATM），约 20% 的病例会出现 BMP 受体 ACVR1 基因的突变，还有极少数病例会出现视网膜母细胞瘤（RB）蛋白通路的变异等。

三、临床表现

该疾病名称结合了组织形态学和分子生物学特征，在肿瘤发生部位上有着明确的界定，即肿瘤位于中线部位（如丘脑、脑干、脑桥和脊髓）。

弥漫性中线胶质瘤（H3 K27 变异型）的临床症状与其他中线区胶质瘤并无明显特异性。大部分患者通常起病时间较短，表现为脑干功能异常或者脑脊液循环受阻的症状，典型的临床症状则包括多发性脑神经病、长束征及共济失调三联征。若是丘脑肿瘤，首发症状常常包括颅内高压、运动障碍、轻 / 偏瘫或步态失常等。具体症状还包括头晕、呕吐、肢体无力、单眼或双眼斜视、呛咳、流涎、发音不清、反应迟钝等，均符合中线区占位性病变的临床改变。

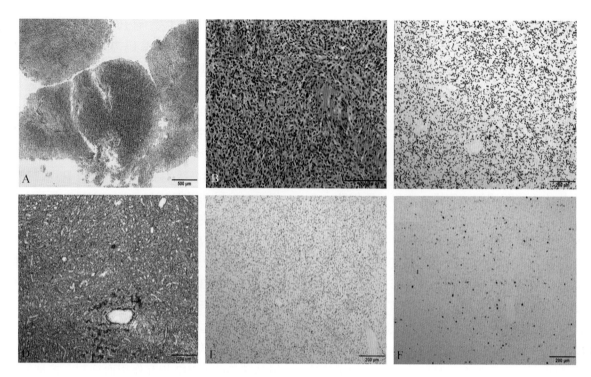

图 17-4-1　弥漫性中线胶质瘤（H3 K27 变异型）形态及免疫组化特征。A. 肿瘤由密集的瘤细胞构成，细胞片状分布，细胞核深染（HE 染色，40×）；B. 细胞排列密集，核深染，伴血管增生（HE 染色，100×）；C. 免疫组化染色显示肿瘤细胞 H3 K27M 弥漫核阳性（免疫组化染色，EnVision 二步法，200×）；D. 免疫组化染色显示肿瘤细胞 GFAP 弥漫胞质阳性（免疫组化染色，200×）；E. 免疫组化染色显示大部分肿瘤细胞 P53 阳性（免疫组化染色，200×）；F. 免疫组化染色显示肿瘤细胞 Ki-67 部分阳性（免疫组化染色，200×）

四、影像学

弥漫性中线胶质瘤（H3 K27 变异型）在影像学方面的表现类似于其他胶质瘤，多不具有特异性。在 CT 上，多表现为脑组织内的点状或片状高密度影、稍高密度影及混杂密度影，边界不清，周围水肿明显（图 17-4-2A、B）。在 MRI 上，通常多表现为 T_1 低密度信号，T_2 高密度信号；增强、坏死和（或）出血均可出现（图 17-4-2C、E、F、G、H）。弥漫性中线胶质瘤（H3 K27 变异型）还常常表现为脑干的大且膨胀性生长、不对称生长的肿物，常侵犯 2/3 以上的脑桥，亦可浸润至小脑脚、小脑半球、髓质及中脑。

五、诊断与鉴别诊断

（一）诊断

依据 WHO CNS5 标准，对弥漫性中线胶质瘤

（H3 K27 变异型）进行诊断应当具备以下四项标准：①肿瘤发生在中线位置；②肿瘤浸润性生长；③形态上讲，或呈星形细胞瘤样，或呈少突胶质细胞瘤样，应当是 WHO 2 级或 WHO 2 级以上肿瘤；④肿瘤有 H3 K27 基因突变，瘤细胞常常有特征性的 H3 K27 阳性。免疫组化染色显示，肿瘤细胞 H3 K27M 弥漫胞核阳性。现详述如下。

首先，弥漫性中线胶质瘤（H3 K27 变异型）形态上的变化较大，最多见为星形细胞瘤样，形态上从低级别的星形细胞瘤到高级别的胶质母细胞瘤均可见到，有时可见到两种形态的过渡。此外，高级别形态易见到瘤巨细胞，但肾小球样血管常不明显。

其次，弥漫性中线胶质瘤（H3 K27 变异型）较常见的形态还有少突胶质细胞瘤样，部分还呈间变型少突胶质细胞瘤样，亦提示该类型的形态可能以高级别胶质瘤形态为主。弥漫性中线胶质瘤（H3 K27 变异型）形态上还可以呈上皮样、横纹肌样、神经毡岛样、毛黏液样、室管膜样、肉瘤样转化、节细胞样分

化和多形性黄色星形细胞瘤样等，在同一肿瘤的不同区域可呈现不同的形态。

再次，在免疫组化方面，由于肿瘤有 H3 K27 基因突变，瘤细胞呈特征性的 H3 K27M 阳性（图 17-4-2 D）。需要注意的是，陆续有报道 H3 K27 突变可发生于毛细胞型星形细胞瘤、室管膜瘤、儿童弥漫性胶质瘤和节细胞胶质瘤等低级别胶质瘤。所以，一些中线以外部位的高级别胶质瘤也可有 H3 K27 突变，因此诊断时应该结合病变部位、组织形态和免疫标记结果综合判断。此外，近年来研究还发现，弥漫性中线胶质瘤（H3 K27 变异型）中 H3 K27 的三甲基化（H3 K27me3），即组蛋白 H3 的第 27 个氨基酸三甲基化，其含量显著降低可能是 K27M 突变肿瘤的主要驱动原因。所以，联合标记 H3 K27M 和 H3 K27me3 用于对弥漫性中线胶质瘤（H3 K27 变异型）进行诊断是可行的，但需要指出的是，H3 K27me3 抗体本身并不特异，不能单独用于该肿瘤的诊断。此外，对弥漫性中线胶质瘤（H3 K27 变异型）进行免疫组织化学染色，GFAP（图 17-4-1D）和 01ig2 常常呈阳性，还可有 P53 过表达（图 17-4-1E）和 ATRX 失表达。P53 过表达多发生于丘脑的肿瘤，而 ATRX 失表达多见于丘脑和脊髓。肿瘤细胞 IDH1、EGFR 与 MGMT 多呈阴性表达，罕见情况下 BRAF V600E 阳性表达[11]。

（二）鉴别诊断

1. 胶质母细胞瘤　在形态上与弥漫性中线胶质瘤（H3 K27 变异型）常较难区别。但前者中老年人多见，较少见于中线部位，镜下常见到肾小球样血管，瘤细胞一般 H3 K27M 阴性。而后者位于中线部位，多发生儿童和青少年，肾小球样血管常不易见到，免疫标记 H3 K27M 阳性，H3 K27me3 阴性，一般较易区别两者。需要注意的是，少见情况下 H3 K27 变异亦可见于中线以外的胶质瘤，该类肿瘤在形态上呈低级别或高级别不等，预后上也存在明显差别，由于病例数较少，对于这些肿瘤目前还没有统一的治疗方案。

2. 少突胶质细胞瘤　弥漫性中线胶质瘤（H3 K27 变异型）常呈少突胶质细胞瘤样形态，特别是间变型少突胶质细胞瘤形态，易导致混淆。但少突胶质细胞瘤多见于中老年人，多发生于大脑半球，瘤细胞常呈 IDH1 阳性，H3 K27M 阴性，可资鉴别。

3. 伴 H3 K27 变异的低级别胶质瘤　少见情况下室管膜瘤、毛细胞型星形细胞瘤、儿童弥漫性星形细胞瘤和节细胞胶质瘤均可伴有 H3 K27 变异。这类肿瘤可位于中线以外部位，生物学行为变化较大，呈良性至恶性不等，如果肿瘤边界清楚，常提示其预后良好，甚至能够存活 10 年以上。而弥漫性中线胶质瘤（H3 K27 变异型）少数情况下组织学呈现低级别，与上述肿瘤相类似，但根据其发生于中线部位，呈弥漫性生长方式，多可鉴别。部分无法鉴别者，可先临床随访观察或按低级别胶质瘤处理，待积累一定经验后再制订治疗方案。需要注意的是，弥漫性中线胶质瘤（H3 K27 变异型）的恶性程度高可能与所处的部位有关，如同样发生于中线部位的 DIPG，即使没有 H3 K27 变异，预后也很差。所以，不能单纯根据 H3 K27 突变情况来判断肿瘤的恶性程度，必须结合患者的病史、肿瘤部位、影像学特点、组织形态、免疫标记以及基因检测结果综合考量。

4. 不伴 H3 K27 变异的 DMG　约 1/3 的中线胶质瘤没有 H3 K27 变异，该类肿瘤分子特点相似于大脑半球的胶质母细胞瘤，常有 EGFR 扩增和 PTEN 基因缺失，无 IDH 突变，H3 K27M 阴性，可资鉴别。

5. 其他 H3 K27 变异的 DMG　还需与好发于中线部位的髓母细胞瘤、副神经节瘤、室管膜瘤、中枢神经细胞瘤、血管母细胞瘤、生殖细胞肿瘤和神经鞘瘤等鉴别，结合形态和免疫组化 H3 K27 检测，一般均易鉴别。

六、治疗与预后

（一）预后

弥漫性中线胶质瘤（H3 K27 变异型）属于高级别胶质瘤，预后差。资料显示，其中位生存期约为 1.04 年。亦有研究发现，不同的发病部位预后不同，发生在脑干部位者比发生在丘脑者预后更差。弥漫性中线胶质瘤（H3 K27 变异型）中，DIPG 患儿治疗后总生存期（overall survival，OS）仅为 9 个月左右，不足 10% 的患儿总生存期超过 2 年，5 年生存率低于 1%。即使部分患儿经治疗后，临床症状与体征有短暂性改善，绝大多数患儿仍在诊断肿瘤进展的 18 个月内死亡。

（二）治疗进展

1. 外科手术与对流增强给药技术　由于中线部位特殊解剖结构的限制以及弥漫性中线胶质瘤（H3 K27 变异型）浸润性生长的生物学行为，手术全切多不容易实现（图 17-4-2I、J、K、L）。尽管神经内镜

技术、微侵袭技术、术中神经导航等已经在神经肿瘤手术中得以广泛应用，但中线部位胶质瘤的外科手术仍然是巨大挑战。评估是否有手术指征是非常必要的。若有手术指征，仍然可以争取最大限度切除；国内一项研究显示，手术全切除的中线部位胶质瘤患者的总生存期明显延长[12]。若无手术指征，应选择合

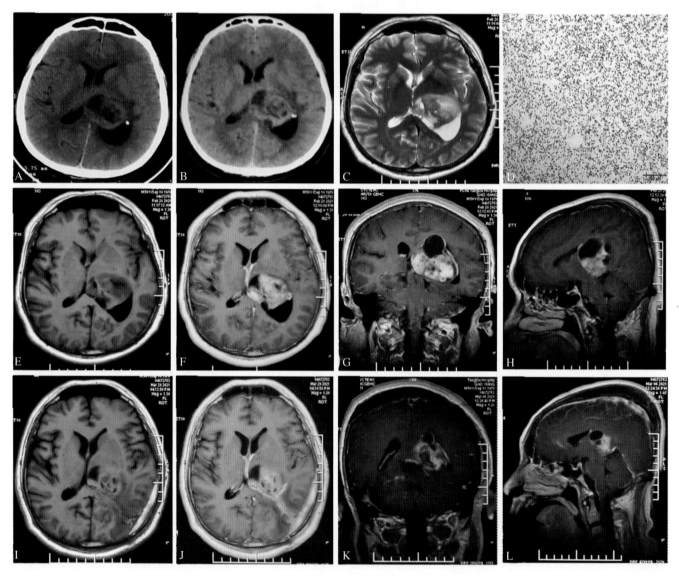

图 17-4-2　弥漫性中线胶质瘤（H3 K27 变异型）典型术前与术后影像学表现。男，51 岁，间断头痛、右侧肢体无力 1 月。肿瘤位于左侧丘脑，呈团片状、囊实性，其周围无明显水肿，中线结构向右较明显移位，左侧侧脑室后角明显受压。A. CT 显示病灶，实性部分呈等密度，边界不清楚；B. CT 增强显示病灶，实性部分略强化，呈稍高密度，边界较清楚；C. 轴位 T_2WI 显示病灶，实性部分呈高信号，内见散在小片状等信号或稍高信号，边界较清楚；D. 免疫组化染色显示肿瘤细胞 H3 K27M 弥漫核阳性（免疫组化染色，EnVision 二步法，200×）；E. 轴位 T_1WI 显示病灶，实性部分呈略低信号，内见散在小片状等信号或稍高信号，边界不清楚；轴位（F）、冠状位（G）、矢状位（H）T_1WI 增强扫描，显示实性部分呈明显强化，内见散在片状低信号，边界较清楚；I. 术后轴位 T_1WI 显示病灶残余，实性部分呈略高信号，内见散在小片状等信号或稍低信号，边界不清楚；轴位（J）、冠状位（K）、矢状位（L）术后 T_1WI 增强扫描，显示病灶残余，实性部分呈明显强化，内见散在片状低信号，边界较清楚

适入路进行手术活检。

通过神经外科手术搭建的对流增强给药（convection-enhanced delivery，CED）技术是一种新型给药方式，通过简单扩散的对流模式，将药物直接导入肿瘤腔内。对于 DIPG 而言，脑干血脑屏障是化疗药物到达病灶的主要限制，即使药物成功透过血脑屏障，其扩散范围也无法预测。对流增强给药作为一种新型给药方式，直接将化疗药物导入脑干肿瘤灶内，在图像引导下经神经外科手术预先将套管植入脑干肿瘤内，通过连续压力梯度驱动将化疗药物注入，并经细胞外液渗透至肿瘤及周围浸润区，增加化疗药物直接进入肿瘤细胞的机会。临床实践通过 MRI 引导的无框架立体定位技术将套管植入患儿脑干，具有准确性高、短暂性或永久性发病风险低等优点。目前，采用对流增强给药技术注射多种化疗药物治疗 DIPG 的临床研究和临床前研究已相继开展（试验编号：NCT00088061、NCT01502917、NCT00324844）。Anderson 等采用对流增强给药技术将托泊替康（0.0667 mg/ml）注入 2 例 DIPG 患儿的脑干肿瘤内，耐受性和安全性均较好，但并未延长总生存期。一项通过对流增强给药技术输注 MTX110 的 Ⅰ 期临床试验（试验编号：NCT03566199）正在招募 DIPG 患儿。对流增强给药技术治疗儿童 DIPG 的临床研究目前尚处于起步阶段，关于其硬件设备开发、专用药物研制、专用药物药代动力学和给药参数等的研究是未来主要研究方向。

2．放射治疗　新发弥漫性中线胶质瘤（H3 K27 变异型）患儿的治疗主要是病灶局部放射治疗，常规方法为三维适形放射治疗（3D-CRT），即 6 周内完成 54 ～ 60 Gy（1.80 ～ 2.00 Gy/d）的照射剂量；常规局部放射治疗可以在短时间内控制肿瘤生长，延长患儿生存期约 3 个月[13]。亦有医疗中心采用低分割放射治疗，即 3 Gy/d、共 13 天，总剂量为 39 Gy，使放射治疗疗程缩短至 3 周[14]。低分割放射治疗与传统放射治疗比较的非劣效性试验（noninferiority trial）结果显示，低分割放射治疗有与传统放射治疗相当的治疗效果。然而，目前针对弥漫性中线胶质瘤（H3 K27 变异型）的放射治疗尚无法达到长期生存的预后，但仍不失为一种可以提供短暂性治疗收益的方法。

3．联合放化疗　目前，联合放化疗的治疗策略已被大多数医疗中心采纳，包括放射治疗联合传统药物化疗以及放射治疗联合靶向化疗。多项关于放射治疗联合传统药物化疗治疗弥漫性中线胶质瘤（H3 K27 变异型）的临床试验正在进行中。基于既往认为的 DIPG 生物学特性与高级别胶质瘤相同的错误假设，多项临床试验采用与成人高级别胶质瘤相似的治疗策略，例如，替莫唑胺可以有效治疗成人胶质母细胞瘤，但是其联合放射治疗的方案并不能提高 DIPG 患儿 1 年无事件生存率（event-free surviual，EFS；Ⅱ 期试验编号：ACNS0126）。卡培他滨作为口服氟嘧啶氨基甲酸酯前药，可以利用 DIPG 内高水平的胸苷磷酸化酶，在肿瘤组织中优先产生高水平的氟尿嘧啶（5-FU），是一种理想的放射增敏剂。美国国立癌症研究所（National Cancer Institute，NCI）儿科脑肿瘤联盟（Pediatric Brain Tumour Consortium，PBTC）进行的卡培他滨（Xeloda®）治疗儿童新发 DIPG 的 Ⅰ 期和 Ⅱ 期临床试验显示，卡培他滨组患儿 1 年无进展生存期显著高于对照组，而两组总生存期差异无统计学意义，表明卡培他滨无法改善新发 DIPG 患儿预后[15]。

4．放射治疗联合靶向化疗　由于目前临床应用的传统化疗药物并不能改善弥漫性中线胶质瘤（H3 K27 变异型）患儿预后，因此，靶向化疗药物得以研发和实践。瑞博西尼可通过抑制 CDK4/6 使 RB 通路维持低磷酸化状态，诱导细胞周期抑制。瑞博西尼联合放疗治疗儿童新诊断 DIPG 的 Ⅰ / Ⅱ 期临床实验结果于 2020 年 10 月 9 日发表于 *Journal of Neuro-Oncology*，文章首次报道了瑞博西尼联合放疗应用于新诊断 DIPG 与 RB（+）的 DMG 小儿患者，显示瑞博西尼联合放疗可延长 DIPG 患者生存期，其可行性与稳定性支持放疗联合瑞博西尼的进一步研究[16]。此外，表皮生长因子受体（EGFR）在 DIPG 中呈过表达和（或）突变，而在正常脑组织中较少表达，故 EGFR 阻断剂（如尼妥珠单抗、厄洛替尼）亦正在应用于 DMG 的靶向化疗研究中。Geoerger 等发现，厄洛替尼在治疗高级别脑干胶质瘤中具有较好的耐受性[17]。Fleischhack 等进行的 Ⅲ 期临床试验显示，对 DIPG 患儿进行门诊标准局部放射治疗（1.80 Gy/d、5 天 / 周、6 周）联合尼妥珠单抗（150 mg/m²）化疗是可行的，治疗后 OS 与和 PFS 分别为 9.4 个月 和 5.8 个月，与住院放疗联合强化化疗的疗效相似。该项试验还显示，放射治疗联合尼妥珠单抗治疗并不产生 EGFR 靶向化疗药物相关毒性作用，如严重痤疮样皮疹、低钾血症和低镁血症。尽管这种联合治疗策略无法改善患儿临床结局，但可在门诊进行短暂治疗，可以缩短住院时间和提高生活质量[18]。药理学研究显示，尼妥珠单抗是一种人源性抗 EGFR 单克隆抗体，通过抑制携带 EGFR 基因的肿瘤细胞增殖，促进肿瘤细胞凋亡，减少新生血管生成，诱导细胞分裂周期 G1 期停滞，下调血管内皮生长因子（VEGF）表达。动物实验显示，针对小鼠 EGFR 的特异性抗体 7A7 可在体内上调肿瘤组织主要组织相容性复合物Ⅰ（MHCⅠ）的表达，增强特异性 CD8+ T 细胞的抗肿瘤反应，显示出良好的抗肿瘤治疗前景。未来研究尚待进一步明确尼妥珠单抗在 DMG 中的确切作用机制，以期研发与其他治疗（如细胞毒性药物、免疫治疗和放射治疗）联合应用的治疗策略。VEGF 是血管内皮细胞的强大促分裂原，是进展期 DMG 异常血管构建所必需的。Ⅱ期临床试验结果显示，抗血管生成药物贝伐珠单抗联合细胞毒性药物伊立替康治疗成人复发胶质母细胞瘤的反应率高达 63%。该方案治疗恶性脑干胶质瘤的耐受性良好，但疗效甚微[19]。ONC201 作为多巴胺受体基因 DRD2 的选择性阻断剂，可透过血脑屏障并在高级别胶质瘤的临床前研究中显示出 P53 蛋白依赖性抗肿瘤作用[20]。Mehta 研究团队对 4 例弥漫性中线胶质瘤（H3 K27 变异型）患儿予以放射治疗后 ONC201 靶向化疗，治疗后每 8 周复查头部 MRI，发现肿瘤分别位于脑桥和丘脑的 2 例患儿予以 ONC201 治疗后 53 和 81 周内无进展，且神经系统症状改善，其中 1 例治疗后每 2 个月进行评价，发现肿瘤体积逐渐下降 26%、40% 和 44%；肿瘤位于脑桥的 1 例患儿予以 ONC201 治疗后 46.3 周出现进展，持续治疗 41.9 周，于确诊后 25.2 个月死亡；肿瘤位于脑桥的 1 例患儿予 ONC201 治疗后 28.4 周无进展，肿瘤进展后停止治疗，于确诊后 14.1 个月死亡（试验编号：NCT02525692）[21]。

5. 表观遗传学治疗　研究显示，逆转表观遗传学改变可能对研发针对弥漫性中线胶质瘤（H3 K27 变异型）的表观遗传学靶向化疗意义重大。目前一些针对表观遗传修饰的药物已用于治疗弥漫性中线胶质瘤（H3 K27 变异型）的基础与临床研究，主要包括靶向组蛋白甲基化修复的 GSKJ4、靶向组蛋白乙酰化的帕比司他、伏林司他、丙戊酸钠和靶向 BET 的 JQ1。由于 H3 K27M 甲基化总体降低是弥漫性中线胶质瘤（H3 K27 变异型）的关键表观遗传学事件，因此，增强 H3 K27M 甲基化是可行的治疗策略。Hashizume 等的临床前研究显示，GSKJ4 通过抑制 JMJD3 活性以增强 H3 K27M 甲基化，因此具有抑制肿瘤细胞增殖和促进 H3 K27M 突变肿瘤细胞凋亡的作用[22]。Katagi 等的研究显示，GSKJ4 通过抑制离体 DIPG 患儿肿瘤细胞组蛋白脱甲基酶，增强放射线（6 Gy）诱导的 DNA 损伤，具有放射增敏作用[23]。目前，靶向组蛋白乙酰化治疗 DIPG 的表观遗传学研究主要聚焦于组蛋白脱乙酰酶（HDAC）抑制剂，通过抑制组蛋白去乙酰化，增强组蛋白乙酰化，从而导致染色质结构开放和基因激活。强效 HDAC 抑制剂帕比司他已经美国 FDA 批准用于治疗各种肿瘤。DMG 患儿来源的异种移植动物模型显示，新型广谱蛋白酶抑制剂 Marizomib 联合帕比司他治疗 4 周后肿瘤体积明显缩小，二者联合应用也显著降低帕比司他毒性作用。Grasso 等的 DIPG 原位异种移植小鼠模型显示，与对照组相比，帕比司他组组蛋白 H3 野生型小鼠存活期延长，肿瘤体积缩小；帕比司他与 GSKJ4 联合应用可以有效降低肿瘤细胞活性，证实了二者联合治疗儿童 DIPG 的协同作用[24]。针对 BET 的表观遗传学研究显示，BET 抑制剂 JQ1 可以有效延长儿童 DIPG 异种移植模型小鼠存活期和缩小肿瘤体积，具有一定的抗肿瘤活性作用[25]。上述研究均提示，随着更为深入的临床前研究和临床研究的开展，靶向组蛋白甲基化、乙酰化和 BET 的表观遗传学治疗有望成为儿童 DMG 的治疗策略。

6. 嵌合抗原受体 T 细胞治疗　目前，肿瘤免疫治疗的最新进展主要包括免疫检查点抑制剂、嵌合抗原受体 T（CAR-T）细胞和肿瘤疫苗，其中，CAR-T 细胞是一种新型、精准的靶向治疗方法。嵌合抗原受体（CAR）在体外经逆转录或慢病毒整合手段结合至 T 细胞，构成 CAR-T 细胞，再将经体外扩增的 CAR-T 细胞回输至患者体内以实现靶向治疗。目前成人胶质母细胞瘤和神经母细胞瘤 CAR-T 细胞治疗的临床前研究和临床研究正在进行。弥漫性中线胶质瘤（H3 K27 变异型）细胞表面均匀高表达双唾液酸神经节苷脂 GD2，GD2 特异性 CAR-T 细胞独立产生细胞因子干扰素 -γ（IFN-γ）和白细胞介素 -2（I-2），并在体外特异性杀伤肿瘤细胞。Mount 等在弥漫性中线胶质瘤（H3 K27 变异型）原位异种移植小鼠模型中，经小鼠尾静脉注射抗 GD2 CAR-T 细胞以清除中线部位（丘脑、脑桥、脊髓）胶质瘤，治疗后 50 天免疫组化染色显示仅残留极少数不表达 GD2 的肿瘤细胞，提示 CAR-T 细胞治疗在儿童弥漫性中线胶质瘤（H3 K27 变异型）模型动物中有确切疗效[26]。但应注意的是，该项实验中丘脑肿瘤小鼠接受 CAR-T 细胞治疗后，炎症反应致脑水肿等不良反应导致小鼠死亡，这对 CAR-T 细胞治疗的安全性提出了质疑。总之，CAR-T 细胞治疗儿童弥漫性中线胶质瘤（H3 K27 变异型）的研究仍处于起步阶段，尚待开展相关临床试验。

七、挑战与展望

弥漫性中线胶质瘤（H3 K27 变异型），尤其是儿童型弥漫性中线胶质瘤（H3 K27 变异型），其分子机制与成人高级别胶质瘤多不相同，多种基于后者的临床数据的分子靶向治疗策略均不适用于儿童患者。由于儿童弥漫性中线胶质瘤（H3 K27 变异型）特殊的肿瘤生长部位和生物学特征，临床通常不建议手术切除。目前对儿童弥漫性中线胶质瘤（H3 K27 变异型）非手术治疗方法的最大挑战是如何有效将治疗药物作用于肿瘤细胞，这包括以下几方面：①药物成功到达肿瘤部位；②药物以有效浓度作用于肿瘤细胞；③药物对肿瘤细胞的作用维持足够时间；④肿瘤细胞对药物敏感。上述因素取决于药物的生物利用度、血液流向肿瘤速度、血脑屏障和血肿瘤屏障穿透程度、药代动力学等。血脑屏障是全身给药的最大障碍，在儿童 DIPG 的治疗中，完整的血脑屏障可以限制化疗药物的输送，显著降低药物作用。目前研究缺乏对肿瘤自身生物学特性的了解，如肿瘤特异性生物学标志物、肿瘤侵袭和迁移机制，因此尚缺乏特异性靶向治疗药物，临床仍以放射治疗为主要治疗策略。随着对立体定向肿瘤组织活检术安全性的肯定，一些分子水平的检测方法得以在 DIPG 中进行，例如，用于 DNA 或 RNA 检测的聚合酶链反应、原位杂交、基因检测以及用于蛋白质检测的免疫组化染色。生物信息学（bioinformatics）分析的应用可将世界范围内多中心的临床数据整合，并找出某些基因突变与特定治疗反应之间的联系。通过上述检测方法，肿瘤独特的信号转导通路关键分子和生物学特征将会逐渐明确。从组织活检术中获得的重要生物学信息可用于临床前研究和临床研究，为探索潜在的药物治疗靶点提供依据。在此基础上，特异性治疗方法，如靶向化疗、表观遗传学治疗、CAR-T 细胞治疗等的相互配合，可以为儿童弥漫性中线胶质瘤（H3 K27 变异型）提供有效的治疗策略。此外，对流增强给药技术已应用于治疗 DIPG 的临床试验，随着对流增强给药相关设备和专用药物的研发，该项技术有望成为一种可突破血脑屏障限制且稳定的给药方式。未来，尚待进行更多的临床前研究和临床研究以探索儿童弥漫性中线胶质瘤（H3 K27 变异型）的有效治疗方法。

（李　刚　奚少彦　于士柱　闫晓玲）

参考文献

1. Louis DN, Perry A, Wesseling P, et al. The 2021 WHO Classification of Tumors of the Central Nervous System: a summary. Neuro Oncol, 2021, 23（8）: 1231-1251.

2. Morita S, Nitta M, Muragaki Y, et al. Brainstem pilocytic astrocytoma with H3 K27M mutation: case report. J Neurosurg, 2018, 129: 593-597.

3. Buczkowicz P, Hoeman C, Rakopoulos P, et al. Genomic analysis of diffuse intrinsic pontine gliomas identifies three molecular subgroups and recurrent activating ACVR1 mutations. Nat Genet, 2014, 46: 451-456.

4. Fontebasso AM, Papillon-Cavanagh S, Schwartzentruber J, et al. Recurrent somatic mutations in ACVR1 in pediatric midline high-grade astrocytoma. Nat Genet, 2014, 46: 462-466.

5. Gessi M, Capper D, Sahm F, et al. Evidence of H3 K27M mutations in posterior fossa ependymomas. Acta Neuropathol, 2016, 132: 635-637.

6. Hochart A, Escande F, Rocourt N, et al. Long survival in a child with a mutated K27M-H3.3 pilocytic astrocytoma. Ann Clin Transl Neurol, 2015, 2: 439-443.

7. Kleinschmidt-DeMasters BK, Donson A, Foreman NK, et al. H3 K27M Mutation in Gangliogliomas

can be Associated with Poor Prognosis. Brain Pathol, 2017, 27: 846-850.

8. Ostrom QT, Gittleman H, Liao P, et al. CBTRUS statistical report: primary brain and central nervous system tumors diagnosed in the United States in 2007-2011. Neuro Oncol, 2014, 16 Suppl 4: iv1-63.

9. Castel D, Kergrohen T, Tauziède-Espariat A, et al. Histone H3 wild-type DIPG/DMG overexpressing EZHIP extend the spectrum diffuse midline gliomas with PRC2 inhibition beyond H3-K27M mutation. Acta Neuropathol 2020, 139 (6): 1109-1113.

10. Mackay A, Burford A, Carvalho D, et al. Integrated Molecular Meta-Analysis of 1, 000 Pediatric High-Grade and Diffuse Intrinsic Pontine Glioma. Cancer Cell, 2017, 32 (4): 520-537.e5.

11. Yoshimoto K, Hatae R, Sangatsuda Y, et al. Prevalence and clinicopathological features of H3. 3 G34-mutant high-grade gliomas: a retrospective study of 411 consecutive glioma cases in a single institution. Brain Tumor Pathol, 2017, 34 (3): 103-112.

12. Miao YF, Wang R, Jin YC, et al. Surgical treatment and molecular biological analysis of patients with glioma in cerebral midline area. Shanghai Jiao Tong Da Xue Xue Bao (Yi Xue Ban), 2015, 35: 1911-1914.

13. El-Khouly FE, Veldhuijzen van Zanten SE, Santa-Maria Lopez V, et al. Diagnostics and treatment of diffuse intrinsic pontine glioma: where do we stand? J Neurooncol, 2019, 145: 177-184.

14. Zaghloul MS, Eldebawy E, Ahmed S, et al. Hypofractionated conformal radiotherapy for pediatric diffuse intrinsic pontine glioma (DIPG): a randomized controlled trial. Radiother Oncol, 2014, 111: 35-40.

15. Kilburn LB, Kocak M, Baxter P, et al. A pediatric brain tumor consortium phase II trial of capecitabine rapidly disintegrating tablets with concomitant radiation therapy in children with newly diagnosed diffuse intrinsic pontine gliomas. Pediatr Blood Cancer, 2018, 65: 26832.

16. DeWire M, Fuller C, Hummel TR, et al. A phase I / II study of ribociclib following radiation therapy in children with newly diagnosed diffuse intrinsic pontine glioma (DIPG). J Neurooncol, 2020, 149: 511-522.

17. Geoerger B, Hargrave D, Thomas F, et al. ITCC (Innovative Therapies for Children with Cancer) European Consortium. Innovative therapies for children with cancer pediatric phase I study of erlotinib in brainstem glioma and relapsing/refractory brain tumors. Neuro Oncol, 2011, 13: 109-118.

18. Fleischhack G, Massimino M, Warmuth-Metz M, et al. Nimotuzumab and radiotherapy for treatment of newly diagnosed diffuse intrinsic pontine glioma (DIPG): a phase III clinical study. J Neurooncol, 2019, 143: 107-113.

19. Gururangan S, Chi SN, Young Poussaint T, et al. Lack of efficacy of bevacizumab plus irinotecan in children with recurrent malignant glioma and diffuse brainstem glioma: a pediatric brain tumor consortium study. J Clin Oncol, 2010, 28: 3069-3075.

20. Allen JE, Kline CL, Prabhu VV, et al. Discovery and clinical introduction of first-in-class imipridone ONC201. Oncotarget, 2016, 7: 74380-74392.

21. Hall MD, Odia Y, Allen JE, et al. First clinical experience with DRD2/3 antagonist ONC201 in H3K27M-mutant pediatric diffuse intrinsic pontine glioma: a case report. J Neurosurg Pediatr, 2019, 5: 1-7.

22. Hashizume R, Andor N, Ihara Y, et al. Pharmacologic inhibition of histone demethylation as a therapy for pediatric brainstem glioma. Nat Med, 2014, 20: 1394-1396.

23. Katagi H, Louis N, Unruh D, et al. Radiosensitization by histone H3 demethylase inhibition in diffuse intrinsic pontine glioma. Clin Cancer Res, 2019, 25: 5572-5583.

24. Grasso CS, Tang Y, Truffaux N, et al. Functionally defined therapeutic targets in diffuse intrinsic pontine glioma. Nat Med, 2015, 21: 555-559.

25. Piunti A, Hashizume R, Morgan MA, et al.

Therapeutic targeting of polycomb and BET bromodomain proteins in diffuse intrinsic pontine gliomas. Nat Med，2017，23：493-500.

26. Mount CW，Majzner RG，Sundaresh S，et al. Potent antitumor efficacy of anti-GD2 CAR T cells in H3-K27M+ diffuse midline gliomas. Nat Med，2018，24：572-579.

第18章

少突胶质细胞肿瘤

少突胶质细胞肿瘤（oligodendroglial tumor）起源于颅内少突胶质细胞，根据 2021 年世界卫生组织（WHO）中枢神经系统肿瘤分类，包括 2 级少突胶质细胞瘤与 3 级少突胶质细胞瘤[1]。而在旧分类系统中的间变性少突胶质细胞瘤及混合性少突 - 星形细胞肿瘤（也称混合性胶质细胞肿瘤）被剔除。

一、发病情况

少突胶质细胞瘤占所有中枢神经系统原发肿瘤的 5%～18%，发生率在向胶质细胞分化的肿瘤中排第三位。男性发病多于女性，中年人多见，在 35 岁和 55 岁左右存在两个发病高峰，也可见于儿童。肿瘤绝大多数居于幕上，额叶最多见，其次为顶叶和颞叶，也有幕下和脊髓的病例报道。

二、病理学

（一）大体病理

少突胶质细胞瘤多在白质内呈广泛性浸润生长，有时可形成瘤结突出皮质表面或突入脑室内。颅内任何有白质轴索的地方均可发生少突胶质细胞瘤。肿瘤生长缓慢，与脑组织之间界限较清，大体常呈灰红色鱼肉状肿块，若肿瘤黏液变，则呈凝胶状。部分肿瘤可见假性包膜。其质地可软可硬，囊性变、砂粒体样钙化、富血管区或瘤内出血都可见到。瘤周水肿不常见。少突胶质细胞瘤好侵犯软脑膜，引起明显的结缔组织反应。钙化是其一大特点。肿瘤内的钙化以微小的钙化颗粒或大的钙化团块形式存在，其钙化机制尚

不明确。

（二）组织病理学检查

组织学上，少突胶质细胞瘤由均一的肿瘤细胞组成，表现为圆形或椭圆形细胞核，周围是边界清楚的细胞质，经福尔马林（甲醛）固定后，镜下呈特征性的煎蛋样表现（fried-egg appearance）。另外，少突胶质瘤还常见微钙化、黏液囊性变以及由密集的分支状毛细血管组成的"鸡爪状"（chicken-wire pattern）血管网（图 18-1）。微小钙化也很有诊断意义。常见的继发改变包括神经元周围卫星现象、血管周积聚和软膜下积聚等[2-3]。WHO 分类将少突胶质瘤分为 2 级与 3 级。两者的差别在于后者常见细胞密度增高、明显的核异型性、更多的有丝分裂象、微血管增生，以及坏死等。在间变性少突胶质细胞瘤病理中可见到细胞坏死、非典型增生和有丝分裂。通过对复发患者的研究发现，肿瘤常常处在由低度恶性少突胶质细胞瘤向

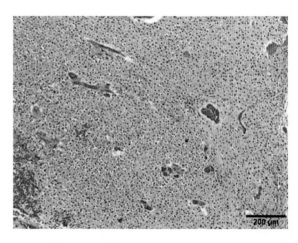

图 18-1 肿瘤细胞呈特征性的煎蛋样表现及新生毛细血管网

间变性少突胶质细胞瘤转变的过程当中 [4-5]。

（三）分子病理学特征

目前的新版病理学分类高度依赖肿瘤的分子特征。对于少突胶质细胞瘤，必须同时满足异柠檬酸脱氢酶（IDH）突变与 1 号染色体短臂及 19 号染色体长臂杂合性缺失（1p/19q co-deletion），方可诊断；而组织病理学特征是作为诊断与分级的重要参考与补充。也就是说，即使肿瘤形态学符合，但无 IDH 突变或 1p/19q 杂合性缺失，亦不能诊断为少突胶质细胞瘤。而对于形态学表现为星形细胞瘤特征的胶质瘤，若同时存在 IDH 突变与 1p/19q 杂合性缺失，也应诊断为少突胶质细胞瘤 [6]。

分子特征也是少突胶质细胞瘤分级的重要依据。CDKN2A 和（或）CDKN2B 纯合性缺失是低级别胶质瘤预后差的指标。在形态学符合 2 级特征的少突胶质细胞瘤，若出现 CDKN2A 和（或）CDKN2B 纯合性缺失，则分级须修订为 3 级 [7-8]。

（四）电镜特点

少突胶质瘤细胞超微结构特点形态单一，圆形或椭圆形核，没有核凹痕，胞质电子密度低于星形胶质瘤细胞，胞质突起细而短。可见内质网和 Golgi 器，有时会肿胀，胞质内富含核糖体、微管和糖原颗粒及其他一些常见的亚细胞器；血管通常正常。少突胶质瘤细胞最具特征性的电镜特点是包含同心排列的膜片、膜旋或膜卷。

（五）病理学鉴别诊断

少突胶质细胞瘤需与透明细胞型室管膜瘤、中枢神经细胞瘤和胚胎发育不良性神经上皮瘤以及透明细胞型脑膜瘤等相鉴别。这些肿瘤细胞均可表现为"少突样细胞"，但有各自的超微结构特点和免疫组化标志物。如透明细胞型室管膜瘤 GFAP 阳性，中枢神经细胞瘤 Syn 阳性，透明细胞型脑膜瘤富含 PAS 阳性的淀粉酶、EMA 阳性染色有助于鉴别诊断。

（六）病因学

少突胶质细胞瘤病因不明。目前尚不能确定放射线或特殊药物毒物能够导致该肿瘤发生。尽管有 SV-40 病毒与肿瘤相关的报道，但尚无足够的证据能够证实肿瘤是病毒源性的。随着近来对干细胞研究的深入，学者们开始关注干细胞分化为少突胶质细胞过程中的先导细胞。A2B5 抗体能够标记少突胶质细胞，对少突胶质肿瘤细胞也具有免疫活性，而对星形胶质细胞则无活性。因此通过免疫组化研究认为少突胶质细胞瘤可能源于 A2B5 阳性的先导细胞，但该实验尚未得到进一步验证 [9]。

三、临床表现

少突胶质细胞瘤多生长缓慢，病程较长。癫痫常为本病的首发症状，颅内压升高引起的症状和体征（如头痛和视盘水肿）也较常见，通常是由于肿瘤本身较大或引起脑脊液循环障碍所致。肿瘤侵犯运动、感觉区可相应地产生偏瘫、偏身感觉障碍及运动性或感觉性失语等。颅外转移的报道较少。出现颅内压增高和局灶性神经功能缺损症状的患者预后一般要差于以癫痫起病的患者 [10-11]。

四、影像学

头颅平片上可以看到钙化灶。CT 平扫多呈低密度占位影像，部分病例显示肿瘤内有结节样钙化和周围组织水肿，约 60% 的病例增强扫描后有不均匀强化。少突胶质细胞瘤在 MRI 上表现为 T_1 加权像低到等信号和 T_2 加权像上高信号病变，边界较清，周围水肿易与肿瘤相区分。静脉注射钆喷酸葡胺注射液（磁显葡胺）后可出现增强（图 18-2）。3 级少突胶质细胞瘤增强时出现较明显的均匀强化，与血脑屏障的破坏有关。肿瘤钙化部分，MRI 呈低信号区 [12-15]。无明显钙化的少突胶质细胞瘤需与星形细胞瘤相鉴别，有钙化的肿瘤则要与动静脉畸形相鉴别。

五、诊断与鉴别诊断

对于成年人，以癫痫或高颅内压症状起病，可考虑此病，需行进一步神经影像学检查。对于影像学高度可疑该病的患者可行染色体检查以确诊。

少突胶质细胞瘤主要与星形细胞瘤、动静脉畸形相鉴别，详见相关章节 [14]。

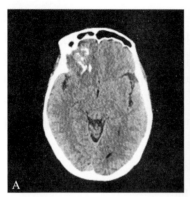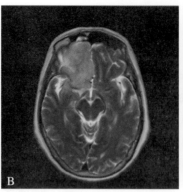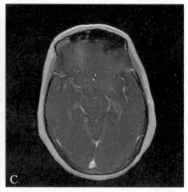

图 18-2　A. MRI 轴位扫描 T_1 加权像；B. MRI 轴位扫描 T_2 加权像；C. MRI 轴位扫描增强 T_1 加权像

六、治疗及预后

本病的治疗是以手术为基石，再根据患者及肿瘤的特征进行综合治疗。最大程度的安全切除是手术治疗的核心原则，手术切除程度与预后直接相关[15]。术前可采用多模态影像学手段评估肿瘤的范围及与传导束及功能区的关系，并对患者进行详细的神经功能及心理评估。术中可采用神经导航、术中 B 超、荧光显影及术中磁共振单元指导手术切除，功能区肿瘤还可应用清醒开颅技术。术后 48h 内 MRI 检查评估切除程度。由于少突胶质细胞瘤对放疗 / 化疗具有良好的反应，所以，在重要功能区，在权衡功能保护时可以相对"保守地切除"。特别在位于手术风险极大，临床影像高度考虑是少突胶质细胞瘤时，采用立体定向活检也是可选的。

对于患者年龄小于 40 岁、肿瘤全切除的 2 级少突胶质细胞瘤可采取密切随访复查。对于手术后残留小量肿瘤者是否积极早期干预（放疗 / 化疗）还存在争议[16]。目前，一般推荐，对于患者年龄大于 40 岁或肿瘤有残留的 2 级少突胶质细胞瘤，推荐行总量为 54Gy 的放疗后，再予 PCV（丙卡巴肼 + 洛莫司汀 + 长春新碱）方案化疗。对于 3 级少突胶质细胞瘤，推荐行总量为 60 Gy 的放疗后，再予 PCV 方案辅助化疗。而在功能区的少突胶质细胞瘤，特别是手术后出现神经功能障碍的，也有临床探索先进行化疗，再后续放疗[17]。替莫唑胺（TMZ）是胶质母细胞瘤治疗中的标准化疗药物。TMZ 在少突胶质细胞瘤的治疗中显示出一定的疗效，但缺乏高质量的询证医学证据支持，目前仅推荐用于不能耐受 PCV 方案或无法获得 PCV 方案药物的患者。评估放疗联合 TMZ 治疗

少突胶质细胞肿瘤的 CODEL 研究正在进行中，待其最终结果公布，将能明确 TMZ 的治疗价值。

少突胶质细胞瘤的临床治疗效果比较理想。5 年生存率为 34% ~ 83%，通常为 50% ~ 65%，2 级少突胶质细胞瘤的中位生存期一般为 7 ~ 10 年，而 3 级少突胶质细胞瘤的中位生存期一般为 3 ~ 5 年。

（赛　克　陈忠平）

参考文献

1. Cairncross G，Macdonald D，Ludwin S，et al. Chemotherapy for anaplastic oligodendroglioma. National Cancer Institute of Canada Clinical Trials Group. J Clin Oncol，1994，12：2013-2021.

2. Cairncross JG，Ueki K，Zlatescu MC，et al.Specific genetic predictors of chemotherapeutic response and survival in patients with anaplastic oligodendrogliomas. J Natl Cancer Inst，1998，90：1473-1479.

3. Giannini C，Scheithauer BW，Weaver AL，et al. Oligodendrogliomas：reproducibility and prognosis value of histologic diagnosis and grading. J Neuropathol Exp Neurol，2001，60：248-262.

4. Jaeckle KA，Ballman KV，van den Bent M，et al. CODEL：Phase III study of RT，RT+Temozolomide （TMZ），or TMZ for newly-diagnosed 1p/19q Codeleted Oligodendroglioma. Analysis from the initial study design. Neuro Oncol，2021，23：457-467.

5. Karschnia P，Vogelbaum MA，van den Bent M，et

al. Evidence-based recommendations on categories for extent of resection in diffuse glioma. Eur J Cancer, 2021, 149: 23-33.

6. Lu QR, Park JK, Noll E, et al. Oligodendrocyte lineage genes (OLIG) as molecular markers for human glial brain tumors. PNAS, 1998, 11: 10851-10856.

7. Mohile NA, Messersmith H, Gatson NT, et al. Therapy for Diffuse Astrocytic and Oligodendroglial Tumors in Adults: ASCO-SNO Guideline. J Clin Oncol, 2022, 40 (4): 403-426.

8. Mueller W, Hartmann C, Hoffmann A, et al. Genetic signature of oligoastrocytomas correlates with tumor location and denotes distinct molecular subsets. Am J Pathol, 2002, 161: 313-319.

9. Ostrom QT, Cioffi G, Waite K, et al. CBTRUS Statistical Report: Primary Brain and Other Central Nervous System Tumors Diagnosed in the United States in 2014-2018. Neuro Oncol, 2021, 23 (12 Suppl 2): iii1-iii105.

10. Shaw EG, Wang M, Coons SW, et al. Randomized trial of radiation therapy plus procarbazine, lomustine, and vincristine chemotherapy for supratentorial adult low-grade glioma: initial results of RTOG 9802. J Clin Oncol, 2012, 30 (25): 3065-3070.

11. van den Bent MJ, Afra D, de Witte O, et al. EORTC Radiotherapy and Brain Tumor Groups and the UK Medical Research Council. Long-term efficacy of early versus delayed radiotherapy for low-grade astrocytoma and oligodendroglioma in adults: the EORTC 22845 randomised trial. Lancet, 2005, 366 (9490): 985-990.

12. van den Bent MJ, Baumert B, Erridge SC, et al. Interim results from the CATNON trial (EORTC study 26053-22054) of treatment with concurrent and adjuvant temozolomide for 1p/19q non-co-deleted anaplastic glioma: A phase 3, randomised, open-label intergroup study. Lancet, 2017, 390: 1645-1653.

13. van den Bent MJ, Brandes AA, Taphoorn MJ, et al. Adjuvant procarbazine, lomustine, and vincristine chemotherapy in newly diagnosed anaplastic oligodendroglioma: long-term follow-up of EORTC brain tumor group study 26951. J Clin Oncol, 2013, 31 (3): 344-350.

14. Whitfield BT, Huse JT. Classification of adult-type diffuse gliomas: Impact of the World Health Organization 2021 update. Brain Pathol, 2022, 14: e13062.

15. Garton ALA, Kinslow CJ, Rae AI, et al. Extent of resection, molecular signature, and survival in 1p19q-codeleted gliomas. J Neurosurg, 2020, 134 (5): 1357-1367.

16. Fogh SE, Boreta L, Nakamura JL, et al. Neuro-Oncology Practice Clinical Debate: Early treatment or observation for patients with newly diagnosed oligodendroglioma and small-volume residual disease. Neurooncol Pract, 2020, 8 (1): 11-17.

17. A Randomized Trial of Delayed Radiotherapy in Patients Low-grade Oligodendrogliomas Requiring a Treatment Other Than Surgery (POLO), ClinicalTrials. gov Identifier: NCT04702581.

第 19 章

毛细胞型星形细胞瘤

世界卫生组织（WHO）将毛细胞型星形细胞瘤（pilocytic astrocytoma）列为神经系统原发性、低分化性星形细胞肿瘤中单独的一种类型[1]。1931年，Harvey Cushing 首次根据一组小脑毛细胞型星形细胞瘤病例描述了该肿瘤，最初将其命名为"成胶质细胞瘤（spongioblastoma）"。该肿瘤属星形细胞瘤Ⅰ级，组织学上呈良性病灶表现，很少恶变。其好发于儿童和青年，也常见于神经纤维瘤病Ⅰ型（NF1）患者。此类胶质瘤的影像学表现、组织学特性、预后同其他星形细胞瘤相比均有显著的不同[2]。

一、发病情况

（一）流行病学

关于毛细胞型星形细胞瘤的发病率，国内尚无确切的统计数据。天津医科大学总医院[3]报道，其收治的 829 例颅内胶质细胞瘤中，有 31 例毛细胞型星形细胞瘤，约占 3.7%，平均发病年龄为 17 岁。华山医院[4]报道 47 例毛细胞型星形细胞瘤，平均发病年龄为 21 岁，男女比例为 1.1 : 1。

美国脑肿瘤登记中心汇集和分析了 6150 万人（约占美国人口的 23%）的资料[5]。1992—1997 年，共报告了 719 例毛细胞型星形细胞瘤，约占脑肿瘤的 1.9%，平均发病年龄为 17 岁。按美国人口核算，毛细胞型星形细胞瘤的发病率为 0.23/10 万人，即每年大约有 700 人患毛细胞型星形细胞瘤。诊断小脑毛细胞型星形细胞瘤的年龄（9 ~ 10 岁）比诊断大脑毛细胞型星形细胞瘤的年龄（平均为 22 岁）要早。毛细胞型星形细胞瘤的发病率男女大致相同，但同多数

胶质瘤一样，毛细胞型星形细胞瘤更多见于男性，约为 62%。

虽然大多数毛细胞型星形细胞瘤为散发，但其与 NF1 明显相关。有报道称 5% ~ 19% 的 NF1 患者合并视神经胶质瘤（几乎都为毛细胞型星形细胞瘤），最近一项回顾性分析表明这一比例有可能更高。同时，约有 20% 的视神经胶质瘤患者合并 NF1，所以对视神经胶质瘤的患者进行 *NF1* 基因筛查很有必要[6]。

（二）发病部位

虽然毛细胞型星形细胞瘤在脑内的某几个部位有易发倾向，但它可发生于脑的各个部位，最常见的发病部位是脑中线或近中线区域，包括小脑、中脑顶盖、脑桥、延髓颈髓延接部、脊髓、视觉通路和第三脑室。

1. 小脑 毛细胞型星形细胞瘤最常见于小脑，病变既可位于中线部位的第四脑室顶部，也可位于小脑半球。华山医院报道的 47 例毛细胞型星形细胞瘤中位于小脑半球 20 例，位于小脑蚓部 8 例。天津医大总医院报道的 31 例毛细胞型星形细胞瘤中，9 例位于小脑半球，14 例位于小脑蚓部。国外一项研究表明，78 例儿童小脑星形细胞瘤中 62 例为毛细胞型星形细胞瘤。多数小脑毛细胞型星形细胞瘤病变局限于小脑，但也有通过小脑脚侵及脑干者。

2. 脑干和脊髓 毛细胞型星形细胞瘤常见于脑干如下三个部位：中脑顶盖、脑桥、延髓颈髓延接部。

在脑干的最头端是相对常见的顶盖胶质瘤，此类病灶累及顶盖、导水管周围区域，常呈脑积水表现。一组报道，4 例顶盖病灶的活检都是毛细胞型星形细

胞瘤。

脑桥部胶质瘤按部位可再分为两类。一类呈弥漫性发生在脑桥腹侧，常见于幼儿，呈典型的脑神经麻痹和长传导束损害表现。此类肿瘤呈持续性恶变表现。另一类呈外向型生长，发生在脑桥背侧，此类胶质瘤几乎全是毛细胞型星形细胞瘤[7]。有研究表明，76 例患者中，脑桥腹侧的肿瘤和背侧外向型生长的肿瘤与毛细胞型星形细胞瘤的病理表现在统计学上有显著的相关性。另外一组研究也表明，12 例脑桥背侧外向型生长的肿瘤中有 11 例为毛细胞型星形细胞瘤的病理表现。国内报道[3]47 例毛细胞型星形细胞瘤中，有 5 例发生在脊髓。而另一组报道 45 例毛细胞型星形细胞瘤，有 1 例发生在椎管内。延髓颈髓延接部胶质瘤类型较为多样。尽管延髓颈髓延接部胶质瘤的组织学表现较为多样，但该部位呈外向型生长的病灶大多数为毛细胞型星形细胞瘤。

3. 幕上　毛细胞型星形细胞瘤常见于脑中线区域，如视神经和视交叉。与脑其他部位毛细胞型星形细胞瘤不同，累及视神经或视交叉的肿瘤通常会沿神经生长，呈现多脑叶损害表现。幕上毛细胞型星形细胞瘤也可累及第三脑室边界，即下丘脑和丘脑，而幕上半球病灶相对少见，通常位于颞叶和顶叶的内侧部。天津医科大学总医院[3]报道的 31 例毛细胞型星形细胞瘤发生在幕上的只有 6 例，分布在额、颞及鞍区和第三脑室。华山医院[4]报道的 47 例毛细胞型星形细胞瘤中大脑半球占 8 例。国外一组 20 例毛细胞型星形细胞瘤中只有 3 例发生在大脑半球，且研究表明，此区域病变与脑其他部位毛细胞型星形细胞瘤不能完全区分开。

二、病理学

毛细胞型星形细胞瘤的组织学和分子遗传学特性的研究已相当深入。目前人们更为关注的是，其典型的良性临床过程和影像学、组织学显示为侵袭性的生物学特征并不相符。另外，毛细胞型星形细胞瘤与 NF1 发病的关系也成为判断肿瘤生物学特性的一种方法。

（一）大体观察

毛细胞型星形细胞瘤一般为暗红色或灰红色，瘤组织内常常有一个大的囊肿，或有多个囊肿，囊内有橘黄色或淡红色液体，病灶内可有出血。其囊壁结节常有钙化表现。

（二）镜下观察

毛细胞型星形细胞瘤有两种组织学亚型：青少年型和成人型。青少年型更为常见，其特征性表现为瘤细胞多细长，细胞核呈卵圆形或梭形。胞质淡红色，细胞具有特征性的毛发样的胞质突起，并常在血管周围聚集成簇，周围有特征性的嗜酸性纤维存在（图19-1A、B、C）。电镜下可见瘤细胞梭形，核细长或卵圆形，胞质疏松，呈阔带状突起，突起内有大量胶质丝，胞质中有少量线粒体和粗面内质网。此外，青少年型瘤组织内还可见充满嗜酸性物质的囊性瘤细胞。成人型除不具备囊性区域外，其他细胞形态特征与青少年型基本一致。此外，成人型还常可见钙化和肥胖型星形细胞。

解释毛细胞型星形细胞瘤的病理学表现比较困

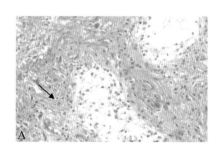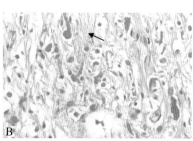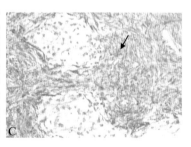

图 19-1　毛细胞型星形细胞瘤（WHO 1 级）。A. 肿瘤由长梭形、毛发样、双突起的肿瘤性星形细胞组成，肿瘤细胞呈片状或束状密集排列，在肿瘤细胞间可见大小及多少不等的微囊变（图中的淡染区），在肿瘤细胞密集区可见强嗜酸性红染的香肠形状或根茎样 Rosenthal 纤维（箭头所示）（HE 染色，200×）；B. 为同一例，在该区域肿瘤细胞排列相对较稀疏，肿瘤细胞间可见大量强嗜酸性红染的香肠形状或根茎样 Rosenthal 纤维（箭头所示），Rosenthal 的横断面呈球状，称作细胞样小体（HE 染色，400×）；C. 为同一例，长梭形、毛发样、双突起的肿瘤性星形细胞表达 GFAP（图中棕黄色区域为 GFAP 阳性肿瘤细胞）（免疫组化染色，ABC 法，200×）

难，因为其病理特征常提示恶性病变表现，如血管增生、坏死都提示为浸润性肿瘤，但临床预后并不一定不好。

三、分子遗传学

鉴于目前仍然无法对毛细胞型星形细胞瘤的一些组织学特性进行合理的解释，人们开始进行了多方面的尝试，以求能阐明其生物学特性。一种办法是研究 NF1 与毛细胞型星形细胞瘤的相关性，并进行染色体分析。一项与散发的及与 NF1 有关的毛细胞型星形细胞瘤的研究表明，20 个病例中的 4 例有 17 号染色体长臂丢失现象，已知该区域是 NF1 肿瘤抑制基因所在区域。另外一份报告表明，8 例合并 NF1 的毛细胞型星形细胞瘤患者全部存在 NF1 基因表达缺失。虽然我们可以假设 NF1 基因功能的缺失促使了毛细胞型星形细胞瘤的形成，但另外一方面我们又很难解释，在散发的星形细胞瘤中也发现了 NF1 基因的过度表达，有的甚至高于正常脑组织 4 倍之多。另外，一系列的对比研究也表明，与 NF1 有关的毛细胞型星形细胞瘤其 NF1 基因的丢失率达 92%，这与散发性毛细胞型星形细胞瘤形成鲜明的对照，后者的 NF1 基因丢失率仅为 4%。

毛细胞型星形细胞瘤的其他遗传学异常包括第 7、8、9 和 11 号染色体在内的变异率增加，将与 NF1 有关的毛细胞型星形细胞瘤、散发性毛细胞型星形细胞瘤与其他多种细胞系的基因表达谱进行比较分析显示，毛细胞型星形细胞瘤是遗传学上的特异性的胶质瘤，相似于胎儿星形细胞瘤，也更像是少突胶质细胞瘤的前体。与 NF1 相关的毛细胞型星形细胞瘤和散发性毛细胞型星形细胞瘤其增殖指数通常很低，常常低于 5%，而其凋亡率较高。很多标志物，如 Ki-67、MIB-1 主要提示增殖特性，并不能有效提示预后。虽然研究十分广泛，使用标志物很多，包括 MDM2、P21、P16、P53、PTEN 等，但目前还没有一种标志物能被确定为毛细胞型星形细胞瘤的遗传学或作为预后判定的标志物[9]。

四、临床表现

与颅内其他肿瘤一样，毛细胞型星形细胞瘤的诊断也是根据临床症状或体征，而它们是由以下三种机制产生的：①神经组织的局部浸润或破坏；②局部占位效应；③颅内压升高。肿瘤的特异性表现通常与其发生部位相关。国内报道术前病程 1 个月至 11 年，平均为 6 ～ 7 个月。

（一）小脑

小脑毛细胞型星形细胞瘤通常呈颅内压增高表现，包括头痛、嗜睡、呕吐，当引起梗阻性脑积水时，表现更为明显。此外，位于一侧小脑半球的病变通常表现为同侧肢体的共济失调和辨距不良，与位于中线部位病灶造成的躯体共济失调通过步态检查不难鉴别。在一组 102 例儿童小脑星形细胞瘤病例中，病史平均 5.8 个月，主要为颅内压增高表现，也包括慢性呕吐（晨起时明显）、体重下降、视盘水肿。急性自发性瘤卒中较为少见。

（二）脑干

虽然大多数脑干肿瘤呈长传导束损害（如痉挛性四肢瘫痪和感觉障碍）、脑神经麻痹、小脑功能损害等表现，但对于脑干，毛细胞型星形细胞瘤上述表现并不常见，除了弥漫性纤维型脑桥胶质瘤。顶盖区毛细胞型星形细胞瘤通常阻塞导水管而呈脑积水表现。弥漫性纤维型脑桥腹侧胶质瘤通常呈展神经麻痹表现，但脑桥背侧的毛细胞型星形细胞瘤通常并无此表现。此外，脑桥部毛细胞型星形细胞瘤的前驱症状期较脑桥部其他高侵袭性肿瘤更长。在一组 12 例病例中，有 11 例为脑桥毛细胞型星形细胞瘤，其与颅内压增高有关的前驱症状期为 7 个月。该组患者呈轻微的脑神经损害表现（包括几乎正常的脑干听觉诱发电位），也未发现任何锥体束受损表现。

延髓颈髓延接部临床表现类似脑桥部毛细胞型星形细胞瘤。在一组 17 例儿童延髓颈髓延接部毛细胞型星形细胞瘤中，确诊前平均症状期为 2.1 年，且 80% 的患者至少为 1 年。

（三）幕上

视觉系统或第三脑室的毛细胞型星形细胞瘤常表现为视力、视野损害或眼球突出。并可导致内分泌障碍，表现为尿崩症（抗利尿激素分泌不足所致）或性早熟等。此区域较大的中线部肿瘤也可引起梗阻性脑积水。此区域也有脑室内多结节状毛细胞型星形细胞瘤的报道，可能来源于室管膜下胶质细胞。对于累及视觉系统或第三脑室的毛细胞型星形细胞瘤患者，应常规行眼科学或内分泌功能评估。

幕上半球毛细胞型星形细胞瘤可呈癫痫发作、头痛或局灶性神经功能损害表现。这些症状可能在确诊前已存在相当长的时间，也说明该肿瘤生长缓慢。幕上毛细胞型星形细胞瘤在确诊前的症状期超过 1 年。毛细胞型星形细胞瘤造成的软脑膜损害少见，约占 3%，一旦出现，则对预后判断有意义。可遗留明显并发症，如偏瘫、括约肌功能障碍、脑积水、共济失调、癫痫、认知功能障碍等。由于软脑膜疾病与间脑肿瘤相关，故对于该部位的毛细胞型星形细胞瘤患者要警惕其经软脑膜扩散的可能。

五、影像学

毛细胞型星形细胞瘤有其特征性影像学表现，除累及视神经后沿神经扩展或呈多叶状生长外，毛细胞型星形细胞瘤常呈边界清晰的局限性病灶。CT 平扫呈等密度或稍低密度表现（图 19-2 ～ 19-4）。MRI 呈 T_1WI 低信号、T_2WI 高信号表现。CT 与 MRI 均呈明显强化表现。肿瘤以其囊性成分伴囊壁强化性结节为其特征。造影检查发现 30% 有"血管丰富"的表现，70% 呈无血管或正常表现。PET 检查时，毛细胞型星形细胞瘤会显示局部葡萄糖代谢增加，部位与 MRI 强化区域一致。目前对于可疑毛细胞型星形细胞瘤患者的影像学诊断首选 MRI 平扫，强化检查可有可无。

一项研究显示，在这些肿瘤中，囊壁未发现瘤细胞，然而，如果囊壁增强，肿瘤细胞存在于囊内壁的可能性明显增加。与其他有增强的星形细胞瘤不同，毛细胞型星形细胞瘤的强化表现并不代表其预后不良。有证据表明，毛细胞型星形细胞瘤的强化是由血管的慢性球样玻璃样变导致，而并不像其他高侵袭性胶质瘤，后者的强化是由血管内皮细胞增生导致。毛细胞型星形细胞瘤引起的水肿轻微，占位效应也非常不明显。虽然影像学显示病灶边界清楚，肿瘤仍可侵

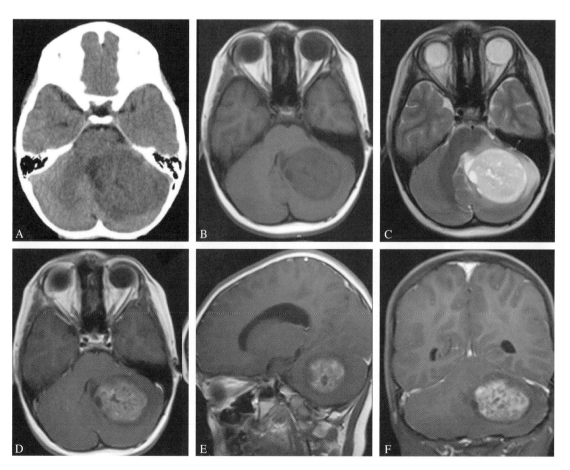

图 19-2 男性，7 岁。因头痛 3 月就诊。为来源于左侧小脑半球的毛细胞型星形细胞瘤。轴位 CT（A）显示位于左小脑半球低密度肿物。T_1WI（B）显示不均一低信号、T_2WI（C）显示不均一高信号肿物，强化 T_1WI（D、E、F）可见明显强化

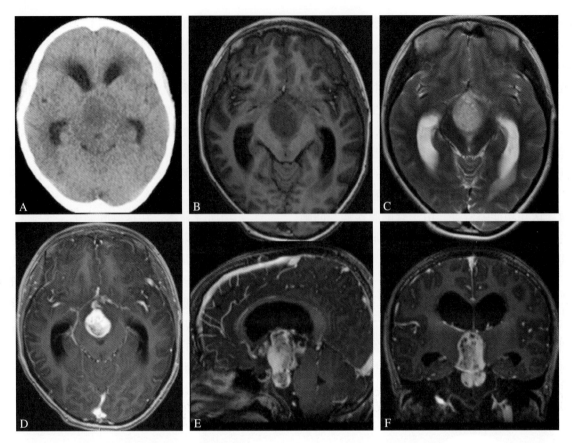

图 19-3 男性，9 岁。因视力下降半年就诊。为来源于视交叉长入鞍上第三脑室的毛细胞型星形细胞瘤。轴位 CT（A）显示位于鞍上第三脑室的低密度肿物。轴位 T_1WI（B）上肿物呈低信号，T_2WI（C）上肿物呈混杂高信号，强化 T_1WI（D、E、F）肿瘤明显强化

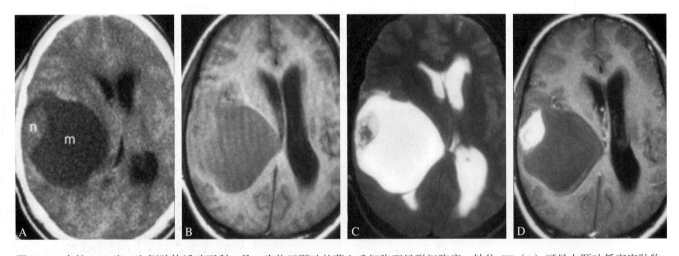

图 19-4 女性，25 岁。左侧肢体活动不利 2 月。为位于颞叶的幕上毛细胞型星形细胞瘤。轴位 CT（A）可见右颞叶低密度肿物，其外侧可见一软组织结节。轴位 T_1WI（B）上肿物呈低信号，附壁结节呈稍高信号。T_2WI（C）上肿物呈明显高信号，附壁结节呈低信号影。强化后的 T_1WI（D）附壁结节明显强化。囊内的信号强度高于侧脑室的脑脊液强度，提示可有出血或含有蛋白成分

及周围脑实质。肿瘤常为单发，但也有播散包括软脑膜播散的报道。脑干顶盖部毛细胞型星形细胞瘤在 CT 上呈等密度，MRI 上呈 T_2WI 高信号表现，强化不确定。脑桥背侧外向型毛细胞型星形细胞瘤影像学表现相似。颈髓延髓延接部毛细胞型星形细胞瘤也表现为 T_1WI 低信号 T_2WI 高信号，且向两端扩展。由于 MRI 能清晰显示此类病灶，故可以用来评估病程，并对可疑颅内占位进行检查。

六、诊断与鉴别诊断

毛细胞型星形细胞瘤多见于 20 岁左右的青年人，无明显性别差异。起病缓慢，持续时间可为数月或几年，甚至长达 10 年。症状以神经功能缺失及局部占位效应引起的高颅内压为主要症状。常见部位为小脑，影像上肿瘤以其囊性成分伴囊壁强化性结节为其特征，此时要和血管母细胞瘤进行鉴别，后者在 30 岁成年人较常见。发生于视神经的毛细胞型星形细胞瘤可发生视力、视野的改变，以及闭经、性功能异常、多饮、多尿等内分泌紊乱表现，应注意和鞍区肿瘤进行鉴别。

七、治疗

（一）手术治疗

如肿瘤能够手术，对于毛细胞型星形细胞瘤首选手术治疗。一组平均随访 14.9 年的报告称，行肉眼全切或近全切的病例，10 年生存率为 100%，行部分切除或活检的病例，生存率为 74%。这些数据与其他的报道类似，如 Haapasalo[9] 报道一组行手术全切的患者 5 年生存率为 100%。因为毛细胞型星形细胞瘤全切后复发率非常低，所以除非发现了明显的复发，术后一般不用做辅助性放疗。

对于部分手术切除者，建议通过一系列的影像学检查密切随访。毛细胞型星形细胞瘤能长期保持稳定，有些甚至能自发性消退。有多家报道显示，肿瘤部分切除后行影像学检查示肿瘤消失。如复发，还能进行手术的话，仍然首选手术切除治疗。尤其是肿瘤位于大脑半球或小脑时，更应当考虑再次手术[10-11]。

对位于中线部敏感区域，如视觉系统、脑干等处的病灶，手术治疗的作用存在争议。如病灶位于视觉系统，由于病灶可与视神经紧密相连，手术技术难度大大增加。虽然保守性手术，如视神经管减压术或肿瘤减容术也可能是有效的，但也有证据支持使用放疗。顶盖区肿瘤病变进行性生长，可于术后辅以放疗或直接进行放疗。脑干背侧外向型生长肿瘤，可在部分切除后进行随访或辅以放疗。值得注意的是，NF1 患者如合并脑干型毛细胞型星形细胞瘤，与其他散发型肿瘤相比，更具良性的生物学行为。对于这类患者，进行观察是更为安全的举措，因为此类肿瘤可能会自行消失或长期保持稳定状态。

对于脑干毛细胞型星形细胞瘤（尤其是病灶位于顶盖和脑桥者），除了考虑手术切除、活检或观察之外，也要评估是否行脑脊液分流术。传统的术式是脑室腹腔分流术，目前内镜下第三脑室脑池造瘘术更受到大家的青睐，有可能作为替代方法。

对于颈髓延髓延接部毛细胞型星形细胞瘤，由于手术的有效性和安全性报道差异较大，是否行手术治疗需仔细斟酌[12]。一组 39 例此部位毛细胞型星形细胞瘤报告，其中 12 例肉眼全切，1 例死亡。另外一组虽然没有死亡报告，但 5% 的患者术后出现新的神经功能损害表现。术前放疗和术后并发症的出现似乎有一定关系。一组 17 例此部位毛细胞型星形细胞瘤报告，5 例出现术后并发症，其中 4 例术前曾行放疗。所以，对于颈髓延髓延接部毛细胞型星形细胞瘤，需权衡术者经验和病灶的特点以决定是否行手术治疗。

对于任何毛细胞型星形细胞瘤患者行手术切除的目的都是尽可能多地切除病灶同时尽量减少对患者的损害，如果安全，理想的目标是对病灶进行全切。对于囊性病灶，应当对囊壁行术中活检，以决定是否切除囊壁。如肿瘤较难准确定位，可借助立体定向或术中 MRI 行手术切除或活检。术后 24 h 内应对患者行 MRI 检查以评价手术切除的程度，并以此为基础，作为以后随访观察的参考。这是因为残余肿瘤在术后立即出现增强，而非残余肿瘤的术后改变在 CT 上 5 天内不会出现增强。虽然 MRI 检查也与 CT 有相似之处，但由于 MRI 对血管外造影剂的敏感性远高于 CT，术后 24 h 内就可以看到非肿瘤性的增强。术后影像学表现比术者主观估计肿瘤的切除程度更为可靠，对于评价患者是否需行进一步手术处理有重要的参考价值。也有人认为残余肿瘤并不总是增强，瘤周水肿和外科操作引起的水肿掩盖了残余肿瘤，或与残余肿瘤混淆，早期术后 MRI 在区分残余毛细胞型星形细胞瘤与残余肿瘤方面是不精确的。建议术后4～6周的MRI检查作为以后MRI检查的对比参照。

（二）放疗

由于手术治疗效果相当满意，毛细胞型星形细胞瘤的放疗作用有限。放疗主要用于手术难以到达部位的肿瘤，如位于视觉通路或下丘脑的肿瘤，也用于术后肿瘤残存较多的情况。如前所述，术后毛细胞型星形细胞瘤有显著的维持残存肿瘤体积或自行消失的倾向，部分切除后复发也可以通过再次手术进行有效的治疗。然而，如果毛细胞型星形细胞瘤复发且位于手术难以到达部位，伴有明显的临床症状，放疗即为有效的治疗方法[13]。在一组37例复发或不能切除的毛细胞型星形细胞瘤中，联合其他治疗措施，采用立体定向放疗，肿瘤边缘的平均放射剂量为15Gy，其中10例肿瘤完全消失，15例病灶稳定或肿瘤体积减小，12例迟发肿瘤增长。放疗后28个月，89%的患者仍然存活。放疗后一般需要一段时间才能从MRI检查中发现病灶的变化，尤其对于分割放疗的患者。

间质放疗已可采用，如植入低放射剂量率（≤ 10 cGy/h）的碘^{125}，其到肿瘤边缘的参考放射剂量为60～100 Gy。一组9例病例报告，其5年和10年的存活率分别为84.9%和83%。

对于不能行手术切除的视神经胶质瘤，建议行分割放疗[14]，一组24例病例，患者视力下降、临床或影像学表现为病情进展，对他们行分次放疗，放射剂量为4500～5600 cGy（平均5400 cGy），平均随访6年，88%的患者病情未见进展且全部患者存活。

总之，虽然有报道显示放疗后肿瘤减小或完全消失，但放疗主要还是对肿瘤生长起抑制作用。放疗后，这些肿瘤可能最初时生长，随后体积变小。通常很难解释肿瘤体积和MRI特点的这些早期变化，应用新的影像技术，如磁共振波谱（MRS）、PET有望能区分肿瘤组织的增殖和放疗导致的组织损伤。放疗后发生强烈的、症状性的放疗坏死也有报道，但十分少见。

（三）化疗

化疗主要针对不能接受手术或进展中的复发幼年儿童病例。对于不能接受手术或进展中的毛细胞型星形细胞瘤的年长患者，我们常规应用放疗，但由于颅脑照射对神经认知、神经内分泌的潜在性损害，它并不适用于幼年儿童。目前已有几种有效的化疗方案，使得这些患者避免放疗或推迟放疗。也有报道，将化疗作为多发毛细胞型星形细胞瘤或软脑膜型毛细胞型星形细胞瘤的补救治疗。

有些化疗方案已经显示出临床疗效，最显著的是Packer[15]采用的长春新碱联合低剂量卡铂以及Prados[16]联合使用丙卡巴肼、CCNU、长春新碱和6-硫基嘌呤。这两种方案都能使肿瘤患儿在第一个5～10年内推迟放疗2～3年。一项多中心联合研究表明，Packer等采用长春新碱联合低剂量卡铂的方案，对78例进行性低级别星形细胞瘤幼年患儿进行了治疗，每6周给药4周，共18个月。56%的病例达到了此种治疗方案的目的，2年和5年病情无进展存活率分别为75%和68%。Prados小组报告了类似的成果，他们采用6-硫基嘌呤、丙卡巴肼、CCNU和长春新碱，给药超过12个月。该方案治疗41例病例，随访发现，除3例外，其余患者（92.7%）肿瘤稳定或缩小，平均病程稳定期为30个月。一项由北美肿瘤协作组儿童肿瘤组（Children's Oncology Group，COG）资助的研究目前正对以上两种化疗方案进行随机比较。化疗的副作用包括血液中毒、骨髓抑制，以及耳、肾损害。

值得注意的是，与NF1有关的毛细胞型星形细胞瘤和散发性毛细胞型星形细胞瘤对化疗的反应并无差别[17]。然而，小于5岁的儿童似乎较比其年长儿童对化疗有更好的症状无进展存活率。Packer的研究表明，小于5岁的儿童3年症状无进展存活率为74%，相比之下，大于5岁的儿童该比率为39%。此类化疗方案有时可产生持久的稳定肿瘤作用，但多数产生暂时性作用，故对于低于7～10岁的病情进展患者可推迟放疗而采取化疗。

八、肿瘤复发与自然退变

如前所述，很多肿瘤能保持长期稳定或自行消失，不过也有迟发复发的可能。

术后肿瘤的体积与疾病的进展关系最为密切[13]。一组23例行肉眼全切病例报告，2～5年内有3例出现了复发，并均行二次手术切除，随访4～10年未发现病灶。对103例部分切除毛细胞型星形细胞瘤患者研究发现，33例患者病情进展，在术后平均39个月左右需要再次治疗。用MRI观察肿瘤的复法有良好的影像学优势，毛细胞型星形细胞瘤虽然复发很少，但仍有可能向脑实质浸润性生长，尤其向脑白质。复发的临床表现需要很长时间才能观察到。有可能存在一些特殊的调节机制，使肿瘤的生长被肿瘤细胞的凋亡所抵消，肿瘤长期保持静止或以极慢的速度生长，细胞的调节达到新的平衡。外科治疗后，有必要行影像学检查，以证实切除程度，仅靠手术医师的主观判断是不够的。有些病例术后出现迟发影像学增强，但经随访，病变并未增大，甚或缩小，其原因不明，但这些患者不需要立即手术，定期随访即可。虽然有人报道过脑膜复发，但常见的是病灶局部复发，特别是下丘脑毛细胞型星形细胞瘤易于复发。有报道，下丘脑毛细胞型星形细胞瘤的软脑膜复发率为11%，如前所述，软脑膜型毛细胞型星形细胞瘤自行消退可能性小，一般均需要行放疗或化疗。

毛细胞型星形细胞瘤不仅可能生长，也可能退变，或稳定很长一段时间没有变化，这些肿瘤退变的报道多见于儿童，并且多伴有 NF1。Balkhoyor 等[10]报道了 2 例不伴有 NF1 的成人病例，发生了自行性退变。关于退变的机制目前还不清楚，但已发现有些退变发生在手术以后，术后小肿瘤比大肿瘤更易退变。另外还有一些影响肿瘤生长的因素，如激素、遗传等因素，以及细胞的修复机制、宿主免疫反应的增强、肿瘤细胞凋亡的诱导、肿瘤部分切除后微环境的改变、血供的减少等。Ito 等[18]认为，随着年龄的增加，肿瘤的生长潜力进行性下降，且在 20 岁时肿瘤的生长潜力下降最大。

九、预后

总体来说，毛细胞型星形细胞瘤的远期预后很好，复发率非常低，30 年以上的随访结果显示全切后存活率达 90%[19]。即使部分切除，预后也良好。特别是小脑或大脑半球型毛细胞型星形细胞瘤较其他部位病灶有更长的无进展生存期。而且，除合并 NF1 外，治疗后绝大多数患者可望有一个正常或几乎正常的神经功能状态[20]。

一项 51 例毛细胞型星形细胞瘤患者的研究表明，平均随访 15 年，82% 的患者存活 10 ～ 20 年。长期存活者中，89% 是完全健康的。也有报道肉眼全切或近全切者 10 年存活率为 100%，部分切除者 10 年存活率为 74%。就部位而言[21]，有报道显示脑干毛细胞型星形细胞瘤 5 年存活率为 95%，小脑毛细胞型星形细胞瘤肉眼全切后 5 年存活率为 100%，其总体存活率为 93%。视神经胶质瘤放疗后经过 6 年随访，存活率为 100%，88% 的患者痊愈。有报道顶盖病灶毛细胞型星形细胞瘤患者 4 年随访存活率为 100%。一项针对所有中线部胶质瘤的研究表明，毛细胞型星形细胞瘤长期生存率高，1 年生存率为 96%，5 年为 91%，10 年为 80%。这些报道证明了此类肿瘤显著的惰性生长行为。相比之下，比起较大的儿童，年龄小于 5 岁的儿童似乎预后较差，这与组织学或部位无关。合并 NF1 的毛细胞型星形细胞瘤患者预后更难估计，这是因为其神经遗传学紊乱可造成更高的发病率[22]。

总而言之，毛细胞型星形细胞瘤以缓慢生长和良好的长期预后为特点。虽然化疗和放疗有了不少进展，手术治疗仍然是首选的治疗措施，并且，病灶的切除程度直接关系患者的预后[23]。

（刘景平　李　健　王金环）

参考文献

1. Bauman MMJ, Harrison DJ, Giesken, MB, et al. The evolving landscape of pilocytic astrocytoma: a bibliometric analysis of the top-100 most cited publications. Childs Nerv Syst, 2022.

2. Knight J, O De Jesus. Pilocytic Astrocytoma. Treasure Island (FL): StatPearls. 2022.

3. 马景鑑，洪国良，于士柱，等. 毛细胞型星形细胞瘤的诊断与治疗. 中华神经外科杂志，2003，19（6）：425-428.

4. 徐宏治，陈衔城，顾宇翔. 毛细胞型星形细胞瘤的诊断和治疗. 中国神经精神疾病杂志，2002，28（6）：404-406.

5. Berger MS, Prados MD. Textbook of neuro-oncology. Philadelphia: Elsevier Saunders, 2004.

6. Gutmann DH, Donahoe J, Brown T, et al. Loss of neurofibromatosis 1 (NF1) gene expression in NF1-associated pilocytic astrocytomas. Neuropathol Appl Neurobiol, 2000, 26 (4): 361-367.

7. Essayed W, Borba LAB, Al-Mefty O, et al. Brainstem Pilocytic Astrocytoma, a Surgical Disease:

2-Dimensional Operative Video. Oper Neurosurg (Hagerstown), 2022, 22 (6): e264.

8. Gutmann DH, Hedrick NM, Li J, et al. Comparative gene wxpression profile analysis of neurofibronatosis 1-associated and sporadic pilocytic astrocytomas. Cancer Res, 2002, 62 (7): 2085-2091.

9. Haapasalo H, Sallinen S, Sallinen P, et al. Clinicopathological correlation of cell proliferation, apoptosis and p53 in cerebellar pilocytic astrocytomas. Neuropathol Appl Neurobiol, 1999, 25 (2): 134-142.

10. Balkhoyor KB, Bemstein M. Involution of diencephalic pilocytic astrocytooma atter partial resection: report of two cases in adults. J Neurosurg, 2000, 93: 484-486.

11. Bowers DC, Krause TP, Aronson LJ, et al. Second surgery for recurrent pilocytic astrocytoma in children. Pediatr Neurosurg, 2001, 34 (5): 229-234.

12. Salles D, Laviola G, Malinverni ACM, et al. Pilocytic Astrocytoma: A Review of General, Clinical, and Molecular Characteristics. J Child Neurol, 2020. 35 (12): 852-858.

13. Hadjipanayis C G, Kondziolka D, Gardner P, et al. Stereotactic radiosurgery for pilocytic astrocytomas when multimodal therapy is necessary. J Neurosurg, 2002, 97 (1): 56-64.

14. Khalafallah AM, Jimenez AE, Shah PP, et al. Effect of radiation therapy on overall survival following subtotal resection of adult pilocytic astrocytoma. J Clin Neurosci, 2020, 81: 340-345.

15. Bornhorst M, Frappaz D, Packer RJ. Pilocytic astrocytomas//Vinken PJ, Bruyn GW.Handbook of clinical neurology. 2016, 134: 329-344.

16. Berger MS, Prados MD. Textbook of neuro-oncology. Philadelphia: Elsevier Saunders, 2004.

17. Singhao S, Birch J M, Kerr B, et al. Neurofibromatosis type 1 and sporadic optic gliomas. Arch Dis Child, 2002, 87 (1): 65-70.

18. Nakamizo A, Inamura T, Allen J, et al. Enhanced apoptosis in pilocytic astrocytoma: a comparative study of apoptosis and proliferation in astrocytic tumors. J Neurooncol, 2002, 57 (2): 105-114.

19. Sgouros S, Fineron PW, Hockley AD. Cerbellar astrocytoma of children: Long-term follow-up. Chids Nerv Syst, 1995, 11 (2): 89-96.

20. Cler SJ, Skidmore A, Yahanda AT, et al. Genetic and histopathological associations with outcome in pediatric pilocytic astrocytoma. J Neurosurg Pediatr, 2022, 11: 1-9.

21. Klein O, Grignon Y, Civit T, et al. Childhood diencephalic pilocytic astrocytoma. A review of seven observations. Neurochirurgie, 2006, 52 (1): 3-14.

22. Kluwe L, Hagel C, Tatagiba M, et al. Loss of NF1alleles distinguish sporadic from NF1-associated pilocytic astrocytomas. J Neuropathol Exp Neurol, 2001, 60 (9), 917-920.

23. Elwatidy SM, Ahmed J, Bawazir MH, et al. Outcome of Childhood Cerebellar Pilocytic Astrocytoma: A Series With 20 Years of Follow Up. Cureus, 2022. 14 (2): e22258.

第 20 章

视神经胶质瘤

视神经胶质瘤（optic glioma）也称为视路胶质瘤（optic pathway glioma，OPG），是起源于皮质前视觉通路（包括视神经、视交叉、视束、视放射等）的低度恶性胶质瘤。病灶可累及视神经、视交叉、视束、视放射等结构，少数也可累及下丘脑。该类肿瘤可能是散发性的，或与神经纤维瘤病 I 型（neurofibromatosis type 1，NF1）相关的。其实涉及视神经的肿瘤的最早报道是在近 200 年前由 Panizza[1] 和 Wishart[2] 发表的，前者描述了一个向前累及双侧视神经的巨大视交叉肿瘤，后者描述了一名 13 岁的女性患者因沿视神经生长的肿物而出现突眼，而神经纤维瘤病患者发生视神经胶质瘤的情况是由 Michel 在 1873 年首次提到的 [3]。在过去的一个半世纪里，大量的研究提高了我们对这类肿瘤的病理、临床过程、与神经纤维瘤病的关系以及治疗方式的认识。然而，这些研究还远没有形成共识，而是提出了更多关于这些肿瘤的行为和其管理的复杂性问题。因为视神经胶质瘤在生长转归上表现了很大的差异，以及肿瘤发生于视觉通路的特殊部位，使其在处理上仍然存在很多争议。

一、流行病学

视神经胶质瘤好发于儿童而较少见于成人，有研究报道平均发病年龄约为 7 岁，71% 的病例出现在 10 岁以下的儿童，约 90% 的病例为 20 岁以下的青少年及儿童。这类肿瘤在颅内胶质瘤中约占 1% ~ 2%，而在儿童患者中约占中枢神经系统肿瘤的 3% ~ 5%[4-6]。近来一项 SEER 数据库分析的研究显示，视神经胶质瘤占所有累及视路的病变中的 86.6%，该肿瘤可发生于任何年龄段（0 ~ 101 岁），其中 83.7% 的患者为 20 岁以下并且绝大部分在 1 ~ 4 岁时已经确诊 [7]。目前普遍认为视神经胶质瘤的发病率不存在性别上的差异，然而成年视神经胶质瘤患者，男性的发病率比女性要稍高 [7-8]。对于局限于视神经的病例，女性的发病率（65%）比男性（35%）要高，而当肿瘤涉及视交叉时，男性和女性的发病率无明显差别。

（一）儿童视神经胶质瘤

视神经胶质瘤最常见于 10 岁以下的儿童，90% 的病例发病于 20 岁以内，而且绝大多数是良性的毛细胞型星形细胞瘤，如果在成年后发现该类肿瘤时，也往往是无症状的偶然发现。预后较好，确诊后的 5 年生存率可达 94.8%（79% ~ 96%）。目前不少的研究报道儿童视神经胶质瘤与 NF1 存在密切联系。在已发表的报告中，NF1 在视神经胶质瘤患者中的发生率从 10% 到 70% 不等，而国内的报道则显示该发生率明显低得多（0 ~ 11%），这可能与国内 NF1 发病率较低或是对 NF1 认识不足有关，但也有研究者认为这两种疾病的关联在不同人种之间可能存在差异 [9-10]。NF1 患者中视神经胶质瘤的高发率早已为人所知。据报道，多达 15% ~ 20% 的 NF1 患者会有视神经胶质瘤，其中 34.8% 的患者病灶累及双侧视神经。尽管大多数在出生后第 1 年内确诊的视神经胶质瘤与 NF1 无关，但 NF1 患者确诊视神经胶质瘤的中位年龄一般较低。在 NF1 人群中，大多数有症状的视神经胶质瘤患儿是在 6 岁以前确诊的，但在年龄较大的 NF1 患者中也有出现症状的报道。许多 NF1 相关的胶质瘤是相对惰性的，至少有 50% 的 NF1 相关的视神经胶质瘤患者不存在视力下降的症状。

相反，散发性视神经胶质瘤的自然病史则不那么惰性，而更倾向于出现视力下降的症状，66%～74%的散发性患儿有视力下降症状，其中25%的患者存在双眼视力下降，最终约74%的患儿无论如何治疗都会出现视力下降。

25%的视神经胶质瘤在发病时仅局限于视神经，但有75%的患者会有视交叉受累，在这些视交叉受累的患者中40%会发展到累及下丘脑或第三脑室。总体来说，所有视神经胶质瘤患者视力预后不佳的风险因素包括发病时年龄较小、肿瘤累及视交叉和视神经。

（二）成人视神经胶质瘤

成人视神经胶质瘤是罕见病种，好发于中年，男性稍多见。与儿童视神经胶质瘤相对良性的生长方式不同，这些较少见的成人视神经胶质瘤却表现得更具侵袭性，多为一种恶性程度更高的肿瘤。预后较儿童视神经胶质瘤者差，确诊后的5年生存率不到80%，10年生存率为70%。组织学上除了毛细胞型星形细胞瘤以外，还有近一半为间变性星形细胞瘤（WHO 3级）或胶质母细胞瘤（WHO 4级）。一项SEER数据库分析的研究对80例成人视神经胶质瘤患者的病理结果进行分析，显示毛细胞型星形细胞瘤只占37.5%，恶性胶质瘤占比超过60%[7]。通常情况下，这类肿瘤的患者表现为快速进行性视力丧失，视力下降往往在几周内发生，而与肿瘤相关的死亡可出现在发病后几个月内。另一项病例系列研究分析了44名成人视神经胶质瘤患者，结果显示联合放疗和化疗的中位生存期为11个月。无论采取何种干预措施，结果普遍不佳，因此，还需要设计好的前瞻性研究来探讨更理想的治疗方案[11]。

二、病理学

视神经胶质瘤可能起源于视觉神经通路内的支持性星形细胞，部分肿瘤具有侵袭性。可以累及视神经、视交叉、视束，并可向上累及下丘脑或第三脑室，甚至向后延伸累及视放射，但鲜见报道向前延伸到视盘或眼球内。依据2016年世界卫生组织（WHO）中枢神经系统肿瘤分类，视神经胶质瘤绝大多数病理类型为毛细胞型星形细胞瘤（WHO 1级），部分为毛黏液样型星形细胞瘤（WHO 2级）、弥漫性星形细胞瘤（WHO 2级），极少数为间变性星形细胞瘤（WHO 3级）和胶质母细胞瘤（WHO 4级）。而依据2021版分类，视神经胶质瘤多归为局限性星形细胞胶质瘤和儿童型弥漫性低级别胶质瘤，但目前尚缺乏应用该新版病理分类的关于视神经胶质瘤的大宗病例研究。

毛细胞型星形细胞瘤生长缓慢，可以是实质性，常轻微囊变，罕见有转移。肿瘤中异常增生的星形细胞可延伸到蛛网膜和蛛网膜下腔，在那里可能发生纤维血管和脑膜细胞反应性增生。随着肿瘤的增大，视觉通路的神经纤维被压迫而导致脱髓鞘变或萎缩。肿瘤可表现为视神经的梭形增大，伴发视交叉甚至视束和下丘脑等结构受累，或最初包裹视交叉，继而波及视神经、视束或下丘脑等。毛细胞型星形细胞瘤的镜下特点是由平行紧密排列的简单双极生长的纤毛样细胞与含有微囊及颗粒体的黏液构成的双相成分，其中还含有成束的神经纤维和粗而长的Rosenthal纤维。一些肿瘤可有钙化、血管透明样变和罕见的有丝分裂的镜下表现。沿着微囊的血管增生呈线性方式排列，过去曾被误认为是侵袭性行为的标志。但是在毛细胞型星形细胞瘤中，有丝分裂、血管增生甚至坏死并不像在弥漫性星形细胞瘤中那样是具有侵袭性的行为。免疫组化结果也有助于区分典型的毛细胞型星形细胞瘤和弥漫性星形细胞瘤。典型的毛细胞型星形细胞瘤是GFAP和Olig-2均表现为弥漫性强阳性，其非特异性的神经元特异性烯醇化酶也可呈阳性。阴性染色包括上皮细胞膜抗原、细胞角蛋白、p53蛋白和EGF受体。而增殖标志物如Ki-67（MIB-1）的免疫组化染色通常很低，绝大多数低于5%。分子生物学特征上，在NF1相关的视神经胶质瘤中，有NF1肿瘤抑制基因的失活。而在散发性视神经胶质瘤中，有研究显示，多数病例由于在7q34的重复而出现丝氨酸/苏氨酸蛋白激酶B-Raf（BRAF）基因与KIAA1549基因融合，KIAA1549：BRAF融合基因引起BRAF激酶部分的重排而导致RAS/MAPK途径的激活，回顾性分析表明，该融合基因的存在与视神经胶质瘤的生长缓慢有关[12-13]。另外有少部分肿瘤存在BRAF^{V600E}基因突变[13]。

成人的视神经胶质瘤较儿童多呈恶性，为弥漫性星形细胞瘤或胶质母细胞瘤。细胞核异质、有丝分裂增多、血管内皮细胞增生都很显著。

三、临床表现

视神经胶质瘤由于累及的部位及肿瘤大小不同可出现多种症状，包括视觉功能受损、眼球运动异常、眼球震颤、突眼、内分泌功能异常、间脑症状、头痛、恶心呕吐等。但也有一些患者是无症状的，尤其是 NF1 相关的视神经胶质瘤患者，许多是在进行颅脑影像学筛查时偶然发现的。相比之下，视觉功能受损在散发性患者中更常见，而且常常是这类患者的主要症状。累及视神经的视神经胶质瘤患者典型临床表现是视力下降、视野缺损、色觉障碍和相对传入性瞳孔收缩障碍。如果肿瘤眶内部分较大，可导致斜视（外斜视和下斜视）和突眼。也可出现单独或合并出现高频率、不对称的水平眼球震颤。高频不对称水平眼球震颤可能独立存在，或与点头状痉挛综合征中的点头或旋风性眼球震颤相关，可能标志着累及视交叉的视神经胶质瘤。头痛和视盘水肿可见于累及视交叉和下丘脑的巨大肿瘤导致第三脑室受压出现脑积水或颅内压升高的患者。青春期早熟和较少见的间脑综合征也可能是影响中线下丘脑结构的视神经胶质瘤的主要症状，因此需要及时诊断和干预。在接受任何肿瘤治疗之前，约有 1/3 的 NF1 相关视神经胶质瘤患者发现内分泌功能障碍，其中青春期早熟最为普遍［据 Santoro 等的一项研究报告，32 名儿童（27.6%）有内分泌功能障碍，包括 23 名（71.9%）中枢性性早熟，3 名（9.4%）生长激素缺乏，4 名（12.5%）间脑综合征，2 名（6.2%）生长激素分泌过多。间脑综合征和生长激素分泌过多的征象虽然罕见，但可以预测。肿瘤位置是预测内分泌失调的最重要因素，特别是下丘脑受累。在多变量考克斯回归分析中，下丘脑受累是内分泌功能障碍的唯一独立预测因素［危险比 5.02（1.802 ~ 13.983），*P*=0.002］[14]。

视神经胶质瘤的常见症状和体征的发生率

视神经胶质瘤的常见症状为视力下降（29%）、头痛（23%）、生长发育不良（20%）、恶心呕吐（14%）、眼球运动异常（14%）、内分泌功能异常症状（14%）。常见体征为视力减退（33%）、视野缺损（33%）、视神经萎缩（21%）、眼球运动异常（21%）、间脑综合征（21%）、内分泌异常体征（21%）、共济失调（12%）、视盘水肿（9%）。NF1 相关视神经胶质瘤和散发性视神经胶质瘤患者常见症

状的发生率有一定差异（表 20-1）。

表 20-1　NF1 相关的视神经胶质瘤患者和散发性视神经胶质瘤患者常见症状的发生率对比

症状	NF1 患者	非 NF1 患者
视觉障碍	72%	90%
突眼	20% ~ 30%（6 岁以下患者更高）	5% ~ 12%（6 岁以下患者更高）
内分泌功能异常	30% ~ 40%	34%
脑积水	24%	24%
眼球震颤	18%	18%
性早熟	4% ~ 10%（只见于 6 岁以上患者）	4% ~ 10%（只见于 6 岁以上患者）

四、评估

视神经胶质瘤的临床演变是多样的，大多数此类肿瘤相对惰性，可能在数年内不生长，而有些肿瘤则会快速进展。充分的评估对制订处理方案至关重要，其中眼科学检查及影像学检查是最主要的评估手段。目前对于被确诊的患者，在诊断后的第 1 年，应每 3 个月进行一次临床检查，并根据检查的稳定性延长间隔时间。

（一）眼科学检查

由于保护视力是处理视神经胶质瘤患者最关键的治疗目的，所以眼科学评估至关重要。为了评估是否存在视觉功能障碍，眼科学检查通常包括视力、视野、眼底镜等不同检查，标准化的检查可以帮助临床医生确定哪些患者需要更积极的治疗。其中最重要的部分是视力的定量检查，因为它是衡量临床肿瘤进展的最准确和可靠的方法。根据患者的年龄不同，可以使用斯内伦视力检查（Snellen test）、HOTV 字母视力表和 Lea 图形视力表。斯内伦视力检查是标准的视力检查，虽然尚无统一的标准，但大多数专家认为 2 个斯内伦线或以上的视力下降是显著恶化或肿瘤进展的标志。但要注意的是，每次检查都使用同一视力表来评估患者的视力，以确保检查的标准化。如果发现明显的视力下降，应在 1 ~ 2 周内对患者进行重新评估以确认是否需要处理。除视力外，应该在所有儿童在每次就诊时都应尝试进行视野检查。视野的评估可

采用 Goldmann 视野检查，现在也越来越多地采用自动视野检查。色觉评估可以区分视力下降和其他原因造成的视力障碍。然而，婴幼儿和不合作的患儿往往无法完成这些检查。对于这类患儿，可以用优先注视法（preferential looking test）通过跟踪眼球运动和记录儿童在电视屏幕上的反应来测量视力。这种方法不需要对抗，孩子可以安静地坐在家人腿上完成检查。图形匹配法检查也可用于幼儿。但随着儿童年龄的增长，可以使用运动或静态视野检查，每次就诊时应对瞳孔功能、眼球运动和眼底进行评估。包括视觉诱发电位（visual evoked potentials，VEP）在内的辅助检查已用于评估视神经胶质瘤患儿的视觉功能，并且有一些研究表明其与视力有相关性。此外有研究表明，在镇静状态下通过光学相干断层扫描（optical coherence tomography，OCT）测量视网膜神经纤维层厚度可以作为不能配合检查的儿童的视力评估指标[15-16]。

（二）影像学检查

影像学检查在视神经胶质瘤的诊断和处理中都有着重要的意义。尽管传统上对疑似病变进行活检以明确病理诊断，但对于具有特征性影像学表现的视神经胶质瘤来说，这种方法已不再必要。目前诊断性活检仅限于临床或影像学表现不典型的病例。尽管 CT 扫描仍被广泛使用，但到目前为止，MRI 仍是首选的影像检查方法。

典型的成像方案是进行眼眶和颅脑的 MRI 检查，并在视神经上做薄层扫描。检查应包括平扫及增强扫描，有轴位、冠状位和矢状位图像，有 T_1 加权、脂肪饱和及 T_2 加权序列（图 20-1）。T_1 加权成像能最好地描述胶质瘤的大小、轮廓等，视神经胶质瘤通常在 T_1 加权像中与视神经呈低至等信号，在 T_2 加权像中呈高信号。T_2/FLAIR 序列可以帮助识别肿瘤的累及范围。有研究报道，50% 以上的视神经胶质瘤在注射显影剂后，病变会出现明显强化。视神经胶质瘤的病变大小不一，婴幼儿患者的肿瘤往往较大，有时还伴有脑膜播散的表现。而脑积水的出现可能与累及第三脑室阻碍脑脊液流动有关。

视神经胶质瘤可局限于视觉通路的特定区域生

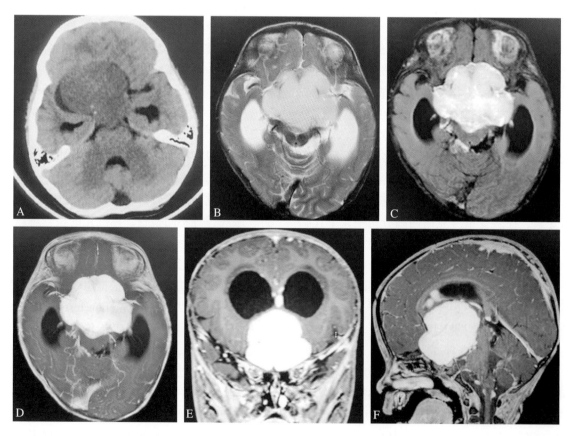

图 20-1 一例累及视交叉的巨大视神经胶质瘤 1 岁患儿的影像检查图像。A. CT 平扫图像；B. MRI 平扫 T_2 加权像；C. T_2/FLAIR 序列图像；D. MRI 增强扫描 T_1 加权像轴位图；E. MRI 增强扫描 T_1 加权像冠状位图；F. MRI 增强扫描 T_1 加权像矢状位图。其中 E、F 中能看到脑膜播散的表现

长，如视神经、视交叉，或沿视觉通路呈弥漫性生长。当肿瘤局限于视神经时，MRI 可表现为视神经明显的增粗，并常呈迂曲或扭结的形态。而从视交叉发展而来的肿瘤在影像学上表现出不同的特征，从无强化的单纯的视交叉增粗到伴或不伴有外生性混杂成分的鞍上区明显强化的占位病变均可有。散发性视神经胶质瘤患者主要表现为起源视交叉的病变，1/3 的病例有视神经受累，而 NF1 患者的病变最常见于视神经，可以累及或不累及视交叉。20 世纪 50 年代末，Dodge 等提出了一种解剖学分类，根据侵犯部位将这些肿瘤分为 3 型：A 型，侵犯单一视神经；B 型，侵犯单一视交叉或伴视神经受累；C 型，侵犯视交叉并扩展到下丘脑或其他邻近结构[17]。在一组 623 例的 meta 分析中，A 型占 23%，B 型占 36%，C 型占 38%。另外，根据影像学表现，有人提出了改良 Doge 分类法，可以更详细地描述肿瘤的数量、位置和大小。这一分类的解剖学描述见表 20-2，解剖示意图见图 20-2。改良 Dodge 分类法是为了选择那些肿瘤逐渐增大，可能与视觉功能进一步恶化有关的肿瘤位置，以便在临床决策中权衡治疗的潜在获益及风险与不治疗进一步逐渐丧失视力的风险。在该项队列研究里，使用 Dodge 分类（图 20-2 左图）可以在三个部位记录肿瘤受累情况，在这个队列中，14% 的肿瘤被确定为 Dodge A 型（视神经），17% 为 Dodge B 型（视交叉），69% 为 Dodge C 型（附近结构）。而应用改良 Dodge 分类法（图 20-2 右图）记录肿瘤累及视神经部位的三个亚类分别为：仅单侧视神经（1a）（19%）、仅双侧视神经（1b）（28%），以及视神经 / 视交叉交界处（1c）（14%）；累及视交叉部

表 20-2　原始的 Dodge 分类法和改良 Dodge 分类法的视路解剖概述[18]

Dodge 分类（DC）	改良 Dodge 分类（MDC）	描述	亚分类	描述
A	1a	单侧视神经	1a L/R	左 / 右
	1b	双侧视神经	1b L/R	左 > 右或右 > 左
	1c	脑池段视神经	1c L/R/B	左 / 右 / 双侧
			1cb L/R	左 > 右或右 > 左
B	2a	视交叉中央	2a L/R	
	2b	不对称地累及视交叉	2b L/R	左 > 右或右 > 左
			2c L/R	单左 / 单右
C	3	视束	3 L/R/B	左 / 右 / 双侧
	3b	不对称地累及视束	3b L/R	左 > 右或右 > 左
	4	弥漫性累及后视束	4 L/R/B	左 / 右 / 双侧
	4b	不对称累及后视束	4b L/R	左 > 右或右 > 左
	H+/−	累及下丘脑		
	LM+/−	脑膜播散		
	NF-1+/−	神经纤维瘤病 I 型		

H，下丘脑；LM，软脑膜；NF-1，神经纤维瘤病 I 型；L，左；R，右；B，双侧

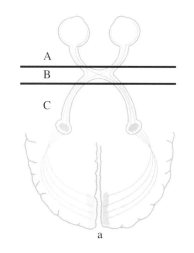
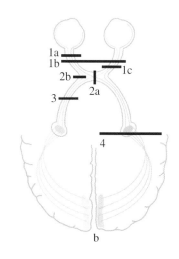

图 20-2　原始的 Dodge 分类法（左图）和改良 Dodge 分类法（右图）视路解剖示意图（图片由郭雨婷绘制）

位的两个亚类：正中的（2a）（32%）和不对称性的（2b）（51%）。40.3%的肿瘤累及下丘脑，49%的肿瘤累及视束，26%的后部视束弥漫性受累（在改良Dodge分类中，所有涉及的位置都进行了描述，大多数肿瘤累及一个以上的位置，因此百分比加起来超过100%）[18]。

磁共振弥散张量成像（diffusion tensor imaging，DTI）和弥散张量图（diffusion tensor tractography，DTT）能够显示白质纤维束的方向和空间关系，特别是能够指导临床手术。视神经通路是一个白质束，因此DTI和DTT可以用来追踪视神经纤维。目前还不清楚纤维束的成像变化是否与视觉功能障碍有明显关联，考虑到这些年轻患者手术的风险，任何可以预防此类并发症的无创成像技术都值得进一步研究。另外也有零星的个案报道使用磁共振波谱分析对视神经胶质瘤患者进行评估，在随访检查中胆碱/肌酐比率的急剧下降支持保守治疗的决策。分子成像可能是视神经胶质瘤选择治疗方案的重要工具。

MRI也是监测视神经胶质瘤患者病情进展或评估治疗反应的首选影像学检查方式。这些肿瘤的形状往往很复杂，而且是异质性的，有囊性、实性、增强和非增强成分，因此，体积评估似乎是检测肿瘤大小变化的首选参数。

在CT扫描中，视神经胶质瘤是等密度或高密度的病变，通常在注射造影剂后增强。CT可以完整地评估与视通路有关的骨结构，尤其视神经管，在制订手术计划时特别有用。在CT扫描上，视神经胶质瘤可以表现为视神经增粗、弯曲或弥漫性增大，可以是管状、梭形或异形，肿瘤较大时可见偏心肿大或多叶状，边缘光滑，与周围脂肪分界清楚。通常为等密度，黏液或囊性改变常见，液体部分较实体肿瘤密度低，且无强化。大约50%的病变对造影剂轻或中度增强，在颅内，尤其视交叉后侵犯病变增强更常见。一般无钙化，但少数后部、累及视束的病变可见钙化。当CT影像中发现在视神经的病变中有钙化灶时，更倾向于诊断为脑膜瘤而不是胶质瘤，而出现在鞍上区的钙化灶则提示更倾向于诊断为颅咽管瘤或畸胎瘤。

有人尝试采用其他影像技术对视神经胶质瘤患者进行随访检查。一些研究评估了PET在预测视神经胶质瘤进展方面的可靠性。Kruer等报告了一项研究的结果，该研究使用氟脱氧葡萄糖-PET对46名低级别胶质瘤患者进行了评估，具有氟脱氧葡萄糖高代谢的肿瘤明显更容易发生进展[19]。然而，还需要更多的数据来证实PET在视神经胶质瘤患者管理中的潜在作用。

尽管成像技术不断进步，但病变的影像学表现和患者的视力预后之间的相关性并不如人意。因此，尽管通过治疗可以发现影像学上肿瘤的缩小，但这并不一定意味着视觉功能的改善。

五、诊断与鉴别诊断

视神经胶质瘤有明显的好发年龄、典型的症状和体征及特征性的影像学表现，诊断并不困难。凡发生于儿童时期，有头痛、早期视力减退、视野改变、有眼球突出、视盘水肿或原发性萎缩，内分泌症状出现较晚者，应考虑到视交叉部胶质瘤的可能，CT和MRI检查有助于确诊。另外如有神经纤维瘤病的其他临床表现或家族史，对于诊断更有帮助。

视神经胶质瘤在临床和神经影像上的鉴别诊断随肿瘤部位而不同。当一侧视神经增强出现时，应与其他一侧性病变，如视神经脑膜瘤、神经炎、假性肿瘤等鉴别。当病变限于眶内时，可以类似视神经炎或视神经脑膜瘤。当肿物累及视交叉和下丘脑，必须与其他鞍内和鞍上病变鉴别，包括垂体腺瘤、颅咽管瘤、生殖细胞肿瘤、恶性星形细胞瘤、表皮样囊肿和皮样囊肿、脊索瘤、嗜酸性肉芽肿等。

常见需要鉴别的疾病如下：

1. 颅咽管瘤 发病年龄较轻，主诉多有生长发育迟缓，可出现视力减退和或视野缺损，CT检查常可发现钙化灶。

2. 鞍区生殖细胞肿瘤 好发于青少年，多有尿崩，可有性早熟，血清学检查肿瘤标志物可有异常，CT呈混杂密度团块影。

3. 垂体腺瘤 少见于儿童，内分泌症状出现较早，视力、视野改变发生较晚，无颅内压增高，蝶鞍常有扩大。

4. 鞍结节脑膜 发病较晚，多为成人，儿童少见，可有视野缺损，双颞侧偏盲多见，一般无内分泌异常症状。CT检查可发现肿瘤基底部骨质有增生或破坏，蝶鞍正常，肿瘤多为实性。

六、治疗

视神经胶质瘤的治疗常常是挑战性的，治疗包括观察、手术、化疗和放疗等方法，需要外科医师、肿瘤科医师和放疗科医师的合作。其中决定何时启动治疗、应用何种治疗方法目前尚无统一观点，仍然是处理视神经胶质瘤最具挑战性和争议性的问题，因为这些肿瘤的自然演变史有很大差异，治疗方案的制订须个体化。目前有一个共识，即虽然保守观察是一个重要的选择，但在相当多的患者中，视神经胶质瘤会进行性发展并对患者视力造成威胁，有时甚至会对生命造成威胁。仔细评估可能的收益和可能出现的治疗副作用，譬如防止肿瘤生长的获益和重要功能的缺损的风险，需要平衡利弊以做出最好的决策。肿瘤可能严重影响儿童生活质量，但患儿很可能长期生存，因此原则是治疗的长期副作用应该是决策过程中需要考虑的重要部分之一。

（一）观察

视神经胶质瘤的自然病程可以非常多变，其中许多仍然是惰性的，不会进行性生长，特别是那些与 NF1 相关的患者[20-21]。罕见有 NF1 相关或散发性的视神经胶质瘤患者，其肿瘤可自发消退，同时伴有视功能的改善（也有患者视力并无改善）[22]。一些回顾性研究表明，一部分儿童不需要积极干预，尤其是 NF1 患者，可以保持稳定的视力功能而不出现恶化[23-24]。然而，尚无前瞻性研究对保守观察和积极治疗两种处理策略进行过比较。对于确诊视神经胶质瘤的患者，在诊断后的第 1 年里应每 3 个月进行一次临床检查（主要为包括视力、视野在内的眼科学检查），随后根据检查结果的变化来确定之后检查的间隔时间。这些针对 NF1 相关患者的建议也适用于随访散发性视神经胶质瘤患者。除了临床检查外，影像学检查进行随访评估也很重要。影像学上的进展表现为肿瘤体积增大、增强扫描显示强化成分增多、视觉通路更大比例的受累、中央结构如第三脑室和下丘脑的受累增加，甚至出现脑膜转移灶。然而，尚未证明影像学与视觉功能和对治疗反应的良好关联[25-26]。

目前公认的对确诊视神经胶质瘤患者启动治疗的依据是有明确视觉功能或神经系统功能进行性恶化的表现。但有不少研究认为，对非 NF1 相关视神经胶质瘤婴幼儿的观察意义不大，特别是有证据表明有脑膜播散或有间脑综合征表现时[27]。有研究表明，治疗特别是化疗可以改善这类患者的预后。尽管这种情况仍然与不良后果有关，其 10 年的生存率为 47%[27]。近期有研究确定了症候群、视神经萎缩和视力下降史是 NF1 相关患儿视力不良预后的重要预测因素，另外，年幼、肿瘤的后部位置和视盘异常可能是这类患者治疗后出现难治/复发和视觉效果预后不佳的预测因素[24,28]。

（二）手术

关于手术在视神经胶质瘤患者治疗中的作用，目前尚无统一的共识。但普遍认为对于需要治疗的患者，手术至关重要，对于不同的患者，手术有着不同的作用：①完全切除病变，只适用于肿瘤局限于单侧视神经并已完全失明的患者。②明确病理诊断，完善分子生物学检测，对于部分无法根据影像学检查及临床检查确诊的患者和一些考虑为恶性胶质瘤的患者，手术活检可获取足够的标本进行组织学和分子生物学检测。③充分减少肿瘤负荷，减轻肿瘤对周围结构的压迫，对于肿物巨大、占位效应明显，而预期化疗或放疗无法短期内使肿瘤缩小者，需考虑手术减瘤。④缓解脑积水，对于存在梗阻性脑积水的患者，可通过手术减瘤打通脑脊液循环通路或者行脑脊液分流术。然而，决定手术常常不是那么容易，要个体化评估，以及选择最合适的手术方式。患者的症状、可挽救的功能、患者的年龄、全身状况、肿瘤是否可到达以及是否接近重要的神经结构等，都是评估的因素。

视神经胶质瘤患者的治疗需要个性化，目前较多人认可的观点包括以下几点：①在可能的情况下，治疗决策应在多学科专家讨论后做出决定。②如果有急性症状性脑积水，则需要手术干预。在某些情况下，肿瘤部分切除术可以使脑脊液循环通路恢复，但在大多数情况下施行脑脊液分流术更简单有效。③如果肿瘤的占位效应引起了神经功能缺失，则应考虑肿瘤切除术，特别是在化疗失败或放疗不可行的情况下（例如由于年龄小）。手术切除的程度取决于肿瘤的位置和现有的神经功能缺损情况，目标是保留或改善神经功能，因此应尽量避免出现新的功能障碍。④如果能够在不造成新的功能障碍的情况下实现完全切除（例如，已经失去视力的患者），以及在使用最大耐受的放/化疗后肿瘤仍有进展的情况下，可以考虑积极的肿瘤切除。⑤在选定的病例中，如果囊肿引起明显的占位效应，可行 Ommaya 囊植入术进行引流，缓解占位效应[29]。

在过去的 20 年里，特别是在现代影像学的帮助下，人们意识到许多患有这些胶质瘤的患者会出现外生性生长，这促使一些神经外科团队重新审视这些肿瘤的手术方式。然而，积极的手术对这些巨大的累及视交叉的胶质瘤的益处一直难以证明，而且激进的手术有损害视觉神经通路、下丘脑和重要的血管等风险。在一项回顾性研究中，Sawamura 等报告了他们对 25 例视路 / 下丘脑胶质瘤儿童的手术经验，12 名患者接受了有限的活检，7 名患者接受了肿瘤切除术，这 7 名患者中有 5 名出现了明显的并发症（垂体功能减退、下丘脑功能障碍、脑盐耗综合征、偏瘫、视力下降和癫痫），作者认为，切除手术作为初始治疗的好处并不明显[30]。Ahn 等回顾了他们在 1982—1999 年对 33 名患者的手术经验。共有 27 名患者接受了根治性切除（定义为切除 90% 以上的肿瘤），6 名患者进行了部分肿瘤切除。围手术期的并发症发生率很高，有两名患者因术后肺栓塞和弥漫性脑梗死而死亡。5 名患者出现了短暂的偏瘫，7 名患者在术后评估中出现了视力恶化的情况。虽然作者报告了根治性切除后再进行放疗的患者无进展生存率有提高的趋势，但这种差异并不显著[31]。Nicolin 等指出，激进的切除手术对视路肿瘤患儿的神经认知功能有影响。在一个视路肿瘤患者的回顾性系列研究中，接受前期减瘤手术和辅助化疗的患者显示出比只接受化疗的患者更低的全面量表和言语量表的智商值[32]。2019 年 Wisoff 等发表了一项回顾性研究，对 83 例接受手术治疗的视神经胶质瘤患者进行分析，其中第一组 37 名患者以手术治疗作为初始治疗并在术后未马上接受辅助治疗，第二组患者为 46 名因初始治疗效果不理想再以手术作为二线治疗的患者，对比分析显示，两组患者的无进展生存率（第一组和第二组的 5 年无进展生存率分别为 62% 和 50%，10 年无进展生存率均为 46%）和总生存率（第一组和第二组的 5 年总生存率分别为 89% 和 85%，10 年总生存率分别为 81% 和 76%）无显著差异。同时他们也报道了严重的并发症，包括 5% 的新出现的致残性视力障碍，8% 的局灶性神经功能障碍，以及 2% 的感染，另外 22% 的患儿出现了新的激素水平下降。他们的结论是，大约有一半的儿童从肿瘤切除术中获得了长期的益处，无论是作为初始治疗还是作为初始治疗失败后的二线

治疗。但初始手术对 2 岁以下的儿童或具有毛黏液样特征的肿瘤似乎没有明显的益处[33]。有作者回顾性分析了 1990—2020 年治疗过的 121 例视神经胶质瘤患者，其中 50 名患者共接受了 104 次外科手术。这些手术包括活检术（31 次）、次全切除或大体全切除术（17 名患者的 20 次手术）、囊肿引流（17 次）、Ommaya 囊植入（9 次）或脑脊液分流术（27 次）。在研究期间，有 6% 的总死亡率，18% 的下丘脑功能障碍，20% 的内分泌功能障碍，42% 有认知功能障碍。在诊断时，75% 的患者至少有一只眼具有良好或中等的视觉功能，在研究期结束时，这一比例提高到 83%。相比之下，较差的一只眼在诊断时有 56% 具有良好或中等的视觉功能，而这一比例在研究期结束时下降到 53%。进行手术切除的患者的基线和最终视觉功能较差，但视力仍有改善，特别是较好的眼[29]。

总体来说，激进的肿瘤切除手术在视神经胶质瘤患者的治疗中的作用仍有争议，对于伴有严重突眼和（或）完全单侧失明的单侧视神经病变，人们一致认为手术是治疗的主要手段，还有一些特殊的情况，如存在阻塞蒙氏孔的肿块病变导致脑积水，有时手术切除可以避免脑脊液转流的需要。大多数作者认为，对累及视交叉、下丘脑等重要结构的巨大视神经胶质瘤的根治性切除或激进的大体切除术是不合适的，因为出现严重并发症的风险增加而获益并不明显。对于这类患者手术的目是在尽量多的保存功能的前提下部分切除肿瘤并辅以放疗和（或）化疗。

（三）放疗

放疗是治疗视神经胶质瘤的有效方法，能有效控制肿瘤的进展，接受放射治疗的视神经胶质瘤患者 5 年的总体生存率为 79% ~ 96%，5 年无进展生存率可达 48% ~ 90%[34-35]。有研究报道，手术部分切除肿瘤后积极辅助放疗治疗效果优于手术后单纯观察者。也有研究报道，手术配合放疗对视神经胶质瘤患者视力的恢复明显好于单纯放疗的患者。因此手术减瘤配合放疗，患者视力改善效果明显[36]。

传统的外照射放疗曾经是最常用的，其典型处方剂量为 45 ~ 60 Gy，分割剂量为 1.6 ~ 2.0 Gy。然而，放疗的副作用，包括神经内分泌功能紊乱、神经发育迟缓和认知功能影响等重大风险，限制了其使用。此外，患者还有继发于辐射损伤而出现烟雾病（Moyamoya 综合征）和继发性视力丧失等风

险。NF1 患者在放射治疗后特别容易发生第二肿瘤，3.5% 的儿童在照射后会发生烟雾病，与普通人群相比，NF1 患者发生这种情况的风险要高得多。使用三维适形放射治疗、调强放射治疗等放疗技术，可尽量减少未受肿瘤影响结构的剂量暴露。对于视神经胶质瘤患者来说，一般认为的临床靶区（CTV）要超出总肿瘤大体外 1.0 cm，计划的肿瘤体积要超出 CTV 0.5 cm。有研究探讨进一步缩小放射野的可能性，来自儿童肿瘤学组 ACNS0221 的研究，使用的 CTV 定义为总肿瘤体积加上 5 mm 的解剖限制边缘，计划目标体积延伸到 CTV 以外 3 ～ 5 mm。结果显示 5 年 PFS 为 71%±6%，OS 为 93%±4%，巨大的肿瘤与 PFS 下降有明显的关联趋势。对于这类患者来说，CTV 边缘为 5 mm 的 CRT 可以获得可接受的 PFS，并且不会导致边缘复发率高[37]。显然，现代放射技术（即三维适形放射治疗、调强放射治疗、立体定向放射治疗、断层治疗和质子治疗）是治疗这些深部肿瘤的首选技术。然而，考虑到肿瘤往往邻近 Willis 血管环，即使应用这些现代放射技术，甚至质子治疗，都不可能消除出现血管病变的风险。血管病变最常见者为烟雾病，这似乎是视神经胶质瘤患者放疗的主要并发症。2007 年，Ullrich 等分析了 345 名因脑肿瘤而接受放疗的儿童，发现总共有 12 名患者患上烟雾病，其中 10 人有视神经胶质瘤，而在该系列患者中视神经胶质瘤患者总数仅为 31 人[38]。诱发烟雾病的其他风险因素是年龄小、Willist 血管环的剂量超过 50Gy、NF1 和先前的手术。新近的一项研究分析了早期放疗的作用，在 38 名视神经胶质瘤患者中，11 人（29%）接受了早期放疗，而另外 27 名患者（71%）主要接受化疗作为初始治疗。化疗组的 8 名患者最终因视力下降而需要进行放疗，而且是在多线化疗之后。所有患者接受放疗的中位年龄为 11 岁（范围为 3 ～ 17 岁）。化疗组 5 年的无盲生存率为 81%，8 年为 60%，早期放疗组 5 年内和 8 年内的无盲生存率为 100%（P=0.017）。作者认为对一些适合的视神经胶质瘤患者，早期放疗可作为初始治疗或一线挽救治疗方案，应用于经选择的散发性视交叉 / 下丘脑胶质瘤患者有更好的无盲生存率[39]。

放疗仅能用于年龄大于 3 岁的患者，因为对于小于 3 岁的患者，放疗影响认知功能发育，是不能被接受的。尽管放疗引起认知功能障碍已经确定的年龄是 3 岁，但在较大儿童放疗后仍可出现学习和行为障

碍。其次，放疗可能导致视觉和内分泌紊乱的进一步恶化，多达 55% 的患者经照射后需要激素替代治疗，小于 10 岁的患者似乎更明显。最后，在儿童患者，视神经胶质瘤照射后发生间变是放疗后另一个特殊的不良反应。

（四）化疗

在进展性的视神经胶质瘤中，化疗的作用愈来愈被重视，目前被视为一线治疗方案。以铂类为基础的化疗方案仍然是最经典有效的治疗方案，另外随着对胶质瘤分子生物学特点了解的深入，针对性的靶向治疗也发挥着越来越重要的作用。

以铂类为主的化疗方案对进展性视神经胶质瘤特别有效，其中顺铂和长春新碱联合是最经典的方案。这种方案最初用于儿童低级别胶质瘤，发现 2 年内无进展生存率为 75%，3 年内为 68%[40]。卡铂的耐受性一般较好，由长春新碱和卡铂组成的联合治疗，其 3 年和 5 年无进展生存率分别为 77% 和 69%，但超敏反应的发生率较高[41]。此外，既往的研究显示，使用硫鸟嘌呤、丙卡巴肼、洛莫司汀和长春新碱（TPCV 方案）的治疗结果与长春新碱和卡铂联合方案疗效相似。然而，洛莫司汀和丙卡巴肼的使用与继发白血病的风险有关，而 NF1 患者本身已经有患这种恶性肿瘤的风险。因此，该治疗方案可能更适用散发性视神经胶质瘤患者，而尽量避免用于 NF1 患者。顺铂和依托泊苷联合方案在一项研究中获得了 78% 的无进展生存率，但这种组合有耳毒性和继发性白血病的风险。在难治性和顽固性病例中，采用替莫唑胺、长春碱和长春瑞滨的单药治疗方案都有一些成功的报道[42-44]。然而需要注意的是，影像学的表现和视觉功能之间的相关性并不理想。化疗对视神经胶质瘤患者视觉功能的恢复可能并没有那么显著。在一项大规模调查中，24% 的 NF1 患者的视力在化疗后有所改善，35% 的患者视力稳定，41% 的患者视力恶化。在散发性胶质瘤中，18% 的患者视力得到改善，43% 达到稳定，39% 恶化[45]。

对胶质瘤细胞分子生物学特征的进一步理解和更大的化疗药物库为视神经胶质瘤的治疗提供了新选择。鉴于 MEK 通路在视神经胶质瘤的发病机制中的作用，司美替尼（selumetinib）、瑞法替尼（refametinib）、曲美替尼（trametinib）和卡比替尼（cobimetinib）已用于治疗进展性和复发性病例，这

些药物显示可达 69% 的无进展生存率[46]。同样，针对血管内皮生长因子的药物可能在视神经胶质瘤患者的治疗中发挥重要作用。据一项研究显示，86% 的患者在贝伐珠单抗治疗后视力症状得到改善，并出现临床反应[47]。一个病例系列记录了 4 名初始治疗失败的视神经胶质瘤患者在接受贝伐珠单抗单药治疗后视力得到改善，贝伐珠单抗和伊立替康的联合治疗使复发性疾病患者的 2 年无进展生存率达到 47.8%[48]。

七、预后

视神经胶质瘤的整体治疗效果相对较好，10 年生存率可达 85% ~ 90%。大部分视神经胶质瘤的进展通常很慢，特别是 NF1 相关的视神经胶质瘤。在一组 83 例视神经胶质瘤患者中，散发性患者的影像学进展率较高（40%），而未经治疗的 NF1 相关患者只有 28%。自发消退被认为是 NF1 相关视神经胶质瘤的一个典型特征，但在 NF1 患者和散发性患者中均可出现。在非常年幼的儿童中（＜ 1 岁），散发性视神经胶质瘤患者的总生存率较低，这与肿瘤位置和间脑综合征的发生有关[49]。普遍认为以下因素，如诊断时年幼、肿瘤位置累及视交叉以后的结构、不是 NF1 患者以及有视盘异常，是视神经胶质瘤预后不佳的潜在预测因素[28]。

（林富华　王　翦　陈忠平）

参考文献

1. Panizza B，Bolzani S. Anatomico-Surgical Remarks on a Case of Medullary Fungus of the Eye. Pavia，1821：1-45.

2. Wishart J H. Case of extirpation of the eye-ball. Edinb Med Surg J，1833，40：274-276.

3. Michel V. About hyperplasia of the chiasm and the right optic nerve in the context of elephantiasis. Arch Ophthalmol，1873，19：145-164.

4. Fried I，Tabori U，Tihan T，et al. Optic pathway gliomas：a review. CNS Oncol，2013，2（2）：143-159.

5. Rasool N，Odel JG，Kazim M. Optic pathway glioma of childhood. Curr Opin Ophthalmol，2017，28（03）：289-295.

6. Ostrom QT，Pati N，Cioffi G，et al. CBTRUS statistical report：primary brain and other central nervous system tumors diagnosed in the United States in 2013-2017. Neuro Oncol，2020，22（12 Suppl 2）：iv1-iv96.

7. Liu H，Chen Y，Qin X，et al. Epidemiology and survival of patients with optic pathway gliomas：a population-based analysis. Front Oncol，2022，12：789856.

8. Huang M，Patel J，Patel BC. Optic Nerve Glioma. Treasure Island（FL）：StatPearls Publishing LLC，2020.

9. 田永吉，李德岭，甲戈，等. 53 例儿童视路胶质瘤的临床特点及预后分析. 中华神经外科杂志，2012，28（11）：1137-1140.

10. 葛明. 儿童视路胶质瘤的诊治新理念. 中华神经外科杂志，2020，36（6）：541-544.

11. Alireza M，Amelot A，Chauvet D，et al. Poor prognosis and challenging treatment of optic nerve malignant gliomas：literature review and case report series. World Neurosurg，2017，97：75.

12. Hawkins CE，Walker E，Mohamed N，et al. BRAF-KIAA1549 fusion predicts better clinical outcome in pediatric low grade astrocytoma. Clin Cancer Res，2011，17（14）：4790-4798.

13. Jones DT，Kocialkowski S，Liu L，et al. Oncogenic RAF1 rearrangement and a novel BRAF mutation as alternatives to KIAA1549：BRAF fusion in activating the MAPK pathway in pilocytic astrocytoma. Oncogene，2009，28：2119-2123.

14. Santoro C，Perrotta S，Picariello S，et al. Pretreatment Endocrine Disorders Due to Optic Pathway Gliomas in Pediatric Neurofibromatosis Type 1：Multicenter Study. J Clin Endocrinol Metab，2020，105（6）：e2214-e2221.

15. Avery RA，Fisher MJ，Liu GT. Optic pathway gliomas. J Neuroophthalmol，2011，31：269-278.

16. Avery RA，Cnaan A，Schuman JS，et al. Longitudinal change of circumpapillary retinal nerve fiber layer thickness in children with optic pathway gliomas. Am J Ophthalmol，2015，160（5）：944-952.e1.

17. Dodge HW Jr，Love JG，Craig WM，et al. Gliomas of the optic nerves. AMA Arch Neurol Psychiatry，1958，79（6）：607-621.

18. Taylor T，Jaspan T，Milano G，et al. Radiological classification of optic pathway gliomas：experience of a modified functional classification system. Br J Radiol，2008，81（970）：761-766.

19. Kruer MC，Kaplan AM，Etzl MM Jr，et al. The value of positron emission tomography and proliferation index in predicting progression in low-grade astrocytomas of childhood. J Neurooncol，2009，95（2）：239-245.

20. Astrup J. Natural history and clinical management of optic pathway glioma. Br J Neurosurg，2003，17：327-335.

21. Listernick R，Ferner RE，Liu GT，et al. Optic pathway gliomas in neurofibromatosis-1：controversies and recommendations. Ann Neurol，2007，61：189-198.

22. Pruzan N L，de Alba Campomanes A，Gorovoy I R，et al. Spontaneous regression of a massive sporadic chiasmal optic pathway glioma. J Child Neurol，2015，30：1196-1198.

23. Tow SL，Chandela S，Miller NR，et al. Long-term outcome in children with gliomas of the anterior visual pathway. Pediatr Neurol，2003，28（4）：262-270.

24. Azizi AA，Walker DA，Liu JF，et al. NF-1 optic pathway glioma：analyzing risk factors for visual outcome and indications to treat. Neuro Oncol，2021，23（1）：100-111.

25. Moreno L，Bautista F，Ashley S，et al. Does chemotherapy affect the visual outcome in children with optic pathway glioma？ A systematic review of the evidence. Eur J Cancer，2010，46：2253-2259.

26. Aquilina K，Daniels DJ，Spoudeas H，et al. Optic pathway glioma in children：does visual deficit correlate with radiology in focal exophytic lesions？ Childs Nerv Syst，2015，31：2041-2049.

27. Gnekow AK，Falkenstein F，von Hornstein S，et al. Long-term follow-up of the multicenter, multidisciplinary treatment study HIT-LGG-1996 for low-grade glioma in children and adolescents of the German Speaking Society of Pediatric Oncology and Hematology. Neuro Oncol，2012，14（10）：1265-1284.

28. Kotch C，Avery R，Getz KD，et al. Risk factors for treatment refractory and relapsed optic pathway glioma in children with neurofibromatosis type 1. Neuro Oncol，2022，24（8）：1377-1386.

29. Hill CS，Khan M，Phipps K，et al. Neurosurgical experience of managing optic pathway gliomas. Childs Nerv Syst，2021，37（6）：1917-1929.

30. Sawamura Y，Kamada K，Kamoshima Y，et al. Role of surgery for optic pathway/hypothalamic astrocytomas in children. Neuro Oncol，2008，10（5）：725-733.

31. Ahn Y，Cho BK，Kim SK，et al. Optic pathway glioma：outcome and prognostic factors in a surgical series. Childs Nerv，Syst，2006，22（9）：1136-1142.

32. Nicolin G，Parkin P，Mabbott D，et al. Natural history and outcome of optic pathway gliomas in children. Pediatr Blood Cancer，2009，53（7）：1231-1237.

33. Hidalgo ET，Kvint S，Orillac C，et al. Long-term clinical and visual outcomes after surgical resection of pediatric pilocytic/pilomyxoid optic pathway gliomas. J Neurosurg Pediatr，2019，24（2）：166-173.

34. Erkal HS，Serin M，Cakmak A. Management of optic pathway and chiasmatic-hypothalamic gliomas in children with radiation therapy. Radiother Oncol，1997，45（1）：11-15.

35. Merchant TE，Kun LE，Wu S，et al. Phase II trial of conformal radiation therapy for pediatric low-grade glioma. J Clin Oncol，2009，27（22）：3598-3604.

36. Awdeh R M，Kiehna E N，Drewry R D，et al. Visual outcomes in pediatric optic pathway glioma after conformal radiation therapy. Int J Radiat Oncol Biol Phys，2012，84（1）：46-51.

37. Cherlow JM，Shaw DWW，Margraf LR，et al. Conformal Radiation Therapy for Pediatric Patients with Low-Grade Glioma：Results from

the Children's Oncology Group Phase 2 Study ACNS0221. Int J Radiat Oncol Biol Phys, 2019, 103 (4)：861-868.

38. Ullrich NJ, Robertson R, Kinnamon DD, et al. Moyamoya following cranial irradiation for primary brain tumors in children. Neurology, 2007, 68 (12)：932-938.

39. Hanania AN, Paulino AC, Ludmir EB, et al. Early radiotherapy preserves vision in sporadic optic pathway glioma. Cancer, 2021, 127 (13)：2358-2367.

40. Packer RJ, Ater J, Allen J, et al. Carboplatin and vincristine chemotherapy for children with newly diagnosed progressive low-grade gliomas. J Neurosurg, 1997, 86 (05)：747-754.

41. Massimino M, Spreafico F, Cefalo G, et al. High response rate to cisplatin/etoposide regimen in childhood low-grade glioma. J Clin Oncol, 2002, 20 (20)：4209-4216.

42. Gururangan S, Fisher MJ, Allen JC, et al. Temozolomide in children with progressive low-grade glioma. Neuro Oncol, 2007, 9 (02)：161-168.

43. Bouffet E, Jakacki R, Goldman S, et al. Phase Ⅱ study of weekly vinblastine in recurrent or refractory pediatric low-grade glioma. J Clin Oncol, 2012, 30 (12)：1358-1363.

44. Lassaletta A, Scheinemann K, Zelcer SM, et al. Phase Ⅱ weekly vinblastine for chemotherapy-naive children with progressive low-grade glioma：a Canadian pediatric brain tumor consortium study. J Clin Oncol, 2016, 34 (29)：3537-3543.

45. Falzon K, Drimtzias E, Picton S, et al. Visual outcomes after chemotherapy for optic pathway glioma in children with and without neurofibromatosis type 1：results of the International Society of Paediatric Oncology (SIOP) Low-Grade Glioma 2004 trial UK cohort. Br J Ophthalmol, 2018, 102 (10)：1367-1371.

46. Banerjee A, Jakacki RI, Onar-Thomas A, et al. A phase I trial of the MEK inhibitor selumetinib (AZD6244) in pediatric patients with recurrent or refractory low-grade glioma：a Pediatric Brain Tumor Consortium (PBTC) study. Neuro Oncol, 2017, 19 (08)：1135-1144.

47. Avery RA, Hwang EI, Jakacki RI, et al. Marked recovery of vision in children with optic pathway gliomas treated with bevacizumab. JAMA Ophthalmol, 2014, 132 (01)：111-114.

48. Gururangan S, Fangusaro J, Poussaint TY, et al. Efficacy of bevacizumab plus irinotecan in children with recurrent low-grade gliomas：a Pediatric Brain Tumor Consortium study. Neuro Oncol, 2014, 16 (02)：310-317.

49. Opocher E, Kremer LC, Da Dalt L, et al. Prognostic factors for progression of childhood optic pathway glioma：a systematic review. Eur J Cancer, 2006, 42 (12)：1807-1816.

第 21 章

脑干胶质瘤

一、概述

脑干胶质瘤（brain stem glioma，BSG）是临床上较为少见的一种中枢神经系统（central nervous system，CNS）恶性肿瘤，主要表现为进行性的神经功能废损，多见于儿童患者[1-3]。在 19 世纪 60 年代，Matson 报道认为，所有 BSG 都不能进行手术治疗，确诊后存活时间一般也不超过 1 年，总体上治疗效果不佳，即使是被认为疗效最好的放疗，也只在术后短期内有一定疗效，几乎没有治愈的可能。然而，近年来一些学者报道，部分 BSG 患者经过治疗后能够长期存活。外科技术以及辅助治疗的不断进步是其预后得到改善的重要因素，而肿瘤的位置、生长模式、分子分型等也与预后密切相关。

本章主要基于 BSG 的临床分型，对临床表现、影像、病理、诊断、治疗以及预后等方面进行介绍。

BSG 常好发于儿童，占所有儿童颅后窝肿瘤的 10%～20%。成人 BSG 发病率较低，占所有颅脑肿瘤的 2%～4%。约 75% 的 BSG 患者在 20 岁以前发病，儿童发病年龄从几个月到十多岁不等，发病高峰期是 5～8 岁，而成年患者发病高峰期是 36～45 岁。相关研究表明，BSG 的发病与种族和性别并无明显关联[3-6]。

BSG 的分类经历了一个不断发展的过程，最初曾认为 BSG 是一个单一的病理类型，并且都采用非手术治疗，因而无法进行病理分型。近十多年来，随着影像学的发展和外科技术的进步，神经肿瘤医生对 BSG 的认识也不断提高，根据临床表现、影像学特点（肿瘤位置、生长方式等）、分子分型和预后将BSG 分为几个亚组，包括弥漫型脑桥胶质瘤（diffuse intrinsic pontine glioma，DIPG）和非弥漫型脑干胶质瘤两类，而非弥漫型脑干胶质瘤可分为外生型髓质胶质瘤和顶盖胶质瘤。最初是由 Epstein 和 Farmer 基于影像学特点和生物学行为将 BSG 分为四类：弥漫型、局限型、延 - 颈交界型、背侧外生型肿瘤，后三种类型即为非弥漫型 BSG[7]。

（一）弥漫型

约占所有 BSG 的 80%，多发生在脑桥，使脑桥呈弥漫性增粗，从出现临床症状到确诊的时间短。常表现出单侧多发性甚至双侧脑神经损害、长束征和共济失调，约 10% 的患者出现脑积水。

（二）局限型

常见于中脑和延髓，一般直径小于 2cm。MRI 提示肿瘤边界清楚，可呈囊性变，没有周围水肿和侵犯的影像学特点。临床常表现为隐匿起病的脑神经损害和对侧肢体的偏瘫，除了中脑被盖顶盖区的肿瘤外，几乎不出现脑积水。

（三）延 - 颈交界型

好发于颈髓上份，典型的生长方式是向头侧生长进入延 - 颈交界区，因为前方有锥体交叉的阻挡，此类肿瘤常在闩部水平向后生长，使延髓背侧膨隆突出，有时甚至突入第四脑室。尾侧肿瘤常常是长入延髓内的颈髓肿瘤。延 - 颈交界区的肿瘤常出现后组脑神经损害和长束征，偶有患者表现为斜颈。

（四）背侧外生型

一般起源于第四脑室底并充填第四脑室，但并不侵犯脑实质，体积常较大，与周围结构边界较清楚。在年龄较大儿童中，可以表现为发育障碍（3 岁以下）以及颅内压增高的症状和体征。约 50% 的患者表现为脑神经损害，但是很少出现长束征。

此外，有学者将起源于脑干顶盖以及脑干背侧的肿瘤单独分为一型。也有学者特将成人 BSG 分为弥漫型低级别胶质瘤、恶性脑干胶质瘤和与儿童分类相重叠的其他肿瘤三大类型。观察还发现，神经纤维瘤病 I 型（NF1）患者常合并有脑干占位。

二、病理学

　　BSG 的病理学类型、分子分型、分级等对指导后续治疗具有重要的参考价值。BSG 常见的组织病理学类型包括：毛细胞型星形细胞瘤、星形细胞瘤、少突星形细胞瘤、间变性星形细胞瘤、间变性少突细胞瘤和胶质母细胞瘤。其中，DIPG 从低级别到高级别均存在（图 21-1 ～ 21-3）。Selvapandian 等 [8] 报道了 71 例弥漫型肿瘤的活检结果，星形细胞瘤 1 级占 14%，2 级占 75%，3 级占 10%，4 级占 1%（2021年 WHO 中枢神经系统肿瘤分类 [9] 取消了间变性的提法），然而，该组活检病理分级却与临床预后的相关性并不一致。临床上通常认为，非弥漫型肿瘤多是低级别的肿瘤，如背侧外生型肿瘤常为低级别星形细

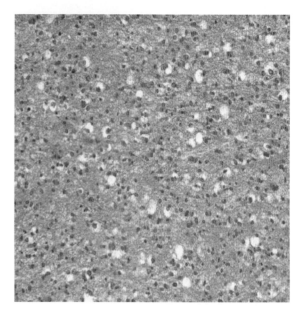

图 21-2　脑干星形细胞瘤 2 级。瘤细胞核圆形、卵圆形或梭形，轻度异型性，核仁不明显，细胞分布疏密不均匀，间质内可见微囊，小血管轻度增生（HE，200×）

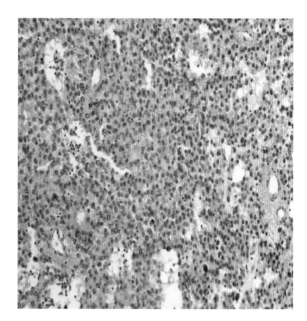

图 21-3　脑干星形细胞瘤 3 级。胞核异型性明显，核分裂明显，有时可见瘤巨细胞，血管明显增生（HE，200×）

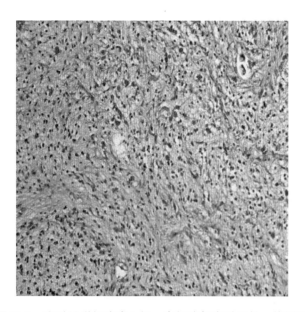

图 21-1　脑干星形细胞瘤 1 级。瘤细胞轻度异型性，核圆形或梭形，染色质匀细，核仁不明显，基质呈微囊性变（HE，200×）

胞瘤，该类肿瘤可以有多囊表现。Farmer 等 [10] 报道了一组病例，其中 2/3 的肿瘤是低级别星形细胞瘤或节细胞胶质瘤，10% ～ 15% 是 2 级肿瘤。

　　由于脑干肿瘤活检存在一些不足之处，临床上对开颅活检的作用进行了重新认识。在早期的研究中，开颅活检手术中有 1/3 的患者术后出现了新的神

经废损，且 30% 的活检没有诊断价值。随着立体定向活检技术的开展，使得标本更容易安全获得，但是由于标本量太小，肿瘤的精确诊断较为困难，容易导致误诊的可能。相关研究显示，在 1994 年以前约有 70% 的弥漫型肿瘤实施了活检，之后这一比例降低到 35%，对部分肿瘤有选择性地实施开颅手术代替开颅活检。非弥漫型肿瘤活检少的原因是因为越来越多的学者倾向手术切除肿瘤或减压，成人 BSG 的临床过程与病理结果之间有一定相关性，而在儿童中则相关性不密切。

近年来相关研究发现，胶质瘤的分子分型与肿瘤的发生发展以及患者的预后密切相关。因此，对于 BSG 患者，除常规的病理检查之外，分子分型也显得十分必要。以组蛋白 H3 的 27 号密码子（codon 27 in histone H3，H3 K27）改变为例，约 80% 的儿童 DIPG 存在此基因突变，而 H3 K27M 突变则通常预示着较差的预后[11-12]。在 2021 年第 5 版 WHO 中枢神经系统肿瘤分类[9]中，使用了弥漫中线胶质瘤 -H3 K27 改变（diffuse midline glioma，H3 K27-altered）这一新的提法。此外，肿瘤蛋白 53（tumor protein 53，TP53）、激活素受体 1 型（activin A receptor type 1，ACVR1）、血小板源性生长因子受体 α（platelet-derived growth factor receptor α，PDGFRα）、表皮生长因子受体（epidermal growth factor receptor，EGFR）相关基因的改变也与 BSG 的发生发展和预后密切相关[13-15]。

目前国内专家共识[1]根据 BSG 分子分型建议将其分为 4 种分子亚型：

1. *H3F3A K27M*（编码组蛋白 H3.3）突变型　*H3F3A K27M* 为目前 BSG 中所发现的最高频突变，该类型 BSG 对放疗不敏感，易转移复发，预后较差。

2. *HIST1H3B/C K27M*（编码组蛋白 H3.1）突变型　常见于年龄 < 5 岁的 DIPG 患者，相比于 *H3F3A K27M* 突变型预后较好，常伴有 ACVR1 突变。

3. *IDH1* 突变型　仅见于成人，主要为非 DIPG，中位诊断年龄为 43 岁，预后较好。

4. 其他类型　少部分患者并无 *IDH1/2*、H3.3/3.1 突变，为双阴型。

三、临床表现

临床症状的不同主要与肿瘤病理类型、生长方式和所处脑干的位置等因素有关。通常，BSG 患者从出现症状到确诊的时间一般不超过 6 个月，大多在 2 个月内。该症状病程较短的原因主要是由于脑干内功能密集的解剖区域短期内广泛受累，出现了较多的典型临床症状，因而易于被发现。约 70% 的患者都表现出一定的症状，最常见的症状包括因小脑受累所致的步态异常（85%）以及头痛伴呕吐（80%）。如肿瘤侵犯脑桥时，大约 2/3 的患者会出现脑神经功能障碍，最常见的表现有复视、斜颈、面瘫、呕吐和吞咽困难。如果肿瘤向桥小脑角生长，可能出现三叉神经和听神经受累的临床表现。如临床发现脑神经损害伴有长束征或出现交叉性瘫痪则高度怀疑脑干肿瘤，儿童则多为胶质瘤[1,4-6]。

DIPG 和局限型肿瘤虽然都可以产生相同的临床症状，但 DIPG 通常病程更短，症状也更严重。DIPG 发病的平均年龄大约为 6 岁，确诊前的平均病程仅为 6 周。几乎所有的患者都表现为多发性脑神经损害，常常影响眼球运动和面肌功能，共济失调和长束征的出现率高（70%）。约 35% 的 DIPG 常同时出现多发性脑神经损害、长束征和共济失调[1,16-17]。

局限型 BSG 患者发病平均年龄偏大，确诊时平均年龄一般为 10 岁，确诊前的平均病程为 65 周。脑神经损害率较低（15%），但共济失调（55%）和长束征（40%）较普遍。患者出现梗阻性脑积水的机会较多，因而常出现与颅内压增高相关的头痛、恶心和呕吐。

背侧外生型 BSG 常出现与梗阻性脑积水所致颅内高压相关的症状和体征。年龄偏大的儿童常出现头痛、恶心、呕吐和共济失调，3 岁以下儿童可出现顽固性呕吐和发育障碍。脑神经损害常见（约占 50%），常表现为单脑神经损害，其中以展神经和面神经受累最常见，长束征相对少见。此外，部分患儿可出现斜颈。

延 - 颈交界型 BSG 常出现后组脑神经损害和长束征，临床表现有吞咽困难、声音嘶哑、咳嗽无力、偏瘫或四肢瘫、反射亢进、共济失调等，偶有患者表现出斜颈。

NF1 患者常合并有脑干占位，生长方式一般表现为良性，有 20% 的患者需要治疗。尽管看起来像典型的星形胶质细胞瘤，但活检结果可能是不同病理性质的肿瘤。

四、影像学

CT 平扫缺乏特异性，多数表现为低密度改变，少数表现为等密度改变，约 25% 的肿瘤有增强效应。但是，由于伪影和肿瘤自身类型的不同，它们可以表现为与脑组织相类似的密度[1]。

MRI 可以对脑干的正常结构和不正常组织及其周围结构作出精确的分辨。肿瘤的位置、生长模式、强化特征等特点常用来进行诊断和判断预后。T_2 加权像对肿瘤的边界提供了最好的分辨方式，矢状位最有利于辨别肿瘤及其与周围结构的关系，T_2 加权像对出血和血液分解产物非常敏感，有助于脑干肿瘤的诊断。此外，MRI 的其他成像序列，如弥散加权成像（difusion-weighted imaging，DWI）、弥散张量成像（diffusion tensor imaging，DTI）、磁共振波谱分析（magnetic resonance spectrum，MRS）以及 PET 等[18-23]，也对患者的诊断及预后判断有一定的帮助。有学者研究发现，弥散张量成像（DWI）所测得的表观弥散系数（apparent diffusion coefficient，ADC）数值通常与肿瘤级别和患者预后呈负相关，与高级别肿瘤核/质比较大、细胞密度高限制水分子弥散有关[20]。磁共振波谱（MRS）分析对 BSG 在无创情况下进行分类提供了希望，但是同活检一样，该方法也存在误差，因为在所测量的体积中可能包含肿瘤组织、坏死组织和正常脑组织，在测量肿瘤的平均体积时结果常常不令人满意。

PET 可以显示肿瘤的高代谢区，可以通过 18F-脱氧葡萄糖和 11C-蛋氨酸分别反映肿瘤内部葡萄糖和氨基酸的代谢水平。而肿瘤内出现代谢增高灶，则提示肿瘤进展，恶性程度升高[18-19]。

（一）弥漫型脑桥胶质瘤

脑桥的弥漫型肿瘤中最常见的是胶质瘤，占 50%～85%。CT 上约 1/3 的肿瘤呈等密度，其余的呈低密度，与该区的局限型和外生型肿瘤相比，它们形态不规则且强化不均一。尽管肿瘤原发于脑桥，却可以通过桥臂向小脑半球生长，向上到中脑，向下到延髓。小部分 BSG（10%～20%）在弥漫性生长的基础上显示出外生型生长的特点，向背侧生长进入第四脑室，向侧方进入桥小脑角区（CPA 区），或者进入延-颈交界处（图 21-4）。大部分弥漫型脑桥肿瘤 MRI 显示脑桥增粗，桥前池消失，甚至基底动脉和椎动脉均被肿瘤包裹（图 21-5）。肿瘤的生长模式倾向为侵袭性，初期对累及的神经结构表现为有限破坏，相应的临床症状也较少。肿瘤在 T_1 加权像上呈低信号，T_2 加权像上呈高信号，增强效应不明显（图 21-6），60% 的肿瘤不增强，另有部分肿瘤有轻度的不规则的强化或者环型强化。MRI 可以发现肿瘤表面的软脑膜层，看起来像覆盖在脑和脊髓表面的一层增强的衣服，就是所谓的"糖衣层"（sugar coating）。此外，有 5%～25% 的 BSG 可以显示蛛网膜平面。

总体来说，MRI 的增强程度与 DIPG 患者的预后和死亡率没有直接关系，少部分有增强效应的肿瘤显示临床表现加重并且死亡率也有所增加，是由肿瘤生长加快还是肿瘤坏死增加所致尚不清楚。

CT 和 MRI 都可发现弥漫型肿瘤的中心坏死部分。CT 显示为一个环形强化的低密度区，MRI 显示为在一个偏低信号区内有一个更低信号区，T_2 加权

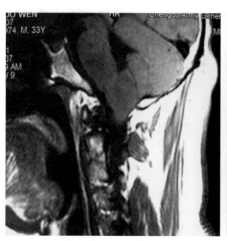
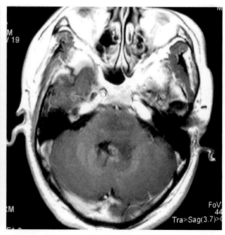

图 21-4 弥漫型脑干胶质瘤向背侧生长进入第四脑室，向侧方进入桥小脑角区（CPA 区），并进入延-颈交界处

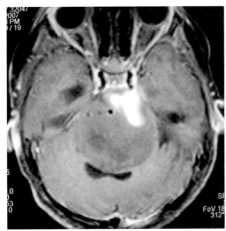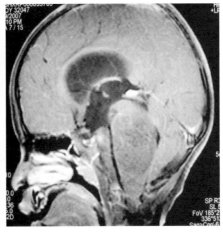

图 21-5 弥漫型脑干胶质瘤显著的脑桥增粗，桥前池消失，基底动脉和椎动脉均被肿瘤包裹

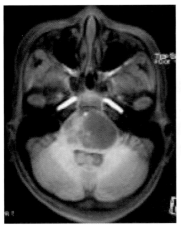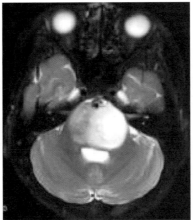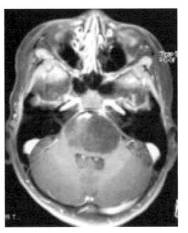

图 21-6 弥漫型脑干胶质瘤脑桥弥漫性肿胀，T_1 加权像上呈低信号，T_2 加权像上呈高信号，无明显强化

像上显示一个高信号区，T_1 加权像增强呈环形强化。约 20% 的患者治疗前可以看见中心坏死区，不管治疗与否，坏死区会随时间的延长而扩大。

MRI 对于 NF1 有很大的诊断价值，大多数肿瘤就像典型的 BSG 一样有脑干增粗表现，但是其程度比胶质瘤轻，范围也不局限于脑桥。MRS 可以用于鉴别诊断，与典型的瘤样组织相比，NF1 的非瘤样组织存在一个代表神经元的峰（NAA 峰）。

（二）非弥漫型脑干胶质瘤

非弥漫型 BSG 主要包括局限型、背侧外生型和延 - 颈交界型肿瘤，此类患者中，仅有一半的患者可以表现出均一且明显的强化，1/3 的患者不表现出强化。生长方式来看，此类患者中约 3/4 都表现为局限性生长，大约 10% 局限于脑桥生长。

1. 局限型 该类肿瘤多位于中脑和延髓，中脑肿瘤在使用 MRI 之前常被误诊为"中脑导水管硬

化"，因为小肿瘤常在 CT 诊断时被遗漏，而 80% 以上的肿瘤都会在中脑导水管水平导致梗阻性脑积水。MRI 显示肿瘤几乎都分布在顶盖、被盖及其之间的区域，肿瘤生长缓慢，呈良性临床过程。肿瘤可以向后生长累及丘脑或向下累及脑桥，T_1 加权像显示肿瘤呈等信号（60%）、低信号（24%）或混杂信号（18%）；T_2 加权像均呈高信号，边界较清楚，常表现为环形或均匀强化。局限型 BSG 病理诊断多为低级别胶质瘤。此外，局限型 BSG 还包括囊性胶质瘤，占 5% ~ 25%。延髓肿瘤表现为局限型或外生型生长，T_1 加权像呈低信号，T_2 加权像为高信号，增强效应明显。小部分延髓肿瘤像脑桥肿瘤那样呈弥漫性生长，提示病情严重，短期内可能出现死亡。

2. 延 - 颈交界型 常起源于颈髓，向上可达延 - 颈交界区，由于锥体交叉的阻挡，肿瘤挤压延髓向背侧膨隆（图 21-7），有时进入第四脑室，T_1 加权像呈低信号，T_2 加权像呈高信号，病理诊断多是低级别

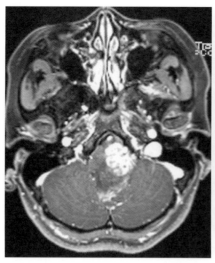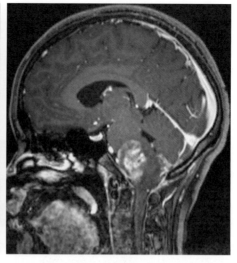

图 21-7　延 - 颈交界型脑干胶质瘤位于延髓，挤压延髓向背侧膨隆，强化明显

胶质瘤。

3. 背侧外生型肿瘤　约占所有脑干肿瘤的 20%，大多是生长缓慢的低级别肿瘤。典型的背侧外生型肿瘤几乎整体都位于脑干外，体积较大，起源于第四脑室底并充满第四脑室。典型的表现为 T_1 加权像呈低信号，T_2 加权像呈高信号，常可看见肿瘤的轮廓，部分肿瘤有均匀强化（图 21-8）。如果有囊形成，常可见壁结节。病理诊断多为低级别胶质瘤。

此外，2017 年的《脑干胶质瘤综合诊疗中国专家共识》则主要根据 MRI 将 BSG 细分为外生型（Ⅰ型）、内生型（Ⅱ型）、特殊类型（Ⅲ型）3 型。

1. 外生型 BSG　肿瘤向外生长，主体位于脑干外部。

2. 内生型 BSG　分为Ⅱa 型（即局灶内生型）（图 21-9）和Ⅱb 型（即弥漫内生型）（图 21-10）；对Ⅱb 型 BSG 建议行 11C-MET PET 检查，综合 MRI 增强扫描的特点和 MET 摄取情况，可以将Ⅱb 型肿瘤分为伴有局灶性强化或高代谢的Ⅱb1 型和无局灶

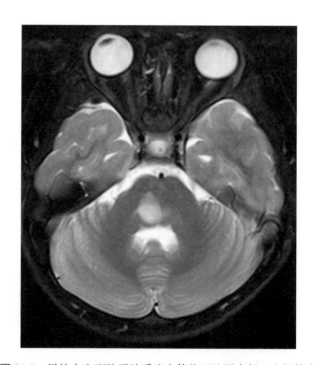

图 21-9　局灶内生型脑干胶质瘤主体位于脑干内部，生长较为局限

图 21-8　背侧外生型脑干胶质瘤主体位于脑干外，且强化明显

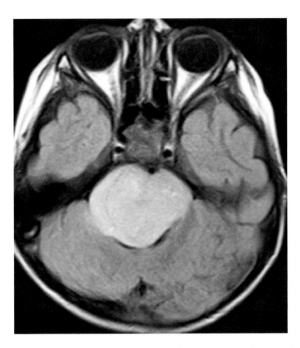

图 21-10 弥漫内生型脑干胶质瘤主体位于脑干内部，呈弥漫性生长

性强化或高代谢的 Ⅱb2 型。

3. 特殊类型 BSG 其中，Ⅲa 型为顶盖胶质瘤，Ⅲb 型为导水管胶质瘤，其发生率较低，以梗阻性脑积水为首发症状，病理学类型以低级别胶质瘤为主；Ⅲc 型为 NF1 相关的 BSG，可以分布在脑干内任何部位，可以表现出各种生长方式和影像学特点。

在《脑干胶质瘤综合诊疗中国专家共识》[1] 中，还根据 DTI 中皮质脊髓束和肿瘤的位置关系将 BSG 分为 3 型：推挤型（A 型），皮质脊髓束受到肿瘤推挤发生移位，患者四肢肌力为 Ⅳ~Ⅴ 级；推挤+破坏型（B 型），皮质脊髓束同时受到肿瘤的推挤和破坏，患者受累肢体肌力为 Ⅱ~Ⅲ 级；穿过型（C 型），皮质脊髓束从肿瘤内部穿过，患者受累肢体肌力为 Ⅲ~Ⅴ 级。

五、诊断与鉴别诊断

随着影像学的不断发展，特别是 MRI 技术的发展，目前能够较准确地界定肿瘤的边界和所累及的周围组织。临床表现和影像学特点可以确诊大多数 BSG，特别是对于弥漫型肿瘤，影像学诊断几乎代替了活检，但是通过影像学检查不能确诊的占位仍须行活检。

BSG 需与以下疾病相鉴别：

（一）脑干炎

临床表现类似 BSG，常继发于病毒感染，CT 和 MRI 扫描常无明显异常发现，临床过程短且为良性，症状常在 1 周内消失。

（二）多发性硬化

常被认为是一种独立的疾病，与脑干肿瘤的区别在于它几乎不发生在婴儿和儿童。

（三）血管性疾病

海绵状血管瘤和小的动静脉畸形易与 BSG 相混淆，血管性疾病起病急骤，病情发展快，影像学上常有出血、含铁血黄素沉着或者钙化等表现。

（四）其他疾病

结核瘤有类似 BSG 的症状和体征，幕下结核瘤以儿童多见，影像学检查联合结核菌素皮试有助于诊断。寄生虫囊肿，如脑囊虫病，60% 的患者感染囊虫后可能发展到颅内，但大脑半球或者第四脑室发病较脑干常见，影像学检查提示多个占位，联合血清学试验常有助于诊断，但是，影像学检查时单囊胶质瘤与典型的脑囊虫病相类似。

六、治疗

BSG 的治疗以手术、放化疗、免疫治疗、靶向治疗等综合治疗的方式为主。

在制订治疗方案时，弥漫型和非弥漫型肿瘤都需要获得肿瘤的病理类型，但是，许多对 BSG 进行治疗的报道都没有进行病理分类。Barkovich 等报道了 12 例未接受治疗的 DIPG 患者自然病史：从确诊后到卧床不起的平均时间为 1.5 个月，存活时间从几周到 8 个月以上不等，所有患者中只有 1 人长期生存。即使予以相应治疗，弥漫型肿瘤的中位生存期也仅约为 9 个月（从确诊到死亡），行放射治疗后偶尔有长期生存的报道。

非弥漫型 BSG 手术治疗结果较好，脑干背侧的肿瘤梗阻性脑积水解决后可以生存多年，背侧外生型肿瘤经过有意义的手术切除后到复发或病情加重也需要多年时间，即使以后病情加重也可再行外科手术治疗。术后常辅以放疗，90% 以上此类患者随访 3 ～ 4 年病情都相对稳定。

（一）外科手术治疗

脑干是生命中枢，本身具有非常重要的生理功能，而且与周围复杂的神经血管结构关系非常密切，长期以来被视为手术的禁区。近年来，随着显微外科、颅底外科、神经影像学、MRI 导航、电生理监测等技术的不断发展，脑干肿瘤也可以进行手术治疗。而目前的手术原则是保护功能的前提下最大程度地切除肿瘤，以延长患者生存期。

1. 手术入路 BSG 手术入路的选择主要根据肿瘤所处的位置和生长方式而定，通常选择肿瘤突破脑干或最接近脑干处作为切开部位。如果肿瘤已经突破脑干向外生长，则沿肿瘤突破处切开；如果肿瘤位于脑干内，最靠近脑干表面处常表现为脑干增粗、局部膨隆光滑，除血管源性肿瘤外，一般都表现为局部色泽变淡，血管减少。此处脑干的正常功能已经受到较严重的损害，切开后常不增加或仅轻微增加新的神经废损。手术入路主要包括：

（1）颞下入路：切除对象主要是中脑脑桥上半部偏一侧或腹侧肿瘤。采用一侧颞瓣开颅，大多病例需切断 Labbe 静脉，适当牵拉颞叶到达中脑切除其腹侧肿瘤；切除脑桥腹侧肿瘤时常需要切开小脑幕。

（2）枕下幕上入路：常用于切除中脑背侧肿瘤。采用一侧枕瓣开颅，适当上抬枕叶，切开小脑幕前分到达中脑背侧。

（3）后正中入路：常用于切除脑桥延髓背侧肿瘤。切除脑桥背侧肿瘤时常需要切开部分小脑蚓部，进入第四脑室，进入脑干的两个安全区域是面丘上、下三角，此处重要神经结构较少而且排列不紧密。

（4）颅后窝侧方入路：包括枕下乙状窦后入路和枕下远外侧入路。常用于切除脑桥延髓侧方生长的肿瘤。

（5）翼点入路：主要用于切除中脑腹侧的肿瘤。常规翼点开颅，骨窗宜低，磨除部分蝶骨嵴，解剖侧裂，适当牵拉额叶和颞叶到达中脑腹侧。

（6）幕下 - 小脑上入路：适用于切除中脑后方和侧后方的肿瘤。

（7）其他少用的入路：眶 - 颧入路切除中脑腹侧或腹前外侧肿瘤，经小脑 - 延髓裂切除第四脑室底、脑桥、延髓背外侧肿瘤。

2. 手术指征及禁忌证 外科治疗 BSG 的指征比较严格，手术切除的适应证主要包括外生型 BSG、局灶内生型 BSG、伴有局部强化的弥漫内生型 BSG 等。弥漫型肿瘤可行开颅活检或者立体定向活检术。BSG 患者手术禁忌证包括肿瘤累及整个脑干（中脑、脑桥、延髓）、术前 KPS 评分 < 50、软脑膜播散或者种植播散的 BSG、脑干功能衰竭、合并多器官功能衰竭等。

3. 手术原则及操作要点 手术要遵循的原则包括：尽可能保全患者生命，尽可能减少术后神经功能废损，最大程度安全切除肿瘤。手术一定要在显微镜下进行，同时采用脑干诱发电位和脑神经监测。手术方式采取瘤内切除，先取空瘤体，后逐步切除与正常组织交界处的肿瘤，避免误切正常脑干组织。对于结节性肿瘤和似乎有边界的恶性程度较高的肿瘤，可以沿肿瘤边界小心分离肿瘤予以切除，但是一定不能突破肿瘤边界进入正常脑干组织。手术中尽量减少对脑干的牵拉，尽可能避免对脑干正常供血动脉和引流静脉的损伤。术中小的出血点最好使用棉片压迫止血，细小动脉出血可以使用非常弱的电流电凝止血。

脑干背侧肿瘤大多为低级别胶质瘤，患者常出现脑积水的相关症状，此时需要考虑最适宜的治疗方案，对脑积水有效的治疗包括分流或者是第三脑室底造瘘。有报道这些良性过程的肿瘤几乎不需要后续的手术切除，定期复查和 MRI 随访即可。对临床过程加重的病例，应考虑活检以帮助诊断并制订下一步治疗方案，也可考虑手术切除。

中脑、延髓和桥臂肿瘤如果是局限型或外生型肿瘤，多为低级别的星形细胞瘤，手术切除后效果较好，应当考虑开颅手术切除或减压。许多肿瘤减压后常保持稳定状态，如果肿瘤术后复发，可以考虑再次手术治疗或辅以放疗。

对于背侧外生型肿瘤，因为手术切除后患者预后好，即使没有全切或者术后有复发，患者的远期预后仍较理想，因此应争取手术治疗，手术包括对术前的脑积水和肿瘤本身的处理。背侧外生型患者多数术前合并脑积水，一般术前需要行脑室外引流术，目的是肿瘤切除术中可以释放脑脊液降压，也可以降低术后脑水肿的风险。对肿瘤的处理主要是安全切除肿瘤和再通脑脊液循环通路。

其他的 BSG 中，大约 10% 的患者合并有脑积水，其他没有原发脑积水的患者在病情发展过程中可能会出现继发脑积水，要区别患者临床过程变化是由于脑干肿瘤的发展还是脑积水加重所致非常困难，病程晚期出现的脑积水是否需要手术治疗需根据患者的一般情况而定，也需要和患者本人及家属商量。

由于当前神经导航、电生理技术、术中 MRI、术中超声等手术辅助技术的应用普及，第四脑室底的肿瘤也可以行次全切，但是，由于周围结构的重要性，手术切除常受限制，而且不能作为一种常用方法。

（二）放疗

目前的临床实践结果显示，放疗针对多数 BSG 患者能在短时间内缓解症状，而多数患者的总生存期仍然不长。传统的 BSG 放疗方案为总量 55Gy，每天 1.8 ~ 2.0 Gy 用于治疗所有脑干肿瘤，3 ~ 5 年的生存率为 7% ~ 35%[24]。但是，DIPG 放疗后效果并不明显，中位生存期约为 264 天。

用标准的外放疗方案治疗 DIPG 效果欠理想，有学者提出超分割放疗方案。大量研究认为：放疗总剂量增加，分成多次进行治疗，增加了放疗的效果，而且将正常组织的放射性损伤降低到了最小。但是，后期研究也表明尽管总剂量达到 78Gy，和传统剂量治疗相比，患者的生存时间并没有明显的改善[25]。另外，这种治疗方式大大增加了放疗次数，而且不适宜每次治疗都需要镇静的儿童患者。目前的 BSG 的治疗主要还是传统的外放疗，不再采用超分割放疗[26]。近距离放疗（brachytherapy）尽管已经有人使用，但是由于增加了脑干损伤的风险，对延长患者的生存期并没有明确的优势，也不是治疗 BSG 的一个好的选择。

由于肿瘤的位置和弥漫性生长的特点，使得立体定向放射外科的使用很受限制，因而放射外科主要在用于治疗局限型 BSG。大多数的肿瘤对放疗有反应，治疗后几周作用最明显，2/3 的患者在放疗后 6 ~ 60 周内症状有所缓解，但缓解平均时间仅 27 周。T2 加权像上可以看到高信号区减小，但是，放疗效果与肿瘤的病理性质和患者的生存期似乎没有相关性。

立体定向放射治疗的一种特殊形式，在立体定向头架的引导下，一次性高剂量射线或大分割剂量（≤ 5 次）精准聚焦照射在靶区，可有效杀死肿瘤细胞。最常见的设备包括伽马刀、射波刀、改变的直线加速器和质子束设备。立体定向放射治疗一般要求肿瘤体积较小、边界较清晰。而 DIPG 对于立体定

向放疗来说也是禁忌证之一。从循证医学角度而言，目前只有 Ⅳ 级和 Ⅴ 级循证医学证据支持伽马刀治疗某些 BSG。

（三）化疗

许多化疗药物被单独或者联合用来治疗 BSG[27]，主要包括替莫唑胺、顺铂、卡铂、长春新碱、硫鸟嘌呤、丙卡巴肼、亚硝脲、环磷酰胺、异环磷酰胺等治疗的报道，但效果有限[24,28-30]。而在 15% ~ 20% 的儿童 BSG 患者中，肿瘤呈现低级别胶质瘤的特征，由于其慢性发展的疾病进程，化疗对部分病例是有效的。

有试验对放疗后予以大剂量化疗进行研究，结果提示生存期并没有改变，而且大多患者由于药物的副作用而不能完成化疗计划。对 DIPG，有研究将患者分为单纯放疗、放疗 + 化疗、放疗 + 他莫昔芬（三苯氧胺）、放疗 + 化疗 + 他莫昔芬四组进行治疗，结果提示各组生存期均有改善，但组间并没有显著性差异。研究表明，铂类、依托泊苷、亚硝脲、替莫唑胺、托泊替康等化疗药物以及同步放化疗并不能显著延长患者生存期[28-30]。

（四）分子靶向抑制剂

由于细胞毒性化疗对 DIPG 治疗效果不佳，因此有研究探索使用靶向药物作为常规化疗的替代方案。大多数研究 DIPG 患者靶向抑制剂的试验尚在 1 期或 2 期，并且与其他脑肿瘤或实体癌一起进行。伊马替尼、EGFR 抑制剂、凡德他尼等靶向药物均已在 BSG 患者中进行早期临床实验，均以小样本量进行，效果不甚理想。单用一种药物不太可能治愈这种肿瘤。一些药物可能必须靶向 DIPG 的表观遗传学驱动因素，如组蛋白去乙酰化酶抑制剂或组蛋白去甲基化酶抑制剂[31-32]，但一些其他药物可能必须靶向特定肿瘤中的更特异性途径，如 sonichedgehog 途径和 PDGFRA 途径，或 BMP 途径。因此，提前检测分析每个肿瘤涉及哪些途径至关重要，以便定制治疗或完善早期试验，使患者尽可能达到良好的治疗效果。

七、预后

BSG 总体预后较差，文献对患者生存期的报道差异很大，从 3 年生存率 0 到 5 年生存率 50% 不

等[3,6,33-34]。总体来说，成年患者预后较儿童好，非弥漫型肿瘤预后比弥漫型肿瘤好，肿瘤位于脑桥之外和向脑干外生长的患者预后好。DIPG 占儿童所有的 CNS 肿瘤的 15%～20%，90% 以上患儿多在确诊后 2 年内死亡，是儿童脑肿瘤的主要死因。成年患者中，弥漫型低级别胶质瘤预后较恶性胶质瘤好。此外，大多数的毛细胞型星形细胞瘤预后较好。

目前，临床症状的持续时间对预后的影响仍存在争论，有报道认为这段时间越短则预后越差，但是也有研究认为它不具有临床意义。多发性脑神经损害常提示预后差。影像学上显示病灶有增强效应则提示预后好，但个别研究认为没有增强效应的肿瘤预后好。患者的年龄、性别对预后影响不大。

在 BSG 病例中，H3 K27 改变的存在是不良的预后因素，而没有该改变的肿瘤有更好的生存率，长期生存率约为 30%。最近有研究报道，ACVR1 突变似乎在 H3.1K27M 突变肿瘤中占主导地位，并且为预后的保护性因素。ACVR1 突变可能是 H3.1K27M 突变的次要突变。最近的一项研究显示，H3.1K27M 突变对预后的影响比 ACVR1 突变更大[35-36]。存活时间的差异不超过 6 个月，但 H3.3K27M 突变的肿瘤可能表现出更多的转移复发和对放疗的不良反应，这个发现可能对治疗计划有一定的指导作用。

八、结论

BSG 往往起病隐匿，因而在缺乏明显的临床症状时容易被忽视。当肿瘤影响到脑桥或者延髓时，典型的临床表现是脑神经损害、长束征和共济失调，中脑肿瘤常出现典型的梗阻性脑积水。最有价值的影像学检查是 MRI。

当典型的临床特点出现时，DIPG 因其独特的影像学特点可以单独依靠 MRI 作出诊断，不一定需要经过活检确诊。对于不常见的肿瘤，立体定向活检或开颅手术活检是必需的。对 DIPG 的治疗，化疗、外放疗和手术等治疗的作用目前仍较为有限。背侧肿瘤常出现梗阻性脑积水的相关症状，MRI 可以帮助诊断，典型的顶盖和被盖肿瘤不需要活检，治疗上首先行脑脊液转流，然后 MRI 动态观察肿瘤的发展情况，对临床过程进行性加重的肿瘤，可以采用手术减压、标准外放疗以及放射外科治疗等方法处理。

局限型和外生型肿瘤的症状根据其在脑干的位置而定，MRI 除有助于诊断外，还可以清楚地显示肿瘤的位置及其与周围组织的关系。如果出现脑积水，必须行脑脊液转流手术。在充分考虑肿瘤位置和手术径路的关系的情况下，局限型肿瘤应当尽可能手术切除或减压，残余肿瘤和手术无法到达的肿瘤需要进行影像学动态观察，但是，复发和进展的肿瘤应当考虑行标准的外放射治疗。

九、展望

BSG 是所有颅内肿瘤中极具手术挑战性的一种。神经外科理念和技术的发展，包括认知神经科学、功能影像技术、神经电生理技术、荧光辅助手术技术等精准的术中定位手段的进步使最大安全范围切除脑干肿瘤成为可能，外科手术成为了改善 BSG 患者预后的重要手段之一。而神经病理特别是分子病理的发展，让我们对脑干胶质瘤的发生机制和潜在治疗靶点有了更深入的认识，也为 BSG 的诊断提供了更为统一的标准。随着对 BSG 发病机制的进一步分子研究，寻找到更合理的治疗靶点将有可能进一步改善患者的预后。

（刘艳辉　游　潮）

参考文献

1. 中华医学会神经外科学分会肿瘤学组脑干胶质瘤综合诊疗中国专家共识编写委员会. 脑干胶质瘤综合诊疗中国专家共识. 中华神经外科杂志, 2017, 33 (03)：217-229.

2. Ostrom QT, Cioffi G, Waite K, et al. CBTRUS Statistical Report：Primary Brain and Other Central Nervous System Tumors Diagnosed in the United States in 2014-2018. Neuro Oncol, 2021, 23 (12 Suppl 2)：iii1-iii105.

3. Ruttens D, Messiaen J, Ferster A, et al. Retrospective Study of Diffuse Intrinsic Pontine Glioma in the Belgian Population：A 25 Year Experience. J Neurooncol, 2021, 153 (2)：293-301.

4. Wummer B, Woodworth D, Flores C. Brain Stem Gliomas and Current Landscape. J Neurooncol, 2021, 151 (1)：21-28.

5. Grimm S A, Chamberlain M C. Brainstem Glioma: A Review. Curr Neurol Neurosci Rep, 2013, 13 (5): 346.

6. Hu J, Western S, Kesari S. Brainstem Glioma in Adults. Front Oncol, 2016, 6 (AUG): 180.

7. Epstein FJ, Farmer JP. Brain-Stem Glioma Growth Patterns. J Neurosurg, 1993, 78 (3): 408-412.

8. Selvapandian S, Rajshekhar V, Chandy M J. Brainstem Glioma: Comparative Study of Clinico-Radiological Presentation, Pathology and Outcome in Children and Adults. Acta Neurochir (Wien), 1999, 141 (7): 721-727.

9. Louis DN, Perry A, Wesseling P, et al. The 2021 WHO Classification of Tumors of the Central Nervous System: A Summary. Neuro Oncol, 2021, 23 (8): 1231-1251.

10. Farmer JP, Montes JL, Freeman C R, et al. Brainstem Gliomas. Pediatr Neurosurg, 2001, 34 (4): 206-214.

11. Khuong-Quang DA, Buczkowicz P, Rakopoulos P, et al. K27M Mutation in Histone H3.3 Defines Clinically and Biologically Distinct Subgroups of Pediatric Diffuse Intrinsic Pontine Gliomas. Acta Neuropathol, 2012, 124 (3): 439-447.

12. Castel D, Philippe C, Calmon R, et al. Histone H3F3A and HIST1H3B K27M Mutations Define Two Subgroups of Diffuse Intrinsic Pontine Gliomas with Different Prognosis and Phenotypes. Acta Neuropathol, 2015, 130 (6): 815-827.

13. Chen LH, Pan C, Diplas B H, et al. The Integrated Genomic and Epigenomic Landscape of Brainstem Glioma. Nat Commun, 2020, 11 (1): 3077.

14. Buczkowicz P, Hoeman C, Rakopoulos P, et al. Genomic Analysis of Diffuse Intrinsic Pontine Gliomas Identifies Three Molecular Subgroups and Recurrent Activating ACVR1 Mutations. Nat Genet, 2014, 46 (5): 451-456.

15. Saratsis AM, Kambhampati M, Snyder K, et al. Comparative Multidimensional Molecular Analyses of Pediatric Diffuse Intrinsic Pontine Glioma Reveals Distinct Molecular Subtypes. Acta Neuropathol, 2014, 127 (6): 881-895.

16. Rashed WM, Maher E, Adel M, et al. Pediatric Diffuse Intrinsic Pontine Glioma: Where Do We Stand ? Cancer Metastasis Rev, 2019, 38 (4): 759-770.

17. Janjua MB, Ban VS, El Ahmadieh TY, et al. Diffuse Intrinsic Pontine Gliomas: Diagnostic Approach and Treatment Strategies. J Clin Neurosci, 2020, 72: 15-19.

18. Tinkle CL, Duncan EC, Doubrovin M, et al. Evaluation of 11 C-Methionine PET and Anatomic MRI Associations in Diffuse Intrinsic Pontine Glioma. J Nucl Med, 2019, 60 (3): 312-319.

19. Tscherpel C, Dunkl V, Ceccon G, et al. The Use of O- (2-18F-Fluoroethyl) -L-Tyrosine PET in the Diagnosis of Gliomas Located in the Brainstem and Spinal Cord. Neuro Oncol, 2017, 19 (5): 710-718.

20. Poussaint TY, Vajapeyam S, Ricci KI, et al. Apparent Diffusion Coefficient Histogram Metrics Correlate with Survival in Diffuse Intrinsic Pontine Glioma: A Report from the Pediatric Brain Tumor Consortium. Neuro Oncol, 2016, 18 (5): 725-734.

21. Poussaint TY, Kocak M, Vajapeyam S, et al. MRI as a Central Component of Clinical Trials Analysis in Brainstem Glioma: A Report from the Pediatric Brain Tumor Consortium (PBTC) . Neuro Oncol, 2011, 13 (4): 417-427.

22. Xiao X, Kong L, Pan C, et al. The Role of Diffusion Tensor Imaging and Tractography in the Surgical Management of Brainstem Gliomas. Neurosurg Focus, 2021, 50 (1): E10.

23. Yamasaki F, Kurisu K, Kajiwara Y, et al. Magnetic Resonance Spectroscopic Detection of Lactate Is Predictive of a Poor Prognosis in Patients with Diffuse Intrinsic Pontine Glioma. Neuro Oncol, 2011, 13 (7): 791-801.

24. Broniscer A, Leite CC, Lanchote VL, et al. Radiation Therapy and High-Dose Tamoxifen in the Treatment of Patients With Diffuse Brainstem Gliomas: Results of a Brazilian Cooperative Study. J Clin Oncol, 2000, 18 (6): 1246-1253.

25. Hu X, Fang Y, Hui X, et al. Radiotherapy for Diffuse Brainstem Glioma in Children and Young Adults. Cochrane Database Syst Rev,2016,2016(6): CD010439.

26. Izzuddeen Y, Gupta S, Haresh KP, et al. Hypofractionated Radiotherapy with Temozolomide in Diffuse Intrinsic Pontine Gliomas: A Randomized Controlled Trial. J Neurooncol, 2020, 146 (1): 91-95.

27. Gwak HS, Park HJ. Developing Chemotherapy for Diffuse Pontine Intrinsic Gliomas (DIPG). Crit Rev Oncol Hematol, 2017, 120: 111-119.

28. Cohen KJ, Heideman RL, Zhou T, et al. Temozolomide in the Treatment of Children with Newly Diagnosed Diffuse Intrinsic Pontine Gliomas: A Report from the Children's Oncology Group. Neuro Oncol, 2011, 13 (4): 410-416.

29. Kim CY, Kim SK, Phi JH, et al. A Prospective Study of Temozolomide plus Thalidomide during and after Radiation Therapy for Pediatric Diffuse Pontine Gliomas: Preliminary Results of the Korean Society for Pediatric Neuro-Oncology Study. J Neurooncol, 2010, 100 (2): 193-198.

30. Haas-Kogan DA, Banerjee A, Poussaint TY, et al. Phase II Trial of Tipifarnib and Radiation in Children with Newly Diagnosed Diffuse Intrinsic Pontine Gliomas. Neuro Oncol, 2011, 13 (3): 298-306.

31. Hashizume R, Andor N, Ihara Y, et al. Pharmacologic Inhibition of Histone Demethylation as a Therapy for Pediatric Brainstem Glioma. Nat Med,2014,20(12): 1394-1396.

32. Ehteda A, Simon S, Franshaw L, et al. Dual Targeting of the Epigenome via FACT Complex and Histone Deacetylase Is a Potent Treatment Strategy for DIPG. Cell Rep, 2021, 35 (2): 108994.

33. Wummer B, Woodworth D, Flores C. Brain stem gliomas and current landscape. J Neurooncol, 2021, 151 (1): 21-28.

34. Dellaretti M, Reyns N, Touzet G, et al. Diffuse Brainstem Glioma: Prognostic Factors. J Neurosurg, 2012, 117 (5): 810-814.

35. Hoeman CM, Cordero FJ, Hu G, et al. ACVR1 R206H Cooperates with H3.1K27M in Promoting Diffuse Intrinsic Pontine Glioma Pathogenesis. Nat Commun, 2019, 10 (1): 1023.

36. Cao H, Jin M, Gao M, et al. Differential Kinase Activity of ACVR1 G328V and R206H Mutations with Implications to Possible TβRI Cross-Talk in Diffuse Intrinsic Pontine Glioma. Sci Rep, 2020, 10 (1): 6140.

第 22 章

多形性黄色瘤型星形细胞瘤

多形性黄色瘤型星形细胞瘤（pleomorphic xanthoastrocytoma，PXA）在中枢神经系统中相对少见，在全部星形细胞肿瘤中所占比例不到 1%[1-2]。Kepes 于 1973 年首先以"脑膜和脑的纤维黄色瘤和纤维黄色肉瘤"为题报道[3]，后来发现是个错误，因为瘤细胞 GFAP 为阳性，而且瘤细胞外包绕一层清晰的基底膜，故在 1979 年再次报道时，改变纤维黄色瘤的观点，认为是起源于脑表面软脑膜下星形细胞的一型特殊的星形细胞瘤[4]。在 2007 年，WHO 将 PXA 重新归类为 Ⅱ 级肿瘤；2016 年，WHO 将间变性 PXA（A-PXA）视为一个独立病变，并归类为 Ⅲ 级肿瘤[5]。

一、发病情况

（一）流行病学

PXA 是一种少见的胶质瘤，在全部星形胶质瘤中所占比例不到 1%，但因为缺少针对 PXA 精确的流行病学统计，所以真正的发病率难以估计[6-7]。

PXA 好发于少年和青壮年，多数在 30 岁以前，最初 Kepes 的报道[4]中发病年龄为 7～25 岁，近年报道的平均年龄也在 22 岁左右，但是也有见于 2 岁和 82 岁的报道。PXA 发病无明显性别差异。有报道 PXA 患者可合并少突胶质细胞瘤和神经节细胞胶质瘤[8]。由于该病少见，流行病学特征，如地域、危险因素等均不明确。

（二）好发部位

PXA 多发于大脑半球表浅部位，尤以颞叶居多。

在近来的 71 例大宗报道中，发现最常好发于颞叶，此外，也有报道发于小脑、松果体区、脊髓，甚至是视网膜及蝶鞍内[9]。

PXA 多位于软脑膜附近的皮质或皮质-髓质交界区，极少位于脑实质深部而不与软脑膜有明显联系[8]。

二、病理学

PXA 的最终定性诊断必须依靠病理学检测结果。

（一）肉眼观察

肿瘤多位于大脑表浅部位，外观呈结节状或斑块状，边界清楚，常倾向软脑膜生长，与之紧密粘连，但不常累及硬膜，肿瘤深部与脑实质间也常有界限，但是复发性肿瘤多无明显界限。肿瘤质地较硬或弹性较大。切面灰黄色或有囊腔形成，囊可很大，内含淡黄色清澈液体或血性液体，瘤体常附着于囊肿的上方，形成瘤壁结节[1]。

（二）光镜观察

光镜观察结果见图 22-1 和图 22-2。

肿瘤实质部由致密排列的多形性瘤细胞构成，瘤细胞的大小和形状极不一致，多形性瘤细胞由卵圆形至长梭形的多核巨细胞组成。胞质丰富或含有嗜酸性蛋白颗粒小体或呈毛玻璃状的嗜酸红染物。核深染，类圆形，染色质聚集于核膜下，使核质套叠其间。偶见几个大圆形或双核或多核瘤细胞的胞核呈空泡状，并有突出的核仁。有时见奇异的核分叶状的多核瘤巨细胞。有含脂质的星形细胞胞质，显示大小不等的脂

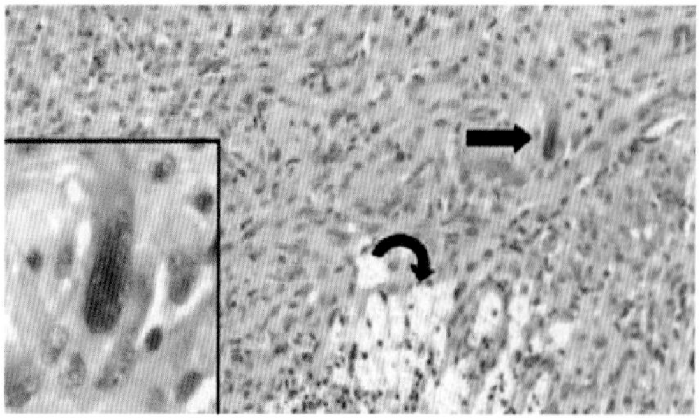

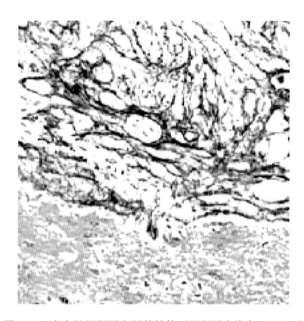

图 22-1 多形性黄色瘤型星形细胞瘤典型的镜下表现（HE 染色，200×）。由致密排列的多形性瘤细胞构成，瘤细胞的大小和形状极不一致；直箭头示个别肿瘤细胞具有不规则卵圆形至长梭形巨大细胞核；弯箭头示含脂质的星形细胞胞质，显示大小不等的脂滴空泡，似黄色瘤样细胞

图 22-2 丰富的网硬蛋白网状结构（网硬蛋白染色，200×）

滴空泡，似黄色瘤样细胞，这些细胞常分散于多形性瘤细胞之间。细胞间有丰富的网状纤维，嗜银染色的网状纤维自血管外围伸入瘤组织内，包绕个别的瘤细胞。此外，典型表现可见淋巴细胞浸润间质血管周围，并且同时伴随 T 细胞表型的浆细胞浸润。PXA 极少有钙化，但有时可在邻近脑皮质发现钙球体。网硬蛋白（reticulin）纤维普遍存在于肿瘤的实体部分，位于单个细胞或细胞群周围，如果缺乏网硬蛋白，PXA 的诊断一般不能确定。瘤组织内很少见核分裂和坏死灶及肾小球样增生的血管。当个别病例呈现大量毛细血管及瘤样纤维组织增生时，则称血管瘤型 PXA[1,10-12]。此外，PXA 有时合并神经节细胞

胶质瘤或瘤性神经节细胞或灶状神经元的生长。间变性 PXA 可见坏死及较高的细胞有丝分裂活性（>5/10 HPF），部分还可见类似室管膜瘤的"假玫瑰花"结节和局灶性内皮增生。极个别情况下，核分裂较多时（约 4/10 HPF），可在几年后转变成胶质母细胞瘤[13]。

（三）电镜观察

含有脂滴的瘤细胞胞质或突起内可见大量胶质纤维。星形胶质细胞突起和致密束状的原纤维混杂交错。最突出的特征是瘤细胞外包绕一层清晰的基底膜，其突起错综复杂，似反折入胞质内，借此解释该瘤组织发生。正常只有脑表面的软膜下星形细胞才有基底膜，深部的星形细胞不包裹基底膜。在光镜下所见的嗜酸性小体或毛玻璃样红染显示为不同形状的 Rosenthal 纤维结构。另一类瘤细胞胞质内可能不能见到中间细丝，但可见少许微管及核糖核蛋白体堆积，亦可见不常见的致密核心的小泡。

（四）免疫组织化学

免疫组织化学结果见图 22-3 和 22-4。

一般情况下，GFAP 及 S-100 蛋白均为阳性反应。但有时也呈弱阳性表现，呈斑点状反应，以致有些梭形瘤细胞对 GFAP 为阴性反应。大部分瘤细

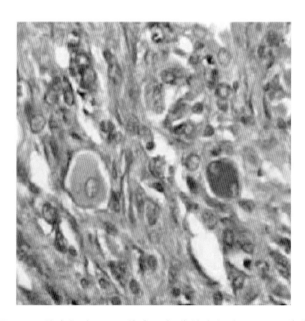

图 22-3 肿瘤细胞 GFAP 染色。部分肿瘤细胞呈 GFAP 染色阳性，而另一部分肿瘤细胞呈 GFAP 染色阴性（GFAP 染色，200×）

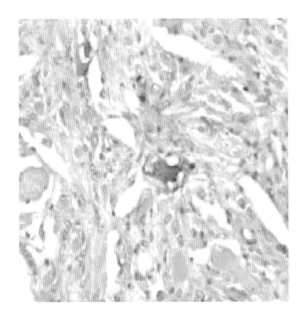

图 22-4　肿瘤细胞突触素染色。脑膜内少数肿瘤细胞突触素染色阳性（突触素染色，200×）

胞对波形蛋白（Vim）反应阳性。有些瘤细胞或双核瘤细胞显示突触素（synaptophysin）和嗜铬粒蛋白 A 弱阳性表达或 NSE 阳性表达。偶见神经微丝蛋白（neurofilament protein，NFP）表达，表明为变性的轴索。有少数瘤细胞对 α_1-AT 呈阳性反应。甚至同一瘤细胞对 GFAP、Vim 和 α_1-AT 都呈阳性反应。在几乎所有的病例中，较大的多形性肿瘤细胞中神经标志物呈阳性染色[4,14-16]。

综上所述，形态学、免疫组化和超微结构都证实 PXA 由软脑膜下的星形细胞发生。PXA 的病理学特征总结如下：①瘤细胞的大小和形状极不一致；②含脂质的星形细胞胞质，显示大小不等的脂滴空泡；③血管周围淋巴细胞浸润；④单个或成群瘤细胞网硬蛋白染色；⑤嗜酸性蛋白颗粒小体；⑥几乎无浸润的致密结构。PXA 起源于神经外胚叶及软脑膜下的具有双相分化潜能的前细胞（precursor cell）。WHO 分类属于 Ⅱ 级，少数 PXA 可能进展到间变性星形细胞瘤（Ⅲ 级）或胶质母细胞瘤（Ⅳ 级）[13]。

三、分子遗传学

近年来，随着分子生物学的飞速发展，对胶质瘤的病因及发病学研究有一定进展，但是本病分子遗传学研究甚少。研究表明，BRAF 是 PXA 中最常见的突变基因，BRAF 突变可在 70% 的典型 PXA 和

17% ～ 65% 的间变性 PXA 中发现。PXA 中 BRAF 的突变类型包括：活化 BRAF p.V600 突变、BRAF 外显子框架缺失和较为少见的 BRAF 融合。BRAF 突变状态将 PXA 分为两个临床亚组，即 BRAF 突变型 PXA 和 BRAF 野生型 PXA，其中 BRAF 突变型 PXA 表现出更高的存活率。此外，多达 25% 的 PXA 患者表现出 p53 突变，而 p53 和 p16 的异常，以及 10 号染色体杂合性缺失被认为是 PXA 形成和进展的原因。CDKN2A/B 的纯合缺失是 PXA 另一个关键的基因改变。由于病例数量限制，还未发现 CDKN2A/B 与 PXA 肿瘤分级、BRAF 突变情况以及预后存在明显相关性，但目前仍然认为 CDKN2A/B 的缺失可能是 PXA 相对于其他 BRAF 突变的低级别胶质瘤更具侵袭性生长的原因[13]。PTEN 突变等因素虽然可能与典型的浸润性胶质瘤有关，但是目前的研究未能证实其与 PXA 相关[7]。Yin 等在 3 例 PXA 病例中发现多基因变化可能与肿瘤的不良预后有关，而且其中 2 例表明与 7 号染色体扩增及 8 号染色体短臂缺失有关，由此推测，这一区域附近的候选基因可能影响 PXA 病情发展[17]。同时，最新研究发现，PXA 相关的染色体及基因的突变与典型的弥漫浸润性星形胶质细胞瘤及少突胶质细胞瘤不同[9]。有关 PXA 的肿瘤基因仍然需要进一步的深入研究。

四、临床表现

由于病变多位于幕上颞叶，大多数患者可以癫痫为首发症状或主要症状，其中 80% 以上的患者有局限性或全身性癫痫发作，追溯癫痫史甚至可长达几十年，而在若干年后才出现颅内压增高及局灶症状，如头痛、视觉障碍、偏瘫等。肿瘤位于中央前后回时常出现病灶对侧不同程度的偏瘫和偏身感觉障碍。在优势半球运动或感觉性语言中枢损害时，可相应出现运动或感觉性失语。顶叶下部角回和缘上回受累者可有失算、失读、失用及命名障碍。由于大脑半球的所谓"哑区"存在，该部位（主要指额、颞叶前部）的肿瘤也可能无局部症状[13,18-20]。

五、影像学

大多数 PXA 的典型影像学表现是实体 - 囊性占位，但是肿瘤在 CT 及 MRI 上并没有特征性表现。

CT 检查：病变多位于脑皮质及皮质 - 髓质交界区，可沿软脑膜扩展。囊性占 50% ～ 60%，平扫常显示有明确边界，呈局限性低密度，边界清，无水肿，多位于颞叶表浅部位，可见钙化，出血罕见。增强扫描示壁不强化，可见强化壁结节。实体性约占40%，平扫多为低密度，边界清，多无水肿，增强后病灶见不同程度强化，部分患者邻近软脑膜也可见强化，有助于诊断。极少数病例可见侵蚀颅骨内板，引起骨侵蚀征象。

MRI 检查（图 22-5）：囊性者 T_1WI 呈低信号，可不均匀，T_2WI 呈均匀高信号，边界清，无水肿，注射 Gd-DTPA 后病灶不强化，有壁结节者可见强化。实体性者 T_1WI 呈等信号或低信号，T_2WI 呈中等高信号，注射 Gd-DTPA 后病灶明显强化，少部分表现为软脑膜和脑回样强化。增强扫描还可显示邻近软膜的强化，这有助于本病诊断。MRI 能显示肿瘤周围的轻微水肿。病变为实体性时均匀明显强化，极少数有脑膜尾征表现，与脑膜瘤不易鉴别，诊断较难[17,21]。

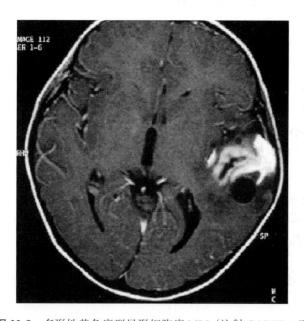

图 22-5　多形性黄色瘤型星形细胞瘤 MRI（注射 Gd-DTPA 后病灶明显强化，表现为软脑膜和脑回样强化）

脑血管造影显示肿瘤部位为相对缺血管的占位病变，但是其壁结节可呈轻度染色。脑电图（EEG）可显示肿瘤对脑组织的刺激或压迫，病变周围的脑组织可能是致癫痫灶。

现在有少数 PET 的报道，对于术后评估复发、肿瘤浸润性及治疗效果有帮助。

六、诊断与鉴别诊断

临床见到 30 岁以前发病，以长期癫痫为主要症状，影像学检查见颞叶囊性病变时应考虑 PXA 的可能。

（一）毛细胞型星形细胞瘤

与 PXA 相似，毛细胞型星形细胞瘤组织也生长缓慢，在镜下也可见透明滴状颗粒及 Rosenthal 纤维结构，但 PXA 瘤细胞所具有的大小和形状极不一致的致密瘤细胞，血管周围淋巴细胞浸润及含脂滴空泡等病理学特征可以鉴别。

（二）富脂质性胶质母细胞瘤

由于 PXA 与之相比几乎处于相反的状态，所以一般情况下易于鉴别。富脂质性胶质母细胞瘤瘤细胞生长活跃，增殖细胞核抗原（PCNA）表达指数高，坏死和血管增生明显，核分裂多见。但是当 PXA 发生恶变时则较难以区别。

（三）脑膜恶性纤维组织细胞瘤

与 PXA 有相似点，如常与脑膜粘连，瘤内亦见多核瘤巨细胞及丰富的嗜银纤维，对 α_1-AT 阳性反应等，可能在诊断上混淆，但 PXA 的 GFAP 阳性，瘤体外周区常见分化好的星形细胞成分。

七、治疗

PXA 的治疗以手术切除为主，外科治疗的目标是完整切除肿瘤。肿瘤的位置大多表浅，大脑半球肿瘤一般可手术切除，但是由于肿瘤大多在语言中枢附近，所以完整切除仍然存在难度。近年来，随着功能 MRI，皮质功能分布图技术及唤醒开颅技术的发展，使局部浸润肿瘤的完全切除成为可能。此外，PXA 患者由于大多存在皮质刺激，多有癫痫症状，所以术中通过监测，记录癫痫源可以有助于完整切除致癫痫灶。

PXA 虽然临床表现偏于良性，但病理上瘤细胞多形性明显，核分裂象多见，因此术后是否需要辅助放疗和化疗还存在争议。就目前资料显示，术后给予放疗无论对初治还是复发的 PXA 都没有显示出明显的效果，放疗也只在大多数患者复发时作为辅助治疗；对于无法完全切除肿瘤或者病理结果提示间变性PXA 的患者，可以考虑早期使用放疗；对于 PXA 复发或初诊的患者，可以尝试使用全颅脑和脊髓放疗治疗脑脊液播散。由于该肿瘤临床少见，目前化疗经验仍存在不足，可以尝试使用丙卡巴肼、洛莫司汀、长春新碱、替莫唑胺及其余胶质瘤相关化疗药物，特别是长春新碱和卡铂可以减少肿瘤血管生长，对肿瘤手术切除有利。有报道提出使用 BRAF 抑制剂或 BRAF+MEK 抑制剂在 PXA 中取得了良好的进展。此外，在 PXA 进展期将贝伐珠单抗纳入治疗方案可能延长患者生存期。对于间变性 PXA，目前认为手术完全切除肿瘤是改善患者预后的最重要因素，但由于临床资料的限制，辅助治疗的效果尚不明确[13]。一项研究表明，辅助放疗和（或）化疗可能无法充分治疗残余肿瘤，并对预防播散没有明显作用[9]。

八、预后

　　总体来说，PXA 是一种预后较好的星形胶质细胞瘤。整体上，5 年生存率可达 72%，10 年生存率达 70%，15 年生存率可达 50%～70%。PXA 中 *BRAF p.V600* 突变被认为是良好预后的指标。但是部分 PXA 可能复发并进展为胶质母细胞瘤，因此患者需要终身影像学随访，特别是对于细胞密度高、分裂象明显、内皮细胞过度增生的 PXA。其他影响复发的最重要因素是切除范围。一项研究显示，肿瘤全切和次全切后的无疾病生存率分别为 95% 和 68%。在复发病例中，5 年生存率为 72%，10 年生存率为 61%。间变性 PXA 预后相对较差，5 年生存率和无进展生存率分别为 57% 和 49%[9,13]。

（陈　松　孙晓川）

参考文献

1. 武忠弼. 中华外科病理学. 北京：人民卫生出版社，2002.
2. Arita K，Kurisu K，Tominaga A，et al. Intrasellar pleomorphic xanthoastrocytoma：case report. Neurosurgery，2002，51：1079-1082.
3. Kepes JJ，Kepes M，Slowik F. Fibrous xanthomas and xanthosarcomas of the meninges and the brain. Acta neuropathological，1973，23：187-99.
4. Kepes JJ，Rubinstein LJ，Eng LF. Pleomorphic xanthoastrocytoma：a distinctive meningocerebral glioma of young subjects with relatively favorable prognosis. A study of 12 cases. Cancer，1979，44：1839-1852.
5. Louis DN，Perry A，Wesseling P，et al. The 2021 WHO Classification of Tumors of the Central Nervous System：a summary. Neuro Oncol，2021；23（8）：1231-1251.
6. Cartmill M，Hewitt M，Walker D，et al. The use of chemotherapy to facilitate surgical resection in pleomorphic xanthoastrocytoma：experience in a single case. Childs Nerv Syst，2001，17：563-566.
7. Duerr EM，Rollbrocher B，Hayashi Y，et al. PTEN mutations in gliomas and glioneuronal tumors. Oncogene，1998，16：2259-2264.
8. Evans AJ，Fayaz I，Cusimano MD，et al. Combined pleomorphic xanthoastrocytoma ganglioglioma of the cerebellum. Arch Pathol Lab Med，2000，124：1707-1709.
9. Idea CM，Rodriguez FJ，Burger PC，et al. Pleomorphic Xanthoastrocytoma：nature history and long-term follow-up. Brain Pathological，2015，25：575-586.
10. Fouladi M，Jenkins J，Burger P，et al. Pleomorphic xanthoastrocytoma：favorable outcome after complete surgical resection. Neuro Oncol，2001，3：184-192.
11. Giannini C，Scheithauer BW，Burger PC，et al. Pleomorphic xanthoastrocytoma：what do we really know about it？Cancer，1999，85：2033-2045.
12. Herpers MJ，Freling G，Beuls EA. Pleomorphic xanthoastrocytoma in the spinal cord. Case report. J Neurosurg，1994，80：564-569.
13. Shaikh N，Brahmbhatt N，Kruser TJ，et al. Pleomorphic Xanthoastrocytoma：a brief review. CNS Oncol，2019，8：CNS39.
14. Kaulich K，Blaschke B，Numann A，et al. Genetic alterations commonly found in diffusely infiltration cerebral gliomas are rare or absent in pleomorphic xanthoastrocytoma. J Neuropathol Exp Neurol，2002，61：1092-1099.

15. Kros JM，Vecht CJ，Stefanko S Z. The pleomorphic xanthoastrocytoma and its differential diagnosis：a study of five cases. Hum Pathol, 1991, 22：1128-1135.

16. MacKenzie JM. Pleomorphic xanthoastrocytoma in a 62-year-old male. Neuropathol Appl Neurobiol, 1987, 13：481-487.

17. Yin XL，Hui AB，Liong EC，et al. Genetic imbalances in pleomorphic xanthoastrocytoma detected by comparative genomic hybridization and literature review. Cancer Genet Cytogenet, 2002, 132：14-19.

18. Mitchel SB，Michael DP. Textbook of neuro-oncology. Philadelphia：Elsevier Saunders，2005，156-159.

19. Perry A，Giannini C，Scheithauer BW，et al. Composite oligodendroglioma/pleomorphic xanthoastrocytoma：a probable collision tumor-case report. Neurosurgery，2001，48：1358-1361.

20. Wasdahl DA，Scheithauer BW，Andrews BT，et al. Cerebellar pleomorphic xanthoastrocytoma：case report. Neurosurgery，1994，35：947-951.

21. Zarate JO，Sampaolesi R. Pleomorphic xanthoastrocytoma of the retina. J Surg Pathol，1999，23：79-81.

第 23 章

室管膜下巨细胞型星形细胞瘤

第一节 概 述

结节性硬化症（tuberous sclerosis complex，TSC）是一种家族遗传性多系统病变，而室管膜下巨细胞型星形细胞瘤（subependymal giant cell astrocytoma，SEGA）属于其中的一种常见类型。两者尽管在临床处理上有所区别，但在病理学上具有一致性，因此将两者作为一个整体进行介绍有助于对 SEGA 的认识[1-3]。

1835 年，Rayer 在一本皮肤病图谱中描绘了一名脸上长满了类似面部血管纤维瘤的红斑丘疹男性患者。1862 年，Recklinghausen 在尸解中发现了一名生后不久即死亡的新生儿存在心肌和脑组织的硬化。1880 年，Bourneville 描述了一名智力低下、伴发癫痫并且存在面部血管纤维瘤的女孩。这名女孩 15 岁死亡，在尸检中他发现死者的脑回上存在白色斑片样硬化区域，并且在纹状体与侧脑室附近发现了一个结节性肿瘤，为了表述这些马铃薯样变性与皮质脑回改变的相关性，他命名了一个名词"tuberous sclerosis complex"——结节性硬化症。由于是 Bourneville 首次详细描述并使结节性硬化真正成为了一种疾病的名称，故 TSC 又称为 Bourneville 病。1890 年，Pringle 报道智力低下患者经常并发腺瘤，最终发现腺瘤是和 TSC 相关的。1905 年，Perusini 于显微镜下描述了一种皮质结节，并且阐明了在 TSC 患者中其与心脏、肾以及真皮病变的相关性。1908 年，Vogt 在总结前人研究成果的基础上，提出了 TSC 三个传统的临床表现，即癫痫发作、反应迟钝及皮脂腺瘤，并作为 TSC 的诊断依据。但是，随着临床病例的积累，TSC 的表现类型逐渐增多。1914 年，Schuster 报道了一名

不具有智力低下的 TSC 患者。1920 年，Hoeve 又阐述了一种视网膜星形细胞瘤作为本病的新表型，并且提出了新的名词"斑痣性错构瘤病"。随着新的影像学检查手段不断出现，TSC 的表现仍在增多。1992 年，国际结节性硬化联合会制定的诊断标准中按照临床表现进行了分类。1993 年，欧洲 16 号染色体协会定义并且对 TSC2 基因进行了分类。

一、流行病学

由于 TSC 在临床表现上并不典型，很容易被漏诊，因此有关的流行病学资料差异较大。一般认为其人群发病率为 1/170 000 ~ 1/1000，在儿童中的发病率为 1/6800，无性别及种族差异。TSC 是一种常染色体基因遗传病，具有 80% 的外显率，对大部分患者而言，基因突变是主要原因。在家族性疾病中，TSC1 与 TSC2 基因具有同等的效应。大多数散发病例是由 TSC2 基因突变引起的。智力低下在 TSC2 基因突变中较 TSC1 基因突变多见。最近，基因连锁分析表明在没有出现明显临床表现的 TSC 患者中胚系镶嵌现象很常见。6% ~ 15% 的 TSC 患者会伴发 SEGA，但是仅仅 20% 的患者直到成年后才明确诊断。在老年人中，也有报道非 TSC 患者发生 SEGA。在非 TSC 患者同胞中也有报道发生 SEGA。

二、结节性硬化症遗传学

最近研究表明，TSC1 与 TSC2 基因突变是导致结节性硬化的根本原因。

TSC1 基因位于 9 号染色体短臂 3 区 4 带，包含

23 个外显子。没有发现它和任何已知脊椎动物的基因具有同源性。有关 *TSC1* 基因的突变已有大量报道，包括缺失、重排或者错义突变等。*TSC1* 基因有一段长 8.6 kb 的转录子编码一种称为 "hamartin" 的蛋白质，其包括 1164 个氨基酸，分子量为 130 kDa。

TSC2 基因位于 16 号染色体长臂 1 区 3 带。该基因包含 41 个编码外显子，长度为 43 kb。它在进化过程中相对比较保守，人类与河豚鱼和啮齿动物的 *TSC2* 基因在结构上具有同源性。同 *TSC1* 基因相似，缺失、重排或者错义突变等在 *TSC2* 基因中也很常见。*TSC2* 基因定位距离 *PKD1* 基因（突变可致多囊肾疾病）非常近，在一些多囊肾婴儿中发现有此基因的突变，有报道称是由于邻近的基因缺失影响了 *TSC2* 基因及 *PKD1* 基因的缘故。*TSC2* 基因有一段长 5.5 kb 的转录子，编码一种称为 "tuberin" 的蛋白质，其包括 1807 个氨基酸，分子量为 200 kDa。

tuberin 及 hamartin 在雌性和雄性机体大脑、肝、心肌、肾以及肾上腺皮质中都普遍存在。有证据表明，两种 *TSC* 基因都属于抑癌基因，其所产生的蛋白质在细胞中表现相同的生物学行为，因此，两种基因的突变所导致的临床表现相同。tuberin 定位于高尔基体。它有 Rap1 和 Rap5 的 GAP 活力。Rap1 和 Rap5 都是 Ras 超家族的成员。Rap1 途径的激活导致细胞增生加速和不全性细胞分化。Rap5 途径的激活导致细胞吞噬作用的增加。tuberin 也能通过类固醇受体超家族作为中介调整基因转录。从抑制肿瘤基因的 Eker 大鼠培养的细胞可以观察正常 tuberin 的功能。两种 *TSC* 基因的杂合现象缺失已经在多种病变中阐述，如肾的血管脂肪瘤、心横纹肌瘤、肾细胞癌、纤维瘤以及 SGCA。这些表明 TSC 在细胞水平是隐性的，并且在一个细胞中需要经过一种"二次打击"才能产生病变。

（唐寅达　李世亭）

参考文献

1. 董群. 病理学. 2 版. 北京：人民卫生出版社，1996：864-865.
2. 方松华，杨凤云，金梅，等. 室管膜下室管膜瘤的影像学诊断. 中华放射学杂志，2000，34（6）：383-385.
3. 李青. WHO 肿瘤新分类 WHO 神经系统肿瘤分型（2000）. 诊断病理学杂志，2001，8（4）：250-251.

第二节　结节性硬化症

一、概述

结节性硬化症（tuberous sclerosis complex，TSC）又称 Bournerille 病，是一种常染色体显性遗传的神经皮肤综合征，其临床特征为可发生于人体任何器官的错构瘤，但常出现在大脑、肾、皮肤、眼、心脏等部位，发病率为 1/15 400 ~ 1/6000。少有高龄者。据日本统计，全国 336 例 TSC 患者生存到 20 岁者占 60%，生存到 61 岁以上者仅有 2 例[1-3]。

大脑为 TSC 最常累及的器官，所以癫痫发作和智力低下为本病的最常见表现，这与大脑皮质的结节病变有关。皮质结节多位于额叶及顶叶的灰白质交界处，由异常的巨细胞构成。室管膜下结节多位于侧脑室，由异常的神经元及神经胶质细胞组成，与神经系统的症状无直接关系。两种结节随年龄增长均可出现钙化，但后者多见且发生年龄早。室管膜下结节钙化为 TSC 的特征性表现，可在 80% 的患者中出现。颅脑 CT 扫描是诊断结节性硬化的首选检查方法，对于这种钙化结节敏感性极高，但对于小的结节，尤其是皮质结节，CT 的检出率不如 MRI，两种检查可互为补充。肾也是 TSC 最常累及的器官之一，可表现为 5 种肾病变：错构瘤、囊肿、潜在恶性的错构瘤、肾细胞癌及嗜酸细胞瘤。其中肾血管平滑肌脂肪瘤（angiomyolipoma，AML）最为常见，占 70% ~ 80%，多在 5 岁后开始出现。与一般的肾 AML 相比，伴 TSC 者发病年龄轻，肿瘤大，平均直径 9cm，且常为双侧发病。TSC 伴肾囊肿约占 20%，囊肿出现的时间早于 AML，部分患者的囊肿可随年龄增长而消失，但肾 AML 不会变小或消失。囊肿一般双侧、多发，约 5% 的患者表现为成人型多囊肾。这是因为 *TSC2* 基因与多囊肾基因都位于 16 号染色体上且位置毗邻。TSC 患者还可能发生潜在恶性的 AML（即上皮样变性的肾 AML），肾细胞癌、嗜酸细胞瘤等肾病变较少见。TSC 除损害脑、肾两大器官外还常累及其他器官，主要依据临床具有癫痫、智力低下和面部对称性血管纤维瘤三联症，伴有影像学提示脑、肾、肝、脾等实质性器官错构瘤和室管膜下结节性钙化等特征性表现，TSC 的诊断并不难，但常因本病罕见和认识不足而致误诊[4-6]。

二、病因和发病机制

现认为 1/3 的 TSC 患者属常染色体显性遗传。另外，本病表现为胚胎细胞瘤，可能在胚胎期或其后的发育关键时刻缺乏某种抑制生长因子，因而使分化良好的细胞增生和肥大所致，属于先天性细胞组织发育异常。近几年的研究发现，由 TSC 患者的结节中培养的成纤维细胞对 X 线的敏感性比对照组高，这一高敏感性和 DNA 合成障碍有关，其临床意义有待探讨。在本病面部丘疹（皮脂腺瘤）的非上皮性细胞中，可见到中到大型树枝状细胞，常可见细胞分裂延迟退化现象，有的分裂成大小不同的子细胞，也有的分裂成多核细胞，因此可以推测其染色体分配机制遭到了破坏。

三、病理学

神经系统的病理改变表现为脑皮质可见一些硬的结节，颜色苍白，脑回表面隆起。显微镜下结节显示为神经胶质，由一些巨大的多核星形细胞构成。这些结节把正常的脑皮质压薄。另外一种病变是小的、多发的结节，好发于室管膜下，可伸入脑室内。显微镜下是一些过度增生的大星形细胞。当这些小结节长大时，可阻塞室间孔导致梗阻性脑积水。类似的病变还可见于中央灰质、脑干或小脑。在神经胶质增生的区域可见钙盐沉着。皮肤的皮脂腺瘤是由扩张的毛细血管和过度增生的结缔组织组成，而皮脂腺往往萎缩。尸体解剖在 80% 的病例可见胚胎型肾肿瘤，常为多发性，位于皮质下，属良性肿瘤。先天性横纹肌瘤是一种异常的胚胎性心肌，并过早分化成不典型的 Purkinje 细胞。

四、临床表现

本病的症状出现频率和严重程度随发病年龄而不同，主要有四个方面的表现：智力低下、惊厥、皮肤损害和包括脑在内的各器官肿瘤。

1．智力低下　大约有 90% 的患儿智力低于正常水平。智力低下的程度可轻可重，一般 3 岁左右才表现出来，随着年龄增长而逐渐明显，语言发育也相应迟缓。智力低下的小儿几乎都伴有惊厥。

2．惊厥　惊厥是本病的一个突出症状，80% ～ 90% 的患儿有此表视。惊厥多在 2 岁以内发病，其形式开始时常为婴儿痉挛样发作，或小运动型发作，随着年龄增长，逐渐变成局限性发作或大发作。有时惊厥发作可停止一段时间，但 TSC 的惊厥用抗癫痫药很难控制，有时可死于癫痫持续状态。

3．皮肤损害　皮肤症状可在初生时发现，但多在 3 ～ 10 岁时才出现，并逐渐增多，以青春期最为明显。临床上有四种表现，即皮脂腺瘤、白斑、甲周纤维瘤及颗粒状斑。①皮脂腺瘤：是本病最常见的皮肤损害，见于 80% ～ 90% 的患者。表现为坚韧、散在的红褐色毛细血管扩张性丘疹，直径为 0.1 ～ 1 cm。皮脂腺瘤在鼻唇沟附近最多，向双颊、前额、下颌等部位扩展，左右对称性为其特点，无自觉症状。②白斑（色素脱失斑）：也为皮肤常见的体征。Watson 曾指出，85% 的患儿早期有此损害，且比其他皮肤征出现得早，表现为卵圆形、分叶状或叶状色素减退斑，大小不等，直径一般为 1 ～ 3 cm。多见于腹部、背部、下肢外侧或其他部位。患儿常在出现白斑的数年内出现癫痫发作，所以出现这种白斑有重要诊断价值。③甲周纤维瘤（Kdnen 瘤）：多在生后或青春发育期出现。自甲沟或甲板下长出乳头状瘤样坚硬的鲜红色赘生物，多 0.5 ～ 1 cm 长，常为多发性。④颗粒状斑：为一种稍隆起于皮肤表面的颗粒状斑块，微带绿色、质稍软、大小不等，常分布于腰骶部，有时呈鲨鱼皮状，故称“鲨鱼斑”（shagreen patch）。

4．各器官肿瘤　颅内肿瘤不常发生。约半数患儿发生视网膜晶状体瘤，视网膜透明性或囊性结节也较常见。皮肤、肺、肾、骨和心脏也可出现肿瘤。横纹肌瘤是引起患儿死亡的一个重要原因，大多数有心脏病变的儿童在青春期前即死亡。此外，还发现本病患者中有多种内分泌异常。

五、辅助检查

1．影像学检查　约 75% 的患儿颅骨 X 线片可见钙化结节，尤其在基底节区。常见到钙化区向脑室壁扩展，呈蜡滴状影像。掌骨、指骨和跖骨有广泛的骨质疏松及骨皮质内小囊肿样缺损。CT 扫描可见脑室扩大及皮质萎缩，其周围皮质发现密度增高区域，这种表现比颅骨 X 线片钙化点出现要早[7-9]。

2．脑电图 多不正常，随病程发展而变化甚大，婴儿时脑电图常呈高峰节律紊乱。其他异常脑电图还可表现为持续的局限性或弥漫性异常，可为棘波、尖波、棘慢波或慢波。

六、诊断

对具有特征性皮肤损害、惊厥和智力低下的典型病例不难诊断。婴儿有色素脱失斑、婴儿痉挛症和发育迟缓者也有助诊断。此外，有阳性家族史者头颅 X 线检查及 CT 检查对诊断亦有重要意义。

七、治疗

目前无特殊治疗。有惊厥者可用抗癫痫药物治疗。手术切除有病变的大脑皮质及皮质下结节，可使癫痫停止，但仅适用于单个病灶且智力较好者。

八、预后

患儿预后优劣相差悬殊。严重智力障碍者完全需要他人照顾。部分患儿因癫痫持续状态、脑瘤、肾衰竭或心脏肿瘤而夭折。

（唐寅达　李世亭）

参考文献

1．卢勇田，高胜旗．结节性硬化症 18 例临床分析．临床及实验研究，2002，31（11）：689-691.

2．史玉泉．实用神经病学．2 版．上海：上海科学技术出版社，1994.

3．孙新芬，方丽．结节性硬化症 20 例分析．中华皮肤科杂志，1997，30（6）：380-382.

4．陶琨，张福林，周范民，等．9 例室管膜下巨细胞星形细胞瘤临床病理观察．临床与实验病理学杂志，2002，18（3）：291-294.

5．杨国亮．皮肤病学．上海：上海医科大学出版社，1992.

6．杨少青，王延平．结节性硬化致癫痫发作的临床特点及治疗观察．临床神经病学杂志，2002，15（4）：215-217.

7．易文中，耿道颖，沈天真．CT 和 MRI 对结节性硬化的诊断价值．医学影像学杂志，2003，13（3）：149-151.

8．张晓凡，王芳．小儿结节性硬化症的临床及颅脑 CT 表现．中国 CT 和 MRI 杂志，2005，7（3）：22-24.

9．赵希鹏，李绍林．先天性结节性硬化合并胶质瘤 2 例报告．第二军医大学学报，1997，17：313.

第三节　室管膜下巨细胞型星形细胞瘤

一、病理学

（一）大体观察

室管膜下巨细胞型星形细胞瘤（SEGA）颜色为粉红色或灰白色，质地较硬，呈沙砾样，血供丰富。在膨出的区域可见血管瘤性改变。一些 SEGA 表现为大小不一的囊性结节，常有局灶性钙化[1-3]。

（二）显微镜观察

瘤组织由较大神经节样（大锥体神经元）或具有短粗形突起的瓜子形细胞构成，其中包括肥胖型的同质嗜酸性胞质和巨细胞核，后者常有偏位的小囊性核仁。这些细胞有的表现为肥胖型星形细胞，有的则为假性星形细胞（图 23-3-1）。局灶性钙化和假菊形团结构常见。有丝分裂象及坏死区域罕见。很少发现有助于诊断的预见性特征，不应和多形性胶质母细胞瘤混淆[4-6]。

（三）免疫组化

研究发现，一些细胞具有神经胶质起源特征，一些具有神经元起源特征。神经胶质起源的细胞以下分子表达特征显示阳性：胶质细胞原纤维酸性蛋白（GFAP）、波形蛋白（vimentin）、S-100 蛋白以及 CD44；而神经元起源的细胞以下分子表达特征显示阳性：神经元特异性烯醇化酶（NSE）、微管蛋白（tubulin）、微管相关蛋白质（MAP）、神经肽 Y、甲硫氨酸 - 脑啡肽以及 β 内啡肽。

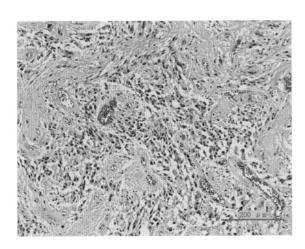

图 23-3-1 室管膜下巨细胞型星形细胞瘤的显微镜下观。在增生的胶质背景上可见呈不规则片状排列的瓜子形肥胖型星形细胞，肿瘤细胞质丰富，呈嗜酸性红染，核偏于一端（HE 染色，200×）

（四）电镜观察

超微结构可见微管、致密核心颗粒以及突触等结构。这些表明 SEGA 可能是一种来源于多潜能祖细胞的新生物，不能移行，也不能融合成一个分化体系。一些细胞完全移行到大脑皮质产生皮质结节，一些并不完全移行到大脑皮质者会形成白色病变，一些可能根本不移行而产生室管膜下小结节或 SEGA。

二、临床表现

SEGA 的临床表现因人而异，随着病变的增大，SEGA 可阻塞 Monro 孔，产生阻塞性脑积水或一系列颅内压增高的表现。很少出现脑室内出血。由于 6% ~ 15% 的 TSC 患者合并 SEGA，是室管膜下小结节的进展性增大导致了 SEGA 的产生，所以很多 SEGA 患者的临床表现不仅仅局限于颅内压增高的症状，还可出现各种病变脏器的功能异常。本病多发生于青少年或年轻的成年人，尽管有些报道显示 SEGA 来自新生儿，但是这些病例实际上和散发的 TSC 高度相关。大多数 SEGA 位于脑室内，极少数可发生于脑实质[7-8]。

三、影像学

SEGA 患者行 CT 扫描可见较高密度、不同程度强化的脑室内肿瘤，部分可见钙化，由于室间孔阻

塞，可伴有单侧或双侧脑室扩大（图 23-3-2）。MRI 表现为 T_1 加权像等信号或低信号（图 23-3-3），T_2 加权像呈高信号（图 23-3-4），增强明显的脑室内占位（图 23-3-5）。肿瘤周边水肿少见。脑血管造影在动脉后期可见肿瘤影，这些影像学特征可以将 SEGA 和相同部位的其他肿瘤区分开来，如中枢神经细胞瘤、脑膜瘤、少突胶质细胞瘤、肥胖型星形细胞瘤、脉络丛乳头状瘤等[9]。

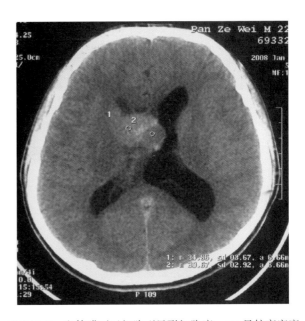

图 23-3-2 室管膜下巨细胞型星形细胞瘤。CT 呈较高密度

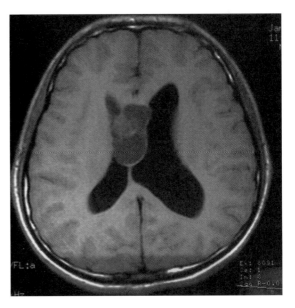

图 23-3-3 室管膜下巨细胞型星形细胞瘤。T_1 加权像呈低信号

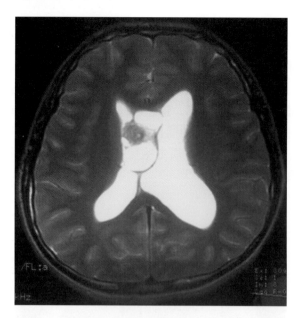

图 23-3-4 室管膜下巨细胞型星形细胞瘤。T$_2$加权像呈高信号

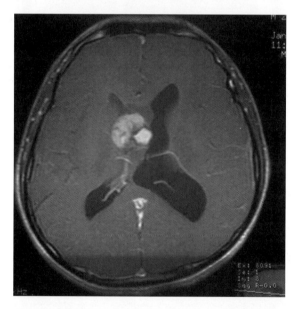

图 23-3-5 室管膜下巨细胞型星形细胞瘤。实质部分增强明显

四、治疗

随着肿瘤生长，出现阻塞性脑积水和颅内压升高症状时应当积极采用手术治疗。有时，对于一些内科保守治疗效果不佳的癫痫发作患者也可以考虑手术干预。外科手术的目的是获得肉眼下肿瘤大部分切除。对于一些没有手术指征的患者，如全身情况欠佳、肿瘤切除困难以及脑积水难以通过手术切除肿瘤改善的，可以采用脑脊液分流术。手术入路取决于肿瘤部位及肿瘤大小。经皮质-脑室入路或者经胼胝体入路

适用于大部分患者。最近，也有报道在内镜下切除肿瘤。手术效果大多数是令人满意的，但是对于新生儿效果却很差，因为可导致心律失常、心力衰竭，甚至死亡。因此，对于影响多系统的 TSC 患者，术前充分评估心肺功能、肾功能等尤其重要。这些病变组织学上是良性，复发率很低，但是术后长期随访也会出现复发。放射治疗的效果和优越性目前还有待进一步研究。年幼儿童采用亚硝脲等细胞毒性药物进行化疗已初见成效[4]。

最近，依维莫司（everolimus）被我国批准用于手术无效的患者。依维莫司可与细胞内的雷帕霉素靶蛋白（mTOR）相结合，该蛋白是细胞内生长和增殖的关键信号蛋白，尤其在肿瘤细胞中更为活跃。依维莫司结合到 mTOR 蛋白上之后就阻止了该蛋白的进一步激活作用，从而抑制癌细胞的生长和减少癌细胞的增殖，同时依维莫司通过对 mTOR 蛋白的抑制，也可抑制 TSC 复合物的形成，减少肿瘤细胞的血管生成，所以对 TSC 相关的一些症状也有非常好的缓解作用。但迄今为止，显微外科手术依然是治疗 SEGA 的主要方法。展望未来，本病的治疗有可能从基因研究的成果中获得新的突破[10-11]。

（唐寅达 李世亭）

参考文献

1. Burger PC, Scheithauer BW, Vogel FS. Subependymal giant cell astrocytoma//Burger PC, Scheithauer BW, Vogel FS. Surgical pathology of the nervous system and its coverings. 4th ed. Philadelphia: Churchill Livingstone, 2002: 220-223.

2. Erg Un R, Okten AI, Yaman M, et al. Subependymal giant cell astrocytoma associated with tuberous sclerosis. Neurosurg Rev, 1998, 21 (2-3): 185-188.

3. Gillis D, Picard E, Her LA, et al. Tuberous sclerosis with polycystic kidneysi in an infant. Clin Pediatr, 1997, 36: 603.

4. Guerrero MM, Andermann F, Andermann E, et al. Surgical treatment of epilepsy in 18 patients. Neurology, 1998, 51: 1263.

5. Kim SK, Wang KC, Cho BK, et al. Biological

behavior and tumorigenesis of subependymal giant cell astrocytomas.J Neurooncol，2001，52：217-225.

6．Nishio S，Morioka T，Suzuki S，et al. Subependymal giant cell astrocytoma：clinical and neuroimaging features of four cases. J Clin Neurosci，2001，8（1）：31-34.

7．Sharma MC，Ralte AM，Gaekwad S，et al.Subependymal giant cell astrocytoma--a clinicopathological study of 23 cases with special emphasis on histogenesis. Pathol Oncol Res，2004，10：219-224.

8．Wiestler OD，Lopes BS，Green AJ，et al.Tuberous sclerosis complex and subependymal giant cell astrocytoma.In：Kleihues P，Cavenee WK.World Health Organization classification of tumors.Pathology and genetics of tumors of the nervous system.3rd ed.Lyon：IARC Press，2000：227-230.

9．Yamamoto K，Yamada K，Nakahara T，et al. Rapid regrowth of solitary subependymal giant cell astrocytoma--case report. Neurol Med Chir（Tokyo），2002，42：224-227.

10．You H，Kim Y I，Im S Y，et al. Immunohistochemical study of central neurocytoma，subependymoma and subependymal giant cell astrocytoma. J Neurooncol，2005，74：1-8.

11．Yalon M，Ben-Sira L，Constantini S，et al. Regression of subependymal giant cell astrocytomas with RAD001（Everolimus）in tuberous sclerosis complex. Childs Nerv Syst，2011. 27（1）：179-181.

第 24 章

星形母细胞瘤

一、概述

依据 2021 年第 5 版 WHO 中枢神经系统肿瘤分类，结合分子病理学特点，星形母细胞瘤 -MN1 变异型 (astroblastoma, *MN1*-altered) 被定义为一种罕见的胶质细胞肿瘤，其肿瘤细胞 GFAP 表达呈阳性，具有宽大、无或轻微尖细的突起，向中央血管区呈放射状排列（星形母细胞假菊花样），通常表现为硬化的特点，其最主要的分子病理学特点是 *MN1* (meningioma 1) 基因改变[1]。星形母细胞瘤好发于儿童、青少年和年轻成人，绝大多数发生于大脑半球，呈现为星形母细胞瘤成分的局灶性肿瘤病变，多数位于血管周围，但也具有其他的传统的星形细胞瘤或者室管膜的成分。

在 SEER 数据库的 177 例颅内星形母细胞瘤中，累及幕上 144 例（81%），累及幕下 33 例（19%），极少侵犯脊髓[2]。星形母细胞瘤的组织起源富有争议，Bailey 和 Cushing 认为，这些肿瘤起源于分化为星形胶质细胞的胚胎细胞。通过超微结构观察可发现其存在中间纤维，缺少神经元和室管膜细胞分化的证据，同时，GFAP 和 S-100 染色阳性，意味着其来源于同源的星形胶质细胞。根据超微结构观察，脑室膜细胞的特征介于室管膜细胞和星形细胞之间，被认为是星形母细胞瘤的细胞来源。

二、流行病学

星形母细胞瘤较罕见，尚无准确的流行病学数据。然而，星形母细胞瘤最常好发于儿童、青少年和年轻成人，且多为女性。已有文献报道的 116 例病例

中，女性占 70%，这与既往报道一致[3]。然而，另一项纳入 SEER 数据库中 239 例患者的研究发现，男性和女性患病率并无明显差异[2]。

三、病理学

星形母细胞瘤的生物学行为复杂多样。在缺乏足够的临床病理数据的支持下尚不能制定其 WHO 分级。然而，文献将这些肿瘤分为高分化型或恶性（间变型）肿瘤[1]。高分化型肿瘤有丝分裂弱（每 10 个高倍镜视野下可观察到 1 个细胞有丝分裂），Ki-67 增殖指数平均为 3%。30% 的星形母细胞瘤中可以观察到局部（梗塞样）坏死，但没有观察到血管增殖和自发性栅栏样坏死。恶性（间变型）星形母细胞瘤的特征表现为局部或多灶区域的细胞增殖活跃、核间变、有丝分裂活动增加（每 10 个高倍镜视野下可以观察到多于 5 个细胞有丝分裂）、微血管增生、栅栏样坏死。在大多数病例中，这些高级别肿瘤的特征局灶性地存在于经典的、分化良好的星形母细胞瘤中。恶性星形母细胞瘤 Ki-67 增殖指数通常大于 10%。

（一）大体观察

星形母细胞瘤肉眼观呈粉红或棕褐色，其韧度取决于相关胶原蛋白沉积的程度，具有坏死或出血灶也不一定为间变型，囊性变较常见。

（二）显微镜观察

镜下通常可以观察到如下特点（图 24-1、24-2）：充满中间纤维的细胞突起平行或放射状排列，止于血管基底膜，形成星形母细胞的假菊花样结构。这些结

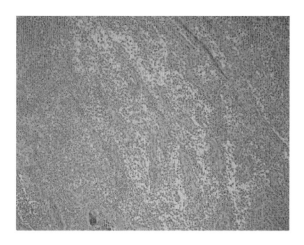

图 24-1　星形母细胞瘤。瘤细胞围绕血管周围形成假菊花样结构，致密细胞区与疏松区双相排列，血管壁玻璃样变，纤维组织增生背景（HE，100×）

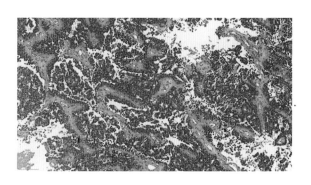

图 24-2　星形母细胞瘤伴间变特征。瘤细胞围绕血管周围形成假菊花样结构，细胞异型性明显，血管壁玻璃样变更显著，伴血管增生，局灶可见坏死（HE，100×）

构由富含大量红染胞质的细长肿瘤细胞组成，伴随着单个突起延伸到中央血管区。假菊花样结构横截面呈辐射状，纵截面呈条带状。粗大的突起延伸到中央血管区，对星形母细胞瘤的诊断至关重要。这些独特的宽或柱状的细胞突起通常 GFAP 呈阳性，因而肿瘤基质中常缺乏纤维化。血管玻璃样变是星形母细胞瘤的一个重要特征，透明化程度表现为从局灶和轻度到广泛和严重。轻度血管透明化和放射状肿瘤细胞形成了乳头样的肿瘤亚结构。在轻度玻璃样变的假菊花样结构中，血管周围的肿瘤细胞与中央血管分离得更远，常为立方形。在低倍镜下，更广泛的血管玻璃样变中可看到大量粉色透明环，中间没有肿瘤细胞。肿瘤区域与邻近脑组织分界清楚，且没有边界浸润。偶见肿瘤细胞对邻近组织局灶浸润，但极少见对周围实

质的弥漫性浸润。其 Ki-67 增殖指数介于 1% 至 18% 之间。高的 Ki-67 增殖指数预示着高级别组织病理学特点。目前尚无神经元分化的有力证据，同时在大多数病例中也未发现室管膜的特征。两项对于其超微结构的研究发现，肿瘤细胞的胞体极化，覆盖基底膜，顶端胞质气泡被绳状收缩的微绒毛所覆盖；层状细胞质交错连接；在这些病例中还发现了黏附小带连接微孔和稀有纤毛。

（三）免疫表型

细胞质中 vimentin、S-100 和 GFAP 阳性是星形母细胞瘤免疫表型的特点（图 24-3），这些标志物的免疫组化染色强度不尽相同（尤其是 GFAP）；EMA 可作为细胞膜的标志物；CAM5.2 和细胞角蛋白的免疫标志不具有一致性；NSE 的染色强度也不尽相同，突触素染色常为阴性；一些病例中神经细胞黏附蛋白与细胞黏附分子（包括 CD44、NCAM1、GJB1、GJB2）染色可呈阳性，OLIG2 染色也可呈阳性。

（四）分子病理学与遗传学特征

星形母细胞瘤发病率较低，其分子病理特征的研究目前仅有一些零散的报道。有报道发现，星形母细胞瘤 -MN1 变异型表现为 GFAP、CK、EMA 不同程度的阳性，GFAP 0 ～ 2+，CK 0 ～ 2+，EMA 1 ～ 3+，Ki-67 增殖指数高表达（17%）。所有的病例研究中表明 IDH-R132H、P53、L1CAM 和 BRAF V600E 均表现为阴性，同时，ATRX 仅在核内表达。荧光原位杂交（fluorescence in situ hybridization，FISH）表现为 MN1 重排[4-5]。关于遗传学特征的研究，已经有 7 例病例中报道了利用比较基因组杂交（comparative genomic hybridization，CGH）技术检测出 DNA 拷贝

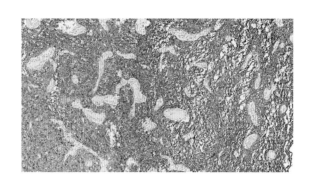

图 24-3　星形母细胞瘤。免疫组化 GFAP 标志显示血管周肿瘤细胞 GFAP 强阳性（IHC，100×）

数变异，最常见的改变为 19 号和 20 号染色体长臂扩增，二者常同时发生。较少见的改变为 10 号、X 染色体缺失以及 9 号染色体长臂扩增。对 2 例患者进行细胞学研究得出了一致的结论。尽管研究的病例较少，但该研究结果与星形母细胞瘤不同于其他神经胶质细胞瘤的假说一致。最近一项单发肿瘤的病例报告指出，在肿瘤中未检测到 *IDH1/2* 突变。另一项对于 9 例患者的病例报道中指出，在所有病例中均未检测出 *IDH1*-R132H 突变的免疫组化阳性染色。

四、临床表现

星形母细胞瘤的临床表现主要包括颅内压增高及局灶性症状和体征。

（一）颅内压增高的症状和体征

肿瘤占据部分颅腔空间，加上瘤周水肿或（和）脑脊液循环梗阻，而出现颅内压增高。发病早期，一般通过自动调节可不出现明显症状，随着肿瘤体积的不断增大，当其超过代偿能力时出现颅内压增高的症状。主要表现为头痛、呕吐和视盘水肿，即"颅内压增高三主征"。除上述三主征外，还可出现视力减退、黑矇、复视、头晕、猝倒、淡漠、意识障碍、大小便失禁、脉搏缓慢及血压增高，症状常呈进行性加重表现。

（二）局灶性症状和体征

星形母细胞瘤可刺激、压迫及破坏邻近的脑组织或神经，从而出现神经系统定位症状和体征。表现为癫痫、疼痛、肌肉抽搐等。另一类型是正常神经组织受到挤压和破坏导致的功能丧失，即麻痹性症状，如瘫痪、失语、感觉障碍等。临床表现主要决定于肿瘤生长的部位，因此可以根据患者特有的症状和体征做出定位诊断。

五、影像学

星形母细胞瘤影像学诊断主要是头颅 CT 和 MRI，在 CT 和 MRI 上表现为边界清楚、结节状或分叶状肿块，部分病例可见肿瘤钙化，常伴有囊变和明显的对比增强。图 24-4 为典型星形母细胞瘤的影像学特点。

六、诊断

对星形母细胞瘤的诊断主要依靠病史、临床表现和影像学检查。从定位和定性两个方面进行诊断。定位即肿瘤的位置，定性即肿瘤的病理性质。首先应该通过详细了解病史和反复、全面而重点的全身和神经系统检查，得出初步印象。特别是有慢性颅内压增高表现或局灶性症状的患者，需要根据初步印象有针对性地选择一种或几种辅助性检查，以明确诊断。当前用于星形母细胞瘤影像诊断的主要是头颅 CT 和 MRI，特别是头颅 MRI 增强检查是星形母细胞瘤临床诊断的最重要检查手段，其具体特点在本章影像学部分描述。最终病理诊断则依靠组织病理学、分子病理学等完成。

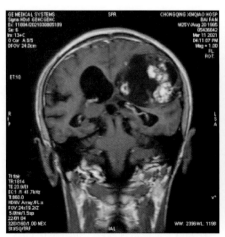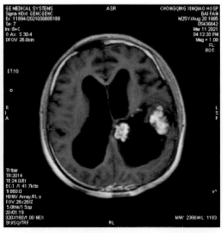

图 24-4　星形母细胞瘤。在 MRI 上表现为边界清楚、结节状肿块，可见肿瘤钙化，伴有囊变和增强明显病变

七、鉴别诊断

（一）室管膜瘤

纤维较多，细胞核较小，多形性较少，形成真正的玫瑰花结样菊形团，硬化区较少。

（二）毛细胞型星形细胞瘤

具有 Rosenthal 纤维的双相毛样区与具有嗜酸性颗粒小体的海绵状微囊泡区交替排列。

（三）多形性黄色瘤型星形细胞瘤

束状，多形性细胞，背景可见脂质细胞，可见嗜酸性颗粒小体，血管周围常常有淋巴细胞浸润。

八、治疗

星形母细胞瘤 -*MN1* 变异型和其他脑肿瘤相比，发病率较低。目前尚无统一的治疗标准。临床上多推荐手术切除，辅以化疗和（或）放疗[6]。目前尚无报道星形母细胞瘤 -*MN1* 变异型的质子治疗的病例。关于放射治疗的推荐剂量，首次剂量为 54Gy。放射治疗患者的预后明显好于未经放射治疗的患者，但放、化疗在手术切除后的作用还需进一步研究。

九、预后

通常认为高级别星形母细胞瘤组织病理特点与其复发、进展、更差的预后有关，但这种联系目前仍存在争议[6]。一项研究中的 14 例经全切治疗的病例中，仅有 1 例复发，平均随访时间 24 个月，经全切治疗

的患者 5 年生存率为 95%，即使是高级别星形母细胞瘤，全切治疗也会使患者受益[2,6]。同时 SEER 的数据表明，发生于幕下的肿瘤可能预示着良好的预后。

（吕胜青　刁鑫伟）

参考文献

1. Wen PY，Packer RJ. The 2021 WHO Classification of Tumors of the Central Nervous System：clinical implications. Neuro Oncol，2021，23（8）：1215-1217.

2. Ahmed K A，Allen P K，Mahajan A，et al. Astroblastomas：a Surveillance，Epidemiology，and End Results（SEER）-based patterns of care analysis. World Neurosurg，2014，82（1-2）：e291-e297.

3. Louis DN，Ohgaki H，Wiestler OD，et al. WHO Classification of Tumours of the Central Nervous System（Revised 4th edition）. IARC：Lyon，2016.

4. Ujihara M，Mishima K，Sasaki A，et al. Unique pathological findings of astroblastoma with MN1 alteration in a patient with late recurrence. Brain Tumor Pathol，2021，38（3）：243-249.

5. Mhatre R，Sugur HS，Nandeesh BN，et al. MN1 rearrangement in astroblastoma：study of eight cases and review of literature. Brain Tumor Pathol，2019，36（3）：112-120.

6. Merfeld EC，Dahiya S，Perkins SM. Patterns of care and treatment outcomes of patients with astroblastoma：a National Cancer Database analysis. CNS Oncol，2018，7（2）：CNS13.

第 25 章

儿童胶质瘤

一、概述

中枢神经系统（central nervous system，CNS）肿瘤是儿童最常见的实体肿瘤，约占儿童全身肿瘤的 21%，已超过白血病成为儿童癌症相关死亡的主要原因。胶质瘤则是最常见的中枢神经系统肿瘤类型，占出生至 19 岁儿童诊断的中枢神经系统肿瘤的 53%[1-2]，其临床表现极为广泛，从组织病理学和治疗预后来看，大多数儿童胶质瘤表现为良性、生长缓慢的病变。

基于儿童胶质瘤的生长方式表现为局限性或弥漫性、浸润性特征，2021 年世界卫生组织（WHO）中枢神经系统肿瘤分类（第 5 版，以下简称新版肿瘤分类）继续将"局限性"和"弥漫性"这种定义生长方式的描述应用于胶质瘤的命名。局限性胶质瘤（circumscribed glioma，CG）泛指具有局限性生长特性的星形细胞胶质瘤，以肿瘤在脑实质内局限性生长为主要特征，肿瘤无包膜，有相对明确的边界，某些肿瘤具有侵袭甚至播散可能。新版肿瘤分类中 CG 包括毛细胞型星形细胞瘤（pilocytic astrocytoma，PA）、有毛细胞样特征的高级别星形细胞瘤（high-grade astrocytoma with piloid features，HGAP）、多形性黄色瘤型星形细胞瘤（pleomorphic xanthoastrocytoma，PXA）、室管膜下巨细胞型星形细胞瘤（subependymal giant cell astrocytoma，SEGA）、脊索样胶质瘤（chordoid glioma，CG），以及星形母细胞瘤 -MN1 变异型 6 个亚型[3]。弥漫性胶质瘤（diffuse glioma，DG）泛指具有脑实质内浸润性生长特性的星形细胞瘤，弥漫性、浸润性生长是其主要生长特征，肿瘤边界无包膜，界限不清，无法做到手术完整切除，易复发和恶性变。尽管儿童型 DG 与成人型在组织学形态上有很多相似之处，但其驱动肿瘤发生发展的分子机制、治疗靶点及预后均与成人型 DG 有很大不同，儿童型 DG 的命名仅提示肿瘤更常发生于儿童，但发病年龄并非诊断标准，少数成年患者仍可能罹患这些以"儿童型"命名的肿瘤。新版肿瘤分类将儿童型 DG 单独分为两大类，即儿童型弥漫性低级别胶质瘤和儿童型弥漫性高级别胶质瘤，每个亚类分别作为独立的肿瘤类别处理，分别包含 4 个肿瘤亚型（表 25-1）。其在第 4 版修订版基础上新增了 6 种肿瘤亚型，即弥漫性星形细胞瘤，MYB 或 MYBL1 变异型；青年人多形性低级别神经上皮肿瘤；弥漫性低级别胶质瘤，MAPK 通路变异型；弥漫性半球胶质瘤，H3 G34 突变型；弥漫性儿童型高级别胶质瘤，H3 野生和 IDH 野生型；婴儿型半球胶质瘤[4]。

目前，临床上通常将 WHO 分级为 1 级或 2 级的儿童胶质瘤统称为儿童低级别胶质瘤（pediatric low-grade glioma，pLGG），其生长方式可以表现为局限性或弥漫性特征，肿瘤发生部位与组织学有很强的相关性，提示不同的细胞来源和生物学特性。最常见的 pLGG 是毛细胞型星形细胞瘤，毛细胞型星形细胞瘤主要发生在小脑和下丘脑 / 视交叉区域；少部分 pLGG 为儿童型弥漫性星形细胞瘤（diffuse astrocytoma，DA），这些 pLGG 与成人 IDH 突变型低级别胶质瘤病理机制有根本不同，它们很少发生恶变。手术切除仍然是治疗 pLGG 的金标准，无论其病理亚型如何，不能完全切除的 pLGG 采用化疗和（或）放射治疗，在目前的治疗策略下表现出极好的总体存活率。然而，还有相当一部分儿童胶质瘤在短时间内发展迅速，被归类为 WHO 3 级或 4 级，统

表 25-1　儿童型弥漫性胶质瘤的分类

英文名称	中文名称	CNS WHO 分级
Pediatric-type diffuse low-grade gliomas	**儿童型弥漫性低级别胶质瘤**	
Diffuse astrocytoma，*MYB-* or *MYBL1*-altered	弥漫性星形细胞瘤，*MYB* 或 *MYBL1* 变异型	I 级
Polymorphous low-grade neuroepithelial tumor of the young	青年人多形性低级别神经上皮肿瘤	I 级
Angiocentric glioma	血管中心型胶质瘤	I 级
Diffuse low-grade glioma，*MAPK* pathway altered	弥漫性低级别胶质瘤，MAPK 通路变异型	未分级
Pediatric-type diffuse high-grade gliomas	**儿童型弥漫性高级别胶质瘤**	
Diffuse midline glioma，H3 K27-altered	弥漫性中线胶质瘤，H3 K27 变异型	IV 级
Diffuse hemispheric glioma，H3 G34-mutant	弥漫性半球胶质瘤，H3 G34 突变型	IV 级
Diffuse pediatric-type high-grade glioma，H3-wildtype and IDH-wildtype	弥漫性儿童型高级别胶质瘤，H3 野生型和 IDH 野生型	IV 级
Infant-type hemispheric glioma	婴儿型半球胶质瘤	IV 级

CNS，中枢神经系统；MAPK，丝裂原激活蛋白激酶；IDH，异柠檬酸脱氢酶

称儿童高级别胶质瘤（pediatric high-grade glioma，pHGG），其生长方式主要表现为弥漫性、浸润性生长特点，包括弥漫性中线胶质瘤，H3 K27 变异型；弥漫性半球胶质瘤，H3 G34 突变型；弥漫性儿童型高级别胶质瘤，H3 野生型和 IDH 野生型；婴儿型半球胶质瘤。弥漫性中线胶质瘤主要发生在大脑中线部位（丘脑和脑干）。在脑干，弥漫性胶质瘤几乎总是发生在脑桥，称为弥漫内生型脑桥胶质瘤（diffuse intrinsic pontine glioma，DIPG）。尽管目前临床上做了许多治疗努力，但它们在很大程度上仍然是无法治愈的，最具侵袭性的形式在几个月内就会致命[5]。

pLGG 组扩大到神经胶质 - 神经元混合瘤，如胚胎发育不良性神经上皮肿瘤（dysembryoplastic neuroepithelial tumor，DNT）（WHO 1 级），通常发生在早发性癫痫患儿中，主要位于颞叶的皮质区域，在影像上不显示明显的肿块效应或水肿，组织学诊断通常是由垂直于皮质表面的轴突束组成的特征性柱[6]。还有神经节细胞胶质瘤（ganglioglioma）（WHO 1 级）也与癫痫发作有关，多见于颞叶，大多表现为局限性实性或实性与囊性混合的肿块，有不同的对比强化，偶尔还会出现钙化。它们是分化良好的神经胶质细胞肿瘤，通常由成熟的、发育不良的神经节细胞和肿瘤胶质细胞组成，在极少数情况下，可能会恶性转化为间变性神经节细胞胶质瘤（WHO 3 级）。

二、流行病学

儿童脑肿瘤（pediatric brain tumor，PBT）是一组复杂的异质性肿瘤，具有不同的组织病理学、分子特征和病因，包括肿瘤组织学、肿瘤部位、确诊年龄、性别、种族和民族在内的各种因素与 PBT 的发生率和预后相关。根据美国脑肿瘤注册中心（CBTRUS）2014—2018 年数据[7]，0～19 岁儿童和青少年中所有恶性和非恶性脑部及其他中枢神经系统肿瘤的年平均年龄别发病率为 6.23/10 万人口。在 0～19 岁的儿童中，胶质瘤占所有原发性脑肿瘤和其他中枢神经系统肿瘤的 40.9%。在胶质瘤中，大多数是毛细胞型星形细胞瘤（15.3%），其次是高级别胶质瘤（9.3%），第三位为其他低级别胶质瘤（8.5%），以及其他胶质瘤（7.8%）。不同年龄段儿童胶质瘤发病率也存在较大差异，在 <1 岁婴儿、1～4 岁、5～9 岁和 10～14 岁不同年龄段儿童中，胶质瘤发病率分别为 32.0%、50.5%、50.3% 和 43.0%，在 15～19 岁的青少年中胶质瘤发病率为 27.7%，呈现下降趋势。CBTRUS 2012—2016 年数据[8] 显示，不同种族或民族的 PBT 发病率也存在差异，非西班牙裔美国人的发病率高于西班牙裔美国人（6.35/10 万 *vs.* 5.14/10 万），白人比黑人更高（6.29/10 万 *vs.* 4.71/10 万）。在非拉美裔和拉美裔之间，神经上皮组织肿瘤和脑神经 / 脊神经肿瘤的发生率差异最大，而黑人和白人之间，神经上皮组织肿瘤、脑神经肿瘤、脊神经肿瘤、生殖细胞肿瘤和鞍区肿瘤的发生率差异

最大。此外，与男孩相比，女孩的所有原发性脑肿瘤和其他中枢神经系统肿瘤的发生率更高（6.13/10 万 vs. 5.98/10 万）。

许多流行病学研究已经被用来确定儿童恶性脑肿瘤的遗传和环境危险因素。到目前为止，唯一确定的 PBT 危险因素是暴露于电离辐射和一些罕见的遗传综合征。然而，有相对一致的证据表明，出生缺陷、胎儿生长标志、父母年龄较高、母亲饮食中的 N-亚硝基化合物以及接触杀虫剂与出生缺陷呈正相关。与 PBT 易感性相关的遗传变异主要是通过候选基因方法确定的。已鉴定的遗传变异属于四个主要途径，包括异物解毒、炎症、DNA 修复和细胞周期调节。有必要进行大型和多机构研究，以系统地检测不同组织亚型 PBT 的遗传和环境风险因素。这反过来可能使人们更好地了解 PBT 的病因，并最终开发风险预测模型来预防这些具有临床意义的恶性肿瘤[9]。

PBT 患者的存活率也因组织学、肿瘤部位、确诊年龄、种族和民族而异。被诊断为脑部恶性肿瘤和其他中枢神经系统肿瘤的 0～19 岁儿童的 10 年生存率估计为 72%，其中 pHGG 和毛细胞型星形细胞瘤的生存率分别为最低（17%）和最高（96%）。在美国，96% 患有非恶性肿瘤的 0～19 岁儿童在确诊后 10 年内存活。总体而言，与任何其他部位的肿瘤相比，位于脑干的肿瘤的存活率最低，而脑神经的肿瘤的存活率最高。此外，年龄较大的儿童的存活率更高，因为年龄较小的儿童不能像年龄较大的儿童那样得到密集治疗[9-11]。

三、病理学

根据新版肿瘤分类，局限性胶质瘤（CG）分类包括毛细胞型星形细胞瘤（PA）、有毛细胞样特征的高级别星形细胞瘤（HGAP）、多形性黄色瘤型星形细胞瘤（PXA）、室管膜下巨细胞型星形细胞瘤（SEGA）、脊索样胶质瘤，以及星形母细胞瘤 -MN1 变异型 6 个亚型[3]，各亚型组织病理特点详见本书相关章节。以毛细胞型和弥漫性星形细胞瘤为代表的 pLGG 大多存在特征性基因改变，多涉及 BRAF 激活和 ERK/MAPK 信号通路，包括：BRAF 基因融合突变或 V600E 点突变、FGFR1 点突变、NF1 突变、CDKN2A 以及 NTRK2 突变等。而成人胶质瘤常出现的分子病理改变（如 IDH、1p19q 缺失，TP53、TERT 表达异常等）鲜见于 pLGG。pLGG 还有一个不同于成人的显著临床特点，即很少向高级别胶质瘤转化，成人低级别胶质瘤常表现出频繁的 TP53 突变并发生恶性变。

新版肿瘤分类新增两种新类型以区分儿童类型胶质瘤与其他弥漫性胶质瘤，分别为儿童型弥漫性低级别胶质瘤和儿童型弥漫性高级别胶质瘤。前者包括 4 种类型，分别为：弥漫性星形细胞瘤，MYB 或 MYBL1 变异型；血管中心型胶质瘤；青年人多形性低级别神经上皮肿瘤；弥漫性低级别胶质瘤，MAPK 通路变异型。这些肿瘤的精确分类需要分子特征，并以分级诊断形式综合组织病理学和分子信息。后者也包括 4 种类型：弥漫性中线胶质瘤，H3 K27 变异型；弥漫性半球胶质瘤，H3 G34 突变型；弥漫性儿童型高级别胶质瘤，H3 野生型和 IDH 野生型；婴儿型半球胶质瘤。弥漫性中线胶质瘤（DMG），H3 K27 突变曾被列入 2016 版分类，其名称在新版分类中已被更改，以反映这样一个事实，即除了先前发现的 H3 K27 突变外，其他变化（例如，EZHIP 蛋白过度表达）也可以定义这一实体，其余 3 个为新识别的类型。弥漫性儿童型高级别胶质瘤，H3 野生型和 IDH 野生型都是 H3 和 IDH 基因家族的野生型，和许多其他中枢神经系统肿瘤类型一样，需要分子特征以及整合组织病理学和分子数据来诊断[12]，各亚型组织病理特点详见本书前面章节阐述。

四、临床表现

儿童脑胶质瘤最常见的临床表现为颅内压增高、癫痫发作和神经功能损伤三方面症状，上述症状受患者年龄、病变部位和肿瘤生长速度的影响，呈现较大差异。许多早期症状是非特异性的，从症状出现到最终诊断之间的"滞后时间"比大多数其他部位儿童肿瘤要长。滞后时间对预后的影响尚不清楚，因为这两个因素都受到肿瘤生长特性的影响。一般来说，良性肿瘤，如小脑和大脑半球低级别星形细胞瘤，与更具侵袭性的病变，（如 DIPG、幕上高级别胶质瘤）相比，往往在确诊前表现出更长的症状持续时间。

3 岁以下婴幼儿通常表现为非局灶性症状和体征，如发育里程碑丧失、生长发育落后、易激惹和巨头畸形，2 岁以下患儿因颅缝未完全闭合颅内压增高表现往往不典型。相对而言，3 岁以上的儿童会出现更多的局灶性症状和体征，但许多儿童也只有颅内压升高的症状，如头痛、晨吐、视盘水肿和共济失调等，特别是发生于颅后窝的肿瘤。大脑半球胶质瘤通常表现为癫痫发作和偏侧神经功能障碍，位于功能区的胶质瘤可引起一侧肢体偏瘫、偏侧感觉缺陷或视野缺陷。少数患儿可无明显临床表现因其他原因进行脑扫描检查时偶然发现，如头部损伤。如果存在症状，低级别胶质瘤通常比高级别（恶性）胶质瘤更隐蔽地进展，患有低级别胶质瘤的儿童可能会出现数年以上的癫痫史。

儿童胶质瘤可因生长部位不同，引起多种神经功能损伤症状。如生长在下丘脑 - 视觉通路部位的视路胶质瘤（optic pathway glioma，OPG）可引起视力下降、视野缺损、激素及电解质代谢紊乱、体重变化等间脑综合征表现，这类患儿可能有头大、间歇性嗜睡和视觉障碍等症状，如出现眼视觉困难或行为异常、斜颈、尿崩症、生长发育落后、脊柱侧凸和长期背痛、头痛持续时间长等需要警惕发生低级别胶质瘤可能，如肿瘤生长阻塞室间孔导致脑脊液循环障碍可引起的头痛、呕吐等颅内高压表现；松果体区的病变通常表现为眼球运动异常（如帕里诺综合征）或颅内压升高；小脑蚓部和小脑肿瘤常因第四脑室阻塞而导致颅内压增高表现，病变侵犯小脑则可表现出走路不稳、眼球震颤、共济失调和肌力减退等出现慢性小脑扁桃体下疝压迫颈神经而引起颈部疼痛、颈项僵直及固定头位；位于脑干的胶质瘤可引起呃逆、注视麻痹、面部感觉障碍、听力减退等脑神经损害症状，DIPG 通常会导致快速进展的脑神经病变，特别是涉及面部和眼外运动及吞咽功能障碍，以及诸如偏瘫等长束体征。

此外，与大多数成人胶质瘤不同的是，pLGG 中有相当一部分病例发生与遗传性疾病存在相关性。例如，室管膜下巨细胞型星形细胞瘤与 *TSC1* 或 *TSC2* 的胚系突变密切相关，并发生在多达 20% 的结节性硬化症患者中[13]。*TSC1* 或 *TSC2* 突变会引起哺乳动物雷帕霉素靶蛋白（mammalian target of rapamycin，mTOR）途径靶点的通路改变，导致增殖增加。室管膜下巨细胞型星形细胞瘤通过抑制 mTOR 通路对靶向治疗非常敏感[14]。其次，神经纤维瘤病 I 型（neurofibromatosis type 1，NF1）患儿在出生后的第一个 10 年内可发展为毛细胞型星形细胞瘤，通常发生在视路。Noonan 综合征（一种 RAS-MAPK 信号

通路疾病）和毛细胞型星形细胞瘤之间也有联系，这种综合征通常是 *PTPN11* 种系突变的结果，最近发现 *PTPN11* 与 *FGFR1* 一起在 PAs 的一个子集中发生体细胞突变，现在被视为典型的单通路疾病。

五、影像学[15]

影像学检查在儿童胶质瘤的诊断、定性、治疗计划和疾病监测中发挥着核心作用。头颅 CT 和（或）头颅 MRI（平扫、增强）是目前最主要的检查方法。这两种成像方法可以相对清晰精确地显示脑解剖结构特征和肿瘤病变形态学特征，如部位、大小、周边水肿状态、病变区域内组织均匀性、占位效应、血 - 脑脊液屏障破坏程度及病变造成的其他合并征象等。观察：①病灶的生长部位；②病灶是否为实性、囊性或囊实性；③病灶是单发或多发；④病灶是否存在钙化、出血及血供情况；⑤是否合并其他疾病或畸形。MRI 更是神经成像的支柱，通过提供肿瘤的解剖细节以及细胞、血管和功能信息等影像特征，结合病变发生部位、人口学特征和临床表现，可以获得更准确的临床诊断。

（一）不同类型儿童胶质瘤 MRI 影像特征[16]

1. 局限性胶质瘤 毛细胞型星形细胞瘤是最常见的局限性胶质瘤，肿瘤的发生与 MAPK 通路的改变有关，通常为 *BRAF* 融合或 *BRAF* V600E 点突变，也可与神经纤维瘤病 I 型相关[17]。

（1）毛细胞型星形细胞瘤：最常见于颅后窝，是典型的小脑半球的轴内病变，典型的 MRI 影像表现为边界清楚的囊性病变，伴有实性壁性结节（图 25-1），部分患者表现为不均匀实性、多囊性和偶尔出血性肿块（图 25-2）。囊性成分在 T_2 上表现为高信号，近液体信号，弥散系数增加，但由于含有蛋白质成分，在 T_2 FLAIR 成像上信号不均匀。实性成分常常表现出显著的强化，并且常有囊壁强化。在 MRI 灌注图像中，实体部分中的相对脑血容量呈现增多，在 MRS 上，胆碱可能显著升高，尽管肿瘤为低级别特征[18]，高脂 / 乳酸峰在颅后窝囊实性毛细胞型星形细胞瘤中很常见。

（2）幕上毛细胞型星形细胞瘤：总体上比颅后窝少见，最常累及视路 - 下丘脑轴。在 MRI 上，这些肿瘤表现为膨胀性 T_2 高信号肿块，典型的病变部

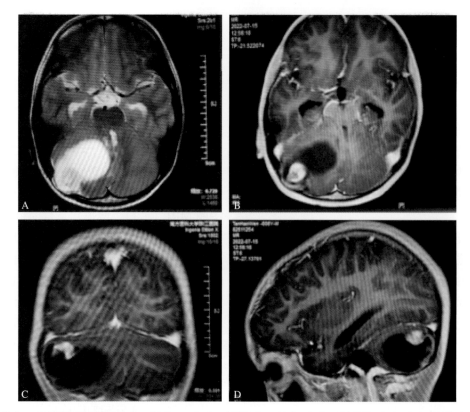

图 25-1 6 岁男性患儿，毛细胞型星形细胞瘤。轴位 T_2（A）、增强后 T_1 轴位（B）、冠状位（C）和矢状位（D）图像显示右侧小脑半球特征性大的囊性病变，伴有实性结节，结节强化明显

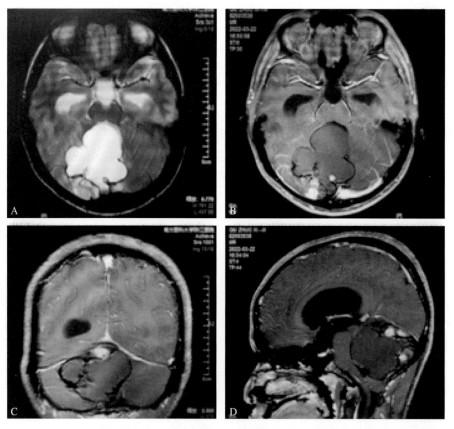

图 25-2 6 岁男性患儿，毛细胞型星形细胞瘤。轴位 T_2 像（A）显示小脑蚓部不规则囊实性肿瘤，囊液陈旧性出血改变；增强后 T_1 轴位（B）、冠状位（C）和矢状位（D）图像显示囊肿壁无强化，囊内结节明显强化

位为视神经、视交叉、视束、外侧膝状体、下丘脑和第三脑室等部位，T_1WI 呈低信号，T_2WI 呈高信号，均明显强化。病变多呈多叶状（图 25-3），偶可见囊变。MRI 弥散加权成像可以鉴别 OPG 与下丘脑错构瘤、髓鞘空泡化，尤其是合并 NF1 的患儿。治疗决定通常基于肿瘤大小的变化（可在 T_2 加权像上进行评估）和眼科检查，而肿瘤增强的孤立变化被认为不那么重要。

2. 儿童型弥漫性低级别胶质瘤 儿童型弥漫性低级别胶质瘤较少见，弥漫性星形细胞瘤是典型的亚型，最常见于额叶或顶叶，MRI 表现为均匀的 T_2 高信号，T_1 低信号，边界不清[19]。这些肿瘤一般缺乏扩散限制和增强扫描（图 25-4）。虽然在成人中，弥漫性星形细胞瘤通常进展为高级别胶质瘤，但这种转化在儿童中被认为是罕见的[20]。其他弥漫性低级别胶质瘤包括血管中心型胶质瘤、青年人多形性低级别神经上皮肿瘤，以及弥漫性低级别胶质瘤，MAPK 通路变异型。

3. 儿童型弥漫性高级别胶质瘤

（1）儿童型弥漫性中线胶质瘤，H3 K27 变异型：是一种特殊的肿瘤实体，累及脑桥、丘脑和脊髓等中线部位，预后不良。这一组包括近 80% 的脑桥高级别胶质瘤，传统上被称为弥漫内生型脑桥胶质瘤（DIPG）。脑桥弥漫性中线胶质瘤好发于脑桥腹侧或基底部，表现为扩张性和浸润性 T_2 高信号，边界不清，常包裹基底动脉而无血管狭窄（图 25-5）。这些病变中的大多数在诊断时是无强化的，1/3 的病例可见片状或环状强化，在放射治疗后强化和坏死更为常见[21]。多达 90% 的病例可见肿瘤的桥外延伸，包括中脑、丘脑、内囊、髓质、小脑中脚和小脑。向小脑脚外侧伸展与较差的预后有关（图 25-6），但预后与向中脑或延髓的颅尾伸展无关[22]。MRS 可能是可变的，但通常显示胆碱相对于 N- 乙酰天冬氨酸（NAA）代谢物升高。幕上弥漫性中线胶质瘤，H3 K27 变异型肿瘤通常集中在丘脑，通常是双侧但不对称受累。影像特征与脑桥中线胶质瘤相似，在 T_2 加权像上呈高信号，边界不清，边缘浸润性，周围很少或没有水肿。弥散受限、出血和强化在诊断时较少见，尽管可能出现与坏死区相关的斑片状或环状强化。

（2）非中线弥漫性高级别胶质瘤：儿童幕上非中线高级别胶质瘤，包括 H3 G34 突变型和 H3 野生型，最常见于青少年[20]。在影像上，这些肿块通常表现为大的半球和（或）深灰色肿块，具有不同程度的囊性、出血和钙化。在 T_2 加权像上，固体成分呈等至轻度高信号，周围有血管源性水肿、肿块效应，常有脑积水。注入对比剂后增强也很常见（图 25-7），尽管在肿瘤内的程度有所不同。半球高级别胶质瘤与幕上胚胎性肿瘤和室管膜瘤具有相同的影像特征，这些实体之间的放射学区别可能是不明显的，尽管高级别胶质瘤通常比胚胎性肿瘤更常见于年龄较大的儿童。

（二）先进的 MRI 成像技术

可提供显微结构、血流动力学和代谢信息。MRI 灌注技术提供了肿瘤血管和血流动力学的评估。根据方法的不同，MRI 灌注可以产生血流动力学参数，如相对脑血流量（RCBF）、相对脑血容量（RCBV）、达峰时间（TTP）、平均通过时间（MTT）和血管通透性或传输系数（K-Trans）。这些可以为肿瘤分级、治疗反应提供有价值的见解，并有助于区分肿瘤和辐射损伤[11]。头颅磁共振波谱成像（MRS）提供对组织生化成分的分析，可用于肿瘤的鉴别诊断和分级。质子磁共振波谱是最广泛使用的技术，可以单像素或化学位移成像（多体素）的形式进行。高级别胶质瘤的典型特征是胆碱峰升高，NAA 峰降低，脂/乳酸峰可变；头颅弥散张量成像（difffusion tensor imaging，DTI）可以评估水扩散的大小和方向，并可以进行后处理以生成白质束，分析颅内病灶与传导束之间的联系；DTI 可以叠加在解剖图像上，提供有关肿瘤与主要白质束关系的有价值的信息，并帮助指导手术入路[23]。

（三）其他

应用神经外科导航系统将患儿术前的影像学资料与患儿颅内病灶的实际位置通过高性能计算机紧密地连接起来，准确显示出患儿颅内病灶的三维空间位置及其邻近重要神经血管结构；数字减影血管造影明确颅内病灶的供血动脉、引流静脉和周边血管的情况；临床诊断怀疑脑胶质瘤拟行活检时，可用正电子发射断层扫描（positron emission tomo graphy，PET）/CT 确定病变代谢活性最高的区域。

（四）术后影像

术后影像对于评估手术切除的范围、确定术后立

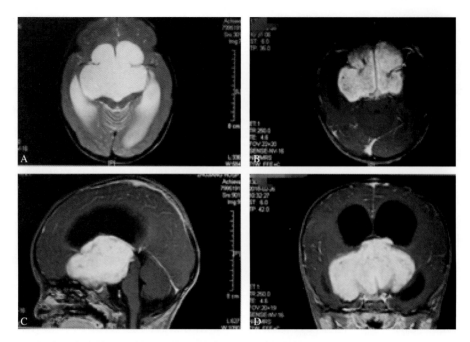

图 25-3 1岁9个月男性患儿，毛细胞型星形细胞瘤，WHO 1级。视交叉和下丘脑中心病变，T_2WI（A）呈高信号改变，病变呈多叶状。轴位（B）、矢状位（C）及冠状位（D）T_1像增强后呈显著均匀强化

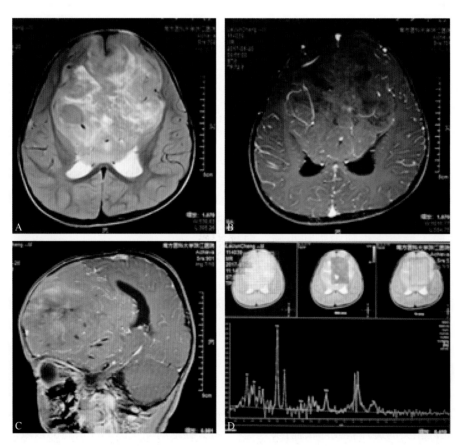

图 25-4 3岁男性患儿，弥漫性星形细胞瘤，WHO 2级。轴位 T_2 像（A）显示双侧额叶巨大占位，不均匀高信号病变，轴位（B）及矢状位（C）增强后 T_1 像轻度不均匀强化，MRS 像（D）提示肿瘤波谱改变

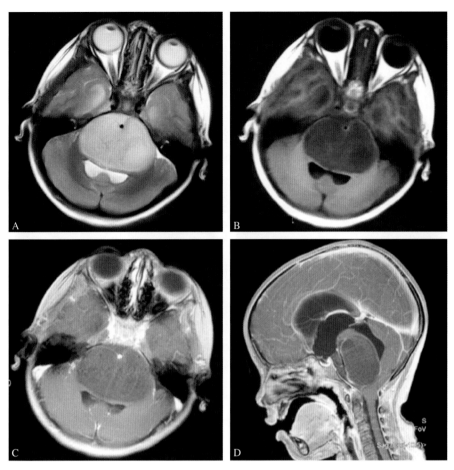

图 25-5　5 岁男性患儿，弥漫性中线胶质瘤，H3 K27 变异型，WHO 4 级。轴位 T_2 像（A）显示脑桥膨胀性高信号病变、轴位 T_1 像（B）显示低信号病变。轴位（C）及矢状位（D）增强后 T_1 像无明显强化

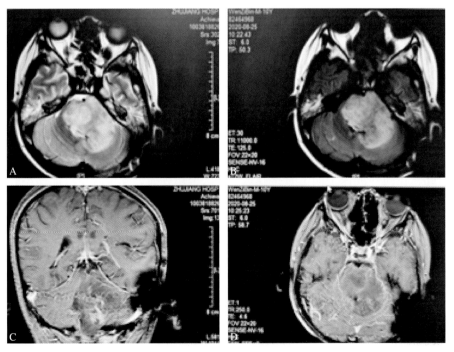

图 25-6　9 岁男性患儿，弥漫性中线胶质瘤，H3 K27 变异型。轴位 T_2（A）及 FLAIR（B）像显示脑桥及左侧桥臂不均匀高信号病变，向小脑脚外侧伸展。冠状位增强后 T_1 像（C）和轴位增强后 T_1 像（D）轻度不均匀强化。该患者显示较差治疗预后，半年内死亡

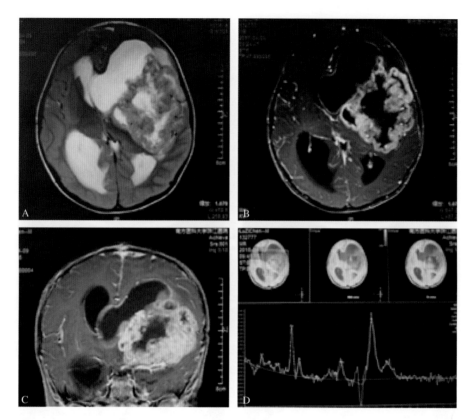

图 25-7 1 岁 6 个月男性患儿，儿童高级别胶质瘤，WHO 4 级。轴位 T_2 像（A）、轴位增强后 T_1 像（B）、冠状位增强后 T_1 像（C）和 MRS（D）显示左侧岛叶基底节区巨大囊实性肿瘤，大范围中央坏死 / 囊变，实性部分 T_2 像等信号，增强后显著强化，MRS 提示肿瘤波谱改变

即出现的任何并发症以及作为评估放疗和化疗反应的基线是必不可少的。在专门的中心，术中 MRI 也可以用于指导手术治疗，最近的进步允许使用高场强系统、诊断质量的图像以及与手术导航系统集成的能力，使其成为神经外科医生的重要工具。术后 MRI 应该在手术后 72 h 内进行，最好是在最初的 24 h 内进行，因为在延迟成像上区分残留肿瘤和反应性增强是具有挑战性的。在术后期间，沿切除边缘的出血可能显示 T_1 缩短，因此，在同一成像平面上直接比较增强前后的图像对于区分出血和真正的增强很重要。弥散加权成像是一种非常有用的技术，对术后和长期监视成像都有帮助。术后即刻，肿瘤边缘弥散受限可能与术后改变有关，应仔细将这些区域与随访影像上的增强相关联，以区分手术后增强与肿瘤。弥散加权成像也有助于评估高级别肿瘤的残留或复发疾病[23]。

六、治疗 [15]

（一）手术治疗

1．基本原则 最大范围安全切除肿瘤是目前儿童高级别和低级别胶质瘤治疗的首要推荐方法。对于边界清楚的肿瘤，如位于小脑和大脑皮质周边的肿瘤，推荐沿肿瘤周边整块全切或近全切除肿瘤，如无法全切肿瘤，术中应尽可能缩小肿瘤体积，对提高肿瘤术后放疗和（或）化疗的疗效很重要[24-25]。对于 DIPG 的治疗，尽管现在对脑干结构的解剖认识不断加深，以及神经导航和术中监测技术不断进步，但手术切除该类肿瘤仍存在高风险，且由于肿瘤的弥漫、浸润性生长导致无法完全切除，因此手术切除肿瘤不做常规推荐。手术目的包括：明确病理性质和分子诊断；解除肿瘤占位效应或打通脑脊液循环通路以解除脑积水，缓解颅内高压症状；解除或缓解因胶质瘤引发的症状；缩小肿瘤体积，减少肿瘤负荷，为后续放疗、化疗及其他辅助治疗提供保证[15]。

2．手术的适应证和禁忌证

（1）适应证：影像学检查提示颅内占位，存在明显的颅内高压征象，存在由肿瘤占位引起的神经功能障碍，有明确癫痫发作史，患儿及其家属自愿接受手术。

（2）禁忌证：严重心、肺、肝、肾功能障碍，一般状况差不能耐受手术者；其他不适合接受神经外科开颅手术者。

（3）当存在以下情况之一时，可选择病理活检术：①肿瘤位于优势半球功能区域；②肿瘤广泛浸润性生长或侵及双侧半球；③肿瘤位于视神经、视交叉、下丘脑、功能区皮质、白质深部或脑干等部位，且无法满意切除。DIPG 推荐肿瘤组织活检手术，明确病理诊断并依据分子病理指导后续治疗；④难以明确是否为肿瘤，需要鉴别病变性质。活检方式可以为立体定向或导航下活检或开颅显微镜下活检。

3．术前脑积水的处理原则　如果患儿入院时已合并严重的脑积水症状，如频繁的头痛、呕吐，甚至昏迷等脑疝症状，头颅 CT 或 MRI 提示严重的梗阻性脑积水，应在肿瘤切除术前处理脑积水。手术方式包括脑室穿刺外引流术、脑室-腹腔分流术（V-P 分流术）、Ommaya 囊置入手术及脑室镜下第三脑室底造口术。制订手术计划时应考虑患儿终身带管的风险，如术前考虑偏向于低级别肿瘤，应慎重选择脑室-腹腔分流术。

4．术前准备和手术计划的制订

（1）术前准备：若术前出现明显的颅内高压症状，应及时给予脱水药物缓解颅内高压，甘露醇剂量通常为静脉注射 0.5 ～ 2.0 g/kg，需在 15 min 内迅速滴完。儿童患者体重小，血容量低，术前应充分预估术中出血量，提前配血。应鼓励家长指导患儿练习病床上排尿便，减少术后尿潴留和便秘发生率。

（2）手术计划的制订：术前应完善头颅 CT、增强 MRI 等检查，有条件者推荐完善术前导航定位和 DTI 检查，设计手术入路、判断胶质瘤与相关神经纤维的解剖关系。囊性肿瘤应判断囊壁与肿瘤的关系，个性化制订手术方案。

5．手术切除程度的判定　强烈推荐脑胶质瘤术后 48 h 内复查 MRI，pHGG 以 MRI 增强、pLGG 以 T_2 加权液体衰减反转恢复序列的容积定量分析为标准，并以此影像作为判断后续治疗效果或肿瘤进展的基线。以此将切除程度按切除肿瘤体积分为 4 个等级：全切除、次全切除、部分切除、活检，目前具体标准尚不统一。如难以完成 MRI 检查，也应尽量在 24 h 内复查头颅 CT，初步判断肿瘤的切除程度。

6．术后处理和并发症的防治

（1）术后处理：术后应尽量转入儿童神经重症监护病房进行监护；根据颅内压情况酌情选择使用脱水剂降低颅内压治疗；若术后发热，可适当应用非甾体抗炎药对症治疗，高度怀疑颅内感染时应及时行腰穿采集脑脊液检测，预防性使用抗生素；术后应常规监测电解质，及时纠正电解质紊乱，对大脑半球脑胶质瘤患儿，术后应常规预防性使用抗癫痫药物。

（2）手术并发症：①术后血肿，术后血肿是术后短期内最危险的并发症之一。其发生原因包括止血不仔细导致的术区出血和因颅内压迅速下降导致的远端出血，后者多以硬膜外出血为主。术后 6 ～ 8 h 内，应及时复查头颅 CT，若出现血肿应及时处理。②颅内感染，表现为术后高热、头痛、脑脊液白细胞明显升高、糖减少、蛋白升高，外周血白细胞升高及核左移。治疗上需尽快应用透过血脑屏障的敏感抗生素，可考虑行腰穿释放炎性脑脊液，或联合鞘内注药，必要时行腰大池外引流术。③术后脑积水和硬膜下积液，视情况行外引流或分流手术。

（二）放射治疗

1．基本原则　放射治疗（radiotherapy，RT）（简称放疗）被推荐作为无法行手术切除的儿童胶质瘤（如 DIPG）的首选治疗，或作为术后残留肿瘤的辅助治疗。进行放疗前需要放射肿瘤学专家对患者进行完整的评估，包括病史和体检，特别是神经系统的症状和体征，并结合外科手术、病理报告和影像学诊断等内容，以确定辐射技术和剂量的选择，其中病理诊断的明确至关重要，一般情况下，至少需要通过活检以最小的创伤获得组织病理的诊断，从而减少误诊风险。近年来放疗作为儿童胶质瘤的重要治疗选择，取得了巨大的进步。例如三维适形方案可使得暴露在辐射中的正常脑组织体积减少 30% ～ 40%，使用硬性头部固定和立体定向放射治疗方法，包括立体定向放疗（伽马刀）、分次立体定向放疗、分次适形放疗和调强放疗，也可以向不同大小、分级和形状的脑肿瘤提供均匀聚焦的放射分次治疗，这些方法理论上可以降低远期并发症发生率并减少与辐射相关的后遗症[26]。

2．不同分类儿童胶质瘤放疗方法

（1）pHGG 的放疗：pHGG 生存时间与放疗开始时间密切相关，术后早期放疗能有效延长 pHGG 患儿的生存期，强烈推荐术后尽早（术后 2～6 周）开始放疗。推荐采用三维适形放疗或适形调强放疗，推荐放疗总剂量为 54～60 Gy，1.8～2.0 Gy/次，分割 30～33 次，1 次 / 日，肿瘤体积较大和（或）位于重要功能区（如脑干），可适当降低照射总剂量。尽管三维适形放疗或适形调强放疗可以提高靶区适形度，减少正常组织受量，最大限度地缩小照射体积，能够给予靶区更高的放疗剂量，但提高剂量后的疗效尚未得到证实。

（2）pLGG 的放疗：既往认为肿瘤切除术后应尽早放疗，但近期研究表明，较早的放疗对患儿的总生存率无明显影响，而接受放疗年龄越小，对患儿认知、生长发育及生育功能的影响越大。有研究表明，与未接受放疗的患儿相比，接受放疗后的患儿注意力、执行能力和获取信息的能力明显变差。因此目前对于 pLGG，放疗主要是应用于不能手术切除（或不能二次手术切除）肿瘤及化疗后肿瘤快速进展的患儿。推荐 pLGG 放疗的总剂量为 45～54 Gy，但这个剂量是否适合 IDH 野生型低级别胶质瘤患儿还未知，推荐分次剂量 1.8～2.0 Gy，分次剂量超过 2Gy 会增加远期认知障碍的发生风险。

（3）OPG 的放疗：OPG 对放疗较敏感，一般剂量为 45～55 Gy，每日剂量为 1.8 Gy。但儿童放疗不良反应大，可引起神经发育迟缓、垂体功能受损及迟发的血管效应等。故目前一般原则为尽量延缓放疗的应用，并尽量应用精确的放疗技术，如立体定向多分割放疗、质子治疗等。但对于肿瘤进展或视力恶化的 OPG 患儿来说，放疗是最有效的治疗方式，年龄较大的 OPG 患儿，疗效和预后优于幼儿。

3．放疗并发症　在治疗的早期主要为急性（放疗后 6 周以内）和亚急性损伤（放疗后 6 周至 6 个月），射线影响血管的通透性导致肿瘤周围水肿，从而导致头疼、恶心呕吐等颅内高压症状，因此在放疗期间可以酌情应用激素治疗来减轻辐射引起的水肿。此外，个别患者也会出现疲劳、脱发、辐射性皮炎等症状。这些症状通常在放疗后的 4～6 周内消退。在放疗结束后 3～4 个月，部分少突胶质细胞可出现短暂的脱髓鞘改变，表现为类似肿瘤复发的"假性进展"，需与肿瘤真性复发进行鉴别，可予以少量的类

固醇药物，通过代谢影像检查（PET、磁共振灌注与波谱成像）对治疗效果进行评价。儿童脑部放疗的远期（放疗后 6 个月以上）并发症包括中枢神经系统实质坏死、弥漫性脑白质病和严重的长期神经认知和神经内分泌后遗症，接受放疗的儿童患者还存在继发性恶性肿瘤的风险。儿童对放疗的耐受性更差，特别是高剂量的放疗对患儿的生长发育可造成严重影响。24 Gy 以上照射可使智商下降，3 岁以下患儿放疗后的智能损伤会影响其未来生存质量，因而限制了其在 3 岁以下儿童患者中的使用。

丘脑下部 - 垂体放疗总剂量 25～50 Gy，即可发生发育障碍、乳汁异常分泌等垂体功能异常，一般在放疗后 2～9 年发病。生长发育期儿童椎体照射量达 20 Gy 以上时，可出现明显的椎体发育障碍，由此造成受照射椎体的形状、大小异常。如患儿接受全脊柱照射，日后即可出现上身短、下身长的体型及由此而发生的胸廓畸形。同理如行一侧脊柱照射，可造成脊柱侧弯畸形，尤其放疗颈部时，更易造成歪颈。在行脊柱照射及胸腹部肿瘤放疗包括脊柱时，脊髓通常不同程度地受到照射，如超剂量照射可能出现一过性放射性脊髓病，其典型临床表现为低头时向足跟部放射的麻木感。因此，儿童放疗时注意限制总剂量，增加分割次数，尽量不合并化疗或尽量限制化疗药物的剂量，尽可能减少放疗的损伤。

近年来，质子疗法越来越多用于儿童脑瘤的放疗，包括 pLGG 及新诊断的 DIPG 治疗[27-28]，显示出与传统的光子疗法同等的疗效和减少副作用发生的潜力。质子束的特性使得肿瘤周围的正常组织受到的剂量更少。使用这项技术的试验在局部控制、无进展生存和避免智商下降或整体适应技能方面显示出好坏参半的结果。

（三）化学治疗

1．基本原则　目前国内没有儿童脑胶质瘤的化疗推荐方案，2021 年，国家卫生健康委员会发布的《儿童脑胶质瘤诊疗规范》提到将美国儿童肿瘤学组危险度分级的化疗方案作为参考方案，推荐各级医院根据实际情况应用[15]。

通常来说，肿瘤切除程度影响化疗效果。推荐化疗应在最大范围安全切除肿瘤的前提下进行。高级别胶质瘤术后患儿在保证安全的前提下，可尽早开始化疗，如采用最大耐受剂量的化疗和合理的化疗疗程，

应注意药物毒性。根据组织病理和分子病理结果，选择合适的化疗方案。某些抗肿瘤药物和抗癫痫药物会产生相互影响，同时使用时应酌情选择或调整化疗药物或抗癫痫药物。另外，根据分子病理学检查结果，可推荐患儿积极参与有效可行的药物临床试验。

2．不同分类儿童胶质瘤化疗方法

（1）pLGG 化疗：目前 pLGG 的化疗尚无标准化方案，pLGG 的常规化疗常用的几种方法包括卡铂和长春新碱、TPCV（硫鸟嘌呤、丙卡巴肼、洛莫司汀和长春新碱）和每周长春碱单一疗法[29]。所有这些方法均已被临床证实耐受性良好，可让 50% 以上患儿的肿瘤进展达到稳定。尽管如此，对于 pLGG 的化疗还存在一定争议，主要包括化疗的时机、化疗方案的选择、化疗与放疗次序的安排等。考虑患儿的年龄因素和放疗的长期不良反应，可首先推荐术后化疗，化疗后促使肿瘤缩小，是儿童 OPG 延迟或避免放疗的一种选择。另外，化疗可缩小患儿下丘脑胶质瘤并减轻间脑综合征，对治疗有反应的患儿体重增加。因此，尤其对于 < 3 岁的儿童，化疗几乎成为 OPG 患儿的一线治疗方案。

针对 pLGG 化疗，目前具体有以下方案：①单用卡铂方案，依据美国霍普金斯儿童中心低级别胶质瘤方案，给予卡铂 560 mg/m²，总治疗时间为 1 年。②长春新碱 + 卡铂（VC 方案），长春新碱 1.5 mg/m²，卡铂 560 mg/m²。依据美国儿童肿瘤学组低级别胶质瘤（COG-A9952）治疗，总疗程建议 1 年；依据欧洲国际儿童肿瘤学会推荐的方案，总疗程建议 18 个月。③化疗中注意事项：A．每一个疗程化疗前进行血常规和血生化检查，卡铂前后进行听力检查。每疗程要求中性粒细胞 > 1 × 10⁹/L，血小板 > 100 × 10⁹/L。不够上述标准，可延迟 1 周。B．体重 > 10 kg 用体表面积计算，≤ 10 kg 用体重计算。婴儿体重 < 5 kg，给予 50% 总量。

（2）pHGG 化疗：pHGG 的化疗目前也没有标准方案。pHGG 的标准治疗包括手术后放疗，尽管各种化疗药物的组合已被测试，但成人研究已导致多数儿童神经肿瘤科医师将常规放疗结合替莫唑胺的 Stupp 方案作为标准治疗方案[30]，其疗效尚不清楚。目前可以尝试的化疗方案还包括：①替莫唑胺 + 洛莫司汀方案：在放疗期间，替莫唑胺 90 mg/m²，口服，共 42 天。放疗结束 4 周后开始维持治疗，洛莫司汀 90 mg/m²，第 1 天，替莫唑胺 160 mg/（m²·d）× 5

天，每 42 天 1 个疗程，共 6 个疗程。② PEV 联合经皮无水乙醇注射（percutaneous ethanol injection，PEI）方案：放疗同步化疗，PEV 方案，顺铂 20 mg/m²，第 1 ~ 5 天，依托泊苷 100 mg/m²，第 1 ~ 3 天，长春新碱 1.5 mg/m²，第 5 天。放疗最后 1 周行 PEI：顺铂、依托泊苷（同上），异环磷酰胺 1.5 g/m²，第 1 ~ 5 天。治疗第 10 周起，PEI 维持 6 个疗程，间隔 4 周。③ PCV 方案：丙卡巴肼（PCB）60 mg/（m²·d），第 8 ~ 21 天，洛莫司汀（CCNU）110 mg/（m²·d），第 1 天，长春新碱（VCR）1.5 mg/m²，第 8、29 天，8 周为 1 个疗程。

3．化疗并发症及预防　目前针对儿童胶质瘤治疗的各种新化疗药物，以及新的药物输送方法正在开发，如基于输送的纳米系统有效输送治疗性多肽，使得儿童胶质瘤化疗的前景令人兴奋，但仍有许多缺陷需要解决，血脑屏障的存在阻止化合物到达中枢神经系统，是治疗脑肿瘤巨大困难的关键原因。此外，另一个缺陷是常规甚至靶向抗肿瘤药物的毒性作用，应特别注意这些药物在儿童中的使用[31]。建议：①化疗期间和化疗后 2 个月内口服复方新诺明（复方磺胺甲噁唑）以预防肺孢子菌肺炎，剂量为 25 mg/kg，分 2 次口服，每周 3 天。②预防败血症、肺炎或其他严重感染，有感染出现后（4 级），可减少骨髓抑制明显的药物 20%。③延迟化疗超过 2 周的患儿，或伴有中性粒细胞减少症，或血小板计数低于 20 × 10⁹/L 的患儿，下一次卡铂剂量减少 50%。出现长春新碱相关神经毒性的患儿，应中止用药直至症状改善，且下一次长春新碱剂量减少 50%。④肾毒性需要复查肾小球滤过率，可考虑卡铂减量。

（四）靶向治疗

随着对儿童胶质瘤分子背景认识的不断深入，pLGG RAS/MAPK 通路相关基因改变的发现导致了靶向治疗的尝试，靶向 RAS/MAPK 通路的药物治疗副作用更少，有望取代副作用较大的化疗和放疗[32]。pHGG 基因改变主要存在于与 EMT 相关的信号通路[33]，包括 TGF-β 信号通路、WNT 信号通路、PI3K/AKT 信号通路、RAS/MAPK 信号通路、JAK/STAT 信号通路，pHGG 和 DIPG 的不同亚组也可根据基因突变的模式和表观遗传学特征进行区分，这些生物学改变和临床特征有关，靶向治疗为手术难治性或无法放疗的 pHGG 患者提供了更多治疗选择。表 25-2 为儿童胶质瘤常见突变及潜在治疗靶点汇总。

正如前面提到的，导致 MAPK 通路结构性激活的遗传事件经常发生在 pLGG 中，这使得它成为一个非常有希望的治疗靶点。针对 MAPK 途径的不同组成部分正在探索靶向治疗；维莫非尼和达拉非尼都是 BRAF 抑制剂，目前正在 *BRAF* V600E 突变患者中进行研究。BRAF 抑制剂达拉非尼也可与 MEK 联合使用。尽管靶向治疗非常有希望，但干扰 pLGG 靶向治疗中的酪氨酸激酶活性可能会产生意想不到的效果。这方面的一个例子是索拉非尼的 II 期试验，这是一种针对 BRAF、VEGFR、PDGFR 和 c-kit 的多激酶抑制剂。靶向治疗，如 BRAF 和 MEK 抑制，应仅在临床试验的背景下考虑，然而，作为未来的一线治疗，确实显示出巨大的前景。

了解新的靶向治疗的晚期效应同样重要，因为大多数儿童将在疾病中幸存下来。一旦停止靶向治疗，许多 pLGG 将复发，这引发了如何实现持久缓解以及延长治疗如何影响发育中儿童的问题。最后，虽然许多肿瘤可能对 MEK 抑制有反应，但随着新的肿瘤驱动因素的确定，可能需要在 MAPK 途径之外进行新的治疗或联合治疗。大多数 MEK 抑制剂似乎都有共同的不良反应，包括斑丘疹或痤疮样皮疹、甲沟炎和腹泻。MEK 抑制剂也与心功能障碍和眼部毒性有关，尽管这些主要是在成年人中观察到的。

（五）免疫治疗

免疫治疗药物主要包括免疫检查点抑制剂、嵌合抗原受体 T 细胞（chimeric antigen receptor T cell，CAR-T）和肿瘤疫苗等[34]。免疫检查点抑制剂引领了多个肿瘤在治疗领域的变革。目前，针对如何实现精准免疫治疗，研究者们进行了诸多尝试，探寻生物标志物，以筛选能从免疫治疗中获益的人群或对免

表 25-2　儿童胶质瘤常见突变及潜在治疗靶点汇总

肿瘤类型	信号通路	特异性基因变异	靶向治疗
低级别胶质瘤	RAS/MAPK	*BRAF V600E*	达拉非尼 / 曲美替尼
		BRAF-KIAA1549 融合	司美替尼 / 曲美替尼
	PI3K/mTOR	*FGFR1*	AZD4547/ 司美替尼 / 曲美替尼
NF1 型低级别胶质瘤	RAS-GTPase 失活导致 RAS 激活	*NF1*	司美替尼 / 曲美替尼 / 依维莫司
室管膜下巨细胞型星形细胞瘤	mTOR	*TSC1/TSC2*	依维莫司
高级别胶质瘤	酪氨酸激酶受体	*NTRK1/2/3* 融合	恩曲替尼（*NTRK，ALK，ROS1*）
		MET 扩增	克唑替尼（*MET* 扩增，*ALK，ROS1*）
		ALK 融合	拉罗替尼（*NTRK*）
		ROS1 融合	阿法替尼（*EGFR* 20ins）
		EGFR 20ins	
		PDGFRA 扩增	
	RAS/MAPK	*BRAF V600E*	达拉非尼 / 曲美替尼
	bMMRD	*POLE* 和其他基因	免疫检查点抑制剂（nivolumab/pembrolizumab）
	代谢相关信号通路	*IDH1/2*	ivosidenib（IDH1 抑制剂）/ enasidenib（IDH2 抑制剂）
	DNA 损伤修复	*BRCA1/2*（胚系）	奥拉帕利
	细胞周期信号通路	*CDKN2A/B* 缺失	ribociclib/palbociclib（CDK4/6 抑制剂）
	其他	*TP53*	
弥漫性中线胶质瘤		*H3.3/H3.1*	GD2 CAR-T/panabinostat（HDAC 抑制剂）/ONC201
		PDGFRA（D842V）	达沙替尼 + 依维莫司（*PDGFRA* D842V）

疫治疗耐药的人群。目前，除已获批的标志物如 PD-L1、TMB、MSI-H 等，不同的研究也在积极探索新兴的标志物，以扩大免疫治疗获益人群。然而，临床上仅有部分患者可以从抗 PD-1/PD-L1 治疗中获益 [35]。

儿童型弥漫性中线胶质瘤具有独特的表型异质性和组织学特征，H3K27M、TP53 和 ACVR1 突变推动弥漫性中线胶质瘤的发生。大多数弥漫性中线胶质瘤免疫表现为"冷肿瘤"，肿瘤突变负荷和免疫抑制微环境较低，缺乏免疫细胞渗透、免疫抑制因子和免疫监视，主要组织相容性复合体下调，以及血脑屏障的存在抑制了抗肿瘤免疫反应，因此对单独使用现有的免疫疗法反应有限。但是，当免疫疗法与新辅助疗法相结合后，免疫治疗有可能引起抗肿瘤反应，可以潜在地消除癌细胞，同时保留大脑内的关键结构 [33]。病毒的存在以及细胞裂解、肿瘤抗原的释放和危险相关的分子模式，可以克服肿瘤微环境中的免疫抑制并促进抗肿瘤免疫。

研究发现，双唾液酸神经节苷脂 2（disialoganglioside 2，GD2）在 H3K27M 突变型胶质瘤细胞中高表达，而 GD2 特异性 CAR-T 细胞可独立产生 γ 干扰素和白细胞介素 -2，并能在体外特异性杀伤肿瘤细胞；H3K27M 突变型胶质瘤原位移植小鼠尾静脉注射抗 GD2 CAR-T 细胞后，小鼠颅内仅残留极少数不表达 GD2 的肿瘤细胞，表明 CAR-T 细胞在 H3K27M 突变型胶质瘤中有潜在的治疗效果 [36]。

除了 CAR-T 细胞，肿瘤疫苗也可能是一种有价值的治疗药物。溶瘤病毒疗法是一种有希望的治疗方式，通过对自然界存在的一些致病力较弱的病毒基因进行改造制成特殊的溶瘤病毒，利用靶细胞中抑癌基因的失活或缺陷，选择性地感染肿瘤细胞，在其内大量复制并最终摧毁肿瘤细胞。简单来说就是使用病毒杀死肿瘤细胞，因为它有能力特定地靶向肿瘤细胞，同时保留周围的脑实质，病毒可能被用作靶向免疫和药物治疗的载体。溶瘤病毒疗法仍处于初级阶段，为顽固的病理提供了一种新的、有希望的方法 [37]。

七、随访与评估 [15]

（一）治疗中检查和随访

包括局部和受侵犯部位影像学检查、眼科检查、体格检查、内分泌和免疫功能检查。内分泌监测：合并内分泌疾病的患儿，内分泌专业随访，定期监测激素水平、生长发育。神经心理专业定期随访，监测神经认知功能、智力受损情况等放疗后遗症。治疗期间间隔 3 个月评估一次。

（二）随访时间

1. 低级别胶质瘤患儿　5 年内每 3～6 个月复查头颅 MRI 平扫及增强；超过 5 年每 12 个月复查头颅 MRI 平扫及增强。有症状的 NF1 相关 OPG 患儿：眼科评估第 1 年每 3 个月一次，第 2 年起每 6 个月一次直至 8 岁，之后每 2 年一次直至 18 岁。无症状的 NF1 相关 OPG 患儿：眼科评估每年一次直至 8 岁，之后每 2 年一次直至 18 岁。

2. 高级别胶质瘤患儿　末次放疗 2～6 周后复查头颅和全脊髓 MRI 平扫及增强；3 年内，每 2～4 个月复查头颅 MRI 平扫及增强；3 年后，每 6 个月复查头颅 MRI 平扫及增强。

3. 影像学评估　脑胶质瘤术后 24～48 h 内需复查 MRI（平扫 + 增强），评估肿瘤切除程度，并以此作为脑胶质瘤术后基线影像学资料，用于后续比对。

（张旺明）

参考文献

1. Ostrom QT, de Blank PM, Kruchko C, et al. Alex's lemonade stand foundation infant and childhood primary brain and central nervous system tumors diagnosed in the United States in 2007-2011. Neuro Oncol, 2015, 16（Suppl 10）：x1-x36.

2. Ward E, DeSantis C, Robbins A, et al. Childhood and adolescent cancer statistics, 2014. CA Cancer J. Clin, 2014, 64：83-103.

3. 李飞, 时雨, 姚小红, 等. 2021 年世界卫生组织中枢神经系统肿瘤分类（第五版）局限性星形细胞胶质瘤分类解读. 中国现代神经疾病杂志, 2021, 21（9）：804-807.

4. 孙崇然, 许晶虹, 张布衣, 等. 2021 年世界卫生组织中枢神经系统肿瘤分类（第五版）儿童型弥漫性胶质瘤分类解读. 中国现代神经疾病杂志, 2021, 21（9）：791-803.

5. Vinchon M, Baroncini M, Leblond P, et al.

Morbidity and Tumor-Related Mortality Among Adult Survivors of Pediatric Brain Tumors：A Review. Childs Nerv Syst，2011，27：697-704.

6. Louis DN，Ohgaki H，Wiestler OD，et al. WHO Classification of Tumours of the Central Nervous System. Revised. 4th ed. Geneva：WHO Press，2016.

7. Ostrom QT，Price M，Ryan K，et al. CBTRUS Statistical Report：Pediatric Brain Tumor Foundation Childhood and Adolescent Primary Brain and Other Central Nervous System Tumors Diagnosed in the United States in 2014-2018.Neuro Oncol，2022，24（Suppl 3）：iii1-iii38.

8. Ostrom QT，Cioffi G，Gittleman H，et al. CBTRUS statistical report：primary brain and other central nervous system tumors diagnosed in the United States in 2012–2016. Neuro Oncol，2019，21：v1-v100.

9. Fahmideh MA，Scheurer ME. Pediatric Brain Tumors：Descriptive Epidemiology，Risk Factors，and Future Directions. Cancer Epidemiol Biomarkers Prev，2021，30：813-821.

10. Pollack IF，Jakacki RI. Childhood brain tumors：epidemiology，current management and future directions. Nat Rev Neurol，2011，7：495-506.

11. Armstrong GT，Liu Q，Yasui Y，et al. Long-Term Outcomes Among Adult Survivors of Childhood Central Nervous System Malignancies in the Childhood Cancer Survivor Study. J Natl Cancer Inst，2009，101：946-958.

12. Ahrendsen J，Alexandrescu S. An Update on Pediatric Gliomas. Surg Pathol Clin，2020，13：217-233.

13. Northrup H，Krueger DA.Tuberous sclerosis complex diagnostic criteria update：Recommendations of the 2012 International Tuberous Sclerosis Complex Consensus Conference. Pediatr Neurol，2013，49：243-254.

14. Chalil A，Ramaswamy V. Low Grade Gliomas in Children. J Child Neurol，2016，31：517-522.

15. 中华人民共和国国家卫生健康委员会. 儿童脑胶质瘤诊疗规范（2021年版）. 肿瘤综合治疗电子杂志，2021，7（3）：22-31.

16. Jaju Al，Yeom KW，Ryan ME. MR Imaging of Pediatric Brain Tumors，Diagnostics，2022，12：961-985.

17. AlRayahi J，Zapotocky M，Ramaswamy V，et al. Pediatric Brain Tumor Genetics：What Radiologists Need to Know. Radiographics，2018，38：2102-2122.

18. Plaza MJ，Borja MJ，Altman N，et al. Conventional and advanced MRI features of pediatric intracranial tumors：Posterior fossa and suprasellar tumors. AJR Am J Roentgenol，2013，200：1115-1124.

19. Borja MJ，Plaza MJ，Altman N，et al. Conventional and advanced MRI features of pediatric intracranial tumors：Supratentorial tumors. AJR Am J Roentgenol，2013，200：W483-W503.

20. Zamora C，Huisman T A，Izbudak I. Supratentorial Tumors in Pediatric Patients. Neuroimaging Clin N Am，2017，27：39-67.

21. Aboian MS，Solomon DA，Felton E，et al. Imaging Characteristics of Pediatric Diffuse Midline Gliomas with Histone H3 K27M Mutation. AJNR Am J Neuroradiol，2017，38：795-800.

22. Makepeace L，Scoggins M，Mitrea，B，et al. MRI Patterns of Extrapontine Lesion Extension in Diffuse Intrinsic Pontine Gliomas. AJNR Am J Neuroradiol，2020，41：323-330.

23. Resende LL，Alves CAPF. Imaging of brain tumors in children：the basics-a narrative review.Transl Pediatr，2021，10（4）：1138-1168.

24. Khatua S，Moore KR，Vats TS，et al.Diffuse intrinsic pontine glioma-current status and future strategies. Childs Nerv Syst，2011，27：1391-1397.

25. Mueller S，Chang S.Pediatric brain tumors：current treatment strategies and future therapeutic approaches. Neurotherapeutics，2009，6：570-586.

26. Greenberger BA，Pulsifer M B，Ebb D H，et al. Clinical outcomes and late endocrine，neurocognitive，and visual profiles of proton radiation for pediatric low-grade gliomas. Int J Radiat Oncol Biol Phys，2014，89：1060-1068.

27. Indelicato DJ，Rotondo RL，Uezono H，et al. Outcomes Following Proton Therapy for Pediatric

Low-Grade Glioma. Int J Radiat Oncol Biol Phys，2019，104（1）：149-156.

28．Muroi A，Mizumoto M，Ishikawa E，et al.Proton therapy for newly diagnosed pediatric diffuse intrinsic pontine glioma.Childs Nerv Syst，2020，36（3）：507-512.

29．Zhang DL，Liu XM，Fan C，et al.Novels drugs in pediatric glioma. Oncol Lett，2017，13：2881-2885.

30．Bergthold G，Bandopadhayay P，Bi WL，et al. Pediatric low-grade gliomas：how modern biology reshapes the clinical field. Biochim Biophys Acta，2014，1845（02）：294-307.

31．Zhou Q，Xu Y，Zhou Y，et al. Promising Chemotherapy for Malignant Pediatric Brain Tumor in Recent Biological Insights.Molecules，2022，27（9）：2685.

32．Hauser P. Classification and Treatment of Pediatric Gliomas in the Molecular Era. Children（Basel），2021，8：739.

33．Meel MH，Schaper SA，Kaspers GJL，et al. Signaling pathways and mesenchymal transition in pediatric high-grade glioma. Cell Mol Life Sci，2018，75（5）：871-887.

34．邓后亮，李亚冰，杨金连，等．H3K27M 突变型胶质瘤病理分子机制及靶向药物研究进展．医学综述，2022，28（10）：1917-1922.

35．Wang Z，Guo X，Gao L，et al. Classification of pediatric gliomas based on immunological profiling：Implications for immunotherapy strategies. Mol Ther Oncolytics，2021，20：34-47.

36．Price G，Bouras A，Hambardzumyan D，et al. Current knowledge on the immune microenvironment and emerging immunotherapies in diffuse midline glioma. EBioMedicine，2021，69：103453.

37．Mount CW，Majzner RG，Sundaresh S，et al. Potent antitumor efficacy of anti-GD2 CAR-T cells in H3-K27M + diffuse midline gliomas．Nat Med，2018，24（5）：572-579.

第 26 章

室管膜肿瘤

一、概述

室管膜肿瘤是来源于脑室与脊髓中央管的室管膜细胞或脑内白质室管膜细胞巢的中枢神经系统肿瘤，由 Virshow 于 1863 年首先发现。按照 1993 年 WHO 对中枢神经系统肿瘤的新分类，室管膜肿瘤分为室管膜瘤、间变性室管膜瘤、黏液乳头状型室管膜瘤、室管膜下室管膜瘤四类。按照 2021 年第 5 版世界卫生组织中枢神经系统肿瘤分类（以下简称"WHO CNS5"），室管膜肿瘤分类如下：幕上室管膜瘤；幕上室管膜瘤 ZFTA 融合阳性；幕上室管膜瘤 YAP1 融合阳性；颅后窝室管膜瘤；颅后窝室管膜瘤，PFA 组；颅后窝室管膜瘤，PFB 组；脊髓室管膜瘤；脊髓室管膜瘤，伴 MYCN 扩增；黏液乳头状型室管膜瘤；室管膜下室管膜瘤。

二、发病特征

室管膜肿瘤占所有颅内肿瘤的 2%～9%。好发于儿童，占儿童原发脑肿瘤的 6%～10%。为年龄小于 5 岁的儿童中最常见的脑肿瘤，在年龄小于 20 岁的患者中为第三位最常见的脑肿瘤，室管膜肿瘤占所有年龄段儿童脑肿瘤的 10%～12%。一般为偶发，但有研究显示，室管膜肿瘤的发生与神经纤维瘤病 II 型有关。

儿童患者中 90% 的室管膜肿瘤位于颅内，70% 的颅内室管膜肿瘤位于幕下，男性稍多见。颅后窝室管膜瘤好发于 1～5 岁的儿童及 30～40 岁的成人。在年龄小于 3 岁的儿童，肿瘤常位于颅后窝。幕上肿瘤所占比例随年龄增长而增加，在年龄 10 岁以上的

儿童中，幕上肿瘤占全部室管膜肿瘤的 40%。在成人室管膜肿瘤，幕上和幕下发生的比例各占一半[1]。少部分肿瘤可位于桥小脑角。儿童患者平均诊断年龄为 3～6 岁。其中 3 岁以下的儿童患者占全部儿童患者的 1/4。60% 的幕上肿瘤来源于侧脑室或第三脑室，40% 来源于远离脑室外的脑实质。幕下室管膜瘤来源于第四脑室的三个部位：60% 来源于脑室底，30% 来源于脑室侧壁，10% 来源于脑室顶。10% 的室管膜肿瘤位于脊髓。脊髓室管膜瘤来自脊髓中央管的室管膜上皮细胞或终丝等部位的室管膜残留物，肿瘤向上下蔓延生长，累及数个脊髓节段[2-3]。脊髓室管膜瘤以 30～50 岁多见，男性稍多于女性。室管膜肿瘤通常生长缓慢，病程较长，可达数年[3]。病理上绝大多数室管膜肿瘤具有假包膜，显微镜下见肿瘤由柱状上皮细胞和室管膜或胶质细胞两种细胞成分构成，肿瘤细胞围绕小血管排列成环状，在血管周围形成一个放射状红染的无核区，是室管膜肿瘤的病理学特征[4-6]。

最近的流行病学研究显示，肿瘤分布存在地理位置（印度北部多发）和种族差异（华裔移民少见），但范围和差异显著性目前还未完全确定[7]。室管膜肿瘤发生无性别差异。

三、病理学

（一）大体病理

肿瘤肉眼下为浅红色的结节状肿瘤。

第四脑室肿瘤大多数起源于第四脑室底的后部，向上生长进入脑室，极少来源于脑室外侧壁。肿瘤塑形生长并填充第四脑室。肿瘤结节质地软，呈乳突状

向外突起。也可来源于 Luschka 孔，向外生长进入脑桥小脑角。甚至可从双侧 Luschka 孔向外生长包绕脑干。血管及后组脑神经可被肿瘤包绕。但在血管和脑神经与包绕的肿瘤之间有一层蛛网膜，手术时可沿此间隙分离。

幕上室管膜瘤大多发生在脑实质内，为 75% ～ 85%。通常紧贴脑室面长入脑实质内，也可能来源于脑实质内的室管膜残余。幕上室管膜瘤手术时分离肿瘤与周围的脑组织的边界相对容易。肿瘤常常伴有囊性变，约 50% 有钙化。

室管膜下室管膜瘤常表现为突起于脑室壁的分散的多个肿块，可来源于脑室的任何一个地方，但第四脑室的外侧壁和第四脑室顶和靠近枕骨大孔的透明隔多见。这些肿瘤质地较室管膜瘤硬，呈多个小叶状突入脑室，室管膜下室管膜瘤常伴有钙化。

黏液乳头状型室管膜瘤绝大多数见于脊髓马尾和圆锥。

有 10% ～ 20% 的患者发生脊髓种植播散，有不低于 5% 的患者在最初得到诊断的时候就已经发生了脊髓播散。种植播散多见于第四脑室内肿瘤或间变性室管膜瘤。儿童患者更容易发生播散。Horn 报道，13% 的患儿（61 例）在确诊时就已经发生播散 [2]。Pollock 报道，22% 的患儿在诊断时就有软脑膜播散 [3]。

（二）组织学

1. 光镜下改变 室管膜细胞为起源于神经外胚层的纤毛样排列的柱状上皮细胞，沿脑室及脊髓中央管分布。这些细胞从胚胎学上讲与星形细胞和少突神经胶质细胞有一定关联，但在成熟后可表现出上皮样特征。

室管膜瘤通常由单一的细胞构成，核分裂象少见，极少有坏死。细胞核呈卵圆形，含有致密的染色质团簇。显微镜下可见大片具有胶质特性的细胞，中间可见成簇的具有上皮样特征的细胞团，据此可做出室管膜瘤的诊断。假菊形团是最常见的上皮样特征，表现为围绕血管的嗜伊红带，由按突起方向围绕血管排列的细胞的细胞突和沿细胞质外周环形分布的细胞核被染色后形成。沿着血管的长轴做冠状切片，可以发现这些假菊形团呈嗜伊红裂隙（室管膜样腔隙状结构）。只有极少的真菊形团是由真正围绕血管管腔的立方细胞构成。在高倍镜下，立方细胞围绕血管形成真菊形团，管腔边缘可见有毛基体，即被磷钨酸苏木

精染色的纤毛的基体。尽管其出现要考虑室管膜瘤的诊断，但毛基体只是对通过其他特征而明确的室管膜瘤诊断予以证实，缺乏对室管膜瘤诊断的特异性。由于室管膜瘤极具侵袭性，可出现大面积的坏死、核异型、血管增殖并常见核分裂象，这些组织学特点在幕上肿瘤更为多见。

伸展细胞是一种未成熟的、胶质细胞原纤维酸性蛋白（GFAP）染色阳性的单极或双极细胞，是室管膜细胞发育过程中的中间阶段细胞。伸展细胞型室管膜瘤主要由伸展细胞组成，呈束状交错状、车辐状排列，可见围绕血管分布，形成假菊形团 [8]。瘤细胞呈单极或双极突起，细长，分化好，核分裂象罕见，未见坏死。免疫组化标记瘤细胞波形蛋白强阳性，GFAP、S-100 蛋白、EMA 阳性，Syn 和 HHF35 阴性。超微结构观察见较多的中间细丝和发育好的桥粒，细胞间腔隙内有微绒毛。

乳头状型室管膜瘤很难与脉络丛乳头状瘤相鉴别。乳头状型或黏液乳头状型室管膜瘤瘤细胞呈立方形或低柱形，常呈多层，排列成乳头状，乳头中心为纤维血管束。若瘤组织中心的间质大都发生黏液变，则称黏液乳头状型。脉络丛乳头状瘤光镜下肿瘤形态如正常脉络丛组织，表现为在基底层间质上整齐排列的单层矩状或柱状上皮细胞，间质由小血管和结缔组织构成，此为与乳头状室管膜瘤相鉴别的要点。

透明细胞型室管膜瘤具有少突胶质细胞瘤一样的煎蛋样表现。光镜下可以观察到小的圆形细胞核被细胞质"晕"包绕。仔细观察可发现肿瘤表面有上皮组织 [9]。电镜下可见特征性的纤毛、微绒毛和细胞间联接。

室管膜下室管膜瘤具有室管膜与星形细胞分化的混合特征，可见细胞核团被大量细胞质突起分隔开。瘤细胞核异型性不明显，核分裂象少见。由于大量纤维突起存在于细胞质内，组织学染色显示细胞质密度低 [10]。围绕 Monro 孔周边的肿瘤病变常常出现微小囊泡，常见有钙化，尤其在位于第四脑室的室管膜瘤，可见到透明样化血管和 Rosenthal 纤维。

属于 WHO 3 级的间变性室管膜瘤是一种具有间变特征的室管膜瘤，约占儿童室管膜瘤的 25%。表现为染色质丰富、易变的核异型、显著增加的核分裂象、大量的血管增殖。但是目前还没有量化的标准。

组织学分级与预后之间缺乏相关性。其原因主要是由于缺乏一个使用一致的分级系统。即使使用

1993 年 WHO 分级系统，一些学者仍然没有发现Ⅱ级和Ⅲ级室管膜瘤之间的预后有任何差异。但确实有文献报道出现坏死和高增殖指数（高倍镜下超过 10 个以上核分裂象）的肿瘤患者预后不佳。

Ho 等对 13 个组织学特征进行了多变量分析[7]，发现高倍镜下超过 4 个核分裂象、坏死、内皮增殖坏死、细胞染色质增加几个指标对判断预后不佳具有显著意义。如果出现 2 个以上上述指征，则表明患者预后不佳。也有学者观察到 GFAP 染色水平增高、波形蛋白表达降低，则预后尚可。

2. 电镜 电镜下可见纤毛、基体、细胞间的紧密连接和胞质内的中间丝。在室管膜细胞内，中间丝的数量较少，但在室管膜瘤细胞内中间丝的数量极其丰富。

3. 免疫组化 室管膜瘤 GFAP 染色常为阳性，波形蛋白染色也常为阳性。但是细胞角蛋白、亮氨酸、上皮细胞膜抗原（EMA）偶尔会呈阳性反应。

四、分子遗传学

室管膜肿瘤报道最多的遗传学异常表现为染色体 6q、22q、X 染色体缺失和 1q 或 9q 的增加。脊髓室管膜瘤更多见于神经纤维瘤病Ⅱ型，表明室管膜瘤很可能出现 22q 变异。文献报道，依照肿瘤大小和患者年龄不同，22q 的变异发生率为 16% ~ 60%。22q 的变异发生率在脊髓室管膜瘤中更高。22q 上等位基因缺失的患者以及 NF2 基因突变的患者几乎都有脊髓室管膜瘤的存在[11]。DNA 流式细胞测量术对室管膜瘤患者的预后判断价值不大。Kotylo 报道，若出现 DNA 含量双倍体，则预后不佳。

儿童肿瘤的系统分析表明，用比较基因组杂交的方法，只有 40% 的病例没有染色体不平衡。在染色体不平衡的病例中，常常会发现有 6q 的缺失。这种异常情况也出现在其他肿瘤中。出现 1q 增加的儿童间变性室管膜瘤一般都是颅后窝肿瘤，微卫星分析法分析肿瘤基因后发现，50% 的病例出现 17p 的缺失。

在新生的仓鼠脑内种植猴空泡病毒 40（SV-40）可以诱导生成室管膜瘤和脉络丛肿瘤。已经发现这种猴空泡病毒可以传染 1955—1963 年使用的脊髓灰质炎疫苗和腺病毒疫苗。大规模的流行病学调查并没有显示脊髓灰质炎病毒疫苗和肿瘤之间有一定相关性。使用聚合酶链反应（PCR），研究者发现 0 ~ 90% 的室管膜瘤标本中有 SV-40 基因组的存在。但在正常人群和其他肿瘤患者中同样可以测到这种病毒基因组的存在。目前病毒在肿瘤诱导中的作用还不清楚。推测 SV-40 病毒很可能只是室管膜瘤形成过程中的一个中间环节。

2016 年 WHO 中枢神经系统肿瘤分类将 RELA 融合基因阳性室管膜瘤（ependymoma，RELA fusion positive）作为独特的室管膜瘤分子亚型进行独立分型[12]。RELA 融合基因阳性室管膜瘤好发于儿童和青年人，均位于幕上，包括绝大多数儿童幕上室管膜瘤（> 70%），属 WHO 2 级或 3 级。组织学形态无特征性，但常可见明显分支状血管网或透明细胞。主要分子特征是染色体 11q13.1 碎裂重排形成 C11orf95-RELA 融合基因，检测方法多样，荧光原位杂交（FISH）是最佳方法之一。该肿瘤除高表达 C11orf95-RELA 融合蛋白外，还高表达 L1 细胞黏附分子（L1CAM），故推荐 L1CAM 免疫组织化学染色作为 RELA 融合基因的替代标志物，但尚待大样本临床研究的验证。该亚型预后较其他幕上室管膜瘤差，10 年无进展生存率 < 20%，10 年总体生存率 < 50%[13]。19 号染色体三倍体型室管膜瘤是近年提出的有特殊遗传学特征的室管膜瘤，即 19 号染色体为三倍体，伴有 13q21.31 ~ q31.2 缺失[14]。其约占所有室管膜瘤的 9%，好发于儿童和青年，平均发病年龄为 14 岁。组织学形态主要表现为血管型幕上室管膜瘤，含有丰富的分支状血管网，肿瘤细胞伴核周空晕，胞质丰富，呈淡染或嗜酸性，部分为透明细胞，常伴微钙化灶。该亚型的生物学行为尚不明确。

近年来，室管膜肿瘤分子遗传学研究取得较大进展。ZFTA 基因又名 C11orf95，开始是作为 RELA 基因融合伴侣被指南推荐，但后续的研究发现，在幕上室管膜瘤中 ZFTA 基因不仅是 RELA 基因的融合伴侣，同时还会与其他基因发生融合，如 ZFTA-MAML2 融合、ZFTA-NCOA1/2 融合和 ZFTA-MN1 融合。因此，在幕上室管膜瘤中推荐检测 ZFTA 融合。结合解剖部位和肿瘤 DNA 甲基化谱特征，WHO CNS5 将室管膜肿瘤做了详细的分子亚型分类[15]（详细见第 4 章"病理学"第四节"中枢神经系统肿瘤的病理学"，表 4-4-1）。除外预后良好的 WHO 1 级室管膜下室管膜瘤，结合肿瘤发生部位，幕上室管膜瘤分为 YAP1 和 ZFTA 融合基因两种分子亚型；颅后窝室管膜瘤分为 A 组和 B 组两个亚型；脊髓室管膜瘤

除了有 *NF2* 基因突变型、黏液乳头型外，还有一种具有 *MYCN* 扩增的亚型。其中脊髓的 *MYCN* 扩增型、颅后窝 A 组和幕上 *ZFTA* 融合基因阳性室管膜瘤临床预后最差。

五、临床表现

室管膜肿瘤表现的症状主要是由于脑脊液循环梗阻形成颅内压增高所造成，也可能来源于脑干受压、局部脑组织的侵蚀以及受压移位等因素。

最常见的症状为头痛。通常为自发性的，晨起时加剧。有时患者会在熟睡状态下头痛而醒。头痛特征不明显，多发生于后枕部，可能与颈部僵硬有关。常有发作性恶心、呕吐，与时间和体位无关。其他症状有走路不稳、眩晕、言语障碍。第四脑室室管膜瘤最常见症状为步态异常。幕上室管膜瘤主要症状为头痛、呕吐、嗜睡、厌食及复视，并可有癫痫发作。小于 2 岁的儿童有嗜睡、胃纳差、头围增大、前囟饱满、发育迟缓、体重不增，年龄稍大的儿童则有性格的改变，表现为行为退缩、意志淡漠。

最常见的体征由脑脊液循环梗阻引起，如视盘水肿、幼儿头围扩大。共济失调、眼球震颤、展神经麻痹等体征在颅后窝肿瘤也比较常见。亦可见到后组脑神经麻痹和斜颈，提示小脑扁桃体疝；位于幕上的肿瘤可出现局灶性神经功能缺失或癫痫发作，提示脑组织受侵犯和压迫的部位。

若已发生脊髓播散，则可出现假性脑膜炎和神经根受累症状。

脊髓室管膜瘤以颈胸段较为高发。临床症状以慢性疼痛最为多见，其他常见症状包括感觉障碍及运动功能障碍等，累及腰骶段的患者可出现尿便障碍。

六、影像学

头颅 CT 和 MRI 对室管膜瘤有诊断价值。室管膜瘤的影像学表现为肿瘤质地不均，可以出现坏死、囊变、钙化。80% 的室管膜瘤可出现坏死或囊变；约 60% 的幕下肿瘤可出现钙化。常有瘤周水肿。来源于第四脑室壁的肿瘤性质不定，影像学特征难以描述。肿瘤可突破 Luschka 孔向外生长，甚至包绕脑干。可出现明显的脑积水。幕上肿瘤多为脑实质内，常为囊性变，近一半可出现钙化，出血较少见。

CT 扫描显示肿瘤质地不均，坏死和囊变为低密度，钙化和出血为高密度。肿瘤实质与脑实质比较呈等或略高密度，部分伴小斑点状钙化。注射造影剂后不均一强化，如肿瘤中心出现坏死，则肿瘤周边可有环形强化。CT 上可见肿瘤周围有环形线状脑脊液密度影包绕。

观察第四脑室室管膜瘤解剖结构的最佳方法是矢状位 MRI 扫描。与常见的髓母细胞瘤不同，在 MRI 图像上，周围或一侧尤其是肿瘤上部与第四脑室顶之间可见有含有脑脊液的间隙（残留脑脊液袋）（图 26-1）。在 T_1 像上肿瘤呈低信号或等信号，出血或囊变则为高信号，钙化为低信号（图 26-2）。增强后中度均匀强化（图 26-3）。T_2 像上肿瘤常呈高信号或稍高信号（图 26-4）。

室管膜下室管膜瘤的瘤结节突入脑室，瘤结节可来源于任何一个脑室壁，但更多见于 Monro 孔和第四脑室。常有钙化和囊性变，总体来说肿瘤增强不明显，但在第四脑室内的室管膜下室管膜瘤则有明显强化。

常规 MRI 对成人颅内室管膜瘤与间变性室管膜瘤的鉴别诊断存在一定的困难，MRI 功能成像对颅内肿瘤的诊断与鉴别诊断已有诸多研究，弥散加权成像（DWI）在鉴别诊断室管膜瘤与间变性室管膜瘤方面较常规 MRI 具有优势。DWI 能够从分子水平提供水分子微观运动的信息，可作为常规 MRI 鉴别二者的必要补充，DWI 序列所对应的表观弥散系

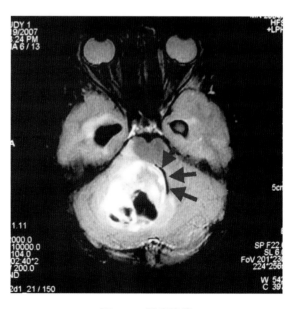

图 26-1　脑脊液袋

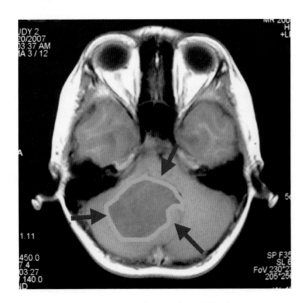

图 26-2　T$_1$ 像上肿瘤呈低信号

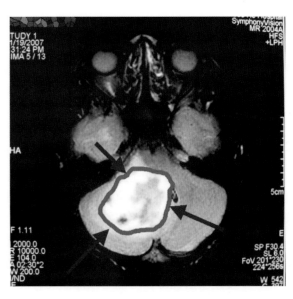

图 26-4　T$_2$ 像上肿瘤呈高信号

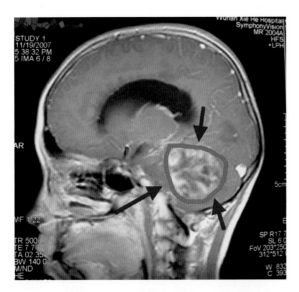

图 26-3　增强后肿瘤明显均匀强化

数（ADC）值能够提供肿瘤的病理生理信息，可将脑肿瘤的不同成分区分开。Yamashita 等 [4] 研究表明 ADC 值的大小与肿瘤细胞核质比存在明显的相关性，若肿瘤细胞质比较丰富，核质比较低，则会加快肿瘤细胞内外水分子运动。成人颅内室管膜瘤与间变性室管膜瘤在常规 MRI 上鉴别比较困难。当两者影像学特征相近时，DWI 和最小 ADC 值可作为成人颅内室管膜瘤与间变性室管膜瘤的鉴别诊断的有效补充。

　　脊髓室管膜瘤起源于中央管室管膜上皮细胞，病灶呈膨胀性生长，常与正常脊髓神经纤维粘连。脊髓室管膜瘤可发生于脊髓各个节段，常位于脊髓中

央管和脊髓圆锥、终丝、马尾，大部分为良性，呈长轴纵行中心性生长，腊肠状，速度缓慢，常累及多个节段，肿瘤长度约 3 ～ 4 个椎体，考虑室管膜瘤的诊断可能性大；这主要是因为室管膜瘤有随脑脊液种植转移的特点，此外，转移的室管膜瘤可见多个结节样强化，对诊断有一定的参考价值。脊髓室管膜瘤的 MRI 特征性表现：MRI 平扫肿瘤位于脊髓中央，长圆柱形占位，脊髓增宽。髓内等 T$_1$ 或稍长 T$_1$、稍长 T$_2$ 异常信号，部分伴长 T$_1$、长 T$_2$ 囊性改变；强化扫描，肿瘤实体均有强化（明显均匀强化占 56%，明显不均匀强化占 39%），大多数肿瘤轮廓清晰（89%），肿瘤近端和远端较细而圆，多伴囊性变，囊腔壁增强后能明显强化。肿瘤囊腔的上方和下方常有脊髓空洞改变。部分肿瘤内的出血在 T$_1$WI 呈高信号，肿瘤内新鲜灶内出血 T$_2$WI 也呈高信号，陈旧性出血表现在 T$_2$WI 为肿瘤两端的低信号（即"戴帽征"），脊髓室管膜瘤出血倾向很常见，但是机制尚不明确；出血的倾向被认为是基于高度血管化的结缔组织间质。此外，由于室管膜瘤局限并且缺乏神经组织介入，肿瘤与脊髓交界面更容易受损。有研究认为，肿瘤出血与脊髓边界、肿瘤的生长方式以及肿瘤位置有相关性，室管膜瘤与脊髓分界清晰，当躯体运动时，肿瘤与邻近脊髓的运动情况不同，肿瘤与正常脊髓之间相互牵拉滑动，致肿瘤供血动脉和表面静脉少量多次出血，形成含铁血黄素沉积。由于颈段脊髓活动最多、活动度最大，这种"戴帽征"多见于颈髓

室管膜瘤[5]。

放射性核素检查中，脊髓室管膜瘤 18F-FDG / MET PET-CT 呈摄取增高表现[6,16]。

七、治疗

（一）手术治疗

手术全切除肿瘤是室管膜瘤的首选治疗方案。手术治疗的目的是做出组织学诊断、消除对脑脊液循环的梗阻、获得对肿瘤的完全切除。充分的术前准备、熟练的手术技巧和掌握一些重要的手术细节有助于提高手术的成功率。如患者有脑积水并出现嗜睡，就需要脑室引流术。必要时可行永久性分流术，这样就不需行脑脊液外引流和对颅内压进行监测。但应尽量避免脑脊液过度外引流，因为将会导致小脑幕裂孔小脑上疝和中脑受压。文献报道，有近50%的患者手术前存在脑脊液梗阻的放射学征象。肿瘤切除后由于解除了脑脊液循环梗阻，避免了施行永久性脑室分流手术。

幕上脑实质室管膜瘤的治疗应立足于全切除。幕上脑实质室管膜瘤呈膨胀性生长，形似胎盘样表面，但不具有包膜，呈囊性变者具有脆嫩的囊壁，与正常脑组织间往往有清楚分界，这就为手术全切除肿瘤提供了基础。文献报道，全切除率幕上室管膜瘤为64%，幕下室管膜瘤为38%。幕上脑实质室管膜瘤一般能做到全切除，位于深部功能区者和恶性室管膜瘤有时只能做到次全切除。影响第四脑室肿瘤全切除的主要因素是肿瘤的起源及与第四脑室底和延髓的关系[17]。

切开小脑下蚓部是切除第四脑室肿瘤的标准入路，但该入路常因对小脑蚓部及两侧脑组织的损伤而导致术后神经功能损害，增加了手术并发症（如缄默症）的风险。经膜髓帆入路[18-19]可以较大的视野进入第四脑室并可打开双侧侧边孔（Luschka 孔）。小脑延髓裂是小脑与延髓间的自然裂隙，打开此间隙剪开脉络膜和下髓帆可以充分显露第四脑室，处理第四脑室内病变，从而避免切开小脑蚓部，减少了对小脑的创伤及术后并发症的发生[20]。术前应掌握对小脑下蚓部和小脑扁桃体精细的解剖知识[21]。手术选择标准枕下正中开颅术，同时需行颈椎锥板切除术，这样可以暴露突入椎管内的肿瘤。"Y"形剪开硬膜，

向两侧及上方悬吊。剪开枕大池蛛网膜，分开两侧小脑扁桃体，探查室间孔（Magendie 孔），一般可看到肿瘤突出。侧方剪开小脑延髓侧池，了解椎动脉、小脑后下动脉及其分支的走向并尽量将其游离。松解蛛网膜，分离小脑扁桃体及蚓垂体、蚓小结间隙，自下方及侧方抬起小脑扁桃体，根据肿瘤大小及部位依次锐性剪开脉络膜、膜髓帆结合部或下髓帆，以自动牵开器向所需要的方向牵开小脑和小脑扁桃体，显露切除病变所需要的空间。切除病变时，根据肿瘤大小、性质、血供情况制订手术策略，原则是：①肿瘤较大时，先行肿瘤内切除减压，腾出空间后分离周围界面，如肿瘤血供丰富，可分离界面阻断血供并分块切除肿瘤。②瘤内减压后先分离与小脑的界面，后分离与脑干的界面，以减少对脑干面的损伤。后组脑神经常常被肿瘤包裹，但在被推移挤压的脑神经和肿瘤组织间存在一层蛛网膜，切除肿瘤时应有足够的耐心并注意这层蛛网膜，通过解剖蛛网膜使得后组脑神经得以保护。多数恶性肿瘤侵犯上述神经，故只能部分切除。术前使用地塞米松可能有助于减少口咽运动不能的发生。处理病变之前，以棉片阻断蛛网膜下腔，防止病变播散。病变切除后，探查中脑导水管，确定脑脊液循环通畅。严密缝合硬膜，如切缘难以对合，可取人工硬膜或自体筋膜修补，然后以医用生物胶粘合，以减少术后无菌性脑膜炎的发生，减少术后脑脊液分流的需要。

据文献报道，20世纪80年代后期术后死亡率接近8%。主要原因有手术本身存在的问题和手术操作对肿瘤周围神经结构的破坏。手术技术的问题包括感染、无菌性脑膜炎、脑脊液漏、假性脑膜膨出、空气栓塞、应激性溃疡以及由于手术体位导致的压力性损伤。第四脑室室管膜瘤手术操作常造成第四脑室底部、供应脑干的动脉血管和脑神经损伤。室管膜瘤没有包膜，常常侵犯第四脑室的闩，该区域受到损伤会出现声带麻痹、周期性抽吸发作、肺炎、吞咽困难、共济失调，或者应对二氧化碳潴留的中枢呼吸驱动反应性消失。损伤第四脑室底的脑桥延髓交界处可导致面神经或展神经麻痹，并可出现一过性假性球麻痹。表现为构音障碍、眼球震颤、嗜睡、情绪不稳、缄默症、两侧面瘫。小脑中线结构损伤可导致一过性缄默症伴永久性断续言语。脊髓小脑束或小脑脚受损可出现共济失调、辨距不良。尽管国内外很多外科医生使用电生理手段监测某些脑神经功能来防止神经功能紊

乱，但这些手段的效果有待验证。

20 世纪 60 年代以后显微手术及超声吸引器和 70 年代以后激光及激光显微手术的应用，使手术治疗脊髓肿瘤取得很大进展。近 20 年以来，由于 MRI 的应用，脊髓肿瘤定位、定性诊断更准确。随着神经电生理检测手段的使用，手术疗效更明显。目前认为大部分脊髓室管膜瘤全切除是安全可靠的。

为提高脊髓肿瘤的全切除率和患者生存质量，除了熟练掌握显微外科技术外，还需注意术中一些具体问题：①手术范围、入路与切除方法。后正中位切开脊髓。术中保持整个切口都在中线，以保护后正中最大静脉，并减少深部感觉障碍的发生。肿瘤生长可能

造成脊髓旋转移位，这时需参考双侧神经后根进入带及脊髓后正中静脉等结构，仔细辨认脊髓后正中沟，肿瘤边界不清时，应增加探查范围或多点探查，从分界清楚区域向不清楚区域进行。②脊髓血管的保护与肿瘤血管的处理。处理脊髓腹侧肿瘤时，注意对脊髓前动脉的保护。③术中应用脊髓诱发电位监护，有助于避免损伤正常脊髓组织。

回顾性病例分析证实，手术后影像学检查残余肿瘤的大小是最重要的不良预后因素（表 26-1）。采用影像学技术测量术后肿瘤残留大小来判断预后要优于手术医师对肿瘤切除多少的估计。全切除肿瘤是神经外科医师的终极目标，但文献报道，仅有

表 26-1　手术切除程度和预后

作者（时间）	病例数	手术切除程度	随访时间	结果
Sutton（1995）	45	> 90%	5 年无进展生存时间	60%
		< 90%		21%
Rousseu（1993）	80	全切除	5 年无进展生存时间	51%
		次全切除		26%
Perilongo（1997）	88	全切除	10 年无进展生存时间	57%
		次全切除		11.8%
Healey（1991）	19	全切除	5 年无进展生存时间	75%
		次全切除		0
Pollack（1995）	37	全切除	5 年无进展生存时间	68%
		次全切除		9%
Horn（1999）	83	全切除	5 年无进展生存时间	60%
		次全切除		29%
Robertson（1998）	32	> 1.5 cm	5 年无进展生存时间	66%
		< 1.5 cm		11%
Timmerman（2000）	55	全切除	3 年无进展生存时间	83.3%
		次全切除		38.5%
Duffner（1998）	48	全切除	5 年生存时间	61%
		次全切除		30%
Nazar（1990）	32	全切除	5 年生存时间	86.7%
		次全切除		29.5%
Vanuytsel（1992）	93	全切除	5 年无进展生存时间	58%
		次全切除		36%
Papadopoulus	26	全切除	5 年生存时间	60%
		次全切除		30%

27% ～ 62% 的患者达到了肿瘤全切除。幕上室管膜瘤全切除率要比第四脑室内的室管膜瘤全切除率高。二次切除有时会到达全切除的效果[22]。

（二）放疗

尚未有室管膜瘤手术后放疗的随机对照研究的文献报道。决定患者手术切除肿瘤后是否需要放疗还没有确定的标准。历史对照研究表明，相当一部分患者采用放疗后的生存时间得到明显延长。目前，多数指南推荐手术后有肿瘤残留需要予以放疗。放疗剂量越大，预防肿瘤再生长的效果就越好。但是高剂量的放疗更容易导致正常脑组织的放射坏死。理想的治疗剂量为 4500 ～ 5000 cGy，可以在 50 天内以 1.6 ～ 1.8 Gy 的分割剂量治疗。放疗要解决的主要问题包括治疗野的范围以及幼儿患者延迟放疗后出现的不良反应[23-25]。

Goldwein 肯定了放疗对恶性及复发性室管膜瘤的意义[26]。单纯手术组与手术 + 放疗组的 5 年生存率为 20%：70%。作者认为，放疗有助于改善恶性及复发性室管膜瘤患者的预后。

室管膜瘤有 < 15% 的肿瘤发生播散，更多的肿瘤局部复发。Merchant 研究 104 例放疗前无肿瘤播散征象的患者，17 个月后有 6 例放疗失败，其中 5 例在照射野出现肿瘤播散[27]。Paulino 注意到，在 17 例进展性颅后窝室管膜瘤经放疗后肿瘤局限的患者中，有 3 例出现远隔转移，但在肿瘤局部没有发现肿瘤发展的征象[25]。Robertson 同样观察到，没有远处肿瘤种植的患者就不会出现远隔部位的肿瘤复发[28]。Rousseau 注意到，43 例只接受局部放疗的患者中有 4 例出现了远隔部位的脊髓转移[29]。因此有学者曾经提出需加预防性全脑脊髓放疗。然而多数研究发现，对没有出现远隔转移病灶的患者，与局部放疗相比，全脑脊髓放疗并无优势（表 26-2）。另有文献指出，与采用全脑脊髓放疗的患者相比，采用局部放疗后的患者具有更好的智力和语言能力，肌肉骨骼系统反应迟缓和垂体功能紊乱等副作用更少。因此，颅内室管膜瘤是否需要全脑脊髓放疗，需要根据手术后 2 周 MRI 以及腰穿脑脊液细胞学评估，对已有椎管内肿瘤播散依据的患者采用全脑脊髓放疗。全脑照射耐受量为 3500 ～ 4000 cGy/6 周，全脊髓照射 3000 cGy/6 周较为安全。采用调强适形放疗（IMRT）技术，将使正常脑组织、垂体 - 下丘脑轴以及耳蜗等危

表 26-2　局部和全脑脊髓放疗的比较

作者（时间）	放疗类型	随访时间	结果
Salazar（1983）	局部	5 年生存时间	10%
	全脑脊髓		50%
Goldwein（1991）	局部	2 年生存时间	40%
	全脑脊髓		52%
Healey（1991）	局部	10 年无进展生存时间	31%
	全脑脊髓		44%
Vanuytsel（1992）	局部	10 年无进展生存时间	31%
	全脑脊髓		44%
Pollack（1995）	局部	10 年无进展生存时间	70%
	全脑脊髓		39%
Perilongo（1997）	局部	10 年无进展生存时间	37%
	全脑脊髓		32%
Schild（1998）	局部	脊髓种植	9%
	全脑脊髓		24%
H（1999）	局部	5 年无进展生存时间	67%
	全脑脊髓		40%

及器官接受的放射剂量更少。

部分切除或者再次复发的室管膜瘤可采用立体定向放射治疗。Aggrawal 等报道 5 例肿瘤部分切除患者立体定向放射治疗后有 4 例随访发现无进展生存时间为 14 ～ 40 个月。Jawahar 对 22 例间变性室管膜瘤采用立体定向放射治疗，周边剂量 32 Gy。68% 的病例肿瘤变小或保持不变，5 年局部控制率为 52%。Stafford 采用周边剂量 12.24 Gy 治疗了 12 例患者中的 17 个复发灶。3 例治疗无效，其中 2 例在照射野内，1 例在照射野外。Grabb 等注意到为数不多的患者立体定向放射治疗后取得了良好的治疗效果[30]。已有多个治疗中心提出分割放疗，但目前采用这种技术治疗室管膜瘤还处在资料的积累阶段，效果有待核实。有报道在手术时将低放射性的 ^{125}I 置于瘤腔内进行放疗。

分割放疗的最常见的剂量为每天 1.6 Gy ～ 1.8 Gy。其依据是后期不良反应决定于剂量分割的大小。甚至有人提出超分割治疗理论。Kovnar 报道，采用超分割治疗技术治疗儿童室管膜瘤取得了令人鼓舞的效果。但也有不同意见。Massimino 等报道，与传统的放疗相比，超分割治疗技术治疗儿童室管膜瘤并不能

改善儿童室管膜瘤的预后[31]。

对已全切的非黏液乳头状型低级别脊髓室管膜瘤，是否进行放疗仍有争论。一是缺乏大宗病例，有的报道没有区别手术切除的程度；二是还不清楚术后放疗是否会提高生存率或是改变局部肿瘤的复发率。

不能切除的低级别或病变范围弥散的脊髓室管膜瘤，放疗可能有帮助。

高级别的脊髓室管膜瘤，即使肿瘤已行全切除术，术后放疗可能仍有助于改善预后。

WHO 1 级的黏液乳头状型室管膜瘤发病率较低，多发生在脊髓的圆锥、马尾、终丝部位，全切术后大部分预后较好，但此部位肿瘤的手术全切率较低，因为与周围组织粘连紧密，手术切除过多容易造成严重的神经功能缺失，因此较易局部进展或复发，复发率高达 41%[32]。Bagley 等[33] 分析了 10 年间收治的 52 例黏液乳头状型室管膜瘤患者资料，发现儿童患者的局部复发和中枢播散率高达 64%，相比成人患者 32% 的复发、播散率，儿童脊髓黏液乳头状型室管膜瘤侵袭性更强。当室管膜瘤侵犯至脊髓或神经根，手术难以全切，间变性室管膜瘤患者通常需要术后放疗。术后辅助放疗明显提高室管膜瘤患者的局部控制率，是重要的辅助治疗手段。一项 WHO 2 ~ 3 级脊髓室管膜瘤患者的研究中，80 例接受次全切除术的脊髓室管膜瘤患者，有 47 例接受术后辅助放疗，其中位生存时间为 96 个月，5 年无进展生存时间（PFS）为 65.3%；而单纯接受次全切除术患者的中位生存时间为 48 个月，5 年 PFS 为 45.1%，可见术后放疗显著延长次全切除术患者的无进展生存时间，但是二者 5 年总生存时间（OS）的差异无统计学意义，可能与脊髓室管膜瘤总体预后较好有关[34]。有研究[35] 报道，16 例儿童脊髓黏液乳头状型室管膜瘤患者，7 例接受术后 45.0 ~ 54.0 Gy 的放疗，5 年 PFS 为 100%，而单独手术患者的 5 年 PFS 为 62.5%，可见术后放疗可以提高局部控制率。

有关最佳放疗剂量和放疗时机的选择，尚存争议。考虑到放疗对生长发育的远期不良作用，以往对于年龄 < 3 岁的脊髓室管膜瘤患儿推荐先行化疗，待患儿年龄 ≥ 3 岁，再行延迟放疗。但近年来，多推荐低龄患儿（年龄 < 3 岁）术后尽早放疗。有报道手术和放疗间隔时间 < 150 天的儿童室管膜瘤患者有利于获得较好的 PFS 和 OS（$P=0.014$ 和 $P=0.049$）。一项前瞻性 II 期临床试验[36] 证明，年龄 < 3 岁的室管膜瘤术后放疗患儿，放疗开始时智力出现下降，但是 2 年后逐渐恢复，与年龄 > 3 岁的放疗患儿相比，智力无明显差异。关于放疗剂量，Gilbert 等[37] 研究指出，放疗剂量 > 50 Gy 提高室管膜瘤患者的局部控制率，但是颈胸段肿瘤由于受到正常脊髓耐受性的限制，局部剂量一般控制在 45.0Gy 以内。

（三）化疗

室管膜瘤同髓母细胞瘤相比，更像胶质细胞肿瘤，具有化疗药物抵抗性。幼儿患者使用长春新碱和环磷酰胺加或不加依托泊苷治疗，平均反应率为 50%。有学者报道，使用铂剂治疗室管膜瘤，反应率可升高到 65%。反应率低下多见于亚硝脲类为主的化疗。对照研究显示，放疗加洛莫司汀、长春新碱、泼尼松或者丙卡巴肼治疗室管膜瘤并不比单纯采用放疗有优势。化疗同时进行干细胞移植并不能提高生存率。有研究证实，每日小剂量口服替莫唑胺、依托泊苷对复发的室管膜瘤有积极效果。

关于儿童复发性脊髓室管膜瘤，化疗方案不统一。有人用噻替派 [500 mg/（$m^2 \cdot d$）×3 天] + 依托泊苷 [250 ~ 500 mg/（$m^2 \cdot d$）×3 天]；也有用大剂量美法仑 [60 mg/（$m^2 \cdot d$）×3 天] 与环磷酰胺 [750 ~ 1500 mg/（$m^2 \cdot d$）×4 天] 或卡铂 [700 mg/（$m^2 \cdot d$）×3 天] 与依托泊苷 [500 mg/（$m^2 \cdot d$）×3 天] 联合化疗。儿童复发性脊髓室管膜瘤化疗大宗病例回顾表明[38]，2 年生存率仅为 25%。Siffert 等也指出，复发性脊髓室管膜瘤化疗药物毒性较大，疗效不稳定[39]。

尽管有大量研究，化疗在室管膜瘤中的疗效尚存争议。放疗同步化疗、放疗后辅助化疗均未提高局部控制率，亦未提高 OS，但该研究病例样本量少，较难获得有统计学意义的结果。目前，化疗主要用于年幼（< 3 岁）不宜行术后放疗者，复发患者及放疗的增敏治疗，常用药物为铂类、依托泊苷以及大剂量甲氨蝶呤等。儿童脊髓室管膜瘤具有侵袭性，但是致死率较低，患儿经过多程治疗后大部分仍可以获得较长的生存期[40]。

八、预后

颅内室管膜瘤患者预后与肿瘤切除程度、术后放疗剂量、肿瘤生长部位及患者发病年龄有关。颅内室管膜瘤总体预后不佳。据报道，5 年生存率为

40% ～ 80%，而 5 年无进展生存率仅为 25% ～ 50%。50% ～ 60% 的肿瘤全切除患者 5 年内未见复发，而次全切除者仅为 21%。幕上室管膜瘤较幕下室管膜瘤预后要好。幕上肿瘤与幕下肿瘤的 5 年生存率分别为 35% 与 59%。在 Luschka 孔的幕下室管膜瘤较第四脑室中间部分的室管膜瘤预后差。手术＋放疗后，低级别的室管膜瘤的 5 年和 10 年实际生存率分别为 87% 和 79%。高级别的室管膜瘤则要差得多，5 年生存率仅为 27%，5 年内 80% 局部复发，41% 蛛网膜复发[41]。Guyotat 等报道，17 例间变性室管膜瘤的生存时间没有 1 例超过 5 年。90% 的第四脑室肿瘤患者（分级 II 级）的生存时间超过 10 年，侧脑室肿瘤的 10 年生存率为 60%，而第三脑室肿瘤 10 年生存率为 35%[42]。

10 岁以下患者平均生存期为 2 年，15 岁以上患者平均生存期达 4.3 ～ 6.0 年。文献报道，如患儿年龄为 2 ～ 5 岁，则预后极差。其糟糕的预后可能与肿瘤组织极强的侵袭性、肿瘤部位不佳或者需要延迟放疗等有关。髓母细胞瘤的幼儿患者放疗后副作用较多，因此放疗仍未用于年龄小于 3 岁的室管膜瘤幼儿患者。Timmerman 发现，55 例室管膜瘤患者，不论采用手术后放疗、化疗后放疗还是手术后化疗，平均生存期均无差异。Robertson 认为在化疗前和化疗后进行全脑脊髓放疗，两者效果并无差异[28]。Duffner、Pollack 和 Horn 注意到 3 岁以下诊断为室管膜瘤的患儿预后不佳[43-45]。糟糕的生存率归结于未能行放疗、诊断延误、肿瘤组织的侵袭性。

无进展生存情况：孙祥耀等[46]针对年龄、性别、肿瘤长度、病理分型、手术范围及辅助治疗措施对 PFS 的影响进行多因素 Cox 回归分析，结果表明，病理分型为 PFS 独立影响因素（$P < 0.001$），细胞型室管膜瘤（HR = 7.784，95% CI 3.307 ～ 18.318，$P < 0.001$）、乳头状型室管膜瘤（HR = 10.536，95%CI 2.116 ～ 52.461，$P = 0.004$）患者的肿瘤进展风险较高。

组织学检查和预后之间的关系仍未明确。目前还不清楚 WHO III 级肿瘤是否要比 WHO II 级肿瘤预后差。焦点主要在于 WHO 分级标准的病理学解释，而这种解释是主观的和非量化的。大多数文献认为，出现坏死、高倍镜下 5 个以上核分裂象、Ki-67 染色超过 1%、出现内皮增殖预示预后极度不佳。其他可显示预后不佳的组织学特征有 erb-B2 或 erb-B4 受体表达上调、GFAP 低水平表达、波形蛋白表达、DNA 干系双倍体的出现等。

与预后最为相关的因素仍然是肿瘤切除的范围（表 26-2）。如高清晰度的 MRI 扫描证实肿瘤已被全切除，则预示预后较好。

（符 荣 赵洪洋）

参考文献

1. Rutka JT，Kuo JS，Carter M，et al. Advances in the treatment of pediatric brain tumors. Expert Rev Neurother，2004，4（5）：879-893.

2. Horn B，Heideman R，Geyer R，et al. A multi-institutional retrospective study of intracranial ependymoma in children：identification of risk factors. J Pediatr Hematol Oncol，1999，21（3）：203-211.

3. Pollack IF，Gerszten PC，Martinez AJ，et al. Intracranial ependymomas of childhood：long-term outcome and prognostic factors. Neurosurgery，1995，37（4）：655-666.

4. Yamashita Y，Kumabe T，Higano S，et al. Minimum apparent diffusion coefficient is significantly correlated with cellularity in medulloblastomas. J Neurol Res，2009，31（9）：940-946.

5. Nemoto Y，Inoue Y，Tashiro T，et al. Intramedullary spinal cord tumors：significance of associated hemorrhage at MR imaging. Radiology，1992，182：793-796.

6. Abhinav Singhal，Punit Sharma，Sellam Karunanithi，et al.（18）F-FDG PET-CT for Detection of Recurrent Spinal Ependymoma. Nucl Med Mol Imaging，2013，47（1）：63-64.

7. Ho DM，Hsu CY，Wong TT，et al. A clinicopathologic study of 81 patients with ependymomas and proposal of diagnostic criteria for anaplastic ependymoma. J Neurooncol，2001，54（1）：77-85.

8. Lieberman KA，Wasenko JJ，Schelper R，et al. Tanycytomas：a newly characterized hypothalamic-suprasellar and ventricular tumor. AJNR Am J Neuroradiol，2003，24（10）：1999-2004.

9. Fouladi M，Helton K，Dalton J，et al. Clear cell ependymoma：a clinicopathologic and radiographic

analysis of 10 patients. Cancer, 2003, 98 (10): 2232-2244.

10. Nishio S, Morioka T, Mihara F, et al. Subependymoma of the lateral ventricles. Neurosurg Rev, 2000, 23 (2): 98-103.

11. Carter M, Nicholson J, Ross F, et al. Genetic abnormalities detected in ependymomas by comparative genomic hybridisation. Br J Cancer, 2002, 86 (6): 929-939.

12. Louis DN, Ohgaki H, Wiestler OD, et al. World Health Organization classification of tumours of the central nervous system. Lyon: IARC Press, 2016: 101-114.

13. Parker M, Mohankumar KM, Punchihewa C, et al. C11 or f 95-RELA fusions drive oncogenic NF-κB signalling in ependymoma. Nature, 2014, 506: 451-455.

14. Rousseau E, Palm T, Scaravilli F, et al. Trisomy 19 ependymoma, a newly recognized geneticohistological association, including clear cell ependymoma. Mol Cancer, 2007, 6: 47.

15. WHO Classification of Tumours Editorial Board. Central nervous system tumours. Lyon (France): International Agency for Research on Cancer, 2021.

16. Kiamanesh Z, Banezhad F, Nasiri Z, et al. Physiological distribution of 18F-FDG in the spinal cord: A systematic review. J Spinal Cord Med, 2021, 44 (4): 517-524.

17. Spagnoli D, Tomei G, Ceccarelli G, et al. Combined treatment of fourth ventricle ependymomas: report of 26 cases. Surg Neurol, 2000, 54 (1): 19-26.

18. Deshmukh VR, Figueiredo EG, Deshmukh P, et al. Quantification and comparison of telovelar and transvermian approaches to the fourth ventricle. Neurosurgery, 2006, 58 (4 Suppl 2): ONS-202-6.

19. Tanriover N, Ulm AJ, Rhoton AL Jr, et al. Comparison of the transvermian and telovelar approaches to the fourth ventricle. J Neurosurg, 2004, 101 (3): 484-498.

20. El-Bahy K. Telovelar approach to the fourth ventricle: operative findings and results in 16 cases. Acta Neurochir (Wien), 2005, 147 (2): 137-142.

21. Mussi AC, Rhoton AL Jr. Telovelar approach to the fourth ventricle: microsurgical anatomy. J Neurosurg, 2000, 92 (5): 812-823.

22. Foreman NK, Love S, Gill SS, et al. Second-look surgery for incompletely resected fourth ventricle ependymomas: technical case report. Neurosurgery, 1997, 40 (4): 856-860.

23. Merchant TE, Zhu Y, Thompson SJ, et al. Preliminary results from a Phase II trail of conformal radiation therapy for pediatric patients with localised low-grade astrocytoma and ependymoma. Int J Radiat Oncol Biol Phys, 2002, 52 (2): 325-332.

24. Oya N, Shibamoto Y, Nagata Y, et al. Postoperative radiotherapy for intracranial ependymoma: analysis of prognostic factors and patterns of failure. J Neurooncol, 2002, 56 (1): 87-94.

25. Paulino AC. Radiotherapeutic management of intracranial ependymoma. Pediatr Hematol Oncol. 2002 Jul-Aug; 19 (5): 295-308.

26. Goldwein JW, Corn BW, Finlay JL, et al. Is craniospinal irradiation required to cure children with malignant (anaplastic) intracranial ependymomas? Cancer, 1991, 67 (11): 2766-2771.

27. Merchant TE. Current management of childhood ependymoma. Oncology (Williston Park), 2002, 16 (5): 629-642, 644.

28. Robertson PL, Zeltzer PM, Boyett JM, et al. Survival and prognostic factors following radiation therapy and chemotherapy for ependymomas in children: a report of the Children's Cancer Group. J Neurosurg, 1998, 88 (4): 695-703.

29. Rousseau P, Habrand JL, Sarrazin D, et al. Treatment of intracranial ependymomas of children: review of a 15-year experience. Int J Radiat Oncol Biol Phys, 1994, 28 (2): 381-386.

30. Grabb PA, Lunsford LD, Albright AL, et al. Stereotactic radiosurgery for glial neoplasms of childhood. Neurosurgery, 1996, 38 (4): 696-701.

31. Massimino M, Gandola L, Giangaspero F. Hyperfractionated radiotherapy and chemotherapy

for childhood ependymoma：final results of the first prospective AIEOP（Associazione Italiana di Ematologia-Oncologia Pediatrica）study. Int J Radiat Oncol Biol Phys，2004，58（5）：1336-1345.

32．Abdallah A，Emel E，Gündüz HB，et al. Long-term surgical resection outcomes of pediatric myxopapillary ependymoma：experience of two centers and brief literature review. World Neurosurg，2020，136：e245-e246.

33．Bagley CA，Wilson S，Kothbauer KF，et al. Long term outcomes following surgical resection of myxopapillary ependymomas. Neurosurg Rev，2009，32（3）：321-334.

34．Oh MC，Ivan ME，Sun MZ，et al. Adjuvant radiotherapy delays recurrence following subtotal resection of spinal cord ependymo-mas. Neuro Oncol，2013，15（2）：208-215.

35．Agbahiwe HC，Wharam M，Batra S，et al. Management of pediatric myxopapillary ependy-moma：the role of adjuvant radiation. Int J Radiat Oncol Biol Phys，2013，85（2）：421-427.

36．Merchant TE，Mulhern RK，Krasin MJ，et al. Preliminary results from a phase Ⅱ trial of conf-omal radiation therapy and evaluation of radiation-related CNS effects for pediatric patients with localized ependymoma. J Clin Oncol，2004，22（15）：3156-3162.

37．Gilbert MR，Ruda R，Soffietti R. Ependymomas in adults. Curr Neurol Neurosci Rep，2010，10（3）：240-247.

38．Balmaceda C. Chemotherapy for intramedullary spinal cord tumors. J Neurooncol，2000，47（3）：293-307.

39．Siffert J，Allen JC. Chemotherapy in recurrent of ependymomas. Pediatr Neurosurg，1998，28（6）：314-319.

40．Gomez DR，Missett BT，Wara WM，et al. High failure rate in spinal ependymomas with long-term follow-up. Neuro Oncol，2005，7（3）：254-259.

41．Moynihan TJ. Ependymal tumors. Curr Treat Options Oncol，2003，4（6）：517-523.

42．Guyotat J，Signorelli F，Desme S，et al. Intracranial ependymomas in adult patients：analyses of prognostic factors. J Neurooncol，2002，60（3）：255-268.

43．Duffner PK，Krischer JP，Sanford RA，et al. Prognostic factors in infants and very young children with intracranial ependymomas. Pediatr Neurosurg，1998，28（4）：215-222.

44．Horn B，Heideman R，Geyer R，et al. A multi-institutional retrospective study of intracranial ependymoma in children：identification of risk factors. J Pediatr Hematol Oncol，1999，21（3）：203-211.

45．Pollack IF，Gerszten PC，Martinez AJ，et al. Intracranial ependymomas of childhood：long-term outcome and prognostic factors. Neurosurgery，1995，37（4）：655-666.

46．孙祥耀，夏丽华，鲁世保，等．手术治疗脊髓Ⅱ级室管膜瘤预后影响因的系统分析．中国脊柱脊髓杂志，2018，28（4）：342-352.

第 27 章

脉络丛肿瘤

一、概述

脉络丛肿瘤（choroid plexus tumor，CPT）是少见的起源于脑室系统内脉络丛上皮的中枢神经系统肿瘤，通常位于脑室。早在 1883 年，已有文献描写脉络丛肿瘤。1906 年，有人报道了首次采用外科手术切除脉络丛肿瘤[1]。2007 年，WHO 首次将非典型脉络丛乳头状瘤写入分类指南中[2-3]。随后，不断有人对这些肿瘤进行更加详细的报道。根据 2021 年 WHO 中枢神经系统肿瘤分类，脉络丛肿瘤分为三级：脉络丛乳头状瘤（WHO 1 级）、非典型脉络丛乳头状瘤（WHO 2 级）、脉络丛癌（WHO 3 级）[4]。

在解剖上，脉络丛是脑室系统内软脑膜和室管膜的结合处。在胚胎学上，脉络丛起源于脑室的神经上皮，后者来源于一些神经管的节段。正常的生理状态下，脉络丛产生脑脊液，并维持血脑屏障，还可分泌一些与神经组织发育相关的生长因子。

二、流行病学

脉络丛肿瘤见于各年龄组，无明显性别差异，占所有脑瘤总数的 0.5% ~ 0.6%（在婴儿占 10% ~ 20%）。有人报道，脉络丛肿瘤占婴儿所有肿瘤的 12.8% ~ 14%。脉络丛肿瘤发生在 1 岁以内者占 45%，发生在 10 岁以内者占 74%。基于脉络丛组织的分布情况，侧脑室是其最好发部位（50%），其次是第四脑室（40%）和第三脑室（5%），大约 5% 发生在其他位置。儿童脉络丛肿瘤常发生于侧脑室，成人脉络丛肿瘤更常见于第四脑室[5]。也有一些罕见病例报道该肿瘤可能发生在桥小脑角、松果体、额叶、小脑等位置[3,6]。大多数脉络丛肿瘤（70% ~ 80%）为脉络丛乳头状瘤，而有 10% ~ 20% 为脉络丛癌，非典型脉络丛乳头状瘤占 10% ~ 20%[7]。

三、发病机制

脉络丛肿瘤的发病机制迄今未明，对小儿年龄组脉络丛肿瘤的较高发病率目前尚无满意的解释。有文献提示，脉络丛肿瘤与 Aicardi 综合征以及 Li-Fraumeni 综合征有关，且脉络丛癌可能是 Li-Fraumeni 综合征的一个表现，该综合征由 TP53 抑癌基因突变导致[8-9]。另外，多瘤病毒 SV 40 JC 和 BK 导致的病毒感染可能与遗传因素一起参与了成人脉络丛癌的发展[5]。

在大多数情况下，脉络丛肿瘤过度生成脑脊液，从而引发颅内压升高，许多患者伴发脑积水。有充分的文献表明，脉络丛肿瘤产生脑脊液的数量可能远远超过正常人的脑脊液分泌量[7]。此外，肿瘤占位过大或者堵塞脑脊液流出途径也是其促成脑积水的因素。

四、病理学

脉络丛乳头状瘤为菜花状，显微镜下像正常脉络丛过度扩张的叶状物。肉眼下脉络丛乳头状瘤呈球形，表面不规则，高低不一，质地柔软，有时可见陈旧的出血区。脉络丛乳头状瘤倾向于向脑室系统内扩张，而不是侵入室管膜[1]。组织学上，脉络丛乳头状瘤与正常脉络丛相似，乳头状结构形成良好，细胞的细胞学结构平淡，有丝分裂活性低（核分裂计数 < 2/10 HPF），但脉络丛乳头状瘤可见到许多乳头上

覆盖单层、假复层或复层排列的立方或矮柱状上皮细胞，具有包含结缔组织和小血管的纤维血管基质[2]（图 27-1）。

　　非典型脉络丛乳头状瘤在大体外观上与脉络丛乳头状瘤没有很大的区分度。组织学上，相较于脉络丛乳头状瘤，非典型脉络丛乳头状瘤的核分裂活性增加，2/10 HPF ≤ 核分裂计数 < 5/10 HPF 就是 WHO 对非典型脉络丛乳头状瘤的分类标准[2]（图 27-2）。

　　脉络丛癌与脉络丛乳头状瘤相比有一些明显的不同，它比脉络丛乳头状瘤的质地更软，具有更多的纤维。脉络丛癌以脑实质被入侵以及细胞学变异为特征。脑实质被入侵是指室管膜正常排列被肿瘤细胞破坏，以及肿瘤入侵脑室周围的脑实质。脉络丛癌至少有以下 5 个特征中的 4 个：①显著的有丝分裂活性（核分裂计数 ≥ 5/10 HPF）；②细胞数量增加；③明显的核多形性；④乳头状结构模糊；⑤坏死[8]（图 27-3）。

　　目前已经对脉络丛肿瘤进行了许多免疫组化研究，它们在脉络丛肿瘤的鉴别诊断中发挥着重要作用。有些分子可以区分脉络丛肿瘤和其他来源的肿瘤，例如，CK7 阳性 /CK20 阴性可用于排除转移性癌；CK5/6 低阳性可以排除转移性乳腺癌。而且，免疫组化也可以帮助鉴别脉络丛肿瘤的分型：S-100 蛋白存在于大多数脉络丛乳头状瘤中，但在脉络丛癌中发生率较低；脉络丛乳头状瘤的平均 Ki-67/MIB-1 标记指数低于脉络丛癌；非典型脉络丛乳头状瘤的 Ki-67 指数明显高于脉络丛乳头状瘤；脉络丛乳头状瘤的 S-100（+）/Vim（+）/Syn（+）标记指数显著低于非典型脉络丛乳头状瘤[3]。除了免疫组化之外，电子显微镜可以显示超显微结构，如纤毛和基体（生毛体），可以区分原发性脉络丛肿瘤和脉络丛处的转移性肿瘤[1]。

五、临床表现

　　颅内压增高是脉络丛肿瘤最常见的临床表现，这是由于阻塞性脑积水或脑脊液产生过多所致的巨大脑室而引起，有 78% ～ 95% 的脉络丛肿瘤患者并发脑

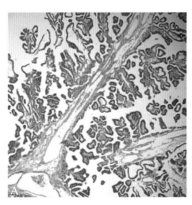
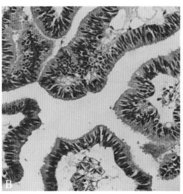
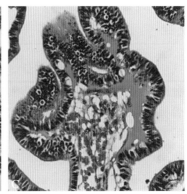

图 27-1　A. 脉络丛乳头状瘤中的纤维血管基质（100×）；B. 覆盖的柱状上皮细胞（400×）；C. 轻度异型性，有丝分裂活性很少（400×）

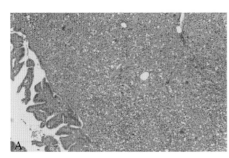
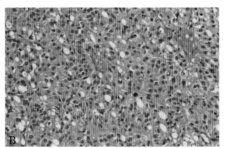

图 27-2　A. 非典型脉络丛乳头状瘤的乳头状区和实性区（100×）；B. 实性区由乳头状结构组成，具有中度异型性，有嗜酸性胞质和核仁（400×）[17]

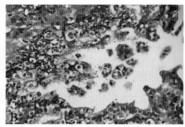
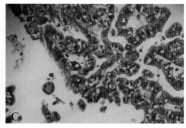

图 27-3 A. 脉络丛癌中的局部坏死（100×）；B. 细胞增生和明显的异型性（400×）；C. 大量病理性分裂（400×）[18]

积水。因此脉络丛肿瘤患者常有头痛、恶心、呕吐、兴奋、精神症状、听觉障碍、视觉障碍及抽搐等症状，常出现巨颅征、眼底水肿等神经系统阳性体征，约 25% 的患者表现出意识水平下降[1]。脉络丛乳头状瘤虽然是缓慢生长的肿瘤，但会因继发脑积水或肿瘤内出血而使神经功能障碍迅速恶化。少数病例也会因继发不对称性脑室扩大而出现单侧体征。而非典型脉络丛乳头状瘤则会更早地体现出上述症状。脉络丛癌更具有侵袭性，生长速度更快，且有可能远处转移，因此症状会比前两者更加明显，且可能出现其他系统的症状。

六、影像学

大多病例影像学检查显示脑室肿瘤。头颅平片可显示颅缝分离，小点状肿瘤钙化。脑血管造影检查显示肿瘤血管极为丰富，脉络膜后动脉增粗是侧脑室脉络丛肿瘤的常见特征，第三脑室病变由脉络膜后内侧动脉供血，第四脑室病变接受小脑后下动脉延髓支或蚓部支供血。在脉络丛癌，脑血管造影可显示动静脉分流和新的血管增生。此外，脑血管造影有助于考虑是否做术前栓塞。

CT 和 MRI 是影像诊断学上首选的方法。此外，磁共振血管造影与静脉造影已在某种程度上能取代普通的血管造影。在 CT 或 MRI 上，脉络丛乳头状瘤平扫表现为高密度病变，可有点状钙化，脉络丛被肿瘤包裹，肿瘤可表现为乳头状或分叶状病变。增强扫描时表现为均匀强化，局部往往伴有肿瘤周围的脑室扩张，脉络丛乳头状瘤 T_1 加权成像表现为等信号至低信号病变，而 T_2 加权成像为等信号、略低信号或高信号病变（图 27-4）。而肿瘤不规则或模糊的内部形态、肿瘤内坏死表现、广泛的瘤周水肿、嵌入脑室、沿室管膜下与蛛网膜下腔播散，以及出现脑实质受累的脑水肿提示肿瘤为非良性的可能性（图 27-5 和 27-6）。当怀疑脉络丛癌时，术前应做脊髓 MRI 检查，以排除肿瘤向椎管内转移[7]。

但仅从影像学检查方面无法准确诊断脉络丛肿瘤及其分型，仍需要病理来进一步诊断。

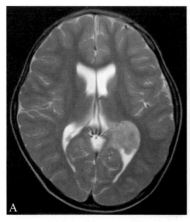
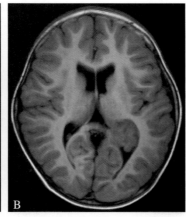
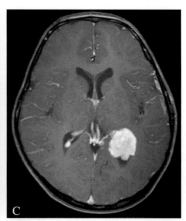

图 27-4 脉络丛乳头状瘤（WHO 1 级）。一名 4 岁男孩，左侧脑室三角区有乳头状病变。肿瘤在 T_2WI（A）上呈轻微高信号，在 T_1WI（B）上呈等信号，在对比后成像（C）上强烈增强，并通过血管蒂与脉络丛相连[7]

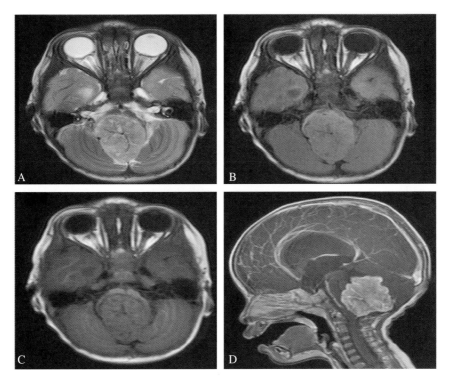

图 27-5　非典型脉络丛乳头状瘤（WHO 2 级）。一名 2 岁女孩，第四脑室有一个分叶状病变。肿瘤在 T$_2$WI（A）和 FLAIR 序列（B）上呈轻微高信号，在 T$_1$WI（C）上呈等信号，内部结构更不均匀。矢状面造影（D）显示肿瘤强烈增强，在幕上脑室可见严重的脑积水[7]

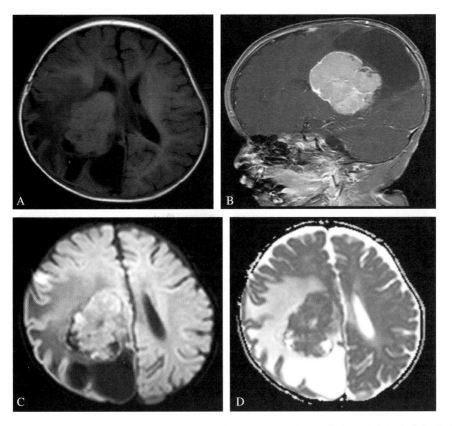

图 27-6　脉络丛癌（WHO 3 级）。一名 8 个月大女婴，右侧脑室三角区有一分叶形病变。肿瘤的实体部分在 T$_1$WI 上呈等信号，并伴有多个瘤内坏死和囊肿。周围脑实质显示广泛水肿（A）。矢状面造影成像显示肿瘤的明显强化（B）。DWI 序列显示一个高信号区域（C），与表观弥散系数（ADC）图（D）上的一个轻微低信号区相对应[7]

七、治疗

脉络丛肿瘤的治疗方法通常包括手术、放疗、化疗以及立体定向放射治疗，首选手术全切（gross-total resection，GTR）。良性乳头状瘤在 GTR 后大多可以获得痊愈[8]，而脉络丛癌具有侵袭性生长的特点，即使达到显微镜下全切，肿瘤的局部复发以及播散种植率仍然很高，因此术后必须给予辅助治疗[10]。非典型脉络丛乳头状瘤复发率较 WHO 1 级肿瘤要高，但这类患者目前报道较少，其辅助治疗尚缺少统一意见，一般认为非典型脉络丛乳头状瘤全切后可严密观察随访，未能全切者需视肿瘤残留情况和患者情况，积极考虑辅助治疗。

（一）手术

手术除全切肿瘤外，必须要解决脉络丛肿瘤患者的颅内高压症状。如患者术前病情因脑积水而急剧恶化，应紧急做脑脊液分流或外引流手术，部分患者在切除术后仍要持续分流或引流。

脉络丛肿瘤要追求完全切除，但其血管极为丰富，肿瘤血管常形成树枝状，以致动脉出血有时难以止血，而婴儿或小儿患者的血容量少，若术中出血较多，可能为患儿带来巨大风险。脉络丛肿瘤的手术原则是先暴露并处理肿瘤供应血管，再将肿瘤尽可能整块切除。部分患者可以考虑术前将肿瘤血管栓塞，从而缩小肿瘤体积，减少术中出血。

手术入路的选择要视情况而定，需要综合考虑多种因素，如肿瘤所在脑室、肿瘤在脑室中的位置、局部脑室扩大情况、患者年龄、全身状态、功能区保护等等。理想的手术入路应最大限度地暴露肿瘤肿块，并且方便术中尽早阻断瘤蒂脉络丛上的动脉血供，如果条件允许，在断肿瘤血供后尽可能进行肿瘤的整块切除，术后常规行脑室外引流。

脉络丛癌相比脉络丛乳头状瘤以及非典型脉络丛乳头状瘤而言，还具有以下特征：①脉络丛癌的血管丰富；②脉络丛癌与脑之间缺乏清晰的界面；③脉络丛癌组织过分脆弱易碎。这使其手术更具有挑战性，术中出血更多增加手术难度，肿瘤界面不清使得全切除更难，且损伤增加[11]。

手术并发症除常见的出血、感染等之外，要警惕因脑脊液释放过多脑组织塌陷引起的远隔部位血肿；部分患者可因皮质造瘘出现硬膜下积液，需行积液分流手术；肿瘤切除后如脑积水不缓解，需行脑室腹腔分流手术。

（二）放疗

脉络丛乳头状瘤经过全部切除后大多可获得治愈。但对于脉络丛癌而言，仅进行手术切除是不够的。3 岁以上的患者，无论全切与否，术后均要给予积极的辅助治疗。大部分文献报道认为脉络丛癌属于放疗敏感性肿瘤，并且观察到曾经接受过放疗的患者生存期较长。也有文献显示，与未接受放疗的患者相比，接受放疗的脉络丛癌患者的 5 年生存率更高[9-11]。但对于脉络丛癌合并 Li-Fraumeni 综合征患者而言，为防止增加继发性恶性肿瘤发生风险，放疗需非常慎重[9]。脉络丛癌患者建议接受全颅全脊髓放疗，有相关文献报道，与接受全脑和相关野外放疗的患者相比，接受全颅全脊髓放疗的脉络丛癌患者的无进展生存率和总存活率均有所改善[11]。

非典型脉络丛乳头状瘤患者术后是否需要常规放疗还有争议，手术全切除的患者可密切观察随访。若手术未能全切，则要视肿瘤残留情况、患者年龄、状态等等综合考虑决定是否放疗[12]。

（三）化疗

化疗也是脉络丛癌重要的辅助治疗。尤其对于发病年龄小于 3 岁的脉络丛癌患者来说，化疗是其手术后主要的辅助治疗手段。有学者推荐，脉络丛癌术后患者如无禁忌，行放、化疗联合治疗。可选择的化疗药物有：卡铂、依托泊苷、环磷酰胺、大剂量甲氨蝶呤和长春花生物碱等，以卡铂和依托泊苷为主的联合治疗是脉络丛癌首选化疗方案[8,13-15]。有相关文献报道，在脉络丛癌不完全切除的患者中，化疗可显著延长总生存期，但化疗对于手术全切的脉络丛癌患者是否有益，目前有不同意见。有学者提出脉络丛癌患者可考虑行术前新辅助化疗，有望缩小肿瘤，提高切除率，并减少术中失血量，从而改善手术效果。

（四）立体定向放射治疗

脉络丛肿瘤手术未能完全切除，或对于体积较小的深部病变，或存在开颅手术禁忌者，可以考虑使用立体定向放射治疗。

八、预后

手术是脉络丛肿瘤预后的基石，切除的完整性影响患者的生存，实现全切除是患者长期生存和良好预后的决定性因素。脉络丛乳头状瘤患者经手术肿瘤全切除后基本上可获痊愈。脉络丛癌患者的预后较差，即使全切也仍然会复发或发生种植转移，有报道显示，脉络丛癌全切后 5 年生存率可超过 50%，而部分切除后 5 年生存率仅为 20%。大多数报道认为脉络丛癌术后的放、化疗可以延长生存期。

九、结论

脉络丛肿瘤的治疗需要神经外科医生的正确治疗决策和高超的手术技能。手术全切是患者生存期的最重要因素，脉络丛乳头状瘤手术全切后一般不需要辅助治疗，而脉络丛癌复发和种植转移率高，术后放、化疗等辅助治疗可延长生存期；对于非典型脉络丛乳头状瘤，手术全切后仍要警惕复发。神经外科技术的新进展降低了脉络丛肿瘤手术患者的病残率和死亡率，病理、生物、放化疗进展进一步改善了 WHO 2～3 级肿瘤患者的预后。不幸的是，脉络丛癌患者的治疗效果尚未达到可接受的水平，因此探索更加有效的辅助治疗方案仍然是我们的努力方向。

（王　旭　刘耀华　朱晓江）

参考文献

1. Wilkins H, Rutledge BJ. Papillomas of the choroid plexus. J Neurosurg, 1961, 18: 14-18.

2. Dhillon RS, Wang YY, McKelvie PA, et al. Progression of choroid plexus papilloma. J J Clin Neurosci, 2013, 20 (12): 1775-1778.

3. Chen Y, Zhao R, Shi W, et al. Pediatric atypical choroid plexus papilloma: Clinical features and diagnosis. Clin Neurol Neurosurg, 2020, 200 (4): 106345.

4. Louis D N, Arie P, Pieter W, et al. The 2021 WHO Classification of Tumors of the Central Nervous System: a summary. Neuro Oncol, 2021, 23 (8): 1231-1251.

5. Crea A, Bianco A, Cossandi C, et al. Choroid Plexus Carcinoma in Adults: Literature Review and First Report of a Location into the Third Ventricle. World Neurosurg, 2019, 133 (Suppl 1): 302-307.

6. Koeller K K, Sandberg G D. From the archives of the AFIP. Cerebral intraventricular neoplasms: radiologic-pathologic correlation. Radiographics, 2002, 22 (6): 1473-1505.

7. Lin H, Leng X, Qin CH, et al. Choroid plexus tumours on MRI: similarities and distinctions in different grades. Cancer Imaging, 2019, 19 (1): 17.

8. Thomas C, Metrock K, Kordes U, et al. Epigenetics impacts upon prognosis and clinical management of choroid plexus tumors. J Neurooncol, 2020, 148 (1): 39-45.

9. Bahar M, Kordes U, Tekautz T, et al. Radiation therapy for choroid plexus carcinoma patients with Li-Fraumeni syndrome: advantageous or detrimental? Anticancer Res, 2015, 35 (5): 3013-3017.

10. Sun MZ, Ivan ME, Oh MC, et al. Effects of adjuvant chemotherapy and radiation on overall survival in children with choroid plexus carcinoma. J Neurooncol, 2014, 120 (2): 353-360.

11. Mazloom A, J Wolff, Paulino AC. The Impact of Radiotherapy Fields in the Treatment of Patients with Choroid Plexus Carcinoma. Int J Radiat Oncol Biol Phys, 2009, 75 (3): S510.

12. Faramand A, Kano H, Niranjan A, et al. Stereotactic Radiosurgery for Choroid Plexus Tumors: A Report of the International Radiosurgery Research Foundation. Neurosurgery, 2020 (4).

13. Wrede B, Hasselblatt M, Peters O, et al. Atypical choroid plexus papilloma: clinical experience in the CPT-SIOP-2000 study. J Neurooncol, 2009, 95 (3): 383-392.

14. Jameel PZ, Varma A, Kumari P, et al. Choroid plexus carcinoma in an adolescent male: a case report. J Med Case Rep, 2021, 15 (1): 184.

15. Bahar M, Hashem H, Tekautz T, et al. Choroid plexus tumors in adult and pediatric populations: the Cleveland Clinic and University Hospitals experience.

J Neurooncol, 2017, 132 (1): 1-6.

16. Tavallaii A, Keykhosravi E, Rezaee H . Telovelar approach for microsurgical resection of an unusually located choroid plexus papilloma in the luschka foramen of an infant-Case report and review of literature . Interdiscip Neurosurg, 2020, 20: 100693.

17. Chen Y, Luo J. Atypical choroid plexus papilloma: A case report. Asian J Surg, 2022, 45 (1): 544-545.

18. Tavallaii A, Keykhosravi E, Rezaee H, et al. An extremely rare case of choroid plexus carcinoma in the third ventricle of an infant-Case report and review of the literature. Interdiscip Neurosurg, 2020, 22 (2020): 100873.

第 28 章

神经元及神经元 – 神经胶质瘤混合性肿瘤

第一节 神经节细胞瘤

一、概述

神经细胞（神经元）及神经元 - 神经胶质瘤混合性肿瘤是一组神经元和胶质细胞混合组成的肿瘤，两种细胞各自的性质和数量大不一样，谱系很广[1]。其中一个极端是，肿瘤只具有成熟的神经节细胞，没有胶质细胞或只有间叶性结缔组织，或胶质细胞稀少，发育良好，没有增生，非新生物性质，此时被称为神经节细胞瘤（gangliocytoma）。另一个极端则为，神经节细胞和胶质细胞均很明显，两种细胞均被看成肿瘤成分，此时被称为神经节细胞胶质瘤（ganglioglioma，GG）[2]。如果发生间变，则称为间变性或恶性神经节细胞瘤和间变性或恶性神经节细胞胶质瘤。由于间变部分总是发生在胶质细胞，所以1990年 WHO 新分类中废除了"间变性神经节细胞瘤"一词。WHO 根据其基因改变对肿瘤进行划分，将神经节细胞瘤划至胶质神经元和神经元肿瘤大类中，并标记其基因分子变异为 BRAF。

二、流行病学

神经节细胞瘤是一种罕见的肿瘤，占所有脑肿瘤的0.1% ~ 0.5%，男女发病率无明显差异。60% 的神经节细胞瘤发生于儿童和青少年，临床上出现症状一般在30岁以内，平均为25岁。相反，发生于鞍内的

神经节细胞瘤大多数为成年人，大于30岁。神经节细胞瘤可发生在整个脑 - 脊髓神经轴，包括小脑、邻近第三脑室底部的下丘脑、鞍区、松果体区、脑干和颈胸段脊髓[3]。位于大脑半球的神经节细胞瘤，相对好发位置一般是颞叶，可为颞叶单发病灶，也可在额叶或顶叶同时发生。Russell 与 Rubinstein 指出，颞叶和第三脑室底部是这类肿瘤最好发的部位。

神经节细胞瘤的组织发生不十分明确，多为推测。一种学说认为，肿瘤起源于胚胎残存的神经节细胞前身细胞，即神经母细胞，后者在出生后仍不消失，继续发育，如颞叶的齿状回和脑室附近等处均可残存这种细胞。另有一种学说认为，肿瘤可能与局部发育异常或错构瘤性病变有关，例如错构瘤、半球巨脑畸形、脑组织异位均含有分化良好但不典型的神经元，如双核或增大的异常神经元。另有人认为，中枢神经系统神经节细胞瘤的部分病例可能是周围或自主神经系统的神经母细胞瘤转移灶的成熟分化，其理由如下：①交感神经母细胞瘤有原位消退，以及原位转移灶成熟分化的倾向；②交感神经母细胞瘤的瘤细胞已在组胚中证实能分化成熟为神经节细胞；③电镜下除胶质细胞外，中枢神经系统内的神经节细胞瘤与交感神经节细胞瘤的超微结构一致；④免疫组化，中枢神经系统内的神经节细胞瘤的表达与交感神经节细胞瘤相吻合；⑤颅脑部位是交感神经母细胞瘤的转移倾向部位；⑥病程符合，小儿尤其幼儿起病，病史（癫痫）迁延至大龄儿童到青少年；⑦光镜下的退变状态，如神经元的退变、钙化和囊性变等。

三、病理学

（一）大体观察

肿瘤大体标本为灰红色，呈分叶状或结节状，可有坏死及囊性变。

（二）光镜观察

光学显微镜下可见大小不一但分化较好的神经节细胞。神经节细胞的排列不像正常那样疏密有致和极性不紊，而是疏密不匀，极性紊乱，常密集成团。肿瘤性神经元胞体大，常有较大的有小泡的细胞核，核仁明显，核内染色质呈细小颗粒状，胞质丰富，内有尼氏小体形成。尼氏小体可通过尼氏染色方法显示，神经节细胞随分化程度呈现不同的阳性反应，分化好者出现尼氏小体，中等分化者仅有尼氏颗粒，分化极差者仅示胞体和突起的淡蓝色。细胞核不规则，出现多核和双核，尤其出现双核对诊断更有意义（图28-1-1）。神经节细胞瘤的神经胶质基质不明显，相反，神经节细胞胶质瘤的神经胶质成分是肿瘤性的，非常明显。神经节细胞瘤可有钙化灶和血管壁的钙化，有时神经元干细胞在血管周围形成单核细胞簇。在生长激素分泌型肿瘤中，绝大多数混合肿瘤是由稀疏的颗粒状腺瘤和典型的腺瘤性神经内分泌细胞及数量不一的神经节细胞组成，其中神经节细胞通常嵌于神经片样基质中。

（三）电镜观察

电镜下超微结构显示瘤细胞有成熟神经元分化的特征，瘤细胞胞质内细胞器丰富，有脂褐素、多聚核糖体、粗面内质网、线粒体、神经丝和微管等。其中微管量总是突出的，有时成束集聚，直径20 nm，容易辨认。最具诊断价值的是神经分泌颗粒和突触复合体。前者常常是大量的，分为两种：一种较大，直径通常在200 nm左右，有一大的密电子中心，并总有清晰的界膜下空晕，称为密心小泡；另一种较小，通常为35～40 nm，没有密电子中心，称为空心小泡。突触复合体是胞体间、突起间或胞体与突起间的质膜间的连接装置，在附近多半有成群的空心小泡和密心小泡，前者多，后者少或没有。

（四）免疫组织化学

免疫组化显示神经节细胞胞体有很多抗体表达，如突触素（synaptophysin）（图28-1-1）、神经微丝蛋白表位（neurofilament protein epitopes M/H）、神经元核蛋白（neuronal nuclei，NeuN）和不同的神经肽和生物胺，如免疫活性生长抑素、甲硫氨酸脑啡肽、亮氨酸脑啡肽、促肾上腺皮质素释放素、血管源性肠肽、β内啡肽、降钙素和5-羟色胺[4-7]。有时仅凭HE染色区别非典型的神经节细胞和肥胖性多型性胶质母细胞比较困难，利用神经元特异性烯醇化酶（neuron specific enolase，NSE）、神经微丝（neurofilament，NF）蛋白、胶质细胞原纤维酸性蛋白（glial fibrillary acidic protein，GFAP）和波形蛋白（vimentin）免疫组化染色不同结果加以区分。其中神经节细胞呈NSE（+）、NF（+）、GFAP（-）、vimentin（-），而肥胖性多型性胶质母细胞呈NSE（-）、NF（-）、GFAP（+）、vimentin（+）。

四、临床表现

神经节细胞瘤表现为一个偏良性的生长过程，出

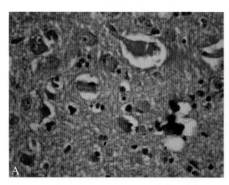
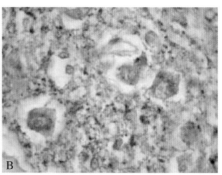

图 28-1-1　神经节细胞瘤。A．光镜下所见，肿瘤由成熟的神经节细胞组成，肿瘤性神经节细胞大小和形态各异，并可见特征性的双核神经节细胞位于左上方（HE，200×）；B．肿瘤性神经节细胞胞质内突触素染色阳性（DAB，400×）

现临床症状到接受手术治疗的时间可以从 6 周到 18 年之久，一般是 3 ～ 4 年。颅内的神经节细胞瘤最常见的症状是癫痫和头痛，而且癫痫发作后常伴随颅内压增高、非特异性头痛和局灶神经功能缺失症状 [8-10]。非特异性头痛特点是没有恶心呕吐、视盘水肿，腰椎穿刺检查脑脊液起始压和终末压都不高，说明非特异性头痛与颅内压增高无关。患者常在幼儿时开始癫痫发作，迁延长时间，有时长达 10 ～ 20 年之久，后期常因囊性变，囊肿膨胀而症状加重。当肿瘤位于中线结构，如第三脑室底部、松果体区时，因脑脊液循环障碍可出现梗阻性脑积水 [11]。脑积水、嗜睡和进食障碍与第三脑室底部的神经节细胞瘤有关。

鞍内或称垂体神经节细胞瘤最为少见，又称为混合性神经节细胞瘤 - 腺瘤，发生于鞍内的神经节细胞瘤大多合并垂体瘤。多数鞍内神经节细胞瘤有内分泌症状，肢端肥大症最常见，其他症状有闭经 - 溢乳和库欣综合征。许多与垂体瘤无关的神经节细胞瘤也有内分泌症状，这些神经节细胞瘤可以产生垂体激素释放因子，刺激腺垂体过度分泌。有些非垂体瘤性神经节细胞瘤产生的症状有垂体功能减退、糖尿病 [12]。

脊髓神经节细胞瘤占神经节细胞瘤总数的比例不到 10%，虽然脊髓神经节细胞瘤可因为肿瘤位置和占位效应产生不同的临床症状，但事实上，大部分患者是没有症状的，而是因为偶然的影像学检查才被发现的。根据肿瘤的位置，脊髓神经节细胞瘤可出现神经根病、肢体无力、痉挛、瘫痪（单瘫甚至四肢轻瘫）、多汗或马尾综合征，胸髓哑铃形神经节细胞瘤常出现脊柱侧凸，另外，神经节细胞瘤常和多发性神经纤维瘤病关系密切，其原因仍未知。

五、影像学

神经放射学检查对此类肿瘤为非特异性的，术前定性诊断甚难。CT 平扫肿瘤呈等密度或略低密度，多为类圆形，少数呈弥漫性，边界多清楚，可见囊变、钙化，病灶周围没有水肿，占位效应多较轻，增强后无强化。MRI 的 T_1WI 肿瘤呈等信号或略低信号，发生钙化时，钙化部分可呈现低或高信号区 [13]。T_2WI 上呈等信号或高信号，有时与正常脑组织无法

分辨，增强后无强化或局部有轻微强化，T_2WI 上常见点状钙化，可表现为高低不同的信号强度，但在质子加权序列上常为高信号 [14-15]（图 28-1-2）。

发生于鞍内的神经节细胞瘤 60% 伴有垂体腺瘤，影像学上与鞍内神经节细胞瘤的表现相仿，往往无法区别。

六、诊断与鉴别诊断

儿童和青少年患者，有长期顽固性癫痫病史，影像检查示颞叶或额叶病灶，应考虑神经节细胞瘤。但该病罕见，主要应和神经节细胞胶质瘤鉴别，在病理上，神经节细胞瘤主要由肿瘤性神经元构成，一般不含或仅含少量胶质成分。在影像上，神经节细胞瘤与神经节细胞胶质瘤相似，可见囊变和钙化，增强后多无变化。此外，发生在颞叶者，应和星形细胞、胚胎发育不良性神经上皮肿瘤鉴别；发生在额叶者，应和少突胶质细胞瘤鉴别；发生在鞍区者，应和垂体腺瘤鉴别，但多数情况下鉴别困难。

七、治疗及预后

神经节细胞瘤属于 WHO 1 级肿瘤，治疗首选手术切除肿瘤 [16]。肿瘤常很小、界限清、细胞分化水平高、生长部位允许外科切除等因素决定了其预后大都良好，完全切除可治愈。术后肿瘤的复发极少，若复发，病灶一般在原肿瘤部位，复发与肿瘤的不完全切除有关 [17]。

鞍区神经节细胞瘤生物学行为温和，偶可见局部破坏现象。治疗以经蝶手术切除肿瘤为首选。手术缓解率及血生长激素水平是否恢复与肿瘤的大小、侵袭性和术前生长激素水平有关，合并垂体微腺瘤者手术缓解率达 80%，症状、体征可完全缓解，垂体功能得以保留。切除神经节细胞瘤后，生长激素水平会自动降低。长期随访发现，肿瘤并未出现复发现象，其良好的预后证实其为良性肿瘤。外科手术治疗效果好，不必进行其他辅助治疗，局部有侵袭者预后相对较差。

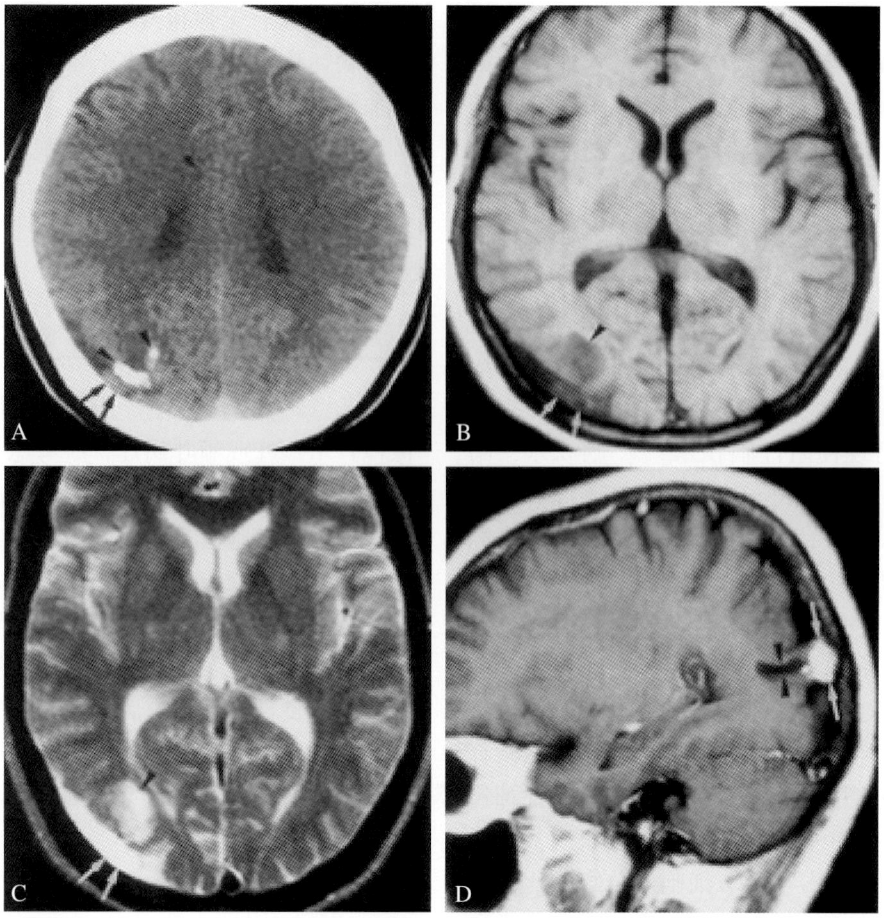

图 28-1-2 神经节细胞瘤。A. CT 平扫显示右侧顶枕局灶性钙化病变（箭头），肿瘤在大脑皮质凸面外生性生长（箭），呈等密度或略低密度；B. T_1WI 轴位片示肿瘤（箭）外生性生长，为低信号，并有一囊变（箭头），也呈低信号；C. T_2WI 示高信号病灶，但外生性肿瘤和周围的脑脊液在 T_2 加权像上难以区分；D. T_1WI 矢状位片示肿瘤位于皮质（箭），呈外生性生长，并且均匀强化，囊变位于肿瘤内侧（箭头）

（杨伊林　邵耐远　蒋天伟）

参考文献

1. Fagan CJ, Swischuk LE. Dumbbell neuroblastoma of ganglioneuroma of the spinal canal . Am J Roentgenol Radium Ther Nucl Med, 1974, 120（2）：453-460.

2. Towfighi J, Salam MM, Mclendon RE, et al. Ganglion cell-containing tumors of the pituitary gland . Arch Pathol Lab Med, 1996, 120（4）：369-377.

3. Puchner MJ, Lüdecke DK, Saeger W, et al. Gangliocytomas of the sellar region-a review. E Exp Clin Endocrinol Diabetes, 1995, 103（3）：129-149.

4. Choi YH, Kim IO, Cheon JE, et al. Gangliocytoma of the spinal cord：a case report. Pediatr Radiol, 2001, 31（5）：377-380.

5. Felix I, Bilbao JM, Asa SL, et al. Cerebral and cerebellar gangliocytomas：a morphological study of nine cases. Acta Neuropathol, 1994, 88（3）：246-251.

6. Takahashi H, Wakabayashi K, Kawai K, et al. Neuroendocrine markers in central nervous system neuronal tumors（gangliocytoma and ganglioglioma）. Acta Neuropathol, 1989, 77（3）：237-243.

7. Lopes MB, Sloan E, Polder J. Mixed Gangliocytoma-Pituitary Adenoma：Insights on the Pathogenesis of a Rare Sellar Tumor . Am J Surg Pathol, 2017, 41（5）：586-595.

8. Duchowny MS, Resnick TJ, Alvarez L. Dysplastic gangliocytoma and intractable partial seizures in

childhood. Neurology，1989，39（4）：602-604.

9. Beal MF，Kleinman GM，Ojemann RG，et al. Gangliocytoma of third ventricle：hyperphagia，somnolence，and dementia. Neurology，1981，31（10）：1224-1228.

10. Kulkantrakorn K，Awwad EE，Levy B，et al. MRI in Lhermitte-Duclos disease. Neurology，1997，48（3）：725-731.

11. Ebina K，Suzuki S，Takahashi T，et al. Gangliocytoma of the pineal body. A case report and review of the literature. Acta Neurochir（Wien），1985，74（3-4）：134-140.

12. Sergeant C，Jublanc C，Leclercq D，et al. Transdifferentiation of Neuroendocrine Cells：Gangliocytoma Associated With Two Pituitary Adenomas of Different Lineage in MEN1. Am J Surg Pathol，2017，41（6）：849-853.

13. Araki M，Fan J，Haraoka S，et al. Extracranial metastasis of anaplastic ganglioglioma through a ventriculoperitoneal shunt：a case report. Pathol Int，1999，49（3）：258-263.

14. Smith RR，Grossman RI，Goldberg HI，et al. MR imaging of Lhermitte-Duclos disease：a case report. AJNR Am J Neuroradiol，1989，10（1）：187-189.

15. Altman NR. MR and CT characteristics of gangliocytoma：a rare cause of epilepsy in children. AJNR Am J Neuroradiol，1988，9（5）：917-921.

16. Côté P，Cassidy JD，Dzus A，et al. Ganglioneuroma of the thoracic spine presenting as adolescent idiopathic scoliosis：a case report. J Spinal Disord，1994，7（6）：528-532.

17. Ng TH，Fung CF，Goh W，et al. Ganglioneuroma of the spinal cord. Surg Neurol，1991，35（2）：147-151.

第二节　神经节细胞胶质瘤

一、概述

神经节细胞胶质瘤（ganglioglioma，GG）是由神经元和胶质细胞成分混合组成的肿瘤，仅占中枢神经系统肿瘤的 1%，多见于颞叶，主要发病人群为青少年和儿童[11]，2021 年第 5 版世界卫生组织（WHO）中枢神经系统肿瘤分类将其归类为 WHO 1 级的神经元－神经胶质混合瘤[2]。但也有部分可归入 WHO 2 级，间变性 GG 为 WHO 3 级。

二、流行病学

GG 是罕见的中枢神经系统肿瘤，发病高峰为 10 ～ 20 岁，据报道，儿童发病率为中枢神经系统肿瘤的 0.4% ～ 7.6%，而成人约为 1.3%，男性比例相对较高[3]。

三、病理学

关于 GG 的组织来源存在两种观点：一种观点认为 GG 起源于多潜能干细胞，有能力分化为神经元和胶质细胞；而另一种观点则基于 GG 与局灶性皮质发育不良密切相关，认为 GG 可能是皮质发育不良的肿瘤性转化。

（一）大体观察

GG 组织大体可为实性、囊实性或囊性，切面呈灰、红、黄或褐色，多含钙化灶，质地韧，一般与周围正常脑组织的界线清楚[4]。

（二）组织细胞学

GG 由肿瘤性胶质细胞和神经节细胞组成，胶质成分以星形细胞为主，肿瘤细胞大小、形态多样，排列紊乱，可见双核或多核细胞（图 28-2-1）。胶质成

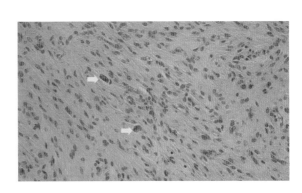

图 28-2-1　神经节细胞胶质瘤 HE 染色切片（40×）。可见类似于毛细胞型星形细胞瘤的梭形胶质细胞背景，可见发育不良的神经元（黄色箭头）

分中可见淋巴细胞浸润、嗜酸性颗粒小体、Rosenthal 纤维、微囊、小钙化灶，除星形细胞外也可含少突胶质细胞成分。当胶质成分出现细胞明显增生、许多有丝分裂象、血管增生以及坏死时可诊断为间变性 GG（WHO 3 级）[5]。目前 WHO 2 级的 GG 无明确的诊断标准，尽管有些病例中肿瘤细胞密度较高，但由于肿瘤生长缓慢、手术能完整切除且术后无复发或恶化倾向，不能将其视为 WHO 2 级。

（三）免疫组化表型

1. 肿瘤性神经元 神经元核抗原（Neu-N）表达于胞核（图 28-2-2），神经微丝蛋白（NFP）特异性分布于胞体及突起内，突触素（Syn）表达于突触前小泡。

2. 胶质成分 胶质细胞原纤维酸性蛋白（GFAP）、波形蛋白（vimentin）、S-100 蛋白（图 28-2-3）、少突胶质细胞转录因子 -2（Olig-2）呈阳性（图 28-2-4）。

3. 细胞增殖指数（Ki-67） 一般为阴性或 1% ～ 2%（图 28-2-5），而间变性 GG 超过 10%（图 28-2-6）。

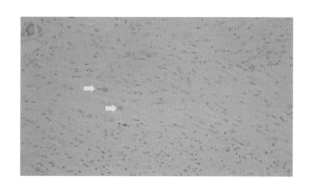

图 28-2-2 神经节细胞胶质瘤免疫组化结果。Neu-N 神经节细胞呈阳性（黄色箭头）

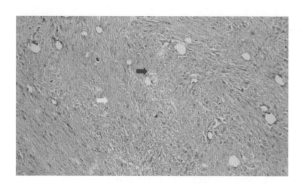

图 28-2-3 神经节细胞胶质瘤免疫组化结果。S-100 蛋白胶质细胞呈阳性（黄色箭头），红色箭头示神经节细胞

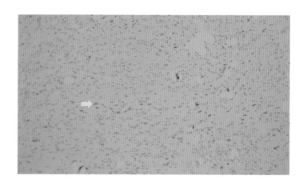

图 28-2-4 神经节细胞胶质瘤免疫组化结果。Olig-2 胶质细胞呈阳性（黄色箭头）

图 28-2-5 神经节细胞胶质瘤免疫组化结果。Ki-67 胶质细胞约为 2%

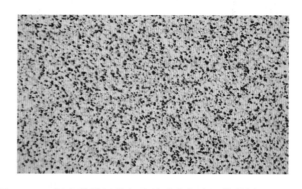

图 28-2-6 间变性神经节细胞胶质瘤免疫组化结果。Ki-67 胶质细胞约为 50%

四、临床表现

GG 可生长于中枢神经系统的任何部位，不具有特征性临床表现，临床症状主要与具体部位肿瘤占位效应相关，如头痛、恶心、呕吐等高颅内压症状。也可出现肢体肌力下降，麻木等症状。最常见的部位是颞叶（多达 85%），因此颞叶癫痫症状更为常见[1]。

五、影像学

GG 可生长于中枢神经系统的任何部位，包括脑叶、下丘脑、侧脑室、丘脑、小脑半球或脑干、脊髓，但最常见的是颞叶 GG（多达 85%）。

（一）CT

肿瘤呈低密度或等密度（图 28-2-7），可伴有高密度钙化灶，病灶常呈囊实性（50% 以上），实性部分多表现为低密度影，增强后病灶呈不同程度的斑片状或结节样强化[6]。

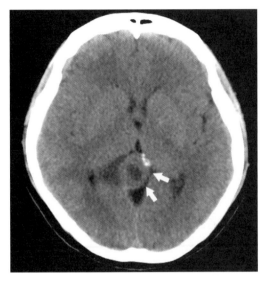

图 28-2-7　松果体区神经节细胞胶质瘤 CT 表现

（二）MRI

GG 瘤体多呈圆形、椭圆形，分叶状少见，或仅表现为脑回肿胀，靠近皮质和基底节灰质团，周围脑组织无水肿或轻度水肿，部分病例可出现大片指状水肿，肿瘤实体多为 T₁ 加权像稍低信号（图 28-2-8A）、T₂ 加权像稍高信号（图 28-2-8B），T₂FLAIR 序列呈高信号或稍高信号（图 28-2-9A），DWI 序列呈等信号或稍低信号（图 28-2-9B）。GG 可分为肿块型和弥漫浸润型：肿块型多表现为实性和囊实性，纯囊性者少见，增强后囊性和囊实性表现形式多样，可伴或不伴有囊壁强化，囊内结节部分强化者多见；弥漫浸润型则占位效应不明显，可见小坏死灶、囊变区，增强后呈点状或斑片状强化[7]（图 28-2-10）。磁共振波谱（MRS）中肿瘤细胞取代神经元导致 NAA 下降，Cho 升高，但与胶质瘤相比，由于 GG 中含有神经元成分，其 NAA/Cho、NAA/Cr 较高，而 Cho/Cr 较低。

六、诊断与鉴别诊断

GG 的主要诊断依据是病理组织学检查，生长部位和影像学表现有助于与其他病变进行鉴别。

GG 不易与以下病变鉴别：

（一）低级别星形细胞瘤

多位于皮质以下的白质区域，病灶边界不清，呈

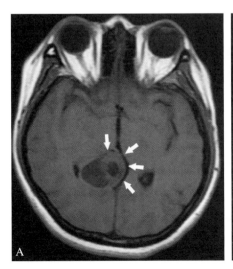
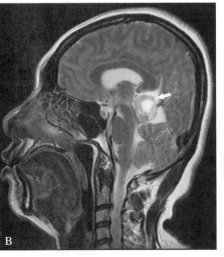

图 28-2-8　松果体区神经节细胞胶质瘤（白色箭头）。肿瘤呈囊实性。A．T₁ 加权像呈稍低信号；B．T₂ 加权像呈稍高信号

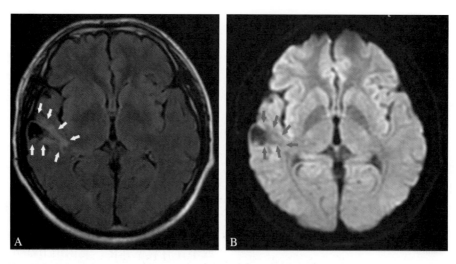

图 28-2-9 右侧颞叶神经节细胞胶质瘤。肿瘤呈囊实性。A．T_2FLAIR 序列肿瘤实性部分呈高信号（白色箭头）；B．DWI 序列肿瘤实性部分呈稍低信号（灰色箭头）

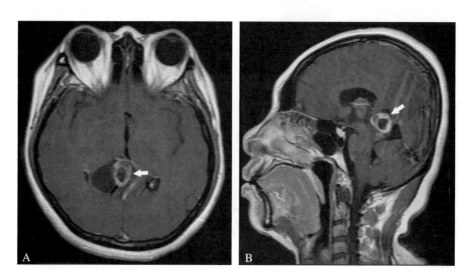

图 28-2-10 松果体区神经节细胞胶质瘤增强 MRI 表现。A．轴位；B．矢状位

T_1WI 稍低信号或等信号、T_2WI 高信号，增强后多无强化。

（二）胚胎发育不良性神经上皮肿瘤

多为大脑半球皮质内囊性病变，肿瘤无明显占位效应，周围无水肿，MRI 上出现"三角征"和"脑回征"[8]。

七、治疗

首选治疗方式：手术治疗。手术原则：全切或最大范围安全切除。

（一）手术治疗

GG 的手术策略以及切除率很大程度上取决于其生长部位。颞叶是 GG 最常见部位，常导致癫痫症状，癫痫的产生和传播是依赖于肿瘤和周围组织的解剖和生理上相互作用，而手术切除肿瘤时会干扰肿瘤与周围组织的联络，因此即使是 GG 继发的药物难治性癫痫，可能通过手术方式就可有效控制癫痫发作，目前手术方式主要为单纯切除肿瘤和脑电监测下切除肿瘤及癫痫灶[9]。特殊部位 GG 的手术治疗仍具挑战性。脑干 GG 全切率较低，其生长方式对肿瘤切除率及预后有重大影响，即非浸润脑干（外生型）组的 PFS

明显高于浸润脑干（内生型＋内生 - 外生型）组[10]。脊髓 GG 的全切率虽高于脑干 GG，但术后神经功能恶化发生率可高达 28%[11]。

（二）辅助治疗

目前 GG 的辅助放疗效果仍存在争议。Silver 等[12]和 Celli 等[13]的研究显示，辅助放疗对 GG 没有治疗作用，而且放疗后转变为间变性 GG 的病例也有报道[14]。Song 等[3]认为对于残留或复发的 GG，伽马刀放射治疗是一种安全而有效的选择，尤其对大脑深部或脑干等重要区域的肿瘤。对于 GG 未能全切者建议随访，术后前 3 ～ 5 年内每 3 ～ 6 个月复查一次 MRI，随后可每年复查一次，若肿瘤明显生长或神经系统症状加重，可根据情况考虑放疗。除此，最新研究认为，对于 *BRAF V600E* 基因突变者可选择 BRAF 和 MEK 抑制剂的靶向治疗[15]。

八、预后

GG 的预后良好，多项研究显示，肿瘤全切后长期随访中未见肿瘤复发，达到治愈的效果，幕上 GG 患者术后 7.5 年总生存率 98%，无进展生存率 97%。肿瘤生长部位以及是否全切为预后相关因素[16-17]。

（汪永新　马木提江·木尔提扎）

参考文献

1. Zhang D，Henning TD，Zou LG，et al. Intracranial ganglioglioma：clinicopathological and MRI findings in 16 patients. Clin Radiol，2008，63：80-91.

2. Louis DN，Perry A，Wesseling P，et al. The 2021 WHO classification of tumors of the central nervous system：a summary. Neuro Oncol，2021，23（8）：1231-1251.

3. Song JY，Kim JH，Cho YH，et al. Treatment and outcomes for gangliogliomas：a single-center review of 16 patients. Brain Tumor Res Treat，2014，2（2）：49-55.

4. Bailey P，Beiser H. Concerning gangliogliomas of the brain. J Neuropathol Exp Neurol，1947，6（1）：24-34.

5. Karremann M，Pietsch T，Janssen G，et al. Anaplastic ganglioglioma in children. J Neurooncol，2009，92（2）：157-163.

6. Koeller KK，Henry JM. From the archives of the AFIP：superficial gliomas：radiologic-pathologic correlation. Armed Forces Institute of Pathology. Radiographics，2001，21（6）：1533-1556.

7. Castillo M，Davis PC，Takei Y，et al. Intracranial ganglioglioma：MR，CT，and clinical findings in 18 patients. AJNR Am J Neuroradiol，1990，11（1）：109-114.

8. 许硕果，梁文，贾洪顺，等. 胚胎发育不良性神经上皮肿瘤的 MRI 表现. 中华神经医学杂志，2011，10（1）：84-87.

9. 林久銮，陈伟，孙朝晖，等. 儿童颞叶神经节细胞胶质瘤继发癫痫的个体化手术治疗. 中华神经外科杂志，2017，33（12）：1215-1219.

10. 陈新，泮长存，王宇，等. 脑干神经节细胞胶质瘤的临床特征及外科治疗. 中华神经外科杂志，2017，33（5）：436-441.

11. Jallo GI，Freed D，Epstein FJ. Spinal cord gangliogliomas：a review of 56 patients. J Neurooncol，2004，68（1）：71-77.

12. Silver JM，Rawlings CE 3rd，Rossitch E Jr，et al. Ganglioglioma：a clinical study with long-term follow-up. Surg Neurol，1991，35（4）：261-266.

13. Celli P，Scarpinati M，Nardacci B，et al. Gangliogliomas of the cerebral hemispheres. Report of 14 cases with long-term follow-up and review of the literature. Acta Neurochir（Wien），1993，125（1-4）：52-57.

14. Tarnaris A，O'brien C，Redfern RM. Ganglioglioma with anaplastic recurrence of the neuronal element following radiotherapy. Clin Neurol Neurosurg，2006，108（8）：761-767.

15. Yau WH，Ameratunga M. Combination of BRAF and MEK inhibition in BRAF V600E mutant low-grade ganglioglioma. J Clin Pharm Ther，2020，45（5）：1172-1174.

16. Haddad SF，Moore SA，Menezes AH，et al. Ganglioglioma：13 years of experience. Neurosurgery，1992，31（2）：171-178.

17. Luyken C，Blumcke I，Fimmers R，et al. Supratentorial gangliogliomas：histopathologic grading and tumor recurrence in 184 patients with a median follow-up of 8 years. Cancer，2004，101（1）：146-155.

第三节　Lhermitte-Duclos 病

一、概述

Lhermitte-Duclos 病（Lhermitte-Duclos Disease，LDD）又称小脑发育不良性神经节细胞瘤（dysplastic cerebellar gangliocytoma），是一种极为罕见的小脑皮质的病变，以单侧小脑皮质缓慢进展的占位性病变为特征，该疾病有发育畸形和良性肿瘤的双重特性。目前认为 LDD 与 Cowden 综合征相关，是 Cowden 综合征最常见的一种颅内表现，LDD 在超过 35% 的 Cowden 综合征中发现[1]。2021 年第 5 版 WHO 中枢神经系统肿瘤分类中将之仍归属于胶质神经元与神经元肿瘤，病因尚未明确，但第 5 版分类首次将 PTEN 作为其关键的基因和分子变异。LDD 的诊断依赖于病理学特征性表现：小脑皮质增生，白质减少，分子层苍白、增厚并间有有髓纤维，浦肯野细胞层缺如，颗粒层增宽并含有大量异常颗粒细胞。手术切除为唯一有效的治疗方法，并且疗效显著。

二、发病机制

至今其发病机制仍不明确。Lhermitte 和 Duclos 认为，病变是由神经节细胞肿瘤和畸变的浦肯野细胞的前体细胞组成[2]。Duncon 和 Snodgrass 提出肿瘤细胞为增生的颗粒细胞，因其发现源自软膜的异常细胞的轴突呈特征性垂直排列，而只有典型的正常颗粒细胞才有这种轴突排列。这就是颗粒细胞增生学说的组织病理基础，该学说认为 LDD 是由增生的颗粒细胞组成，这些有缺陷的颗粒细胞从外颗粒层移行而来，其轴突如同在分子层样的发散均表明其高分化性。细胞核抗原的单克隆抗体染色、脱氧核糖核酸增殖指数检测结果显示缺乏有丝分裂或增生活性，均提示 LDD 的良性特征。

1991 年，Padberg 等首先提出 LDD 与多发性错构瘤综合征（Cowden 综合征）相关的观点[3]。Cowden 综合征是常染色体显性遗传的癌综合征，以黏膜病变、系统性错构瘤以及高发乳腺、甲状腺和泌尿生殖器的恶性变为特征。近来研究表明，LDD 与 Cowden 综合征之间具有相关性[3]。有人提出 LDD 是以中枢神经系统为主要表现的 Cowden 综合征的观点。Vinchon 等回顾性研究 72 例 LDD 病例，其中近 50% 符合 Cowden 综合征的诊断[4]。此外，在 5 个 Cowden 综合征家系中发现有 4 个存在 PTEN/MMAC1 抑瘤基因（10q23）的种系突变，其中就有一个家系表现有 LDD。近年来研究发现，部分 LDD 患者存在 10 号染色体上的 PTEN/MMAC1 抑瘤基因的 5 号外显子缺失，提出了本病的种系突变学说，并得到动物试验支持[5]。

三、病理学

Burger 等把 LDD 定义为"增生的内颗粒层神经元形成的非肿瘤性小脑叶片肿大"[6]。大体上，多数病例小脑叶片显著增厚，病变区较之周围正常小脑组织更显苍白。切面上看，小脑皮质扩大，有时扩张至蚓部，中央白质缩小甚至消失（图 28-3-1）。镜下见内颗粒层扩张，其中正常颗粒细胞中间夹杂部分巨大神经元，甚至正常颗粒细胞完全被巨大神经元所取代（图 28-3-2）。这些巨大神经元较之正常浦肯野细胞小，但比颗粒细胞大。神经元内含泡状核，核仁突

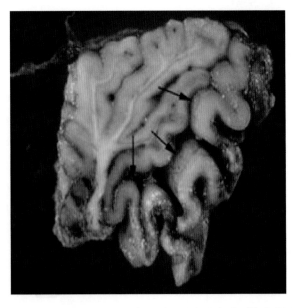

图 28-3-1　Lhermitte-Duclos 病。增生的小脑皮质（箭头所示）

起，胞质丰富且 PAS 染色阳性。分子层增宽，充满大量不规则增大的有髓轴突（图 28-3-3）。这些轴突属于占据内颗粒层的异常增生神经元。异常神经元未见有丝分裂或坏死。多数学者认为，光镜和电镜下见到的神经元是增生的颗粒细胞。神经元密度增高处可见新生血管。可有钙化，常见于病变周边，沿增厚的分子层中丰富的毛细血管分布。

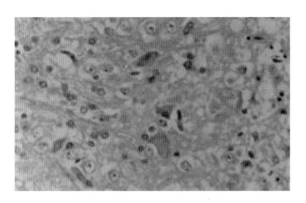

图 28-3-2　Lhermitte-Duclos 病。颗粒层被较密集的肿瘤性大神经元细胞侵占，残存少量多角形浦肯野细胞和小的颗粒细胞

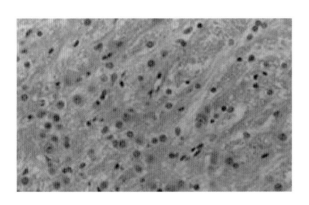

图 28-3-3　Lhermitte-Duclos 病。大的神经元瘤细胞间见粗的有髓轴突

正常和病变的小脑皮质是逐渐移行的，其间的浦肯野细胞和中央白质消失。近来，随着细胞核抗原单克隆抗体染色、脱氧核糖核酸增殖指数测定等方法的运用，认识到 LDD 没有增殖活性。患者的长病程和切除术后长期存活，也表明了 LDD 缓慢生长，甚至无生长性。

总结本病的五个组织病理学特征如下：①弥漫或局限性小脑皮质增生，累及一侧或两侧小脑半球，甚至小脑蚓部；②病变小脑半球中央白质有一定程度的减少；③大体见分子层苍白、增厚，间有有髓纤维；

④浦肯野细胞层缺如，颗粒细胞层增宽并含有大量异常颗粒细胞，其轴突伸入分子层；⑤常见钙质沉积于分子层的毛细血管壁[7]。

四、临床表现

LDD 是源于小脑皮质的罕见肿瘤，目前文献报道约 300 例，发病率不详。从新生儿到 74 岁均可发病，无性别倾向，高发于 30 ～ 50 岁。单侧发病常见，常不影响小脑蚓部和小脑扁桃体，极少侵犯对侧，目前文献仅报道了 4 例双侧小脑发病的 LDD[8]。LDD 临床症状多样，主要表现为与颅后窝占位相关的颅内压增高症状、小脑功能受损及脑干和脑室系统受压引起的脑积水症状，常慢性起病，出现头痛占 70% 左右，小脑共济失调等占 50% 左右，后组脑神经症状 30%，少见症状包括感觉、运动障碍，眩晕，复视，神经精神障碍，体位性低血压和耳鸣。患者偶可表现为自发性或在术后出现的突发性神经功能丧失，考虑可能系慢性梗阻性脑积水的急性失代偿所致。值得注意的是，该病常无明显症状，偶为影像学检查所发现。由于 LDD 为良性、生长缓慢，无症状患者的预后大多较好，可能不需要手术干预。也没有恶性转化的报告。

五、影像学

MRI 是 LDD 临床诊断的重要方法，LDD 常为单侧发病，T_1 加权像上表现为低信号。T_2 加权像表现为高信号和低信号交替模式，具有典型的条纹外观，类似虎纹。T_2 加权像上的虎纹样外观将 LDD 与其他更常见的原发性小脑胶质瘤区分开来。MRI 表现通常足以诊断，甚至无需进一步的组织病理学检查。LDD 一般在 MRI 无增强表现，如出现增强表现，往往是由于血管增生或可能血脑屏障破坏导致。MRI 除了有助于术前 LDD 诊断，对外科医师手术入路的选择以及切除范围的判断也十分重要（图 28-3-4）。

CT 在 LDD 诊断和治疗方面不如 MRI，LDD 在 CT 上常表现为颅后窝低密度或等密度占位，可有钙化（图 28-3-5），注射造影剂常无强化表现，病变较大时可有占位效应，出现第四脑室受压和脑积水表现，另外，CT 在颅后窝常常出现衰减伪影，影响临床读片。

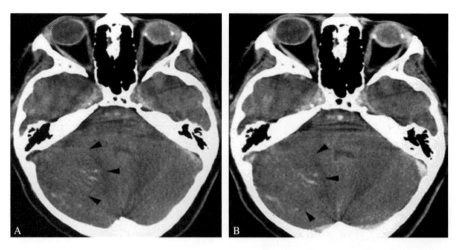

图 28-3-4　Lhermitte-Duclos 病。CT 表现为颅后窝低密度肿块（A），注射对比剂不强化（B），可见钙化

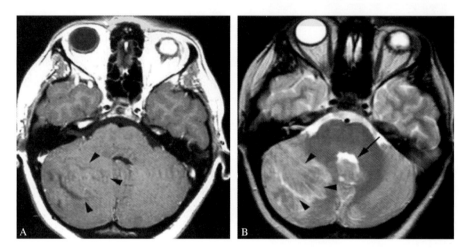

图 28-3-5　Lhermitte-Duclos 病。MRI 表现为小脑半球增大，呈条纹状且不伴环形增强。T_1 加权像呈低信号（A），T_2 加权像见平行排列的条纹状高信号（B）。无明显占位效应

由于 LDD 与 Cowden 综合征之间存在很强的相关性，LDD 患者应考虑乳腺、结肠等其他器官系统的影像学，以排除其他器官系统隐匿性肿瘤，建议对患者后代的 PTEN 种系突变进行基因检测。

六、诊断与鉴别诊断

本病术前诊断主要依据 MRI 显示小脑半球异常增大，表面有平行排列的条纹（"虎纹征"），术后明确诊断靠组织病理学及免疫组化标记检查，且需与以下疾病鉴别：①毛细胞型星形细胞瘤，多发生于儿童及青少年，可发生于小脑半球的任何部位，常表现为囊性或囊实性肿块，典型的表现为大囊带有壁结节，呈现为长 T_1 长 T_2 信号。增强扫描壁结节明显强化，囊壁一般不强化。MRI 上典型的"虎纹征"、囊性病变和发病年龄可作为两者鉴别要点[9]。②成人髓母细胞瘤，该病常发生于小脑半球，CT 表现上为稍高密度肿块，出血及钙化极为罕见，可出现不均匀强化病灶，MRI 表现为 T_1 低信号和 T_2 高信号，信号不均匀，囊变常见，强化不均匀。③血管母细胞瘤，一般以 40～60 岁常见，表现为囊实性或实性肿块，典型的表现为囊性病变伴有壁结节，瘤壁及壁结节常明显强化。

七、治疗及预后

手术切除 LDD 是最主要的治疗方法，但有时 LDD 可选择观察随访，保守治疗的适应证包括：①偶

然发现的老年患者；②累及脑干者；③无症状者。实际上，目前对于无症状 LDD 患者是否需要直接手术还是可以保守治疗存在争议。患者预后及术后复发率与手术切除程度密切相关。手术方式常采用枕下入路，也可根据肿瘤位置采用其他入路。如合并脑积水，可辅助性予以脑室 - 腹腔分流或脑室心包引流术。病变通常与正常小脑组织分界不清，神经导航和术中 MRI 有利于肿瘤的全切除。LDD 术后是否行放、化疗目前无定论，有报道 1 例复发患者使用替莫唑胺治疗 10 个月后使复发灶稳定至少 4 年[10]。虽然目前放疗、化疗不能使患者预后明显获益，但由于该肿瘤常常涉及雷帕霉素靶蛋白（mTOR）过度活跃的通路驱动，使其成为一个有吸引力的分子系统治疗焦点。目前有临床前研究及案例显示，使用西罗莫司（雷帕霉素）（mTOR 抑制剂）可使患者获益，可能为未来使用这种方法的临床试验提供可能。

（孙才兴）

参考文献

1. Lok C, Viseux V, Avril MF, et al. Brain Magnetic Resonance Imaging in Patients With Cowden Syndrome. Medicine（Baltimore）：2005，84（2）：129-136.

2. Shinagare AB, And N, Sorte SZ. Case 144：Dysplastic Cerebellar Gangliocytoma（Lhermitte-Duclos Disease）. Radiology, 2009, 251（1）：298-303.

3. Tortori-Donati P, Rossi A. Pediatric Neuroradiology. New York：Springer, 2005.

4. Vinchon M, Blond S, Lejeune J P, et al. Association of Lhermitte-Duclos and Cowden disease：report of a new case and review of the literature. J Neurol Neurosurg Psychiatry, 1994, 57（6）：699-704.

5. Zhou L, Luo L, Hui X, et al. Three adolescents with Lhermitte-Duclos disease. J Clin Neurosci, 2009, 16（1）：124-127.

6. Abel TW, Baker SJ, Fraser MM, et al. Lhermitte-Duclos disease：a report of 31 cases with immunohistochemical analysis of the PTEN/AKT/mTOR pathway. J Neuropathol Exp Neurol, 2005, 64（4）：341-349.

7. Robinson S, Cohen AR. Cowden disease and LhermitteDuclos disease：characterization of a new phakomatosis. Neurosurgery, 2000, 46：371-383.

8. Khandpur U, Huntoon K, Smith-Cohn M, et al. Bilateral Recurrent Dysplastic Cerebellar Gangliocytoma（Lhermitte-Duclos Disease）in Cowden Syndrome：A Case Report and Literature Review. World Neurosurg, 2019, 127：319-325.

9. 林欣，潘隆盛，余新光. 小脑发育不良性神经节细胞瘤. 中国临床神经外科杂志, 2005, 10（2）：150-152, 156.

10. Ohno K, Saito Y, Tamasaki-Kondo A, et al. Cerebellar Ganglioglioma in Childhood：Histopathologic Implications for Management During Long-term Survival：A Case Report. Yonago Acta Med, 2018, 60（4）：255-259.

第四节 胚胎发育不良性神经上皮肿瘤

一、概述

胚胎发育不良性神经上皮肿瘤（dysembryoplastic neuroepithelial tumour，DNET）属于静止性良性胶质神经元肿瘤，2007 年版、2016 年修订版和 2021 年第 5 版 WHO 中枢神经系统肿瘤分类均将其定为 1 级良性肿瘤。1988 年，法国病理学家 Daumas-Duport 和 Scheithauer 等首次描述并命名[1]。DNET 为一半错构瘤性的多结节性皮质内肿块，是一种少见的神经元及神经元 - 神经胶质瘤混合性肿瘤。

DNET 多见于青少年患者，绝大多数于 20 岁以前发病，男性患者稍多于女性。Daumas-Duport 等[1]报道，39 例患者中男女比例为 1.44∶1，发病年龄为 1～19 岁（平均为 9 岁），小于 15 岁者占 85%。Honavar 等[2]报道，74 例患者中男女比例为 1.06∶1，发病年龄为出生至 45 岁（平均为 7 岁），90% 的患者在 20 岁前发病。Lee 等[3]报道，20 例患者中男女比例为 3∶2，发病年龄为 2～53 岁（平均为 19.7 岁），75% 的患者年龄小于 20 岁。

DNET 可见于颅内各个部位，但以幕上皮质内为多见。好发部位除颞叶外（占 62%），其次就是额叶（占 31%），其他部位，如顶枕叶、海马、胼胝体、透明隔、脑桥、基底节、小脑、第三脑室也有报道。

二、病理学

DNET 可分为单纯型、复杂型、非特异型三种。其中，单纯型是指肿瘤主要由特异性胶质神经元成分组成；复杂型是指肿瘤内同时含有特异性胶质神经元成分和胶质结节，还可伴有局灶性皮质发育不良；非特异型是指肿瘤具有典型的影像特征改变和临床特点，但病理上缺乏特异性胶质神经元成分。

（一）大体观察

DNET 大体切面可呈灰黄色、灰红色、灰白色，半透明或胶冻状。受累皮质增厚，呈脑回或地图样形状，与正常脑组织边界清楚。肉眼偶可见囊变、钙化和出血，邻近正常脑组织交界区可伴有脑皮质发育不良。

（二）光镜观察

脑皮质过度增厚，与白质的界限变模糊。病变区的细胞密度增高，皮质的正常层次消失。皮质内见单个或多个瘤结节组织散在分布。瘤结节由形态规则的多系列异源性神经上皮成分细胞混合组成，包括肿瘤性少突胶质样细胞（oligodendroilar like cell，OLC）、神经元和少量星形胶质细胞，比例不一，以 OLC 为主（图 28-4-1）。部分结节内含有丰富的嗜碱性黏液基质，伴大量微囊变形成。黏液基质内有许多 OLC 分布，其间散在成熟的貌似正常的神经元飘浮其中（图 28-4-2）。结节周边皮质结构层次紊乱。Daumas-

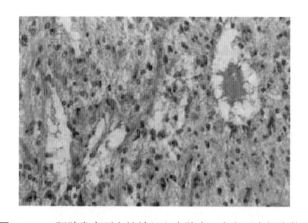

图 28-4-1 胚胎发育不良性神经上皮肿瘤。病变区内细胞数量明显增多，大多数细胞为少突胶质样细胞，散在分布神经元、星形胶质细胞，瘤组织内见大量毛细血管呈枝芽状增生，有黏液变性和黏液池形成（HE，200×）

Duport[1] 根据病变内组织成分将 DNET 分为单纯型和混合型，单纯型内仅瘤结节成分，而混合型包含有瘤结节及其他成分[4-6]。

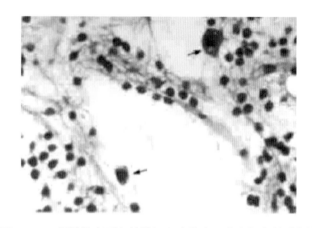

图 28-4-2 胚胎发育不良性神经上皮肿瘤。黏液湖内飘浮的神经元（HE，400×）

（三）电镜观察

肿瘤包括 3 种主要成分：肿瘤细胞（OLC）发出突起形成神经毡样结构，伸入黏液样细胞外间隙，胞核圆形或卵圆形，核仁不明显，胞质较少，有些胞核不规则，胞质内有囊泡；第二种成分包括大量细胞突起，有些伸长成束并彼此相连；第三种成分带有短颈，内含微管，肿瘤细胞的胞质和突起内偶见致密囊泡，有些细胞的胞质内可见核糖体板层状复合物，高倍镜下管壁呈层状结构，层间有核糖体样结构[7]。

（四）免疫组化

主要是一类细胞大小呈中型、形态一致、无多核分裂象的胶质细胞，瘤细胞 S-100 阳性；散在的星形细胞 GFAP 阳性；少突胶质样细胞 GFAP 阴性；神经元呈突触素（Syn）阳性；其他标志物包括神经元特异性烯醇化酶（NSE）阳性、嗜铬粒蛋白 A（CgA）阴性、Ki-67 阳性、Vim 阴性和少量 A2B5 阳性[8-9]。

三、临床表现

多表现为长期、难以治愈的癫痫，绝大多数呈部分复杂性发作，个别患者呈部分单纯性发作，一般没有神经功能缺损，癫痫发作通常是 DNET 患者第一个也是唯一的临床症状[10]。DNET 好发于儿童和青少年，发生癫痫的年龄从刚出生至 45 岁不等（平均

7 岁），最常见发生部位为颞叶，其次为额叶、海马、顶叶、枕叶，基底核区、脑室亦可有发病。绝大多数 DNET 患者是在癫痫药物治疗无效而采用外科治疗时被发现。少数患者可有头痛，病灶内可有出血而以急性颅内出血起病，亦可出现记忆力减退、视力障碍、头痛头晕等临床症状。

四、影像学

DNET 的 CT 检查显示为低密度病变，无明显强化，边界清，肿瘤周围水肿不明显，病灶以皮质为主，可累及白质，占位效应轻微，可有自发性出血灶或钙化。约有 30% 的病灶可延伸至脑室，20% 的病灶内可见钙化，60% 以上的病例可见扇贝形内板，80% 的病灶增强扫描无强化，20% 表现为结节样或斑片样轻微强化。

DNET 的 MRI 病灶的形态以三角形和类圆形多见，MRI 上不同方位成像其截面形态不同：位于幕上皮质或皮髓质交界区的病变多呈三角形，而位于海马、脑干、小脑等部位的病变以卵圆形或椭圆形居多。MRI 信号特点[11-13]：病变多呈不均匀 T_1 等、低信号，T_2 高信号，T_2WI 上病灶内部因组织成分不同而表现为不同程度高信号。当肿瘤内部以胶质细胞和神经元为主时，多以中等偏高信号为主，当肿瘤内部黏液基质成分较多时，可表现为多囊样改变或单囊样的黏液湖，MRI 则表现为多微囊样高信号或单囊样高信号；当肿瘤内合并神经胶质细胞增生明显，则表现为偏高信号结节。皮质和皮质下边界清楚的病变，T_1 加权像为低信号，T_2 加权像为高信号，类似脑脊液，质子加权像上信号略高于脑脊液信号（图 28-4-3）。边缘部分可不均匀，部分病变呈典型的地图状或脑回状，增强扫描无明显强化。肿瘤周边无明显水肿带，占位效应轻微。可见"倒三角征"，即肿瘤呈三角形态，宽基底面多位于大脑凸面，而其尖端指向侧脑室或白质，呈倒三角形改变。该征象具有一定的特异性，有学者认为该征象的出现可能与脑神经纤维通路传导呈放射状分布相关。T_2FLAIR 可见"环征"，即 T_2FLAIR 上肿瘤周围可见完整或不完整的高信号环，以不完整高信号环多见，环宽窄不一，边缘可不光整，如同脑回样分布。其形成基础是肿瘤外周疏松的神经胶质成分，类似于胶质增生，该征象的出现强烈提示 DNET。DNET 与低度恶性星形细胞瘤、神经节细胞胶质瘤难以鉴别。DNET 可有邻近骨质改变，少数病例可出现强化、钙化和囊变。单光子发射计算机断层成像（SPECT）有助于诊断，其中 TC-99m-HMPAO-SPECT 扫描病变表现为低灌注，Thallium-SPECT 则无吸收，SIS-COM（the subtraction of ictal and interictal SPECT coregistered to MRI）技术在明确病变范围方面具有一定价值。

五、鉴别诊断

1. 少突胶质细胞瘤 因瘤细胞小而圆形、核周透亮和黏液变性等与少突胶质细胞相似而须鉴别。后者有以下特点：①多为白质起源，早期累及皮质；②病灶较大，占位效应，伴明显水肿；③瘤细胞分布弥漫；④常有篱笆样血管；⑤少数皮质内形成瘤结节，很像 DNET，但常早期侵入蛛网膜下腔，肿瘤包绕脑

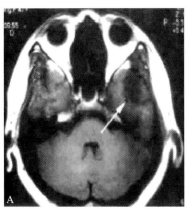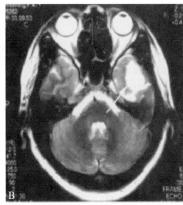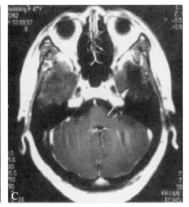

图 28-4-3 胚胎发育不良性神经上皮肿瘤患者 MRI 检查图像。箭头所指为颞叶病灶，在 T_1 加权像上呈低信号（A），T_2 加权像上呈高信号（B），类似脑脊液，质子加权像上信号略高于脑脊液信号（C）

膜血管；⑥残留神经元周常有瘤细胞围绕成卫星状，而不是神经元漂浮于黏液湖上；⑦免疫组化：S-100蛋白阳性，Syn 和 GFAP 阴性。

2．神经节细胞胶质瘤　神经节细胞胶质瘤常位于皮质及有关灰质，好发于颞叶，可有异常和双核节细胞、囊变和淋巴细胞浸润等特点，而 DNET 中无此特点，可据此鉴别。

六、治疗

DNET 以手术治疗为主，不提倡动态观察，切除肿瘤的同时仍需控制癫痫发作。切除肿瘤的同时切除可能引起癫痫的病灶，如发育不良的非功能区脑皮质和瘢痕。为控制癫痫，术中皮质脑电图有助于提高手术疗效，但也有学者提出，无论是否采用术中皮质脑电图，术后癫痫的控制效果无明显差异。因此，是仅做病灶切除还是在皮质脑电图指导下行扩大的病灶切除，目前仍有争议[14-15]。

七、预后

DNET 为良性肿瘤，预后良好，手术后不需要辅助化疗和放疗。有少量患者 DNET 有向神经胶质瘤转化趋势，并有报道个别 DNET 术后复发甚至恶变为高级别胶质瘤，甚至有非恶性 DNET 在检测期间发生明显增长。术前长期癫痫病史、肿瘤残留和病灶周围皮质发育不良被认为是导致肿瘤进展的危险因素[14-16]。

（李志强　俞苏寰）

参考文献

1. Daumas-Duport C, Scheithauer BW, Chodkiewicz JP, et al. Dysembryopladtic neuroepithelial tumor: a surgically curable tumor of young patients with intractable partial seizures. Report of thirty-nine cases. Neurosurgery, 1988, 23 (5): 545-556.

2. Honavar M, Janota I, Polkey CE. Histological heterogeneity of dysembryoplastic neuroepithelial tumour: identification and differential diagnosis in a series of 74 cases. Histopathology, 1999, 34 (4): 342-356.

3. Lee DY, Chung CK, Hwang YS, et al. Dysembryoplastic neuroepithelial tumor: radiological findings (including PET, SPECT, and MRS) and surgical strategy. J Neurooncol, 2000, 47 (2): 167-174.

4. 常秀青, 徐庆中, 卢德宏. 胚胎发育不良性神经上皮瘤. 中华病理学杂志, 2002, 4: 363-364.

5. 张福林, 汪寅, 陈宏, 等. 胚胎发育不良性神经上皮瘤 9 例临床病理分析. 临床与实验病理学杂志, 2003, 2: 118-121.

6. 周幽心, 杜子威. 胚胎发育不良神经上皮肿瘤中的胶质细胞特性的研究. 中华肿瘤杂志, 2000, 5: 409.

7. Kordek R, Biemat W, Zakrzewski K, et al. Dysembryopladtic neuroepithelial tumor (DNT): an ultrastructural study of six cases. Folia Neuropathol, 1999, 37 (3): 167.

8. Heilandd H, Staszewski O, Hirsch M, et al. Malignant transformation of a dysembryoplasticneuro epithelialtumor (DNET) characterized by Genome-Wide Methylation Analysis. J Neuropathol ExpNeurol, 2016, 75 (4): 358-365.

9. Stark J, Friedman E, Thompson S, et al. Atypical presentations of dysembryoplastic neuroepithelial tumors. Epilepsia, 2018, 59 (1): e14-e17.

10. Sakut R, Otsubo H, Nolanm A, et al. Recurrent intractable seizures in children with cortical dysplasia adjacent to dysembryoplastic neuroepithelial tumor.J Child Neurol, 2005, 20 (4): 377-384.

11. ManoY, KuMabeT, ShibaharaI, et al. Dynamic changes in magnetic resonance imaging appearance of dysembryoplastic neuroepithelial tumor with or without malignant transformation. J Neurosurg Pediatrics, 2013, 11 (5): 518-525.

12. 李鹤, 宋继安, 薛鹏, 等. 胚胎发育不良性神经上皮瘤的 MRI 表现. 中国 CT 和 MRI 杂志, 2015, 13 (3): 4-6.

13. 陆菲菲, 肖慧, 虞浩, 等. 胚胎发育不良性神经上皮瘤的影像诊断及鉴别诊断. 中国 CT 和 MRI 杂志, 2017, 15 (2): 149-152.

14. 高翔, 汪寅, 江澄川, 等. 胚胎发育不良性神经上皮瘤的诊断与治疗. 中华神经外科疾病研究杂志,

2004，3：1145-1148.

15. 黄权，石忠松，杨李轩，等. 胚胎发育不良性神经上皮瘤的诊断和显微手术治疗. 中华显微外科杂志，2005，2：112-115.

16. 陈敏，陈涓. 对胚胎发育不良性神经上皮肿瘤的认识. 中国医学影像技术，2009，25（3）：512-514.

第五节　中枢神经细胞瘤

一、概述

中枢神经细胞瘤（central neurocytoma，CN）是一种较少见的中枢神经系统肿瘤，由于其发生率不高，而且又是近 20 年才被明确定义，因此其发生率并不明确。自 1982 年 Hassoun 首次报道，迄今为止，国内外文献报道超 500 例。文献报道，中枢神经细胞瘤占所有脑肿瘤的 0.25%～0.5%，WHO 2 级，5 年生存率为 89%。中枢神经细胞瘤的发生无性别差异，主要发病年龄在 20～40 岁（平均 29 岁）。中枢神经细胞瘤最常发生在侧脑室壁或透明隔，50% 以上发生在侧脑室前部（室间孔周围的侧脑室壁）；中枢神经细胞瘤发生在第三脑室者占 13%[1-8]。尽管 Ashkan 报道收集了 6 年的病例，指出肿瘤好发于第四脑室，但实际发生于第四脑室的中枢神经细胞瘤并不常见。有报道表明，由于一些肿瘤与中枢神经细胞瘤具有许多组织学的相似性，发生于脑室系统外区域，包括脊髓以及顶叶脑实质内，而称为非典型中枢神经细胞瘤。这些非典型的肿瘤不应被看作具有中枢神经细胞瘤临床病理特征的实体瘤[4，8]。

中枢神经细胞瘤的自然病程很短（平均 3 个月），大部分患者因为脑积水症状或肿瘤的占位效应而就医。例如，头痛、视力障碍、额叶综合征，以及激素分泌障碍（对下丘脑压迫后损伤引起）等。临床亦可见肿瘤卒中或完全的脑室循环系统阻塞，促使临床症状的突发恶化，甚至死亡。

二、发病机制

中枢神经细胞瘤的组织发生尚不清楚，但大多认为起源于神经胶质的前体细胞。肿瘤内大部分细胞的优势表型为神经元型，有分化和具有有丝分裂活性的神经元、微血管增殖和坏死，少部分肿瘤细胞 GFAP 阳性。在肿瘤细胞培养实验中发现，肿瘤细胞具有向神经元和神经胶质双向分化的潜能，这些研究表明，肿瘤可能发源于室管膜下区（subventricular zone，SVZ）神经元祖细胞。这些原始的神经元祖细胞保留了不同程度的在 SVZ 双向分化潜能的表型。肿瘤中的神经递质光谱分析表明，这些神经递质也是 SVZ 正常脑组织的组成成分。尽管肿瘤表现出惰性生长和低浸润潜能，肿瘤 Ki-67 ≥ 2% 或 ≥ 3%、有丝分裂数 ≥ 3% 被认为与中枢神经细胞瘤复发密切相关[2-3]。中枢神经细胞瘤基因转录组学研究显示，有 Wnt/B-catenin 和 sonic hedgehog 信号通路中的基因过表达[4]。

三、病理学

中枢神经细胞瘤由大小一致的圆形细胞所组成，胞质少，核深染，无核分裂象，细胞核周围有明显空晕，部分区域毛细血管丰富，钙化灶多见，偶见灶性坏死和菊花团样结构。组织学特征标志物显示，其在不规则的微血管基质方面，与肿瘤细胞家族具有相关同种性。这些小圆形的细胞具有分叶状的核和小斑点状的染色质，从而形成明显的原纤维基质，但细胞界限不清。细软的微脉管系统形成一个开放的分支状网状结构，从而看起来像是少突胶质细胞瘤。这些均匀的小圆形细胞、纤维基质以及典型微管在新鲜组织切片上都能看见，有别于少突胶质细胞瘤和松果体瘤。各种大小的纤维基质构成的无核区域中间夹杂着更多的有核区域是这些肿瘤的组成特征。一部分神经细胞瘤显示低水平的有丝分裂、核不典型性，以及少量细胞坏死。然而，显著的细胞核多形性或内皮细胞的增生并不常见，这一点与非典型中枢神经细胞瘤不同[1，4，9]（图 28-5-1）。

免疫组化显示，突触素（Syn）（图 28-5-2）、MAP2、神经微丝（NF）蛋白、神经元抗原表位以及神经元相关性黏附分子都证实了这些肿瘤的神经元表型。在一些肿瘤中，视黄醛抗原、亮氨酸脑磷脂、神经脂蛋白和促生长素抑制素也可见。对部分肿瘤通过应用气相色谱-质谱法（GC-MS）和高效液相色谱法（HPLC）检测发现，肿瘤内含有高水平的既是神经递质又是神经元标志物的 γ 氨基丁酸（GABA）。Ng 等的研究表明，肿瘤细胞能产生神经元黑色素，也含

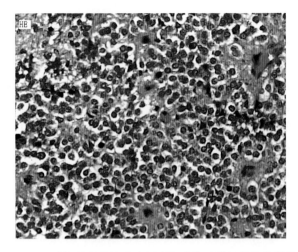

图 28-5-1 中枢神经细胞瘤小圆形细胞核以及细软的弥散分布的染色质。细胞没有清晰的分界，而且细胞产生充填有神经炎性物的纤维基质，这些基质组成了无核区域。它们表现出突触素和神经微丝蛋白阳性。微血管基质在肿瘤中占优势，形成一个开放的、精密的分支状网状结构（HE 染色）

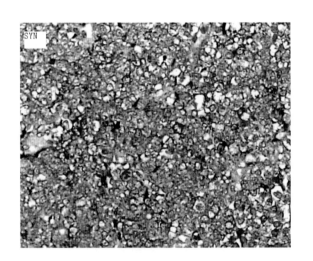

图 28-5-2 中枢神经细胞瘤免疫组化突触素（Syn）染色阳性

有致密核心小囊，从而认为肿瘤能产生生物源性胺。几乎 100% 的病例具有原始的神经元谱系 [包括Ⅲ级 β 微管蛋白，胚胎免疫球蛋白超家族神经细胞黏附分子（NCAM）] 表达，14% ~ 60% 的病例具有分化的神经元谱系（包括 Tau 和 NF-H/M）表达，证实了这些肿瘤由未成熟的及分化的神经元组成。尽管中枢神经细胞瘤的神经元特异性烯醇化酶（NSE）表达阳性，但嗜铬粒蛋白呈阴性，同时这些肿瘤也不具有像嗅神经母细胞瘤或神经节肿瘤那样的肿瘤所具有的神经分泌表型。10% ~ 12% 的病例在显微镜下仔细观察可在反应的间质星形细胞中找到少量的 GFAP 阳

性和有分化性的星形细胞（图 28-5-3）。

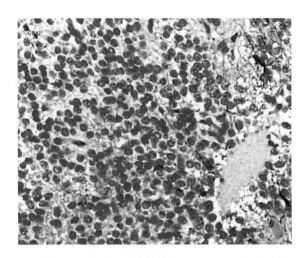

图 28-5-3 中枢神经细胞瘤免疫组化 GFAP 染色阴性

超微结构特征，包括清晰和有致密核的小囊，平行的微管细胞内容物，以及突触，均明确证实了中枢神经细胞瘤的诊断[3-4, 9]。

非典型中枢神经细胞瘤具有不断间变的组织病理学特征，这些间变包括微血管的超常增生、坏死和不断的分裂。肿瘤细胞增殖活性（增殖指数 MIB-1）与这些病例的高复发率密切相关，MIB-1 > 2%，肿瘤常易复发，同时 MIB-1 与微血管密度高的病理特征相关[9]。

四、临床表现

中枢神经细胞瘤以进行性颅内压增高为主要表现。最常见的是头痛、呕吐、视力下降、视盘水肿，部分患者出现意识障碍、站立不稳、耳鸣、共济失调、感觉异常、轻偏瘫，记忆力下降，极少部分患者有癫痫发作[4, 11-20]。

五、影像学

中枢神经细胞瘤典型的头颅 CT 扫描图像显示在侧脑室内有一非均匀的多囊性高密度占位（图 28-5-4），大约 50% 的病例有簇状、非结晶的钙化。脑室扩大较常见，偶见肿瘤出血[2, 13-14]。

中枢神经细胞瘤的 MRI 影像显示以透明隔或脑室壁为基底的脑室内占位，典型表现为中线部位向双侧侧脑室局限性生长的肿物。T_1 加权像呈混杂等、

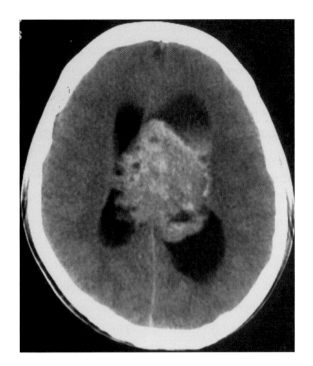

图 28-5-4　中枢神经细胞瘤。CT 图像显示双侧脑室内密度不均匀的多囊性高密度占位

中，高效液相层析仪也能证实中枢神经细胞瘤的胆碱含量高。PET 方法证实中枢神经细胞瘤的 [18]F- 氟代脱氧葡萄糖（[18]F-FDG）吸收很少，但在非典型的中枢神经细胞瘤中，则显示对 ^{18}F-FDG 的吸收增加 [21-23]。

六、诊断与鉴别诊断

中枢神经细胞瘤有其特征性的临床表现、影像学特征及组织免疫病理学特性，诊断并不困难，其诊断依据如下：①多见于青壮年，30 ～ 40 岁；②肿瘤常位于侧脑室；③典型的影像学特征；④光镜下类似于少突胶质细胞瘤和室管膜瘤的小圆形细胞；⑤免疫组化检查发现 NSE、NF 和 Syn 阳性的神经元。

尽管中枢神经细胞瘤诊断并不困难，但仍应和脑室内的少突胶质细胞瘤、室管膜瘤相鉴别。前者极少生长在脑室，其免疫组化 NSE、Syn 与 NF 均为阴性，GFAP 大部分阳性，后者虽然在脑室内多见，但肿瘤细胞常呈角状和富有极性，GFAP 阳性，NSE、Syn、NF 均为阴性 [24-30]。

低信号，T_2 加权像呈高低不均信号，肿瘤强化较明显，可见增强的血管影（图 28-5-5）。中枢神经细胞瘤的神经影像生物学参数的应用有一定的局限性。颅内几种肿瘤质谱磁共振成像（H-MRS）和砣 [201] SPECT（TI-SPECT）影像，均含有 N- 乙酰天冬氨酸和肌酸磷酸盐峰以及对铊的高吸收性，与 MIB-1 增殖指数无相关性。在中枢神经细胞瘤中只有胆碱的含量很高，这一点与其他肿瘤形成了区别。在冰冻组织

七、治疗

大多数学者认为中枢神经细胞瘤为良性病变，手术预后好，因此治疗以手术为主，对无法手术切除或复发者，给予放疗或化疗 [8]。

手术治疗是治疗中枢神经细胞瘤的首选方法，经胼胝体入路或经额皮质造瘘行肿瘤切除，全切率可达

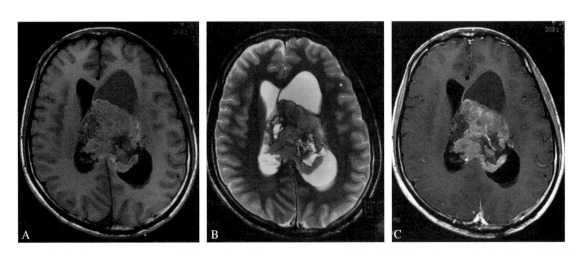

图 28-5-5　中枢神经细胞瘤。A. T_1 加权像呈混杂等、低信号；B. T_2 加权像呈高低不均信号；C. 增强扫描，肿瘤强化较明显，可见增强的血管影

60% ～ 100%。

尽管中枢神经细胞瘤对放疗敏感，但大多数患者在经肿瘤全切后可获得长期治愈，因此许多学者认为肿瘤全切术后不需放疗。但术后有肿瘤残留和肿瘤复发时应及时放疗，放射剂量 60 Gy。部分学者认为，M1B-1 ＞ 2% 的中枢神经细胞瘤，即使手术全切肿瘤，也应给予放疗[7-8, 15, 25, 27]。

中枢神经细胞瘤化疗的研究比较少，只有个案报道，故还有待进一步积累经验[5, 8]。

八、预后

外科手术是中枢神经细胞瘤首选治疗方法，全切后预后良好。已有的文献报道统计中枢神经细胞瘤 5 年生存率可达到 80% 以上，肿瘤全切后无瘤生存时间可达 17 年。由于肿瘤切除的程度不同以及个体肿瘤的分化特性不同，肿瘤复发率很难统计。文献报道，即使全切除，仍有 22% 左右的复发率。大部分的肿瘤复发发生于 25 个月内（9 ～ 25 个月），平均 17.5 个月。大多数学者认为肿瘤复发主要与肿瘤细胞的增殖指数 M1B-1 相关[4-8]。

（周幽心）

参考文献

1. Hassoun J，Soylemezoglu F，Gambarelli D，et al. Centarl neurocytoma：a synopsis of clinical and histological features. Brain Pathol，1993，3：297-306.

2. Dutta SW，Kaleem TA，Muller DA，et al. Central neurocytoma：clinical characteristics，patterns of care，and survival. J Clin Neurosci，2018，53：106-111.

3. Sander C，Wallenborn M，Brandt VP，et al. Central neurocytoma：SNP array analyses，subtel FISH，and review of the literature. Pathol Res Pract，2019；215（7）：152397.

4. Richardson AM，Armstrong VL，Gernsback JE，et al. Central Neurocytoma：rare presentation in fourth ventricle and review of literature. World Neurosurgery，2019，123：357-361.

5. Johnson MO，Kirkpatrick JP，Patel MP，et al. The role of chemotherapy in the treatment of central neurocytoma. CNS Oncol，2019，8（3）：CNS41.

6. Aftahy AK，Barz M，Krauss P，et al. Intraventricular neuroepithelial tumors：surgical outcome, technical considerations and review of literature. BMC Cancer，2020，20（1）：1060.

7. Samhouri L，Meheissen MAM，Ibrahimi AKH，et al. Impact of adjuvant radiotherapy in patients with central neurocytoma：A multicentric international analysis. Cancers（Basel），2021，13（17）：4308.

8. Konovalov A，Maryashev S，Pitskhelauri D，et al. The last decade's experience of management of central neurocytomas：Treatment strategies and new options. Surg Neurol Int，2021，12：336.

9. Hessler RB，Lopes MBS，Frankfurter A，et al. Cytoskeletal immunohistochemistry of central neurocytomas. Am J Surg Path，1992，16：1031-1038.

10. Ishiuchi S，Nakazato Y，Lino M，et al. In vitro neuronal and glial production and differentiation of human central neurocytoma cells. Neurosci Res，1998，51：526-535.

11. Jamshidi J，Izumoto S，Yoshimine T，et al. Central neurocytoma presenting with intratumoral hemorrhage. Neurosurg Rev，2001，24：48-52.

12. Kanamori M，Kumabe T，Shimizu H，et al.（201）TISPECT，（1）H-MRS，and MIB-1 labeling index of central neurocytomas：three case reports. Acta Neurochir，2002，144：157-163.

13. Kleihues P，Louis DN，Scheithauer BW，et al. The WHO classification of tumors of the nervous system. Neuropathol Exp Neurol，2002，61：215-225.

14. Kuchiki H，Kayama T，Sakurada K，et al. Two cases of atypical central neurocytomas. Brain Tumor Pathol，2002，19：105-110.

15. Kulkarni V，Rajshekhar V，Haran RP，et al. Long-term outcome in patients with central neurocytoma following stereotactic biopsy and radiation therapy. Br J Neurosurg，2002，16：126-132.

16. Martin AJ，Sharr MM，Teddy PJ，et al. Neurocytoma of the thoracic spinal cord. Acta Neurochir，2002，

144：823-828.

17. Mena H，Morrison AL，Jones RV，et al. Central neurocytomas express photoreceptor differentiation. Cancer，2001，91：136-143.

18. Metellus P，Alliez JR，Dodero F，et al. Central neurocytoma：2case reports and review of the literature. Acta Neurochir，2000，142：1417-1422.

19. Ng TH，Fung CF，Goh W，et al.Ganglioneuroma of the spinal cord. Surg Neurol，1991：147-151.

20. Ng TH，Wong AY，Boadle R，Compton JS. Pigmented central neurocytoma：case report and literature review. Am J Surg Pathol，1999，23：1136-1140.

21. Oberdick J，Leventhal F，Levinthal C. A purkinje cell differentiation marker shows a partial DNA sequence homology to the cellular sis/PDGF2 gene. Neuron，1988，1：367-376.

22. Ogasawara K，Yasuda S，Beppu T，et al. Brain PET and technetium-99m-ECD SPECT imaging in Lhermitte-Duclos disease. Neuroradiology，2001，43（11）：993-996.

23. Ohtani T，Takahashi A，Honda F，et al. Central neurocytoma with unusually intense FDG uptake：case report. Ann Nucl Med，2001，15：161-165.

24. Pritchett PS，King TI. Dysplastic gangliocytoma of the cerebellum：an ultrastructural study. Acta Neuropatho，1978，l42：1-5.

25. Rades D，Schild SE，Fehlauer F. Prognostic Value of the MIB-1 labeling index for central neurocytomas. Neurology，2004，62：987-989.

26. Schild SE. Benign central neurocytoma：a double misnomer？Cancer，2002，94：284.

27. Shin JH，Lee HK，Khang SK，et al. Neuronal tumors of the central nervous system：radiologic findings and pathologic correlation. Radiographics，2002，22：1177-1189.

28. Soylemezoglu F，Scheithauer BW，Esteve J，et al. Atypical central neurocytoma. J Neuropathol Exp Neurol，1997，56：551-556.

29. Sugita Y，Yamada S，Sugita S，et al. The biochemical analysis of neurotransmitters in central neurocytomas. Int J Mol Med，2001，7：521-525.

30. Sutphen R，Diamond TM，Minton SE，et al. Severe Lhermitte Duclos disease with unique germline mutation of PTEN. Am J Med Genet，1999，82：290-293.

第 29 章

嗅神经母细胞瘤

一、概述

嗅神经母细胞瘤（esthesioneuroblastoma，ENB）是一种少见的来源于鼻腔神经外胚层的恶性肿瘤，源自嗅神经基板、嗅神经膜或神经外胚层的神经上皮，发病率约占鼻腔恶性肿瘤的 3%，发病多在 10 ～ 20 岁和 50 ～ 60 岁，男女性别发病率无明显差异[1]。病变侵犯鼻腔和前颅底，随着病变的发展，肿瘤破坏骨质，侵入邻近鼻旁窦、眼眶、颅内等。手术是主要治疗手段，对放疗中度敏感，化疗作为辅助手段。预后与肿瘤分级和分期密切相关。

二、病理学

病变大体形态多呈菜花状、息肉状或胶冻状，色暗红，表面光滑或糜烂不平，切面呈灰红或灰白色，质地脆软，血管丰富，触之易出血。文献中曾将这一肿瘤分为两个亚型，即嗅神经上皮瘤和嗅神经母细胞瘤，嗅神经上皮瘤恶性度低于嗅神经母细胞瘤[1]。光镜下，嗅神经母细胞瘤由大量形态一致的小圆形或卵圆形瘤细胞构成，被神经原纤维分隔成形状大小不一的团块（图 29-1）；瘤细胞通常具有较高的核质比，胞质稀少，界限不清，核染色质浓染，可见分裂象，胞质中含有直径为 300 ～ 600 nm 的小圆形神经内分泌颗粒；瘤细胞形成具有诊断意义的菊形团及假菊形团样结构。嗅神经上皮瘤的瘤细胞呈柱状，形成内缘整齐外周无基膜的空心菊形团。免疫组化染色神经源性标记及上皮源性标记可有不同程度的阳性表达，如神经元特异性烯醇化酶（NSE）、S-100 蛋白、嗜铬粒蛋白 A（CgA）、突触素（Syn）、神经微丝（NF）蛋白、CD56、LEU-7 等[1-2]。嗅神经母细胞瘤很少包含所有上皮源性标记，亦不表达血源淋巴瘤、黑色素瘤、肌源性和尤因肉瘤的标记。电镜下胞质内线粒体欠丰富，可见神经微丝及神经内分泌颗粒。在嗅神经母细胞瘤中，目前研究已发现多达 10 种基因畸变，其中 2 号染色体的缺失和 1p 的增加提示预后较差，转移风险较高。研究发现，Akt、Erk、Stat3 和 Stat5 等分子与嗅神经母细胞瘤组织的癌变有关，其中 3 个

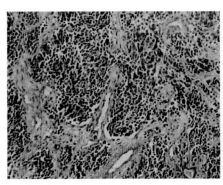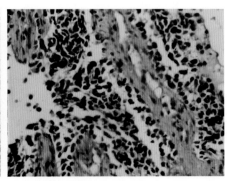

图 29-1 嗅神经母细胞瘤病理切片。HE 染色示瘤细胞胞质稀少，核染色质浓染，被神经原纤维分隔成形状大小不一的团块

磷酸化分子（p-Akt、p-ErK 和 p-Stat3）的水平显著升高，这可能是诊断嗅神经母细胞瘤的潜在生物标志物[1-4]。

Hyams 按照不同的细胞分化水平将嗅神经母细胞瘤分为 4 级（表 29-1）。高分级嗅神经母细胞瘤提示病变进展较快，预后不良。

表 29-1　Hyams 嗅神经母细胞瘤组织病理分级

细胞分化水平	Ⅰ 级	Ⅱ 级	Ⅲ 级	Ⅳ 级
小叶细胞结构	有	有	部分有	部分有
分裂指数	无	低	中等	高
坏死	无	无	中度	广泛
细胞核多形性	无	少见	中等	明显
菊形团	Homer-Wright	Homer-Wright	Flexner-Wintersteiner	无
纤维基质	明显	有	稀少	无

三、临床表现

嗅神经母细胞瘤可发生于任何年龄，报道最小 1 岁，最大 91 岁，以往认为其有两个发病高峰，分别在 10 ~ 20 岁和 50 ~ 60 岁，无明显性别差异。然而，近来的回顾性研究认为，其在 40 ~ 70 岁发病呈单峰分布，平均年龄为 53 ~ 54 岁，年龄是重要的预后不良因素[2, 4]。肿瘤生长缓慢，早期常无症状，肿瘤增大后常引起鼻腔占位及破坏症状，常见鼻塞和鼻出血，其他有头痛、溢泪、嗅觉丧失、眼球突出、视力障碍、颈部肿块等。极少数病例出现内分泌异常，

主要为抗利尿激素分泌增多和库欣综合征。当肿瘤破坏颅底、侵犯颅内结构时，常引起相应的症状，如额叶刺激症状、颅内压增高症状等。临床检查常于鼻顶、上鼻甲或鼻中隔后上方见息肉样肿物，部分肿物呈结节状，质地偏脆，触之易出血。患者就诊时，病变常已累及筛窦，并可侵犯颅底及颅内脑组织、上颌窦、眼眶、视神经等，约 1/5 的患者伴有颈部淋巴结转移，部分患者出现远处转移，最常见于骨和肺，乳腺、大动脉、脾、前列腺等部位的转移也有报道。

四、影像学

（一）CT 平扫和增强

肿瘤较小局限于鼻腔时密度大多均匀；肿瘤较大时中央常有小点状坏死、钙化和骨化，使肿瘤密度不均；肿瘤转移的淋巴结与原发瘤表现类似，也可出现点状钙化；增强后病变强化明显，提示肿瘤血供丰富。通常表现为鼻腔顶部、筛窦区密度较均匀的横跨筛板的哑铃状肿块（腰部在筛板），增强后轻度强化，病变可侵犯眼眶、颅内等邻近结构，破坏筛板及眼眶内侧壁（图 29-2）。在肿瘤 - 脑交界区常合并一瘤周囊肿是嗅神经母细胞瘤的另一特征性影像。

（二）MRI 平扫和增强

肿瘤较小时，信号多均匀，较大时信号可不均匀，T_1 加权像上，肿瘤表现为低于脑灰质的长 T_1 低信号病灶，但其信号强度不如肌肉和感染性黏膜病变那样均匀一致，在 T_2 加权像上，其信号强度高于肌

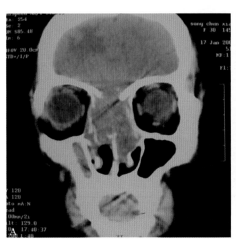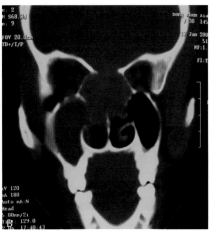

图 29-2　嗅神经母细胞瘤冠状位 CT 扫描。软组织窗（A）和骨窗（B）均显示筛板被肿瘤侵蚀破坏

肉而低于炎性黏膜病变；由于肿瘤有小片状坏死、钙化，甚至成骨，其信号不均，可夹杂斑片状更高信号或点状、条状低信号。静脉注入 Gd-DTPA 后肿瘤不均匀强化，增强扫描还可发现有无脑膜的浸润。

MRI 能清楚地显示肿瘤侵犯的范围，尤其肿瘤与周围重要器官如眼眶、视神经、颅内、脑组织的关系（图 29-3）。MRI 可多方位扫描，没有骨的伪影，对鼻腔鼻窦内肿瘤的显示及对颅内和脑实质的显示较 CT 有一定的优势，但是 CT 在显示肿瘤的钙化、骨化和骨质破坏方面比 MRI 敏感。

五、诊断与鉴别诊断

颅前窝底颅鼻沟通性病变是特征性影像学表现，结合临床表现，本病获得诊断并不困难，必要时可以辅助鼻内镜活检。

本病早期需与嗅沟脑膜瘤、筛窦癌、内翻性乳头状瘤等进行鉴别。嗅沟脑膜瘤多导致颅底骨质增生，少有骨质破坏、颅外侵袭生长，增强多均匀强化，亦有特征性的脑膜尾征。筛窦癌血供相对较差，呈轻 - 中度强化，且多无嗅觉功能改变，侵犯眼眶的程度较本病明显。乳头状瘤虽然鼻腔肿物中也有钙化，但侵袭性较低，且最先侵犯上颌窦，眼眶较少受侵，增强后强化不明显。因此，对病变来源于鼻腔顶部近中线，破坏鼻中隔上部，侵犯筛窦、蝶窦及眼眶等邻近结构，侵蚀性及（或）膨胀性破坏骨质者，应首先考虑嗅神经母细胞瘤，但最终需依靠病理诊断。

六、治疗

嗅神经母细胞瘤的治疗争论较大，焦点集中在手术方式、放疗的价值、颈部淋巴结的预防治疗[5-10]。Morita 等提出了一个临床分期标准：A 期，肿瘤仅限于鼻腔内；B 期，肿瘤已侵及鼻窦腔；C 期，肿瘤超出鼻腔和鼻窦腔；D 期，有转移发生。Dulguerov 和 Calcaterra 提出以 TNM 分期为基础的新分期方法，这一分期系统依赖于高分辨率的影像学检查，对于病程的评价更加可靠，它不仅考虑到病变早期侵犯筛板，而且顾及肿瘤原发于筛板以下者可以用更加保守的方式治疗，同时注意到肿瘤是否侵破硬脑膜对愈后的影响，并可根据其分期制订治疗方案：T1 和 T2：在保证全切肿瘤的前提下可以单纯手术治疗，但一般建议术后加放疗；T3 和 T4：手术后必须放疗，并建议辅助化疗。

（一）手术治疗

目前采用的手术方式有面部（鼻侧切开等）、颅内及颅面联合入路切除肿瘤。无论怎样，最好的治疗方法是完全切除肿瘤，争取肿瘤边缘阴性。最新的研究表明，内镜方法可能比开放手术方法提供更好的结

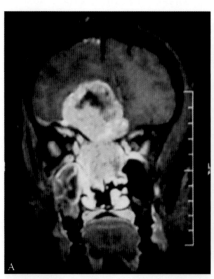 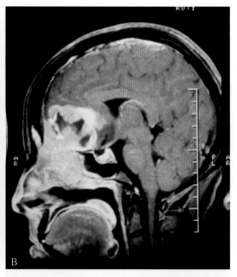

图 29-3 嗅神经母细胞瘤 MRI 增强扫描。冠状位（A）和矢状位（B）均显示肿瘤侵蚀鼻腔、鼻旁窦腔，前颅底骨质已被破坏，肿瘤颅内侵袭生长。增强后肿瘤明显强化

果，特别是较低阶段的病变（A 期或 B 期）。由于解剖部位的局限性，面部、颅内入路，除早期病变外，难以做到完整根治切除肿瘤。颅面联合入路由 Smith 等于 1954 年首次描述，Doyle 等在 1971 年首次运用，该术式可以充分地暴露手术野、显露肿瘤，达到整块切除肿瘤并能获得足够的切除范围[6]。该术式存在一定的缺点，除了面部遗留瘢痕和可能导致畸形外，在 26% 的病例尚可引起以下围手术期及术后并发症：持续的脑脊液漏、额部脓肿、颅腔积气、硬膜下血肿并感染、前额骨瓣坏死、额窦黏液囊肿、泪道狭窄或单侧失明等。

为了尽量减少上述并发症，我们提倡经额硬脑膜外入路联合鼻内镜显微手术或联合应用显微镜、鼻内镜经鼻内径路手术。神经外科提倡经颅发际内冠状皮瓣 - 骨瓣开颅，经额硬脑膜外入路分期切除肿瘤或同期联合耳鼻喉科切除鼻内肿瘤。鼻内镜径路具有以下优点：①能窥视整个筛窦区域，尤其是前筛区和蝶窦；②避免了对年轻患者面部、颅骨发育的影响；③自额窦后壁下部至蝶骨平面中部、侧面至纸板的脑膜缺损均可经此径路于显微镜和（或）内镜下进行修复；④避免了面部瘢痕与畸形；⑤内镜术后复发多为局部局限性，而颅面联合开放术后复发常为基于硬膜的远处转移。对那些已广泛侵及眼眶和（或）整个额窦、穿透硬脑膜侵入颅内、向侧面侵入翼腭窝的前颅底肿瘤，应选择经鼻外径路，如颅面联合入路手术。对于早期病例（Morita A、B 期或 Dulguerov 和 Calcaterra T1、T2 期），手术切缘干净者，可以考虑单纯手术。对 Morita C、D 期患者，如术前影像学检查提示无明显的眶受累，则推荐采用经头皮冠状切口的额下径路，以避免面部正中及前额部瘢痕；若肿瘤明显侵入翼腭窝，则应采用面正中掀翻径路，以获得开阔的视野，保证病变组织的彻底清除；对肿瘤组织已广泛侵入眶内而必须同期行眶内容物剜除的病例则须采用鼻侧切开径路；如已有颈淋巴结转移，则应同期行颈廓清术[11-13]。

（二）放疗

嗅神经母细胞瘤对放疗中度敏感，因此放疗是重要辅助治疗手段。为提高疗效，减少复发，所有患者术后均应辅以放疗，特别对局部晚期病例（如 Morita C、D 期）或切缘阳性病例，加用术后放疗可以明显提高疗效[14-16]。Polin 等认为术前放疗可以减少肿瘤负荷，提高手术切除率。以前主张放疗的剂量一般为 40 ～ 45 Gy，但有研究发现增大剂量可以获得更好的效果，因此目前建议放射剂量应不小于 60 Gy。对做了硬脑膜成形术的患者，至少应于术后 8 周才开始放疗，以避免颅内并发症[17]。

单纯放疗在嗅神经母细胞瘤的治疗中亦占有重要地位，Broich 等复习文献发现，165 例单纯放疗者 5 年生存率为 53.9%。单纯放疗适用于年老体弱、合并器官功能障碍不能耐受手术或不愿意接受手术治疗者[18]。

肿瘤颈部淋巴结转移是一个明显的预后不良因素，据报道，发生率为 10% ～ 20%。Dulguerov 等复习文献报道的 390 例嗅神经母细胞瘤后发现，有颈部淋巴结转移和无颈部淋巴结转移 5 年生存率分别为 29% 和 64%。鉴于嗅神经母细胞瘤有较高的颈部淋巴结转移率，故对于局部晚期病例，颈部应做预防性放疗，剂量一般给予 46 ～ 50 Gy[6, 19]。

有报道显示手术联合术后放疗，Morita A 期嗅神经母细胞瘤 5 年生存期可达 100%，Morita B 期达 75%，而 C ～ D 期局部复发和远处转移率均较高。因此对局部晚期病例（如 Morita C、D 期）还需要联合化疗等其他治疗[19]。

质子束疗法（proton-beam therapy）已应用于治疗嗅神经母细胞瘤，以 65 钴灰色当量（Cobalt Gray Equivalents，CGE）的 2.5 Gy 分割治疗，可获得极好的局部控制效果和存活率，而不伴严重并发症，晚期放疗毒性可接受[20]。

（三）化疗

化疗在嗅神经母细胞瘤的治疗中多作为辅助治疗，以前主要用于无法切除的、复发的或有远处转移的嗅母细胞瘤，目前逐渐成为综合治疗的一部分用于进展期（Morita C、D 期或 Dulguerov 和 Calcaterra T3、T4 期）嗅神经母细胞瘤。以铂类药物（如顺铂、卡铂）为基础的化疗方案被证明效果较好。梅奥诊所最近发表的一项荟萃分析认为，同单一治疗和不治疗相比，化疗联合手术和（或）放疗显示出最好的总体生存率（P < 0.001）；不同化疗方案之间，最常用的基于铂类的化疗并不能提供更佳的生存收益（P=0.88）[20]。

七、预后

嗅神经母细胞瘤的预后与其病理分级和分期有明显的相关性。Elkon 等报道，Morita A、B、C 期的 5 年粗死亡率分别为 75%、68% 和 28%。局部复发率为 50% ~ 75%，远处转移率为 20% ~ 30%。远处转移主要发生在颈部淋巴结、肺和骨[21]。

八、研究进展

通过电子显微镜超微结构、免疫组织化学和基因研究发现，尤因肉瘤（Ewing's sarcoma，ES）和原始神经外胚层肿瘤（primitive neuroectodermal tumor，PNET）可能是一种病变（肿瘤）的两种不同表现类型，而且，虽然还存在争论，但近来的分子基因研究还发现，至少有部分嗅神经母细胞瘤属于 ES/PNET 这一肿瘤家族。在无病生存期较差的病例，研究发现与 TGF-β 结合、上皮 - 间充质转化（epithelial mesenchymal transformation，EMT）、紫外线反应、同种异体移植排斥反应、IFN-α 反应、血管生成、IL2-STAT5 和 IL6-JAK-STAT3 信号通路有关的蛋白表达富集。因此，未来可以考虑针对相关通路、相关蛋白研发潜在的靶向治疗方案。

（雷霆 舒凯）

参考文献

1. 同济医科大学病理教研室，中山医科大学病理教研室. 外科病理学. 2 版. 武汉：湖北科学技术出版社，1999：341.

2. 游学俊，Wolfgang D，Ulrike B. 鼻腔鼻窦嗅神经母细胞瘤的手术径路探讨. 中华耳鼻咽喉科杂志，2003，38（3）：206-210.

3. Argiris A, Dutra J, Tseke P, et al. Esthesioneuroblastoma: the Northwestern University experience. Laryngoscope, 2003, 113: 155-160.

4. Broich G, Pagliari A, Ottaviani F. Esthesioneuroblastoma: a general review of the cases published since the discovery of the tumour in 1924. Anticancer Res, 1997, 17: 2683-2706.

5. Doyle PJ, Payton HD. Combined surgical approach to esthesioneuroblastoma. Trans Pa Acad Ophthalmol Otolaryngol, 1971, 75: 526-531.

6. Dulguerov P, Calcaterra T. Esthesioneuroblastoma: the UCLA experience 1970-1990. Laryngoscope, 1992, 102: 843-849.

7. Gursan N, Sutbeyaz Y, Karakok M, et al. Olfactory neuroblastoma with facial metastasis .Eastern Journal of Medicine, 2002, 7 (2): 41-42.

8. Laforest C, Selva D, Crompton J, et al. Orbital invasion by esthesioneuroblastoma. Ophthal Plast Reconstr Surg, 2005, 21 (6): 435-440.

9. Levine PA, Gallagher R, Canntrell RW. Esthesioneuroblastoma: reflections of a 21 years experience. Laryngoscope, 1999, 109: 1539-1543.

10. Miyagami M, Katayama Y, Kinukawa N, et al. An ultra-structural and immunohistochemical study on olfactory neuroepithelioma with rhabdomyoblasts. Med Eletron Microsc, 2002, 35: 160-166.

11. Morita A, Ebersold MJ, Oslen KD, et al. Esthesioneuroblastoma: prognosis and management. Neurosurgery, 1993, 32: 706-715.

12. Polin RS, Sheehan JP, Chenelle AG, et al. The role of preoperative adjuvant treatment in the management of esthesioneuroblastoma: the university of Virginia experience. Neurosurgery, 1998, 42: 1029-1037.

13. Oskouian RJ Jr, Jane JA Sr, Dumont AS, et al. Esthesioneuroblastoma: Clinical Presentation, Radiological, and Pathological Features, Treatment, Review of the Literature, and the University of Virginia Experience. Neurosurg Focus, 2002, 12 (5): 1-11.

14. Shekhar S, Rajesh S, Madhavan S. Esthesioneuroblastoma with Hepatic and Splenic Metastases. Ind J Radiol Imag, 2003, 13: 219-222.

15. Smith RR, Klopp CT, Williams JM. Surgical treatment of cancer of the frontal sinus and adjacent areas. Cancer, 1954, 7: 991-994.

16. Spaulding CA, Kranyak MS, Constable WC, et al. Esthesioneuroblastoma: a comparison of two treatment eras. Int J Radiat Oncol Biol Phys, 1988, 15: 581-590.

17. Stasolla A, D'Aprile MR, Guerrisi R, et al.

Esthesioneuroblastom description of a case investigated with CT and MRI. ClinTer（Italian），2002，153：347-349.

18．Walch C，Stammberger H，Unger F，et al. Ein neues therapiekonzept bei aesthesioneuroblastom. Laryngol Rhinol Otol，2000，79：743-748.

19．Fiani B，Quadri SA，Cathel A，et al. Esthesioneu-roblastoma：A Comprehensive Review of Diagnosis, Management，and Current Treatment Options. World Neurosurg，2019，126：194-211.

20．Berger MH，Lehrich BM，Yasaka TM，et al. Characteristics and overall survival in pediatric versus adult esthesioneuroblastoma：A population-based study. Int J Pediatr Otorhinolaryngol，2021，144：110696.

21．Dumont B，Lemelle L，Cordero C，et al. Esthesion-euroblastoma in children，adolescents and young adults. Bull Cancer，2020，107（9）：934-945.

第 30 章

松果体实质肿瘤

一、概述

松果体区肿瘤病理组织学类型达十多种，常见的有生殖细胞瘤、畸胎瘤、松果体细胞瘤、松果体母细胞瘤、表皮样囊肿、胶质瘤及转移瘤等。欧美文献报告，松果体区肿瘤占脑肿瘤总数的 0.4% ~ 1%。在日本及中国台湾地区的发病率较高，占 2.1% ~ 9.4%。起源于松果体实质细胞的肿瘤约占松果体区肿瘤的 15% ~ 20%，包括松果体细胞瘤（占 45%）、松果体母细胞瘤（占 45%）和两者的混合瘤及乳头状松果体肿瘤（占 10%）。松果体细胞瘤可见于任何年龄组，但大多发生于 25 ~ 35 岁，无性别差异。松果体母细胞瘤可发病于任何年龄，20 岁以前发病多见，10 岁以下儿童约占 50%，男性略多，男女发病比例为 1.8 : 1。松果体实质肿瘤（pineal parenchymal tumor，PPT）是起源于松果体的神经上皮肿瘤。这些肿瘤不常见，占所有原发中枢神经系统肿瘤的不到 1%。松果体实质肿瘤表现出不同的特征、分级和侵袭性。世界卫生组织（WHO）将松果体实质肿瘤分为四个不同的类别：松果体细胞瘤（pineocytoma）、松果体母细胞瘤（pineoblastoma，PB）、乳头状松果体肿瘤（papillary pineal tumor）和中间分化的松果体实质肿瘤（pineal parenchymal tumor of intermediate differentiation）。松果体实质肿瘤似乎没有性别优势，儿童发病率高于成人[1]。

作为第三脑室间脑顶部的憩室，松果体腺在妊娠第 2 个月开始发育。其位于胼胝体正下方和中脑起始部，两侧为松果体缰部和后部。松果体腺嘴部和背部有插入的缘膜，并且其内含有汇入并形成 Galen 静脉的大脑内静脉。松果体腺的主要构成细胞为松果体实质细胞（松果体细胞），这种细胞是与视杆细胞、视锥细胞相似的特殊分化的神经元。纤维星形细胞作为基质围绕松果体细胞，并黏附血管形成部分血 - 腺屏障[2-3]。

松果体腺由丰富的去甲肾上腺素能交感神经支配，其通路为起源于视网膜并经过下丘脑的视交叉上核和颈上神经节。受到刺激后，松果体腺通过产生褪黑素将输入的交感刺激转化为输出激素，随即对激素进行调节，如调节促黄体素和促卵泡激素。松果体腺可以被认为是神经内分泌换能器，通过输入交感神经刺激合成调控昼夜周期的激素。但松果体腺和人体昼夜节律的直接关系尚不清楚，是目前研究的热点[4]。

二、病理学

松果体细胞是经过特殊修饰的神经元，类似于视网膜中的感光细胞，系统发育研究表明，松果体从感光器官进化为分泌腺。松果体实质肿瘤具有来自发育中的人类松果体和视网膜的细胞的形态学和免疫组织化学特征。其共同的组织发生的临床证据是双侧家族性视网膜母细胞瘤与松果体母细胞瘤（三侧视网膜母细胞瘤）的发生[5]。

使用免疫组织化学，实质细胞对神经元特异性烯醇化酶（NSE）和突触素呈阳性，支持其神经内分泌性质。松果体细胞瘤和松果体母细胞瘤均对 NSE 染色，免疫组织化学可用于区分松果体实质肿瘤和星形细胞肿瘤。相比之下，间质细胞对胶质细胞原纤维酸性蛋白（GFAP）、S-100 和波形蛋白表现出免疫反应性，支持其胶质起源。锥杆同源盒（CRX）蛋白在松果体实质肿瘤和视网膜母细胞瘤中表达，但不在胶质瘤中表达，这一特性有助于区分松果体实质肿瘤和胶质瘤。松果体细胞瘤和松果体母细胞瘤各占所有松果体实质肿瘤的不到一半。其余的由松果体区的中间分化的松果体实质肿瘤和乳头状肿瘤组成。

松果体细胞瘤来自构成松果体腺的松果体细胞（WHO 1 级）。大体检查：肿瘤边缘清楚，有灰色颗粒状均质切面，也可见退行性变，如囊变、出血，偶有报道瘤内有坏死，但大多数情况提示诊断有误。光镜下，瘤细胞小而圆，大小一致，弥散或巢状分布，分化良好，核分裂象少见，形态与正常松果体细胞相似（图 30-1A）。间质经常以薄壁而扩张充血的血管为主，瘤细胞多半朝向这些血管排列，围绕成血管性假菊形团或乳头状，类似正常松果体细胞的排列方式。另外可有被 Borit（1980）称为松果体细胞瘤性菊形团（pinealocytomatous rosette）的大菊形团出现，构成细胞为较成熟的分化性神经元（图 30-1B）。如果出现 Homer-Wright 菊形团，则意味着瘤细胞向神经母细胞分化，Flexner-Wintersteiner 菊形团出现意味着向视网膜母细胞分化。另外，瘤细胞还可能出现向星形细胞和神经节细胞分化的表现[6]。

松果体母细胞瘤来源于松果体区的神经外胚叶髓上皮（WHO 4 级）。松果体母细胞瘤被一些人认为是幕上原始神经外胚层肿瘤（PNET）的一种变体。与幕上 PNET 一样，松果体母细胞瘤分化差、浸润性强，并且具有显著的软脑膜和颅外播散潜能。也有报道描述了手术后神经元外转移，但非常罕见[7]。大体检查显示质软，边界不清，瘤内常见出血或坏死，钙化少见。常浸润邻近结构（包括脑膜），并都可循脑脊液远处播散，但很少有中枢神经系统外转移。光镜下：富于细胞性，瘤细胞较小，圆形或卵圆形，肿瘤细胞核质比高，核分裂象多见，并可见颗粒状染色质。形态学上与其他神经外胚层肿瘤（如髓母细胞瘤）难以鉴别，都可出现 Homer-Wright 菊形团，即围绕原纤维中心瘤细胞核呈菊花样排列。部分肿瘤还可呈现神经母细胞瘤样分化，出现 Flexner-Wintersteiner 菊形团，表现为柱状上皮细胞呈环状分布，并有独特的尖顶状细胞膜，提示细胞分化更加原始，松果体母细胞瘤呈视神经母细胞瘤样分化，提示松果体腺分化来源于神经光感受器。

对松果体母细胞瘤的分子发病机制的理解正在不断发展。DNA 甲基化分析已在松果体母细胞瘤中确定了三种不同的亚型。新的分子亚组视网膜母细胞瘤（Pin-RB）包括三侧视网膜母细胞瘤以及散发性松果体实质肿瘤伴视网膜母细胞瘤（RB1）基因改变的病例，并显示出与视网膜母细胞瘤的相似之处[8]。另一个称为 PB-MYC 的新亚组也与其他 PB 肿瘤有明显的临床关联。在 Rare Brain Tumor Consortium 注册研究中，RB 和 PB-MYC 组瘤患者年轻得多（中位年龄为 1.3 ~ 1.4 岁），生存率低下（5 年总生存率分别为 37.5% 和 28.6%）[9]。

当伴随肿瘤内野生型等位基因的杂合性丢失时，核糖核酸酶 1（DICER1）基因中的种系突变可能会做出重要贡献。在视网膜母细胞瘤患者中发生松果体母细胞瘤（三侧视网膜母细胞瘤）的罕见病例中，发病机制与 RB1 基因中的易感种系突变有关[9]。

松果体细胞瘤和松果体母细胞瘤混合瘤也称为中间分化的松果体实质细胞肿瘤（pineal parenchymal tumor with intermediate differentiation），是介于松果体细胞瘤和松果体母细胞瘤之间的类型（WHO 2 ~ 3 级）。瘤细胞呈分叶状分布，并有边界清楚的细胞

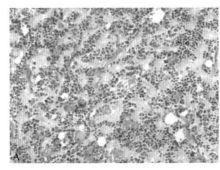
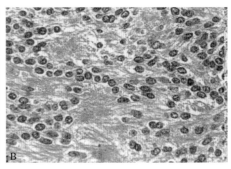

图 30-1　松果体细胞瘤。A．肿瘤由形态一致、体积较小、分化成熟、类似松果体细胞的肿瘤细胞组成（HE 染色，×200）；B．肿瘤细胞核呈圆形或卵圆形，核仁模糊不清，染色质呈散在细颗粒状，围绕粉染的细丝状纤维岛形成大纤维心菊形团（松果体细胞瘤性菊形团）（HE 染色，×400）

膜突起指向血管壁，分裂象可有可无。脑脊液播散机会较松果体母细胞瘤少。

乳头状松果体肿瘤是一种罕见的肿瘤，由 Jouvet 等于 2003 年描述。在 2007 年世界卫生组织中枢神经系统肿瘤分类中被认可为肿瘤实体，并归入松果体实质肿瘤（WHO 2～3 级）。大体检查显示质软，边界模糊，瘤内常见出血或坏死，钙化少见。可浸润邻近结构（包括脑膜），少有循脑脊液远处播散。光镜下具有独特的形态，特征是上皮样细胞，通常具有排列成乳头状或假乳头状结构的大细胞片，其中血管被层状柱状至立方状细胞覆盖。这些细胞通常具有清晰的细胞质膜，偶尔细胞质可能呈空泡状并类似于印戒细胞。坏死是常见表现。

肿瘤标志物及免疫组化检测松果体细胞瘤，神经突触素和 NSE 常呈强阳性反应。突触素在中分化松果体实质肿瘤中表达，神经元标记阳性与组织学分级、有丝分裂、增殖指数或预后无关。也有报道其他神经标志物阳性反应不一，包括 NFP、Ⅲ 型碱性管蛋白、Tau 蛋白、PGP9.5 和嗜铬粒蛋白以及神经肽血清素。近年研究发现，松果体可以产生以下几种生物活性因子：褪黑素、促性腺激素抑制素、促性腺激素释放素、促甲状腺激素释放素、促肾上腺皮质激素抑制素、醛固酮排出调节因子等[10]。此外，s 抗原（s-antigen）——一种分子量为 48kDa 的蛋白质也可在一些松果体实质肿瘤、视神经母细胞和髓母细胞瘤中检出。

三、分子遗传学

分子遗传学方面的报道不多。有 2 例松果体细胞瘤的细胞遗传学研究报道，1 例有 X、5、8、11、14 和 22 号染色体的数目异常，同时有 1、3、12 和 22 号染色体的结构异常。另 1 例出现 Y、10、18、21、22 号染色体的数目异常和 2、6、1、12 号染色体的结构异常。22 号染色体的单体缺失、12q 远端的缺失和 11 号染色体的部分缺失可能与肿瘤的进展有关。目前松果体母细胞瘤的分子背景尚不清楚。然而，最近的研究表明，参与 microRNA 失调的 DICER1 和 DROSHA 基因是松果体母细胞瘤癌变的基础[11]。

松果体具有类似视网膜细胞的光感受器样细胞，因此，松果体母细胞瘤与视网膜母细胞瘤之间有密切关系。所谓"三侧视网膜母细胞瘤（trilateral retinoblastoma）"是指松果体母细胞瘤伴双侧视网膜母细胞瘤，其中显然有遗传因素，致癌因子同时作用于感光组织的靶细胞，导致肿瘤发生，但具体基因基础还不清楚。家族性 Rb 基因突变和松果体实质肿瘤发生的关系文献有所报道，但散发的松果体实质肿瘤和 Rb 基因的关系还没有得到充分的研究[8]。

四、临床表现

松果体区（pineal region）位于颅腔正中，前部为第三脑室后壁，包括松果体上隐窝、后连合、松果体和松果体隐窝等结构，上部达胼胝体压部，后部为小脑幕切迹游离缘、大脑镰和小脑幕接合处，下部为中脑四叠体和中脑水管。松果体实质肿瘤同其他松果体区肿瘤在临床表现上既有相似性又有不同，其临床表现与松果体区解剖结构和肿瘤组织学密切相关，主要有颅内压增高症状、神经系统症状和内分泌系统症状[12-13]，具体如下。

（一）颅内压增高

肿瘤压迫或侵犯中脑导水管和第三脑室后部，引起梗阻性脑积水和颅内压增高的临床表现，如头痛、呕吐、眼底水肿和意识状态改变等。

（二）神经系统症状

肿瘤压迫或浸润松果体区及其邻近结构，可引起相应的神经系统损害：

1. 四叠体上丘综合征（Parinaud 综合征）和 Sylvian 综合征 肿瘤破坏上丘和顶盖区引起眼球活动障碍，两眼上视不能，瞳孔光反射障碍。Parinaud 综合征通常只有两眼上视不能，由皮质顶盖束受到肿瘤压迫或破坏引起；如上丘后半部受损，则两眼下视不能。Sylvian 导水管综合征除了眼球上视不能外，还伴有瞳孔光反应改变、眼球会聚功能麻痹或痉挛。眼球震颤提示导水管周围（包括导水管前部和第三脑室后下部）受损。

2. 四叠体下丘损害 听力障碍。

3. 小脑功能损害 肿瘤压迫或侵犯小脑，引起辨距不良、共济失调、肌张力降低和意向性震颤。

4. 意识障碍 颅内压增高或肿瘤直接侵犯脑干还可引起意识障碍。下丘脑后半部或中脑前半部与腹侧受损，可引起嗜睡。

5.脊髓和马尾神经损害 恶性松果体肿瘤可发生远处转移,常见肿瘤转移至脊髓蛛网膜下腔,甚至转移至中枢神经系统以外的结构。曾行脑室分流术的患者,瘤细胞沿分流管向远处转移。脊髓播散可引起神经根痛或感觉障碍。

(三)内分泌系统紊乱症状

1.性发育异常 在儿童和青少年,松果体所分泌的褪黑素抑制了垂体前叶中促性腺激素的分泌,在青春发育期松果体逐渐退化,这种抑制被解除而使性征能够得到发育。由于松果体细胞肿瘤可以持续分泌褪黑素,导致患者性征发育迟缓。

2.糖尿病和尿崩症 儿童多见,常伴有脑积水或鞍上肿瘤。

五、辅助检查

(一)影像学检查

1.CT CT确定病变部位和大小,明确钙化、囊变或出血以及脑积水的程度,判断病变累及区域,如侧脑室、室管膜下或鞍上,但CT不能定性病变。因肿瘤内很少发生出血、坏死和囊变,松果体细胞瘤的CT平扫影像通常表现为较均质的等密度或稍高密度,呈圆形或类圆形,轮廓较光滑,境界清楚,瘤周无水肿。肿瘤内可出现散在多发钙化,这是与生殖细胞瘤的鉴别点之一。松果体母细胞瘤体积常较大,向周围结构浸润性生长,肿瘤形状常不规则,可有明显的分叶,境界欠清楚。肿瘤内坏死出血常见。CT平扫时肿瘤多呈等密度或稍高密度,常因坏死、囊变、出血、钙化表现为肿瘤内密度不均质[14]。

2.MRI MRI能更清楚地显示病灶位置、与邻近结构的关系、脑脊液循环通畅情况以及大脑大静脉系统解剖结构。MRI能发现肿瘤的远处播散病灶,且比CT检查敏感。目前增强MRI已作为判断有无脊髓转移等远处播散的首选手段,但应在手术前检查,以免术中出血影响MRI检查的准确性,但MRI显示钙化不如CT敏感。松果体细胞瘤向前可压迫第三脑室后部,使其变形扩大。MRI T_1 加权像呈均质稍高信号或接近等信号,但有明显钙化时也可不均质。肿瘤一般较小,不累及邻近结构。CT和MRI增强扫描呈轻度或中度均质强化,但强化不如生殖细胞瘤显著。在MRI T_1 加权像和 T_2 加权像,松果体母细胞瘤表现为与脑灰质接近的信号。CT和MRI增强扫描时肿瘤显著强化。MRI上乳头状松果体肿瘤典型表现为部分囊性肿块伴阻塞性脑积水[15]。

值得注意的是,由于正常松果体腺缺乏血脑屏障,能被造影剂强化,因此强化的松果体结构并不一定异常。

3.CTA/MRA、MRV 脑血管成像主要用于手术前了解松果体肿瘤的供血和周围血管结构,特别是静脉回流,包括大脑大静脉、Rosenthal基底静脉、大脑内静脉以及小脑中央静脉等,有利于手术入路的选择。一般松果体肿瘤的供血在造影片上较少显影,如有明显肿瘤新生血管,提示肿瘤有恶性倾向。

(二)脑脊液检查

松果体母细胞瘤有可能沿脑脊液播散。采用微孔过滤脑脊液组织培养技术,瘤细胞检出率明显提高。生殖细胞源性肿瘤患者血清和脑脊液中肿瘤标志物人绒毛膜促性腺激素(hCG)和甲胎蛋白(AFP)含量可能增高,这将有助于松果体区肿瘤鉴别诊断;松果体实质肿瘤的肿瘤标志物(AFP、hCG)均呈阴性。而脑脊液脱落细胞学检查对诊断生殖细胞瘤及松果体母细胞瘤最有价值,因这两种肿瘤细胞易脱落,并沿蛛网膜下腔发生播散种植,脑脊液细胞学检查中发现肿瘤细胞即可明确诊断。但此项检查的前提是患者颅内压不高,否则有发生脑疝的风险。

(三)内分泌功能检查

血浆和脑脊液中检查促黄体素、促卵泡激素、睾酮、催乳素、生长激素和褪黑素,对肿瘤性质、治疗后疗效判断和随访有重要参考价值。

六、诊断与鉴别诊断

松果体实质肿瘤的定位诊断主要依赖于临床表现和影像学检查。Parinaud综合征和Sylvian综合征以及内分泌功能障碍的出现,应考虑该部位病变的可能。头颅CT和MRI检查是明确肿瘤位置的有效方法。结合临床表现和辅助检查,特别是脑脊液、血清中肿瘤标志物的检测,可对松果体实质肿瘤的性质做出初步诊断。

七、治疗

松果体细胞肿瘤的治疗措施和进展主要取决于肿瘤分级[16-18]。

（一）治疗策略和原则

由于现代影像学检查常不能准确定性诊断松果体区肿瘤（具体亚型），各种病理学检查有其利弊，长期以来对松果体肿瘤的处理一直有争论，概括起来有以下几种不同的治疗方案。

1. 部分意见认为试验性肿瘤局部放疗 20 Gy，然后复查 MRI 或 CT，如果肿瘤体积缩小，可继续全脑和脊髓放疗 30 Gy，否则改外科手术切除肿瘤，术后化疗。

反对意见认为，无病理学诊断者治疗后难以判断疗效。而且，放疗后复发率较高，复发后处理将更困难。混合性肿瘤中，对放疗敏感部分可缩小，对放疗不敏感部分仍存在，不仅造成放疗有效的假象，而且因延误有效治疗而发生复发、远处转移等。

2. 立体定向穿刺活检，明确诊断后给予相应治疗。此法损伤性小，较安全。法国 Regis（1996）总结了 20 年法国 15 个医疗中心 370 例松果体区立体定向活检的结果，发现诊断有效性为 94%，不能确诊的病例有 19 例，占 5%[19]。同时有 1.3%（5/370）的患者因活检死亡，另有 3 例患者出现严重神经功能障碍（昏迷、缄默），7% 的患者（27/370）有一过性神经功能障碍，其中有 11 例为松果体区出血。由活检引起肿瘤远处播散者占 0.27%（1/370）。因此认为松果体区活检的危险性与颅内其他部位活检相似，对确诊肿瘤性质有价值，值得进行。避免立体定向并发症的关键在于穿刺针道的设计（选择经额 - 脑室 - 大脑大静脉下 / 第三脑室顶入路），避免松果体区的静脉结构；还取决于肿瘤的质地，肿瘤坚韧，操作后出血机会增多。但是，穿刺活检取材量太少，加之松果体区肿瘤变异较大，许多肿瘤内多种细胞成分混杂，可同时有生殖细胞肿瘤成分、松果体实质细胞和胶质细胞成分，单靠活检所得到的病理组织有时难以做出准确病理诊断。同时松果体区肿瘤常血供丰富，盲目穿刺可增加瘤内出血的机会。

3. 开颅手术切除，术后放疗和（或）化疗。开颅手术不仅可切除肿瘤，而且可获得足够多的标本，是较全面的病理学诊断。但是，由于松果体区肿瘤位置深在，手术切除难度较大，除了畸胎瘤外，能做到彻底切除的机会较少，而且有与手术有关的死亡率和病残率。

4. 松果体母细胞瘤与髓母细胞瘤同属 PNET，治疗方法相似[20]。松果体母细胞瘤具有极强的侵袭性，并且由于邻近结构的频繁侵袭和脑脊液传播而呈现出较差的预后和侵袭性临床行为，并且，松果体母细胞瘤是一种无包膜的恶性肿瘤，可能经常复发并播散到整个颅脑、脊髓，并在全身发生转移，例如在颅骨、椎骨、肺、腹膜、下颌骨和骨盆中，积极的手术切除是对抗松果体母细胞瘤的一线疗法。值得注意的是，切除后的放疗有助于提高患者的生存率。正如其他松果体区肿瘤报道的那样，联合治疗似乎是一种有效的方法。对于松果体母细胞瘤，不主张立体定向活检，以免误诊、肿瘤播散和术中出血。多先采用开颅手术切除肿瘤，尽量缩小肿瘤体积，再辅以放 / 化疗。

5. 合并脑积水和颅内压增高者，应在治疗肿瘤时辅以脱水、必要时行脑脊液外引流或分流或开颅减压等治疗。应注意肿瘤细胞可沿分流管转移的可能性。手术前合并有脑积水的患者，只要打通第三脑室，并较为满意地切除了肿瘤，脑积水可以缓解而避免脑脊液分流术。对于术后亚急性或慢性出现的脑积水，通常难以自行缓解，多需行内镜下第三脑室造瘘术或脑室 - 腹腔（V-P）分流手术[15]。若首选放疗，只有在威胁生命或接受放疗过程中脑积水加重的情况下，才主动处理脑积水，部分松果体细胞瘤对放疗敏感，放疗后肿瘤缩小，脑积水会缓解，可避免分流手术。

（二）手术

1970 年以前，手术死亡率高达 30% ~ 70%，病残率为 65%。随着显微外科手术技术的应用，手术死亡率和病残率目前已下降到 3% ~ 5%，手术疗效明显改善。目前大多数学者主张直接行肿瘤切除，除非病变已有远处播散，患者不能耐受手术，理由是：①如预计能切除肿瘤，一期手术最佳；②开颅手术较活检容易控制术中出血；③手术能获得较大肿瘤标本，对病灶性质了解更全面；④手术能最大限度缩小肿瘤体积，利于术后其他辅助治疗。

1. 手术入路[21] 松果体区肿瘤常见手术入路有以下几种：幕下小脑上入路、枕叶下经天幕入路、幕上幕下联合入路、经纵裂胼胝体压部入路。

（1）幕下小脑上入路（infratentorial supracerebellar approach）：又称 Krause 入路，1926 年 Krause 首先采用。从中线接近肿瘤，手术显露较好。由于深静脉系统位于肿瘤的上方，故不影响肿瘤的显露，因此本入路适用于各种松果体区肿瘤的手术。但是不适用于肿瘤向背侧生长且向上包裹静脉系统者，也不适用于肿瘤向侧方生长、累及侧脑室三角区者。

（2）枕下经天幕入路（occipital transtentorial approach）：又称 Poppen 入路，1966 年 Poppen 首先应用，能较好地显露松果体区而不损伤正常脑组织和静脉系统，能较大范围地游离肿瘤和直视第三脑室。术中可以打开第三脑室使其与四叠体池相通，解除脑脊液梗阻，而且可灵活地转移为其他手术入路或用多种视角暴露和切除肿瘤。适用于松果体区肿瘤，特别适用于小脑幕平面或其上方且主体偏向一侧的肿瘤，亦适用于小脑上蚓部、第四脑室上部和胼体压部的肿瘤。但如肿瘤较大，向对侧生长，采用此入路切除对侧肿瘤困难。

（3）幕上幕下联合入路：对累及幕上、幕下的肿瘤，无论单独采用 Poppen 入路或 Krause 入路均有其局限性所在，幕上幕下联合手术能够集合二者的优势，同时互相弥补不足，可使术者从不同的角度去观察和剥离肿瘤，该入路几乎适合各种松果体区肿瘤，尤其对于较大的肿瘤以及累及胼胝体压部、第三脑室后部的肿瘤有明显优势。

（4）经纵裂胼胝体压部入路（posterior transcaliosal approach）：又称 Dandy 入路，适用于第三脑室后部、在胼胝体压部前面或肿瘤向第三脑室中部生长者。

当松果体肿瘤向上侵犯鞍上、第三脑室时，可选用下列手术入路：

（1）额下硬膜内入路：包括视交叉下入路、经蝶骨平板入路和经终板入路。适用于肿瘤位于第三脑室前部。

（2）经侧脑室前角室间孔入路：适用于第三脑室前上部的肿瘤，特别是肿瘤长入一侧侧脑室前部，并引起该侧脑室扩大时。

（3）侧脑室前角脉络膜下入路：适用于位于第三脑室前中部、第三脑室顶下方、室间孔后方的肿瘤。

（4）经胼胝体前入路：适用于第三脑室前中部、第三脑室顶部下方、室间孔后方的肿瘤，特别是影响双侧室间孔、脑室不扩大者。

可根据肿瘤性质、位置、扩展方向和术者对入路的熟悉程度采取相应入路。

2．手术并发症

（1）颅内出血：是影响患者预后的重要原因。特别是松果体细胞瘤和松果体母细胞瘤瘤体质软，血供丰富，止血困难。此外，立体定向术后瘤内出血也不少见。

（2）手术体位相关的并发症：如坐位引起的静脉空气栓塞、低血压及脑积水解除后脑皮质塌陷引起的硬膜下出血或积液，甚至硬膜外血肿；手术头位不当，如过伸或过屈引起颈椎损伤。

（3）与手术入路有关的并发症：枕下经天幕入路因需牵拉枕叶、胼胝体压部或影响枕叶引流静脉，可引起视野缺损或分裂脑综合征（split-brain syndrome）。经纵裂胼胝体入路因牵拉顶叶，引起对侧肢体皮质感觉一过性障碍。

（4）视觉功能障碍（眼外肌麻痹、瞳孔调节功能障碍、上视不能等）：可见于四叠体区手术后，一般经数月至 1 年逐渐恢复。滑车神经细小，与肿瘤毗邻，术中分辨困难，损伤可能性较大。神经功能损伤严重程度与肿瘤的良恶性、术前曾放疗、术前已有神经功能损害以及肿瘤的浸润程度有关。

（三）放疗

松果体细胞瘤是可通过完整手术切除的有可能治愈的良性病变。然而，由于其肿瘤位置特殊性，手术与并发症的发生率的显著风险相关。越来越多的文献支持使用立体定向放射治疗作为替代切除手术的微创的治疗方法。国际伽马刀研究基金会的一份报告描述了松果体细胞瘤立体定向放射外科手术后 5 年的精算局部控制率和存活率分别为 27% 和 48%[22]。Vuong 等 [23] 对 1792 例松果体区肿瘤（1975—2016 年）的临床资料和预后因素分析过程中，发现在多变量 Cox 比例风险模型中，年龄较大、男性、松果体区非生殖细胞肿瘤和接受化疗与较差的生存率显著相关（$P < 0.001$）。放疗可以提高松果体区肿瘤的存活率，是影响松果体区肿瘤患者生存的预后因素。放疗是松果体母细胞瘤的主要治疗手段。

对年龄较大的儿童，明确诊断后应尽快放疗。因本病极易循脑脊液通路远处播散，除做全脑照射外，还应做预防性脊髓照射。常规放疗剂量为全中枢 24 ~ 36 Gy，松果体区再加量至 54 ~ 60 Gy。常见副作用包括认知功能障碍、发育迟缓、神经内分泌功能异常等。超分割放疗等新技术虽然有所探索，但由于病例数量的限制，效果还难以确定。3 岁以下儿童由于放疗将严重影响大脑发育，不主张大剂量放疗。一种新的尝试是先给予大剂量化疗，然后行小剂量局部放疗，效果有待观察。

近年来，γ 刀、X 刀或粒子刀等立体定向放射外科技术发展迅速。它们都是应用立体定向方法对颅内靶点进行三维定位，使用大剂量窄束电离射线精确聚焦于靶点，产生局灶性破坏作用。如同手术切除，放射外科也是一种局部治疗手段。考虑到松果体母细胞瘤术前不宜确诊，又属于恶性度很高的肿瘤，患者往往死于复发和肿瘤播散转移，因此，单纯放射刀治疗不作为首选，一般仅适用于术后残留或治疗后复发且直径小于 3cm 而且没有远隔转移灶的肿瘤。

（四）化疗

松果体细胞瘤属于良性病变，不需要化疗。松果体母细胞瘤曾被划分为 PNET，其在病理学上瘤细胞属于原始未分化状态，因此对化疗敏感[24]。有报道儿童松果体母细胞瘤放疗后再行化疗的 3 年生存率为 74% 左右，而手术后单纯放疗的生存率为 25%。常用的化疗药物有顺铂、洛莫司汀、长春新碱等。此外，近来用于 PNET 治疗的环磷酰胺、卡铂、亚硝脲和 VP-26 等也可用来治疗松果体母细胞瘤。虽然松果体母细胞瘤对多种药物敏感，但目前还没有确定最有效方案，主要是将其作为放疗后的辅助性化疗，而且由于患者化疗前往往已经接受了全中枢放疗，大大增加了化疗的副作用发生率。骨髓干细胞支持下的大剂量化疗还在临床评价中。

八、预后

在松果体实质肿瘤中，除松果体细胞瘤外，其他类型肿瘤均有潜在的侵袭性，表现为循脑脊液播散，甚至颅外转移。病变的脑脊液播散直接影响松果体母细胞瘤患者的生存时间。Chang 报道，治疗前有远处播散的成年松果体母细胞瘤在治疗后平均 10 个月内复发，并在 1 ~ 20 个月内死亡。而同期 5 例未有远处播散的患者在平均 26 个月的随访中未见肿瘤复发。松果体细胞瘤复发和远处转移一般在诊断后 5 年内出现。伴有三侧视网膜母细胞瘤的患者预后较差，生存

期不到 1 年。中枢神经系统转移是松果体实质肿瘤患者死亡的最常见原因。目前，经各种治疗，松果体母细胞瘤术后中位存活时间为 24 ~ 30 个月，1 年、3 年、5 年的生存率分别为 88%、78% 和 58%。乳头状松果体肿瘤是罕见的 WHO Ⅱ 级或 Ⅲ 级神经上皮肿瘤[25]。其中，平均术后随访 4.2 年发现 68% 复发（5 年总生存率为 73%，10 年总生存率为 58%），在儿科人群中，随访结果为 47% 的乳头状松果体肿瘤复发，平均随访 6.5 年[26]。

九、总结

松果体区肿瘤少见，其中最常见的是生殖细胞肿瘤和松果体实质肿瘤，松果体区瘤可通过直接侵入、压迫或阻塞脑脊液流动而致神经功能障碍。常见的体征和症状是头痛、嗜睡和颅内压升高的体征。多达 75% 的松果体区肿瘤患者患有 Parinaud 综合征，这是一组神经眼症状，由前盖区（延髓或上中脑的背例）受压引起。实验室检查评估应包括整个神经轴成像和脑脊液细胞学检查，以排除肿瘤的软脑膜扩散，还应评估血和脑脊液中升高的肿瘤标志物［甲胎蛋白和 β 人绒毛膜促性腺激素（β-hCG）］，以鉴别可能的生殖细胞肿瘤。虽然神经影像学的特征可能提示特定的组织学诊断，但在大多数情况下，活检是必要的。明确诊断才可能进行恰当的治疗。组织可以通过立体定向活检或开放手术获得。当患者病情允许时，我们建议采用开放手术方式，而不是立体定向活检（Ⅱ级证据）。在某些情况下，开放活检可能允许完全切除，达到对低级别肿瘤的充分治疗。对于松果体实质肿瘤患者，我们建议在技术上可行且不会引起严重神经功能碍的情况下进行手术切除，而不是单独放疗（Ⅰ级证据）。对于有软脑膜扩散证据的患者，以及组织学认为具有软脑膜扩散高风险的患者，我们建议进行全脑全脊髓照射（CSI）（Ⅰ级证据）。对于高级别肿瘤（即松果体母细胞瘤）患者，我们建议在手术和（或）放疗的基础上加化疗的综合治疗（Ⅱ级证据）。

（杨卫忠 石松生）

参考文献

1. Favero G, Bonomini F, Rezzani R. Pineal Gland

Tumors：A Review. Cancers（Basel），2021，13（7）：1547.

2．Carr C，O'Neill BE，Hochhalter CB，et al. Biomarkers of pineal region tumors：A review. Ochsner J，2019，19（1）：26-31.

3．Fèvre-Montange M，Vasiljevic A，Champier J，et al. Histopathology of tumors of the pineal region. Future Oncol，2010，6：791-809.

4．Fernández-Palanca P，Méndez-Blanco C，Fondevila F，et al. Melatonin as an antitumor agent against liver cancer：An updated systematic review. Antioxidants，2021，10（1）：103.

5．Manila A，Mariangela N，Libero L，et al. Is CRX protein a useful marker in differential diagnosis of tumors of the pineal region？Pediatr Dev Pathol，2014，17（2）：85-88.

6．Nagasawa DT，Lagman C，Sun M，et al. Pinealgerm cell tumors：Two cases with review of histopathologies and biomarkers. J. Clin. Neurosci，2017，38：23-31.

7．Charafe-Jauffret E，Lehmann G，Fauchon F，et al. Vertebral metastases from pineoblastoma. Arch Pathol Lab Med，2001，125（7）：939-943.

8．Pfaff E，Aichmüller C，Sill M，et al. Molecular subgrouping of primary pineal parenchymal tumors reveals distinct subtypes correlated with clinical parameters and genetic alterations. *Acta Neuropathol*，2020，139（2）：243-257.

9．de Kock L，Sabbaghian N，Druker H，et al. Germ-line and somatic DICER1 mutations in pineoblastoma. *Acta Neuropathol*，2014，128（4）：583-595.

10．Tian Y，Liu R，Qin J，et al. Retrospective analysis of the clinical characteristics，therapeutic aspects，and prognostic factors of 18 cases of childhood pineoblastoma. World Neurosurg，2018，116：e162-e168.

11．Blessing MM，Alexandrescu S. Embryonal tumors of the central nervous system：An update. Surg Pathol Clin，2020，13：235-247.

12．Wang K Y，Chen MM，Malayil Lincoln CM. Adult primary brain neoplasm，including 2016 World Health Organization classification. Neuroimaging Clin N Am，2021，31：121-138.

13．Seilanian Toosi F，Aminzadeh B，Faraji Rad M，et al. Pineal and suprasellar germinoma cooccurence with vertebra plana：A case report. Brain Tumor Res Treat，2018，6：73-77.

14．李海玲，张磊，刘卫金，等. 松果体区肿瘤的CT 和MRI 诊断与鉴别诊断研究. 中国医学装备，2020，17（3）：45-49.

15．Choque-V elasquez J，Resendiz-Nieves J，Jahromi B R，et al. Extent of resection and long-term survival of pineal region tumors in Helsinki neurosurgery. World Neurosurg，2019，131：e379-e391.

16．Jing Y，Deng W，Zhang H，et al. Development and validation of a prognostic nomogram to predict cancer-specific survival in adult patients with pineoblastoma. Front Oncol，2020，10：1021.

17．Iorio-Morin C，Kano H，Huang M，et al. Histology-stratified tumor control and patient survival after stereotactic radiosurgery for pineal region tumors：A reportfrom the International Gamma Knife Research Foundation. World Neurosurg，2017，107：974-982.

18．Kamamoto D，Sasaki H，Ohara K，et al. A case of papillary tumor of the pineal region with a long clinical history：Molecular characterization and therapeutic consideration with review of the literature. Brain Tumor Pathol，2016，33：271-275.

19．Regis J，Bouillot P，Rouby-Volot F，et al. Pineal region tumors and the role of stereotactic biopsy：review of the mortality，morbidity，and diagnostic rates in 370 cases.Neurosurgery，1996，39（5）：907-912.

20．Choque-Velasquez J，Raj R，Hernesniemi J. One burr-hole craniotomy：Supracerebellar infratentorial paramedian approach in Helsinki Neurosurgery. Surg Neurol Int，2018，9：162.

21．Yamamoto I. Pineal region tumor：surgical anatomy and approach. J Neurooncol，2001，54（3）：263-275.

22．Field M，Witham TF，Flickinger JC，et al. Comprehensive assessment of hemorrhage risks and outcomes after stereotactic brain biopsy. J Neurosurg，2001，94：545-551.

23. Vuong HG, Ngo TNM, Dunn IF. Incidence, Prognostic Factors, and Survival Trend in Pineal Gland Tumors: A Population-Based Analysis. Front Oncol, 2021, 11: 780173.

24. Mynarek M, Pizer B, Dufour C, et al. Evaluation of age-dependent treatment strategies for children and young adults with pineoblastoma: analysis of pooled European Society for Paediatric Oncology (SIOP-E) and US Head Start data, *Neuro Oncol*, 2017, 19 (4): 576-585.

25. Smith A B, Rushing EJ, Smirniotopoulos JG. From the archives of the AFIP: Lesions of the pineal region: Radiologic-pathologic correlation. Radiographics, 2010, 30: 2001-2020.

26. Fèvre Montange, M, Vasiljevic A, Champier J, et al. Papillary tumor of the pineal region: Histopathological characterization and review of the literature. Neurochirurgie, 2015, 61: 138-142.

第 31 章

髓母细胞瘤

一、概述

髓母细胞瘤（medulloblastoma）是起源于小脑早期神经祖细胞的胚胎性肿瘤，是儿童期最常见的恶性脑肿瘤，由 Bailey 和 Cushing 于 1925 年正式命名[1]。髓母细胞瘤的发病率约为每年 1.5/10 万～2/10万，占所有儿童颅内肿瘤的 20%，占儿童颅后窝肿瘤的 40%，占儿童中枢神经系统胚胎性肿瘤的 63%，14 岁以下多见，5～9 岁为发病高峰，男性多于女性（1.5∶1～2∶1）[1-2]。我国每年新发的髓母细胞瘤约为 6000～7000 例。成人髓母细胞瘤比较少见，约占成人颅内肿瘤的 1%[3-4]。

二、病理学

髓母细胞瘤的起源部位在小脑，绝大多数肿瘤位于颅后窝的中线部位，肿瘤呈膨胀性生长，由于肿瘤后方硬膜和颅骨的抵抗，肿瘤主要向前方的第四脑室生长。在影像学上看到肿瘤位于（实为长入）第四脑室，瘤体压迫第四脑室底，约 1/3 的肿瘤与脑室底有粘连。瘤体向下生长进入枕大池，少数可以长入椎管内，到达 C1 水平。有 5%～9% 的肿瘤位于小脑半球，极少数位于桥小脑角区（CPA 区）。

髓母细胞瘤是中枢神经系统恶性程度最高的神经上皮性肿瘤之一，在 WHO 的神经系统肿瘤分级中属于 4 级。其来源于胚胎残余组织，一种可能是起源于胚胎时期小脑的外颗粒细胞层，这些细胞正常约在出生后半年内逐渐消失，另一种可能是起源于后髓帆室管膜增殖中心的原始细胞，这些细胞可能在出生后数年仍然存在。显微镜下可观察到髓母细胞瘤质软、易碎，可伴有坏死。在组织学上，细胞密集并伴有深染的圆形或卵圆形细胞核。在分子水平上，髓母细胞瘤具有异质性。

（一）组织病理学

根据 2016 年和 2021 年 WHO 中枢神经系统肿瘤分类定义[5-6]，髓母细胞瘤分为以下四种组织学亚型。

1. 经典型髓母细胞瘤 经典型髓母细胞瘤（classic medulloblastoma）最常见，占所有髓母细胞瘤的 70% 以上，其组织学特点是肿瘤细胞丰富，少有结缔组织成分。肿瘤由胞质很少、呈裸核状、核深染的篮状细胞组成，细胞密集生长，核圆形或卵圆形，染色质丰富，核分裂多见。在低倍镜下，通常呈实体性和浸润性生长方式，有时可以见到典型的成团肿瘤细胞排列成玫瑰花瓣形（Homer-Wright 花瓣形）和流水样平行排列。肿瘤细胞可沿软膜播散，形成类似于小脑发育过程中出现的外颗粒层结构，但更常见的浸润是向周围邻近脑实质、蛛网膜下腔和沿着血管周围 Virchow-Robin 腔播散。

2. 促纤维增生/结节型髓母细胞瘤 促纤维增生/结节型髓母细胞瘤（desmoplastic/nodular medulloblastoma）多见于小脑半球，占所有髓母细胞瘤的 20%，其特征是在细胞密度高、增殖活跃和富含网状纤维的小圆形肿瘤背景下，出现灶性有分化的、细胞密度较低和无网状纤维的结节（苍白岛）。结节内为丰富神经毡成分和不同分化阶段的神经细胞。网状纤维丰富的区域细胞体积小、密度高，核分裂活跃，Ki-67 指数高，无网状纤维的结节增殖活性较低，显示更多的神经元分化和少量的神经胶质分化。

3. 广泛结节型髓母细胞瘤 广泛结节型髓母

细 胞 瘤 （medulloblastoma with extensive nodularity, MBEN）发生率较低，只占所有髓母细胞瘤的 3% 左右，几乎只发生在婴儿，其实是促纤维增生 / 结节型髓母细胞瘤的发展延伸，无网状纤维的苍白岛区域明显扩大，占据肿瘤主体，结节间富含网状纤维的小圆形细胞成分明显减少。影像学或大体检查时肿物呈"葡萄串状（grape-like）"结构。在结节内，肿瘤细胞显示较明显的神经元分化和部分星形细胞分化，背景具有丰富的神经毡结构，与外周神经系统的分化型神经母细胞瘤相类似，因此曾被描述为"小脑神经母细胞瘤"。少数病例在经放、化疗后瘤细胞可分化成熟为神经节样细胞。

4. 大细胞 / 间变型髓母细胞瘤 大细胞 / 间变型髓母细胞瘤（large-cell/anaplastic medulloblastoma）占所有髓母细胞瘤的 10% 左右，可见于任何年龄。大细胞亚型是指肿瘤由体积较大的瘤细胞组成，具有泡状核和突出的核仁，并具有神经元分化。大细胞成分可以与其他常见的小圆细胞性髓母细胞瘤成分共存，但具有更强的侵袭性生物学行为。间变型亚型是指肿瘤细胞具有明显的细胞核多形性和异型性、核分裂象高度活跃，并可见细胞凋亡。

5. 其他类型

（1）髓母细胞瘤伴肌源性分化（medulloblastoma with myogenic differentiation）：既往称为髓肌母细胞瘤（medullomyoblastoma），其组织学特征是在经典的髓母细胞瘤中含有散在分布的横纹肌母细胞或成熟的骨骼肌细胞，细胞质嗜酸性或偶可见横纹结构，免疫组化染色表达 Desmin 和 MyoD1 等横纹肌细胞标记。

（2）髓母细胞瘤伴黑色素分化（medulloblastomas with melanotic differentiation）：既往称为黑色素性髓母细胞瘤（melanotic medulloblastoma），其特征是灶性肿瘤细胞胞质含黑色素，部分呈管状、乳头状或簇状排列，部分散在随机排列。还有一些可伴有视网膜、软骨、骨和上皮分化，其生物学行为与经典型髓母细胞瘤相类似。

（二）分子病理学

根据 2016 年和 2021 年 WHO 中枢神经系统肿瘤分类 [5-6]，髓母细胞瘤主要分为以下几种分子亚型：WNT 活化型髓母细胞瘤、SHH 活化型髓母细胞瘤（TP53 突变型和 TP53 野生型）、非 WNT/ 非 SHH 活

化型髓母细胞瘤（Group 3、Group 4）。每个亚型与不同的基因组特征和临床行为相关。

1. WNT 活化型髓母细胞瘤 WNT 活化型髓母细胞瘤（Medulloblastoma, WNT-activated）约占所有髓母细胞瘤的 10%，是最少见的分子亚型。WNT 活化型髓母细胞瘤主要发生于儿童和成人，罕见于婴儿，在形态上常具有经典型组织学特征，极少数为间变型亚型。一般预后良好，5 年生存率超过 95%。该亚型主要分子遗传学特征是 6 号染色体单体缺失和（或）CTNNB1 基因体细胞突变（编码 β-catenin 蛋白）[7-8]，另外，大约 15% 的该亚型肿瘤存在 TP53 基因突变。

2. SHH 活化型髓母细胞瘤 SHH 活化型髓母细胞瘤（medulloblastoma, SHH-activated）占髓母细胞瘤病例的 25% ~ 30%，常见于婴幼儿和成人，儿童和青少年少见。发病人群中男性多见（男 : 女 = 2 : 1）。该亚型主要的组织学特点是促纤维增生 / 结节型（包括广泛结节型）。典型的分子遗传学特征是相关基因发生胚系或体细胞突变、扩增、缺失等变异，涉及的基因主要为 PTCH1、SUFU、SMO、GLI2、TERT、TP53 等 [8-10]。常见染色体变异包括 9q、10q、14q 和 17p 染色体的丢失，以及 2 号和 9p 染色体的增加 [8]。

根据 TP53 状态，SHH 活化型髓母细胞瘤可分为"TP53 突变型"和"TP53 野生型"，两者有明显不同的临床特征。2016 年 WHO 的分类将伴有 TP53 突变的 SHH 髓母细胞瘤确定为一个独特的实体。大约 25% 的 SHH 活化型髓母细胞瘤有 TP53 突变，其中有较高比例的 TP53 胚系突变，提示 Li-Fraumeni 综合征。TP53 突变型 SHH 活化型肿瘤常具有高水平的 MYC 扩增和染色体不稳定性。肿瘤通常为大细胞间变型组织学。这些患者的发病高峰在青春期，预后较差，5 年总生存期低于 50%[11]。TP53 野生型 SHH 活化型肿瘤多见于婴幼儿和成人。这些肿瘤患者预后中等，总生存率约为 80%[12]。

3. 非 WNT/ 非 SHH 活化型髓母细胞瘤 非 WNT/ 非 SHH 活化型髓母细胞瘤（medulloblastoma, non WNT/non SHH）包括 Group 3（G3）和 Group 4（G4）两个亚型，但二者并非同一细胞起源。G3 亚型约占所有髓母细胞瘤的 25%，主要发生于婴儿和儿童，几乎不发生在超过 18 岁的人群中，而 G4 亚型约占 35%，可见于所有年龄人群中。两个亚型均

是男性占比高，男女比例达 2∶1 或更高。组织学分型基本是大细胞 / 间变型和经典型，但大细胞 / 间变型主要见于 G3 亚型中。MYC 基因扩增是 G3 亚型最具特征的分子变异，且与较差的预后关系密切[13]。MYCN 和 CDK6 基因的扩增则是 G4 亚型较为显著的分子变异。17q 等臂染色体（Isochromosome 17q）在两个亚型中都常见（> 50%），是较为特征性的染色体异常[8]。

三、临床表现

髓母细胞瘤的病程较短，一般为 4 ~ 6 个月。患者在肿瘤的早期多没有临床表现，或轻微的头痛没有引起患者家长的注意，当患者出现临床表现时，影像学发现肿瘤已经非常大。80% 以上患者的首发表现是高颅内压的症状，高颅内压的主要原因是肿瘤阻塞第四脑室和大脑导水管后引起的幕上脑积水，表现为头痛和呕吐、视物模糊、精神状态改变等。婴儿髓母细胞瘤可表现为非特异性的嗜睡、眼球运动异常，眼睛向下斜视（"落日征"）、精神运动延迟、发育迟缓、喂养困难。肿瘤压迫延髓可表现为吞咽呛咳和锥体束征，表现为肌张力及腱反射低下。脊髓转移病灶可引起背部疼痛、截瘫等。

主要的体征有视盘水肿、躯体性共济失调、步态异常、强迫头位、眼球震颤等。患者可有视物模糊或视力下降。当肿瘤主要侵犯上蚓部，患者多向前倾倒；肿瘤位于下蚓部时，患者向后倾倒。如肿瘤侵犯一侧的小脑半球，患者表现为肢体性共济失调，如手持物不稳、指鼻困难等。患者多有水平性眼球震颤，是由于眼肌的共济失调所致。复视是由于高颅内压引起展神经麻痹所致。当肿瘤侵犯第四脑室底时，由于面丘受侵，可导致面瘫。长入椎管内的肿瘤侵犯脊神经，患者可表现有强迫头位。

四、影像学

成人和儿童髓母细胞瘤在影像表现上有明显不同。一般头颅 CT 和 MRI 检查对儿童髓母细胞瘤的正确诊断率在 95% 以上，而成人容易误诊。

（一）儿童影像学表现

头颅 CT 扫描可发现颅后窝中线部位圆形占位，边界比较清楚，瘤体周围可有脑水肿带，平扫为等密度或稍高密度（图 31-1），增强表现比较均匀，瘤体巨大，占据了第四脑室。部分肿瘤有瘤内坏死和小囊变（图 31-2）。头颅 CT 血管造影（CTA）可显示肿瘤的供血血管。

头颅 MRI 扫描能确定肿瘤的大小和精确的解剖关系。绝大多数肿瘤位于小脑下蚓部，边界清楚，质地均匀，髓母细胞瘤增强扫描后呈比较均匀的信号，

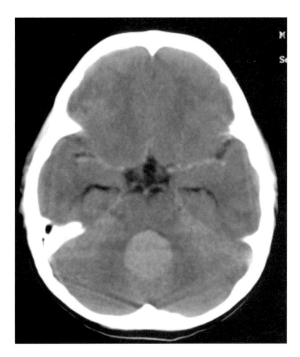

图 31-1　髓母细胞瘤（实性）CT 平扫影像

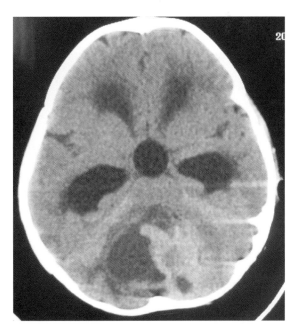

图 31-2　髓母细胞瘤（囊实性）CT 平扫影像

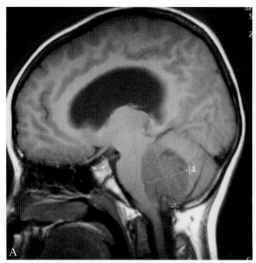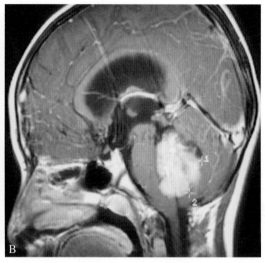

图 31-3 髓母细胞瘤的 MRI（矢状位）影像。A. 平扫；B. 增强

提示瘤体质地软，在 T_1 加权像肿瘤呈低信号，有明显的均匀增强，肿瘤向第四脑室生长，向前方压迫第四脑室底（图 31-3）。瘤体在增强后为混杂信号，提示髓母细胞瘤可能为硬纤维型（图 31-4）。由于阻塞了第四脑室，大脑导水管扩张，并有幕上脑积水引起的脑室对称性扩大。另外，MRI 扫描可发现沿蛛网膜下腔播散的转移灶（图 31-5），这有助于确定肿瘤的分期，是制订治疗方案和估计预后的重要依据。

根据影像学肿瘤的变化，并结合脑脊液的细胞学检查，可以将髓母细胞瘤进行分期（表 31-1）[14]。结合手术切除肿瘤的结果，可以对儿童髓母细胞瘤进行病情分级，即 Choux 的分级（表 31-2）[15]。在

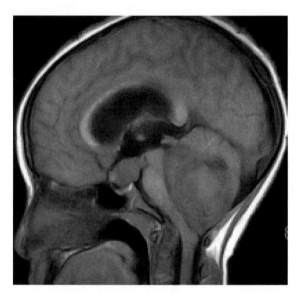

图 31-5 髓母细胞瘤 MRI（矢状位）平扫影像。可见鞍区、第四脑室等部位多发转移

Choux 的分级中，肿瘤侵犯脑干是一个高危因素。但在我们的临床实践中发现，髓母细胞瘤极少侵入脑干内部，多数是与第四脑室底粘连。因此，我们认为肿瘤细胞的蛛网膜下腔播散应是一个重要高危因素。此肿瘤分期和病情分级对于判定患者的预后有一定的帮助，分期越高和高危因素越多，患者的预后越差。

（二）成人影像学表现

儿童髓母细胞瘤典型表现，如常见于小脑蚓部、均质、增强均匀，在成人髓母细胞瘤却不常见。

估计仅有一半的成人髓母细胞瘤位于小脑蚓部，

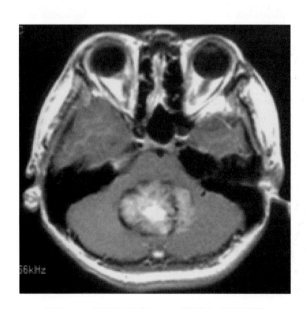

图 31-4 髓母细胞瘤 MRI（轴位）增强影像

表 31-1　颅后窝髓母细胞瘤的分期
肿瘤位于原位的分期
T1 肿瘤直径 < 3 cm，局限于蚓部、第四脑室顶或者部分侵入小脑半球
T2 肿瘤直径 ≥ 3 cm，进一步侵犯邻近结构或者部分填塞第四脑室
T3 肿瘤侵入两个以上邻近结构或者完全填塞第四脑室（延伸至导水管、第四脑室后正中孔或两侧孔）并伴随明显的脑积水
T4 肿瘤进一步通过导水管延伸至第三脑室或向下延伸至上段颈髓
肿瘤播散转移的分期
M0 无蛛网膜下腔转移证据
M1 脑脊液细胞学检查发现肿瘤细胞
M2 在脑部蛛网膜下腔或侧脑室第三脑室发现结节性转移灶
M3 在脊髓蛛网膜下腔发现结节性转移灶
M4 中枢神经系统外转移

表 31-2　儿童髓母细胞瘤的临床病情分级	
高危因素	**低危因素**
年龄小于 3 岁	年龄大于等于 3 岁
大部切除肿瘤	全或近全切除肿瘤
肿瘤侵犯脑干或转移	无脑干侵犯或转移

其他大部分位于一侧小脑半球。另外有少数可位于桥小脑角区，容易被误诊为听神经瘤或脑膜瘤。也有报道多发的髓母细胞瘤，但极为罕见。

位于小脑蚓部的成人髓母细胞瘤 CT 检查表现为密度均一、均匀增强的肿块。而位于小脑半球部位的常呈非均一的混杂密度肿块，增强表现不均匀。MRI检查，肿瘤在 T_1 加权像上为低信号，在 T_2 加权像上为高信号，T_1 增强表现同样不均匀。小囊变常见，大的囊变罕见。另外要注意，少见的黑色素性髓母细胞瘤 MRI 表现很有特点，为 T_1 加权像高信号、T_2 加权像低信号，与典型病变正好相反，容易和出血相混淆。

五、诊断与鉴别诊断

对于 3 ~ 10 岁儿童，如果短期内（4 ~ 6 个月）出现头痛、呕吐、走路不稳、眼球震颤等临床表现，要考虑髓母细胞瘤的可能，及时行影像学检查可以明确诊断。由于成人髓母细胞瘤影像学表现不像儿童那么典型，容易临床误诊，而术前正确的诊断和分期对制订治疗方案和估计预后有非常重要的意义。因此，对成人颅后窝脑实质内占位要提高警惕。无论是儿童还是成人怀疑髓母细胞瘤时，要加全脊髓扫描确定有无转移灶。

主要应和以下病变进行鉴别：

1. 室管膜瘤　为第四脑室内发生的肿瘤，主要见于 20 岁以下儿童和青年人，特别多见于 5 岁以下儿童。特点是第四脑室底神经核团受压症状明显，小脑症状相对较轻：如耳蜗前庭核受累引起耳鸣、听力减退等症状展神经核受累引起眼球外展障碍，迷走、舌下神经核受累引起声音嘶哑、吞咽困难、恶心、呕吐等。影像上肿瘤信号不均匀，常见钙化和较大的囊性变。

2. 小脑星形细胞瘤　典型的小脑星形细胞瘤多位于小脑半球，由于肿瘤生长较慢，小脑半球功能代偿能力较强，因此患者的病史很长。影像检查上有显著的囊性变，钙化也较常见。

3. 其他　还要和血管网织细胞瘤、脉络丛乳头状瘤、转移瘤等相鉴别。

六、治疗

髓母细胞瘤的治疗需包括手术、放疗及化疗的综合治疗。手术是髓母细胞瘤的首选治疗手段，最大范围安全切除肿瘤是治疗所有髓母细胞瘤患者的关键。手术切除肿瘤可以确认诊断、缓解颅内压增高。放疗是 3 岁以上患儿初始治疗必不可少的手段，但其对脑和脊髓的毒性限制了放疗剂量。化疗在髓母细胞瘤患者的多学科综合治疗中起到重要作用：对于标危患儿，在手术和放疗后使用辅助化疗，以降低复发率并使全脑全脊髓的放射暴露减到最少。

对于幼儿，术后使用化疗以延迟或避免对发育中的脑和脊髓进行照射。对无法手术切除的高危肿瘤，采用化疗 + 放疗。

髓母细胞瘤术后放、化疗时机及方案根据以下两大因素而异：复发风险因素和治疗毒性风险因素。故将患者分为年龄 ≥ 3 岁和年龄 < 3 岁的标危组和高危组。根据年龄、有无转移、手术后肿瘤残留病灶的大小、病理亚型、脑脊液肿瘤细胞学检查和分子亚型等

因素进行危险分层，为临床上制订精准分层治疗提供依据。

（一）危险分层

1. 年龄 ≥ 3 岁髓母细胞瘤

（1）标危：肿瘤完全切除或近完全切除，残留病灶 ≤ 1.5 cm²，而且无转移（M0）[16]。

（2）高危：肿瘤手术次全切除，残留病灶 > 1.5 cm²；肿瘤转移；神经影像学播散性转移证据。手术后 14 天腰穿或脑室脑脊液肿瘤细胞阳性或颅外转移[16]，病理组织学为弥漫间变型[17]。

2. 年龄 < 3 岁髓母细胞瘤

（1）标危：需同时符合下述标准：肿瘤完全切除或近完全切除（残留病灶 ≤ 1.5 cm²），无扩散转移（M0）和病理亚型为促结缔组织增生型和广泛结节型。

（2）高危：除标危外全部定为高危。

（二）手术治疗

手术切除肿瘤是治疗髓母细胞瘤的首选方法，在影像学诊断后，应尽早手术治疗。70% ～ 80% 的患者合并有脑积水，现在不主张肿瘤手术前做分流术。脑积水严重时可以在手术前做侧脑室持续外引流，手术全切除肿瘤，从而解除了导水管的梗阻，待手术切除肿瘤后再去除脑室外引流管。如肿瘤切除术后仍有脑积水及颅内高压症状，则需做脑室 - 腹腔分流术。对于脑室 - 腹腔分流术是否造成肿瘤的腹腔转移，目前仍有争论。当肿瘤有广泛的蛛网膜下腔转移或种植、不能首先进行肿瘤切除时，可做分流术。

肿瘤的手术全切除是治疗髓母细胞瘤的根本目标。一般讲，几乎所有原位生长的髓母细胞瘤都能做到全切除或近全切除，北京天坛医院曾统计了 172 例儿童髓母细胞瘤，手术近全切除率为 97%。做常规颅后窝枕下正中切口：上端在粗隆上 2 cm，下端到 C3 棘突水平。一般儿童没有明显的枕外粗隆，确定的方法是：枕大孔向上 5 cm 处，即为枕外粗隆（窦汇）的位置。用铣刀取下骨瓣（术后骨瓣要复位），一般无须咬除 C1 后弓。硬膜做"∏"形切开，用丝线结扎上下枕窦，此方法避免了"Y"形切开枕窦引起的大量出血和硬膜不能缝合的缺陷。肿瘤位于小脑蚓部的前方，部分瘤体长入枕大池内。切开小脑下蚓部长度 2 ～ 3 cm，前方即可看到暗红色的肿瘤。多

数肿瘤质地软、脆，用粗吸引器快速吸除瘤体，肿瘤内有粗细不等的血管，应边吸除肿瘤边电凝血管，不可只强求止血。快速吸除肿瘤是止血的最好方法，当瘤体被大部吸除后，肿瘤出血自然减少或停止。切除肿瘤的范围：上界到达导水管，两侧到达小脑半球，肿瘤与小脑半球无明确的边界，但有胶质增生层。全切除肿瘤后应看到导水管的开口。多数肿瘤与第四脑室底无粘连，第四脑室底表面光滑。如瘤体与第四脑室底有粘连，可残留粘连的少许瘤体，不可损伤第四脑室底。用止血纱布覆盖手术创面止血，止血纱布与有轻微渗血的创面紧密粘连。不用止血海绵片止血，因其易于脱落。关颅时应将硬膜缝合或修补缝合，骨瓣复位、固定（图 31-6）。

术后常见的并发症有缄默症（mutism）、皮下积液、颅内感染等。以往文献报告髓母细胞瘤的手术死亡率约为 10%，由于现代影像技术和显微手术技术的发展，现在的手术死亡率几乎为 0。缄默症是髓母细胞瘤术后最常见并发症，发生率可高达 39%，是一种以术后语言功能障碍、运动功能障碍、情感功能障碍和认知障碍为特征的复杂临床综合征。Hirsch 最早报告颅后窝手术后出现的这种现象。患儿表现为缄默，不能讲话，同时表现为肌力及肌张力下降、共济失调、不自主运动；在情感上患儿表现比较复杂，有些表现为情绪不稳定，容易暴躁；有些则表现为淡漠，缺乏情感回应；同时患儿可能伴有吞咽功能障碍等脑干功能障碍表现。目前发生缄默症的确切原因不十分清楚，可能与损伤小脑的齿状核有关系，齿状核的损伤可能与手术直接损伤和静脉循环损伤有关系。缄默症可在术后即刻出现，也可在术后数天才出现。几乎所有的缄默症都能在半年以内恢复。术后即刻出现的缄默症的恢复时间较长，一般要数周到半年。而术后数天才出现的缄默症的恢复较快，数天或数周即可恢复。

（三）放疗

髓母细胞瘤的恶性程度很高，单纯手术治疗的效果很差，因此术后放疗是髓母细胞瘤必不可少的治疗措施，可以明显地延长患儿的生存期。初诊年龄 ≥ 3 岁的患儿，肿瘤切除术后应尽早进行放疗，延迟放疗可能导致预后欠佳，理想的放疗时机是术后 4 ～ 6 周。目前[18]，对于标危患者，全脑全脊髓放疗剂量给予 23.4 Gy，颅后窝或局部肿瘤床加至

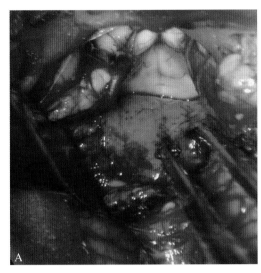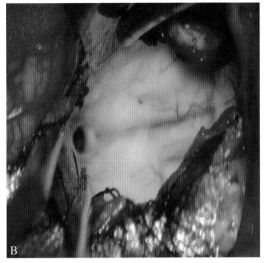

图 31-6　髓母细胞瘤显微手术镜下所见。A. 术中髓母细胞瘤组织；B. 肿瘤全切后可见中脑导水管通畅

54 Gy；对于高危患者，全脑全脊髓剂量给予 36 Gy，颅后窝或局部肿瘤床加至 54 ～ 55.8 Gy。每次的分割剂量为 1.8 ～ 2.0 Gy。对于初诊年龄 < 3 岁的儿童髓母细胞瘤，术后不首先考虑放疗。建议延迟放疗或不做放疗。

放疗副作用包括短期的和远期的。短期副作用主要有恶心、呕吐、食欲下降等胃肠道反应，以及疲劳、脱发、骨髓抑制、放射性脑水肿等。远期副作用主要是记忆力、计算力等认知功能下降，特别在儿童比较明显，其他还有内分泌异常、引起第二肿瘤等[19-20]。

目前新的放疗技术，如质子放疗和调强放疗（intensity-modulated RT，IMRT），可以明显减少正常组织受到的辐射。使用质子放疗或 IMRT 进行颅后窝加量放疗和脊髓放疗优于传统的放疗技术，在不降低疾病控制效果的前提下，能避免或最大程度地减少内侧颞叶、内耳、甲状腺、肺、心脏和腹部器官受到的辐射[21-24]。

（四）化疗

化疗一直是儿童髓母细胞瘤手术及放疗后的重要辅助治疗手段。自 1990 年以来，由 Packer 等提出的"洛莫司汀 + 顺铂 + 长春新碱"化疗方案的应用将儿童髓母细胞瘤的平均 5 年生存期从 1973—1989 年的 50% 左右提高到 1990—1999 年的 70% 左右[25-26]。美国儿童肿瘤协作组后来的研究又证实了"长春新碱 + 顺铂 + 洛莫司汀"与"长春新碱 + 顺铂 + 环磷酰胺"两种化疗方案的疗效无明显差异；至今此两种方案一直作为的标准化疗方案用于治疗初诊年龄 ≥ 3 岁的髓母细胞瘤患儿[26-27]。鉴于放疗对于年幼儿童生长发育和认知能力的影响，对于初诊年龄 < 3 岁的患儿，术后通过化疗，延迟放疗或不做放疗，故需要加强全身系统性化疗，强化化疗方案包括环磷酰胺、大剂量甲氨蝶呤、依托泊苷、卡铂和长春新碱等药物，同时可联合脑室内甲氨蝶呤化疗[27-28]。脑室内甲氨蝶呤化疗有中枢感染和脑白质病的风险，须谨慎。另外，对于儿童高危髓母细胞瘤，大剂量化疗联合自体造血干细胞移植也是治疗的选择之一[29]。化疗的主要副作用包括骨髓抑制、胃肠道反应、外周神经炎、听觉损伤、肾损害等。化疗期间要密切监测血象，必要时给予集落刺激因子支持。应用大剂量顺铂时，需进行水化、利尿、监测尿量和尿常规等，慎防顺铂的肾毒性。定期检测听力，预防性应用止呕药。

七、预后

由于显微手术技术的提高，可以达到肿瘤的全切除或近全切除，加之近 10 年来对其研究的深入，患者术后经过规范的放、化疗后，可以获得良好预后，约 75% 可存活至成年，如对于非婴儿型及无播散的患者，肿瘤全切后再结合放、化疗，5 年生存率能达到 80% 左右，而对于已有播散或者近全切除的患儿，术后结合放、化疗的 5 年生存率也能达到 60% 左右[30]。与预后不良相关的因素包括年龄较小（< 3

岁）、诊断时病变已播散或转移、切除术后肿瘤残余、间变型和大细胞型的组织学类型，以及 MYC 基因扩增。在分子亚型中，Group 3 亚型肿瘤和具有 TP53 基因突变的 SHH 亚型肿瘤与预后不良相关。不同的分子亚型预后不同，WNT 型 5 年生存率约为98%，SHH 型 5 年生存率为 60% ～ 90%，非 WNT/SHH 型 5 年的生存率为 40% ～ 80%[31]。

　　所有髓母细胞瘤患者都应长期随访，如有复发或者继发第二肿瘤，需及早发现，及时治疗，同时需要监测治疗所致的远期副作用。定期做 MRI 扫描是早期发现肿瘤复发的根本措施。在术后的 3 年内，每 3 ～ 6 个月行头颅 + 全脊髓 MRI 扫描检查，3 年以后每 6 个月至 1 年做一次头颅 + 全脊髓 MRI 扫描检查。

　　尽管髓母细胞瘤患者的预后较前有明显改善，但经初始治疗后仍有 20% ～ 30% 的患者复发[31-32]。约 1/3 的复发为局部，1/3 为播散性（脑或脊髓），1/3 两者兼有[31, 33]。儿童患者的复发大多发生在诊断后 3 年内，成人患者更常出现复发和神经系统以外的转移（通常是骨或骨髓转移）[32, 34]。复发髓母细胞瘤预后差，一线综合治疗（手术 + 放疗 + 化疗）后复发生存率低于 10%。应根据肿瘤复发的具体情况决定治疗方法，如再次手术、放疗或化疗。

（张玉琪　高献书　王俊华　马茗微　吕胜青）

参考文献

1. 孙宇，张玉琪. 儿童髓母细胞瘤的综合治疗. 中华神经外科杂志，2002，18：405-408.

2. Juraschka K, Taylor MD. Medulloblastoma in the age of molecular subgroups：a review. J Neurosurg Pediatr, 2019, 24 (4)：353-363.

3. Majd N, Penas-Prado M. Updates on Management of Adult Medulloblastoma. Curr Treat Options Oncol, 2019, 20 (8)：64.

4. Quinlan A, Rizzolo D. Understanding medulloblastoma. JAAPA, 2017, 30 (10)：30-36.

5. Louis DN, Perry A, Reifenberger G, et al.The 2016 World Health Organization Classification of Tumors of the Central Nervous System：a summary. Acta Neuropathol, 2016, 131 (6)：803-820.

6. Louis DN, Perry A, Wesseling P, et al. The 2021

WHO Classification of Tumors of the Central Nervous System：a summary. Neuro Oncol, 2021, 23 (8)：1231-1251.

7. Thompson MC, Fuller C, Hogg TL, et al. Genomics identifies medulloblastoma subgroups that are enriched for specific genetic alterations. J Clin Oncol, 2006, 24 (12)：1924-1931.

8. Northcott PA, Buchhalter I, Morrissy AS, et al. The whole-genome landscape of medulloblastoma subtypes. Nature, 2017, 547 (7663)：311-317.

9. Waszak SM, Northcott PA, Buchhalter I, et al. Spectrum and prevalence of genetic predisposition in medulloblastoma：a retrospective genetic study and prospective validation in a clinical trial cohort. Lancet Oncol, 2018, 19 (6)：785-798.

10. Kool M, Jones DT, Jäger N, et al. Genome sequencing of SHH medulloblastoma predicts genotype-related response to smoothened inhibition. Cancer Cell, 2014, 25 (3)：393-405.

11. Zhukova N, Ramaswamy V, Remke M, et al. Subgroup-specific prognostic implications of TP53 mutation in medulloblastoma. J Clin Oncol, 2013, 31 (23)：2927-2935.

12. Kool M, Korshunov A, Remke M, et al. Molecular subgroups of medulloblastoma：an international meta-analysis of transcriptome, genetic aberrations, and clinical data of WNT, SHH, Group 3, and Group 4 medulloblastomas. Acta Neuropathol, 2012, 123：473.

13. Cho YJ, Tsherniak A, Tamayo P, et al. Integrative genomic analysis of medulloblastoma identifies a molecular subgroup that drives poor clinical outcome. J Clin Oncol, 2011, 29 (11)：1424-1430.

14. Chang CH, Housepian EM, Herbert C, et al. An operative staging system on megavoltage radiotherapeutic technique for cerebellar medulloblastoma. Radiology, 1969, 93：1351-1359.

15. Choux M, Lena G. Medulloblastoma. Neurochirurgie, 1982, 28：1-229.

16. Zeltzer PM, Boyett JM, Finlay JL, et al. Metastasis stage, adjuvant treatment, and residual tumor are prognostic factors for medulloblastoma in children：

conclusions from the Children's Cancer Group 921 randomized phase Ⅲ study. J Clin Oncol，1999，17 （3）：832-845.

17. Giangaspero F，Wellek S，Masuoka J，et al. Stratification of medulloblastoma on the basis of histopathological grading. Acta Neuropathol，2006，112（1）：5-12.

18. Northcott P A，Robinson G W，Kratz C P，et al. Medulloblastoma. Nature Reviews Disease Primers，2019，5（1）：1-20.

19. Mynarek M，von Hoff K，Pietsch T，et al. Nonmetastatic Medulloblastoma of Early Childhood：Results From the Prospective Clinical Trial HIT-2000 and An Extended Validation Cohort. J Clin Oncol，2020，38（18）：2028-2040.

20. Dhall G，Grodman H，Ji L，et al. Outcome of children less than three years old at diagnosis with non-metastatic medulloblastoma treated with chemotherapy on the "Head Start" I and II protocols. Pediatr Blood Cancer，2008，50：1169-1175.

21. St Clair WH，Adams JA，Bues M，et al. Advantage of protons compared to conventional X-ray or IMRT in the treatment of a pediatric patient with medulloblastoma. Int J Radiat Oncol Biol Phys，2004，58（3）：727-734.

22. Moeller BJ，Chintagumpala M，Philip JJ，et al. Low early ototoxicity rates for pediatric medulloblastoma patients treated with proton radiotherapy. Radiat Oncol，2011，6：58.

23. Brown AP，Barney CL，Grosshans DR，et al. Proton beam craniospinal irradiation reduces acute toxicity for adults with medulloblastoma. Int J Radiat Oncol Biol Phys，2013，86（2）：277-284.

24. Kahalley LS，Ris MD，Grosshans DR，et al. Comparing intelligence quotient change after treatment with proton versus photon radiation therapy for pediatric brain tumors. J Clin Oncol，2016，34（10）：1043-1049.

25. Packer RJ，Sutton LN，Elterman R，et al. Outcome for chidren with medulloblastoma treated with radiation and cisplantin，CCNU，and vincristine chemotherapy. Neurosurg，1994，81：690-698.

26. Packer RJ，Gajjar A，Vezina G，et al.Phase Ⅲ study of craniospinal radiation therapy followed by adjuvant chemotherapy for newly diagnosed average-risk medulloblastoma. J Clin Oncol，2006，24（25）：4202-4208.

27. Rutkowski S，Bode U，Deinlein F，et al. Treatment of early childhood medulloblastoma by postoperative chemotherapy alone. N Engl J Med，2005，352（10）：978-986.

28. Lafay-Cousin L，Bouffet E，Strother D，et al. Phase Ⅱ Study of Nonmetastatic Desmoplastic Medulloblastoma in Children Younger Than 4 Years of Age：A Report of the Children's Oncology Group （ACNS1221）. J Clin Oncol，2020，38（3）：223-231.

29. Kadota RP，Mahoney DH，Doyle J，et al. Dose intensive melphalan and cyclophosphamide with autologous hematopoietic stem cells for recurrent medulloblastoma or germinoma. Pediatr Blood Cancer，2008，51（5）：675-678.

30. Stensvold E，Krossnes BK，Lundar T，et al. Outcome for children treated for medulloblastoma and supratentorial primitive neuroectodermal tumor （CNS-PNET）-a retrospective analysis spanning 40 years of treatment. Acta Oncol，2017，56（5）：698-705.

31. Northcott PA. Medulloblastoma. Nat Rev Dis Primers，2019，5（1）：11.

32. Friedrich C，von Bueren AO，von Hoff K，et al. Treatment of adult nonmetastatic medulloblastoma patients according to the paediatric HIT 2000 protocol：A prospective observational multicentre study. Eur J Cancer，2013，49（4）：893-903.

33. Sethi RV，Giantsoudi D，Raiford M，et al. Patterns of failure after proton therapy in medulloblastoma；linear energy transfer distributions and relative biological effectiveness associations for relapses. Int J Radiat Oncol Biol Phys，2014，88（3）：655-663.

34. Chan AW，Tarbell NJ，Black PM，et al. Adult medulloblastoma：Prognostic factors and patterns of relapse. Neurosurgery，2000，47（3）：623-631.

第 32 章

中枢神经系统胚胎性肿瘤

一、概述

2021 年第 5 版 WHO 中枢神经系统肿瘤分类中[1]，对中枢神经系统胚胎性肿瘤进行了重新分类和整合，将胚胎性肿瘤分为髓母细胞瘤和其他中枢神经系统胚胎性肿瘤两大类。中枢神经系统（central nervous system，CNS）胚胎性肿瘤非特指（not otherwise specified，NOS）型是 2016 年第 4 版修订版世界卫生组织（WHO）中枢神经系统肿瘤分类中提出的分类。中枢神经系统胚胎性肿瘤 NOS 型的定义为：①位于小脑以外，罕见的胚胎性神经上皮肿瘤；②可偶见神经细胞、星形胶质细胞等细胞分化；③无其他中枢神经系统肿瘤的组织学和（或）分子遗传学变异特征；④多数相当于原先的原始神经外胚层肿瘤（primitive neuroectodermal tumour，PNET）[2]。因此，中枢神经系统胚胎性肿瘤 NOS 型为排除性诊断。其起源于幕上大脑组织及脊髓的神经上皮细胞。主要由原始未分化的小圆细胞构成的，具有多向分化潜能，是少见的高度恶性肿瘤。根据 WHO CNS 5，这类肿瘤为胚胎性肿瘤的其他中枢神经系统胚胎性肿瘤。

二、病因和流行病学

胚胎性肿瘤的发病机制尚不明确，大部分学者认为是由于处于原始未分化阶段的肿瘤细胞受到染色体及基因的异常调控，向不同方向分化。同时，中枢神经系统胚胎性肿瘤概念和分类不断发生改变，目前还没有可靠而准确的流行病学统计资料，且多为病例分析报道。中枢神经系统胚胎性肿瘤 NOS 型可发生于各个年龄阶段，从婴幼儿到老年人均可见，其中以儿童和青少年多见。其占儿童所有脑肿瘤的比例小于 5%[3]。

三、分类和分型

1973 年 Hart 等首次提出原始神经外胚层肿瘤的概念[4]。2007 年 WHO 将髓母细胞瘤与原始神经外胚层肿瘤分别归为胚胎性肿瘤，定为 IV 级。2016 年 WHO 中枢神经系统肿瘤分类删除了"原始神经外胚层肿瘤"这一术语，提出了中枢神经系统胚胎性肿瘤 NOS 型，其包括了原始神经外胚层肿瘤[5]。在 WHO CNS 5 中，其他中枢神经系统胚胎性肿瘤包括：非典型畸胎样 / 横纹肌样肿瘤（atypical teratoid/rhabdoid tumor，AT/RT）；筛状神经上皮肿瘤（cribriform neuroepithelial tumor，CRINET）；伴多层菊形团的胚胎性肿瘤（embryonal tumor with multilayered rosettes，ETMR）；中枢神经系统神经母细胞瘤，FOXR 2 激活型（CNS neuroblastoma，FOXR2-activated）；伴 BCOR 内部串联重复的中枢神经系统肿瘤（CNS tumor with BCOR internal tandem duplication）；中枢神经系统胚胎性肿瘤（CNS embryonal tumor，NOS）。非典型畸胎样 / 横纹肌样肿瘤在其他章讲述，本章不再赘述。

四、病理学

中枢神经系统胚胎性肿瘤病理诊断主要依靠组织学形态和免疫组化表型，分子遗传学技术目前广泛应用于病理诊断。通过切除的肿瘤组织分别做 HE 染色及免疫组织化学染色，光镜下观察肿瘤细胞的特点，有无特异性的 Homer-Wright 假菊形团状结构。免疫组织化学显示细胞的免疫表型与瘤细胞的分化方向相关。观察指标包括：CD99、神经特异性烯醇化酶（NSE）、突触素（Syn）、胶质细胞原纤维酸性蛋白（GFAP）、PGP9.5、波形蛋白（Vimentin）及 Ki-67（图 32-1）。对于不能归类的，可称为中枢神经系统胚胎性肿瘤非特指（NOS）；具有特殊分子病理表现的，则给予相应的诊断[6]：

1. 伴多层菊形团的胚胎性肿瘤　一种相对罕见但是病死率高的中枢神经系统肿瘤，属于中枢神经系统胚胎性肿瘤，WHO 4 级，好发于 < 3 岁的婴幼儿。该肿瘤包括富含神经毡和真菊形团的胚胎性肿瘤、室管膜母细胞瘤和髓上皮瘤，是构成 PNET 家族的独特实体。由于该肿瘤组织学形态的多样性，目前诊断依赖分子特征的识别。其中，C19MC 扩增是最常见的分子变异，约 90% 的有多层菊形团的胚胎性肿瘤存在与致癌性微小 RNA（miRNA）簇 C19MC 上调相关染色体 19q13.42 的局灶性扩增，长度约 100×10^3 的 miRNA 簇 C19MC 可编码 62 种 miRNA。

2. 中枢神经系统神经母细胞瘤，FOXR 2 激活型　组织学形态可见不同分化程度的神经节细胞和富含神经毡的基质；免疫组化染色，大部分肿瘤细胞共表达少突胶质细胞转录因子 2（Olig-2）和突触素（Syn），而不表达胶质细胞原纤维酸性蛋白（GFAP）、波形蛋白（Vimentin）；分子病理学常见染色体 1q 获得和转录因子 FOXR2 不同程度的结构

重排激活，大多数肿瘤存在 FOXR2 和 NKX21 扩增。

3. 伴 BCOR 内部串联重复的中枢神经系统肿瘤　伴 BCOR 内部串联重复的中枢神经系统肿瘤是一类独特的恶性肿瘤，有其特有的 DNA 甲基化特征，好发于儿童和少年，预后较差。组织学形态多样，主要呈实体肿瘤生长，胞核为单一圆形或卵圆形，可见密集毛细血管网，部分可见围血管假菊形团结构、栅栏样坏死和胶质瘤样纤维，但几乎无微血管增生，亦可见间质特征；免疫组化染色，肿瘤细胞不同程度表达 Olig-2 和神经元核抗原（Neu-N）；分子病理学特征是有 BCOR 外显子内部串联重复。

4. 筛状神经上皮肿瘤　属于中枢神经系统非横纹肌样肿瘤，肿瘤呈筛状生长模式，*SMARCB1*（亦称 *hSNF5/INI-1*）丢失，患者预后较好。新版肿瘤分类将罕见的中枢神经系统非横纹肌样肿瘤，筛状生长模式和 SMARCB1 丢失命名为筛状神经上皮肿瘤。目前，尚不确定筛状神经上皮肿瘤是非典型畸胎样/横纹肌样肿瘤的独立类型还是其亚型，新版分类系统将其作为暂定类型。

五、临床表现

中枢神经系统胚胎性肿瘤临床表现无显著特异性。主要表现为肿瘤占位效应及相关神经功能障碍症

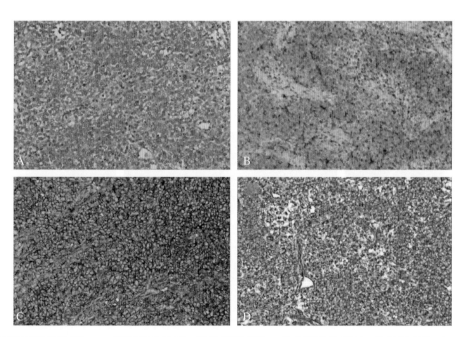

图 32-1　中枢神经系统胚胎性肿瘤。A. 细胞形态幼稚、弥漫密集增生，呈小圆细胞形态，核分裂多见（HE，100×）；B. 免疫组织化学标记 PGP9.5 阳性（免疫组织化学 SP 法，200×）；C. 免疫组织化学标记 CD99 阳性（免疫组织化学 SP 法，200×）；D. 免疫组织化学标记波形蛋白阳性（免疫组织化学 SP 法，200×）

状。头痛、呕吐、视力下降等颅内压增高的症状常是首发症状，与肿瘤部位相关的定位体征，如肢体肌力下降、语言迟钝等也较为常见。查体可见头部外观畸形、囟门饱满、颅缝分离及"落日征"，偶可见局灶性神经缺损症状。青少年和成年人则表现为新近发作并迅速进展的头痛、恶心、呕吐、复视、肌力肌张力异常、视野缺损或癫痫等症状。这些症状非特异，在发病初期很难做出定性和定位诊断，需要进一步的影像学检查加以鉴别。

此外，中枢神经系统胚胎性肿瘤极易沿脑脊液转移播散，导致脑炎、脑膜炎或脊髓症状、脑神经相关症状等表现。应当注意的是有些患者可能是以转移灶为首发症状而就诊的。

六、影像学

中枢神经系统胚胎性肿瘤可位于幕上任何部位，以额叶最多见，常累及多个脑叶。通常位置深，多起源于侧脑室周围白质，浸润性生长时可累及皮质，甚至侵犯硬膜及颅骨。病变呈分叶状或类圆形团块，界限清楚，体积较大。

1. CT 可提供初步的定位诊断，病变为实性或囊实性，瘤内组织常有坏死、钙化和出血，CT 表现为以高密度团块为主，大部分患者瘤周水肿不明显（图 32-2）。

2. MRI MRI 仍是诊断中枢神经系统肿瘤的首选方法。可以准确评估病灶部位、大小、形态、生长方式及与周围正常结构的关系。MRI 平扫 T_1 加权像为不均匀低信号或等信号，T_2 加权像为不均匀或高信号，内部坏死、出血、囊变等常见，T_1 增强像有明显的花环样或结节样不均匀强化，周围脑组织水肿不显著。肿瘤实体部分在 MRI 液体衰减反转恢复序列像上为与灰质相同的等信号，MRI 弥散加权成像中为弥散受限的高信号，可作为鉴别诊断依据（图 32-3）。

七、鉴别诊断

中枢神经系统胚胎性肿瘤 MRI 表现多样，需与多种颅内肿瘤鉴别。

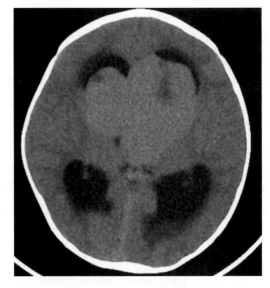

图 32-2　幕上脑室内胚胎性肿瘤 CT 影像

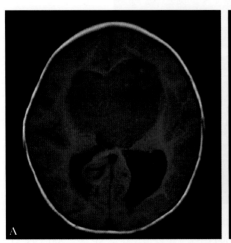
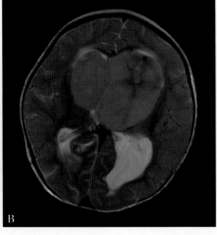
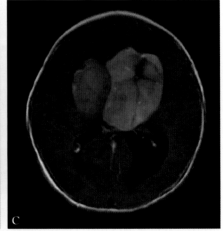

图 32-3　中枢神经系统胚胎性肿瘤。A. T_1 像稍低信号；B. T_2 像稍低信号；C. 实质部分不均匀增强

1. 胶质母细胞瘤　多见于中老年，MRI 上多呈边缘模糊的混杂信号肿块。瘤周水肿明显，增强扫描多呈典型厚壁花环样强化或蜂窝状强化，邻近皮质呈稍高信号改变。MRS 表现为典型的 N- 乙酰天冬氨酸（NAA）峰显著降低，胆碱（Cho）显著升高。

2. 室管膜瘤　好发于儿童，好发于第四脑室及侧脑室内。易随脑脊液传播。常合并梗阻性脑积水。成人室管膜瘤多见于幕上脑实质。多为实性，囊变区少。

3. 淋巴瘤　较多见于成年人，单发或多发，易发生在中线区，圆形或卵圆形肿块。信号较均匀，少见囊变、出血及钙化，增强后明显均匀性强化。可呈"缺口征"或"脐凹征"，囊变少见，MRS 提示肿瘤的实质部分出现明显的脂质峰。

4. 转移瘤　表现多样化，"小肿瘤大水肿"为其特征性表现。肿瘤多位于大脑皮髓质交界处，常为多发。

5. 低级别星形细胞瘤　一般发生在幕下或脑干，发生于幕上者少见。儿童幕上星形细胞瘤以低级别为主，边界清晰、瘤周水肿轻，较少出现坏死、囊变，轻度强化。

八、治疗

对于中枢神经系统胚胎性肿瘤的治疗，目前普遍接受并有效的治疗方式是手术为基础，辅以放疗、化疗的综合治疗模式。

（一）手术治疗

最大程度切除肿瘤是综合治疗前提。中枢神经系统胚胎性肿瘤病变和周围脑组织边界清晰，显微镜下沿边界仔细分离可比较完整地切除肿瘤。对于有囊变的肿瘤，可先释放囊液减少张力和占位效应，再分离肿瘤边界。此外，对于深在的肿瘤组织，术前可通过神经导航、神经纤维束成像设计手术路径，术中利用电生理的监测，必要时在唤醒状态进行手术切除，避免损伤重要功能结构，减少术后并发症，提高手术切除率。Hsiao[7] 报道提示，完整切除肿瘤后并进行积极的放、化疗可获得较长的生存期。

（二）放疗

放疗是中枢神经系统恶性肿瘤辅助治疗的重要手段，术后应用放疗一定程度上可延长其生存率。对于儿童患儿，尤其是小于 3 岁的患儿，考虑到放疗对神经认知功能、神经内分泌及诱发其他肿瘤等副作用，应慎用或延迟放疗。

国际上目前尚无统一放疗剂量标准，术后对全脑全脊髓放疗的剂量应根据是否存在脑脊液转移而区别。在大约 1/3 的患者中，软脑膜播散在诊断或初始复发时很明显，所以有研究建议不管肿瘤的转移分级如何，均应行全脑全脊髓照射（craniospinal irradiation，CSI），推荐剂量为 23.4 ~ 36 Gy，局部瘤床增强 54 ~ 55.8 Gy 的放疗方式[8]。

（三）化疗

胚胎性肿瘤因其血供丰富、高生长分数以及内在的化疗敏感生物学特性，对化疗相对敏感。常用的化疗药物包括亚硝脲类烷化剂、环磷酰胺、甲氨蝶呤、依托泊苷和顺铂、长春新碱等。辅助化疗方案有 CAV 法（环磷酰胺 + 多柔比星 + 长春新碱）、CAVD 法（环磷酰胺 + 多柔比星 + 长春新碱 + 放线菌素 D）、大剂量顺铂、异环磷酰胺加二巯基乙醇硫酸钠等。由于化疗方案很多，还没有哪个标准方案被广泛应用，但是很多报道显示化疗对改善生存期有确定的效果。

大剂量化疗配合干细胞支持疗法可能为中枢神经系统胚胎性肿瘤治疗带来新的生机。Strother 等[9] 研究显示，手术和放疗后大剂量环磷酰胺 + 长春新碱 + 顺铂化疗联合自体外周干细胞移植治疗髓母细胞瘤和幕上原始神经外胚层肿瘤这一方案是安全可行的，因其血液系统并发症和感染明显减少，并且没有毒性死亡。另外一项根据风险分级进行以干细胞支持的高剂量环磷酰胺为基础的化疗对新诊断的幕上胚胎性肿瘤患者也产生了较好的生存期，而且一定程度上推迟了放疗时间。

九、预后

总之，中枢神经系统胚胎性肿瘤是一组异质性、侵袭性强的肿瘤，治疗仍以手术、放疗、化疗相结合的治疗为主，但由于其恶性程度高，易转移播散，治疗效果并不理想，大多数患者在诊断明确 2 年内死亡，3 年内生存率不足 33%[10]。正确诊断肿瘤对患者的临床病程和结局有重大影响。治疗和预后取决于肿瘤的分子分类。目前一些技术，如 DNA 甲基化、单细胞 RNA 测序的应用，对描述肿瘤的组织学和分子特征有很大帮助，为明确肿瘤的分类和发病机制，以及发现合适的靶向治疗指明了方向。

（向永军　王杭州　王之敏）

参考文献

1. Louis DN，Perry A，Wesseling P，et al. The 2021 WHO Classification of Tumors of the Central Nervous System：a summary. Neuro Oncol，2021，23（8）：1231-1251.

2. 中华医学会病理学分会脑神经病理学组. 2016 世界卫生组织中枢神经系统肿瘤分类第 4 版修订版胚胎性肿瘤部分介绍. 中华病理学杂志，2017，46（7）：449-452.

3. 曹勇，张懋植，赵继宗，等. 幕上原始神经外胚层肿瘤 6 例报告. 首都医科大学学报，2006（6）.

4. Hart MN，Earle KM. Primitive neuroectodermal tumors of the brain in children. Cancer，1973，32（4）：890-897.

5. 苏雁，马晓莉. 儿童少见中枢神经系统胚胎性肿瘤发病特点及治疗. 中华实用儿科临床杂志，2021，36（3）：168-171.

6. 汪洋. 2021 年世界卫生组织中枢神经系统肿瘤分类（第五版）胚胎性肿瘤分类解读. 中国现代神经疾病杂志，2021，21（09）：817-822.

7. Hsiao IH，Chen CH，Lee HC，et al. Primary Leptomeningeal PNETs Mimicking TB Meningitis：A Case Report and Literature Review. Turk Neurosurg，2017，27（1）：155-159.

8. 侯栋梁，房彤，宋丽楠，等. 儿童颅内幕上胚胎性肿瘤的治疗及预后分析. 中国肿瘤临床，2019，46（7）：342-345.

9. Strother D，Ashley D，Kellie SJ，et al. Feasibility of four consecutive high-dose chemotherapy cycles with stem-cell rescue for patients with newly diagnosed medulloblastoma or supratentorial primitive neuroectodermal tumor after craniospinal radiotherapy：results of a collaborative study. J Clin Oncol，2001，19（10）：2696-2704.

10. 李强，陈铌，刘艳辉，等. 中枢神经系统胚胎性肿瘤非特指型临床特点和治疗体会. 华西医学，2018，33（6）：719-722.

第 33 章

非典型畸胎样 / 横纹肌样肿瘤

一、概述

非典型畸胎样 / 横纹肌样肿瘤（atypical teratoid/rhabdoid tumor，AT/RT）是一种好发于婴幼儿和儿童中枢神经系统内的极具侵袭性的罕见恶性肿瘤，预后极差。AT/RT 于 1987 年首次由 Rorke 报道，1996 年 WHO 中枢神经系统肿瘤分类把它归为 Ⅳ 级胚胎性肿瘤 [1]。WHO CNS 5 将 AT/RT 归类在其他中枢神经系统胚胎性肿瘤。AT/RT 是生长最快的中枢神经系统肿瘤之一 [2]，通常在较短的前驱症状后出现临床症状。幕上病变不足以引起症状性脑积水，可继发皮质受压或直接累及大脑导致癫痫发作。目前 AT/RT 尚无有效的标准治疗方案，多采取以手术切除为主的综合治疗。未来研究的重点在于确定特定分子功能并进行靶向干预。

二、病因

目前对 AT/RT 的研究历史较短，也缺乏前瞻性研究，其准确发病率尚不明确。有文献报道为 0.07/10 万，发病高峰为 1 ~ 2 岁 [3]。回顾性病例研究发现，AT/RT 多发于 3 岁以内的婴幼儿 [4]，占儿童中枢神经系统肿瘤的 1% ~ 2%。小于 6 个月婴儿中，AT/RT 是最常见的脑肿瘤 [5]。AT/RT 发病男孩稍多，无显著性别差异。AT/RT 常见发生部位有桥小脑角区、脑神经、脑膜以及硬膜外，而且容易伴发颅内转移（14% ~ 21%）[6]。成人 AT/RT 极其罕见，以幕上鞍区报道多见，和儿童相比其预后较好。

三、分子特征

AT/RT 肿瘤异质性较高，组织病理特征较为复杂。未分化蓝染的小圆细胞和杆状细胞为主要背景，杆状细胞表现为嗜酸性胞质丰富，带泡状染色质的偏心排列的细胞核和突出的嗜酸性核仁。免疫组化上，AT/RT 可表现为 Vim、SMA、Syn、EMA 阳性，也可以表现部分分化方向，如 CK、GAFP、NF 阳性。AT/RT 生长快速，Ki-67 明显增高 50% ~ 80% [7]。98% 的 AT/RT 表现为 INI1 缺失，是其主要分子特征。极少数 AT/RT INI1 表达阳性，而表现为 BRG1 基因缺失。

根据分子特征和临床表型分类，AT/RT 分为以下几个类型：① AT/RT-TYR 亚型，年龄更小，多为幕下肿瘤，多表现为 SMARCB1 缺失，TYR 和 MITF 过表达；② AT/RT-SHH 亚型，包含幕上和幕下肿瘤，多为 SMARCB1 突变，MYCN 和 GLI2 过表达；③ AT/RT-MYC 亚型多见于 1 岁以上儿童，幕上肿瘤为主，MYC 和 HOTAIR 过表达。

四、诊断

AT/RT 主要临床表现依据肿瘤位置和年龄而不同。临床多为颅内高压表现，如头痛、呕吐、嗜睡、发育倒退、容易激惹、头围异常增大。也可以表现为脑神经麻痹（展神经、面神经、听神经多见），小脑半球受累可表现为共济失调、眼球震颤等。

影像学特征对诊断 AT/RT 没有特异性，但仍具有参考价值。CT 多表现为高密度病变和不均匀强化。钙化常见。MRI 表现为 T_1、T_2 混杂信号和明显不典型的环形强化。和髓母细胞瘤等胚胎性脑肿瘤相比，AT/RT 更容易出现坏死性囊变、钙化、瘤内出血和脑脊液播散等特征。

五、治疗

手术治疗能够快速缓解患儿临床症状。针对 AT/RT 而言，全切和大部分切除对预后的影响差异尚不明显。因此，手术首要原则是在安全前提下保护神经功能，最大程度切除肿瘤。脑室腹腔分流对合并脑积水患者有积极临床意义。

辅助化疗联合干细胞移植是 AT/RT 的重要治疗手段。主要方案依据 CCG-9921（长春新碱、顺铂、环磷酰胺和依托泊苷，或长春新碱、卡铂、异环磷酰胺和依托泊苷）和治疗横纹肌肉瘤的 IRS-Ⅲ（长春新碱、顺铂、多柔比星、环磷酰胺、达卡巴嗪、依托泊苷、放线菌素 D）。

全脑全脊髓放疗也是 AT/RT 的重要治疗手段，特别针对 3 岁以上的患儿。

六、预后

AT/RT 平均生存期不足 1 年。幕上病变预后相对稍好。预后不良相关因素包括年龄小于 2 岁、肿瘤转移、放疗延迟。

（王保成 马 杰）

参考文献

1. Rorke LB, Packer RJ, Biegel JA. Central nervous system atypical teratoid/rhabdoid tumors of infancy and childhood: definition of an entity. J Neurosurg, 1996, 85 (1): 56-65.

2. Louis DN, Ohgaki H, Wiestler OD, et al. The 2007 WHO classification of tumours of the central nervous system. Acta Neuropathol, 2007, 114 (2): 97-109.

3. Dufour C, Beaugrand A, Le Deley M, et al. Clinicopathologic prognostic factors in childhood atypical teratoid and rhabdoid tumor of the central nervous system. Cancer, 2011, 118 (15): 3812-3821.

4. Woehrer A, Slavc I, Waldhoer T, et al. Incidence of atypical teratoid/ rhabdoid tumors in children. Cancer, 2010, 116 (24): 5725-5732.

5. Frühwald MC, Biegel JA, Bourdeaut F, et al. Atypical teratoid/rhabdoid tumors-current concepts, advances in biology, and potential future therapies. Neuro Oncol, 2016, 18 (6): 764-778.

6. Hilden JM, Meerbaum S, Burger P, et al. Central nervous system atypical teratoid/rhabdoid tumor: results of therapy in children enrolled in a registry. J Clin Oncol, 2004, 22 (14): 2877-2884.

7. Kleihues P, Louis DN, Scheithauer BW, et al. The WHO classification of tumors of the nervous system. J Neuropathol Exp Neurol, 2002, 61 (3): 215-225.

第 34 章

脑神经施万细胞瘤

施万细胞瘤（schwannoma）也称为神经鞘瘤。脑神经施万细胞瘤发生率较低，但不算罕见。由于不同脑神经的形态、走行和功能的差异，每条脑神经的施万细胞瘤发生率具有较大差异。加之每条脑神经的走行和比邻解剖结构迥异，手术难度和预后也截然不同。以下就相关脑神经施万细胞瘤进行叙述，着重就其发病、临床表现、手术治疗及预后，综合文献和作者的临床经验给予介绍[1-3]。

第一节　动眼神经施万细胞瘤

一、发病情况

动眼神经施万细胞瘤（oculomotor nerve schwannoma）起源于动眼神经鞘膜细胞，非常罕见。1978 年 HeBer 首先报道。以后国内外报道逐渐增加，但多为个案报道，未见到大宗病例。该瘤可发生于任何年龄，在已经报道的病例中，绝大多数患者年龄分布在 6 ～ 54 岁，以青年人多见，男女均可发生，无明显性别差异。

二、病理学

绝大多数动眼神经施万细胞瘤位于鞍旁至上斜坡、天幕下，部分可以侵入海绵窦及鞍内。肿瘤绝大多数为单发的实质性肿瘤，少数可以为囊性；多为良性，少数为恶性，有时可与其他肿瘤合并发生。其病理特点为肿瘤与正常组织分界清楚，起源于动眼神经鞘膜细胞。

三、临床表现

该瘤生长缓慢，病程可达数月至数年不等。其临床表现为：

1. 动眼神经麻痹症状　表现为进行性眼睑下垂，眼裂变小，眼球活动受限，在病程后期可出现眼球固定、复视，也可伴有视力下降；若肿瘤位于眶内，可有突眼症状。

2. 占位效应及颅内压增高症状　首先出现头痛、头晕等症状，随着肿瘤不断长大，会逐渐出现颅内压增高的临床表现，如恶心、呕吐等。颅内压增高的程度与肿瘤的具体部位有关，如肿瘤位于上斜坡部位，向上后生长，可出现脑干受压的表现。

3. 眼静脉压增高的临床表现　肿瘤压迫海绵窦，引起静脉回流不畅，可引起眼静脉回流受阻，静脉压增高。表现为眼眶部位胀痛、眼睑和结膜充血等症状体征。

4. 其他症状　肿瘤在生长过程中，若累及其他脑神经，如 Ⅱ、Ⅳ、Ⅴ、Ⅵ脑神经，还会出现相应的临床表现，可表现为眶尖综合征、海绵窦综合征、球后综合征等。

四、辅助检查

CT 和 MRI 是主要的检查手段。

1. 头颅 CT　表现为肿瘤多位于鞍旁、眶内或眶后，可以突入脚间池及桥前池内。根据肿瘤的性质不同而有所差异，实质性肿瘤表现为中等偏高密度的实质性占位病变，与周围组织分界清晰，肿瘤周围水肿不明显。囊性肿瘤表现为边界清楚的低密度占位。

CT 增强扫描可见中度强化影像，边界清晰。

2. 头颅 MRI 表现为鞍旁或脚间池、桥前池内的占位病灶，病灶呈长 T_1 长 T_2 信号，注射造影剂后，有明显强化征象。

3. 眼科检查 表现为患侧视力下降、眼球固定、活动受限；眼睑下垂、眼裂变小，睑结膜和球结膜正常或轻度淤血、水肿；患侧瞳孔散大，直接和间接对光反射均明显减弱或完全消失，但角膜反射存在。眼压检查可正常或轻度增高。

五、治疗

动眼神经施万细胞瘤的治疗以手术切除为主。因其位置深，周围有重要的神经、血管，所以手术入路的选择非常重要，手术方式的选择应该根据其生长部位而定。

1. 位于鞍旁累及海绵窦者，在采用改良翼点入路时，宜结合眶颧入路，必要时也可行颧弓下入路。

2. 对肿瘤长入颅后窝者，可采用联合入路或者岩骨前入路。

手术过程中一定要注意保护好重要的神经、血管，以确保动眼神经功能完好。

六、预后及进展

动眼神经施万细胞瘤为良性肿瘤，手术效果好。但遗留的相关脑神经损害和功能障碍恢复比较困难。

第二节 滑车神经施万细胞瘤

一、发病情况

滑车神经施万细胞瘤（trochlear nerve schwannoma）起源于滑车神经鞘膜细胞。其发病率低，2002 年 Ture 等分析公开文献，表明仅有 25 例滑车神经施万细胞瘤为非神经纤维瘤病型，其中 15 例经外科手术证实。

二、病理学

与其他脑神经施万细胞瘤一样，滑车神经施万细胞瘤为起源于滑车神经鞘膜细胞的肿瘤，属于 Antoni A 型，其特点是细长双极细胞构成肿瘤的主要成分，细胞彼此界线不清，细胞核呈长杆状，相互排列成与细胞长轴垂直的栅栏状结构，称为"维罗凯体"。免疫组化显示，肿瘤细胞一致性 S-100 蛋白、Leu-7 和波形蛋白强阳性反应。该肿瘤多为实体性，但也有个别囊性病变报道。滑车神经离开脑干至胶质 - 施万细胞鞘连接处的距离约为 0.6 mm，较其他脑神经短。肿瘤多生长在滑车神经离开脑干后胶质 - 施万细胞鞘连接处远端，如脑池部和鞍旁。

三、临床表现

在临床上约 50% 的患者有滑车神经麻痹，常表现为复视。有些患者可出现展神经损害症状，部分患者可有头痛。文献中有报道多条脑神经施万细胞瘤，如滑车神经合并展神经施万细胞瘤等。一般滑车神经施万细胞瘤比较小，很少引起高颅压症。如肿瘤体积较大，可压迫脑干和相邻神经结构，出现相应临床症状。

四、辅助检查

CT 和 MRI 是主要的检查手段，其影像学特点同其他神经施万细胞瘤。CT 表现为圆形、类圆形或梭状的中等偏高的实质性肿物，与周围组织分界清晰，肿瘤周围水肿不明显；囊性肿瘤表现为边界清楚的低密度占位；增强后有明显的强化效应。在 MRI 上病灶呈长 T_1 长 T_2 信号，注射造影剂后，有明显强化征象。其部位在小脑幕处或鞍旁。

五、治疗

滑车神经施万细胞瘤的治疗以手术和立体定向放射外科为主。其治疗原则是临床有神经损害症状、能够耐受并愿意接受手术者，可考虑手术。若肿瘤体积较小，不能耐受手术者可行立体定向放射外科治疗及观察。

根据滑车神经施万细胞瘤生长部位可将其分成三型：①脑池段滑车神经施万细胞瘤，即肿瘤生长在滑车神经脑池走行段；②脑池 - 海绵窦段滑车神经施万细胞瘤，即肿瘤同时累及滑车神经的脑池段和海绵窦段；③海绵窦段滑车神经施万细胞瘤，即肿瘤生长在滑车神经海绵窦段。

1. 手术入路选择 ①脑池段滑车神经施万细胞瘤，可采用患侧幕下小脑上入路、经颞骨岩部乙状窦前入路、颞下经小脑幕入路；②脑池 - 海绵窦段滑车神经施万细胞瘤，可采用颞下经岩入路、翼点入路；③海绵窦段滑车神经施万细胞瘤，可采用翼点入路、眶颧入路。

2. 术中注意事项 肿瘤无论生长在脑池段、脑池 - 海绵窦段或海绵窦段，都有相邻的重要神经结构和血管。术中要保护好脑干、基底动脉及其分支、动眼神经和展神经。采用显微外科手术，一般采取分块切除肿瘤的方法。

六、预后及进展

滑车神经施万细胞瘤多属于良性，为实体性生长，极个别病例可以为囊性生长或呈恶性。一般瘤体较小，可手术切除。其预后取决于肿瘤大小、部位和手术操作。脑池段滑车神经施万细胞瘤在术中容易鉴别神经和肿瘤，多可全切病变；而脑池 - 海绵窦段和海绵窦段滑车神经施万细胞瘤很难辨认神经和肿瘤的关系，全切率为 50%。对于不能完全切除或体积小的肿瘤，可行立体定向放射外科（X 刀、伽马刀）治疗，对控制肿瘤生长会有益处。

第三节 三叉神经施万细胞瘤

一、发病情况

三叉神经施万细胞瘤（trigeminal schwannoma）又称三叉神经鞘瘤，该肿瘤起源于三叉神经的颅内段，发生率较低，占颅内肿瘤的 0.07% ~ 0.33%，占脑神经施万细胞瘤的 0.8% ~ 8%[4]。1846 年 Dixon 首次报道。1952 年 Cuneo 和 Rand 对该病诊治历史和方法做了详细描述。

二、病理学

三叉神经施万细胞瘤可起源于三叉神经根部，但更多是发生于三叉神经半月节部，部分病例肿瘤可同时累及三叉神经根和三叉神经半月节，形成哑铃状，跨越颅中窝、颅后窝。极个别患者肿瘤可破坏颅中窝，向颅外生长。该肿瘤切面常呈灰白色，如合并瘤内出血，肿瘤可呈黄褐色和暗红色，极少数病例可出现囊性变。在组织学上，三叉神经施万细胞瘤多为 Antoni B 型结构，细胞为不规则星芒状、星状细胞突起连成网状，网眼中为透明的胞质基质。在电镜下观察，三叉神经施万细胞瘤的特点是细胞突起呈网状交织在一起，胞质内含有多量细胞器，如溶酶体、线粒体及一些无界膜的嗜铌小体等。

三、临床表现

三叉神经施万细胞瘤的病程较长，以三叉神经损害为主要表现，常出现一侧面部麻木或阵发性疼痛，并可出现病变侧咀嚼肌无力及萎缩。肿瘤在发生发展过程中，由于肿瘤的生长方向不同，可引起不同邻近脑神经和结构受损。如肿瘤位于颅中窝，可损害视神经和动眼神经，导致视力、视野障碍，眼球活动受限，还可使眼球突出。肿瘤可以压迫颞叶内侧面使患者出现幻嗅和颞叶癫痫等症状。如肿瘤位于颅后窝，可使第Ⅵ、第Ⅶ、第Ⅷ及后组脑神经受损，相应出现诸如眼球运动障碍、面瘫、听力下降或丧失等症状。肿瘤生长中可压迫损害小脑引起共济和协调运动障碍。在晚期肿瘤推挤脑干，引起对侧或双侧锥体束征，还可引起脑积水。如肿瘤骑跨颅中窝、颅后窝，除引起三叉神经和相关脑神经症状外，由于肿瘤内侧面紧贴大脑脚并对其造成压迫，还可影响颈内动脉，以致引起对侧轻偏瘫、高颅压症和小脑损害等症状。

四、辅助检查

1. X 线 在 X 线头颅平片中可见典型的岩尖前内部的骨质破坏，边缘整齐，是肿瘤进入颅后窝的特征。在颅中窝型中可见鞍背及后床突的骨质破坏。在颅底片中可见圆孔及卵圆孔的扩大，提示肿瘤向前扩展。

2. CT 依据肿瘤部位不同，其表现有所差异。如肿瘤位于岩尖部 Meckel 囊处，可见病变侧鞍上池处肿块影，有均匀的强化效应，如肿瘤中心发生坏死，可出现周边环状强化及瘤内不规则片状或条索状强化影，并可见岩尖部骨质破坏。如肿瘤向颅后窝发展或起于颅后窝，可在桥小脑角处见到肿块影，肿瘤可呈尖圆形，特征同上。此外可见小脑及脑干受压、四脑室变形等间接特征。肿瘤位于颅中窝者，有时可见肿瘤侵入眶内、使眼球外凸等 CT 征象。

3. MRI 常见岩尖高强度信号消失、肿块呈长 T_1 和长 T_2 信号影，T_2WI 显示信号强度较脑膜瘤高，静注造影剂后其强化效应较脑膜瘤弱（图 34-3-1 和图 34-3-2）。

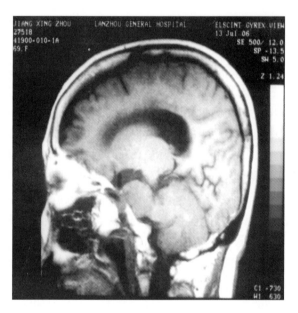

图 34-3-1 三叉神经施万细胞瘤。肿瘤呈等信号呈长 T_1WI

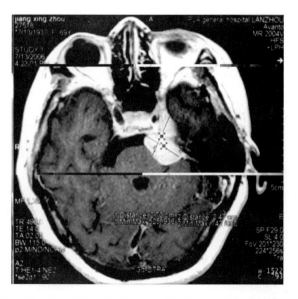

图 34-3-2 三叉神经施万细胞瘤。注造影剂后其强化效应较脑膜瘤弱

五、治疗

三叉神经施万细胞瘤属于良性肿瘤，进行病变切除是根除该肿瘤的最佳手段。应根据患者年龄、全身状况、肿瘤大小、生长部位选择最佳的治疗方法。

1. 开颅手术切除 如患者能够耐受全麻和手术，且肿瘤直径大于 3.5 cm，应选择开颅手术进行切除。这对解除肿瘤压迫、维护神经功能非常重要。手术入路的选择原则是最易接近肿瘤而又不对重要神经和血管造成严重损害。根据肿瘤的主要生长部位，以下几种入路较为常用：①经颅眶颧或经颞下入路：主要用于切除生长在颅中窝部的施万细胞瘤，还适用于肿瘤累及海绵窦或颞下窝患者。②经岩骨入路和扩大经岩骨入路：适用于切除位于海绵窦后部、体积小到中等的肿瘤。③枕下乙状窦后入路：适用于切除起源于三叉神经根部的施万细胞瘤。④小脑幕上下联合、经颞下经乙状窦前入路：适用于跨越颅中窝、颅后窝的哑铃状大型三叉神经施万细胞瘤的切除[5-6]。

2. 立体定向放射外科 患者不能耐受全麻手术，或不愿接受开颅手术，且肿瘤直径小于 3.5 cm 以下者，可采用伽马刀或 X 刀进行治疗。这也是控制肿瘤生长、使肿瘤体积缩小或消失的一种方法。此外，对开颅手术未能全切的残余肿瘤，也可采用该法进行治疗。有人主张小、中型三叉神经施万细胞瘤的治疗首选立体定向放射外科（伽马刀）进行治疗，Huang 等报道，随访治疗后的患者 44 个月，肿瘤缩小占 56%，稳定占 44%，无其他神经功能缺失；但多数学者主张先行开颅手术切除肿瘤，对残余瘤体行立体定向放射外科治疗。

六、预后及进展

三叉神经施万细胞瘤多为良性肿瘤，部分可发生恶性变。由于神经影像学技术的发展，术前即可了解肿瘤的大小、生长部位及发展以及肿瘤的血供，加之应用显微手术切除肿瘤，其全切率已达 50% ~ 88%，死亡率为 0 ~ 2.9%，近年文献报道多数无死亡，症状改善及神经功能缺失恢复率达 38% ~ 100%。如肿瘤与重要血管和神经粘连不易全切者，经立体定向放射外科治疗可使病变缩小或保持长期稳定。总之，三叉神经施万细胞瘤总体治疗效果是满意的，需要探索的问题是如何最大程度保留和恢复脑神经的功能。

第四节　展神经施万细胞瘤

一、发病情况

展神经属于运动神经，展神经施万细胞瘤（abducens nerve schwannoma）非常罕见。其病因尚不完全清楚。综合公开文献报道，截至目前不足 20 例。其年龄分布在 10～58 岁，男女均可发病。

二、病理学

展神经起源于脑桥，由桥延沟经脑池和小脑幕切迹从后床突进入海绵窦。根据肿瘤在展神经的起源，可将其分成两型：Ⅰ 型，肿瘤主要影响海绵窦和鞍旁区域；Ⅱ 型，肿瘤主要在脑桥前方。这对决定手术入路具有意义。展神经施万细胞瘤术前确诊有一定困难，因为许多肿瘤均可造成展神经损害，Ceasho 等报道 2 例三叉神经施万细胞瘤，其首发症状为展神经麻痹，而无明显三叉神经症状。Suetake 报道 1 例展神经施万细胞瘤，酷似听神经瘤表现，在术中才明确病变起源于展神经。文献报道展神经施万细胞瘤直径为 2 cm 至 7 cm 不等。

三、临床表现

主要为患侧展神经麻痹，并有复视。部分患者可出现头痛。瘤体大时，特别是 Ⅱ 型肿瘤患者，肿瘤压迫导水管，可引起脑积水，造成高颅压。患者还可出现其他脑神经损害症状[7]。

四、辅助检查

神经影像学为主要的检查手段，常用 CT 和 MRI 进行检查[8]。根据肿瘤起源不同，可在海绵窦区、鞍旁、脑桥前或靠近桥小脑角处发现病变。如为实体性包块，CT 扫描可见为周边清晰、等密度或略低密度影包块，有较强增强效应。MRI 表现为长 T_1 和长 T_2 信号，注射 Gadolinium 时可显示增强。此外，在脑桥前的病变，还可见到脑干受压移位、基底动脉移位以及脑积水征象。如为囊性病变，可见上述区域为囊性病变特征，但包膜厚并有强化效应。

五、治疗

对引起脑神经损害、锥体束征和高颅压的展神经施万细胞瘤应进行外科手术切除。单纯表现为脑神经损害，肿瘤体积小于 2 cm 者，也可行立体定向放射外科治疗。

1. 手术入路选择　Ⅰ 型展神经施万细胞瘤，可采用额颞入路、颞下入路或改良翼点入路。Ⅱ 型展神经施万细胞瘤，可采用病变侧经小脑幕入路、颞下入路、经岩经小脑幕入路、经颞入路。

2. 立体定向放射外科治疗　对瘤体在 2 cm 左右或术后残留的瘤体，可行伽马刀或 X 刀治疗，其计划原则和处方量可参考听神经瘤。

六、预后及进展

展神经施万细胞瘤与颅内其他神经施万细胞瘤一样，从生物学上多属于良性范畴，极少发生恶性变。Ⅰ 型肿瘤由于生长位置特殊，累及多条脑神经，完全切除比较困难。如对残留瘤体不予处理，复发概率大。而 Ⅱ 型肿瘤多可全切，预后好。随着科学技术发展，立体定向放射外科对控制残余肿瘤起到非常重要的作用，这无疑大大提高了治疗效果，改善了患者生存质量。然而，展神经或其他脑神经损害造成功能缺失仍是一带有挑战性的问题，根据患者具体情况，采用相关脑神经重建对恢复脑神经功能会有帮助，但有时非常困难，这一问题还需不断探索和研究。

第五节　面神经施万细胞瘤

一、发病情况

1930 年 Schmidt 首次报道面神经瘤，截至 1990 年，已有 250 例公开报道。面神经施万细胞瘤（facial nerve schwannoma）发生率较其他常见的听神经瘤和三叉神经施万细胞瘤低，发病的高峰年龄为 26～35 岁，比听神经瘤早 10～15 年，男女比例为 1∶3～2∶3[9]。

二、病理学

面神经施万细胞瘤多起源于面神经主干内的感觉纤维，属于 Antoni A 型施万细胞瘤，与其他脑神经施万细胞瘤病理形态学和肿瘤生物学相同，属于良性肿瘤范畴。面神经施万细胞瘤可生长在面神经多个部位，如迷路段、垂直段、水平段、膝部等。根据其病理生物行为学特征，可将颞骨内面神经施万细胞瘤分成内生型和外生型两类，这具有重要的临床意义。

三、临床表现

面神经与听神经在一段距离内伴行，因此临床常见的症状为面瘫和听力障碍。有作者指出，面瘫并非面神经施万细胞瘤的主要症状，并且神经症状出现与肿瘤大小关系不大。此外，面神经施万细胞瘤症状特点和程度与肿瘤生长部位有关。O'Donoghue 报道了48 例面神经施万细胞瘤，面瘫为 46%，听力减退为69%。在骨管里内生型面神经施万细胞瘤压迫神经主干易引起面瘫，而外生型面神经施万细胞瘤从管裂处向阻力小的中耳腔生长，由于空间较大，即便瘤体较大，神经损害症状也可能较轻。鼓室段外生性面神经施万细胞瘤增大时使镫骨运动障碍，首先出现的症状是传导性耳聋，面神经损害症状甚微，患者自诉耳闷胀感、波动性耳鸣、耳聋等。耳镜检查时可见后上象限有灰白色肿物接触到鼓膜内侧。个别面神经施万细胞瘤体积大，可破坏颅底骨质造成颅内外沟通[10]。生长在乳突处的面神经施万细胞瘤有时可触及包块[11]。

四、辅助检查

1. 听觉诱发电位、电测听、肌电图 以了解听力及面神经功能。

2. CT 和 MRI 应用 CT 和 MRI 进行特殊部位扫描，了解病变大小、部位和发展。

五、治疗

对微小面神经施万细胞瘤，特别是外生型者，如神经损害症状不明显，可行观察；对内生型或瘤体大于 2 cm，神经功能损害严重，特别是影响听力者，应行手术治疗。

六、预后及进展

面神经施万细胞瘤的预后取决于瘤体的大小、生长部位、生长类型和手术技巧。如就诊时已有明显面神经功能障碍，手术后一般面神经功能难以恢复。其所累及的其他脑神经损害也与神经和肿瘤的关系以及手术操作有关。对面神经施万细胞瘤患者，要综合分析临床征象、电生理学资料和影像学特点以供考虑选择手术治疗或保守治疗。特别是保守治疗者要定期随访，以做出评价。

第六节　迷走神经施万细胞瘤

一、发病情况

迷走神经施万细胞瘤（vagus nerve schwannoma）发生率低，但近年来文献已有较多报道。王弘士等报道病例数已达 10 例。与迷走神经施万细胞瘤相比，迷走神经纤维瘤发生率更低。

二、病理学

迷走神经施万细胞瘤属于良性肿瘤，极个别可发生恶性变。其病理特点与一般神经施万细胞瘤相同。肿瘤与正常组织分界清楚，起源于迷走神经鞘膜细胞。迷走神经行程比较长，在颅内段、颈段和胸段均可生长施万细胞瘤，其中以颈段、胸段迷走神经施万细胞瘤发生率高。

三、临床表现

大多数迷走神经施万细胞瘤在早期迷走神经损害症状不明显。按照迷走神经施万细胞瘤生长部位，可分成颅内迷走神经施万细胞瘤，指肿瘤生长在迷走神经由脑干发出到颈静脉孔部；颈段迷走神经施万细胞瘤，指迷走神经出颅后到进入胸腔前迷走神经干或分支生长的施万细胞瘤；胸段迷走神经施万细胞瘤，指迷走神经在胸段部位生长的施万细胞瘤。

1. 颅内迷走神经施万细胞瘤 易产生迷走神经

和舌咽神经损害症状。引起颈静脉孔综合征。患者可表现为饮水呛咳、声音嘶哑，如肿瘤压迫脑干，还可出现锥体束征 [12-13]。

2．颈段迷走神经施万细胞瘤　早期无临床症状，随着肿瘤增大，可出现颈部一侧无痛性包块。这些患者常到耳鼻喉科和普通外科就诊，易造成误诊。

3．胸段迷走神经施万细胞瘤　一般生长在纵隔中，早期不易确诊。患者可出现咳嗽和声音嘶哑。部分患者可表现为胸痛。其原因是肿瘤压迫刺激气管或支气管，以及损害喉返神经。

四、辅助检查

1．影像学检查　根据临床表现确定病变部位，选择胸部 X 线片、CT 或 MRI 以及 B 超进行检查。可了解病变性状、大小和重要结构的关系。Eldevik 等对颈静脉孔区神经施万细胞瘤神经影像学特点进行研究，发现其特点为病变周围分界清楚、增强效应明显，再加颈静脉孔增大，周边可见一硬化缘 [14]。Gilmer-Hill 等总结 4 例颈部迷走神经施万细胞瘤影像学特征，为颈动脉鞘内包膜完整包块 [15]。胸段迷走神经施万细胞瘤的影像学特点是，在纵隔内可见周边清晰的包块，可对邻近结构（如气管和支气管）造成压迫，但不侵入肺组织内。

2．咽喉部检查　可采用喉镜或纤维喉镜检查会厌和声带，了解咽部功能。

五、治疗

对于临床诊断疑似迷走神经施万细胞瘤者应行外科手术切除。如术中神经离断，可行吻合。以期恢复其功能。对残留神经纤维要给予保留，这有助于随时间推移在一定程度保留迷走神经功能。如迷走神经部分损伤，应采取积极措施促进神经再生，以代偿其功能。

六、预后及进展

迷走神经施万细胞瘤术前确诊有一定困难，特别是位于颈静脉孔区者。位于颈部和胸部者也常误诊为别的肿瘤。因此，要提高对迷走神经施万细胞瘤的警惕性。迷走神经施万细胞瘤多能全切，复发率低，但

迷走神经的完全损伤后神经吻合重建是带有挑战性的问题，需积极研究和探索予以解决。因此，保护迷走神经，在颈、胸段迷走神经施万细胞瘤手术中保护喉返束是一关键问题。有关脑神经的基础研究和神经重建方法可能对迷走神经损伤后的重建有借鉴作用。

第七节　副神经施万细胞瘤

一、发病情况

副神经施万细胞瘤（accessory nerve schwannoma）非常罕见，Tatebayashi 等于 2003 年在 *Surg Neurol* 杂志报道，根据副神经施万细胞瘤的起源可分为两型，一型起源于颈静脉孔处副神经，另一型起源于副神经的脊髓根。两型中以后者更为罕见，公开文献报道不足 10 例。

二、病理学

颅内的副神经施万细胞瘤术前确诊比较困难，因此一般习惯与该部其他肿瘤统称为颈静脉孔区肿瘤。颈静脉区副神经施万细胞瘤可以生长在颅内，也可以呈哑铃状生长穿越到颅外，这种生长方式更为罕见，Shearman 等于 1986 年公开报道 1 例。虽然副神经施万细胞瘤比较罕见，但作为神经施万细胞瘤也有其临床特点。在病理形态学上，多为 Antoni A 型，也可为 B 型。

三、临床表现

依据副神经施万细胞瘤的起源及生长部位，其临床表现也各具特点。

1．颅内副神经施万细胞瘤　副神经在颅内紧贴舌咽神经和迷走神经，离舌下神经距离很近。因此，多影响舌咽、迷走神经出现呛咳和声音嘶哑，典型的表现为颈静脉孔区综合征 [16]。当肿瘤增大累及舌下神经时，还可出现一侧舌肌麻痹。肿瘤压迫脑干和小脑时，可出现脑干和小脑受损症状。此外，副神经施万细胞瘤可同时与脑膜瘤一起生长，文献中仅有一例报道。

2．颅外副神经施万细胞瘤　起源于副神经脊髓

根，生长在枕大池里，也有个别瘤体可向颈 2 水平发展。临床表现为同侧提肩胛肌、斜方肌和胸锁乳突肌无力及萎缩，个别患者肿瘤压迫脊髓，可出现脊髓损害症状[17]。有极个别的报道，副神经施万细胞瘤引起的症状没有副神经损害，而是出现脑积水和蛛网膜下腔出血[18]。

四、辅助检查

CT 和 MRI 是常用的检查手段，其中以 MRI 最有诊断价值，可三维显示病变，了解肿瘤与周围神经结构的关系。X 线片对了解局部骨质改变具有帮助。DSA 可显示相关血管移位以及了解肿瘤血供情况。

五、治疗

行显微手术切除病变为主要和首选的治疗方法。对瘤体小者也可采用立体定向放射外科（X 刀和伽马刀）进行治疗。

1. 颅内副神经施万细胞瘤 可采用患侧枕下入路、经岩经乙状窦入路、改良的经髁入路等方式。如为哑铃状肿瘤，需磨开颈静脉孔，将颅内外肿瘤一并切除。术中主要是保护脑神经、静脉球等重要结构。术毕缝合要严密，以防脑脊液漏。

2. 颅外副神经施万细胞瘤 一般采用枕下正中入路、切除枕骨下部加 C_1 后弓，多能清晰显露肿瘤，给予全切。术中注意保护残留副神经根和脊髓。

3. 副神经吻合重建 在术中副神经离断，如有可能，可行神经吻合重建，以修复神经和恢复功能。

4. 其他治疗 如产生严重舌咽神经和迷走神经损害症状，可参阅舌咽神经和迷走神经损伤相关内容中有关处理方法，减少并发症。

六、预后及进展

副神经施万细胞瘤属于良性肿瘤，手术效果好。在手术切除中，颈段副神经施万细胞瘤手术难度小，便于全切。而颈静脉孔区副神经施万细胞瘤生长较大时，特别是长入颈静脉孔内者，手术难度较大，并易加重舌咽和迷走神经损害症状。因此，保护相关脑神经、减轻副神经损害及恢复副神经的功能是副神经施万细胞瘤治疗中的难点[19]。

第八节 舌下神经施万细胞瘤

一、发病情况

舌下神经施万细胞瘤（hypoglossal schwannoma）比较罕见，其发病率尚无准确统计，作者曾遇 3 例，约占同期颅内肿瘤的 0.25%。有人报道其占颅底肿瘤的 1.9%。多为个案报道，最多一组报道 9 例[20]。

二、病理学

舌下神经施万细胞瘤的病理学及生物学特征与颅内其他神经施万细胞瘤相同，区别主要是由于该瘤起源于舌下神经，造成舌下神经损害，影响其功能。随着瘤体增大，可压迫邻近神经结构，引起相应神经功能缺失。舌下神经施万细胞瘤为良性肿瘤，多为单侧发病，可生长在舌下神经的颅内段、颅外段或同时累及颅内段和颅外段。因此，患者一般病史较长，临床诊治有一定困难。

三、临床表现

早期症状不明显，随着瘤体增大可损害同侧舌下神经，出现病变侧舌肌震颤和舌肌萎缩，检查时可见舌体偏向病变侧，以伸舌时明显，可见舌肌纤维震颤，以及病变侧舌肌肌力减弱。作者在临床所见 3 例舌下神经施万细胞瘤，均有比较明显的病变侧舌肌萎缩。根据肿瘤部位及发展，可引起相邻神经损害：①颅内段舌下神经施万细胞瘤，随着瘤体增大，多引起第Ⅸ、Ⅹ、Ⅺ脑神经损害，患者可出现饮水呛咳、声音嘶哑、同侧胸锁乳突肌肌力减弱等症状。如肿瘤向上生长，累及面神经、听神经和三叉神经，可出现C-P 角综合征。若肿瘤压迫脑干，可出现脑干损害症状，由于延髓最易受累，可出现延髓损害表现。如肿瘤压迫小脑，多出现小脑半球损害症状，如同侧共济运动障碍、肌张力减退、眼球震颤等。严重时可发生吞咽困难；②颅外段舌下神经施万细胞瘤，主要表现为舌肌萎缩和舌肌震颤，早期不累及Ⅸ、Ⅹ、Ⅺ脑神经，如瘤体增大，上述神经可受累，并可引起Horner 征。检查时可在上颈部前方或咽部触及肿块；③哑铃状舌下神经施万细胞瘤，即肿瘤经舌下神经孔生长于颅内外，其临床表现既有颅内段病变症状，又有颅外段病变症状[21-22]；④舌体下舌下神经施万细胞瘤（sublingal hypoglossal neurilemmoma），瘤体生长在舌体下腔内，非常罕见。1998 年 Drevelengas 等报道 1 例。绝大多数舌下神经施万细胞瘤都有舌肌萎缩或舌肌震颤，但也有文献报道确诊为舌下神经施万细胞瘤，但无舌肌萎缩表现[23]。

四、辅助检查

可拍摄头颅 X 线平片，特别是颅底平片，以及 CT、MRI 和 DSA 帮助诊断。颅底 X 线平片可显示舌下神经孔处骨质改变、神经孔扩大或破坏；CT 扫描常显示肿瘤为类圆形、边界清楚、增强比较明显的团块影，位于延髓旁。如采用薄层扫描，可清楚辨别肿瘤与脑干及小脑的关系。在骨窗位可显示舌下神经孔是否扩大，以及肿瘤向颅外生长情况。MRI 扫描能更清晰地显示肿瘤的大小、形状及肿瘤瘤体内的信号，有助于判定肿瘤与重要神经结构的关系。由于三维成像，可清楚确定肿瘤的生长方式。一般在 T_1 加权像为等信号或略低信号，在 T_2 加权像为稍高信号。瘤体周围边界清楚、光滑。如脑干和小脑受压，可发现变形移位，有时可见水肿。DSA 主要是了解肿瘤供血、颈动脉颅外段和椎基底动脉与瘤体的关系及受压情况。有报道对轻度舌肌萎缩者可用肌电图检查舌肌，以区别肌源性肌萎缩和神经源性肌萎缩。

五、治疗

外科方法是治疗舌下神经施万细胞瘤的主要手段，其方式包括：①直接开颅手术切除，手术指征是确诊为舌咽神经施万细胞瘤的患者，且有较明显的脑神经损害或（和）伴有小脑和脑干损害症状，愿意接受并能耐受手术者；②立体定向放射神经外科（X 刀、伽马刀），适用于瘤体直径在 3cm 以下，或开颅手术未能切除的残余肿瘤。

六、预后及进展

舌下神经施万细胞瘤多为良性肿瘤，虽然其生长部位特殊，手术处理困难，但现在神经影像学的发展使神经外科医生在术前即能比较清楚地了解瘤体大小、生长特点和发展方向，以及肿瘤与重要神经结构和血管的关系。这对选择手术入路和采取切除方式均提供了帮助。同时现代神经外科显微手术已非常娴熟，又有神经导航、术中脑干和脑神经电生理监测，以及新近问世的术中 MRI 的引入。这无疑使舌下神经施万细胞瘤的全切率会明显提高，并发症大大减少。加之立体定向放射神经外科的广泛应用，已在量效关系研究中取得一定成果。这些均对舌下神经施万细胞瘤的诊断和治疗带来益处。

（雷　鹏）

参考文献

1. 雷鹏. 脑神经外科学. 北京：军事医学科学出版社，2004.
2. 王忠诚. 神经外科学. 2 版. 湖北：湖北科学技术出版社，1998：548.
3. Sarma S, Sekhar LN, Schessel DA. Nonvestibular schwannomas of the brain：a 7-year experience. Neurosurgery, 2002, 50 (3)：437-448.
4. Lesion R, Rousseaux M, Villette L, et al. Neurinomas of the trigeminal nerve. Acta Neurochir, 1986, 82：118-122.
5. Mingchu Li, Xu wang, Ge Chen, et al. Trigemianl schwannoma：a single-center experience with 43 cases and review of literature. Br J Nerosurg, 2021, 35 (1) 49-56.
6. Samii M, Migliori MM. Surgical treatment of trigeminal Schwannomas. J Neurosurg, 1995, 82：711-718.
7. Okada Y, Shima T, Nishida M, et al. Large sixth nerve neurinoma involving the prepontine region：case report. Neurosurgery, 1997, 40 (3)：608-610.
8. Ginsberg F, Peyster RG, Rose WS, et al. Sixth nerve schwannoma：MR and CT Demonstration, 1998, 12 (3)：482-484.
9. McMonagle B, Al-Sanosi G, Fagan P. Facial schwannoma：results of a large case series and review. J Laryngol Otol, 2008, 122 (11)：1139-1150.
10. 黄红光，万曙，周永庆，等. 颅内外沟通性面神经瘤一例. 中华神经外科杂志，2003，19 (1)：78.

11. Trujllo Peco M，Palacios E. Facial nerve tumor(mastoid portion）. Ear Nose Throat, 2002, 81 (9)：618-619.

12. Saito N，Sasaki T，Okubo T，et al. Pure intracranial vagal neurinoma. Acta Neurochir（Wein）, 2002, 142 (4)：479-480.

13. Sharma RR. Pawar SJ，Dev E，et al. Vagal schwannema of the cerebello-medullary cistern presenting with hoarseness and intractable tinnitus：a rare case of intra-operative bradycardia and cardiac asystole. J Clin Neurosci, 2001, 8 (6)：577-580.

14. Eldevik OP，Gabrielsen TO，Jacobsen EA. Imaging findings in schwannomas of the jugular foramen. AJNR, 2000, 21 (6)：1193-1144.

15. Gilmer-Hill HS，Kline DG. Neurogenic tumors of the cervical vagus nerve：report of four cases and review of the literature. Neurosurgery,2000,46 (6)：1498-1507.

16. Iwasaki K，Kondo A. Accessory nerve neurinoma manifesting with typical jugular foramen syndrome. Neurosurgery, 1991, 29 (3)：455-459.

17. Kaynar MY，Hanci M，Sarioglu AC. Intraspinal schwannoma of the accessory nerve. Br J Neurosurg,
1999, 13 (4)：429-431.

18. Caputi F，de Sanctis S，Gazzeri G. Neuroma of the spinal accessory nerve disclosed by a subarachnoid hemorrhage：case report. Neurosurgery, 1997, 41 (4)：946-950.

19. LeeSK，Park K，Kong DS，et al. Surgical tactics and outcome of treatment in jugular foramen schwannomas. J Clin Neurosci, 2001, 1：32-39.

20. Di Pascuale I，Brito N，Zerpa J，et al. Hypoglossal nerve schwannoma：Case report and literature review. World Nurosurg, 2020, 135：205-208.

21. Bunc G，Milojkovic V，Kosir G，et al. Dumb-bell hypoglossal neurinoma with intra-and extracranial paravertebral expansion. Acta Neurochir（Wien）, 1998, 140 (11)：1209-1210.

22. Kachhara R，Nair S，Radhakrishnan VV. Large dumbbell neurinoma of hypoglossal nerve：case report. Br J Neurosurg, 1999, 13 (3)：338-340.

23. Mariniello G，Horvat A，Poporic M，et al. Cellular dumbbell schwannoma of the hypoglossal nerve presenting without hypoglossal nervepalsy. Clin Neurol Neurosurg, 2000, 102 (1)：40-43.

第 35 章

听神经瘤

一、概述

听神经瘤（acoustic neuroma）是施万细胞异常增生所导致的疾病，起源于听神经的神经膜部，多数发生在前庭支。胚胎时听神经由听神经节发生，神经节细胞为双极细胞，一极向听泡生长，到达耳蜗和前庭，其神经纤维具有鞘膜，另一极向脑干方向生长，进入脑干内，构成听神经的颅内段。来自脑干的神经胶质细胞沿着前庭支向外周生长，与鞘膜细胞在内耳孔处相遇。构成神经鞘膜的主要有三种细胞：施万细胞、神经束膜细胞和成纤维细胞，该处施万细胞过度增生，形成了听神经瘤[1-3]。

听神经瘤占颅内原发肿瘤的 3% ~ 8%。最常见于桥小脑角，约占此部位肿瘤的 90%。双侧发病率几乎相等。高发年龄在 50 岁左右，男性稍占多数。没有明显的好发人群，也没有发现明显的好发因素。由于 MRI 检查的广泛应用，大宗病例显示，25% 的听神经瘤是偶然发现[4]。

大约有 10% 的听神经瘤发生于双侧，双侧听神经瘤与神经纤维瘤病 Ⅱ 型（neurofibromatosis type 2，NF2）密切相关。不同于 NF1 患者的 17 号染色体突变异常，NF2 患者为 22 号染色体发生变异，临床表现为虹膜 Lisch 小体、咖啡牛奶斑、皮肤神经纤维瘤、双侧听神经瘤，以及多发颅内、椎管内肿瘤等。

听神经瘤的生长开始多局限在内听道内，引起内听道直径的扩大并破坏内耳门后唇，以后向阻力较小的内听道外桥小脑角方向发展，所以一般瘤体可分为两部分，一部分在内听道内，另一部分在内听道外桥小脑角处。当肿瘤充满桥小脑角池后可向脑干和小脑方向发展，形成对蜗神经核和面神经核的压迫，肿瘤继续增大可向小脑幕上扩展，少数可达枕骨大孔附近，压迫三叉神经和后组脑神经。对脑干和小脑压迫除了直接的神经功能损害外，由于第四脑室受压，可引起梗阻性脑积水。

二、病理学

因为听神经瘤一般起源于后方的前庭神经，往往将面神经和蜗神经推向前方，使面神经延长贴附于肿瘤壁的前方。但由于前庭神经的肿瘤生长方向可以不一样，因而面神经被推移的方向也可不同，不仅可位于肿瘤的前方，亦可位于其前上方或前下方。另外有不到 4% 的面神经可从肿瘤中穿过。蜗神经绝大部分在肿瘤的前下位置，后方不到 10%，神经一般不从肿瘤中穿过。中型听神经瘤约 90% 会压迫三叉神经，而大型听神经瘤 100% 会压迫三叉神经。中小型听神经瘤出现后组脑神经症状者不到 40%，而在大型听神经瘤中几乎 100% 会压迫后组脑神经[5]。

听神经瘤大体表现为有完整包膜的类球形肿块，肿瘤小的如豆，大的可如鸡蛋。实质部分较硬，但组织很脆。囊性变明显，可为含有淡黄色囊液的单一性囊，但以多囊性变较常见。光镜下可见两型结构：致密型（Antoni A 型）和网状型（Antoni B 型）。前者瘤细胞和细胞核呈梭形，胞质丰富。排列成致密的平行栅栏状或类似触觉小体的漩涡状（图 35-1）。后者瘤细胞形态不一，可呈多突起的星芒状、短梭状、多角形等，排列疏松，间质内含有大量水肿或黏液样基质，坏死常见。

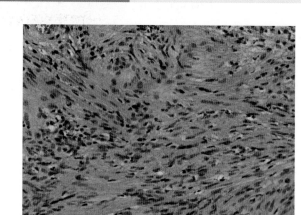

图 35-1 听神经瘤。由胞质粉染的梭形肿瘤细胞组成，核卵圆形或短梭形，染色质细腻，梭形肿瘤细胞核呈平行栅栏状排列，细胞核之间为其胞质构成的粉染无核区，部分梭形肿瘤细胞模拟触觉小体呈漩涡状排列（HE 染色，200×）

三、分型和分期

（一）分型

1. 根据肿瘤生长起始点不同，听神经瘤分为 3 种类型：

（1）外侧型：起始于听神经远端，占 70% 以上，其发展过程属于典型的听神经瘤，诊断多无困难。

（2）内侧型：起始于听神经近端，靠近脑干侧，占 20% ~ 25%，早期出现脑干及颅内压增高表现，早期诊断有一定困难。

（3）管内型：起始于内听道内，极少见，前庭和耳蜗症状出现早，面瘫也早期出现，早期诊断困难。

2. 结合临床表现、物理检查和术中所见，可将听神经瘤分为 5 种生长类型：

（1）三叉神经型：肿瘤主要向桥小脑角陷窝及颞骨岩尖部生长，常将小脑天幕顶起并向上生长，有时突破天幕达颅中窝，临床表现除听神经损害外，早期表现为三叉神经刺激症状，如同侧面部麻木，流泪，甚至伴有颞肌及咀嚼肌萎缩。

（2）脑干型：肿瘤主要向桥小脑角及脑干方向生长，早期压迫面、听神经及脑干，并常致脑脊液循环障碍。临床除听神经损害外，早期表现为面神经损害症状，进而表现为头痛、对侧肌力减退、行走不稳。

（3）小脑型：肿瘤主要向枕骨大孔方向生长，早期压迫小脑、后组脑神经及延髓。临床表现有同侧小

脑共济运动障碍、吞咽困难、声音嘶哑及耸肩困难。

（4）乳突型：肿瘤主要向内听道外即乳突方向发展。由于肿瘤向外侧生长，较少产生压迫症状，肿瘤常较大。临床表现除听神经损害外，有时伴有共济运动障碍，行走不稳。

（5）原位型：肿瘤局限于内听道内及附近生长，病史较长，但肿瘤体积不大，X 线平片示内听道显著扩大。临床主要表现为听神经进行性损害，患侧为完全性神经性耳聋，常伴有眩晕、呕吐。

（二）分期

根据临床表现和肿瘤大小可以将听神经瘤病程分为四期：

1. **第一期** 管内型（1 ~ 10 mm），仅有听神经受损表现，表现为耳鸣、听力减退、头昏、眩晕和眼球震颤。

2. **第二期** 小型肿瘤（10 ~ 20 mm），除听神经受损表现外，有邻近脑神经如三叉神经和面神经及小脑症状，但无颅内压增高，可有内听道扩大。

3. **第三期** 中型肿瘤（20 ~ 30 mm），除第二期表现外，还有后组脑神经和脑干症状，小脑症状更显著，并有颅内压增高表现，脑脊液蛋白增高，内听道扩大并有骨质吸收。

4. **第四期** 大型肿瘤（> 30 mm），病变晚期，梗阻性脑积水表现和脑干症状明显，甚至有意识障碍和对侧脑神经受损表现。

四、临床表现

临床上以进行性耳鸣伴听力丧失为其早期特征，感觉性平衡失调和发作性眩晕亦不少见。

（一）听觉减退

听力减退甚至丧失是听神经瘤患者最常见的症状，95% 以上的患者会出现听觉减退。最常见的是患侧渐进性、高频感音神经性听力丧失。

（二）耳鸣

也是听神经瘤的常见症状，多于听力下降之前或同时出现，常为单侧的持续性高调耳鸣，其发生机制与听力丧失一样，均由神经、血管受到侵犯所致。

（三）前庭功能失调

有超过 50% 的患者会出现前庭功能失调，表现为眩晕和平衡功能失调。小听神经瘤患者眩晕症状多见，而大听神经瘤常常出现平衡功能障碍。说明眩晕出现在听神经瘤的早期阶段，平衡功能障碍出现在疾病的晚期阶段。

（四）面神经功能障碍

通常发生于疾病的晚期阶段，小听神经瘤患者很少有这些症状，其发生率约为 2%。临床表现为面部肌肉抽搐和肌肉麻痹两种形式，通常这两种症状同时出现。

（五）三叉神经功能异常

50% 的听神经瘤患者会出现三叉神经功能异常。最常见的为角膜反射消失，但患者很少能发现这一症状。其他常见的症状为面颊部、颧骨隆突处的感觉麻木或麻刺感。三叉神经症状与肿瘤大小密切相关：直径小于 1cm 的听神经瘤患者几乎没有三叉神经症状的出现；相反，直径大于 3cm 的肿瘤患者有 48% 出现三叉神经症状，特大肿瘤患者还可能出现咀嚼肌薄弱，甚至萎缩。

（六）其他

随着听神经瘤体积的增大，其占位效应还可导致颅内高压、脑积水、脑干和小脑受压的症状。颅内高压表现为渐进的和持久的头痛、恶心、呕吐、感觉迟钝。脑干受压表现为患侧上、下肢功能障碍，小脑受压表现为共济失调、步态紊乱。

总之，听神经瘤的临床表现各不相同。听力减退和耳鸣等症状与肿瘤大小并非显著相关，症状的进展与肿瘤增大程度亦不一定成比例。肿瘤体较小的患者可表现为单侧听力丧失、耳鸣、前庭功能异常。而瘤体较大的患者则可能伴有三叉神经、面神经功能异常和颅内压增高的症状。最终，随着瘤体的增大，出现脑干和小脑受压症状。

五、辅助检查

（一）神经耳科学检查

1．一般听力检查　表现为气导大于骨导并一致下降（Rinne 试验阳性），双耳骨导比较试验偏向健侧（Weber 试验），但这一结果只能提示内耳病变，需用电测听器进行纯音听阈检查，表现为以高频为主的听力减退，气导与骨导听力曲线互相一致或接近一致，如果两种听力曲线有明显差距还表明有传导障碍的因素存在。当然也可发展为全聋。具有上述特点的耳聋称为感音性耳聋，根据病变部位的不同，感音性耳聋可进一步分为耳蜗性耳聋（病变在耳蜗螺旋器）、神经性耳聋（病变在神经纤维，听神经瘤所致听力障碍属此类）和中枢性耳聋（病变在中枢神经，极少见）。

由于听神经瘤长自神经鞘膜，一般不产生重振现象（recruitment）。若瘤体压迫内听道血管，影响耳蜗血循环，亦可产生重振现象。

2．语言听力检查　神经性耳聋不仅表现为纯音听阈降低，同时还有语言审别力的下降，表现为能听到谈话，但不能理解谈话的意思。80% 的听神经瘤患者有语言审别力的下降，因此测定语言审别力对早期诊断听神经瘤有重要意义。可用语言测听器或 Sahzman 耳语声测定法做语言审别力测定。

Sahzman 耳语声测定法：检查者与患者相距 1～2 m，患耳面对检查者，另一耳的外耳道堵住，用耳语语言、普通语言和高音语言分别测试患者能否听到谈话的声音和理解谈话意思。

（1）如患者听到耳语语言，听力丧失不超过 25 分贝；

（2）如患者听到普通语言，听力丧失不超过 40 分贝；

（3）如患者听到高音语言，听力丧失不超过 55 分贝；

（4）将距离缩短至 0.3 m，听到高音语言，听力丧失不超过 70 分贝；

（5）在患者耳前高声谈话，如能听到语言，听力丧失不超过 85 分贝。

3．前庭功能检查　冷热水试验：目前多采取微量冷水试验法，约 75% 的正常耳在注入 0.2 ml 冰水后可出现水平性眼震，其余 25% 在注入 0.4 ml 后才出现反应，若注入 2 ml 仍无反应，则认为该侧前庭功能丧失。此检查的阳性率与电眼震测定仪检查结果相似。肿瘤大小与前庭功能障碍程度成正比，肿瘤越大，前庭功能障碍越严重。

4．听觉脑干反应 听觉脑干反应（auditory brain stem response，ABR），或称脑干听觉诱发电位（brain stem auditory evoked potentials，BAEP），是反映脑干内听觉过程神经机制的一种客观指标，是声音刺激由外界传入内耳后，用头皮电极记录耳蜗至脑干的电生理反应，对受检者无损害性。

BAEP 可测得多个波峰，其中 I 波发自听神经最远端，Ⅱ 波来自近端耳蜗核和脑干，Ⅲ、Ⅳ 波来自脑干内上橄榄核，Ⅴ 波来自中脑下丘水平。BAEP 诊断听神经瘤主要依靠波幅和峰潜伏期改变。主要表现①无反应型；②仅有 I 波型；③仅有 I - Ⅱ 波型；④ I - Ⅴ 波波间潜伏期延长，患者 I - Ⅲ 波波间潜伏期延长较之 I - Ⅴ 波波间潜伏期改变更能敏感反映听神经的病变。

BAEP 仍有一定假阴性，应与其他检查方法配合进行，如听反射潜伏期与 BAEP 结合可以判断 BAEP 假阳性。目前 BAEP 已成为筛选听神经瘤患者的非损伤性检查，特别是在微小肿瘤听力尚好的早期患者和内听道尚未发生骨改变的阶段，更能显示出早期诊断的优越性。

（二）影像学检查

1．CT 初期研究证明，CT 仅能发现 80% 的听神经瘤，且不易发现 15 mm 以下的肿瘤。听神经瘤的 CT 表现：

（1）平扫（增强前）为均匀等密度或与略低等密度相间的混合密度。肿瘤增强后边界光滑或呈分叶状，实质性肿瘤呈均一强化或轻微不均匀，而囊性表现为不均匀强化或环状（单或多环）强化（图 35-2A）。

（2）肿瘤中心位于内听道出口，多呈圆形以锐角与岩骨相贴。

（3）内听道扩大或岩骨破坏（图 35-2B）。

2．MRI 由于 MRI 提供的颅后窝解剖图像受颅骨影响小，分辨率高，明显优于 CT 扫描，使 MRI 成为诊断听神经瘤的理想方法。它能提供肿瘤的早期诊断，尤其对内听道内小肿瘤。听神经瘤在 T_1 加权像上呈稍低信号或等信号影（图 35-3A），在 T_2 加权像上多呈高信号影，边界较清楚，桥小脑角池受压、移位甚至闭塞，脑干受压移位，第四脑室受压移位甚至闭塞（图 35-3B）。增强扫描后多呈均匀或不均匀强化（图 35-3C）。肿瘤可为实质性，部分可有囊变、坏死、出血、钙化、肿瘤血管流空及脂肪变性，少数肿瘤可以完全囊变，瘤周可见包膜[6]。

六、诊断与鉴别诊断

典型的听神经瘤的诊断并不困难。对于中年以上患者出现耳鸣、耳聋、眩晕和平衡障碍等表现，影像学检查发现桥小脑角占位时要考虑听神经瘤。但关键问题是要提高听神经瘤的早期诊断水平，这样可以大大提高肿瘤全切率、保留面听神经功能并减少术后并发症。另外，对患者还要进行详细的听神经、面神经、后组脑神经以及脑干功能的检查，充分掌握以上

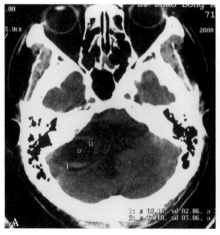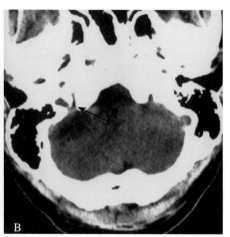

图 35-2 右侧听神经瘤。A．囊实性占位；B．右侧内听道扩大

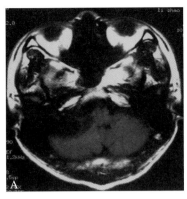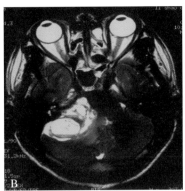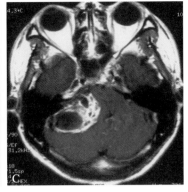

图 35-3 听神经瘤 MRI 影像。A. T_1 加权像上呈稍低信号或等信号影；B. T_2 加权像上呈高信号影，边界较清楚，脑干受压移位；C. 增强显影呈均匀或不均匀强化

神经功能的情况有助于估计手术风险和术后功能保留的可能性。

NF2 型听神经瘤的临床表现有一定特点。最常见于青年人，50% 的患者发病年龄在 15 岁到 25 岁之间，并且双侧发病多于单侧。双侧病变可以同时发生也可以先后发生，两侧肿瘤大小和听力保留情况可能明显不同。

主要应和以下肿瘤进行鉴别：

（一）脑膜瘤

占桥小脑角区肿瘤的 10% ~ 15%，为桥小脑角区的第二好发肿瘤。听力丧失的概率为 33% ~ 75%，与内耳门有一定的距离并跨过内耳门而不进入其内。在所有 MRI 序列中几乎均为等信号。由于血管的变化，在 T_2 加权像可以很亮。肿瘤钙化、岩骨侵蚀或增生是脑膜瘤的特点，这在 CT 上的表现比 MRI 明显。在增强片上，脑膜瘤比听神经瘤增强均匀。

（二）表皮样囊肿

良性扩张性囊性病变，由进入神经管的上皮细胞异位集聚而成，颅内最常见于桥小脑角，其特点是沿蛛网膜下腔生长并压迫周围脑组织。CT 表现为水样均匀肿块，MRI 上呈典型的沿蛛网膜下腔"见缝就钻"的表现，听力障碍和前庭功能障碍均不明显。

（三）三叉神经鞘瘤

以三叉神经症状起病，无早期耳鸣、听力下降等表现，内听道无扩大，可向颅中窝和颅后窝两个部位发展。

七、治疗

（一）定期影像学观察

对于年老（≥ 65 岁）体虚而肿瘤较小、症状较轻的患者，除了肿瘤生长较快者外，密切的临床观察是最好的选择。而对于年轻患者，这种等待尚有争议。有报道 22% ~ 48% 的听神经瘤会出现增大。听神经瘤的生长速度很难预测，也没有发现与肿瘤生长速度相关的临床信息。一般可通过对肿瘤早期阶段生长速度的观察来预测其未来的生长速度。

（二）立体定向放射治疗

立体定向放射治疗的目的是抑制肿瘤的生长，适用于肿瘤直径小于 2.5 cm 的患者。10 年随访中，90% 的肿瘤生长可得以有效控制。目前有两种立体定向放射治疗方法：γ 刀和 X 刀。前者是利用 201 个沿球面弧形分布的 ^{60} 钴对靶区进行聚焦照射，后者是利用单个放射源（直线加速器）以等中心方式对靶区作弧形摆动或旋转照射。

1949 年，Leksell 发明了世界上第一台 γ 刀，最先用于治疗颅内肿瘤。通过精确定位对肿瘤组织采用一次性剂量电离辐射，从而抑制肿瘤生长。1949—1990 年，Leksell 采用放射外科治疗的 230 例听神经瘤患者，死亡率为 0，肿瘤抑制率为 86.6%，面神经保留达 100%，听力保留达 93.7%。经过半个多世纪的发展，γ 刀已经成为治疗听神经瘤的一种重要手段。

立体定向放射外科治疗听神经瘤的优势是明显的，它可以用于门诊患者，治疗时间短、无痛苦，相对手术的风险低，神经功能保留也较好。但由于还存在以下局限性，其还不能取代手术：①放射治疗后占位效应仍然持续存在，不适于伴有脑积水、脑干受压严重的患者；②只适于治疗较小的肿瘤；③增加了本来不必要的面神经、三叉神经的放射性损伤，而且损伤往往是不可逆的；④如果需要手术介入，可能增加手术难度。

（三）显微神经外科手术

1. 听神经瘤外科治疗的历史发展

（1）开创期（1890—1925 年）：1894 年 Ballance 首次为一例 49 岁的女性患者成功切除了听神经瘤，术中用手指分离肿瘤而损伤了 V、VII 脑神经，术后产生严重麻痹性角膜炎而摘除右眼球，患者存活 20 年。1917 年，Cushing 做双枕下切除颅骨，打开枕大孔后缘，脑室穿刺，囊内切除肿瘤减压，手术死亡率从 70% 降至 20%，被看作听神经瘤手术的第一次突破，但复发率高，50% 死于肿瘤复发。

（2）根治期（1925—1960 年）：1923 年，Dandy 指出了肿瘤部分切除和再次手术的危险，并首次成功进行肿瘤的全切除，其代价是 22% 的死亡率及完全性面瘫。1934 年，他采用单侧枕下入路，并切除小脑外侧 1/3，先囊内切除后囊壁切除，形成一整套全切除的手术方法，至 1945 年其报告的手术死亡率已降至 7.3%。1941 年，Olivecrona 首先提出听神经瘤全切除时分出面神经的可能性，其面神经保留率为 31.8%。1945 年，Elliot 报道的手术死亡率为 0，可保留面神经，并可保留听力，但没有提及如何处理内听道。

（3）显微手术期（1960—1974 年）：1961 年，House 首先采用显微手术，经迷路途径行听神经瘤全切除，并保留面神经，成功推动了神经耳科的发展，使显微手术成为听神经瘤的手术常规，在全切除和面神经保留上起到了重要作用。1964 年，Dott 提出在手术显微镜下采用电钻打开内听道后壁并分离面神经，1965 年，Rand 和 Kurze 首次报道了利用显微外科技术，经单侧枕下入路切除听神经瘤，并保留面神经和听神经。1977 年 Yasargil、1978 年 Rand 报道了如何处理内听道，真正实现了肿瘤全切除。

（4）听力保留期（1975—1990 年）：切除听神经瘤又保留听力，是 CT、MRI、BAEP 等先进技术的应用使听神经瘤能够获得早期诊断以及显微外科技术不断成熟的结果。1987 年，Sanna[7] 报道 20 例听神经瘤，手术死亡率为 5%，全切除率为 95%，面神经保留率为 95%，听力保留为 80%，其中术后长期保留有效听力者达 50%。此后听力保留已成为神经外科医生的手术追求之一，尤其是直径小于 2 cm 的听神经瘤。

2. 手术入路选择

无论何种手术入路，都是为了达到"保护神经功能的同时，最大程度切除肿瘤"的目的。听神经瘤的手术有三种入路：①单侧枕下乙状窦后入路：为最常用和传统的入路。优点为显露好，有利于保留听力和面神经功能。缺点为对小脑半球的牵拉，且对内听道外极的显露受限。②经迷路入路[8]：常用于小肿瘤伴听力完全丧失的患者，也可用于老年患者。其优点为手术完全在硬脑膜外操作，无需牵拉小脑组织，术中可完全显露内听道，早期分离出面神经，并可直视肿瘤所正对的脑干面，有利于脑干功能保护。主要缺点是因磨除半规管造成听力的永久性丧失，且需取自体脂肪填塞残腔避免脑脊液漏。③颅中窝入路：手术在耳上硬脑膜外操作，适用于位于内听道内的小肿瘤。优点为有利于保护听力，主要缺点为对颞叶的牵拉，且不适于长入桥小脑角区的肿瘤[9-10]。

手术入路的选择并无绝对的标准，除了参考上述一般原则外还应兼顾医生对入路的熟悉程度。目前临床上以中等大小肿瘤（2.5 ～ 4.0 cm）伴听力丧失的患者最为常见，有效听力的保留率不高（5% ～ 20%），因而可采用枕下乙状窦后入路或经迷路入路[8]，大多数患者可获得肿瘤全切除并保留除蜗神经外的脑神经功能。对大型肿瘤（> 4.5 cm）伴听力丧失者，以采用枕下乙状窦后入路较好，能清楚辨别各脑神经与肿瘤之间的关系，并从肿瘤包膜上进行分离。也有人选用经迷路入路，但全切除比例明显减少。这类患者如有梗阻性脑积水，术前先行脑室外引流或行分流术较为安全。对小肿瘤（< 2 cm）伴听力丧失者，采用经迷路或枕下入路均比较容易切除，不能认为小肿瘤就一定能够保留听力，但如果听力不是完全丧失，仍应首选枕下入路以试图进行听力的保留。对于内听道内的肿瘤，如果听力基本完好，临床上只有耳鸣或轻度的听力减退，首选颅中窝入路，有利于蜗神经的保留。双侧听神经瘤者均为多发性神经纤维瘤病患者，治疗方法的选择以最大限度保留听力为原则，以便争取时间学习哑语。一般先切除已失去听力的一侧肿瘤，等对侧症状严重时再行另一侧肿瘤的切除。但如

果大的肿瘤侧有听力而占位症状严重，则必须先行该肿瘤的切除以解除脑受压症状。

（1）单侧枕下乙状窦后入路

1）基本手术方法：Fedor Krause 于 1903 年描述过此入路，1925 年 Dandy 用此入路处理桥小脑角病变。患者取侧卧位，头部以头架固定，腋下垫枕，防止臂丛神经损伤。标准的皮肤切口为乳突后 1.5 ～ 2 cm 的直线切口，上端起自横窦上 4 cm，向下止于相当于第四颈椎棘突水平，切口下端略偏向内侧，也可根据病变的大小、位置和生长方向调整切口。颅骨骨窗上达横窦下缘水平，外至乙状窦后缘。切开硬脑膜后，将位于横窦和乙状窦边缘的硬脑膜向骨窗外牵拉或悬吊以利显露。此时开始采用显微镜下操作，首先轻轻抬起靠近枕大孔处的小脑下缘以显露枕大池蛛网膜，撕开枕大池蛛网膜放出脑脊液，减轻小脑张力。沿小脑外侧逐步显露桥小脑角肿瘤。如果肿瘤体积较小，直径在 3 cm 以内，则可开始分离肿瘤下极和上极。分离下极的目的是鉴别肿瘤与后组脑神经的关系，将神经从肿瘤包膜上分离并妥善保护；分离上极时应先确定小脑前下动脉与肿瘤的关系，如果此动脉与肿瘤包膜邻近或粘连，应细心分离并予以保护。同时尽可能保护岩静脉，如有岩静脉出血，以明胶海绵压迫止血。在一部分岩静脉阻断的患者中，术后会出现小脑肿胀出血，甚至危及生命。显露上极后可于深部见到三叉神经。如果肿瘤体积较大，直径在 3 cm 以上，可先行肿瘤囊内切除后再分离肿瘤包膜上的神经与血管。切开包膜之前应在显微镜下并结合神经电生理监测仔细辨认肿瘤包膜上有无神经组织，确认肿瘤包膜上无神经组织后，用双极电凝电灼包膜，然后十字切开，行肿瘤囊内切除。肿瘤囊内的切除可用取瘤镊分块切除，肿瘤囊内切除应尽可能使包膜变薄，最好能在 1 ～ 2 mm，以便为包膜的分离创造有利条件。肿瘤囊壁的切除，一般可根据包膜与脑桥或桥臂的粘连程度将包膜的切除分为两种方法。第一种是由内向外的方法，即先分离切除脑桥侧的肿瘤包膜，再处理内听道的肿瘤。第二种是由外向内的方法，即先处理内听道内的肿瘤，再分离内侧肿瘤包膜。由于面神经在内听道内的位置较恒定，因此先处理内听道内肿瘤能较早发现面神经，此外，还可早期阻断大部分血供，减少术中出血。分离和切除肿瘤包膜中最重要的是避免小脑前下动脉的损伤和面神经的损伤。

2）小脑前下动脉的保护：小脑前下动脉一般位于肿瘤的内下方，瘤体较大时该血管与肿瘤紧贴，个别病例该血管可与肿瘤包膜粘连。在鉴别小脑前下动脉困难时手术操作应遵循以下原则：手术严格沿蛛网膜间隙进行，凡是没有进入瘤体的肿瘤表面血管均应予以分离并保护。分离小脑前下动脉时应采用细小吸引管，防止吸引力过大。分离切断血管周围组织时，双极电凝要调整到 2 ～ 3 s 可使被凝组织变黄的功率为好 [11-12]。

3）面神经保留技术：面神经最常位于肿瘤的前下方或肿瘤的前上方，主要取决于肿瘤的生长方向。最难预料而又最为危险的是个别患者其面神经位于肿瘤的后方，这一部位的面神经保留较为困难。避免面神经损伤的原则是，在没有确认肿瘤包膜上有没有神经组织前不要轻易电凝或切割；严格沿蛛网膜间隙进行分离；在采用由内向外的手术方法无法辨认面神经时可改用先处理内听道内肿瘤，在内听道处辨认面神经后再将面神经从肿瘤包膜上分离出来。在充分瘤内减压后，也可从脑干侧追踪面神经走向。

欧洲听神经瘤协会的调查结果显示，面神经功能障碍仍是桥小脑角肿瘤手术关心的首要问题。术后面神经功能障碍常用 House-Brackmann 分级来评定。随着显微外科技术和术中神经电生理监测技术的应用，面神经的解剖保存率已达到 90% ～ 100%，功能保存率可达 80% 以上。面神经损伤最常见原因是器械的直接损伤或术中牵拉。大的肿瘤常使神经张力增高，形态变薄，血供易受损，因而面神经瘫痪的发生率亦较高。减少术中损伤是保留面神经功能的主要措施。分离过程中应尽量减少对神经的压迫和牵拉，大

表 35-1　面神经功能 House-Brackmann 分级

分级	描述
正常（Ⅰ级）	所有面部肌肉功能正常
轻度功能障碍（Ⅱ级）	轻微面部肌力弱，只在仔细观察时看到
中度功能障碍（Ⅲ级）	面部肌力明显减弱，但无面容变形，无功能损害
中重度功能障碍（Ⅳ级）	面部肌力明显减弱，变形不对称，有功能损害
重度功能障碍（Ⅴ级）	只有几乎不能观察到的运动
全瘫痪（Ⅵ级）	面部完全无运动

的肿瘤应先减少肿瘤体积后再分离神经；肿瘤与神经有粘连时尽可能采用锐性分离；注意避免过度牵拉小脑以减少面神经的张力。

面神经损伤的另一常见原因是血供损伤。面神经有三条动脉供血：来自小脑前下动脉的迷路动脉，供应面神经的颅内段；来自脑膜中动脉的岩大浅动脉，供应膝状节和内听道内的面神经；来自颈外动脉的茎乳突动脉，供应面神经的颅外部分。术中须特别注意迷路动脉的保护，防止术后的血管痉挛。

此外，双极电凝等引起的热损伤和冷水引起的血管痉挛也可引起面神经损伤，应注意避免。

近年来，延迟性面神经麻痹（delayed facial nerve palsy）已引起注意，即术后即刻面神经功能正常或接近正常，但在术后的最初几天内逐渐出现功能障碍，其发生发展的病理生理尚不清楚，在显微手术中发生率为 12%～29%。还有一些患者在术后 1 周才发生面神经功能障碍，被称为迟发性面神经麻痹（late-onset facial nerve palsy）。发生的原因可能与以下因素有关：原储存于面神经中的神经递质（乙酰胆碱）逐渐耗竭；内听道口狭窄部神经的水肿可引起面神经的缺血或坏死；面神经的术后血供受损，如血管痉挛和静脉淤血导致的延迟性面神经麻痹。其他可能的原因有神经鞘膜水肿、延迟性免疫反应、术后脑水肿或脑脊液漏引起脑组织移位对神经的牵拉、病毒感染等。预防措施包括术中应用激素，骨蜡封闭乳突气房、硬膜严密缝合防止脑脊液漏，术后抬高头部、脱水、维持水电解质平衡。有人提出，术中发现面神经变色、水肿或肌电图反应较差时可考虑行内听道减压。

显微外科技术和术中电生理监测的普遍应用使听神经瘤手术的面神经解剖及功能保留得到了显著的提高。20 世纪 80 年代，听神经瘤术后面神经解剖保留率已达 90%，功能保留率达 50%；近年来面神经的解剖保留率提高到 95%～100%，功能保留率达 80%。

4）蜗神经保留技术及内听道内肿瘤的处理：保留蜗神经使术后患者维持有效听力，提高生活质量，这是较保留面神经的更高手术要求。1951 年，Elliott 和 McKissock[13] 第一次报道 3 例听神经瘤术后经听力检查证实保留了听力，其肿瘤大小为 2 例 1 cm 和 1 例 1.5 cm。20 世纪 60 年代，House 创用颅中窝入路切除内听道内肿瘤并有可能保留听力。直到

20 世纪 70 年代中后期才反映出对听力保留的兴趣，而且主要是用枕下入路的神经外科医师。1988 年，Gardner 和 Robertson[14] 系统回顾文献，发现在有手术前后听力检查的 394 例患者中，131 例（33%）保留了听力。

Samii[15-16] 一组 1000 例听神经瘤手术的报道中，解剖保留率达 68%，术前有听力的 732 例中，蜗神经解剖保留率达 79%（580 例），蜗神经功能保留率达 39.5%（289 例）；Gormley[17] 的报道中，小听神经瘤（＜2.0 cm）42 例，听力保留达 20 例（48%），中等大小听神经瘤（2.0～3.9 cm）24 例，听力保留 6 例（25%）。这两组结果是目前关于听神经瘤术后听力的两组有代表性的报道。听力保留面临三个问题：①选择适当手术入路，肿瘤全切，保留听力；②完善手术操作技术，预防听力迟发性损害；③预防恶性耳鸣。影响听神经瘤术后听力功能的因素很多，与术前肿瘤大小、生长方式、术前听力状态等因素有关。手术过程中采用耳蜗电图监测，对听力保留很有帮助，目前只在有条件的单位开展[18-20]。

内听道内肿瘤的处理：应先辨认内听道开口的后缘，用尖刀切开内听道后壁的骨膜，用剥离子推开骨膜显露内听道后壁。采用气动高速磨钻磨除内听道后壁。内听道后壁磨开的宽度和深度应以充分暴露内听道内肿瘤为前提。寻找最内端的肿瘤边缘，细心分离内听道内的肿瘤，将其从面听神经上分离出来，此时便可沿面神经与肿瘤包膜的膜性界面分离残留的肿瘤组织。在肿瘤体积较小且术前尚有听力的患者，术中应尽力保留内听动脉，在处理内听道内肿瘤时不要轻易使用双极电凝，因为内听动脉的保留与蜗神经的保留一样重要，是听力保留的先决条件[21-22]。

（2）经颅中窝入路：适用于内听道内肿瘤及较小肿瘤[8]。其优点为到达桥小脑角距离较颅后窝入路要近，能较清晰显露内听道全段的解剖结构并于硬膜外切除肿瘤；有利于听力的保留。其缺点是需一定程度牵拉颞叶，有可能损伤 Labbe 静脉和颞枕到小脑幕上的静脉，如在优势半球侧严重时可出现一时性偏瘫、失语。

（3）经迷路入路：适用于中小型肿瘤。优点为较易辨认面神经，有利于解剖和功能的保留；由于系硬脑膜外操作，因而不会损伤脑干和小脑，可明显降低死亡率。但对大型肿瘤，此入路有严重缺陷，由于肿瘤导致小脑和脑干的移位，显露肿瘤下极、后组脑

神经、小脑后下动脉以及肿瘤内侧缘和脑干的界面有一定困难，这些部位的止血也较困难。该入路也不能解除枕骨大孔处小脑扁桃体对延髓的压迫。此外，因半规管被磨除导致听力丧失，肿瘤切除后需取自体脂肪填充术区防止脑脊液漏，也是该入路存在的问题。

3．术后并发症及处理

（1）术区再出血：发生率为 0.1%～1%，多见于脑组织与肿瘤的接触面，包括脑干和桥臂。岩静脉阻断后小脑血液回流的脑肿胀可导致小脑半球出血，术中对小脑的不恰当的牵拉或脑压板的过度使用也可导致术后出血。桥小脑角区出血非常危险，可直接压迫脑干引起意识障碍和呼吸改变，也可压迫第四脑室引起梗阻性脑积水，使病情急转直下，需急诊手术清除。

（2）脑脊液漏：发生率约为 2%，可由硬脑膜和头皮缝合不严密所致，也可因术中打开乳突气房，脑脊液通过咽鼓管流至鼻腔而形成脑脊液鼻漏。可通过严密缝合硬脑膜以及采用肌肉或脂肪封闭磨开的乳突气房进行预防。凡是出现切口脑脊液漏的患者，首先须排除颅内高压的存在并解除引起颅内高压的原因。没有颅内高压的切口脑脊液漏患者可行腰大池引流和颅外加压包扎，大多数患者可自行停止，必要时需行修补手术。

（3）脑积水：主要由小脑水肿、血肿或脑室内出血所致，第四脑室受压可引起急性脑积水，如不及时行脑室外引流，可致急性脑疝，甚至呼吸骤停。1%～2% 的患者需在术后 1～2 周后行分流术。

（4）面神经的保留与恢复：无论肿瘤大小，均应努力争取保留面神经，即便在术中离断，多数亦可进行吻合。术中无面神经损伤，但有功能缺失的恢复时程差别较大，可根据下述情况进行判断：①术后面神经功能基本正常，虽有轻度的面肌无力，一般数天即可恢复；②术后面神经功能正常，但逐渐在24～72 h 内发展成明显面瘫，如为部分性面瘫，一般数周至数月内可恢复，如果为完全性面瘫，则需3～6个月的恢复时间；③术后面神经功能正常而在术后几天内突然完全面瘫，患者可确切地说出发生的时间，被认为由血管因素引起，恢复很慢，需6～12个月或更长；④患者麻醉清醒后即有部分面瘫，但并不加重，大多于数周至数月恢复；⑤清醒后面瘫由部分性逐步发展成完全性，大多在3～6个月恢复；⑦醒后即全瘫者很难预测恢复的比例。术中看上去面

神经完好的可能要 1 年，而术中神经明显变细者却可在数月内恢复。术中神经切断并做了无张力端端吻合者，面神经功能的恢复至少需等待 1 年。如果 1 年后仍无临床上和肌电图上神经恢复的征象，则有理由行神经移植。面神经移植前应采用面肌刺激以保持健康的面肌张力。神经移植可选用舌下神经或副神经的胸锁乳突肌支。

（5）后组脑神经麻痹：舌咽、迷走神经损伤所致的饮水呛咳和吞咽困难对患者的生活质量影响很大。饮水呛咳者须防止吸入性肺炎，进食时取半卧位或坐位，宜吃半流饮食以减少呛咳。严重吞咽困难影响进食者应早期鼻饲以保证营养，如长期不能好转，可行胃造瘘术。

（6）死亡：目前听神经瘤的手术死亡率不到 1%，出血和吸入性肺炎是与肿瘤相关的两个常见的死亡原因。出血有时发展很慢，逐步引起意识丧失。对脑干出血没有很好的治疗方法，主要在于预防。后组脑神经麻痹是引起吸入性肺炎的常见原因，可能需气管切开和抗菌治疗。

（王　翦　袁贤瑞）

参考文献

1. Carlson ML, Link MJ. Vestibular Schwannomas. N Engl J Med, 2021, 384: 1335-1348.

2. Carlson ML, Glasgow AE, Grossardt BR, et al. Does where you live influence how your vestibular schwannoma is managed? Examining geographical differences in vestibular schwannoma treatment across the United States. J Neurooncol, 2016;, 129: 269-279.

3. Cao Z, Zhao F, Mulugeta H. Noise exposure as a risk factor for acoustic neuroma: a systematic review and meta-analysis. Int J Audiol, 2019, 58: 525-532.

4. Reznitsky M, Petersen MMBS, West N, et al. Epidemiology of vestibular schwannomas— prospective 40-year data from an unselected national cohort. Clin Epidemiol, 2019, 11: 981-986.

5. Cusimano MD, Sekhar L. Partial hypoglossal to facial nerve anastomosis for reinnervation of the paralyzed face in patients with lower cranial nerve palsies:

Technical note. Neurosurgery, 1994, 35: 532-534.

6. Koos WT, Day JD, Matula C, et al. Neurotopographic considerations in the microsurgical treatment of small acoustic neurinomas. Neurosurg, 1998, 88: 506-512.

7. Sanna M, Zini C, Mazzoni A, et al. Hearing preservation in acoustic neuroma surgery. Middle fossa versus suboccipital approach. Am J Otol, 1987, 8 (6): 500-506.

8. Ojemann RG. Suboccipital transmeatal approach to vestibulear schwannoma// Schmidek HH. Operative Neurosurgical Techniques: indication, methods, and results. Philadelphia: Elsevier Scicence, 2000, 1009-1018.

9. Malis LI. Nuances in acoustic neuroma surgery. Neurosurgery, 2001, 49 (2): 337-340.

10. Nutik SL. Facial nerve outcome after acoustic neuroma surgery. Surg Neurol, 1994, 41: 28-33.

11. Prasad D, Steiner M, Steiner L. Vestibular schwannoma. Crit Rev Neurosurg, 2000, 9: 340-348.

12. Rhoton AL. The cerebellopontine angle and posterior fossa cranial nerves by the retrosigmoid approach. Neurosurgery, 2000, 47 (3): S93-S129.

13. Elliott FA, McKissock W. Acoustic neuroma: early diagnosis. Lancet, 1954, 267 (6850): 1189-1191.

14. Gardner G, Robertson JH. Hearing preservation in unilateral acoustic neuroma surgery. Ann Otol Rhinol Laryngol, 1988, 97 (1): 55-66.

15. Samii M, Matthies C. Management of 1000 vestibular schwannomas (acoustic neuromas): the facial nerve-preservation and restitution of funtion. Neurosurgery, 1997, 40: 684-695.

16. Samii M, Matthies C. Management of 1000 vestibular schwannomas (acoustic neuromas): surgical management and results with an emphasis on complications and how to avoid them. Neurosurgery, 1997, 40: 11-23.

17. Gormley WB, Sekhar LN, Wright DC, et al. Acoustic neuromas: results of current surgical management. Neurosurgery, 1997, 41: 50-58.

18. Sanna M, Taibah A, Russo A, et al. Perioperative complications in acoustic neuroma. (vestibular schwannoma) surgery. Otol Neurotol, 2004, 25: 379-386.

19. Yasargil MG. Microneurosurgery IVB: Microneurosurgery of CNS Tumour. New York: Georg Thieme Verlag Stuttgart, 1996: 100-118.

20. 陈忠平, Mohr G, 黄强. 听神经瘤术中耳蜗电图监护与听力保留. 临床脑电学杂志, 1998, 7 (3): 141-143.

21. Sampath P, Holliday MJ, Berm H, et al. Facial nerve injury in acoustic neuroma (vertibular schwannoma) surgery: etiology and prevention. J Neurosurg, 1997, 87: 60-66.

22. Sampath P, Rini D, Long DM. Microanatomical variations in the cerebellopontine angle associated with vestibular schwannomas (acoustic neuromas). Neurosurg Focus, 1998, 5 (3): 1.

第 36 章

恶性外周神经鞘瘤

一、概述

据 2021 年第 5 版 WHO 中枢神经系统肿瘤分类，恶性外周神经鞘瘤（malignant peripheral nerve sheath tumor，MPNST）是指起源于外周神经的、显示出神经鞘膜分化的恶性肿瘤，但不包括起源于神经外膜或外周神经脉管系统的肿瘤[1-2]。现在多认为 MPNST 来源于施万细胞或其前体细胞。MPNST 是一类十分罕见的间充质来源的软组织肉瘤，其发病率约为 1/100 000，占所有软组织肉瘤的 3% ～ 10%[3]。MPNST 可发生于外周神经分布的任何部位，但好发于大中型神经，四肢肿瘤占 33% ～ 46%，躯干肿瘤占 34% ～ 41%，而头颈部肿瘤占 17% ～ 25%[4]。

根据 MPNST 发病情况，可将其分为两类：神经纤维瘤病 Ⅰ 型（NF1）相关型和散发型。据统计，超过 50% 的 MPNST 出现在 NF1 患者中。一般人群中 MPNST 的终生风险约为 0.001%，而在 NF1 患者中约为 8% ～ 13%[5]。在发病年龄上，MPNST 在 NF1 相关型患者中较早，以 20 多岁至 30 多岁为高峰，而散发型 MPNST 患者多见于 40 多岁至 50 多岁。而且，NF1 患者比散发型患者的预后更差。与散发型相比，NF1 相关型表现出更高的级别和更大的体积，这表明 NF1 的早期双等位基因丢失在驱动核异型性以及肿瘤细胞的存活或增殖方面发挥作用。而根据其镜下表现，MPNST 还可分为以下几个亚型：①上皮细胞型；②歧化间质或上皮分化型；③黑色素沉着型；④黑色素沉着样沙粒体型[3]。

二、病理学

MPNST 是一种具有多种组织病理学表现的肿瘤。在组织学上，MPNST 是多形性的，可以显示上皮、腺体或软骨成分。从病理学角度来看，MPNST 由于其形态复杂性而使其诊断具有挑战性，须在经验丰富的病理学医生复查后才能确诊。因此，建议在明确的肿瘤手术前进行活检。

（一）大体观察

MPNST 的大体解剖表现多为球形或梭形具有假包膜的肿瘤，其质地较为坚硬和致密，通常附着于中等至较大的神经，至明确诊断时，肿瘤直径常可达数厘米。MPNST 生长于神经束内，但常常穿过神经上皮侵入毗邻的软组织，因此，对这样的病灶很难做到全切肿瘤而不损伤神经[3]。病灶多呈白色、实性和肉质，有时有黏液样改变，常有坏死和出血。

（二）光镜观察

在显微镜下，MPNST 通常是高度浸润性病变，表现出各种细胞形态（包括纺锤体样、上皮样、多形性或小圆形细胞）和结构模式。梭形细胞 MPNST 常显示长束状或纤维肉瘤样人字形图案。细胞具有细长的、锥形的、弯曲的或波浪形的细胞核和少量两性亲和的细胞质（图 36-1）。细胞核可呈深染或囊泡状，后者具有粗染色质。细胞通常具有钝端和尖端，为典型的神经鞘分化细胞。常见的形态学模式包括细胞和黏液样区域交替出现的"大理石纹"效应、血管壁内皮下肿瘤浸润、边界不清的核栅栏和神经样螺纹。周围细胞核呈玫瑰花状外观的透明条索是一种不太常见但公认的形态学模式。肿瘤在形态上经常是异质的，在同一病变内具有多种模式，包括多形性或小圆形细胞区域。一些肿瘤由明显的间变性梭形、卵形和多边形细胞组成，这是未分化多形性肉瘤的典型特征。有丝分裂、出血和坏死很常见，坏死可广泛，在血管周围聚集成肿瘤岛。MPNST 的小细胞变体很少见，包括具有原始神经上皮分化的小圆形细胞巢，偶尔带有玫瑰花结[6]。

（三）免疫组织化学

免疫组织化学上，并没有 MPNST 的高度特异的诊断标志物。由于肿瘤中的施万细胞分化程度高度可变且通常不完整，S-100 蛋白的表达通常是局灶性的，因此诊断效用有限。有组织学研究表明，S-100β、GFAP、Ⅳ型胶原、CD57、PGP9.5、髓鞘碱性蛋白以及角蛋白 8 和角蛋白 18 的频繁表达，表明其起源于神经 / 施万细胞，因此，可以和非神经细胞来源的肉瘤鉴别。此外，MPNST 与纤维肉瘤、横纹肌肉瘤和软骨透明细胞肉瘤之间的分子特征存在显著不同，有多种 MPNST 特异性分子标记，包括 SOX10、肾上腺髓质素等[4]。鉴别困难时，电子显微镜下识别超微结构有助于诊断。

三、临床表现

MPNST 好发于 30 ～ 60 岁成年人，但是 NF1 患者的 MPNST 常较一般患者年轻 10 岁。MPNST 可发生于任何神经，甚至是脑神经（如三叉神经），一般粗大的神经较细小的神经更易受累，因此，臀、大腿、臂丛以及椎旁区是 MPNST 的好发部位，而坐骨神经是最常受累的神经。

MPNST 主要表现为进行性生长的肿块，与其他软组织的肉瘤相似。另外，还常表现为受累神经支配区域的疼痛（尤其是静息痛）和神经功能缺失，其严重程度主要取决于病灶的部位、大小和侵袭性。肿瘤在与受累神经纵轴垂直的方向上有一定移动度，但不能沿受累神经纵轴移动。当扪及肿瘤时，会出现受累神经支配区的感觉刺激症状（感觉异常或触物感痛）。大的和侵袭性强的病灶多和周围软组织黏着在一起，因此较为固定。移动度差、生长迅速和进展性的神经功能缺失（尤其是运动功能缺失）强烈提示肿瘤为恶性。当肿瘤累及椎管时，最初表现为根性症状，随着肿瘤长大压迫脊髓，可逐渐出现脊髓受损症状。

仔细了解完整的病史（包括家族史），结合局部和全身体检，包括发现神经纤维瘤病的临床特征

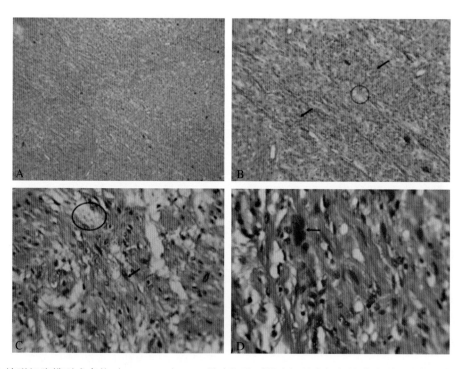

图 36-1 A. 肿瘤由梭形细胞排列成束状（HE，×40）；B. 肿瘤细胞（箭头）具有细长的波浪形细胞核和嗜酸性细胞质，并随意排列在纤维黏液样基质（圆形）中（HE，×100）；C. 横纹肌样分化样细胞（箭头），也可见局灶性泡沫巨噬细胞（圆形）（HE，×400）；D. 细胞核丰满细长，胞质呈中度嗜酸性（箭头）（HE，×400）[12]

对于临床诊断至关重要。有近一半的 MPNST 病例伴有 NF1。近 1/3 的 MPNST 为新生性的，而其余多为 NF1 或非 NF1 患者原先存在的丛状神经纤维瘤恶变所致。只有少数 MPNST 起自传统的施万细胞瘤、成神经节细胞瘤或神经节瘤，以及嗜铬细胞瘤。尽管 MPNST 多见于 NF1 患者，但 NF2 同样有可能导致 MPNST。但那些以多发的皮肤神经纤维瘤为主要表现的 NF1 患者，以及伴有良性施万细胞瘤而无症状的 NF2 患者，恶变为 MPNST 的可能性较小。对于那些患有位置比较深在、体积较大的丛状神经纤维瘤的 NF1 患者，需要进行临床和影像学随访，尤其是在出现临床症状或肿瘤生长加速时，因其有 3%～5% 的可能性恶变为 MPNST。但非 NF1 的丛状神经纤维瘤恶变的概率较低，一般认为不超过 1%。起自 NF1 患者的 MPNST 和发生于非 NF1 患者的病灶是否存在区别尚不清楚，但因为它们在病理学上并无差异，而且其分子学发病机制相似，一般认为二者之间并无差别。

归纳起来，询问病史时应注意了解以下几点：①肿块的发生、持续时间、生长方式等；②是否有疼痛（尤其是静息痛）、感觉麻木、肌力减退等症状；③有无提示癌性病变的全身症状；④有无神经纤维瘤病或其他癌前病变的家族史。体检时须注意以下几点：①肿块的质地、有无搏动、活动度等，当肿块在与神经纵轴垂直的方向上活动度好，而不能在与神经纵轴平行的方向上移动时强烈提示肿瘤来源于外周神经；②有无 Tinel 征，即叩诊肿块时在受累神经支配区域产生蚁走感；③有无固定的感觉和运动缺失症状；④检查肿块周围的局部结构有无改变；⑤仔细的全身检查，尤其注意神经纤维瘤病的一些特异性体征，如咖啡牛奶斑、Lisch 结节等。

NF1 患者，如果其神经纤维瘤出现临床症状或快速增长，则应考虑出现恶变的可能性，丛状神经纤维瘤如果在放疗后迅速增大，则强烈提示出现恶变，因为大约 10% 的接受放疗的神经纤维瘤病患者会在照射部位发生 MPNST[3]。

四、辅助检查

（一）MRI

MRI 是 MPNST 的首选影像学诊断方法，在 T_1 加权像上，肿瘤表现为信号与肌肉相似、边缘清或不清的占位病灶，在 T_2 加权像上多表现为不均匀的明显高信号病灶，增强的 T_1 加权像上则表现为病灶不均匀的信号增强，这些不均匀的增强通常提示瘤内坏死或出血[3]。有研究分析，MPNST 的 MRI 表现可能具备以下特征：①肿块体积增加较快；②肿瘤周围增强；③病灶周围水肿；④瘤内囊性变。这些特征有助于区分 MPNST 和良性神经纤维瘤，其中符合 2 条以上，提示 MPNST 的可能性大，结合临床症状，需要积极考虑活检。但要注意，一些良性的（尤其是大的）施万细胞瘤、神经纤维瘤和不典型（但并非恶性）的施万细胞瘤也可见瘤内出血坏死的表现[7]。另外，外周神经良性肿瘤（主要是施万细胞瘤和神经纤维瘤）经常在 T_2 加权像上表现有病灶边缘的高信号和中央部位的低信号，此现象称为"靶征"，通常 MPNST 没有这种靶征，可以帮助区别 MPNST 与外周神经良性肿瘤[3]。

（二）CT

CT 是软组织肿瘤常用的检查方法，但无法区分外周神经肿瘤和其他软组织来源的肿瘤，也不能区分其亚型及性质。不过 CT 和 X 线平片能通过重建肿瘤周围骨性结构的影像，显示扩大的神经孔，因而也有助于 MPNST 的诊断。且 MPNST 主要向肺部转移，一旦怀疑病灶发生转移，应该常规行胸片和胸部 CT 检查，以判断是否有肺转移。

（三）PET

FDG-PET 扫描越来越多地用于检测 NF1 患者的恶性肿瘤，最大标准摄取值（maximum standard uptake value，SUVmax）是最常用的特征，但理想阈值因研究而异。≥ 3.5 的阈值最常被提议为理想阈值。SUVmax < 3.5，且在 MRI 上边界清楚、无病灶周围水肿，则考虑良性肿瘤[8-9]。

（四）活检

活检对于明确 MPNST 的诊断，从而制订正确的治疗策略至关重要。当怀疑患者为 MPNST 时，应采用开放式的多点活检而不是简单的盲穿活检，后者常常不能提供足够和具有代表性的标本，结果导致对病情的误判，同时还可能因损伤神经导致病理性疼痛。MPNST 有时很难与其他组织来源的肉瘤区分，一般认为符合以下任何一项者可考虑为 MPNST：①大体和显微镜下均提示与外周神经相关；②原有丛状神经纤维瘤恶变而成的肿瘤；③肿瘤的免疫组化和超微结构特点提示肿瘤的外周神经起源。但是由于只有少部分 MPNST 病例由原有的丛状神经纤维瘤恶变形成，而且很多 MPNST 患者又缺乏外周神经的抗原标志物，因此 MPNST 有时与其他软组织来源的肉瘤难以鉴别[3]。

五、治疗

MPNST 容易发生转移，临床较难治愈。由于其发病率很低，发生部位较分散，涉及的学科多，神经外科、整形外科和骨科等专科医生均有机会接触此类患者并根据各自的经验进行治疗，很多时候对 MPNST 的治疗借鉴其他软组织肉瘤，但 MPNST 和其他一般软组织肉瘤在临床特点和分子学基础方面均有较大差异，可以推测 MPNST 对治疗的反应可能与其他软组织肉瘤不同。此外，由于 NF1 合并 MPNST 的患者存在某些基因缺陷，很容易在放、化疗后诱发新的肿瘤，这已经在一些动物实验中得到证实，可见一般软组织肿瘤治疗过程中经常采用的放、化疗方案对 MPNST 患者未必是有利的[3]。目前对 MPNST 治疗尚未形成令人信服的专科治疗策略，治疗结果并不理想，因此，临床遇到这样的病例时，需多学科会诊，根据患者具体情况制订相应的治疗计划。

当患者被怀疑有 MPNST 时，应对其进行常规的 CT 和 MRI 检查，最好能进行活检以明确病理性质，并且对转移的可能性进行评估：①对于未发生转移的患者，根本的处理方法是病灶局部的广泛切除（达到术野边缘无肿瘤），必要时可辅以放疗，术后要对患者进行密切的临床和影像学随访，排除局部复发和远处播散，同时还要通过胸部 CT 和 MRI 检查进一步排除肺部转移的可能。②对已经发生转移的患者，远期疗效不佳，一般主张采用姑息性的病灶局部放疗结合化疗的治疗方法。

（一）手术治疗

大多数患者在诊断时并没有转移，在这种情况下广泛切除肿瘤直至获得没有肿瘤的术野边缘是手术的首要目标。由于肉瘤细胞经常广泛浸润至筋膜平面，单纯切除肿瘤后仍有较高的复发率，并且最终发生转移。因此有作者主张，当患者未发生转移时，应采用更为彻底的手术方式，如截肢或关节离断术，以达到根治肿瘤的目的。但更多的作者认为，手术切除肿瘤及肿瘤周围的筋膜和肌肉组织即可，随后辅以放疗或化疗，足以达到相同目的而不必牺牲肢体。对 MPNST 的手术治疗应注意以下原则：

1. 术前消毒范围要广，这样不但能提供开阔的术野，也有助于术中观察远端肌肉的功能，从而判断受累神经的保护效果。

2. 手术暴露要充分，应能涵盖肿瘤的近、远两端，切口可采用曲线型，兼顾伸侧和屈侧的皮肤皱褶。

3. 术中应进行包括神经动作诱发电位在内的电生理监测，以帮助术者经过肿瘤包膜分离切除肿瘤而不累及肌束。

4. 手术须在显微镜下施行，利用显微神经外科手术器械进行精细操作，最好能使用超声吸引设备，既能快速切除肿瘤组织，又能将经过肿瘤组织的神经和肌束与肿瘤组织分开。

5. 术中应常规进行快速切片检查，以便根据最新的诊断调整手术方案。

手术时应先将受累神经的近、远端与毗邻的血管和软组织结构进行分离，运用显微神经外科技术将肿瘤包膜与附近经过的肌束和筋膜分离。有时 MPNST 是和受累神经整个包绕在一起的，并有一些坏死区域，因此解剖较为困难。术中肿瘤的大体和显微镜下病理特征决定了手术切除的范围。通常为了保证手术的彻底性，大范围切除肿瘤后是不重建受累神经的，但如果肿瘤比较小，与周围组织分界清晰，视野边缘无肿瘤细胞，则应考虑采用神经补片重建受累神经。

（二）放疗与化疗

关于放疗和化疗对于 MPNST 的效果目前仍有较大争议。化疗在 MPNST 中的作用是有限的，尤其是在 NF1 相关的 MPNST 中，并且尚未完全确定。MPNST 是一种相对耐药的肿瘤，有证据表明，在部分切除或不可切除的 MPNST 中，化疗使不到 33% 的病例消退，大多数使用的化疗方案包括长春新碱、环磷酰胺、放线菌素 D、多柔比星和异环磷酰胺的组合[4]。

放疗对于 MPNST 的作用尚不清楚，虽然通常推荐用于高级别病变或大于 5 cm 的肿瘤，但这些建议是基于所有高级别软组织肉瘤的数据，其中放疗改善了局部控制，但没有改善总体生存率。新辅助放疗可能有助于缩小肿瘤以进行手术。必须指出的是，放疗并非没有负面影响，约有 10% 的 MPNST 有放射史，且一些研究已经报道了放射野中继发性恶性肿瘤（包括 MPNST）的发生，提示放疗可能诱发了部分MPNST，尤其是那些接受放疗的 NF1 患者[10]。这些研究强烈表明，在 MPNST 治疗中要谨慎地使用放疗，也强调了密切随访 MPNST 患者的必要性。

六、预后

已知 MPNST 具有高转移潜力和不良预后。由于发病率低，目前尚无有关 MPNST 治疗结果的大宗研究报道，其预后主要与肿瘤的体积、病理级别、组织学亚型以及手术彻底性有关。总体生存期较差的主要危险因素包括存在神经纤维瘤病、未能达到完全手术切除、诊断时已有转移和较大的原发肿瘤体积。报告的长期结果在多个系列中差异很大，5 年生存率为15% ～ 50%。全身播散仍然是 MPNST 患者治疗效果不佳和死亡的主要原因[11]。

对一些已经发生全身转移的病例，一般主张采用局部姑息性放疗结合化疗、有时结合手术的方法进行治疗，但疗效都不是很确切。对于单纯肺转移病例，手术切除肺部转移灶能改善预后并能改善生存质量。

七、进展

近年来新出现的研究进展有分子靶向治疗、液体活检、分子病理学机制研究、分子遗传学等。这些研究对 MPNST 的发生发展进行了更加深入详细的研究，并启发了新的诊断方法和治疗方式。这些研究成果均有望在将来能结合 MPNST 现有的手术及辅助治疗手段，最终降低致残率，改善生存率。

（王　旭　刘耀华）

参考文献

1. Louis DN, Perry A, Wesseling P, et al. The 2021 WHO Classification of Tumors of the Central Nervous System: a summary. Neuro Oncol, 2021, 23 (8): 1231-1251.

2. WHO Classification of Tumours Editorial Board. World Health Organization Classification of Tumours of the Central Nervous System. 5th ed. Lyon: International Agency for Research on Cancer, 2021.

3. 陈忠平. 神经系统肿瘤. 北京：北京大学医学出版社，2009.

4. Durbin AD, Ki DH, He S, et al. Malignant Peripheral Nerve Sheath Tumors. Adv Exp Med Biol, 2016, 916 (4): 495.

5. Farid M, Demicco EG, Garcia R, et al. Malignant Peripheral Nerve Sheath Tumors. Oncologist, 2014, 19 (2): 193-201.

6. Thway K, Fisher C. Malignant peripheral nerve sheath tumor: pathology and genetics. Ann Diagn Pathol, 2014, 18 (2): 109-116.

7. Wasa J, Nishida Y, Tsukushi S, et al. MRI features in the differentiation of malignant peripheral nerve sheath tumors and neurofibromas. AJR Am J Roentgenol, 2010, 194 (6): 1568-1574.

8. Martin E, Geitenbeek RTJ, Coert JH, et al. A Bayesian approach for diagnostic accuracy of malignant peripheral nerve sheath tumors: a systematic review and meta-analysis. Neuro Oncol, 2020 23 (4): 557-571.

9. Prudner BC, Ball T, Rathore R, et al. Diagnosis and management of malignant peripheral nerve sheath tumors: Current practice and future perspectives. Neurooncol Adv, 2019, 2 (Suppl 1): i40-i49.

10. Yamanaka R, Hayano A. Radiation-Induced Malignant Peripheral Nerve Sheath Tumors: A Systematic Review. World Neurosurg, 2017, 105: 961-970.

11. Gupta G, Maniker A. Malignant peripheral nerve sheath tumors. Neurosurg Focus, 2007, 22 (6): E12.

12. ACS, Sridharan S, Mahendra B, et al. Malignant peripheral nerve sheath tumour-A case report. Int J Surg Case Rep, 2019, 64: 161-164.

第 37 章

神经纤维瘤病

第一节　概　述

对神经纤维瘤病（neurofibromatosis）的认识源于 18 世纪中后期至 19 世纪初的临床个案报道。1761 年，Mark Akenside 医生接诊了一名 60 多岁的男士。患者在有生的大部分时间忍受着头部、躯干和上下肢不断发生的肿瘤，这些病症来自父亲的遗传。1822 年，苏格兰外科医生 James Wishart 报告了一位年轻面包师的病症和病理解剖发现。这位患者临床表现为进展性的双耳聋，颅脑肿瘤切除术后死于脓血症，病理解剖发现，除了双侧第八对脑神经的肿瘤以外，硬膜及脑还有多发肿瘤。von Recklinghausen 医生在 1822 年首先系统报道了一组同时具有皮肤、外周和中枢神经系统肿瘤的患者。

神经纤维瘤病分为 Ⅰ 型（neurofibromatosis type 1，NF1）、Ⅱ 型（neurofibromatosis type 2，NF2）和多发神经鞘瘤病（schwannomatosis）[1-3]。神经纤维瘤病各型之间存在一些相似的发病特点，临床上常常混淆。直到 1981 年，神经纤维瘤病 Ⅰ 型和 Ⅱ 型各自的临床特点才得以准确归纳。1997 年，多发神经鞘瘤病才被认为是与 NF2 不同类型的疾病，并出现了其首个诊断标准。20 世纪中后叶，分子生物学和分子遗传学理论和生物学技术的进步，为揭示神经纤维瘤病的分子病因奠定了基础。20 世纪 90 年代，神经纤维瘤病 Ⅰ 型和 Ⅱ 型各自的责任基因及染色体定位均已确定，基因转录方式、蛋白结构与功能也进行了相应研究（表 37-1-1）。对多发神经鞘瘤病的致病基因研究较晚，在部分家系遗传患者中检测到了 SMARCB1 和 LZTR1 基因突变，仍可能存在其他的基因突变导致了该疾病的发生[4]。

神经纤维瘤 Ⅰ 型和 Ⅱ 型病均为常染色体显性遗传病，在遗传方式上具有如下特点：① 50% 的患者来自亲代的遗传；新发突变致病率为 50%。②如果患者的双亲之一患病或经证实携带致病的种系突变基因，则先证者（指在对某个遗传性状进行家系调查时，其家系中第一个被确诊的那个人）的同胞兄弟姐妹被遗传突变基因的可能性是 50%；如果双亲都无相关的临床病征，先证者的同胞兄弟姐妹也并非绝对不发病，只是可能性较小。因为，如果双亲之一的种系突变为生殖细胞嵌合型，尽管亲代不发病，但有可能把突变基因遗传给后代。③先证者的每一个后代被遗传种系突变基因的危险性是 50%，患病概率亦为 50%。新发突变致病的部分先证者为体细胞嵌合型。如神经纤维瘤病 Ⅱ 型新发突变患者中，25% ~ 30% 为体细胞嵌合型。体细胞嵌合型的后代患病不足 5%，但患病后代的临床表现常比亲代严重。④家族其他成员的患病风险取决于他们与先证者的生物学关系。就一般规律，假设神经纤维瘤病的致病基因突变发生遗传，则一级亲属患病风险为 50%，二级亲属为 25%，三级亲属为 12.5%。值得注意的是，如果神经纤维瘤病患者的发病不符合常染色体显性遗传病的规律，应该考虑下列因素：①一级亲属所患肿瘤为非症状性或病征可能被忽视。②先证者可能是新发突变致病。③双亲可能是生殖细胞嵌合型。④其他非医学原因，如双亲为继父母或未解密的领养关系。与 NF1 和 NF2 不同，多发神经鞘瘤病以散发病例为主，只有 15% ~ 25% 的患者是通过遗传所得。家系患者同样为常染色体显性遗传，遗传概率为 50%，散发患者遗传概率不明[5]。

神经纤维瘤病发病隐匿，症状出现的时间及类型

表 37-1-1　各型神经纤维瘤病的对比

	神经纤维瘤病 I 型	神经纤维瘤病 II 型	多发神经鞘瘤病
新生儿患病率	1/3000	1/33000	1/60000
遗传方式	常染色体显性遗传	常染色体显性遗传	常染色体显性遗传
责任基因	*NF1*	*NF2*	*SMARCB1/INI1*、*LZTR1* 等
染色体定位	17q11.2	22q12	22q12
编码蛋白	神经纤维瘤蛋白	施万膜蛋白	SMARCB1/BTB 蛋白
神经系统表现	胶质细胞瘤（视路、脑干毛细胞型星形细胞瘤）、神经纤维瘤、丛状神经纤维瘤、恶性外周神经鞘瘤	双侧前庭神经鞘瘤、外周神经鞘瘤、脑膜瘤、室管膜瘤	多发神经鞘瘤（无前庭神经鞘瘤）、疼痛
神经系统以外表现	咖啡牛奶斑、雀斑、Lisch 结节、蝶骨翼发育不良、脊柱侧弯、血管纤维肌肉发育不良、嗜铬细胞瘤等	晶状体后囊浑浊、视网膜错构瘤	囊肿（肾囊肿、肝囊肿、胰腺囊肿、卵巢囊肿、上颌窦囊肿）

具有不可预见性，其中神经系统的病症往往是患者致残、致死的重要原因。正确诊断神经纤维瘤病，不仅要认识神经纤维瘤病的神经系统表现，还要了解其神经系统以外表现及病症的演变规律；不仅需要系统的临床知识，还需要有基因遗传学方面的基础。在神经纤维瘤病诊治过程中，神经外科医生需要详细地询问病史及家族史，有针对性地进行体格检查并恰当地选择辅助检查手段，组织相关科室的会诊；对符合诊断标准的患者，需要制订治疗方案与随访计划，并在遗传咨询、分子遗传学检测、一级及二级亲属的筛查等方面给予患者及家族以合理的建议。

目前对神经纤维瘤病的治疗总体上还是以传统治疗为主。治疗目的是减少致残，延长生命，维持一个可接受的生存质量。传统治疗既不能阻止患者出现新生肿瘤，更不能阻止患者和家族的发病。从根本上预防和治疗神经纤维瘤病可能还要依赖于分子生物学与分子遗传学的进步和生物治疗的发展。由于神经纤维瘤病均为单基因突变致病，通过基因工程对发生种系突变的生殖细胞或植入前胚胎细胞进行基因修饰，恢复野生型基因的正常序列有可能彻底阻断疾病在家族中的传递。

（李　朋　刘丕楠）

参考文献

1. Yohay K. Neurofibromatosis types 1 and 2. Neurologist. 2006，12（2）：86-93.
2. Farschtschi S，Mautner VF，McLean ACL，et al. The Neurofibromatoses. Dtsch Arztebl Int，2020，117（20）：354-360.
3. Ferner RE. Neurofibromatosis 1 and neurofibromatosis 2：a twenty first century perspective. Lancet Neurol，2007，6（4）：340-351.
4. Hulsebos TJ，Plomp AS，Wolterman RA，et al. Germline mutation of INI1/SMARCB1 in familial schwannomatosis. Am J Hum Genet，2007，80（4）：805-810.
5. MacCollin M，Willett C，Heinrich B，et al. Familial schwannomatosis：exclusion of the NF2 locus as the germline event. Neurology，2003，60（12）：1968-1974.

第二节　神经纤维瘤病 I 型

一、概述

神经纤维瘤病 I 型又称 von Recklinghausen 神经纤维瘤病、von Recklinghausen 病、外周神经纤维瘤病，是由 *NF1* 基因种系突变引起的常染色体显性遗传病，临床特征为多发神经纤维瘤、恶性外周神经鞘瘤、视神经胶质瘤和其他星形细胞瘤、皮肤多发咖啡牛奶斑和腋窝及腹股沟雀斑、虹膜错构瘤（Lisch 结节）以及各种骨病。新生儿患病率约为1/3000。在阿拉伯和以色列种族，发病率的报道略高。约50%的病例为新发突变所引起。

二、分子遗传学

神经纤维瘤病Ⅰ型的致病基因 NF1 定位于染色体 17q11.2，基因全长 350kb，有 60 个外显子，2 个内含子。内含子之一 27b 包括三个嵌入基因的编码序列：EVI2A、EVI2B 和 OMGP，以反向方式转录。NF1 基因会产生几种不同拼接形式的转录，转录长度为 11 ～ 13 kb，最长转录的开放读框包括 8601 bp。有些不同的转录异构体具有组织或细胞特异性，表达于不同的神经元和胶质细胞[1-3]。

基因产物神经纤维瘤蛋白（neurofibromin）为胞质蛋白，相对分子量为 327×10^3，存在两种主要的异构体：即含 2818 个氨基酸（1 型）和 2839 个氨基酸（2 型）的蛋白质。神经纤维瘤蛋白与 Ras 鸟苷三磷酸酶（guanosine triphosphatase，GTPase）激活蛋白（guanosine triphosphatase-activating protein，GAP）具有同源性，有些大片段还同 Ras 蛋白的抑制物 IRA1 和 IRA2 具有中度的同源性。这些同源蛋白域可出现不同的拼接和突变，提示它们具有重要功能，但确切作用尚不清楚。尽管神经纤维瘤蛋白在多数哺乳动物组织中普遍表达，但以中枢和外周神经系统以及肾上腺的表达水平最高。

大约有 500 个不同的突变发生于 NF1 基因，包括终止突变、氨基酸替代或删除（可能涉及十多个氨基酸的编码序列、多个外显子甚至整个基因）或插入、影响到拼接的内含子变化、3' 基因非翻译区的改变、染色体的重排等[4]。多数突变是家族患者所特有，迄今尚未发现突变热点区域，而高频率突变仅在 14 个不相关的患者中出现。在 300 种 NF1 基因突变中，仅 21 个（7%）相同的突变出现频率大于 1 次。推测，80% 以上的突变基因编码截断型蛋白或不能翻译成蛋白，但尚未证实神经纤维瘤病Ⅰ型的肿瘤细胞中存在截断型神经纤维瘤蛋白，这可能与异常蛋白被迅速降解和（或）突变的等位基因所转录出的 mRNA 量太少有关。

至今未发现令人信服的 NF1 基因型和临床表型之间的相关性。对于散发性神经纤维瘤和神经纤维瘤病Ⅰ型相关肿瘤的研究显示，NF1 基因表达可以

激活 Ras 鸟苷三磷酸酶激活蛋白，控制细胞增殖，具有肿瘤抑制基因的作用。在神经纤维肉瘤、嗜铬细胞瘤、青少年单核细胞白血病和神经纤维瘤中，均证实 NF1 基因的杂合性丢失或另一个等位基因亦可合并发生突变。神经纤维瘤中仅施万细胞出现 NF1 基因的杂合性丢失，支持施万细胞是神经纤维瘤的祖细胞这一假说。

实验研究为神经纤维瘤蛋白的细胞功能提供了依据。有些恶性外周神经鞘瘤的体外细胞系，在神经纤维瘤蛋白缺乏的情况下，Ras 鸟苷三磷酸水平可明显升高，但其致瘤性可能不仅依赖于神经纤维瘤蛋白的功能缺失，而且依赖 TP53 基因的失活。神经纤维瘤蛋白缺陷鼠在胚胎 13.5 天时因心脏发育不良而死亡，这种表型同 Ras 活性的异常调节有关。NF1 等位基因敲除的杂合性鼠可发生类似于人类神经纤维瘤病Ⅰ型的疾患，同时还表现出学习和记忆缺陷。神经纤维瘤蛋白缺失的感觉神经元，在神经营养因子缺乏的情况下，通过激活 Ras 依赖性通路仍可存活。另外，肝细胞缺乏神经纤维瘤蛋白，可以结构性激活 Ras 信号通路，使细胞对多种造血细胞因子呈高度敏感。神经纤维瘤蛋白虽然缺乏或过表达，但细胞内 Ras 鸟苷三磷酸水平不受影响的例证也有，提示神经纤维瘤蛋白可能也存在独立于 Ras 鸟苷三磷酸活性的其他功能，这种功能可能不依赖于同 Ras 蛋白间的相互作用。

三、临床表现

1. 神经系统表现

（1）神经纤维瘤：皮肤神经纤维瘤（图 37-2-1A）和丛状神经纤维瘤（图 37-2-1B）、是神经纤维瘤病Ⅰ型的特征性病变。皮肤神经纤维瘤为边界清楚、无包囊的良性肿瘤，由施万细胞和纤维母细胞样细胞组成，并混杂有内皮细胞、淋巴细胞和大量的肥大细胞。深部结节状的神经纤维瘤不常见，如出现则质地一般更坚实，可以引起神经症状。皮肤神经纤维瘤多于青春期出现，7 岁以前发生者少见，肿瘤数目和体积可随着患者的年龄增长或妇女怀孕明显增加，肿瘤数目可从数个至数百个不等[5]。

60% 的患者可发生丛状神经纤维瘤，丛状神经纤维瘤造成主要神经干及其分支的弥漫性肿大，表现为皮下孤立的、边界不清的肿物，有时形成绳索样占

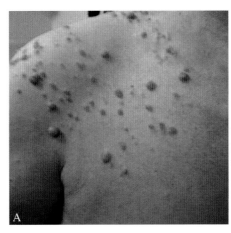
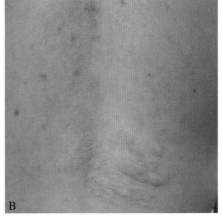

图 37-2-1 A．皮肤多发神经纤维瘤；B．丛状神经纤维瘤

位。头颈部丛状神经纤维瘤多于 1 岁前发生，其他部位丛状神经纤维瘤多于青春期前发生，生长速度多缓慢，患者儿童期可生长较快；起源于脊神经根的深部丛状神经纤维瘤多见于成年患者，并可长期不产生症状。丛状神经纤维瘤影响到大面积的皮肤时，会引起严重的容貌问题。如果发生在头部或颈部，可能会损害重要功能甚至危及生命。5% 的丛状神经纤维瘤会发生恶变，而其他类型神经纤维瘤很少恶变。

（2）恶性外周神经鞘瘤：大约 10% 的神经纤维瘤病 I 型患者发生恶性外周神经鞘瘤，放疗可增加其发生率。恶性外周神经鞘瘤较少发生于儿童或青春期前患者，年轻患者发生者恶性度多较低，恶性度较高的恶性外周神经鞘瘤多见于 20 ～ 30 岁患者，恶性外周神经鞘瘤患者 5 年生存率为 20% ～ 50%。特征性组织学表现为肿瘤中包括横纹肌母细胞和其他异质性

成分。如果发生腺状亚型的恶性外周神经鞘瘤，也提示神经纤维瘤病 I 型。

（3）胶质细胞瘤：部分患者可发生中枢神经系统胶质瘤，以视神经和脑干胶质瘤最为常见，病理类型常为毛细胞型星形细胞瘤（图 37-2-2）。视神经胶质瘤的发病率约为 15%，多发生于 6 岁前，具有相对特异性，可帮助神经纤维瘤病 I 型患者诊断。与散发胶质瘤相比，神经纤维瘤病 I 型发生的胶质瘤进展多较缓慢，多数脑干胶质瘤患者可不需治疗，仅有 5% ～ 7% 的视神经胶质瘤可造成视力损害，部分视神经胶质瘤可自行退化 [6]。

（4）神经纤维瘤病 I 型也常伴发大头畸形、脑发育不良（图 37-2-3）、智力障碍、中脑导水管梗阻和其他神经病。约 60% 的患者可出现不同程度的认知功能损害，包括视 - 空间能力、运动技巧、阅读书

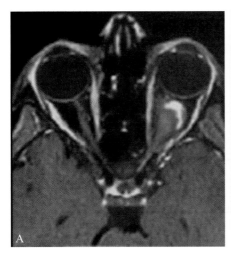
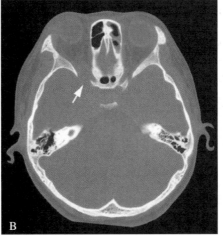

图 37-2-2 A．左侧视神经毛细胞型星形细胞瘤；B．右侧视神经增粗、视神经管扩大

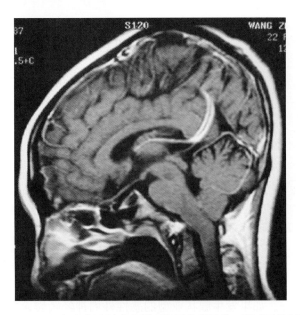

图 37-2-3 中央沟区顶叶内侧面脑回发育异常，形成巨脑回

写能力、非语言长期记忆能力、注意力、执行功能等的受损。多数患者认知功能损害较轻微，严重损害者少见[7]。

2. 神经系统外表现

（1）皮肤斑块：近乎所有的患者均可表现出多发皮肤咖啡牛奶斑（Caféau lait spot，图 37-2-4），为咖啡牛奶色的皮肤色素沉着斑块，一般 6 块以上。多于患者出生时或 2 岁以内出现，患者儿童期可随着年龄的增长而数目增多。患者年龄较大时，斑块颜色可变浅或被多发神经纤维瘤所覆盖或遮挡。85% 的患者可发生皮肤皱褶处雀斑，以腋窝或腹股沟处最为常

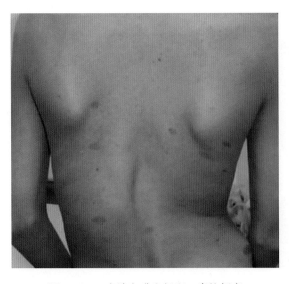

图 37-2-4 皮肤咖啡牛奶斑，脊柱侧弯

见。组织病理学上，受累皮肤中的黑色素细胞和角质化细胞比例高，尤其咖啡牛奶斑部位明显。

（2）眼部表现：95% 的患者可发生虹膜错构瘤（也称为 Lisch 结节），但多不影响患者视力，需经眼科裂隙灯检查发现。患者出生时多不发生，随着年龄的增长渐出现、增加。因其发生率高，具有一定的特异性，可帮助神经纤维瘤病Ⅰ型的诊断。另有部分患者可发生睫状体囊肿、视网膜色素异常、先天性青光眼、先天性上眼睑下垂等。

（3）骨骼异常：骨骼异常是神经纤维瘤病Ⅰ型较常见的并发症，以蝶骨翼和长骨的异常最为常见（图 37-2-5），包括骨结构不良、骨质疏松、骨肥大或丛状神经纤维瘤对骨质的破坏等。长骨病变以胫骨最为常见，部分患儿可发生骨变形、病理性骨折、假关节形成等。10% 的患者可发生脊柱侧弯，以颈椎下段、胸椎上段最为常见（图 37-2-4）。脊柱侧弯可分为贫营养型和非贫营养型，贫营养型多于患者 10 岁前发生，呈持续进展并可合并椎骨扇贝样变或楔形变；非贫营养型多于患者青春期发生，进展多缓慢。

（4）其他：神经纤维瘤病Ⅰ型患者临床表现多样，部分患者还可发生周围神经病变、血管球瘤、黄色肉芽肿、白血病、小脑扁桃体下疝畸形、胚胎发育不良性神经上皮肿瘤（DNET）、癫痫、多发硬化、脑血管疾病、大头畸形、身材矮小、先天性心脏病（如肺动脉狭窄）、肾动脉狭窄或动脉瘤、动静脉瘘、胃肠间质肿瘤、胃肠道发育异常、嗜铬细胞瘤、乳腺癌、横纹肌肉瘤等。一些散发神经纤维瘤病Ⅰ型患者中，病变可只局限于身体的某一局部区域，称为节段性神经纤维瘤Ⅰ型。此外，12% 的患者可表现Noonan 综合征的特点，如眼距宽、睑裂歪斜、低位耳、颈蹼和肺动脉狭窄。

四、诊断

基于神经纤维瘤病Ⅰ型患者的临床表现，1987年美国 NIH（National Institutes of Health）制定了相应的诊断标准，满足其中两项或两项以上者可诊断为神经纤维瘤病Ⅰ型。该诊断标准在成年患者中具有较高的敏感性和特异性，1 岁以下的小儿患者中仅有一半左右符合该诊断标准，随着患者年龄增长、症状的增加，几乎所有的患儿 8 岁前可满足该诊断标准[8]。

1. 6 个或以上的皮肤咖啡牛奶斑，青春期前最

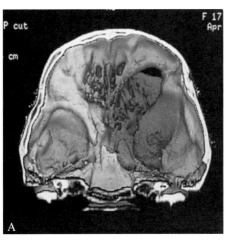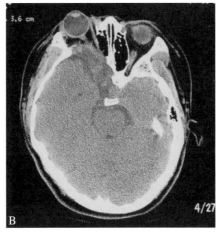

图 38-2-5　A．蝶骨大翼发育性骨缺损导致右眶后壁缺如；B．颞叶疝入眶内挤压眼球导致突眼

大径达 5 mm 以上或青春期后最大径达 15 mm 以上。

2．2 个以上任何类型的神经纤维瘤或出现 1 个丛状神经纤维瘤。

3．腋窝或腹股沟雀斑。

4．视神经胶质瘤。

5．两个或以上的虹膜错构瘤。

6．有明显的骨病，如蝶骨发育不良、骨皮质变薄伴或不伴有假关节。

7．一级亲属（父母、同胞兄弟姐妹、子女）中患有符合上述标准的神经纤维瘤病Ⅰ型。

五、患者及潜在患者的随访

1．对潜在患者应从儿童开始，每年进行发育、行为与智力、皮肤、脊柱、血压、身高、体重、头围等指标的检查。检查中，应对儿童智力发育、学习能力、行为进行评估，必要时还要进行神经心理评估。早期发现儿童的发育异常，如 3 岁以下儿童的头围是否迅速增大（大头畸形 / 脑积水），脊柱有无侧凸或后凸。因为神经纤维瘤病Ⅰ型有合并嗜铬细胞瘤和肾动脉异常的可能，应该每年至少检查 2 次血压。

2．7 岁以下儿童每年进行视力、视野检查，同时进行裂隙灯和眼底镜检查。虹膜错构瘤往往在 6 岁以前就可以发现。

3．25 岁以下症状轻微的神经纤维瘤病Ⅰ型患者应被告知各种可能的并发症，并嘱如发现相关表现及时寻求专家的咨询帮助。

4．除非有特殊的病史和神经缺陷的症状和体征，

一般不需常规进行 MRI、EEG、X 线检查。神经影像检查的指征是患者出现局灶神经缺陷症状和体征、严重或进行性加重的头痛、头围迅速增大、新发癫痫、视野改变、脊柱侧弯、眼球突出或青春期延迟、头或面部的丛状神经纤维瘤、严重的认知障碍。

六、医学处理

对神经纤维瘤病Ⅰ型患者的医学处理应由多领域专家参与，包括遗传学家、神经病学及神经外科学、影像学、眼科学、骨科学、皮肤病学、整形科、神经心理、肿瘤学和放射肿瘤学[9]。

视神经胶质瘤的医学处理：在当患者出现视神经胶质瘤的首发症状时应进行 MRI 检查，并在诊断后的 3 个月、9 个月、15 个月、24 个月、36 个月重复检查。视神经胶质瘤在 6 岁以后很少快速进展，建议在 8 岁、10 岁、13 岁、16 岁、20 岁、25 岁时进行详尽的眼科检查。如果出现新的症状或病情进展，则应随时进行眼科检查及 MRI 复查。

目前尚无国际公认的视神经胶质瘤的标准治疗方法。任何一项治疗都不能保证可以起到促使肿瘤发生退行性变、生长停滞或防止复发的作用。如何对视神经胶质瘤患者实施手术治疗、放疗和化疗，是仍需深入研究的课题。总体说来，患者如果存在严重的视力障碍（视力 < 0.5），就应当接受治疗。手术可以切除孤立的视神经肿瘤。对于 5 岁以下患儿，可先采取化疗，希望使肿瘤得到暂时的控制，5 岁以上再考虑放疗。放疗可以改善视力，使肿瘤稳定，但会造成垂

体功能减退。对于弥漫性视神经胶质瘤，化疗可选用卡铂、卡铂+长春新碱。对复发的肿瘤，是否给予加强治疗，仍有争议。少见情况下，肿瘤出现自发退行性变。值得注意的是，神经纤维瘤病Ⅰ型患者接受放疗，有可能诱发中枢神经系统肿瘤。有关于视神经胶质瘤放疗后出现小脑脑桥角区发生神经鞘瘤的报道。

神经纤维瘤可以手术切除，但并不能降低新发肿瘤的风险，因为神经纤维瘤蛋白缺乏会在其他部位形成新生肿瘤。大的神经纤维瘤，除了手术切除，二氧化碳激光可能更有效。丛状神经纤维瘤可以引起体貌变形，影响生理功能，还会对患者心理产生影响。丛状神经纤维瘤的治疗也是神经纤维瘤病Ⅰ型中的难点，手术全切困难。术后残余肿瘤会出现疼痛和再生长。丛状神经纤维瘤可以恶变为恶性外周神经鞘瘤或神经纤维肉瘤，肿瘤转移的风险也增加。医生必须向患者提示，如果出现肿瘤增大、质地改变、肿瘤出血、持续性或夜间疼痛、感觉改变，都需复诊。

对于神经纤维瘤病Ⅰ型伴发的脑实质内星形细胞瘤，应当根据肿瘤的部位、大小和具体情况争取手术切除。脑发育不良导致的癫痫发作或认知障碍应先药物治疗，必要时考虑外科干预。蝶骨大翼缺损导致颞叶疝出、搏动性突眼进行性加重可以考虑开颅行眶后壁的人工材料修补。脊柱侧弯畸形可以采取手术矫正。因为椎骨往往有病理性的软化，一般采取椎骨融合技术，而不用器械固定。

分子靶向药物的研究已取得一定进展，可不同程度抑制神经纤维瘤病Ⅰ型肿瘤生长、缓解症状、保存患者神经功能。

神经纤维瘤病Ⅰ型分子靶向药物主要研究用来控制丛状神经纤维瘤和恶性外周神经鞘瘤的生长。*NF1*编码神经纤维瘤蛋白（neurofibromin）缺失后可引起Ras系统下游信号通路的异常激活，主要为Ras/Raf/MEK/ERK信号通路（即MAPK信号通路）和PI3K/AKT/mTOR信号通路。Ras存在多种不同的亚型，现有的Ras抑制剂很难对其进行有效的阻断，Ras抑制剂Tipifarnib的Ⅱ期临床随机双盲交叉对照试验中未能有效延长神经纤维瘤病Ⅰ型患者丛状神经纤维瘤的进展时间。Jessen等在动物实验中使用MEK抑制剂阻断MAPK信号通路，可使神经纤维瘤病Ⅰ型模型小鼠神经纤维瘤体积明显缩小，有效抑制裸鼠接种恶性外周神经鞘瘤（MPNST）肿瘤的生长，使MPNST接种小鼠的生存时间延长了1倍。二期SPRINT临床试验表明司美替尼（selumetinib，MEK1/2抑制剂）在70%的神经纤维瘤病Ⅰ型患者中可显著抑制丛状神经纤维瘤生长，有效缓解相关不适症状[10]。2020年4月，美国FDA批准司美替尼治疗2岁及2岁以上神经纤维瘤病Ⅰ型儿童患者的丛状神经纤维瘤。儿童推荐剂量为25 mg/m^2，每天2次口服，常见的不良反应主要包括恶心、呕吐、腹泻等。

AKT/mTOR/S6RP信号通路在MPNST的恶性进展中起着重要的作用，该信号通路的激活与神经纤维瘤病Ⅰ型患者的不良预后明显相关。mTOR抑制剂可显著降低MPNST细胞的增生活性和侵袭能力，持续应用mTOR抑制剂可以有效抑制动物体内接种MPNST肿瘤的生长，但其未能引起肿瘤体积的明显缩小，停药后肿瘤仍呈持续进展。另外，针对肿瘤微环境、血管生成等的多靶点抑制剂索拉菲尼的Ⅰ期临床队列研究中，9名丛状神经纤维瘤神经纤维瘤病Ⅰ型儿童患者应用索拉菲尼治疗（中位用药时间约为7个月），未能引起丛状神经纤维瘤体积的明显缩小。目前应用分子靶向药物治疗神经纤维瘤病Ⅰ型以针对Ras信号通路的药物为主，已行的临床药物试验未能取得理想的治疗效果，MEK抑制剂的动物实验的研究成果为其下一步药物临床试验奠定了基础。

认知功能损害是神经纤维瘤病Ⅰ型的常见症状，发生率可达50%以上。有研究表明，神经纤维瘤病Ⅰ型患者认知功能的损害与Ras/ERK信号通路的失调控有关，动物实验表明Ras抑制剂可有效改善神经纤维瘤病Ⅰ型模型小鼠的认知功能。因他汀类药物具有抑制Ras信号转导的作用，相关研究中已将其应用于神经纤维瘤病Ⅰ型患者认知功能损害的治疗。洛伐他汀的Ⅰ期临床队列研究中，23名神经纤维瘤病Ⅰ型儿童患者经洛伐他汀治疗3个月后，39%的患者记忆功能得到了显著改善；而辛伐他汀的随机双盲对照试验中，43名神经纤维瘤病Ⅰ型儿童患者经药物治疗12个月后认知行为功能无明显改善。

七、预后

关于病死率的报道较少。一般说来，神经纤维瘤病Ⅰ型患者比普通人群的寿命短10～15年。最常见的致死原因是所伴发的恶性肿瘤。

（李　朋　刘丕楠）

参考文献

1. Thomson SA，Fishbein L，Wallace MR. NF1 mutations and molecular testing. J Child Neurol，2002，17（8）：555-561.

2. Upadhyaya M，Osborn MJ，Maynard J，et al. Mutational and functional analysis of the neurofibromatosis type 1（NF1）gene. Hum Genet，1997，99（1）：88-92.

3. Shen MH，Harper PS，Upadhyaya M. Molecular genetics of neurofibromatosis type 1（NF1）. J Med Genet，1996，33（1）：2-17.

4. 孙漓，周列民，周珏倩，等. 中国人 NF1 基因突变分析. 中国现代神经疾病杂志，2007，（04）：301-304.

5. 王亚明，于新，田增民，等. 神经纤维瘤病在中枢神经系统的临床表现和治疗（附 14 例报告及文献复习）. 中国现代神经疾病杂志，2007，（04）：315-321.

6. Sylvester CL，Drohan LA，Sergott RC. Optic-nerve gliomas，chiasmal gliomas and neurofibromatosis type 1. Curr Opin Ophthalmol，2006，17（1）：7-11.

7. 汤寒碌，王兴朝，刘丕楠. 1 型神经纤维瘤病认知障碍的研究进展. 中华神经外科杂志，2020，36（08）：850-853.

8. Friedman JM. Neurofibromatosis 1：clinical manifestations and diagnostic criteria. J Child Neurol，2002，17（8）：548-554.

9. Hart L. Primary care for patients with neurofibromatosis 1. Nurse Pract，2005，30（6）：38-43.

10. Gross AM，Wolters PL，Dombi E，et al. Selumetinib in Children with Inoperable Plexiform Neurofibromas. N Engl J Med，2020，382（15）：1430-1442.

第三节　神经纤维瘤病 Ⅱ 型

一、概述

神经纤维瘤病 Ⅱ 型又称中枢神经纤维瘤病、双侧听神经瘤型神经纤维瘤病，是由 NF2 基因种系突变引起的常染色体显性遗传病，临床特征为神经鞘瘤、脑膜瘤、室管膜瘤以及晶状体后囊浑浊（白内障）等。需要提示的是，von Recklinghausen 神经纤维瘤病已专指神经纤维瘤病 Ⅰ 型，不能用于指代神经纤维瘤病 Ⅱ 型。有资料显示，新生儿患病率约为 1//33000。半数病例无家族史，为 NF2 基因新发种系突变引起[1-2]。

二、分子遗传学

神经纤维瘤病 Ⅱ 型的致病基因 NF2 定位于染色体 22q12，基因全长为 120kb，包括 17 个外显子。由于羧基端的不同拼接，至少编码两种主要蛋白形式。异构体 1 由外显子 1～15 和 17 编码，具有与细胞绒毛蛋白（埃兹蛋白）（ezrin）、根蛋白（radixin）和膜突蛋白（moesin）（或合称为 ERM 蛋白）相似的分子内相互作用；异构体 2 由外显子 1～16 编码，仅以非折叠状态存在[3-4]。

NF2 基因在多数正常的人类组织中表达，包括脑组织。蛋白产物同高度保守的细胞骨架相关蛋白 4.1 家族非常相似，包括蛋白 4.1、踝蛋白（talin）、膜突蛋白、埃兹蛋白、根蛋白和酪氨酸磷酸酯酶蛋白。NF2 基因编码产物施万膜蛋白（schwannomin），又称为 merlin（moesin-ezrin-radixin like protein），含 595 个氨基酸，相对分子量为 66×10^{3}[5]。

蛋白 4.1 家族成员可以把细胞膜同细胞骨架肌动蛋白（actin）联结起来。这些蛋白包括一个球形的氨基端域，一个富含脯氨酸的 α 螺旋域，以及带电荷的羧基端域。氨基端同细胞膜蛋白如 CD44、CD43 相互作用，而羧基端有肌动蛋白的结合位点。施万膜蛋白与 ERM 蛋白结构上的最相似之处是在氨基端，但肌动蛋白的结合位点不在羧基端，而是存在于施万膜蛋白的其他部位。施万膜蛋白和 ERM 蛋白能够通过分子内的首尾结合，自我调节成折叠和非折叠状态。目前，可以同施万膜蛋白结合的一些物质已经清楚，包括 Na^+-H^+ 交换的调节辅助因子和 hNHE-RF（EBP50）。hNHE-RF 可以与离子通道的跨膜蛋白和受体相互作用，把施万膜蛋白同细胞内信号通路联系起来。其他 ERM 蛋白、血影蛋白（spectrin）、肌动蛋白及 CD44 亦可与施万膜蛋白结合或相互作用。施万膜蛋白参与多种细胞活动，决定和改变细胞形状、运动、细胞分化、细胞与细胞间信息交换和细胞内环境等。施万膜蛋白的缺失或失活可使细胞生长失控。

现已发现许多 NF2 基因的种系突变和体细胞突

变，支持 *NF2* 基因是肿瘤抑制基因的假设。*NF2* 基因种系突变同散发性施万细胞瘤中存在的体细胞突变有所不同。最常见的种系突变可以改变施万膜蛋白的拼接或产生新的终止密码子。种系突变在整个基因都可以出现。除了可以发生交替拼接的外显子，*NF2* 基因突变还倾向发生于外显子 1 ~ 8，突变热点区是外显子 2 的第 169 位碱基，在 CpG 烟酰胺腺嘌呤二核苷酸发生 C → T 的突变。其他的 CpG 烟酰胺腺嘌呤二核苷酸也是发生 C → T 突变的常见部位。*NF2* 基因突变还是某些神经鞘肥厚病的基本成因。

神经纤维瘤病 II 型家族的 22 号染色体连锁分析提示，*NF2* 为唯一责任基因，其基因型同临床表型具有一定相关性。无义突变和移码突变，无论出现在基因的何部位，都会出现较严重的表型；而若在蛋白羧基端发生错义突变，临床表型则较轻微。某些临床表型轻微者的基因型为体细胞嵌合型。*NF2* 基因的表型调控可能还有其他因素参与。在两个非同一家族发病的神经纤维瘤病 II 型患者中，一个为严重的 Wishart 表型，另一个为轻微的 Gardner 表型，却具有相同的 *NF2* 基因突变。*NF2* 基因发生大的删除，患者也可能病变表现轻微。

三、临床表现

（一）神经系统表现

1．神经鞘瘤　双侧前庭神经鞘瘤是 II 型神经纤维瘤的特征性表现，发生率为 90% ~ 95%，多于 30

岁之前发生。患者初期可表现为头晕、平衡功能障碍、耳鸣、听力下降等，随着肿瘤体积增大，可压迫脑干、小脑及周围神经等结构，逐渐出现面瘫、面部麻木、饮水呛咳、呼吸功能异常、脑积水等症状。患者听力损害程度可与肿瘤大小无明显相关性，部分患者肿瘤体积较小但听力可完全丧失，部分肿瘤体积较大但听力尚可。神经纤维瘤病 II 型发生的听神经瘤生长速度不均一，但随着患者年龄的增长，肿瘤生长速度可不同程度下降[6]。

神经纤维瘤病 II 型伴发的神经鞘瘤一般为 WHO I 级肿瘤，由肿瘤性施万细胞组成（图 37-3-1）。就患病年龄而言，神经纤维瘤病 II 型伴发神经鞘瘤时，患病年龄要小于散发性神经鞘瘤。许多患者在 20 多岁就出现特征性的双侧前庭神经鞘瘤。神经纤维瘤病 II 型患者所发生的前庭神经鞘瘤常把周围数个脑神经纤维包裹入肿瘤。肿瘤有较高的增殖活性，但并不代表肿瘤的侵袭性增加（图 37-3-2）。

神经纤维瘤病 II 型患者还可发生其他脑神经、脊神经或外周神经鞘瘤，多起源于感觉神经，运动神经起源者较少。51% 的患者可发生颅内非听神经鞘瘤，以动眼神经、三叉神经和面神经鞘瘤最为多见，嗅神经、视神经因其缺乏施万细胞髓鞘不发生鞘瘤。多发性脊神经、外周神经鞘瘤也较常见，皮下发生的结节性鞘瘤可产生明显疼痛症状。神经鞘瘤如发生在皮肤，可呈丛状。肉眼及显微镜下观察，神经纤维瘤病 II 型伴发的神经鞘瘤表现为多小叶状，沿着神经，尤其是沿着脊神经根可以发生多个微小神经鞘瘤（图 37-3-3）。神经纤维瘤病 II 型患者极少并发神

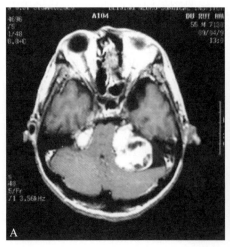
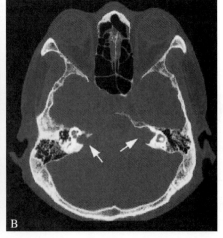

图 37-3-1　神经纤维瘤病 II 型。双侧神经鞘瘤。A．双侧前庭神经鞘瘤；B．CT 骨窗显示双侧内听道扩大，以左侧明显

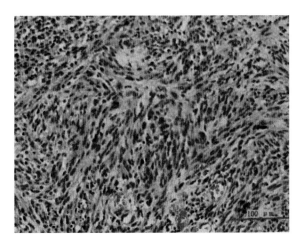

图 37-3-2　神经纤维瘤病Ⅱ型发生的神经鞘瘤。光学显微镜下观察显示，梭形肿瘤细胞呈栅栏样密集排列，增殖活性高（Ki-67：9.48%）

经纤维瘤，既往诊断的神经纤维瘤经组织学鉴定均为神经鞘瘤。

2．脑脊膜瘤　脑脊膜瘤是神经纤维瘤病Ⅱ型患者第二常见的肿瘤，其中脑膜瘤发生率为 45% ～ 58%（图 37-3-4），脊膜瘤发生率约为 20%。神经纤维瘤病Ⅱ型伴发脑脊膜瘤常为多发，比散发性脑脊膜瘤的发病年龄要小，可出现所有脑脊膜瘤的病理亚型，一般为 WHO 1 级肿瘤。非典型性或恶性脑脊膜瘤的发生率在神经纤维瘤病Ⅱ型患者中并不增加。

3．室管膜瘤　在以往的神经纤维瘤病Ⅱ型诊断标准中常可见到胶质瘤的存在，但新近研究发现，神经纤维瘤病Ⅱ型患者中极少并发胶质瘤。传统意义上说的神经纤维瘤病Ⅱ型胶质瘤绝大多数为室管膜瘤。据报道，18% ～ 53% 的神经纤维瘤病Ⅱ型患者可发生脊髓室管膜瘤，其中仅有 20% 的患者可出现相关临床症状。神经纤维瘤病Ⅱ型室管膜瘤多为 WHO 2 级。

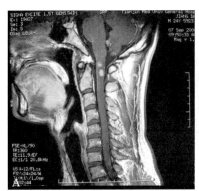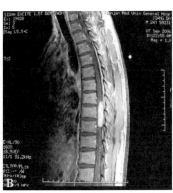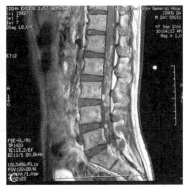

图 37-3-3　A、B．脊神经背根多发神经鞘瘤；C．脊髓马尾神经多发神经鞘瘤

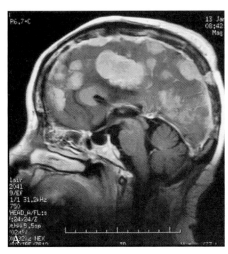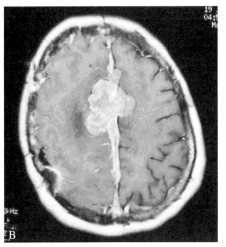

图 37-3-4　神经纤维瘤病Ⅱ型发生多发脑膜瘤。A．MRI 增强扫描显示大脑镰多处脑膜瘤；B．矢状窦旁及大脑镰广基底脑膜瘤

4. 神经纤维瘤病Ⅱ型患者还可合并颅内钙化灶，常见于脉络丛、小脑、大脑实质内。部分神经纤维瘤病Ⅱ型患者尸检可发现大脑皮质胶质组织构成缺陷（或微小错构瘤）（图 37-3-5）。部分患者还可合并脑膜血管瘤病，可以是多灶性的，常无症状，仅在尸检时发现。

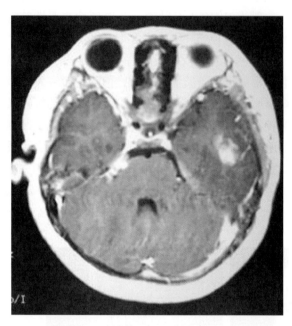

图 37-3-5　神经纤维瘤病Ⅱ型发生左侧颞叶胶质错构瘤（病理证实）

5. 周围神经病　多数患者可出现周围神经病，表现为各种不同的神经功能损害，如面瘫、斜视、足下垂、神经性疼痛、肌肉萎缩等。发病年龄从 7 岁到41 岁不等，症状持续时间为 3 个月到 50 年。部分患者症状可能与肿瘤压迫神经有关，66% 的患者并没有相关肿瘤压迫表现，其具体发病机制尚不明确。

（二）神经系统外表现

1. 眼部表现　60% ～ 81% 的患者可出现晶状体浑浊（白内障），50 岁之前出现可视为神经纤维瘤病Ⅱ型相对特异的表现。有时病变位于晶状体周边的较小范围，需要散瞳后仔细的眼科检查方可发现。部分患者还可发生视网膜前膜，为透明、半透明或灰白色带白色边界的膜状物，多不影响患者视力。6% ～ 22%的患者可发生视网膜错构瘤，多位于黄斑处，可不同程度影响患者视力。

2. 皮肤表现　59% ～ 68% 的神经纤维瘤病Ⅱ型患者可有皮肤病变，包括皮肤斑块、皮下肿瘤和皮内肿瘤等。皮肤发生的肿瘤以神经鞘瘤为主，部分患者也可发生神经纤维瘤或混合型肿瘤。41% ～ 48% 的神经纤维瘤病Ⅱ型患者可发生相对特异性的皮肤斑块，为圆形界限清楚的轻微隆起的粗糙区域，典型者小于 2 cm，伴轻度的色素沉着和多毛症。10 岁以下患儿往往表现为无毛、光滑且柔软的区域。43% ～ 48% 的患者可发生皮下肿瘤，多呈结节形或梭形，轻触压可明显疼痛。皮内肿瘤较少见，多为突出皮肤、界限清楚、紫罗兰色的柔软包块。33% ～ 48% 的神经纤维瘤病Ⅱ型患者也可发生咖啡牛奶斑，但斑块数目多较少，部分患者仅为单发且不明显。

四、诊断标准

在过去的 30 多年中，1987 年制定的美国国立卫生研究院（National Institutes of Health，NIH）标准和 2005 年推出的 Manchester 诊断标准，一直是神经纤维瘤病Ⅱ型的公认诊断标准。经多国、多学科专家联合建议，2019 年美国神经纤维瘤病会议对神经纤维瘤病Ⅱ型的诊断标准再次进行了修订，推荐将其作为神经纤维瘤病Ⅱ型的诊断标准，具体如下。

满足 A、B、C 任意一项确诊条件即可诊断：

诊断条件 A：双侧听神经瘤作为独立的诊断条件，可以确诊为神经纤维瘤病Ⅱ型。

诊断条件 B：不同部位的 2 个神经纤维瘤病Ⅱ型相关肿瘤中，检测到同一神经纤维瘤病Ⅱ型基因突变可诊断为神经纤维瘤病Ⅱ型。

神经纤维瘤病Ⅱ型相关肿瘤包括神经鞘瘤、脑脊膜瘤、室管膜瘤，由于在散发脑膜瘤和神经鞘瘤上亦常可检测出神经纤维瘤病Ⅱ型基因突变，因此，必须为同一患者 2 个不同部位的肿瘤检测出神经纤维瘤病Ⅱ型基因发生同一位点的突变，方能诊断神经纤维瘤病Ⅱ型。

诊断条件 C：满足以下 2 个主要标准或 1 个主要标准 +2 个次要标准可以诊断为神经纤维瘤病Ⅱ型。

主要标准：单侧听神经瘤，神经纤维瘤病Ⅱ型患者的一级亲属，≥ 2 个脑脊膜瘤，血液或正常组织中检测到神经纤维瘤病Ⅱ型突变。

次要标准 a（同类病变可累积计数，如罹患 2 个神经鞘瘤，则视为满足两个次要标准）：室管膜瘤、神经鞘瘤（如主要标准为单侧听神经瘤，则应至少包含 1 个皮肤神经鞘瘤）。

次要标准 b（同类病变不可累积计数）：青少年囊下或皮质性白内障、视网膜错构瘤、40 岁以下视网膜前膜、脑脊膜瘤。

神经纤维瘤病 II 型诊断时需注意与多发神经鞘瘤病进行鉴别[7]。多发神经鞘瘤病的特征是多发性神经鞘瘤，但不累及双侧听神经，且不伴发脑脊膜瘤、室管膜瘤等其他类型肿瘤，无神经纤维瘤病 II 型特征性眼科表现（白内障、视网膜错构瘤、视网膜前膜）。多发神经鞘瘤病患者体细胞（血液）中无 NF2 基因突变，临床进程多较神经纤维瘤病 II 型患者缓和。

五、患者及潜在患者的医学随访

（一）对下述潜在患者必须进行医学随访

1. 30 岁以下单侧前庭神经鞘瘤患者　6% 的单侧前庭神经鞘瘤患者会逐步发生其他伴发疾病，而符合神经纤维瘤病 II 型的诊断标准。相比之下，30 岁以上单侧前庭神经鞘瘤患者中仅 1% 随后可能诊断为神经纤维瘤病 II 型。

2. 多发脑膜瘤患者　10% 的多发脑膜瘤的年轻患者可能在将来诊断为神经纤维瘤病 II 型。

3. 脊髓的多发神经鞘瘤或多发脊膜瘤患者。

（二）对潜在患者应当从婴儿开始每年进行神经科、皮肤和眼科检查

10 ~ 20 岁每 2 年进行一次脑部 MRI 检查，20 ~ 40 岁每 3 年一次。脊髓 MRI 检查每 3 年一次。

（三）确诊的神经纤维瘤病 II 型患者，应每年进行一次评估

包括神经病学、眼科检查、听力测验、内听道薄层扫描、脑部 MRI 增强检查。脊髓的 MRI 检查仅对有脊髓肿瘤症状和体征的患者进行。

六、医学处理

神经纤维瘤病 II 型的病征涉及多个学科，患者的治疗也应有多领域的专家参与，包括神经外科、耳鼻喉科、神经影像学、眼科学、遗传学、听力及声学等

专家。在具有上述学科的医学中心接受治疗，患者的病死率明显低于非医学中心[8]。

总体来说，对于神经纤维瘤病 II 型伴发的各种肿瘤，应当积极采取手术切除的方法。双侧前庭神经鞘瘤是神经纤维瘤病 II 型的治疗难点，对这样的患者应个体化选择治疗方案。术前评估是必要的，包括患者年龄和身体状况、双侧肿瘤的大小、双耳听力受损程度及进展、面瘫及其附近脑神经的受累情况、脑干压迫、颅内高压等。双侧听力丧失会严重降低患者的生存质量，除了切除肿瘤、解除肿瘤压迫外，在制订外科治疗方案时，保留和重建患者的听力功能至关重要。对于病灶小于 1 cm，无任何神经功能障碍者，动态观察随访可能更适合；双侧听神经瘤大小相当，则先切除听力稍差的肿瘤；双侧肿瘤相差悬殊，一侧巨大占位压迫脑干，则先切除较大肿瘤、解除占位效应；如果第一次手术后听力保留，则对侧肿瘤可在半年或 1 年后手术切除；若术后听力丧失，则对侧肿瘤可以先观察，或行立体定向放射治疗、手术切除。

双侧前庭神经鞘瘤的手术原则是：尽可能地切除肿瘤并保留一侧耳的有用听力，避免双侧面瘫。神经纤维瘤病 II 型伴发的前庭神经鞘瘤的手术全切十分困难，因为同散发性肿瘤比较，肿瘤质地坚硬，呈分叶状，包膜不完整，血供丰富，面、听神经多被肿瘤包裹而非推移。这些因素造成术中面、听神经保留率明显低于散发性前庭神经鞘瘤。

放疗对于手术危险性高、拒绝接受手术或高龄患者可提供短期的肿瘤控制，但必须明确，离子照射会增加遗传性神经肿瘤综合征患者恶性进展和侵袭性增高的风险。直径小于 3 cm 或复发性前庭神经鞘瘤，若患者对手术有顾虑，则可考虑行立体定向放射外科治疗，会使绝大多数肿瘤的生长得到抑制，同时满意地保留面、听神经功能。

前庭神经鞘瘤的预后近年获得改善，治疗的严重并发症减少。这主要归功于显微神经外科技术和放疗的发展。对于术后双侧听力明显受损的患者，目前国外采用多通道听觉脑干植入术（auditory brain stem implant，ABI）或听觉中脑植入术（auditory midbrain implant，AMI），重建听觉传导通路，取得良好治疗效果。

虽然目前尚无药物在中国或美国被批准用于治疗神经纤维瘤病 II 型肿瘤，但临床试验结果表明，已有数种药物可在一定程度上控制肿瘤的生长，改善神经

纤维瘤病Ⅱ型患者的神经功能。

目前，抗肿瘤血管生成治疗策略应用较为广泛。血管内皮生长因子抑制剂贝伐珠单抗可抑制部分患者听神经瘤的生长并改善听力。通过采用静脉滴注贝伐珠单抗［剂量为 5 mg/（kg·14 d）］方案治疗神经纤维瘤病Ⅱ型听神经瘤，60% 的靶病灶体积缩小 20% 以上，同时 57% 的患者出现听力改善。一项 meta 分析显示，贝伐珠单抗可使 41% 的神经纤维瘤病Ⅱ型听神经瘤获得部分缓解，47% 的肿瘤保持稳定，且可使 20% 的患者听力改善，69% 的患者听力保持稳定。应用贝伐珠单抗后亦可不同程度地改善神经纤维瘤病Ⅱ型室管膜瘤相关的症状，但对脑膜瘤的效果尚不明确。对于贝伐珠单抗的最佳用药方案目前尚无共识，其主要的不良反应为高血压和蛋白尿。应用贝伐珠单抗治疗神经纤维瘤病Ⅱ型听神经瘤为Ⅲ级证据。推荐对处于听力下降阶段，且希望通过药物治疗延缓听力丧失的神经纤维瘤病Ⅱ型患者，可在严密监测下谨慎使用贝伐珠单抗。建议国人剂量为 5 mg/（kg·21 d），同时必须在长期严密监测血压、尿常规和心电图的情况下使用。如出现突发性高血压或蛋白尿，须及时停药。此外，由于目前神经纤维瘤病Ⅱ型的药物治疗并无明确的终点，建议定期头部增强 MRI 和听力检查，如 4 个周期内肿瘤体积仍持续增大或听力未能改善，可酌情考虑停药。

此外，目前仍有多个针对神经纤维瘤病Ⅱ型听神经瘤的靶向药物处于Ⅱ期临床试验中，包括血管内皮生长因子受体多肽疫苗、小分子酪氨酸激酶抑制剂（厄洛替尼、拉帕替尼等）和雷帕霉素靶蛋白抑制剂（依维莫司）等。此外，其他潜在治疗神经纤维瘤病Ⅱ型肿瘤的药物，如 RAF/MEK/ERK、FAK、PD-1/PD-L1、趋化因子受体及 cMET 通路的抑制剂等，仍有待相关临床试验的开展。

七、预后

神经纤维瘤病Ⅱ型出现症状的年龄或明确诊断的年龄对疾病的预后至关重要。出现症状的年龄越小，预后越差。目前，早期诊断和治疗是保护患者听力和延长生命的关键。对 40 例神经纤维瘤病Ⅱ型死亡患者的调查结果显示，平均生存时间为 62 岁。

（李　朋　刘丕楠）

参考文献

1. Asthagiri AR，Parry DM，Butman JA，et al. Neurofibromatosis type 2. Lancet, 2009, 373（9679）：1974-1986.

2. Baser ME，DG RE，Gutmann DH. Neurofibromatosis 2. Curr Opin Neurol, 2003, 16（1）：27-33.

3. 贺子建，卞留贯，贺华，等. 野生型Ⅱ型神经纤维瘤病基因Ⅱ亚型真核表达载体的构建及其功能. 中国现代神经疾病杂志，2007，（04）：305-309.

4. Louis DN，Ramesh V，Gusella JF. Neuropathology and molecular genetics of neurofibromatosis 2 and related tumors. Brain Pathol, 1995, 5（2）：163-172.

5. Golovnina K，Blinov A，Akhmametyeva EM，et al. Evolution and origin of merlin, the product of the Neurofibromatosis type 2（NF2）tumor-suppressor gene. BMC Evol Biol, 2005, 5：69.

6. 李朋，汪颖，赵赋，等. 颅内 2 型神经纤维瘤病负性生长的临床特点分析. 中国微侵袭神经外科杂志，2021，26（05）：197-200.

7. Baser ME，Friedman JM，Wallace AJ，et al. Evaluation of clinical diagnostic criteria for neurofibromatosis 2. Neurology, 2002, 59（11）：1759-1765.

8. 中国抗癌协会神经肿瘤专业委员会. 2 型神经纤维瘤病神经系统肿瘤多学科协作诊疗策略中国专家共识. 中华神经外科杂志，2021，37（07）：663-668.

第 38 章

颅内脂肪瘤

一、概述

原发于颅内的脂肪瘤是中枢神经系统较为少见的良性病变，是源于原始脑膜的残留和异常分化而形成的先天畸形，随着神经影像学的发展，对本病的报道日渐增多。

颅内脂肪瘤（intracranial lipoma，ICL）在临床上发病率较低，Kazner 等在 3200 例颅内肿瘤患者中通过 CT 检查发现了 11 例颅内脂肪瘤[1]，目前认为它占颅内肿瘤的 0.1% ~ 0.5%。颅内脂肪瘤可发生于各年龄组，无性别差异。可发生于颅内任何部位，但 80% ~ 90% 见于中线区域及周围，以胼胝体区多见。Maiuri 回顾了文献中的全年龄组 203 例，发现最常见的位置是胼胝体的体部，占 64%；位于四叠体池和环池的占 13%；位于漏斗及视交叉区的占 13%；位于桥小脑角的占 6%；位于侧裂的占 3%。颅内脂肪瘤约半数合并有其他中枢神经系统畸形，如胼胝体发育不全、透明隔缺如、脊柱裂、脑膨出、脑膜脑膨出、小脑蚓部发育不全、脑皮质发育不良等，还可能与颅内动脉异常相关，如动脉瘤和动静脉畸形[2]。

颅内原发的脂肪瘤，其发生机制仍存在着争议，有多种理论：①胚胎间质细胞的移位；②软脑膜脂肪细胞过度增生；③软脑膜上结缔组织的脂肪瘤化生；④增殖的神经胶质细胞的脂肪变性；⑤神经管闭合时，隶属于中胚层的脂肪细胞被卷入其中；⑥胚胎形成过程中，原始脑膜的残留和异常分化，神经嵴向间质衍化的结果。多数学者倾向于认同最后一种理论，认为颅内脂肪瘤为一种先天性畸形，而非真正的肿瘤。Truwit 提出，起源于神经嵴的原始脑膜间充质组织在胚胎发育过程中常常被程序化地溶解和吸收，

由此产生蛛网膜下腔；胼胝体的生长、发育是从其嘴部向压部开始的，如果其背侧的原始脑膜不被溶解吸收，而是分化成脂肪组织，则阻碍了蛛网膜下腔的发生，也导致了相邻的胼胝体的严重发育不良，形成较大的脂肪瘤；在胚胎发育后期，胼胝体前部已大部分发育，如果与背侧胼胝体沟相邻的原始脑膜溶解、吸收和分化成蛛网膜下腔发生障碍，形成较小的脂肪瘤，位于胼胝体体部背侧，呈狭带状，或呈 "C" 形绕在胼胝体压部；而在胚胎发育较晚阶段，脂肪瘤常伴有胼胝体发育不良或轻微畸形，从而在组织发生学上肯定了颅内脂肪瘤是原始脑膜间充质异常分化所形成[3]。

二、病理学

1. 大体标本 脂肪瘤大小不一，可小如豆粒或大如香蕉。形状有卵圆形、细线状或柱状。瘤体呈金黄或黄白色，外面可有纤维结缔组织囊包绕，质地较韧，囊壁及周围脑组织可有不规则钙化。

2. 镜下检查 肿瘤是由细纤维分隔的成熟脂肪细胞组成，周围由薄层纤维囊包裹，细胞核位于周边（图 38-1），有时可见齿状胞核，细胞间质为结缔组织，其内还可含有部分神经组织和血管结构，没有上皮样结构。

三、临床表现

约半数以上的颅内脂肪瘤无明显症状，多为检查时偶然发现。颅内脂肪瘤最常见的症状为头痛，根据病灶所在的位置不同还可出现其他症状。胼胝体周围

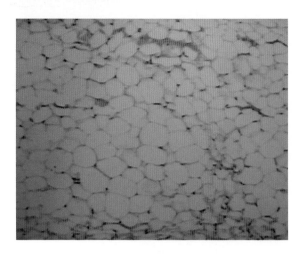

图 38-1　颅内脂肪瘤（HE，200×）

脂肪瘤常发生癫痫以及精神运动发育迟缓，癫痫绝大部分始于 15 岁以前，几乎均是限局性发作，有的发作频繁，药物难以控制[4]。大脑脚脂肪瘤常引起视物障碍，四叠体池脂肪瘤可引起眩晕和脑积水。桥小脑角区脂肪瘤可引起面、听神经及后组脑神经受累，以及脑干受压的表现。此外，颅内脂肪瘤还可以出现平衡障碍、行为异常、性格改变、痴呆及记忆力减退等症状，有的儿童患者出现生长迟滞表现[5]。

四、影像学

颅内脂肪瘤的 CT 和 MRI 表现较有特征性，具有重要的诊断价值。典型的颅内脂肪瘤在 CT 上表现为中线附近均一的脂肪样低密度影，边界清楚，其CT 值为 –40 ～ –100 Hu，增强后病灶不强化，亦无明显占位效应和周围脑组织水肿，常可伴有病灶周边线状或病灶内部结节状钙化（图 38-2）。由于颅骨在脑实质内产生伪影，时常影响对肿瘤的检出，特别对位于脑干及其周围池内较小脂肪瘤的检出有较大困难。

MRI 表现上，病变主要分布于中线及其附近部位，并常伴有胼胝体发育不良等先天性畸形。不同部位其形态表现多样。病灶边缘清晰，无占位效应和瘤周水肿带，可显示棘状突起或锯齿样改变，沿脑沟、脑池生长，这是颅内脂肪瘤的特征性表现。脂肪瘤具有短的 T_1 弛豫值和长的 T_2 弛豫值，增强后无强化。在 STIR 序列中脂肪瘤中的脂肪完全被抑制，呈低信号，该序列为脂肪成分的定性提供了准确可靠的诊断手段[6]（图 38-3）。

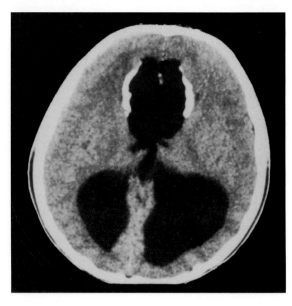

图 38-2　CT 平扫可见中线脂肪瘤，两侧有钙化，合并脑积水

五、诊断与鉴别诊断

多数脂肪瘤无症状，常为偶然发现。因其影像学特点较典型，诊断并不困难，但需与畸胎瘤、皮样囊肿、表皮样囊肿及蛛网膜囊肿相鉴别。脂肪瘤因不含有脱屑的上皮组织以及其他的组织成分，故在 CT 和 MRI 上表现为均质性，而畸胎瘤和皮样囊肿因有多种组织成分共存，影像学上很少表现为均质性。此外，皮样囊肿及表皮样囊肿病灶虽然在 CT 上呈低密度，但 CT 值高于脂肪瘤组织。病变好发部位不同：畸胎瘤和皮样囊肿多位于第三脑室后方。表皮样囊肿常见于桥小脑角区、鞍区、第四脑室等部位，多沿脑池延伸生长。蛛网膜囊肿好发于侧裂、枕大池等部位[7]。

六、治疗

目前，对于颅内脂肪瘤是否需要手术治疗仍然存在着争议，多数学者不主张直接手术切除肿瘤，其理由包括：①脂肪瘤与毗邻神经组织粘连紧密，且常包裹周围脑神经和血管，手术难以全切除病灶，勉强全切除常造成严重的神经功能损害；②肿瘤为良性，且生长缓慢，很少引起致命性的颅内压增高；③肿瘤所表现出的症状、体征并不完全是由脂肪瘤本身引起，可能为伴发的其他先天性畸形（额骨缺损、胼胝体发育不良等）所致，手术切除后并不能明显改善症状和

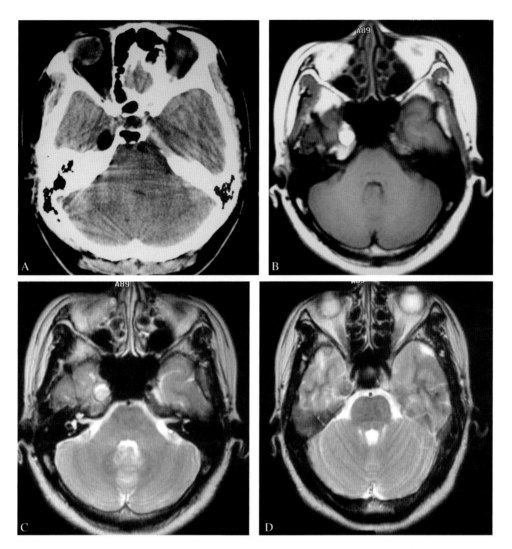

图 38-3　右侧颞内脂肪瘤影像学表现。A. CT 显示右颞内侧低密度病灶；B. T$_1$ 加权像呈高信号；C. T$_2$ 加权像呈高信号；D. 脂肪抑制像信号减低

体征 [8]。

因此，对于无临床症状或者症状与病灶关系不明确的患者，应密切随访，不需立即手术治疗。而对于明显引起邻近结构受压的表现，如阻塞室间孔等引起脑积水，桥小脑角区肿瘤引起神经损害表现或出现药物难以控制的癫痫患者，可考虑行手术切除，而对于伴有脑积水者，可行分流术以缓解症状。但是手术治疗对于减轻某些药物难以控制的症状，如眩晕、三叉神经痛等的作用尚不肯定 [9]。

手术应以减轻病灶对邻近结构的压迫为主要目的，强调显微操作，不必强求全切除，因其为良性病变，生长缓慢，即使部分切除也可获得较长时期的症状缓解。位于重要功能区或者与周围重要血管、神经关系密切（如胼胝体、鞍区、桥小脑角、脑干背侧等

处）的脂肪瘤，不能为了全切除脂肪瘤的目的，过度牵拉或损伤重要的血管及神经，以至于遗留严重的并发症 [10]。对于切除后仍有癫痫的患者，需要继续服抗癫痫药物治疗。

七、预后

本病属良性病变，通常长时间保持稳定，多数学者认为其可能在成年后停止生长，但长期大剂量的糖皮质激素可能促进其生长。Baeesa 及 Jallo 认为，由于脂肪瘤属于良性肿瘤，生长缓慢，部分或大部切除后常能获得长时间的缓解 [11]。过去因手术例数少，效果不一，近年来手术效果较前有较明显的改善，Baeesa 报道了 2 例儿童脑干背部脂肪瘤（1 例位于四

叠体，1 例位于延髓背侧），均采用显微外科手术进行减压治疗，手术以后，术前症状均消失，其中 1 例脑积水症状也得到了缓解[12]。

（柯　超）

参考文献

1. Kazner E，Stochdorph O，Wende S，et al. Intracrnial lipoma：Diagnostic and therapeutic considerations. J Neurosurg，1980，52；234-245.

2. Maiuri F，Cirrilo S，Simonetti L，et al. Intracranial lipomas：Diagnostic and therapeutic considerations. J Neurosurg Sci，1988，32：161-167.

3. Truwit CL，Barkovich AJ. Pathogenesis of intracranial lipoma：An MR study in 42 patients. Am J Neurorad，1990，155：855-865.

4. Jabot，G，Stoquart-Elsankari S，Saliou，G，et al. Intracranial lipomas：clinical appearances on neuroimaging and clinical significance. J Neurol，2009，256（6）：851-855.

5. Gomez-Gosalvez FA，Menor-serrano F，Tellez MM，et al. Intracranial lipomas in paediatrics：a retrospective study of 20 patients. Rev Neurol，2003，37（6）515-521.

6. Taydas O，Ogul H，Kantarci M. The clinical and radiological features of cisternal and pericallosal lipomas. Acta Neurol Belg，2020，120（1）：65-70.

7. Seidl Z，Vaneckova M，Vitak T. Intracranial lipomas：a retrospective study. Neuroradiol J，2007，20（1）：30-36.

8. Ickowitz V，Emin D，Rypens F，et al. Prenatal diagnosis and postnatal follow-up of pericallosal lipoma：report of seven new cases. AJNR Am J Neuroradiol，2001，22（4）：767-772.

9. Spallone A，Pitskhelauri DI. Lipomas of the pineal region. Surg Neurol，2004，62（1）：52-58.

10. Clarici G，Heppner F. The operative approach to lipomas of the corpus callosum Neurochirurgia，1979，22：77-81.

11. Jallo Jl，Palumbo SJ，Buchheeit WA. Cerebellopontine angle lipoma：case report. Neurosurgery，1994，34：912-914.

12. Baeesa SS，Higgins MJ，Ventureyra EC. Dorsal Brain Stem Lipomas：Case Report. Neurosurgery，1996，38：1031-1035.

第 39 章

中枢神经系统原发性黑色素细胞肿瘤

一、概述

中枢神经系统原发性黑色素细胞肿瘤是由胚胎发育期的神经嵴细胞来源的黑色素细胞发生的。在中枢神经系统内，蛛网膜、软脑（脊）膜和脑实质等部位都有黑色素细胞的存在，软脑膜上还有黑色素母细胞，这些细胞都可能成为中枢神经系统原发性黑色素细胞肿瘤的起源。黑色素细胞肿瘤在中枢神经系统中十分少见，其恶性程度很高，病程常很短，发展快，诊断、治疗困难。中枢神经系统黑色素细胞肿瘤一般分为转移性和原发性两类。中枢神经系统转移性黑色素细胞肿瘤约 90% 原发于皮肤恶性黑色素瘤，2% 来自黏膜或眼部虹膜、睫状体、脉络膜及视网膜。中枢神经系统原发性黑色素细胞肿瘤可发生于脑、脊髓软膜的任何部位，可分为弥漫型和局限型。弥漫型指软脑（脊）膜黑皮病，黑色素细胞在脑或脊髓的蛛网膜下腔弥漫性浸润。局限型指病灶局限在中枢神经系统某处，有良性和恶性黑色素瘤之分。Willis 提出诊断中枢神经系统原发性黑色素细胞肿瘤的 3 个基本条件：皮肤及眼球未发现有黑色素瘤，既往未做过黑色素瘤切除术，内脏无黑色素瘤转移。中枢神经系统原发性黑色素细胞肿瘤人群发病率为 0.9/1000 万，占所有黑色素瘤的 1%。颅外原发性黑色素瘤在初始诊断时约有 1/3 并发颅内转移，而在死亡的黑色素瘤病例中则发现多达 75% 的患者存在脑转移。

二、病理学

中枢神经系统原发性黑色素细胞肿瘤临床较罕见，由于临床特征缺乏特异性，病理诊断是中枢神经系统原发性黑色素细胞肿瘤确诊的金标准。1972 年，Limas 等[1]首先通过电子显微镜描述了中枢神经系统原发性脑膜黑色素细胞瘤，发现此类肿瘤细胞不具有脑膜上皮细胞的特征，而是在细胞质内含有前黑色素小体和各个分化阶段的黑色素小体，所以认为它起源于软脑膜的黑色素细胞。目前，通过免疫组化分析肿瘤细胞表面各类标志性抗原、蛋白的表达差异，进而对中枢神经系统原发性黑色素细胞肿瘤和常见的颅内神经上皮肿瘤（脑膜瘤、胶质瘤等）进行鉴别，是病理诊断的重要手段。根据 2016 年 WHO 中枢神经系统肿瘤分类，中枢神经系统原发性黑色素细胞肿瘤主要分为 4 类：第一类：良性弥漫性病变，未形成肉眼可见的肿块，称为黑色素细胞增多症；第二类：恶性弥漫性或多灶性病变，称为黑色素瘤病；第三类：良性或中间性肿瘤，称为黑色素细胞瘤；第四类：恶性孤立性肿瘤，称为黑色素瘤。良性黑色素细胞瘤的细胞大小一致，分化良好，核质比低。轻微核异型性，低核分裂，无坏死和浸润生长。恶性黑色素瘤则相反，肿瘤细胞形态多样，常见的有淋巴细胞样细胞、上皮样细胞、多核细胞、梭形细胞、气球样细胞、横纹肌样细胞，且组织结构多样，常见的有肉瘤样、癌样、腺样、乳头状、腺泡状。另外，还有中度恶性黑色素细胞瘤界于两者之间。

一般认为中枢神经系统原发性黑色素细胞肿瘤来源于软脑膜的黑色素细胞。85% 的正常人脑膜含有此种细胞，通常在脑底部、脑干底面、视交叉和大脑各叶沟裂处均有此种细胞，其在某种条件下，转变成肿瘤细胞，并沿脑膜向四周扩散，向脑组织内蔓延，呈浸润性生长。瘤细胞可脱落于蛛网膜下腔，沿蛛网膜下腔播散，在软膜上形成数个大小不等的瘤结节。肿瘤也可侵蚀脑表面的小血管，造成蛛网膜下腔出血，恶性度高的肿瘤还可侵蚀颅骨和脊椎骨。大体观可见脑组织、脑膜及颅骨被黑色肿瘤组织浸润，肿瘤边界清楚，血运较为丰富，肿瘤体积差异较大。镜下观，肿瘤细胞大多含有丰富的黑色素颗粒，呈多角形或梭形，大小形态一致，可聚集成堆或成层状，或沿血管四周延伸，细胞核大，多为椭圆形，核分裂象多见。

免疫组化方面，HBM-45 和 S-100 被认为是黑色素性肿瘤的典型生化标志物。HBM-45 在原发性黑色素瘤中 90% 显示阳性，而在复发和转移性黑色素瘤中有 80% 阳性，具有较高的特异性，HBM-45 虽不参与黑色素的合成，但可提示黑色素产生活跃，目前成为诊断黑色素细胞肿瘤的常规手段。S-100 在恶性黑色素瘤中的标记阳性率达 95%。S-100 蛋白作为神经损伤的生化标志物之一，在绝大多数恶性黑色素瘤的免疫组织化学检查中均为阳性，不过 S-100 也在其他神经嵴来源的肿瘤中表达。所以具有较高灵敏性，而特异性较低。两者的结合提高了黑色素瘤诊断的灵敏性和特异性。另外，多数黑色素瘤的波形蛋白染色亦为阳性，NKIC3、Melan-A、PNL2、MAGE、CD117、MDA-7、WT1 等免疫组化结果亦对于黑色素瘤病理诊断有一定参考意义。

三、临床表现

中枢神经系统原发性黑色素细胞肿瘤生长迅速，累及范围广，一般病程较短。由于原发性黑色素细胞肿瘤多位于颅底，常出现脑神经受累症状，肿瘤也可侵入脑干或脑叶而出现相应的临床表现，如偏瘫、失语或精神症状等。也可因肿瘤转移至蛛网膜下腔造成脑脊液循环环路受阻，而产生颅内压增高的症状，如头痛、呕吐和视盘水肿。临床上常可见到肿瘤卒中，表现为反复的蛛网膜下腔出血，亦可形成脑实质内血肿。

中枢神经系统原发性黑色素细胞肿瘤的临床表现和其他脑肿瘤一样，取决于肿瘤发生部位。而影像学诊断有其特异性。CT 表现为均一高密度影或环形强化。典型的中枢神经系统原发性黑色素细胞肿瘤 MRI 像示 T_1WI 高信号，T_2WI 低信号，周边有长 T_1 长 T_2 血管源性水肿信号。这与黑色素细胞内存在着稳定的自由基和不成对电子，生成金属离子螯合物，

造成 MRI 顺磁性质子弛豫增强有关。血液中的去氧血红蛋白及高铁血红蛋白亦均为顺磁性物质，所以有时瘤内出血可使 T_2WI 信号不均匀，表现不典型，难以与其他瘤卒中鉴别。短 T_1WI 的特征有助于术前诊断中枢神经系统原发性黑色素细胞肿瘤。

四、治疗

（一）手术治疗

针对中枢神经系统原发性黑色素细胞肿瘤的治疗，手术切除是局部控制颅内病灶的首选有效治疗方法。手术治疗在中枢神经系统原发性黑色素细胞肿瘤的治疗中相当关键，手术切除肿瘤一方面可以获取病理，对于诊断尤为重要；另一方面，手术切除肿瘤可以解除肿瘤的占位效应，缓解临床症状；此外，手术切除病灶降低肿瘤负荷亦可提高患者对后续综合治疗的耐受性和治疗效果。手术与否极大影响着中枢神经系统原发性黑色素细胞肿瘤的预后，Ater 等报道[2]，颅内黑色素瘤患者中，肿瘤全切、活检或次全切除以及未手术三组患者的平均生存时间分别是 19.58 ± 2.3 个月，9.30 ± 2.4 个月和 3.40 ± 0.7 个月，每组间有显著性差异，提示肿瘤的切除程度与预后密切相关。

（二）放疗

中枢神经系统原发性黑色素细胞肿瘤对放疗总体并不太敏感，目前普遍推荐手术切除联合术后立体定向放射治疗（stereotactic radiosurgery，SRS），而对于手术无法达到区域的孤立病灶，可考虑单独使用 SRS，但目前仍然缺乏单独手术与单独使用 SRS 的对照研究对比结果。另外，全脑放射治疗（whole brain radiation treatment，WBRT）的治疗效果有限，但仍推荐用于临床症状明显、多发性脑内转移和软脑膜转移、不适合手术或 SRS 的患者[3]。

（三）内科治疗

中枢神经系统原发性黑色素细胞肿瘤的治疗主要参考颅外原发性及中枢神经系统转移性黑色素瘤的治疗策略。美国 NCCN 指南中，对于不可切除或转移性黑色素瘤晚期患者的一线治疗方案是免疫治疗和靶向治疗，而生物疗法（如高剂量白细胞介素 -2）和细胞毒性药物全身化疗 [如达卡巴嗪、替莫唑胺、卡

铂 / 紫杉醇和（或）福莫司汀] 等作为二线。

1. 靶向治疗　伴随着分子生物学和生物信息学技术的发展与进步，全转录组基因测序能够更加精确地为肿瘤患者寻找潜在的治疗靶点。目前，针对 MAPK 信号通路的靶向疗法在伴有 BRAF V600（V600E/V600K）突变的黑色素瘤治疗中被广泛推荐，可选择包括维莫非尼、达拉非尼在内的多项特异性靶向药物进行治疗。另外，针对伴有 BRAF V600突变的颅内黑色素瘤患者联合使用靶向药物和 MEK抑制剂的一项 II 期临床研究显示，达拉非尼联合曲美替尼在颅内的有效反应率为 58%，颅内反应持续时间约为 6.5 个月，相对于颅外病灶 10.2 个月的有效反应持续时间明显缩短 [4]。这也提示靶向治疗在颅内、颅外黑色素瘤治疗中均有一定效果，但相较于颅外黑色素瘤，靶向药物对颅内黑色素瘤的控制效果稍差。

2. 免疫治疗　免疫检查点抑制可针对特异性靶点增强自身免疫细胞的激活，进而增强机体对肿瘤细胞的杀伤效果。以 PD-1 和 CTLA-4 为例，PD-1 单抗可阻断 PD-1 和 PD-L1 结合，上调 T 淋巴细胞的生长和增殖，增强 T 细胞对肿瘤细胞的识别，激活其攻击和杀伤作用。而 CTLA-4 抗体则可通过阻断T 细胞的 CTLA-4 受体对抗原呈递细胞的 B7 配体的抑制性结合，使共刺激 B7 配体与 T 细胞 CD28 结合并提供必要的二次激活信号，产生持续的 T 细胞激活。Tawbi 等 [5] 的研究提示，使用纳武利尤单抗及伊匹木单抗联合手术、放疗等系统治疗方案对颅内转移的黑色素细胞瘤有效，联合使用纳武利尤单抗和伊匹木单抗的颅内反应率为 57%，这一数据高于此前报道的单用伊匹木单抗（24%）或单用帕博利珠单抗（22%）[6]。另外，联合使用纳武利尤单抗和伊匹木单抗的颅内反应率与伊匹木单抗联合福莫司汀治疗后产生 50% 的颅内反应率相类似，以上研究均提示免疫治疗在黑色素瘤治疗中具有较高缓解率，不同类型免疫检查点抑制剂联用可具有协同作用，进一步提示免疫治疗在黑色素瘤的治疗中具有巨大潜力 [7-8]。

黑色素瘤疫苗是利用黑色素瘤肿瘤细胞或肿瘤抗原物质诱导机体产生的特异性细胞免疫和体液免疫反应，达到杀死肿瘤细胞的目的，是一种主动特异性免疫治疗方法。目前黑色素瘤疫苗种类很多，如肿瘤全细胞疫苗、抗独特型抗体疫苗、热休克蛋白疫苗、树突细胞为基础的疫苗、细胞因子基因修饰的疫苗、DNA 疫苗等。各种疫苗的安全性已基本上得到肯定，

并且在动物实验和临床试验中能诱导大部分个体产生较强的抗肿瘤免疫反应。Lotern 等 [9] 的研究中，将自体疫苗合用过继免疫治疗手段，如 IL-2 或粒 - 巨细胞集落刺激因子（GM-CSF）可提高肿瘤免疫治疗反应率。另外，有个案报道也同样提示颅内黑色素瘤对肿瘤抗原疫苗的治疗反应敏感，但因缓解后全身系统内抗原丢失，导致肿瘤再次复发。恶性黑色素瘤疫苗的基础和临床研究虽然已经取得了很多进展，但是目前的疫苗治疗仍然只是黑色素瘤的控制手段而不是根治方法，疫苗的临床疗效还需大规模的临床治疗试验来验证。

3. 生物治疗　恶性肿瘤之所以发生失控性生长，不是免疫系统不能识别肿瘤细胞，而是自身主动免疫得不到有效的特异性的激活及唤醒。机体免疫系统对肿瘤细胞、肿瘤抗原的耐受及无反应性是相对的、不完全的。黑色素瘤是一种免疫原性较强的实体肿瘤，许多转移性黑色素瘤的免疫治疗试验已经在进行。尽管当前的有效应答仍然很少，但在生物反应调节剂（BRM）和细胞免疫治疗中观察到对颅内转移病灶出现罕见的有效反应。干扰素 -α（IFN-α）是一种经大量临床应用证实具有显著免疫调节作用和抗肿瘤、抗病毒作用的细胞因子。干扰素通过与细胞表面特异性受体结合而发挥其细胞活性，包括对某些酶的诱导作用、增强巨噬细胞的吞噬活性，增强淋巴细胞对靶细胞的毒性，并可抑制内皮细胞和血管的生成，从而发挥抗肿瘤的作用 [10]。IFN-α 可显著增强过继免疫疗法的抗肿瘤作用。在 Kirkwood 等 [11] 的研究中，通过对恶性黑色素瘤术后使用大剂量干扰素、小剂量干扰素和对照组三组的治疗效果比较，表明大剂量干扰素可明显提高无病生存率（disease-free survival，DFS）。不过，大剂量白细胞介素治疗的不良反应较大，主要表现有流感样症状、慢性疲劳、头痛、恶心、体重下降、骨髓抑制和抑郁症。白细胞介素 -2（IL-2）是人体免疫系统重要的淋巴因子，它通过激活免疫活性细胞和诱导其他细胞因子而产生抗肿瘤作用。国外学者已成功将 IFN-α 和 IL-2 联合应用治疗黑色素瘤等实体瘤并取得了较好的治疗效果 [12]。Lindner等 [13] 将组胺、IL-2 和 IFN-α 联合，以减少干扰素的使用剂量，从而降低其不良反应，并证实联合治疗的安全性、耐受性和肿瘤治疗反应等方面均有良好的效果。Savas 等 [14] 的研究发现，在接受放疗无效的颅内黑色素瘤患者中，给予由 IL-2、IFN 和氟尿嘧啶组

成的联合化疗方案治疗后，颅内病灶完全缓解，并有患者回归正常生活已长达 18 个月之多。类似地，Majer 等[15]也报道了 70 例伴或不伴有颅内转移的黑色素瘤患者，使用 DTIC 或替莫唑胺联合 BRMs IL-2 和 IFN-α 的联合治疗后，伴随颅内转移的患者（所有患者在使用 BRM 治疗前 28 天也接受了 SRS 治疗）似乎从治疗中受益。最近的研究表明，免疫治疗在眼球（除大脑以外另一个免疫豁免部位）可诱发免疫反应，这表明生物治疗和免疫治疗在治疗颅内黑色素瘤是可行的。

4. 细胞毒化疗 全身化疗药物一般在大脑中具有最小的抗肿瘤活性，主要原因被认为是由于大多数药物无法穿过血脑屏障，导致脑内药物浓度过低，无法发挥有效抗肿瘤效果。对于 IV 期黑色素瘤的化疗，包括已经存在有脑转移的患者，全身化疗收效甚微。达卡巴嗪（氮烯咪胺）（DTIC）是美国 FDA 批准的第一个用于治疗转移性黑色素瘤的化疗药物。单药 DTIC 已维持标准治疗 30 年以上，有效率为 8%～20%，平均缓解时间为 4～6 个月。由于缺乏随机对照研究来比对接受 DTIC 单药治疗的患者与最佳支持治疗的患者的生存率差异，因此仍缺乏 I 级证据来支持这个单药方案。即便围绕多种药物联合的化疗方案研究不断开展，但目前仍没有一种方案优于单药 DTIC。福莫司汀是一种氯乙基亚硝脲，容易穿透血脑屏障，围绕其开展的一项大型 II 期临床试验中，福莫司汀在颅内黑色素瘤患者中显示出 24% 的客观反应率[16]。后续也开展了福莫司汀和 DTIC 疗效对照的 III 期临床试验，而研究者在总结中提到此项试验中存在诸多问题，包括 DTIC 组的反应低于预期，以及 DTIC 的用药计划不佳等。与之前的 II 期临床试验结果相比，使用福莫司汀治疗的患者其颅内反应率也明显降低，结果令人颇为遗憾。另外，福莫司汀联合全脑放疗对比福莫司汀单用的研究中，两组患者在脑内病灶客观反应率和总体生存率方面没有显著差异。福莫司汀联合全脑放疗延缓了颅内病灶进展，但没有明显改善反应率或生存率。目前最受关注的化疗药物是一种新型口服烷化剂——替莫唑胺，它是一种细胞生长抑制剂，生物吸收性高，易通过血脑屏障，不经肝代谢，与 DTIC 作用机制相同，无明显不良反应，可以代替 DTIC 进行恶性黑色素瘤的系统性治疗。相关的 III 期研究提示，替莫唑胺与 DTIC 在反应率和生存率方面是相当的，且使患者具有更好的生活质量[17]。有研究着眼于替莫唑胺与放疗相结合，但研究结果低于预期，尽管替莫唑胺与同步放疗耐受性良好，但联合治疗的疗效却相对有限[18-19]。

5. 抗血管生成药物 黑色素瘤的血管生成特性促使研究人员评估沙利度胺的潜在用途，沙利度胺是一种口服免疫调节剂，且具有抗血管生成作用，与全脑放疗联合应用可在多种恶性肿瘤中体现抗肿瘤作用。遗憾的是，一项围绕沙利度胺应用于发生脑转移的晚期黑色素瘤患者的多中心 II 期研究在开展过程中，却因安全性和有效性的考虑，试验提前终止[20]。

尽管目前研究人员在积极寻找跨越血脑屏障的新药物方面取得了一定进展，但对于颅内黑色素瘤的病灶控制效果依然不佳。

五、预后

黑色素细胞肿瘤有良性和恶性之分，前者常能长期生存甚至有"治愈"可能，而恶性黑色素瘤的生存期明显短于良性黑色素细胞瘤。中枢神经系统原发性黑色素细胞肿瘤的预后差，仅 20% 的黑色素瘤患者的生存时间超过 12 个月，13.6% 不超过 1 个月。肿瘤在颅内生长的部位直接影响病程的发展，进而影响预后。文献报道，仅有局灶神经功能损害的患者平均生存时间明显长于出现颅内高压症状的患者（相应的时间为 11.9 个月和 7.0 个月）。

影响中枢神经系统原发性黑色素细胞肿瘤患者预后的诸多因素中，手术具有决定性意义。Fife 等[21]对颅内转移性黑色素瘤患者预后行多变量分析表明，获得较长生存期的相关因素中，具有显著性意义的有：手术切除肿瘤（$P < 0.0001$）、无颅外同时转移（$P < 0.0001$）、较年轻（$P=0.0007$），以及较长时期的良好全身状况（$P=0.036$）。有学者报道了颅内原发性黑色素瘤患者仅接受手术而获得良好预后，故认为手术是黑色素瘤的首选治疗手段。Brat 等[22]持相同观点，称黑色素瘤获得长期生存的预后与肿瘤全切相关。随着放疗技术和各项医学治疗手段的不断发展进步，不同的放疗方式的应用，结合免疫治疗、靶向治疗、生物治疗、全身化疗等在黑色素细胞肿瘤治疗中的尝试越来越多。多项相关研究结果提示，颅内黑色素细胞肿瘤对于综合治疗具有较好的反应率且具有较高的安全性、耐受性，也提示着在颅内黑色素细胞肿瘤未来的治疗中，以手术为基础，结合放疗及各类内

科治疗的多学科、多手段综合治疗，有望成为提高患者生存率、改善预后的有效治疗形式[23]。

文献报道一例原发颅内恶性黑色素瘤患者，接受彻底手术切除肿瘤后联合新鸡瘟病毒修饰的肿瘤疫苗加干扰素免疫治疗，中药榄香稀等综合治疗，无瘤生存 21 年，是十分成功的综合治疗典范[24]。

（赫振炎　赵　明）

参考文献

1. Limas C, Tio FO. Meningeal melanocytoma（"melanotic meningioma"）. Its melanocytic origin as revealed by electron microscopy. Cancer, 1972, 30（5）: 1286-1294.

2. Ater JL, Rytting M. Rare malignant brain tumors// Black P McL. Cancer of the Nervous System. Malden: Blackwell Science Inc, 1997: 626-654.

3. Mingione V, Oliveira M, Prasad D, et al. Gamma surgery for melanoma metastases in the brain. J Neurosurg, 2002, 96（3）: 544-551.

4. Davies MA, Saiag P, Robert C, et al. Dabrafenib plus trametinib in patients with BRAFV600-mutant melanoma brain metastases（COMBI-MB）: a multicentre, multicohort, open-label, phase 2 trial. Lancet Oncol, 2017, 18: 863-873.

5. Tawbi HA, Forsyth PA, Algazi A, et al. Combined Nivolumab and Ipilimumab in Melanoma Metastatic to the Brain. N Engl J Med, 2018, 379（8）: 722-730.

6. Margolin K, Ernstoff MS, Hamid O, et al. Ipilimumab in patients with melanoma and brain metastases: an open-label, phase 2 trial. Lancet Oncol, 2012, 13（5）: 459-465.

7. Di Giacomo AM, Ascierto PA, Pilla L, et al. Ipilimumab and fotemustine in patients with advanced melanoma（NIBIT-M1）: an open-label, single-arm phase 2 trial. Lancet Oncol, 2012, 13（9）: 879-886.

8. Long GV, Atkinson V, Lo S, et al. Combination nivolumab and ipilimumab or nivolumab alone in melanoma brain metastases: a multicentre randomised phase 2 study. Lancet Oncol, 2018, 1 9: 672-681.

9. Lotem M, Shiloni E, Pappo I, et al. Interleukin-2 improves tumour response to DNP-modified autologous vaccine for the treatment of metastatic malignant melanoma. Br J Cancer, 2004, 90（4）: 772-780.

10. Puri RK, Lecand P. In vivo treatment with interferon causes augmentation of IL-2 induced limphokine-activated killer cells in the organ of mice. Clin Exp Immunol, 1991, 85: 317-325.

11. Kirkwood JM, Ibrahim JG, Sondak VK, et al. High-and low-dose interferon alfa-2b in high-risk melanoma: first analysis of intergroup trial E1690/S9111/C9190. J Clin Oncol, 2000, 18: 2444-2458.

12. Krun WHJ, Grey SH, Monson, et al. Clinical expression with the combined use of recombinant interleukin-2（IL-2）and interferon alpha（IFN-α）in matastatic melanoma. Br J Haematol, 1991, 79（supple）: 84-86.

13. Lindner P, Rizell M, Mattsson J, et al. Combined treatment with histamine dihydrochloride, interleukin-2 and interferon-alpha in patients with metastatic melanoma. Anticancer Res, 2004, 24: 1837-1842.

14. Savas B, Arslan G, Gelen T, et al. Multidrug resistant malignant melanoma with intracranial metastasis responding to immunotherapy. Anti-cancer Res, 1999, 19（5C）: 4413-4420.

15. Majer M, Jensen RL, Shrieve DC, et al. Biochemotherapy of metastatic melanoma in patients with or without recently diagnosed brain metastases. Cancer, 2007, 110（6）: 1329-1337.

16. Jacquillat C, Khayat D, Banzet P, et al. Final report of the French multicenter phase II study of the nitrosourea fotemustine in 153 evaluable patients with disseminated malignant melanoma including patients with cerebral metastases. Cancer, 1990, 66（9）: 1873-1878.

17. Meddleton MR, Grob JJ, Aronson N, et al. A randomized, phase III study of temozolomide（TMZ）versus dacarbazine（DTIC）in the treatment of patients with advanced, metastatic malignant melanoma. J Clin Oncol, 2000, 18: 158-164.

18. Margolin K, Atkins B, Thompson A, et al.

Temozolomide and whole brain irradiation in melanoma metastatic to the brain: a phase Ⅱ trial of the Cytokine Working Group. J Cancer Res Clin Oncol, 2002, 128 (4): 214-218.

19. Hofmann M, Kiecker F, Wurm R, et al. Temozolomide with or without radiotherapy in melanoma with unresectable brain metastases. J Neurooncol, 2006, 76 (1): 59-64.

20. Hwu WJ, Lis E, Menell JH, et al. Temozolomide plus thalidomide in patients with brain metastases from melanoma: a phase Ⅱ study. Cancer, 2005, 103 (12): 2590-2597.

21. Fife KM, Cloman MH, Stevens GN, et al. Determinants of outcome in melanoma patients with cerebral metastases. J Clin Oncol, 2004, 22: 1293-1300.

22. Brat DJ, Giannini C, Scheithauer BW, et al. Primary melanocytic neoplasm of the central nervous system. Am J Surg Pathol, 1999, 23: 745-754.

23. Sampson JH, Carter JH Jr, Friedman AH, et al. Demographics, prognosis, and therapy in 702 patients with brain metastases from malignant melanoma. J Neurosurg, 1998, 88 (1): 11-20.

24. Wong TF, Chen YS, Zhang XH, et al. Longest survival with primary intracranial malignant melanoma: A case report and literature review. World J Clin Cases, 2022, 10 (30): 11162-11171.

第 40 章

中枢神经系统血管母细胞瘤

一、概述

血管母细胞瘤（hemangioblastoma）为中枢神经系统真性血管性肿瘤，也称为血管网状细胞瘤（angioreticuloma）。如果中枢神经系统血管母细胞瘤伴发肾囊肿、胰腺囊肿或者肾良性肿瘤，则称为Lindau病。如中枢神经系统血管母细胞瘤或Lindau病伴发视网膜血管瘤，则称为Von Hippel-Lindau综合征（VHL综合征）。

二、流行病学

血管母细胞瘤发病年龄较广，儿童和成人均可发病，以30～40岁青壮年居多，男性略多于女性，具有一定的家族遗传倾向[1]。本病在中枢神经系统相对少见，占所有肿瘤的1.5%～2.0%，占颅后窝肿瘤的7%～12%[1-2]。可生长于脑和脊髓任何部位，好发于小脑半球、脑干、以及颈髓上段。脑干血管母细胞瘤偶见于脑桥，好发于延髓，呈膨胀性生长，可由延髓背侧长出，向第四脑室发展，也可完全位于延髓内，还可由延髓颈髓结合部的背侧或颈髓背侧长出。

VHL综合征具有家族倾向，为常染色体显性遗传，基因位点位于3p25～p26、3p13～p14附近。有研究表明，部分散发性血管母细胞瘤存在VHL基因的功能失活，另一部分血管母细胞瘤患者染色体22q13.2存在杂合子丢失，表明除VHL基因外还有其他基因参与肿瘤发生。有研究显示，基因检测可用于早期诊断或排除VHL综合征。早期从基因水平明确诊断，并对VHL病家族所有成员进行基因检测，以便早发现、早治疗，提高治愈率，降低病残率。

三、病理学

中枢神经系统血管母细胞瘤的组织来源尚有争议，多数研究认为其起源于中胚叶细胞的胚胎残余组织。发病机制不明，目前主要有两种假说：一种认为肿瘤是血管源性肿瘤，间质细胞能够高表达血管内皮生长因子，从而刺激血管内皮过度增殖，增加血管通透性，诱导新生毛细血管形成[2-3]。另一种认为肿瘤组织学与神经内分泌肿瘤具有相似性，细胞大小形态比较一致，增殖指数不高，虽然毛细血管网丰富，但间质细胞的神经内分泌标志物阳性率高，应属于一种神经内分泌肿瘤。血管母细胞瘤通常呈生长和静止两个状态，一般来说，其生长极其缓慢，特别是实质性血管母细胞瘤，可数年处于静止状态。对VHL综合征患者的长期随访研究发现，51%的肿瘤呈静止状态，随着随访时间延长，出现肿瘤增大的比例显著增加[3]。

血管母细胞瘤可呈实质性、囊性、或囊实性，但以囊性或大囊小结节者为多。囊性血管母细胞瘤大体观呈类圆形囊性病变，囊壁光滑，可伴一个或多个瘤结节。囊液透明，淡黄色，蛋白含量高。肿瘤通常边界清楚，质地柔软，膨胀性生长。肿瘤表面蛛网膜或软脑膜下可见扩张的血管；瘤结节多位于囊壁上，或大部分在囊壁外，或大部分位于囊腔内[4]。血管母细胞瘤一般病程较长，实质性部分或瘤结节边界清晰，因富含血管而呈紫红色，因慢性出血而有含铁血黄素沉积，故瘤体局部可呈棕黄色，质地柔韧，瘤体血运极为丰富；极少部分肿瘤富含脂质而呈灰黄色[5]。实质性血管母细胞瘤，由血管和血窦组成，切面可见孤立或成簇的粗大血管及薄壁血管网。

约 25% 的血管母细胞瘤患者出现红细胞增多症，肿瘤切除后红细胞随之减少，复发后红细胞再度增多。机制在于肿瘤细胞分泌促红细胞生成素，也有报道肿瘤囊液中检测到促红细胞生成素。

显微镜下组织学观察，血管母细胞瘤由薄壁血管及血管周围间质细胞构成。血管发育成熟度不一，管腔大小不等，囊变多见，薄壁血窦形成"支架"结构。根据肿瘤组织中血管成分与间质细胞所占比例不同，可将血管母细胞瘤分为血管成分丰富的网状型、间质细胞丰富的细胞型、血管成分与间质细胞相当的混合型。血管成分以薄壁血管多见，但也伴有厚壁血管，血管壁可发生玻璃样变性或囊性变，瘤卒中出血较为常见。间质细胞即为血管母细胞，形态多样，多呈圆形或椭圆形。胞质内含有脂质成分，多呈经典的泡沫状，富含脂滴、中间丝、滑面内质网和糖原颗粒，胞核椭圆形或卵圆形，大小多变。部分肿瘤内除了含有间质细胞，还可见少突胶质细胞瘤样的间质细胞，以及胞质粉染、缺少空泡的间质细胞。多种形态的间质细胞可以出现在同一肿瘤中。如出现异形核间质细胞，胞核肥大，形态不一，为退行性变，亦为血管母细胞瘤的诊断线索。此外，间质细胞也可形成突起向血管聚集，形成室管膜瘤假菊形团结构。肿瘤周围实质内还可见到毛细胞增生伴 Rosenthal 纤维形成。肿瘤内有时会出现玻璃样变小体。需注意，血管母细胞瘤有恶性倾向时，细胞生长活跃，分布密集，核分裂加剧，血管成分较间质细胞成分少，可发展成恶性血管外皮细胞瘤或恶性血管内皮细胞瘤。

四、临床表现

中枢神经系统血管母细胞瘤的病程差异较大，一般为 7 ~ 9 个月，长者也可达数十年。通常囊性肿瘤病程较短，症状可起伏或急剧变化。实质性肿瘤生长缓慢，偶因瘤内出血或囊变加速病程。妊娠期女性可突然起病或致原有病情加重。血管母细胞瘤位于小脑的患者，约 80% 以头痛为首发症状，可伴有恶心、呕吐、眩晕和视物模糊；约 60% 出现眼震和共济失调，其次是为后组脑神经症状和锥体束征。脑干血管母细胞瘤多为缓慢生长的肿块，伴脑干空洞或囊肿，肿瘤常引起梗阻性脑积水，加重颅内压增高症状。肿瘤位于颅后窝下部，可压迫脑干引起颈项僵硬或 Lhemitte 征。肿瘤对第四脑室底或小脑下脚造成压迫后，患者出现眼震、共济失调及锥体束体征，还可因迷走神经核受刺激而表现为相应的神经功能障碍。少数病例可因瘤内出血或蛛网膜下腔出血，突发颅内压增高和脑膜刺激征表现。

五、影像学

（一）CT

囊性血管母细胞瘤平扫可见类圆形均匀低密度灶，其密度略高于脑脊液。囊壁光滑，边缘常可见等密度或稍低密度结节，静脉注入增强对比剂后，可见壁结节明显强化，囊壁一般不强化，囊液仍为低密度。若肿瘤影响脑脊液循环，可出现梗阻性脑积水。

实质性血管母细胞瘤周围水肿均不明显，平扫呈等密度或等低密度混杂病灶，低密度部分常较小；增强后病灶呈均匀性明显强化，部分坏死区无强化，瘤内或周围偶可见明显强化的引流血管。

（二）MRI

囊性血管母细胞瘤 MRI 平扫呈 T_1 加权像低信号，T_2 加权像高信号；瘤结节呈 T_1 加权像等信号，T_2 加权像高信号。增强扫描后壁结节明显强化，瘤周可见流空血管影。实质性血管母细胞瘤平扫 T_1 加权像为等、低混杂信号，T_2 加权像为高、低混杂信号，偶可见流空血管影。增强可见瘤体均匀强化，边界清楚，瘤内可见点、条状异常血管信号（图 40-1 和 40-2）。肿瘤周围也可因陈旧出血引起含铁血黄素沉积，呈低信号带。

典型的血管母细胞瘤 MRI 诊断不难，囊性病变需与毛细胞型星形细胞瘤鉴别，后者一般边界不清，可见钙化灶，壁结节多较大，囊壁结节多不强化或轻度强化。实质性肿瘤需与髓母细胞瘤鉴别，髓母细胞瘤小儿多见，好发于小脑蚓部，强化程度及均匀度不如血管母细胞瘤。

磁共振灌注成像（perfusion-weighted imaging，PWI）是近年来发展起来的一种血流灌注功能成像方法。基于示踪剂稀释原理，采用快速成像方法，检测对比剂首次通过兴趣区时所引起的 T_2 效应。血脑屏障完整时，脑组织的 T_2 弛豫率与毛细血管内对比剂浓度呈正比。脑肿瘤导致血脑屏障不完整时，对比剂除产生 T_2 效应外，还存在 T_1 增强效应。血管母细胞

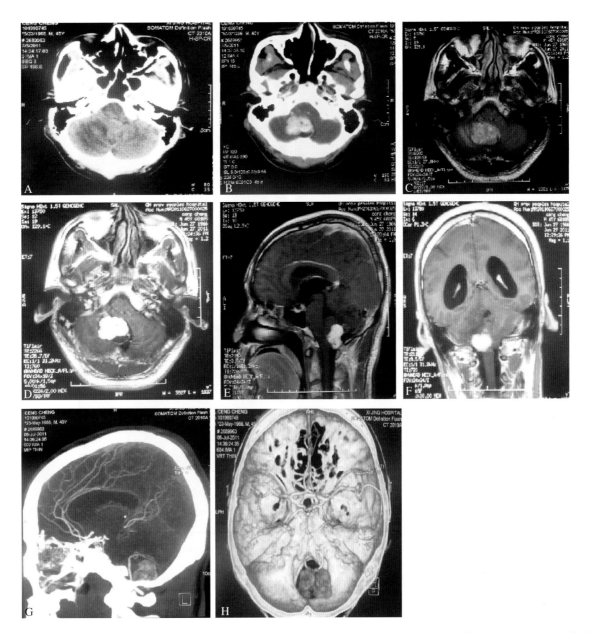

图 40-1　男性，45 岁。慢性头痛 5 年。小脑蚓部实质性血管母细胞瘤，边界清，明显均匀强化，第四脑室受压变形；伴幕上脑积水；右椎动脉枕大孔段侧支供血。A. CT 平扫轴位；B. CT 增强轴位，肿瘤明显均匀强化；C. MRI T_2 FLAIR，肿瘤高信号占位，瘤内有流空血管影；D ~ F. MRI 增强扫描轴位、矢状位、冠状位，肿瘤位居小脑蚓部，边界清晰，呈分叶状形态，第四脑室受压变形；G 和 H. CTA 矢状位、3D-CTA 颅骨 - 肿瘤影像融合重建（轴位），肿瘤由右椎动脉枕大孔段侧支供血

瘤的网状血管为缺乏平滑肌的不成熟毛细血管，对比剂在其内的通过时间要较脑白质内正常毛细血管的时间延长[6]。因此，囊性血管母细胞瘤壁结节在 PWI 呈明显的高灌注区，囊性部分为灌注缺损区，其信号无明显改变。实质性血管母细胞瘤灌注后信号变化与囊腔结节型实质部分相似，均为明显高灌注。值得注意的是，PWI 显示脑动静脉畸形的血流灌注也较为丰富，但动静脉畸形多为发育不良的小动脉和小静脉，缺乏毛细血管，对比剂在其内通过迅速，时间短

于正常脑白质。

（三）脑血管成像和造影

虽然 MRI 对本病多可做出诊断，但了解血管母细胞瘤的血供情况非常重要，尤其对于实质性血管母细胞瘤。

三维 CT 血管成像（three-dimensional computed tomography angiography，3D-CTA）和磁共振血管成像（magnetic resonance angiography，MRA）作为无

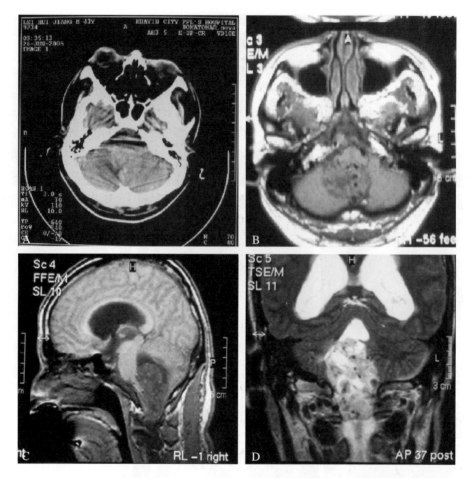

图 40-2 男性，43 岁。慢性头痛 3 年。第四脑室及小脑延髓池实质性血管网状细胞瘤，瘤内多发血管流空影，伴脑积水。A．CT 平扫轴位，第四脑室血管网状细胞瘤，略高密度；B．MRI 平扫 T_1 轴位，瘤内多个血管流空影；C．MRI 平扫 T_1 矢状位，肿瘤主体经第四脑室，部分经过中孔，占居小脑延髓池；D．MRI 平扫 T_2 冠状位，幕上脑室扩张，瘤内含有多个血管流空影

创检查，耗时短，并发症少。3D-CTA 和 MRA 可清晰显示瘤周或瘤内增粗和迂曲的异常血管。多数据融合影像重建，还可清楚显示瘤体、血管、颅骨三者的立体解剖关系。此外，3D-CTA 和 MRA 对患者随访简单、方便，具有重要价值。与脑血管造影相比无统计学差异。尤其是对于椎管内多发血管母细胞瘤，3D-CTA 在显示多个肿瘤及其供血动脉之间的关系方面，优势显著。

临床证实，3D-CTA 和 MRA 与数字减影血管造影（digital subtraction angiography，DSA）相比，对于了解血管母细胞瘤的血管分布和供血情况，差异不大。但 DSA（或 3D-DSA）可在不同时相反映瘤体的供血动脉及引流静脉，对于了解瘤体的血供方向及含血程度，更有优势。

此外，在行 DSA 的同时，还可进行超选择性血管内栓塞，术前栓塞大的供血动脉，减少肿瘤血供，

有利于肿瘤切除术中控制瘤体出血。

六、诊断

鉴于血管母细胞瘤组织形态变化多样，并且这些变化可同时出现在同一肿瘤中，故应注意与其他原发性及转移性肿瘤的鉴别。无论是囊性还是实质性，血管母细胞瘤与周围正常组织间界限清楚，呈非浸润性生长模式，是其区别于浸润性胶质细胞肿瘤的重要特征[4-5]。同时，胶质细胞肿瘤对胶质细胞原纤维酸性蛋白（glial fibrillary acidic protein，GFAP）呈弥漫强阳性表达，而血管母细胞瘤的间质细胞对 GFAP 呈阴性或灶状表达，也可作为二者的鉴别要点。此外，血管母细胞瘤的间质细胞对 NSE 和 S-100 的阳性率分别为 100% 和 67.3%，而对细胞角蛋白（cytokeratin，CK）和上皮膜抗原（epithelial membrane antigen，EMA）表达阳性率仅为 13.8% 和 2.5%，结合 CD34 等免疫组化染色，可与毛细血管瘤或血管瘤型脑膜瘤进行鉴别。

中枢神经系统转移性肾透明细胞癌与血管母细胞瘤在组织学形态上极为相似，而且 VHL 综合征患者可同时发生血管母细胞瘤及肾透明细胞癌，所以二者的鉴别尤为重要。血管母细胞瘤对上皮性抗原 CK 和 EMA 表达阳性率较低，对 Inhibin-a 表达阳性率较高。诊断与鉴别，除了根据免疫组化结果外，还应结合患者病史及影像学检查等多方面因素来综合研判 [2-5]。

七、治疗原则

（一）外科手术治疗

目前，外科手术仍是本病的主要治疗措施。对脑干症状性血管母细胞瘤，或无症状但逐渐增大的肿瘤，均建议首选手术治疗 [7-8]。术前全面详细的评估，术中微创理念和技术，均是血管母细胞瘤全切除并保护神经功能不受损伤的关键 [9]。

囊性血管母细胞瘤手术目的是切除肿瘤结节，释放囊液，囊壁可不追求切除。囊性肿瘤切开囊壁后吸出囊液，沿囊壁寻找结节并予全切。若仅行囊壁切开，引流囊液，仅实现减压目的，患者症状能得到暂时缓解，但瘤结节增长复发可能性极大（图 40-3）。术中神经电生理监测是脑干血管母细胞瘤手术重要的辅助手段，可实时客观地反映脑干的功能状况，提示术者避开重要神经核团，以避免脑干损伤，减少术后并发症 [7]。

实质性血管母细胞瘤应提倡全切，但不应以牺牲脑与脑神经功能为代价。实际上，一些肿瘤体积较大，供血丰富，血管结构复杂，尤其是位居脑干、基底节区等功能部位的瘤体，手术困难太大，术中出血凶险，勉强手术会造成严重功能障碍。因而，肿瘤切

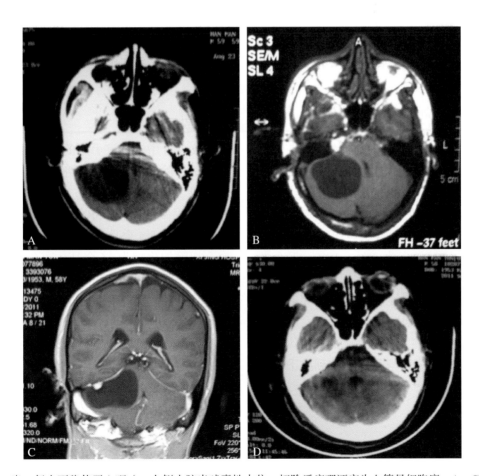

图 40-3 男性，58 岁，行走不稳伴恶心呕吐。右侧小脑半球囊性占位，切除后病理证实为血管母细胞瘤。A．CT 平扫轴位，右小脑半球低密度占位；B．MRI 平扫轴位 T_1 加权像，右小脑半球低信号占位，第四脑室受压移位；C．MRI 增强冠状位，天幕下囊壁上方小增强结节；D．肿瘤切除后 CT 平扫，瘤体切除，第四脑室形态位置恢复

除术前应行脑血管造影和供血动脉栓塞，便于术中控制出血和肿瘤分离切除。

对于血管母细胞瘤，可通过完全切除达到治愈。手术切除遵循的原则与脑动静脉畸形一致，避免直接接触肿瘤表面，防止破裂出血。首先寻找肿瘤周边供血动脉，予以电凝切断，再处理引流静脉；实质性肿瘤应避免行肿瘤分块切除，以防出现难以控制的大出血[8, 10]。若肿瘤与脑干结构粘连紧密，不可勉强全切。肿瘤完全切除后，由于原先供应肿瘤的血液开始涌向供应周围正常脑组织，可引起瘤床大量渗血，止血困难。原因在于血管母细胞瘤生长需要大量血液，肿瘤周围许多扩张如蚯蚓状的血管向瘤体供血，盗走延髓正常血液供应，使其处于低灌注状态；肿瘤切除后延髓灌注压恢复但不能适应，表现为术区水肿、出血和延髓功能恶化[10]，重者呼吸循环中枢衰竭。

尽管手术操作细微，对脑干和后组脑神经损伤很轻，但患者术后反应多较重，常出现呼吸障碍、消化道出血、吞咽困难及误吸导致呼吸道感染等并发症[10-11]。因此，术后需严密监测生命体征变化，患者出现呼吸浅慢或氧分压降低时，可通过自主增加呼吸幅度和频率进行纠正。若效果不佳，应予以呼吸机间歇指令模式辅助呼吸。特别需要注意术后早期患者睡眠中的呼吸状态，以便及时纠正。延髓血管母细胞瘤切除后胃肠道出血多出现于术后3～5天，轻者通过止血、抑酸、保护胃黏膜等对症治疗可纠正。重者持续数月迁延不愈，应注意防止大出血导致休克或消化道穿孔。对于术前存在吞咽功能障碍的患者，术后常常加重，应早期留置胃管进食，必要时及早气管切开，预防误吸和呼吸道感染。

肿瘤全切除后，复发率为3%～10%，但合并VHL综合征者术后复发率高达40%～66%，复发后可再次行手术治疗[11-12]。囊性病变如第一次未能全切，多能在二次手术时全切除。囊性肿瘤术后死亡率小于5%，但实质性肿瘤死亡率高于此3倍，主要与术中止血困难和肿瘤分离与切除影响到脑干功能区域有关。

（二）血管内栓塞辅助治疗

术前血管内栓塞辅助治疗，使肿瘤血管内有血栓形成，血供减少，瘤体缩小，肿瘤表面质地变硬，分离时更容易寻找瘤脑界面，增加手术全切机会。术前栓塞不仅能够减少术中出血，还能获得相对清晰的手术视野，减少损伤邻近正常结构的风险。此外，血管内栓塞可使肿瘤周围的正常脑组织低灌注压状态发生一定程度的改变，从而避免手术中发生骤然的正常灌注压突破综合征，降低术后并发症。

一般认为，经脑血管造影证实，肿瘤有明确的供血动脉，且供血动脉不与正常血管共干，栓塞不会减少正常组织的血供，不会损伤正常组织。反之，则不宜栓塞[12]。根据肿瘤所处的位置、供血动脉及肿瘤染色情况等，可选择弹簧圈或Glubran胶进行栓塞治疗。电解可脱弹簧圈具有较好的可控性，释放简单、安全，但很难进入细小的供血动脉内栓塞。Glubran胶具有一定的可控性，具有流体栓塞剂的性质，可向瘤内弥散，栓塞效果确实；但亦有向其他血管弥散的可能，发生远隔部位误栓的可能性要大于可脱弹簧圈栓塞[11, 13]。

目前术前栓塞治疗的时间尚存争议，有学者建议在栓塞后1～5天行手术切除肿瘤，认为手术延期超过1周时，被栓塞的血管有可能会再通和新生血供会形成。另有研究认为需栓塞后1～2周再行手术治疗，栓塞诱导的坏死组织会收缩，肿瘤会软化，便于切除。

（三）放疗

放疗可用于不宜手术的患者、多发深部小病变，或无法切除的脑干血管母细胞瘤，有助于减小肿瘤体积或延缓肿瘤生长[14]。此外，有学者对不同治疗方案预后做了比较，单纯次全切除瘤体的患者平均生存时间为5.5个月，次全切除加放疗为13.5个月，次全切除加化疗为24个月，次全切除加放疗加化疗最长生存时间可达38个月。由此可见，对于血管母细胞瘤患者，实行手术加放、化疗的综合治疗为最佳方案。

（四）药物治疗

有证据显示，抗血管生成药物和分子靶向药物对控制血管母细胞瘤的生长和复发起到了一定的遏制效应，特别是对多发性血管母细胞瘤。目前研究仍在深入，有望成为一种新型治疗方法。

（叶玉勤　贺晓生）

参考文献

1. 张建宁. 神经外科学高级教程. 北京：人民军医出版社，2015：303-308.

2. Kuharic M，Jankovic D，Splavski B，et al. Hemangioblastomas of the Posterior Cranial Fossa in Adults：Demographics，Clinical，Morphologic，Pathologic，Surgical Features，and Outcomes. A Systematic Review.World Neurosurg. 2018，110：e1049-e1062.

3. Gelabert G M. Posterior fossa hemangioblastomas. Neurologia，2007，22（10）：853-859.

4. 杨树源，张建宁. 神经外科学. 2版. 北京：人民卫生出版社，2015：623-626.

5. 韦恩，布尔基耶，巴凯，等. 尤曼斯神经外科学. 5版. 王任直，译. 北京：人民卫生出版社，2009：830-840.

6. Zhang Y，Chen C，Tian Z，et al. The Diagnostic Value of MRI-Based Texture Analysis in Discrimination of Tumors Located in Posterior Fossa：A Preliminary Study. Front Neurosci. 2019，13：1113.

7. Cui H，Zou J，Bao YH，et al. Surgical treatment of solid hemangioblastomas of the posterior fossa：A report of 28 cases. Oncol Lett，2017，13（3）：1125-1130.

8. 格林伯格. 神经外科手册. 7版. 赵继宗，译. 江苏：江苏科学技术出版社，2014：877-885.

9. 贺晓生. 强化儿童颅内肿瘤外科治疗中微侵袭理念和技术. 中华神经外科杂志，2020，36（9）：865-868.

10. 王忠诚. 王忠诚神经外科学. 湖北：湖北科学技术出版社，2005：738-741.

11. Splavski B，Zbytek B，Arnautovic KI. Surgical management and outcome of adult posterior cranial fossa and spinal hemangioblastoma：a 6-case series and literature review. Neurol Res，2020，42（12）：1010-1017.

12. 周良辅. 现代神经外科学. 上海：复旦大学出版社，上海医科大学出版社，2001：502-506.

13. Sakamoto N，Ishikawa E，Nakai Y，et al. Preoperative endovascular embolization for hemangioblastoma in the posterior fossa. Neurol Med Chir（Tokyo），2012，52（12）：878-884.

14. Abboud FZ，Youssoufi MA，Bouhafa T，et al. A solitary hemangioblastoma of the posterior brain fossa：the role of radiotherapy. Pan Afr Med J，2020，36：114.

第 41 章

原发性中枢神经系统淋巴瘤

一、概述

中枢神经系统淋巴瘤可分为继发性和原发性两类，继发性是指非霍奇金淋巴瘤（non-Hodgkin's lymphoma，NHL）累及中枢神经系统。原发性中枢神经系统淋巴瘤（primary central nervous system lymphoma，PCNSL）是指局限于中枢神经系统（central nervous system，CNS）（包括眼部的视神经、视网膜、脉络膜、硬脑膜、软脑膜、脊髓、脑神经和脊髓神经根等部位）的淋巴瘤。与继发性中枢神经系统的淋巴瘤常弥漫性侵犯软脑膜不同，PCNSL 多见于脑实质。PCNSL 约占颅内肿瘤的 1% ~ 5%，占全部 NHL 的比例低于 1% ~ 4%，但近年有明显升高的趋势。90% 以上属于弥漫大 B 细胞淋巴瘤，仅有约 2% 起源于 T 淋巴细胞（日本较高，约占 8.5%）。

由于组织形态多变，各家对此瘤的组织发生意见不一，造成 PCNSL 曾有过繁多的名称。如"血管外皮细胞肉瘤（perithelial sarcoma）""网状内皮系统肉瘤（sarcomas of the reticuloendothelial system）""小胶质细胞瘤（microglioma）""免疫母细胞瘤（immunoblastoma）""免疫细胞瘤（immunocytoma）"等。直到 20 世纪 70 年代，人们发现该病在组织学上和系统性淋巴瘤相同。通过分析肿瘤细胞表面的免疫球蛋白，证明它是一种 B 淋巴细胞 NHL，其中 1% ~ 3% 可具有 T 淋巴细胞表型。

既往普遍认为 CNS 中缺乏淋巴结或淋巴管。T 淋巴细胞可以进入 CNS，而 B 淋巴细胞却少见，但大多数 PCNSL 却是 B 淋巴细胞肿瘤。一种假说认为 PCNSL 肿瘤细胞可能是起源于身体其他部位，然后移行于 CNS。Rappaport 认为，PCNSL 可能起源

于没有分化的间充质细胞（或原始网状细胞），这种细胞不仅仅局限于造血和淋巴组织，亦广泛分布于周身各处，血管外膜是个倾向性部位。另外还有"炎症学说"，认为由于 CNS 的炎性刺激吸引 B 淋巴细胞停留在 CNS 的血管周围，在某种机制下恶变导致 PCNSL。但近几年连续发现胶质淋巴系统（glymphatic system）及脑膜淋巴管，为我们明确 PCNSL 中的恶性淋巴细胞起源提供了新的思路。

二、流行病学

PCNSL 以 B 细胞淋巴瘤为主，不论是免疫正常还是免疫缺陷的患者，原发性 T 细胞淋巴瘤只占 PCNSL 的 1% ~ 3%。

PCNSL 的发病率有明显增高的趋势。近 20 年的年发病率从 0.15/10 万增加到 0.48/10 万[1-2]。造成发病率升高的相关因素包括：获得性免疫缺陷综合征（AIDS）的发生率升高、器官移植患者使用免疫抑制剂、EB 病毒感染、影像诊断技术提高、组织学诊断技术的极大改善等。AIDS 是 PCNSL 发病率升高的最主要原因，有 5% ~ 12% 的 AIDS 患者最终发生 PCNSL，比正常人群的发病率约高 3600 倍，在经过高活性抗逆转录病毒治疗后，此发病率会相应降低。通过聚合酶链反应（PCR）检测，超过 85% 的 AIDS 相关性 PCNSL 中可检测到 EB 病毒，而在免疫正常人群中，EB 病毒阳性率为 11% ~ 54%。EB 病毒加速了 PCNSL 的发生，有人认为这是由于感染了 EB 病毒的 B 细胞可使某一亚型 B 细胞永不凋亡，后者生长受控于 T 淋巴细胞，当免疫系统的不应答导致 T 淋巴细胞调控消失时，感染了 EB 病毒的 B 细胞无限

生长，最终导致单克隆增殖，形成肿瘤。在器官移植患者中，随着免疫抑制剂的应用，PCNSL 的发病率升高了数百倍。

PCNSL 的发病率无明显地域、种族之别。

免疫正常人群发病年龄平均为 58 ~ 60 岁，AIDS 患者为 37 ~ 43 岁。儿童少见，平均年龄 10 岁。在免疫功能正常患者中，男性略多，与全身性淋巴瘤的性别比例相似。在 AIDS 患者中，PCNSL 患者中男性明显多于女性。

相对于 B 细胞淋巴瘤，T 细胞淋巴瘤患者的发病年龄较轻，发生在幕下的病例报道较多。由于该病很少见，它的生物学行为和对治疗的反应仍不清楚。

三、病理学

肉眼观察，淋巴瘤质地柔软，颜色各异，与脑组织边界不清。肿瘤呈实体肿块或片状生长，以细胞位于血管周围、浸润瘤旁脑组织以及边界不清为特征。很少见到肿瘤出血、囊性变、坏死及内皮增生。肿瘤可侵犯血管壁，出现类似血管炎的表现。

尸检显示肿瘤具有明显占位效应，侵犯或推挤正常脑组织。局部无占位效应者少见，但可见广泛的组织浸润。浸润性肿块边缘常为肿瘤细胞、反应性小淋巴细胞和反应性胶质细胞的混合区。有时可在淋巴瘤的边缘见到含有非典型性大型星形胶质细胞的胶质反应。如果活检取材位于肿瘤的边缘区，常可误诊为星形胶质细胞瘤。

显微镜下表现：PCNSL 细胞特征性地以血管为中心生长，肿瘤浸润小动脉、微动脉和小静脉。病理特点：新生肿瘤细胞的淋巴样表现、血管周围的淋巴渗透、新生细胞位于血管壁内及网硬蛋白的出现。血管壁内新生的肿瘤细胞具有独特的叠片结构，在其他的颅内恶性肿瘤中不具备此现象，因此具有鉴别诊断价值。肿瘤的外周可见多变的反应性神经胶质增生和反应性的 T 淋巴细胞侵入。

免疫表型：成熟 B 细胞显示 PAX5 阳性，CD19 阳性、CD20 阳性、CD22 阳性、CD79a 阳性。大部分病例表达 BCL6、MUM1，小于 10% 的病例表达 CD10。BCL2 表达较常见，Ki-67 增殖指数可达 70%，甚至 90%。Hans 等根据组织病理切片免疫组织化学法中 CD10、BCL6、MUM1 的表达，将弥漫大 B 细胞淋巴瘤（diffuse large B-cell lymphoma，DLBCL）分为生发中心 B 细胞样（GCB）亚型和非生发中心 B 细胞样（non-GCB）亚型。non-GCB 亚型的预后明显差于 GCB 亚型，PCNSL 大部分属于 non-GCB。

大约 90% 的 PCNSL 纳入弥漫大 B 细胞淋巴瘤。少数为免疫缺陷相关淋巴瘤、血管内大 B 细胞淋巴瘤、CNS 内各种少见淋巴瘤（硬膜的黏膜相关组织结外边缘区淋巴瘤、低级别 B 细胞和 T 细胞淋巴瘤、Burkitt 淋巴瘤、高级别 T 细胞和 NK/T 细胞淋巴瘤）。

四、分子遗传学

利用比较基因杂交技术（comparative genomic hybridization technique）发现，PCNSL 存在 6q 染色体缺失和 12q、18q、22q 染色体增益。分子基因研究显示，CDKN2A 失活、TP53 和 BCL-2、CD79B、MYD88 突变可能在 PCNSL 发生中起重要作用。

新近发展的 Nano String 数字基因定量技术通过检测石蜡包埋组织中的 20 个基因 mRNA 表达的 Lymph2CX 表达谱，将 DLBCL 患者分为 GCB、激活 B 细胞样（ABC）亚型以及不能分类亚型三种亚型。

研究者们在免疫组织化学分型基础上加入细胞遗传学改变。有 MYC 和 BCL-2 基因重排或 BCL-6 基因重排，被称为双打击淋巴瘤（double hit lymphoma，DHL）。患者若同时伴 MYC、BCL-2 和 BCL-6 基因重排，被称为三打击淋巴瘤（triple hit lymphoma，THL）。目前已将这两种类型归为高级别 B 细胞淋巴瘤[3-6]。

EB 病毒属于人类疱疹病毒（human herpes virus，HHV），同人类很多恶性肿瘤的发生有关。除了 EB 病毒的 DNA 序列在 PCNSL 中大量发现外，已有 6 种病毒编码的核抗体得到鉴定。另外，在肿瘤细胞中还发现大量多（聚）腺苷酸核 RNA（EPER1 和 EPER2）、EBNA2、LMP 等表达。

五、临床表现

临床上以 60 岁左右老年人常见，男性稍多。国外 AIDS 相关的 PCNSL 发病率较高，多见于中年男性患者。儿童发病率低，平均年龄 10 岁，多伴有先天性免疫缺陷病，如普通变异型免疫缺陷病（common variable immunodeficiency）、IgA 缺乏症（immunoglobulin IgA deficiency）、高 M 球蛋白综合征（hyperimmunoglobulin M syndrome）、重症联

合 免 疫 缺 陷 （severe combined immune deficiency）、Wiskott-Aldrich 综合征（Wiskott-Aldrich syndrome）。

PCNSL 常累及 4 个部位：脑实质（30% ~ 50%）、软脑膜（10% ~ 25%）、眼球（10% ~ 25%）及脊髓（不足 1%）。类似于大多数颅内占位病变，患者症状多由病变部位、肿瘤的占位效应所决定。PCNSL 好发于脑室周围白质、基底节、胼胝体。与颅脑肿瘤表现相似，最常见的症状是头痛、性格改变，可出现颅内压增高。局部神经功能缺失和癫痫症状也会出现。从症状出现到明确诊断平均时间为 2 ~ 3 个月。

PCNSL 累及眼部的患者有增加的趋势，可以是首发部位。10% ~ 25% 的患者出现眼部症状，通常表现为无痛性视力障碍。因此，所有诊断为 PCNSL 的患者以及疾病复发的患者均应进行裂隙灯显微镜检查。

六、影像学

病灶通常位于脑深部，多见于脑室旁，常为单发，25% 的 PCNSL 为多中心生长。还可累及眼球、脑脊液与脊髓。CT 平扫表现为等密度或高密度，注入造影剂后呈均匀强化，且增强效应明显。MRI 检查，T_1 加权像呈低信号，T_2 加权像呈等、低信号，注入顺磁剂后强化效应明显。在强化图像上出现特征性"握拳征""缺口征""尖角征"是诊断 PCNSL 的较为特异性的表现，在其他脑肿瘤中很少出现，其出现可能与肿瘤生长过快、血供不足有关。"握拳征"和"缺口征"表现为在一个强化的断面像上，圆形、类圆形或团块状实质病灶的边缘有 1 个或 2 个脐样、勒痕状或啃噬状缺损。而"尖角征"则是指在一个强化的断面像上，不规则形病灶向某一方向呈尖角状突出。肿瘤一般无坏死、出血、钙化和囊性变，这也是与颅内其他肿瘤的鉴别点之一。尽管肿瘤具有浸润性，但瘤周的水肿不明显[7]。磁共振波谱（MRS）一般表现为胆碱（Cho）峰升高，肌酸（Cr）峰降低，N-乙酰天冬氨酸（NAA）峰缺失，脂质（Lip）峰升高，而非坏死区域出现 Lip 峰升高是淋巴瘤比较有特征性的表现。弥散加权成像（DWI）常呈高信号，这是因为瘤内含有丰富的网状纤维及细胞成分，核较大而细胞质较少，核质比高，导致水分子运动受限[8-10]。图 41-1 为较典型的 PCNSL 影像学特点。

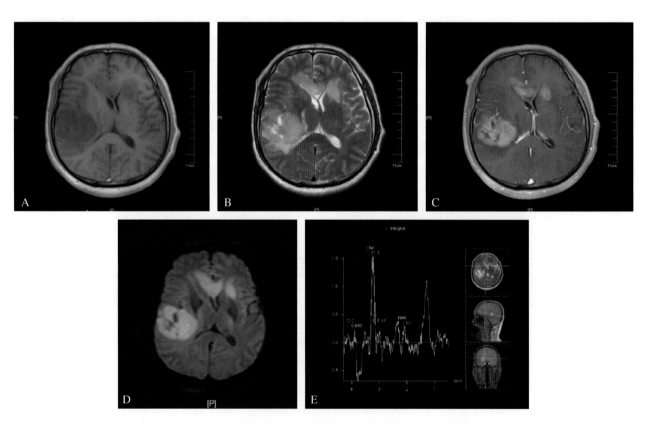

图 41-1　颅内多发淋巴瘤。A. T_1 加权像；B. T_2 加权像；C. 增强 MRI；D. 弥散加权成像；E. 磁共振波谱

七、诊断

影像学检查仅仅能够提示 PCNSL，可靠的诊断需要有组织病理依据。

15% 的患者脑脊液细胞学检查可检查到肿瘤细胞。除了标准的细胞学检查，脑脊液肿瘤标志物、特异的 β2 微球蛋白、细胞的免疫表型或者克隆的免疫球蛋白基因排列均有助于诊断。在免疫缺陷的患者中，脑脊液 EB 病毒 DNA 的 PCR 检查，对 PCNSL 的诊断具有一定的可靠性和特异性。如果确定脑脊液中有 EB 病毒感染，PET 检查呈高代谢表现，或者铊 -SPECT 检查呈高摄取表现，则可 100% 确定为 PCNSL，此时可以不做活检。

和胶质瘤、转移瘤等其他颅内恶性实体肿瘤不同，化疗和放疗是 PCNSL 治疗的主要手段，因此治疗前对怀疑是 PCNSL 的患者应尽量以最小的代价来获得病理诊断。在行组织学检查之前如果使用类固醇激素，可能会对正确的诊断造成干扰，因为类固醇激素可能会对淋巴细胞具有直接的细胞毒性。使用激素后，可能会使肿瘤变小，甚至消失，同时使得手术取得的病理学标本呈现出正常或坏死的细胞，而找不到淋巴瘤细胞，因此在行组织学检查之前，应避免使用激素。尽管这些患者早期的 MRI 检查可能显示肿瘤较大，但绝大多数患者在组织学检查之前不使用激素的情况下病情也较稳定。如果已经使用激素，而活检组织学检查无明确结果者，应快速停药，及时重新活检。这种情况下需要密切观察病情变化，因为停用激素后肿瘤可能会快速增长。也有一些学者认为使用激素后肿瘤消失是 PCNSL 的特异性病理改变。

眼科裂隙灯检查和骨髓穿刺检查等能够确定疾病分期，以确定疾病的范围、排除系统性淋巴瘤。

八、治疗

（一）类固醇激素

PCNSL 对类固醇激素非常敏感，这是由于淋巴瘤细胞存在糖皮质激素受体，能诱导凋亡，可在应用激素后数小时至数天内导致细胞溶解和肿瘤缩小，这种效果与地塞米松减轻肿瘤相关的血管源性水肿不同。但肿瘤体积减小是暂时的，在几个月后或停药后很快复发。至少 60% 的 PCNSL 的患者对地塞米松部分或完全有效。如果在组织学活检之前停用类固醇激素，那么在获取组织检查之后应尽快使用，以减少神经系统症状。

（二）外科治疗

目前外科治疗的首要目的仍然是取得病理组织，首选立体定向或开颅活检，为后续放化疗提供病理支持。

肿瘤切除程度是否为改善患者预后的独立相关因素，缺乏足够的循证医学证据。受限于病例选择和技术差异，不同研究对手术切除能否改善无进展生存期（progression free survival, PFS）和总生存期（overall survival, OS）的结论常不一致。相信随着手术技术和设备进步，肿瘤切除对 PCNSL 预后影响的争议仍将持续。对于浅表、非功能区且占位效应明显的肿瘤，开颅手术既可明确病理诊断，又缓解颅内高压，为后续治疗争取时间，有其充分的合理性，但需强调最大限度安全切除原则[11-14]。如肿瘤占位效应引起急性脑疝，需进行减压手术。

（三）放疗

PCNSL 对放疗十分敏感，全脑放疗（WBRT）曾是这种疾病的标准治疗，放疗后大多数肿瘤在短期内缩小甚至消失。但 WBRT 不能充分控制疾病、缺乏持久疗效，且存在神经毒性风险，因此目前不作为初诊 PCNSL 患者首选的治疗方法。但是 WBRT 仍然是化疗禁忌患者的可选方案，也可以作为难治或复发（refractory and relapsed，R/R）患者的挽救治疗。如果患者眼部检查显示玻璃体受累，可对眼球进行放疗。

当 PCNSL 患者化疗完全缓解（CR）或未确认完全缓解（CRu）后，可采用低剂量放疗进行巩固治疗，剂量控制在每个分割 1.8Gy/ 次，总量 23.4 Gy[15-16]。未达到 CR，考虑 WBRT 到总量 30 ～ 36 Gy，继而对于放射抵抗的疾病在有限范围内增加总照射量到 45 Gy[17]。不适合进行化疗的患者，在进行总量 24 ～ 36 Gy 的 WBRT 的基础上对病灶进行总量 45 Gy 的放疗[18-22]。

（四）系统治疗

治疗 PCNSL 采用对系统性 NHL 有效的环磷酰胺、多柔比星、长春新碱、泼尼松全身联合化疗

（CHOP 方案），只获得短期生存的疗效。大量临床研究发现，与单纯放疗比较，放疗前加 CHOP 方案化疗不能延长 PCNSL 的生存期。

甲氨蝶呤是目前公认 PCNSL 初始治疗的首选用药。它抑制二氢叶酸还原酶，叶酸是嘌呤和胸腺嘧啶合成需要的必要辅酶。大剂量甲氨蝶呤（> 1 g/m²）可以透过完整的血脑屏障，常用剂量为 3 ～ 8 g/m²，持续 4 h、6 h 或 24h 静滴，每 1 ～ 3 周重复。2 ～ 3 h 内快速静滴比 24 h 缓慢静滴在脑脊液中更容易达到高浓度。甲氨蝶呤的全身性毒性作用有骨髓抑制、黏膜炎症和肾毒性。通过大量饮水和尿碱化可以降低肾毒性。亚叶酸（甲酰四氢叶酸，一种可阻断甲氨蝶呤的叶酸拮抗剂）不会拮抗甲氨蝶呤对恶性肿瘤细胞的毒性作用，却能纠正对正常细胞的毒性作用。亚叶酸穿透血脑屏障的能力较差，可明显拮抗甲氨蝶呤对骨髓和黏膜的毒性作用，而很少影响甲氨蝶呤对 CNS 淋巴瘤的疗效。因此，大剂量甲氨蝶呤联合亚叶酸方案已成为化疗的主体方案。但不推荐在静脉使用甲氨蝶呤的基础上额外给予预防性鞘内注射甲氨蝶呤，除非在脑脊液中确定出现瘤细胞时可以考虑给予鞘内注射甲氨蝶呤。

大剂量甲氨蝶呤可以联合的药物包括利妥昔单抗、阿糖胞苷、替莫唑胺等。相比大剂量甲氨蝶呤单药，联合用药虽增加了血液学毒性，但缓解率、无进展生存期、总生存期等均有提高[23-24]。

诱导化疗后获得 CR 或 CRu 的患者，可通过继续沿用原方案治疗、化疗后序贯自体造血干细胞移植、全脑放疗等方式进行巩固治疗。

九、预后和复发

PCNSL 最佳治疗方案的选择需要对患者进行多学科评估，进行多学科联合诊治（multidisciplinary treatment，MDT），制订最佳的治疗方案。近年来随着人类免疫缺陷病毒（HIV）的流行和免疫抑制剂的应用，免疫功能不全的人群发生 PCNSL 增多，免疫功能正常的 PCNSL 预后明显优于免疫功能低下的患者。

年龄小、KPS 评分高、状态佳、能够顺利完成综合治疗模式的患者预后佳，年龄大、KPS 评分低、状态差的不适合高强度综合治疗的患者预后差。预后良好的指标包括：①无免疫功能受损；②非脑膜或室周病变；③年龄 < 60 岁；④单发的局限性病变。

复发难治 PCNSL 患者可根据初始治疗方案及复发时间决定后续治疗选择。一线使用甲氨蝶呤方案，且疗效维持 1 年以上，可再次使用甲氨蝶呤；若为早期复发，应转换为全脑放疗或其他二线方案。如能获得缓解，自体造血干细胞移植亦可作为巩固治疗。已经有多种药物用于 R/R PCNSL 的治疗，包括伊布替尼、来那度胺 ± 利妥昔单抗、培美曲塞、纳武单抗等，均显示出一定抗肿瘤效果。嵌合抗原受体 T（CAR-T）细胞疗法给 B 淋巴肿瘤的治疗带来了巨大变革，由于其对 R/R DLBCL 治疗的高缓解率，目前已有数款 CAR-T 细胞产品被批准用于 R/R DLBCL 的治疗[25-26]。

（朴浩哲　李志铭）

参考文献

1. Farrall A，Smith J. Changing Incidence and Survival of Primary Central Nervous System Lymphoma in Australia：A 33-Year National Population-Based Study. Cancers（Basel），2021，13（3）：403.

2. Zhang Y，Zhou D. Primary central nervous system lymphoma：status and advances in diagnosis, molecular pathogenesis，and treatment. Chin Med J（Engl），2020，133（12）：1462-1469.

3. 贡金英，张翼鷟，张敬东. 等. 伴有 MYC，bcl-2 和 bcl-6 基因重排的高级别 B 细胞淋巴瘤的临床病理特征. 中华病理学杂志，2018. 47（1）：5.

4. Pham L，Lu G，Tamayo A，et al. Establishment and characterization of a novel MYC/BCL2 "double-hit" diffuse large B cell lymphoma cell line, RC. J Hematol Oncol，2015. 8：121.

5. Swerdlow S，Campo E，Pileri S，et al. The 2016 revision of the World Health Organization classification of lymphoid neoplasms. Blood，2016，127（20）：2375-2390.

6. 樊代明. 整合肿瘤学，临床卷，血液骨科及其他肿瘤分册. 北京：科学出版社，2021：159-160.

7. Svolos P，Kousi E，Kapsalaki E，et al. The role of diffusion and perfusion weighted imaging in the differential diagnosis of cerebral tumors：a review and

future perspectives. Cancer imaging, 2014, 14 (1): 20.

8. Kayed M, Saleh T, Reda I, et al. The added value of advanced neuro-imaging (MR diffusion, perfusion and proton spectroscopy) in diagnosis of primary CNS lymphoma. Alexandria Journal of Medicine, 2014, 50: 303-310.

9. Chiavazza C, Pellerino A, Ferrio F, et al. Primary CNS Lymphomas: Challenges in Diagnosis and Monitoring. Biomed Res Int, 2018, 2018: 3606970.

10. Taillibert S, Guillevin R, Menuel C, et al. Brain lymphoma: usefulness of the magnetic resonance spectroscopy. J Neurooncol, 2008, 86 (2): 225-229.

11. Labak C, Holdhoff M, Bettegowda C, et al. Surgical Resection for Primary Central Nervous System Lymphoma: A Systematic Review. World Neurosurg, 2019, 126: e1436-e1448.

12. Cloney M, Sonabend A, Yun J, et al. The safety of resection for primary central nervous system lymphoma: a single institution retrospective analysis. J Neurooncol, 2017, 132 (1): 189-197.

13. Bierman P. Surgery for primary central nervous system lymphoma: is it time for reevaluation? Oncology (Williston Park), 2014, 28 (7): 632-637.

14. 杨传维, 任晓辉, 蒋海辉, 等. 基于 SEER 数据库的原发性中枢神经系统淋巴瘤不同治疗方法的疗效分析. 中华外科杂志, 2021, 59 (1): 7.

15. Brada M, Hjiyiannakis D, Hines F, et al. Short intensive primary chemotherapy and radiotherapy in sporadic primary CNS lymphoma (PCL). Int J Radiat Oncol Biol Phys, 1998, 40 (5): 1157-1162.

16. Nelson D, Martz K, Bonner H, et al. Non-Hodgkin's lymphoma of the brain: can high dose, large volume radiation therapy improve survival? Report on a prospective trial by the Radiation Therapy Oncology Group (RTOG): RTOG 8315. Int J Radiat Oncol Biol Phys, 1992, 23 (1): 9-17.

17. Camilleri-Broët S, Crinière E, Broët P, et al. A uniform activated B-cell-like immunophenotype might explain the poor prognosis of primary central nervous system lymphomas: analysis of 83 cases. Blood, 2006, 107 (1): 190-196.

18. Corn B, Dolinskas C, Scott C, et al. Strong correlation between imaging response and survival among patients with primary central nervous system lymphoma: a secondary analysis of RTOG studies 83-15 and 88-06. Int J Radiat Oncol Biol Phys, 2000, 47 (2): 299-303.

19. Ferreri A, Reni M, Pasini F, et al. A multicenter study of treatment of primary CNS lymphoma. Neurology, 2002, 58 (10): 1513-1520.

20. Pels H, Schmidt-Wolf I, Glasmacher A, et al. Primary central nervous system lymphoma: results of a pilot and phase II study of systemic and intraventricular chemotherapy with deferred radiotherapy. J Clin Oncol, 2003, 21 (24): 4489-4495.

21. Qin D, Zheng R, Tang J, et al. Influence of radiation on the blood-brain barrier and optimum time of chemotherapy. Int J Radiat Oncol Biol Phys, 1990, 19 (6): 1507-1510.

22. Shenkier T, Blay J, O'Neill B, et al. Primary CNS lymphoma of T-cell origin: a descriptive analysis from the international primary CNS lymphoma collaborative group. J Clin Oncol, 2005, 23 (10): 2233-2239.

23. Abrey L, Batchelor T, Ferreri A, et al. Report of an international workshop to standardize baseline evaluation and response criteria for primary CNS lymphoma. J Clin Oncol, 2005, 23 (22): 5034-5043.

24. Rubenstein J, Hsi E, Johnson J, et al. Intensive chemotherapy and immunotherapy in patients with newly diagnosed primary CNS lymphoma: CALGB 50202(Alliance 50202). J Clin Oncol, 2013, 31 (25): 3061-3068.

25. Grupp S, Kalos M, Barrett D, et al. Chimeric antigen receptor-modified T cells for acute lymphoid leukemia. N Engl J Med, 2013, 368 (16): 1509-1518.

26. Kochenderfer J, Dudley M, Kassim S, et al. Chemotherapy-refractory diffuse large B-cell lymphoma and indolent B-cell malignancies can be effectively treated with autologous T cells expressing an anti-CD19 chimeric antigen receptor. J Clin Oncol, 2015, 33 (6): 540-549.

第 42 章

颅内生殖细胞肿瘤

一、概述

颅内生殖细胞肿瘤（central nervous system germ cell tumor，CNS GCT）是儿童及青少年中枢神经系统常见的恶性肿瘤，占儿童原发性神经系统肿瘤的 8.1%（中国）至 15.3%（日本）[1-2]，好发于 3～15 岁，常发生于松果体区、鞍上区或丘脑基底节区、少数可发生在第三脑室、脑干、胼胝体等中线部位[3-4]。

生殖细胞肿瘤包括生殖细胞瘤（germinoma）和非生殖细胞瘤性生殖细胞肿瘤（nongerminomatous germ cell tumor，NGGCT）两大类。NGGCT 包括胚胎癌、卵黄囊瘤、绒毛膜癌、畸胎瘤（成熟型和未成熟型）和畸胎瘤伴有恶性转化，以及混合性生殖细胞肿瘤（由两种或两种以上不同的生殖细胞肿瘤成分构成）。其中由两种或两种以上不同的生殖细胞肿瘤成分构成的肿瘤称为混合性生殖细胞肿瘤。在生殖细胞肿瘤中，除成熟畸胎瘤属于良性外，其余均为恶性肿瘤。颅内生殖细胞肿瘤（intracranial germ cell tumor，iGCT）中生殖细胞瘤最多见，占半数以上。

目前国际上治疗 CNS GCT 均采用放疗、化疗和手术等综合治疗手段。采用综合治疗，纯生殖细胞瘤生存率大于 90%，NGGCT 生存率达 70%，但肿瘤内成分是预后好坏的关键因素[5-6]。放疗是 CNS GCT 综合治疗的必要组成部分，但放疗对于儿童患者远期副作用值得关注，尤其在年龄较小的儿童。长期生存的患者可有智力下降、生长发育迟缓、内分泌功能紊乱和不孕不育等后遗症。

二、流行病学

（一）发病率

1. 地理因素 经流行病学统计，iGCT 在世界各地区的发病率不同，日本发病率最高，占颅内肿瘤的 3% 左右，占儿童颅内肿瘤的 13%～15%，占松果体区肿瘤的 76.1%。而在欧美国家中发病率较低，占儿童颅内肿瘤的 4%，国内报道发病率为占儿童颅内肿瘤的 8.9%。

2. 年龄因素 iGCT 以儿童青少年多见，各种类型生殖细胞肿瘤的发病高峰略有不同。生殖细胞瘤的发病高峰年龄为 10～18 岁，畸胎瘤常见于 14 岁以下。畸胎瘤有两个发病高峰，一个高峰在婴儿期，占所有畸胎瘤的 10.4%，第二个高峰在 5～14 岁，占畸胎瘤的 48.1%。绒毛膜癌最常见于儿童。生殖细胞瘤、胚胎癌、卵黄囊瘤和未成熟畸胎瘤则最常发生在青少年。

3. 性别因素 iGCT 中男性多于女性，性别比约为 2：1，在非生殖性生殖细胞肿瘤中男女比例为 3.2：1。患者的性别与肿瘤的部位亦有关系，松果体区的生殖细胞肿瘤男性占大多数，鞍上生殖细胞肿瘤女性占多数，位于基底节区和丘脑的生殖细胞瘤绝大多数见于儿童，而且基本上只发生在男性。

（二）肿瘤发生部位

iGCT 可发生在脑内的各个部位，其中发生在松果体区最常见，约占 60%，生殖细胞肿瘤还可分布于鞍区，其他部位如第三脑室、侧脑室、基底节、丘脑、脊髓和第四脑室也可出现。有学者认为，除第三脑室后部以外其他部位的 iGCT 均是由第三脑室后部生殖细胞肿瘤经脑脊液播散所致。中枢神经系统以外如后腹膜、骶尾区、纵隔等也偶可受累。

三、病因

以往对生殖细胞肿瘤的起源研究虽然很多，但至今生殖细胞肿瘤的形成病因仍然不明确，过去一般认为生殖始祖细胞在分化过程中发生突变，形成胚胎癌（embryonal carcinoma）、卵黄囊瘤（yolk sac tumor）（内胚窦瘤）、绒毛膜癌（choriocarcinoma）等各种类型肿瘤，也可形成混合多种成分的生殖细胞肿瘤。但目前颅内的生殖细胞肿瘤的确切细胞来源还不清楚，有学者认为来自原始生殖细胞（primordial germ cell），这些细胞在胚胎发育最初数周内没有准确迁移，而残留于迁移路途上，诱发肿瘤生成，这可解释生殖细胞肿瘤发生于鞍区和颅外躯体中线等其他部位。但对各种肿瘤的组织发生、组织学分类和免疫组化特点还有不同看法。目前较为一致的观点认为，生殖细胞肿瘤的各种亚型来自肿瘤全能生殖细胞（neoplastic totipotential germ cell）。它们都是由胚胎滋养层形成过程中一类相似的细胞所组成，其中生殖细胞瘤起源于原始生殖细胞，胚胎癌起源于胚胎多能干细胞，绒毛膜癌、内胚窦瘤（卵黄囊瘤）、畸胎瘤起源于分化的胚胎多能干细胞。

四、病理学

（一）中枢神经系统生殖细胞肿瘤的分类

根据 2021 年 WHO 中枢神经系统肿瘤分类，CNS GCT 分类见表 42-1。

表 42-1　2021 年 WHO 中枢神经系统生殖细胞肿瘤分类

mature teratoma	成熟畸胎瘤
immature teratoma	未成熟畸胎瘤
teratoma with somatic-type malignancy	畸胎瘤伴体细胞恶变
germinoma	生殖细胞瘤
embryonal carcinoma	胚胎癌
yolk sac tumor	卵黄囊瘤
choriocarcinoma	绒毛膜癌
mixed germ cell tumor	混合性生殖细胞肿瘤

（二）生殖细胞瘤

1. 大体所见　生殖细胞瘤约占 iGCT 的 2/3，色灰红，大多呈浸润性生长，与周围脑组织边界不清，质软而脆，结节状，肿瘤组织易于脱落，也有肿瘤呈胶冻状，瘤内可出血、坏死和囊性变。肿瘤经常以直接蔓延的形式向周围脑组织浸润破坏，更可沿脑室壁匍匐生长。在松果体区肿瘤可完全取代松果体腺；在鞍上区，肿瘤可直接压迫甚至浸润性侵犯视神经、视交叉和下丘脑。

2. 镜下观察　显微镜下，肿瘤细胞有大小两种细胞组成，大细胞类似如上皮细胞，呈圆形，大小一致，胞质丰富，色灰白，有时嗜伊红色的细胞质内含有数量各异的糖原颗粒（PAS 反应阳性）；细胞核圆形，常见有一突出的核仁，并有核分裂象；小细胞混杂于大细胞中间，属于淋巴细胞，免疫学标记显示主要为 T 淋巴细胞。某些区域还可见到非干酪样肉芽肿浸润，并有异物巨细胞存在，造成诊断困难，尤其是立体定向穿刺活检的标本。两种细胞呈散在或各自呈巢状，彼此互相穿插分布。肿瘤间质较少，血管多少不一。可以看到肿瘤呈小灶状或片状坏死，有小出血灶，偶见点状钙化。生殖细胞瘤通常会含有其他生殖细胞肿瘤成分，最多见的是畸胎瘤。

3. 免疫组化　胎盘碱性磷酸酶（placental alkaline phosphatase，PLAP）在大多数生殖细胞瘤的细胞膜和细胞质中存在（70% ~ 100%）。半数生殖细胞瘤对人绒毛膜促性腺激素（human chorionic gonadotropin，β-HCG）表达阳性。OCT4 可在生殖细胞瘤细胞核中表达阳性（图 42-1）。

（三）畸胎瘤与未成熟畸胎瘤

畸胎瘤由 2 种或 3 种胚层分化而成，这些组织虽然同时存在，但排列无序，外观上也不像正常可辨的组织器官。畸胎瘤可分为成熟型，组织分化充分；未成熟型，组织类似于发育中的胎儿结构；畸胎瘤恶性转化。3 种类型可同时存在，有时不容易辨别[7]。

1. 大体所见　成熟畸胎瘤有完整包膜，边界清楚，表面光滑或结节状，球形或卵圆形，囊变十分常见，切面可见有大小不等的囊腔和实体的肿瘤团块以及软骨、骨、毛发等，包膜与脑组织可有粘连。未成熟畸胎瘤边界不清，常有局部浸润；肿瘤中心区的出血和坏死比成熟畸胎瘤更多见。

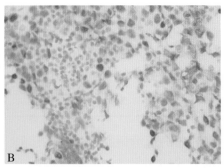

图 42-1　生殖细胞瘤。A．HE 染色，400×；B．免疫组化染色，OCT4，400×

2. 镜下观察　在显微镜下，成熟畸胎瘤常可见紧密连接软骨、骨、腺上皮和横纹肌分布的鳞状上皮，囊壁为纤维结缔组织构成，囊内为多胚层混合的组织结构，如皮肤及其附属器、软骨、脂肪、肌肉、神经、呼吸道上皮、肠上皮和柱状上皮等，类似于神经元和神经胶质细胞的神经上皮组织也常可见到（图 42-2）。成熟畸胎瘤除发生于松果体区和鞍上区外，还较多见于第四脑室，有浸润性，可随脑脊液播散。脑内畸胎瘤有时包含有生殖细胞瘤、绒毛膜癌或一些幼稚的上皮成分，这种情况应诊断为恶性畸胎瘤或未成熟畸胎瘤（图 42-3）。因此，诊断畸胎瘤时应观察囊内各种结构，以免遗漏恶性畸胎瘤的证据而延误诊断和治疗。

3. 免疫组化　畸胎瘤结构复杂，免疫组化也呈多样性。胶质细胞组织分化处有胶质纤维酸性蛋白（GFAP）阳性表达。神经元及神经母细胞分化区有神经元特异性烯醇化酶（NSE）表达。S-100 蛋白对胶质细胞和神经元均为阳性。有滋养细胞分化区者对 HCG、HPL（胎盘催乳素）、SP1（妊娠特异性 B1 糖蛋白）为阳性。鳞状上皮分化区对 CK、EMA 为阳性。但纯畸胎瘤对甲胎蛋白（α-fetoprotein，AFP）、HCG 均为阴性。

（四）卵黄囊瘤

1. 大体所见　卵黄囊瘤是以有内胚窦存在为特征的。一般肿瘤质地稍韧，可见出血坏死，肿物可局部浸润，通常也会随脑脊液通路播散。

2. 镜下观察　卵黄囊瘤为原始内胚窦的未分化上皮细胞。肿瘤细胞内和细胞间的间质内均有嗜伊红和 PAS 反应阳性的结节，这些结节在免疫组化染色时 AFP 染色阳性。有时瘤细胞可形成乳头状，乳头中心为一血管及其周围的黏液性间质，单层细胞周围

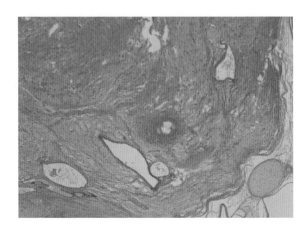

图 42-2　畸胎瘤。HE 染色，40×

形成的上皮管套为一诊断特征。透明小球是另一诊断特征，位于肿瘤细胞内或游离的间质中，大小不一，呈球形，均质性透明状，嗜酸性（图 42-4A）。

3. 免疫组化　部分卵黄囊瘤对 PLAP 呈阳性表达，多数内胚窦瘤对 AFP、Keratin 呈阳性表达（图 42-4B）。对 EMA、HPL、SP1、波形蛋白呈阴性表达。

（五）胚胎癌

1. 大体所见　肿瘤灰白色，质脆，常浸润周围脑组织，常伴有坏死。

2. 镜下观察　胚胎癌由原始低分化上皮性成分构成，细胞呈多角形，柱状或立方体。细胞核呈泡状，可见核仁，核分裂象多见。常伴有出血和坏死，有时可有软骨结构（图 42-5A）。

3. 免疫组化　CD30、CK、PLAP 呈阳性表达（图 42-5B）。AFP、HCG 常呈阴性。

（六）绒毛膜癌

1. 大体所见　绒毛膜癌是生殖细胞肿瘤中最罕见的一种类型，原发于颅内的单纯的绒毛膜癌极为罕

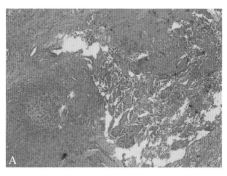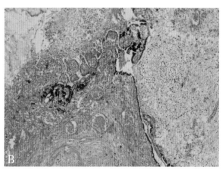

图 42-3　未成熟畸胎瘤。A．HE 染色，100×；B．HE 染色，400×

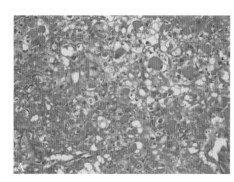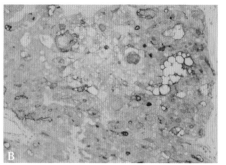

图 42-4　卵黄囊瘤。A．HE 染色，200×；B．免疫组化染色，AFP，200×

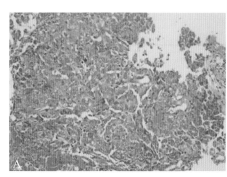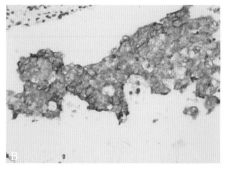

图 42-5　胚胎癌。A．HE 染色，200×；B．免疫组化染色，CD30，400×

见，仅见数例报道。绒毛膜癌可以在蛛网膜下腔广泛转移，近 23% 的病例出现颅外转移，主要是肺，颅外转移的病灶通常是单纯的绒毛膜癌。

2．镜下观察　主要病理特征之一是含合体滋养层细胞，此细胞也常在生殖细胞瘤、内胚窦瘤和畸胎瘤等中作为主要成分出现；绒毛膜癌的另一个重要的细胞组成是细胞滋养层。合体滋养层细胞胞体较大，边界欠清，胞质嗜伊红，核多形；细胞滋养层胞体较小，细胞边界清楚，胞质染色清亮，核椭圆（图42-6A）。

3．免疫组化　HCG、HPL、SP1 可呈阳性表达。尤其 HCG 可呈强阳性表达（图 42-6B）。PLAP、EMA可部分阳性表达。但 AFP、波形蛋白呈阴性表达。

（七）免疫组化标记与生殖细胞肿瘤类型（表 42-2）

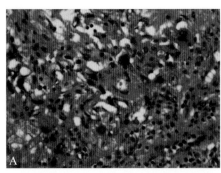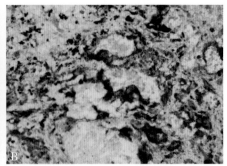

图 42-6　绒毛膜癌。A．HE 染色，400×；B．免疫组化染色，HCG，400×

表 42-2　生殖细胞肿瘤亚型肿瘤标志物免疫组化的表达情况

肿瘤类型	β-HCG	AFP	PLAP
纯生殖细胞瘤	±	−	±
生殖细胞瘤（合体滋养细胞）	+	−	±
胚胎癌	−	−	+
卵黄囊瘤	−	+++	±
绒毛膜癌	+++	−	±
未成熟畸胎瘤	±	±	−
成熟畸胎瘤	−	−	−
混合性生殖细胞肿瘤	±	±	±

五、临床表现

iGCT 的临床症状和体征常由肿瘤所在部位及肿瘤大小决定。

（一）松果体区

表现为颅内压增高症状，一般病程较短，约数月。常因肿瘤突向第三脑室后部，阻塞中脑导水管上口，或向前下发展压迫导水管发生阻塞性脑积水，引起颅内压升高，出现头痛、呕吐、视盘水肿。患者还可出现视力减退、外展麻痹及典型的 Parinaud 综合征，即肿瘤压迫四叠体上丘，引起眼球上下运动困难、瞳孔散大及对光反应消失，也可伴有瞳孔不等大。肿瘤较大时也可压迫下丘和内侧膝状体，引起耳鸣和听力减退。压迫小脑上脚和上蚓部，可出现躯体共济失调及眼震。内分泌症状，主要表现为性发育紊乱，多数为性早熟，在绒毛膜癌和畸胎瘤患儿中更多见。

（二）鞍区

病程多较缓慢，可长达数年。尿崩（diabetes insipidus）为首发症状者占 89%，并可在相当长时间内为唯一症状。24 h 尿量可达 4000～6000 ml，最多 8000 ml 以上，尿比重明显低于正常。下丘脑 - 垂体功能紊乱也比较多见，主要是生长发育停滞、矮小及消瘦。部分患者有早熟现象。视力障碍也很常见，部分患者就诊时几近失明。其原因或为肿瘤直接压迫，或为巨大肿瘤阻塞室间孔引起脑积水而致颅内高压。颅内高压所致的头痛、呕吐等也较常见。

（三）丘脑、基底节区

病程缓慢，平均为 2.6 年，首发症状以锥体束或锥体外系症状为主，如单侧肢体无力、行走不稳等，无性早熟和内分泌等改变，而因肿瘤出血突然起病者较其他部位为多。某些患者可有情感障碍，如抑郁、内向、自闭等。

（四）肿瘤细胞脱落种植引发的症状

主要是指松果体区或鞍区的生殖细胞瘤，肿瘤细胞可种植到椎管内而发生脊髓症状，引起神经根痛、感觉障碍，甚至肢体瘫痪。

六、辅助检查

（一）影像学检查

中枢神经系统生殖细胞肿瘤的影像检查主要依靠 CT 和 MRI。在影像学上，iGCT 的 CT、MRI 表现除一些较典型的生殖细胞瘤外，其余类型生殖细胞肿瘤表现多种多样，缺乏特异性。从影像学上很难鉴别肿瘤的类型。

1. 生殖细胞瘤　在 CT 上为边界清楚的类圆形病灶（图 42-7），可为囊性或实质性，实质性肿瘤多为等密度或稍高密度，均匀增强；囊性肿瘤密度稍低。在松果体区的弹丸样钙化多见。典型生殖细胞瘤在 MRI 上，T_1 加权像常呈等信号或稍低信号，T_2 加权像为稍高信号，增强后明显强化呈蝴蝶征；囊变病灶在 T_1 加权像为低信号，在 T_2 加权像为更高信号，非囊变部分增强后可有强化（图 42-8）。肿瘤边缘不规则常提示肿瘤向四周浸润。

2. 成熟畸胎瘤　在 CT 和 MRI 上边界清楚，内部结构复杂多样，CT 上密度高低不等，其中的低密度代表其中的脂肪成分或囊变，高密度则为骨性物质及钙化；在 MRI 上，其信号混杂，T_1 加权像可为等信号或稍低混杂信号，高信号代表其中的脂肪成分；T_2 加权像信号多为高或稍高混杂信号，偶见点状不

规则低信号提示内部的骨性物质或钙化斑块，增强后强化不均匀（图 42-9）。未成熟和恶性畸胎瘤与成熟畸胎瘤在影像学上表现类似，但往往边界模糊不清，病灶周围水肿严重，囊性变较少，钙化区也较小。其他非生殖细胞性肿瘤的 CT、MRI 表现亦多种多样，缺乏特异表现，绒毛膜癌有时可为类似于血肿样的特征性改变。CT 和 MRI 均能发现肿瘤阻塞脑脊液循环而致的脑积水。

3. 混合性生殖细胞肿瘤　常表现为实质性。CT 上为等密度病灶内有高密度的钙化或出血灶（图 42-10）。MRI T_1 加权像通常呈等信号或低信号，若 T_1 加权像出现稍高信号或混杂信号，则考虑为肿瘤卒中可能；T_2 加权像为不均匀高信号，增强后有明显强化；而且恶性程度越高，肿瘤强化就越明显（图 42-11）。未成熟畸胎瘤因内部不同组织成分增殖速度不同且多有囊变，呈不规则结节或分叶状，肿瘤周边呈泡状突

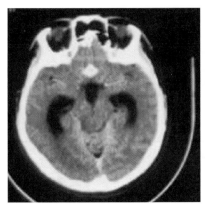 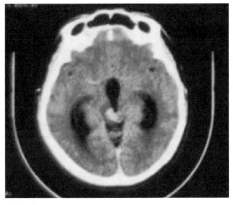 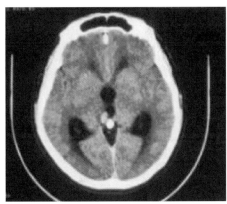

图 42-7　松果体区生殖细胞瘤。CT 可见稍高密度病灶内有弹丸样钙化

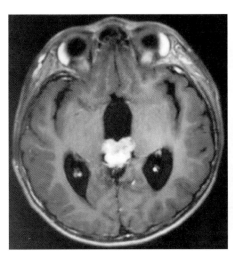 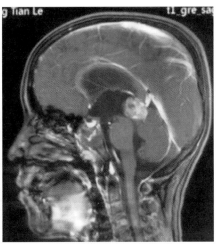

图 42-8　松果体区生殖细胞瘤。MRI 典型表现，增强见松果体区均匀增强病灶，轴位示病灶呈蝶形。伴幕上脑积水

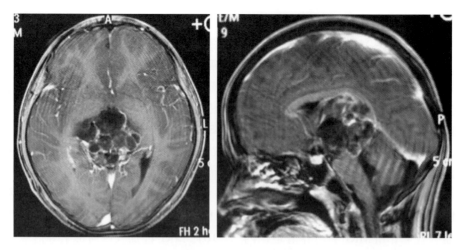

图 42-9 松果体区畸胎瘤。增强 MRI 显示松果体区病灶不均匀强化

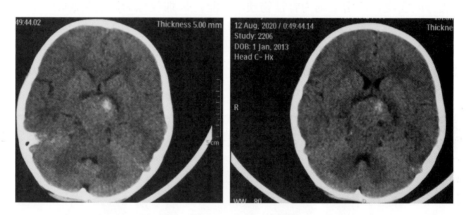

图 42-10 鞍区混合性生殖细胞肿瘤的 CT 表现

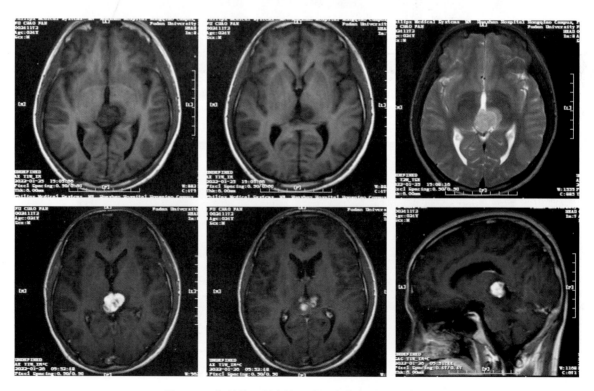

图 42-11 松果体区混合性生殖细胞肿瘤的 MRI 表现

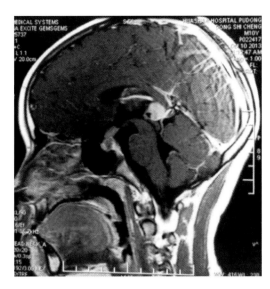

图 42-12　MRI 增强矢状位显示松果体区与鞍区双灶性生殖细胞瘤

出；胚胎癌和绒毛膜癌成分常伴出血。

4. 多灶性肿瘤　多灶性肿瘤常见于生殖细胞瘤，最常见的组合形式为松果体区 + 鞍区双灶性肿瘤（图 42-12）[8-9]。此外，生殖细胞瘤常常存在脑室壁上的播散灶，如松果体区 + 鞍区 + 脑室壁、松果体区 + 脑室壁、鞍区 + 脑室壁等。

5. 脊髓播散灶　脊髓播散常见于生殖细胞瘤及含有生殖细胞瘤成分的混合性生殖细胞肿瘤，脊髓 MRI 可发现髓内占位或软脊膜强化。

（二）肿瘤标志物检查

iGCT 的标志物，如 AFP、β-HCG、PLAP 在生殖细胞肿瘤患者血清和脑脊液中可以检测到。绒毛膜癌可产生 HCG，卵黄囊瘤产生 AFP，生殖细胞瘤则产生 PLAP，胚胎癌因含有合体滋养层和内胚窦成分，因此具有 HCG 和 AFP 两种标志物。在任何一种生殖细胞肿瘤组织中，如有其中一种成分，就可以在血清和脑脊液中检测到相应的肿瘤标志物，并且标志物水平与肿瘤组织中该成分的多少呈正相关，脑脊液的检测比血清检测更敏感，血清中标志物检测正常，脑脊液中可能升高。标志物的水平在肿瘤的治疗过程中可发生改变，在治疗开始时常迅速下降，治疗后可恢复正常，肿瘤复发可使血清或脑脊液中的标志物水平再次升高。定期随访检查可成为判断治疗效果与监测肿瘤复发的手段。

肿瘤标志物已经成为生殖细胞肿瘤术前检查的一

项重要的检查项目，其表达量能够反映分泌此类蛋白的细胞的数量，对于绒毛膜癌和卵黄囊瘤的诊断有重要意义，但由于混合性生殖细胞肿瘤的存在，其不能完全精确地进行组织学分型。遗憾的是，目前还没有检测血清和脑脊液中 PLAP 的有效方法在临床应用。

（三）脑脊液细胞学检查

生殖细胞肿瘤由于有沿脑脊液通路远处播散特性，采用脑脊液细胞学检查寻找肿瘤细胞对病变性质和预后的判定、治疗方案的选择有重要参考价值，文献报道阳性率为 60% 左右。其他类型肿瘤也可能沿脑脊液播散，如恶性松果体母细胞瘤、髓母细胞瘤。采用微孔过滤脑脊液组织培养技术，瘤细胞检出率明显提高。

（四）内分泌功能检查

血浆和脑脊液中检查促黄体素、促卵泡激素、睾酮、催乳素、生长激素和褪黑素，对肿瘤性质、治疗后疗效判断和随访有重要参考价值。

七、诊断与鉴别诊断

（一）诊断

根据治疗前血清和（或）脑脊液检查肿瘤标志物 β-HCG 和 AFP 的升高程度将 GCT 分为分泌型 GCT 与非分泌型 GCT。分泌型 GCT 符合原发性中枢神经系统肿瘤，且术前血清和（或）脑脊液 β-HCG > 50 mIU/ml 和（或）AFP > 10 ng/ml。但不同地区对肿瘤指标的界定略有差异。北美协作组认为，如血清和（或）脑脊液 AFP 水平为 10 ng/ml 或更高和（或）血清和（或）脑脊液 β-HCG 水平为 50 IU/L 或更高，则肿瘤为分泌型 iGCT[10]。欧洲协作组将血清和（或）脑脊液 AFP 水平为 50 ng/ml 或更高和（或）β-HCG 水平为 100 IU/L 或更高的肿瘤称为分泌型 iGCT[11]。

非分泌型 iGCT 需符合原发性中枢神经系统肿瘤，且血清和（或）脑脊液 β-HCG 阴性或大于正常值但 ≤ 50 mIU/ml，以及 AFP 阴性或大于正常值但 ≤ 10 ng/ml。在未成熟畸胎瘤中，并非所有患者 AFP 或 β-HCG 都达到分泌型 iGCT 的诊断标准，但由于未成熟畸胎瘤的恶性生物学行为及预后分类，应归入分泌型 iGCT 进行治疗。

(二) 鉴别诊断

1. 松果体区生殖细胞肿瘤的鉴别诊断 松果体区和第三脑室肿瘤的定位诊断主要依赖于临床表现和影像学检查。Parinaud 综合征和 Sylvian 导水管综合征以及内分泌功能障碍的出现应考虑该部位病变可能。头颅 CT 和 MRI 检查是明确肿瘤位置的有效方法，结合临床表现和辅助检查，特别是脑脊液、血清中肿瘤标志物的检测，可对松果体区肿瘤性质做出初步诊断。患者年龄和性别对肿瘤性质判断也有重要参考价值，生殖细胞瘤多见于 10～30 岁的男性，松果体区的畸胎瘤几乎均为男性，而大多数胚胎癌发生于 10～20 岁的男性。松果体区和第三脑室后部肿瘤的生长方式有助于肿瘤类型的诊断，生殖细胞瘤主要向第三脑室内生长，大多数胶质瘤和恶性淋巴瘤浸润脑实质，不向第三脑室侵犯，畸胎瘤和脑膜瘤边界清楚，与脑实质间有界面，有别于胶质瘤和其他恶性肿瘤。

2. 鞍区生殖细胞肿瘤的鉴别诊断 鞍区生殖细胞肿瘤的临床表现以尿崩和视觉障碍及内分泌功能紊乱为特征[12-13]，部分患者出现颅内高压。主要应与鞍区好发的颅咽管瘤相鉴别。①鞍区生殖细胞肿瘤多好发于儿童，成年人极其少见，而颅咽管瘤青年人也较多见；②鞍区生殖细胞肿瘤颅内压增高症状不明显，而后者常造成室间孔梗阻而表现为明显颅内高压症状；③鞍区生殖细胞肿瘤 CT 表现常为圆形、边界清楚的高密度影，肿瘤有明显均匀一致增强效应，钙化不多见。颅咽管瘤 CT 则多呈囊性低密度改变，仅肿瘤包膜呈环形增强效应，蛋壳样钙化多见。另外应注意与鞍区的垂体瘤、鞍结节脑膜瘤、视神经胶质瘤相鉴别。

3. 基底节区生殖细胞肿瘤的鉴别诊断 基底节区生殖细胞肿瘤男性占多数，偏侧肢体乏力、不全瘫为其主要特点，病程进展相对缓慢，多有数年病史，发病过程中病情突然加重常与瘤内出血或快速增大有关，CT 多表现为基底节区混杂密度病灶，形态不规则，占位效应明显，瘤内常伴有出血表现。增强扫描后，可有不规则强化现象，肿瘤周围水肿极不明显为其特征。基底节区生殖细胞瘤主要应与该部位好发的胶质瘤和转移瘤相鉴别，基底节区胶质瘤成人多见，无明显性别差异，病程较短呈进行性加重，CT 影像

常表现为明显的瘤周水肿。基底节区转移瘤中老年人多见，神经症状起病快、进展快、症状较重。CT 显示小病灶大范围水肿的特点。

八、治疗

iGCT 的治疗应强调多学科整合诊疗（multiple discipline team to holistic integrative management，MDT to HIM）的整合治疗方案。根据血清肿瘤标志物，肿瘤部位、大小，患者症状和脑积水的严重程度整合判断，决定整合治疗方案。手术、化疗和放疗是主要治疗方法[14]。

手术目的为：①解除颅内高压；②明确病理性质；③切除肿瘤。对非生殖细胞瘤性 iGCT 全切肿瘤可有效提高 5 年生存率。对松果体病灶引起的脑积水，可采用脑室镜下第三脑室底造瘘术；而鞍上病灶引起的脑积水，可使用脑室 - 腹腔分流术。肿瘤组织活检是明确肿瘤性质的客观标准。位于松果体区、脑室内的病灶可采用脑室镜下活检；位于丘脑基底节区的病灶可采用立体定向穿刺活检；位于鞍内的病灶可采用显微镜下或内镜下经蝶入路进行活检；位于视交叉、视神经、垂体柄等不易穿刺部位则需采用开颅手术活检。对畸胎瘤或其他非纯生殖细胞瘤性 GCT 经化疗和（或）放疗后的残留部分则需开颅手术切除。

放疗是 iGCT 不可替代的治疗方法。除单纯的成熟畸胎瘤，其余各种类型的 GCT 都要放疗。

化疗是 iGCT 重要的治疗手段，分泌型 GCT 均需化疗。对纯生殖细胞瘤，为减小放疗给儿童神经系统带来的损害，目前基于辅助化疗后给予减量减照射野的放疗。

(一) 分泌型生殖细胞肿瘤的治疗

对分泌型 GCT 推荐根据肿瘤大小及影像学特征拟定整合治疗方案。AFP 及 β-HCG 阴性的未成熟畸胎瘤也归入此治疗方案。

1. 治疗方案

（1）肿瘤引起明显脑积水，且无播散转移，和（或）影像学上支持含有脂肪、皮脂分泌物或钙化骨质等畸胎瘤成分，在充分评估手术风险前提下，可考虑先行手术切除，全切肿瘤同时缓解脑积水，术后行化疗 4～6 周期，再行放疗。

（2）瘤体较大，影像学不支持典型的畸胎瘤成

分，经评估手术切除风险高或肿瘤全切可能性不大，则行分流术 / 第三脑室底造瘘术 / 外引流术缓解脑积水后行化疗 4 ～ 6 周期。应在化疗的每个周期进行肿瘤标志物检测，通常每两周期化疗行 MRI 评估；若肿瘤标志物无下降或出现升高，或患者症状进展，应及时行 MRI 检查评估肿瘤情况。若化疗过程中瘤体无明显缩小、或出现增大趋势，肿瘤标志物无进行性下降，则应考虑手术切除，然后行放疗。

（3）瘤体较小患者，如影像学支持含明显的畸胎瘤成分，可考虑先手术切除肿瘤。切除肿瘤后行化疗 4 ～ 6 周期，然后做全脑全脊髓放疗。

（4）瘤体较小且无明显脑积水患者，影像学上不支持含典型的畸胎瘤成分，可直接行化疗。应在化疗每个周期行肿瘤标志物检测，通常每两周期化疗行 MRI 影像评估；若肿瘤标志物无下降或出现升高，或患者症状进展，应及时行 MRI 检查评估肿瘤情况。如肿瘤全消（CR）或肿瘤明显缩小（PR）且肿瘤标志物恢复正常，化疗结束后行放疗；如化疗期间肿

瘤残留，和（或）肿瘤标志物仍高于正常者，推荐行后继探查手术（second look surgery）尽量全切肿瘤，再完成后续化疗疗程，最后行放疗。

2．化疗　化疗是分泌型 GCT 重要的治疗方法。当分泌型 GCT 瘤体较大，MRI 增强扫描病灶均匀强化时，化疗常为首先实施的治疗方法。目的是减少肿瘤血供，缩小肿瘤体积，为全切肿瘤创造条件。当化疗后肿瘤完全消退，则避免了手术，化疗后直接放疗即可。化疗以铂类为基础。目前对初治分泌型 GCT 的化疗方案有如下三种（表 42-3）[15-17]。肿瘤标志物的评估须每个化疗疗程前进行。MRI 影像学评估通常每 1 ～ 2 化疗周期进行。当完成所有化疗疗程后，若肿瘤有残留，和（或）肿瘤标志物仍高于正常者，推荐行手术切除残余肿瘤，然后再行放疗。另一种情况是，当自第二疗程起化疗前评估发现瘤体缩小不明显，为减少生长性畸胎瘤综合征带来的危害，可建议先行肿瘤切除，然后继续完成化疗，最后行放疗。

化疗期间常见不良反应包括恶心、呕吐、骨髓抑

表 43-3　非生殖细胞瘤性恶性 GCT 的化疗方案[*]

方案		药物	剂量	用药时间 / 途径	备注
日本协作组[15]#	CARE	卡铂	450 mg/（m²·d）	第 1 天，静脉	• CARE 3 疗程，与放疗同步；同步放化疗结束后，部分缓解者，继续 ICE 3 疗程，每疗程 28 天
		依托泊苷	150 mg/（m²·d）	第 1 ～ 3 天，静脉	
	ICE	异环磷酰胺	900 mg/（m²·d）	第 1 ～ 5 天，静脉	• 高危组患者则采用 ICE 与放疗同步，共 5 疗程，每疗程 28 天
		美斯钠	180 mg/（m²·剂）	每日 3 剂，第 1 ～ 5 天，静脉（0、4、8h）	
		顺铂	20 mg/（m²·d）	第 1 ～ 5 天，静脉	
		依托泊苷	60 mg/（m²·d）	第 1 ～ 5 天，静脉	
ACNS0122[16]	A	依托泊苷	90 mg/（m²·d）	第 1 ～ 3 天，静脉	• A 方案和 B 方案交替，每疗程 21 天，共 6 疗程
		卡铂	600 mg/（m²·d）	第 1 天，静脉	• 化疗在手术后 31 天内开始
	B	异环磷酰胺	1800 mg/（m²·d）	第 1 ～ 5 天，静脉	• 放疗在最后 1 次化疗结束血象恢复时即开始，不晚于 6 周
		美斯钠[**]	360 mg/（m²·剂）	每日 5 剂，第 1 ～ 5 天，静脉（0、3、6、9、12 h）	
PEI[17]		异环磷酰胺	1500 mg/（m²·d）	第 1 ～ 5 天，静脉	• 共 4 疗程
		美斯钠	300 mg/（m²·剂）	每日 3 剂，第 1 ～ 5 天，静脉（0、4、8h）	
		顺铂	20 mg/（m²·d）	第 1 ～ 5 天，静脉	
		依托泊苷	60 mg/（m²·d）	第 1 ～ 5 天，静脉	

[*] 化疗存在风险，治疗相关并发症可能导致患者死亡，故建议在有化疗经验的治疗中心进行，可依据各治疗中心诊疗常规；

[#] 日本协作组采用放化疗同步策略，故 ICE 方案化疗剂量低于 PEI 方案。其他协作者采用先化疗后放疗，两种策略未曾比较优劣；

[**] 美斯钠每日总剂量为 1800 mg/（m²·d）（ACNS0122 方案规定），具体给药方法各中心可根据本中心常规调整，但每日总剂量不应少于方案规定

制、感染、心肌损害、肝肾功能不全等。化疗患者必须建立静脉通路，推荐使用中心静脉留置导管。常见化疗并发症如下：

（1）呕吐：异环磷酰胺、依托泊苷和卡铂属中高致吐化疗药物，应根据需要预防性使用相应止吐药。对 iGCT，应尽可能避免使用皮质类固醇作为止吐药。

（2）骨髓抑制：如有条件，患儿（者）化疗结束后 24～48h 起使用 G-CSF，并持续到血象经过最低点后中性粒细胞绝对值（absolute value of neutrophils，ANC）回升至 > 1.5×10^9/L 结束。下一疗程至少应在 G-CSF 停止后 48 h 才开始使用。如血红蛋白（Hb）< 60～70 g/L 或贫血伴有相应症状，输注浓缩红细胞。血小板 < 20×10^9/L 或有出血症状，输注血小板。如条件允许，辐照血制品更合适。

（3）粒细胞缺乏性发热（neutropenic fever）：中性粒细胞 < 0.5×10^9/L 或预计 2 天后降至 0.5×10^9/L 以下者，24 h 内 3 次口温 > 38.0 ℃（间隔 4 h 以上）或 1 次体温 > 38.3℃，或 1 次体温 > 38.0℃ 持续 1 h 以上，即为粒细胞缺乏发热。进行各种微生物学检查同时，应积极使用广谱抗生素。广谱抗生素使用后，粒细胞缺乏持续 5 天以上且体温不退，即使无辅助检查依据，应考虑开始经验性抗深部真菌治疗，并进行必要的检查，如肺高分辨 CT，以发现早期真菌感染。如微生物学检查均阴性，抗感染治疗应持续到 ANC 至少 > 0.5×10^9/L 且 > 48 h 无热。

（4）伊氏肺孢子菌肺炎：应积极预防。所有患儿从治疗开始使用复方磺胺甲噁唑（复方新诺明）25 mg/（kg·d）（分 2 次，每周 3 天）进行预防。直至全部放化疗结束后 6 个月。

（5）出血性膀胱炎：异环磷酰胺和大剂量环磷酰胺可导致出血性膀胱炎。充分水化和同时使用美斯钠可预防出血性膀胱炎发生。

3. 放疗 分泌型 GCT 的放疗方案目前采用全脑全脊髓放疗（craniospinal irradiation，CSI）30～36 Gy，局部病灶推量至 54 Gy。分泌型 GCT 的放疗模式有以下几类：

（1）美国儿童肿瘤协作组 ACNS0122：化疗（6 疗程）后所有患者均接受 CSI 放疗（36 Gy）加局部补量（总剂量 54 Gy），102 例符合研究条件的病例中（M0），5 年无事件生存率（event-free survival，EFS）为 84%±4%，5 年总生存率（overall survival，

OS）为 93%±3%。局部复发 10%，远处转移 4%[18]。提示 CSI 放疗对远处复发有控制作用[19]。

（2）欧洲国际儿童肿瘤协作组 SIOP-CNS-GCT96：化疗（4 疗程）后患者接受放疗。局部病变患者仅接受局部照射（FR 54Gy），有转移患者接受 CSI。两组远处转移率相似，分别是 11% 和 12%。116 例符合研究条件的局部病变患者（M0），5 年无进展生存率（progression-free survival，PFS）为 72%±4%，5 年 OS 为 82%±4%。

（3）美国儿童肿瘤协作组 ACNS1123：化疗（同 ACNS0122 研究）后，接受全脑室照射（whole-ventricle irradiation，WVI）（30.6 Gy）加局部补量（总剂量 54 Gy），66 例符合研究条件的病例中（M0），3 年 PFS 为 87.8%±4.04%，3 年 OS 为 92.4%±3.3%。在随访期内全组有 8 例患者（12.1%）出现脑脊液播散[19]。

（4）放疗不良反应的预防和处理：放疗期间常见不良反应包括恶心、呕吐、骨髓抑制、皮肤反应、感染等，一般予积极对症治疗后好转。患者每周至少复查 1 次血常规和电解质，在中性粒细胞绝对值（ANC）< 1.0×10^9/L（或白细胞 < 2×10^9/L，ANC 不可得时），或血小板 < 50×10^9/L 时中止放疗，出现其他 3～4 级严重不良反应时也建议暂停放疗。

放疗后的远期不良反应[20]：高剂量放疗会给患者（尤其是低龄儿童）带来生长发育、神经认知和内分泌功能受损等远期不良反应。减低放疗剂量后，放疗反应会减少。不过对低龄儿童，选择放疗技术和剂量时仍需尽量减免放疗不良反应。

（二）非分泌型生殖细胞肿瘤的治疗

1. 治疗方案

（1）肿瘤标志物阳性：肿瘤标志物 AFP 高于实验室参考值上限但 ≤ 10 ng/ml 和（或）β-hCG 高于实验室参考值但 ≤ 50 mIU/ml，诊断上考虑含合体滋养层巨细胞的生殖细胞肿瘤、未成熟畸胎瘤或含少量卵黄囊瘤及绒毛膜癌的混合性 GCT。单纯 AFP 的轻度升高，也需除外急慢性肝炎、病毒性肝炎等非肿瘤因素所致。由于肿瘤标志物阈值达不到诊断标准，故推荐行立体定向活检或内镜下活检或开颅手术活检，术中送快速病理诊断。如为生殖细胞瘤，则可直接行减量全中枢放疗加局部推量放疗，不做化疗；纯生殖细胞瘤另一种治疗方案是可先行化疗 4 周期，然后行

减量放疗，此种方案尤其适于低龄儿童或放疗耐受性差者。对纯生殖细胞瘤的上述两种治疗方案哪种更优尚无明确结论。

（2）肿瘤标志物阴性：肿瘤标志物阴性，诊断考虑纯生殖细胞瘤或畸胎瘤（或含有未成熟成分）。若影像提示纯生殖细胞瘤，建议行立体定向活检或内镜下活检或开颅手术活检，术中送快速病理诊断。纯生殖细胞瘤明确诊断后，年长儿童及成年人对放疗耐受性好者，可不行化疗，直接行减量全中枢放疗加局部推量放疗。年幼儿童或放射耐受差者可行化疗 4 周期，然后行减量放疗。若影像提示畸胎瘤，则建议开颅手术，术中快速病理诊断含有畸胎瘤成分，则尽量全切肿瘤。根据病理结果，成熟畸胎瘤可长期随访，未成熟畸胎瘤术后需化放疗。未行活检者须密切随访。活检提示炎性病变时，应进一步排除假阴性可能。

（3）诊断性治疗：非分泌型 GCT 由于肿瘤标志物是阴性或轻度升高，不能依靠肿瘤标志物明确诊断，为了避免误诊误治，首选活检或手术明确病理诊断[21]。但在一些特殊情况下，患者全身条件差不能耐受麻醉等有创操作、手术风险极高或不适宜活检、或患者不接受手术，当病史和临床特点高度符合纯生殖细胞瘤诊断时，可考虑诊断性放疗或诊断性化疗[22-23]。诊断性治疗需充分知情同意，并密切观察病情，诊断性化疗一周期即需复查 MRI 了解肿瘤是否缩小；诊断性放疗次数不超过 10 次[24]，传统试验性放疗剂量一般是 15 ～ 20 Gy/10 次。国内也有学者提出采用更低剂量如 10.8 Gy/6 次、10 Gy/5 次、或 3.4 Gy/2 次的试验性放疗整合化疗方法也能取得相仿的效果[25]。如肿瘤无明显缩小，则终止诊断性治疗。尽管如此，对肿瘤标志物阴性者，国内外目前多提倡手术明确组织学病理诊断，尽可能避免试验性治疗。

2．放疗　目前尚无标准放疗方案。可采用单纯减低剂量全脑全脊髓放疗（craniospinal radiation，CSI）整合局部病灶推量[26]，也可采用先以铂类为基础的整合化疗之后行全脑室照射（WVI）、全脑照射（whole-brain irradiation，WBI）或 CSI 的整合治疗方案，这两种方案各有利弊，均能获得较好疗效，5 年 OS 达 90% 以上[6,27]。纯生殖细胞瘤放射剂量低于分泌型 GCT 的放射剂量。放射不良反应相应较小。

（1）局限型单纯性生殖细胞瘤：采用单纯减低剂量 CSI 整合局部病灶推量的方案。

（2）播散型生殖细胞瘤：CSI 24Gy+ 局部补充放疗 16Gy。目前，以 CSI 加局部补量的单纯放疗模式是播散型生殖细胞瘤的主要治疗方法[28]。

3．化疗整合放疗　生殖细胞瘤对化疗敏感。一般来讲，化疗药物多数以铂类（P）为基础，整合长春新碱（V）、依托泊苷（E）、环磷酰胺（C）、异环磷酰胺（I）、博来霉素（B）、甲氨蝶呤（M）等。但长期观察发现，单独化疗长期疗效较差。总体分析，目前初治单纯生殖细胞瘤在放疗基础上加用化疗无生存期获益，但对儿童有可能降低放疗剂量和减少全中枢照射范围，因此可能减少放疗不良反应。但相关研究尚未取得最后肯定结果。纯生殖细胞瘤化疗方案见表 42-4[29-32]。

采用化疗整合放疗的治疗模式，放疗技术多采用全脑室放疗（WVI）和全脑放疗（WBI）技术，也有采用全脑全脊髓放疗（CSI）。目前常用化疗后放疗剂量：预防性 WVI/WBI/CSI 放疗剂量 20 ～ 24 Gy，局部补量加至总剂量 30 ～ 40 Gy[13-14,33-36]。

由于缺乏高级别证据，关于非分泌型 GCT 放疗的最佳治疗模式尚待临床研究。放疗科医师须综合考虑患者年龄、肿瘤大小、生长发育和前期化疗反应等多种因素合理选择放疗技术。

（三）首程治疗与后继探查手术

1．首程治疗　iGCT 的首程治疗包括化疗、放疗与手术治疗等，不同病理类型的 GCT 首程治疗方式不尽相同。正如上文所述，纯生殖细胞瘤属于非分泌型 GCT，可采用减低剂量的全脑全脊髓放疗或化疗与放疗的整合方案治疗。分泌型混合性 GCT 可采用先化疗后放疗的整合治疗方案。而肿瘤标志物阴性的未成熟畸胎瘤则采用先手术后辅助化疗和放疗的整合治疗。首程治疗对 GCT 非常重要。错误的首程治疗方案常会贻误治疗机会，有时可给患者带来致命性不良后果。首程治疗前肿瘤标志物的水平对 GCT 的病理整合诊断有重要意义，且对预后、危险度的划分具有提示意义。同时首程治疗后肿瘤标志物的变化需密切随访，特别关注。尤其是治疗过程中指标反弹预示着高危播散风险。

2．生长性畸胎瘤综合征　iGCT 在首程治疗中，尤其是分泌型 GCT 在化疗过程中出现肿瘤指标达到正常但肿瘤持续增大的现象，这时病灶以成熟畸胎瘤为主要成分。手术是唯一有效的治疗方法。手术全切

表 42-4　纯生殖细胞瘤化疗方案[*]

方案	药物	剂量	用药时间 / 途径	备注
日本协作组 [29][#]　CARE	卡铂	450 mg/（m² · d）	第 1 天，静脉	3 疗程，与放疗同步
	依托泊苷	150 mg/（m² · d）	第 1 ~ 3 天，静脉	
EP[30]	依托泊苷	100 mg/（m² · d）	第 1 ~ 5 天，静脉	• 每疗程 21 天，共 4 疗程
	顺铂	20 mg/（m² · d）	第 1 ~ 5 天，静脉	• 放疗在全部化疗结束血象恢复时即开始
EC[31]	依托泊苷	150 mg/（m² · d）	第 1 ~ 3 天，静脉	• 每疗程 21 天，共 4 疗程
	卡铂	600 mg/（m² · d）	第 1 天，静脉	• 放疗在最后一次化疗结束血象恢复时即开始，不晚于 6 周
KSPNO G051/　A G081[32]	依托泊苷	150 mg/（m² · d）	第 1 ~ 3 天，静脉	• A 方案和 B 方案交替，每疗程 21 天，共 4 疗程
	卡铂	450 mg/（m² · d）	第 1 天，静脉	• 放疗在全部化疗结束后 4 ~ 5 周内开始
B	依托泊苷	150 mg/（m² · d）	第 1 ~ 3 天，静脉	
	环磷酰胺	1000 mg/（m² · d）	第 1 ~ 2 天，静脉	
	美斯钠[**]	350 mg/（m² · 剂）	每日 3 剂，第 1 ~ 2 天，静脉（0 h、3 h、6 h）	

[*] 化疗存在风险，治疗相关并发症可能导致患者死亡，故建议在有化疗经验的治疗中心进行，可依据各治疗中心诊疗常规；

[#] 日本协作组采用放化疗同步策略，其他协作者采用先化疗后放疗，两种策略未曾比较优劣；

[**] 美斯钠每日总剂量为 1050 mg/（m² · d）（文献方案规定），具体给药方法各中心可根据本中心常规调整，但每日总剂量不应少于方案规定

肿瘤后，患者预后较好，可获治愈可能性[37]。

生长性畸胎瘤综合征发生率约为 11%，常成为神经外科危象。由于生长性畸胎瘤综合征发生在化疗中，可出现颅内高压甚至脑疝时与骨髓抑制同时存在，导致需做手术时血小板和白细胞极低，患者无法或得及时手术的可能性。

3. 后继探查手术（second look surgery）　国内有学者译为"二次手术"或"二次观察手术"，相对于首程治疗（primary treatment），second look surgery 译为"后继探查手术"更加符合原意。首次治疗包括化疗、放疗和（或）手术治疗。"second look surgery"特指对首次治疗后残留病灶做手术切除，以达到根治肿瘤的目的，有时并非第二次手术。后继探查手术的意义在于明确残留肿瘤的病理性质，以及再次全切肿瘤给予患者生存期上的获益。

后继探查手术的时机应在化疗第二个疗程前开始评估，以避免生长性畸胎瘤现象的出现，导致治疗上因在化疗时的骨髓抑制期出现肿瘤突然生长而导致高颅压危象。在后继探查术之后，即使是生长性畸胎瘤也应完成剩余的化疗疗程及化疗后常规放疗方案。

4. 残存小病灶的处理　如残存病灶小、直径小于 1 cm、无临床症状，且 PET、3D MRS 等未能证实肿瘤活性，可能只是残存的"瘢痕组织"，可密切随访。如残留小病灶是曾经手术证实的未成熟畸胎瘤，可考虑对残存小病灶切除或追加放射外科治疗。

（四）脑积水的处理

有明显阻塞性脑积水者应行脑脊液转流术（脑室外引流术、第三脑室造瘘术或脑室 - 腹腔 / 心房分流术，可根据实际情况选择），以降低颅内压，为进一步治疗创造条件。

九、预后

近年来，由于影像技术、显微外科技术、放射治疗技术的不断提高，新的化疗方案的出现[38-40]，以及综合治疗的应用，生殖细胞肿瘤的治疗效果有很大提高。文献报道，生殖细胞瘤 5 年和 10 年生存率分别为 96%、93%。成熟畸胎瘤 5 年和 10 年生存率均为 93%，恶性畸胎瘤 3 年生存率为 50%，胚胎癌、卵黄囊瘤和绒毛膜癌预后最差[41-43]。生殖细胞肿瘤的种植播散是影响生存质量的主要原因，有报道，脊髓转移的发生率为 10% ~ 15%。

有作者按照预后情况将生殖细胞肿瘤分为三组。

①预后好组：生殖细胞瘤、单一成熟畸胎瘤。②预后一般组：含有合体滋养层巨细胞（syncytiotrophoblastic giant cell，STGC）的生殖细胞瘤、未成熟畸胎瘤、恶性畸胎瘤、生殖细胞瘤或畸胎瘤为主的混合性生殖细胞肿瘤。③预后差组：绒毛膜癌、卵黄囊瘤、胚胎癌，以及以绒毛膜癌、卵黄囊瘤和胚胎癌为主的混合性生殖细胞肿瘤。

（张 荣 汪 洋 杨群英）

参考文献

1. Ostrom QT，Gittleman H，Liao P，et al. CBTRUS Statistical Report：Primary brain and other central nervous system tumors diagnosed in the United States in 2010-2014. Neuro Oncol，2017，19（suppl_5）：v1-v88.

2. Committee of Brain Tumor Registry of Japan.Report of Brain Tumor Registry of Japan（1969-1996）. Neurol Med Chir（Tokyo），2003，43（Suppl）：i-vii，1-111.

3. Goodwin TL，Sainani K，Fisher PG. Incidence patterns of central nervous system germ cell tumors：a SEER Study. J Pediatr Hematol Oncol，2009，31（8）：541-544.

4. Villano JL，Propp JM，Porter KR，et al. Malignant pineal germ-cell tumors：an analysis of cases from three tumor registries. Neuro Oncol，2008，10（2）：121-130.

5. 黄翔，张荣，周良辅. 颅内非生殖细胞瘤性恶性生殖细胞肿瘤的分级诊治. 中华医学杂志，2009，89：2333-2336.

6. 黄翔，张荣. 颅内生殖细胞肿瘤的治疗效果评价. 中国临床神经科学，2009，17：95-99.

7. Huang X，Zhang R，Zhou LF. Diagnosis and treatment of intracranial immature teratoma. Pediatr Neurosurg，2009，45（5）：354-360.

8. Xiang B，Zhu X，He M，et al. Pituitary Dysfunction in Patients with Intracranial Germ Cell Tumors Treated with Radiotherapy. Endocr Pract，2020，26（12）：1458-1468.

9. Zhang H，Qi ST，Fan J，et al. Bifocal germinomas in the pineal region and hypothalamo-neurohypophyseal axis：Primary or metastasis? J Clin Neurosci，2016，34：151-157.

10. Biassoni V，Schiavello E，Gandola L，et al. Secreting Germ Cell Tumors of the Central Nervous System：A Long-Term Follow-up Experience. Cancers（Basel），2020，12（9）：2688.

11. Calaminus G，Bamberg M，Harms D，et al. AFP/beta-HCG secreting CNS germ cell tumors：long-term outcome with respect to initial symptoms and primary tumor resection. Results of the cooperative trial MAKEI 89. Neuropediatrics，2005，36（2）：71-77.

12. Khatua S，Dhall G，O'Neil S，et al. Treatment of primary CNS germinomatous germ cell tumors with chemotherapy prior to reduced dose whole ventricular and local boost irradiation. Pediatr Blood Cancer，2010，55（1）：42-46.

13. O'Neil S，Ji L，Buranahirun C，et al. Neurocognitive outcomes in pediatric and adolescent patients with central nervous system germinoma treated with a strategy of chemotherapy followed by reduced-dose and volume irradiation. Pediatr Blood Cancer，2011，57（4）：669-673.

14. Breen WG，Blanchard MJ，Rao AN，et al. Optimal radiotherapy target volumes in intracranial nongerminomatous germ cell tumors：Long-term institutional experience with chemotherapy，surgery，and dose- and field-adapted radiotherapy. Pediatr Blood Cancer，2017，64（11）.

15. Bowzyk Al-Naeeb A，Murray M，Horan G，et al. Current Management of Intracranial Germ Cell Tumours. Clin Oncol（R Coll Radiol），2018，30（4）：204-214.

16. Goldman S，Bouffet E，Fisher PG，et al. Phase II trial assessing the ability of neoadjuvant chemotherapy with or without second-look surgery to eliminate measurable disease for nongerminomatous germ cell tumors：A Children's Oncology Group Study. J Clin Oncol，2015，33（22）：2464-2471.

17. Calaminus G，Frappaz D，Kortmann RD，et al. Outcome of patients with intracranial non-

germinomatous germ cell tumors-lessons from the SIOP-CNS-GCT-96 trial. Neuro Oncol, 2017, 19 (12): 1661-1672.

18. Abu Arja MH, Bouffet E, Finlay JL, et al. Critical review of the management of primary central nervous nongerminomatous germ cell tumors. Pediatr Blood Cancer, 2019, 66 (6): e27658.

19. Fangusaro J, Wu S, MacDonald S, et al. Phase II Trial of Response-Based Radiation Therapy for Patients With Localized CNS Nongerminomatous Germ Cell Tumors: A Children's Oncology Group Study. J Clin Oncol, 2019, 37 (34): 3283-3290.

20. Liang SY, Yang TF, Chen YW, et al. Neuropsychological functions and quality of life in survived patients with intracranial germ cell tumors after treatment. Neuro Oncol, 2013, 15 (11): 1543-1551.

21. 黄翔, 张超, 汪洋, 等. 血清肿瘤标志物阴性颅内未成熟畸胎瘤的治疗策略和预后. 中华神经外科杂志, 2020, 36: 891-895.

22. Yang QY, Guo CC, Deng ML, et al. Treatment of primary intracranial germ cell tumors: Single center experience with 42 clinically diagnosed cases. Oncotarget, 2016, 7 (37): 60665-60675.

23. Yang QY, Guo CC, Deng ML, et al. Treatment of primary intracranial germ cell tumors: Single center experience with 42 clinically diagnosed cases. Oncotarget, 2016, 7 (37): 60665-60675.

24. Cho J, Choi JU, Kim DS, et al. Low-dose craniospinal irradiation as a definitive treatment for intracranial germinoma. Radiother Oncol, 2009, 91 (1): 75-79.

25. 黄立敏, 雷竹, 曹雪, 等. 低剂量诊断性放疗联合化疗在诊治颅内生殖细胞肿瘤中的价值. 中国癌症杂志, 2018, 28: 270-275.

26. Bamberg M, Kortmann RD, Calaminus G, et al. Radiation therapy for intracranial germinoma: results of the German cooperative prospective trials MAKEI 83/86/89. J Clin Oncol, 1999, 17 (8): 2585-2592.

27. Shibamoto Y, Abe M, Yamashita J, et al. Treatment results of intracranial germinoma as a function of the irradiated volume. Int J Radiat Oncol Biol Phys, 1988, 15 (2): 285-290.

28. Huang PI, Chen YW, Wong TT, et al. Extended focal radiotherapy of 30 Gy alone for intracranial synchronous bifocal germinoma: a single institute experience. Childs Nerv Syst, 2008, 24 (11): 1315-1321.

29. Eom KY, Kim IH, Park CI, et al. Upfront chemotherapy and involved-field radiotherapy results in more relapses than extended radiotherapy for intracranial germinomas: modification in radiotherapy volume might be needed. Int J Radiat Oncol Biol Phys, 2008, 71 (3): 667-671.

30. Buckner JC, Peethambaram PP, Smithson WA, et al. Phase II trial of primary chemotherapy followed by reduced-dose radiation for CNS germ cell tumors. J Clin Oncol, 1999, 17 (3): 933-940.

31. Cheng S, Kilday JP, Laperriere N, et al. Outcomes of children with central nervous system germinoma treated with multi-agent chemotherapy followed by reduced radiation. J Neurooncol, 2016, 127 (1): 173-180.

32. Lee DS, Lim DH, Kim IH, et al. Upfront chemotherapy followed by response adaptive radiotherapy for intracranial germinoma: Prospective multicenter cohort study. Radiother Oncol, 2019, 138: 180-186.

33. Allen JC, DaRosso RC, Donahue B, et al. A phase II trial of preirradiation carboplatin in newly diagnosed germinoma of the central nervous system. Cancer, 1994, 74 (3): 940-944.

34. Kretschmar C, Kleinberg L, Greenberg M, et al. Pre-radiation chemotherapy with response-based radiation therapy in children with central nervous system germ cell tumors: a report from the Children's Oncology Group. Pediatr Blood Cancer, 2007, 48 (3): 285-291.

35. Michaiel G, Strother D, Gottardo N, et al. Intracranial growing teratoma syndrome (iGTS): an international case series and review of the literature. J Neurooncol, 147 (3): 721-730.

36. García García E, Gómez Gila AL, Merchante E, et al. Endocrine manifestations of central nervous system germ cell tumors in children. Endocrinol

Diabetes Nutr (Engl Ed), 2020, 67 (8): 540-544.

37. Weksberg DC, Shibamoto Y, Paulino AC. Bifocal intracranial germinoma: a retrospective analysis of treatment outcomes in 20 patients and review of the literature. Int J Radiat Oncol Biol Phys, 2012, 82 (4): 1341-1351.

38. Loehrer PJ Sr, Gonin R, Nichols CR, et al. Vinblastine plus ifosfamide plus cisplatin as initial salvage therapy in recurrent germ cell tumor. J Clin Oncol, 1998, 16 (7): 2500-2504.

39. Pico JL, Rosti G, Kramar A, et al. A randomised trial of high-dose chemotherapy in the salvage treatment of patients failing first-line platinum chemotherapy for advanced germ cell tumours. Ann Oncol, 2005, 16 (7): 1152-1159.

40. Chevreau C, Massard C, Flechon A, et al. Multicentric phase II trial of TI-CE high-dose chemotherapy with therapeutic drug monitoring of carboplatin in patients with relapsed advanced germ cell tumors. Cancer Med, 2021, 10 (7): 2250-2258.

41. Sawamura Y, Ikeda JL, Tada M, et al. Salvage therapy for recurrent germinomas in the central nervous system. Br J Neurosurg, 1999, 13 (4): 376-381.

42. Lorch A, Bascoul-Mollevi C, Kramar A, et al. Conventional-dose versus high-dose chemotherapy as first salvage treatment in male patients with metastatic germ cell tumors: evidence from a large international database. J Clin Oncol, 2011, 29 (16): 2178-2184.

43. Kurobe M, Kawai K, Oikawa T, et al. Paclitaxel, ifosfamide, and cisplatin (TIP) as salvage and consolidation chemotherapy for advanced germ cell tumor. J Cancer Res Clin Oncol, 2015, 141 (1): 127-133.

第 43 章

脑 膜 瘤

第一节 概 述

脑膜瘤（meningioma）一词由 Harvey Cushing 于 1922 年提出，用于描述中枢神经系统的脑膜、脊膜的良性肿瘤。脑膜瘤从神经外胚层发育而来，起源于蛛网膜的内皮细胞，通常与静脉窦及其属支、脑神经孔、筛板、颅中窝的蛛网膜绒毛有关。脉络丛及脉络组织的脑膜内皮细胞也会发生脑膜瘤。用 Harvey Cushing 的话说："外科操作很少有像处理一个大的脑膜瘤那么令人望而生畏，而患者的最终预后比其他任何手术都更依赖于外科医生的手术技巧与经验。""迄今为止，在外科领域中最令人感到欣慰和愉悦的莫过于成功切除一个脑膜瘤并为患者带来良好的功能康复。"100 年过去了，现在看来这些话仍然是真理。

一、流行病学

在颅内肿瘤中，脑膜瘤的发生仅次于胶质瘤，为颅内良性肿瘤中最常见者，占颅内肿瘤的 20%。脑膜瘤的发病率随年龄的增加而增加，儿童脑膜瘤的人群发病率低至 0.3/10 万，老年人高达 8.4/10 万，良性脑膜瘤的平均发病率为 2.3/10 万，恶性脑膜瘤的平均发病率为 0.17/10 万。脑膜瘤的平均发病年龄为 58±15 岁，在女性中更常见，男女比例约为 1∶2，非洲女性发病率较其他种族更高。总体来讲，脑膜瘤占原发性颅内肿瘤的 13% ~ 26%，其中 85% ~ 90% 位于幕上，大约有一半位于颅前窝底和颅中窝底。好发部位依次为大脑凸面、矢状窦旁、大脑镰旁和颅底（包括蝶骨嵴、嗅沟、桥小脑角等）。

二、病因学

蛛网膜细胞被认为是脑膜瘤的原发细胞，通常聚集在蛛网膜颗粒分布的部位。蛛网膜细胞、蛛网膜帽状细胞都有低速度的细胞分裂。因此脑膜瘤的发生可能与一定的内环境改变和基因变异有关，并非单一因素造成的。颅脑外伤、病毒感染、高剂量或低剂量照射、神经纤维瘤病Ⅱ型［以前称双侧听神经纤维瘤病（bilateral acoustic neurofibromatosis，BANF）］都可能是脑膜瘤的致病因素。脑膜瘤与 22 号染色体遗传信息的丢失有关。此外，内源性刺激因素，如激素、生长因子均可导致脑膜瘤。

100 多年前，关于颅脑损伤与脑膜瘤关系的争论就开始了。1813 年，意大利的 Berling hieri 研究脑膜瘤的病因学时就怀疑脑膜瘤发生于颅脑损伤。1887 年，Keen 在报告第一例脑膜瘤手术时也强调了外伤与脑膜瘤的可能关系。1922 年，Cushing 认为这种关系的存在是可能的：外伤破坏了脑膜，修复过程中局部的细胞群被刺激，从而引起疾病。颅内放射也会诱导脑膜瘤的发生。

近年来，随着分子生物学的发展，脑膜瘤的病因研究取得了一定成绩。WHO 将脑膜瘤分为良性（1 级）、非典型性（2 级）和间变性（3 级）三型，在对后二者的研究中，许多学者发现核型的异常。如意大利的 Scarpellim 发现染色体异常的脑膜瘤与复发危险相关，指出 22 号染色体部分缺失，还有 *P53* 基因突变可作为脑膜瘤恶性转移的前兆。多发脑膜瘤的患者多见 *NF2* 基因异常[1-2]。*NF2* 基因已定位于第 22 号染色体上，此基因调控的蛋白质与膜组织蛋白表现出很强的同源性。这种蛋白质称为施万膜蛋白（merlin/Schwannomin），其功用是膜和细胞骨架之间的桥梁，现已明确 *NF2* 基因是抑癌基因。脑膜瘤第 1、10 和 22 对染色体 LOH（杂合性丢失）与肿瘤的发生、发展、增强密切相关，出现 LOH 的肿瘤表现出 DNA 合成增强、肿瘤增殖迅速、容易复发的特征。Black 认为，类固醇激素和生长因子受体是脑膜瘤的特征之一，此类固醇激素包括前列腺素、雌激素、雄激素和血小板源性生长因子（PDGF）。脑膜瘤中常含有高水平的生长因子及其受体。许多生长因子，包括血小板源性生长因子（PDGF）、表皮生长因子（EGF）、成纤维细胞生长因子（FGF）、转化生长因子（TGF）、胰岛素样生长因子（IGF）均可促进 G0、G1 越过 G1 期的限制点而进入增殖状态，加速肿瘤细胞的分型，促进肿瘤的生长。PDGF、EGF、FGF、TGFα、血管内皮细胞生长因子（VEGF）对肿瘤新生血管的形成起重要作用。在脑膜瘤中有多种生长因子及其受体表达上调，并通过上述作用途径影响脑膜瘤的生长增殖特性。

遗传易感性是病因学中一个主要危险因素。利用基因测序技术，在建立脑膜瘤的基因突变特征方面取得了进展。在过去的数十年中，大量的证据集中于识别驱动脑膜发育和侵袭性肿瘤行为的基因突变。而对于这些新发现的突变特征的生物学和临床用途尚需要进一步研究，其中一些正在进行临床试验。大体上，脑膜瘤的突变可以分为以 *NF2* 或非 *NF2* 为基础的变化[3]。

脑膜瘤与神经纤维瘤病Ⅱ型（NF2）伴发，与 *NF2* 基因突变或染色体 22q 缺失有关[2-3]。脑膜瘤遗传学研究提示，22 号染色体单体或部分缺失是最常见的染色体异常。*NF2* 基因突变出现在 30% ~ 50% 的散发性脑膜瘤中。脑膜瘤 *NF2* 基因突变同 22 号染色体的等位基因缺失关系密切，提示 *NF2* 是 22 号染色体上主要的肿瘤抑制基因。22 号染色体另一个候选基因是 *MN1* 基因，在脑膜瘤中发现它可由于染色体易位而被打断。除 22 号染色体发生异常以外，1、3、6、7、8、10、12、14、18、X 和 Y 染色体异常也见报道。WHO 2 级的脑膜瘤与染色体 1p、6q、10q、14q、18q 缺失及 1q、9q、10q、15q、17q、20q 的获得有关。向Ⅲ级进展可见 6q、9p、10、14q 的缺失，这种进展同时可发生 17q 放大、*TP53* 和 *PTEN* 突变或 *CDKN2A* 缺失。这些染色体的变异可被着丝粒和末端着丝粒的不稳定性所介导。还可见 1；19 和 q21；q13.3 的相互易位。

一些不发生 *NF2* 突变的家族具有脑膜瘤的高度易感性，提示可能有其他基因位点与之有关[3]。近来的研究发现了其他几个反复突变的基因，如 *AKT1*、*TRAF7*、*SMO*、*PIK3CA*、*KLF4*、*SMARCE1*、*BAP1*，并且大部分与 *NF2* 突变互斥。研究显示，大约 1/5 的脑膜瘤含有 *TRAF7* 基因突变，且常伴随有 v-akt 鼠胸腺瘤病毒癌基因同源物 1（*AKT1*）或 Krüppel 样因子 4（*KLF4*）的突变。这些突变在 WHO 1 级脑膜瘤中广泛存在，且与肿瘤的位置具有紧密联系。*SMO* 突变在脑膜瘤中占比 3% ~ 6%，仅存在于 WHO 1 级脑膜瘤中，是 hedgehog（Hh）信号通路的一部分。*SMO* 是迄今为止在脑膜瘤中发现的少数可靶向的突变基因之一。另外，在不到 1% 的散发脑膜瘤中还发现了 Hh 家族的另一个成员 *SUFU* 的突变。*PIK3CA* 是另一个潜在的可靶向的突变基因，出现在 4% ~ 7% 的脑膜瘤中。大量证据表明，SWI/SNF 染色质重构复合物在脑膜瘤的形成和侵袭性中起着重要作用。SWI/SNF 复合体的核心亚基 *SMARCE1* 的功能缺失突变是透明细胞亚型脑膜瘤的一个分子特征。*BAP1* 基因的失活种系和体细胞突变比较罕见，仅存在于个别侵袭性脑膜瘤亚群中。除了以上基因突变外，非编码区的突变对脑膜瘤的影响也引起了注意。6.5% ~ 11% 的脑膜瘤中发生了 *TERT* 启动子突变，常预示着患者具有高复发风险，但该突变与其他基因突变的相关性尚不清楚。

三、病理学

（一）肉眼观察

脑膜瘤最小者如针头大，即使尸检也容易被忽略，文献报道最大者达 1890g。依据大体形态可分为球形、扁平形（毡状）、马鞍形（哑铃形）三种。球形最常见，多位于凸面或脑室内；扁平形常位于脑底，与硬膜广泛相连；马鞍形常位于颅底的骨嵴上或硬脑膜游离缘。肿瘤大部分有完整包膜，少数肿瘤无包膜，呈浸润性生长，此种肿瘤复发率较高。脑膜瘤多为结节状或颗粒状，表面有迂曲丰富的血管，质地较坚韧，可有钙化或骨化，少有囊变。肿瘤大多为灰白色，少数有出血坏死灶，瘤质变软，色暗红，可呈鱼肉状。

部分脑膜瘤可侵及颅骨导致颅骨破坏或反应性骨质增生，严重者可侵及颞肌和头皮。这种生长方式不意味着恶性（图 43-1-1），恶性脑膜瘤将在下一部分讨论。肿瘤供血大多来自与肿瘤粘连的硬脑膜（颈外动脉系统供血），少数来自皮质动脉（颈内或椎基底动脉）。静脉回流多经硬脑膜附着处。肿瘤与脑之间有时可有黄色液体囊腔，邻近脑组织可有不同程度的水肿。

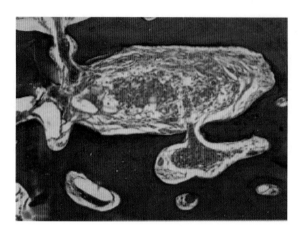

图 43-1-1 向骨质侵袭生长的脑膜瘤

（二）组织学分型

2021 年，WHO 对中枢神经系统肿瘤进行了新的分类 [第 5 版 WHO 中枢神经系统肿瘤分类（WHO CNS5）]，在既往分类方法基础上引入了分子生物标志物作为脑膜瘤分类和分级的标准，推动了分子诊断学在中枢神经系统肿瘤分类中的作用，强调了综合诊断和分层报告的重要性[4-6]，详见表 43-1-1。

NF2：在脑膜瘤中，*NF2* 基因的突变非常普遍。近几年的文章报道了 *NF2* 突变大部分发生在 WHO 3 级的恶性脑膜瘤中，研究人员还发现，携带有 *NF2* 基因突变的脑膜瘤患者的肿瘤会比 *NF2* 野生型患者的大，80% 的颅骨脑膜瘤都具有 *N2F* 突变，而在大脑镰的脑膜瘤往往会有 *SMARCB1* 和 *NF2* 两个基因的突变。

TRAF7、*AKT1* 和 *KLF4*：*TRAF7*、*AKT1* 和 *KLF4* 突变几乎只出现在 WHO 1 级脑膜瘤中。虽然 *AKT1* 和 *KLF4* 突变均可以伴随 *TRAF7* 突变发生，但它们是相互排斥的。*TRAF7* 和 *KLF4* 的突变是分泌性脑膜瘤的分子标志物，其特征是腺体分化、局灶性脑水肿和假性痉挛。*AKT1/TRAF7* 突变是脑膜上皮细胞

亚型的典型突变，肿瘤往往具有脑膜上皮和过渡性的组织病理学形态。*TRAF7*、*AKT1* 和 *KLF4* 突变与肿瘤位置也有很强的相关性，更常见于颅前、中窝的颅底脑膜瘤。

SMARCE1：在 WHO CNS5 的 2 级脑膜瘤中，*SMARCE1* 突变存在于 97% 的透明细胞亚型脑膜瘤中。由于 *SMARCE1* 基因编码 SWI/SNF 复合体的一个亚单位 *BAF57*，而 SWI/SNF 复合物已被证明在肿瘤发生中起着广泛的作用，因此目前普遍认为 SMARCE1 是透明细胞脑膜瘤的潜在致癌驱动因子。

TERT：WHO 3 级的脑膜瘤中通常能检测到 *TERT* 启动子区突变，该类脑膜瘤通常属于恶性脑膜瘤。*TERT* 启动子突变表明其预后不良。

BAP1：*BAP1* 基因的失活种系和体细胞突变比较罕见，仅存在于个别侵袭性脑膜瘤亚群中，如横纹肌样和乳头状亚型。

SMO：仅见于 WHO 1 级脑膜瘤中，发生于前中线颅底。

PIK3CA：见于 4% ~ 7% 的脑膜瘤，与 *NF2*、*SMO* 和 *AKT1* 互斥，在极少数情况下与 *TRAF7* 或 *KLF4* 突变同时发生。

H3K27me3：组蛋白 H3 第 27 位赖氨酸的三甲基

表 43-1-1　WHO 2021 年对脑膜瘤的组织学分型

组织学分型	WHO 分级
脑膜上皮细胞型	I 级
纤维型（纤维母细胞型）	I 级
过渡型（混合型）	I 级
沙粒型	I 级
血管瘤型	I 级
微囊型	I 级
分泌型	I 级
淋巴浆细胞丰富型	I 级
化生型	I 级
非典型脑膜瘤	II 级
透明细胞型	II 级
脊索样型	II 级
横纹肌样	III 级
乳头型	III 级
恶性或间变型	III 级

化修饰（H3K27me3）是一类重要的转录抑制性翻译后修饰（post-translational modification，PTM），在生物进程的各个方面发挥作用。*H3K27me3* 的缺失率在 5% 左右，其中 2 级为 10%，3 级为 15% ~ 20%。目前的研究仅表明 *H3K27me3* 的未缺失和完全缺失之间的预后存在差异，未就 *H3K27me3* 的缺失程度分类。

CDKN2A/B：细胞周期蛋白依赖性激酶抑制剂2A/B 纯合性缺失、体细胞突变及启动子区甲基化在间变型脑膜瘤中高发，均被划为 WHO 3 级。

1．脑膜上皮细胞型脑膜瘤 又称"合体"细胞型脑膜瘤，较常见。细胞境界不清，胞质丰富，具有高度一致的卵圆形细胞核，偶尔可见中央透明。间质中纤维结缔组织形成条索，将肿瘤细胞分割成大小和形状不一的小叶。漩涡状分布不常见，且多不典型，其中细胞排列松散，沙粒小体不常见（图 43-1-2）。

2．纤维型脑膜瘤 较常见。平行排列的纺锤状细胞相互交错形成束状；胶原纤维较多，瘤细胞间有显著的网状纤维，包套每个细胞。漩涡结构和沙粒小体均不常见（图 43-1-2）。

3．过渡型脑膜瘤 也称混合型，较常见。介于上述二者之间，可见漩涡和沙粒小体。漩涡特别突出，形状和大小不一，中心成分也不相同，早期中心为松散的多个细胞，晚期为只有一两个瘤细胞居于层层旋绕的漩涡中心，再晚期中心被沙粒占据（图 43-1-2）。

以上三型为脑膜瘤的主要组织类型，以下分型均少见。

4．沙粒型脑膜瘤 在每个低倍镜视野中均可见许多沙粒小体，这些小体可形成汇聚，形成钙化和石化（图 43-1-2）。

5．血管瘤型脑膜瘤 脑膜瘤内有突出的血管成

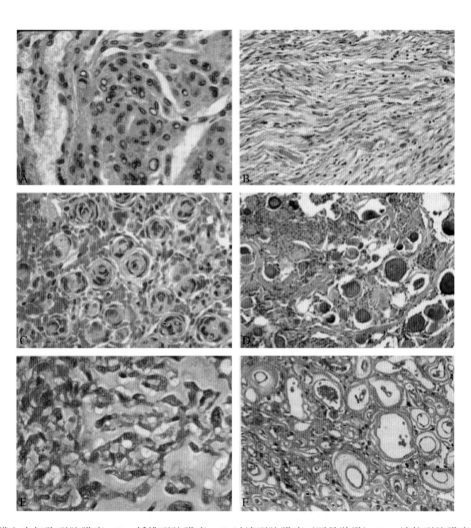

图 43-1-2 A．脑膜上皮细胞型脑膜瘤；B．纤维型脑膜瘤；C.过渡型脑膜瘤（可见漩涡）；D．沙粒型脑膜瘤（可见大量沙粒小体）；E．脊索样型脑膜瘤；F．血管瘤型脑膜瘤

分，脑膜瘤成分多为脑膜上皮性（图 43-1-2）。

6．微囊型脑膜瘤　由具有圆形的核和细长突起的脑膜上皮细胞构成，呈铁丝网状。细胞间可见泡状微小囊肿。血管壁有明显的透明样肥厚，胶原纤维增生不但出现于血管壁周围，也出现于微小囊肿区域（图 43-1-3A、B）。

7．分泌型脑膜瘤　在脑膜上皮细胞瘤细胞质内出现大小不一、形态多样的包涵体（也称"假沙粒小体"），PAS 染色强阳性，免疫组化检测 CEA（+）、EMA（+）（图 43-1-4）。

8．淋巴浆细胞丰富型脑膜瘤　脑膜瘤中可见明显的浆细胞和淋巴细胞浸润，程度较轻的肿瘤，脑膜

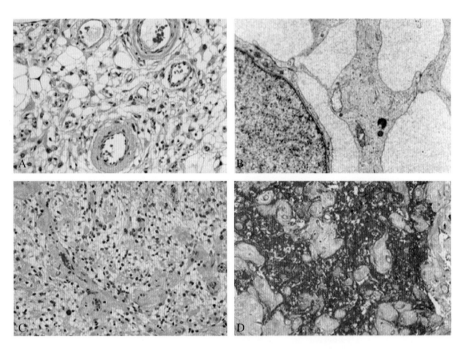

图 43-1-3　A、B．微囊型脑膜瘤，见微囊形成；C、D．透明细胞型脑膜瘤；D．PAS 染色

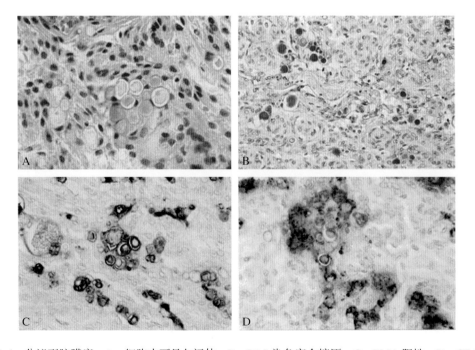

图 43-1-4　分泌型脑膜瘤。A．细胞内可见包涵体；B．PAS 染色富含糖原；C．EMA 阳性；D．CEA 阳性

瘤成分尚明显存在，程度较重的肿瘤淋巴细胞和浆细胞可掩盖脑膜瘤成分。

9. 化生型脑膜瘤 脑膜瘤有时伴有脂肪、黄色瘤、骨、软骨、黏液性等化生性变化。这些变化可见于脑膜内皮型、过渡型和纤维型中的任何型（图43-1-5）。

10. 非典型脑膜瘤 有丝分裂活性较强，细胞丰富，核质比较高，核仁显著，成片生长，存在坏死带。术后易复发。

11. 透明细胞型脑膜瘤 光镜下细胞质呈透明状态，细胞膜清晰，核居中或偏位。间质有胶原沉积。该型肿瘤具有侵袭性，易复发（图43-1-3C、D）。

12. 脊索样型脑膜瘤 黏液样基质内，细胞形成上皮样细胞索或细胞团，显示类似于脊索瘤的图像。几乎所有的病例可见淋巴细胞、浆细胞包绕肿瘤周围呈层状浸润。肿瘤细胞的免疫组化染色为EMA、波形蛋白阳性，但与脊索瘤细胞不同，细胞角蛋白和S-100蛋白为阴性。复发率较高（图43-1-2E）。

13. 横纹肌样脑膜瘤 可见成片的横纹肌样细胞，胞核偏心，核仁明显，胞质呈嗜酸性，有漩涡样中间丝（图43-1-6A）。

14. 乳头型脑膜瘤 肿瘤细胞的密度高，可见核异型和核分裂象。肿瘤细胞在血管周围排列为假乳头状。儿童发病多见，浸润性较强（75%），可复发（55%）、转移（20%）（图43-1-6B）。

15. 恶性或间变型脑膜瘤 可从一般或非典型脑膜瘤演变而来，也可一开始即为恶性，细胞丧失脑膜内皮型正常形态，细胞明显增多，局灶坏死，有丝分裂明显增多。肿瘤浸润脑实质，可转移（图43-1-6C、D）。

（三）免疫组化和电镜

波形蛋白（vimentin）在所有的脑膜瘤中均为阳性。大多数脑膜瘤上皮细胞膜抗原（EMA）为阳性，但在不典型和恶性脑膜瘤中的染色阳性情况较少。免疫组化研究显示，S-100蛋白在脑膜瘤中阳性情况不同。分泌型脑膜瘤可见癌胚抗原（CEA）和细胞角蛋白的染色。脑膜瘤超微结构具有诊断意义的特征有丰富的中间丝、细胞指状突起和细胞间桥粒连接（图43-1-7）。

（四）肿瘤增殖能力

通常肿瘤细胞的增殖情况与肿瘤组织学相关，不同级别肿瘤之间有丝分裂指数明显不同，间变型脑膜瘤增殖速度最快。MIB-1/Ki-67指数随着脑膜瘤级别的增高而增高（良性平均为3.8%，不典型脑膜瘤平均为7.2%，间变型脑膜瘤平均为14.7%），MIB-1指数在间变型脑膜瘤中呈现多样性（1.3%～24.2%，平均11.7%），有研究发现，Ki-67增殖指数可作为判定胶质瘤级别最重要的标准（间变型脑膜瘤11%，不典型脑膜瘤为2.1%，良性脑膜瘤为0.7%）。流式细胞研究发现，非整倍体肿瘤与复发、多形性、细胞密度、有丝分裂活性以及向脑组织的浸润明显相关。

四、临床表现

颅内脑膜瘤没有特异性的症状和体征。有些患者没有明显症状，只是偶然发现肿瘤。其他患者可有头痛、肢体轻瘫、癫痫、性格改变、精神错乱、视力障碍等。头痛和肢体瘫痪的发生率分别为30%和36%。在老年人，尤以癫痫发作为首发症状多见。脑膜瘤通常生长缓慢、病程长，当肿瘤不引起梗阻性脑积水，不引起局灶症状时尤其如此。据报道，脑膜瘤出现早期症状平均为2.5年，少数患者可达6年之久。但少数生长迅速、病程短、术后易复发和间变，特别见于

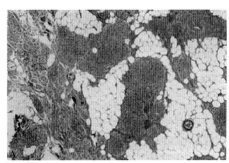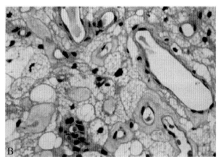

图43-1-5 A. 化生型/脂肪瘤型脑膜瘤；B. 化生型/黄色瘤样型脑膜瘤

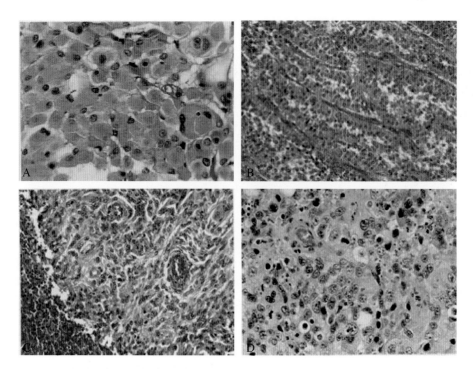

图 43-1-6 A．横纹肌样脑膜瘤；B．乳头型脑膜瘤；C、D．恶性或间变型脑膜瘤，可见核多形性、有丝分裂和坏死

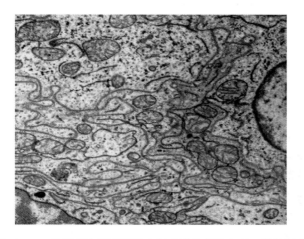

图 43-1-7 脑膜瘤电镜下可见大量交错的指状突起，另外还可见桥粒连接

儿童。良性脑膜瘤颅内压增高症状出现较晚，而局灶性刺激症状多见，偶有颅骨受累。对于非典型脑膜瘤及恶性脑膜瘤，有报道，男性发病率相对较高，发病年龄相对年轻，发病部位以大脑凸面和矢状窦旁多见，病程短，颅内压增高症状出现早，破坏症状多见。

不同部位的脑膜瘤具有相应的临床表现。嗅沟脑膜瘤可见嗅觉缺失和肯尼迪综合征（同侧视神经萎缩、盲点和对侧视盘水肿）。鞍结节脑膜瘤经常伴发视交叉的症状，即伴一侧视神经萎缩和双眼不对称性颞侧偏盲。海绵窦的脑膜瘤可有突眼、复视。枕骨大孔区病变可见背部和舌下神经痛，并有渐进的四肢感觉和运动障碍。一般而言，儿童多见颅内压增高的表现而无进一步的定位表现。邻近颅骨的脑膜瘤可造成骨质的变化，可表现为骨板受压变薄，或骨板被破坏。有的肿瘤长至相当大，症状却很轻微，如眼底视盘水肿，甚至出现继发视神经萎缩，但头痛不剧烈，没有呕吐。当神经系统失代偿，才出现症状迅速恶化。

五、影像学

（一）X线

检查显示：①肿瘤钙化多为结节状、沙粒状、板块状，且多见于幕下肿瘤；②45% 的病例由于肿瘤刺激造成骨质增生，骨破坏；③供养肿瘤的硬膜血管多为颈外动脉的分支，由于血管扩张，左右两侧颅骨血管压迹明显不同，如伴有神经症状，则患脑膜瘤的可能性大。

文献报道，有原发性颅骨内脑膜瘤可见颅骨内板和外板的增生（图 43-1-8）。骨质受累与肿瘤刺激颅

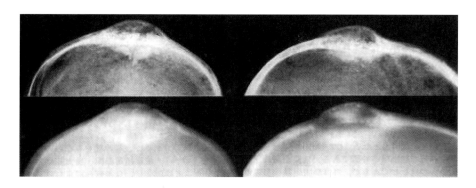

图 43-1-8　脑膜瘤刺激骨质增生的 X 线片表现

骨破坏有关，并有头皮软组织的受累。累及颅底的肿瘤可见邻近的骨质增生，该情况常用于定位肿瘤的原发部位。

CT 和 MRI 可以对大多数脑膜瘤进行定位和定性诊断。这些影像学手段提供的精确定位诊断为安全切除肿瘤提供保障[7]。

（二）CT

72% ～ 85% 的病例通过 CT 可以诊断。CT 平扫显示：①脑膜瘤相对于邻近脑组织多为圆形、扁平状或分叶状边界清晰的高密度团块。② 15% ～ 20% 的病例可见肿瘤内的钙化，偶尔可见囊变、脂肪或软骨样变。CT 在观察钙化情况时比 MRI 优越。③仔细观察邻近的颅骨，常可见骨质的改变，在某些颅底的肿瘤，可见肿瘤原发部位的骨质硬化。这种改变在高分辨率螺旋 CT 薄层扫描时最明显。④增强扫描可见肿瘤明显强化。大多数肿瘤呈均匀一致强化，但偶尔在肿瘤内可见低密度区。⑤半数患者在肿瘤附近有不增强的低密度带，提示水肿、囊变。瘤周的血管源性脑水肿表现不一，大的肿瘤较多引起该变化，可能是由于压迫效果引起肿瘤的供血动脉移位、引流静脉阻滞。某些病例可见肿瘤直接侵犯邻近静脉窦或出现静脉血栓。⑥如增强扫描显示肿瘤中心强化不明显，肿瘤边界不清，则在组织学上相当于坏死或是恶性脑膜瘤，并且需要同恶性胶质瘤和脑转移瘤相鉴别（图43-1-9A ～ F）。⑦生长抑素受体 II 定向 PET-CT 对脑膜瘤的检测具有较高的敏感性和特异性，在肿瘤范围或复发诊断不明确时应选用。

（三）MRI

MRI 在脑膜瘤定位定性诊断中效果良好，可精确定位肿瘤。① T_1、T_2 加权像大多数肿瘤信号与邻近灰质相同，增强时可见明显强化。②以硬脑膜为基底经常可见硬脑膜尾征（病变处硬脑膜增强呈现出新月形尾征），使得其与邻近脑组织容易分辨，且近 2/3 的硬脑膜尾征处观察到了肿瘤细胞浸润。另外，该征象经常用来与神经鞘瘤进行鉴别（图 43-1-10）。③ MRI 血管成像可显示出瘤内流空、明显增强，以及增粗的脑膜瘤供血血管。通常增粗的脑膜中动脉可在常规 MRI 和 MRA 上显示出来。④邻近血管被包绕情况也可显示出来，例如侵袭海绵窦的脑膜瘤可显示出海绵窦段颈内动脉的狭窄。肿瘤起源于大脑镰的病例可通过 MRV 显示肿瘤的位置并估计矢状窦侵袭程度。⑤在 DWI 中，脑膜瘤的表观弥散系数（ADC）相对较低但复杂多变，因此不能作为鉴别脑膜瘤良恶性的依据。⑥ MRS 检查显示，脑膜瘤组织中胆碱和丙氨酸水平升高，N- 乙酰天冬氨酸（NAA）水平降低。其中，丙氨酸水平变化具有特异性，但往往难以识别。⑦ PWI 提示肿瘤组织中相对脑血流量（rCBF）和相对脑血容量（rCBV）升高。其中三维动脉自旋标记（3D-ASL）技术相比于动态磁敏感对比增强 - 灌注加权成像（DSC-PWI）更加真实地反映了脑膜瘤的灌注水平升高，尤其是血管瘤组织学亚型。而动态对比增强成像（DCE-MRI）并不能可靠地显示肿瘤内部微血管特征性改变。⑧半数以上的脑膜瘤伴有邻近脑水肿，但瘤周脑水肿不能可靠地区分良性和非典型或恶性脑膜瘤。⑨虽然大多数脑膜瘤表现出典型的影像学特征，但大约 15% 的良性脑膜瘤具有多发性、肿瘤坏死、囊变、出血和脂肪浸润等特征。

（四）DSA

数字减影血管造影（digital subtraction angiography，

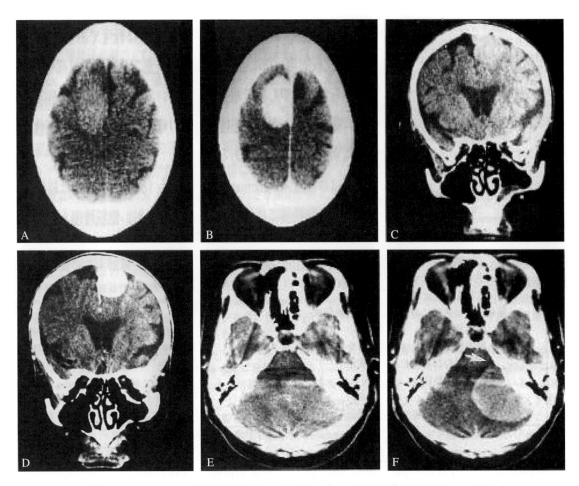

图 43-1-9　A～D. 镰旁脑膜瘤的 CT 表现；E，F. 桥小脑角脑膜瘤的 CT 表现

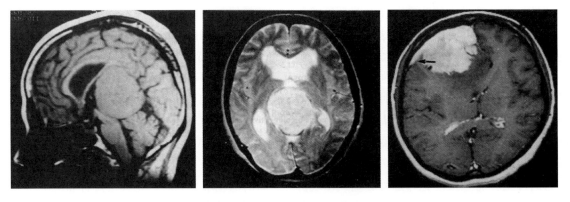

图 43-1-10　脑膜瘤的 MRI 表现

DSA）偶尔用于诊断脑膜瘤。大多数病例中，MRI 可提供精确的诊断。在 MRI 之前，DSA 是脑膜瘤诊断最精确的方法，有利于了解肿瘤的供血情况，利于设计手术方案（图 43-1-11 和 43-1-12）。脑膜瘤 DSA 表现：①瘤血管的血流丰富，动脉期的小血管增粗，毛细血管期肿瘤染色，造影剂"早到晚走"，提示脑膜瘤；②生长缓慢的脑膜瘤，脑表面的血管明显延伸，瘤边缘的血管可有钙化；③增粗的脑膜动脉（通常脑膜中动脉）显示肿瘤的位置。颅底的肿瘤增粗的脑膜供血动脉有丘脑动脉、脑膜垂体干或大脑镰后动脉，有时术前栓塞可用于减少术中出血。

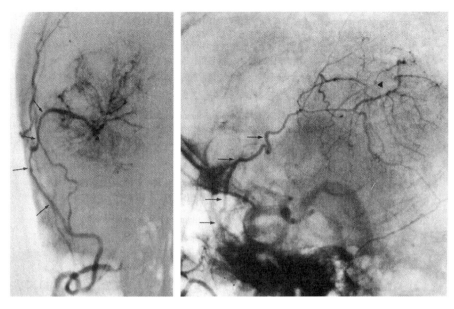

图 43-1-11 脑膜瘤的 DSA 可见颈外动脉系统供血

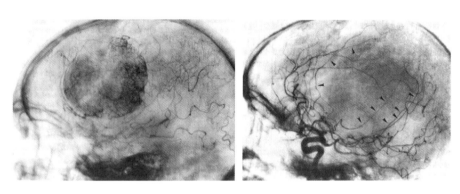

图 43-1-12 大脑凸面脑膜瘤的 DSA 表现

六、鉴别诊断

脑膜瘤的影像学检查无论是 CT、MRI、头颅平片还是血管造影均有一定特征，因此，脑膜瘤的诊断与颅内其他肿瘤相比有较高的准确率。影像学表现不典型的脑膜瘤需与相应部位的其他肿瘤鉴别：

（一）大脑凸面脑膜瘤

大脑凸面脑膜瘤在影像学表现不典型时需与胶质瘤、中枢神经系统淋巴瘤及位于脑表面的单发转移瘤进行鉴别。胶质瘤病程较短，为脑内肿瘤，呈浸润性生长，与周围脑组织边界不清，周围多有水肿，增强多呈不规则强化。中枢神经系统淋巴瘤病程短，好发于免疫缺陷人群，外周血白细胞分类中淋巴细胞比例

高，脑脊液检查可见蛋白质含量和细胞数增高，脑脊液淋巴细胞计数增高，部分患者可检出肿瘤细胞。转移瘤瘤周多有水肿，增强扫描时少见均匀一致强化，身体其他部位可查到原发灶。

（二）桥小脑角区脑膜瘤

主要与神经鞘瘤、表皮样囊肿等进行鉴别。听神经瘤首发症状多为耳鸣耳聋，CT 常见内听道扩大，三叉神经鞘瘤多以三叉神经受累为首发症状，颈静脉孔区神经鞘瘤早期常以后组脑神经受累为主，X 线平片和 CT 骨窗可见相应部位的骨质破坏。表皮样囊肿 CT 多为边界不清的低密度灶，增强无强化。桥小脑角区脑膜瘤通常不以脑神经症状起病，影像学可见硬脑膜尾征和岩尖、岩嵴骨质吸收破坏。

（三）鞍结节、鞍旁、蝶骨嵴脑膜瘤

需与垂体腺瘤、颅咽管瘤、生殖细胞瘤、脊索瘤、动脉瘤等鉴别。垂体微腺瘤发生于鞍内，大腺瘤突破鞍膈向鞍上生长。临床上表现为视力视野改变、内分泌障碍和头痛等症状。如肿瘤向后上发展，压迫垂体柄和下丘脑，可出现尿崩症和下丘脑功能障碍，累及第三脑室、室间孔和导水管可出现颅内压增高和脑积水。CT 可见鞍区呈圆形、边界清楚的低密度至等密度灶，增强后可有强化或不强化，如出现垂体卒中，可出现混杂密度灶。MRI 与周围正常组织结构鉴别清晰。颅咽管瘤多发生于鞍上，常向第三脑室内、鞍后、鞍旁发展。大部分发生于儿童，偶发于成年人，为良性肿瘤，生长缓慢。其主要症状表现为视力视野改变、颅内压增高、下丘脑损害以及内分泌障碍。大多数 CT 鞍内、鞍上可见囊性低密度灶，散在结节钙化，增强 CT 可见囊肿壁部分强化。MRI 示 T_1WI 呈现低至高信号区，取决于肿瘤内成分，T_2WI 呈现高信号区。内分泌功能测定，可见基础代谢率降低，血中胆固醇增高，生长激素和促性腺激素分泌不足。生殖细胞瘤多发生于鞍上，突出的临床表现为尿崩症，可出现性早熟，蝶鞍形态大多正常，无钙化。脊索瘤成年人多见，常位于斜坡，向鞍区侵犯。主要症状为多发性脑神经麻痹，头痛，视力障碍，双眼颞侧偏盲，原发性视神经萎缩。X 线平片示鞍背、后床突和斜坡广泛性骨质破坏或消失，蝶鞍扩大。鞍结节、鞍旁及蝶骨嵴脑膜瘤常位于鞍上及鞍旁，蝶鞍常无扩大，肿瘤内常有钙化和血管活动信号，邻近骨质增厚或侵蚀，向鞍内生长者，MRI 多能显示鞍膈受压下移，鞍内仍能见到垂体信号。鞍旁的巨大动脉瘤在 CT 上可表现为高密度，在脑膜瘤的诊断时需考虑此疾病，增强扫描、CTA 等有助于诊断，DSA 为动脉瘤诊断的金标准。

（四）脑室内脑膜瘤

主要与脉络丛乳头状瘤、室管膜瘤、脑室内表皮样囊肿鉴别。脉络丛乳头状瘤多数见于儿童，在儿童多见于侧脑室三角区，而在成年人多位于第四脑室。影像学可见其边缘常为颗粒状或凹凸不平，呈羽毛状，肿瘤内部信号虽基本均匀，但仍然可分辨出细小的颗粒样混杂信号，常引起脑积水。室管膜瘤是来源于神经上皮组织的肿瘤，多见于儿童和青少年，可分

为幕上室管膜瘤和幕下室管膜瘤。幕上室管膜瘤多见于侧脑室，可起源于侧脑室任何部位，常向周围脑组织生长。亦可发生于第三脑室和第四脑室。CT 可见脑室内不均匀的等密度、高密度灶，增强后肿瘤呈不规则强化，亦可出现脑室扩大的脑积水征象，瘤内可见高密度钙化灶及低密度囊性变。脑室表皮样囊肿开始很少有症状，一般多见于侧脑室三角区，也可长满脑室，阻塞脑脊液循环而产生颅内压增高的症状。CT 可见脑室内不规则形低密度灶，密度低于脑脊液。

（五）黑色素瘤

值得一提的是，在诊断脑膜瘤时应想到与发生于脑膜的原发性中枢神经系统黑色素瘤进行鉴别。颅内原发性黑色素瘤发病率低，占原发性脑肿瘤的 0.07% ～ 0.17%，诊断较困难，作者曾遇见一例桥小脑角黑色素瘤病例，影像学表现与脑膜瘤十分类似，增强扫描亦可见典型的硬脑膜尾征，术后病理证实为黑色素瘤。提醒读者在脑膜瘤诊断时需考虑发生于脑膜的黑色素瘤。其病理特点：软脑脊膜含有黑色素细胞，在脊髓腹侧面、脑干、颅底分布最密集，这些部位的黑色素细胞可因恶性变而发生原发性中枢神经系统黑色素瘤。由于软脑膜色素细胞的特殊分布，脑脊膜黑色素细胞瘤最常见于颅颈交界区、脑底面、桥小脑角等处，因此在诊断上述部位脑膜瘤时尤其应该想到与黑色素瘤鉴别。临床特点：中枢神经系统黑色素瘤恶性度高，病程短，临床表现无特征性。CT 扫描表现为等或稍高密度影，增强后可见不同程度的强化，出血者表现高密度。黑色素瘤因含有顺磁性的黑色素而具有特征性的 T_1WI 高信号、T_2WI 低信号，MRI 表现因黑色素含量的不同而异。Isiklar 等根据 MRI 成像特点将黑色素瘤分为 4 型：①黑色素型：T_1WI 为高信号，T_2WI 为低信号，质子像为等信号或高信号；②非黑色素型：T_1WI 呈现低信号或等信号，T_2WI 高信号或等信号；③混合型；④血肿型：只表现出血肿的 MRI 特征。MRI 增强表现为环状或不均匀弥漫状强化。发生于脑膜的黑色素瘤由于其起源特点，在增强扫描时影像学上可出现类似脑膜瘤的"硬脑膜尾征"。

七、治疗

脑膜瘤主要是一种神经外科疾病，虽然大多数肿

瘤在组织学上被归类为"良性"，但其临床过程及对患者和医务人员的影响可能远非良性肿瘤可比。治疗方案应个体化，并考虑年龄、并发症、预期寿命、患者意愿、组织学分级、分子改变、肿瘤位置和切除范围等因素。此外，最新的指南指出，神经认知功能，特别是记忆力、注意力、执行力方面的评估对于治疗决策具有重要意义。当下，脑膜瘤的一线治疗仍以最大安全程度的手术治疗为主，个别病例可于术后进行分割放疗或立体定向放疗。当前临床上并没有明确推荐使用的化疗或者分子靶向治疗等全身疗法[8-11]。

目前推荐，WHO 1 级脑膜瘤的治疗应根据主要预后因素和临床特征进行分层处理。对于无症状的偶发性脑膜瘤患者[12]，一致建议每年进行一次 MRI 扫描，5 年后每 2 年检查一次，同时评估患者的神经认知功能。有证据表明，对于无症状的偶发性脑膜瘤患者可以通过影像学手段进行安全监测，直到出现稳定的影像学或症状性生长。对于有症状或生长中的脑膜瘤，首选手术治疗，术后是否联合放疗视情况而定。对于有相对或绝对手术禁忌证以及肿瘤小且无占位效应的患者，放疗可能是一种选择，尽管不能完全排除级别较高的脑膜瘤或不同的组织学亚型。迄今为止，没有证据表明可以对 WHO 1 级脑膜瘤进行有效的药物治疗。WHO 2 级脑膜瘤必须进行治疗，手术是第一选择。对于接受 Simpson Ⅳ～Ⅴ级切除术的 WHO 2 级脑膜瘤患者，推荐术后进行放疗；而对于接受 Simpson Ⅰ～Ⅲ级切除术的患者是否需要进行术后放疗尚无强有力的证据。对于这些肿瘤尚没有可靠的药物疗法。WHO 3 级脑膜瘤由于生长迅速、早期复发、全身性转移风险以及特殊的遗传分子特征，推荐进行可行的根治性手术并结合分次放疗。

（一）一般治疗原则

首先应充分了解患者一般状态及主要脏器功能，选择良好的手术时机，尽量减少术中及术后的并发症。对于有颅内压增高的患者，应给予降低颅内压治疗。对于有癫痫发作的患者，应制订抗癫痫治疗方案。术前给予地塞米松，对切除肿瘤、减轻术后反应非常有帮助。当患者入院时，应保持在整个住院期间将呼吸减压装置放置在患者的腿部，这对于降低颅内压极为有效。在所有患者的围手术期，可预防性使用抗葡萄球菌属抗生素，以及抗假单胞菌属第三代头孢菌素。当手术涉及口腔、鼻旁窦、耳或乳突时，还应使用甲硝唑。

（二）手术治疗

脑膜瘤大多属于良性肿瘤，边界清楚，其主要治疗手段是手术切除，手术切除的范围受肿瘤的位置、大小、粘连程度、受侵犯的血管和神经，以及是否是复发的肿瘤、先前的手术、是否接受过放疗等因素的影响。特别是当脑膜瘤位于矢状窦旁、大脑镰旁、大脑凸面等部位，手术应力争切除。近年来各种医疗设备及技术的发展，极大提高了脑膜瘤的手术切除水平。

脑膜瘤手术的基本原则是在保证低发病率和保留神经认知功能的前提下最大限度地安全切除，残余的肿瘤组织可以通过术后适形分割放疗或立体定向放疗进行监测或治疗。手术的基本目的是缓解神经症状和占位效应以及进行病理组织检查[13]。为此，图像引导应作为常规方法使用，并允许多模态影像技术融合到手术计划中。术中磁共振成像（iMRI）和术中 CT（iCT）可用于更新神经导航，并确定残余肿瘤尤其是瘤骨增生的颅底脑膜瘤。与 MRI 相比，DOTATATE PET 在辨别脑膜瘤与正常组织之间具有较高的敏感性，可能对累及板障内的脑膜瘤特别有用。术中影像学可用于适应性杂交手术等新兴方法；术中神经电生理监测可最大限度地减少术后神经功能缺损；5-ALA 荧光引导手术可能更适用于高级别脑膜瘤，其作为外科辅助技术的作用仍需要进一步评估；微创和内镜技术已经用于前颅底脑膜瘤的切除，但肿瘤全切率较低，脑脊液漏和血管损伤发生率较高。

（三）放疗

脑膜瘤长期以来被认为是"抗放射线的"，早期的病例组报道显示放疗几乎没有疗效。然而在过去的 25 年里，出现了明显相反的理论，即对于颅内脑膜瘤来说，放疗应该作为一种除手术之外的适宜有效的治疗方法。

放疗在治疗良性脑肿瘤中已经成为一种有价值的方法，尤其对于血供丰富、术后复发及不能切除的脑膜瘤来说，放疗提供了一种安全有效的治疗手段。据报道，当今在总剂量约 54 Gy 的分割放疗病例组中，局部控制率为 80%～95%。立体定向放射外科应用约 15 Gy 的剂量作为一种同样有效的方法替代了传统分割放疗，那些位于颅底及重要结构附近的肿瘤及术后残留、术后早期复发者均是良好的适应证，但不适用于直径大于 3 cm 的巨大肿瘤。恶性脑膜瘤的治疗仍旧非常困难，但在所有病例组中均应考虑行放疗。

（四）立体定向放射外科

立体定向放射外科（SRS）已被确定为老年或危重的小肿瘤患者的替代疗法，SRS 治疗后直径小于或等于 3cm 的小体积颅内脑膜瘤的局部控制与 Simpson Ⅰ 级切除术相当[14-15]。

两组回顾性研究发现，SRS 或大分割放疗后肿瘤大小的减小是 5 年和 10 年后肿瘤长期控制的预测指标。使用 13 Gy 以上剂量的患者 10 年无复发生存率分别为 93.4% 和 95.7%。脑神经功能是颅底脑膜瘤治疗的重点。因此，使用次全手术和 SRS 联合治疗的概念越来越多地被使用。对 150 例接受不同部位颅底脑膜瘤切除术和 SRS 治疗的患者进行了一项分析，探讨了脑神经结局。19% 的患者脑神经功能在 SRS 治疗后得到改善，10% 的患者在 SRS 治疗后 10 年出现加重。随着时间的推移，1 年后加重率为 3.5%，3 年后加重率为 5.5%，5 年后加重率为 7%。

在高度精确的放疗领域，为了保留大体积肿瘤患者的脑神经功能，分割放射外科的概念在过去几年中得到了发展。图像引导，无框架技术促成了有立体定向精度的多次治疗步骤。在一些研究中，这一原理已用于颅底脑膜瘤，特别是视神经周围肿瘤。通常使用 2 ～ 5 次分割，每次分割的剂量为 4 ～ 10 Gy，因此总剂量为 18 ～ 25 Gy。利用三个中心的汇总数据，比较了分割立体定向放疗（中位数 33 次）和基于射波刀的大分割放射外科（中位数 5 次），发现在局部控制和毒性方面没有差异，因此短期大分割放射外科是一个方便的选择。

（五）化疗

药物治疗在脑膜瘤中的作用仍然不明确，并且缺乏阳性对照临床试验来提供可靠的建议[16-17]。但是对于生长位置较深而难以全切的脑膜瘤患者，或在接受过所有可能的外科和放疗方案后仍有进展或复发的脑膜瘤患者，可能受益于全身系统性治疗方案。然而，尚未发现针对脑膜瘤的特异性药物。在 EORTC 1320 试验中，对于局部治疗方案已用尽的 WHO 2 级或 3 级肿瘤患者，也可以发现所使用的曲贝替定并没有绝对优势。脑膜瘤对药物的部分反应偶有报道，特

别是多激酶抑制剂。此外，使用贝伐珠单抗可以减缓脑膜瘤的生长动力学，这表明在理论上，靶向 VEGF 和其他激酶依赖途径的全身系统治疗可能是有用的。然而，大多数现有研究的解释受到几个因素的限制，特别是患者的数目少，大多数研究的回顾性设计，患者群体与肿瘤类型和既往治疗的异质性，缺乏比较治疗组或可靠的历史基准有效参数，以及缺乏标准化的应答标准。一些反复出现的分子异常表明可能对特定抑制剂敏感，但尚未完成脑膜瘤靶向治疗的临床试验。

就 WHO 1 级脑膜瘤而言，羟基脲、替莫唑胺、伊立替康、干扰素 -α、善宁 LAR、帕瑞肽 LAR、伊马替尼、厄洛替尼和吉非替尼已经在手术切除和放疗失败的 WHO 1 级脑膜瘤中进行了回顾性和单臂 Ⅱ 期研究，没有相关有效性。在一项随机 Ⅲ 期试验中，米非司酮未能显示无失效或总体生存的优势。现有研究中的 6 个月无进展生存率（PFS-6）和总体生存期（OS）分别为 0% 至 67% 和 7 至 13 个月。研究的药物中没有一种显示出足以推荐其作为常规临床使用的相关有效性。如果有蛋白激酶 AKT 抑制剂，可考虑用于 AKTE17K 突变脑膜瘤患者。

就 WHO 2 级和 3 级脑膜瘤而言，多种药物包括羟基脲、环磷酰胺 / 多柔比星 / 长春新碱联合化疗、干扰素 α、醋酸甲羟孕酮、奥曲肽、醋酸奥曲肽 LAR、帕曲肽 LAR、伊马替尼、厄洛替尼、吉非替尼、瓦他拉尼、舒尼替尼和贝伐珠单抗在 WHO 2 级和 3 级脑膜瘤患者的回顾性研究和小型前瞻性研究中已经进行了评估。对于术后或放疗后复发或进展的患者，8 个月无进展生存率（PFS-6）从 0 到 64%，中位总生存期（OS）从 6 个月到 33 个月。据报道，抗血管生成化合物，包括贝伐珠单抗、瓦他拉尼和舒尼替尼的相关试验已经表现出了令人满意的结果。然而，这些来自非对照研究的结果需要在前瞻性对照试验中得到证实，然后才能推荐在 WHO 2 级和 3 级脑膜瘤患者的临床治疗中使用这些化合物。

未来的药物治疗方法主要基于潜在治疗靶点的识别，如 NF2/merlin 缺失、AKT1、SMO，但也包括 PIK3CA、VEGF/VEGFR2、BRAF、端粒酶活性或 PD-1/PD-L1。

（六）栓塞治疗

脑膜瘤栓塞治疗的目的是为了阻断肿瘤血供，减

少术中出血，降低手术并发症[18]。栓塞导致的肿瘤缺血会使其软化，从而方便切除，并且可以减低肿瘤对周围正常神经组织的压迫。从而使手术更加安全和切除更加完全，缩短手术时间，降低可能的复发率。

大多数脑膜瘤只要手术切除就可以使其失血管化，并不需要术前栓塞治疗。但是对于巨大的颅底富含血管的脑膜瘤，因为手术难以达到，栓塞就变得很重要了。用于脑膜瘤栓塞治疗的栓塞剂有聚乙烯醇（PVA）、微球、硅橡胶微粒、纤维蛋白胶等。Rodiek 等用 Embosphere 微球栓塞治疗 17 例脑膜瘤。组织学检测显示 Embosphere 微球可以被通常的染色方法探测到，显微镜检查发现 77% 的肿瘤发生栓塞诱导的坏死，手术切除平均时间为 244 min，平均出血量 749 ml。术前或者术中栓塞治疗在颅内富含血管肿瘤的处理中起着重要作用。近年来，微导管技术、栓塞剂和神经生理检测技术的发展，提高了术前栓塞治疗的安全性。栓塞治疗已经成为颅内富含血管脑膜瘤的一种重要辅助治疗手段。

（七）其他疗法

近年来，生长抑素受体的表达已被作为脑膜瘤放射性核素治疗的靶点，使用的配体如 DOTA-D-Phe1-Tyr3-octreotide（DOTATOC）或 DOTA-D-Phe1-Tyr3-octreotate（DOTATATE）。几项小型研究表明，这类治疗的活性有限，预期局部控制在低级别肿瘤中似乎更好，同时也表现出更高的靶基因表达。然而，由于对照数据缺乏，而且所有系列的大多数患者之前都经历过包括放疗等多次干预，不太可能先验地获得重大益处[10]。

八、复发

治愈脑膜瘤唯一明确的方法是手术完整切除。切除的越多，复发的概率就越小。1957 年，Simpson 在图表中曾表述过这一原则（表 43-1-2）。Simpson 分级越低，复发概率就越小。脑膜瘤的解剖位置影响了其复发率，因为它决定了肿瘤切除的范围。复发率最高的是蝶骨嵴脑膜瘤，其次是矢状窦旁脑膜瘤。脑膜瘤的组织学分型前面已经述及，其也可影响肿瘤复发的可能性。

表 43-1-2

Simpson 分级

Ⅰ	彻底切除肿瘤及其附着的硬膜和受累的异常骨质
Ⅱ	显微全切肿瘤，与其附着的硬膜没有切除，仅做电凝
Ⅲ	肉眼全切肿瘤，而未切除和电凝与其附着的硬膜及受累的颅骨
Ⅳ	次全或部分切除肿瘤
Ⅴ	单纯肿瘤减压，仅做活检

来源：Simpson D. The recurrence of intracranial meningiomas after surgical treatment. J Neurol Neurosurg Psychiatry，1957，20（1）：22-39.

九、结论

脑膜瘤患者的治愈标准是完整的手术切除。切除的可行性及危险性依赖于肿瘤的位置。可以应用分割放疗、传统放疗以及放射外科治疗来控制侵袭性强的、复发的、残留的和不能手术切除的脑膜瘤生长。据报道，即使是混合型脑膜瘤，患者的满意率也已达到 97%，90% 的患者已经达成了治疗愿望。

十、预后

不同的报告显示，脑膜瘤的术后 10 年生存率为 40% ～ 80%。手术后死亡原因主要与肿瘤未能完全切除、术前患者状态差、术中过分牵拉脑组织、损伤重要神经和血管以及肿瘤变性等因素有关。影响脑膜瘤预后的因素也是多方面的，如手术切除程度、组织学类型、肿瘤形状、大小、部位、复发等，均可作为预测脑膜瘤预后和复发的显著危险因子和标准。Simpson 分级系统的提出最初是为了脑膜瘤复发因素的初步探讨，达到 Simpson Ⅰ、Ⅱ级切除对于减少脑膜瘤复发具有重要的意义且预后良好，尤其是脑膜瘤附着点的处理应该彻底，包括对破坏颅骨的切除、附着点的电灼、脑膜瘤周边 1 cm 硬脑膜的切除都有助于减少脑膜瘤复发，改善患者预后。病理类型也是一个重要的因素，不典型和恶性脑膜瘤复发率明显高于其他病理类型，预后较差。术后辅以放疗有助于减少良性脑膜瘤的复发，预后佳，但对于恶性脑膜瘤来说，预后仍较差。

（赵世光　杨　光）

参考文献

1. Coy S, Rashid R, Stemmer-Rachamimov A, et al. An update on the CNS manifestations of neurofibromatosis type 2. Acta Neuropathol, 2020, 139 (4)：643-665.

2. Ragel BT, Jensen RL. Molecular genetics of meningiomas. Neurosury Focus, 2005, 19 (5)：E9.

3. Suppiah S, Nassiri F, Bi WL, et al. Molecular and translational advances in meningiomas. Neuro Oncol, 2019, 21 (Suppl 1)：i4-i17.

4. Louis DN, Perry A, Wesseling P, et al. The 2021 WHO Classification of Tumors of the Central Nervous System：a summary. Neuro Oncol, 2021, 23 (8)：1231-1251.

5. Youngblood MW, Miyagishima DF, Jin L, et al. Associations of meningioma molecular subgroup and tumor recurrence. Neuro Oncol, 2021, 23 (5)：783-794.

6. Nowosielski M, Galldiks N, Iglseder S, et al. Diagnostic challenges in meningioma. Neuro Oncol, 2017, 19 (12)：1588-1598.

7. Huang RY, Bi WL, Griffith B, et al. Imaging and diagnostic advances for intracranial meningiomas. Neuro Oncol, 2019, 21 (Suppl 1)：i44-i61.

8. Goldbrunner R, Stavrinou P, Jenkinson MD, et al. EANO guideline on the diagnosis and management of meningiomas. Neuro Oncol, 2021, 23 (11)：1821-1834.

9. Preusser M, Brastianos PK, Mawrin C. Advances in meningioma genetics：novel therapeutic opportunities. Nat Rev Neurol, 2018, 14 (2)：106-115.

10. Brastianos PK, Galanis E, Butowski N, et al. Advances in multidisciplinary therapy for meningiomas. Neuro Oncol, 2019, 21 (Suppl 1)：i18-i31.

11. Chamberlain MC, Blumenthal DT. Intracranial meningiomas：diagnosis and treatment. Expert Rev Neurother, 2004, 4 (4)：641-648.

12. Nassiri F, Zadeh G. How should we manage incidental meningiomas？ Neuro Oncol, 2020, 22 (2)：173-174.

13. Akagami RNM, Sekhar LN. Patient-evaluated outcome after surgery for basal meningiomas. Neurosurg, 2002, 50：941-948.

14. Kobayashi T, Kida Y, Mori Y.Long-term results of stereotactic gamma raiosurgery of meningiomas. Surg Neurol, 2001, 55 (6)：325-331.

15. Wilson CB. Mningiomas：genetics, malignancy, and the role of radiation in induction and treatment. J Neurosurg, 1994, 81 (5)：666-675.

16. Salhia B, Rutka JT, Lingwood C, et al. The treatment of malignant meningioma with verotoxin. Neoplasia, 2002, 4 (4)：304-311.

17. Tews DS, Fleissner C, Tiziani B, et al. Intrinsic expression of drug resistance-associated factors in meningiomas. Appl Immunohistochem Mol Morphol, 2001, 9 (3)：242-249.

18. Rodiek SO, Stolzle A, Lumenta ChB. Preoperative embolization of intracranial meningiomas with Embosphere microspheres. MinimInvasive Neurosurg, 2004, 47 (5)：299-305.

第二节　几种常见脑膜瘤

一、矢状窦旁和大脑镰旁脑膜瘤

矢状窦旁和大脑镰旁脑膜瘤是最常见的颅内脑膜瘤，约占总数的 25% 以上。按肿瘤与矢状窦或大脑镰附着部位分为前 1/3、中 1/3、后 1/3 三种，其临床症状不同。

通常来说，位于前 1/3 的矢状窦旁和大脑镰旁脑膜瘤患者可出现长时间的头痛、渐进性精神状态改变、癫痫或颅内压增高等症状。位于中 1/3 的脑膜瘤患者经常出现对侧上肢、下肢的瘫痪或感觉异常，早期在对侧下肢是很明显的。也可以出现进展性精神衰弱，继发于颅内高压的视力损害和全身性癫痫发作，影响旁中央小叶时还可出现排尿障碍。位于后 1/3 的脑膜瘤症状隐袭，除有颅内高压症状外，局灶体征可不明显，有时可有对侧下肢的感觉异常，也可引起对侧视野缺损。

CT 和 MRI 片可显示肿瘤的前后位置，是否向两侧生长以及形态、大小和血供状态。

矢状窦旁和大脑镰旁脑膜瘤都能手术切除，切除肿瘤前，首先要考虑到矢状窦受累的程度。选择适宜的方法来处理受累的矢状窦是治疗矢状窦旁和大脑镰旁脑膜瘤最重要的策略。矢状窦的两层壁均可切除，重建术能够提供一个好的开放比例。从技术角度来说，用静脉移植物替代完整的矢状窦是可以成功的。然而，这种策略的长期效果显示开放率仅有50%。一个完整的替代移植物可能引起延迟性闭塞，这使得切除和替代位于后1/3和中1/3后部的开放矢状窦变得困难。然而，对于每一个病例是否需要处理矢状窦应遵循个体化原则，包括以下因素：年龄、症状、矢状窦的开放程度、肿瘤的位置以及伴行的皮质静脉引流情况。完全闭塞的矢状窦在任何位置上都可以完全切除，不应该过分强调保留伴行的静脉，这在手术中是一个非常重要的部分。

无论是否应用移植物或替代物，矢状窦的前1/3都可以切除。若肿瘤已长入矢状窦内，而窦尚未完全闭塞，宁可保留部分瘤组织，不做全切除，待以后复发，矢状窦完全闭塞，侧支循环建立时再彻底切除肿瘤。肿瘤从矢状窦切除后，首先应修复受肿瘤浸润的窦壁。

二、大脑凸面脑膜瘤

大脑凸面脑膜瘤约占颅内脑膜瘤的25%，其发病率仅次于矢状窦旁脑膜瘤。

大脑凸面脑膜瘤的症状主要取决于肿瘤的部位，癫痫发作常为首发症状，部分患者可表现为Jackson癫痫、面及手抽搐，也可出现运动障碍、感觉障碍、精神症状和视野缺损等。头痛、呕吐等颅内高压症状也较常见，很多患者视盘水肿后继发视神经萎缩导致视力减退。

CT片可见脑膜瘤所在的部位有边缘清楚、密度均匀、明显增强的团块影。MRI能清晰显示肿瘤与邻近神经、血管的关系。

应力争全切肿瘤及其受侵的硬膜和破坏的颅骨，以减少术后复发。

三、脑室内脑膜瘤

脑室内脑膜瘤约占全部颅内脑膜瘤的4%，其起源于脉络丛或脉络组织的蛛网膜细胞，其中以侧脑室脑膜瘤常见，肿瘤几乎总是位于侧脑室三角区，血液供应通常来自脉络膜前动脉，有时脉络膜后动脉也参与供血。偶尔也有第三或第四脑室脑膜瘤的报道。

症状以颅内压增高为主，可有阵发性头痛病史，局灶症状少见。突然发作头痛由于突然变换体位时肿瘤压迫室间孔，引起急性颅内压增高。晚期肿瘤压迫内囊时，可见对侧肢体的运动、感觉障碍，对侧视野同向性偏盲。主侧半球肿瘤可引起言语和阅读障碍。

CT、MRI可见脑室内均匀增强的肿块，并可见后角扩大（图43-2-1）。

治疗方法是手术切除。所有手术入路均须通过大脑皮质，所以增加了术后癫痫的可能，同样因脑牵拉也可能出现皮质功能障碍。手术仅能轻微牵拉位于中线部位的胼胝体，然而，对于右眼同向性偏盲的患者则禁忌手术，在这种情况下损伤压部将导致失读症，但不会出现失写症。肿瘤直径＜3cm者，可做γ刀治疗。

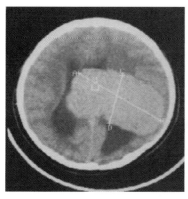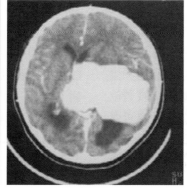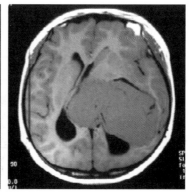

图 43-2-1 脑室内脑膜瘤

四、松果体区脑膜瘤

松果体区脑膜瘤可起源于后髓帆，而更多见于镰幕交界区的硬脑膜。可出现头痛、呕吐、视物模糊、视力下降等颅内压增高的症状，也可出现上视不能及瞳孔对光反射减弱，但较此部位其他疾病少见，松果体区脑膜瘤常继发梗阻性脑积水，有效解除梗阻性脑积水是关系到患者预后的重要因素。

CT、MRI 可见松果体区肿瘤占位影像，大部分患者同时伴有幕上脑室系统扩张。

肿瘤切除可以采用 Poppen 入路或 Krause 入路。切除肿瘤后在显微镜下打开第三脑室后壁，通过第三脑室后部造瘘，使其与四叠体池相通，并充分打开四叠体池蛛网膜，重建脑脊液循环。对因受脑膜瘤长期压迫致导水管粘连甚至闭塞的患者，可达到治愈肿瘤和解除梗阻性脑积水的目的。

五、嗅沟和颅前窝底脑膜瘤

嗅沟和颅前窝底脑膜瘤约占颅内脑膜瘤的 13%。这些病灶的血供通常来自眼动脉的分支（即筛前、后动脉）、脑膜中动脉前支、颈内动脉的脑膜支。

肿瘤早期常表现为嗅觉逐渐丧失，但易被患者忽略。当肿瘤长到相当大时，可出现精神症状、慢性颅内高压、视力障碍、视野缺损。有些患者出现一侧视神经原发性萎缩，对侧视盘水肿，即 Foster-Kennedy 综合征。

CT、MRI 可见颅前窝底一侧或双侧边界清楚、可强化的类圆形团块影。

应手术全切肿瘤，对于小的肿瘤，嗅神经是可以保留的。

六、鞍结节脑膜瘤

鞍结节脑膜瘤占颅内脑膜瘤的 4% ~ 10%[1]。

初期可因肿瘤较小，无临床症状。当肿瘤体积增大压迫视神经和视交叉时，可出现视力减退、视野缺损等症状。头痛较常见，多以额部疼痛为主，也可表现为眼眶、双颞部痛。肿瘤继续增大压迫下丘脑时，可出现尿崩、嗜睡，压迫额叶底面时，可出现额叶精神症状，压迫颞叶前内侧可出现钩回发作，压迫海绵窦时，可出现眼肌麻痹等海绵窦综合征，压迫内囊或

大脑脚时，可出现锥体束征。当肿瘤压迫第三脑室时，可出现脑积水和颅内压增高。有些患者还可出现类似垂体瘤的内分泌功能障碍，如性欲减退、阳痿或闭经。

头颅 X 线平片可见鞍结节及其附近蝶骨平台骨质增生或破坏。CT 可见鞍上等、高密度明显增强团块影（图 43-2-2A）。

MRI 可清晰显示肿瘤与视神经、颈内动脉及颅骨的关系（图 43-2-2B ~ D）。

应力争手术全切肿瘤，但当肿瘤较大，与视神经、颈内动脉粘连紧密时，可仅行视神经减压，不应勉强全切肿瘤。

七、蝶骨嵴脑膜瘤

蝶骨嵴脑膜瘤发病率约占颅内脑膜瘤的 12%，仅次于矢状窦旁和大脑凸面脑膜瘤，是颅底脑膜瘤最常见者，Cushing 根据其在蝶骨嵴上的起源部位分为内 1/3、中 1/3、外 1/3 型。近年 Watts 建议将此传统的定位分类方法简化为两型，即内侧型和外侧型。

蝶骨嵴脑膜瘤有球状和地毯状两种。球状占绝大多数，肿瘤压迫眶上裂引起眶上裂综合征，压迫视神经可引起单侧视力丧失和原发性视神经萎缩，若有颅内高压并存，可同时出现对侧视盘水肿，形成 Foster-Kennedy 综合征。压迫海绵窦引起海绵窦综合征。内 1/3 型（床突型）蝶骨嵴脑膜瘤可出现单侧突眼、病侧视力减退、嗅觉丧失、幻嗅幻味等钩回发作，垂体功能减退。中 1/3 型（小翼型）肿瘤引起的局灶症状较少，颅内高压症状较长见。累及额叶可出现精神症状和智能减退、不全偏瘫和运动性失语，累及颞叶可有钩回发作、单侧核上性面瘫。外 1/3 型（大翼型）症状和中 1/3 型相似，常发现颞前部骨质突出隆起、单侧突眼、颞叶癫痫等症状，当肿瘤向后生长时，还可出现对侧视野同向性偏盲。地毯状脑膜瘤具有因弥漫性肿瘤浸润而引起的显著蝶骨骨质增生的特征，可以出现进行性无痛性突眼及偶发的脑神经病变。

头颅 X 线平片可见蝶骨嵴的增生或破坏，CT 可见蝶骨嵴处有均匀强化的团块影，MRI 可显示肿瘤与邻近神经血管之间的关系。

床突脑膜瘤能够侵袭海绵窦。根据资深学者的经验，有 76% 的患者可以完全切除位于海绵窦的脑膜

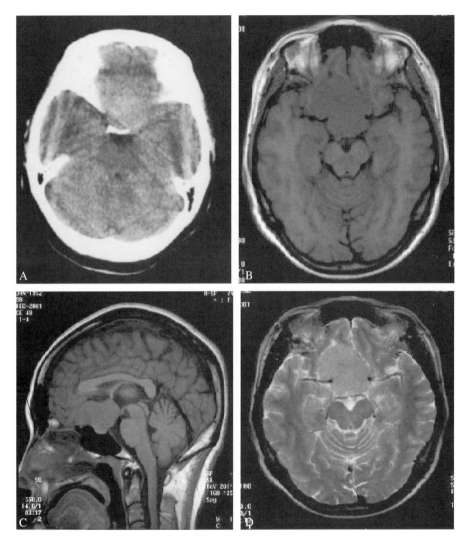

图 43-2-2　鞍结节脑膜瘤。A．CT 平扫可见鞍区有一略高密度团块影；B．横轴位 T_1 加权像鞍区见一类圆形等信号灶，内部信号略欠均，边界清晰；C．矢状位 T_1 加权像可见肿瘤压迫额叶底面及视神经；D．横轴位 T_2 加权像见肿瘤累及双侧颈内动脉

瘤，发病率和死亡率分别是 4.8% 和 2.4%。14% 的患者术前脑神经功能障碍能够改善，80% 患者无变化，6% 造成永久性损害 [2-3]。

进行性神经功能缺失或肿瘤增大是手术切除的适应证。可以选择完全切除受累的蝶骨大小翼来进行治疗。

八、颅后窝脑膜瘤

颅后窝脑膜瘤约占全部颅内脑膜瘤的 10%，其中半数位于桥小脑角区。40% 发生在小脑幕或小脑凸面，约 9% 在斜坡，6% 在枕大孔区。起源于三叉神经内侧的岩斜脑膜瘤有较高的手术死亡率。岩尖脑膜瘤可引起听力丧失、面部疼痛和面部感觉减退，较大的病灶通常会出现头痛和共济失调 [4]。

桥小脑角脑膜瘤多为球状，肿瘤和小脑、脑干以及脑神经的关系与听神经瘤相似，可出现患侧听力障碍，但前庭功能早期多正常。可有周围性面瘫、面部感觉障碍、吞咽发声困难、对侧锥体束征和共济失调等桥小脑角综合征。CT 和 MRI 可见桥小脑角区有边界清楚、均匀一致的可增强的团块影。

小脑凸面和小脑幕脑膜瘤通常表现为颅内高压、头痛和进行性的小脑体征。大型小脑幕脑膜瘤还可以产生视野缺损。在切除这些肿瘤时，横窦须首先考虑，当横窦完全闭塞时，可连同肿瘤一并切除。如果暂时性闭塞未引起脑肿胀、静脉充血和灌注压增高，

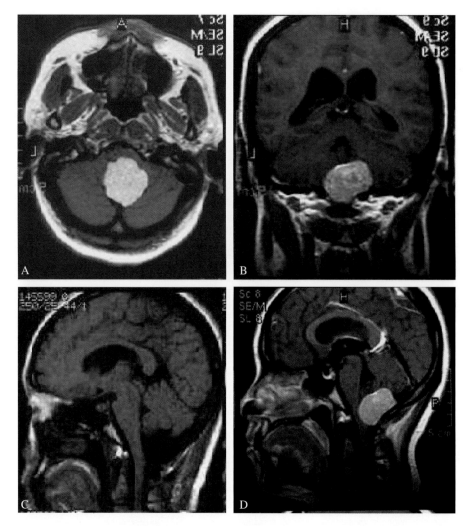

图 44-2-3　枕大孔区脑膜瘤。A. 横轴位 T_1 加权像见枕骨大孔区有一类圆形高信号团块影，内部欠均，边界清楚；B. 冠状位 T_1 加权像；C. 手术全切肿瘤后，矢状位 T_1 加权像；D. 矢状位 T_1 加权像可见肿瘤压迫脑干及小脑，阻塞脑脊液循环通路，双侧脑室及第三脑室扩张

那么横窦是可以切除的。

斜坡脑膜瘤大多是球状，少数为毡状。症状以脑神经障碍为主，三叉神经和听神经最常受累。颅内高压症状、眼球震颤和共济失调都很常见。CT、MRI 可见斜坡区有均匀一致的可增强的团块影。手术难以做到肿瘤全切，危险性较大。

枕大孔区脑膜瘤位于延颈交界区的前面或前外侧，通常累及邻近的后组脑神经（IX～XII 对）、延颈交界区和椎动脉及其分支，如小脑后下动脉。典型的临床表现是枕颈部痛、后组脑神经障碍、小脑症状、颅内压增高及上颈髓压迫症状；同侧上肢感觉迟钝，对侧分离性感觉障碍，进行性肢体无力，开始在同侧上肢，然后按逆时针方向进展；手固有肌失用性萎缩。CT、MRI 可见枕大孔区有均匀一致的可增强团块影（图 43-2-3）。肿瘤切除通常采用远外侧入路。

原发的颈静脉孔区脑膜瘤可能是脑膜瘤分类中最罕见的一种 [5]。常见的症状为听力丧失、吞咽困难、斜方肌和胸锁乳突肌无力。资深学者已通过颈静脉孔上、颈静脉孔或颈静脉孔后入路成功地切除了此类肿瘤。术后最常见的功能障碍是第 IX、X 对脑神经暂时性麻痹，而第 XII 对脑神经将在 1 个月内恢复功能。

（赵世光　吴佳宁）

参考文献

1. Al-mefty O，Smith RR. Tuberculum sellae meningiomas//Al-mefty O.meningiomas. New York：Raven Press，1991.

2. Al-mefty O.Clinoidal meningiomas. J Neurosurg，

1990，73：502-512.

3．DeMonte F，Smith HK，Al-mefty O. Outcome of aggressive removal of cavernous sinus meningiomas. J Neurosurg，1994，81：245-251.

4．DeMonte F，Al-mefty O. Neoplasms and the cranial nerves of the posterior fossa. //Barrow DL.Surgery of the Cranial Nerves of the Posterior Fossa. New York：Thieme，1993.

5．Arnautovic KI，Al-mefty O. Primary meningiomas of the jugular fossa. J Neurosurg，2002，97：12-20.

第 44 章

孤立性纤维性肿瘤

一、概述

2021 年第 5 版 WHO 中枢神经系统肿瘤分类（WHO CNS5）[1] 最新分类的名称"孤立性纤维性肿瘤（solitary fibrous tumor）"是在 2016 年 WHO 中枢神经系统肿瘤分类[2] 中的"孤立性纤维性肿瘤 / 血管外皮细胞瘤（solitary fibrous tumor/hemangiopericytoma）"的基础上简化了的名称，临床习惯称"血管周细胞瘤（hemangiopericytoma）"。孤立性纤维性肿瘤主要发生于肌肉、骨骼和皮肤，很少在颅内发生。孤立性纤维性肿瘤不同于真正发生于脑膜上皮细胞的脑膜瘤，它来源于位于毛细血管和毛细血管后小静脉的周细胞，因此属于脑膜间叶组织来源肿瘤中的一个单独类型。孤立性纤维性肿瘤发病罕见，占颅内肿瘤的 0.4% 左右。孤立性纤维性肿瘤和身体其他部位的纤维性肿瘤的发病年龄基本相同，主要见于 30 ～ 50 岁[3]。男性发病率稍高于女性。易复发和转移，是有侵袭性的一种颅内肿瘤。

1928 年，Bailey 等将发生在颅内的瘤细胞排列致密并有丰富薄壁血管的一类脑膜瘤命名为血管母细胞脑膜瘤。1938 年，Cushing 等又将血管母细胞脑膜瘤分成 3 型：血管母细胞型、血管外皮瘤型及过渡型。1942 年，Stout 第一次报道软组织的血管外皮细胞瘤。1954 年，Begg 和 Garret 首次提出血管母细胞脑膜瘤实际上就是脑膜血管外皮细胞瘤。之后许多学者对两者的关系进行了大量研究，既提出了相同的看法，也提出了不同的看法，未达成共识，故 1979 年第 1 版 WHO 中枢神经系统肿瘤分类仍把血管性脑膜瘤分成 3 型：血管母细胞型、血管外皮细胞型及血管瘤型。但随着应用免疫组化染色和肿瘤超微结构的研究，证实了颅内确实存在与软组织血管外皮细胞瘤完全相同的肿瘤。经 1993 年第 2 版 WHO 中枢神经系统肿瘤分类，脑膜血管外皮细胞瘤被单独归为一类，并定性为间质性非脑膜上皮起源的肿瘤。肿瘤并非来自脑膜上皮，而是源于脑膜毛细血管外皮细胞或有血管生成趋势的前体细胞。2016 年 WHO 中枢神经系统肿瘤分类概述中，由于发生在神经轴以内的孤立性纤维性肿瘤和血管外皮细胞瘤均存在 12q13 倒置、NAB2 和 STAT6 基因融合，导致可通过免疫组化检测的 STAT6 基因的核表达[2]。为避免孤立性纤维性肿瘤和血管外皮细胞瘤两者可能存在的重叠，2016 年分类标准采用"孤立性纤维瘤 / 血管外皮细胞瘤"这一组合性术语来描述这类疾病。而在 2021 年 WHO 中枢神经系统肿瘤分类概述中，术语"孤立性纤维性肿瘤 / 血管外皮细胞瘤"去除"血管外皮细胞瘤"，修订为"孤立性纤维性肿瘤"，与软组织病理诊断术语保持一致。

二、流行病学

孤立性纤维性肿瘤较罕见，尚无准确的流行病学数据。其好发部位 70% 位于幕上，15% 位于颅后窝，15% 位于椎管内。颅内多位于顶部矢状窦旁大脑凸面，少数位于脑室内、鞍区、松果体区等[4]。任何节段椎管内均可发生，但多位于颈段和上胸段[5-6]。

三、病理学

肉眼观，孤立性纤维性肿瘤基本上位于硬脑膜内面，呈结节分叶状，颜色界于灰红色至红色，质地坚硬，但偶可见柔软者。肿瘤与硬脑膜紧密粘连，但不常侵犯脑组织。其以手术中富含血管和易于出血见称。与脑膜瘤不同，孤立性纤维性肿瘤不呈盘状生长，也少有瘤内钙化。

一般认为孤立性纤维性肿瘤是一种细胞丰富的偏恶性的肿瘤。光镜下由中等大小的较一致的梭形或多角形细胞构成，细胞核呈圆形，椭圆，染色质着色深，有大量细胞质。所有病例均可见到明显的有丝分裂。网硬蛋白（或网状纤维）通常很丰富，倾向于包围单细胞，而脑膜瘤的网硬蛋白是包围细胞群。特征性结构为含有许多薄壁、受挤压而呈鹿角样的毛细血管（图 44-1）。偶尔可见到坏死和乳头状结构。

网织染色：网织纤维丰富，可清楚显示血管轮廓。尤其是受挤压之裂隙状血管，并能清楚显示瘤细胞排列在血管的网状纤维外。

免疫组化染色：用多种抗体染色，孤立性纤维性肿瘤呈波形蛋白（vimentin）阳性反应。

电镜：肿瘤细胞在毛细血管内皮细胞基膜的外侧。胞呈椭圆形或萝卜状，表面光滑有短的绒毛；瘤细胞具有断续性基底膜。瘤细胞间间杂绒毛絮状基底膜样物质；质膜面富有胞饮泡，胞质中有中间丝与致密小体相连；细胞核呈圆形或细长不规则形，核染色质包围一个或两个偏心核仁。瘤细胞间缺乏特化性连接；瘤细胞均围绕血管。血管腔内衬形态正常的内皮细胞，内皮细胞外侧面环绕血管基底膜，毗连血管壁的瘤细胞的基底膜与血管基底膜并列或融合。在超微结构下，其缺乏成熟的桥粒和脑膜瘤所具有的典型的细胞膜并指结构。

肿瘤标志物（XIIIa 因子、波形蛋白、HLD-DR、CD34、leu-7、S-100 蛋白）可在孤立性纤维性肿瘤

中表达。XIIIa 因子的表达有助于区别孤立性纤维性肿瘤和脑膜瘤。

孤立性纤维性肿瘤基因与脑膜瘤不同。12q13 染色体错排在孤立性纤维性肿瘤中常见，但在脑膜瘤中不常见。相反，NF2 肿瘤抑制基因的突变在脑膜瘤中常见，但在孤立性纤维性肿瘤中没有发现。

四、临床表现

与脑膜瘤不同的是，此病男性多于女性，发病年龄约 40 岁左右，较脑膜瘤发病年龄低。由于肿瘤生长迅速，病程一般较脑膜瘤短。好发部位与脑膜瘤类似。临床症状主要根据病灶部位而定。颅内病变，多数患者有头痛症状及病灶部位相应的神经症状，以癫痫为首发症状者占幕上肿瘤的 16%。椎管内病变因位于不同节段而临床表现不同：颈段和上胸段病变常见上肢无力和感觉异常，腰骶部病变有骶尾部疼痛症状，并向臀部和下肢放射。虽然肿瘤本身富有血管，但临床极少见到肿瘤出现急性出血。

五、影像学

孤立性纤维性肿瘤的影像学特征类似脑膜瘤。

头颅 X 线平片有时可发现由于肿瘤压迫而发生的骨破坏征象。

平扫 CT 显示肿瘤常为高密度分叶状占位，局部有囊性坏死形成的低密度改变，血管内注射增强剂，有不均匀强化。不均匀强化以及不规则的边界是肿瘤侵袭性和恶性的标志。脑膜瘤中的骨增生和肿瘤钙化在孤立性纤维性肿瘤不常见，骨窗 CT 扫描可见瘤周

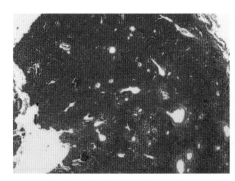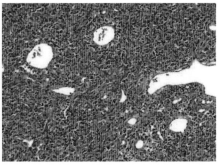

图 44-1　孤立性纤维性肿瘤。起源于颅内毛细血管外膜上外皮细胞。外观灰红色，有不完全的包膜，切面上瘤质粗细不均，色泽灰红至红褐，内有出血、坏死或小的腔隙。镜下特点为：瘤细胞环绕血管生长，瘤细胞的分布限于血管外，并有网状纤维包绕，血管的内膜细胞覆盖血管内壁，表现正常。特征性结构为含有许多薄壁、受挤压而呈鹿角样的毛细血管

骨质有侵蚀性破坏表现。

MRI 常在 T_1、T_2 加权像上显示病变为等信号或稍低信号，伴明显的血管流空影（图 44-2）。在强化像上可见不均匀强化（图 44-3）。硬膜尾征可见于近半数的患者。窄基底的硬膜附着更易于诊断为孤立性纤维性肿瘤。

正电子发射扫描（PET）有利于与脑膜瘤相鉴别和发现转移灶。热点可见于孤立性纤维性肿瘤。

动脉造影是鉴别孤立性纤维性肿瘤与脑膜瘤的重要手段。血管造影片示肿瘤由来自一条大血管的无数个不规则的极小的血管组成，形成一个绒毛团状染色；静脉早期不显影，从而使肿瘤循环时间延长；可有 1～3 支供血动脉，主要供血来自颈内动脉或椎动脉，少见颈外动脉供血。典型的血管造影显示螺旋状

或窦状血管构型和长时程静脉着色。

总之，孤立性纤维性肿瘤的定位诊断并不困难，关键是与脑膜瘤进行鉴别。与脑膜瘤相比，孤立性纤维性肿瘤主要有以下特点：① CT 和 MRI 表现与脑膜瘤相似，但多具有恶性特征，如肿瘤出现大片坏死，多呈分叶状，与脑组织分界不清，钙化少见等；②注射造影剂呈不均匀增强；③肿瘤基底部较窄；④邻近骨质受到破坏，没有邻近骨质的增生；⑤最具特征性的表现为血管造影显示肿瘤以颈内动脉和椎动脉供血为主，血管呈螺旋状或窦状。

六、诊断

孤立性纤维性肿瘤发病率以男性略多见。起病的

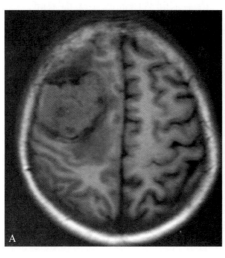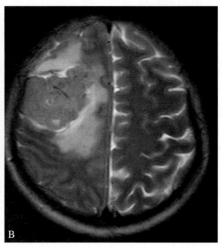

图 44-2 孤立性纤维性肿瘤。A．MRI T_1WI 示病灶呈低、等混杂信号，质子加权像呈等信号，边界不清；B．T_2WI 示病灶呈混杂低信号，在重 T_2WI 信号有下降

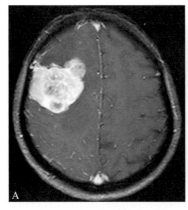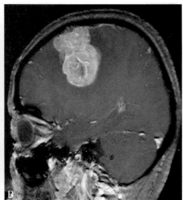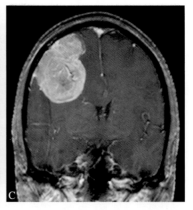

图 44-3 孤立性纤维性肿瘤。MRI 增强像轴位（A）、矢状位（B）、冠状位（C）。增强后可见病灶呈不均匀性强化，边界明显，瘤内可见血管增强影

年龄为 40 岁左右，很少见于儿童。肿瘤生长快速，患者诊断前出现症状的平均时间少于 1 年。症状取决于肿瘤部位。因此，当短期内出现头痛、癫痫、肢体功能障碍等表现的中年人头颅 CT 或 MRI 检查发现颅内大脑凸面分叶状占位时，特别是如果怀疑肿瘤有恶性表现时，要考虑本病。

有报道孤立性纤维性肿瘤患者以蛛网膜下腔出血为首发症状。此外，还可先出现转移灶的症状，术后才发现其颅内原发灶。

术前孤立性纤维性肿瘤的诊断比较困难，主要是和脑膜瘤不易鉴别。依临床、血管造影和 CT 等只能做出初诊，最终需要病理确诊。

七、鉴别诊断

需与下列肿瘤进行鉴别：①血管瘤性脑膜瘤。瘤组织内间质血管极丰富，形成毛细血管瘤样、海绵状血管瘤样结构，而在血管之间仍可看到脑膜瘤细胞；免疫组化波形蛋白、EMA、CK 呈阳性反应。而孤立性纤维性肿瘤仅对波形蛋白表达阳性；②血管母细胞瘤。其病理改变是由两种细胞组成，其一为增生的内皮及外皮细胞，其二为间质细胞；③恶性脑膜瘤。常沿脑膜和脑组织浸润，病程短，显微镜下为多种类型的肉瘤改变；④恶性胶质瘤。病程短，影像学上显示为脑内肿瘤，浸润生长，病理见到增生的异常胶质细胞可以做出鉴别。

八、治疗

广泛切除加术后辅助放疗是目前主要的治疗手段。

（一）手术

孤立性纤维性肿瘤的治疗应尽可能全切肿瘤。首次手术可获得全切的最好机会，复发肿瘤切除难度较大。手术的目的是切除肿瘤及基底附着部位，但这不是完全可以做到的。由于颈内和颈外动脉双重供血，肿瘤与硬脑膜广泛粘连，手术时甚易出血过多，使切除变得复杂和麻烦。因此，当术前行血管造影时可对肿瘤行供血动脉栓塞，以减少术中出血并尽可能全切除肿瘤。手术时采用术前备用的自体血回输是必要的。手术死亡率相对较高，主要是因为术中大量失血。手术技巧的提高和术前栓塞可使死亡率和致残率

降低。

（二）放疗

孤立性纤维性肿瘤术后应辅以至少 50 ~ 55Gy 的放疗或立体定向放射外科治疗。

立体定向放射外科治疗对于孤立性纤维性肿瘤治疗的效果尚不明了。部分学者建议对于小的复发的孤立性纤维性肿瘤予立体定向放射外科治疗[7-8]。其他学者则建议，如果在手术切除或放疗后病灶还有残留，早期立体定向放射治疗是可以考虑的。对无法切除的或中途放弃切除的孤立性纤维性肿瘤病例，可先行立体定向放射外科治疗，使瘤体变小、瘤内血管闭塞，以利于手术切除。

九、预后

总体中位生存期约为 7 年。约 3/4 的病例死于局部复发，约 1/4 死于远处转移。尽管 5 年生存率可以达到 60%，但之后生存率迅速下降，15 年时仅有 6% 左右。儿童预后较成人好[9]。

孤立性纤维性肿瘤比脑膜瘤容易复发。一般短期内就可复发。局部复发率为 26% ~ 80%，依据切除的程度、随访的时长，特别是术后有无放疗而不同。5 年、10 年和 15 年复发率分别为 65%、76% 和 87%。而且，多次复发的间隔时间越来越短。第 2 次、第 3 次、第 4 次复发的平均间隔时间分别为 38 个月、35 个月、17 个月。发生在新生儿的孤立性纤维性肿瘤甚至可单纯手术而不辅以放疗，其复发率仍比其他年龄段低。

和其他颅内原发肿瘤不同，孤立性纤维性肿瘤可转移至中枢神经系统之外。骨、肺和肝是最常见的转移部位，亦有孤立性纤维性肿瘤转移到心脏的报道。发生转移的平均时间是 84 ~ 99 个月，跨越的时限为 1 ~ 20 年。转移可发生在术后多年无肿瘤复发的生存病例，认识这一点对孤立性纤维性肿瘤患者的治疗十分重要。

（何正文　王　磊）

参考文献

1. Louis DN，Perry A，Wesseling P，et al. The 2021

WHO Classification of Tumors of the Central Nervous System：a summary. Neuro Oncol，2021，23（8）：1231-1251.

2．Louis DN，Perry A，Reifenberger G，et al. The 2016 World Health Organization Classification of Tumors of the Central Nervous System：a summary. Acta Neuropathol，2016，131（6）：803-820.

3．Guthrie BL，Ebersold MJ，Scheithauer BW. Meningeal hemangiopericytoma：histological features，treatment，and long-term follow-up of 44 cases. Neurosurgery，1989，25：514-522.

4．Kocak A，Cayl SR，Sarac K，et al. Intraventricular solitary fibrous tumor：an unusual tumor with radiological，ultrastructural，and immunohistochemical evaluation：case report. Neurosurgery，2004，54（1）：213-217.

5．Kawamura M，Izawa K，Hosono N，et al. Solitary fibrous tumor of the spinal cord：case report and review of the literature. Neurosurgery，2004，55（2）：433.

6．Radley MG，McDonald JV. Meningeal hemangiopericytoma of the posterior fossa and thoracic spinal epidural space：case report. Neurosurgery，1992，30（3）：446-452.

7．Dufour H，Metellus P，Fuentes S，et al. Meningeal hemangiopericytoma：a retrospective study of 21 patients with special review of postoperative external radiotherapy. Neurosurgery，2001，48（4）：756-763.

8．Someya M，Sakata KI，Oouchi A，et al. Four cases of meningeal hemangiopericytoma treated with surgery and radiotherapy. Jpn J Clin Oncol，2001，31（11）：548-552.

9．McDonald JV. Meningeal hemangiopericytoma. Neurosurgery，1990，26（1）：176.

第 45 章

垂体腺瘤

一、概述

垂体腺瘤（pituitary adenoma）发生于垂体前叶，是一种良性颅内肿瘤。成人垂体约 12 mm×8 mm×5 mm 大小，重约 0.6g，女性的稍重，在妊娠期呈生理性增大。垂体可分为腺垂体和神经垂体两部分。腺垂体包括结节部（漏斗部）、中间部和远侧部（垂体前叶），由外胚叶原始口腔顶部向上突起的拉特克囊（Rathke's pouch）发育而来，主要分泌 6 种具有明显生理活性的激素，即生长激素（growth hormone，GH）、催乳素（prolactin，PRL）、促肾上腺皮质激素（adrenocorticotropic hormone，ACTH）、促甲状腺素（thyroid stimulating hormone，TSH）、卵泡刺激素（follicle stimulating hormone，FSH）、黄体生成素（lutropin，LH）。神经垂体包括正中隆起、漏斗柄和垂体后叶（神经部），由胚胎发育时期第三脑室底部间脑向下发展的漏斗小泡发育而来，神经垂体由神经胶质细胞和神经纤维组成，无内分泌功能，下丘脑视上核和室旁核所分泌的抗利尿激素（antidiuretic hormone，ADH）和催产素沿下丘脑垂体束，输送并储存于神经垂体。

垂体的血管由动脉、毛细血管网、门静脉系统等组成，腺垂体与神经垂体的血供相对独立，腺垂体主要由门静脉系供血，神经垂体为动脉直接供血。垂体的动脉分垂体上动脉和垂体下动脉。垂体上动脉起于颈内动脉眼动脉段，经视交叉下面行向后内方，至于垂体柄中上部，可分为两组。前组血管到达垂体柄处，包绕结节部，并发出分支进入正中隆起及漏斗柄上部，在该处形成初级毛细血管丛，再向下汇集为数支长门静脉。后组血管到达垂体柄后部，也发出分支

至正中隆起及漏斗柄上部，参与形成初级毛细血管丛，并汇合成短门静脉。长短门静脉均沿垂体柄下行进入腺垂体，在腺细胞周围形成次级毛细血管网。垂体下动脉为颈内动脉脑膜垂体干的分支，发出分支直接供应神经垂体。垂体上下动脉之间有分支相互吻合。垂体静脉回流至海绵窦。

垂体位于蝶鞍内，周围有颅底硬膜延续包绕，在两层硬脑之间存在海绵间窦，主要有海绵间前窦、后窦和下窦，这些窦都有可能缺失。经蝶入路切开鞍底硬膜时如果进入海绵间窦，则可能引起大出血。垂体上面以鞍膈与颅腔隔开，鞍膈中央有孔，有垂体柄通过，周边相对较厚，中间较薄。鞍膈是一个薄且脆弱的结构，在经蝶手术中易穿破，造成脑脊液鼻漏。鞍膈上方约 1cm 处为视交叉，约 80% 位于鞍膈正上方，有少部分位于鞍膈前上方（前置型）和后上方（后置型）。鞍底前下方为蝶窦，蝶窦的大小、形状和气化程度因人而异，成年蝶窦大致分三种类型：甲介型、鞍前型、全鞍型。全鞍型是最多见的一种，气化好，鞍底突入蝶窦内；鞍前型气化不超过鞍结节的垂直平面；甲介型则气化很少，这种类型少见。蝶窦内多数有一中隔，位于中线或偏向一侧，少数无中隔或蝶窦内多个间隔。术前应充分了解蝶窦气化类型，鞍区三维 CT 重建能清晰显示蝶窦气化发育情况，对选择手术入路有很大帮助。垂体两侧为海绵窦，是一个包含有静脉血管丛、颈内动脉及神经等结构的腔隙，其外侧壁内从上到下依次有动眼神经、滑车神经、三叉神经眼支和上颌支通过，侧壁与蝶骨间有展神经和颈内动脉水平部。海绵窦接受许多颅内引流静脉，并与颅外静脉有广泛的交通，两侧海绵窦之间有交通支相连。

垂体腺瘤的发病机制研究可归为有两种学说：①下丘脑调控失常引发垂体腺瘤；②垂体细胞自身基因突变而发生垂体腺瘤。随着分子生物学研究的深入，使多年来一直有争论的两种学说趋向统一，即垂体细胞自身先发生改变后，再在多种内分泌信号的刺激下促进突变细胞的增生，形成垂体腺瘤。许多证据已证明垂体腺瘤是单克隆起源的，有多种因素参与了垂体腺瘤的形成，早期垂体细胞发生基因突变，形成突变的垂体干细胞，这些"起始细胞"随后在下丘脑多种内分泌信号和多种生长因子的不规则调控和刺激下克隆扩增形成肿瘤。垂体腺瘤的发生参与因素众多，各种调控机制复杂多变，尽管目前已经进行大量研究工作，取得了不少新进展，但其确切的发病机制仍需进一步探讨。

近年来，随着内分泌诊断技术的发展和神经影像设备的进步，垂体腺瘤发病率逐年增多，但由于部分垂体腺瘤患者缺乏特征性症状，常得不到早期诊断和治疗。如表现为视力下降、视野缺损的患者经常被认为有眼病而反复就诊于眼科，内分泌症状如月经紊乱、性功能减退、体重增加等常被认为与年龄或生活压力有关，头痛易被误诊为偏头痛或被认为与精神有关。以上这些情况常使部分患者延误诊断，甚至误诊，因此，早期诊断不仅需要神经外科、内分泌科和放射科医生的重视，而且需要相关科室，如眼科、妇科、耳鼻喉科、泌尿外科等专业医师的重视。近些年来，人们对垂体腺瘤的认识有了极大提高，诊断和治疗水平有了长足的进步，垂体腺瘤患者的预后更是有了明显改观，但仍有不少问题有待继续深入总结研究 [1-3]。

二、流行病学

尸检垂体腺瘤发病率接近 25%，但仅部分需临床诊治，约占颅内肿瘤的 15%，其中 PRL 腺瘤占 40% ~ 60%，GH 腺瘤占 20% ~ 30%，ACTH 腺瘤占 5% ~ 15%，TSH 腺瘤占 1% ~ 3%，无功能腺瘤占 20% ~ 30%，男女发病率总体相等，但男女之间有显著的年龄差异。小于 20 岁或大于 71 岁时，发病率均很低，女性有两个发病高峰，即 20 ~ 30 岁和 60 ~ 70 岁；男性的发病率随着年龄的增加而增加 [1-2]。

三、分类与病理

垂体腺瘤的分类有许多种不同的方法，按瘤细胞分泌功能分为功能性和无功能性垂体腺瘤。功能性垂体腺瘤包括 GH 腺瘤、PRL 腺瘤、ACTH 腺瘤、TSH 腺瘤、FSH/LH 腺瘤和多激素分泌腺瘤等。按肿瘤最大直径大小分为微腺瘤：直径 < 1 cm；大腺瘤：1 ~ 4 cm；巨大腺瘤：≥ 4 cm；也有部分学者认为巨大腺瘤的最大直径应为 ≥ 3 cm。由于深入理解了三大转录因子（PIT1、SF1、TPIT）在垂体前叶细胞分化及调节激素分泌的作用，所以在 2017 版的 WHO 垂体腺瘤病理分类强调了三大转录因子谱系概念，其病理分类及相应的免疫组化结果如表 45-1 所示，其中疏颗粒型 GH 腺瘤、男性 PRL 腺瘤、Crooke 细胞腺瘤、静止性 ACTH 腺瘤、PIT1 阳性多激素腺瘤为高危类型 [4]。

四、临床表现

主要有垂体激素分泌过量或不足引起的一系列内分泌症状和肿瘤压迫鞍区结构导致相应功能严重障碍。

（一）内分泌功能紊乱

分泌型垂体腺瘤可分泌过多的激素，早期即可产生不同的内分泌亢进症状。肿瘤压迫及破坏垂体前叶细胞，造成促激素减少及相应靶腺功能减退，产生内分泌功能减退症状。

1. PRL 腺瘤　本瘤多见于年轻女性（20 ~ 30 岁），男性病例约占 15%。因 PRL 增高抑制下丘脑促性激素释放激素的分泌，使雌激素降低，LH、FSH 分泌正常或降低。临床典型表现为闭经 - 溢乳 - 不孕三联征（Forbis-Albright 综合征），亦有少数不完全具备以上三联征者。早期多出现月经紊乱，如月经过少、延期。随着 PRL 进一步增高，可出现闭经。闭经病例多同时伴有溢乳，其他尚可有性欲减退、流产、肥胖、面部阵发潮红等。在青春期患病者，可有发育期延迟，原发闭经。男性高 PRL 血症者可致血睾酮降低，精子生成障碍，数量减少，活力降低，形态异常。临床表现有阳痿、性功能减退、不育、睾丸缩小，少数可有毛发稀少、肥胖、乳房发育及溢乳等症状。

表 45-1　2017 版 WHO 垂体腺瘤病理分类

垂体腺瘤类型	亚型	免疫组化表型	转录因子
生长激素腺瘤	密颗粒型生长激素腺瘤	GH ± PRL ± α 亚单位	PIT1
	疏颗粒型生长激素腺瘤	GH±PRL，CK	PIT1
	催乳素生长激素腺瘤	GH+PRL（同一细胞）±α 亚单位	PIT1，ERα
	混合性生长催乳素腺瘤	GH+PRL（不同细胞）±α 亚单位	PIT1，ERα
催乳素腺瘤	疏颗粒型催乳素腺瘤	PRL	PIT1，ERα
	密颗粒型催乳素腺瘤	PRL	PIT1，ERα
	嗜酸性干细胞腺瘤	PRL，GH	PIT1，ERα
促甲状腺激素腺瘤	促甲状腺激素腺瘤	TSH，α 亚单位	PIT1，GATA2
促肾上腺皮质激素腺瘤	密颗粒型腺瘤	ACTH，CK	TPIT
	疏颗粒型腺瘤	ACTH，CK	TPIT
	Crooke 细胞腺瘤	ACTH，CK	TPIT
促性腺激素腺瘤	疏颗粒型促性腺激素腺瘤	FSH-β，LH-β，α 亚单位	SF1，GATA2，ERα
零细胞腺瘤	零细胞腺瘤	无	无
多激素腺瘤	PIT1 阳性多激素腺瘤	GH，PRL，TSH ±α 亚单位	PIT1
	多免疫表型组合腺瘤	可变组合	可变
混合型腺瘤	混合型腺瘤	常见 PRL、ACTH	PIT1，TPIT

女性患者多能早期确诊，有 2/3 病例为鞍内微腺瘤（肿瘤直径＜ 10mm），神经症状少见。男性患者往往未注意早期性欲减退症状或羞于诊治，因此在确诊时大多肿瘤较大并向鞍上或海绵窦生长，PRL 往往很高，且多有头痛及视觉障碍等症状。

2．GH 腺瘤　GH 具有促进蛋白质合成、肌肉生长、软骨和骨生长的作用，垂体生长激素腺瘤过度分泌 GH，并通过 IGF-1 介导作用于各器官靶点。GH 腺瘤发生在青春期骨骺闭合以前表现为"巨人症"，发生在成人则表现为"肢端肥大症"。

（1）巨人症：患者身高异常，甚至可达 2 m 以上，且生长极为迅速，体重远超过同龄者。外生殖器发育似成人，但无性欲，毛发增多，气力极大。成年后约 40% 的患者可出现肢端肥大改变。晚期可有全身无力，智力减退，毛发脱落，皮肤干燥皱缩。嗜睡，头痛，尿崩等症状。患者多早年夭折，平均寿命 20 余岁。

（2）肢端肥大症：患者的手足、头颅、胸廓及肢体进行性增大，手、足掌肥厚，手指增粗。远端呈球形，前额隆起，眶嵴及下颌明显突出，牙缝增宽，口唇变厚，鼻梁宽而扁平，耳郭变大，帽子、鞋袜、经常更换大号。皮肤粗糙，色素沉着，毛发增多，女性患者因之外貌似男性。有的患者因脊柱过度生长而后凸，锁骨、胸骨过度增长而前凸，亦可因胸腔增大而呈桶状胸。由于舌、咽、软腭、悬雍垂及鼻旁窦均肥大，说话时声音嘶哑，低沉，睡眠时易打鼾。呼吸道管壁肥厚可致管腔狭窄，肺功能受影响。心脏肥大，少数可发展到心力衰竭。血管壁增厚，血压高，其他如胃肠、肝脾、甲状腺、胸腺等均可肥大。因组织增生可引起多处疼痛，除头痛外，患者早期常可因全身疼痛而误诊为风湿性关节炎。脊柱增生使椎间孔隙狭小而压迫脊神经根，引起背痛或感觉异常。因骨骼、关节、软骨增生，可引起肢体痛、关节痛、活动受限等。因椎管增生性狭窄，可产生脊髓压迫症。少数女性有月经紊乱、闭经、男性早期性欲亢进，晚期则减退。两性均可不育。约 20% 的患者可有黏液性水肿或甲状腺功能亢进症状，约 35% 的患者并发糖尿病。患者早期多精力充沛，易激动，晚期则疲惫无力，注意力不集中，对外界缺乏兴趣，记忆力差。有少数 GH 腺瘤患者，其肿瘤大小、GH 值高低及临床表现不尽相符，如肿瘤较大或 GH 显著升高而临床表现却轻微，或血 GH 值升高不显著者反而症状明显等。

3. ACTH 腺瘤 本病发病多为青壮年，女性多见。大多瘤体较小，不产生神经症状，甚至不易被放射检查发现。本症特点为瘤细胞分泌过量的 ACTH 及有关多肽，导致肾上腺皮质增生，产生高皮质醇血症，造成体内多种物质代谢紊乱。①脂肪代谢紊乱：可产生典型的"向心性肥胖"，患者头、面、颈及躯干处脂肪增多，脸呈圆形（称满月脸），颈背交界处有肥厚的脂肪层，形成"水牛背"样，但四肢相对瘦小。晚期有动脉粥样硬化改变。②蛋白质代谢紊乱：可导致全身皮肤、骨骼、肌肉等处蛋白质消耗过度，皮肤、真皮处胶原纤维断裂，皮下血管得以暴露而出现"紫纹"，多见于下肢、腰部、臀及上臂等处。50% 的患者有腰背酸痛，可出现佝偻病、软骨病及病理性压缩性骨折。儿童患者则可影响骨骼生长。因血管脆性增加而易产生皮肤瘀斑，伤口不易愈合，容易感染等。③糖代谢紊乱：可引起类固醇性糖尿病（20% ~ 25%）。④性腺功能障碍：女性患者 70% ~ 80% 产生闭经、不孕及不同程度的男性化，如乳房萎缩、毛发增多、痤疮、喉结增大及声音低沉等。男性患者性欲减退、阳痿、睾丸萎缩等。⑤高血压：约 85% 的病例有高血压。⑥精神症状：约 2/3 的患者有精神症状，表现为轻度失眠、情绪不稳定、易受刺激、记忆力减退；严重者出现精神障碍。

4. 促性腺激素腺瘤 起病缓慢，因缺少特异性症状，故早期诊断困难。多见于中年以上男性，主要表现为性功能降低。男女患者早期多无性欲改变，病程晚期大多有头痛、视力及视野障碍，常误诊为无功能垂体腺瘤。本症可分为以下三型。

（1）FSH 腺瘤：血浆 FSH 浓度明显升高。病程早期，LH 及睾酮浓度均正常，男性第二性征正常，大多性欲及性功能亦正常，少数可性欲减退，勃起功能差。晚期病例 LH 及睾酮水平相继低下，可致阳痿、睾丸缩小及不育等。女性有月经紊乱或闭经。

（2）LH 腺瘤：血清 LH 及睾酮浓度明显升高，FSH 水平下降，睾丸及第二特征正常，性功能正常。全身皮肤、黏膜处明显色素沉着，

（3）FSH/LH 腺瘤：血清 FSH、LH 及睾酮均增高。病程早期常无性功能障碍，肿瘤增大破坏垂体产生继发性肾上腺皮质功能减退等症状，可出现阳痿等性功能减退症状。

5. TSH 腺瘤 垂体 TSH 分泌腺瘤甚为罕见。表现为甲状腺肿大并可扪及震颤，闻及杂音，有时有突眼及其他甲亢症状，如性情急躁，易激动，双手颤抖，多汗，心动过速，消瘦等。TSH 腺瘤尚可继发于原发性甲状腺功能减退，可能是长期甲状腺功能减退引起，TSH 细胞代偿性肥大，部分致腺瘤样变，最后形成肿瘤。

6. 混合性垂体腺瘤 根据肿瘤所分泌的多种过多激素而产生相应不同的内分泌亢进症状。

7. 无功能腺瘤 多见于 30 ~ 50 岁，男性略多于女性。此型肿瘤生长较缓慢，且不产生内分泌亢进症状。因此确诊时往往肿瘤已较大，压迫及侵犯垂体已较严重，造成垂体促激素的减少，产生垂体功能减退症状，一般认为促性腺激素最先受影响，次为促甲状腺激素，最后影响促肾上腺皮质激素。临床可同时出现不同程度功能低下症状：①促性腺激素不足：男性表现为性欲减退、阳痿、第二性征不明显、皮肤细腻、阴毛呈女性分布。女性表现为月经紊乱或闭经、性欲减退、阴毛及腋毛稀少、肥胖等。②促甲状腺激素不足：表现为畏寒、少汗、易疲劳乏力、精神萎靡、食欲减退、嗜睡等。③促肾上腺皮质激素不足：患者虚弱无力、厌食、恶心、抗病力差、易感染、体重减轻、血压偏低、心音弱而心率快等。④生长激素减少：儿童有骨骼发育障碍，体格矮小，形成侏儒症。少数肿瘤压迫后叶或下丘脑产生尿崩症。

（二）神经功能障碍

神经功能症状直接由肿瘤的占位效应引起。一般无功能腺瘤在确诊时往往体积已较大，多向鞍上及鞍旁生长，临床神经症状多较明显。分泌性腺瘤因早期产生内分泌亢进症状，确诊时大多体积较小，肿瘤多位于蝶鞍内或轻微向鞍上生长，往往无临床神经症状或较轻微。

1. 头痛 约 2/3 的无功能垂体腺瘤患者有头痛，但不太严重。早期头痛是由于肿瘤向上生长时，鞍膈被抬挤所引起。头痛位于双颞部、前额、鼻根部或眼球后部，呈间歇性发作。肿瘤穿破鞍膈后头痛可减轻或消失。晚期头痛可由肿瘤增大压迫颅底硬膜、动脉环、大血管等痛觉敏感组织所引起，肿瘤卒中可引起急性剧烈头痛。

2. 视神经受压症状 肿瘤向上方生长可将鞍膈顶高或突破鞍膈向上压迫视神经、视交叉而产生视

力、视野改变。

（1）视野改变：多为双颞侧偏盲，肿瘤由鞍内向上生长可压迫视交叉的下方及后方，将视交叉推向前上方，此时首先受压迫的是位于交叉下方的视网膜内下象限的纤维，引起颞侧上象限视野缺损。肿瘤继续生长可累及视交叉中层的视网膜内上象限纤维，因而产生颞侧下象限视野缺损。此时即为双颞侧偏盲。少数视交叉前置者，肿瘤向鞍后上方生长，临床可无视野缺损。如肿瘤位于视交叉的后方，可先累及位于视交叉后部的黄斑纤维，而出现中心视野暗点，称暗点型视野缺损。如肿瘤向一侧生长，压迫视束，则临床可出现同向性偏盲，这种情况少见。一般情况下视野改变与肿瘤大小成正比。但如果肿瘤发展缓慢，即使肿瘤很大，由于视神经可以避让，可不出现视野变化。

（2）视力改变：视力的减退与视野改变并不平行，两侧也不对称，常到晚期才出现，这主要是视神经受压原发性萎缩的结果，肿瘤压迫引起视神经的血液循环障碍也是引起视力下降甚至失明的原因。

（三）其他神经系统症状

由肿瘤向鞍外生长压迫邻近结构而引起。

1．压迫或侵入海绵窦，可产生第 Ⅲ、Ⅳ、Ⅵ 脑神经及三叉神经第一支的功能障碍，其中以动眼神经最常受累，引起一侧眼睑下垂，眼球运动障碍。长到颅中窝可影响颞叶而有钩回发作，出现幻嗅、幻味、轻偏瘫、失语等症状。

2．肿瘤突破鞍膈后向前方发展，可压迫额叶而产生精神症状，如神志淡漠、欣快、智力减退、健忘、大小便不能自理、癫痫、单侧或双侧嗅觉障碍等。

3．肿瘤可长入脚间窝，压迫大脑脚及动眼神经，引起一侧动眼神经麻痹，对侧轻偏瘫，甚至可向后压迫导水管而引起阻塞性脑积水。

4．向上方生长压迫第三脑室，可产生下丘脑症状，如多饮、多尿、嗜睡、精神症状，如近事遗忘、幻觉、定向力差、迟钝、昏迷等。

5．向下方生长可破坏鞍底长入蝶窦、鼻咽部，产生鼻塞、反复少量鼻出血、及脑脊液鼻漏等[5-8]。

五、影像学

诊断垂体腺瘤需行 CT 扫描及 MRI 等检查。有时行脑血管造影以排除脑部动脉瘤或了解肿瘤供血及血管受压移位的情况。对疑有空蝶鞍者或有脑脊液鼻漏者可选用碘水 CT 脑池造影检查。

1．CT　CT 对微腺瘤的发现率约为 50%，肿瘤小于 5 mm 者发现率仅为 30%，但行薄层（1 ～ 2 mm）扫描，发现率可有提高。微腺瘤的典型表现为垂体前叶侧方的低密度灶或少许增强的圆形病灶；垂体高径女性 > 8 mm，男性 > 6 mm，鞍膈抬高；垂体柄向肿瘤对侧偏移；鞍底局部骨质受压变薄。大腺瘤较易识别，增强扫描肿瘤常均匀强化，有时瘤内可出血、坏死或囊性变，该区域不被强化。鞍区 CT 薄层扫描 + 冠状、矢状重建可以显示蝶窦中隔与中线的关系，避免术者凿开鞍底时偏离中线而损伤颈内动脉等正常结构，减少手术并发症；还可以显示鞍底前后左右的大小，对于明显向颅内扩展或海绵窦扩展、侵袭性生长的肿瘤，术中保证鞍底够大，增大显微镜侧方观察范围，将有利于肿瘤的全切除。

2．MRI　是目前诊断垂体腺瘤的首要方式，它能显示出微小的组织结构，可提供三维图像。微腺瘤者垂体上缘膨胀，肿瘤呈低信号灶，垂体柄向健侧移位，垂体增强动态扫描可以显示微腺瘤与正常垂体的边界，明显提高垂体微腺瘤的诊断率，增强前后证实微腺瘤的准确率可达 90%，但肿瘤直径小于 5 mm 者发现率为 50% ～ 60%（图 45-1）。大腺瘤者可显示肿瘤与视神经、视交叉及与周围其他结构如颈内动脉、海绵窦、脑实质等的关系（图 45-2）。术前 MRI 影像检查有助于了解肿瘤与颈内动脉、基底动脉的关系，了解肿瘤质地，对于向鞍上、颅内明显扩展或向海绵窦明显侵袭性生长的肿瘤，根据肿瘤质地选择手术入路可以提高手术切除程度[9]。

六、诊断

垂体腺瘤的诊断应根据临床症状、体征、内分泌检查及放射学结果进行综合分析方能确诊。

测定垂体及靶腺激素水平有助于了解下丘脑 - 垂体 - 靶腺轴的功能，对术前诊断及术后评估均有重要参考价值。诊断分泌性垂体腺瘤的内分泌指标是：血清 PRL > 100 μg/L；随机 GH > 2.5 μg/L，口服葡

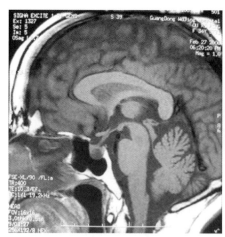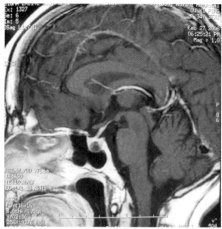

图 45-1 垂体微腺瘤增强前后 MRI 表现

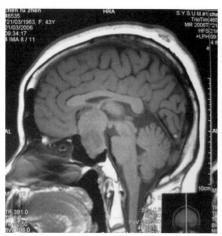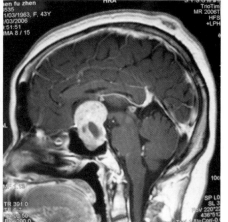

图 45-2 垂体大腺瘤增强前后 MRI 表现

萄糖后 GH 谷值水平 > 1 μg/L，IGF-1 水平增高；尿游离皮质醇（UFC）> 100 μg/24 h，午夜血/唾液皮质醇。对于皮质醇增高者，应做地塞米松抑制试验，必要时，行胰岛素兴奋试验、TRH 试验、CRH 刺激试验、岩下窦采血检查。

垂体 ACTH 瘤表现为库欣综合征。库欣综合征可分为 ACTH 依赖性 [包括垂体性（又称库欣病）和异位 ACTH 综合征] 及非 ACTH 依赖性（肾上腺自身肿瘤或增生）两大类（表 45-2），故临床上需依靠多项检查才能明确病因[7]。

表 45-2 库欣综合征的鉴别诊断

病变类型	ACTH 水平	小剂量地塞米松抑制试验	大剂量地塞米松抑制试验
垂体腺瘤	中度升高	不抑制	抑制
异位 ACTH 综合征	高度升高	不抑制	不抑制
肾上腺肿瘤	低	不抑制	不抑制

七、鉴别诊断

（一）颅咽管瘤

多见于儿童及青少年，肿瘤常发生于鞍上，可向上生长压迫下丘脑，引起下丘脑、垂体功能损害症状，如尿崩、发育迟缓等，视野改变多不规则，常有颅内压增高。CT 表现为鞍上囊性低密度区，囊壁呈蛋壳样钙化，实体肿瘤为高密度区，可有强化。MRI 示鞍区囊性占位信号，鞍内底部往往可见正常垂体。成人颅咽管瘤可见于鞍内，多为实质性，和垂体腺瘤鉴别较难，需手术后才能确诊。

（二）鞍区脑膜瘤

与垂体腺瘤主要不同在于内分泌症状多不明显。蝶鞍一般正常大小，但鞍结节附近可见骨质增生。CT 为均匀高密度病灶，增强明显。MRI 扫描增强后常可见脑膜"鼠尾征"。鞍内亦可见正常垂体。

（三）斜坡脊索瘤

可向鞍区侵犯，出现头痛、多发脑神经麻痹及视力视野改变，内分泌症状不明显。颅骨平片及 CT 扫描均可见斜坡区骨质破损，肿瘤密度不均匀。

（四）拉特克囊肿

较常发生于垂体中间部，比垂体腺瘤少见。可引起垂体功能减退，蝶鞍扩大，视交叉受压等症状。与鞍内型颅咽管瘤和无分泌功能垂体腺瘤较难鉴别，有时需手术方能确诊。

（五）异位松果体瘤

多见于儿童及青春期者，尿崩常为首发症状，有的可出现性早熟、发育停滞及视路受损症状。蝶鞍多正常，CT 为类圆形高密度灶，其内见有钙化点，有明显均匀增强；MRI 扫描示垂体柄处实体性肿块。

（六）动脉瘤

可有视力视野及蝶鞍改变，但病史中常有蛛网膜下腔出血史，症状多突然发生，有头痛、动眼神经麻痹等。脑血管造影可明确诊断。

（七）空泡蝶鞍

可有头痛、视路压迫症和轻度垂体功能减退，蝶鞍常球形扩大，有时与垂体瘤囊变难以鉴别。

（八）垂体脓肿

可表现为头痛、视力视野改变及内分泌低下症状，有时伴有尿崩。部分患者可找到感染源，但临床上常鉴别困难。

（九）视神经和下丘脑胶质瘤

前者多发生于儿童，为患侧失明及突眼，平片可见患侧视神经孔扩大，蝶鞍正常。后者有下丘脑受损症状和视野变化，MRI 扫描可确定肿瘤范围。

（十）皮样及表皮样囊肿

可有视力减退及视野改变，但双颞偏盲少见，其他脑神经损害症状轻微，垂体功能常无影响。X 线偶见颅底骨质吸收，CT 为低密度或混合密度病灶。

八、治疗

垂体腺瘤的治疗要强调个体化，垂体腺瘤的治疗目的在于消除肿瘤，纠正内分泌功能异常，减少并发症，降低复发率和死亡率。最终使患者的生活质量有所提高。方法有手术治疗、药物治疗及放疗。对不同的病例，在选择治疗方案时，要做到个体化、具体化。要为每一位患者权衡风险和利益，根据肿瘤的大小及类型，以及患者年龄及一般情况的不同制订治疗方案，特别是对于年轻的尚未生育的患者更要注意。

（一）药物治疗

药物治疗的目的是减少分泌性肿瘤过高的激素水平，改善临床症状及缩小肿瘤体积。虽然当今尚无一种药物能治愈该类肿瘤，但有些药物在临床实践中确实取得了较好的疗效。对无功能腺瘤，主要是针对垂体功能减退的症状选用肾上腺皮质激素、甲状腺激素及性腺激素予以替代治疗。

1. PRL 腺瘤　对于垂体 PRL 腺瘤患者，目前共识是首选多巴胺激动剂药物治疗。常用的药物有溴隐亭、卡麦角林。卡麦角林在有效性及副作用方面均优于溴隐亭，但卡麦角林尚未在中国大陆上市。溴隐亭是一种多巴胺受体激动剂，使 PRL 抑制释放因子（PIF）释放，抑制垂体分泌 PRL。还可缩小肿瘤，抑制其进一步生长，对于女性患者，通常能恢复其生育能力而不会增加先天畸形、流产的危险。视力视野缺损也能够通过服药而恢复。大约 80% 的患者服用溴隐亭有效。溴隐亭的缺点为难以撤药，停药后肿瘤又复增大，PRL 再度升高，症状复发，需长期服用药物。不良反应为头晕、恶心、呕吐、便秘、体位性低血压等，部分多巴胺激动剂治疗后肿瘤发生纤维化，增加手术难度，影响手术疗效。溴隐亭一般从小剂量开始（1.25 mg），逐渐增量，如能耐受，可每2～3天增加1.25～2.5 mg，睡前服用，或分次于餐时服用，多数患者用至2.5～10 mg/d可使血清PRL降低[10]。

2. GH腺瘤 药物治疗是GH腺瘤的重要辅助治疗手段，主要有生长抑素类似物。生长抑素类似物如长效奥曲肽微球和兰瑞肽通过与垂体细胞的生长抑素受体结合发挥作用，使GH和IGF-1降低，减轻患者的器质性脏器功能损害，肿瘤体积有缩小趋势，至少50%的患者症状明显改善，特别是头痛，长期使用对肿瘤产生有效的抑制作用。第二代生长抑素类似物帕瑞肽已在国外上市使用。培维索孟（pegvisomant）是第一个应用于临床的GH受体拮抗剂，它能阻断GH受体二聚体的形成，从而阻断GH的外周作用，对生长抑素类似物治疗不能耐受或效果不明显的患者有效，可维持血糖稳定，目前国内尚未上市。药物治疗的缺点是难以完全消除肿瘤，停药后病情反弹，需长期治疗，且价格昂贵。近年来，随着长效奥曲肽和兰瑞肽纳入医保，其使用越来越普遍。药物治疗为GH腺瘤的重要治疗方法，已成为一线治疗方法。

3. ACTH腺瘤 尽管手术治疗是ATCH腺瘤的首选方法，但对于那些手术无效和不能耐受手术的患者，药物治疗对控制高皮质醇引起的临床症状也有部分效果。临床上一些药物已用于治疗库欣综合征，包括帕瑞肽、卡麦角林、赛庚啶、酮康唑、甲吡酮、米托坦、依托咪酯、米非司酮。药物治疗总体疗效不佳，处于辅助地位，适应证为不适合手术、已放疗但未起效、严重高皮质醇血症患者。

4. TSH腺瘤 生长抑素类似物治疗TSH腺瘤有效，且可快速控制甲亢症状。

（二）手术治疗

除了PRL腺瘤，手术治疗是目前治疗垂体腺瘤的主要手段。

手术的目的是消除肿瘤，解除对视路和其他组织的压迫，恢复激素水平，保护正常垂体功能。手术入路选择，大部分可通过经蝶入路，部分行开颅手术，手术入路的选择要根据肿瘤大小、形状、生长方向、鞍外扩展程度和蝶鞍、蝶窦的解剖情况及患者的年龄、健康状况等。在当今显微外科技术、神经内镜较为普及的情况下，95%的垂体腺瘤患者可以选择经蝶入路切除肿瘤。经蝶入路能够更快更直接地达到肿瘤，患者的手术风险及术中损伤视路等结构的可能性小，患者术后反应轻，恢复快。

1. 经蝶手术 经蝶入路切除垂体腺瘤为目前最为广泛应用的手术方法。近年来，随着一些新技术应用于经蝶手术中，如神经导航、神经内镜、术中磁共振、术中多普勒、术中电生理监测的应用，随着经蝶手术经验的不断积累和手术技巧的提高，一些过去认为的一些禁忌证也能经蝶手术，如哑铃形垂体瘤、鼻旁窦有炎症者、肿瘤侵犯海绵窦者和部分蝶窦气化不良者。国内不少医疗单位对有视神经及视交叉受压的大或巨腺瘤采用经蝶入路手术，能达到肿瘤尽可能多地切除、视路减压满意及保存垂体功能的目的，有效率可达83%（图45-3、图45-4）。

经蝶手术的注意点：①术前剪鼻毛，用抗生素滴鼻液。②术中保持鼻中隔黏膜的完整。③避免损伤鞍旁血管神经。④鞍底确认有困难时，应行导航或者术中X线定位，避免重要血管等结构。⑤硬膜切开前常规先行穿刺，以除外动脉瘤。⑥肿瘤切除顺序为：先下部及两侧，后上方，以免鞍膈过早塌陷，影响手术操作。⑦刮吸切除肿瘤动作要轻柔，对质地软的肿瘤要防止鞍上软化的瘤浆迅速排出，使鞍膈突然塌陷牵拉下丘脑血管，引起血管痉挛而损伤下丘脑。⑧对质地较韧的大腺瘤，切忌强行剥离肿瘤，以防鞍上粘连动脉或视交叉受损及发生脑脊液鼻漏。⑨摘瘤后腔内止血要彻底，鞍内填塞要适度。⑩有脑脊液漏时宜取自体肌肉、脂肪、筋膜填塞修补，合适使用人工材料，如人工硬膜、生物胶，可减少脑脊液漏发生。以带蒂鼻中隔黏膜瓣为基础的多层修补可减少蛛网膜缺损较大的术后脑脊液漏发生率。

经蝶手术并发症：①脑脊液鼻漏：脑脊液鼻漏是经蝶手术较常见的并发症，如处理不当可出现颅内感染，严重者可导致死亡。②鞍上操作所致的并发症：包括下丘脑、垂体柄、垂体损伤；视神经、视交叉及周围血管的损伤导致视力减退或失明，后者也可由残余肿瘤出血、肿胀、鞍内填塞物过多等原因引起。③颈内动脉损伤：可引起假性动脉瘤、颈内动脉海绵窦瘘，术后大血管痉挛、闭塞。④脑神经损伤：尤以动眼神经、展神经损伤为多见。⑤鼻中隔穿孔，嗅觉

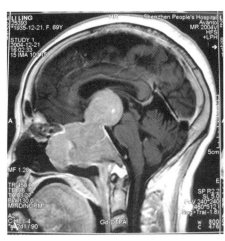
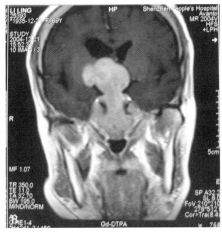

图 45-3　垂体腺瘤术前 MRI 矢、冠状位扫描。A．矢状位图显示肿瘤侵入鼻腔、筛窦、蝶窦和第三脑室；B．冠状位图显示肿瘤侵入双侧海绵窦、第三脑室、侧脑室及丘脑

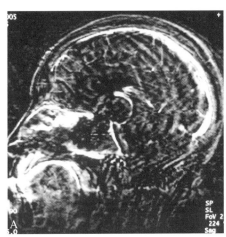
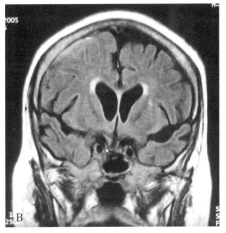

图 45-4　图 46-3 同一病例 MRI 矢、冠状位扫描。A．术后 1 个月图像减影后提示肿瘤已切除；B．术后 3 个月图像提示肿瘤无复发

障碍，鼻畸形，蝶窦炎或脓肿。⑥内分泌症状：有 10%～60% 可发生尿崩症，大多为短暂性，术后垂体功能不足的发生率为 1%～10%，多为大腺瘤且术前已有垂体功能减退者。

2．开颅手术　开颅切除垂体腺瘤现已少用，根据垂体瘤的生长方向不同可选择经额下和经翼点入路。额下入路适用于向前额生长的较大肿瘤，经翼点入路适用于向视交叉后上方、颅后窝、鞍旁或海绵窦发展的肿瘤，MRI 显示肿瘤质地韧者。术后并发症可有下丘脑损伤、垂体功能减退、尿崩及电解质紊乱、精神症状、脑积水等。

近 10 年来，随着颅底外科的突破性进展，垂体腺瘤的新手术入路和改良的手术入路得到开发和应用，包括扩大的额下硬膜外入路、经眶额蝶联合入路

和经硬膜外海绵窦入路。这些方法目前还没有得到广泛应用。

对于一种手术入路难以达到全切除的病例，可选择联合入路或分期手术（先经蝶后开颅、先开颅后经蝶、经蝶一期二期、经颅一期二期）。

3．术后处理　一般处理：同一般开颅术后处理，注意视力和视野变化。记录每小时尿量和 24h 出入液体量，尿崩者应酌情补液和抗利尿治疗。术中有蛛网膜破裂按脑脊液漏处理。鼻腔内填塞物于术后 3～5 天取出。术后有垂体功能减退者，应予激素替代治疗[11]。

特殊并发症的防治：①低钠血症。主要有脑性盐耗综合征（cerebral salt wasting syndrome，CSWS）和抗利尿激素分泌失调综合征（syndrome of inappropriate antiduretic hormone，SIADH），具体原因不明。脑性盐耗综合征是低血容量性低钠血症，而抗利尿激素分泌失调综合征是稀释性低钠血症。临床以脑性盐耗综合征为多见，表现为术后多尿、烦躁、恶心、呕吐、嗜睡，甚至昏迷。血钠低而尿排钠增多，尿钠大于 25 mmol/L。处理上维持水、电解质平衡和正常血容量。补充等渗盐水，血钠低于 120 mmol/L 时，应先给予 3% 氯化钠 200 ml，之后按计算量的一半补充，余下的量在第二天分 2 ~ 3 次补给。低血钠伴有多尿时，应先补高渗钠，之后再用抗利尿激素，若先用抗利尿激素，易引起水潴留，使血钠更低。术后出现短暂性尿崩，不合理使用去氨加压素可导致低血钠。②术后视力下降。大多数患者经蝶术后视力、视野得到不同程度的改善，少数患者术后视力下降。主要原因有：A．咬除鞍底骨质时损伤视神经管或视神经。B．术中操作时突破鞍膈，伤及视神经或视交叉。C．瘤腔出血或鞍内填塞物过多、过紧而压迫视交叉及视神经。D．较大鞍上肿瘤与视交叉有粘连，术中强行分离引起损伤。E．较大肿瘤切除后，鞍膈塌陷引起视交叉移位或扭曲，导致视交叉卒中或视交叉综合征。临床表现为术后视力急剧下降，甚至失明。术中应熟悉相关解剖，勿损伤视神经、视交叉及其血管，鞍内填塞物松紧要适度。对于视交叉卒中或视交叉综合征，在排除出血情况下，可用扩张血管、溶栓药物，对视力恢复有帮助。

4．手术疗效 手术疗效与肿瘤大小、生长方式、激素水平、病理类型、质地软硬程度等诸因素有关，还与手术方式及术者的经验和技巧密切相关。对于 PRL 腺瘤，微腺瘤及非侵袭性大腺瘤手术治疗效果较好，术后内分泌缓解率可达 80% 以上，而侵袭性肿瘤治疗效果较差。GH 腺瘤术后数小时，患者 GH 水平可明显下降。GH 瘤的手术治愈率为 58% ~ 82%，术后复发率为 5% ~ 12%。国内外 ACTH 腺瘤的手术治愈率为 60% ~ 85%，儿童患者的治愈率更高，而肿瘤复发率仅为 2% ~ 11%。无功能垂体腺瘤的治愈缓解率为 87.9% ~ 100%。经颅手术的死亡率为 4%，经蝶显微外科手术死亡率大腺瘤和巨大腺瘤为 0.4% ~ 2%，微腺瘤为 0.2% ~ 1%。

（三）放疗

放疗作为手术治疗或药物治疗的辅助治疗手段。过去常用普通直线加速器调强放射治疗，由于治疗后垂体功能减退发生率高，现已少用。现多采用立体定向放疗，如 γ 刀，将高能射线准确汇聚于颅内靶灶上，一次性或分次毁损靶灶组织，而周围正常组织因射线剂量锐减可免受损害。由于视觉通路邻近瘤组织，所耐受的射线剂量较肿瘤所需的剂量为小，故该治疗的先决条件是视觉通路相对远离肿瘤边缘。

放疗适应证：①术后有肿瘤残余；②术后肿瘤复发且肿瘤不大者；③年老体弱，或有重要器官疾病等不能耐受手术者。

术后放疗时机：一般来说，视功能较好，病情稳定者，伤口愈合后即可放疗；对于视功能障碍较明显者，应适当延缓放疗；对于术前视力严重障碍，术后视力有所改善或没有改善者，如过早放疗，可导致原来仅有的视力进一步下降，甚至丧失，由于术后 3 个月左右是视神经恢复的最佳时期，严重视功能障碍者应用神经营养药物，可在术后 3 ~ 6 个月再考虑放疗。

放疗效果：Sheline 报道，单纯放疗肿瘤控制率为 71%，手术后放疗患者的控制率可达 75%。而 Tsang 等报道，肿瘤复发后放疗，10 年控制率为 78%；首次手术后放疗，10 年控制率可达 91%。放疗后约半数患者的视力、视野障碍可望部分恢复，但亦有在放疗过程中或治疗以后发生肿瘤出血或囊变使症状反而加重。

放疗并发症：①垂体功能减退：经 8 ~ 10 年随访，其发生率为 13% ~ 30%，甚至更高。表现为性腺、甲状腺和肾上腺轴功能减退，需激素替代治疗。②放射性坏死：临床表现为视力、视野症状加重，丘脑下部症状，头痛，恶心等。常可误为肿瘤复发。其他并发症，如肿瘤内出血或囊变、视神经损害等，均以视力再度减退为特征 [12-17]。

九、特殊垂体腺瘤

（一）侵袭性垂体腺瘤

垂体腺瘤组织学上属良性肿瘤，但部分病例肿瘤具有侵袭性和相对恶性的临床特点，尤其是巨大垂体腺瘤。侵袭性常表现在以下三个方面：①广泛的海绵窦侵犯；②广泛的鞍上侧方蔓延；③广泛侵蚀颅底，进入蝶窦。

1．诊断标准

（1）影像学表现：肿瘤向邻近组织呈匍匐状浸

润生长，向下破坏鞍底骨质，向侧方侵入海绵窦，窦内壁广泛破坏，单侧或双侧颈内动脉完全被包绕，窦内脑神经受压、移位（图 45-5）。非侵袭性垂体腺瘤膨胀生长亦可造成骨质吸收变薄，因此单纯骨质破坏不能判断其侵袭性。

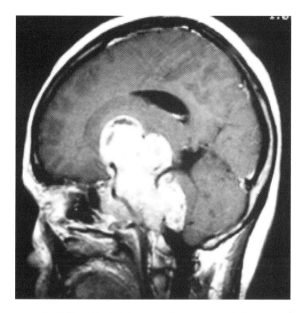

图 45-5　侵袭性垂体腺瘤的 MRI 表现。可见肿瘤向上、向后及向下侵袭性生长

（2）术中所见：鞍底骨质广泛破坏，肿瘤侵入蝶窦内。海绵窦内侧壁破坏，有明显粗糙感，切瘤后有时见颈内动脉突入蝶窦内。

（3）病理学：可见肿瘤细胞侵入硬膜，甚至骨质内。

2．临床表现

（1）约 70% 以上的侵袭性垂体腺瘤患者出现视力视野改变。原因可能为视神经、视交叉受肿瘤挤压而缺血或坏死，特别是颈内动脉内侧发出的垂体上动脉较易受影响。另一个原因可能是肿瘤卒中导致肿瘤体积突然增大。

（2）海绵窦内脑神经受侵犯，眼球运动障碍。与侵入海绵窦的脑膜瘤不同，垂体腺瘤引起的脑神经损害症状较少见，可能与多数垂体腺瘤质地较软有关。

（3）偶有术前尿崩发生，与颅咽管瘤相反，后者较多出现术前尿崩。这一现象的确切原因尚不清楚，可能因为垂体腺瘤与上面的垂体柄间常有硬膜相隔，而颅咽管瘤则直接压迫垂体柄的血供。

（4）部分广泛侵犯颅底的患者可出现脑脊液鼻漏。

（5）大部分侵袭性垂体腺瘤是无功能腺瘤，早期无症状，发现时已较大，广泛浸润。

（6）功能性腺瘤内分泌症状明显。PRL 腺瘤有明显性别差异，男性患者的肿瘤生长更快，侵袭性更强。血液 PRL 大于 1000ng/ml 常提示肿瘤侵犯入海绵窦。生长激素腺瘤伴有巨人症或肢端肥大症；ACTH 腺瘤一般为微腺瘤，少数肿瘤具有侵袭性同时伴库欣综合征。

侵袭性垂体腺瘤治疗困难，易于复发，多需综合治疗才能提高疗效，例如，术前给予药物治疗缩小肿瘤体积，术中尽量切除肿瘤，术后辅助放疗和药物治疗。

近年来，部分学者提出了难治性垂体腺瘤的概念，有以下几个特点：①肿瘤影像学上呈侵袭性生长，且生长快速，Ki-67 增殖指数 ≥ 3%；②即使手术全切，肿瘤也在短期（6 个月）内复发；③手术、药物治疗和放疗等常规治疗后肿瘤继续生长；④全身检查未见颅脑椎管内或全身其他系统的转移灶。侵袭性是难治性垂体腺瘤的重要特征，影像学上侵袭性垂体腺瘤异常快速的生长速度是难治性垂体腺瘤的重要标志。当常规治疗方法无法控制难治性垂体腺瘤，可考虑替莫唑胺化疗。其为难治性垂体腺瘤的一线化疗方法。但是目前国内药品说明书的适应证中未列入难治性垂体腺瘤，临床使用前应先向医院伦理委员会申请，经审核通过，并向患者充分交代病情及药物可能的不良反应，在患者签署知情同意书后方可开始使用 [18-19]。

（二）儿童垂体瘤

1．流行病学　在儿童的鞍区病变中，大部分肿瘤为颅咽管瘤，少部分是垂体腺瘤，约占儿童颅内肿瘤的 3%。从流行病学上来看，5 岁以下罕见；发育前期（5～11 岁）主要为 ACTH 腺瘤；进入发育期（11～18 岁）后，PRL 腺瘤发病率急剧升高，主要患者为女孩，GH 腺瘤也是这个时期的好发类型。与成人不同的是，儿童垂体腺瘤中无功能腺瘤的发病率极低，成人中却要高得多。

2．临床表现　儿童和成人垂体腺瘤在临床表现和腺瘤种类方面有重要差别。与成人垂体瘤相比，儿童和青少年垂体瘤似乎缺少特异性临床症状和体征。除 GH 分泌腺瘤外，几乎所有腺瘤都表现为生长缓慢和身材矮小。

（1）ACTH 腺瘤：ACTH 腺瘤是青春期以前最常见的腺瘤，90% 以上患 ACTH 腺瘤的儿童有典型的库欣病症状，但就诊的常见原因是儿童生长迟缓，儿童 ACTH 腺瘤的其他症状包括体重增加、月经失调、类固醇的精神作用、高血压、色素沉着、青春期延迟或早熟、体重减轻等。ACTH 腺瘤体积较小，所以很少引起局部神经损伤。微小腺瘤定位困难，这是某些患者手术失败的原因。虽然 ACTH 腺瘤很少浸润生长，但复发率却高达 14%～17%。

（2）PRL 腺瘤：PRL 腺瘤是青春期和青春期后最常见的垂体腺瘤，多为女性患者。最常见的临床症状女性多表现为月经失调和溢乳，男性为乳房女性化和性腺功能低下。男女都有生长迟缓、身体矮小的体征，并有不同程度的垂体功能减退。PRL 腺瘤比 ACTH 腺瘤大，有部分患者发生局部神经损伤。儿童 PRL 腺瘤的复发率同成人一样，是所有腺瘤中最低的，但其浸润生长较多，占 29%。同成年患者相同，其手术成功率较高。

（3）GH 腺瘤：在所有腺瘤中，GH 腺瘤年龄分布最广，各年龄都易发生。其最主要的症状是生长迅速和肢端肥大。另外，有一半女孩月经失调，10% 以上男孩性腺功能低下，还可出现体重增加、青春期早熟等。GH 腺瘤的复发率介于 ACTH 腺瘤和 PRL 腺瘤之间，有 50% 生长浸润，高复发率与高浸润度有关。

（4）TSH 腺瘤：TSH 腺瘤在儿童中罕见，这一点同成人相似。

（5）无内分泌活性的垂体腺瘤：儿童和青少年很少见临床上无内分泌活性的垂体腺瘤，在免疫组织学上无活性的垂体腺瘤可引起生长迟缓、性发育异常、月经失调。最可能的原因是鞍内压力升高干扰了 GH 合成和释放，或是垂体柄效应导致血清 PRL 升高。儿童的此类垂体腺瘤同成人相似，体积较大，大部分患者有局部神经损伤症状。

3. 治疗　经蝶手术切除儿童垂体腺瘤安全，且治愈率高。因此，手术切除是大部分腺瘤的首选治疗。手术切除的肿瘤组织应做组织学检查，这对儿童垂体腺瘤尤其重要，因为与成人不同，儿童垂体腺瘤往往缺乏特异性临床症状和体征，单凭临床表现难以确定肿瘤类型。例如，患儿有溢乳的特异性内分泌症状，可能被误诊为 PRL 腺瘤，被不恰当地使用溴隐

亭治疗。只有确定肿瘤类型，才能制订术后的辅助治疗方案，明确预后及肿瘤复发情况。因为儿童应避免放疗，故确诊是否适合内科治疗对儿童尤为重要。儿童垂体腺瘤术后复发率较成人略高，这种差异部分原因可能是儿童术后放疗、长期药物治疗较少。

（王海军　蒋小兵）

参考文献

1. aEZZAT S, ASA SL, COULDWELL WT, et al. The prevalence of pituitary adenomas: a systematic review. Cancer, 2004, 101（3）: 613-619.

2. FERNANDEZ A, KARAVITAKI N, WASS JA. Prevalence of pituitary adenomas: a community-based, cross-sectional study in Banbury（Oxfordshire, UK）. Clin Endocrinol（Oxf）, 2010, 72（3）: 377-382.

3. ASA SL, EZZAT S. The pathogenesis of pituitary tumors. Annu Rev Pathol, 2009, 4: 97-126.

4. LIoyd RV, Osamura RY, Kloppel G, et al. WHO Classification of Tumors of Endocrine Organs .4th ed.2017: 11-41.

5. Li Y, Shu K, Dong FY, et al. Relationship between histopathology and clinical prognosis of invasive pituitary adenoma. Chinese-German J Clin Oncol, 2005, 4: 179-182.

6. Bevan JS. The antitumoral effects of somatostatin analog therapy in acromegaly. J Clin Enodcrinol Metab, 2005, 90（3）: 1856-1863.

7. 中国库欣病诊治专家共识（2015）. 中华医学杂志, 2016, 96（11）: 835-840.

8. Colao A, Ferone D, Marzullo P, et al. Long-term effects of depot long-acting somatostatin analog octreotide on hermone levels and tumor mass in acromegaly. J Clin Enodcrinol Metab, 2001, 86（6）: 2779-2786.

9. Wolfsberger S, Ba-Ssalamah A, Pinker K, et al. Application of three-tesla magnetic resonance imaging for diagnosis of surgery of sellar lesions. J Neurosurg, 2004, 100: 278-286.

10. Colao A, Vitale G, Cappabianca P, et al. Outcome

of cabergoline treatment in men with prolactinoma：Effects of a 24-month treatment on prolactin levels，tumor mass，recovery of pituitary function and semen analysis.J Clin Endocrinnol Metab，2004，89：1704-1711.

11. 毛志钢，王海军，何东升，等. 经蝶显微手术治疗哑铃形垂体腺瘤（附 33 例报告）. 中国神经精神疾病杂志，2005，31（5）：376-378.

12. Lucas T，Astorgat R，Catala M，et al. Preoperative lanreotide treatment for GH-secreting pituitary adenomas：effect on tumor volume and predictive factors of significant tumor shrinkage. Clin Endocrinol（Oxf），2003，58（4）：471-481.

13. Nomikos P，Buchfelder M，Fahlbusch R. Current management of prolactinomas. J Neurooncol，2001，54：139-150.

14. Paisley A N，Drake W M.Treatment of pituitary tumors：pegvisomant. Endocrine，2005，28（1）：111-114.

15. Paisley AN，Trainer PJ. Recent developments in the therapy of acromegaly. Expert Opin Investig Drugs，2006，15（3）：251-256.

16. Ryuta S，Jun-ichiro A，Goro N，et al. Transcranial acho-guided transsphenoidal suigical approach for the remove of the large macroadenomas. J Neurosurgery，2004，100（1）：68-72.

17. Taboada. Etiologic aspects and management of acromegaly. Arq Bras Endocrinol Metabol，2005，49（5）：626-640.

18. Li Y，Shu K，Dong FY，et al. Relationship between histopathology and clinical prognosis of invasive pituitary adenoma. Chinese-German J Clin Oncol，2005，4：179-182.

19. 中国难治性垂体腺瘤诊治专家共识（2019）. 中华医学杂志，2019，99（15）：1454-1459.

脊索瘤

一、概述

脊索瘤（chordoma）是一种较为少见的肿瘤，呈缓慢侵袭性生长，组织学上为良性或低度恶性，骶骨和斜坡是肿瘤的好发部位。一般认为脊索瘤来源于原始脊索的残留组织，1846年，Virchow报道了一种起源于蝶枕软骨结合部的质软呈胶冻状的病变，由特征性的大空泡状细胞组成，Virchow把这种细胞称为"physaliferous细胞"（空泡细胞），并且认为该病变属于软骨肿瘤，将其命名为"ecchondrosis physaliphora"（含空泡细胞的外生软骨瘤）。Muller于1858年指出，这种肿瘤起源于原始脊索的残留组织，将其命名为"ecchordosis"或"chordoma"。Coenen于1925年将"ecchordosis"与"chordoma"做了进一步区别，认为前者来源于异种基因脊索的残余，没有内在生长潜能，无侵袭性，为良性，散发；而后者呈侵袭性生长，临床上脊索瘤是指后者。

尽管目前对于颅底脊索瘤的诊断、手术技巧和治疗方法都有很大进步，但由于肿瘤位于颅底骨质，部位深在，常常呈广泛性生长，彻底切除困难，即使全切/近全切，复发率仍很高，因此，脊索瘤的治疗仍是神经外科医生面临的一大挑战[1]。

脊索瘤的发病率为0.1/100 000～0.5/100 000，约占颅内肿瘤的0.5%，任何年龄均可发病，发病年龄高峰为30～40岁。肿瘤生长缓慢，病史长，从首次发病到确诊平均12个月以上，颅底脊索瘤的发病比骶尾部脊索瘤平均早10～15年。男女发病率各家报道不一，也有人认为无性别差异。

脊索瘤起源于胚胎脊索结构的残余组织，故称之为脊索瘤。胎儿发育至3个月时脊索（notochord）开始退化和消失，仅在椎间盘内残留，即所谓的髓核。在脊索退化过程中如有正常或异常的脊索组织残留，即可逐渐演变成肿瘤，有学者指出，肿瘤的演变需在外界刺激、创伤或激素水平增高（如 β_2 绒毛膜促性腺激素）等因素的影响下方能发生肿瘤性增殖而形成脊索瘤。Miettinen、Scheil等的研究则表明，脊索瘤的发生与脊索组织中部分细胞分化路径的改变和局部恶性细胞群体的出现、或细胞染色体1p和3p位点的丢失有关[2]。

脊索瘤好发于脊柱的头、尾两端，在头侧可位于咽穹、齿突、蝶-枕连合部以及斜坡；在尾部可位于脊柱的侧方、腹侧或背侧，亦见于椎间盘的髓核区。尽管脊索残留组织可以存在于脊椎的任何部位，但骶尾部（50%）和斜坡（25%～36%）是脊索瘤的两个好发部位，另外15%位于脊椎其他部位。

脊索瘤生长缓慢，很少转移，但局部扩张和侵犯性大，可侵蚀破坏邻近骨质结构（蝶窦、岩骨、斜坡及筛骨），易向前生长侵犯鼻咽部，可侵犯硬膜并穿过硬膜，侵犯中颅后窝，压迫脑干和小脑。典型的脊索瘤位于颅底中线蝶枕软骨结合部，可以从斜坡向鞍旁（23%～60%）、桥前（36%～48%）、颅中窝（32.1%）、鼻咽部（10%～25%）、颅后窝（78.5%）侵袭性生长。另外有少数脊索瘤可经硬膜外主要向硬膜内发展，而且不发生骨质破坏。

二、病理学

肿瘤大体标本为灰褐色，质地不均，有的韧脆，有的质软，呈半透明胶冻状，黏液多，供血丰富，部分瘤组织内混有骨质成分并可见多个骨性分隔。术中见肿瘤边缘不规则，与周围组织粘连，有些脑神经被肿瘤包裹。肿瘤体积大小不等，约 1 cm 至数厘米。

光镜下脊索瘤细胞呈团片样或条索状分布，其细胞形态有三种[2]：多数瘤细胞为大而圆或多边形呈上皮细胞的形态特点，胞质丰富，内有黏液及大量空泡，胞核形态规则，常染色质丰富，间质散在大量黏液，即所谓的囊泡状细胞（physaliphorous cell）乃此瘤特征（图 46-1）。第二种细胞为岛状分布的软骨样细胞成分。第三种细胞呈星形或长梭形，细胞排列紧密，胞质内空泡较少或无空泡，胞核形态轻度异形，核内异染色质轻度增多，间质黏液较少，呈肉瘤样改变，并可见到慢性炎症细胞浸润。脊索瘤内的这三种细胞形态在不同病例中的比例往往不同，但多数脊索瘤表现为以空泡细胞为主。一般认为脊索瘤间质中黏液多者说明肿瘤分化较好，而间质黏液少且瘤组织硬韧者说明肿瘤的恶性程度相对较高。

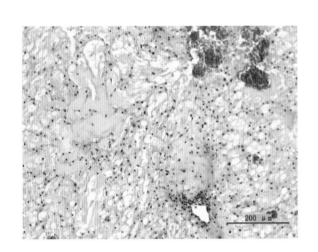

图 46-1　脊索瘤。在黏液样背景中可见呈弥漫及片状分布的囊泡状细胞（HE 染色，200×）

组织学上脊索瘤分为三型：

1. 普通型脊索瘤　最常见，约占总数的 80% ～ 85%，多见于 40 ～ 50 岁，20 岁以下少见，无性别差异。该型生长缓慢，肿瘤组织质地软、由空泡状上皮细胞和黏液基质组成，黏液丰富，局部可有出血。

2. 软骨样脊索瘤　约占脊索瘤的 5% ～ 15%。除上述典型所见外，尚含有多少不等的透明软骨样区域。

3. 低分化型脊索瘤　占脊索瘤的 1.0%，为双向分化的肿瘤，生长较快。瘤组织内即有典型的脊索瘤结构，同时也有肉瘤样的结构，瘤内含大量梭形细

胞，肿瘤增殖活跃，黏液含量显著减少并可见到核分裂象，其中约 25% 可发生转移。本型可继发于普通型放疗后或恶变。

免疫组织化学技术有助于脊索瘤和软骨肉瘤的鉴别。脊索瘤起源于原始胚胎脊索的残留组织，其上皮细胞表达细胞角蛋白（CK）和上皮膜抗原（EMA），因此，软骨样脊索瘤和普通型脊索瘤对 CK、EMA 和癌胚抗原（CEA）染色呈阳性；软骨肉瘤则均显示阴性。若肿瘤组织标本中软骨或软骨样成分明显占优势，并且 CK、EMA 染色阳性，应诊断为软骨样脊索瘤；反之，肿瘤细胞占优势且 CK、EMA 染色阴性，应诊断为软骨肉瘤。此外脊索瘤对多种组织标志物均显示阳性，如 Cyto-K6/7、EMA7/7、CEA6/7、UFAP0/7、Des0/7、α-AT7/7、Lyso4/7，而软骨肉瘤则均显示为阴性[2]。

三、影像学

（一）X 线

绝大多数脊索瘤为良性，但是具有恶性肿瘤的生物学行为，表现为广泛的骨质侵蚀破坏，常伴有钙化。因此，颅骨 X 线平片常可见广泛的骨质破坏，肿瘤钙化以及软组织肿块阴影。骨破坏范围可涉及鞍背、斜坡、前后床突、颅中窝底、蝶骨大翼、蝶窦、岩尖、颈静脉孔、枕大孔等，11% 的蝶鞍部肿瘤可突向鼻旁窦。骨质破坏边界尚清，可有碎骨小片残留和斑片状钙质沉着，有时可有软组织肿块凸入鼻咽腔，多数较大，边缘光滑。

（二）CT

CT 平扫（图 46-2）显示肿瘤呈等密度或略高密度肿块，形态不规则，边界较清楚，常伴邻近骨质破坏，50% 其间散在点片状高密度影，为钙化灶或破坏骨质残余碎片，病灶内可见囊变。增强扫描肿瘤实质可有不同程度的强化，但是因为脊索瘤属乏血管性肿瘤，肿瘤强化程度一般较轻微。并可显示斜坡、蝶鞍、岩骨、眼眶、颅中窝、颈静脉结节及枕大孔等部位的骨质发生侵蚀破坏[3]。

（三）MRI

MRI 的多方位成像可十分准确地确定肿瘤与脑

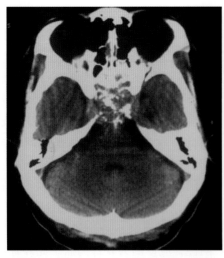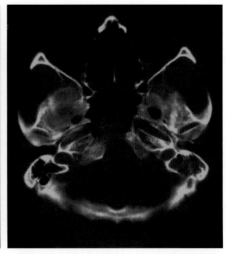

图 46-2　脊索瘤的 CT 影像学。肿瘤呈稍高密度肿块，伴有散在钙化，斜坡骨质破坏明显

干的关系，以及肿瘤向鼻咽腔气道突出的情况，确定肿瘤是否侵及骨质及其范围，有利于本病的诊断与分期。MRI 的优点在于能够很好地显示软组织，而 CT 由于受骨质伪影的影响对软组织显影不佳。脊索瘤 MRI 影像学特点（图 46-3）：平扫 T_1WI 呈等信号或略低信号，可见骨组织被软组织取代。T_2WI 呈不均匀高信号，常可区分肿瘤和邻近神经组织的分界，高信号内常见点、片状低信号，这与肿瘤内钙化、肿瘤血管流空、出血及破坏骨质的残留碎片有关。矢状位显示斜坡区的脊索瘤最理想，典型特征为 T_1WI 上斜坡脊髓高信号消失，代之为不均匀信号的软组织肿块影，病灶呈分叶状，边界较清。在增强扫描中采用脂肪抑制成像，有助于显示在正常斜坡区强化的肿瘤。增强扫描普通型脊索瘤仅有轻微强化，而软骨性脊索瘤强化明显，其 T_1、T_2 弛豫时间也较普通型脊索瘤短[3]。

MRI 的另一个优点是能够显示颅底重要大血管。肿瘤可使颈内动脉岩段和椎基底动脉受压移位、包裹，甚至闭塞，有研究表明，79% 的患者有血管受累。由于流空效应，T_1、T_2 像上都能够清楚显示这些重要血管。此外，磁共振血管成像（MRA）可以直接显示血管异常，而免于行血管造影术；磁共振静脉成像（MRV）可以显示颅底静脉回流，为安全手术提供重要信息。

（四）脑血管造影

脑血管造影对于颅内脊索瘤的诊断没有特异性，很少能见到肿瘤明显异常染色。MRA 显示有颈内动脉或椎动脉受累的患者可行血管造影检查。对于术中可能牺牲一侧颈内动脉的患者，术前有必要行球囊栓塞术以了解两侧脑循环代偿的情况。

四、临床表现及分型、分期

脊索瘤生长缓慢，通常病程较长历时数年，其自然病程表现为持续加重的颅底骨侵蚀以及邻近的神经血管直接受压。最常见的典型症状为不定期的弥漫性头痛，多进展缓慢而常不引起重视，直至数年后出现复视、共济失调、垂体功能减退、神经功能障碍时方才明确诊断。临床表现取决于肿瘤所在部位、生长方向和受侵犯的结构。常见的首发症状是头痛、复视、视物模糊，继而后组脑神经麻痹。头痛多为眶后钝痛、枕痛或颈项痛，颈部活动时加剧常提示枕骨髁受肿瘤侵犯。如果肿瘤位于蝶骨基部，表现为前组脑神经功能障碍或内分泌症状；位于枕骨基部，则表现为后组脑神经麻痹、长束征和小脑体征；巨大肿瘤可引起前组和后组脑神经麻痹。其他症状包括视力下降、面部麻木、声音嘶哑、构音不良、吞咽困难等脑神经障碍，以及脑干和小脑压迫症状，如辨距不良、步态不稳、肢体力弱、记忆力障碍。肿瘤侵犯咽后壁或进入鼻腔还可出现鼻咽部症状，如鼻塞、咽鼓管阻塞、喉肿胀、言语困难、鼻衄，有时还可能是唯一的症状。脊索瘤的远隔转移罕见，可转移至肺、骨骼、淋巴结，引起相应症状[1]。

神经系统检查通常有视神经损害和眼外肌麻痹，第Ⅵ对脑神经麻痹见于 40%～90% 的脊索瘤患者，

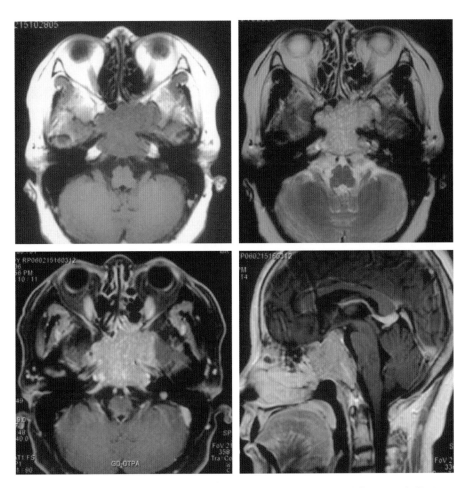

图 46-3 脊索瘤的 MRI 影像学。肿瘤主要侵犯斜坡区，骨组织被软组织取代，T_1WI 呈等信号或略低信号，T_2WI 呈不均匀高信号，高信号内见点、片状低信号，肿瘤强化明显

可能与该神经行程较长，其进入海绵窦处又恰是多数脊索瘤的起源部位有关。查体往往还可发现眼睑下垂、眼球运动受限、水平眼震、突眼、舌肌纤颤、咽反射迟钝、共济失调及锥体束征。另外约半数以上患者有咽后壁肿物，值得注意。

目前颅底脊索瘤的临床分型和分期很不一致，国内外不少学者根据脊索瘤的生长部位和（或）临床表现进行了分型和分期。

北京天坛医院根据肿瘤的生长方式及进展程度，将颅底脊索瘤分为四期[4]：Ⅰ期：肿瘤生长限于某一部位，完全位于硬膜外，无颅内侵袭。Ⅱ期：肿瘤主要位于硬膜外，但对颅内结构产生压迫。Ⅲ期：肿瘤突破硬膜，并有轻度神经功能障碍。Ⅳ期：肿瘤生长广泛，压迫脑干或与脑干粘连，并出现较多和较重的神经功能障碍。

周定标等将颅底脊索瘤分为五型[5]：①鞍区型：肿瘤累及视路和垂体，出现视野缺失和视力减退或垂体功能减退，表现为性欲减退、毛发脱落、乏力、易倦等，或丘脑下部受累出现肥胖、尿崩及嗜睡等。②颅中窝型：肿瘤向鞍旁颅中窝发展，表现为第Ⅲ~Ⅵ对脑神经麻痹，尤以展神经多见，可出现海绵窦综合征。③颅后窝型：肿瘤突向后方压迫脑干、脑神经和基底动脉，常有双侧锥体束征，出现眼球震颤、共济失调及脑神经麻痹。④鼻（口）咽型：主要位于鼻咽腔，出现鼻塞、鼻出血、下咽和通气困难，鼻腔常有脓性分泌物。⑤混合型：肿瘤巨大，范围广泛，症状复杂。

Al-Mefty（1997）等根据肿瘤的解剖部位以及手术入路分为三型：①Ⅰ型，肿瘤局限于颅底单个腔隙，如蝶窦、海绵窦、下斜坡或枕骨髁，瘤体小，症状轻微甚至无症状。此型易于全切除，预后较好。②Ⅱ型，瘤体较大，侵犯2个甚至多个颅底解剖腔隙，但通过一种颅底入路可以将肿瘤全切。临床上以此型最多见。③Ⅲ型，肿瘤广泛浸润颅底多个腔隙，需要联合应用 2 个甚至多个颅底入路才能全切肿瘤，此型预后差 [6-7]。

五、诊断与鉴别诊断

成年患者有长期头痛病史，并出现一侧展神经麻痹者，应考虑到脊索瘤的可能，影像学检查有助于确诊。向鼻咽部侵犯的颅底肿瘤，破坏颅底骨质特别是斜坡者应怀疑颅底脊索瘤的可能。由于 10% ～ 25% 的脊索瘤向鼻腔扩展，经鼻活检有助于诊断。颅底脊索瘤表现不典型时，需与颅底脑膜瘤、巨大垂体瘤、颅咽管瘤、鼻咽癌、软骨肉瘤相鉴别；若发生在桥小脑角区，应与听神经瘤相区别 [1,3]。

脑膜瘤一般境界清楚，密度均匀，可侵蚀骨质，但是多伴有局部骨质受压变薄或骨质增粗，而少有溶骨性变化，增强扫描肿瘤呈显著均匀强化，为脑膜瘤与脊索瘤的鉴别要点。

如脊索瘤向颅后窝生长侵入小脑脑桥角，应与听神经瘤鉴别。听神经瘤所致的骨质特征性改变为内听道扩大（80% 以上）和岩骨嵴的吸收，肿瘤易发生囊变，但是极少发生钙化。MRI 常有助鉴别诊断。

鞍区部位的脊索瘤需与垂体腺瘤和颅咽管瘤相鉴别。后两者多不引起广泛的颅底骨质的破坏，垂体瘤在影像学上一般表现为蝶鞍受累呈球形扩大，瘤体一般境界清楚，极少见钙化。颅咽管瘤易发生囊变，CT 上可见囊壁有弧线状或蛋壳样钙化，通常不引起邻近骨破坏。且两者脑神经损害多局限于视神经，而脊索瘤多表现为以展神经障碍为主的多脑神经损害，影像学上多见颅底骨质溶骨性改变和瘤内斑点状或片状钙化。

向下长入鼻咽部的脊索瘤因其临床表现和影像特征与向颅底转移的鼻咽癌相似，鉴别诊断主要依靠鼻咽部的活检。

鞍旁型或颅中窝底的脊索瘤与软骨肉瘤鉴别比较困难，多数颅底软骨肉瘤有偏离中线生长的特性，两者的鉴别诊断主要依赖于病理学学分析和免疫组织化学染色。

六、手术治疗

脊索瘤对放射线不敏感，常规普通放疗通常只起到姑息性治疗的作用，手术治疗仍是脊索瘤的主要治疗方法，肿瘤全切除是减缓复发的重要预后因素，手术治疗的原则是最大程度安全地切除肿瘤。

脊索瘤位于颅底中线，位置深在，手术入路比较困难。肿瘤在颅底扩展的特点使切除肿瘤不能只依赖于一种手术入路，切除颅底脊索瘤应当强调个体化，为尽可能地全切肿瘤，有时还会采取两种以上手术入路。在选择手术入路时应考虑下列因素：肿瘤部位、术者对各种可供选择入路的掌握程度、手术者的经验、颅颈稳定性等。枕骨髁受累者不仅影响颅颈关节的稳定性，且术后易复发，在设计治疗方案时要特别注意。

颅底脊索瘤的手术入路很多，入路选择的主要依据是肿瘤部位及在此基础上确定的肿瘤类型 [1]：

1. 对鞍区型和鼻咽型肿瘤，一般选用经蝶、扩大经蝶入路，或开颅行额下入路、双额扩展入路，切除累及蝶骨体（含蝶窦）和上斜坡或向鼻咽部发展的肿瘤，硬膜外的肿瘤可以达到近全切除，但侵犯硬膜下的肿瘤手术暴露局限。

2. 对下斜坡、颅颈交界区，尤其向口咽部发展的口咽型脊索瘤，可采用经口咽入路。

3. 对颅中窝型脊索瘤，可采用额颞翼点入路、颞颧入路或扩大颅中窝底入路。在该型肿瘤手术中，比较困难的是如何处理累及海绵窦的瘤体。对累及海绵窦的富含黏液质地较软的脊索瘤，应该尽可能将窦内的瘤组织一并切除，但对瘤内有许多条索、碎骨或钙化，较坚韧或血供较丰富的脊索瘤，一旦累及海绵窦，就不应过分强调根治，以免损伤颈内动脉和脑神经。

4. 颅后窝型脊索瘤的手术入路需按肿瘤的具体部位确定：位于岩斜区者多采用乙状窦前入路；位于颈静脉孔区或枕骨大孔区者多采用枕下远外侧入路，后者还可经口咽入路；主要向小脑脑桥角发展者可选乙状窦后入路。

临床实践表明，对于局限于颅底中线区，未超过视神经管、内听道、颈静脉孔内侧缘的肿瘤，经鼻扩大经蝶入路可以切除大多数病例的肿瘤，最适宜切除的病变是位于中、上斜坡，大部分在硬膜外，生长到蝶窦、鼻腔的肿瘤；也可以通过切除蝶骨平台、鞍结节等骨质，切除侵及颅前窝底、筛窦及鞍上的肿瘤；还可以通过切开海绵窦内侧壁切除部分侵犯海绵窦的脊索瘤。对于中线旁区域广泛生长的肿瘤，开颅入路显微镜联合神经内镜手术对于改善切除程度具有重要意义，必要时可采用分期手术的方式。

近年来，手术技术的进步和辅助设备的应用减少了经鼻脊索瘤切除术的并发症，例如，带蒂鼻中隔黏膜瓣的运用显著提高了颅底重建的成功率，减少了脑脊液漏的发生；鼻腔软性套筒结构可有效保护鼻腔黏膜；经鼻术中超声系统和多普勒血管超声可以有效辨识颈内动脉；术中神经电生理监测可提早发现脑神经走行；术中影像融合导航技术可以辅助解剖定位和确定肿瘤边界。这些技术和设备的运用大大提高了颅底脊索瘤的切除率，有效减少了术后并发症的发生[12]。

七、质子放疗

由于颅底脊索瘤易累及其邻近的重要神经结构（如脑干和大脑），只能尽可能最大限度手术切除，完全切除难以实现，肿瘤复发者预后更差。因此，往往采用最大程度的手术切除联合辅助放疗的治疗模式。以往中低剂量的辅助放疗效果不佳，研究显示，60Gy 剂量以下的放疗，5 年局部控制率仅为 28%。

随着外科技术的改进和高精度放疗（调强放疗和图像引导、质子放疗技术）的出现，脊索瘤放疗的 5 年局部控制和生存率有了显著改善。目前的小样本研究显示[13-14]，接受平均切缘剂量为 14 Gy 的单次立体放射外科（SRS）治疗后，5 年整体局部控制率为 53% ~ 76%，10 年为 67%。

质子是指氢原子剥去电子后带有正电荷的粒子。带电粒子的布拉格峰（Bragg 峰）可加大剂量梯度的陡峭程度，将高剂量区集中于靶区，而不增加正常组织剂量（图 46-4）。其独特的物理优势使其在颅底恶性肿瘤（如脊索瘤）中应用越来越广泛。

目前在脊索瘤的手术联合质子治疗研究中，平均照射剂量为 70 Gy［相对生物学效应（relative biological effectiveness，RBE）］左右或更高。一项 meta 分析显示，质子治疗 4 年的患者 26.8% 复发，平均复发时间为 34.5 个月[15]；另一项 meta 分析显示，5 年局部控制率和总生存率分别为 69% 和 80%[16]。针对于复发模式的研究显示，66Gy（RBE）所占体积以及最大点剂量为复发相关因素[17]，即提高放疗剂量仍是降低复发率的重要手段。

副作用方面，急性期副作用多为 1 ~ 2 级，主要表现为恶心呕吐、疲劳、暂时性脱发、黏膜炎、头痛、食欲不振。严重急性期副作用较为罕见，一般为头痛或视力下降。迟发性毒性包括单侧听力损失、颞叶坏死、视神经病变，以及垂体功能障碍。随着放疗剂量以 10Gy 及以上剂量的增加，局灶性脑坏死的风险成比例增加[15-16]。除质子放疗之外，碳离子放疗也已应用于颅底脊索瘤患者，但目前两者尚无随机对照研究。

因此，尽管联合了手术和质子放疗，仍有一定比例的患者出现局部复发。特别是肿瘤靠近或累及／压迫重要的正常器官（如脑干、视交叉和视神经），质子在该区域的物理学优势也可能无法完全体现，因此需要继续优化治疗模式。但是，质子治疗所带来的低

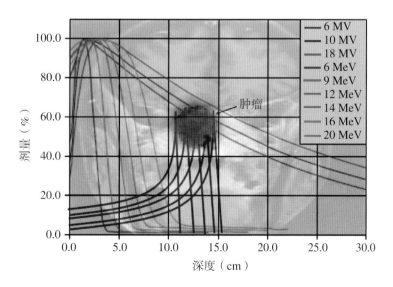

图 46-4　不同射线百分深度剂量随入射深度的改变

剂量区范围明确缩小，可大大降低未来患者发生认知功能障碍的风险，因此更加适合儿童或年轻患者。

具体流程可参考佛罗里达大学质子中心的推荐[18]：

1. 体位固定及定位　体位固定通常采用热塑面膜。在感兴趣区进行层厚 1mm 的 CT 扫描（使用或不使用造影剂），同时与术前及术后 MRI 图像进行融合。使用 T_1 压脂增强及 T_2WI 序列可较好地显示肿瘤组织。

2. 术后放疗剂量　阴性切缘，60 Gy；R1 切除，66 Gy；R2 切除，70 Gy，强化剂量可提升至 70 ~ 78 Gy。为避免周围危及器官受损，可适当牺牲靶区覆盖度。表 46-1 详细列举了针对亚临床病灶和残余肿瘤的具体剂量供参考（仅设置一个剂量亦可）。

表 46-1　颅底肿瘤靶区勾画和剂量

靶区	定义
GTV	残余肿瘤或瘤床
CTV	由 GTV 外扩得到，包括术前的和高危的亚结构
PTV1	CTV 外扩 3mm
PTV2	GTV 外扩 3mm
靶区	总剂量
PTV1	50.4 Gy（RBE），1.8 Gy/f
PTV2	73.8 Gy（RBE），1.8 Gy/f

八、预后

脊索瘤绝大多数为良性肿瘤，但具有恶性肿瘤的生物学行为，术后容易复发。由于部位深在，外科根治性切除十分困难，手术死亡率为 0% ~ 7.8%。通常手术后患者 5 年和 10 年生存率分别为 51% 和 35%。全切或近全切除肿瘤的 5 年生存率为 55% ~ 84%，次全切或大部切除肿瘤的 5 年生存率为 15%。脊索瘤对放射线不敏感，常规放疗通常只起到姑息性治疗的作用，伽马刀治疗可以控制术后残余肿瘤的生长，可能延长患者的生存期[9]。颅底脊索瘤对传统化疗药物不敏感，靶向治疗和免疫治疗未来可能成为颅底脊索瘤治疗的重要辅助方法[10-11]。

影响颅底脊索瘤预后的因素很多[8]：①肿瘤切除程度：肿瘤质地硬、瘤内纤维间隔多的病例手术全切除率低，术后并发症发生率高，肿瘤复发率高。②临床分期与分型：Ⅰ、Ⅱ期患者预后好；颅内外生长广泛，侵及海绵窦，包绕颈内动脉、基底动脉，肿瘤侵及硬膜下与脑干粘连的病例预后差；③病理分型：低分化型是脊索瘤病理类型中预后最差的一型，这类肿瘤生长速度快，具有很强的侵袭性。*INI-1* 基因的缺失是低分化型脊索瘤的一个特点。④年龄：儿童以低分化型多见，因此，年龄越小，越易复发和远处转移[10]，如肺、骨骼系统、淋巴结、肝和皮肤等。⑤联合放疗：手术和放疗是现代医学条件下脊索瘤治疗的主要手段，手术后辅以高剂量的放疗，特别是质子等带电粒子放疗可以延长生存期。

（于春江　高献书　任　铭　马茗微）

参考文献

1. 于春江. 颅底外科训练教程. 北京：清华大学出版社，2006.

2. 孙异临，王忠诚. 颅内脊索瘤临床与病理研究现状. 中华神经外科杂志，2004，20：74-76.

3. 何光武，姚振威，沈天真. MRI 与 CT 在颅底脊索瘤诊断中的价值. 医学影像学杂志，2004，14（7）.

4. 张俊廷，吴震，贾桂军. 颅底脊索瘤的显微外科治疗. 中华神经外科杂志，2006，22：29-31.

5. 周定标，余新光，许百男. 颅底脊索瘤的分型、诊断与手术. 中华神经外科杂志，2005，21（3）：156-159.

6. Al-Mefty O，Borba LA. Skull base chordomas：A management challenge. J Neurosurg，1997，86（2）：182-189.

7. Amautovic KI，Al-Mefty O. Surgical seeding of chordoma. J Neurosurg，2001，95：798-803.

8. Colli B，Al-Mefty O. Chordomas of the craniocervical junction：follow-up review and prognostic factors. J Neurosurg，2001，95：933-943.

9. Fagundes MA，Hug EB，Liebsch NJ，et al. Radiation therapy for chordomas of the base of skull and cervical spine：patterns of failure and outcome after relapse. Int J Radiat Oncol Biol Phys，1995，41：381.

10. Munshi HG，Merajver SD. Metastatic differentiated chordoma with elevated beta-hcG a case report. Am J Clin Oncol，2002，25：274-276.

11. Scheil S，Bruderlein S，Liehr T. Genome-wide

analysis of sixteen chordomas by comparative genomic hybridization and cytogenetics of the first human chordomacell line U2CH1. Genes Chromosomes Cancer，2001，32：203-211.

12．桂松柏，宗绪毅，王新生，等. 颅底脊索瘤的内镜经鼻手术治疗分型及入路. 中华神经外科杂志，2013，29（7）：651-654.

13．Hasegawa T，Ishii D，Kida Y，et al. Gamma Knife surgery for skull base chordomas and chondrosarcomas. J Neurosurg，2007，107（4）：752-757.

14．Martin JJ，Niranjan A，Kondziolka D，et al. Radiosurgery for chordomas and chondrosarcomas of the skull base. J Neurosurg，2007，107（4）：758-764.

15．Alahmari M，Temel Y. Skull base chordoma treated with proton therapy：A systematic review. Surg Neurol Int，2019，10：96.

16．Amichetti M，Cianchetti M，Amelio D，et al. Proton therapy in chordoma of the base of the skull：a systematic review. Neurosurg Rev，2009，32（4）：403-416.

17．Basler L，Poel R，Schröder C，et al. Dosimetric analysis of local failures in skull-base chordoma and chondrosarcoma following pencil beam scanning proton therapy. Radiat Oncol，2020，15（1）：266.

18．Mercado CE，Holtzman AL，Rotondo R，et al. Proton therapy for skull base tumors：A review of clinical outcomes for chordomas and chondrosarcomas. Head Neck，2019，41（2）：536-541.

第 47 章

颅咽管瘤

一、概述

颅咽管瘤（craniopharyngioma）是位于鞍区的良性肿瘤。年发病率为 0.5/1 000 000 ~ 2.5/1 000 000。占儿童颅内肿瘤的 5% ~ 11%，占成人颅内肿瘤的 1% ~ 4%。颅咽管瘤是儿童最常见的鞍区肿瘤，在儿童鞍区肿瘤中占 56%。成釉细胞型颅咽管（adamantinomatous craniopharyngioma，ACP）的发病率年龄呈双峰分布：5 ~ 15 岁与 45 ~ 60 岁。乳头型颅咽管瘤（papillary craniopharyngioma，PCP）几乎仅见于成年人，平均年龄 40 ~ 55 岁，儿童患者罕见 [1]。既往将 ACP 与 PCP 作为颅咽管瘤的两种亚型（subtype），而在 2021 年第 5 版 WHO 中枢神经系统肿瘤分类（WHO CNS5）中，它们被分类为两种不同的肿瘤 [2]。

尽管为良性肿瘤，WHO Ⅰ级，但是由于通常累及视器、下丘脑、垂体柄，对鞍上重要神经结构的侵袭常导致治疗非常棘手。治疗上可选择手术治疗、放疗、放射外科和瘤腔内放疗等多种方案，但是选择何种治疗手段作为治疗颅咽管瘤的最佳方案仍存在争议。目前多数病例首选手术治疗 [3-5]。

二、病因学及肿瘤生物学

目前发现，ACP 由 CTNNB1 基因（编码 β-catenin 蛋白）外显子 3 突变驱动。CTNNB1 基因编码 β-catenin 蛋白，正常的 β-catenin 蛋白既在细胞膜上发挥稳定的作用，也能作为转录共刺激因子进入细胞核参与转录，β-catenin 进入细胞核参与转录活动是 wnt/β-catenin 信号通路激活的一个重要事件，维持着细胞正常的功能 [6-7]。突变的结果是 β-catenin 不能被有效降解，从而在细胞质内积累并向细胞核内转移，异常激活 WNT/β-catenin 通路，引起异常的生物学效应，导致肿瘤的发生。目前，并没有确认其他突变引起 ACP 的发生。有一些病例未检测出 CTNNB1 突变，可能为检测技术的局限和（或）样本肿瘤组织比例低引起，也不能排除表观遗传机制在其中发挥作用 [8]。明显的炎症是 ACP 的另外一个重要特征，炎症与免疫相关分子在肿瘤的发展中可能起到重要的促进作用。

PCP 具有 BRAF V600E 突变。BRAF 是 MAPK 通路上游的调控因子，它调控很多生理过程，在许多肿瘤中常常上调。目前，该基因对 PCP 的诱发效应并没有被证实。但是，小鼠模型显示，大于 90% 的增殖性肿瘤细胞含有 SOX2+（干细胞标志物）、pERK1+/ERK2+（它们是 BRAF 下游的信号分子、MAPK 主要的效应分子）细胞群，提示 SOX2+ 细胞的 MAPK 通路激活赋予了其增殖优势，也削弱了其分化潜能。这一结果提示，垂体中 SOX2+ 细胞可能是 PCP 肿瘤起始细胞的来源，这一转化过程由 BRAFV600E 突变通过 MAPK/ERK 通路激活引起 [9-10]。PCP 中也存在明显的炎症特征，但是，PCP 的炎症特点还没有被进一步研究证实。

DNA 甲基化检测显示 ACP 与 PCP 具有不同的甲基化模式，表明它们在肿瘤的发生发展过程中也具有不同的表观遗传学机制。

三、病理学

ACP 组织学上显示明显的异质性。囊性变者囊内充满棕褐色机油样物质。典型的肿瘤上皮组织大体分三层结构：最外层的基底层由小的嗜碱性染色的细胞组成，形成栅栏样的结构。在瘤内邻近栅栏层处，可见旋涡状细胞团，这种细胞团为 ACP 特征性的结构。中间层薄厚不均，为疏松排列的星形细胞形成网状结构。最内层就是变性、坏死区域，可见大量钙化、湿角蛋白及胆固醇结晶等结构。β-catenin 免疫组化染色显示肿瘤细胞呈膜阳性，旋涡状细胞团中的细胞及部分散的肿瘤呈质 / 核阳性。

PCP 由分层排列的鳞状上皮组成，上皮细胞的突起形成上皮索带突入周围组织。细胞层致密，没有星形细胞分布区，也没有旋涡状结构，没有湿角蛋白，很少有钙化和囊性变。免疫组化显示肿瘤细胞 BRAF V600E 胞质阳性（图 47-1）。

四、临床表现

（一）一般情况

主要以视力、视野障碍、颅内压增高及内分泌障碍为主要表现。肿瘤和视交叉的关系对临床表现影响较大。视交叉后型颅咽管瘤向前方将视交叉推向鞍结节，导致早期视力改变，查体多表现为双眼颞侧偏盲。此外，向第三脑室内侵袭的肿瘤会阻塞室间孔导致脑积水。

大型肿瘤会压迫垂体柄和腺垂体，导致内分泌异常表现，如尿崩、高催乳素血症或者全垂体功能减退。儿童表现为甲状腺功能低下、性腺功能低下、生长迟缓三联症。有时候微细的内分泌变化常容易引起漏诊。

（二）症状和体征

颅咽管瘤为良性肿瘤，生长相对缓慢，儿童患者常常在起病多年，肿块较大引起症状后才发现。常见的临床表现为视觉受损、颅内压增高症状、内分泌紊乱等。儿童以视力受损与生长发育迟缓多见，而成人以视力视野障碍、内分泌紊乱多见。

儿童即使是肿瘤增大首先累及视交叉和视神经，也只有 20% ~ 30% 表现为视力症状。75% ~ 80% 的患儿表现为严重的头痛、呕吐，而无局灶性神经体征。内分泌障碍是儿童常见症状，常见发育矮小和尿崩症，青春期第二性征发育迟缓。还可出现中枢性食欲亢进和肥胖症等下丘脑功能紊乱的表现，肥胖的特点是食物摄入不成比例。约 20% 的儿童有神经行为异常，可能与下丘脑和神经核团通路受累有关，表现为行动迟缓、不活跃、缺乏意志、近期记忆减退或丧失。少数患儿有睡眠和体温调节失衡。甲状腺功能低下和肾上腺皮质功能亢进症状较少见。

与儿童相反，多数成人对视力障碍很敏感，80% 的成人表现为视野缺损、视物盲点和视力减退，相比之下，只有小于 1/3 的患者为高颅压。与高颅压无关的神经系统异常表现也常见于成人，包括间歇性精神

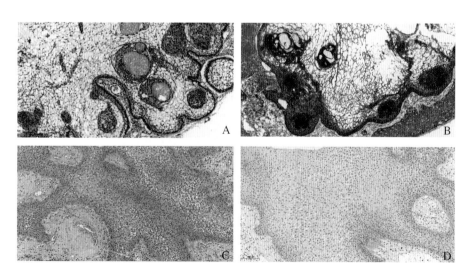

图 47-1　A、B. 成釉细胞瘤型颅咽管瘤。A. 可见栅栏样细胞层、星形网状结构、旋涡状细胞团、湿角蛋白成分（HE 染色，200×）；B. β-catenin 免疫组化染色，肿瘤细胞普遍膜染阳性，其中可见核染阳性的细胞团（IHC，200×）；C、D. 乳头型颅咽管瘤。C. 可见分层、致密排列的鳞状上皮细胞（HE 染色，200×）；D. BRAF V600E 免疫组化染色，肿瘤细胞质染色阳性（IHC，200×）

错乱、嗜睡、痴呆、遗忘等。在成人最常见的神经内分泌症状是性功能障碍，女性表现为闭经，男性表现为阳痿。

1. 视力、视野障碍 鞍区扩张性病变产生的典型视野缺损是双颞侧偏盲。偏心性生长的颅咽管瘤可产生其他类型的视野缺损。患者通常发觉视野不清楚、复视、视物模糊、主观视野缺失，甚至同侧或双侧失明。Yasargil 报道，68%的患者术前有视力障碍，最常见的是双颞侧偏盲（28%），随之为同侧偏盲（13%）同侧象限盲（13%）、失明（6%），以及其他视力损害。

儿童对于进行性发生的视野变窄缺乏感受能力，由于儿童对视力减退有极大的耐受性。许多儿童只是在一眼失明，另一眼只能辨指的情况下才叙述视物不清，例如有些儿童因看电视时位置渐渐靠近电视机而被发现。特别是对于初学走路的患儿，当发现明显的视力缺失的时候可能已经事实上存在失明。所有的颅咽管瘤患者都应在术前接受完整的视力检查，同时在术后接受定期复查。

2. 高颅压症状 部分儿童能自述头痛等不适，但低龄患儿因自述困难，往往肿瘤长期生长体积巨大或引起脑脊液循环障碍引起脑积水而导致高颅压起病，表示为头痛、呕吐，查体可见视盘水肿。

3. 内分泌异常 颅咽管瘤通常通过直接压迫或者破坏下丘脑、垂体柄导致内分泌异常，单纯的鞍内型颅咽管瘤直接压迫垂体造成内分泌异常十分罕见。术前43%～90%的患者可发生激素水平异常，所有的腺垂体激素都可能受累，包括生长激素（GH）、黄体生成素（LH）、卵泡刺激素（FSH）、促肾上腺皮质激素（ACTH）、促甲状腺激素（TSH）等。

缺乏LH和FSH导致青春期发育延迟。GH分泌低下会导致生长延迟及骨发育迟缓。TSH分泌低下导致发育障碍、体重增加、畏寒、易感疲劳、精神萎靡，面色晦暗、营养状态差，查体部分可发现心率偏慢。40%的儿童就诊时表现为身体矮小，是由GH、TSH或LH和FSH分泌不足引起，或是三种原因并存。垂体柄受累可导致催乳素分泌抑制因子（多巴胺）减少，进而导致高催乳素血症。Fahlbushch报道，术前内分泌功能障碍较其他临床表现更常见：性腺发育低下发生率为77%，高催乳素血症发生率为41%，肾上腺功能低下发生率为32%，甲状腺功能低下发生率为25%，尿崩发生率为16%。在儿童

组（30例病例）颅咽管瘤患者，术前内分泌功能障碍情况相似，但是性腺功能低下发生率可高达91%，而高催乳素血症发生率为17%，尿崩发生率为10%，低于一般水平。还有一些儿童由于下丘脑腹内侧核（VMH）受累，能量代谢调节发生紊乱，表现为下丘脑性肥胖。

任何激素分泌不足都应该在治疗前进行评估，尤其是当有多种形式的内分泌功能障碍同时表现时（表47-1）。

表47-1 鞍区占位病变的内分泌评估

垂体功能	激素水平测定	注意事项
肾上腺轴	上午8:00皮质醇水平 24 h尿游离皮质醇 促肾上腺皮质激素测定（ACTH）	清晨皮质醇为3～18 mg/L时需要进行ACTH激发试验
甲状腺轴	游离三碘甲状腺原氨酸（FT3） 游离甲状腺素（FT4） 促甲状腺激素（TSH）	
性腺轴	卵泡刺激素（FSH） 黄体生成激素（LH） 睾酮（T） 雌二醇（E2） 孕激素（P） 催乳素（PRL）	
生长激素	生长激素（GH） 胰岛素样生长因子1（IGF-1）	
抗利尿激素水平	血钠、血钾水平、血浆渗透压尿比重、尿渗透压及尿电解质监测24 h尿量	对于确诊中枢性尿崩症困难者，应行加压素试验进一步明确

4. 其他 肥胖、行为变化、精神心理异常等，少有患儿因其他原因如头部外伤行影像检查而意外发现病变等。

五、辅助检查

临床考虑颅咽管瘤的诊断时除常规术前检查外，需完善下列内容。

1. 一般检查

（1）生长发育情况：身高、体重、体重指数（BMI）等指标结合相应的年龄，评估患儿的生长发

育及营养状况，是否存在肥胖。

（2）视力、视野检查：视力检查可以判断患儿当前的视力受损情况；视野可以判断患儿是否存在偏盲以及视野缺损的类型；必要时可以行视觉诱发电位检查等。

2．实验室检查

（1）垂体前叶激素水平测定：皮质醇（上午 8：00 及下午 3：00 采血）、促肾上腺皮质激素（ACTH）、甲状腺功能 [游离三碘甲状腺原氨酸（FT3）、游离甲状腺素（FT4）、促甲状腺激素（TSH）等]、生长激素（GH）水平、胰岛素样生长因子 1（IGF-1）水平、性激素 6 项 [卵泡刺激素（FSH）、黄体生成激素（LH）、睾酮（T）、雌二醇（E2）、孕激素（P）及催乳素（PRL）]、24 h 尿游离皮质醇；清晨皮质醇为 3 ~ 18 mg/L 时需要进行 ACTH 激发试验。

（2）多饮多尿症状明显患者：监测血离子水平（钾钠氯）、血浆渗透压，24 h 尿量，24 h 尿游离皮质醇、尿比重、尿渗透压及尿电解质情况。对于确诊中枢性尿崩困难的患者，应行加压素试验，以明确是否存在中枢性尿崩症。

（3）血（必要时查脑脊液）肿瘤标志物：如甲胎蛋白（AFP）、人绒毛膜促性腺激素（HCG），以供鉴别诊断。

3．影像学检查

（1）X 线：颅骨平片约 2/3 的成人和 95% 的儿童颅咽管瘤有颅骨平片异常，前床突和鞍背骨质破坏，蝶鞍盆形扩大，鞍上钙化。单纯鞍内颅咽管瘤也可出现球形蝶鞍，类似垂体腺瘤蝶鞍改变。

蝶鞍平片可见鞍底侵蚀破坏。鞍上斑点样钙化对明确颅咽管瘤的诊断有意义。

腕关节 X 线正位片：测骨龄，进一步了解患儿生长发育情况。

（2）颅脑 CT：头部 CT 扫描可见肿瘤呈囊实性变化，也可发现颅骨平片未能发现的瘤腔内的钙化。CT 平扫见囊性变表现为低密度或等密度，增强 CT 可见囊壁及实体性肿瘤明显强化。并且蝶窦冠状位 CT 薄层扫描对经蝶入路有重要参考价值。

头颅 CT 扫描比 MRI 影像更易区别囊性或实性。MRI 影像所示囊液信号很大程度依赖于囊液脂类、蛋白和正铁血红蛋白的含量，而 CT 影像主要取决于组织密度，因而囊液与肿瘤实性相比总是低密度。头颅 CT 扫描重要的作用是对囊性肿瘤和实性肿瘤进行

分类，肿瘤 70% 以上为实性部分时属于原发实性肿瘤，相反，70% 囊性部分的肿瘤属于原发囊性肿瘤，这对治疗有指导意义。典型的颅咽管瘤在 CT 上表现为蛋壳样钙化（图 47-2E）。

（3）MRI：MRI 影像可较好显示肿瘤与周围结构——垂体、垂体柄、视交叉、颈内动脉、大脑前动脉的位置关系。囊性部分在 T_1 加权像显示为长 T_1 或等 T_1 的混杂信号，在 T_2 加权像显示比脑脊液信号更高的长 T_2 信号。在 MRI 增强扫描时，实性肿瘤或囊性肿瘤的囊壁可见明显强化（图 47-2F ~ H）。

MRI 影像矢状位可更清晰地显示肿瘤对下丘脑和脑干的挤压移位关系以及肿瘤与终板和第三脑室周围的结构关系，对选择手术入路有指导意义。

CT 扫描很难鉴别实性颅咽管瘤和伴钙化的下丘脑胶质瘤，MRI 影像对颅咽管瘤可很好地显示为脑外部肿瘤，而对下丘脑胶质瘤，MRI 影像可显示下丘脑肿瘤与下丘脑结构的关系。MRI 对钙化的显示不如 CT。

（4）其他影像检查：为评价肿瘤与血管关系，必要时行 CTA、MRA、全脑血管造影术等。

六、诊断与鉴别诊断

颅咽管瘤患者典型表现是视力视野障碍、颅内压增高与内分泌异常。为明确诊断，应详细收集家族史与病史，进行生化、内分泌评估以及详细的神经影像学评估。当儿童出现发育迟缓、视力视野改变、头痛、呕吐等高颅压症状时，要考虑颅咽管瘤的可能。成人由于相对较少见，临床症状和影像学检查常常不典型，因此诊断较困难，须和以下疾病相鉴别。

（一）垂体腺瘤

垂体腺瘤在儿童中少见。腺垂体的微腺瘤（直径小于 10 mm）发病高峰在 20 ~ 50 岁；大腺瘤（直径大于 10 mm）发病高峰为 20 ~ 40 岁。影像学上大腺瘤可通过鞍膈孔形成典型的束腰征。肿瘤发生在鞍内的垂体前叶，鞍内垂体微腺瘤除部分患者有头痛外，主要表现内分泌功能紊乱，如催乳素型腺瘤有月经紊乱、停经、泌乳症状，男性表现为阳痿和无生殖能力。皮质醇型垂体腺瘤，患者有体重增加，由于躯干部位脂肪堆积，出现向心性肥胖，皮肤萎缩变薄，皮肤易擦伤，不易愈合。生长激素型垂体腺瘤表现为

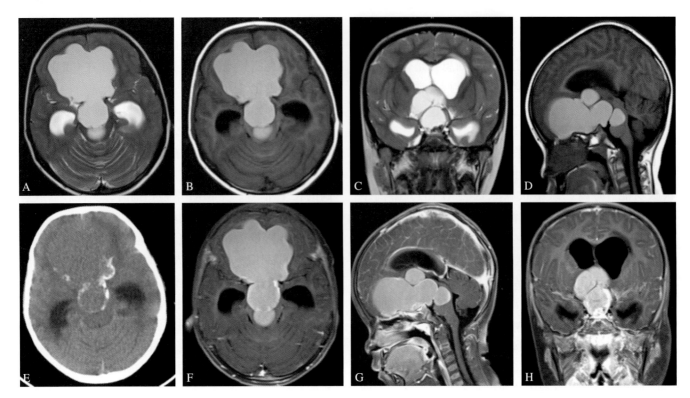

图 47-2　女，7岁，以"间断呕吐伴行走不稳1月，加重7天"为主诉入院。入院查体：行走不稳，伴有双眼视力下降及眼球向下凝视；头颅 MRI 和 CT 检查可见鞍区上方囊性肿物伴囊壁钙化表现（C、D、E），肿瘤分别向额底、脚间窝及第三脑室等方向生长，囊壁强化明显，并压迫视神经（G、H）

肢端肥大，儿童和青少年表现为巨人症。对于肿瘤突破鞍膈向鞍上生长，压迫视神经时，出现视力下降，双颞侧偏盲，肿瘤再向上生长累及下丘脑结构可出现多饮、多尿，嗜睡，向上突入第三脑室内，可出现阻塞性脑积水，向外侧累及海绵窦可出现动眼神经等脑神经麻痹，以及眼球活动障碍。MRI 影像和头颅 CT 扫描显示，肿瘤起源于鞍内等密度或略高密度影，注药后有强化。

（二）Rathke 囊肿

Rathke 囊肿发生于 Rathke 囊袋的残余组织，由单层上皮细胞构成囊壁，由于内皮细胞有分泌功能，囊液聚积，囊肿扩大，突入鞍底或向上发展产生视神经压迫症状，压迫垂体出现垂体功能减退。颅咽管瘤与 Rathke 囊肿鉴别（表 47-2）。头颅 CT 扫描和 MRI 影像示，鞍内囊性病灶，囊内容物的密度依据囊壁上皮细胞脱落的数量而定，高密度囊液多见，如果囊内细胞积聚丰富，病灶可近似实性，难以与颅咽管瘤鉴别。

表 47-2　颅咽管瘤与 Rathke 囊肿鉴别		
特点	**Rathke 囊肿**	**颅咽管瘤**
起源部位	垂体中间部	垂体前上缘
细胞排列	单层柱状上皮细胞	多层鳞状上皮细胞排列
囊内容物	机油样液体	呈巢状排列胆固醇样结晶
手术治疗	部分切除或单纯引流	全切肿瘤为目的

（三）鞍结节和鞍膈脑膜瘤

以成人发病多见，以视力下降为主，腺垂体功能障碍和下丘脑损害少见。头颅 CT 扫描示等密度或略高密度影，增强扫描均匀强化，广基与硬脑膜附着，并伴有硬脑膜增生及肿瘤周围变厚的硬脑膜缘，称硬脑膜尾征。MRI 影像可见垂体柄和垂体结构。

（四）动脉瘤

从颈内动脉海绵窦段和床突上段发出的动脉瘤可向鞍内鞍上突入和生长，少数基底动脉分叉部动脉瘤向前也可突入鞍上区。患者可表现为突发性头痛、恶心、呕吐，当动脉瘤体增大压迫视神经和视交叉，有视力减退症状。头颅 CT 扫描见鞍上高密度影。MRI 影像可见血管流空信号，血管造影可见动脉瘤染色影。

（五）胶质瘤

视神经胶质瘤可发生在儿童或成年人，可累及眶内和颅内视神经段。儿童常伴有全身神经纤维瘤病，多发生双侧视神经，以视力损害为主，头颅 CT 扫描和 MRI 影像显示视神经和视交叉弥漫性肿大，并有增强反应，一般无钙化。下丘脑胶质瘤表现为鞍上池高信号肿瘤，与视神经胶质瘤影像相近，但下丘脑胶质瘤多有下丘脑损害症状，如多饮、多尿、动作迟缓，注意力不集中等表现[11]。与颅咽管瘤的影像学鉴别要点主要为：颅咽管瘤起源垂体柄结节部，垂体柄显示不清，视神经及视交叉多呈压迫推挤，肿瘤很少在视交叉上方生长。

（六）生殖细胞瘤

非分泌型肿瘤呈实性，分泌型肿瘤呈囊性。平扫 T_1 加权像上垂体后叶的高信号在生殖细胞瘤中缺失。平扫 T_2 加权像上包含等、低信号，与颅咽管瘤相似。生殖细胞瘤占颅内肿瘤的 0.1% ~ 3.4%，37% 发生于鞍区，同样好发于儿童及青少年，多以多饮多尿起病，可有视力视野改变。影像学方面，头颅 CT 为高密度，MRI 可呈分叶状或结节状，视交叉可见增粗。生殖细胞瘤多数以多饮多尿起病，影像学上以实性或囊实性为主，强化可有特征性的泡沫样强化表现，与周围组织分界清楚，可见垂体柄增粗，神经垂体的 T_1 高信号消失，如果有松果体区同样占位及脑脊液播散，可较明确诊断，肿瘤标志物，如存在甲胎蛋白及

绒毛膜促性腺激素异常即可确诊。

除此之外，尚要与鞍上其他肿瘤鉴别，如淋巴瘤、脊索瘤、转移瘤和炎性肉芽肿等鞍上疾病。

七、颅咽管瘤的解剖与影像学分型

颅咽管瘤根据与视交叉的解剖位置关系分为视交叉前型、视交叉后型、视交叉下型。30% 的肿瘤向前方扩展，25% 的肿瘤向侧方扩展进入颅中窝，20% 向后方斜坡方向扩展。大多数颅咽管瘤为鞍内、鞍外混合型（75%），然后有 20% 纯粹鞍上型生长，5% 纯粹鞍内型生长。罕有颅咽管瘤单纯位于第三脑室或者向下扩展经蝶窦进入鼻腔。

Yasargil 根据解剖特点将颅咽管瘤分为 6 型（图 47-3）：a 型：纯鞍内 - 鞍膈下型；b 型：鞍内 - 鞍上、鞍膈下 - 鞍膈上型；c 型：鞍膈上、视交叉旁、脑室外型；d 型：脑室内、外型；e 型：第三脑室旁型；f 型：纯脑室内型[12]。

Kassam 分型包括垂体柄前型、贯穿垂体柄型、垂体柄后型及脑室内型 4 种类型[13]。

根据肿瘤起源和垂体柄周围存在蛛网膜包膜，漆松涛等提出 QST 分型（图 47-4）[14]。① Q 型肿瘤：起源于鞍膈下的垂体中间叶或垂体柄鞍膈下段，因此最有可能累及垂体；MRI 上的形状类似于字母"Q"，因此被命名为 Q 型。② S 型肿瘤：起源于鞍膈上垂体柄的蛛网膜袖套内、外段，更可能累及垂体柄。垂体清晰可见，鞍膈和基底蛛网膜大部分完整，位于肿瘤下方。第三脑室底可因肿瘤向上推移。垂体柄常被肿瘤扭曲，在 MRI 上呈"S"字样，故命名为 S 型。

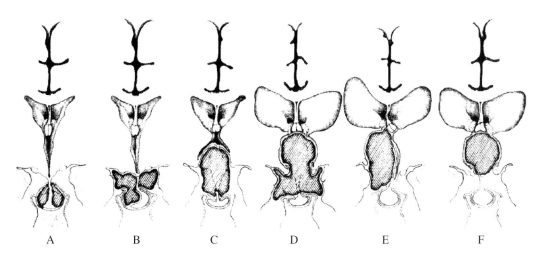

A B C D E F

图 47-3 Yasargil 根据解剖特点将颅咽管瘤分为 6 型

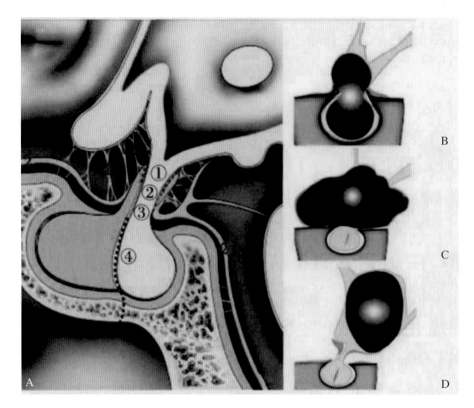

图 47-4　基于膜性概念的垂体柄分段及颅咽管瘤 QST 分型示意图。A. 垂体柄分段：①蛛网膜袖套内（疏松）段（红色）；②蛛网膜袖套间段（绿色）；③蛛网膜袖套外 - 鞍膈上段（青色）；④鞍膈下段（蓝色）。颅咽管瘤分型：Q 型（亦称鞍膈下型，蓝色虚线）、S 型（亦称鞍上 - 蛛网膜腔型，绿色及青色虚线）、T 型（亦称结节漏斗型，红色虚线）。蛛网膜：1. 内层蛛网膜；2. 外层蛛网膜（紫色线：室管膜；绿色线：蛛网膜；黄色线：软膜；浅蓝色线：硬膜）；B. Q 型颅咽管瘤的生长方式模式图；C. S 型颅咽管瘤的生长方式模式图；D. T 型颅咽管瘤的生长方式模式图（绿色线：蛛网膜；褐色线：硬膜；黑色部分为肿瘤）

可分为累及多个脑池和仅累及单个脑池的肿瘤。③ T 型肿瘤：起源于垂体柄疏松部袖套内段，与结节漏斗有广泛粘连，肿瘤通过第三脑室底卷向第三脑室底内或蛛网膜内生长，结节漏斗部正中结构被推挤变形，难以辨认，第三脑室内膜延续于肿瘤上方，第三脑室底内层蛛网膜及 liliequest 膜的间脑叶将肿瘤与脚间池相隔。垂体柄中下段和垂体腺通常是正常的 [14]。

洪涛将颅咽管瘤分为中央型和偏侧型，其中偏侧型又分为下丘脑垂体柄型、鞍上垂体柄型和鞍内垂体柄型 3 种亚型 [15]。

八、治疗

（一）高颅压的治疗

对于高颅压症状明显、精神差的患儿，需严密监测生命体征，积极给予甘露醇脱水治疗，维持水电解质及出入量平衡，若有高颅压脑疝征象，宜及时采取脑室或囊肿穿刺减压，挽救生命。如能尽早手术切除病变，且患儿一般状态较好，不提倡肿瘤切除前行脑室腹腔分流术，尽可能减少终身带管及术后继发感染几率、减轻患者痛苦、减轻家庭经济负担。肿瘤切除术后脑积水不缓解、持续高颅压患者，被迫选择脑室腹腔分流术 [16]。

（二）外科治疗

根治性切除是颅咽管瘤治疗的关键，特别是对于完全切除而没有神经血管损伤和严重并发症的患者来说意义重大。对于不能完全切除的，可以考虑补充放疗。影响颅咽管瘤患者生存的一个主要因素是下丘脑功能障碍。因此，术中保护下丘脑核心区结构功能十分关键。在儿童人群中，术前下丘脑受累，常常导致激素紊乱引起持续肥胖等，并增加了术前和术后水电解质紊乱的可能性，手术中下丘脑损伤则可增加术后水电解质紊乱的风险；术后患者体重增加也可能与下丘脑受累有关。因此，全切肿瘤和避免不可逆的下丘脑损伤是颅咽管瘤治疗的关键目标[17]。

尽管颅咽管瘤毗邻关系复杂，完全切除手术难度大、创伤大、并发症发生率高，但手术仍是颅咽管瘤最主要的治疗手段。目前手术有直接开颅及经鼻内镜第二种主要方式，随着技术发展应用内镜进行颅咽管瘤手术逐渐增多，但对于非鞍内型颅咽管瘤，可能手术视野会受限，完整切除肿瘤带来困难；对复杂性颅咽管瘤（跨 2 个组织解剖区域以上），直接开颅手术还是为较多人所选择。

1. 显微开颅手术 因颅咽管瘤周围重要神经血管脑组织结构密切，其手术的入路选择极其关键。随着神经影像技术的不断完善，颅咽管瘤的术前评估亦取得巨大进步。然而多数肿瘤定位及分界不清，或患者术前已存在内分泌及视功能障碍者，是否应追求肿瘤全切或部分切除后辅助放疗尚无统一意见。基于此，国内外学者根据肿瘤解剖位置、与视交叉关系、对第三脑室底推挤的程度等对颅咽管瘤进行分型，以解释肿瘤的位置、推测其生长模式，为手术入路的选取提供帮助。颅外入路（经蝶、扩大经蝶等）、经颅入路（经翼点、扩大翼点等）、经颅经脑入路（经终板、胼胝体、侧脑室等）均被用于肿瘤切除[18-19]。

颅咽管瘤其实是一种脑外肿瘤，尽管其生长部位特殊性，与周围众多重要神经、血管结构毗邻，导致完全切除手术难度加大；但这恰恰也为完全切除肿瘤提供了组织学依据。一般未经其他方式治疗的颅咽管瘤与颅内正常结构之间存在蛛网膜、软脑膜以及胶质反应层界面。在这些界面分离肿瘤不容易损伤正常神经组织及 Willis 环的细小分支血管。即使钙化，囊壁多数情况下只要在直视下锐性分离，就能安全地全切除。术中垂体柄的辨认与保护可以作为下丘脑保护的标志性结构，应积极寻找和保护，垂体柄的保留程度直接影响术后内分泌紊乱的发生率和严重程度。一般情况下可先根据术前影像学表现预判垂体柄的位置，术中根据术前预判、结合术中垂体柄与肿瘤的关系，尽可能多地或完整地保留垂体柄，可减少和减轻术后尿崩症。

2. 经鼻内镜手术 近年，随着技术的进步以及微创理念的广泛深入，经鼻内镜手术逐渐被推广。鞍内型颅咽管瘤为经鼻内镜手术（endoscopic endonasal surgery，EES）的最佳适应证，鞍内型突破鞍膈向鞍上生长的颅咽管瘤，可采用扩大经鼻蝶入路（expanded endonasal approach，EEA）。内镜经鼻手术具有如下优势：①镜像清晰，角度广，无死角，便于垂体 - 垂体柄暴露和保护，利于肿瘤全切；②神经血管结构牵拉小，术后视功能障碍、下丘脑缺血性损伤等发生率低；③镜下直视肿瘤及毗邻重要结构，便于及时调整手术策略。现有多数研究表明，手术切除程度与生存率存在显著相关性，倡导初次患者进行根除切除，避免反复手术，降低手术风险；术后残留病灶推荐辅助放疗。瘤体巨大、鼻腔狭窄等患者，不能盲目追求微创而致使手术失败、瘤体残留。手术医生应该根据不同分型的颅咽管瘤，在不同手术方式的优势与代价之间进行权衡，选择最佳预后的入路[20-21]。

（三）围手术期管理

颅咽管瘤围手术期指的是患者从决定接受手术治疗开始，到手术治疗直至基本康复，包含手术前、手术中及手术后的一段时间，时间约在术前 5 ~ 7 天至术后 7 ~ 12 天。

1. 术前管理 影像学检查包括头颅 CT、MRI、MRI 增强扫描及 MRA 等检查，以明确肿瘤分型、钙化情况、与周围重要结构，尤其是与垂体柄、第三脑室、丘脑和周围动脉的关系。内分泌检查：皮质醇、促肾上腺皮质激素、甲状腺功能、生长激素、胰岛素样生长因子 1、性激素六项。如存在垂体功能减退，应进行激素替代治疗，如同时存在糖皮质激素下降和甲状腺功能低下，优先补充糖皮质激素，然后补充甲状腺激素。术前对患者进行常规术前检查及手术耐受性的评估，如有电解质紊乱，提前纠正电解质至正常水平，对有心脏、肺部疾病的患者要进行心肺功能评估并给予相应的治疗，以减少术后并发症的发生率。要评估有无出血的危险因素，如有无血液病病史，有无服用抗血小板药物或抗凝药物，并评估凝血功能。如果患者年龄较大，合并有其他严重的系统脏器功能不全，可待术前脏器功能稳定后再手术治疗。

2. 术中管理 应力争全切肿瘤，并对重要结构进行解剖分离和保护，要及时评估下丘脑和垂体功能障碍，记录出血量、输液种类和输液量，尤其强化尿量的监测。术前就存在尿崩及高钠血症的患者，术中液体尽量少用或不用含钠液体，以避免术中血钠过高。可使用 5% 葡萄糖注射液，根据中心静脉压、动脉血压和尿量监测补液。通过多次血气分析监测血钠水平，及时调整补液方案。

3. 术后管理 颅咽管瘤患者术后早期管理是围

手术期管理的最重要过程，需结合术前评估、术中变化进行术后个体化管理。①术后床旁监测：CVP、心率、呼吸、血压、体温、血氧、引流液等，必要时监测颅内压。术后1周内记录尿色、每小时尿量、患者渴感程度，记录每12 h或24 h出入量，持续动态监测CVP或记录每小时CVP，其中CVP监测和尿量监测尤为重要。②内环境监测：定期复查电解质、血气、血生化、尿钠等；注意术后尽量避免经验性使用甘露醇和利尿药物，避免医源性水电解质紊乱，常合并尿崩症，尿量控制紊乱易导致稀释性低钠或浓缩性高钠，进而由电解质紊乱导致癫痫发作，故术后控制尿量亦十分关键，轻度尿崩可通过经口摄入，持续性的尿崩可通过补液，肌注垂体后叶素或口服弥柠（醋酸去氨加压素），关键是控制尿量，维持出入量平衡并达到容量正常。③垂体功能监测：术后第二天监测垂体前叶激素水平，早期采用短效糖皮质激素。④术后影像学检查：术后6 h左右常规复查头颅CT，术后72 h复查头颅MRI。

从近年来病例报告中，手术死亡率已从16%下降到3%～5%。主要原因是下丘脑损伤。单侧下丘脑损伤多数患者无症状，双侧下丘脑损伤可产生高热、昏睡，损伤下丘脑渗透压感觉区（口渴中枢），丧失口渴感觉。

在进行术后常规处理的同时，所有早期术后患者要考虑下丘脑功能低下和垂体后叶激素缺乏，增加用氢化可的松的生理用药（盐皮质激素的作用），另加抗水肿的地塞米松。之后要注意缓慢减少皮质激素，避免细菌性和化学性脑膜炎。

根据多饮、多尿持续的时间，术后尿崩症（diabetes insipidus，DI）分为暂时性尿崩症、永久性尿崩症和三相型尿崩症，后者在多饮、多尿期间出现短暂性症状缓解，一般为几天。其发生机制被认为与神经垂体组织变性坏死后一过性释放的抗利尿激素（ADH）有关。为防止出现三相反应现象，对于早期尿崩症最好的治疗方法是早期用补液疗法，必要时用短效血管加压素，以防止体液潴留。

抗利尿激素分泌失调综合征（syndrome of inappropriate antidiuretic hormone，SIADH）多发生在术后下丘脑功能开始恢复或在下丘脑结构损伤较轻的情况下，抗利尿激素分泌开始增加后出现低血钠；也可与应用垂体后叶素过量及输注过多不含盐液体有关。抗利尿激素分泌失调综合征术后更多常见，主要机制为术后抗利尿激素分泌相对过多，导致体内水分潴留、低血钠及低血渗透压。此时，在补高渗生理盐水时，可适当限制液体输入量。切记过多地限制液体输入量可导致脑性盐耗综合征发生。

脑盐潴留综合征（cerebral salt retention syndrome，CSRS）是由于视上核、视旁核、视上垂体束及其渗透压感受器损伤，患者出现高钠血症、轻度尿崩症、全身无力、面部红肿、脉率快。由于觅水障碍，患者无明显口渴。对此类患者应鼓励其喝水，限制盐摄入量；必要时，给5%葡萄糖液静脉滴注；促肾上腺皮质激素25 U每日1～2次静脉滴注或地塞米松5～10 mg每日1～2次静脉滴注。

颅咽管瘤术后发生尿崩症比例较高，儿童尿崩症诊断标准为：尿量或饮水量>3000 ml/（m²·d）。典型过程分为3个阶段：术后症期（术后1～3天），低血钠期（术后3～9天），长期尿崩症期（术后7～9天之后）。应该在严密监测出入量和电解质的前提下，及时调整输入量以及输入液体的电解质比例，保持患者在手术后急性期内基本的水电解质平衡状态。可口服或静脉应用去氨加压素控制尿崩症，从小剂量起始，每次0.025～0.05 mg，每8 h一次或每12 h一次，根据学电解质及尿量酌情调整去氨加压素的剂量，至维持尿量及血电解质正常为宜。

对于高钠血症，限制钠盐和含钠液体输入；动态监测血钠水平，如果血钠水平继续上升，可以胃管定期注入白开水，并注意糖皮质激素的补充，必要时血液滤过；注意如果开始限尿治疗，谨慎使用降血钠治疗，防止血钠水平迅速下降导致严重后果。同时应监测血糖水平，若存在血糖升高，加重患者高渗状态，可以泵入胰岛素降糖。对于严重低钠血症，如血钠低于120 mmol/L，可予3%NaCl每次6 ml/kg，预期提高5 mmol/L（5 mEq/L）血钠浓度。原则上第1个24h内限制血钠上升<10 mmol/L，随后每日血钠上升<8 mmol/L，达到目标血钠130～135 mmol/L。

颅咽管瘤围手术期应该重点关注糖皮质激素的应用，术前应该根据皮质醇检测结果决定是否进行替代治疗，具体实施方法为：（清晨8～9时采血）血皮质醇<30 μg/L（3 μg/dl）提示肾上腺皮质功能减退（adrenal insufficiency，AI），>150 μg/L（15 μg/dl）可排除AI；30～150 μg/L（3 μg/dl～15 μg/dl），需做激发试验协助诊断。在30 min或60 min时峰值血皮质醇水平<180 μg/L（18 μg/dl，500 nmol/L）时提

示 AI。手术当天至术后 3 天，考虑应激状态，可予氢化可的松，每日剂量为 50 mg/m²，分两次静脉输注，监测尿量和电解质水平。术后第 3 ～ 5 天，根据患者的一般状态、食欲、血压、血钠，静脉输注或口服氢化可的松减量至每日 25 mg/m²。此后，每 5 ～ 7 天逐渐减少剂量至维持剂量 5 ～ 10 mg/（m²·d）。手术当天或术后第 1 天，可给予甲状腺激素 12.5 ～ 25 μg/d，3 天后根据复查甲状腺功能调整替代补充用量，此后，至少每周复查 1 次以调整用药。

（四）普通放疗及立体定向放射外科放疗

颅咽管瘤虽然为良性，但对放疗有一定效果，对手术不能全切的患者进行术后普通放疗可以减少术后复发。常规放疗剂量为 50 ～ 60 Gy。

立体定向放射外科主要用于外科手术、囊液吸除、传统放疗的辅助治疗措施，特别是对复发颅咽管瘤。立体定向放射外科应仅限于直径小于 2 cm，并且距离视神经 4 ～ 5 mm 的肿瘤。在行放射外科治疗前对囊性肿瘤行囊液吸除，有利于减小肿瘤体积，提高放射外科疗效。

从组织学上看，放射总量的大小取决于给予能够控制肿瘤的放射剂量以及避免损伤视神经两者之间的平衡。近年来许多学者的研究提出，对肿瘤边界的放射剂量范围为 9.5 ～ 16.5 Gy，视神经一般受到小于 13 Gy 放射剂量的照射，最新的研究提示视神经接受小于 8 Gy 的放疗照射。放射外科对肿瘤的控制率为 70 % ～ 92%，但随访时间为 6 ～ 28 个月仍不足以得出确定结论[22-23]。

放疗造成视力障碍和内分泌功能障碍的发生情况与手术相仿，但是尿崩的发生率较低。目前的研究报道放疗后发生尿崩症的概率为 6% ～ 38%，比接受手术的患者发生率明显低。UCSF 对 1972—1999 年共 72 例颅咽管瘤初次手术治疗的患者，在次全切除肿瘤后附加放疗，有 32% 的患者存在视力减退，尽管其中有 81% 的患者术前就伴有视力减退，而 72% 的患者治疗前后保持着相同的视力障碍水平。发生内分泌障碍的可能性大小与年龄、放射剂量有关。有报道发现，放射剂量大于 61 Gy 时，80% 的儿童和 26% 的成人患者发生内分泌并发症。而当患者接受的放射剂量小于 61 Gy 时，只有 36% 的儿童和 13% 的成人发生内分泌并发症。

全脑或局部放疗对儿童的智力障碍有重要影响。对 3 岁以下的儿童脑肿瘤患儿（不包括颅咽管瘤）进行全脑放疗的临床研究表明，60% 发生精神障碍，智商（IQ）值低于 69。精神发育迟缓、痴呆以及血管并发症的发生率与最大放疗剂量密切相关：当总量大于 61 Gy 时，40% 的儿童患者及 45% 的成人患者发生上述并发症。而当总量小于 61 Gy 时，发生率为 0。对于接受放疗的儿童，有 32% ～ 33% 的患儿由于学习能力的下降而不得不接受特殊教育。尽管前述对 3 岁以下儿童接受放疗后智力情况的研究中没有包括颅咽管瘤的患儿，我们不主张对接受次全切除手术管瘤的 3 岁以下患儿应用放疗。

其他放疗并发症包括放射诱导的肿瘤形成（胶质母细胞瘤、肉瘤、脑膜瘤），放射性脑坏死，放射性血管闭塞、放射性血管炎症、视神经炎、痴呆、基底节钙化下丘脑 - 垂体功能障碍以及下丘脑性肥胖。

（五）瘤腔内治疗

1. 瘤内放疗　瘤腔内放疗是指通过手术将特殊导管置入瘤腔，进而向瘤腔内注射放射性药物的方法。Leksell 和 Liden 在 1952 年首先报道了对颅咽管瘤的囊腔采用瘤腔内治疗，目前已经成为复发型颅咽管瘤的首选或辅助治疗手段。放射性同位素，如 ^{90}钇、^{32}磷或 ^{186}铼均可注射到瘤腔，进而肿瘤进行瘤腔内高剂量的放射性照射。Blackburn 回顾分析了 127 例患者治疗资料后发现，149 个瘤囊中的 121 个瘤囊经过治疗，随访 0.2 年到 13 年，瘤腔缩小甚至消失。30 例经过 ^{32}磷治疗的病例，瘤囊缩小达到 50%，术后 3 个月复查，有 88% 的瘤囊生长得到抑制，并且持续抑制减小肿瘤容积最长达 2 年。治疗的平均 5 年生存率为 55%，10 年生存率 45%，平均生存时间为 9 年。但由于对视力与内分泌损伤的报道差异较大，以及放射性物质操作的困难，这种技术没有得到广泛采用[24-25]。

2. 瘤内化疗　Ommaya 囊置入并同位素放疗或化疗是一种治疗囊性颅咽管瘤的方法，对于一些不愿意接受手术的儿童患者，可以通过置入 Ommaya 囊来推迟接受手术治疗。接受 Ommaya 囊植入并不影响远期的预后，但可以有效推迟手术时间。要注意的是囊液会刺激周围组织形成肉芽，这样会导致引流管的各个洞口周围有很多组织包绕引流管生长，有的甚至长入引流管的引流口内，加大了手术切除的难度，术者需要特别注意这种情况。

对颅咽管瘤用化疗方案目前仍然在探索中。目前报道最好的方案是瘤内注射博来霉素，一种抑制肿瘤细胞 DNA、RNA 及蛋白合成的抗生素。Takahashi 首先报道对 7 例儿童颅咽管瘤瘤腔内注射博来霉素。7 例患儿中 4 例肿瘤次全切除，3 例行肿瘤活检术，在术后 2 周开始瘤腔内隔日注射博来霉素 1 ~ 5 mg，直到瘤腔内囊液由机油样颜色变成无色后停止注射。所有囊性肿瘤的患儿随访生存时间为 2 ~ 7 年，而混合性或实质性肿瘤效果欠佳，生存时间小于 2 年。Hoffman 报道了 21 例通过瘤囊内注射博来霉素治疗儿童囊性颅咽管瘤的病例。每天给予 2 ~ 10 mg 的博来霉素，15.7% 的患者肿瘤缩小，1 例由于博来霉素对下丘脑的毒性而导致抽搐发作。Hader 最近做了类似的报道，57% 的儿童囊性颅咽管瘤的患者瘤腔注射博来霉素随访 3 年，肿瘤缩小 50% 以上。

瘤腔内注射博来霉素具有避免直接损伤下丘脑和垂体功能，并且可以和放疗及手术配合应用的优点。其他的优点还有阻止囊腔内容物再度蓄积导致瘤囊扩大，以及防止囊壁不断增生变厚的作用，将有利于再次手术切除肿瘤。这种治疗手段的主要缺点是，主要适用于完全囊性的肿瘤，并且全切肿瘤可能导致下丘脑或垂体损伤。其他并发症包括头痛、垂体功能减退以及瘤周水肿[26]。

INF-α 在鳞癌的治疗中已经显示出了显著作用。由于鳞状上皮细胞与颅咽管瘤有同源性上皮细胞起源，INF-α 同样应用于治疗颅咽管瘤的研究中。Jakacki 研究报道了 21 岁以下一组复发、侵袭性生长、无法切除的颅咽管瘤的 INF-α 临床 II 期用药试验。治疗过程包括 8 000 000 U/（m² · d），连续 16 周的诱导过程，16 周后没有肿瘤进展的病例继续保持同剂量治疗直到 32 周。停药后随访时间长达 6 ~ 23 个月。INF-α 的毒性在 60% 的患者治疗开始的头 8 周内发生，但是随着停药或药物减量，症状可消失。毒性反应包括肾上腺皮质危象、发热、中性粒细胞减少、虚弱、皮疹、失眠以及抽搐。INF-α 的临床有效性依然需要进一步证实[27-28]。

九、术后垂体功能重建

颅咽管瘤存在内分泌障碍是普遍现象，儿童患者的生长发育问题更加复杂，应该重视术后的垂体功能重建及长期激素替代治疗。

（一）中枢性尿崩症

可依照上述内容应用静脉或口服去氨加压素。但长期过量不恰当使用 ADH 药物会导致稀释性低钠血症，应注意定期复查血电解质。术后 1 个月内每周检查血电解质水平。术后 1 ~ 6 个月每个月检查电解质和肌酐水平（必要时加强监测频率）。根据血浆渗透压和血钠浓度以调整合适的剂量和给药间隔时间。

（二）糖皮质激素的补充

对于肾上腺皮质激素分泌不足的患者首选氢化可的松进行替代治疗，剂量为 5 ~ 10 mg/（m² · d），分 2 ~ 3 次服药。应该使用最小剂量的糖皮质激素模拟皮质醇生理分泌节律进行用药，50% ~ 60% 的剂量在白天给药，使患者皮质醇水平达到正常值。剂量调整主要依据临床经验及调整后患者是否出现新发或症状缓解，不合理地提升糖皮质激素剂量也容易导致肾上腺危象的发生。

（三）甲状腺激素补充

建议对甲状腺激素缺乏的患者使用左甲状腺素（L-T4）治疗。应先排除中枢性肾上腺皮质功能减退后再使用，以免出现肾上腺危象。甲状腺素补充建议从低剂量 12.5 μg 开始，根据甲状腺功能检查结果酌情调整用量，使 FT4 逐渐升高到正常范围的中值水平。不应根据 TSH 水平调整药量。

（四）生长激素补充

如术后 2 年以上无复发征象，可考虑生长激素替代治疗。生理剂量的生长激素不会促进肿瘤复发，但过程中应定期（3 ~ 6 个月）复查鞍区 MRI。对于骨骺未闭合的儿童，生理剂量 0.07 ~ 0.1 IU/（kg · d）的生长激素有助于身高增加，同时改善机体物质代谢，减少腹部脂肪，治疗效果良好。治疗期间，应监测身高增长幅度、甲状腺激素、血糖、IGF-1 水平和骨龄，注意监测高颅压、股骨头骨骺滑脱、脊柱侧凸等副作用。在替代治疗的过程中，甲状腺激素的剂量往往需要增加。IGF-1 的水平升高到相应生物年龄（最好是骨龄）阶段的正常值范围内为宜。

（五）性激素的补充

为推迟患儿骨骺闭合而获得更好的最终身高，应该在女童 12 ～ 13 岁、男童 14 ～ 15 岁开始补充少量性激素。男童在除外禁忌证（红细胞增多症、严重睡眠呼吸暂停、前列腺癌）后，应根据年龄、症状和可能的合并症调整睾酮剂量，使血浆睾酮水平尽量接近正常值。我国常应用十一酸睾酮口服制剂，从 40 mg/d 剂量开始诱导发育，以后逐渐加量至 120 mg/d。睾酮替代治疗期间，应通过检测男性胡须生长、肌肉质量及力量、血红蛋白、红细胞计数及血细胞比容、血脂、前列腺特异性抗原（PSA）水平及前列腺体积、骨量来评估疗效。乳腺癌与前列腺癌患者、血细胞比容 ＞ 50%、未经治疗的严重呼吸睡眠暂停综合征、严重下尿道梗阻以及严重心功能衰竭是睾酮替代治疗的禁忌证。除睾酮替代以外，利用 GnRH 输注泵进行皮下脉冲式给药模拟生理分泌，或 HCG 及 FSH 联合应用，对于促进睾丸发育及生精均有较好的效果。

女性可用雌孕激素序贯替代治疗，保持女性体态和月经来潮，最常用的替代疗法为口服雌二醇（2 mg/d）。对于子宫结构完整的患者，还需要在每月初的 10 ～ 12 天内加用醋酸甲羟孕酮 10 mg/d，避免子宫内膜过度增生，增加子宫癌变风险。雌激素可降低皮质醇结合球蛋白数量，因此，同时口服雌激素的女性患者应适当提高糖皮质激素剂量。雌孕激素序贯替代治疗可以增加子宫体积，维持周期性撤退性出血，但是不能诱导排卵。维持生育功能需要促性腺激素释放激素治疗 [28]。

十、随访

随访能及时发现肿瘤复发，对水电解质及内分泌状态进行及时的纠正和治疗。应在术后 14 天、30 天、3 个月、6 个月及 1 年进行内分泌、电解质、肝肾功能及鞍区 MRI 检查（必要时增加随访频率），并且记录体质指数及生活质量评估结果。1 年以后，每年随访至少 1 次，除以上所有内容，还应包括骨龄（儿童）或骨密度（成人）检查。鉴于颅咽管瘤大部分在 5 年内复发，建议对所有患者随访至少 5 年。同时应注意患者的饮食摄入及体重情况，进行必要的相应控制，避免因下丘脑功能障碍，出现过度饮食，导致过度肥胖，出现相关并发症 [29]。

十一、肿瘤的复发及预后

现代神经影像技术、神经内分泌学、神经重症医学的发展促进了颅咽管瘤的术前评估、术中切除、术后管理和远期随访的不断完善和改进，使颅咽管瘤的手术疗效快速提高，手术病死率快速下降至 3%，全切率可达 90% 以上。颅咽管瘤预后与患者的具体情况相关，随着手术技术的提高，术后死亡率下降，但总体预后并不理想。肿瘤全切后复发也可能与前次手术未探查到的肿瘤残留有关，残留少量的上皮组织在术中难以发现，并且术后高分辨率的影像检查也难以发现，进而可能导致肿瘤复发。所以及时复查，以避免或减少肿瘤复发导致的各种神经功能障碍。术后复发患者评估后，尽量再次全切治疗，多次复发或难以全切除患者可选择反射治疗 [30-31]。随着研究的深入，目前以 BRAF V600E 为基础对 PCP 患者分子靶向治疗初步用于临床，尽管目前仍无针对 ACP 患者的分子靶向药物，但是随着基因组学与分子组学数据完善，分子靶向药物为颅咽管瘤患者提供更好治疗方式 [32-33]。

（林志雄）

参考文献

1. Müller H，Merchant T，Warmuth-Metz M，et al. Craniopharyngioma. Nat Rev Dis Primers，2019，5（1）：75.

2. Wen PY，Packer RJ. The 2021 WHO Classification of Tumors of the Central Nervous System：clinical implications. Neuro Oncol，2021，23（8）：1215-1217.

3. 漆松涛. 颅咽管瘤的现状及展望. 中华医学杂志，2017，97（17）：1281-1282.

4. 张亚卓. 提高颅咽管瘤的临床研究和诊疗水平. 中华神经外科杂志，2017，33（11）：1081-1082.

5. Duff JM，Meyer FB，Ilstrup DM，et al. Long-term outcomes for surgically resected craniopharyngiomas. Neurosurgery，2000，46：291-305.

6. Sekine S，Shibata T，Kokubu，A，et al. 2002. Craniopharyngiomas of Adamantinomatous Type Harbor β-Catenin Gene Mutations. Am J Pathol，161（6）：1997-2001.

7. Buslei R，Nolde M，Hofmann B，et al. Common mutations of beta-catenin in adamantinomatous craniopharyngiomas but not in other tumours originating from the sellar region. Acta Neuropathol，2005，109（6）：589-597.

8. Apps JR，Stache C，Gonzalez-Meljem JM，et al. 2020. CTNNB1 mutations are clonal in adamantinomatous craniopharyngioma. Neuropathol Appl Neurobiol，46（5）：510-514.

9. Brastianos P，Taylor-Weiner A，Manley P，et al. Exome sequencing identifies BRAF mutations in papillary craniopharyngiomas. Nature genetics，2014，46（2）：161-165.

10. Roque A，Odia Y. BRAF-V600E mutant papillary craniopharyngioma dramatically responds to combination BRAF and MEK inhibitors. CNS Oncol，2017，6（2）：95-99.

11. 刘翰文，漆松涛，陆云涛，等. 视交叉 - 下丘脑胶质瘤的诊断特点及高误诊率分析. 中华神经医学杂志，2012，（07）：699-702.

12. Yaşargil M，Curcic M，Kis M，et al. 1990. Total removal of craniopharyngiomas. Approaches and long-term results in 144 patients. J Neurosurg，73（1）：3-11.

13. Kassam AB，Gardner PA，Snyderman CH，et al. Expanded endonasal approach，a fully endoscopic transnasal approach for the resection of midline suprasellar craniopharyngiomas：a new classification based on the infundibulum.. J Neurosurg，2008，108（4）：715-728.

14. 包赟，刘帆，潘军，等. 不同 QST 分型儿童颅咽管瘤的临床特点及其在预后中的作用. 中华神经外科杂志，2019，35（08）：782-787.

15. Tang B，Xie SH，Xiao LM，et al. A novel endoscopic classification for craniopharyngioma based on its origin. Sci Rep，2018，8（1）：10215.

16. 中华人民共和国国家卫生健康委员会. 儿童颅咽管瘤诊疗规范（2021 年版）. 全科医学临床与教育，2021，19（08）：676-679.

17. 石祥恩，周忠清，吴斌，等. 颅咽管瘤切除术与下丘脑功能保护（附 1182 例报告）. 中华神经外科杂志，2017，33（11）：1107-1112.

18. 石祥恩. 颅咽管瘤的手术入路选择. 现代神经疾病杂志，2003，（04）：202-204.

19. 吴斌，石祥恩，周忠清，等. 经额底纵裂入路切除颅咽管瘤（附 83 例分析）. 中国微侵袭神经外科杂志，2008，（08）：341-343.

20. 中国医师协会内镜医师分会神经内镜专业委员会，中国医师协会神经外科医师分会神经内镜专业委员会，中国医师协会神经修复学专业委员会下丘脑垂体修复与重建学组. 神经内镜经鼻颅咽管瘤切除技术专家共识. 中华神经外科杂志，2020，36（11）：1088-1095.

21. Soldozy S，Yeghyayan M，Yagmurlu K，et al. 2020. Endoscopic endonasal surgery outcomes for pediatric craniopharyngioma：a systematic review. Neurosurg Focus，48（1）：E6.

22. Chiou SmM，Lunsford LD，Niranjan A，et al. 2001. Stereotactic radiosurgery of residual or recurrent craniopharyngioma，after surgery. with or without radiation therapy. Neuro Ooncol，3：159-166.

23. Foran SJ，Laperriere N，Edelstein K，et al. Reirradiation for recurrent craniopharyngioma. Adv Radiat Oncol，2020，5（6）：1305-1310.

24. Bartels U，Laperriere N，Bouffet E，et al. 2012. Intracystic therapies for cystic craniopharyngioma in childhood. Front Endocrinol（Lausanne），3：39.

25. Blackburn TP，Doughty D，Plowman PN. et al. 1999. Stereotactic intracavitary therapy of recurrent cystic craniopharyngioma by instillation of 90 yttrium. Br J Neurosurg，13：359-365.

26. Jakacki RI，Cohen BH，Jamison C，et al. Phase Ⅱ evaluation of interferon-alpha-2a for progressive or recurrent craniopharyngiomas. J Neurosurg，2000，92：255-260.

27. Goldman S，Pollack I，Jakacki R，et al. Phase II study of peginterferon alpha-2b for patients with unresectable or recurrent craniopharyngiomas：a Pediatric Brain Tumor Consortium report. Neuro Oncol，2020，22（11）：1696-1704.

28. 漆松涛，伍学焱，潘军，等. 颅咽管瘤患者长期内分泌治疗专家共识（2017）. 中华医学杂志，2018，98（01）：11-18.

29. 石祥恩，吴斌，孙玉明，等．手术切除颅咽管瘤后的长期随访．中国微侵袭神经外科杂志，2008，（08）：349-351.

30. Pan J，Qi S，Liu Y，et al. 2016. Growth patterns of craniopharyngiomas：clinical analysis of 226 patients. J Neurosurg Pediatr，17（4）：418-433.

31. Gabel BC，Cleary DR，Martin JR，et al. Unusual and Rare Locations for Craniopharyngiomas：Clinical Significance and Review of the Literature. World Neurosurg，2017，98：381-387.

32. Rostami E，Witt Nyström P，Libard S，et al. Recurrent papillary craniopharyngioma with BRAFV600E mutation treated with neoadjuvant-targeted therapy. Acta Neurochir（Wien），2017，159（11）：2217-2221.

33. Martinez-Gutierrez J，D'andrea M，Cahill D，et al. Diagnosis and management of craniopharyngiomas in the era of genomics and targeted therapy. Neurosurg Focus，2016，41（6）：E2.

第 48 章

颅底副神经节瘤

一、概述

副神经节瘤（paraganglioma）系起源于非嗜铬性副神经节组织细胞的肿瘤，这些肿瘤根据其所在的解剖部位冠以不同的名称，如起源于迷走神经上神经节的颈静脉球瘤，起源于迷走神经耳支的鼓室球瘤，起源于迷走神经下神经节的迷走神经内球瘤，以及起源于颈总动脉分叉处颈动脉小体的颈动脉体瘤。前三种球瘤的起源部位非常接近，肿瘤较大时临床上均可出现颈静脉孔内神经及听神经受损症状，故统称为颈静脉球瘤或岩骨副神经节瘤（temporal bone paraganglioma，TBP）。副神经节瘤除上述常见发病部位以外，也可原发于颅内鞍区、腰骶部马尾神经、腹膜后和纵隔等部位[1-4]。

副神经节瘤分为单发型和多发型，大多数为单发型，多发型在 10% 以上。有家族史的患者中，多发型副神经节瘤的发病率高达 55%，多表现为双侧颈动脉体瘤，也可见颈动脉体瘤合并颈静脉球瘤[2,5-6]。

本章仅描述位于颅底的颈静脉球瘤。颈静脉球瘤是指起源于颞骨内副神经节组织即球体的肿瘤，肿瘤富含血管，除极少数以外，绝大多数为生长缓慢的良性肿瘤。肿瘤破坏岩骨，不仅在岩骨内生长，还可以沿着血管、管道或神经向周围生长。大多数颈静脉球瘤为单发，亦可以多发、或与其他肿瘤并发[7-8]。

二、流行病学

颈静脉球瘤是一种少见肿瘤，发病率低，仅占全身肿瘤的 0.03%，占头颈部肿瘤的 0.6%，占中枢神经系统肿瘤的 1.3‰，在颈静脉孔区肿瘤中占 18.2%。

颈静脉球瘤在神经外科临床实践中比较少见，是中耳比较常见的肿物，在颞骨肿瘤中仅次于前庭神经鞘瘤。发病年龄从十几岁到九十几岁均有报道，高发年龄集中在 40 ～ 50 岁；女性发病率高于男性。国外文献大宗病例报道 231 例中，男 33 例、女 198 例，男：女 = 1：6；年龄分布在 20 ～ 88 岁。作者检索了 1996—2005 年国内手术证实的颈静脉球瘤文献，268 例中男 102 例，女 166 例，男：女 =1：1.63；发病年龄最小 3.5 岁，最大 68 岁，平均 22.0 ～ 43.8 岁。病程最短 1 个月，最长 26 年，平均 2.5 ～ 4.8 年。有家族史患者中女性发病率是男性的 3 ～ 6 倍，高发年龄集中在 50 ～ 60 岁。右侧发病率略高于左侧，左侧：右侧 = 1：1.5。人种之间发病率差别不大，白种人稍高于其他人种[9-12]。

三、病因与发病机制

颈静脉球瘤有散发型和家族性两种类型。散发型以单发肿瘤为特征，确切发病原因不详。家族性颈静脉球瘤与其他副神经节瘤一样，均为常染色体显性遗传，与 11q23 上的单倍染色体带有关；可伴有其他部位或类型的副神经节瘤，甚至伴发其他类型的神经外胚叶肿瘤，如神经纤维瘤等[13-14]。

四、病变位置和临床分级

早期肿瘤局限于颈静脉孔或鼓室内，随着体积增大，肿瘤破坏周围骨质，并沿着颅底的各种管道或裂隙，呈指突状向周围侵袭性生长：①经颈静脉孔或舌下神经管内口向颅后窝和斜坡生长；②经颈静脉孔外口向颈部生长；③通过圆窗或内耳道进入颅后窝及桥小脑角；④经鼓窦和乳突气房向乳突内生长；⑤经过咽鼓管向鼻咽部生长；⑥通过颈动脉管进入上斜坡和颅中窝；⑦破坏鼓室盖进入颅内窝[13]。

根据颈静脉球瘤的位置、大小及生长方式，Fisch（1984 年）将其分为四型（表 48-1）[10]。1994 年，Patel 建议保留上述分级法中按大小分级的标准，加入脑干受压和血管包裹情况，这样能够反应术后的并发症，对手术治疗更有指导价值[15]。其他分级方法包括 Glasscock-Jackson 分级和关于鼓室内型的 Sanna 分级等[11-12]。

表 48-1 颈静脉球瘤 Fisch（1984）分级法

A 型	（小型）	肿瘤局限于中耳内
B 型	（中型）	肿瘤长入鼓室乳突内，未破坏骨迷路
C 型	（大型）	肿瘤破坏骨迷路或颞骨岩尖部
	C1	肿瘤侵及颈静脉孔、颈静脉球及颈动脉管垂直段
	C2	肿瘤破坏骨迷路并侵入颈动脉管垂直段
	C3	肿瘤破坏骨迷路或颞骨岩尖部，同时侵入颈动脉管水平段
D 型	（巨大型）	肿瘤长入颅内
	D1	肿瘤颅内部分 ≤ 2 cm
	D2	肿瘤颅内部分 > 2 cm
	D3	肿瘤颅内部分手术无法切除

五、病理学

（一）巨检观察

肿瘤体积大小不等，表面较光滑，多有较薄的包膜，大型肿瘤包膜不完整。血供极其丰富，肉眼观察成红色，分块切除时质地较脆、出血严重，周围骨质破坏明显。肿瘤多呈分叶状或结节状生长，分叶性生长的肿瘤各叶间供血动脉来源各异，85% 的分叶状肿瘤各叶间血供互不相通。这种供血特点对手术及介入治疗有重要指导意义。

（二）光镜观察

肿瘤主要由苍白色的主细胞和其周围扁平状细胞组成。主细胞呈巢状和分叶状排列，胞体呈三角形，

大而形态一致，胞质成颗粒状淡伊红色，胞核较大，染色质空淡，核仁明显，核分裂象少见（图 48-1）。主细胞有时呈假乳头状结构，易误诊为室管膜瘤，GFAP 染色可以鉴别，前者阴性而后者阳性。主细胞 Crimelius 染色常呈阳性，说明含有嗜银颗粒；免疫组化染色显示主细胞 Syn 阳性，证实细胞中含有神经内分泌颗粒，其比 NSE 和 PGP9.5 更具特异性，说明非嗜铬性颈静脉球瘤细胞内也含有儿茶酚胺类物质。

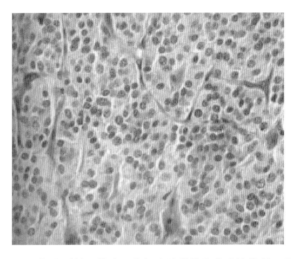

图 48-1 颅底副神经节瘤。主细胞呈巢状和分叶状排列，胞体呈三角形，大而形态一致，胞质成颗粒状淡伊红色，细胞边界不清。细胞核圆形或卵圆形，核仁明显，核分裂象少见。间质富含弯曲的毛细血管，肿瘤细胞被弯曲的小血管围绕成不规则小叶状（HE 染色，400×）

瘤细胞周围的支持细胞体积较小，核仁不明显，免疫组化显示，细胞 S100 和 GFAP 均为阳性。Gomori 和 PATH 染色显示，瘤细胞巢周围被纤维血管间质包绕。约 50% 的肿瘤中可见成熟的神经元，为颈静脉球瘤的神经节样变异。

（三）电镜观察

主细胞内存在数量不等的高密度核心囊泡，直径 80 ～ 300 nm。其中含有不同比例的神经多肽类激素（ACTH、儿茶酚胺、5- 羟色胺、多巴胺等）和肽（生长抑素等）类物质。此外，主细胞中还发现有较多的去甲肾上腺素颗粒。

组织病理学上，没有特征性的显微结构改变能判断颈静脉球瘤为良性或恶性，所以病理诊断不能预测其临床行为，即肿瘤的良性或恶性由其临床行为判

断。恶性颈静脉球瘤的病程短、症状进展迅速、肿瘤浸润性生长，往往出现贫血、远处转移或早期死亡。研究发现，恶性颈静脉球瘤细胞的生物学行为与某些神经多肽的表达有关，如 Leu- 脑啡肽、Met- 脑磷脂、胰多肽、生长抑素、血管活性肠多肽、P 物质、肾上腺皮质激素、降钙素、铃蟾肽、神经降压素等。

六、临床表现

颈静脉球瘤的临床特征与其位置、大小、向周围侵犯性生长的范围以及是否分泌神经肽类激素密切相关。

（一）听神经症状

搏动性耳鸣和听力下降是颈静脉球瘤的常见症状。搏动性耳鸣有时伴发搏动性耳痛，耳聋以传导性耳聋为主，亦可为感音性或混合性耳聋。文献显示81% 患者的就诊症状是搏动性耳鸣或听力下降。

（二）前庭神经症状

表现为头晕、眩晕，伴发于搏动性耳鸣或听力下降，检查可见水平眼震。提示肿瘤侵及迷路或直接压迫前庭神经。

（三）面神经症状

患侧面瘫，表现为鼻唇沟变浅，口角偏向对侧，额纹变浅或消失，闭眼不全。表明肿瘤已侵犯内听道、桥小脑角、面神经管等结构。

（四）后组脑神经症状

早期可出现某一神经受损的症状，如饮水呛咳、声音嘶哑等。IX～XI脑神经同时受累时即出现颈静脉孔综合征（Vernet 综合征），表现为饮水呛咳、吞咽困难、声音嘶哑、咳嗽无力、耸肩无力、咽部感觉迟钝、咽反射消失、声带及软腭肌瘫痪、舌后 1/3 味觉缺失、胸锁乳突肌和斜方肌松弛或萎缩，提示肿瘤已完全破坏颈静脉孔。如果同时出现伸舌侧偏和舌肌萎缩，则说明IX～XII脑神经均受损伤，称为 Collet-Sicard 综合征，说明肿瘤已侵犯颈静脉孔和舌下神经管。

（五）小脑症状

表现为共济失调、行走偏斜或不稳，以及小脑病理征阳性。说明肿瘤已经严重压迫小脑。

（六）综合征

病变同侧面部潮红、无汗、瞳孔缩小、睑裂变窄及球结膜充血，提示肿瘤向颈动脉管或咽旁间隙生长，压迫颈内动脉交感神经丛、颈上神经节或交感神经干。

（七）颅内压增高症状

头痛、呕吐和视力下降等颅内压增高症状，提示肿瘤向颅后窝生长，压迫脑干或第四脑室致脑积水。

（八）局部表现

外耳道检查可见：①鼓膜膨隆，鼓室内红色或蓝色肿物影；②鼓膜穿孔，鼓室内红色肿物；③外耳道红色肿物。后两种情况常伴有脓性或血性溢液，肿物触诊极易出血。头颈部检查有时可见上颈部肿块，或咽侧壁隆起，有时出现 Brown 征。

（九）高儿茶酚胺血症

功能性颈静脉球瘤的特有表现，血清中儿茶酚胺水平增高，表现为高血压综合征或血压波动，患者出现阵发性血压升高、心率加快、剧烈头痛、头晕、烦躁、恶心呕吐、面色苍白、四肢厥冷等，严重者高血压危象和低血压休克交替出现，后期出现高血压继发性心功能、肾功能不全等多器官功能受损症状。少数患者可出现良性肿瘤综合征，表现为支气管痉挛、腹痛、腹泻、严重头痛、皮肤潮红、高血压、肝大和高血糖。

（十）其他症状

少数患者可出现锥体束征、颞叶癫痫等症，合并颈动脉体瘤时出现颈动脉窦综合征。个别双侧颈静脉球瘤患者，出现双侧颈静球瘤的临床表现。

七、辅助检查

（一）影像学检查

1. X 线 早期肿瘤的颅骨 X 线平片多数无明显改变，晚期肿瘤可见颈静脉孔区骨质破坏。

2. CT 颞骨薄层 CT 扫描，可见颈静脉孔区或

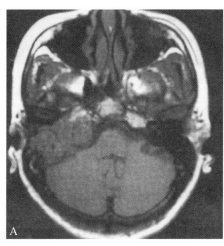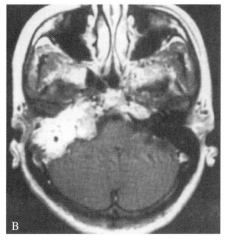

图 48-2　颈静脉球瘤 MRI 图像。A. 平扫 MRI 显示肿瘤为等信号；B. 增强 MRI 显示肿瘤明显强化，并可见流空现象

（和）鼓室内等密度或略高密度软组织影，颈静脉孔明显扩大、颞骨岩部骨质破坏，骨窗位扫描可显示颈静脉孔及其周围骨质破坏程度。增强扫描肿瘤呈明显均匀强化，大型肿瘤向颅内及周围间隙生长。

3. MRI　MRI 可以显示肿瘤与脑组织、静脉窦、颈内、外动脉及颈内静脉的毗邻关系。肿瘤在 T_1 加权图像上呈等信号，T_2 加权信号上呈高信号；在 T_1、T_2 加权像上均可见点状或线状流空信号。静脉注射 Gd-DTPA 造影剂后，肿瘤明显均匀强化，点状或线状流空信号不强化，形成"椒盐现象"，为颈静脉球瘤的特征性 MRI 表现（图 48-2）。磁共振动脉成像（MRA）结合 MRI 可以清晰显示肿瘤血供来源；磁共振静脉成像（MRV）可以明确大型肿瘤的静脉回流，也有助于判断肿瘤与乙状窦、颈静脉球和颅内静脉的关系。

4. 血管造影　数字减影血管造影（DSA）能够显示肿瘤的供血动脉、肿瘤染色与引流静脉以及邻近的颈内动脉、颈内静脉和静脉窦的受累情况。供血动脉可来源于颈外动脉系统，如咽升动脉的脑膜支、下鼓室支等，颌内动脉的脑膜中动脉和前鼓室支，枕动脉或耳动脉等（图 48-3）；也可源于颈内动脉系统，如颈内动脉的岩骨段、海绵窦段，以及椎动脉的脑膜支等。某一支供血动脉可能只供应肿瘤的某一叶，相互间互不沟通（图 48-4）。静脉期可显示同侧乙状窦末端、颈静脉球及颈内静脉上段不显影。

5. 放射显影技术　间碘苄胍（MIBG）是去甲肾上腺素的生理拟合物，其芳香基胍由溴苄铵的苯基和胍乙啶的胍基结合而成，不被儿茶酚甲基转移酶和

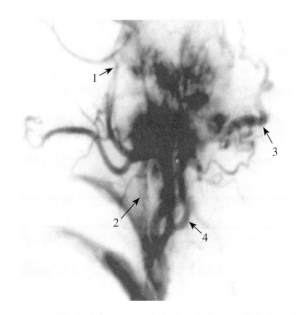

图 48-3　颈静脉球瘤 DSA。肿瘤明显染色，血供来自颈外动脉系统（1. 脑膜中动脉；2. 增粗的咽升动脉；3. 枕动脉；4. 耳后动脉）

单胺氧化酶分解。同位素 ^{123}I 或 ^{131}I 标记的 MIBG 能被瘤细胞摄取并储存于神经内分泌囊泡而显影。这项技术的应用有助于颈静脉球瘤与脑膜瘤、神经鞘瘤和骨源性肿瘤等的鉴别诊断；有助于发现多发型副神经节瘤。治疗剂量的 ^{131}I-MIBG 还可用于术后残留肿瘤的内放疗。

（二）实验室检查

1. 血清儿茶酚胺检测　功能性颈静脉球瘤患者，因血液中儿茶酚胺水平增高，静脉导管分段取血可检

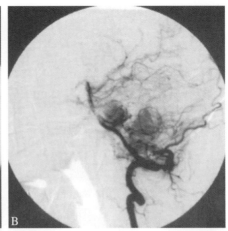

图 48-4　颈静脉球瘤椎动脉 DSA。肿瘤分叶状供血，各供血动脉互不沟通。A. 正位图像；B. 侧位图像

测血样中儿茶酚胺水平。如果越接近颈内静脉的静脉血样中，儿茶酚胺水平越高，可以确诊为功能性颈静脉球瘤。

2. 尿香草扁桃酸检测　功能性颈静脉球瘤患者血液中增高的儿茶酚胺，代谢后主要以香草扁桃酸（VMA）形式从尿中排出。故检测尿中 VMA 水平有助于判断是否是功能性颈静脉球瘤。

八、诊断与鉴别诊断

虽然目前尚无统一的颈静脉球瘤的临床诊断标准，但结合颈静脉球瘤发病的性别差异、高发年龄、临床表现及典型的影像表现和实验室检查，不难做出诊断。对于疑似病例切忌活检，以免病灶大出血。

需和以下肿瘤相鉴别：

1. 颈静脉孔神经鞘瘤　为颈静脉孔区常见肿瘤，其临床表现与颈静脉球瘤相似，鉴别主要依靠影像学检查。CT 显示神经鞘瘤所致颈静脉孔扩大边缘锐利光滑，骨质破坏少见；肿瘤常见囊变和坏死区。MRI 上肿瘤囊变和坏死区为 T_1 加权像低信号、T_2 加权像高信号，Gd-DTPA 增强后不强化；肿瘤实质部分的 T_1 加权像呈等信号或低信号，T_2 加权像呈高信号，增强后扫描强化程度也不如颈静脉球瘤明显。

2. 颈静脉孔脑膜瘤　临床表现与颈静脉球瘤相似，鉴别主要依靠影像学检查。CT 显示多数病例的肿瘤主要位于颅后窝、小部分为于颈静脉孔内；高密度肿瘤，均匀强化，边界清楚；扩大的颈静脉孔边缘有骨质增生或硬化。MRI 上肿瘤为等 T_1、等 T_2 信号，均匀强化，同时可见脑膜尾征；无颈静脉球瘤常见的

点、线状流空信号和特征性的"椒盐现象"。

3. 颈静脉孔转移瘤　往往表现为典型的颈静脉孔综合征或 Collet-Sicard 综合征，病程短、进展快，体检可发现其他系统肿瘤。CT 示肿瘤密度不均，强化明显，扩大的颈静脉孔骨质破坏为溶骨性破坏，或溶骨性与成骨性混合。MRI 上肿瘤为 T_1 低信号、T_2 高信号，不均匀强化。

4. 脊索瘤　主要位于斜坡中线，可累及颈静脉孔。CT 表现为分叶状肿块，边界较清，密度不均，伴有局灶性钙化和骨结构破坏，可见中等强化；MRI 示肿瘤为不均匀低信号，增强后不均匀强化。

5. 软骨肉瘤　CT 显示肿瘤以大量斑片状、线条状和弧形的钙化点为特征，以及颈静脉孔扩大和不规则破坏。MRI 示肿瘤为 T_1 低信号、T_2 明显高信号，信号特别不均匀。CT 和 MRI 强化不明显且特别不均匀。

九、治疗

影像学技术和神经外科技术的进步提高了颈静脉球瘤的治愈率和长期生存率。

对于中小型颈静脉球瘤，治疗的首选方案为手术切除，但对于大型和巨大型肿瘤应慎重选择治疗方案。虽然术前栓塞可以明显减少术中出血，有利于保护脑神经并提高一期全切率，但对很多于大型和巨大型的岩骨副神经节瘤，安全的全切仍然是一项挑战性的工作。

因此，对于患者是否治疗、何时治疗、采用何种方法治疗、治疗哪一侧肿瘤及治疗后并发症等处理，

应有全面的治疗计划，力争避免损伤双侧脑神经，以免出现生命危险[15-16]。

（一）手术治疗

颈静脉球瘤体积较大出现神经受损表现、无其他系统重大疾病者，可根据肿瘤的大小和生长方式，选择适当入路行手术治疗。

1. 手术入路　局限于鼓室内的小型肿瘤，采用经外耳道或耳后等耳科入路治疗。大型肿瘤采用颅底手术入路，根据颞骨的解剖特征和肿瘤大小、生长方向，手术入路主要分为四组（图 48-5）：①外侧组，主要包括经迷路入路、迷路下入路和颞下窝入路等；②后组，包括枕下入路和改良经颈静脉孔入路等；③前外侧组，主要有耳前颞下 - 颞下窝入路等；④下组，从颈部向上显露经静脉孔外口肿瘤。外侧组和后组入路是颈静脉球瘤的常用手术入路，可单独或联合应用。另外还有经中颅底显露肿瘤的上组入路，单纯应用上组和下组入路切除颈静脉球瘤比较困难。

Fisch 分级的 B 型肿瘤，可选择经迷路或迷路下入路，C ~ D1 型肿瘤可选择颞下窝入路，D2 型、D3 型肿瘤可选择改良经颈静脉孔入路，或改良经颈静脉孔入路与经迷路或经迷路下联合入路。

2. 手术方法　显露肿瘤后先在包膜外分离、阻断颈外动脉供血，再分离肿瘤与颈内动脉的粘连，然后切断肿瘤上方的乙状窦和下端的颈内静脉，尽可能整块切除肿瘤。如果肿瘤侵入颅内，游离硬膜外肿瘤后，乙状窦前或后切开硬脑膜显露颅内肿瘤。如果颅内肿瘤巨大，切开横窦上方的硬脑膜后横行切开小脑幕，牵开横窦、乙状窦和小脑扩大显露。离断颅内肿瘤供血动脉，分离、保护后组脑神经，分块全切肿瘤。如果脑神经断裂，应吻合重建。严密缝合硬脑膜、颞肌肌瓣覆盖、固定于硬膜缝合处，二腹肌肌片闭合咽鼓管和颈静脉孔，以防术后脑脊液漏。

注意事项：显露肿瘤时应充分切除其周围颅骨，以减少脑组织牵拉，并注意避免损伤静脉窦及 Labbé 静脉，以减轻术后脑水肿。术前应准备动脉输血，并

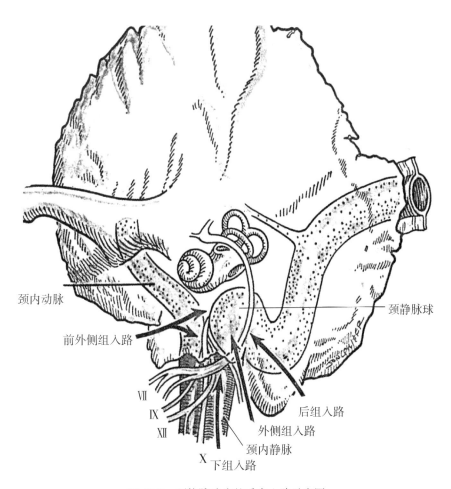

图 48-5　颈静脉球瘤的手术入路示意图

游离颈内动脉随时准备临时阻断，以便颈内动脉破裂时及时修补。如果肿瘤包裹颈部大动脉或基底动脉，分离肿瘤时应在血管外膜外进行，但严防损伤这些血管。最后阻断肿瘤回流静脉，以防术中肿瘤体积增大、加重出血；切除受累颈静脉球后，用明胶海绵及时堵塞岩下窦。

颅内肿瘤常压迫、推移、粘连神经血管，应仔细辨认神经和小脑后下或前下动脉。从脑干端分离神经直至颈静脉孔，若不得不切断神经或神经受损，可试行直接缝合。颅外分离面神经时，应尽力保留茎乳孔动脉，以利于面神经功能恢复；面神经受损时，应行无张力缝合，或用腓肠神经重建。

（二）介入栓塞治疗

介入栓塞治疗作为大型颈静脉球的术前辅助治疗，可以明显减少术中出血，有利于肿瘤的分块全切，并提高脑神经等周围结构的保护。也可作为年老体弱或合并其他系统重大疾病不适合手术者，或复发肿瘤的姑息治疗，以延缓肿瘤生长。

术前栓塞与手术的时间间隔视栓塞材料的不同而各异，明胶颗粒栓塞最好在术前3天进行，PVA栓塞与手术的间隔可达2～3个月。分叶生长的肿瘤，需行颈内、外动脉各分支血管的超选择性栓塞。Fisch 分级 C 型肿瘤一般可获得完全性栓塞、D 型肿瘤可获得大部分栓塞。颈内动脉供血而超选择栓塞失败的肿瘤，可行同侧颈内动脉的临时阻塞试验，如果患者可以耐受，则行球囊阻塞 C5 段颈内动脉。多数椎 - 基底动脉系统供血的肿瘤难以栓塞。

栓塞治疗可引起发热、短暂性耳痛、术后切口愈合延迟、脑缺血和后组脑神经麻痹等并发症。脑缺血和脑神经麻痹多与血管的"危险吻合"有关。"危险吻合"即肿瘤的颅外动脉分支与颈内动脉及椎 - 基底动脉分支之间的吻合，约 1/3 的患者 DSA 显示肿瘤血管有"危险吻合"存在，但不应成为栓塞的禁忌证，但应注意并发症的防范。

（三）放疗

老年患者或不能耐受手术者、术后残留、复发肿瘤难以手术者，以及双侧肿瘤患者其中一侧脑神经功能障碍者，可行立体定向放射治疗。对于直径小于 3 cm 的小肿瘤，放射外科疗效明显；较大的肿瘤可行放疗[17]。

十、预后

颈静脉球瘤患者应终身随访。通过个体化的方案采取手术全切，介入栓塞，立体定向放射治疗等综合措施，除极少数恶性颈静脉球外，患者有望获得良好的生存质量[18]。

（徐建国　李路莹）

参考文献

1. 黄德亮，杨伟炎，周定标，等．颈静脉球瘤的诊断与治疗．中华医学杂志，2002，82（20）：1381-1384.

2. 凌锋，张铁林．介入神经放射影像学．北京：人民卫生出版社，1999：403-406.

3. 沈天真，陈星荣．神经影像学．上海：上海科技出版社，2004：722-732.

4. 徐启武，蒋雨平．临床颅脑病学．天津：天津科学技术出版社，2003：261-269.

5. 徐启武．颅底手术彩色图谱．天津：天津科学技术出版社，2000.233-238.

6. 张明广，徐启武，鲍伟民，等．改良经颈静脉孔入路的显微解剖研究．中华神经外科杂志，2003，19（1）：115-118.

7. 赵继宗．颅脑肿瘤外科学．北京：人民卫生出版社，2004.709-718.

8. Briner HR，Linder TE，Pauw B，et al. Long-term results of surgery for temporal bone paragangliomas. Laryngoscope，1999，109（8）：1355.

9. Brown J S. Glomus jugular tumors revisited：a ten-year statistical follow-up of 231 cases. Laryngoscope，1985，95：284-288.

10. Fisch U，Fagan P，Valavanis A. The infratemporal fossa approach for the lateral skull base. Otolaryngologic Clin North Am，1984，17（3）：513-552.

11. Jackson CG，Welling DB，Chironis P，et al. Glomus tympanicum tumors：Contemporary concepts in conservation surgery. Laryngoscope，1989，99：875-884.

12. Sanna M，Fois P，Pasanisi E，et al. Middle ear and mastoid glomus tumors（glomus tympanicum）：An

algorithm for the surgical management. Auris Nasus Larynx，2010，37：661-668.

13. Jackson CG，Glasscock ME，Harris PF. Glomus tumors：diagnosis，classification，and management of large lesions. Arch Otol，1982，108：401-406.

14. Jackson CG. Glomus tympanicum and glomus jugulare tumors. Otolaryngol Clin North Am，2001，34：941-970.

15. Patel SJ，Sekhar LN，Cass SP，et al. Combined approaches for resection of extensive glomus jugular tumors：a review of 12 cases. Neurosurg，1994，80：1026-1038.

16. Pellet W，Cannoni M，Pech A. The widened transcochlear approach to Jugular foramen tumors. Neurosurg，1988，69：887-894.

17. Sheehan J，Kondziolka D，Flickinger J，et al. Gamma knife surgery for glomus jugulare tumors：an intermediate report on efficacy and safety. Neurosurg，2005，102：241-246.

18. Yildiz E，Dahm V，Gstoettner W，et al. Long-Term Outcome and Comparison of Treatment Modalities of Temporal Bone Paragangliomas. Cancers（Basel），2021，13（20）：5083.

第 49 章

表皮样囊肿

一、概述

表皮样囊肿（epidermoid cyst）也称胆脂瘤（cholesteatoma）或珍珠瘤（pearl tumor），由法国病理学家 Cruveilhain 教授于 1829 年首次报道和描述。1838 年，Muller 教授提出用于描述含有胆固醇样结晶的肿瘤的术语——胆脂瘤。从此，人们对表皮样囊肿的概念产生了一些混淆。此后其他学者在乳突气房内和中耳腔内也相继发现了与慢性感染有关的类似组织学成分。1897 年，Bosteroem 将与慢性感染有关的表皮样囊肿和在最初几周胚胎发育过程中上皮样残余组织异位所形成的表皮样囊肿区别开来，并指出胚胎残余组织既可形成表皮样囊肿，也可形成皮样囊肿 [1-2]。

二、流行病学

表皮样囊肿是一种生长极其缓慢的良性瘤样病变，占所有颅内肿瘤的 1.2% 左右（0.5% ~ 2.2%），无性别或种族差异，可发生于任何年龄。尽管表皮样囊肿起源于胚胎残余组织，但多数患者通常于 20 ~ 40 岁时才出现临床症状，而 40 岁年龄段是此病的高峰年龄。由于此表皮样囊肿生长极其缓慢，一旦出现临床症状，则表皮样囊肿已长至相当大了。有相当一部分患者是因头部外伤后行头颅 CT 检查时偶尔发现颅内表皮样囊肿 [1-5]。

三、病理学

表皮样囊肿起源于异位胚胎残余组织的外胚层组织，是胚胎发育的第 3 周至第 4 周神经管脱离外胚叶而闭合时外胚层组织遗留在神经管内所致。由于外胚层组织在神经管内遗留的位置不同，决定了日后表皮样囊肿发生的部位也不相同。如异位的外胚层组织在胚胎早期（神经管闭合时），则表皮样囊肿多位于中线部位；如发生在晚期（第二脑泡形成期），则表皮样囊肿多位于侧方。所以小脑脑桥角（cerebellopontine angle，CPA）和鞍区是表皮样囊肿的好发部位，也可见于第四脑室、第三脑室、侧脑室、大脑实质内、小脑、四叠体区及脑干等部位，但后者发生的相对较少。有 5% ~ 10% 完全位于硬膜外，如颅骨板障及脊柱脊髓等。少数表皮样囊肿可由外伤所致。有实验证明，将皮肤碎片直接植入颅内可形成表皮样囊肿。表皮样囊肿可单发，也可多发，由数毫米至数厘米大小不等。表皮样囊肿大小不一，边缘清楚，多呈分叶状，常沿蛛网膜下腔呈钻缝样、塑形性或填充式生长，可包绕局部神经和血管。从肉眼看，表皮样囊肿表面很光滑，呈不规则的小结节状，表皮样囊肿壁非常菲薄而透明，与周围组织界限清楚，血供稀少，但深部的表皮样囊肿壁常与较大的神经血管粘连较紧密，其内为呈洋葱样排列的闪闪发光的一片片分叶状物质，呈白色微黄的干酪样或豆渣状物质，内含胆固醇结晶，酷似白色的珍珠，Dandy 曾把表皮样囊肿称为"人体内最美丽的肿瘤"（图 49-1A）。偶尔有部分表皮样囊肿因继发感染而呈黄绿色或棕褐色黏稠物体，并有脓臭味。表皮样囊肿内容物溢出可引起病灶周围组织及脑膜的炎性反应，从而可呈不同颜色（图 49-1B）[1-5]。个别表皮样囊肿可发生恶性转化，从而形成鳞状上皮细胞癌 [6]。从病理光学显微镜下看，表皮样囊肿外层为一层白色纤维组织，内层为复层鳞状上皮细胞，并可见较多的角化细胞和

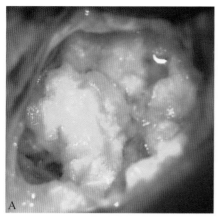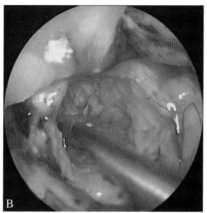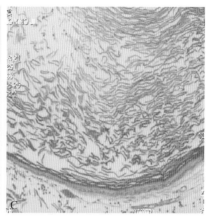

图 49-1　表皮样囊肿显微镜及光镜下图像。A．显微镜下酷似白色珍珠样结构的表皮样囊肿；B．表皮样囊肿内镜术中截屏；C. 表皮样囊肿光镜下病理图片（100×）

细胞碎屑（包括角质成分和从细胞膜降解而来的脂质胆固醇结晶），角化细胞不断脱落形成表皮样囊肿的内容物，并呈层状排列而使表皮样囊肿不断增大（图49-1C）[1-5]。

四、临床表现

表皮样囊肿在临床上无特征性的症状和体征。表皮样囊肿生长极其缓慢，但对病灶周围组织具有较强的破坏作用，也有炎性作用，可表现为无菌性脑膜炎反复发作，从而出现脑积水，因而临床上有部分患者可因脑积水而表现有一定程度的精神症状。另有部分患者出现癫痫发作，如表皮样囊肿位于额叶、颞叶，其癫痫的发生率更高。不同部位的表皮样囊肿

有不同的临床表现。

（一）CPA 区表皮样囊肿 [3-5]

CPA 区是表皮样囊肿最常见的好发部位（图49-2），约占颅内表皮样囊肿的 60%。多发生于中青年，病变常沿 CPA 的脑池方向伸展，可向两侧 CPA生长，或骑跨于岩骨嵴上向鞍上、颅中窝、颅后窝生长（图 49-3）。绝大多数患者（2/3 以上）通常表现为同侧单纯的三叉神经痛，以三叉神经的第三支或第二支、第三支痛为多见，常有明确的疼痛触发点，与原发性三叉神经痛极为相似，但前者疼痛持续时间较长，并有同侧三叉神经区的痛觉减退和角膜反射减弱等表现。少部分患者（1/3）以三叉神经痛起病后出现患侧面部麻木、面肌抽搐，患侧耳鸣、听力减

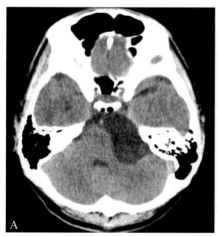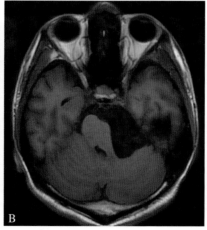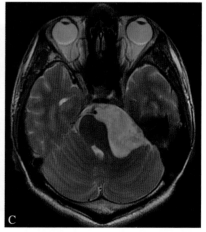

图 49-2　左侧 CPA 区表皮样囊肿影像学表现。A．左侧 CPA 区表皮样囊肿 CT；B．左侧 CPA 区表皮样囊肿 MRI T1 加权像；C.左侧 CPA 区表皮样囊肿 MRI T$_2$ 加权像

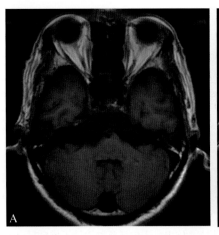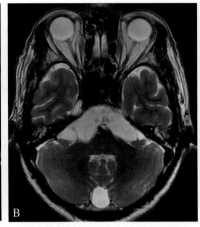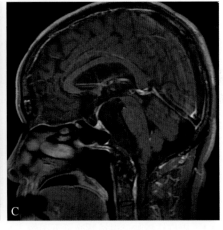

图 49-3　双侧 CPA 区表皮样囊肿影像学表现。A．MRI T₁ 加权像；B．MRI T₂ 加权像；C．MRI 增强像（矢状位）

退，甚至耳聋，晚期可出现典型的 CPA 综合征而类似 CPA 肿瘤。个别 CPA 表皮样囊肿患者可表现为对侧三叉神经痛[7]。神经系统检查可发现三叉神经、面神经和听神经等脑神经的功能障碍，表现为面部感觉减退、角膜反射减弱、面部肌力减弱、咀嚼肌无力、听力下降或丧失。少数患者可因舌咽神经、迷走神经麻痹而声音嘶哑、吞咽困难等表现。岩骨尖板障内的表皮样囊肿也可出现三叉神经、听神经等的脑神经功能障碍。表皮样囊肿生长较大，压迫小脑半球时可出现共济失调、步态不稳等小脑功能障碍。个别颅后窝的表皮样囊肿可生长至非常巨大，达 8.4 cm × 4.8 cm × 5.8 cm，经手术切除后恢复良好[8]。

（二）鞍区及颅中窝表皮样囊肿[9]

表皮样囊肿位于鞍区者，所引起的临床症状和体征与垂体腺瘤、颅咽管瘤相似，常以视力减退、视野缺损为早期的主要临床表现，晚期可出现视神经萎缩，但一般情况下，由于表皮样囊肿生长极其缓慢，发生严重视力减退或失明者相对较为少见。少数患者可因表皮样囊肿压迫垂体腺、下丘脑而出现内分泌功能障碍，表现为性功能减退、多饮多尿等垂体功能不足及下丘脑损害。表皮样囊肿向前生长者，可因压迫额叶而出现精神症状；表皮样囊肿向后突入第三脑室者可较早出现梗阻性脑积水而出现颅内压增高表现；表皮样囊肿位于鞍旁者，往往向颅中窝、颞叶扩展（图 49-4），有时可因压迫三叉神经半月节而出现三叉神经痛表现，也可同时出现面部感觉麻木、咀嚼肌无力等。如同时累及颅中窝和颅后窝，除上述脑神经受损表现外，可产生脑积水。

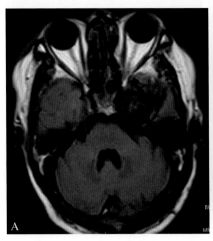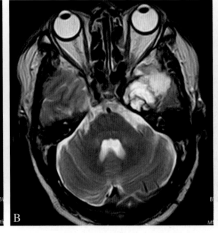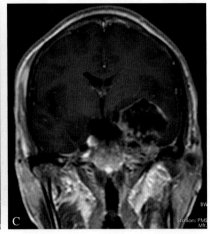

图 49-4　左侧鞍旁、颞叶表皮样囊肿影像学表现。A．MRI T₁ 加权像；B．MRI T₂ 加权像；C．MRI 增强像（冠状位）

（三）脑室内表皮样囊肿[10-12]

由于表皮样囊肿生长缓慢，脑室内表皮样囊肿初期很少有临床症状或体征，一般多见于侧脑室三角区或颞角区，可生长至很大，甚至充满整个脑室，此时可因阻塞脑脊液循环通路致脑积水而产生颅内压增高的临床症状和体征。部分表皮样囊肿可发生于第三脑室后部的四叠体区、松果体区、第三脑室内（图49-5）或第四脑室内（图49-6），可因较早发生梗阻性脑积水导致颅内压增高而较早出现临床症状。

（四）脑实质内及脑干表皮样囊肿[13-15]

大脑半球（图49-7）、小脑半球（图49-8）及脑干（图49-9）等部位均可发生表皮样囊肿，但发生率均较低。依表皮样囊肿生长的部位而出现相应的临床症状和体征。表皮样囊肿位于大脑半球者可出现癫痫发作、精神症状、轻偏瘫、偏身感觉障碍等；表皮样囊肿位于小脑半球者可出现眼球震颤、共济失调等小脑功能障碍；表皮样囊肿位于脑干者可出现交叉性麻痹、病变侧展神经、面神经麻痹，以及对侧肢体强直性轻偏瘫等表现，有些酷似脑干肿瘤。

（五）颅骨内表皮样囊肿[16]

表皮样囊肿可发生于颅骨的任何部位，但往往好发于中线或近中线部颅骨，如额骨、枕骨或颞骨岩部（图49-10）等，在临床上常是偶然发现颅骨隆起多年，触之有橡胶感，无压痛，可活动或固定在颅骨上。中线部位病变接近鼻梁或窦汇处的机会相对较大，当表皮样囊肿向颅内扩展时可累及大静脉窦或伸入脑组织内，并可产生相应的临床症状和体征。

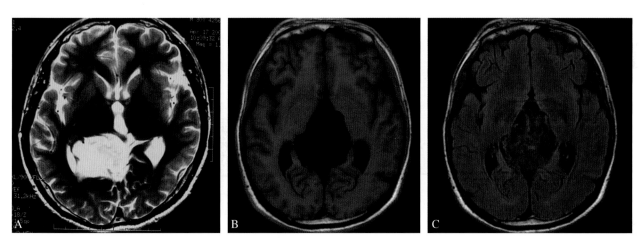

图 49-5　脑室内表皮样囊肿影像学表现。A. 右侧四叠体区表皮样囊肿 MRI T$_2$ 加权像；B. 第三脑室内表皮样囊肿 MRI T$_1$ FLAIR 像；C. 第三脑室内表皮样囊肿 MRI T$_2$ FLAIR 像

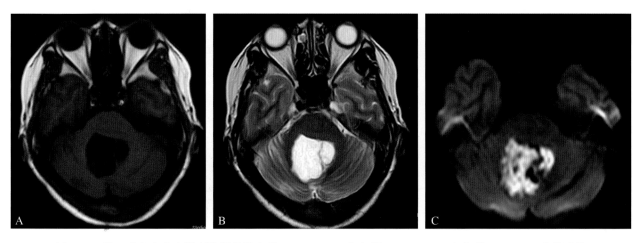

图 49-6　第四脑室内表皮样囊肿影像学表现。A. MRI T$_1$ 加权像；B. MRI T$_2$ 加权像；C. MRI 弥散成像

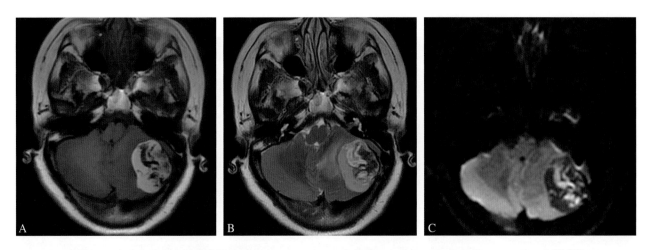

图 49-7 大脑半球表皮样囊肿影像学表现。A．左侧额叶内表皮样囊肿 MRI T₁ 增强像；B．左侧额叶、胼胝体表皮样囊肿 MRI T₁ 冠状位像；C．双侧额叶、胼胝体表皮样囊肿 MRI T₁ 加权像

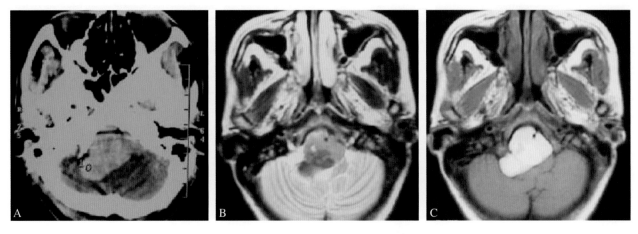

图 49-8 小脑半球表皮样囊肿影像学表现。A．MRI T₁ 加权像；B．MRI T₂ 加权像；C．MRI 弥散成像

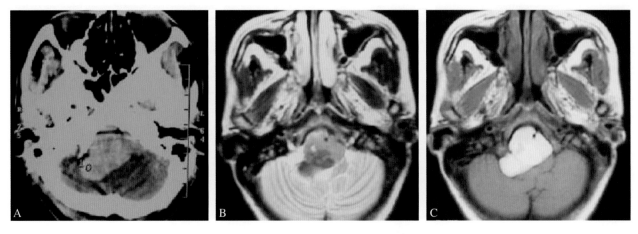

图 49-9 脑干表皮样囊肿影像学表现。A．CT；B．MRI T₁ 加权像；C．MRI T₂ 加权像

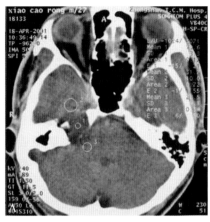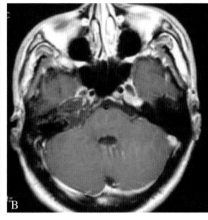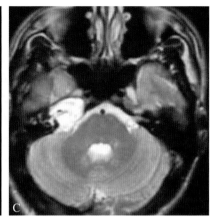

图 49-10　右侧岩骨尖表皮样囊肿影像学表现。A．CT；B．MRI T₁加权像；C．MRI T₂加权像

（六）其他部位表皮样囊肿

表皮样囊肿除发生于上述部位外，还可发生于硬脑膜外、脊柱脊髓内，甚至有被误诊为慢性硬膜下血肿的巨大额顶部大脑表面表皮样囊肿的报道[17-18]。

五、影像学

（一）X 线平片

少数 CPA 或颅中窝的表皮样囊肿可见岩骨尖或岩骨嵴破坏，仅极个别病例可见有钙化，影像较为浅淡。板障内表皮样囊肿的颅骨典型表现为溶骨性改变，并可显示锐利的硬化缘，其周围颅骨可有骨髓炎样改变。病变钙化及病变边缘硬化的机制可能为刺激性囊内容物溢出以及化学性炎性反应导致表皮样囊肿周围组织的继发性改变所致。

（二）CT

头颅 CT 扫描是表皮样囊肿最常用的检查方法。表皮样囊肿通常在 CT 片上表现为类圆形或不规则形的均匀低密度改变（图 49-2A），CT 值与脑脊液相接近，但有时因表皮样囊肿内胆固醇和脂质含量较高而 CT 值可低于 −10 Hu，极少数表皮样囊肿可呈均匀的混杂密度或高密度改变，其原因可能为表皮样囊肿壁及角化脱屑物的钙化、表皮样囊肿内自发性出血或表皮样囊肿腔内蛋白含量明显增高，或部分表皮样囊肿因继发感染而呈黄绿色或棕褐色黏稠物体所致。注射造影剂后一般均不强化，病变类似于充满脑脊液的蛛

网膜囊肿，个别表皮样囊肿可见造影剂积聚于表皮样囊肿壁的血管中而出现环形或片状增强[19-22]。

（三）MRI

表皮样囊肿在 MRI 的 T₁加权成像上呈低信号（图 49-2B、图 49-3A），个别病例在 MRI 的 T₁加权成像上呈混杂信号改变（图 49-4A）或呈高信号改变（图 49-6A）。表皮样囊肿在 T₂加权成像上多呈高信号改变（图 49-2B、图 49-5A、图 49-6B、图 49-9C），个别病例呈混杂信号改变（图 49-8B）。表皮样囊肿周围脑组织通常无水肿反应。行 MRI 弥散加权成像（DWI）时，表皮样囊肿在 T₁加权成像上则表现为高信号改变，而脑脊液则呈低信号改变，这是鉴别表皮样囊肿和蛛网膜囊肿的最佳检查方法（图 49-6C、图 49-8C）。行 MRI T₁ FLAIR 成像多表现为低信号改变（图 49-5B）、MRI T₂ FLAIR 成像表现为稍高信号改变（图 49-5C）。表皮样囊肿注射增强剂后无强化表现，或仅有轻微的周围强化（图 49-3C、图 49-4C、图 49-7A）。MRI 的三维成像可清楚描绘出表皮样囊肿的轮廓及其扩展情况，可清楚显示表皮样囊肿与周围组织（特别是重要的神经、血管）的相互关系，对手术具有重要的指导意义[19-22]。

六、诊断与鉴别诊断

由于表皮样囊肿生长极其缓慢，临床症状和体征出现相对较晚，且较轻微，故临床早期诊断比较困难，但对青中年患者，出现一侧三叉神经痛或一侧面肌抽搐，或出现 CPA 综合征表现，且病程进展极

其缓慢，而前庭功能及内耳功能良好，头颅 X 线平片无内听道扩大，要考虑 CPA 的表皮样囊肿之可能；临床上遇有进行性视力减退、视神经萎缩，而蝶鞍大小正常者，要考虑鞍区表皮样囊肿；若有原因不明的反复多次的脑膜炎样发作，应怀疑是否有颅内上皮样肿瘤的存在。头颅 CT 检查发现颅内有类似蛛网膜囊肿的类圆形或不规则形的低密度病灶，头颅 MRI 检查发现 T_1 加权成像呈低信号、T_2 加权成像呈高信号改变，而弥散加权成像（DWI）T_1 呈高信号改变者，可确诊为表皮样囊肿。但本病应与相应部位的好发肿瘤相鉴别。表皮样囊肿位于 CPA 者，应与该部位的慢性蛛网膜炎、原发性三叉神经痛、蛛网膜囊肿、囊性变的听神经鞘瘤和囊性脑膜瘤等相鉴别；位于颅中窝者应与该部位的蛛网膜囊肿、囊性变的三叉神经鞘瘤和囊性脑膜瘤等相鉴别；位于鞍区者，应与空蝶鞍、囊性颅咽管瘤、垂体腺瘤囊性变、脊索瘤等相鉴别。总之，从影像学上，不典型的表皮样囊肿需与皮样囊肿、畸胎瘤、施万细胞瘤、胶质瘤、颅咽管瘤、海绵状血管畸形等相鉴别[22]。

七、治疗

一旦确诊为表皮样囊肿，通过显微神经外科手术切除是本病最佳的治疗方法，也是唯一的、最有效的治疗方法。第一次手术时即将表皮样囊肿（包括囊壁）完全切除是最佳的治疗选择。对小而无颅内扩展或感染，仅轻微与周围组织结构粘连者，尤其是第四脑室内的表皮样囊肿，可望能完全切除。对较大的表皮样囊肿，待大部分瘤样病变分块摘除后，囊壁也尽可能从邻近的神经血管结构上剥离下来。大多数情况下，表皮样囊肿囊壁与其下的蛛网膜容易分离，但偶尔可遇到由于反复的炎性反应使囊壁与其周围组织结构粘连得十分紧密，分离极为困难，需要更熟练的显微手术技巧，在此种情况下，神经外科医生就不能为了达到完全切除表皮样囊肿囊壁而损伤邻近的神经血管结构，特别是重要的穿支血管和脑神经。目前关于对表皮样囊肿是否完全切除仍有争论。早期，某些作者认为，完全切除表皮样囊肿囊内容物并部分摘除囊壁已经足够；另一些作者也认为完全切除表皮样囊肿囊壁是不明智的，尤其是位于重要神经血管结构附近的囊壁，应予以避免，以免造成术后致残或死亡。但近 10 余年来，随着手术显微镜的改善、显微器械的

改进、显微技术的提高以及神经内镜的应用，以往认为不能切除或显微镜下达不到的（死角）表皮样囊肿，在当代显微神经外科时代已成为可能，可将任何角落的表皮样囊肿组织予以剥离和摘除，从而达到完全切除。表皮样囊肿囊壁是有生机的成分，故表皮样囊肿周围应用脑棉片予以妥善保护，防止表皮样囊肿碎屑，尤其是囊壁随脑脊液扩散至蛛网膜下腔而引起无菌性脑膜炎。尽可能摘除表皮样囊肿囊壁，摘除后用生理盐水反复冲洗术野，以防术后发生无菌性脑膜炎，有作者主张术中应用含氢化可的松的液体冲洗，术后 3 周内逐渐停用激素，以减轻术后症状。对复发性表皮样囊肿再次手术时极具挑战性，故在首次手术时，完全切除表皮样囊肿及其囊壁，尤其是完全切除有生机的表皮样囊肿囊壁是预防复发的唯一方法[1-5, 23-28]。

神经内镜设备和技术近几年得到充分的发展，已经应用到几乎所有神经外科疾病的手术治疗过程中[23-28]。以往神经内镜作为显微镜的辅助设备，用以观察死角，达到最大限度切除肿瘤的目的。目前越来越多神经内镜技术能独立完成颅内复杂肿瘤的手术切除。其优势在于：①神经内镜能够提供良好的照明、可视范围广、可抵近并放大观察，有利于辨别神经、血管的位置及与肿瘤的相互关系；②应用不同角度的神经内镜，可以对深部结构和显微镜观察不到的死角进行观察，并可通过弯曲手术器械而摘取肿瘤组织，从而减少了对脑组织、重要血管的牵拉，同时避免了肿瘤残留；③避免了骨质过多磨除，减少了气房、乳突等开放，避免了术后脑脊液漏的发生。神经内镜与显微镜不同，前者只能观察到镜头前方的组织结构，不能对术区全局进行观察，因此，在操作时应注意神经内镜及其器械只能沿纵轴移动，避免术区外结构的损伤，尤其是使用角度镜和弯曲器械时，更应注意镜体和器械后部可能损伤术野内的神经、血管等。神经内镜手术注意要点：①切除方式同显微镜手术，尽量先囊内减压，切除囊壁时注意保护好脑组织、神经、血管，锐性切除，避免牵拉，对于复发的表皮样囊肿，再次手术入路需根据复发主体生长部位而定；②术中对于明确囊壁增厚部位或粘连最为紧密处，可能是表皮样囊肿复发的起源，应尽可能切除；③应用"双人四手"操作技术，使得手术更为精细；④应用多角度镜观察，术中应用导航、微多普勒超声探头等，为手术保驾护航；⑤使用成角度内镜时，须

有配套的神经剥离子、吸引器、剪刀等；⑥神经内镜图像为平面图像，缺少三维立体感，且操作存在"镜头后盲区"，在进出器械时，应将器械置于神经内镜前方直视下操作，且使用器械时，横向位移不宜过大，所有操作应在可视条件下进行，以避免周围血管、神经的损伤。

神经内镜和显微镜都是两个独立的手术工具，其在手术中的作用具有互补作用。在手术中不强调单一应用神经内镜或者显微镜，因为都是神经外科医生的手术工具，唯有将其有机结合，才能最大功效、最小损伤地将表皮样囊肿完全切除。总之，神经内镜联合显微镜在微创治疗颅内表皮样囊肿中，能有效提高表皮样囊肿的切除率，减少神经功能的损伤，减少手术创伤，降低术后反应。

八、预后

颅内表皮样囊肿的长期效果与首次手术时表皮样囊肿及其囊壁切除程度直接相关。表皮样囊肿是一种良性瘤样病变，是完全可以治愈的。如在首次手术时完全、彻底切除表皮样囊肿及其囊壁，则对患者的生命不构成任何影响，但部分表皮样囊肿可复发或恶变。

Lopes[29] 和 zhou[30] 等分别报道了颅内表皮样囊肿全切和次全切率为 79.5% 和 72.7%，复发而再次

手术率为 4.5% 和 16%。所以目前对于复发表皮样囊肿再手术治疗报道较少。术中应用显微镜配合神经内镜情况下，全切率目前已达到 83.3%。部分桥小脑角表皮样囊肿可原位复发，也可向内侧至脑干腹侧面，或者向外至小脑外侧面等。第四脑室内表皮样囊肿因其多与脑干粘连十分紧密，其全切率较其他部位表皮样囊肿低，为 37.5% ～ 40.5%。术后出现面瘫为 13.5%，其复发率也有 0 ～ 31%，随着时间延长，复发率有可能还会增大。对于有明确复发且有临床症状患者，建议及早再次手术治疗。这也让我们需要审慎对待颅内表皮样囊肿复发的情况及掌握再次手术的技术要点。相对于第一次手术，表皮样囊肿的再手术难度和风险有所加大，原因如下：①表皮样囊肿的囊液或内容物可引起无菌性炎症，造成表皮样囊肿与周围组织和血管产生粘连；②表皮样囊肿复发时间较长，其包膜可与血管、脑干粘连进一步加重；③部分表皮样囊肿向脑深部或其他部位生长，常规手术器械无法达到或出血不易控制；④向远处生长，原有切口和骨瓣难以显露；⑤硬膜与皮质产生广泛粘连，术中分离硬膜极易损伤皮质、血管或神经纤维。复发性表皮样囊肿再次手术后同样可取得较好的临床效果（图 49-11）。

颅内表皮样囊肿也可恶变为鳞状上皮细胞癌[6]。对临床症状进展迅速，术后短期内复发或术后无好

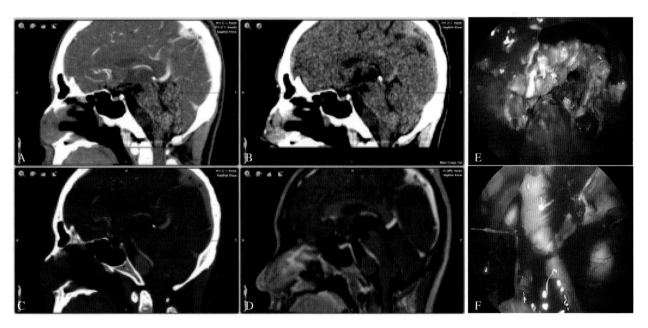

图 49-11　脑干腹侧复发表皮样囊肿手术。A ～ D. CT、MRI 图像融合导航规划图；E. 内镜术中截屏；F. 切除后显示脑干和基底动脉

转，表皮样囊肿周围水肿明显或影像学强化表现者应高度怀疑其恶变。从最初手术至恶变为鳞状细胞癌超过5年极其罕见。迄今为止，仅有16例文献报道术后恶性变，最长是40年后恶变。恶性转化患者术后复发快，生存时间短，死亡率高，中位生存期仅9个月，其中沿脑膜扩散者预后最差且对放疗不敏感。手术联合术后放、化疗可延长生存期。

（金　鑫　王国良）

参考文献

1. 王忠诚. 神经外科学. 武汉：湖北科学技术出版社，1998：534-536

2. 周良辅. 现代神经外科学. 上海：复旦大学出版社出版，2001：478-483

3. Samii M, Tatagiba M, Piquer J, et al. Surgical treatment of epidermoid cysts of the cerebellopontine angle. J Neurosurg, 1996, 84（1）：14-19.

4. Hasegawa M, Nouri M, Nagahisa S, et al. Cerebellopontine angle epidermoid cysts：clinical presentations and surgical outcome. Neurosurg Rev, 2016, 39（2）：259-266.

5. Czernicki T, Kunert P, Nowak A, et al. Epidermoid cysts of the cerebellopontine angle：Clinical features and treatment outcomes. Neurol Neurochir Pol, 2016, 50（2）：75-82.

6. Pikis S, Margolin E. Malignant transformation of a residual cerebellopontine angle epidermoid cyst. J Clin Neurosci, 2016, 33：59-62.

7. Jain N, Tadghare J, Patel A. Epidermoid Cyst of the Cerebellopontine Angle Presenting with Contralateral Trigeminal Neuralgia：Extremely Rare Case and Review of Literature. World Neurosurg, 2019, 122：220-223.

8. Spinato G, Gaudioso P, Falcioni M, et al. Giant Epidermoid Cyst of Posterior Fossa-Our Experience and Literature Review. Dose Response, 2021, 19（1）：15593258211002061.

9. Vellutini EAS, Pahl FH, Stamm AEC, et al. Endoscopic resection of sellar and suprasellar epidermoid cyst：report of two cases and review of literature. Br J Neurosurg, 2021, 1：1-6.

10. Paz DA, da Costa MDS, Rodrigues TP, et al. Endoscopic Treatment of a Third Ventricular Epidermoid Cyst. World Neurosurg, 2017, 99：813.e7-813.e11.

11. Hassani FD, Bouchaouch A, El Fatemi N, et al. Pineal epidermoid cyst：case report and review of the literature. Pan Afr Med J, 2014, 18：259.

12. Kumar S, Sahana D, Rathore L, et al. Fourth Ventricular Epidermoid Cyst-Case Series, Systematic Review and Analysis. Asian J Neurosurg, 2021, 16（3）：470-482.

13. Kaido T, Okazaki A, Kurokawa S, et al. Pathogenesis of intraparenchymal epidermoid cyst in the brain：a case report and review of the literature. Surg Neurol, 2003, 59（3）：211-216.

14. Urculo E, Arrazola M. Epidermoid cyst of the corpus callosum. Neurochirurgie, 1992, 38（5）：304-308.

15. 汪雷，张力伟，吴震，等. 脑干表皮样囊肿3例及文献复习. 中国微侵袭神经外科杂志，2010，15（5）：209-211.

16. Khalid S, Khan SA, Aurangzeb A, et al. Intradiploic Epidermoid Cyst Of The Skull. J Ayub Med Coll Abbottabad, 2021, 33（2）：349-351.

17. 范振，程伟，丁宛海，等. 颅底硬膜外巨大胆脂瘤一例报道并文献复习. 立体定向和功能性神经外科杂志，2014，27（1）：50-51.

18. 张金柱，张博，许侃，等. 巨大额顶部大脑表面胆脂瘤误诊为慢性硬膜下血肿附一例报告. 中风与神经疾病杂志，2012，29（5）：459-460.

19. Kallmes DF, Provenzale JM, Cloft HJ, et al. Typical and atypical MR imaging features of intracranial epidermoid tumours. AJR, 1997, 169：883-887.

20. Hakyemez B, Aksoy U, Yildiz H, et al. Intracranial epidermoid cysts：diffusion-weighted, FLAIR and conventional MR findings. Eur J Radiol, 2005, 54（2）：214-220.

21. Sirin S, Gonul E, Kahraman S, et al. Imaging of posterior fossa epidermoid tumors. Clin Neurol Neurosurg, 2005, 107（6）：461-467.

22. Ren X, Lin S, Wang Z, et al. Clinical,

radiological，and pathological features of 24 atypical intracranial epidermoid cysts. J Neurosurg，2012，116（3）：611-621.

23．张亚卓，王忠诚，刘丕楠，等．神经内镜辅助显微外科治疗颅内胆脂瘤．中华神经外科杂志，2001，17（4）：201-204.

24．Schroeder HW，Oertel J，Gaab MR. Endoscope-assisted microsurgical resection of epidermoid tumors of the cerebellopontine angle. J Neurosurg，2004，101（2）：227-232.

25．李兵，鲁晓杰，李江安，等．神经内镜联合显微镜治疗小脑脑桥角表皮样囊肿．中华神经外科杂志，2013，29（7）：677-679.

26．Abolfotoh M，Bi WL，Hong CK，et al. The combined microscopic-endoscopic technique for radical resection of cerebellopontine angle tumors. J Neurosurg，2015，123（5）：1301-1311.

27．张鑫，武飞，刘士宝，等．神经内镜经乙状窦后入路切除小脑脑桥角区表皮样囊肿的体会（附 20 例报告）．中华神经外科杂志，2020，36（1）：29-31.

28．周德祥，周东，林晓风，等．神经内镜辅助显微手术切除颅内广泛复杂表皮样囊肿．中国微侵袭神经外科杂志，2020，25（6）：252-255.

29．Lopes M，Capelle L，Duffau H，et al. Surgery of intracranial epidermoid cysts. Report of 44 patients and review of the literature. Neurochirurgie，2002，48（1）：5-13.

30．Zhou F，Yang Z，Zhu W，et al. Epidermoid cysts of the cavernous sinus：clinical features，surgical outcomes，and literature review. J Neurosurg，2018，129（4）：973-983.

第 50 章

椎管内肿瘤

第一节 概　述

椎管内肿瘤（intraspinal tumor）根据解剖位置通常分三类：硬膜外肿瘤、硬膜内髓外肿瘤、脊髓髓内肿瘤。每一类型肿瘤均有特征性的临床表现和影像学特点。

一、硬膜外肿瘤

硬膜外肿瘤（extradural tumor）主要起源于椎体及其附属结构，较少部分起自硬膜外腔。大多数肿瘤为转移瘤，其原发病灶以乳腺癌、前列腺癌、血液系统肿瘤和肺癌等最为常见，最常发生于胸椎。另一类常见的椎管内硬膜外恶性肿瘤是淋巴瘤和多发性骨髓瘤。

当肿瘤生长引起椎体和椎板结构破坏时，可导致病理性骨折，压迫脊髓或神经根，引起相应的临床表现。最早症状常为椎旁疼痛或根性放射性肢体疼痛。当肿瘤增大时，可以引起脊髓功能进行性损害，临床表现为肢体运动力弱、痉挛、反射亢进、感觉障碍平面（对应于肿瘤所波及的脊柱水平）、二便障碍等。良性病变早期临床表现隐匿，病程进展缓慢，无特异性，症状可波动。

X 线平片和 CT 扫描检查可见椎体破坏或塌陷征象。MRI 平扫和增强检查可以更清楚地显示病变与脊髓受压情况，有助于鉴别病变和周围组织。

如为恶性肿瘤，则应尽早行活检和系统检查明确诊断，然后积极手术切除病变并辅以全身治疗。如病情进展性加重且活检不适宜，患者一般功能状态良好，应行手术治疗再辅以术后放疗。如果恶性肿瘤波

及多个节段，或神经功能受累较轻微，则可单纯行放疗。总体说来，脊柱脊髓肿瘤普通放疗效果不佳，且有加重脊髓损害的危险。如肿瘤位于椎管后方硬膜外或骨性结构，则可选择椎板切除加肿瘤切除术。如肿瘤位于椎管前方，破坏椎体，引起脊髓前方压迫，则手术入路宜选择前方或侧方入路。经胸腔入路或侧方胸膜外入路，可以切除胸椎受累锥体，并植入自体骨和侧方钛板固定，重建受累椎体，恢复脊柱稳定性。糖皮质激素治疗可以减轻肿瘤引起的水肿，有助于改善或稳定脊髓功能。

二、硬膜内髓外肿瘤

硬膜内髓外肿瘤（intradural extramedullary tumor）是指发生在硬膜内脊髓实质之外的肿瘤。最常见的是起源于膜性结构的脊膜瘤（meningioma）和神经根的施万细胞瘤（Schwannoma）及神经纤维瘤（neurofibroma）。脊膜瘤好发于女性，常见于胸椎脊髓侧方硬膜，引起脊髓受压。施万细胞瘤和神经纤维瘤发生率同脊膜瘤相似，40～60岁为发病高峰，男女比例相同，可见于任何脊柱水平，较多起源于背侧感觉神经根，腹侧的运动根较少。恶性肿瘤较为少见，通常是起源于脑内的原发性肿瘤，如室管膜瘤或髓母细胞瘤沿着蛛网膜下腔播散转移所致。起源于脑外的肿瘤，如淋巴瘤，亦能通过蛛网膜下腔种植，称之为癌性脑膜病（meningeal carcinomatosis）。

大多数椎管内髓外肿瘤生长缓慢，典型表现为脊髓压迫或神经根压迫症状。布朗-塞卡综合征（Brown-Sequard syndrome），又称脊髓半切综合征，是最为典型的脊髓压迫症状。静息性根性疼痛是神经

根受压表现。

脊柱 X 线平片和 CT 检查，一般可显示椎间孔扩大和脊柱序列是否正常。MRI 检查能够清晰地显示肿瘤特征和脊髓形态，矢状位能明确评估肿瘤所波及的脊柱水平。当怀疑癌性脑膜病变时，应及时行腰穿细胞学检查，以明确癌细胞来源。

外科手术全切除是最佳治疗选择。绝大多数病例经单纯后路椎板切开，即可获得肿瘤切除，少数肿瘤经椎间孔突出到椎体旁或椎体前方，则需经侧方或前方入路，方可获得肿瘤全切除。哑铃形生长的肿瘤有时一次手术难以全切除肿瘤，需要行二期手术方能全切除肿瘤。神经鞘瘤所累及的神经通常需要切断，因较少波及运动前根，故切断受累神经后，通常很少引起明显的神经功能障碍。只要完全切除施万细胞瘤或神经纤维瘤，则可获得痊愈。恶性肿瘤通常较弥散且易浸润生长，很少能获得全切除，因此，术后需要辅以放疗，总体预后较差。

三、脊髓髓内肿瘤

脊髓髓内肿瘤（intramedullary tumor）起源于脊髓实质部分，其中原发性胶质瘤占髓内肿瘤的 80%，室管膜瘤（ependymoma）和星形细胞瘤（astrocytoma）是最常见的两类胶质瘤。室管膜瘤常见于成年人，颈髓多见，而星形细胞瘤好发年龄多在 30 岁前，特别是 10 岁前的胶质瘤患者占 90% 以上，颈胸段为好发部位。少突胶质细胞瘤、神经节细胞胶质瘤较少见。血管母细胞瘤（hemangioblastoma）占髓内肿瘤的 3% ~ 8%，好发于成年人，也以颈髓为常见部位。胚胎源性肿瘤（inclusion tumors）如表皮样囊肿、皮样囊肿、畸胎瘤少见。转移瘤以肺癌和乳腺癌最为常见，发生率约为 5%。

由于髓内肿瘤偏良性的居多，病程通常比较缓慢。临床以缓慢进展的阶段性、非根性疼痛最为常见。1/3 的患者表现为病变波及平面以下运动、感觉和二便等功能障碍。脊髓圆锥部位或以下水平的肿瘤，通常会引起马尾综合征，典型表现为鞍区感觉障碍、二便失禁或双下肢运动无力及麻木疼痛等。

脊柱 X 线平片和 CT 检查，对诊断髓内病变价值不大。MRI 平扫和增强检查能较好地诊断肿瘤特征及其脊髓形态变化。肿瘤内部信号特征，周边脊髓水肿或脊髓空洞等病理改变，均能够得到很好的显示。

髓内肿瘤的治疗方案取决于肿瘤的性质。手术显微镜和相关精细显微器械是切除髓内肿瘤的必要工具。术中超声可以辅助探明肿瘤边界和相应的脊髓空洞，术中电生理监测有助于预警并保护脊髓功能。肿瘤的组织学特征决定肿瘤是否能够获得全切除。室管膜瘤通常与脊髓有良好的边界，绝大多数病例可获得全切除，达到治愈。如有少量残留，术后是否放疗存在争议，绝大多数认为辅以放疗，总体来说预后较好。脊髓星形细胞瘤和颅内星形细胞瘤一样呈浸润性生长，很难做到全切除，如过分追求全切除，往往引起新的脊髓功能障碍。切除椎板活检或部分切除肿瘤再辅以术后放疗，是星形细胞瘤较为合理的治疗方案，总体来说预后较差。髓内血管母细胞瘤通常边界清楚，是良性肿瘤，手术力求完整完全切除，即可治愈。髓内表皮样囊肿、皮样囊肿或畸胎瘤，虽系良性先天性肿瘤，但因包膜与脊髓或神经粘连紧密，很难做到全切除。由于其生长缓慢，复发时可再次手术，放疗效果不确定，总体预后尚好。

本章主要对椎管内最常见的神经鞘瘤、脊膜瘤、室管膜瘤、星形细胞瘤和血管母细胞瘤进行重点阐述。

（王贵怀）

第二节　神经鞘瘤

一、概述

神经鞘瘤是起源于周围神经施万细胞的一类肿瘤，主要发生于中枢神经系统和周围神经系统之间的移行带（Obersteiner-Redlich zone）。神经鞘瘤又称施万细胞瘤，大多为良性，神经鞘源性肿瘤主要分为神经鞘瘤和神经纤维瘤两种类型，少数罕见的恶性类型称为恶性神经鞘瘤（malignant peripheral nerve sheath tumor，MPNST）[1]。

二、流行病学

约 90% 神经鞘瘤为单发，多发神经鞘瘤多见于伴有神经纤维瘤病或神经鞘瘤病等。神经鞘瘤大约占椎管内肿瘤的 26%，可发生于椎管内各个节段，以颈、胸段最多见，是椎管内最常见的肿瘤[2]。无明显性别差异。神经鞘瘤这些肿瘤可以生长在硬膜内或硬膜外，亦可经椎间孔神经根袖套形成哑铃状，位于椎管内外，硬膜内外。单纯位于硬膜内（57%）比哑铃状（16%）或硬膜外（27%）生长更加常见。发病年龄可见于各个年龄组，但以 30 ~ 70 岁年龄组多见。

三、病理学

（一）神经纤维瘤

全身周围神经均可发生，其中发生于椎管内的占 2%。可以是 NF1 的椎管内表现，也可以散发。典型病变发生于感觉神经根。肉眼观察，肿瘤多为圆形和卵圆形，界限不清，没有包膜，质较神经鞘瘤韧硬。椎管内最常见的是丛状型神经纤维瘤，镜下比神经鞘瘤的成分复杂得多，除施万细胞外，还有大量神经束衣细胞、纤维母细胞、胶原纤维等。尤其可见许多扭曲、增生、退变的神经轴柱掺入其中。

（二）神经鞘瘤

肿瘤来源于施万细胞，2% 的此类肿瘤属于 NF2。肉眼观察，肿瘤界限清楚，有完整而光滑的包膜，脊神经多半经过其包膜外，或融会于包膜内，很少通过肿瘤深部。WHO 将其分为细胞型、丛状型和黑色素型。镜下，细胞型：施万肿瘤细胞丰富，密度增高，中等量的核分裂象。丛状型：肿瘤全部由施万肿瘤细胞所组成，细胞较密集，栅状排列明显，有包膜。黑色素型：主要特点是瘤细胞中有许多大小不等的黑色素小体，其形态与正常皮肤的黑色素细胞一样。S-100 核黑色素相关抗原均有强表达。

（三）恶性神经鞘瘤

人群发病率很低，约为 0.001%，而在 NF1 患者中发病率可达 8% ~ 13%。肉眼观察，肿瘤界限不清，无包膜。肿瘤邻近软组织及椎骨可受到破坏。出血、坏死和囊变常见。镜下，瘤细胞可呈长梭形、短梭形、卵圆形或多形性。典型瘤细胞为长梭形，核略弯曲，胞质界限不清，排列成致密的鱼骨状。大致表现类似于纤维肉瘤或平滑肌肉瘤。

（四）分子遗传学

神经鞘瘤偶见伴发多发性神经纤维瘤病（NF1 或 NF2）。NF1 又称为 Von Recklinghausen 病，常染色体显性遗传病，发病率为 1/4000 ~ 1/3000，其发生可能与 17 号染色体上的 de novo 基因突变所致神经纤维素蛋白缺失有关[3]。神经纤维素是一种肿瘤抑制基因，它可以调节细胞分化和生存。NF2 亦是显性遗传病，其发生率为 NF1 的 10%，为 1/40000 ~ 1/33000，其标志性特征为双侧听神经鞘瘤。NF2 亦可合并单侧听神经鞘瘤、脑膜瘤、神经纤维瘤、胶质瘤等。NF2 较多合并椎管内肿瘤，呈髓外、髓内或哑铃状生长。NF2 患者椎管内肿瘤往往多发，典型的病例为神经鞘瘤合并脊膜瘤。NF2 发生可能系常染色体 22q 臂上基因突变所引起的施万膜蛋白 [膜突样蛋白（merlin）] 缺失有关[4]。

四、临床表现

椎管内神经鞘瘤因为生长缓慢可以很长时间没有症状，当有明显表现时，往往意味着肿瘤已经形成机械压迫或神经根变性[5]。局限性疼痛、神经根性症状或脊髓压迫体征是最为典型的临床表现。神经鞘瘤的部位常对应特异的临床症状：单纯硬膜内生长往往可引起一侧脊髓受压，产生布朗 - 塞卡综合征；神经根袖套部位生长，呈哑铃状，引起根性症状；合并神经纤维瘤病 1 型（NF1）或神经纤维瘤病 2 型（NF2）的神经鞘瘤症状多异，疼痛、乏力或感觉缺失较为常见。MPNST 最常见的症状是剧烈疼痛及进行性神经功能缺失[1]。

五、影像学

MRI 检查是最有价值的诊断手段，典型表现为等 T_1 高 T_2 信号，强化明显，可有囊变，边界明显。CT 扫描有助于鉴别骨源性肿瘤，并评价肿瘤破坏椎体的程度以及是否构成对脊柱稳定性的影响，便于决定是否需要行内固定手术。

六、治疗

凡确诊或拟诊为脊髓神经鞘瘤者，均适宜手术切除。绝大多数神经鞘瘤系良性，完全切除后很少复发，可以实现症状改善，达到治愈。若合并 NF2 者，尽管切除神经鞘瘤，但症状改善不显著。若合并

NF1，绝大多数患者能够获得症状改善。MPNST 由于其侵袭性和早期种植转移，手术切除属于姑息性治疗，完全切除难以做到，但能够减轻症状，预后极差。放疗有助于控制局部肿瘤生长；化疗无肯定疗效；机器人放射外科手术系统（射波刀）可能有较好治疗前景。

（一）手术原则

多发性神经鞘瘤者，可根据肿瘤部位，通过一个切口或多个切口一期切除多个肿瘤，或分期切除肿瘤。哑铃形神经鞘瘤力求一期切除，亦可分期切除，但初次手术应该首先切除椎管内肿瘤，解除对脊髓的压迫。神经鞘瘤也可偶发出血卒中，导致神经功能障碍急剧发生，应行急诊手术，挽救脊髓功能。肿瘤严重压迫脊髓，导致完全截瘫 3 个月以上者，恶性神经鞘瘤晚期，已导致完全截瘫者，手术应慎重。

（二）手术治疗

1. 按椎管内外瘤体大小一般有如下几种方式

（1）单纯通过椎板切除术并向椎管外肿瘤侧扩大显露，一期同时切除椎管内外肿瘤，此术式适用于椎管外瘤体较小者。

（2）通过颈胸腹部前方、侧方、后侧方等切口，通过异常扩大的椎间孔，一期同时切除椎管内外肿瘤，此术式适用于椎管外肿瘤很大，椎间孔异常扩大，椎管内肿瘤较小者。

（3）分别做切口，一期或二期分别切除椎管内外肿瘤，此术式适用于椎管内外肿瘤均较大者。

2. 按肿瘤部位一般有以下几种方式

（1）颈段哑铃形神经鞘瘤切除术：高颈段（C1~2）神经鞘瘤，除脊髓受压迫以外，肿瘤侵袭侧方骨性结构，如 C1 侧块、C2 齿状突基底部，可以导致寰枕、寰枢椎稳定性受破坏。椎动脉通常包绕于肿瘤侧方及上方。如肿瘤位于 C3 以下水平，椎管内肿瘤的临床表现同一般椎管内肿瘤，椎管外之瘤体位于椎体侧前方、横突前，肿瘤呈球形，质地稍硬，有时颈部可以触及包块。一般采用单纯椎板切开术切除椎管内外肿瘤和颈前入路切除椎旁肿瘤，后者适于椎间孔明显扩大者（图 50-2-1）。

（2）胸段哑铃形神经鞘瘤切除术：胸段椎管内的神经鞘瘤经椎间孔向胸腔内生长，通常位于椎体侧方胸膜外，瘤体多较大。一般采取椎板切开术与后侧方胸膜外入路，极少需要经胸腔入路。

（3）腰段与骶段哑铃形神经鞘瘤切除术：腰骶部哑铃形神经鞘瘤较颈段、胸段相对较少。肿瘤经椎间孔生长突入后腹膜外椎体旁或盆腔，发病类似于后腹壁或盆腔肿瘤。通常经腹部类肾切除手术入路切除肿瘤。

（三）手术并发症

手术过程中，如果损伤脊髓或血管，将导致术后症状加重，肿瘤节段以下平面神经功能损害，肢体部分或完全瘫痪，二便障碍等。除意外病例，上述并发症很罕见。伤口脑脊液漏通常需要腰穿放脑脊液，静脉使用抗生素，以及伤口局部清创、加固缝合等。颈段肿瘤术后可能出现呼吸障碍、排痰不畅并发肺炎等，圆锥部位肿瘤术后出现排尿、排便困难，胸段肿瘤术后可能出现腹胀。上述并发症通常持续时间长短不一，对症处理后，绝大多数患者短期内均能恢复。

（王贵怀）

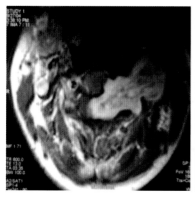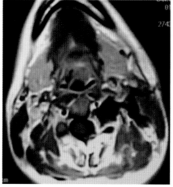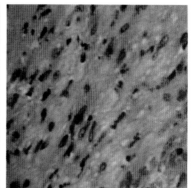

图 50-2-1　C2 水平哑铃型神经鞘瘤

参考文献

1. Korfhage J，Lombard DB. Malignant Peripheral Nerve Sheath Tumors：From Epigenome to Bedside. Mol Cancer Res，2019，17（7）：1417-1428.

2. 李德志，孔德生，郝淑煜，等. 2447 例椎管内肿瘤的流行病学特点. 中华神经外科杂志，2014，30（07）：653-657.

3. 葛丽丽，张耀东，刘磊，等. 13 例 I 型神经纤维瘤病患儿的基因变异分析. 中华医学遗传学杂志，2021，38（9）：829-832.

4. 黄永胜，黎凯，刘思景，等. 2 型神经纤维瘤病发病的遗传学及分子机制综述. 国际医药卫生导报，2021，27（15）：2222-2226.

5. Sowash M，Barzilai O，Kahn S，et al. Clinical outcomes following resection of giant spinal schwannomas：a case series of 32 patients. J Neurosurg Spine，2017，26（4）：494-500.

第三节 脊膜瘤

一、概述

脊膜瘤可发生于脊髓任何水平，但以胸椎最为多见，约占 80%[1]。上颈椎或枕骨大孔区亦较为常见，该部位的脊膜瘤通常位于腹侧或侧方，与椎动脉进入硬膜内处的硬膜关系紧密，肿瘤可以包绕椎动脉生长。下颈椎及腰椎部位脊膜瘤不常见。绝大多数脊膜瘤在髓外硬膜下生长，大约 10% 的肿瘤位于硬膜内外或完全位于硬膜外生长。绝大多数肿瘤初次手术全切除后很少复发，但在较年轻的患者，脊膜瘤可表现为侵袭性生长行为。随着现代神经影像学的发展和显微外科技术的应用，脊膜瘤患者均能获得早期诊断和治疗，预后良好。

二、流行病学

脊膜瘤是椎管内第二常见的髓外硬膜下肿瘤，仅次于施万细胞瘤。脊膜瘤约占椎管内肿瘤的 25%，占脑（脊）膜瘤的 12%[2]。脊膜瘤可发生于任何年龄段，但以 40 ～ 70 岁年龄段更加多见。有 75% ～ 85% 的脊膜瘤发生于女性。

三、病理学

脊膜瘤通常起源于神经根袖套处的蛛网膜帽状细胞，呈孤立性生长，多位于脊髓方，嵌入神经根袖套处的硬膜。其他特异的细胞如硬膜或软膜结构中的成纤维母细胞亦可发生脊膜瘤，这也是部分脊膜瘤位于脊髓腹侧或背侧的原因。一般脊膜瘤在椎管内局限性生长，包膜完整，边界清晰，生长缓慢，通常情况下很少侵犯脊髓实质。但瘤体可对脊髓产生压迫症状。脊膜瘤多为单发病灶，多发病灶多见于多发性神经纤维瘤病 2 型中，系常染色体显性遗传病，表现出肿瘤的多样性[3]。

组织学上，2021 年第 5 版世界卫生组织中枢神经系统肿瘤分类中[4]，保留了脑膜瘤与脊膜瘤之前的分级标准，仍为 CNS WHO 1 ～ 3 级，包含了 15 种不同亚型，其中脊膜瘤以脑膜皮型（meningiothelial）、纤维型（fibrous）和过渡型（transitional）较常见。

1. 脑膜皮型 以前又称为"合体"细胞性脑膜瘤。肿瘤细胞多边形，胞质丰富。核较大，空泡状或细网状核质，核仁小。间质纤维结缔组织少，分割肿瘤细胞成小叶状。间质内血管丰富。

2. 纤维型 瘤细胞为梭形，交叉排列。可见沙粒性漩涡。瘤细胞之间有显著的网状纤维，包绕每个细胞。

3. 过渡型 过渡型的特点是组织学表现介于脑膜皮型和纤维型之间，所以也称为混合型脑膜瘤。漩涡状结构特别突出，是由瘤细胞自我卷曲形成，大小不一。漩涡中心除瘤细胞外，还有毛细血管、胶原纤维、淀粉样物质等成分。

四、临床表现

中年女性常见，常以背部疼痛和脊髓受压表现就诊。疼痛源于肿瘤附着部位硬脊膜受到牵拉引起，脊膜瘤很少像神经鞘瘤那样引起神经根性疼痛。由于肿瘤缓慢发展，布朗 - 塞卡综合征很少发生。颈部脊髓受压的表现为胸锁乳突肌、斜方肌萎缩，转头无力。上肢弛缓性瘫痪，下肢痉挛性瘫痪。严重者有呼吸困难。胸段为最好发部位，表现为胸壁和腹部有神经根痛和束带感，上下肢均为痉挛性瘫痪。腰骶段表现为下肢弛缓性瘫痪，膝腱和跟腱反射消失，15%～40% 的患者在晚期可发生括约肌功能障碍[5]。

脊膜瘤偶尔可引起颅压增高的症状和体征，表现为头痛和眼底水肿，推测可能为肿瘤引起脑脊液蛋白质含量增高，阻塞脑脊液的吸收，从而引起颅内压增高。此外，静脉阻塞或反复性出血可能是颅内压增高的其他机制。

五、影像学

X 线平片及 CT 的诊断价值极为有限，对有骨质破坏的肿瘤具有一定的价值。MRI 检查是脊膜瘤的首选检查手段，它可以准确判断肿瘤的特征与精确显示肿瘤部位。MRI 表现为较均匀的等 T_1 和等 T_2 信号，多位于脊髓的前方和后方，表面光滑。注入对比剂后常呈均一强化。基底部较宽，附着在硬脊膜内面，有时可见明显的硬膜尾征（dural tail sign），后者是与神经鞘瘤相鉴别的特征性表现，目前考虑其内层为肿瘤组织的延续[6]。另外，MRI 能清楚显示脊柱各不同轴线的断层图像，提供清晰的类似解剖图谱的结构层次，为制订手术方案提供有价值的信息（图 50-3-1）。

六、诊断与鉴别诊断

借助现代影像学检查，典型病变不难诊断。主要应该引起注意的是约 70% 患者开始仅表现为轻度神经功能异常，缓慢发展的疾病往往被认为是普通"腰腿痛"而延误诊断。因此，对中年女性患者持续存在的胸背部和腰骶部疼痛要引起重视，及时行 MRI 检查可以明确诊断。如果系多发脊膜瘤应该进行相应的遗传学分析，并对脑及全脊髓进行 MRI 扫描，以发现可能存在的肿瘤，便于决定手术方案。要和以下疾病相鉴别：

1. 神经鞘瘤 神经鞘瘤是椎管内最为常见的肿瘤，其肿瘤生长并无明显的性别及部位差异，可发生于椎管内的各个节段，可跨椎间孔生长，以颈部、胸部略多。影像学检查多见囊变，少有出血及钙化，部

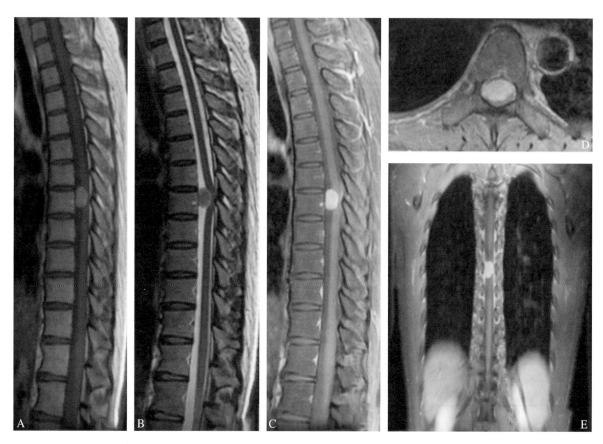

图 50-3-1 术前胸椎 MRI 平扫。显示椭圆形稍长 T_1（A）短 T_2 信号（B），边界清，约 16 mm×12 mm，增强扫描（C）明显强化，邻近脊髓受压移位。轴位（D）可见肿瘤位于 T7 水平椎管内偏右前方。冠状位示肿瘤位于 T7 水平（E）

分跨椎间孔生长肿瘤呈现特征性的哑铃状。整体信号强度高于脊膜瘤信号。MRI 增强后无硬膜尾征及肿瘤脊髓面重度强化带。

2. 椎间盘突出 好发于 L4 ～ 5 及 L5 ～ S1，表现为坐骨神经痛，直立或活动时较重，休息后可以缓解，直腿抬高试验阳性。

3. 颈椎病 临床表现为颈肩痛，为神经根性疼痛，向上肢放射。可伴有上肢麻木或过敏等感觉异常。在横突、斜方肌、肱二头肌、三角肌处有压痛。

此外，还要和椎管内皮样囊肿、脂肪瘤、畸胎瘤、终丝室管膜瘤等肿物以及结核、黄韧带肥厚等非肿瘤病变相鉴别。

七、治疗

术前一天或当日及术后早期使用糖皮质激素，有助于减轻水肿，保护脊髓功能。

如果系多发性神经纤维瘤病 2 型或 Von Hippel-Lindau 病合并脊膜瘤，应考虑切除主要引起症状的肿瘤。如果系肿瘤复发，神经功能状况良好，但进行性加重，应考虑再次手术。如肿瘤复发且神经功能障碍严重，影像学显示肿瘤侵袭性生长并破坏椎体或椎板结构时，则应慎重考虑手术。

外科手术切除是脊膜瘤的最佳选择，初次手术能获得全切除将会获得治愈的机会。如果脊膜瘤有硬膜外侵袭性生长，则有较高的复发率。密切随访是评估肿瘤早期是否复发所必需的。放疗对生长缓慢的脊膜瘤作用有限，而对具有恶性特征的脊膜瘤则有一定价值，射波刀放射外科治疗技术对复发或残留的脊膜瘤具有较好的治疗效果。

（一）手术

所有脊膜瘤患者手术时应采用气管内插管全身麻醉。绝大多数脊膜瘤位于脊髓侧前方或腹侧面，因此单纯行椎板切除时，肿瘤侧应尽量向外侧扩宽，椎关节面尽量保留。打开蛛网膜后，首先向肿瘤上下两极探明相应节段的齿状韧带，并予以剪开，此时脊髓与肿瘤交界处的蛛网膜可以完全游离。游离肿瘤和脊髓交界处的粘连后，再处理肿瘤基底处，以持瘤钳夹住肿瘤，可以完整切除。如果肿瘤基底附着处宽，不能完全游离，在阻断部分血供后，行肿瘤包膜内分块切除，当肿瘤缩小后，再处理基底处，达到完全切除。如果肿瘤质地韧，使用超声吸引（CUSA），将有利于肿瘤分块切除，并把对肿瘤对脊髓的影响控制到最小。肿瘤完全切除后，对受侵袭的硬膜予以电灼。和颅内脑膜瘤不同，脊膜瘤对硬膜外的骨破坏较罕见。硬膜外出血用明胶海绵压迫止血即可（图 50-3-2）。

（二）放疗

放疗对生长缓慢的脊膜瘤而言，疗效有限。对次全切除的脊膜瘤辅以术后放疗很久后复查，很难见到肿瘤缩小。因此，放疗应以个体肿瘤具体情况而定。对有恶性临床特征或组织学生长活跃的脊膜瘤应辅以适量的放疗。我们建议对复发的脊膜瘤可以再次手术治疗，对初次手术后很快就复发的肿瘤患者存在较大的手术风险或其他并发症者可以行放疗。最新型的放

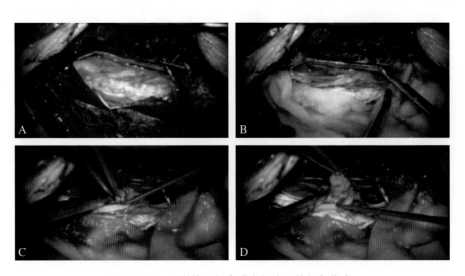

图 50-3-2 显微镜下行脊膜瘤切除 + 椎板复位术

射外科治疗技术射波刀，对脊柱脊髓肿瘤具有较好的治疗效果，值得进一步研究。

八、预后

脊膜瘤整体偏良性生长，患者术后复发率低，预后整体较好。患者术后 3 个月应行 MRI 复查，此时评价肿瘤的切除程度较为准确，此时 MRI 影像学检查结果将作为以后再次 MRI 检查的基线。一般术后 10 年内，每隔 1 ~ 2 年进行一次 MRI 检查，或直到出现新的神经损害症状。以后随访，根据患者的具体情况而定。脊膜瘤对周围正常神经组织伤害侵犯较小，术前神经功能障碍的患者在术后基本都可以获得改善，仅有少数患者在脊膜瘤切除术后会出现严重的神经功能障碍。对于神经功能严重受损的患者，术后应坚持规范的神经功能康复锻炼。大多为暂时性神经功能恶化，经过康复治疗通常半年内会逐渐恢复，考虑其原因可能为继发性的水肿所致。脊膜瘤的复发率为 6% ~ 15%。恶性脊膜瘤发生率极低，不足 1%。但部分肿瘤表现恶性生长倾向，或既往已行手术而复发，再次手术仍存在较高的复发率 [7]。

（王贵怀）

参考文献

1. Levy WJ, Bay J, Dohn D. Spinal cord meningioma. J Neurosurg, 1982, 57 (6): 804-812.

2. Albanese V, Platania N. Spinal intradural extramedullary tumors. Personal experience. J Neurosurg Sci, 2002, 46 (1): 18-24.

3. Traul DE, Shaffery ME, Schiff D. Part I: Spinal-cord neoplasms—intradural neoplasms. Lancet Oncol, 2007, 8 (1): 35-45.

4. Louis D, Perry A, Wesseling P, et al. The 2021 WHO Classification of Tumors of the Central Nervous System: a summary. Neuro Oncol, 2021, 23 (8): 1231-1251.

5. King AT, Sharr MM, Gullan RW, et al. Spinal meningiomas: a 20-year review [J]. Br J Neurosurg, 1998, 12 (6): 521-526.

6. De Verdelhan O, Haegelen C, Carsin-nicol B, et al. MR imaging features of spinal schwannomas and meningiomas. J Neuroradiol, 2005, 32 (1): 42-49.

7. Schaller B. Spinal Meningioma: Relationship Between Histological Subtypes and Surgical Outcome? J Neurooncol, 2005, 75 (2): 157-161.

第四节　室管膜瘤

一、概述

在脊髓髓内肿瘤的发病中，室管膜瘤最为常见，约占胶质瘤的 30%，占所有髓内肿瘤的 60%。肿瘤可见于各个年龄，但最多见于中年人，中位年龄 43 岁，男女发病率相似，部位常见于脊髓颈段，约占 68%，但是黏液乳头状型室管膜瘤好发于终丝，而且占终丝原发肿瘤的 90%[1]。

二、病理学

脊髓室管膜瘤沿脊髓纵向生长，长轴与脊髓的长轴平行，长度可跨几个椎体节段。肿瘤大体上呈淡红色，相比脑内室管膜瘤，瘤内血管和纤维组织较多，因此相对较硬韧。肿瘤无包膜，但呈膨胀性生长，很少侵入周围正常的脊髓，因此边界较清楚，较大肿瘤可伴囊变。2021 年第 5 版 WHO 中枢神经系统肿瘤分类将室管膜肿瘤按照部位分为：幕上、幕下、脊髓室管膜瘤，以及室管膜下室管膜瘤（WHO 1 级）、黏液乳头状型室管膜瘤（WHO 2 级），脊髓室管膜瘤伴 *MYCN* 扩增（WHO 3 级）[2]。

三、临床表现

早期症状无特异性，除了少见的恶性和转移性肿瘤外，通常病情缓慢进展，直到出现持续的疼痛和感觉、运动障碍。疼痛是较常见的临床表现，通常局限于肿瘤所在水平，非根性疼痛。感觉减退比麻木更为常见。典型感觉障碍为自上而下发展，伴有感觉分离现象。运动障碍为下运动神经元性瘫痪，伴有病变水平以下的肌肉萎缩。腰骶段表现为腰背部和下肢疼痛，括约肌功能障碍出现较早。

四、影像学

所有髓内病变的评价依据 MRI 平扫和增强检查。室管膜瘤通常为 T_1 低信号或等信号，T_2 高信号，边界较清肿块，大部分均一强化，并对称分布在脊髓内，大部分病例合并头尾两端的脊髓空洞，特别是在颈髓和颈胸交界区的室管膜瘤。不均一强化是由瘤内有囊肿形成或坏死所致。某些囊性室管膜瘤的对比强化灶极其微小，表现为瘤在囊内。

五、诊断与鉴别诊断

中年人出现缓慢进展的、自上而下的、下行性发展的感觉障碍，特别是表现痛温觉丧失而触觉保存的分离性感觉障碍时，提示髓内病变。除了需要和硬膜下髓外病变相鉴别外，确定髓内室管膜瘤时主要需要与星形细胞瘤相鉴别。星形细胞瘤好发于脊髓颈段和胸段。影像上星形细胞瘤比室管膜瘤显得形态不规则，缺少边界，强化不均一，有时可见斑片状及不规则边缘延伸到几个脊髓节段。但最终确诊需要病理检查。

六、治疗

室管膜瘤是生长非常缓慢的肿瘤，争取肿瘤全切是低级别室管膜瘤最佳的治疗方法[3]。一般全切后不需要辅助性放疗，当肿瘤残留或病理诊断有恶性表现时给予一定剂量的辅助性放疗有助于控制肿瘤复发。

(一) 手术

1. 手术原则 脊髓室管膜瘤通常沿着脊髓中央管生长，脊髓被压向四周，肿瘤两极常伴有空洞，有明显的外科界面。早期诊断并尽早手术往往可获得良好的预后，但当肿瘤巨大并侵犯延髓和高颈髓，出现严重肢体瘫痪、呼吸困难等表现时，手术依然存在着高风险。对于手术时机目前仍存在争议，有些学者主张在肿瘤中等大小，患者出现明显的神经功能障碍时手术是最佳时机，此时肿瘤易于暴露，且多接近脊髓表面，手术对神经功能影响较小。但是，脊髓髓内肿瘤的术后治疗效果与术前神经功能状态呈正相关，术前的神经功能状态直接影响到患者术后的生存质量，因此，建议患者出现感觉和运动功能受损时就应该寻求手术 (图 50-4-1)。

2. 手术要点

(1) 术中力求从后正中线切开脊髓，防止术后产生严重的感觉缺损。因肿瘤巨大或扭曲，辨认中线可能困难，术中以两侧神经后根及脊髓背侧中央静脉为参考，术中电生理也可以指导脊髓后正中沟的识别。

(2) 术中力求最小程度牵拉脊髓，防止对菲薄的脊髓造成新的损害。作者的经验是，切开硬脊膜并缝合固定于椎旁肌肉后，沿中线剪开蛛网膜，并以银夹将蛛网膜固定于硬脊膜上，以低电流细双极电凝脊髓软膜，切开脊髓软膜后，沿肿瘤和脊髓界面纵行分离至肿瘤两极，此时以 7-0 丝线将脊髓软膜缝合固定于硬脊膜上。如此操作，在分离肿瘤时脊髓相对固定，助手可以用精细的剥离子对肿瘤进行牵拉，而对脊髓的牵拉可控制在最小程度。

(3) 术中对动脉出血可用双极电凝止血，而其他渗血慎用电凝。脊髓室管膜瘤的血运较丰富，供血往往来自脊髓腹侧面的脊髓前动脉分支，侧方根动脉分支也参与供血。由于肿瘤压迫，受压的脊髓血供非常差，因此，对于小的渗血用止血纱布或海绵可以获得很好的效果。

(4) 术中力求完整、完全切除肿瘤。肿瘤虽然巨大，只要有明显界面，质地不硬与脊髓粘连不紧，一般均可以完整分离肿瘤。因为分块切除肿瘤，术野常因出血不清而增加手术难度，并容易造成肿瘤细胞脱落而随脑脊液种植转移。对于肿瘤周径过大者，应先行瘤内切除，以缩小肿瘤体积，再沿肿瘤外膜分离切除。界限不清的部位，或与脊髓粘连严重者，可在生理诱发电位监测下在不致造成严重神经损伤情况下，尽可能全切肿瘤。

(5) 肿瘤切除后，要以 7-0 丝线间段缝合脊髓软膜、蛛网膜、硬脊膜，多节段的椎板应复位。虽然髓内肿瘤术后感觉功能异常的因素很多，但术后脊髓粘连是感觉异常的主要原因之一，缝合脊髓软膜、蛛网膜、硬脊膜及多节段的椎板复位有利于防止术后脊髓粘连。经过精细的完全的手术切除肿瘤，术后可以获得良好的神经功能改善。

(6) 椎板复位成形有利于保持脊柱生理力学的要求以及保护术后脊髓因缺乏椎板保护可能遭受的损伤，从而提高患者远期治疗效果。

(7) 脊髓室管膜瘤的手术中监测已经成为常规操

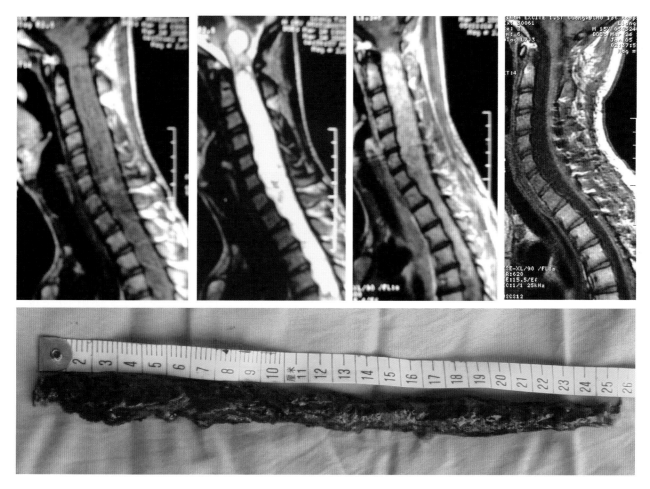

图 50-4-1　典型巨大室管膜瘤病例。术前 MRI 显示，肿瘤位于延髓下部至胸 6 水平。呈等 T_1 长 T_2 信号，肿瘤内信号不均匀，静脉注射对比剂后，肿瘤明显均匀强化，肿瘤上下极有空洞。完整、完全切除肿瘤，长约 26 cm。术后半年 MRI 复查，肿瘤全切除，未见肿瘤残留，脊髓脊柱形态良好

作，在一般麻醉下，实施运动诱发电位（motor evoked potential，MEP）和体感诱发电位（somatosensory evoked potential，SEP）的监测用以评价运动和感觉传导通路的功能可行并且可信，但在临床实践中存在的分歧是：术中电生理监测的确能够提醒术者，避免过度切除所导致的神经受损；但是过分依赖电生理监测可能有相当多的病例不能做到肿瘤全切除。我们对位于危险部位的肿瘤进行术中皮质体感诱发电位（cortical somatosensory evoked potential，CSEP）监测，结果显示，绝大多数病例多个数值均明显下降，切除肿瘤后又逐渐恢复，术后患者均恢复良好；但术中 CSEP 记录数值，潜伏期延长 10% 以上，波幅下降 50% 以上者，我们发现术后患者症状多会较术前有所加重，故术中电生理检测对脊髓肿瘤手术有一定的参考价值。

3．术后并发症

（1）因肿瘤位于脊髓髓内，术中切开脊髓或对脊髓不适当牵拉，可引起脊髓功能损伤，加重神经损害症状。术后感觉麻木、疼痛或感觉缺损发生率较高，一般 3 个月后至 1 年半，大部分患者功能有良好的恢复。

（2）如果肿瘤位于高颈髓，术后可发生呼吸障碍及四肢瘫痪；肿瘤位于胸髓及其腰骶髓，术后可双下肢瘫痪及其大小便障碍。上述并发症的发生比例不一，这主要取决于患者术前神经功能状态及其手术医生的操作技巧。

（3）如果肿瘤与脊髓粘连紧密，无法做到手术全切除，则术后肿瘤残留或复发，远期效果不佳。

（二）放疗

对于已经达到手术全切的脊髓室管膜瘤术后常

规随访，不推荐术后放疗，远期疗效满意。对于不能全切的室管膜瘤，特别是 WHO 3 级肿瘤，术后局部 50 ～ 60 Gy 的放疗有很好的局部效果，并且安全。除了弥漫型室管膜瘤，一般不需要全中枢放疗。

七、预后

室管膜瘤的预后和手术切除程度关系密切。如果能够全切，预后非常理想，复发率为 0 ～ 10%，而切除 99% 复发率将达到 30%，部分切除的复发率高达 50% ～ 70%。因此，积极的显微外科治疗争取全切才是髓内室管膜瘤的最佳选择，能获得长时间的缓解。

（王贵怀）

参考文献

1. 李德志，孔德生，郝淑煜，等．2447 例椎管内肿瘤的流行病学特点．中华神经外科杂志，2014，30（07）：653-657.

2. Louis D，Perry A，Wesseling P，et al. The 2021 WHO Classification of Tumors of the Central Nervous System：a summary. Neuro Oncol，2021，23（8）：1231-1251.

3. Li T，Chu J，Xu Y，et al. Surgical strategies and outcomes of spinal ependymomas of different lengths：analysis of 210 patients：clinical article. J Neurosurg Spine，Spine，2014，21（2）：249-259.

第五节　星形细胞瘤

一、概述

脊髓星形细胞瘤的发病率相当低，大约每年每 10 万人中有 0.8 ～ 2.5 例，是颅内星形细胞瘤的 1/10。由于不少脊髓髓内星形细胞瘤患者选择非手术治疗，如放疗，准确发病率报告不一。星形细胞瘤多见于儿童和青年，约占 10 岁以下儿童硬膜内髓内肿瘤 90%，在 30 岁以下青年人占 60%，60 岁以上非常罕见。虽然脊髓任何部位均可发生，但发生部位以颈胸段最多。和颅内星形细胞瘤不同，髓内星形细胞瘤大多属于低级别（WHO Ⅰ～Ⅱ级），成人髓内高级别星形细胞瘤比例只占 10% ～ 30%，儿童中更低，只占 7% ～ 25%。随着 MRI 和显微手术技术的发展，使脊髓髓内肿瘤的定位、定性诊断更准确，手术疗效进一步提高。

二、病理学

成人颅内星形细胞瘤多数为高级别，而成人脊髓星形细胞瘤却以低级别为主，儿童中主要为低级别星形细胞瘤。2021 年第 5 版 WHO 中枢神经系统肿瘤分类将星形细胞肿瘤分为成人型、儿童型及局限性星形细胞肿瘤 [1]。详细病理特点可参考颅内星形细胞瘤相关章节。

三、临床表现

脊髓髓内星形细胞瘤发病病程长短不一，从 1 个月至 22 年，平均病程约为 1.5 年。临床最常见的症状为运动异常，如肌力减弱、肌萎缩和肌束震颤、精细动作笨拙，其次为感觉障碍，如感觉缺失、感觉过敏、疼痛，再次为括约肌功能障碍（包括排尿困难、尿潴留、尿失禁等）。

四、影像学

星形细胞瘤的诊断和术前评价主要依靠 MRI。在 MRI 影像上，星形细胞瘤的表现多样。一般表现为 T_1 加权像上混杂低信号，T_2 加权像上为混杂高信号，边界欠清。低级别胶质瘤（如毛细胞型星形细胞瘤）几乎不增强，高级别胶质瘤增强明显。虽然少见，但毛细胞型星形细胞瘤有时可见出血。囊变可见于肿瘤本身或肿瘤邻近部位。因为以上表现缺乏特异性，因此不能依靠影像学诊断确定病理性质。

五、诊断与鉴别诊断

患者临床症状相对于其他髓内肿瘤缺乏特异性，但是患者发病年龄有一定意义，星形细胞瘤多见于儿童和青年，特别是儿童髓内肿瘤要高度怀疑星形细胞瘤。

脊髓星形细胞瘤的诊断手段主要为 MRI。多数肿瘤 T_1WI 像上为等信号或轻度低信号，由于周围有水肿，肿瘤大小难以确定。T_2WI 像上为高信号，周围水肿也为高信号，边界不清。肿瘤可因出血和囊变表现为信号不均。增强检查可为少许或中度强化，少数恶性肿瘤可有明显强化。

六、治疗

（一）手术

脊髓星形细胞瘤因边界和正常组织难以辨清，很少能做到完全切除，但积极的手术治疗仍然是髓内星形细胞瘤的首选。脊髓星形细胞瘤手术的目的在于明确诊断，实现脊髓减压，为进一步放化疗提供基础。

星形细胞瘤多以浸润性生长为主，仅分化较好的毛细胞型星形细胞瘤（WHO 1 级）和低分级的星形细胞瘤（WHO 2 级）与周围正常组织的界限相对清楚，此界限在儿童患者比成人更容易辨认，手术应该严格按照此界限进行切除。

恶性度高的星形细胞瘤界限欠清楚。与切除边界较清楚的室管膜瘤不同，一旦肿瘤的背侧暴露出来，应该先从肿瘤中部开始，尽可能行瘤内切除减压，而不应试图从肿瘤两极开始切除，因为恶性星形细胞瘤与周围组织缺乏明显边界。术中利用超声定位，并使用超声吸引器可以减少对脊髓的损伤。术中体感诱发电位和运动诱发电位检测大大提高了对脊髓神经传导通路的辨认，两者配合使用可以降低致残率。

肿瘤导致的空洞、血肿和囊变也应尽量切除，并且硬脊膜需做人工硬膜修补，减张缝合，既能达到内减压又能达到外减压的目的。仔细缝合硬脊膜防止脑脊液漏，亦可放置硬膜外引流数日。术后使用激素和甘露醇以减轻脊髓水肿。术后早期行 MRI 检查确定手术切除程度和下一步治疗方案（图 50-5-1）。

（二）放疗

当肿瘤不能全切时，尤其是高级别星形细胞瘤，特别是弥漫性中线胶质瘤伴 H3 K27 改变（WHO 4 级），应考虑术后放疗。因为脊髓星形细胞瘤的发病率低，目前少量的随机化治疗结果还不足以提供足够的证据来确立治疗指南，甚至没有明确的证据确定星形细胞瘤的术后放疗是否确实有效。然而考虑到肿瘤往往难以达到全切和肿瘤的组织病理性质，一般认为术后的放疗还是可取的。

（三）化疗

化疗方面的报道非常少，其效果还不理想。但在高级别胶质瘤已行手术和放疗以后，可以作为一种挽救性治疗手段。目前还没有疗效确切的方案可供选择，靶向和免疫治疗可参考脑星形细胞瘤化疗方案[2]。

总之，脊髓髓内星形细胞瘤的治疗依然为挑战性难题之一，更多的是参考颅内胶质瘤的治疗方案[3]。如果边界尚清，无论级别如何，应该追求多切除，如果无明显边界，应以活检或减压为主要目的。放疗的效果有争议，但依然为临床接受。化疗仅有少量报

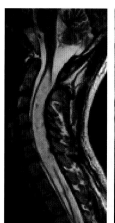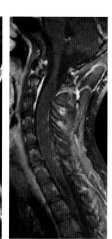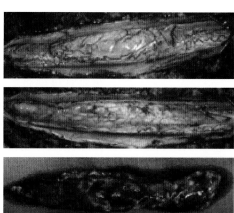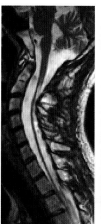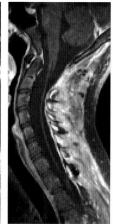

图 50-5-1　脊髓星形细胞瘤。术前 MRI 提示病变弥漫生长，脊髓增粗，强化不明显。剪开硬膜，见脊髓增粗水肿明显。后正中切开脊髓软膜，近全切除肿瘤。术后病理为毛细胞型星形细胞瘤，WHO 1 级

道，效果不佳。近年来，对化疗联合放疗有所探索，结果依然需要大宗随访。

七、预后

星形细胞瘤患者的预后主要取决于肿瘤分级（细胞形态和分化状况）和症状持续时间。低级别（WHO 分级 Ⅱ 级）的 5 年生存率为 70%；而高级别（WHO 分级 Ⅲ～Ⅳ级）的 5 年生存率一般不超过 30%；也有报道称平均生存率在儿童是 13 个月，在成人 6 个月。值得一提的是，高级别的肿瘤易复发，并且近一半会向颅内发展。术前已有的神经损伤多难以因手术而显著改善。

（王贵怀）

参考文献

1. Louis D，Perry A，Wesseling P，et al. The 2021 WHO Classification of Tumors of the Central Nervous System：a summary. Neuro Oncol，2021，23（8）：1231-1251.
2. 中国医师协会脑胶质瘤专业委员会，上海市抗癌协会神经肿瘤分会. 中国中枢神经系统胶质瘤免疫和靶向治疗专家共识（第二版）. 中华医学杂志，2020，100（43）：3388-3396.
3. 刘岩红. 国家卫生健康委员会医政医管局. 脑胶质瘤诊疗规范（2018 年版）. 中华神经外科杂志，2019，35（3）：217.

第六节　脊髓血管母细胞瘤

一、概述

血管母细胞瘤（hemangioblastoma）又称为血管网状细胞瘤，是一种罕见的神经系统肿瘤，主要侵犯中枢神经系统，至今组织发生没有定论。大约有 75% 为散发型，其余为常染色体显性遗传病，也被称作 von-Hippel-Lindau（VHL）综合征。2021 年第 5 版 WHO 中枢神经系统肿瘤分类将其分为 WHO Ⅰ级肿瘤[1]。好发于颅后窝，发生在椎管内者少见，占所有脊髓髓内肿瘤的 2%～5%，是第三位好发于髓内的肿瘤。2/3 为散发，1/3 为 VHL 综合征。平均年龄 33～35 岁，散发性血管母细胞瘤患者通常在 40 余岁出现，而 VHL 综合征相关血管母细胞瘤患者在 30 多岁出现。男：女为 1.5：1～2：1[2]。脊髓血管母细胞瘤最常见的发生部位是脊髓颈段和胸段，尤其是在男性患者。肿瘤常位于髓内，较多位于脊髓背侧或背侧方。少数为硬膜内、外型，极个别为硬膜外型。

二、病理学

血管母细胞瘤有实体性和囊性两种，在脊髓者以实体性多见[3]。肿瘤无包膜，呈灰红色或紫红色。质地较软。和软脊膜关系密切。镜下，肿瘤主要由 3 种细胞成分构成：内皮细胞、外皮细胞和间质细胞，不同的肿瘤可以一种成分为主。间质细胞是最有争议的成分：间质细胞呈多边形，铺砌状排列，胞质透明，脂化显著，胞膜清晰，核浓缩，居中，高分化，无核分裂象。关于其来源和性质，不同的学者有不同的看法：小胶质细胞、神经上皮细胞、网状内皮系统、软脑膜细胞、血管生成细胞等。丰富的网状纤维是本瘤的又一特征，因此本瘤曾被称为"血管网状细胞瘤"。

三、临床表现

脊髓血管母细胞瘤的表现主要是由于其占位效应所引起的脊髓功能障碍，其临床表现与其他脊髓髓内肿瘤的临床表现相同，为脊髓神经功能的缺失，最常见的症状是感觉异常和肌力下降。脊髓血管母细胞瘤最具破坏性的并发症是脊髓休克，这可能继发于脊髓血管母细胞瘤出血。病情的进展形式有 3 种类型：①缓慢进行型：在数月或数年内症状逐渐加重，病变体积的增大及引流静脉的迂曲，致椎管内压力升高，脊髓微循环功能失调可能是症状恶化的原因。②双峰型：急性起病，但症状较轻，随后有一定程度的缓解，数周或数月后症状又加重。最初症状与出血有关，第 2 次的加重可能是由于再出血，或由于椎管内高压引起脊髓微循环变化使脊髓缺血所致。③急性起病型：发病后症状迅速加重，严重的可以出现完全截瘫。原因可能为病变的出血量较大，造成对脊髓的破坏，这在文献中较少见报道，原因有可能是引流静脉的破裂和肿瘤本身的出血。

四、影像学

MRI 已成为目前最重要的辅助诊断手段。平扫检查，肿瘤在 T_1 像上多表现为等信号或稍高信号；在 T_2 像上，多表现为圆形或椭圆形的等信号，常可见到血管流空影。病变的两端常可见脊髓空洞。病灶经 Gd-DTPA 增强扫描后常可见明显强化结节。囊肿型髓内血管母细胞瘤 MRI 可见典型的光滑囊壁，增强后内有高信号的附壁结节，诊断较易。实体型肿瘤 T_1 增强像见均匀强化的肿瘤影像，可伴头端或尾端囊性变，背侧可见蜿蜒流空的血管影像，T_2 像可见瘤周水肿和脊髓空洞形成，具有较强的特征性[4]。多发是脊髓血管母细胞瘤的另一个特点，因此应该同时行头颅 MRI 检查。部分病例经超声波检查可发现多发肝或肾的小囊肿。脊髓血管母细胞瘤多是实体肿瘤，这与小脑血管母细胞瘤多为囊性的特点不同。由于肿瘤富血管，在 MRI 矢状位 T_2 加权像，常可发现肿瘤周围线状的血液流空信号。

对于脊髓血管母细胞瘤，血管造影也是非常重要的检查方式，尤其对于明确主要的供血动脉以及引流静脉具有重要价值，方便术中暴露和寻找责任血管。它可以显示肿瘤的供血动脉、引流静脉，能判定供血动脉的数目、部位、来源和方向，尤其是肿瘤和脊髓前动脉的关系。血管造影常显现出高血供的结节占位以及无血供的瘤周囊肿。

五、诊断

术前正确诊断非常重要，这是制订全面而合理的治疗方案和做好充分的术前准备的基础。典型的临床和影像学表现可以确诊，但要注意，有大约 1/3 的患者为 VHL 综合征。临床标准或基因检测均可以明确 VHL 综合征的诊断。临床标准包括：1 个以上神经系统血管母细胞瘤或同时患有 1 个神经系统血管母细胞瘤以及 VHL 相关脏器占位[4]。高危患者包括孤立的神经系统血管母细胞瘤和 VHL 综合征患者的亲属。在基因检测辅助诊断方面，几乎 100% 的 VHL 综合征患者或有亲属是 VHL 综合征患者的人群都能检测到 VHL 种系突变。然而，有部分没有家族史的

患者，其基因的 *de novo* 突变可能导致疾病嵌合，即某些组织携带突变，但外周血白细胞不携带 VHL 突变，因此检测结果可能为阴性。建议所有脊髓血管母细胞瘤患者都接受 VHL 筛查，包括整个神经系统的影像、腹部影像和眼底镜检查。

六、治疗

（一）手术

手术切除是髓内血管母细胞瘤的最佳治疗选择，手术目的是切除病变，保护脊髓功能，总体治疗效果良好。但因肿瘤的部位不一，手术存在不同的风险。位于高颈髓的病变手术存在四肢瘫痪、呼吸功能障碍及生命危险。位于胸髓的病变存在双下肢瘫痪或大小便障碍的风险。因此，必须严格掌握手术适应证。既往大宗病例的随访表明，手术安全地大部切除肿瘤是可行的，这依赖于完善的术前评估和手术计划，以及精湛的手术操作技巧。

髓内血管母细胞瘤常位于脊髓背侧，深嵌髓内，与正常脊髓间有胶质增生带形成。肿瘤呈暗红色，质地较软。背侧有脊髓后动脉与脊髓外侧动脉的分支供血动脉及迂曲粗大的引流静脉，腹侧也有小的供血动脉和引流静脉，血供十分丰富。

实体性血管母细胞瘤手术时应先显露、电凝、离断肿瘤背、外侧部的供血动脉，对肿瘤表面及其邻近区域粗大的引流静脉应暂时保留，此时可见肿瘤体积明显缩小。沿瘤周包膜与胶质增生带仔细分离。用双极电凝反复电凝皱缩肿瘤包膜以进一步缩小肿瘤体积，增大操作空间，周边分离完成后，用细小的剥离子轻轻牵拉肿瘤，自下而上向腹侧分离，仍遵循先离断供血动脉的原则。肿瘤与周围组织完全分离后，便能离断引流静脉，于肿瘤近端切断包裹的后根，完整切除肿瘤。手术中避免瘤内操作，否则肿瘤丰富的血供将引起难以控制的出血。肿瘤突入延髓的部分需牵开小脑半球扁桃体，清晰暴露后按上述原则分离切除（图 50-6-1）。

囊肿型肿瘤只需切开菲薄的囊壁，进入囊腔，探明肿瘤附壁结节，沿其周围仔细分离，便能顺利切除瘤结节。囊腔壁不必分离切除。肿瘤全切后，其两端的脊髓空洞无需行引流或分流。

术前栓塞的主要目的是减少血管母细胞瘤的血

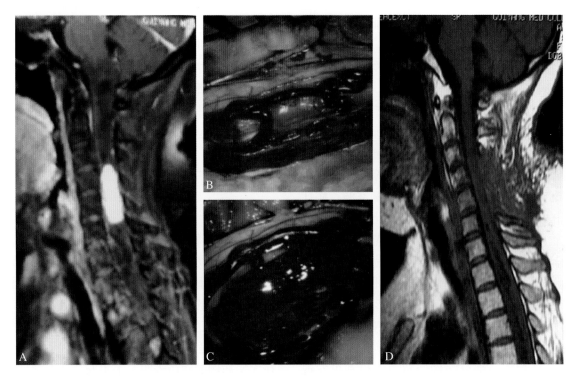

图 50-6-1　脊髓血管母细胞瘤。A. 术前 MRI 显示病变巨大，强化均匀，伴脊髓空洞；B、C. 术中暴露病变，表面有粗大血管，瘤体嵌入脊髓髓内；D. 术后 1 周 MRI，显示病变全切除，脊髓空洞明显缩小

液供应，为手术创造条件。栓塞的适应证为：①影像学检查考虑为血管母细胞瘤，经数字减影血管造影（DSA）证实；② DSA 上有明确粗大的供血动脉，角度合适；③供血动脉不与正常脊髓供血动脉共干，栓塞不会减少正常脊髓动脉血供，造成正常脊髓损伤。禁忌证为：①供血动脉细小，插管困难者；②供血动脉与正常脊髓供血动脉共干，栓塞可减少正常脊髓动脉血供，造成脊髓缺血者；③供血动脉成角明显，插管困难者。

（二）放疗

手术切除是首选的治疗方法，仅当外科手术无法切除时才考虑局部或全中枢放疗。放射刀可治疗孤立的实质性脊髓血管母细胞瘤，避免了常规放疗的并发症。但是如果肿瘤直径 / 长径大于 3 cm 或肿瘤为囊性时，不适合放射刀治疗。

七、预后

神经功能方面，由于肿瘤有一定边界，依靠现代功能检测和显微手术技术，90% 以上的患者可以保留良好的神经功能，只有 10% 左右的患者术后出现功能下降，但大部分都能随着时间推移得到改善。影像功能预后的因素主要有术前神经功能损伤情况、肿瘤大小、肿瘤部位，永久的神经功能下降往往与不良的位置和较大的体积相关。

血管母细胞瘤属于 WHO Ⅰ级肿瘤，手术全切后可望治愈，而部分切除将难免复发。另外，散发的血管母细胞瘤与伴有 VHL 综合征的血管母细胞瘤的预后不同。前者预后较好，而后者由于存在染色体 3p25 异常，有发生新的血管母细胞瘤的潜在性，因此要密切随访。

（王贵怀）

参考文献

1. Louis D，Perry A，Wesseling P，et al. The 2021 WHO Classification of Tumors of the Central Nervous System：a summary. Neuro Oncol，2021，23（8）：1231-1251.

2. 李德志，孔德生，郝淑煜，等．2447 例椎管内肿瘤的流行病学特点．中华神经外科杂志,2014,30(07)：653-657.

3．Dragan J，Alise H，Kresimir R，et al. Novel Clinical Insights into Spinal Hemangioblastoma in Adults：A

Systematic Review. World Neurosurg，2021，158：1-10.

4．Levy WJ，Bay J，Dohn D. Spinal cord meningioma. J Neurosurg，1982，57 (6)：804-812.

第 51 章

脊椎原发性恶性肿瘤

脊椎原发性恶性肿瘤比较少见，其病理类型包括脊索瘤、多发性骨髓瘤、恶性淋巴瘤、骨肉瘤、软骨肉瘤、尤因肉瘤、软组织肉瘤以及浆细胞瘤。脊椎原发性恶性肿瘤临床治疗相对困难和复杂，不仅因为肿瘤周围毗邻重要组织结构，如脊髓和大血管，而且肿瘤切除后可能造成脊柱稳定性的破坏。脊椎原发性恶性肿瘤病理类型复杂、恶性程度高、病灶周围重要结构多，以及手术需重建脊柱稳定性等诸多特点决定了该类疾病临床治疗相对困难，患者预后差。尽管对脊椎原发性恶性肿瘤通常以采用手术、放疗和化疗等综合治疗措施为主，但对于不同病理特性的肿瘤首选治疗方案不尽相同。并且，当广泛完整切除肿瘤时，必须考虑重建脊柱稳定性以防椎体或关节滑脱、关节不稳加重脊髓损伤。因此，本章重点就不同组织类型的脊椎原发性恶性肿瘤的临床特点及其治疗进展进行阐述。

第一节　脊索瘤

一、概述

脊索瘤（chordoma）是一种先天性、来源于残余的胚胎性脊索组织的低度恶性肿瘤。发病率为 0.51/100 万～8/100 万，患病率不足 1/10 万[1]。发病年龄以 50～70 岁多见，男∶女约为 2∶1。30%～50% 发生在骶尾椎，30%～40% 发生在斜坡，其余发生在脊椎的不同部位，但以颈椎略占优势。病灶常常波及椎体，而椎间盘和椎板较少受侵犯。

二、病理学

病理学观察，肿瘤可有或无纤维包膜。切面呈半透明样，灰白色胶冻状，触之有滑腻感，中间有坚韧的纤维间隔将肿瘤分割为大小不等的多叶状，伴有出血和囊变（图 51-1-1）。显微镜检查常发现瘤细胞类似腺体的上皮细胞，多数细胞胞质内含有黏液，称为囊泡状细胞（physaliphorous cell），乃此瘤特征。经典型有核异型和核分裂。肿瘤细胞也能分化为间充质成分，如软骨组织。

三、临床表现

临床表现以局部肿块和骨质破坏为主。早期疼痛与活动相关，一旦肿瘤破坏骨质引起病理性骨折，则出现静息痛和夜间痛。压迫脊髓和骶神经出现大小便困难或失禁，20% 的患者压迫直肠和膀胱出现相应症状。

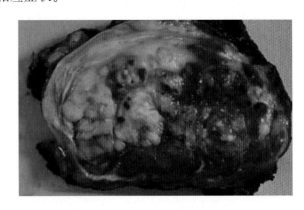

图 51-1-1　脊索瘤病理。切面呈半透明样，灰白色胶冻状，触之有滑腻感，中间有坚韧的纤维间隔将肿瘤分割为大小不等的多叶状，伴有出血和囊变

四、影像学

脊索瘤 X 线平片表现为溶骨破坏伴结节样散在钙化斑。病灶向前生长可推移盆腔脏器压迫直肠和膀胱，向两侧可侵及骶髂关节，向上波及腰椎者少见（图 51-1-2）。CT 检查显示椎体破坏以及病灶内钙化斑块，囊性变者可有斑点状和低密度区表现（图 51-1-3）。MRI 对该病诊断价值大，T_1 加权像呈不均匀低信号或等信号，T_2 加权像呈高信号（图 51-1-4），增强扫描常呈不均匀强化，少数明显均匀强化。由于肿瘤生长缓慢，放射性核素骨扫描几乎无阳性发现。

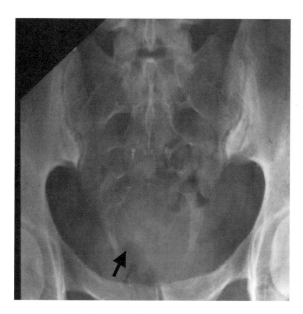

图 51-1-2　骶椎前缘巨大类圆形脊索瘤向前挤压相邻结构

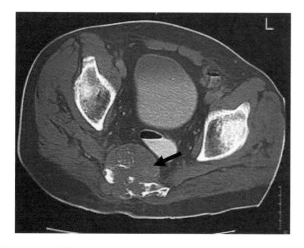

图 51-1-3　椎体破坏及病灶内钙化斑块，囊性变者可有斑点状和低密度区表现

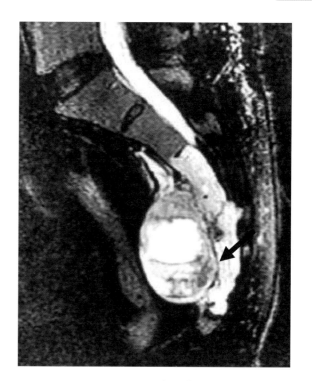

图 51-1-4　MRI T_2 加权像呈高信号

五、治疗

脊索瘤作为低度恶性实体肿瘤，其局部浸润、高复发率以及潜在转移等临床特点决定了手术切除是治疗的第一选择。骶尾椎脊索瘤整块全切后复发率低于 25%[2]，因此手术时应采取联合前入路和后入路。文献显示，联合入路肿瘤暴露充分、切除完整、术后复发率低[3]，但整块全切肿瘤波及椎骨的同时需行脊柱稳定性重建，尤其肿瘤浸润椎体数目广泛或活动度较大的颈胸及胸腰移行区域[4-5]。稳定性重建术式包括：前路内固定加后路多节段经椎弓根内固定（AMP）、前路内固定加后路短节段经椎弓根内固定（ASP）及单纯后路多节段经椎弓根内固定（MP）[6]。前路固定材料包括 Orion 钢板、Zehpir 钢板及钛网。后路固定材料包括 Vertex 系统和 SUMMIT 系统[7]。

由于肿瘤对放疗不太敏感，放疗可作为辅助或姑息治疗。

六、预后

脊索瘤转移相当缓慢，转移发生率为 5% ~ 40%，转移的部位包括淋巴结、肺、肝、脑以及其他骨组织。术后 2 年、5 年及 10 年无病生存率分别为 95%、

61% 及 55%，中位生存期 7.0 年 [8]。

（郭付有）

参考文献

1. 白吉伟，王帅，沈宓，等. 脊索瘤全球专家共识（颅底部分）的解读与探讨. 中华神经外科杂志，2015，31（11）：1173-1175.

2. Gokaslan ZL，Zadnik PL，Sciubba DM，et al. Mobile spine chordoma：results of 166 patients from the AOSpine Knowledge Forum Tumor database. J Neurosurg Spine，2016，24（4）：644-651.

3. Fuchs B，Dickey ID，Yaszemski MJ，et al. Operative management of sacral chordoma. J Bone Joint Surg Am，2005，87（10）：2211-2216.

4. Doita M，Harada T，Iguchi T，et al. Total sacrectomy and reconstruction for sacral tumors. Spine，2003，28（15）：E296-301.

5. Gallia GL，Haque R，Garonzik I，et al. Spinal pelvic reconstruction after total sacrectomy for en bloc resection of a giant sacral chordoma. Technical note. J Neurosurg Spine，2005，3（6）：501-506.

6. Oda I，Cunningham BW，Abumi K，et al. The stability of reconstruction methods after thoracolumbar total spondylectomy. An in vitro investigation. Spine，1999，24（16）：1634-1638.

7. 腾红林，吴哲褒，肖建如，等. 颈胸段脊柱骨肿瘤全脊椎切除与重建技术探讨（附 11 例报告）. 中华神经外科杂志，2006，22（1）：9-13.

8. Kolz JM，Wellings EP，Houdek MT，et al. Surgical treatment of primary mobile spine chordoma. J Surg Oncol，2021，123（5）：1284-1291.

第二节　多发性骨髓瘤

一、概述

多发性骨髓瘤（multiple myeloma）是最常见的原发性恶性骨肿瘤，好发年龄为 60 ~ 80 岁，男、女发病率之比约为 1 : 1，平均发病率约为 3/10 万，80岁以上者发病率高达 50/10 万。肿瘤常常发生在造血功能活跃的部位，如肋骨和骨盆，目前仍无法治愈。

二、临床表现

多发性骨髓瘤临床表现复杂多样。大宗资料表明，主要表现为骨痛、贫血、发热、感染、出血、肾功能不全、关节痛、消化道症状、神经系统症状、骨骼变性及病理性骨折。骨痛常是早期症状，主要因肿瘤细胞在骨髓腔内相对无限增殖，侵犯骨骼和骨膜所致，肿瘤破坏骨质导致病理性骨折。由于病灶浸润破坏红骨髓，贫血亦较常见。髓外浸润以肝、脾、淋巴结、肾最为多见。神经系统病变可首发或晚期出现，早期可出现神经根刺激症状，如神经根放射性疼痛。随着肿瘤增生，病灶直接破坏或病理性骨折造成脊髓压迫引起截瘫。尿和血浆蛋白电泳试验常显示异常蛋白条带，如本周蛋白和 M 蛋白。

三、影像学

CT 检查显示脊椎的溶骨性破坏。MRI 图像依据显示不同的信号特征分为 3 型：①正常型，表现为椎体 T_1WI 呈等信号或稍高信号，椎体 T_2WI 呈等信号。②局灶型，表现为一个或多个椎体局灶性 T_1WI 低信号，T_2WI 高信号。③弥漫型，表现为整个椎体 T_1WI 呈弥漫性不规则低信号，T_2WI 呈弥漫性高信号 [1]。骨髓穿刺发现异常浆细胞浸润对本病具有特异性诊断。本病需与类风湿关节炎、骨髓内肿瘤转移以及慢性炎症等疾病相鉴别。

四、治疗及预后

由于该类疾病具有弥漫广泛的特性，加上患者骨质疏松、贫血、中性粒细胞减少以及伴随的肾衰竭等临床特点，决定治疗方案以放疗和化疗为主 [2]。目前一些新型化疗药物，如烷化剂、皮质类固醇、去乙酰化酶抑制剂、免疫调节剂、单克隆抗体和蛋白酶体抑制剂也已尝试用于该病的治疗 [3]。只有当病灶波及单一、孤立的脊柱节段时才可考虑手术治疗。经综合才治疗后，多发性骨髓瘤的平均生存期为 49 个月。

（郭付有）

参考文献

1. Stabler A，Baur A，Bartl R，et al. Contrast enhancement and quantitative signal analysis in MR imaging of multiple myeloma：assessment of focal and diffuse growth patterns in marrow correlated with biopsies and survival rates. AJR Am J Roentgenol，1996，167：1029-1036.

2. 中国医师协会血液科医师分会，中华医学会血液学分会.中国多发性骨髓瘤诊治指南（2022 年修订）.中华内科杂志，2022，61（05）：480-487.

3. Kunacheewa C，Orlowski RZ. New Drugs in Multiple Myeloma. Annu Rev Med，2019，70：521-547.

第三节　骨肉瘤

一、概述

骨肉瘤（osteosarcoma）是继多发性骨髓瘤之后第二位最常见的恶性骨肿瘤，好发于四肢骨，如股骨远端、胫骨和肱骨近端，其中大约 3% 的骨肉瘤发生在脊椎骨，常见于胸腰椎，也可见于颈椎[1]。病灶主要波及椎体，而很少侵犯椎板。

二、流行病学

发病率为每年 0.3/10 万，骨肉瘤的发病率在年龄上呈双峰分布：首先在 10 ~ 14 岁（青少年）时达到高峰，然后在 60 岁后再次达到高峰，65 岁以上的骨肉瘤患者常继发于 Paget 病[2]。

三、临床表现

骨肉瘤的早期临床表现是病灶局部疼痛，若病灶晚期压迫或侵犯脊髓，则出现神经功能缺失症状。

四、影像学

由于本病呈成骨性病理改变，CT 检查对诊断本病价值较大。CT 可见肿瘤骨呈点状或斑片状钙质样高密度，同时显示松质骨呈虫蚀样或斑片状骨质破坏，以及位于骨破坏区和骨外软组织内密度均匀或不均匀的软组织团块。MRI 对周围软组织受波及的范围和肿瘤膨出程度的检查更具优越性。骨扫描对判断病变的多灶性和骨转移的程度有一定的帮助。需要指出的是，脊椎骨发生的骨肉瘤很少出现发生于长骨部位骨肉瘤的典型影像学改变，如骨膜反应和 Codman 三角。

五、治疗

根治性手术切除能够延长患者生存期，术前给予大剂量化疗，广泛或整块切除病变的脊椎是本病治疗的目标[3]。目前随着手术技术的进步，边缘阴性的全脊椎肿瘤整块切除已成为脊柱肿瘤治疗的金标准。在全脊椎切除的基础上对骨肉瘤进行广泛切除或至少边缘切除能最大限度地避免因手术操作带来的瘤细胞污染，对降低术后肿瘤局部复发率、提高患者生存率有着显著的积极作用[4]。术后继续给予放疗和化疗作为辅助治疗。

六、预后

尽管采取根治性手术切除、放疗和化疗，骨肉瘤的预后仍然很差，北欧一项研究结果报告：骨肉瘤 5 年生存率为 30%，本病诊断期患者平均生存时间为 1.4 年。对一组病例采用顺铂＋柔红霉素＋大剂量甲氨蝶呤＋异环磷酰胺方案，57 例就诊时即存在转移者，2 年无病生存率和整体生存率分别为 21% 和 55%，而就诊时无转移者分别为 75% 和 94%[5]。

（郭付有）

参考文献

1. 李海峰，阮狄克.脊柱原发性骨肉瘤的研究进展.中华骨科杂志，2006（12）：846-848.

2. Youn P，Milano MT，Constine LS，et al. Long-term cause-specific mortality in survivors of adolescent and young adult bone and soft tissue sarcoma：a population-based study of 28，844 patients. Cancer，2014，120（15），2334-2342.

3. Reed DR，Hayashi M，Wagner L，et al. Treatment

pathway of bone sarcoma in children，adolescents，and young adults. Cancer，2017，123（12）：2206-2218.

4．郭卫，牛晓辉，肖建如，等．骨肉瘤临床循证诊疗指南．中华骨与关节外科杂志，2018，11（4）：288-301.

5．Bacci G，Briccoli A，Rocca M，et al. Neoadjuvant chemotherapy for osteosarcoma of the extremities with metastases at presentation：recent experience at the Rizzoli Institute in 57 patients treated with cisplatin，doxorubicin，and a high dose of methotrexate and ifosfamide. Ann Oncol，2003，14（7）：1126-1134.

第四节　软骨肉瘤

一、概述

软骨肉瘤（chondrosarcoma）约占全部原发性恶性骨肿瘤的 9.2%，年发病率约为 1/20 万，可发生在任何年龄，平均发病年龄 50 岁左右，男性多于女性（1.2∶1）[1]。好发于肩胛骨、肱骨、股骨以及骨盆。其中 4% ~ 8% 发生于胸 - 腰 - 骶区域的脊柱。

经典型软骨肉瘤占所有软骨肉瘤的 85%，包括原发性软骨肉瘤和继发性软骨肉瘤两大类。目前国内外常用的病理学分级方法是三级法，根据软骨细胞丰富程度和异型性、双核细胞和核分裂象多少以及黏液变性程度将经典型软骨肉瘤分为 1、2、3 级[1]。

二、临床表现

软骨肉瘤的首发临床表现是疼痛。肿瘤增大压迫脊髓出现神经功能缺失，部分出现局部肿块。

三、影像学

X 线平扫可见脊椎骨皮质的扇形膨隆，病灶内可见散在的钙化，软骨肉瘤钙化与瘤细胞的分化程度密切相关，分化良好者多有环状或斑片状钙化，分化不良或不分化者钙化不明显。CT 和 MRI 对本病诊断具有较大的影像学价值，尤其 MRI 对提供肿瘤侵犯软组织的范围更有帮助。骨扫描对判断病变的多灶性或病灶的转移亦有积极意义。

四、治疗

对于脊柱软骨肉瘤，广泛手术切除是治疗本病的第一选择，手术时应争取整块全切病灶，因为部分切除肿瘤后常有较高复发率。对于无条件行全脊柱切除的颈椎软骨肉瘤，有研究及病例报告称，全病灶切除配合辅助治疗或者行环椎骨切除术也能获得较长的无复发生存期及神经功能保留[1-2]。文献报道 22 例脊椎软骨肉瘤患者，其中行部分切除的 10 例经一定时间随访后发现全部复发，相反，经整块全切的 12 例患者仅有 3 例术后复发[3]。化疗对本病有一定效果，放疗亦有一定作用。对肿瘤周边不能全切的患者，术中应用冷冻治疗能够阻止肿瘤的复发。

五、预后

软骨肉瘤整体的 5 年生存率为 70% 左右，预后与分级和亚型密切相关。文献报道，经典型 1 级、2 级、3 级软骨肉瘤的 5 年生存率分别为 90%、81% 和 29%，而肺转移率分别为 0、10% 和 66%[1]。

（郭付有）

参考文献

1．郭卫，邵增务，张伟滨，等．软骨肉瘤临床循证诊疗指南．中华骨与关节外科杂志，2018，11（4）：302-311.

2．Gietzen L，Pokorski P. Chondrosarcoma of the cervical spine. JAAPA，2017，30（12）：23-25.

3．Boriani S，De Iure F，Bandiera S，et al. Chondrosarcoma of the mobile spine：report on 22 cases. Spine，2000，25（7）：804-812.

第五节　尤因肉瘤

一、概述

尤因肉瘤（Ewing sarcoma）作为一种高度恶性

的骨肿瘤，属于原始神经外胚叶肿瘤，占所有原发性骨肿瘤的 5% ～ 7%。主要发生于长骨的骨干，只有8% 发生于脊椎，而脊椎最常波及的部位是骶椎。

二、流行病学

发病人群以儿童为主，90% 发生于 20 岁之前，5 ～ 13 岁为其发病的高峰年龄。多见于男性，男女比例为 1.6 : 1[1]。文献报道美国本病发病率为 0.8/10 万。

三、临床表现

疼痛是尤因肉瘤最常见的临床症状，神经功能废损亦比较常见，多达 80% 的患者出现肢体运动和感觉功能障碍[2]。其他尚有发热和局部肿块表现。由于血浆中碱性磷酸酶和乳酸脱氢酶水平常升高，二者可作为诊断尤因肉瘤的重要实验室指标，后者亦是监测本病复发的指标。

四、影像学

X 线平片可见病灶呈溶骨性破坏，边缘硬化；CT 检查可清楚显示肿瘤侵犯椎体的程度；MRI 检查不仅有助于判断病灶对周围软组织侵犯的程度，而且可以明确是否波及骨髓；骨扫描对本病诊断亦有一定帮助。

五、治疗及预后

本病应采取广泛手术切除，术后结合化疗和放疗等综合治疗为主。尤因肉瘤对放疗敏感，对患者的放疗已得到广泛应用，局部放疗用于无法手术切除或可能有残留的肿瘤[3]。早期研究显示尤因肉瘤预后较差，平均生存期是 33 个月，5 年生存率 20%。随着化疗的出现，根治性肿瘤切除术后患者的长期生存率提高到 50% ～ 60%。

（郭付有）

参考文献

1. Aydin S，Yuksel O，Tanritanir R，et al. Primary Ewing Sarcoma of Frontotemporal Bone in Geriatric Patient. World Neurosurg，2018，115：278-281.

2. Marco RA，Gentry JB，Rhines LD，et al. Ewing's sarcoma of the mobile spine. Spine，2005，30（7）：769-773.

3. Martin E，Senders JT，Ter Wengel PV，et al. Treatment and survival of osteosarcoma and Ewing sarcoma of the skull：a SEER database analysis. Acta Neurochirurgica，2019，161（2）：317-325.

第六节　恶性淋巴瘤

一、概述

恶性淋巴瘤（malignant lymphoma）是造血系统恶性疾病之一，主要发生于淋巴系统，也可发生于皮肤、胃肠道、骨骼、中枢神经系统以及肺等部位。临床常分为霍奇金淋巴瘤（Hodgkin lymphoma，HL）和非霍奇金淋巴瘤（non-Hodgkin lymphoma，NHL）两大类，而非霍奇金淋巴瘤又可分为 B 细胞性淋巴瘤、T 细胞性淋巴瘤和组织细胞性肉瘤 3 型。依据 2021 年第 5 版世界卫生组织中枢神经系统肿瘤分类，恶性淋巴瘤被分为中枢神经系统（central nervous system，CNS）淋巴瘤和 CNS 各种罕见淋巴瘤。其中，CNS 淋巴瘤包括 CNS 原发性弥漫大 B 细胞淋巴瘤、免疫缺陷相关的 CNS 淋巴瘤、淋巴瘤样肉芽肿和血管内大 B 细胞淋巴瘤。而 CNS 各种罕见淋巴瘤包括硬脑膜 MALT 淋巴瘤、CNS 的其他低级别 B 细胞淋巴瘤、间变性大细胞淋巴瘤（ALK+/ALK−）和 T 细胞或 NK/T 细胞淋巴瘤[1]。恶性淋巴瘤可发生于脊椎的任何部位，其中只有 13% 波及椎体。需要指出的是，原发于骨的霍奇金淋巴瘤极为少见，而骨的恶性淋巴瘤一般都指非霍奇金淋巴瘤，尤其以弥漫大 B 细胞淋巴瘤最为常见。原发性骨恶性淋巴瘤约占所有骨肿瘤的 2%，约占所有结外淋巴瘤的 5%，好发于 40 ～ 60 岁的中老年人，男性发病率略高于女性，常累及脊柱、盆骨和四肢的长骨等部位[2]。霍奇金淋巴瘤发病率是 2/10 万 ～ 3/10 万，而非霍奇金淋巴瘤发病率高达 10/10 万 ～ 20/10 万。

二、临床表现

患者主要临床表现是后背疼痛、不规则发热以及不同程度脊髓受压引起的神经功能障碍，如截瘫[3]。

三、影像学

CT 检查显示广泛溶骨性破坏，或局限性溶骨破坏边缘硬化和椎旁软组织肿胀。MRI 检查显示病灶呈不均匀长 T_1 和 T_2 信号，增强后病灶明显强化。

四、治疗

脊椎恶性淋巴瘤治疗方案的选择取决于神经组织受压的程度。如果明显脊髓受压并有神经功能障碍，应首选手术治疗。如果脊髓受压不明显或无神经系统阳性体征，应首选放疗，因为恶性淋巴瘤对放疗和化疗非常敏感。目前，原发性骨恶性淋巴瘤首选 CHOP/R-CHOP 化疗联合放疗[2]。

五、预后

原发性骨恶性淋巴瘤总体预后良好，主要取决于肿瘤分期及组织病理学分型，文献报道 5 年总生存率为 58% ~ 88%，甚至有学者报道经综合治疗后，8 年生存率可高达 95%[4-5]。

（郭付有）

参考文献

1. Louis DN, Perry A, Wesseling P, et al. The 2021 WHO Classification of Tumors of the Central Nervous System：a summary. Neuro Oncol, 2021, 23（8）: 1231-1251.

2. Huan Y, Qi Y, Zhang W, et al. Primary bone lymphoma of radius and tibia：A case report and review of literature. Medicine（Baltimore）, 2017, 96（15）: e6603.

3. 吴启秋，程宏，林羽，等. 脊椎恶性淋巴瘤（18 例报告）. 中国骨肿瘤骨病, 2003, 2（5）: 290-293.

4. Heyning FH, Kroon HM, Hogendoorn PC, et al. MR imaging characteristics in primary lymphoma of bone with emphasis on non-aggressive appearance. Skeletal Radiol, 2007, 36（10）: 937-944.

5. Scoccianti G, Rigacci L, Puccini B, et al. Primary lymphoma of bone：outcome and role of surgery. Int Orthop, 2013, 37（12）: 37（12）: 2437-2442.

第七节　软组织肉瘤

一、概述

软组织肉瘤（soft tissue sarcoma）是起源于间充质组织的恶性肿瘤。脊椎软组织肉瘤起源于棘突旁肌肉组织，发病年龄以 30 ~ 70 岁多见，发病率约为 2/10 万，其病理类型复杂，恶性程度高，预后不良。常见病理类型包括神经纤维肉瘤、血管肉瘤、滑膜肉瘤、软骨肉瘤、脂肪肉瘤、平滑肌肉瘤、纤维脂肪瘤以及恶性纤维组织细胞瘤。

二、临床表现

软组织肉瘤临床表现为病理性骨折、神经压迫以及神经根疼痛等。

三、影像学

CT 和 MRI 检查对明确软组织浸润和骨质破坏程度相当重要，放射性核素扫描可以明确病灶远端转移的范围。Guest 根据软组织肉瘤波及的范围将其分为 3 类：①病灶仅波及棘突旁肌肉组织；②病灶同时波及棘突旁和棘突后肌肉组织；③病灶波及棘突旁肌肉组织和胸壁后组织以及脊椎椎体[1]。

四、治疗及预后

棘突旁软组织肉瘤的手术切除是最重要的治疗方法，术前给予化疗、术中对病灶进行广泛的根治性切除以及术后及时放疗可明显延长患者生存时间。术后继续化疗亦是治疗的重要组成部分。短距离照射对高度恶性软组织肉瘤和肉瘤侵及血管神经的患者效果较好。尽管如此，棘突旁软组织肉瘤较其他部位该肿瘤疗效差，资料显示，脊椎原发或转移的软组织肉瘤术后平均生存期是 18 个月。

（郭付有）

参考文献

1. Guest C，Wang EH，Davis A，et al. Paraspinal soft-tissue sarcoma. Classification of 14 cases. Spine，1993，8（10）：1292-1297.

第八节　浆细胞瘤

一、概述

浆细胞瘤（plasmacytoma）是以浆细胞异常增生为特征的恶性肿瘤，好发于淋巴结、肺、胃肠道和脾。25% ～ 50% 累及脊椎，而且脊椎最常侵犯的部位是胸椎。该病非常少见，文献通常仅有个案报道。发病年龄多在 50 岁以上，儿童患者罕见。

二、病理学

镜下肿瘤细胞大小较一致，胞质多少不等，嗜双色，呈紫红色，核圆形或卵圆形；分化较成熟的肿瘤细胞核偏位，可见不典型核周空晕及染色质边集，呈车辐状，间质中可见较多小血管（图 51-8-1）。

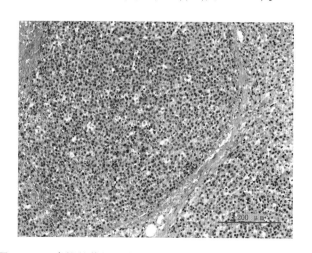

图 51-8-1　脊椎的浆细胞瘤。肿瘤细胞大小较一致，胞质呈紫红色，核圆形或卵圆形；可见不典型核周空晕及染色质边集，呈车辐状，间质中可见较多小血管（HE 染色，200×）

三、临床表现

浆细胞瘤主要症状是疼痛，呈缓慢进行性加重，有时出现夜间痛。其他尚有神经组织受压导致的下肢麻木无力、行走困难或肌力减退伴放射痛。50% 以上患者有神经根痛，肢体瘫痪亦较常见，由于该病多是老年患者而常被误诊为类风湿关节炎。

四、影像学

CT 检查常显示椎体骨质的溶骨性破坏。MRI 显示病变椎体 T_1 加权像低信号，T_2 加权像等信号或稍高信号，增强后有不均匀强化。

五、诊断

其确诊仍需骨髓穿刺活检或手术病理标本检查得以证实。需要指出的是，50% 的浆细胞瘤患者会发展为多发性骨髓瘤，平均进展时间为 2 ～ 4 年，脊柱浆细胞瘤进展为多发性骨髓瘤的发生率尤其高[1]。

六、治疗及预后

由于浆细胞瘤对放疗高度敏感，放疗是本病的首选治疗方法。单纯接受放疗的患者中位生存期从 7.5 个月到 14 个月不等[1]。只有出现脊髓压迫、脊柱变形或不稳定时才考虑外科手术。文献报道浆细胞瘤的平均生存期是 47 个月，5 年生存率为 75%。

（郭付有）

参考文献

1. Von der Hoeh NH，Tschoeke SK，Gulow J，et al.Total spondylectomy for solitary bone plasmacytoma of the lumbar spine in a young woman：a case report and review of literature. Eur Spine J，2014，23（1）：35-39.

第 52 章

脊柱及椎管内转移瘤

一、概述

脊柱及椎管内转移瘤多由身体其他部位恶性肿瘤经血源性转移所致，或由邻近部位肿瘤进展而来。常先累及椎骨，使其形态改变，继之侵犯椎管内，转移至硬膜下少见。多发生在中年以上，病情进展较快。肿瘤可环绕硬脊膜外生长，可使脊髓缺血坏死。

椎管内硬膜外肿瘤包括转移瘤、脊膜瘤、脊索瘤、神经纤维瘤、脂肪瘤、血管瘤等，其中以转移瘤为多见。早年统计资料显示，椎管内转移瘤在脊髓肿瘤中所占比例为 6.0% ~ 7.7%。其中，国外文献的综合资料显示为 6.0%。北京天坛医院 1955—1976 年共收治椎管肿瘤 568 例，其中经病理证实的椎管内转移瘤为 43 例，占 7.6%。一般发生在 50 岁以上的患者，平均年龄为 53 ~ 63 岁。大多数报道认为男性占大多数。但国外也有资料认为，两性间无明显差异。

脊柱及椎管内转移瘤是恶性肿瘤进展过程中危害性最大的并发症之一。所有患者中 75% ~ 90% 会出现疼痛症状，这也是该疾病最常见的症状，部分患者夜间疼痛明显，且止痛治疗效果不佳。由于肿瘤侵犯椎体，严重者可出现病理性骨折导致脊柱不稳定，从而出现严重的疼痛。若侵犯脊髓，可出现明显的神经压迫症状，甚至出现瘫痪，严重影响患者的生存质量。近年来，由于肿瘤诊断技术和治疗方法的进展，以及肿瘤患者生存期不断延长，脊柱及椎管内转移瘤的诊断病例日趋增多。因此本病在临床的重要性已越来越突出。

二、病理学

（一）原发灶

全身各种恶性肿瘤（包括白血病）都可转移到脊柱。在成年患者中，原发病灶多为肺癌、乳腺癌、前列腺癌、淋巴瘤、肾癌、甲状腺癌、骨髓瘤、黑色素瘤、结肠癌等。而儿童患者常见的是肉瘤（尤因肉瘤、骨源性肉瘤、横纹肌肉瘤）、神经母细胞瘤和淋巴瘤等。此外，颅内髓母细胞瘤、胶质瘤、脑膜瘤也可转移到椎管。但也有些转移瘤的原发病灶不易确定。个别情况下，白血病的细胞如呈结节状增生，则很容易产生严重的脊髓压迫症。

（二）转移途径

①经动脉转移：为最常见途径。②邻近肿瘤（如椎旁肿瘤经椎间孔）直接侵入椎管：多见于淋巴瘤（占 75%），其次为其他实体肿瘤（占 15%）。③通过脊椎静脉丛转移：由于脊椎静脉丛腔内压力很低，血流速度比较缓慢，而且无静脉瓣，所以当咳嗽、喷嚏或屏气时，胸、腹腔内压力暂时升高。此时若腔静脉内有癌栓，便可能通过吻合支逆流，进入脊椎静脉系统。④经蛛网膜下腔播散：如颅内髓母细胞瘤、室管膜瘤、胶质瘤等。⑤经淋巴系统转移：如淋巴瘤，多转移至硬膜外腔的后方，较少累及椎体。

（三）转移瘤的分布

转移瘤可在任何节段发生，以胸椎最常见（占 70%），其次为腰段，颈段和骶段也常发生。绝大多数情况下，以椎体及附件侵犯为多见，部分严重者出现明显的骨质破坏伴软组织肿块形成。累及椎管的病灶多局限于硬膜外，仅个别侵入硬膜下或脊髓内。文献认为，髓内转移瘤的转移途径为：①硬膜外肿瘤直接或间接侵犯脊髓；②经动脉系统的血源性转移；③通过伴随脊神经的淋巴管转移；④经脊椎静脉系统转移；⑤癌栓经蛛网膜下腔扩散。多发转移灶的发生率一般与肿瘤类型有关，如肺癌最易发生。

三、临床表现

（一）首发症状

大多数病例的首发症状是疼痛，疼痛可表现为三种形式：①局部疼痛（local pain）：最为常见。主要是由肿瘤生长导致椎骨骨膜张力增高所致。通常为持续性、进行性、难以忍受。即使卧床休息也不能缓解。影像学检查可发现椎体膨大，但多无椎体塌陷或脊柱畸形。②脊柱痛（spinal pain）：主要是由脊柱不稳所致。疼痛可因运动而加重，休息后减轻。影像学检查可发现椎体塌陷或脊柱畸形。对此类患者进行脊柱固定，常可缓解疼痛，放疗效果不佳。③神经根痛（radicular pain）：主要是由于肿瘤刺激或压迫脊神经根所致。常出现较晚。疼痛可从背部放射到相应的皮肤区域。咳嗽、喷嚏、运动可使疼痛加重。神经根痛以腰骶段病变最常见（90%），其次为颈段（79%）、胸段（55%）。胸段病变的神经根痛常为双侧性，其他部位也可为单侧性。除背侧疼痛外，少数病例还可表现为枕部疼痛（如上颈段病灶）、臂痛和手指痛（如下颈段病灶）。

（二）症状和体征

神经损害表现，一般于疼痛持续数天至数月后出现，这一过程的长短与肿瘤生长速度有关。肿瘤恶性程度高（如肺癌），则持续时间短，反之，则持续时间长。由于各种原因，大约 80% 的病例在就诊时已出现肢体无力。待到确诊时，约 15% 已出现截瘫，35% 出现轻截瘫，仅 50% 仍有行走功能，78% 的病例出现感觉障碍，57% 出现括约肌功能障碍。肢体无力常呈双侧性、对称性。一旦出现瘫痪征象，则病情迅速进展，甚至可在数小时至数天内出现截瘫。若出现括约肌功能障碍，则多表明病情已属晚期。此外，体检还可发现患区压痛、叩击痛、脊柱活动受限

等表现。

四、辅助检查

（一）脑脊液检查

多数病例可在脑脊液动力学检查中发现椎管内梗阻现象。由于梗阻，脑脊液中的蛋白质含量多升高。一般为 300 ~ 1000 mg/L，有时甚至更高。细胞数多无明显变化。

（二）影像学检查

1. X 线　溶骨性破坏最为常见。典型表现为椎管周围骨质（包括椎体、椎弓根、椎板等）不同程度的疏松、破坏，如前后一致的椎体塌陷，或侧方塌陷或楔形变；有时椎体内可见到虫蚀状骨质缺陷；有时可见椎弓受累；椎间隙多正常；椎旁可出现球形软组织影。但在疾病早期，普通 X 线检查常无异常发现。此外，少数病例（如前列腺癌）可出现成骨性反应。

2. 脊髓造影　目前多数已被 MRI 代替，但仍有部分医院在使用。若已发生脊髓压迫，则多数病例可在病变水平发现完全梗阻，少数也可呈不完全梗阻。而经脑脊液播散者，很少引起完全梗阻，可见多发大小不等的圆形充盈缺损。

3. CT　CT 扫描常可见椎体、椎弓不同程度的骨破坏；硬膜外肿块边缘不规则，呈低密度影，向内压迫脊髓，向外使椎管受累，邻近椎体呈溶骨性破坏，少数呈成骨性破坏。肿瘤多向椎旁生长。增强后，部分肿瘤可强化。

4. MRI　MRI 对硬膜外肿瘤的部位、范围，以及脊髓受累与否，显示得更为清晰。因转移瘤多伴有较明显的组织水肿，在 MRI 上呈长 T_1 长 T_2 信号，在 T_1 加权像上呈低信号影，取代了正常松质骨的高信号；矢状位 T_1 加权像可见椎体形态改变，大多累及 2 ~ 3 个节段，外形不规则，并有硬膜受压；脊髓可有水肿，甚至软化；椎间隙一般良好；轴位 T_1 加权像上可见椎体后部结构改变，肿瘤常可穿出椎管向椎旁生长，使神经孔狭窄，神经根变细。T_2 加权像表现高低混杂信号，增强扫描图像肿瘤均可强化（图52-1 ~ 图 52-4）。

此外，SPECT 也是较为敏感的方法，可与 MRI 相比，甚至在显示椎体外病灶（椎弓、椎板、横突、

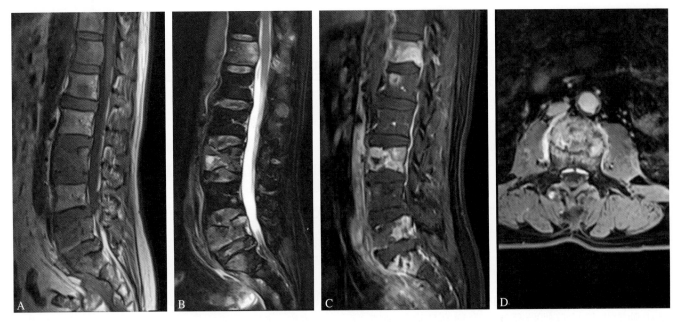

图 52-1 腰椎多发转移瘤。A ~ C. 矢状位 MRI 图像见腰椎多发病变，部分椎体见病理性骨折；D. 轴位 MRI 图像见椎体骨质破坏

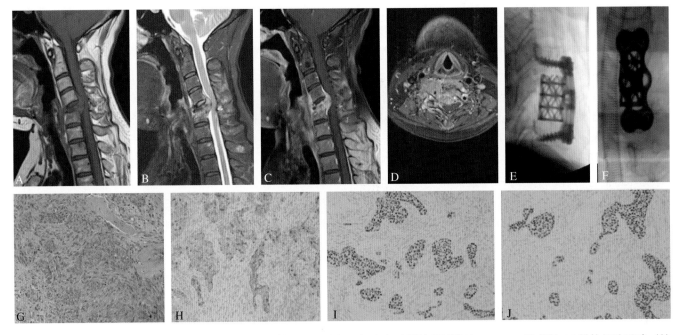

图 52-2 颈椎转移瘤。A ~ D. MRI 影像可见 C5 椎体病理性骨折，相应水平脊髓受压明显；E、F. 患者行 C5 椎体切除重建（钛笼）内固定术，术中透视见内固定位置良好；G、H. 术后病理提示骨小梁及纤维成分之间可见成片巢状异型上皮样细胞浸润，肿瘤细胞呈中度异型，胞质丰富，免疫组织化学标志物 GATA3（J）、mammaglobin（H）及 ER 蛋白（I）表达提示为转移性乳腺癌

棘突）方面优于 MRI。

五、诊断与鉴别诊断

根据既往肿瘤病史及典型的发病过程，特别是进

展迅速的脊髓受压表现，诊断多不困难。应当重视早期诊断：①出现异常的背部疼痛；②出现异常的神经根痛，卧床休息不能缓解，并伴脊柱触痛。对于既往有恶性肿瘤病史的患者要警惕该病的可能。

普通 X 线检查仍是一个非常有效的检查手段，

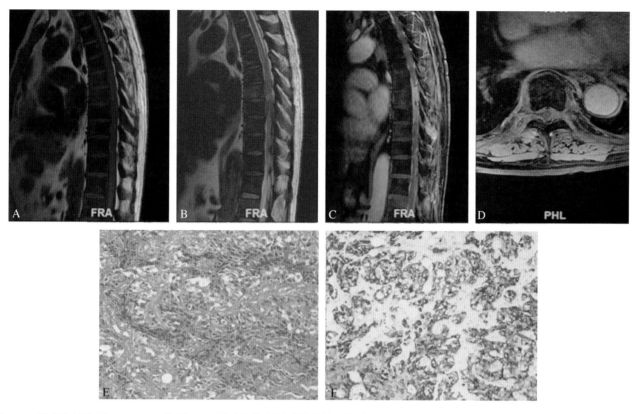

图 52-3 椎管内转移瘤。A～D. 胸椎 MRI 提示椎管内硬膜外占位，脊髓环形压迫；E、F. 行椎管减压术，术后病理提示，骨髓内成片巢状异型上皮样细胞浸润，肿瘤细胞核大、核仁明显，胞质丰富，部分瘤细胞伴挤压伤，免疫组织化学标志物细胞角蛋白（AE1/AE3）表达提示转移性低分化癌，结合病史，符合转移性前列腺癌

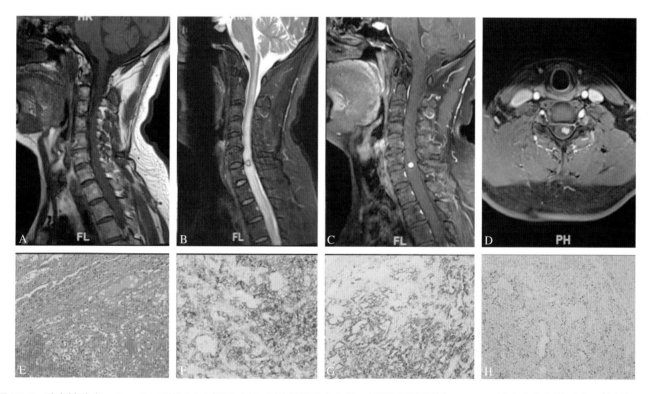

图 52-4 髓内转移瘤。A～D. 颈椎 MRI 提示 C6/7 水平脊髓髓内占位，增强后明显强化；E、F. 髓内占位切除后病理结果提示，颈髓组织中可见富于血供的肿瘤浸润，肿瘤细胞胞质透亮，胞核小，核仁不明显，免疫组织化学标志物细胞角蛋白（AE1/AE3，F、G）及 PAX8 蛋白（H）表达提示为转移性透明细胞肾细胞癌

具有较高的敏感性和特异性。在疾病早期，普通 X 线检查即可发现多数（85%～94%）脊柱及椎管内转移瘤的异常表现。但需注意，X 线检查具有 17% 的假阳性率。CT 和 MRI 检查是目前较为理想的手段，能更准确地显示病灶部位，以及病灶与脊髓、脊神经根的关系，也可鉴别良、恶性病变性质，并能为手术计划提供重要依据。由于 30%～49% 的病例可出现多发转移灶，因此，有学者建议，应对所有脊柱及椎管内转移瘤患者，进行全脊柱影像学检查，如 MRI、SPECT。在发现脊柱及椎管内转移瘤病灶后，还要进行全身检查，以寻找原发病灶。

疾病早期，要与一般性腰背痛、脊柱关节变性疾病（如脊柱结核、椎间盘突出症、嗜酸性肉芽肿等）相鉴别。当发生不完全性或完全性脊髓横贯性损害时，要注意与硬膜外脓肿、硬膜外血肿、硬膜外动静脉畸形、癌性脊膜炎相鉴别。少数情况下，还要与脊髓缺血性病变、脊髓急性炎症、脊髓放射性损害、副肿瘤综合征相鉴别。

六、治疗

脊椎及椎管内转移瘤多属晚期，由于患者生存期较短，其治疗往往遵循姑息治疗原则。目前的主要治疗方式是放疗和手术治疗，化疗、激素和免疫治疗居次要地位，治疗前应进行充分的多学科评估[1]。从神经病学的角度出发，治疗的主要目的是保持或改善神经功能，解决脊髓和神经根病变问题，这对良好的神经功能恢复至关重要。良好神经功能预后的主要指标是症状初期的神经功能状况。在神经功能障碍出现之前，患者往往首先出现夜间痛或晨起痛，可以用甾体类药物缓解。对一个已知肿瘤的患者而言，躯体痛是接受全脊柱 MRI 扫描的指征。伴有躯体痛的患者通常有骨肿瘤，但还没出现硬膜的广泛转移，因此，放疗或手术治疗均可带来较好的神经恢复。即使对于对射线中度敏感的肿瘤，也应首选标准剂量的体外放射治疗（external-beam radiotherapy，EBRT），手术治疗仅适用于对射线低度敏感的肿瘤。

无论治疗方式如何，脊椎及椎管内转移瘤的治疗目的都是缓解症状，保持或改善患者的神经和功能状态，获得机械性稳定，减少疼痛，有助于肿瘤的局部控制，提高整体生活质量。

（一）非手术治疗

对于大多数脊椎及椎管内转移瘤，因为手术效果欠佳，致残率高，所以放疗成为了主要的治疗方式[2]。放疗是目前普遍公认的有效措施，甚至有学者提出单独放疗的观点。对放疗敏感的肿瘤，应首选放疗，如淋巴瘤、骨髓瘤、精原细胞瘤。然而对放疗不敏感的肿瘤，如肾癌、肺癌、大肠癌、黑色素瘤是首选放疗还是首选手术，尚有较大争议。早期系列放疗研究显示 80% 的患者仍可以行走，42% 的瘫痪患者术后可以行走，不到 22% 的患者放疗后症状加重。因此放疗成为脊椎及椎管内转移瘤的主要治疗方式。对于有高度分级的硬膜外肿瘤压迫的患者，无论伴或不伴有神经症状，治疗方式主要由肿瘤对射线的敏感性决定。如淋巴瘤和多发性骨髓瘤对射线高度敏感，使用大剂量射线 2～3 天就可杀死肿瘤。对射线不太敏感的肿瘤，如肺癌和大肠癌，虽然对射线也产生反应，但不会很快缓解对硬膜的压迫症状。因此，接受放疗的患者两三周内压迫症状可能继续发展，在接受治疗过程中或治疗后短期内仍表现有神经症状。这些患者应该首先考虑手术治疗。对射线相对敏感的肿瘤，如乳腺癌产生压迫症状时，使用大分割局部放疗可能会获得良好的神经恢复和局部控制。大剂量放疗仍不可行，因为引起放射性脊髓病的危险性大。系统改进后可以使大剂量等角射线抵达脊髓病灶，这将提高对射线相对不敏感肿瘤的治疗能力。

化疗仅对某些化疗敏感性肿瘤具有效果（如淋巴瘤、神经母细胞瘤）。激素可通过缓解脊髓水肿、降低硬脊膜张力来缓解疼痛，改善神经功能。因此，对确诊或高度怀疑椎管内转移瘤，且伴脊髓压迫者，可考虑立即应用大剂量激素。

（二）手术治疗

初期外科治疗脊柱及椎管内转移瘤的术式主要是无器械辅助下的椎板切除术，自 20 世纪六七十年代以来的多项研究系列显示，椎板切除术对于改善神经症状和减少疼痛帮助不大，有文献报道，55% 的患者仍可以行走，33% 的瘫痪患者术后可以行走，而一些研究系列显示，有超过 50% 的患者术后症状加重。目前已经认识到无器械辅助下的椎板切除术不能将椎体或硬膜上的肿瘤完全切除。医源性脊柱不稳定是存在病理性压迫或椎体粉碎性骨折的情况下行后部附件切除术造成的。术前对系统疾病及共患病了解不充分往往导致明显的术后并发症。

从肿瘤学角度看,单独依靠手术无法控制肿瘤的发展。Klekamp 和 Samii 回顾了 101 名脊柱转移瘤患者,显示术后 1 年的复发率是 64%,4 年复发率是 96%。手术治疗对射线高度抵抗的肿瘤,如肾癌、甲状腺癌局部控制较好,复发率低。手术治疗乳腺癌的效果也可。此研究发现,手术对于大肠癌、非小细胞肺癌和起源不明的癌症局部控制不理想。我们的经验认为,激素不敏感前列腺癌和黑色素瘤两种肿瘤术后复发很早。虽然这两种组织学类型的肿瘤术后患者神经功能恢复较好,但术后需根据病理结果补充进行放疗或化疗,提高局部控制率。

1. 脊柱转移瘤评估系统　早期多采用 Tomita 评分、Tokuhashi 评分评估患者生存期及预后,从而决定患者治疗方案。近期,国际脊柱肿瘤联盟基于多学科协作理念提出了脊柱转移瘤的新型决策框架 MNOP(Mechanical stability, Neurological risk, Oncological parameters, and Preferred treatment),结合患者脊柱机械稳定性、神经功能、肿瘤学特征建议治疗方案[3]。其提出首先要对患者进行全身评估,当 KPS 评分 > 40 分且预期生存时间 > 2 个月时,方可进入 MNOP 决策框架选择合适的治疗方案。而 Tomita 评分和 Tokuhashi 评分没有结合脊柱转移瘤治疗的最新进展,已经不适用于脊柱转移瘤的评估和治疗指导。随着肿瘤治疗技术及多学科协作模式的不断发展,脊柱转移瘤的治疗有了革命性进展,分离手术以及 SBRT 等放疗技术的出现替代了以前激进的手术方法和传统 EBRT 放疗模式,减少了并发症,提高了肿瘤控制率并大大改善了患者的生存质量[4-6]。

2. 手术适应证　①全身情况可以支持手术者;②脊髓神经受压明显者;③有较剧烈疼痛且经各种非手术疗法无效者;④脊柱不稳定者;⑤病理诊断尚不明确,不能排除其他肿瘤者。

3. 手术禁忌证　①合并全身广泛转移的转移瘤;②原发癌已属晚期,全身已衰竭者;③发病 72 h 内已出现完全弛缓性截瘫,尤其是支气管肺癌转移者;④早期的脊柱转移瘤。

4. 手术方法　目前尚无公认的最佳手术方法。手术的方式选择需考虑患者全身情况、局部肿瘤类型和范围进行个体化治疗,主要包括开放手术和微创手术。开放手术包括后路椎板切除椎管减压术、后路椎体肿瘤切除 + 脊柱内固定术、全脊椎切除术等;椎体重建的材料包括骨水泥、钛笼、人工椎体、自体骨等,大部分手术需联合内固定维持脊柱稳定。手术的入路主要以后路为主,部分手术可经前路、侧方入路以及经胸入路。微创手术包括经皮椎体成形术、球囊扩张椎体后凸成形术、射频消融术等。

(1)后路椎板切除椎管减压术:这是最早开展的手术方法。部分学者认为,此手术具有一定价值,特别是对于预后差的患者,可考虑单纯后路椎板切除椎管减压术:①全身情况欠佳、预计生存期有限者,如原发灶为肺癌者、有脑或内脏转移者;②多发病灶,多个节段神经压迫者。

(2)后路椎体肿瘤切除 + 脊柱内固定术:目前最为常用的手术方式,通过对附件和椎体肿瘤的切除,达到充分的减压效果,同时联合内固定术。对于剩余椎体的重建,可考虑钛笼、人工椎体、骨水泥等。目前很多学者推荐分离手术,通过后路切除椎板和至少一侧的关节突关节,环形切除硬脊膜四周 5 ~ 8mm 肿瘤、后纵韧带和部分椎体,对脊髓进行充分环形减压,术后辅以剂量充足的放疗,对放疗不敏感的转移瘤和无法耐受大手术的患者尤为适用。

(3)全脊椎切除术:对于不伴有重要脏器转移,仅出现胸腰椎单节段转移,肿瘤原发病灶控制情况较好,预计生存时间较长的患者,在外科技术条件成熟的情况下可采用全脊椎切除术[7]。对于同时累及椎体及附件的胸腰椎转移瘤,后路全脊椎切除术是目前临床广泛认可的手术方式,可获得较好的肿瘤控制效果。

(4)微创手术方法:脊柱转移瘤常用的微创治疗手段包括经皮椎体成形术(percutaneous vertebroplasty,PVP)、球囊扩张椎体后凸成形术(percutanous kyphoplasty,PKP)、射频消融术等。PVP/PKP 的适应证为椎体破坏但椎体后壁相对完整,导致疼痛和轻、中度不稳定的脊柱转移瘤患者,可以与射频消融术联合使用,术后补充放疗能够取得良好效果,但一般对于椎体后缘及椎弓根破损的情况不建议应用[8]。

七、预后

影响脊柱转移瘤预后的因素包括发病急缓、进展速度、治疗前后神经功能状态、原发肿瘤性质和部位、椎体受累数量。一般来说,发病急、进展快者,预后不良；病程长者优于病程短者；治疗前能行走或肢体无力程度轻者优于不能行走或肢体无力程度重者；单椎体病灶者优于多椎体病灶者；放疗敏感的肿瘤好于放疗不敏感的肿瘤；一旦截瘫超过 24 h，则恢复的可能性很小。此外，膀胱直肠功能障碍也是预后不佳的征兆。近年的资料报告，术前患者的 1 年生存率可达 60% ～ 62%；2 年生存率可达 46%。某些儿童病例生存期甚至可达到 48 ～ 108 个月。因此，有学者认为，对儿童椎管内转移瘤，应采取积极治疗的态度。

（曹依群　李德亨）

参考文献

1. Bollen L，Dijkstra SPD，Rhma Bartels，et al. Clinical management of spinal metastases-The Dutch national guideline. Eur J Cancer，2018，104：81-90.

2. Glicksman RM，Tjong MC，Neves-Junior WFP，et al. Stereotactic Ablative Radiotherapy for the Management of Spinal Metastases：A Review. JAMA Oncol，2020，04：567-577.

3. Barzilai O，Laufer I，Yamada Y，et al. Integrating Evidence-Based Medicine for Treatment of Spinal Metastases Into a Decision Framework：Neurologic，Oncologic，Mechanicals Stability，and Systemic Disease. J Clin Oncol，2017，20：2419-2427.

4. Spratt DE，Beeler WH，de Moraes FY，et al. An integrated multidisciplinary algorithm for the management of spinal metastases：an International Spine Oncology Consortium report. Lancet Oncol，2017，18：e720-e730.

5. Sahgal A，Myrehaug SD，Siva S，et al. Stereotactic body radiotherapy versus conventional external beam radiotherapy in patients with painful spinal metastases：an open-label，multicentre，randomised，controlled，phase 2/3 trial. Lancet Oncol，2021，07：1023-1033.

6. Guckenberger M，Mantel F，Sweeney RA，et al. Long-Term Results of Dose-Intensified Fractionated Stereotactic Body Radiation Therapy（SBRT）for Painful Spinal Metastases. Int J Radiat Oncol Biol Phys，2021，01：348-357.

7. Tomita K，Kawahara N，Baba H，et al. Total en bloc spondylectomy. A new surgical technique for primary malignant vertebral tumors. Spine，1997，22：324-333.

8. Wallace AN，Greenwood TJ，Jennings JW. Radio frequency ablation and vertebral augmentation for palliation of painful spinal metastases. J Neuro- oncol，2015，124：111-118.

第 53 章

外周神经肿瘤

一、概述

外周神经肿瘤（tumor of peripheral nerve，TPN）是指脑和脊髓以外的所有神经结构起源的肿瘤，包括恶性神经鞘瘤、节细胞神经瘤、色素性恶性神经鞘瘤、丛状神经纤维瘤、蝶蝾瘤等[1]。恶性外周神经鞘瘤（malignant peripheral nerve sheath tumor，MPNST）来源于外周神经，或神经鞘膜细胞、神经周细胞或纤维母细胞。由于具有多种细胞来源，MPNST 的表现在个体间可有很大差异，常给诊断和分类造成困难[2-3]。

二、流行病学

外周神经肿瘤发病率低，其发生率约为 6/100 万。可以发生在外周神经的任何部位，但其中约半数的肿瘤发生在头颈部，发生于四肢者少见。绝大多数（90% 以上）的外周神经肿瘤是良性的，均起源于构成外周神经的细胞成分。MPNST 病因不明，约占所有软组织肉瘤的 5% ～ 10%。约 50% 的 MPNST 继发于神经纤维瘤病 I 型（NF1），亦可为原发。MPNST 通常发生于成年人，多见于 20 ～ 50 岁。发生于 20 岁之前者占 10% ～ 20%，偶见于婴幼儿[3]。

三、病理学

外周神经肿瘤可起源于外周神经的任何细胞成分，如施万细胞、神经周细胞、纤维母细胞、内皮细胞、脂肪细胞和神经元，也可为非外周神经固有细胞源性，如转移癌。根据病理特点，可将良性外周神经肿瘤分为三大类[2]。

（一）神经鞘瘤

神经鞘瘤（Schwannoma）是施万细胞和神经丛异常增生，是有包膜的良性外周神经肿瘤，不易恶变，分为三种亚型：细胞丰富型、丛状型、黑色素型。肿瘤可起源于脑神经、外周神经或自主神经。往往生长在中枢神经系统和外周神经系统的交界处，此处是少突胶质细胞与施万细胞连接处，其可以是单发包块，也可以是多发。大多为单发结节状，界限清楚，包膜由神经外膜和残存的神经纤维组成。肿瘤大部分由施万细胞组成，偶有成熟的神经节细胞和神经干参入和穿过，但神经干通常仅在包膜外越过或从包膜下穿过。神经鞘瘤中还可见到腺体和上皮组织，它们是肿瘤的上皮性分化，瘤内有时还可见到囊腔。

（二）神经纤维瘤

神经纤维瘤（neurofibroma）是来自包绕神经轴束的神经内膜组织的肿瘤，分为两种亚型：局限型和丛状型。其特点是发生肿瘤的神经干、神经纤维均受累，而神经干（支）的功能却无损，肿瘤属于错构瘤性质，约 2% 可发生恶变。这种神经纤维瘤的大体观与神经鞘瘤类似，在皮肤和皮下脂肪中单发的神经纤维瘤被限制，但无包裹，呈半透明切面。侵袭深部的神经纤维瘤多为丛状型，这些肿瘤可以是几毫米至几厘米大小。镜下，肿瘤成分复杂，除施万细胞外还有大量神经束膜细胞、纤维母细胞、胶原纤维，甚至不等量的炎症细胞（图 53-1）。

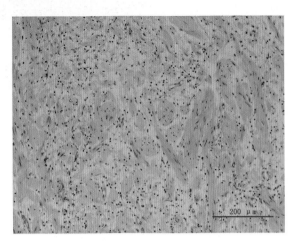

图 53-1 皮下神经纤维瘤。肿瘤中可见呈束状平行排列的施万细胞，其间为间质黏液样变区，在黏液样变区内有黄鳝样细长弯曲核的肿瘤细胞（HE 染色，200×）

（三）神经束膜瘤

神经束膜瘤（perineurioma）是一种由神经鞘膜衍生而来的单纯由神经束膜细胞构成的良性外周神经鞘膜肿瘤，可为散发孤立性或多发性，后者系神经纤维瘤病 I 型的表现。有潜在恶变可能，其总体病变特点是肿瘤无包膜，由施万细胞、神经内膜纤维母细胞、神经束膜细胞及轴索混合组成。在组织学与超微结构上，与神经纤维瘤和神经鞘瘤相比，神经束膜瘤有一个显著的不同之处：其位于真皮或皮下更深的组织中，大小为 1 ～ 20 cm。它们有 2 种主要的临床病理形式：①神经内；②软组织和神经外。神经内束膜瘤通常累及单根神经，造成对称性神经膨大。组织学光镜检查显示，梭形的神经束膜细胞围绕施万细胞鞘，伴或不伴变性的中央轴突增殖。其纵剖面显示纤维呈粗糙增厚的表现，而横断面上神经束膜细胞围绕每一个单独的神经纤维，呈现特征性的涡旋纹样表现，所以将其称为假洋葱球茎样表现。无论是何种类型的神经束膜瘤，细胞和细胞核异型均少见，也较少发现有丝分裂的表现[4]。

MPNST 是交替存在的致密细胞群与黏液组织。这些细胞可能呈纺锤状，轮廓不规则；或呈卵圆形或梭形。核栅栏结构也被证实，但仅见于 10% 以下的病例，而且仅为局灶性。特征性改变，如侵犯周围组织、侵犯血管、多形核、坏死和有丝分裂往往提示肿瘤为恶性。S-100 可见于 50% ～ 90% 的 MPNST，但应注意仅为局灶性着色或只限于几个细胞。Leu-7 和髓鞘碱性蛋白质亦分别见于 50% 和 40% 的病例。一般来说，与抗原的结合可用来帮助排除其他梭形细胞病变，并确定 MPNST 的诊断[5]。

四、临床表现

最常见的表现是一个逐渐长大的伴有神经系统症状的皮下软组织内包块，可有麻木感、麻刺感、持续的烧灼感、沿外周神经走行方向的放射性疼痛，以及病变所累及的外周神经支配区域的感觉和运动功能减退。

（一）神经鞘瘤

神经鞘瘤是外周神经肿瘤最常见的肿瘤，又称施万细胞瘤，可发生于任何年龄，多见于 20 ～ 50 岁，男女发病率大致相同。椎管外的神经鞘瘤好发于头颈部、上下肢屈肌表面，因此常涉及脊神经根、交感神经、腓总神经和尺神经。其为有包膜的梭形结节，一般无症状或有轻微的感觉症状，触诊可出现该神经支配区域的麻痛或感觉异常（Tinel 征），而自发疼痛少见。体格检查可触及小于 5 cm 的卵圆形或梭形、质中韧、光滑、与周围组织无粘连的结节。深部的肿瘤位于腹膜后及后纵隔，不同部位的神经鞘瘤有着不同的临床表现。

（二）神经纤维瘤

神经纤维瘤也是常见的外周神经肿瘤，发病年龄多为 20 ～ 30 岁，流行病学调查显示发病率为 1/25 000。其中 90% 的神经纤维瘤是单发。单发的神经纤维瘤临床表现与神经鞘瘤类似，但神经纤维瘤往往没有放射性疼痛及感觉迟钝（即 Tinel 征）。单发的神经纤维瘤常常是小的、独立的、无痛的、位于皮下的小结节。丛状的神经纤维瘤可有疼痛症状、肌无力和肌萎缩或轻度感觉障碍。神经纤维瘤病分为 I 型、II 型和 III 型（即 NF1、NF2 和 NF3）。典型的 NF1 表现为：青春期前皮肤或黏膜有 6 个或更多的浅褐色斑点，直径大于 5 mm。青春期后至少在 15 mm 以内，皮下软组织内多个表浅的豌豆大小的皮神经纤维瘤。5% ～ 20% 的患者有两侧或一侧的视神经胶质瘤，骨骼发育异常，如蝶骨发育异常或长骨皮质变薄，脊柱侧弯。肿瘤也可生长在颅内、脑神经或脊髓，如位于椎管内的脊神经纤维瘤、位于颅内桥小脑角的听神经瘤、颅内的三叉神经鞘瘤。有 50% 的 NF1 患者有智力障碍。NF2 也称为双侧听神经鞘瘤，没有 NF1 常见的面部麻木、疼痛、感觉减退、咀嚼无力、耳聋、耳鸣、行走不稳、共济失调、角膜反射减弱或消失等症状。NF3 也称为混合性神经纤维瘤病，常累及中枢神经系统和外周神经系统，发病年龄多为 20 ～ 30 岁。双侧听神经瘤、颅后窝和上颈段硬脑（脊）膜肉瘤、脊髓和椎旁神经纤维瘤是 NF3 最显著的特点。

（三）神经束膜瘤

神经束膜瘤通常好发于青少年。肿瘤位于四肢部位的皮肤、皮下或深部软组织，以局部的孤立、边界清晰的肿块为标志。通常生长十分缓慢，为无痛性生长，常迁延数年之久，其生物学行为是良性过程，没有浸润性及侵蚀性。

神经内神经束膜瘤比较特殊，有累及上肢主要神经干的倾向，偶尔也累及其他神经，如胫神经。有可能在局部表现出单根神经分布区域的隐匿性起病，呈慢性、无痛性、进展性运动功能缺失，出现肌无力、萎缩、Tinel 征等。据报道，从症状出现到明确诊断要数年之久，绝大多数患者都小于 40 岁。

硬化性神经束膜瘤作为一种比较特殊的类型，常见于年轻人的手指、足趾及手掌部位，为单发性、无痛性的较小肿块。通常，神经束膜瘤的临床表现并无特异性，仅以局部肿块为起病的最初表现，所以仅通过临床表现来诊断神经束膜瘤十分困难。

MPNST 通常表现为持续增大的可扪及的肿块，可伴或不伴疼痛。NF1 患者发生 MPNST 时肿瘤常有快速增长，此时应警惕神经纤维瘤的恶变。发生于外周神经的 MPNST 临床行为不一，包括根性疼痛、偏瘫以及肌无力。大部分 MPNST 发生于大的外周神经，如坐骨神经、臂丛神经或骶丛神经。MPNST 常深在，位于上肢或下肢的近端，亦可见于躯干。NF1 患者中常见的皮肤或扁平的多形性神经纤维瘤，通常不会恶变，因此不需要紧密观察。而位于大的外周神经的结节性肿物和深在的广泛性的多形性神经纤维瘤可能出现恶变，因此需要定期观察。少数情况下，MPNST 可由 NF1 恶变而来。大部分肿瘤为高度恶性，可能出现复发和转移[6]。

五、辅助检查

影像学检查在评估外周神经肿瘤方面起着决定性

作用，包括 CT、MRI、B 超和 PET。CT 可通过对比度的调整使肿瘤显影。MRI 的优势在于其间隙分辨率和对软组织结构（病变）的显影及区分更加细微清晰。MRI 表现为肿瘤边界较光滑，与周围组织分界较清晰，Gd-DTPA 增强扫描肿瘤明显均匀强化，边界更加清晰。

B 超作为一种多角度的检查手段，安全有效而廉价，且可多次检查。尤其可分辨液体肿块和实质性肿块，也可分辨血管结构和血流方向，还可对椎管以外其他部位的外周神经肿瘤进行准确的解剖定位，以提高术前诊断的准确性。表现为有包膜回声，内部多呈均匀低回声，切面呈细条索状，为多数平行排列的低回声及分隔其间的强回声带。

PET 通过探测局部组织的代谢情况来断定有无肿瘤及肿瘤大小，用标准摄入比值（SUR）作为 PET 图像的半定量分析来评估外周神经肿瘤的部位，为手术切除范围提供可靠的依据。

有时 MPNST 具有与某些良性病变，如神经纤维瘤、神经鞘瘤相同的基本影像学特征。这些特征包括细胞呈梭形、沿神经走行排列等。但也有一些显著的差异，如肿瘤较大（> 5 cm）、累及周围脂肪、质地不均一、边界不清及病灶周围水肿均提示为 MPNST，见图 53-2。

MPNST 最有可能转移到肺部，其次是骨，亦有少数可转移至胸膜。胸部影像学检查是评估的重要组成部分。基于该原因，胸部 CT 平扫是用于筛查有无远处转移的首选影像学检查。骨扫描有助于确定有无骨转移。FDG-PET 显像是一个动态的影像学方法，定量评估细胞内葡萄糖的代谢活性。它已被证明能可靠地用于确定代谢活性增加的部位。

六、诊断与鉴别诊断

在临床上外周神经肿瘤少见，常常是在对皮下软组织肿物的检查中发现，同时伴有神经症状，如麻刺感、疼痛、麻痹、麻木和肢体软弱无力。通过完整的病史资料采集、体格检查及诊断性检查，包括影像学检查（CT、MRI、B 超、PET）及电生理检查，即可对外周神经肿瘤做出较明确的诊断。PET 虽准确性高，可区分良恶性肿瘤，对微小病变也能早期发现，但由于其费用昂贵，有一定辐射，难以常规普及使用。

电生理检查：①肌电图描记法（EMG）：检查肌

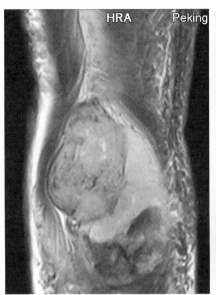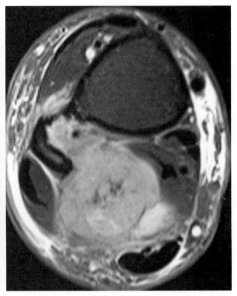

图 53-2　膝关节处恶性外周神经鞘瘤

肉去神经并为运动神经轴突的缺损提供证据，还可以鉴别真性肌无力和由于疼痛导致的肌肉功能降低；②神经传导功能检查（NCSS）：可以通过测量神经传导速度和波幅来评估感觉神经或运动神经通路的完整性，反应速度的降低可以反映出外周神经脱髓鞘状况，波幅的降低说明轴突缺失；③体感诱发电位（SSEP）：是一种反映外周感觉神经纤维重复活动的诱发电位，同时记录脊髓和大脑电位，评估感觉通路的完整性。这些电生理检查可提示细微的外周神经的病理变化，也可在外科手术前帮助确定神经功能的基础水平，以助于切除肿瘤，保留有功能的神经纤维。外周神经肿瘤生长速度缓慢，可无症状或出现载瘤神经分布区域的感觉异常、疼痛及受累神经的功能障碍或丧失，在神经纤维瘤中更甚。对于 MPNST 的诊断应提高警惕，由于其临床表现和影像学特征与良性肿瘤很难区分，在那些已经诊断为良性外周神经肿瘤的患者中若出现肿瘤生长速度过快，疼痛明显加重，以及神经系统的功能显著破坏等情况，则高度提示肿瘤有恶变可能。伴有 NF1 的患者恶变率则更高。CT 及 MRI 上常可见到肿瘤囊变出血。由于恶性外周神经肿瘤对 ^{67} 镓柠檬酸盐摄取量较正常组织高，可用其进行对比显像，以提高诊断率，但目前唯一能确诊恶性外周神经肿瘤的方法是病理检查。

七、治疗

外周神经肿瘤的治疗应根据患者的病情而决定是否施行手术治疗。严重的疼痛和感觉异常，进行性感觉或运动功能丧失及肿瘤迅速增大是明显的手术适应证。

在处理良性病变时，应在不明显影响神经功能的前提下尽可能切除肿瘤，手术应首先充分显露病变近端及远端的正常神经成分，然后在显微镜下直视肿瘤，同时应用显微手术技术、电生理刺激及监测技术（包括在局部电刺激后对神经肌肉的监测，或在测定诱发电位时对脊髓两侧或对侧相应皮肤区域的监测）。这些电生理监测有助于区分有功能的神经纤维和无功能的肿瘤或肿瘤样病变，而且在手术过程中通过肌电监测有助于明确是否有肌肉损伤。如果肿瘤切除后不可避免会造成神经损伤，则可立即进行神经修复，必要时行神经移植术，以弥补神经断端间的神经缺失[7]。

神经纤维瘤可有单根或多根有功能的神经纤维被肿瘤包裹。对于这些神经纤维，应运用电生理检查予以确认，并在术中尽量予以保留。切除肿瘤及其他非功能性组织，如果肿瘤与神经纤维粘连紧密不易分离，全切肿瘤势必造成神经损伤及功能缺失，此时可保留神经，少许残存肿瘤，因良性肿瘤生长十分缓慢，单发的神经纤维瘤或神经膜细胞瘤更易于在保留神经功能的前提下全切肿瘤[8]。

外周神经肿瘤切除后，给予足够的止痛药物以及早期活动肢体有助于神经滑动，从而减少与周围组织的粘连，但如果有神经吻合，不论是神经本身还是神经移植体之间，都应当在短期内制动，以避免缝合处张力过大，一般 2 周后可逐渐活动。

恶性外周神经肿瘤的治疗目前没有统一的方案。辅助性治疗（放疗、化疗）的作用尚存在争议。目前已有多种不同的治疗方案，如术前放疗、根治性手术前先行化疗、根治性手术中化疗或术后放疗，有助于提高患者的 5 年生存率[9-10]。放疗在 MPNST 术前、术中及术后应用。放疗与广泛切除手术联合可达到与截肢相似的局部控制及总生存率，而联合治疗通常可让患者获得保肢手术的机会。在手术治疗中，另一种能改善预后的重要方法是扩大切除范围。基因治疗、免疫治疗尚不成熟，还处于研究阶段。

八、预后

神经鞘瘤、神经纤维瘤、神经束膜瘤如果完整切除，往往可治愈，复发率低，很少有恶变，即使不能完全切除，也由于其生长缓慢，对神经功能影响不大或无影响。MPNST 的预后则不容乐观，其治疗仍然充满了挑战性。5 年存活率很差，从 30% 到 39% 不等，平均生存期为 3 年，MPNST 复发包括局部和远处复发及转移。同时合并有神经纤维瘤病的患者预后则更差。MPNST 患者在其治疗过程中应定期进行临床随诊，以及时处理变化的病情。一旦确诊为 MPNST，可应用一系列影像学检查，包括胸片、腹部和盆腔 CT 扫描、骨扫描等检查以明确病变范围和部位，这对于重新选择治疗方法及判断疾病预后非常有用[2-11]。

（张 继 陈忠平）

参考文献

1. Debs P，Fayad LM，Ahlawat S. MR Neurography of Peripheral Nerve Tumors and Tumor-Mimics. Semin Roentgenol，2022，57（3）：232-240.

2. Belakhoua SM，Rodriguez FJ. Diagnostic Pathology of Tumors of Peripheral Nerve. Neurosurgery，2021，88（3）：443-456.

3. Korfhage J，Lombard DB. Malignant Peripheral Nerve Sheath Tumors：From Epigenome to Bedside. Mol Cancer Res，2019，17（7）：1417-1428.

4. Jones J，Cain S，Pesic-Smith J，et al. Circulating tumor DNA for malignant peripheral nerve sheath tumors in neurofibromatosis type 1. J Neurooncol，2021，154（3）：265-274.

5. Widemann BC，Italiano A. Biology and Management of Undifferentiated Pleomorphic Sarcoma，Myxofibrosarcoma，and Malignant Peripheral Nerve Sheath Tumors：State of the Art and Perspectives. J Clin Oncol，2018，36（2）：160-167.

6. 彭伟，贡其星. 恶性周围神经鞘膜瘤的研究进展. 中华病理学杂志，2021，50（3）：288-292.

7. 廖智超，张超，刘新月，等. 恶性周围神经鞘瘤靶向治疗的研究进展. 中华肿瘤杂志，2019，41（9）：648-653.

8. Gysler SM，Drapkin R. Tumor innervation：peripheral nerves take control of the tumor microenvironment. J Clin Invest，2021，131（11）：e147276.

9. Decrouy-Duruz V，Christen T，Raffoul W. Evaluation of surgical treatment for neuropathic pain from neuroma in patients with injured peripheral nerves. J Neurosurg，2018，128（4）：1235-1240.

10. Woertler K. Tumors and tumor-like lesions of peripheral nerves. Semin Musculoskelet Radiol，2010，14（5）：547-558.

11. Radomska KJ，Coulpier F，Gresset A，et al. Cellular Origin，Tumor Progression，and Pathogenic Mechanisms of Cutaneous Neurofibromas Revealed by Mice with *Nf1* Knockout in Boundary Cap Cells. Cancer Discov，2019，9（1）：130-147.

第 54 章

下丘脑错构瘤

第一节　概　述

下丘脑错构瘤（hypothalamic hamartoma，HH）是一种罕见的脑组织先天性发育异常，又称为灰结节错构瘤，由 Le Marquand 于 1934 年首次报道，此后陆续有一些病例被报道[1]。Diaz 等[2]认为 HH 起源于乳头体或灰结节，于妊娠第 35～40 天形成下丘脑板时错位所致，是一种中线神经管闭合不全综合征，是由正常脑组织所形成的异位肿块，组成此种畸形的神经细胞类似于灰结节中的神经组织，并伴有正常胶质细胞。1990 年，WHO 对中枢神经系统肿瘤分类修订再版中，将其归入第 Ⅵ 类：囊肿和类肿瘤病变，称为"下丘脑神经元错构瘤"（hypothalamic neuronal hamartoma），属于一种特殊类型的鞍上、脚间池肿瘤。因它不是真正的脑肿瘤，故在 2000 年及 2007 年的 WHO 中枢神经系统肿瘤分类中已被删除。HH 常起源于灰结节和乳头体，亦可起源于垂体柄，有蒂或无蒂与之相连，伸向后下方，进入脚间池，有时突入第三脑室，个别情况下可位于视交叉前。HH 并非真正的肿瘤，不具有生长性，生后多年，体积不变[3-5]。

HH 的临床表现较为独特，多数发生在儿童早期。常以性早熟（precocious puberty，PP）、痴笑性发作（gelastic seizure，GS）（以下简称笑发作）发病，有些可伴有强直阵挛发作、痉挛发作、肌阵挛发作、复杂部分性发作等或有精神和行为异常、智力障碍等；有些病例可合并存在一些先天性畸形，常伴有单个或多个脑及脑外先天性畸形，包括多小脑回、囊肿、胼胝体缺如及多指（趾）等；少数病例甚至可以无症状[6-9]。

随着影像学的发展及对本病认识的普及，HH 病例明显增多：国外文献报道逐渐增多，有学者统计，至 2002 年共报道 HH 277 例；在 1998 年以前，北京天坛医院建院 40 年（1958—1998 年）仅遇到 5 例，而其后的 10 年病例激增，至 2008 年 5 月，北京天坛医院共诊治资料完整的 HH 214 例[7-9]（以下称"本组 214 例"），至 2021 年已经诊治 800 余例，来自全国二十多个省。

HH 的治疗主要分为药物治疗和手术治疗。药物治疗对于性早熟疗效确切，为治疗的首选，而对癫痫的药物治疗效果欠佳。近年来，以立体脑电图引导下的射频热凝（stereo-EEG guided radiofrequency thermocoagulation，RFTC）和激光间质热疗（laser interstitial thermotherapy，LITT）为代表的立体定向手术显示出良好的疗效，成为 HH 所致癫痫的重要治疗手段[10-12]。

第二节　下丘脑错构瘤的临床特点

一、流行病学

1. 发病率　本病十分少见，文献上绝大多数为个例或数例报道。Diebler 和 Ponsot[13]回顾文献，发现此前经解剖学证实的 HH 仅 25 例。Diebler 和 Ponsot 报道了 18 例，他们的经验显示，HH 的发病率与 Galen 静脉瘤及脑白质肾上腺萎缩症的发病率相似。Weissenberger 等[14]估计发病率为 1/10 万～1/5 万；Brandberg 等[16]报道 HH 在瑞典儿童及青少年中的发病率为 1/20 万；Rosenfeld 等根据澳大利亚本土诊治的 HH 的经验，估计 HH 在澳大利亚的发病率为 1/100 万。

2. 发病年龄　HH 常见于婴幼儿及儿童，Debeneix 等 [17] 报道了 19 例 HH，平均发病年龄为 2.08 岁。Palmini 等 [18] 报道了 13 例表现为癫痫的 HH，平均发病年龄为 14 个月。Nguyen 等 [19] 回顾文献，报道癫痫发病年龄为出生后 1 天至 27 岁，平均为 2.49 岁，中位数为 1 岁。Craig 等 [20] 报道了 55 例因药物难治性癫痫而进行手术的 HH，癫痫起病年龄平均为 1.1 岁（0.1 ～ 7 岁），笑发作中 51% 的患者发病年龄为生后 1 个月内。综上所述，HH 的发病年龄多数在 2 岁左右。北京天坛医院 1992—2008 年共遇到的有症状的 200 例，平均发病年龄为 34.46 个月，中位数为 12 个月。发病年龄小于等于 3 岁者共计 157 例，平均发病年龄为 9.62 个月，中位数为 5 个月，占全部有症状病例的 78.5%。表现为性早熟者发病年龄为出生 1 天至 8 岁，平均为 17.63 个月，中位数为 6 个月；表现为癫痫者发病年龄为出生 1 天至 51 岁，平均为 3.81 岁，中位数为 1 岁。性早熟的发病年龄明显小于癫痫的发病年龄 [7-9]。

3. 性别　由于 HH 的单组大宗病例很少，多数文献认为，表现为癫痫的 HH 以男性较多，表现为性早熟的 HH 则以女性较多。Arita 等 [21] 总结了 1988—1999 年文献报道的 HH 61 例，其中男性 27 例，女性 33 例（有 1 例文献中未明确性别），男女之比为 1 : 1.22。Nguyen 等 [19] 回顾文献总结 277 例 HH，其男女之比为 1.13 : 1。Coons 等 [22] 报道了 57 例因药物难治性癫痫而手术病理证实的 HH，其男女之比为 2.35 : 1。Craig [20] 报道了 55 例因药物难治性癫痫而进行手术的 HH，男女之比为 2.67 : 1。本组 214 例中男性 129 例，女性 85 例，男性多于女性，男女之比为 1.52 : 1。有性早熟的 115 例中，男性 60 例，女性 55 例，男女之比为 1.09 : 1；有癫痫的 123 例中，男性 84 例，女性 39 例，男女之比为 2.15 : 1；有笑发作的 96 例中，男性 64 例，女性 32 例，男女之比为 2 : 1；同时表现为性早熟及癫痫的 38 例中，男性 22 例，女性 16 例，男女之比为 1.38 : 1。本组病例数是目前国际上最大的一组，资料相对比较全面，本组 214 例资料显示 HH 以男性为主，在表现为性早熟的病例中，男女比例基本相等；而在表现为癫痫的患者中，明显以男性较多 [7-9]。

二、发病机制

1. 性早熟的发病机制　尚不明确，目前有以下几种假说：① HH 的神经元含有促性腺激素释放激素（GnRH），HH 内包含 GnRH 的神经元明显不受正常神经生理调节，而是充当独立的、有节律的内分泌功能单位，具有独立的内分泌功能。HH 是独立于中枢神经系统内在抑制机制之外的异位促黄体素释放素（LHRH）脉冲发生器。②错构瘤通过有髓纤维与下丘脑相连，从而刺激下丘脑的 GnRH 分泌中心分泌 GnRH。③机械压迫机制：HH 通过灰结节压迫下丘脑，从而干扰了下丘脑对 LHRH 的调控。④错构瘤通过上述一种或所有机制同时对下丘脑和（或）垂体功能产生影响 [1]。

我们支持第一种假说，其理由为：①很小的 HH、下垂于脚间池的 HH 对下丘脑并无压迫作用，反而性早熟的发生率高。②肿物切除后性腺激素在 2 ～ 3 天内降到儿童水平。③一些随诊病例至青春期性征又第二次发育，即异位病变去除后下丘脑发挥其正常促垂体激素的功能。

2. 笑发作的发病机制　早期认为癫痫起源于皮质下结构，但一直未得到证实。Cascino 等 [22] 报道了 12 例表现为癫痫的 HH，7 例患者依据笑发作间期及发作期的脑电图（EEG），定位致痫区于颞叶或额叶，6 例行单侧颞叶前部切除（因无效，其中 2 例二次手术行单侧额叶切除），1 例行额叶切除。所有患者术后癫痫发作均无改善；2 例患者行胼胝体前部切开，除跌倒发作改善外，笑发作及继发性全面性发作均无改善。基于此，后来很多学者认为 HH 是此类患者的致痫灶 [16,18,23]。

目前认为 HH 患者笑发作的致痫区明确位于 HH，对于非笑发作的致痫区，则尚无一致意见。下列证据支持笑发作起源于 HH：①据 EEG 定位癫痫灶于额叶或颞叶而手术切除，术后癫痫无任何改善，且切除的额叶和颞叶亦无萎缩、硬化等在颞叶癫痫等癫痫患者中常见的病理改变，证明致痫区不在皮质。②笑发作最常见于 HH。虽然笑发作亦可见于其他疾病，但非错构瘤性的笑发作十分少见。③电生理检查证实笑发作起源于 HH：1995 年 Munari [24] 第一次通过 HH 内埋藏深部电极，证实笑发作起始于 HH 本身；Kuzniecky 等 [25] 报道了 HH 内的电极植入，记录到 HH 有棘波，给予电刺激后，患者出现笑的感觉，随后出现了典型的笑发作。④ SPECT 在笑发作期可见 HH 区域有异常的高灌注。⑤手术切除 HH 或射频热凝治疗错构瘤常可治愈伴笑发作的癫痫。对于非笑发作，有研究发现致痫区可能来自错构瘤外，如 2013 年 Scholly[26] 报道 2 例病史较长的 HH 患者，均合并非笑发作，切除 HH 后并未完全控制发作，而在颞叶切除后发作完全消失。

我们认为 HH 具有内在的致痫性。我们有 2 例病例术中深部电极监测到 HH 有棘波放电，错构瘤大部分或全部切除后，皮质棘波明显减少，均提示 HH 具有内在的致痫性。错构瘤可能与边缘系统存在异常的病理连接，同时错构瘤对边缘系统的压迫也起重要作用。

三、临床表现

HH 有较独特的临床表现，多数在儿童早期发病，可表现为性早熟和笑发作，有些可伴有其他类型癫痫发作或行为异常，个别病例可无症状。

1. 性早熟　HH 是婴幼儿中枢性性早熟的最常见原因。Balagura 等 [27] 回顾文献，发现在小于 1 岁的性早熟患儿中 HH 有 5 例，下丘脑星形细胞瘤 2 例；在 1 ~ 3 岁性早熟患儿中，HH 有 15 例，下丘脑星形细胞瘤 2 例，松果体区肿瘤 3 例；在大于 3 岁的性早熟患儿中，HH 有 4 例，间脑星形细胞瘤 8 例，松果体区肿瘤 20 例。即小于 3 岁的性早熟患儿中，HH 导致的性早熟者占 74%；而大于 3 岁的性早熟患儿中，HH 仅占 12.5%。小于 3 岁的患儿出现性早熟，应高度怀疑为 HH；HH 导致的性早熟较其他原因导致的性早熟发病年龄更小。

在中枢性性早熟中，HH 所占的比例为 9% ~ 22%，平均为 14.2%。Nguyen 等 [19] 回顾文献，发现 277 例 HH 中表现有性早熟者占 63%，Kameyama 等 [11] 报道 100 例中有性早熟者占 33%。本组 214 例 HH 中表现有性早熟者占 53.7%[7]。

中枢性性早熟表现为婴幼儿生长发育增快，身高和体重明显高于同龄儿，并出现第二性征发育。女孩出现乳房增大、乳晕着色，阴道黏膜和小阴唇增厚、色素加深、出现分泌物，月经初潮等。男孩表现为睾丸增大，阴囊变松、色素增深，阴茎增长、增粗、易勃起，甚至出现遗精；同时肌肉发达，骨骼增大，声音低沉，出现阴毛、胡须及喉结，颜面及胸背部出现痤疮等。

性早熟的患者除性特征外，常表现有明显的骨骼和肌肉发育、青春期行为及相对于年龄而言的较高身材及生长加速。若骨骼不成比例地发育过快，骨骺提前愈合而停止生长，则丧失了身高发展的潜力，使成年身高不能达到遗传应有身高（图 54-2-1）。

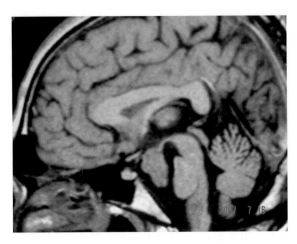

图 54-2-1　合并性早熟的下丘脑错构瘤患者 MRI 影像。男性患者，24 岁，幼年身高增长快，生殖器发育大，8 岁时身高 1.5 m，此后身高停止增长（父 1.81 m，母 1.71 m）。15 岁同居，17 岁生子（已 7 岁），第二子已 7 个月。目前身高 1.52 m。MRI 矢状位 T_1 加权像示第三脑室底下方的等信号占位

2. 笑发作　癫痫样发笑（laughter seizures）最早由 Trousseau 描述，而 Daly 和 Mulder 于 1957 年首次提出 "gelastic epilepsy" 的概念，此后 "gelastic seizure" 被广泛引用，其特点是以发笑为主要发作形式的一种单纯部分性发作，最常见于 HH，但亦可见于额叶或颞叶的复杂部分性发作 [1]。

这种以发笑为主要表现的部分性发作，表现为发作性傻笑，持续数秒或数十秒而突然停止，发作时无意识丧失，每日可发作数十次，无任何诱因，随病情的发展，可逐渐出现其他类型的发作。笑发作常是短暂的发作（< 30 s），特征为与患者平时正常发笑不成比例的、重复性、爆发样笑（平时的发笑，笑后有微笑，且无语言障碍）。Cascino 等 [22] 报道了 12 例表现为癫痫的 HH（均有笑发作），笑发作频率为 3 ~ 20 次 / 天。事实上，患者常常因面部表情与情感的不一致而感困惑；如果笑发作是单独发作的，常常缺乏癫痫发作后的特征。

诊断笑发作应符合下述指标：①反复发作性及刻板性；②无外界诱因；③可探查到伴发的其他类型的癫痫；④发作期或间期 EEG 有癫痫表现；⑤无其他

原因的病理性发笑。笑发作强烈提示有 HH 的可能。

笑发作常在儿童早期发病，多为新生儿期。Berkovic 等[28] 报道了 4 例表现为痴笑及其他类型癫痫的 HH，3 例在 1 岁前出现笑发作，其中 1 例在出生后即经常发笑，被叫作"快乐婴儿"（happy baby）；1 例患者在 19 岁时才诊断为笑发作，追问病史，可能在 4 岁左右即出现痴笑。因此在儿童早期，笑发作常常被家长误认为是孩子"比较容易发笑而已"，经常被忽略。本组 214 例中表现为笑发作的患者有 30 例，其发病年龄为出生 1 天至 7.8 年，平均发病年龄为 24 个月，小于 3 岁发病者有 23 例，占 76.7%；出生后当天即出现痴笑者有 5 例，占 16.7%，发作频率为数次至数十次[7]。

本组 214 例有症状的 200 例中仅表现为痴笑者 15 例，占 7.5%，病程中出现笑发作者（同时伴有性早熟或其他类型癫痫发作）96 例，占 48%。Kameyama 等[111] 报道的 100 例 HH 患者均有笑发作，其中单纯笑发作者有 10 例，占 10%。

3．其他类型癫痫发作　尽管笑发作是 HH 较为特征性的表现，但 HH 患者亦可表现为其他类型的癫痫，如复杂部分性发作、强直阵挛发作、失张力发作、失神发作等。本组 214 例中的 200 例有症状患者，有其他类型癫痫发作而无笑发作者 27 例，占 13.5%，所有癫痫者［笑发作和（或）其他非笑发作］本组共有 123 例（61.5%）[7]。

4．行为异常、智力障碍等　HH 患者亦可表现为智力障碍，或伴有行为异常——脾气暴躁、攻击性行为、伤人毁物等。其可能机制为癫痫起源于下丘脑及其附近的乳头体，因兴奋过度而损伤下丘脑、乳头

体及附近的内侧丘脑，进而产生智力减退。

Palmini 等[18] 报道了 13 例表现为药物难治性癫痫的 HH，所有患者均有中至重度认知障碍，或自出生开始，或在出现癫痫发作以后出现；此外，所有患者均有进行性智力减退，11 例伴有行为异常，其中过分活跃 5 例、易激惹 2 例、攻击性 9 例、孤独症 3 例、发脾气 1 例。所有患者均有不同程度的语言表达和理解障碍；2 例患者进行了智商检测，分别为 69 分和 65 分。Kameyama 等[111] 报道的 100 例 HH 患者中智力减退占 50%，行为异常占 49%。

5．无症状　Arita 等[111] 报道了 11 例 HH，其中有 1 例 76 岁的无症状患者。本组 214 例患者中无症状者 14 例，占 6.5%，均为意外发现 HH[7]。

6．合并畸形或其他疾病　HH 是一种脑发育畸形，部分患者可合并有脑或其他系统的发育异常，例如：①灰质异位；②多小脑回；③大脑发育不全；④胼胝体缺如（图 54-2-2）；⑤蛛网膜囊肿；⑥ Dandy-Walker 综合征；⑦骨骼发育畸形；⑧ Chiari 畸形；⑨多指（趾）畸形。

7．Pallister-Hall 综合征　1980 年，Hall 和 Pallister 等[29] 最先报道了 6 例散发的多发性先天畸形婴儿，其中 5 例证实有下丘脑错构母细胞瘤，因此 Hall 和 Pallister 等推测这是一种新的综合征，其特征为先天性下丘脑"错构母细胞瘤"、垂体功能减退、远端肢体多指（趾）畸形及内脏畸形。此后陆续有类似的病例报道，故称此类疾病为 Pallister-Hall 综合征。

早期 Pallister-Hall 综合征的诊断标准并不明确，Iafolla 等[30] 认为诊断本综合征的最关键一点为伴有 HH 的多发性先天畸形。1996 年 3 月 1 日，在美国马

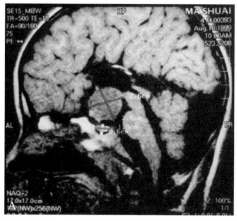
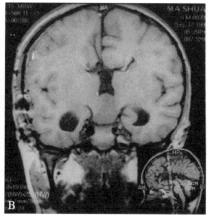

图 54-2-2　MRI 矢状位（A）和冠状位（B）T$_1$ 加权像显示下丘脑错构瘤合并胼胝体缺如

里兰州贝塞斯达成立了 Pallister-Hall 综合征工作组，并制定了诊断标准。典型病例必须具备以下 2 项：①HH，MRI 各扫描序列均显示为下丘脑中线处与灰质等信号、无强化的肿物，或组织学证实为 HH；②中心性多指（趾），包括常见于第 3、4 指（趾）的并指（趾）畸形。此外，在典型病例的直系亲属中，如果具备 HH 或中心性多指（趾）中的任何 1 项，并且具有常染色体显性遗传，也可诊断为 Pallister-Hall 综合征[31]。Ondrey 等[32]报道了 26 例 Pallister-Hall 综合征患者，其中 58% 有不同程度的无症状性会厌裂开畸形。由于会厌裂开畸形作为单独畸形或出现于其他综合征中的情况极为罕见，而在 Pallister-Hall 综合征中有近 2/3 的病例存在，故会厌裂开畸形在临床诊断 Pallister-Hall 综合征中十分重要。

Kameyama 等[11]报道的 100 例 HH 中，Pallister-Hall 综合征占 6%。在本组 214 例 HH 中，共有 4 例符合 Pallister-Hall 综合征的诊断标准，因合并的畸形不严重，无垂体功能减退，其中 3 例以多指、并指畸形为主，另一例同时合并有肛门闭锁而无严重内脏畸形，故可长期存活[7]（图 54-2-3）。

认识 Pallister-Hall 综合征的重要性应不仅仅限于临床处理，更应注重将来的遗传学咨询。这类患者的

临床诊治应包括下丘脑 - 垂体轴的内分泌检查，视野及视力检查，MRI 随诊，以及对可能存在的相关畸形的检查；同时应对患者的父母及兄弟姐妹进行头颅 MRI 检查以筛选无症状的病例。

四、辅助检查

辅助检查对于明确 HH 的诊断十分重要。常用的辅助检查包括神经影像学检查（主要为 CT 和 MRI）、内分泌检查及电生理检查。

1. CT CT 在 HH 诊断中有一定作用，但因其自身特点，有时可漏诊。HH 的 CT 表现主要为鞍背、垂体柄后方、脚间池、中脑前池及鞍上池的等密度占位性病变，可伴有第三脑室前部变形（图 54-2-4）。因 HH 本身是正常的脑组织，其血脑屏障正常，故注药无强化。较小的错构瘤 CT 较难发现，而 MRI 却可明显显示病变。

2. MRI 被认为是本病确诊的首选检查。T$_1$ 加权像的矢状位及冠状位扫描可准确提供肿物形态和与垂体柄及周围结构的关系，其特征为稳定的等信号；在 T$_2$ 加权像为等信号或稍高信号，注药无强化（图 54-2-5）。

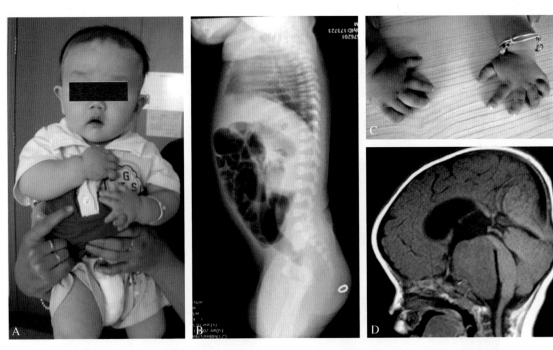

图 54-2-3　一例 Pallister-Hall 综合征患儿。男性患儿，9 个月。出生时肛门闭锁手术治疗，5 个月时乱打乱动，无性早熟，无痴笑。A. 患儿照片显示左手六指，右手五指短指畸形；B. 躯干侧位平片显示肛门闭锁手术痕迹；C. 双手放大照片；D. MRI 矢状位 T$_1$ 加权像显示脚间池巨大错构瘤

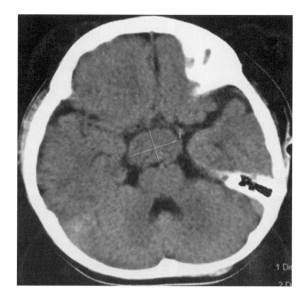

图 54-2-4　下丘脑错构瘤的 CT 表现。一例巨大 HH，CT 平扫显示脚间池的等密度占位性病变，向后方压迫脑干

对于初步诊断为 HH 的患者，应该在首诊后半年再次复查 MRI，此后每年复查 MRI，只有病变体积无变化方可确诊。HH 是异位的脑组织，其 MRI 信号不随时间而改变，这一点在诊断 HH 中极为重要。

3．SPECT 和 PET　1997 年，Kuzniecky 等[25]首次报道用 SPECT 扫描 3 例表现为笑发作的 HH，发现在笑发作期，3 例错构瘤及下丘脑区域有明显的高灌注。临床上由于发作期 SPECT 不易捕捉，目前较少用于 HH 的诊断。

与 SPECT 相比，PET 对于诊断 HH 更常用。一般而言，HH 表现为低代谢，但在少数发作频繁的患者中也可表现为高代谢，多为 D-F 分型 Ⅱ 型及 D-F 分型 Ⅳ 型患者[33]。对于 HH 以外的脑区而言，往往可出现颞叶、扣带回、后头部等脑区的低代谢，低代谢的侧别与错构瘤瘤蒂附着侧及电生理间期放电侧基本一致，偶尔也可出现对侧半球的低代谢。在相当一部分患者中，可出现局灶脑区的低代谢，但表现多样，包括颞叶内侧结构、顶叶、前额内侧面等，考虑可能与症状表达区有关（图 54-2-6）。

4．内分泌检查　对于表现为性早熟的患者，在诊断时均应进行常规的内分泌检查，如黄体生成素、卵泡刺激素、雌二醇、睾酮等，在条件许可下，每例

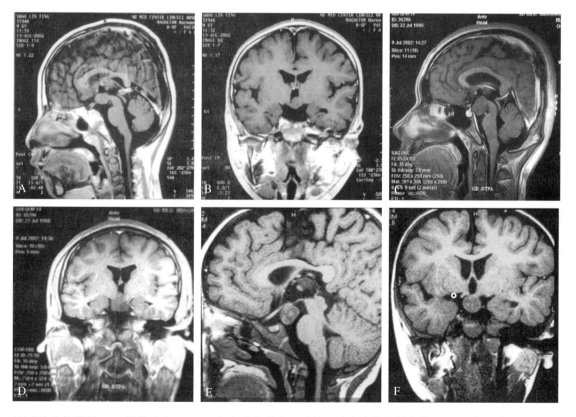

图 54-2-5　下丘脑错构瘤的 MRI 影像改变。A．T₁ 加权像矢状位显示第三脑室内等信号占位；B．T₁ 加权像冠状位显示第三脑室内偏左侧等信号占位；C．T₁ 加权像增强矢状位显示骑跨第三脑室的等信号占位，无强化；D．T₁ 加权像冠状位显示骑跨第三脑室的等信号占位；E．T₁ 加权像矢状位显示脚间池内等信号占位；F．T₁ 加权像冠状位显示第三脑室底等信号类圆形占位

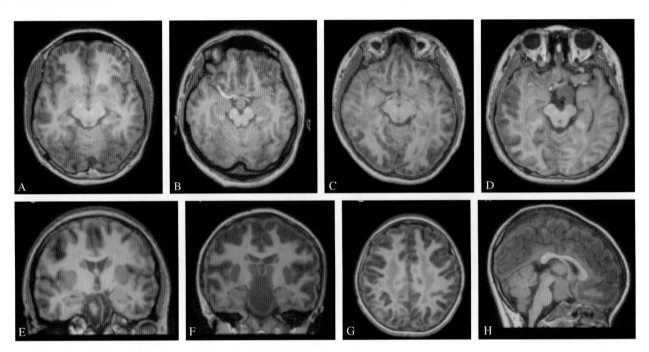

图 54-2-6 下丘脑错构瘤患者的 PET 表现。A．D-F 分型 Ⅱ 型 HH 患者，脑区代谢基本正常；B．D-F 分型 Ⅲ 型 HH 患者，可见左颞代谢较对侧减低；C．D-F 分型 Ⅱ 型 HH 患者，可见瘤蒂附着侧颞叶代谢广泛减低；D．D-F 分型 Ⅲ 型切除术后 HH 患者，可见左侧半球代谢广泛减低；E、F．发作频繁者 HH 可表现为高代谢，见于 D-F 分型 Ⅱ 型及 Ⅳ 型患者；G．HH 患者，可见后扣带回及顶叶局灶性低代谢；H．D-F 分型 Ⅲ 型 HH 患者，瘤体本身为低代谢，同时可见前扣带回下部近眶额区局限性低代谢，SEEG 证实该区异常放电且在发作期很快被累及

性早熟患者均应进行 LHRH 刺激试验，以明确中枢性性早熟的诊断；在药物治疗期间，亦应复查性激素，以及时调整药物剂量；对于手术患者，术后均应进行性激素的复查，有助于判定疗效。

5. 脑电图

（1）头皮脑电图：HH 表现为笑发作、其他类型癫痫者，发作间期 EEG 多数表现异常，多表现为一侧或双侧前头部的棘波、棘慢波，有时可累及后头部或整个半球，如果错构瘤的瘤蒂与一侧第三脑室壁附着紧密，EEG 的异常通常与瘤蒂附着一侧一致；发作期 EEG 也常见起始于瘤蒂附着侧的大脑半球（图 54-2-7A、B）。Cascino 等 [22] 报道了 12 例表现为癫痫的 HH，头皮 EEG 检查显示在笑发作间期有 5 例表现为双侧颞区棘波样放电，5 例为单侧颞区棘波样放电，1 例为单侧额颞区棘波样放电，1 例为额区及中线棘波样放电，6 例伴有不规则棘慢波；在笑发作期 9 例显示双侧颞区或双侧大脑半球 EEG 有改变；1 例发作间期显示癫痫样放电位于一侧颞区，但在笑发作期显示发作起始于同侧额区。

（2）立体脑电图（SEEG）：Kuzniecky 等 [25] 首次报道了 MRI 导航下 HH 深部电极植入，记录到 HH 有棘波，并且给予电刺激后，患者有发笑的感觉，随后出现了典型的笑发作，持续 15 s，重复 3 次电刺激，均引起笑发作；Fukuda [23] 报道了采用立体定向技术将有 4 个电极的脑深部电极植入 HH 内，同时双侧额颞顶枕硬膜下植入条形电极；视频 EEG 监测，发现在笑发作期，先是 HH 深部电极的 1、2 电极记录到棘波，随后在所有硬膜下的电极出现快速棘波放电，对深部电极进行电刺激则可产生笑发作，随后出现痉挛性发作。

随着 SEEG 在癫痫外科的应用、HH 内 SEEG 电极植入及 SEEG 引导下的射频热凝广泛应用，SEEG 记录到 HH 的放电已经比较普遍。一般发作间期常见 HH 内的节律性棘波样放电，在 HH 与正常下丘脑之间常出现位相翻转，笑发作的时候常见 HH 内的低波幅快节律起始（图 54-2-7C、D）。

五、下丘脑错构瘤的分型

2003 年，Delalande 和 Fohlen [33] 根据自己的 17 例因药物难治性癫痫而行导航内镜下 HH 离断手术的资料提出了 Ⅰ ～ Ⅳ 型的分类：Ⅰ 型为 HH 与下丘脑呈

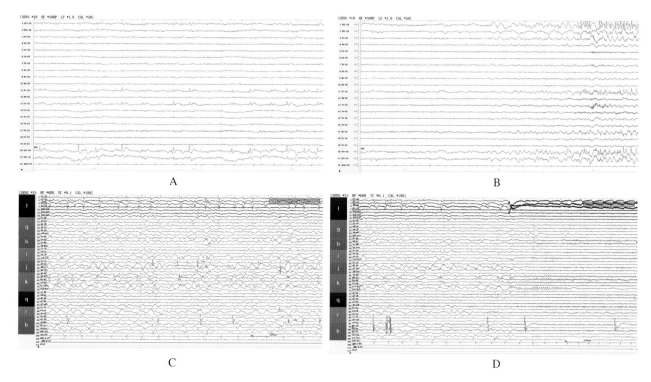

图 54-2-7　下丘脑错构瘤的脑电图表现。A．一例 HH，头皮 EEG，发作间期可见左侧前头部的节律性棘波；B．与 A 同一例患者的发作期 EEG，可见左侧前头部起始的演变；C．另一例 HH 的 SEEG，其中电极 l 的小数触点位于 HH 内，发作间期可见触点 1～4 的节律性棘波；D．与 C 同一例患者的 SEEG，发作期可见同样的触点低波幅快节律的起始及其后的演变

水平面嵌入，亦可完全位于一侧，手术可用翼点入路；Ⅱ型为 HH 垂直嵌入第三脑室内，可导航下内镜切除脑室内 HH；Ⅲ型为Ⅰ型和Ⅱ型的结合，手术可先常规内镜脑室内入路切断 HH，再翼点入路切断 HH；Ⅳ型为巨大 HH，各种手术入路均不太合适（图 54-2-8）。

北京天坛医院罗世祺教授结合 214 例 HH 的丰富资料，根据临床、影像、手术所见，提出下述 HH 比较合乎实际的新分型[7-9]（图 54-2-9）。其中Ⅰ型为窄基型，HH 呈圆形或椭圆形，顶部与灰结节或乳头体以很小面积相接触，相当于 Arita 的脑室旁型[21]或 Valdueza 的Ⅰa 和Ⅰb 型[34]，其特点为 HH 与下丘脑附着面小；Ⅱ型为宽基型，相当于 Arita 的脑室旁型和 Valdueza 的Ⅱa 型，其特点

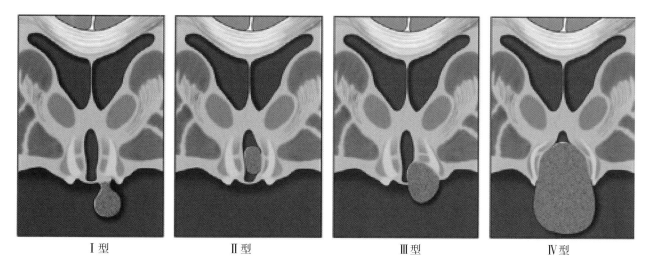

Ⅰ型　　　　　　　Ⅱ型　　　　　　　Ⅲ型　　　　　　　Ⅳ型

图 54-2-8　下丘脑错构瘤的 Delalande 和 Fohlen 分型（D-F 分型）

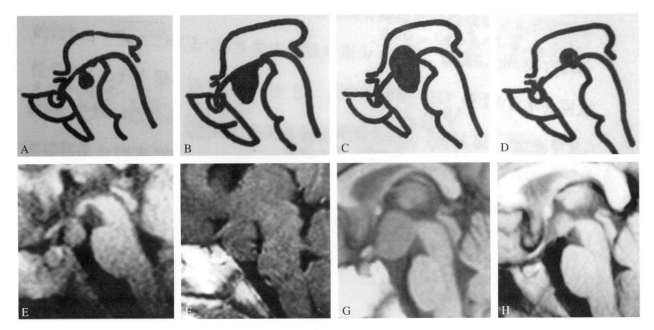

图 54-2-9 北京天坛医院罗世祺教授的下丘脑错构瘤影像分型。A ~ D. 示意图；E ~ H. MRI 矢状位 T_1 加权像，分别代表分型中的 I 型（A、E）、II 型（B、F）、III 型（C、G）和 IV 型（D、H）

为 HH 与下丘脑的附着面宽大，但第三脑室底部变形不明显；III 型为骑跨型，部分突入第三脑室和脚间池，相当于 Arita 的脑室内型和 Valdueza 的 IIb 型，其特点为骑跨于第三脑室底上下，体积多数较大；IV 型为第三脑室内型，HH 完全位于第三脑室内，相当于 Arita 的脑室内型和 Valdueza 的 IIb 型，但它纯位于第三脑室底，一般体积小，最大径多在 1 cm 左右。

不同分型的患者临床表现不同，其中 I 型绝大多数表现为性早熟；II 型性早熟、笑发作或继发性全面性发作各占一半；III 型笑发作和（或）继发性全面性发作占 90%，性早熟占 40%；IV 型绝大多数为笑发作或其他类型癫痫，性早熟少见。

本组 214 例 HH 病例经统计学分析显示，性早熟的发病年龄明显小于有癫痫者；HH 的大小在各型中存在明显差异，即 III 型、II 型 > I 型 > IV 型，而 II 型与 III 型之间的差异无显著性；HH 的大小与性早熟不相关，而与笑发作及癫痫呈正相关；性早熟、笑发作、癫痫及无症状在各型中的比例差异均有显著性，性早熟最常见于 I 型，罕见于 IV 型，而笑发作和癫痫最常见于 III 型，罕见于 I 型；无症状多见于 I 型和 II 型，而罕见于 III 型及 IV 型[7-9]。

六、病理学

1. 常规病理　位于脚间池的 HH 一般为圆形或椭圆形，瓷白色，光滑，表面覆盖蛛网膜，质地比脑组织稍韧，基部以不同的面积附着在垂体柄或灰结节、乳头体，表面血管很少。亦有报道肿物为粉红色、粗糙分叶状，内部质地均匀、灰白色。位于第三脑室内或完全位于第三脑室内的 HH 的边界与第三脑室侧壁及底部边界欠清，有时可见一潜在的界沟。有时 HH 与邻近的动眼神经、后交通动脉、基底动脉及脑桥之间有蛛网膜粘连。HH 一般为 0.4 ~ 4 cm。我们遇到的最大的 1 例 HH 最大径达 8 cm，脑干明显受压并向后移位。

2. 光镜所见　一般神经元错构瘤大多以神经元数量多为其特点，间杂或无胶质细胞、胶质纤维和神经纤维成分。但是对于乳头体部位的错构瘤而言，神经元和胶质细胞兼而有之，两种成分数量的多少相差较大。HH 由聚集的分化良好的神经元构成，这些神经元大小各异，不规则分布，部分区域神经元可呈束状分布；神经元无有丝分裂象及双核现象，星形细胞及神经节细胞散在分布于纤维基质间，其中纤维结缔组织和血管结构并不明显，部分病例有胶质细胞增生。

3. 诊断要点　一般而言，HH 所含神经元的数量较少，而各种胶质细胞数量比例高于神经元的数量，但密度一般，并不显示较高的密度，缺少特异的组织结构，所以病理诊断十分困难，其具体的诊断要点是：①结构紊乱；②有发育良好的少许神经元或未发育良好的神经元的零散分布，更主要的是尚可见到退行性变的神经元存在，这一现象很少被病理学者所发现并予以描述，但这是很重要的现象；③很难找到双核神经元；④神经轴和髓鞘发育不完全或尚未发育。这一点必须依靠特殊的组织学工作方法或电镜下观察才可以得到非常清晰的显示；⑤各种相关免疫组化的应用可以得到相应的阳性结果，如星形细胞胶质纤维、神经元、神经轴、神经毡、血管等可见到胶质细胞原纤维酸性蛋白（GFAP）、神经元特异性烯醇化酶（NSE）、突触素（Syn）、神经微丝蛋白（NF）、波形蛋白（vimentin）相应的阳性表达。因此，可以为病理组织学提供一些错构瘤所含组织成分的参考依据，为最终的病理诊断提供更多便利。

七、诊断与鉴别诊断

1．诊断

（1）多在儿童尤其婴幼儿期发病（常在出生后第 1 天至 1 个月内的新生儿期即有症状出现）。

（2）临床特点鲜明：性早熟、笑发作及其他类型癫痫。

（3）部位恒定：占位位于下丘脑，向上突入第三脑室，向下进入脚间池。

（4）影像学表现相近：CT 和 MRI 等密度或等信号，注药无任何强化。

（5）占位体积恒定：HH 大小可谓"终生不变"，即不具有真正肿瘤的"生长增大"。

根据 HH 特有的临床表现及神经影像学特征可做出诊断（不需手术及病理证实）。当小儿出现性早熟、笑发作，CT 或 MRI 显示脚间池占位性病变，基底位于垂体柄或第三脑室底部，注药后无强化，首先考虑为 HH。

2．鉴别诊断

（1）颅咽管瘤：为鞍区最常见的肿瘤，占儿童颅内肿瘤的 10%～15%，表现为生长发育障碍（身材矮小及性征不发育）、颅内压增高（肿瘤梗阻室间孔所致）和视力视野障碍（偏盲或向心性视野缩小）；CT 显示钙化率在 95% 以上；MRI 显示多为囊实性，而实性部分在 T1 加权像为低信号，T2 加权像为高信号。

（2）下丘脑或视神经胶质瘤：为低级别星形细胞瘤，主要表现为视力视野障碍，晚期可有颅内压增高，内分泌多正常；CT 为等密度或低密度，注药后可不均匀强化，因就诊时多较晚，肿瘤体积常很大；MRI 在 T1 加权像为低信号，T2 加权像为高信号，视神经、视交叉及视束变粗。

（3）鞍上生殖细胞瘤：女孩多见，首发症状均为尿崩症，常有生长发育障碍，CT 平扫为等密度或低密度，注药后中等强化；MRI 表现缺乏特异性，T1 加权像为等信号或稍低信号，T2 加权像为稍高信号，少数亦可为等信号，注药后均匀明显强化。

上述三种为真正的脑肿瘤，临床上很少有笑发作及性早熟（少部分生殖细胞瘤亦可有性早熟），肿物除在影像学上与 HH 有明显的信号或密度差异外，最重要的是病变如不治疗，有进行性增大的趋势，注药后有不同程度的强化。对怀疑 HH 的患者，如症状不重，可动态随诊观察。我们有 3 例分别随诊 10 年（2例）及 7 年（1 例），肿物的形态和体积无任何变化，说明本病不具有生长的特性，为异位的脑组织而非真正的肿瘤。因本病多数发生在婴幼儿期，一旦有痴笑或性早熟，应及早做 CT 及 MRI 检查，可使不少 HH 获得早期正确的诊断，千万不能满足于"真性性早熟"而不去探究有无本病的可能性。

第三节　下丘脑错构瘤的治疗

HH 的诊断和治疗已有近 80 年的历史，其中经历了大量的摸索，有成功的经验，也有失败的教训。自 CT 及 MRI 应用以来，诊断已一目了然，目前的治疗方法有以下几种。

一、切除性手术治疗

HH 引发性早熟及笑发作的事实已被公认，故针对额叶或颞叶癫痫病灶的皮质切除手术早已被废弃，不少作者采用针对原发病灶，即错构瘤的切除手术，取得较好效果，已得到大家的公认[9,11,16,19,35-36]。

1．侧方入路　额颞开颅（翼点入路）或眶颧入路：这种入路对切除脚间池内的下丘脑旁型 HH 比较合理。我们采用翼点入路 41 例，全切除者 18 例（图54-3-1），大部切除者 8 例，部分切除者 15 例。手术并发症主要有动眼神经麻痹、颈内动脉痉挛、尿崩

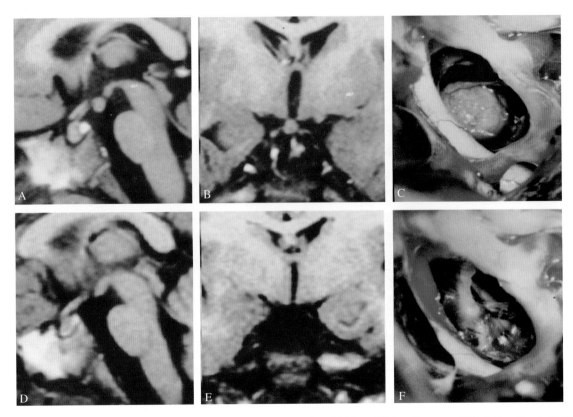

图 54-3-1 右侧翼点入路切除下丘脑错构瘤。男性患儿，1 岁 10 个月，性早熟，骨龄 8 岁，MRI 显示小的 HH，右侧翼点入路全切除 HH，术后性早熟缓解。A、B. 术前 MRI；C. 术中所见 HH 暴露的情况；D、E. 术后复查的 MRI；F. 术中所见 HH 切除后

症、电解质紊乱等，但发生率较低。眶颧入路手术 2 例，均全切，无并发症[9]（图 54-3-2）。

2．上方入路 经胼胝体 - 穹窿间入路：由于翼点入路、颞下入路对于已突入第三脑室底部的 HH 无法暴露，故对这类下丘脑内型 HH 的切除十分困难，为此 Rosenfeld 等[16]在 2001 年采用经胼胝体 - 穹窿间 - 经脑室导航手术切除 HH，取得满意疗效，到 2007 年他已经实施了 55 例，根据其 2004 年[37]的报道（45 例），效果令人鼓舞，手术切除 HH 过程中用长柄 CUSA，多数能做到全切除或近全切除，随诊自己医院的 29 例（8 ～ 66 个月），癫痫治愈率为 52%，发作减少 90% 以上者占 24%，发作减少 70% ～ 90% 者占 24%。2006 年，美国凤凰城圣约瑟夫医院 Ng[38]报道经胼胝体切除 HH 26 例（平均年龄 10 岁），治疗药物难治性癫痫，54% 治愈，35% 发作减少超过 90%，行为改善占 88%，他指出，年龄小、癫痫病史短、HH 体积小和 100% 全切除者效果好。英国牛津的 Andrew[39]在英国首次报道经胼胝体切除 HH 5 例治疗药物难治性癫痫（作者中有 Rosenfeld），全切除和近全切除 HH 者 4 例，全部 5 例随诊，至少减少

50% 的癫痫发作（其中 1 例癫痫消失），并发症为一过性轻瘫和尿崩各 1 例。

北京天坛医院于 2001 年 11 月开始在国内率先采用此入路对已突入第三脑室内的 HH 进行手术治疗，至 2008 年 5 月，我们采用此入路对 HH 造成的药物难治性癫痫进行手术 37 例，全切或近全切除 9 例（图 54-3-3、图 54-3-4、图 54-3-5），大部切除 9 例，部分切除 19 例。术后随诊 32 例，从 6 个月至 7 年，平均随访 24 个月，症状完全消失者 22 例（68.7%），其中 1 年以上者 17 例（53.1%）；癫痫发作减少＞ 90% 者 4 例（12.5%），癫痫减少 50% ～ 90% 者 3 例（9.4%），术后症状如故（无效）者 3 例（9.4%），故手术有效率为 90.6%。至 2018 年，已经采用经胼胝体入路切除 HH 159 例，效果良好。

采用此入路切除错构瘤，不仅可使术后癫痫发作消失或明显减少，而且对治疗行为异常，尤其有攻击行为的儿童效果尤佳。一般术后认知功能也多有改善。通过切开部分胼胝体，可能对控制癫痫有一定帮助，但更重要的是使错构瘤这一致痫源大部切除后改变了其与乳头体和周围边缘系统的联系，从而使癫痫

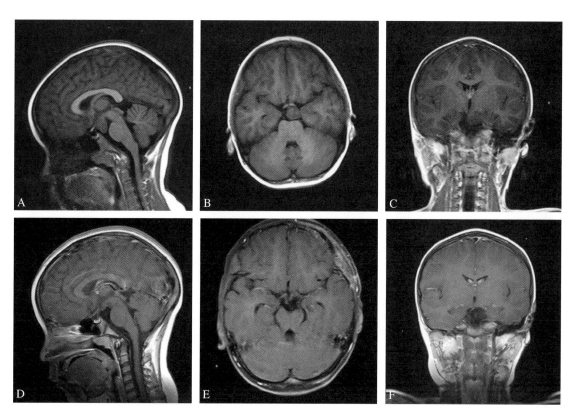

图 54-3-2 左侧眶颧入路切除下丘脑错构瘤。男性患儿，6 岁，笑发作 2 年，继发性全面性强直阵挛发作 4 个月。MRI 显示分型 Ⅱ型，术后无并发症，随诊 5 年无癫痫发作。A ~ C. 术前 MRI；D ~ F. 术后 MRI

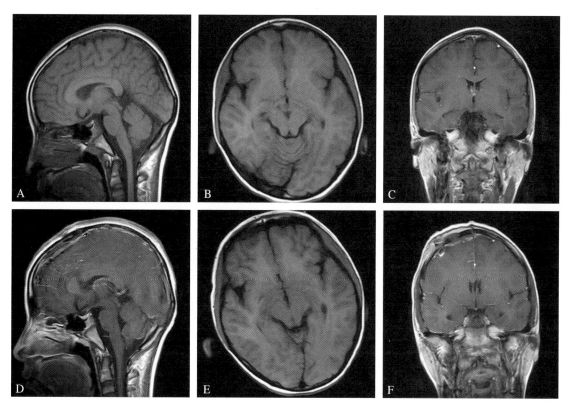

图 54-3-3 经胼胝体 - 穹窿间入路切除下丘脑错构瘤。男性患儿，6 岁，出生后 7 个月开始笑发作，术前半年出现继发性全面性发作，智力差，脾气暴躁，MRI 显示第三脑室内占位，术后 MRI 可见乳头体保留良好，无并发症，随诊 6 年无癫痫发作，智力改善，但仍无法上学。A ~ C. 术前 MRI；D ~ F. 术后 MRI

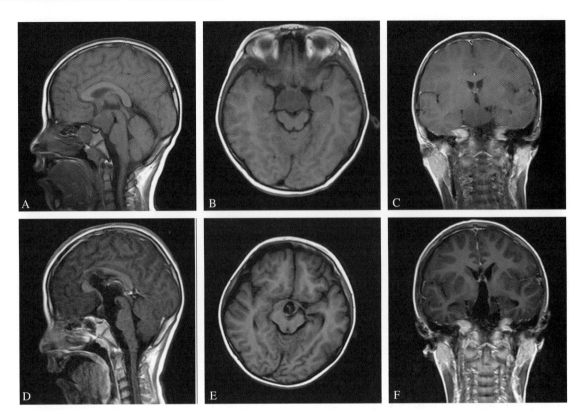

图 54-3-4 经胼胝体 - 穹窿间入路切除下丘脑错构瘤。男性患儿，4 岁 11 个月，出生后笑发作，1.5 岁诊断为 HH，2.5 岁出现性早熟，4 岁 9 个月出现癫痫强直阵挛发作，MRI 为 Ⅱ 型大 HH，术后出现一过性高热、心率快、尿崩、电解质紊乱。术后 6 年无癫痫发作。A ~ C. 术前 MRI；D ~ F. 术后 MRI

得以缓解。

手术并发症主要有一过性低钠血症或血钠先高后低，可诱发癫痫，经调整后 1 周左右恢复；少数患者术后曾出现轻度多饮多尿，经治疗后 2 周内恢复正常。这可能与术中对下丘脑的水盐代谢中枢的干扰有关；术后约 2/3 的病例有近事遗忘，多在 2 ~ 3 个月逐渐恢复。

我们认为，手术治疗对 HH 引起的性早熟和笑发作起了巨大的作用，手术指征和手术入路上的考虑为：

（1）小的下丘脑旁型或窄基型 HH，表现为性早熟者，适用翼点入路，全切除可治愈（但近 10 年国外文献已很少手术切除 HH 治疗性早熟）。

（2）虽然 HH 体积较大（直径超过 1.5cm），但属于脑室旁型或属于脑室内型但 2/3 位于脚间池者，也可用翼点入路，对癫痫和性早熟皆有效。

（3）明显突入第三脑室底部使之向上隆起，表现为药物难治性癫痫者，可采用经胼胝体 - 穹窿间入路，即使没有全切除，也可有显著疗效。

对性早熟患儿，手术宜尽早进行（本组手术时年龄最小者为 13 个月），如患儿已接近青春期（本组 2 例），手术切除 HH 后，激素水平虽然有短时期下降，但会很快再次升高，故年龄在 7 ~ 9 岁者做这种手术的必要性不大。

文献报道的其他手术入路还有额下入路、经终板入路及颞下入路。但采用这些手术入路的文献极少。我们认为对于主要位于脚间池、第三脑室内的 HH 并不合适。

此外，文献报道的还有内镜下 HH 离断手术[40]，但同样应用的很少。

二、立体脑电图引导下的射频热凝

立体定向毁损治疗药物难治性癫痫可追溯至 20 世纪 60 年代，毁损的方法包括立体定向放射外科、聚焦电磁波、化学毁损、聚焦超声、低温和射频热凝（radiofrequency thermocoagulation，RFTC）等，其中射频热凝具有毁损范围局限可控、允许同期进行阻抗监测等优势，成为立体定向毁损治疗癫痫的手

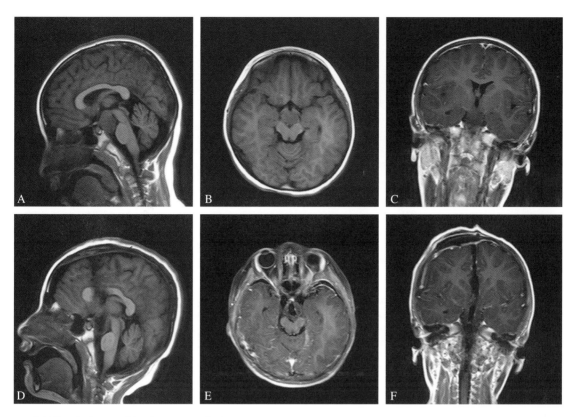

图 54-3-5　经胼胝体 - 穹窿间入路切除下丘脑错构瘤。女性患儿，6 岁，中加混血儿，2 岁开始笑发作，多伦多 Sick Kids 医院诊断为 HH，因病变体积巨大未手术，4 种药物治疗均无效；术前半年运动、语言及智力均退化，坐轮椅，缄默，CT 及 MRI 显示Ⅲ型 HH，手术切除 90%，术后无并发症，2 天后讲话，行走，智力明显恢复，癫痫发作减少 80% ～ 90%，术后 1 年余多伦多 Sick Kids 医院行残留少许错构瘤射频治疗，癫痫发作略减少，但仍偶有发作

段之一。

立体脑电图（stereo-electroencephalography，SEEG）利用立体定向技术将直径＜ 1mm 的电极植入颅内特定脑区，记录发作间期和发作期放电，是癫痫外科致痫区定位的"金标准"。2004 年，法国学者 Guénot[10] 利用 SEEG 电极在记录脑电的基础上射频热凝治疗癫痫，成为癫痫外科的辅助治疗手段。射频热凝治疗癫痫的病例中，HH 是重要的适应证，目前的报道呈现出较好的疗效和安全性。

Kameyama 等[11] 利用射频针对 100 例伴笑发作的 HH 患者进行了热凝毁损，中位随访期 3 年，其中 90% 的患者同时合并非笑发作，瘤体直径为 5 ～ 80 mm，共进行了 140 次毁损，结果显示 86% 的患者笑发作消失，78.9% 的患者非笑发作消失，71% 的患者所有发作类型均缓解。

我们对继发癫痫的 27 例 HH 植入 SEEG 电极，根据 HH 的大小和位置选择电极的数量和路径，平均植入 2.0 根，SEEG 监测记录发作间期和发作期，后

行射频热凝，平均随访 27.3 个月，结果 19 例患者（70.4%）发作消失或仅有想笑的冲动，4 例患者发作减少一半以上，4 例患者发作减少一半以下[41]（图 54-3-6）。

术后短期并发症包括中枢性高热、电解质紊乱、对侧肢体肌力下降、嗜睡、眼睑下垂、短期记忆下降、尿崩，多为一过性，长期并发症包括体重增加 5 例（18.5%）、内分泌紊乱 2 例（7.4%）。

SEEG 引导下的射频热凝毁损有诸多优势，如无额外的电极植入风险，可监测阻抗协助判断毁损范围，毁损前后可记录局部放电，监测毁损效果，必要时可重复毁损，毁损在局麻下操作。不过由于射频热凝毁损的范围直径为 5 ～ 7 mm，毁损的过程中即使选择同一电极相邻触点毁损结合相邻电极触点间毁损，毁损范围依然有限，同时由于现有的 SEEG 电极多不能进行温度的实时监控，毁损范围的精确掌握存在一定困难，对于下丘脑这样的重要结构，毁损范围稍微过大即可能造成严重的并发症，这一点必须引起注意。

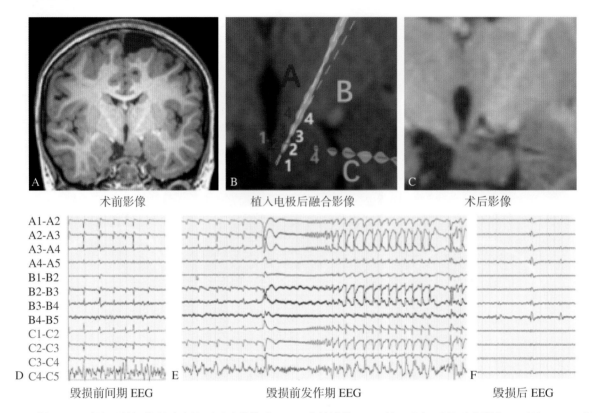

图 54-3-6　一例 SEEG 引导下射频热凝治疗的下丘脑错构瘤。A. 术前影像；B. 植入电极后的融合影像，可见 ABC 三根电极，以及位于病变内的 A1～3、B1～3、C2～4 触点；C. 毁损后的影像，可见瘤蒂部分已经基本损毁；D. 毁损前间期 EEG，可见瘤内部分触点放电明显；E. 毁损前发作期 EEG，可见瘤内触点的典型低波幅快节律起始；F. 毁损后 EEG，可见间期异常放电明显消失

三、磁共振成像引导的激光间质热疗

对于激光间质热疗（laser interstitial thermotherapy，LITT）在癫痫外科中的应用，HH 是重要的适应证，目前的报道均表现出良好的疗效和安全性。

LITT 的基本原理是将一根带冷却循环套管的光纤植入颅内，红外激光通过光纤到达散射探头，散射探头将激光均匀散射出去，加热探头周围组织，实现消融。这一技术最早在 1983 年即有人描述，但由于早期技术不完善，无法有效控制 LITT 对周围脑组织的热损伤，使得该技术的应用受到限制。随着磁共振技术的进步，通过质子共振频率的原理，也即共振频率与温度呈线性关系，来达到通过 MRI 监测组织温度的目的，从而实现了对组织温度的实时监测，使LITT 的应用获得了突破。2007 年，美国 FDA 批准了 LITT 治疗颅内疾病。

国际上利用 LITT 治疗 HH 的最大宗病例来自美国得克萨斯州儿童医院，在 2018 年的报道中[12]，有71 例伴有笑发作的 HH 患者接受了 LITT，HH 的直径为 4～30 mm，位置按照 D-F 分型，6 例为 I 型，35 例为 II 型，21 例为 III 型，9 例为 IV 型。16 例患者曾经接受过其他外科手术或放射治疗，14 例患者接受了 2 次毁损，2 例患者接受了 3 次毁损，6 例患者单次毁损的光纤数量超过 1 根。结果显示，随访超过 1 年以上的患者中，93% 笑发作消失，少于 1 年随访时间的患者中 78% 笑发作消失。

我科（北京天坛医院神经外科）自 2020 年 8 月在国内开展 LITT 治疗癫痫，临床试验阶段完成 3 个月以上随访的 LITT 治疗 HH 患者 26 例，有 12 例既往曾接受外科治疗，其中 7 例切除性手术，3 例热凝毁损，1 例多次 γ 刀，1 例后头部致痫灶切除。HH 的位置按照 D-F 分型，3 例为 I 型，5 例为 II 型，7 例为 III 型，5 例为 IV 型，另有 6 例因术后改变无法分型。HH 的直径为 5～42 mm。LITT 的手术年龄为 8.7±7.8 岁。症状学方面，仅有 2 例患者无笑发作病史（均为 D-F 分型中的 I 型），1 例患者开颅术后笑发作消失，出现复杂部分性发作，其余 23 例患者均存在典型的笑发作，且在 9 例患者中笑发作为

LITT 前唯一的发作形式（平均年龄 4.0±1.5 岁，病程 2.7±1.6 年），其余 14 例患者出现其他类型发作，包括复杂部分性发作、全面性强直阵挛发作、不对称强直等（平均年龄 11.4±7.1 岁，病程 10.4±6.8 年）。伴笑发作的患者中，有 62% 起病年龄在 1 岁以内，LITT 前的发作频率为每周数次至每日数十次不等。对于存在多种发作形式的患者，非笑发作的频率均低于笑发作。由笑发作进展为其他类型发作的时间为 5.9±4.6 年。治疗方面，1 例患者接受了 2 次 LITT，故 26 例患者共计 27 次消融，全部采用单光纤消融。消融体积为 208.45 ～ 14717.80 mm³，平均消融体积为 2101.96 mm³，平均消融时间为 644.5 s，消融功率为 6 ～ 10 W。术后平均住院日为 4.0 天。住院期间未见明显术后电解质紊乱及中枢性高热患者。预后方面，该组 26 例患者中，16 例发作完全消失或仅遗留先兆，占 61.5%。仍有发作的 10 例患者中，仅有 2 例发作减少未达 50%，其中 1 例为巨大错构瘤，1 例为切除术后仍有发作的患者。症状学方面，有 69% 笑发作消失，4 例患者术后其他发作形式消失而遗留笑发作。并发症方面，2 例患者出现体重增加，1 例出现近期记忆力下降（后逐渐恢复），1 例出现内分泌紊乱，其他患者未出现任何远期并发症（图 54-3-7）。

在毁损范围的设计上，无论射频热凝还是 LITT，均不需要毁损全部错构瘤，一般认为，毁损瘤蒂至关重要。对于基底较窄的 HH，毁损更容易覆盖全部瘤蒂，而对于宽基错构瘤则较为困难。由于 HH 可能毗邻下丘脑的视上核和室旁核、乳头体、乳头丘脑束、穹窿、视交叉和视束等结构，在路径设计上应该避免毁损范围中包含上述结构。

我们认为，LITT 治疗 HH 引起的癫痫的主要优势包括：毁损的范围较大，射频热凝能够实现的毁损范围直径为 5 ～ 7 mm，而 LITT 能够毁损的范围可达到 20 mm；毁损范围精准，通过设置温度预警点，可有效避免邻近的重要结构损伤，术后的近期并发症较射频热凝更少，安全性高。

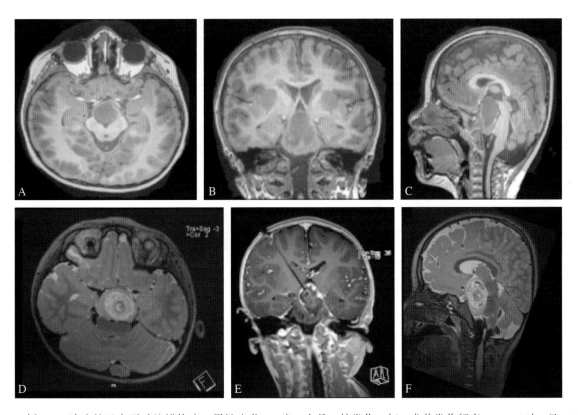

图 54-3-7　1 例 LITT 治疗的巨大下丘脑错构瘤。男性患儿，3 岁 5 个月，笑发作 2 年，术前发作频率 30 ～ 40 次 / 日，2020 年 9 月于我科行 LITT 治疗，右额入路植入光纤，热凝功率 8 W，术后随访 16 个月，发作完全消失。上排为毁损前病变 MRI-PET 融合后的轴位（A）、冠状位（B）、矢状位（C）图像，可见第三脑室内外巨大 HH，经测量体积为 10 716 mm³；下排为毁损后病变的轴位（D）、冠状位（E）、矢状位（F）T₁ 加权增强扫描图像，可见瘤蒂毁损彻底

四、γ刀

普通放疗对 HH 无效，HH 采用 γ 刀治疗的病例很少，Unger[42] 报道了 2 例表现为笑发作及强直阵挛发作伴有性早熟的 HH 病例，给予剂量为 12 Gy 的治疗，视交叉剂量为 6 Gy，术后 8 个月至 1 年，癫痫发作开始减少，1 例强直阵挛发作消失，笑发作减少为每月 3 ～ 4 次；1 例偶有强直阵挛发作，笑发作减少至 2 ～ 3 周 1 次。1 例性早熟无改善（另 1 例在治疗时已经 13 岁），随诊 36 ～ 54 个月，MRI 显示 HH 大小及信号无改变。Regis[43] 报道了 8 例 HH 采用 γ 刀治疗的情况，周边剂量为 12 Gy 4 例，18 Gy 2 例，19.2 Gy 及 20 Gy 各 1 例，术后癫痫发作均减少，4 例周边剂量大于 17 Gy 的病例，癫痫消失，而小于 13 Gy 的病例癫痫仅减少。

γ 刀治疗 HH 的优点包括：无死亡率；致残率低，目前文献报道的 3 组 γ 刀治疗的 HH 导致的癫痫，均无明显致残率；中心剂量在 36 Gy 左右，可以治愈癫痫，少于此剂量亦可有效控制癫痫。

目前资料显示，γ 刀治疗对于有笑发作或继发性全面性发作的患者效果较好，对性早熟用 γ 刀治疗理论上有效，但尚缺乏相应的临床资料。γ 刀治疗起效时间较长，平均为 8 ～ 15 个月，本组中有 1 例家长在患儿行 γ 刀治疗后，在产生疗效前失去耐心而坚决要求手术，有 7 例 γ 刀治疗后几个月，效果不明显而改用手术切除，取得较好效果；极个别病例在 γ 刀治疗后数年出现 HH 的放射性坏死，有 1 例因性早熟在外院行 γ 刀治疗（中心剂量为 36 Gy，周边剂量为 17.5 Gy），在 γ 刀治疗 5 年后，错构瘤明显增大数倍，有颅内高压症状，被迫行翼点入路肿物部分切除，病理报告为"放射性脑坏死"，这种情况国内外尚未遇到过。

五、药物治疗

1. 癫痫　目前抗癫痫的各种药物对 HH 引起的笑发作及其他类型的癫痫均无肯定疗效。Berkovic 等[28] 报道了 4 例表现为笑发作及其他类型癫痫的 HH，采用各种抗癫痫药物治疗，对笑发作的发作频率及发作时间均无任何改善，而对于强直阵挛发作，个别患者有一定效果。我们认为，单纯抗癫痫治疗并不合适，但在 HH 术后的辅助治疗中有意义。

2. 性早熟　对于单纯性早熟者，一些研究者综合大量文献后指出，HH 所致性早熟者建议一律用药物治疗，北京天坛医院早期报告过手术切除下互脑错构瘤治疗单纯性早熟，效果满意，长期随访显示患儿可以正常恢复青春期[36]。目前天坛医院对于 HH 导致的单纯性早熟也首选药物治疗，手术仅用于个别病例。目前常用的 GnRH 类似物为缓释剂型，如注射用曲普瑞林（达必佳）、注射用醋酸曲普瑞林（达菲林）及注射用醋酸亮丙瑞林微球（抑那通）。使用方法：GnRH 类似物建议剂量为每次 50 ～ 80 μg/kg，首剂剂量可偏大（尤其对已有初潮者），首剂后 2 周加强 1 次，以后每 4 周 1 次（不超过 5 周），一直用到 8 ～ 10 岁，停药后第二性征正常发育。

六、治疗方法的选择

1. 手术治疗指征

（1）单纯性早熟者：首选 GnRH 类似物（达菲林、抑那通），可有效控制性早熟，对于部分 I 型幼儿，手术全切可以治愈，但为次选方案。

（2）表现为癫痫者（宽基型、骑跨型及第三脑室内型，即 II、III、IV 型）：药物治疗无效、癫痫发作频繁者，可以选择开颅手术切除，尤以 IV 型效果最佳，全切近全切的比例可达 90%，笑发作治愈率 90% 以上，明显高于其他治疗方法。而 II 型及 III 型全切困难，但切除 80% 以上亦可获得良好效果，部分效果不佳者可以二次手术或射频毁损或 LITT 补充治疗。但开颅手术对术者要求极高，缺乏可推广性，因此近十余年来射频毁损或 LITT 获得广泛应用，取得良好效果，是目前 HH 治疗的主流方式。

2. 药物治疗指征

（1）单纯性早熟者：首选，尤其经济条件较好、对手术有顾虑者。

（2）表现为癫痫者：仅限于行 γ 刀或手术部分切除或大部切除错构瘤后，癫痫未能消失者。

（李春德　张凯）

参考文献

1. 罗世祺，李春德. 下丘脑错构瘤. 北京：北京大学医学出版社，2004.

2. Diaz LL，Grech KJ，Prados MD. Hypothalamic hamartoma associated with Laurence-Moon-Biedl syndrome. Pediatr Neurosurg，1991，17（1）：30-33.

3. 李春德，罗世祺. 下丘脑错构瘤研究的新进展. 中华神经外科杂志，1998，14：183-185.

4. 罗世祺，李春德，马振宇，等. 儿童下丘脑错构瘤的诊断与治疗. 中华医学杂志，2001，81：212-215.

5. 李春德，罗世祺，马振宇，等. 儿童下丘脑错构瘤导致癫痫的手术治疗. 中华神经外科杂志，2002，18：360-363.

6. 李春德，罗世祺，马振宇，等. Pallister-Hall 综合征一例报告并文献复习. 中华神经外科杂志，2004，20：232-234.

7. 李春德，罗世祺，马振宇，等. 下丘脑错构瘤 214 例临床特征分析. 中华神经外科杂志，2009，25：497-499.

8. 罗世祺，李春德，马振宇，等. 214 例下丘脑错构瘤分型与临床症状. 中华神经外科杂志，2009，25：788-792.

9. Li C，Luo S，Tang J，et al. Classification of hypothalamic hamartoma and prognostic factors for surgical outcome. Acta Neurologica Scandinavica，2014，130（1）：18-26.

10. Guénot M，Isnard J，Ryvlin P，et al. SEEG-guided RF thermocoagulation of epileptic foci：feasibility，safety，and preliminary results. Epilepsia，2004，45（11）：1368-1374.

11. Kameyama S，Shirozu H，Masuda H，et al. MRI-guided stereotactic radiofrequency thermocoagulation for 100 hypothalamic hamartomas. J Neurosury，2016，124（5）：1503-1512.

12. Curry DJ，Raskina J，Alic I，et al. MR-guided laser ablation for the treatment of hypothalamic hamartomas. Epilepsy Res，2018，142：131-134.

13. Diebler C，Ponsot G：Hamartomas of the tuber cinereum. Neuroradiology，1983，25（2）：93-101.

14. Weissenberger AA，Dell ML，Liow K，et al. Aggression and psychiatric comorbidity in children with hypothalamic hamartomas and their unaffected siblings. J Am Acad Child Adolesc Psychiatry，2001，40（6）：696-703.

15. Brandberg G，Raininko R，Eeg-Olofsson O. Hypothalamic hamartoma with gelastic seizures in Swedish children and adolescents. Eur J Paediatr Neurol，2004，8（1）：35-44.

16. Rosenfeld JV，Harvey AS，Wrennall J，et al. Transcallosal resection of hypothalamic hamartomas，with control of seizures，in children with gelastic epilepsy. Neurosurgery，2001，48（1）：108-118.

17. Debeneix C，Bourgeois M，Trivin C，et al. Hypothalamic hamartoma：comparison of clinical presentation and magnetic resonance images. Horm Res，2001，56（1-2）：12-18.

18. Palmini A，Chandler C，Andermann F，et al. Resection of the lesion in patients with hypothalamic hamartomas and catastrophic epilepsy. Neurology，2002，58（9）：1338-1347.

19. Nguyen D，Singh S，Zaatreh M，et al. Hypothalamic hamartomas：seven cases and review of the literature. Epilepsy Behav，2003，4（3）：246-258.

20. Craig DW，Itty A，Panganiban C，et al. Identification of somatic chromosomal abnormalities in hypothalamic hamartoma tissue at the GLI3 locus. Am J Hum Genet，2008，82（2）：366-374.

21. Arita K，Ikawa F，Kurisu K，et al. The relationship between magnetic resonance imaging findings and clinical manifestations of hypothalamic hamartoma. J Neurosurg，1999，91（2）：212-220.

22. Cascino GD，Andermann F，Berkovic SF，et al. Gelastic seizures and hypothalamic hamartomas：evaluation of patients undergoing chronic intracranial EEG monitoring and outcome of surgical treatment. Neurology，1993，43（4）：747-750.

23. Fukuda M，Kameyama S，Wachi M，et al. Stereotaxy for hypothalamic hamartoma with intractable gelastic seizures：technical case report. Neurosurgery，1999，44（6）：1347-1350.

24. Munari C，Kahane P，Francione S，et al. Role of the hypothalamic hamartoma in the genesis of gelastic fits（a video-stereo-EEG study）. Electroencephalogr Clin Neurophysiol，1995，95（3）：154-160.

25. Kuzniecky R，Guthrie B，Mountz J，et al. Intrinsic epileptogenesis of hypothalamic hamartomas in gelastic epilepsy. Ann Neurol，1997，42（1）：60-67.

26. Scholly J, Valenti MP, Staack AM, et al. Hypothalamic hamartoma: is the epileptogenic zone always hypothalamic? Arguments for independent (third stage) secondary epileptogenesis. Epilepsia, 2013, 54 Suppl 9: 123-128.

27. Balagura S, Shulman K, Sobel EH. Precocious puberty of cerebral origin. Surg Neurol, 1979, 11 (4): 315-326.

28. Berkovic SF, Andermann F, Melanson D, et al. Hypothalamic hamartomas and ictal laughter: evolution of a characteristic epileptic syndrome and diagnostic value of magnetic resonance imaging. Ann Neurol, 1988, 23 (5): 429-439.

29. Hall JG, Pallister PD, Clarren SK, et al. Congenital hypothalamic hamartoblastoma, hypopotuitarism, imperforate anus and postaxial polydactyly-a new syndrome? Part I: clinical, causal, and pathogenetic considerations. Am J Med Genet, 1980, 7 (1): 47-74.

30. Iafolla K, Fratkin JD, Spiegel PK, et al. Case report and delineation of the congenital hypothalamic hamartoblastoma syndrome (Pallister-Hall syndrome). Am J Med Genet, 1989, 33 (4): 489-499.

31. Biesecker LG, Abbott M, Allen J, et al. Report from the workshop on Pallister-Hall syndrome and related phenotypes. Am J Med Genet, 1996, 65 (1): 76-81.

32. Ondrey F, Griffith A, Van Waes C, et al. Asymptomatic laryngeal malformations are common in patients with Pallister-Hall syndrome. Am J Med Genet, 2000, 94 (1): 64-67.

33. Delalande O, Fohlen M. Disconnecting surgical treatment of hypothalamic hamartoma in children and adults with refractory epilepsy and proposal of a new classification. Neurol Med Chir (Tokyo), 2003, 43 (2): 61-68.

34. Valdueza JM, Cristante L, Dammann O, et al. Hypothalamic hamartomas: with special reference to gelastic epilepsy and surgery. Neurosurgery, 1994, 34 (6): 949-958.

35. 罗世祺, 李春德, 马振宇, 等. 下丘脑错构瘤所致单纯性早熟的显微外科治疗. 中华神经外科杂志, 2000 (16): 341-344.

36. Li CD, Luo SQ, Gong J, et al. Surgical treatment of hypothalamic hamartoma causing central precocious puberty: long-term follow-up: Report of 3 cases. J Neurosurg Pediatr, 2013, 12 (2): 151-154.

37. Rosenfeld JV, Freeman JL, Harvey AS. Operative technique: the anterior transcallosal transseptal interforniceal approach to the third ventricle and resection of hypothalamic hamartomas. J Clin Neurosci, 2004, 11 (7): 738-744.

38. Ng YT, Rekate HL, Prenger EC, et al. Transcallosal resection of hypothalamic hamartoma for intractable epilepsy. Epilepsia, 2006, 47 (7): 1192-202.

39. Andrew M, Parr JR, Stacey R, et al. Transcallosal resection of hypothalamic hamartoma for gelastic epilepsy. Childs Nerv Syst, 2008, 24 (2): 275-279.

40. Choi JU, Yang KH, Kim TG, et al. Endoscopic disconnection for hypothalamic hamartoma with intractable seizure. Report of four cases. J Neurosurg, 2004, 100 (5 Suppl Pediatrics): 506-511.

41. Liu C, Zheng Z, Shao X, et al. Stereoelectroencephalography-guided radiofrequency thermocoagulation for hypothalamic hamartoma: Electroclinical patterns and the relationship with surgical prognosis. Epilepsy Behav, 2021, 118: 107957.

42. Unger F, Schrottner O, Haselberger K, et al. Gamma knife radiosurgery for hypothalamic hamartomas in patients with medically intractable epilepsy and precocious puberty. J Neurosurg, 2000, 92 (4): 726-731.

43. Regis J, Bartolomei F, Hayashi M, et al. The role of gammaknife surgery in the treatment of severe epilepsies. Epileptic Disord, 2000, 2 (2): 113-122.

第55章

朗格汉斯细胞组织细胞增生症

一、概述

朗格汉斯细胞组织细胞增生症（Langerhans cell histiocytosis，LCH）是朗格汉斯细胞异常增生和堆积所形成的一种疾病，原称组织细胞增生症 X。传统分型包括莱特勒 - 西韦病（Letterer-Siwe disease，LSD）、汉德 - 舒勒 - 克里斯蒂安病（Hand-Schüller-Christian disease，HSCD）、嗜酸性肉芽肿（eosinophilic granuloma，EG）。在病理上较早期为网状细胞增生，中晚期病灶内含单核细胞及泡沫细胞，肉芽组织形成及结缔组织增生。三种病变的共同点是都有一种特殊类型的组织细胞——朗格汉斯细胞（Langerhans cell，LC）增生，一般认为这三种病变为同一基本病理改变的不同阶段。

目前病因尚不清楚，可能与免疫缺陷、病毒感染、新生物生成等因素有关。由于朗格汉斯细胞培养困难，缺少很好的细胞及动物模型，病因研究受到限制。

二、流行病学

大多数病例在 15 岁前确诊，好发于 1 ～ 3 岁，男童多见。根据 1741 例儿童的病变统计结果，病变常累及骨骼（77%）、皮肤（39%）、淋巴结（19%）、肝（16%）、脾（13%）、口腔（13%）、肺（10%）。神经系统中，LCH 在脑实质的发生率约为 5%。考虑到脑实质外神经系统的侵犯，LCH 在神经系统的发生率为 10% ～ 25%。LCH 的临床表现多样，且可互相转变及进展，可从单一器官、单一部位的损害至威胁生命的多器官、多部位的侵犯和多功能的损害。

三、病理学

实体肿瘤病灶呈棕黄色或血红色，实质性或囊性肿物。骨损害表现为局部膨胀，并通过邻近骨皮质扩散，可表现为病理性骨折或者骨膜下新骨形成。HE 染色镜下以朗格汉斯细胞为主（图 55-1），朗格汉斯细胞胞质呈均质粉红色，核仁沿纵向沟扭曲成咖啡豆状。电镜下可见朗格汉斯细胞特有的网球拍状 Birbeck 细胞器。

免疫组化检测 S100、CD14、CD68 和 MHC Ⅱ 常为阳性，fascin、CD83 和 CD86 为阴性。细胞表面受体 langerin（CD207 基因编码）能够引起细胞质内 Birbeck 细胞器的形成。因此，langerin 蛋白可用于特异性鉴别朗格汉斯细胞。活动性 LCH 病灶中，还可以观察到其他类型的炎症细胞，如巨噬细胞。需与幼年性黄色肉芽肿 [< 2 岁，CD1a（-），langerin（-），S100（-），fascin（+）]、Erdheim-Chester 病（> 40 岁，免疫组化同上）及 Rosai-Dorfman 病 [CD1a（-），langerin（-），S100（+）] 鉴别。

分子水平上，LCH 中 BRAF 基因分子改变（突变、缺失及融合）发生率最高，约为 60%[1]。此外，MAPK 通路关键基因，如 MAP2K1、NRAS、KRAS 和 ARAF，突变及基因重排发生率较高，超过 30%[2]。这些分子改变可导致 MAPK 通路的活性显著增加，进而促进朗格汉斯细胞的增殖。

四、临床表现

神经系统 LCH 的临床表现随发病原因、肿瘤大小、解剖位置等不同而迥异。主要归为两类：一是肿

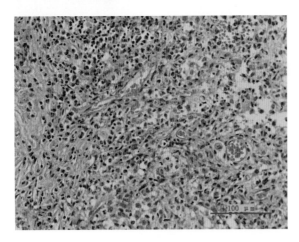

图 55-1 朗格汉斯细胞组织细胞增生症。病变组织中可见胞质红染或粉染的朗格汉斯细胞，其核呈咖啡豆状，可见核沟，并可见大量嗜酸性粒细胞浸润（HE 染色，200×）

瘤占位影响，二是神经退行性改变[3]。

神经系统 LCH 大多数为单发病灶，常侵犯下丘脑 - 垂体，超过 20% 的 LCH 患者出现下丘脑 - 垂体内分泌轴功能异常，最常表现的症状是中枢性尿崩。尿崩的症状常与 LCH 病情不一致，可以先于影像学发现前就出现症状，或组织病理学确诊 LCH 后很久才出现症状。下丘脑 - 垂体病变患者还可能出现下丘脑 - 垂体非内分泌功能障碍，如饮食紊乱、口渴、疲劳、自主神经紊乱、体温不稳定、记忆力减退、意识障碍。

神经系统其他常见的侵犯部位是颅骨，好发于额骨、顶骨及颞骨，枕骨少见。局部出现小肿物，逐渐增大，伴有疼痛和感觉过敏。还可出现于其他部位，如软脑膜、脉络丛、松果体、脑实质及脊柱。临床表现为头痛、运动或感觉障碍、共济失调等症状。对于多病灶的患者来说，还伴随骨、皮肤、淋巴结等部位的症状，如骨痛、皮肤疾病、肝脾大、淋巴结肿大及再生障碍性贫血。

约 5% 的患者还可出现神经退行性改变症状，呈进行性加重、神经系统多部位损害的特点。临床表现多为颅后窝神经功能异常，如共济失调、震颤、构音障碍、吞咽困难和反射亢进，还可伴有认知功能障碍和行为障碍。此类患者病情较重，且不可逆，预后往往较差。

LSD 是暴发性全身系统性 LCH，占所有 LCH 的10%，常见于 3 岁以下的儿童，可迅速致命。

HSCD 是一种慢性扩散性的 LCH 形式，多见于老年患者，典型表现为 HSC 三联症，即尿崩症、突眼症和颅骨病损。

颅骨嗜酸性肉芽肿的临床表现为局部疼痛、肿胀，红细胞沉降率升高，儿童和青少年多见。

五、影像学

影像学上第三脑室底、鞍上池软组织占位较常见，MRI 表现为 T_1 加权像呈低信号，T_2 加权像呈高信号，T_1 增强可见强化。同时，还可见垂体柄增粗。需与生殖细胞瘤、淋巴瘤、炎性肉芽肿病（结节病或肉芽肿伴多血管炎）等进行鉴别。

位于颅骨的病变，在 X 线平片上表现为颅骨缺损，呈无明显边界的环状骨质溶解。CT 可见颅骨外板破坏较内板破坏更广泛，这是由于头皮软组织病灶累及所致。在骨缺损的中心区有时可见残余骨，因此形成了独特的"骨中骨"征象。此外，可见增厚的硬脑膜和帽状腱膜。

脊椎侵犯较少见，80% 以上累及椎体，仅有一小部分累及棘突或椎板，通常局限在单一椎骨水平。椎骨受侵的影像学特征与颅骨损害相似。在儿童和青少年脊柱 LCH 病例中，可见典型的"袖套征"或"哑铃征"。需与肿瘤（转移瘤、多发性骨髓瘤）、感染、其他纤维骨病等进行鉴别[4]。

神经退行性改变患者可以表现为小脑齿状核、基底神经节和脑桥等部位 T_1 加权像和 T_2 加权像对称性信号增强。可见脑实质萎缩。需与播散性脑炎、代谢 / 退行性疾病及放疗后改变进行鉴别。

六、治疗

对于神经系统 LCH 来说，治疗前的全身评估尤其重要。需要详细的病史采集、体格检查及全身影像学检查，以及血常规、肝肾功能、凝血指标等辅助检验，以明确有无骨骼、皮肤、淋巴结、肝、脾、口腔及肺等神经系统外的病灶。神经系统的病灶除了影像学评估外，还需要内分泌激素（尤其是下丘脑 - 垂体激素）水平、智力和机体发育测试、行为测试等。整体上，局限于神经系统的单发的 LCH 以局部治疗为主，全身 / 多部位的 LCH 以全身治疗为主[1]。

（一）单发LCH

颅骨单一病灶可以考虑局部穿刺活检，病理证实为 LCH 者，考虑手术切除病灶；也可以直接手术切除病灶。病灶全切除后无需辅助治疗。伴有疼痛的病变可采用放疗及激素治疗。

脊柱单病灶的 LCH 通常需要在 CT 引导下经皮穿刺活检，病理确诊 LCH。有脊髓及神经根受压症状者首先考虑手术切除病灶。手术无法全切者可以考虑放疗和化疗。通常选择低剂量放疗（8 ～ 12 Gy）即可，因为这一剂量对儿童生长发育影响较小。但是，推荐小儿放疗仍要谨慎。存在潜在的脊柱不稳定因素时，需要脊柱固定术的治疗（如颈圈、背心或胸腰段脊柱的支撑）。

颅内单病灶的 LCH 仅根据非特异的影像学发现很难做出定性诊断，只有通过开颅手术、脑室镜手术或经鼻内镜手术行病灶活检或切除后的病理检查方可确诊。单一颅内病灶全切除后无须术后辅助治疗。如行活检或部分切除的病例，可选择放疗或化疗。鞍区病灶累及重要神经血管时可以优先考虑药物治疗。下丘脑 - 垂体内分泌功能受损的患者更需要完整的内分泌学评价和适当的激素替代疗法。

（二）多发LCH

活检或手术切除病灶后病理诊断明确者，首选全身药物治疗。化疗中首选的方案为长春碱 + 糖皮质激素，治疗周期为 6 ～ 12 个月。6 周治疗后评估疗效差的患者，预后往往很差。对于病情较重或者难治性 LCH，可以考虑联合或单药使用阿糖胞苷、克拉立滨。如果伴随有神经功能退行性改变，还可以考虑增加免疫球蛋白治疗。近年来，临床试验逐渐证实，对于有 BRAF V600E 或 MAPK 通路关键基因改变的患者，尤其是常规化疗不敏感者，可以使用 BRAF/MEK 的靶向抑制剂（维莫非尼、达拉非尼、曲美替尼等）。

七、预后

神经系统 LCH 的预后与有无其他组织器官侵犯及是否伴有神经功能退行性改变等因素密切相关。神经系统单病灶 LCH 预后较理想，手术全切或者未全切但辅以放、化疗，多数可以治愈；合并有神经功能退行性改变的患者预后较差，10 年无进展生存率为 60%。对于多病灶软组织受侵的 LCH，即使积极采用放、化疗，预后仍较差，死亡率为 10% ～ 50%，特别是年轻患者和早期对化疗不敏感的患者[5]。

（蔡洪庆　万经海）

参考文献

1. Huo Z, Lu T, Liang Z, et al. Clinicopathological features and BRAF（V600E）mutations in patients with isolated hypothalamic-pituitary Langerhans cell histiocytosis. Diagn Pathol, 2016, 11（1）：100.

2. Suh JK, Kang S, Kim H, et al. Recent advances in the understanding of the molecular pathogenesis and targeted therapy options in Langerhans cell histiocytosis. Blood Res, 2021, 56（S1）：S65-S69.

3. Cohen A F, Idbaih A, Emile JF, et al. Histiocytosis and the nervous system：from diagnosis to targeted therapies. Neuro Oncol, 2021, 23（9）：107.

4. Wang Y, Camelo-Piragua S, Abdullah A, et al. Neuroimaging features of CNS histiocytosis syndromes. Clin Imaging, 2020, 60（1）：131-140.

5. Tzotzola V, Petrikkos L, Papadakis V, et al. Long-term outcome, clinical course and treatment approaches of paediatric Langerhans cell histiocytosis：A greek reference centre report. Acta Paediatr, 2021, 110（6）：1944-1951.

第 56 章

颅骨肿瘤和类肿瘤疾病

第一节　概　述

神经外科的肿瘤患者中，有一部分属颅骨肿瘤或类肿瘤疾病。以往的文献中缺少系统性的报告，因此很难确定准确的发病率。根据骨肿瘤 2020 年 WHO 分类，可分为软骨性肿瘤、成骨性肿瘤、纤维性肿瘤、血管源性肿瘤，富于破骨细胞样多核巨细胞的肿瘤，脊索性肿瘤其他骨的间叶性肿瘤和骨的造血系统肿瘤。

根据病变的自身特征，可分为原发性颅骨肿瘤、继发性颅骨肿瘤和颅骨肿瘤样病变三大类：

1. 原发性颅骨肿瘤　发病率相对较低，可分为良、恶性两类，常见的良性类有颅骨骨瘤、软骨瘤和血管瘤等，而颅骨成骨肉瘤、软骨肉瘤、纤维肉瘤和脊索瘤等则属恶性类。

2. 继发性颅骨肿瘤　如颈静脉球瘤、颅骨转移瘤等，也分为良、恶性两类。

3. 颅骨肿瘤样病变　如颅骨纤维结构不良、嗜酸性肉芽肿和黄色瘤等。此外，根据病变对骨质的影响，又可将颅骨疾病分为溶骨性和成骨性两类。

头部局限性肿块和疼痛是颅骨肿瘤类病变最主要的临床症状。在此类疾病的辅助诊断手段中，CT 是最常用的诊断方法，为了明确病变的性质、范围和血供状况，有时还需要应用单光子发射型计算机断层扫描（ECT）、MRI 或数字减影血管造影（DSA）等更复杂的检查手段。手术是颅骨肿瘤类疾病最主要的治疗方法，对于恶性骨肿瘤患者，常常还需要采用综合治疗来提高疗效。

（徐　欣）

第二节　颅骨骨瘤

一、概述

颅骨骨瘤（osteoma of the skull）是一种常见的良性的、生长缓慢的成骨性肿瘤。许多骨瘤较小，症状较隐匿，通常为偶然发现，实际发病率很难统计。骨瘤可发生于膜内成骨的部位，以额、顶骨为常见好发部位，其他颅骨和颅底相对少见，部分病灶可发生于额窦或筛窦内。病灶常为单发性，多发病灶相对少见。

二、病理学

根据颅骨骨瘤大体病理标本特征，可将其分为三型：致密型、海绵状型和混合型。

1. 临床上以致密型最为多见，本型瘤组织多起源于颅骨外板，向外呈圆形隆起，直径从数毫米到数厘米不等，内板多保持完整，少数起源于内板的骨瘤可向颅内突入。肿瘤的质地通常坚硬而致密，基底宽广而固定，有象牙质型骨瘤之称。生长在鼻旁窦内的病灶可呈分叶状生长，常有狭蒂和窦壁相连，可堵塞鼻旁窦开口，为形成鼻旁窦黏液囊肿原因之一。显微镜下，可见瘤组织由密质的骨组织构成，无哈佛斯管系统，骨小梁增厚，与正常的骨质相似。

2. 海绵状型骨瘤较为少见，其起源于板障，生长相对较快，体积较大，质地较疏松，镜下见瘤组织由成熟板层骨构成的宽大骨小梁组成，周围可伴有或无成骨细胞围绕，骨小梁被细胞成分较少的纤维间质分隔。

3. 混合型指同时存在致密型和海绵状型两种结构（图 56-2-1、图 56-2-2）。

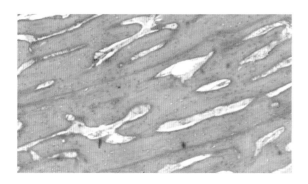

图 56-2-1　典型颅骨骨瘤 HE 100 倍镜下特征

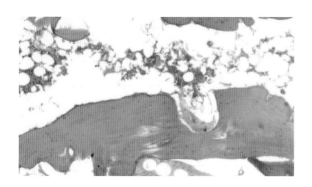

图 56-2-2　典型颅骨骨瘤 HE 200 倍镜下特征

三、临床表现

本病好发于儿童和青壮年，少数患者为老年人。由于肿瘤组织生长速度十分缓慢，绝大多数患者的病史都很长，临床上病史超过 10 年的病例并不少见。隆起于头皮下的局部肿块是本病的主要临床表现，但局部疼痛和其他不适症状较为少见，常因偶然发现而就诊。颅腔、眼眶、鼻腔或鼻旁窦内的病灶可挤压邻近的组织，造成各种压迫症状，如头痛、突眼、眼球运动障碍、视力下降、鼻塞和脑脊液漏。体积较大并向颅腔内发展的骨瘤病灶可造成各种神经系统定位体征，甚至是颅内高压症状。发生于额窦或筛窦内的骨瘤症状多不明显，常为偶然发现，但部分患者继发鼻旁窦炎症，可引起头痛症状。

头颅 X 线片上，病灶多呈圆形或类圆形的局限性高密度影。松质性骨瘤病灶内部疏松、密度不均匀，骨小梁内可有钙化；密质性骨瘤病灶基底宽广，其组织密度致密而均一，局部颅骨外板（或内板）显著增生，并向外突起，边缘与正常骨质分界欠清。

在头部 CT 检查中，病灶表现为颅骨表面的骨性突起，基底宽广，与周围正常骨质的分界欠清，其内为密质骨或松质骨性组织。生长在鼻旁窦内的病灶常呈分叶状生长，可见狭窄的瘤蒂和窦壁相连。

四、诊断与鉴别诊断

根据临床表现和颅骨 X 线平片或颅骨 CT 检查，对本病做出诊断并不困难，但有时要与脑膜瘤性颅骨增生和纤维结构不良症等疾病进行鉴别：脑膜瘤主要累及颅骨内板或全层，颅骨 X 线平片示血管沟增宽及颅内压增高症，切线位片可见外板有放射状"骨针"样改变。颅骨纤维结构不良则常累及颅骨全层，病变范围较广，常累及身体多处部位的骨组织。此外，骨瘤如为多发，可能为与遗传因素相关的病变，如常染色体显性遗传病 Gardner 综合征，表现为骨瘤合并有家族性肠息肉及皮下软组织肿瘤。

五、治疗

无症状者不需治疗，只需随诊观察。但体积较大、临床症状明显和影响外观的骨瘤则应手术治疗，而且手术切除是本病最主要的治疗手段。手术切除的程度可视病灶累及的范围而定。对局限于外板的病灶，可在切除肿瘤组织后保留正常的内板组织；而对累及颅骨全层的肿瘤，则应该将受侵犯的骨瓣整块切除，骨瓣切除后颅骨缺损明显的患者（如缺损区直径 > 3 cm），尤其是在局部存在重要组织结构或明显影响容貌的情况下，应及时行颅骨修补。钛金属是目前常用的颅骨修补材料，具有比重小、强度大、耐腐蚀和组织相容性好等优点。症状明显的鼻旁窦骨瘤应考虑手术切除，并根据肿瘤的具体位置采用适宜的手术入路：对额窦骨瘤通常采用经额入路，由硬膜外打开额窦内壁后，对肿瘤和瘤蒂进行切除；对筛窦骨瘤多采用经眶入路，如伴有脑脊液漏，可采用经额入路在硬膜外行硬膜修补。

（徐　欣）

第三节　颅骨血管瘤

一、概述

颅骨血管瘤（osteoangioma of the skull）是一种生长缓慢的良性肿瘤，其发病率为颅骨良性肿瘤总数的 5%～10%，发病情况无明显的年龄差异，也无明显性别差异。脊柱和颅骨是骨血管瘤的好发部位，而颅骨病灶又以额、顶、枕部最为常见。肿瘤组织多起源于颅骨板障，常为单发性病灶，少数为多发性。

二、病理学

肿瘤病灶外观一般呈暗红色的柔软圆顶状肿物，边界清，切面可见由多数骨小梁构成的网状支架，内为紫红色血窦，骨小梁表浅者较粗大，与颅板呈垂直排列，深部者呈蜂窝状排列。

根据病理大体标本的组织结构特征，可将肿瘤分为扁平型和球型两类：扁平型血管瘤一般在板障内局限性生长，颅骨内、外板变薄；球型血管瘤多向内、外板外膨隆性生长，常穿透内、外板，少数甚至可累及硬脑膜，偶有恶变者。

从显微镜下细胞组织学特征区分，本病有两种类型：

1. 海绵状血管瘤型　此类型较为常见，多发生于额、顶部的颅骨组织，镜下可见病变内含有一定量未被吸收的骨小梁，在骨小梁之间存在大量薄壁血管和大小不等的血窦，窦壁为单层扁平内皮细胞所盖覆。

2. 毛细血管瘤型　发病率相对较低，瘤组织中软组织成分的含量相对较多，常可破坏邻近组织，甚至造成脑组织受压。病变主要由极度扩张的微小毛细血管和其周围的纤维细胞及纤维结缔组织构成，常呈放射状排列（图 56-3-1）。

三、临床表现和诊断

本病生长缓慢，肿瘤体积小者无任何症状。头痛是多数患者的就诊症状，常伴有头皮下局限性肿块。少数患者因肿瘤突向颅内生长引起颅内高压和局部神经系统定位症状。肿瘤破坏了颅骨外板后，常可在局

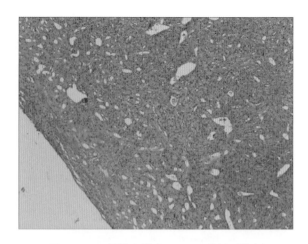

图 56-3-1　颅骨血管瘤 HE 100 倍镜下特征

部触及非骨性肿块。本病有一个较特殊的体征：肿块的体积大小可随头位的改变而变化。如在头低位时，由于静脉压的增高，肿块体积可增大。而头高位时，静脉压降低，肿块体积则缩小。部分患者合并有软组织或内脏血管瘤。

X 线平片上，病灶常表现为颅骨内圆形、椭圆形的溶骨性低密度破坏区，边缘光滑，可伴有周围硬化带改变。骨小梁增粗呈放射状排列，周围无迂曲血管压迹，这是与脑膜瘤的骨质改变进行鉴别的一个重要征象。颅骨的内板多完整或变薄，少数破坏。板障血管显著增加是毛细血管型的常见征象，脑血管造影可见肿瘤染色，肿瘤附近，如脑膜中动脉及头皮血管多伴有扩张或迂曲。本病在平片上有时难与成骨肉瘤区别。

在 CT 扫描上，颅骨内可见局限性或膨胀性骨质破坏区，外板膨出变薄，内板破坏程度相对较轻。病变边界清楚，内有粗细不一的骨性分隔或放射状骨针。增强扫描时，肿瘤呈明显强化的团块影。MRI 扫描上，T_1 加权像上病变通常为特征性的高信号占位，T_2 加权像上，肿瘤主要为不均匀的高信号，其周围有含铁血黄素的低信号环。增强扫描时，肿瘤明显强化。

四、治疗

本病的治疗以手术为主，有人主张对部分病灶体积较小的患者尝试放疗。但对于肿瘤体积较大、合并颅内高压或怀疑恶变的患者，必须首选手术切除。病变局限者，手术完整切除一般并不困难。虽然肿瘤有

时可深及硬脑膜，但多数情况下与硬膜粘连并不紧密，易于分离。对于占位较大的肿瘤病灶，术前应尽可能行脑血管造影检查，以充分了解病灶的血供情况。对于血供丰富的病灶，术前或手术中应先行阻断肿瘤的主要供应血管，以利于减少术中出血和顺利完成对肿瘤的切除。部分患者的肿瘤性骨瓣全切除后颅骨出现缺损明显，应及时行颅骨修补。对于不能切除的肿瘤或不能全切除的肿瘤，可给予小剂量放疗，总量为 10 ~ 20 Gy。本病预后较好，局部复发率低。

（徐　欣）

第四节　颅骨软骨瘤

一、概述

骨软骨瘤（osteochondroma）起源于胚胎残余软骨细胞或由成纤维细胞转化而成的软骨母细胞，发病率较低。本病可发生于任何年龄段，以 20 ~ 40 岁成人相对多见，无性别差异。病灶一般为单发，全身性的多发病灶比较少见。颅骨软骨瘤发病部位多位于蝶、枕骨软骨结合处，并可累及颅中窝底、鞍旁、破裂孔和桥小脑角等处。与脊索瘤不同，软骨瘤极少累及斜坡。颅骨软骨瘤的治疗以手术为主，容易复发，少数患者有恶变现象。

二、病理学

肿瘤标本大体外观为灰白色半透明坚实肿块，与硬脑膜粘连。由外向内分三层结构：软骨膜、软骨帽和骨松质。病变内常有黏液变性并呈多房性改变，可伴有钙化或骨化现象。镜下肿瘤组织主要由软骨细胞构成，细胞大小不一，呈小软骨团分布，但结构和排列较为紊乱。基质中含有囊变、钙化、骨化纤维及黏液成分。软骨瘤可恶变为软骨肉瘤，发生率为 1% ~ 2%。此时，镜下见恶变病灶瘤细胞密集，呈不典型的双核软骨细胞，核分裂象多见（图 56-4-1）。

三、临床表现和诊断

此病发展速度缓慢，肿瘤体积小者症状可不明

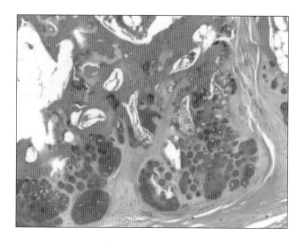

图 56-4-1　颅骨软骨瘤 HE100 倍镜下特征

显，巨大的软骨瘤有颅内压增高征。如肿瘤压迫脑神经，可出现相应的功能障碍症状。如位于鞍旁的病灶可导致视神经和第 Ⅲ、Ⅴ 脑神经等的功能障碍。破裂孔区的病灶可产生岩骨尖综合征。枕骨底部的病灶可造成第 Ⅴ ~ Ⅻ 脑神经麻痹症状。桥小脑角区肿瘤有第 Ⅴ ~ Ⅷ 脑神经和小脑的症状，但通常无内听道扩大，可与听神经瘤相鉴别。少部分软骨瘤可发生恶变，概率为 1% ~ 2%。如发现肿瘤生长迅速，病情急剧进展时，必须警惕恶性软骨瘤可能。

头颅 X 线平片上，颅骨软骨瘤表现为广泛的、边缘不规则的溶骨性病变区，边缘可有增生硬化。破坏区可涉及蝶鞍、蝶骨小翼、乳突部、颅前窝底、眶内壁等处，病灶内常可见钙化斑。CT 扫描上常见为颅底高密度肿块，呈分叶状，边界清，部分钙化，增强扫描病灶有强化表现。

本病常需与发生于颅底的脊索瘤和脑膜瘤相鉴别。脊索瘤多发生于斜坡和鞍区等中线部位，形态多样，病变内的钙化灶多呈散在分布。软骨瘤血供较少，而脑膜瘤的血供十分丰富，在脑 DSA 上可见明显的肿瘤供血和肿瘤染色，CT、MRI 增强扫描中，肿瘤强化明显而均匀。

四、治疗

本病的治疗以手术为主。一部分无明显症状的患者可暂不处理，随诊观察。但对于肿瘤压迫症状明显者，应予手术治疗。在多数情况下，颅骨软骨瘤病灶发生于颅底，且病变的基底较宽，所以手术常常难以达到彻底切除的程度。此时应尽可能争取行肿瘤部分

或大部切除，以达到局部减压缓解症状的效果，术中要注意保护颈内动脉、脑神经等重要结构。由于难以在术中实施肿瘤的全切除，病灶术后复发比较常见，少部分软骨瘤可恶变为软骨肉瘤，通常预后不佳。肿瘤恶变多与年龄有关，骨皮质被破坏、高龄、多发、放疗后的患者更易恶变。

（徐　欣）

第五节　颅骨骨巨细胞瘤

一、概述

骨巨细胞瘤（giant cell tumor of the bone）是由单核细胞和弥漫均匀分布的破骨样巨细胞组成的良性但具有局部侵袭性的原发性骨肿瘤，又称破骨细胞瘤，是一种较为常见的骨肿瘤，其瘤细胞起源于正常骨组织内的非成骨性结缔组织成分。本病的发生率约为骨肿瘤总数的5%，多发生于四肢长骨，也可侵及颅骨。在颅骨受累的病例中，以蝶骨、颅中窝、岩骨、枕骨等部位较为多见，颅盖部相对少见。本病好发于中青年，发病率无明显性别差异。骨巨细胞瘤的生长情况较为活跃，破坏性相对较大，一部分属恶性骨肿瘤。本病的治疗以手术为主，部分患者术后发生复发或转移。

二、病理学

肿瘤的大体标本通常为质地柔软、脆弱的肉芽状组织，瘤内常伴出血、坏死、囊变和纤维分隔等，呈单房或多房性膨胀性生长。肿瘤囊液多为血性或浆液性液体。显微镜下特征性改变是丰富的破骨样巨细胞均匀分布在大量单核细胞内。巨细胞体积巨大，多核。肿瘤组织的血管丰富，瘤周围可有少量新骨形成。组织细胞学上，巨细胞瘤分为三级：一级为良性巨细胞瘤，二级为有恶变倾向的巨细胞瘤，三级为恶性巨细胞瘤。69% ~ 96%的骨巨细胞瘤存在1号染色体上编码H3.3的H3F3A基因突变（图56-5-1）。

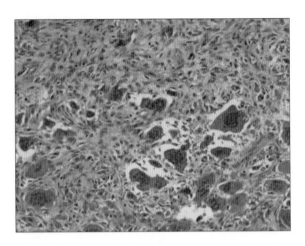

图 56-5-1　颅骨骨巨细胞瘤 HE100 倍镜下特征

三、临床表现和诊断

肿瘤小者可无症状，头皮下的局限性肿块或隆起是就诊时患者的常见症状。间歇性头痛是常见的伴随症状，如疼痛随肿块的迅速增大而转为持续性剧痛，要警惕病灶恶变的可能。按压肿块时可有乒乓球样弹性感，侵入颅内者可产生颅内压增高症状及局部定位体征。累及颅中窝者可有三叉神经功能障碍，岩骨处受累者可有面、听神经受损症状，发生于鞍区的病灶可引起一侧或两侧Ⅱ ~ Ⅵ脑神经功能障碍。

头颅X线平片可见病变有单囊、多囊和缺损状等多种改变：①单囊状，病灶呈圆形或类圆形低密度区，其内无骨性间隔，边界清楚，边缘可有增生硬化带，局部颅骨呈膨胀性改变。②多囊状，病灶表现为不规则的分叶状溶骨区，内有明显的骨性间隔，边界清楚，边缘有薄层的硬化带，板障增厚，局部颅骨内、外呈膨胀性生长。

CT扫描上，病灶表现为单房性或多房性膨胀性颅骨破坏区，边缘不规则，其内可见斑点状残存骨小梁，外层边缘有增生硬化带，表现为完整的高密度薄层骨壳。部分肿瘤可穿破外板，侵及邻近组织。增强扫描时，病变强化明显。

四、治疗

NCCN骨肿瘤指南推荐骨巨细胞瘤的治疗方式主要有手术切除、地舒单抗、栓塞、干扰素等。

1. 对于可切除的骨巨细胞瘤患者，病灶内切除是主要治疗方法。第一次病灶内切除可以在充分刮除病灶的基础上，用磨钻对整个瘤壁磨去 1 ~ 2 mm 的骨质，再用低渗盐水、过氧化氢溶液（双氧水）反复浸泡冲洗，可以减少肿瘤复发。位于颅顶部的肿瘤一般能够得到彻底切除，颅骨缺损明显的可行颅骨修补，预后通常较好。而颅底部的肿瘤常常难以达到全切的标准，只能行部分切除，术后对残留病灶应追加放疗。

2．对于有大范围骨皮质缺损的骨巨细胞瘤及巨大骨巨细胞瘤患者，可考虑连续动脉栓塞治疗。

3．对于反复复发、可切除的骨巨细胞瘤，或不可切除的骨巨细胞瘤患者，地舒单抗 ± 栓塞作为首选方案，同时干扰素也是一种有效的治疗方法。

4．对于不能接受地舒单抗、栓塞或干扰素的骨巨细胞瘤患者，可适当应用放疗。但放疗可能会增加肿瘤恶化的风险。在放疗过程中应多次进行影像学检查评估治疗效果。

5．对于发生转移的患者，如果转移灶可切除，建议对原发部位肿瘤进行上述治疗，同时对转移部位进行病灶内切除。对于转移灶不可切除的患者，则建议使用地舒单抗、干扰素和放疗作为治疗选择。地舒单抗是特异性靶向 RANKL 的单克隆抗体，通过特异性地结合 RANKL 阻止活化破骨样巨细胞表面的RANK，抑制破骨细胞的形成和活化，从而减少骨吸收。

（徐　欣）

第六节　颅骨多发性骨髓瘤

一、概述

多发性骨髓瘤（multiple myeloma）是一种常见的骨肿瘤，发病率约占骨肿瘤总数的 3%，骨髓中异常增殖的浆细胞是本病的组织学起源，所以又被称为浆细胞骨髓瘤和 Kahler 病，几乎所有浆细胞骨髓瘤均来自前驱的意义不明确的单克隆。本病好发年龄为40 ~ 60 岁，男性发病率稍高于女性，儿童几乎不发生。多发性骨髓瘤通常为多发性病灶，除颅骨外，病变可同时发生在肋骨、椎体、骨盆、胸骨和四肢长骨等全身多处部位的骨质，但也有部分患者为单发性病灶。颅顶部是颅骨病变的好发部位，病灶通常为扁平

或半球形肿块。伴随着敏感技术的应用，99% 的患者血清或尿中能够检测出 M 蛋白，75% 的患者血清中发现单克隆轻链（Bence-Jones 蛋白），这是本病的一个重要特征。骨孤立性浆细胞瘤是单克隆浆细胞组成的单个病灶，以局限性骨破坏为特征。

二、病理学

肿瘤大体标本为骨内充满质软、胶冻样或鱼肉样灰白色肿物，可伴有出血。显微镜下可见 95% 的肿瘤组织细胞为浆细胞，多为圆形或椭圆形的未成熟细胞，胞质内常富含无定型物质。利用 FISH 检测，约40% 的浆细胞骨髓瘤存在特征性的三体，其余最常见的是定位于 14q32 的免疫球蛋白重链（IgH）易位（图 56-6-1）。

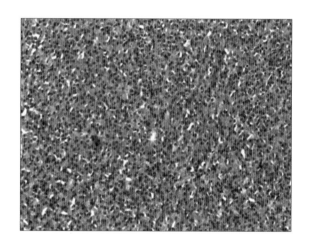

图 56-6-1　颅骨多发骨髓瘤的 HE100 倍的镜下特征

三、临床表现和诊断与鉴别诊断

头痛是本病常见的临床症状，疼痛早期为间歇性，后期多转为持续性剧痛。头皮下常可触及扁平或半球形肿块，伴压痛。病变累及全身其他部位的骨质时，如侵犯肋骨、胸骨或椎体等，也可出现局部的疼痛症状，脊椎受累者经常以病理性骨折为首发症状。位于颅底的肿瘤可引起脑神经功能障碍，压迫眼眶可造成眼球突出，视力下降等。

大多数患者具有以下一项或多项终末器官损害的临床表现：高钙血症（> 10 mg/L）、肾功能异常（肌酐 > 2 mg/dl）、贫血（血红蛋白 < 10 g/dl）和溶骨性病变或骨质疏松症，统称为 CRAB 特征。其

他临床表现包括血小板减少、红细胞沉降率增快及反复感染等一系列症状，体格检查存在非特异性改变，面色苍白最常见。

头部 X 线平片上，可见多发的大小不等的圆形透光区，边缘清楚。肿瘤早期位于板障内，后可侵犯颅骨全层，但周围无硬化及骨膜反应。CT 和 MRI 检查可以发现在 X 线平片上看不到的微小病变。国际骨髓瘤工作组最新标准中溶骨性破坏的大小应 ≥ 5 mm。由于骨髓瘤以不均匀方式累及骨髓使得 MRI 表现出多样性的特征，临床需和转移癌、淋巴瘤、甲状旁腺功能亢进相关骨病进行鉴别。转移癌和淋巴瘤通常骨扫描阳性，而骨髓瘤阴性。

四、治疗

本病目前还未有较理想的根治手段，生存期存在明显差异，远期疗效通常不佳。本病绝大多数为多发性病灶，确诊后其治疗手段主要依靠化疗，结合放疗可加强局部治疗的效果，有助于到缓解疼痛及延长生存期作用。少数体积较大的单发性肿瘤可先行手术切除，术后辅以局部放疗和全身性化疗。本病的化疗方案较多，通常以烷化剂类为主。由于本病的瘤细胞具有分泌骨髓瘤蛋白的功能，血清中骨髓瘤蛋白含量的高低情况可以反映出瘤细胞的生长和增殖状态，所以在治疗过程中，常通过测量骨髓瘤蛋白水平来协助疗效的判断。

（徐　欣）

第七节　颅骨成骨肉瘤

一、概述

成骨肉瘤（osteoblastic sarcoma）又称成骨细胞瘤（osteoblastoma）。颅骨成骨肉瘤是一种高级别的恶性颅骨肿瘤。本病好发于 40 岁以上的成年人，男性略多，多发生于颅顶部，少数可位于颅底部。在病因方面，来源于正常骨组织时为原发性，如果骨之前存在病变，如辐射、畸形性骨炎（Paget 病）、骨纤维异常增殖症和梗死，则为继发性。有人统计，有 10% ～ 15% 的畸形性骨炎患者可进展为成骨肉瘤；

另一方面，在一部分成骨肉瘤患者的既往史中，存在放疗病史。绝大多数本病的肿瘤病灶生长极为迅速，血供也十分丰富，常伴有头皮和板障血管的明显扩张，有时会被误诊为"动脉瘤样骨囊肿"。本病为高度恶性的肿瘤，虽然可以采用手术、放疗和化疗等综合手段来治疗，但多数患者的效果欠佳，预后较差。

二、病理学

成骨肉瘤细胞呈高度恶性，形态学具有多样性的特征，大体标本的软硬程度可随骨质成分含量的多少而不同。肿瘤血供丰富，并常伴有灶性出血、坏死等改变。瘤细胞镜下呈多种形态，包括梭形成纤维细胞、多边形小成骨细胞或巨细胞等。瘤细胞大小不一，且分化不良，核分裂象多见。骨肉瘤基于主要的细胞外基质的类型，分为三种亚型：成骨细胞型（76% ～ 80%）、成软骨细胞型（10% ～ 13%）和成纤维细胞型（10%）。这些亚型与治疗和预后之间没有联系。肿瘤可经血液途径转移至远处，肺是转移常见的好发部位（图 56-7-1）。

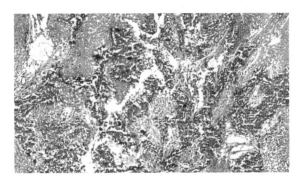

图 56-7-1　颅骨成骨肉瘤 HE100 倍镜下特征

三、临床表现和诊断

由于肿瘤进展迅速，绝大多数患者的病程都不长。局部头皮下隆起的疼痛性肿块是最为常见的就诊症状。疼痛常由初期的间歇性隐痛进展为持续性剧痛，夜间显著。肿瘤穿破骨膜后在头皮下形成巨大软组织肿块，触痛明显。肿瘤血供十分丰富，瘤周和皮下多有静脉曲张现象，皮肤表面可呈青紫色，局部皮温明显增高，部分患者的肿块上可触及搏动或闻及血管杂音。血清碱性磷酸酶常有明显增高，与肿瘤的成骨活动有关，动态监测此指标有助于鉴别诊断和预后分析。多数成骨肉瘤患者伴有程度不一的贫血症状，疾病变后期脏器功能进行性衰竭，机体常呈恶病质。部分患者出现远处转移，以肺转移最多见，可有胸痛、血痰和咳嗽等相应症状。

头颅 X 线片上，病灶表现为大小不等的片状骨质破坏区，并常合并有成骨性改变。骨质破坏以颅骨外板最明显，边界不清，常伴有较大的软组织肿块影。瘤周的软组织肿块内常出现有骨针反应现象：纤细的瘤状骨针在肿瘤周围延伸并沿垂直方向放射状排列，形成所谓的"放射状骨刺影"（"日照征"）。

头部 CT 上，可见颅骨板障和内、外板骨质破坏，以外板最为明显，而且在骨质破坏区内常有程度不一的骨化影。肿瘤常侵犯邻近组织，甚至突破硬脑膜而侵犯脑组织。病灶内可见纤细的瘤状骨针放射状排列。

成骨肉瘤的血供丰富，有时可误诊为动脉瘤样骨囊肿，需注意鉴别。

四、治疗

局部侵袭性生长和快速血液播散是骨肉瘤的特征，因此预后欠佳。治疗目标是根除原发灶和消除转移。对病灶相对局限且无远处转移的患者，争取尽早行肿瘤的广泛切除术。成骨肉瘤具有很强的侵袭性生长能力，并多累及硬脑膜，所以即使在术中达到肉眼下全切除肿瘤的标准，术后还是必须追加放疗或化疗。本病瘤组织血供十分丰富，对于有手术适应证的患者，术前尽可能行局部血管造影检查，以充分了解病灶的血供情况，必要时可在术前或手术开始时就阻断肿瘤主要的供应血管，如颈外动脉栓塞或结扎术等，以利于减少术中出血和顺利完成对肿瘤的切除。对于不能手术的晚期患者，可采用全身化疗＋局部放疗，以缓解症状和延长生存时间。

（徐　欣）

第八节　颅骨转移瘤

一、概述

颅骨转移瘤（metastatic tumor of the skull）是最常见的颅骨恶性肿瘤，由身体其他部位的恶性肿瘤转移和发展而来。癌和肉瘤均可发生颅骨转移，但以前者更为常见，占 80% ～ 90%。人体许多部位的恶性肿瘤都可发生颅骨转移，以肺、乳腺、肾上腺、宫颈、甲状腺、前列腺和胃肠道等脏器最为常见。在儿童骨转移瘤患者中，神经母细胞瘤和肾胚胎瘤是最主要的原发肿瘤。转移瘤病灶通常为多发性，颅骨中以顶盖部位的骨质常见，而颅底鞍背、斜坡及岩尖等处相对少见。转移的途径主要来自血源性转移，少数可由肿瘤直接蔓延形成。按病变对骨质的影响可分为溶骨性及成骨性两类。

二、病理学

溶骨性骨转移瘤是最常见的病理类型。病变早期，癌栓滞留于板障内，并对骨小梁周围的骨髓组织浸润破坏。随肿瘤逐步增大，病灶穿破颅骨外板，形成局部隆起，同时也可穿破内板侵犯硬脑膜，甚至突破硬脑膜后进一步向脑组织浸润；少数骨转移灶呈成骨性改变，其内可见肿瘤性新骨形成，相互堆积，层次不清，结构紊乱。临床上，成骨性骨转移瘤以前列腺癌最为多见。

三、临床表现和诊断

局部疼痛是颅骨转移瘤患者最主要的临床症状，早期可为阵发性隐痛，夜间明显，随肿瘤增大症状明显加重，疼痛多转为持续性，程度明显加剧，通常都需要使用强阿片类镇痛药才能缓解症状。肿瘤体积较大的患者可在头部触及半球状软组织肿块。骨转移瘤患者多有恶性肿瘤史，但一部分患者原发灶较隐匿，以骨转移瘤表现为其首发症状，此时常需要和原发性颅骨肿瘤相鉴别。

头颅 X 线平片上，溶骨性和成骨性骨转移瘤各有特点：①溶骨性转移瘤：呈多发性大小不等的溶骨性圆形透光区，边界模糊不清，无骨质增生硬化。少数为单发病灶。肿瘤早期局限于板障内，随肿瘤增大，外板被穿破，周边常伴有软组织肿块影，较大病灶可破坏颅骨全层并与周围破坏区融合呈鼠啮状。②成骨性转移瘤：呈单发或多发大小不一的棉团状或斑片状致密影，一般无软组织肿块影。少数混合型病例同时兼有溶骨性和成骨性双重改变，以甲状腺癌的转移多见。

头颅 CT 片上，溶骨性转移瘤表现为板障内单发或多发低密度区，边界欠清，无骨质增生硬化，颅骨内外板不规则破坏，周边可伴有软组织肿块影，肿块中常带有残留碎骨片，增强扫描时肿瘤多有明显强化。成骨性转移瘤多表现为局部颅骨的密度增高，板障消失。

四、治疗

骨转移的治疗目的是提高生活质量、延长生存期、缓解相关症状，减轻心理压力、预防和治疗骨相关事件（skeletal related events，SRE）。在处理颅骨转移瘤时，必须综合考虑转移灶数目和分布、原发灶治疗状态、转移瘤的病理性质以及患者的基础状态等多种方面因素，选择最适宜的个体化治疗方案。在原发灶可控制或已控制的情况下，对较大的单发骨转移灶，可手术切除，术后追加全身性化疗、靶向治疗和局部放疗。多发病灶一般不适合手术，只能通过全身性化疗、靶向治疗结合局部放疗来处理，或使用双磷酸盐治疗。除此之外，对一些较特殊的骨转移瘤还可采用一些另类的方法来处理，如服用碘剂来治疗甲状腺转移瘤，用雌激素抑制药或去势手术来治疗乳腺转移瘤等。

（徐　欣）

第九节　颅骨纤维结构不良

一、概述

骨纤维结构不良（osteofibrous dysplasia）又常被称为骨纤维异常增殖症、骨纤维性变、纤维骨瘤等。本病病因不明，好发于儿童及青年，男多于女。四肢长管骨和扁骨皆可发生，以前者多见。病灶可单发或多发，并根据病变数目的多少分为单骨型和多骨型。病变可只累及颅骨，也可累及身体其他部位的骨骼，如股骨、胫骨，此时又称多发性骨纤维结构不良。颅骨病变多发生于额骨、蝶骨及颅底部。

二、病理学

颅骨纤维结构不良最主要的病理基础是异常增生的纤维组织替代了正常的骨组织。病变呈灰红或灰白色，内含纤维组织及骨组织两种成分，因两者比例不同，在切面上质地不均匀，呈硬橡皮状，内含砂粒样骨化小岛，可有小囊及出血。大量不成熟的骨组织和纤维组织充填在颅骨板障内，并使骨皮质变薄或增厚。颅骨外板隆起，表面光滑，内板呈嵴状，颅骨增厚、变形。显微镜下，在纤维结缔组织中，有新生骨组织结构，骨基质内有纵横交错的胶原纤维。纤维结构不良是非遗传性基因突变疾病，与激活型鸟苷酸结合蛋白 α 活性刺激肽（GNAS）基因突变有关，纤维结构不良，特别是 McCune-Albright 综合征在胚胎发育早期发生体细胞突变导致基因嵌合现象，突变发生得越早，影响范围越大（图 56-9-1）。

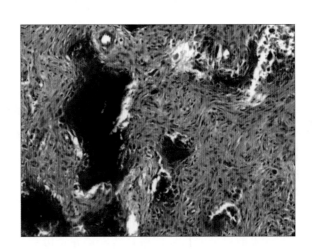

图 56-9-1　颅骨纤维结构不良 HE100 倍镜下特征

三、临床表现和诊断

本病患者的病程一般均较长，病灶进展缓慢，部分患者的临床症状不明显。颅骨骨质的异常增厚、增大和颜面部畸形是最常见的临床症状。病灶压迫邻近组织可出现相应症状：如病变累及眼眶，可表现为额眶外上方隆起，眶板增厚畸形，眼球突出，甚至引起视神经萎缩；蝶鞍病灶可压迫正常垂体和视神经而引发垂体功能的减退和视神经萎缩等症状；病灶累及颅底时，可造成出入颅底之血管和神经的骨孔狭窄，甚至压迫多组脑神经，引起相应的功能障碍；而鼻塞是鼻旁窦受侵时的常见症状。少数患者（以女性为主）

除了颅骨改变症状外，还同时合并皮肤色素沉着、内分泌紊乱和性早熟等一系列症状，被称为 McCune-Albright 综合征。本病在青春期以前发展相对较快，至成年后，病变可自行停止发展。但另一方面，在少数患者中存在增生病灶发生恶变的现象，恶变概率一般在 2% 左右。

根据颅骨的 X 线片改变情况，可将骨纤维异常增殖症分为三型：囊肿型、硬化型和混合型。①囊肿型，多发生于颅盖骨，有单房或多房性膨胀性两种改变，板障增宽，外板向外明显膨出，内有圆形或卵圆形透光区，边缘清楚并有硬化带；②硬化型，多见于颅底部，常累及颅前、中窝底，蝶骨嵴和神经孔等处，局限性或广泛性骨质增生，患骨体积常增大，病变的骨密度均匀增高，与正常的骨组织边界清楚或呈移行状；③混合型，此型患者的发病率相对较低，病灶好发于颅顶部，同时混合有囊肿型与硬化型的 X 线片改变特征，颅骨外板常增厚，但境界清楚。

头部 CT 显示，颅骨局限性或弥漫性增厚，板障增宽，外板向外明显膨出，密度不均，内含低密度的纤维组织。病灶累及颅底时，可见颅底骨孔狭窄。增强扫描时，病灶有一定的强化表现。罕见情况下，同时存在皮质破坏和软组织肿块时称为局部侵袭性纤维结构不良，好发于颅骨和肋骨，易误诊为恶性肿瘤。

四、治疗

骨纤维结构不良是一种自限性疾病，青春期以前病变发展较快，成年以后多数病变会停止进展，预后极好，可随访观察。对于神经系统症状和外观影响不明显的患者，一般不需要手术。对于症状和外观改变明显者，应予手术治疗。如对压迫眼球或视神经的病灶行眶板切除或视神经管减压术，以减轻症状；对位于颅盖骨的病灶，如病变较局限，可将病变处颅骨整块切除，并行颅骨修补；如病变范围较广，也可只切除外突部分。少数情况下为减轻局部疼痛而采用放射治疗。0.4% ~ 1% 的纤维结构不良发生恶性转化，影像学检查出现明显骨破坏或软组织肿块应怀疑恶化。

（徐　欣）

参考文献

1. 史玉泉 . 实用神经病学 . 上海：科学技术出版社，1994.
2. 王忠诚 . 神经外科学 . 武汉：湖北科学技术出版社，1999.
3. 薛庆澄 . 神经外科学 . 天津：天津科技出版社，1990.
4. 章翔 . 神经系统肿瘤学 . 北京：军事医学科学出版社，1999.
5. 魏清柱 . 骨与关节临床病理学 . 北京：科学出版社，2019.
6. 2020 版 NCCN 骨肿瘤临床实践指南 .
7. 阿罗约 . 骨肿瘤学 . 2 版 . 李亚平，范宏斌，陈秉耀，译 . 北京：科学出版社，2021.

第 57 章

脑转移瘤

一、流行病学

脑转移瘤（brain metastatic tumor）是指源于中枢神经系统以外的肿瘤细胞转移到脑组织的颅内常见恶性肿瘤，不包括沿蛛网膜下腔播散转移的原发性神经系统肿瘤[1]。不同国家和地区脑转移瘤的发病率报告差别很大。据神经外科的资料，多数学者报道转移瘤占颅内肿瘤的 10% 左右，而 Cappuzzo 报道脑转移瘤占全部脑肿瘤的 40%。成人比儿童肿瘤患者更容易发生脑转移，大部分患者的发病年龄为 50 ~ 70 岁。90% 以上的脑转移瘤发生在脑实质，转移到大脑半球者远比转移至小脑常见（约为 8 : 1）。随着生活条件改善、人类寿命延长和先进的诊断设备以及诊断方法的应用，脑转移瘤的发病率有增高趋势，另外，也与治疗原发肿瘤的方案已变得更有效从而使患者生存期延长，并使恶性肿瘤有时间转移到中枢神经系统有关。恶性肿瘤患者中约有 20% ~ 40% 发生脑转移，其中 70% ~ 75% 的患者为多发脑转移瘤。所以，脑转移瘤的真实发生率远高于原发性脑肿瘤，美国的资料提示，它至少是原发脑肿瘤的 4 倍[2]。

二、病理学

（一）原发肿瘤

任何类型恶性肿瘤均可能发生脑转移。按频度依次为肺癌、乳腺癌、黑色素瘤、肾癌和结肠癌。少见的原发肿瘤包括肉瘤和泌尿生殖系统肿瘤。儿童则以肉瘤和生殖细胞瘤多见。但临床上有相当部分患者找不到原发病灶，即使脑转移瘤手术后仍不能确定肿瘤来源。

脑转移瘤除黑色素瘤（多见于男性）和乳腺癌（多见于女性）外，发生率不受性别因素的影响。同时不同的原发肿瘤向脑组织转移的能力也有所不同。黑色素瘤虽然只占所有肿瘤的 4% 左右，但向脑转移的倾向是所有肿瘤中最强的，其次是肺癌，其脑的转移率为 30% ~ 65%，并且具体病理分型直接影响脑转移率，超 40% 的小细胞癌和腺癌型肺癌可发现脑部转移，是其他类型肺癌（如鳞癌）的 2 倍。

肺癌、乳腺癌和黑色素瘤易早期转移，泌尿系肿瘤相反。结肠癌、乳腺癌和肾癌常单发转移，肺癌、黑色素瘤和部位不明的肿瘤易多发转移。盆腔肿瘤易发生小脑幕下单发转移，占幕下转移瘤的 50%，原因不明。

（二）转移途径

肿瘤细胞可经过以下几个途径转移到颅内。

1. 经肺 - 血液循环 - 脑 为最常见的途径，大部分原发肿瘤细胞是经过此途径到颅内脑组织。如肺部的肿瘤细胞侵蚀肺静脉，并随血流进入血液循环，再进入脑组织。其他部位的肿瘤细胞首先进入静脉系统，而后通过肺毛细血管或通过心脏的卵圆孔短路进入体循环。其他部位肿瘤也可先转移到肺，再由肺部进入血液循环。肺癌、乳腺癌、皮肤癌等主要经此途径转移。

2. 直接侵入 邻近部位的肿瘤，如鼻咽癌、视网膜母细胞瘤、嗅神经母细胞瘤、头皮及颅骨的恶性肿瘤均可直接侵入颅内转移至脑。但需指出，以上原发肿瘤突破颅底向颅内浸润性生长是否定义为脑转移瘤尚存在争议。

3．经淋巴系统　相对少见，肿瘤细胞沿脊神经或脑神经周围的淋巴间隙进入脑脊液循环或通过椎静脉侵入颅内。

4．经蛛网膜下腔　极少数脊髓内肿瘤经此途径向颅内转移，如胶质瘤或室管膜瘤、眶内肿瘤沿视神经鞘侵入颅内，并在蛛网膜下腔播散。

（三）转移的分子机制

转移瘤的发生需要经过很多步骤，局部生长→穿透血管、淋巴管→在循环系统内存活→停留在远处毛细血管→侵入组织→继续生长。进入循环系统内的肿瘤细胞只有很少一部分可以发展成转移瘤。转移的机制目前尚未完全清楚，已经认识到的有以下几个方面：①脑组织的细胞外基质（extracellular matrix，ECM）少，缺乏间质成分，肿瘤细胞容易穿透。②肿瘤细胞可以分泌基质金属蛋白酶（matrix metalloproteinases，MMP），MMP 分解 ECM 和基底膜使肿瘤细胞侵入周围组织。例如敲除 *MMP-2* 和 *MMP-9* 基因的黑色素瘤小鼠发生转移的概率显著下降。③近来研究显示血小板有保护循环系统内的肿瘤细胞不被自然杀伤细胞（nature killer，NK）杀灭的作用。肿瘤细胞诱导产生腺苷二磷酸和凝血酶导致血小板凝聚，凝聚的血小板包裹肿瘤栓子起到保护作用。④血管内皮细胞和肿瘤细胞上均表达黏附分子，如整联蛋白（integrin）、CD44、钙连蛋白（calnexin），不同的组织表达不同的黏附分子，分子之间的亲和性可能是转移瘤有组织倾向性的重要分子机制。⑤肿瘤生长需要血管支持。癌基因可以转录生成 TGF（transforming growth factor）、VEGF（vascular endothelial growth factor）、TNF-α（tumor necrosis factor alpha）等细胞因子，这些细胞因子可以促进血管生长[3]。

（四）转移部位特点

脑转移瘤好发于脑实质内灰白质交界区。典型大脑半球转移瘤多位于"分水岭（watershed zones）"区域，提示微癌栓子位于表浅动脉的终末毛细血管内。肿瘤发生的部位与该区血液供应量和组织体积有关，肿瘤多位于幕上大脑中动脉供应区，大脑半球占80%，双侧大脑半球发生率相同，小脑占15%，脑干占5%。额叶最多见，顶叶次之，枕叶、颞叶较少，偶见于脑室和垂体等部位。

（五）转移瘤的病理类型

一般按转移瘤病理特点可分为结节型和弥漫型。

1．结节型　瘤结节呈球形，边界清楚，肿瘤大小不一，大的直径可在 10cm 以上。多发者大小相差悬殊，系瘤细胞多次侵入颅内所致。肿瘤起初位于皮质下，然后内侵白质，外累及脑膜，多为紫色，亦可为灰黄色或灰红色，质地不等，较脆，血运多不丰富。一般为实体，但根据其中心坏死程度也可发生囊变。肿瘤周围水肿明显，与肿瘤大小无关。由于脑组织水肿明显，边界相对清楚。转移瘤的水肿与很多因素有关，如肿瘤的种类、肿瘤血管的数量和通透性、局部代谢和肿瘤细胞分泌的液体有关。显微镜下瘤组织界限不清，瘤细胞巢常沿血管外膜和脑组织向四周浸润，周围组织出现水肿、软化灶及胶质增生。细胞形态随原发瘤的特点而异。分化高者瘤细胞可呈原发瘤的特点，分化低的脑转移瘤患者的原发病灶不清时，其细胞形态又与恶性胶质瘤相似，可能误诊为胶质瘤，若出现腺样或乳突状结构时，又可误诊为室管膜瘤，分化不良时又可能误诊为多形性胶质母细胞瘤。主要区别在于转移瘤的瘤细胞核仁清楚，染色质呈网状，胶质瘤与之相反，胶质细胞质纤维酸性蛋白（glial fibrillary acidic protein，GFAP）染色有助于鉴别。

2．弥漫型　较为少见，有时与结节型同时并存，可考虑为脑膜种植、累及蛛网膜、软脑膜、硬脑膜，脑膜普遍增厚变为灰白色，脑表面散在斑点状病灶。显微镜下显示瘤细胞浸润脑膜。确定原发灶不明的转移瘤来源还比较困难。如果肿瘤显示特殊抗原或有特殊超微结构，免疫组化和电子显微镜将有助于鉴别。

三、临床表现

脑转移瘤可发生在原发肿瘤病程中的任何时间。小细胞肺癌和非小细胞肺癌从诊断到脑转移的时间平均分别为 3 个月和 6 个月，乳腺癌诊断到脑转移平均约 3 年，另外还有部分肿瘤发现时已发生脑转移。

一般呈亚急性起病，病程较短，病情进行性加重。颅内压增高是脑转移瘤最常见的临床表现。早期表现为晨起头痛，日间缓解，次日仍痛，这与患者体位改变、脑脊液回流引起的颅内压改变有关。有约 1/4 的患者早期出现视盘水肿。后头痛日渐加重。晚期可伴有眼底出血、展神经麻痹、意识障碍，甚至昏迷、脑疝形成，这都是由于颅内压逐渐增高所致。转移瘤发生出血、坏死，病情可突然加重，呈卒中样发病。

根据病变的部位也可出现局限性定位体征，如偏瘫、失语、偏身感觉障碍、眼震、共济失调等。

多发脑转移瘤、黑色素瘤脑转移常伴有癫痫的发生，黑色素瘤脑转移还易造成脑膜转移和蛛网膜下腔出血。肺癌、肾癌及绒毛膜癌脑转移易出血。乳腺癌和前列腺癌可造成硬膜下血肿。肺癌可形成囊性占位，偶见与脓肿伴发，还可见癌栓形成的脑栓塞。

如转移瘤堵塞了脑脊液循环通路，可形成梗阻性脑积水。

弥漫型转移瘤多见有脑膜刺激症状，甚至呈出血性或炎症表现，应注意与相应疾病鉴别。

四、辅助检查

（一）影像学检查

怀疑脑转移瘤的患者常用 CT 和 MRI 检查，能够显示出转移瘤的部位、数量、范围和周围脑组织水肿及移位情况，从而判断肿瘤的种类。X 线平片也有一定的参考价值，可见到颅内高压症、松果体钙化斑移位等 X 线征象。PET-CT 有助于定性诊断。转移部位多位于小脑幕上，多发转移病灶时更提示诊断。通常病变呈圆形或类圆形，几乎所有的脑转移瘤均可强化。周围常见水肿带和占位效应，水肿程度不一：位于皮质下，尤其是半卵圆中心的转移瘤水肿显著，临床上有"小肿瘤，大水肿"之说，是转移瘤的重要特征；而位于皮质、脑干、胼胝体等部位的转移瘤水肿不明显。

1. CT CT 是颅内病变应用较广泛的影像检查方法，优点是扫描速度快、密度分辨率高、图像重建能力强，缺点是存在电离辐射、软组织分辨率低。平扫时，病变常呈圆形或类圆形，多为高密度或混杂密度，中心时有坏死、囊变；增强后，多数呈团块状或环状强化，周围水肿明显，相邻结构受压移位。其不足之处是：由于骨伪影及部分容积效应，颅后窝近颅底处的病变容易漏诊。怀疑该部位病变时，如 CT 扫描正常，应重叠扫描或冠状扫描，提高诊断阳性率。随着目前局部治疗手段的日益精准化，CT 在脑转移

诊断、治疗、疗效评价等方面的作用逐渐弱化，但有头颅 MRI 检查禁忌证的患者应行 CT 检查。

2. MRI 头颅 MRI 是脑转移诊断的首选检查。其优点是无辐射、软组织分辨率高、多参数成像、灵敏度高，缺点是成像较慢，部分体内有磁敏感金属的患者、幽闭恐惧症患者不适合 MRI 检查。由于原发肿瘤的病理各异，MRI 影像变化也非常大。一般情况下，转移瘤的 T_1 和 T_2 弛豫时间均延长，T_1 加权图像为高信号或与灰质信号相仿，也可呈现低信号、等信号和混杂信号。非出血性囊变，坏死区信号强度与脑脊液相仿。当肿瘤出血时，还可表现出出血时各期 MRI 影像。增强 MRI 检查不但能明确病灶的存在，清晰地分辨瘤体与周围的水肿，还能发现非增强检查中表现正常 MRI 信号的病灶及颅内微小和多发转移瘤，使转移瘤的检出率明显提高。MRI 在影像诊断中远较 CT 敏感，发现脑转移病灶的机会明显增多。强化 MRI 较强化 CT 提高了发现无症状转移瘤的能力，MRI 注射双倍或三倍剂量造影剂的增强扫描更有助于发现小转移灶。

3. PET-CT 检查 PET-CT 利用肿瘤及正常组织的代谢差异，在颅外全身器官对微小病灶有较高的检出能力，对于初诊首先发现脑转移而全身肿瘤情况未知的患者，可用 PET-CT 寻找原发肿瘤，初步判断颅外进展情况。临床上最常用的 PET/CT 药物为 [18]F-氟代脱氧葡萄糖（[18]F-FDG），脑转移瘤在 ^{18}F-FDG PET/CT 上一般显示为代谢活跃结节，伴周围代谢低下的水肿区。但由于正常脑组织对 FDG 呈高摄取，故该检查对脑转移瘤，尤其是小的脑转移灶不敏感，应结合头颅 MRI 或增强 CT 扫描增加检出率[4]。

（二）病理检查

1. 腰椎穿刺 可行脑脊液常规、生化及细胞学病理诊断检查，检测脑脊液压力，如细胞学检查见癌细胞可明确诊断。但需注意适应证与禁忌证，当患者有明显的颅内高压症状或脑疝征象或其他禁忌证时，不能行腰椎穿刺。

2. 脑转移灶活检 当原发肿瘤不明、无法明确病理类型或原发肿瘤活检困难时，可行脑转移瘤的立体定向或者开颅活检明确诊断。原发肿瘤明确的患者对脑转移瘤的诊断有疑问时，也可通过立体定向活检、开颅活检等明确诊断。

3. 分子病理检测 对于部分恶性肿瘤，如肺

腺癌，应进行 *EGFR*、*ALK*、*ROS1*、*BRAF*、*HER2*、*RET* 及 *c-MET* 等基因检测，对晚期乳腺癌患者检测 *Her-2* 状态，恶性黑色素瘤患者检测 *BRAF* 基因突变等，以指导后续治疗决策。也可以选择患者脑脊液作为检测的标本 [5]。

五、诊断与鉴别诊断

既往有原发肿瘤史的患者，如出现头痛、恶心、呕吐和局限性定位体征，应首先想到脑转移瘤。对无肿瘤病史，年龄在 40 岁以上的患者，出现颅内压增高和神经系统定位体征，并在短期内病情进展较快，呈进行性加重，CT 和 MRI 等影像学检查出现典型的表现，如皮髓交界区类圆形占位、增强后明显强化、周围脑组织水肿，特别是多发占位者，支持转移瘤的诊断。

对原发灶不明而怀疑转移瘤的患者需要进行全面体格检查，包括皮肤、浅表淋巴结、乳腺、直肠等部位。进一步应进行大小便常规、大便隐血、肺部 X 线检查，而后行腹腔实质脏器的超声检查或消化道造影检查，有阳性发现者可行 CT、内镜及活检。血清肿瘤标志物检查有一定意义。仍然不能明确诊断的可以行 FDG-PET 检查。但是，尽管进行了全面检查，仍有 5% ~ 12% 的患者找不到原发灶，称为"脑先行"转移瘤。

需要引起注意的是，据统计大约有 10% 的肿瘤患者的颅内占位不是转移瘤，除了原发脑肿瘤外，还要和脱髓鞘病变、脑脓肿等进行鉴别，防止错误的估计病情和预后。

转移瘤须和以下病变相鉴别：

（一）胶质瘤

特别是胶质母细胞瘤在病史和影像上均与转移有相似之处，但胶质瘤很少多发，无原发肿瘤病史，瘤周水肿多呈片状，而转移瘤多呈指套状。

（二）脑膜瘤

主要是幕下脑膜瘤与单发结节型脑转移瘤相鉴别。转移瘤可找到脑外原发瘤，与小脑幕无关系；而脑膜瘤无脑外原发瘤，与小脑幕关系密切，且重度强化，其程度远大于轻中度强化的结节型脑转移瘤。

（三）脑脓肿

脑脓肿和囊性转移瘤在影像上很难区分，一般靠病史鉴别，如多有感染病史、心脏病病史、中耳炎病史等，而转移瘤可有肿瘤病史。

（四）脑出血

当转移瘤卒中出血时，呈急性发病，需与脑出血相鉴别，一般强化 CT 和 MRI 检查在转移瘤的患者可见肿瘤结节。另外，还可根据出血的部位、形态、有无高血压病史来判断。

（五）血管母细胞瘤

病灶多位于幕下小脑半球，呈囊实性改变，表现"大囊小结节"，增强扫描，小结节增强明显，瘤周可见流空血管影。

六、治疗

根据患者病情可选择一般治疗、手术治疗、放疗和内科药物治疗。

（一）一般治疗

1. 糖皮质激素　近半个世纪以来，糖皮质激素一直是治疗脑肿瘤不可缺少的药物。目前常用药物为地塞米松，它具有较弱的盐皮质激素功能。常用剂量为 3 ~ 5 mg/6 ~ 8 h，大多患者在用药后 72 h 内，特别是 12 h 内开始出现症状改善。增大剂量不能增加效果，反而加重不良反应。除了消化道症状、精神异常、血糖升高、骨质疏松、免疫抑制外，治疗时还要注意当转移瘤没有确切证据时应慎用激素，因为：①有些感染病灶类似肿瘤，激素有可能使感染难以控制。②脱髓鞘病变有时也类似肿瘤，而且应用激素后病变也会改善。③原发性中枢神经系统淋巴瘤（PCNSL）可能成为继原发部位肿瘤治疗后的第二肿瘤，对激素特别敏感，患者应用激素后可能导致病理活检阴性或错误的诊断。

2. 甘露醇　甘露醇通过提高血浆渗透压，导致包括脑、脑脊液等组织内的水分进入血管内，从而减轻组织水肿，降低颅内压，可用于治疗脑转移瘤引起的脑水肿和高颅压，防止脑疝的发生。既往国内外动物实验及临床研究表明，甘露醇可暂时性开放血脑屏障，促进化疗药物向颅内病灶渗透，提颅内高压血药浓度[6]。用法：20% 甘露醇 250 ml 静脉快速滴注（半小时内完成输注），一般 1 次 / 日，与地塞米松每次 5 mg 同时使用效果更好。必要时 2 次 / 日，间隔 6 ~ 8 h，不超过 3 天。颅内高压症状缓解后改为 2 次 / 日并及时进行脑转移瘤的放疗是控制脑水肿的关键。治疗过程中需严密监测电解质、血压、尿量等。重症脑水肿使用贝伐珠单抗 300 mg 加生理盐水 250 ml 静脉输入能较快获得控制。（参见本章内科药物治疗）

3. 其他一般治疗 还包括利尿剂、抗癫痫、控制高凝状态、支持治疗、心理疏导等。

（二）手术治疗

1. 手术指征 研究证明，手术在一定程度上能够延长脑转移瘤患者的生命和改善症状，但要严格掌握手术指征。是否适合手术切除，需考虑肿瘤个数、大小、部位、组织学类型、患者的一般情况、全身肿瘤控制状况等。以上因素要单独考量，但手术选择还应整合所有因素、综合权衡。

手术的目的在于解除肿瘤对脑组织的压迫，缓解颅内高压，增强放、化疗的疗效。进一步明确诊断。手术在一定程度上能够延长脑转移瘤患者的生命和改善症状，对于年龄 < 40 岁、KPS 评分 > 70 分、原发肿瘤已切除或控制良好、单发脑转移瘤或转移瘤位置可以达到全切的患者，应积极争取手术治疗。

此外，立体定向活检也是手术治疗的一项重要指征，可用于脑部病变本身不适宜做手术，但原发灶病理未明确；或原发灶病理明确，但颅内病变不典型，需与其他疾病鉴别；或其他治疗后评估疗效。

2. 手术原则

（1）原发灶已切除或控制，无颅外转移，颅内病灶单发且位于可手术部位（非脑干、丘脑、基底节等深部或功能区），尤其对放化疗不敏感的原发肿瘤（如肾癌、黑色素瘤），可行显微下全切除。

（2）对先、后发现脑转移瘤与原发瘤的患者，一般应先切除原发病灶，后切除转移瘤。但对颅内症状明显的患者，可先行颅脑手术切除脑转移瘤，而后再切除原发病灶；对原发病灶不能切除的患者，为缓解症状、延长生命，也可只切除脑转移瘤，再辅以全身治疗及局部放疗等治疗。

（3）对单发转移瘤，如原发病灶已切除，患者一般条件好，未发现其他部位转移者，可选择尽早手术切除，术后行局部放疗。

（4）多发脑转移瘤一般不宜手术治疗，因手术不能达到全切肿瘤，但如临床体征可用颅内某一较大病灶解释，且该病灶位于可完整切除部位，也可手术切除占位大的"责任肿瘤"。

（5）对位于脑深部和重要功能区，如丘脑、基底核区、脑干等重要部位的转移瘤，虽可手术切除，但致残率高，多主张放疗和化疗；而位于"哑区"的转移瘤可行脑叶切除，待颅内高压缓解后，再行放、化疗。

（6）如伴脑积水，可行脑脊液分流术，再行其他治疗。

（7）高颅压症状明显者，需放置 Ommaya 储液囊，脑室内注射化疗药物或阿片制剂[7]。

单纯手术治疗，复发率可达 40.9%，中位生存期约为 14 个月。

（三）放疗

放疗包括全脑放疗、术后辅助性全脑放疗、立体定向放射治疗、间质内放疗等。

1. 全脑放疗 对不能手术的多发脑转移瘤患者，全脑放疗（whole brain radiation therapy, WBRT）作为一种姑息性治疗可使患者平均生存期延长至 3 ~ 6 个月，10% ~ 15% 的患者生存期可超过 1 年。WBRT 对颅内亚临床病灶有一定的控制作用，但因其受正常脑组织的剂量限制，难以根治颅内病变，约 1/3 的脑转移患者 WBRT 后颅内病变未控，50% 脑转移患者死于颅内病变进展。WBRT 仅可延迟 0.5 ~ 1 年颅内新发灶的出现，甚至有的患者在 WBRT 过程中又出现新的颅内转移灶[8]。在立体定向放射治疗及各种分子靶向治疗等综合手段迅速发展的今天，许多脑转移患者生存期明显延长，颅内进展时间延迟，即使对于多发性脑转移瘤的患者，约 50% 亦可避免接受 WBRT[9]。故目前 WBRT 在脑转移的治疗地位处于下降趋势，对于不适合做手术或进行立体定向放射治疗的患者可考虑首选 WBRT，而对于就医条件许可、随诊方便的脑转移患者，应尽可能推迟 WBRT，留待作为挽救治疗手段。

年龄、KPS 评分、原发肿瘤控制情况、放射敏感性、转移瘤的数量等是影响放疗效果的预后因素[10]。其中肿瘤的放射敏感性是影响放疗效果的最主要因素，一般淋巴肿瘤、睾丸癌及乳腺癌对射线较敏感，黑色素瘤、肾癌和结肠癌较差。目前标准治疗方案是总剂量 30 Gy，分 10 次照射。NCCN 指南中加入 37.5 Gy/15 f 的分割方式[11]。对于预后较好或者原发灶放射抗拒的患者可考虑予以高剂量 WBRT 分割方案（40 Gy/ 20 f）。对预后差的脑转移患者，如多发、老年姑息治疗患者可考虑予以 20 Gy/5 f 的短疗程 WBRT 分割方案[12]。

对于多发脑转移，或有具体病灶的脑膜转移瘤，可行全脑放疗基础上同步病灶推量放疗，常用剂量：全脑 40 Gy/2 Gy/20 f，脑 / 脑膜病灶 60 Gy/3 Gy/20 f。应用此分割方式治疗后的病灶 1 年局部控制率可达 90% 以上[13]。

2. 术后辅助性全脑放疗　目前多主张术后辅以全脑放疗，以消灭手术部位的残存瘤灶和脑内其他部位的亚临床灶，能提高局部控制率。但对生存期的影响尚不肯定。Smalley 的研究显示，术后辅助性 WBRT（WBRT after surgical resection）将患者的局部复发率从 85% 降低到 21%，中位生存期从 11.5 个月延长到 21 个月。Patchell 等的研究也证明术后 WBRT 能够有效控制颅内病变，但由于患者往往死于原发病，整体生存期并没有延长。

3. 立体定向放射治疗　治疗脑转移瘤立体定向放射治疗（stereotactic radiation therapy，SRT）具有很多优势，它可以治疗手术难以切除和多发的脑转移肿瘤，定位精准、剂量集中，正常脑组织损伤小，且肿瘤病理性质对疗效影响小[14]。缺点是不能控制亚临床脑转移灶，如分割剂量过大，可能造成脑放射性坏死等晚期损伤。

（1）SRT 的适应证：①单发转移瘤的初程治疗；②≤ 4 个转移灶的初程治疗；③ WBRT 失败后的挽救治疗；④转移灶术后辅助治疗；⑤既往接受 SRT 治疗的患者疗效持续时间超过 6 个月，且影像学认为肿瘤复发而不是坏死，可考虑再次 SRT；⑥局限的脑膜转移灶在 WBRT 基础上的局部加量治疗。

（2）SRT 的禁忌证：①高颅压未得到有效控制者；②转移瘤内有活动性或较新鲜出血者；③难以按 SRT 治疗体位和时间接受治疗的患者，如不能平卧、一般状况差等。

（3）SRT 的放疗技术：X 刀、伽马刀、射波刀等均可实现 SRT。

（4）SRT 的剂量分割方式：SRT 剂量分割方式差异较大，应综合考虑转移瘤部位、大小、病理类型、周围重要器官、照射技术等因素。

美国 RTOG 9005 研究显示，脑转移病灶最大直径 ≤ 2 cm，2.1 ~ 3.0 cm 和 3.1 ~ 4.0 cm 的推荐剂量分别为 15 Gy、18 Gy 和 24 Gy[115]。对于体积大的病灶采用分次治疗更合理。国内各放疗中心常用的分割模式不一，通常有下列数种（仅供参考）。

采用 X 刀、射波刀照射：直径在 1 cm 以下病灶，一般 1 次，20 ~ 24 Gy。直径在 1 cm 以上、2 cm 以下，总剂量 24 ~ 26 Gy，分 2 次治疗。直径在 2 cm 以上、3 cm 以下，总剂量 30 ~ 40 Gy，分 3 ~ 5 次治疗。直径在 3 cm 以上、4 cm 以下，总剂量 35 ~ 45 Gy，单次剂量 6 ~ 8 Gy，4 ~ 7 次。直径在 4 cm 以上、5 cm 以下，总剂量 40 ~ 50 Gy，单次剂量 4 ~ 5 Gy，治疗 8 ~ 10 次。

对于直径大于 3cm 的病灶，根据肿瘤体积、部位、既往脑部是否接受放疗等因素，分别选择给予总剂量 52.5 Gy/3.5 Gy/15 f，52 Gy/4 Gy/13 f，60 Gy/ 4 Gy/15 f，放疗 10 ~ 12 次复查脑 MRI，如肿瘤缩小修改放疗靶区和放疗计划，能获较好地控制结果。

由于颅内肿瘤具有难以完整切除的特性，即使术后影像学评估显示全切除，仍推荐进行术后 SRT 治疗，常用剂量：16 Gy ~ 20 Gy/1 f；27 Gy/ 3 f；30 Gy/5 f。

4. 大分割放疗　大分割放疗是指单次剂量 ≥ 2.5 Gy 的放疗方式。图像引导下调强放射治疗（intensity modulated radiotherapy，IMRT）、容积旋转调强放疗（volumetric modulated arc therapy，VMAT）和螺旋断层放疗（helical tomotherapy，TOMO）等放疗技术虽然精度较传统 SRT 技术低，但均可实现大分割放疗。尤其对于大体积脑转移病灶，如分次数过少，单次剂量过大，局部控制率有所下降，且晚期治疗毒性增加。而应用 VMAT、IMRT、TOMO 等放疗技术对转移灶进行大分割放疗，增加治疗分次数，可减轻疗后水肿等不良反应，常用剂量为 52 ~ 52.5 Gy/13 ~ 15 f[16]。对于体积 > 10 ml 等巨大病灶，还可考虑大体肿瘤体积（gross tumor volume，GTV）内收 2 ~ 3 mm 形成局部缩野推量区，同步推量至 60 Gy，并同步口服替莫唑胺化疗，从而增加局部控制率[17-18]。针对多发病灶，如既往已行全脑放疗，不宜行全脑放疗加病灶同步推量，亦可行大分割放疗，对多发病灶进行单独照射，照射剂量需权衡转移瘤体积、部位等因素。初治多发脑转移采用全脑放疗病灶同步推量照射，全脑 36 ～ 40 Gy，病灶 50 ～ 60 Gy。

5．间质内放疗 在北美，^{125}I 是最常用的植入放射源，国内以 ^{192}Ir 较为常用。其中立体定向近距离放疗（stereotactic brachytherapy，SBT）是间质内放疗（interstitial radiation）较多采用的方式。SBT 能够通过调整放射源的位置形成特定的剂量分布形状，达到适形照射，而且按照近距离照射的反平方定律，能够减少瘤周正常组织的损伤。

6．放疗的不良反应 WBRT 的近期不良反应主要是瘤周水肿造成的，对于多发转移瘤、颅内压较高的患者要在治疗前和治疗中给予地塞米松和脱水治疗。其他如头痛、恶心、骨髓抑制等不良反应随着放疗技术的提高已经比较轻微。放疗还会造成肿瘤出血、坏死和脑肿胀，加重颅内高压，诱发脑疝。放疗主要的远期不良反应是神经认知障碍，一般见于放疗后 1 年，发生于 20% ～ 30% 的患者。

SRT 的近期不良反应有恶心、癫痫、暂时肢体活动障碍等，但发生率明显较 WBRT 为低。最严重的远期不良反应是放射性坏死。据报道，发生率为 1% ～ 16.6%，发生在 SRT 之后 2 ～ 22 个月，主要表现为进行性头痛、神经功能下降，影像学上表现为病变部位增大，类似肿瘤进展。如无禁忌，可应用贝伐珠单抗减轻脑水肿，缓解脑水肿和脑坏死。

间质内放疗的不良反应发生率相对较高。有报道放射性坏死的发生率可以达到 50%。而且由于间质内放疗存在放射源安全性问题，近来有逐渐被 SRT 所代替的趋势。

（四）内科药物治疗

1．化疗 化疗目前还没有成为脑转移瘤的主要治疗手段。许多脑转移患者既往已接受过多程化疗，或对化疗药不敏感，且大多数化疗药物难以透过血脑屏障，因此传统化疗在脑转移初程治疗中一般不作推荐。对于复发病例，如无其他有效治疗手段，可考虑化疗。小细胞肺癌、生殖细胞瘤、绒毛膜癌等脑转移瘤被认为化疗效果相对较好，非小细胞肺癌、乳腺癌、黑色素瘤、肾癌、大肠癌、卵巢癌、子宫颈癌等效果差。NCCN 指南对于复发脑转移瘤化疗方案推荐有：替莫唑胺（全部病种），卡培他滨、顺铂、依托泊苷（乳腺癌），托泊替康（小细胞肺癌）等[11]。某些化疗药，如替莫唑胺联合放疗可能会提高局部控制率和颅内无进展生存率，但对于总生存期的延长暂无证据。

2．靶向治疗 越来越多靶向药物在脑转移瘤中显示出了良好的疗效，其与放疗等局部治疗联合应用，可延缓颅内进展。在多学科诊疗的理念指导下，有良好随访条件且对靶向药物反应良好的患者可能可以推迟局部治疗的介入时机[19]。目前，靶向药物的广泛应用主要针对非小细胞肺癌、乳腺癌和恶性黑色素瘤。

（1）非小细胞肺癌

1）表皮生长因子受体络氨酸激酶抑制剂（epidermal growth factor receptor tyrosine kinase inhibitor，EGFR-TKI）：非小细胞肺癌（non small-cell lung cancer，NSCLC）患者 EGFR 基因突变的发生率为 15% ～ 35%，其中亚裔人种突变率更高。虽然 EGFR 基因突变患者发生脑转移的概率高于野生型患者，但其预后也更佳。第 1、2 代 EGFR-TKI，如吉非替尼、厄洛替尼及阿法替尼多在一些回顾性或前瞻性 Ⅱ 期研究中显示出对脑转移瘤治疗的优势。而第 3 代 EGFR-TKI 奥希替尼，不可逆抑制 EGFR 基因突变和 T790M 突变的肺癌细胞，在既往应用第 1 代 EGFR-TKI 耐药进展的患者中仍有抑制肿瘤作用[20]。

2）ALK 抑制剂：4% ～ 7% 的 NSCLC 患者存在 ALK 基因重排，中国患者 ALK 融合基因阳性率为 3% ～ 11%，而这部分患者中约 24% 可在初诊时伴脑转移。第 1 代 ALK 抑制剂克唑替尼在脑转移中表现出了一定的疗效。相比而言，新型 ALK 抑制剂如阿雷替尼、布加替尼、色瑞替尼可更好地透过血 - 脑屏障，经 Ⅲ 期随机对照研究证实对脑转移患者的颅内控制明显优于克唑替尼[21-22]，已作为 NCCN 指南初治脑转移瘤的 2 类推荐。

（2）乳腺癌：乳腺癌患者中有 20% ～ 25% 存在 Her-2 阳性，其发生脑转移的概率更高。因此，针对 Her-2 阳性患者，一些 Ⅱ 期研究结果提示，拉帕替尼、来那替尼联合卡培他滨等化疗药物可提高客观反应率（objective response rate，ORR），可延缓放疗的介入时机，从而避免放射相关脑损伤[23]，已作为 NCCN 指南复发脑转移瘤的 2 类推荐[11]。对于单克隆抗体，如曲妥珠单抗、帕妥珠单抗，目前高级别临床研究证据尚不足，但在动物实验中显示出良好的中枢神经系统有效性，期待更多研究结果[24]。

（3）恶性黑色素瘤：*BRAF* 基因突变出现在半数晚期黑色素瘤患者中，其中最常见的是 *BRAFV600E* 突变。BRAF 抑制剂维莫非尼、达拉非尼单药治疗的有效率为 20% ～ 38%。而达拉非尼联合 MEK 抑制剂曲美替尼可显著增加颅内有效率[25]。

3. 抗血管生成治疗　抗血管生成治疗的目的主要是阻止恶性肿瘤新生血管的生成，以减少肿瘤的氧供，抑制其生长。贝伐珠单抗是其代表药物，其通过特异性结合血管内皮生长因子（vascular endothelial growth factor，VEGF），阻断 VEGF 与受体结合，从而减少新生血管生成，缓解瘤周水肿。贝伐珠单抗治疗脑转移方面尚缺乏随机对照研究，但 II 期临床研究和回顾性研究结果大多提示其结合化疗可提高非鳞 NSCLC 脑转移患者的 ORR 和疾病控制率（disease control rate，DCR），并未显著增加脑出血的风险，且其在缓解脑水肿方面具有独特优势[26]。

4. 免疫治疗　近几年免疫检查点抑制剂（immune-checkpoint inhibitor，ICI）的迅速研发进展为许多晚期转移性肿瘤的治疗带来的新希望，其中研究最多的有肺癌、黑色素瘤、乳腺癌、肾癌等。目前 NCCN 指南推荐的 ICI 如下：① NSCLC：帕姆单抗（pembrolizumab，2A 级证据），纳武单抗（nivolumab，2B 级证据）；②恶性黑色素瘤：纳武单抗 ± 伊匹木单抗（ipilimumab，2A 级证据），帕姆单抗（2A 级证据）[11]。

七、预后和进展

影响患者预后的因素有全身器官及神经系统功能状况、年龄、原发瘤情况（病变部位及范围、病理类型、是否已控制）、脑转移瘤的数量及部位、有无颅外转移灶、有无复发、原发灶到转移灶出现的时间间距等。原发肿瘤确诊至脑转移瘤出现间隔期较长，年龄 < 60 岁和女性患者的中位生存期较长，反之生存期较短。

未来脑转移的治疗首先必须遵循多学科诊疗的理念，强调综合治疗与个体化治疗相结合。一方面探索现有治疗手段的最佳结合方式，另一方面从基因、分子层面出发，找寻肿瘤异质性的来源，更加精准地针对相关靶点进行打击[27]。最后，针对生活质量和神经认知功能方面的研究仍需大量开展，在追求疗效的同时进一步降低治疗毒性。

（肖建平　马玉超　罗　林　周　刚）

参考文献

1. 王忠诚. 王忠诚神经外科学. 武汉：湖北科学技术出版社，2015：742.
2. Cagney DN，Martin AM，Catalano PJ，et al. Incidence and prognosis of patients with brain metastases at diagnosis of systemic malignancy：a population-based study. Neuro Oncol，2017，19：1511-1521.
3. Iwadate Y，Namba H，Yamaura A. Significance of surgical resection for the treatment of multiple brain metastases. Anticancer Res，2000，20：573-577.
4. 吴译，林晓平，吕衍春. 脑转移瘤的影像学诊断. 广东医学，2019，40（01）：3-11.
5. Li N，Liu YT，Duan JC，et al. Prognostic significance of molecular characteristics ofcerebrospinal fluid for non-small cell lung cancer patientswith leptomeningeal metastasis. Thoracic Cancer，2019，（10）：1673-1682.
6. Naidoo J，Panday H，Jackson S，et al. Optimizing the deliver y of antineoplastic therapies to the central nervous system. Oncology（Williston Park），2016，30（11）：953-962.
7. 封国生，黎前德，高宏，等. 肿瘤外科学. 北京：人民卫生出版社，2007.
8. Brown PD，Ahluwalia MS，Khan OH，et al. Whole-brain radiotherapy for brain metastases：evolution or revolution？J Clin Oncol，2018，36：483-491.
9. Chen XJ，Xiao JP，Li XP，et al. Fifty percent patients avoid whole brainradiotherapy：stereotactic radiotherapy for multiple brain metastases. Aretrospective analysis of a single center. Clin Transl Oncol，2012，14（8）：599-605.
10. Chang WS，Kim HY，Chang JW，et al. Analysis of radiosurgical results in patients with brain metastases according to the number of brain lesions：is stereotactic radiosurgery effective formultiple brain metastases？J Neurosurg，2010，113 Suppl：73-78.
11. National Comprehensive Cancer Network. Central

Nervous System Cancers（Version1.2021）.

12. Rades D，Raabe A，Bajrovic A，et al. Treatment of solitary brain metastasis. Resection followed by whole brain radiation therapy（WBRT）and a radiation boost to t he metastatic site. Strahlenther Onkol，2004，180（3）：144-147.

13. 杨斯苒，刘清峰，肖建平，等. 放疗为主的综合方案治疗脑膜转移瘤Ⅱ期临床研究. 中华放射肿瘤学杂志，2020，29（9）：744-750.

14. Yamamoto M，Serizawa T，Shuto T，et al. Stereotactic radiosurgery for patients with multiple brain metastases（JLGK0901）：a multi-institutional prospective observational study. Lancet Oncol，2014，15：387-395.

15. Shaw E，Scott C，Souhami L，et al. Radiosurgery for the treatment of previously irradiated recurrent primary brain tumors and brain metastases：initial report of Radiation Therapy Oncology Group Protocol 90-05. Int J Radiat Oncol Biol Phys，1996，34（3）：647-654.

16. Jiang XS，Xiao JP. Hypofractionated stereotactic radiotherapy for brain metastases larger than three centimeters. Radiat Oncol，2012，7：36-42.

17. 马玉超，肖建平. 大分割放疗联合替莫唑胺治疗大体积脑转移瘤的前瞻性临床研究. 中华放射肿瘤学杂志，2016，25（4）：320-326.

18. 马玉超，肖建平，毕楠，等. FSRT 联合替莫唑胺治疗大体积脑转移瘤的对照研究. 中华放射肿瘤学杂志，2018，27（4）：348-353.

19. Rangachari D，Yamaguchi N，VanderLaan PA，et al. Brain metastases in patients with EGFR-mutated or ALK-rearranged non-smallcell lung cancers. Lung Cancer，2015，88：108-111.

20. Cross DAE，Ashton SE，Ghiorghiu S，et al. AZD9291, an irreversible EGFR TKI, overcomes T790M-mediated resistance to EGFR inhibitors in lung cancer. Cancer Discov，2014，4（9）：1046-1061.

21. Kim DW，Mehra R，Tan DSW，et al. Activity and safety of ceritinib in patients with ALK-rearranged non-small-cell lung cancer（ASCEND-1）：updated results from the multicentre, open-label, phase 1 trial. Lancet Oncol，2016，17：452-463.

22. Peters S，Camidge DR，Shaw AT，et al. Alectinib versus crizotinib in untreated ALK-positive non-small-cell lung cancers. N Engl J Med，2017，377：829-838.

23. Freedman RA. TBCRC 022：a phase II trial of neratinib and capecitabine for patients with human epidermal growth factor receptor 2-positive breast cancer and brain metastases. J Clin Oncol，2019，37：1081-1089.

24. Lin NU. Interim analysis of PATRICIA：an open-label, single-arm, phase II study of pertuzumab（P）with high-dose trastuzumab（H）for the treatment of central nervous system（CNS）progression post radiotherapy（RT）in patients（pts）with HER2-positive metastatic breast cancer（MBC）. J Clin Oncol，2017，35：2074.

25. Davies MA，Saiag P，Robert C，et al. Dabrafenib plus trametinib in patients with BRAFV600-mutant melanoma brain metastases（COMBI-MB）：a multicentre, multicohort, open-label, phase 2 trial. Lancet Oncol，2017，18：863-873.

26. 赵儒钢，孟祥颖，申戈，等. 贝伐珠单抗治疗脑转移瘤难治性瘤周水肿的疗效分析. 临床肿瘤学杂志，2016，21（3）：233-237.

27. Walsh JW. Biology of brain metastases. Neurosurg Clin North Am，1996，7：369-376.